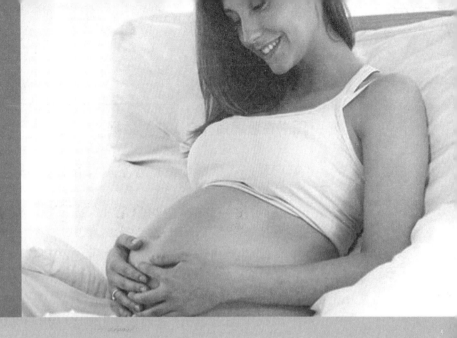

妇产科疾病诊断

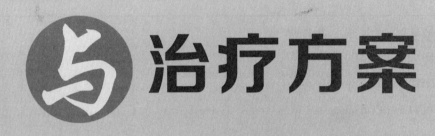治疗方案

胡相娟　主　编

云南出版集团公司

云南科技出版社

图书在版编目（CIP）数据

妇产科疾病诊断与治疗方案 / 胡相娟主编. -- 昆明：
云南科技出版社，2018.4
ISBN 978-7-5587-1288-3

Ⅰ．①妇… Ⅱ．①胡… Ⅲ．①妇产科病－诊疗 Ⅳ.
①R71

中国版本图书馆CIP数据核字(2018)第079805号

妇产科疾病诊断与治疗方案
胡相娟　主编

责任编辑：王建明　蒋朋美
责任校对：张舒园
责任印制：蒋丽芬
装帧设计：庞甜甜

书　　号：978-7-5587-1288-3
印　　刷：廊坊市海涛印刷有限公司
开　　本：889mm×1194mm　　　1/16
印　　张：49.5
字　　数：1584千字
版　　次：2020年7月第1版　2020年7月第1次印刷
定　　价：198.00元

出版发行：云南出版集团公司云南科技出版社
地址：昆明市环城西路609号
网址：http://www.ynkjph.com/
电话：0871-64190889

前　言

随着现代医学的飞速发展和医疗救治水平的不断进步，妇产科疾病的诊疗技术有了突飞猛进的发展，同时也推动了妇产科专业各个领域迈向了新的高峰。为了适应我国医疗制度的改革和满足广大妇产科医师的实际需要，进一步提高临床妇产科医师的诊断技能和治疗水平，我们特组织一批长期从事临床一线工作的专家、教授，结合他们多年的临床、科研及教学经验，编写了这本《妇产科疾病诊断与治疗方案》。

全书分为上下两篇，上篇以妇科疾病为主线，对生殖系统炎症、生殖器官肿瘤、生殖内分泌疾病、中医妇科等内容进行了阐述，下篇以产科疾病为纲，较为详尽的描述了病理妊娠及妊娠合并症等内容。本书主要介绍了妇产科常见病、多发病的诊断和治疗方法，并对其病因、发病机制和鉴别诊断等内容进行了系统的归纳与概括。体例新颖，内容详实，特点鲜明，集科学性、先进性、实用性于一体，适用于各级妇产科医师、实习医生及医学院校师生参考阅读。

本书在编写过程中，参考了大量国内外相关文献、指南，力求为广大读者带来新的临床思维方式和启发。但限于编写经验不足，加之编写时间较为仓促，书中若存在疏漏之处，还望广大读者不吝指正，以期再版时修订、完善。

目　　录

妇科篇

产科篇

妇科篇

第一章　女性生殖内分泌疾病

第一节　女性性分化和性发育异常

一、女性生殖系统的分化

生殖系统的分化是一个复杂的过程，它包括三个方面：即性腺、生殖道和外生殖器的分化。下面介绍女性生殖系统的分化。

（一）卵巢的发生

女性的性腺是卵巢，它和睾丸一样均起源于原始性腺。在胚胎的第 4 周，卵黄囊后壁近尿囊处出现原始生殖细胞，原始生殖细胞体积较大，起源于内胚层。在胚胎的第 5 周，中肾内侧的体腔上皮及其下面的间充质细胞增殖，形成一对纵形的生殖腺嵴。生殖腺嵴表面上皮向其下方的间充质内增生，形成许多不规则的细胞索，我们称为初级性腺索。在胚胎的第 6 周原始生殖细胞经背侧肠系膜移行至初级性腺索内，这样就形成了原始性腺。原始性腺无性别差异，将来既可以分化成卵巢，也可以分化成睾丸，因此我们又称之为未分化性腺。

目前认为决定原始性腺分化方向的因子是位于 Yp11.3 的 Y 染色体性别决定区（SRY）。在 SRY 不存在时，原始性腺自然向卵巢方向分化。DAX-1 是卵巢发生的关键基因，DAX-1 编码的蛋白是核受体大家族中的一员，当该基因发生突变时，患者会发生性反转（与剂量有关，故称为剂量敏感性反转，DSS）和先天性肾上腺发育不良（AHC）。

在胚胎的第 10 周，初级性索向原始性腺的深部生长，形成不完善的卵巢网，以后初级性索与卵巢网均退化，被血管和间质所替代，形成卵巢的髓质。此后，原始性腺表面上皮再次增生形成新的细胞索，称为次级性索。次级性索较短，分布于皮质内，故又被称为皮质索。在胚胎的第 16 周，皮质索断裂成许多孤立的细胞团，这些细胞团就是原始卵泡。原始卵泡中央是一个由原始生殖细胞分化来的卵原细胞，周围是一层由皮质索细胞分化来的卵泡细胞。胚胎期的卵原细胞可以分裂增生，它们最终分化成初级卵母细胞，初级卵母细胞不具备增生能力。卵泡之间的间充质形成卵巢的间质。在妊娠 17～20 周，卵巢分化结束。

（二）女性内生殖器的发生

女性内生殖器起源于副中肾管，副中肾管又称米勒管。男性内生殖器起源于中肾管，中肾管又称沃夫管。在胚胎期，胎儿体内同时存在中肾管和副中肾管。决定内生殖器分化的因子是睾丸支持细胞分泌的抗米勒管激素（AMH）和睾丸间质细胞分泌的雄激素，AMH 抑制米勒管的分化，中肾管的分化依赖雄激素。

卵巢分泌的雄激素量不能满足中肾管发育的需要,因此中肾管逐渐退化。另外卵巢不分泌 AMH,米勒管便得以发育。米勒管的上段分化成输卵管,中段发育成子宫,下段发育成阴道的上 1/3。阴道的下 2/3 起源于尿生殖窦。

(三)外生殖器的发生

外生殖器起源于尿生殖窦。在胚胎的第 8 周,尿生殖窦的颅侧中央出现一个突起,称为生殖结节;尾侧有一对伸向原肛的皱褶,称为生殖皱褶,生殖皱褶的两侧还有一对隆起,称为生殖隆起。生殖结节、生殖皱褶和生殖隆起是男女两性外生殖器的始基,它们具有双相分化潜能。决定胎儿外阴分化方向的决定因子是雄激素。胎儿睾丸分泌的睾酮在 5α-还原酶作用下转化成二氢睾酮,二氢睾酮使尿生殖窦向男性外生殖器方向分化。如果尿生殖窦未受雄激素的影响,则向女性外生殖器方向分化。

对女性胎儿来说,由于体内的雄激素水平较低,尿生殖窦将发育成女性外阴。生殖结节发育成阴蒂,生殖皱褶发育成小阴唇,生殖隆起发育成大阴唇。另外,阴道的下 2/3 也起源于尿生殖窦。

二、性发育异常

性发育异常(DSD)包括一大组疾病,这些疾病的患者在性染色体、性腺、外生殖器或性征方面存在一种或多种先天性异常或不一致,临床上最常见的表现是外生殖器模糊和青春期后性征发育异常。在诊断性发育异常时,既往使用的一些术语,如两性畸形、真两性畸形、假两性畸形、睾丸女性化综合征等,由于具有某种歧视性意味,现已废弃不用。

(一)分类

DSD 的分类较为复杂,目前倾向于首先根据染色体核型分成 3 大类,即染色体异常型 DSD、46,XX 型 DSD 和 46,XY 型 DSD,然后再根据性腺情况和激素作用情况进行具体诊断。

(二)诊断

性发育异常的诊断较为复杂,临床上根据体格检查、内分泌测定、影像学检查、染色体核型分析进行诊断,必要时可能需要腹腔镜检查或剖腹探查。

【体格检查】

体格检查重点关注性征的发育和外阴情况。

1.无性征发育　幼女型外阴、乳房无发育,说明体内雌激素水平低下,卵巢无分泌功能。这有两种可能:卵巢发育不全或者下丘脑或垂体病变导致卵巢无功能。

多数先天性性腺发育不全是由 Turner 综合征和单纯性性腺发育不全引起的。Turner 综合征除了有性幼稚外,往往还有体格异常,如身材矮小、蹼颈、后发际低、皮肤多黑痣、内眦赘皮、眼距宽、盾形胸、肘外翻、第四和第五掌(跖)骨短等表现。单纯性性腺发育不全患者没有体格异常。

先天性低促性腺激素性性腺功能低下也没有体格发育异常。极个别可伴有嗅觉的丧失,我们称之为 Kallmann 综合征。

2.有性征发育,无月经来潮　提示有生殖道发育异常可能。青春期有第二性征的发育,说明卵巢正常,下丘脑-垂体-卵巢轴已启动。如生殖道发育正常,应该有月经的来潮;如无月经的来潮则提示有生殖道发育异常可能。当检查发现子宫大小正常,且第二性征发育后出现周期性腹痛,应考虑为处女膜或阴道发育异常如处女膜闭锁、先天性无阴道或阴道闭锁。子宫未发育或子宫发育不全时,往往无周期性腹痛,如先天性无子宫、始基子宫和实质性子宫等米勒管发育异常等。

3.外生殖器异常　又称外阴模糊,提示可能有性腺发育异常、雄激素分泌或作用异常等。如果患者性腺为卵巢,有子宫和阴道,外阴有男性化表现,则可能为46,XX型DSD中的雄激素过多性性发育异常,如21-羟化酶缺陷等。如果患者性腺为睾丸,没有子宫和阴道,外阴有女性化表现,则很可能是46,XY型DSD,如雄激素不敏感综合征等。

临床上一般采用Prader方法对异常的外生殖器进行分型:Ⅰ型,阴蒂稍大,阴道与尿道口正常;Ⅱ型,阴蒂增大,阴道口变小,但阴道与尿道口仍分开;Ⅲ型,阴蒂显著增大,阴道与尿道开口于一个共同的尿生殖窦;Ⅳ型表现为尿道下裂;Ⅴ型,阴蒂似正常男性。

【影像学检查】

包括超声、CT和MRI等,通过影像学检查可了解性腺和生殖道的情况。

【内分泌测定】

测定的激素包括FSH、LH、PRL、雌二醇、孕烯醇酮、孕酮、17α-羟孕酮、睾酮、雄烯二酮、二氢睾酮、硫酸脱氢表雄酮和去氧皮质酮(DOC)等。

性腺发育不全时,FSH和LH水平升高,先天性低促性腺激素性性腺功能低下者的促性腺激素水平较低,米勒管发育异常和尿生殖窦发育异常者的促性腺激素水平处于正常范围。

雄激素水平较高时应考虑46,XX型DSD中的21-羟化酶缺陷和11β-羟化酶缺陷、46,XY型DSD和染色体异常型DSD。孕酮、17-羟孕酮和DOC对诊断先天性肾上腺皮质增生症引起的DSD很有帮助。睾酮/二氢睾酮比值是诊断5α-还原酶缺陷的重要依据,雄烯二酮/睾酮比值升高是诊断17β-脱氢酶的依据之一。

【染色体检查】

对所有怀疑DSD的患者均应做染色体检查。典型的Turner综合征的染色体为45,X,其他核型有45,X/46,XX、46,XXp-、46,XXq-、46,XXp-/46,XX、46,XXq-/46,XX等。单纯性性腺发育不全的核型为46,XX或46,XY。女性先天性肾上腺皮质增生症的染色体为46,XX,雄激素不敏感综合征的染色体为46,XY。卵睾型DSD的染色体核型有三种:46,XX、46,XX/46,XY和46,XY;其中最常见的是46,XX。

【性腺探查】

卵睾型DSD的诊断依赖性腺探查,只有组织学证实体内同时有卵巢组织和睾丸组织才能诊断。卵睾型DSD的性腺有三种:一侧为卵巢或睾丸,另一侧为卵睾;一侧为卵巢,另一侧为睾丸;两侧均为卵睾。其中最常见的为第一种。对含有Y染色体的DSD者来说,性腺探查往往是诊断或治疗中的一个必不可少的步骤。

(三)治疗

性发育异常处理的关键是性别决定。婴儿对性别角色还没有认识,因此在婴儿期改变性别产生的心理不良影响很小,甚至没有。较大的孩子在选择性别时应慎重,应根据外生殖器和性腺发育情况、患者的社会性别及患者及其家属的意愿选择性别。

【外阴整形】

外阴模糊者选择做女性时往往需要做外阴整形。

手术的目的是使阴蒂缩小,阴道口扩大、通畅。阴蒂头有丰富的神经末梢,对保持性愉悦感非常重要,因此现在都做阴蒂体切除术,以保留阴蒂头及其血管和神经。

【性腺切除】

体内存在睾丸组织或Y染色体的患者在选择做女性后,首要的治疗是切除双侧睾丸组织或性腺组织,因为性腺组织可能发生癌变。

【性激素治疗】

包括雌激素治疗和孕激素治疗。原则是有子宫者需要雌孕激素治疗,无子宫者单用雌激素治疗。

性激素治疗的目的是促进并维持第二性征的发育、建立规律月经、防止骨质疏松的发生。常用的雌激素有戊酸雌二醇和妊马雌酮,孕激素有醋酸甲羟孕酮等。

【皮质激素治疗】

先天性肾上腺皮质增生症者需要皮质激素治疗。

三、Turner 综合征

Turner 综合征是最常见的先天性性腺发育不全,大约每 2000 个女性活婴中有 1 例。1938 年 Turner 对 7 例具有女性表型,但有身材矮小、性幼稚、肘外翻和蹼颈的患者做了详细的描述,这是历史上第一次对该疾病的临床表现做详尽的描述,故该疾病后来被命名为 Turner 综合征。

(一)发病机制

Turner 综合征属于染色体异常型 DSD,其发生的根本原因是两条 X 染色体中的一条完全或部分缺失。目前认为两条完全正常的 X 染色体是卵巢正常发生的前提,如果缺少一条 X 染色体或者一条 X 染色体有部分基因的缺失,就可以造成先天性卵巢发育不全。由于 X 染色体上有许多功能基因,如果这些基因缺少,就会引起一系列的器官发育异常或体格发育异常。

核型为 45,X 的患者临床表现最典型。嵌合型的临床表现差异很大,取决于正常细胞系和异常细胞系的比例。正常细胞系所占比例越大,临床症状就越轻。染色体结构异常的患者的临床表现与其缺失的基因有关,与体格发育有关的基因位于 X 染色体短臂上,因此短臂缺失会导致身材矮小,而长臂缺失不会导致身材矮小。正常的卵巢功能需要两条完整的 X 染色体,因此 X 染色体的任何结构异常都可以导致卵巢发育不全或卵巢早衰。Xq25 远端的功能基因较少,因此该部分的缺失引起的症状较轻。

(二)临床表现

Turner 综合征最典型的临床表现是身材矮小和性幼稚。另外部分患儿还可能有一些特殊的体征,如皮肤较多的黑痣、蹼颈、后发际低、盾状胸、肘外翻和第 4、5 掌(跖)骨短等。

【身材矮小】

许多 Turner 综合征患儿出生身高就偏矮,儿童期身高增长较慢,比正常同龄人的平均身高低 2 个标准差以上。到青春期年龄后,无生长加速。典型的 Turner 综合征者的身高一般不超过 147cm。

以前认为 Turner 综合征者的身材矮小与生长激素缺乏有关,目前多数认为患儿体内不缺少生长激素。研究已证实 Turner 综合征者的身材矮小是由 X 染色体短臂上的身材矮小同源盒基因(SHOX)缺失所致。如果 SHOX 基因不受影响,患儿就不会出现身材矮小。

【骨骼发育异常】

许多 Turner 综合征者存在骨骼发育异常,临床上表现为肘外翻、不成比例的腿短、盾状胸、颈椎发育不良导致的颈部较短、脊柱侧凸和第 4、5 掌(跖)骨短等。

Turner 综合征者异常的面部特征也是由骨骼发育异常造成的,这些异常特征包括:下颌过小、上腭弓高、内眦赘皮等。

Turner 综合征的骨骼发育异常是骨发育不全的结果,目前尚不清楚 Turner 综合征者骨发育不全的具体机制,推测可能与 X 染色体缺陷导致的结缔组织异常有关。

【淋巴水肿】

Turner 综合征者存在淋巴管先天发育异常,从而发生淋巴水肿。有的患儿出生时就有手、足部的淋巴水肿,往往经过数日方可消退。颈部淋巴水肿消退后就表现为蹼颈,眼睑下垂和后发际低也是由淋巴水肿引起的。

【内脏器官畸形】

20%～40%的 Turner 综合征患者有心脏畸形,其中最常见的是二叶式主动脉瓣、主动脉缩窄和室间隔缺损等。约 1/4 的患者有肾脏畸形,如马蹄肾以及肾脏结构异常等。许多研究提示 Turner 综合征者的心脏畸形和肾脏畸形可能与这些部位的淋巴管发育异常有关。

【生殖系统】

患儿为女性外阴,有阴道、子宫。性腺位于正常卵巢所在的部位,呈条索状。典型的 Turner 综合征患者到青春期年龄后,没有乳房发育,外阴呈幼女型,但患者可以有阴毛。有些 Turner 综合征患者(染色体核型为嵌合型者)可以有第二性征的发育,但往往来过几次月经后就发生闭经。

条索状性腺由结缔组织组成,不含卵泡。在胚胎期,Turner 综合征患者的原始性腺分化为卵巢。但是由于没有两条完整的 X 染色体,结果在胎儿阶段卵巢内的卵泡就被耗竭,到出生时,两侧卵巢已被结缔组织所替代。

【其他内分泌系统异常】

Turner 综合征患者甲状腺功能低下的发生率比正常人群高,一项对平均年龄为 15.5 岁的 Turner 综合征者的调查发现,约 22%的患者体内有甲状腺自身抗体,其中约 27%的患者有甲状腺功能减退。另外,胰岛素拮抗在 Turner 综合征患者中也常见,随着患者的年龄增加,她们发生糖尿病的风险也增加,肥胖和生长激素治疗会使糖尿病发病风险进一步增加。

【其他临床表现】

许多患者的皮肤上有较多的黑痣,这些黑痣主要分布在面、颈胸和背部。大部分患儿智力发育正常,但也有部分患者有不同程度的智力低下。

肝功能异常较常见,有研究发现 44%的患者有肝酶升高。儿童期患者常有中耳炎反复发作,这与有关骨骼发育异常有关,许多患者因此出现听力障碍。

（三）内分泌检查

常规测定血 FSH、LH、PRL、睾酮和雌二醇水平。

（四）染色体核型分析

对疑似 Turner 综合征者,常规做染色体核型分析,目的有两个:①明确诊断;②了解有无 Y 染色体以指导治疗。

（五）治疗

Turner 综合征治疗的目的是治疗先天性畸形、改善最终身高、促进第二性征的发育、建立规律月经、减少各种并发症的发生。

【治疗先天性畸形】

有些先天性畸形,如心血管系统。患者如有心血管方面的畸形,需要外科医生进行评价和治疗。在外科医生认为不需要特殊治疗后,再给予相应的内分泌治疗。

【性激素治疗】

目的是促进并维持第二性征的发育,维护正常的生理状况,避免骨质丢失。为最大限度改善患者的身高,一般在开始的 2～3 年采用小剂量的雌激素,这样可以避免骨骺过早愈合。以后再逐步加大雌激素剂量,一般要维持治疗二三十年。单用雌激素会导致子宫内膜增生症,增加子宫内膜癌的发病风险,加用孕激素可消除该风险。第一次加用孕激素往往在使用雌激素 6～12 个月以后或第一次有阴道出血(未使用孕激素)后。以后定期加用孕激素,每周期孕激素使用的天数为 7～14 天。

【生长激素治疗】

虽然 Turner 综合征患者的身材矮小不是由生长激素缺乏引起,但是在骨骺愈合前及时给予生长激素治疗对改善身高还是有益的。一般说来,生长激素治疗可以使患者的最终身高增加 5～10cm。

【其他治疗】

含 Y 染色体的 Turner 综合征患者的性腺容易恶变为性腺母细胞瘤和无性细胞瘤,恶变率为 20%～25%,恶变通常发生在儿童期和青春期。因此建议这些患者及时手术切除两侧的性腺组织。

四、45,X/46,XY 综合征

染色体核型为 45,X/46,XY 的性腺发育不全者最初被称为混合性性腺发育不全,因为这些患者体内的性腺一侧为条索状性腺,另一侧为发育不全的睾丸。后来发现染色体核型为 45,X/46,XY 患者的临床表现差别很大,从类似典型的 Turner 综合征到类似正常男性、从混合性性腺发育不全到真两性畸形都有可能出现,这些表现千差万别的疾病唯一的共同点是染色体核型,故它们被统称为 45,X/46,XY 综合征(一般不包括真两性畸形)。

(一)临床表现

染色体核型异常导致性腺发育异常。根据性腺发育情况,内生殖器可有不同表现。如果两侧均为条索状性腺,那么患者就表现为 Turner 综合征;如果只有发育不全的睾丸,就表现为两性畸形;如果有发育较好的睾丸,患者多数按男孩抚养,此类患者往往因男性不育而在男性科就诊。

来妇产科就诊的患者或者表现为 Turner 综合征,或者表现为更像女性的两性畸形。

(二)诊断和鉴别诊断

根据体格检查、影像学检查、内分泌测定和核型分析不难诊断。

(三)治疗

来妇产科就诊的患者往往从小按女性抚养,性腺为条索状性腺或发育不良的睾丸,因此治疗的目的是切除性腺,使患者按女性正常生活。

【切除性腺】

无论是条索状性腺还是发育不全的睾丸均容易发生恶变,因此不管性腺发育程度,均予以切除。

【外阴矫形术】

对外阴模糊者,予以整形,使之成为女性外阴。

【激素替代治疗】

激素替代治疗的方案与 Turner 综合征类似。要强调的是如果患者体内没有子宫,就不需要补充孕激素。

五、卵睾型性腺发育异常

当体内同时有卵巢组织和睾丸组织时,称为卵睾型 DSD。

(一)发病机制

患者的染色体核型有 46,XX、46,XY 和 46,XX/46,XY,其中最常见的核型是 46,XX,其次是 46,XY 和 46,XX/46,XY。在睾丸分化过程中起重要作用的基因是 SRY,如果 X 染色体上携带 SRY 基因,就很容易解释发病机制。但是大多数核型为 46,XX 的卵睾型 DSD 患者体内并未找到 SRY 基因,目前认为可能的机制有：

1.常染色体或 X 染色体上与性别决定有关的其他基因发生了突变。

2.性腺局部存在染色体嵌合。

3.SRY 基因调控的下游基因发生了突变。

46,XX/46,XY 嵌合型可能是双受精或两个受精卵融合的结果,46,XX 核型使部分原始性腺组织向卵巢组织方向分化,46,XY 核型使部分性腺组织向睾丸组织方向分化,因此患者表现为卵睾型 DSD。核型为 46,XY 的卵睾型 DSD 的卵巢发生机制还没有很满意的解释,有作者认为原始性腺组织的 SRY 突变是主要原因。SRY 突变导致了原始性腺组织上既有 SRY 正常的细胞,又有 SRY 突变的细胞,前者使部分原始性腺组织分化成睾丸组织,后者使部分原始性腺组织分化成卵巢组织。

（二）诊断和鉴别诊断

诊断卵睾型 DSD 需要有组织学证据,因此性腺探查是必需的手段。另外,一些辅助检查对诊断也有帮助。如超声发现卵泡样回声时,可以提示卵巢组织的存在。注射 HMG 后,如果雌激素水平升高,提示存在卵巢组织。注射 HCG 后,如果睾酮水平升高,提示存在睾丸组织。

染色体为 46,XX 的卵睾型 DSD 主要与先天性肾上腺皮质增生症相鉴别。由于 95％的先天性肾上腺皮质增生症为 21-羟化酶缺陷,因此测定 17-羟孕酮可以鉴别。染色体为 46,XY 的卵睾型 DSD 主要与雄激素不敏感综合征和 5α-还原酶缺陷等 46,XY 型 DSD 相鉴别。

（三）治疗

卵睾型 DSD 处理的关键是性别决定。从纯粹的生理学角度上来讲,染色体为 46,XX 者,多建议选择做女性。对选择做女性的卵睾型 DSD 者,需要手术切除体内所有的睾丸组织。如果性腺为睾丸,则行睾丸切除术。如果性腺为卵睾,则切除卵睾的睾丸部分,保留卵巢部分。在有的卵睾中,睾丸组织与卵巢组织混在一起,没有界限,此时需要行卵睾切除术。术后需要做 HCG 试验,以了解是否彻底切除睾丸组织。

按女性抚养的患者,还要做外阴整形术,使外生殖器接近正常女性的外生殖器。选择做男性的患者,应切除卵巢组织、子宫和阴道,使睾丸位于阴囊内。如果睾丸发育不全,可能需要切除所有的性腺,以后补充雄激素。

六、21-羟化酶缺陷

21-羟化酶缺陷是最常见的先天性肾上腺皮质增生症,约占 CAH 总数的 90％～95％。21-羟化酶缺陷既影响皮质醇的合成,也影响醛固酮的合成。由于 21-羟化酶缺陷者的肾上腺皮质会分泌大量的雄激素,因此女性患者可出现性分化或性发育异常。根据临床表现 21-羟化酶缺陷可分为 3 种:失盐型肾上腺皮质增生症、单纯男性化型和非典型肾上腺皮质增生症,后者又被称为迟发性肾上腺皮质增生症。

（一）临床表现

21-羟化酶缺陷的临床表现差别很大,一般说来 21-羟化酶缺陷的表现与其基因异常有关,基因突变越严重,酶活性受损越大,临床表现也越重。

【失盐型】

失盐型患者的酶缺陷非常严重,体内严重缺少糖皮质激素和盐皮质激素。出生时已有外阴男性化,可表现为尿道下裂。患儿在出生后不久就会出现脱水、体重下降、血钠降低和血钾升高,需要抢救。目前能在患儿出生后 1～2 天内明确诊断,进一步的治疗在儿科和内分泌科进行。

【单纯男性化型】

21-羟化酶缺陷较轻的女性患者,如果在胎儿期发病,就表现为性发育异常,临床上称为单纯男性化型。另外,儿童期过高的雄激素水平可以促进骨骼迅速生长,骨骺提前闭合,因此患者的最终身高往往较矮。许多患者往往是因为原发闭经来妇产科就诊,此时她们的骨骺已经闭合,因此任何治疗对改善身高都没有意义。

【迟发型】

迟发型21-羟化酶缺陷在青春期启动后发病,临床表现不典型。患者在青春期启动前无异常表现。青春期启动后患者出现多毛、痤疮、肥胖、月经稀发、继发闭经和多囊卵巢等表现,易与多囊卵巢综合征相混淆。

(二)内分泌测定

患者典型的内分泌变化是血雄激素和17-羟孕酮水平升高。

【单纯男性化型】

患者的促性腺激素在正常卵泡早期范围。孕酮、睾酮、硫酸脱氢表雄酮(DHEAS)和17-羟孕酮均升高。其中最有意义的是17-羟孕酮的升高。正常女性血17-羟孕酮水平不超过2ng/ml,单纯男性化型21-羟化酶缺陷者体内的血17-羟孕酮水平往往升高数百倍,甚至数千倍。

【迟发型】

FSH水平正常、LH水平升高、睾酮水平轻度升高、DHEAS水平升高。部分患者的17-羟孕酮水平明显升高,这对诊断有帮助。但是也有一些患者的17-羟孕酮水平升高不明显(<10ng/ml),这就需要做ACTH试验。静脉注射ACTH 60分钟后,迟发型21-OHD患者体内的血17-羟孕酮水平将超过10ng/ml。

(三)单纯男性化型21-羟化酶缺陷的治疗

应尽可能早地治疗单纯男性化型21-羟化酶缺陷。肾上腺皮质分泌的过多的雄激素可加速骨骺愈合,因此治疗越晚,患者的最终身高越矮。另外,早治疗还可避免男性化体征加重。

【糖皮质激素】

糖皮质激素是治疗21-羟化酶缺陷的特效药。补充糖皮质激素可以负反馈地抑制ACTH的分泌,从而降低血17-羟孕酮、DHEAS和睾酮水平。

常用的糖皮质激素有氢化可的松、强的松和地塞米松。儿童一般使用氢化可的松,剂量为每天10~20mg/m²,分2~3次服用,最大剂量一般不超过25mg/(m²·d)。由于强的松和地塞米松抑制生长作用较强,因此一般不建议儿童使用。成人每天使用氢化可的松37.5mg,分2~3次服用;强的松7.5mg/d,分2次服用;或者地塞米松0.40~0.75mg,每天睡觉前服用1次。

在应激情况下,需要把皮质醇的剂量增加1~2倍。在手术或外伤时,如果患者不能口服,就改为肌肉注射或静脉给药。

患者怀孕后应继续使用糖皮质激素,此时一般建议患者使用氢化可的松或强的松,根据患者的血雄激素水平进行剂量调整,一般把雄激素水平控制在正常范围的上限水平。如患者曾行外阴整形术,分娩时应选择剖宫产,这样可以避免外阴损伤。分娩前后应该按应激状态补充糖皮质激素。

需要终身服用糖皮质激素。开始治疗时可采用大剂量的药物,在17-羟孕酮水平下降后逐步减量到最小维持量。不同的患者,最小维持量不同。

【手术治疗】

外生殖器异常者可通过手术纠正。

【生育问题】

绝大多数患者经糖皮质激素治疗后,可恢复正常排卵,因此可以正常受孕。对女性患者来说,需终身服药,怀孕期间也不可停药。因为如果孕期不治疗的话,即使怀孕的女性胎儿没有 21-羟化酶缺陷,依然会发生女性外阴男性化。

经糖皮质激素治疗后,如果患者没有恢复排卵,可以使用氯米芬、HMG 和 HCG 诱发排卵。

七、11β-羟化酶缺陷

11β-羟化酶(CYP1181)缺陷也会引起先天性肾上腺皮质增生症,但是其发病率很低,约为 210HD 发病率的 5%。

CYP1181 基因位于 8 号染色体的长臂上,与编码醛固酮合成酶的基因(CYP1182)相邻。CYP1181 的生理作用是把 11-脱氧皮质醇转化成皮质醇,把 11-去氧皮质酮转化成皮质酮。当 CYP1181 存在缺陷时,皮质醇合成受阻,ACTH 分泌增加,结果肾上腺皮质增生,雄激素分泌增加。另外,醛固酮合成也受影响,但由于 11-去氧皮质酮在体内积聚,11-去氧皮质酮有盐皮质激素活性,因此患者不仅没有脱水症状,反而会出现高血压。

11β-羟化酶缺陷的临床表现有雄激素水平升高、男性化和高血压等。11β-羟化酶缺陷最容易与 21-羟化酶缺陷相混淆,两者的血 17-羟孕酮水平均升高。11β-羟化酶缺陷患者体内的 11-脱氧皮质醇和去氧皮质酮水平升高,有高血压;而 21-羟化酶缺陷患者没有这些表现。

11β-羟化酶缺陷的治疗与单纯男性化型 21-羟化酶缺陷的治疗相似,以糖皮质激素治疗为主。如果使用糖皮质激素后,血压还不正常,就需要加用抗高血压药。

八、雄激素不敏感综合征

雄激素不敏感综合征(AIS)又被称为雄激素抵抗综合征,其发生的根本原因是雄激素受体(AR)基因发生了突变。由于雄激素受体位于 X 染色体上,因此 AIS 为 X 连锁隐性遗传病。

(一)临床表现

完全性雄激素不敏感综合征的临床表现较单一,不同患者间的差别不大。部分性雄激素不敏感综合征的临床表现与雄激素受体缺陷程度有关,个体间的差异很大。

【完全性雄激素不敏感综合征】

由于 AR 基因异常,导致胚胎组织对雄激素不敏感。中肾管分化受阻,最后退化。缺少雄激素的影响,尿生殖窦发育成女性外阴,有大阴唇、小阴唇和阴道,外观与正常女性没有差别。许多患者伴有单侧或双侧腹股沟疝,仔细检查疝囊时可发现睾丸。完全性雄激素不敏感综合征者的睾丸可位于腹腔、腹股沟管或阴唇内,病理学检查常可见大量无生精功能的曲细精管。无附睾和输精管,无子宫和输卵管,阴道为盲端。极少数患者有发育不良的输卵管和子宫,可能是睾丸功能不足造成的。

由于完全性雄激素不敏感综合征者为女性外阴,因此出生后按女孩抚养。进入青春期后,患者与正常女性的差异开始显现出来。完全性雄激素不敏感综合征者有正常发育的乳房,但没有阴毛、腋毛和月经。另外,患者的身高可能较一般女性高。

内分泌测定发现患者的血 FSH 水平正常,LH 水平升高,睾酮水平达到正常男性水平,雌激素水平可达到卵泡早、中期水平。雄激素不敏感综合征者体内的雌激素是由睾酮在周围组织转化而来的。雄激素不敏感综合征患者的睾丸分泌的大量睾酮虽然不能通过 AR 发挥生物学效应,但是它却可通过周围组织的芳香化酶转化为雌激素,在雌激素的作用下,患者表型为女性。

【部分性雄激素不敏感症】

部分性雄激素不敏感综合征的临床表现差异非常大。外阴可以从类似于正常女性的外生殖器到类似于正常男性的外生殖器,跨度很大。与完全性雄激素不敏感综合征相比,部分性雄激素不敏感综合征最大的特点是有不同程度的男性化。男性化程度差的患者可表现为尿道下裂、阴蒂增大,甚至可有带盲端的阴道。男性化程度好的患者可仅表现为男性不育或男性乳房发育。

男性化程度差的 PAIS 患者出生后一般按女孩抚养,而男性化程度好的部分性雄激素不敏感症患者出生后一般按男孩抚养。因此前者一般来妇产科就诊,而后者则去泌尿外科就诊。按女孩抚养的部分性雄激素不敏感综合征患者进入到青春期以后,可有乳房发育,但没有月经来潮。此时患者男性化体征往往更明显,如声音较粗、可有喉结、皮肤较粗、体毛呈男性分布和阴蒂肥大等。

部分性雄激素不敏感综合征患者的激素水平与完全性雄激素不敏感综合征患者相似。

（二）治疗

雄激素不敏感综合征的治疗关键是性别选择。完全性雄激素不敏感综合征和男性化程度差的部分性雄激素不敏感综合征患者,从小按女孩抚养,社会和患者都认为她们是女孩(即社会性别和心理性别均为女性),因此她们中的绝大多数都选择将来做女性。完全性雄激素不敏感综合征患者在选择性别时一般不会遇到的心理障碍,而部分性雄激素不敏感症患者在选择性别时应注意其心理变化,尽量避免不良心理影响。

【手术治疗】

在部分性雄激素不敏感症患者选择做女性后,首要的治疗是切除双侧睾丸,因为异位的睾丸尤其是位于腹腔内的睾丸由于长期受到体内相对较高的休温的作用可能发生癌变。

对完全性雄激素不敏感综合征患者来说,由于睾丸分泌的激素对青春期体格发育和女性第二性征发育均有重要意义,因此建议在青春期第二性征发育后再行睾丸切除术。

完全性雄激素不敏感综合征患者不存在外阴畸形,不需要做外阴整形术。部分性雄激素不敏感综合征患者往往有明显的外阴畸形,因此在切除性腺的同时还需要做外阴整形术。

【雌激素治疗】

性腺切除后应给予雌激素替代治疗以维持女性第二性征。由于患者没有子宫,因此只需要补充雌激素,不需要补充孕激素。如戊酸雌二醇 1～2mg,每天 1 次,连续服用;或者结合雌激素 0.625mg,每天 1 次,连续服用。在使用雌激素期间,应注意定期检查乳房和骨密度。

九、5α-还原酶缺陷

5α-还原酶位于细胞的内质网膜上,其生理作用是催化类固醇激素 $\Delta^{4,5}$-双键的加氢还原反应。睾酮(testosterone,T)在 5α-还原酶的作用下转化成二氢睾酮(DHT),二氢睾酮是人体内活性最强的雄激素。在胚胎期,尿生殖窦在二氢睾酮的作用下发育成男性外生殖器。对男性胎儿来说,如果 5α-还原酶有缺陷,二氢睾酮生成不足,那么就会出现两性畸形,临床上表现为外阴模糊,该疾病称为 5α-还原酶缺陷。

（一）临床表现

患者染色体均为 46,XY,有正常或基本正常的睾丸。患者没有子宫和卵巢。由于缺乏二氢睾酮,外阴发育异常。出生时阴茎很小,类似增大的阴蒂。阴囊呈分叉状,尿道开口于会阴,阴道呈一浅凹。睾丸位于腹股沟或分叉的阴囊内。

出生前绝大多数患者按男孩抚养,这些患者将来会去泌尿科就医,因此本文对这些患者将不多赘述。少数按女孩抚养的患者在青春期由于睾酮分泌增加,将出现男性的第二性征,如男性体毛生长、男性体态、阴蒂增大呈正常阴茎及无乳房发育等。

内分泌测定会发现患者的血促性腺激素水平和睾酮水平与正常男性相似。但是双氢睾酮水平明显下降,因此 T/DHT 比值升高。在青春期后,正常男性的 T/DHT 比值约为 10 左右,而 5α-还原酶缺陷者可高达 30 以上。hCG 刺激后,T 明显升高,但 DHT 无改变,因此 T/DHT 比值将进一步升高,该试验对诊断有帮助。

(二)诊断与鉴别诊断

男性化程度差的、按女孩抚养的 5α-还原酶缺陷患者主要与部分性雄激素不敏感综合征患者相鉴别。

(三)处理

早期诊断最为重要。早期诊断可以避免按女孩抚养,因为患者在青春期后可发育为基本正常的男性。有许多按女孩抚养的患者在青春期后被迫改变社会性别为男性。

对选择社会性别为女性的患者,最好在青春期前切除睾丸,以免将来出现男性第二性征。青春期给予雌激素替代治疗。成年后如性生活有困难,可以做阴道成形术。

【临床特殊情况的思考和建议】

1.何时考虑存在性分化异常 来妇产科就诊的 DSD 患者往往按女孩抚养或体征更像女孩,她们往往因为原发闭经来就诊。在诊断原发闭经时,我们需要做体格检查、生殖器检查、超声检查和内分泌测定(常规包括 FSH、LH、PRL 和睾酮)。如果检查结果出现以下任何一种情况时,都应考虑 DSD:

(1)促性腺激素水平升高;

(2)生殖器发育异常;

(3)睾酮水平异常高(>2ng/ml)。

一旦怀疑存在 DSD 的可能,就需要做以下检查:

(1)测定 17-羟孕酮和去氧皮质酮;

(2)影像学检查进一步评估性腺究竟是卵巢还是睾丸;

(3)染色体检查。

通过以上检查仍不能确定具体的病因时应做腹腔镜检查或剖腹探查。

2.孕酮在诊断先天性肾上腺皮质增生症中的作用 许多医院没有条件测定 17-羟孕酮,我们可以用孕酮测定来代替。女性单纯男性化型 21-羟化酶缺陷患者体内的孕酮水平往往达到黄体期水平,这可以用于女性单纯男性化型 21-羟化酶缺陷的诊断。

(王秀文)

第二节 经前期综合征

经前期综合征(PMS)又称经前紧张症(PMS)或经前紧张综合征(PMTS),是育龄妇女常见的问题。PMS 是指月经来潮前 7~14 天(即在月经周期的黄体期),周期性出现的躯体症状(如乳房胀痛、头痛、小腹胀痛、水肿等)和心理症状(如烦躁、紧张、焦虑、嗜睡、失眠等)的总称。PMS 症状多样,除上述典型症状外,自杀倾向、行为退化、嗜酒、工作状态差甚至无法工作等也常出现于 PMS。由于 PMS 临床表现复杂且个体差异巨大,因此诊断的关键是症状出现的时间及严重程度。PMS 发生于黄体期,随月经的结束而完全消失,具有明显的周期性,这是区分 PMS 和心理性疾病的重要依据;上述心理及躯体症状只有达到影响女性正常的工作、生活、人际交往的程度才称为 PMS。

一、历史、概念及在疾病分类学中的位置

有关 PMS 的定义、概念以及其在疾病分类学中的位置在相当一段时间并无定论。Dalton(1984)的定义为“经前再发症状,月经后期则缺乏症状”。美国精神病协会(APA)出版的诊断统计手册第三修订版(DSM-Ⅲ-R,1987)用“黄体后期心境恶劣障碍(LLPDD)”来概括经前出现的一组症状,后来在诊断统计手册第四版(DSM-Ⅳ,1994)更名为“经前心境恶劣障碍(PMDD)”。国际疾病分类系统将大多数疾病实体按他们的主要表现分类,PMS 被包括在“泌尿生殖疾病”类目之下,犹如伴发于女性生殖器官和月经周期的疼痛或其他状态一样。因此国际上两大分类系统对 PMS 作了不同的处理,DSM 认为它可能是一种心境障碍,ICD 则视为妇科疾病。中国精神疾病分类方案与诊断标准第二版修订(CCMD-2-R,1995)将 PMS 列入“内分泌障碍所致精神障碍”类目中,认为 PMS“能明确内分泌疾病性质”,但命名为经期精神障碍(经前期紧张综合征)。

PMS 的临床特点必须考虑:①在大多数月经周期的黄体期,再发性或循环性出现症状;②症状于经至不久缓解,在卵泡期持续不会超过一周;③招致情绪或躯体苦恼或日常功能受累或受损;④症状的再发,循环性和定时性,症状的严重性和无症状期均可通过前瞻性逐日评定得到证实。

二、流行病学研究

PMS 的患病率各地报道不一,这与评定方法(回顾性或前瞻性)、调查者的专业、调查样本人群、症状严重水平不一,以及一些尚未确定的因素有关。在妇女生殖阶段可发生,初潮后未婚少女的患病率低,产后倾向出现 PMS。

美国妇产科学院委员会声明 66 号(1989 年 1 月)指出,一般认为 20%～40%妇女在经前体验到一些症状,只有 5%对工作或生活方式带来一定程度的显著影响。

对生活方式不同(包括尼姑、监狱犯人、女同性恋者)的 384 名妇女进行 147 项问卷研究,结果发现家庭主妇和教育水平低者有较多的水潴留,自主神经症状和负性情感,但年龄、种族、性偏向、显著的体育活动、婚姻状态或收入与 PMS 的发生率不相关。双生儿研究显示单卵双生儿发生 PMS 的同病率为 94%,双卵双生儿为 44%,对照组为 31%。另一项来自伯明翰的 462 对妇女双生儿的研究亦支持 Dalton 等的结果,并认为 PMS 是具遗传性的。口服避孕药(OC)似可降低 PMS 的发生率。爱丁堡大学于 1974 年调查 3298 名妇女,其中 756 人服用 OC,2542 人未服,结果发现口服 OC 者较少发生 PMS。月经长周期(>40 日)和周期不规律者 PMS 发生率低,而且主要表现为躯体症状如胃痛、背痛和嗜睡。月经周期长度在 31～40 天者体验到较多的经前症状,而且躯体症状和情绪症状均明显。短而不规律的月经周期妇女则经前症状主要表现为情绪症状,如抑郁、紧张和激惹。

PMS 与产后抑郁症呈正相关,已得到证实。Dalton(1982)报告 610 例 PMS 妇女中,56%在产后出现抑郁症。一些妇女回忆 PMS 是继产后抑郁症之后发生的,另一些则报告受孕前出现 PMS,但 PMS 的严重程度却在产后抑郁症减轻后加重。

PMS 与围绝经期综合征的相关性也为多数学者研究证实。PMS 与围绝经期综合征均有心理症状及

躯体症状,均可表现为与卵巢激素水平波动相关的烦躁、抑郁、疲惫、失眠及乳房胀痛、水肿等,在激素水平稳定后(月经结束及绝经后数年)原有症状及体征消失。在经前期和围绝经期原有的抑郁等心理疾患可表现增强,因此 PMS 和围绝经期抑郁均需和原发心理疾病相鉴别。除了临床表现的相关性,围绝经期综合征和 PMS 在流行病学上也密切相关。Harlow 等的研究发现,围绝经期综合征的女性在抑郁流行病学评分(CES-D)中表现为明显抑郁者,多数患有 PMS。同样 Becker 等用视觉模拟评分(VAS)评价女性的心情状态,也发现女性围绝经期的情绪感受与既往经前期的心境变化明显相关。Freeman 等的研究认为患有 PMS 的女性在围绝经期出现抑郁、失眠、性欲低下的可能性大,因此 PMS 在一定程度上可以预测围绝经期抑郁的出现。在易感人群中,PMS 和围绝经期抑郁不但易相继出现,还常常同时发生。围绝经期女性,患有围绝经期抑郁的较未患者出现月经周期相关症状及 PMDD 的明显增多。在 Richards 等的研究中有21%的围绝经期抑郁患者同时伴有中度以上的 PMDD,而仅有 3%的围绝经期非抑郁女性出现这一疾病。此外,患有 PMS 及围绝经期抑郁的女性也常伴有其他激素相关的情绪异常如产褥抑郁,及其他激素非相关的心理疾患如抑郁症。

　　经前期综合征与精神疾病关系受到妇科学家、心理学家、精神病学家较多的重视与研究。妇女复发性精神病状态,不论是认知、情感或混合功能障碍均易于在经前复发。Schukit(1975)和 Wetzel(1975)报告类似结果,情感性疾病患者不仅 PMS 发生率高(72%),症状严重,出现经前不适症状亦较正常人多,并且现存的情感症状在经前趋向恶化。精神分裂症患者往往在经前恶化,急性精神病症状掩盖了经前不适,导致对检出 PMS 发生率带来困难。多数研究指出,经前期和月经期妇女自杀较之其他阶段多,但这些资料的取得多系回顾性。Mackinnon(1959)的研究并非回顾性,而系死后病理检查子宫内膜改变以确定月经周期。他们指出,黄体期自杀者增多,其高峰在黄体期的早、中期,死于黄体中期者约占 60%;与其他死亡者比较,自然死亡发生于黄体期者占84%,意外事故为 90%,自杀为 89%,提示在月经周期后半期内妇女容易死于自杀、外伤、中毒和疾病。

三、病因与发病机制

　　近年研究表明,PMS 病因涉及诸多因素的联合,如社会心理因素、内分泌因素及神经递质的调节等。但 PMS 的准确机制仍不明,一些研究结果尚有矛盾之处,进一步的深入研究是必要的。

(一)社会心理因素

　　情绪不稳定及神经质、特质焦虑者容易体验到严重的 PMS 症状。应激或负性生活事件可加重经前症状,而休息或放松可减轻之,均说明社会心理因素在 PMS 的发生或延续上发挥作用。

(二)内分泌因素

　　1.孕激素　英国妇产科学家 Dalton(1984)推断 PMS 是由于经前孕酮不足或缺陷,而且应用黄体酮治疗可以获得明显效果。然而相反的报道则发现 PMS 妇女孕酮水平升高。Hammarback 等(1989)对 18 例PMS 妇女连续二月逐日测定血清雌二醇和孕酮,发现严重 PMS 症状与黄体期血清这两种激素水平高相关。孕酮常见的副反应如心境恶劣和焦虑,类似普通的经前症状。

　　这一疾病仅出现于育龄女性,青春期前、妊娠期、绝经后期均不会出现,且仅发生于排卵周期的黄体期。给予外源性孕激素可诱发此病,在激素替代治疗(HRT)中使用孕激素建立周期引发的抑郁情绪和生理症状同 PMS 相似;曾患有严重 PMS 的女性,行子宫加双附件切除术后给予 HRT,单独使用雌激素不会诱发 PMS,而在联合使用雌孕激素时 PMS 复发。相反,卵巢内分泌激素周期消失,如双卵巢切除或给予促性腺激素释放激素激动剂(GnRHa)均可抑制原有的 PMS 症状。因此,卵巢激素尤其是孕激素可能与

PMS的病理机制有关,孕激素可增加女性对甾体类激素的敏感性,使中枢神经系统受激素波动的影响增加。

2.雌激素

(1)雌激素降低学说:正常情况下雌激素有抗抑郁效果,经前雌激素水平下降可能与PMS,特别是经前心境恶劣的发生有关。Janowsky(1984)强调雌激素波动(中期雌激素明显上升,继之降低)的作用。

(2)雌激素过多学说:持此说者认为雌激素水平绝对或相对高,或者对雌激素的特异敏感性可招致PMS。Morton(1950)报告给妇女注入雌激素可产生PMS样症状。Backstrom 和 Cartenson(1974)指出,具有经前焦虑的妇女,雌激素/黄体酮比值较高。雌孕激素比例异常可能与PMS发生有关。

3.雄激素 Lahmeyer(1984)指出,妇女雄激素来自卵巢和肾上腺。在排卵前后,血中睾酮水平随雌激素水平的增高而上升,且由于大部分来自肾上腺,故于围月经期并不下降,其时睾酮/雌激素及睾酮/孕激素之比处于高值。睾酮作用于脑可增强两性的性驱力和攻击行为,而雌激素和孕酮可对抗之。经前期雌激素和孕酮水平下降,脑中睾酮失去对抗物,这至少与一些人PMS的发生有关,特别是心境改变和其他精神病理表现。

(三)神经递质

研究表明在PMS女性中血清性激素的浓度表现为正常,这表明除性激素外还可能有其他因素作用。PMS患者常伴有中枢神经系统某些神经递质及其受体活性的改变,这种改变可能与中枢对激素的敏感性有关。一些神经递质可受卵巢甾体激素调节,如5-羟色胺(5-HT)、乙酰胆碱、去甲肾上腺素、多巴胺等。

1.乙酰胆碱(Ach) Janowsky(1982)推测Ach单独作用或与其他机制联合作用与PMS的发生有关。在人类Ach是抑郁和应激的主要调节物,引起脉搏加快和血压上升,负性情绪,肾上腺交感胺释放和止痛效应。Rausch(1982)发现经前胆碱能占优势。

2.5-HT 与 γ-氨基丁酸 经前5-HT缺乏或胆碱能占优势可能在PMS的形成上发挥作用。选择性5-HT再摄取阻断剂(SSRLS)如氟西汀、舍曲林问世后证明它对PMS有效,而那些主要作用于去甲肾上腺素能的三环抗抑郁剂的效果较差,进一步支持5-HT在PMS病理生物学中的重要作用。PMDD患者与患PMS但无情绪障碍者及正常对照组相比,5-HT在卵泡期增高,黄体期下降,波动明显增大,因此 Inoue 等认为,5-HT与PMS、PMDD出现的心理症状密切相关。5-羟色胺能系统对情绪、睡眠、性欲、食欲和认知具有调节功能,在抑郁的发生发展中起到重要作用。雌激素可增加5-HT受体的数量及突触后膜对5-HT的敏感性,并增加5-HT的合成及其代谢产物5-羟吲哚乙酸的水平。有临床研究显示选择性5-HT再摄取抑制剂(SSRIs)可增加血液中5-HT的浓度,对治疗PMS/PMDD有较好的疗效。

另外,有研究认为在抑郁、PMS、PMDD的患者中 γ-氨基丁酸(GABA)活性下降,Epperson 等用磁共振质谱分析法测定PMDD及正常女性枕叶皮质部的 GABA、雌激素、孕激素等水平发现,PMDD者卵泡期GABA水平明显低于对照组;同时 Epperson 等认为PMDD患者可能存在GABA受体功能的异常。PMS女性黄体期异孕烷醇酮水平较低,而异孕烷醇酮有GABA激活作用,因此低水平的异孕烷醇酮使PMS女性GABA活性降低,产生抑郁。此外,雌激素兼具增加GABA的功能及GABA受体拮抗剂的双重功能。

3.类鸦片物质与单胺氧化酶 Halbreich 和 Endicott(1981)认为内啡肽水平变化与PMS的发生有关。他们推测PMS的许多症状类似类鸦片物质撤出。目前认为在性腺类固醇激素影响下,过多暴露于内源性鸦片肽并继之脱离接触可能参与PMS的发生。持单胺氧化酶(MAO)学说则认为PMS的发生与血小板MAO活性改变有关,而这一改变是受孕酮影响的。正常情况下,雌激素对MAO活性有抑制效应,而黄体酮对组织中MAO活性有促进作用。MAO活性增强被认为是经前抑郁和雌激素/孕激素不平衡发生的中介。MAO活性增加可以减少有效的去甲肾上腺素,导致中枢神经元活动降低和减慢。MAO学说可解释经前抑郁和嗜睡,但无法说明其他众多的症状。

4.其他　前列腺素可影响钠潴留,以及精神、行为、体温调节及许多 PMS 症状,前列腺素合成抑制剂能改善 PMS 躯体症状。一般认为此类非甾体抗炎药物可降低引起 PMS 症状的中介物质的组织浓度起到治疗作用。维生素 B_6 是合成多巴胺与五羟色胺的辅酶,维生素 B_6 缺乏与 PMS 可能有关,一些研究发现维生素 B_6 治疗似乎比安慰剂效果好,但结果并非一致。

四、临床表现

历来提出的症状甚为分散,可达 200 项之多,近年研究提出大约 20 类症状是常见的,包括躯体、心理和行为三个方面。其中恒定出现的是头痛、疼痛、肿胀、嗜睡、易激惹和抑郁,行为笨拙,渴望食物。但表现有较大的个体差异,取决于躯体健康状态,人格特征和环境影响。

(一)躯体症状

1.水潴留　经前水潴留一般多见于踝、小腿、手指、腹部和乳房,可导致乳房胀痛、体重增加、面部虚肿和水肿,腹部不适或胀满或疼痛,排尿量减少。这些症状往往在清晨起床时明显。

2.疼痛　头痛较为常见,背痛、关节痛、肌肉痛、乳房痛发生率亦较高。

3.自主神经功能障碍　常见恶心、呕吐、头晕、潮热、出汗等。可出现低血糖,许多妇女渴望摄入甜食。

(二)心理症状

主要为负性情绪或心境恶劣:

1.抑郁　心境低落、郁郁不乐、消极悲观、空虚孤独,甚至有自杀意念。

2.焦虑、激动　烦躁不安,似感到处于应激之下。

3.运动共济和认知功能改变　可出现行动笨拙、运动共济不良、记忆力差、自感思路混乱。

(三)行为改变

可表现为社会退缩,回避社交活动;社会功能减低,判断力下降,工作时失误;性功能减退或亢进等改变。

五、诊断与鉴别诊断

(一)诊断标准

PMS 具有三项属性(经前期出现;在此以前无同类表现;经至消失),诊断一般不难。

美国国立精神卫生研究院的工作定义如下:一种周期性的障碍,其严重程度是以影响一个妇女生活的一些方面(如为负性心境,经前一周心境障碍的平均严重程度较之经后一周加重 30%),而症状的出现与月经有一致的和可以预期的关系。这一定义规定了 PMS 的症状出现与月经有关,对症状的严重程度做出定量化标准。

(二)诊断方法

前瞻性每日评定计分法目前获得广泛应用,它在确定 PMS 症状的周期性方面是最为可信的,评定周期需患者每天记录症状,至少记录 2 至 3 个周期。

(三)鉴别诊断

1.月经周期性精神病　PMS 可能是在内分泌改变和心理社会因素作用下起病的,而月经周期性精神病则有着更为深刻的原因和发病机理。PMS 的临床表现是以心境不良和众多躯体不适组成,不致发展为重性精神病形式,可与月经周期性精神病区别。

2.抑郁症　PMS 妇女有较高的抑郁症发生风险以及抑郁症患者较之非情感性障碍患者有较高的 PMS 发生率已如上述。根据 PMS 和抑郁症的诊断标准,可作出鉴别。

3.其他精神疾病经前恶化　根据 PMS 的诊断标准与其他精神疾病经前恶化进行区别。

须注意疑难病例诊断过程中妇科、心理、精神病专家协作的重要性。

六、治疗

PMS 的治疗应针对躯体、心理症状、内在病理机制和改变正常排卵性月经周期等方面。此外,心理治疗和家庭治疗亦受到较多的重视。轻症 PMS 病例采取环境调整、适当膳食、身体锻炼、改善生活方式、应激处理和社会支持等措施即可,重症患者则需实施以下治疗。

(一)调整生活方式

包括合理的饮食与营养、适当的身体锻炼、戒烟、限制盐和咖啡的摄入。可改变饮食习惯,增加钙、镁、维生素 B_6、维生素 E 的摄入等,但尚没有确切、一致的研究表明以上维生素和微量元素治疗的有效性。体育锻炼可改善血液循环,但其对 PMS 的预防作用尚不明确,多数临床专家认为每日锻炼 20~30 分钟有助于加强药物治疗和心理治疗。

(二)心理治疗

心理因素在 PMS 发生中所起的作用是不容忽视的。精神刺激可诱发和加重 PMS。要求患者日常保持乐观情绪,生活有规律,参加运动锻炼,增强体质,行为疗法曾用以治疗 PMS,放松技术有助于改善疼痛症状。生活在经前综合征妇女身边的人,如父母、丈夫、子女等,要多关心患者,对她们在经前出现的心境烦躁,易激惹等给以容忍和同情。工作周围的人也应体谅她们经前发生的情绪症状,在各方面予以照顾,避免在此期间从事驾驶或其他具有危险性的作业。

(三)药物治疗

【精神药物】

1.抗抑郁药　5-羟色胺再摄取抑制剂(SSRIs)对 PMS 有明显疗效,达 60%~70%且耐受性较好,目前认为是一线药物。如氟西汀(百忧解)20mg 每日一次,经前口服至月经第 3 天。减轻情感症状优于躯体症状。

舍曲林剂量为每日 50~150mg。三环类抗抑郁药氯丙咪嗪是一种三环类抑制 5 羟色胺和去甲肾上腺素再摄取的药物,每天 25~75mg 对控制 PMS 有效,黄体期服药即可。SSRIs 与三环类抗抑郁药物相比,无抗胆碱能、低血压及镇静等副作用,并具有无依赖性和无特殊的心血管及其他严重毒性作用的优点。SSRIs 除抗抑郁外也有改善焦虑的效应,目前应用明显多于三环类。

2.抗焦虑药　苯二氮革类用于治疗 PMS 已有很长时间,如阿普唑仑为抗焦虑药,也有抗抑郁性质,用于 PMS 获得成功,起始剂量为 0.25mg,1 天 2~3 次,逐渐递增,每日剂量可达 2.4mg 或 4mg,在黄体期用药,经至即停药,停药后一般不出现戒断症状。

【抑制排卵周期】

1.口服避孕药　作用于 H-P-O 轴可导致不排卵,常用以治疗周期性精神病和各种躯体症状。口服避孕药对 PMS 的效果不是绝对的,因为一些亚型用本剂后症状不仅未见好转反而恶化。就一般病例而论复方短效单相口服避孕药均有效。国内多选用复方炔诺酮或复方甲地孕酮。

2.达那唑　一种人工合 17a-乙炔睾酮的衍生物,对下丘脑-垂体促性腺激素有抑制作用。100~

400mg/d 对消极情绪、疼痛及行为改变有效,200mg/d 能有效减轻乳房疼痛。但其雄激素活性及致肝功能损害作用,限制了其在 PMS 治疗中的临床应用。

3.促性腺激素释放激素激动剂(GnRHa)　GnRHa 在垂体水平通过降调节抑制垂体促性腺激素分泌,造成低促性腺激素水平及低雌激素水平,达到药物切除卵巢的疗效。有随机双育安慰剂对照研究证明 GnRHa 治疗 PMS 有效。单独应用 GnRHa 应注意低雌激素血症及骨量丢失,故治疗第 3 个月应采用反加疗法克服其副作用。

4.手术切除卵巢或放射破坏卵巢功能　虽然此方法对重症 PMS 治疗有效,但卵巢功能破坏导致绝经综合征及骨质疏松性骨折、心血管疾病等风险增加,应在其他治疗均无效时酌情考虑。对中、青年女性患者不宜采用。

【其他】

1.利尿剂　PMS 的主要症状与组织和器官水肿有关。醛固酮受体拮抗剂螺内酯不仅有利尿作用,对血管紧张素功能亦有抑制作用。剂量为 25mg 每天 2~3 次,可减轻水潴留,并对精神症状亦有效。

2.抗前列腺素制剂　经前子宫内膜释放前列腺素,改变平滑肌张力,免疫功能及神经递质代谢。抗前列腺素如甲芬那酸 250mg 每天 3 次,于经前 12 天起服用。餐中服可减少胃刺激。如果疼痛是 PMS 的标志,抗前列腺素有效。除对痛经、乳胀、头痛、痉挛痛、腰骶痛有效,对紧张易怒症状也有报告有效。

3.多巴胺拮抗剂　高催乳素血症与 PMS 关系已有研究报道。溴隐亭为多巴胺拮抗剂,可降低 PRL 水平并改善经前乳房胀痛。剂量为 2.5mg,每日 2 次,餐中服药可减轻副反应。

【临床特殊情况的思考和建议】

由于经前期综合征临床表现复杂且个体差异巨大,因此诊断的关键是症状出现的时间及严重程度。PMS 发生于黄体期,随月经的结束而完全消失,具有明显的周期性。轻症 PMS 病例通过调整环境、改善生活方式、提供社会支持等予以治疗。重症患者尤其伴有明显负性情绪或心境恶劣如焦虑、抑郁、甚至有自杀意念等,应及时与精神疾病科联系,协作管理治疗,包括采用抗抑郁、抗焦虑药物的治疗。

(李婷婷)

第三节　功能失调性子宫出血

调节女性生殖的神经内分泌功能紊乱引起的异常子宫出血称为功能失调性子宫出血(DUB),简称功血。根据有无排卵功血可分为两类:有排卵的称为排卵型功血,无排卵的称为无排卵型功血。临床上以无排卵型功血为主,约占总数的 85%,而排卵型功血只占 15%。排卵型功血包括黄体功能不足、子宫内膜不规则脱落和排卵期出血等。本节主要介绍无排卵型功血和黄体功能不足。

一、无排卵型功能失调性子宫出血

(一)病理生理机制

无排卵功血多发生在青春期和围绝经期,前者称为青春期功血,后者称为围绝经期功血。虽然青春期功血与围绝经期功血均为无排卵型功血,但它们的发病机制不同。青春期功血不排卵的原因在于患者体内的下丘脑-垂体-卵巢轴尚未成熟;围绝经期功血不排卵的原因是衰老的卵巢对促性腺激素不敏感,卵泡发育不良,卵泡分泌的雌激素达不到诱发雌激素正反馈的阈值水平。

由于不排卵,卵巢只分泌雌激素,不分泌孕激素。在无孕激素对抗的雌激素长期作用下,子宫内膜增生变厚。当雌激素水平急遽下降时,大量子宫内膜脱落,子宫出血很多,这种情况称为雌激素撤退性出血。在雌激素水平下降幅度小时,脱落的子宫内膜量少,子宫出血也少,这种出血称为雌激素突破性出血。另外,当增生的内膜需要更多的雌激素而卵巢分泌的雌激素却未增加时也会出现子宫出血,这种出血也属于雌激素突破性出血。

由于没有孕激素的作用,子宫螺旋动脉比较直,当子宫内膜脱落时螺旋动脉也不发生节律性收缩,血窦不容易关闭,因此无排卵型功血不容易止住。雌激素水平升高时,子宫内膜增生覆盖创面,出血才会停止。孕激素可以使增生的内膜发生分泌反应,子宫内膜间质呈蜕膜样改变,这是孕激素止血的机制。

(二)临床表现

临床上主要表现为月经失调,即月经周期、经期和月经量的异常变化。

【症状】

无排卵型功血多见于青春期及围绝经期妇女,临床上表现为月经周期紊乱,经期长短不一,出血量时多时少。出血少时患者可以没有任何自觉症状,出血多时会出现头晕、乏力、心悸等贫血症状。

【体征】

体征与出血量多少有关,大量出血导致继发贫血时,患者皮肤、黏膜苍白,心率加快;少量出血时无上述体征。妇科检查无异常发现。

(三)诊断

无排卵型功血为功能性疾病,因此只有在排除了器质性疾病时才能诊断。超声检查在功血的诊断中具有重要意义,如果超声发现有引起异常出血的器质性病变,则可排除功血。另外,超声检查对治疗也有指导意义。如果超声提示子宫内膜厚,那么孕激素止血的效果可能较好;如果内膜薄,雌激素治疗的效果可能较好。

(四)鉴别诊断

无排卵型功血需与各种器质性疾病引起的异常子宫出血相鉴别。

(五)处理

【一般治疗】

功血患者往往体质较差,因此应补充营养,改善全身情况。严重贫血者(Hb<6g/dl)往往需要输血治疗。

【药物止血】

药物治疗,以激素治疗为主,青春期功血的治疗原则是止血、调整周期和促进排卵。更年期功血的治疗原则是止血、调整周期和减少出血。

激素止血治疗的方案有多种,应根据具体情况如患者年龄、出血时间、出血量和子宫内膜厚度等来选择激素的种类和剂量。在开始激素治疗前必须明确诊断,排除器质性疾病,尤其是绝经前妇女更是如此。诊刮术和分段诊刮术既可以迅速止血,又可进行病理检查以了解有无内膜病变。对年龄较大的女性来说,建议选择诊刮术和分段诊刮术进行治疗。

1.雌激素止血 机制是使子宫内膜继续增生,覆盖子宫内膜脱落后的创面,起到修复作用。另外雌激素还可以升高纤维蛋白原水平,增加凝血因子,促进血小板凝集,使毛细血管通透性降低,从而起到止血作用。雌激素止血适用于内膜较薄的大出血患者。

(1)己烯雌酚(DES):开始用量为1~2mg/次,每8小时一次,血止3天后开始减量,每3天减一次,每次减量不超过原剂量的1/3。维持量为0.5~1mg/d。止血后维持治疗20天左右,在停药前5~10天加用孕激素,如醋酸甲羟孕酮 10mg/d。停用己烯雌酚和醋酸甲羟孕酮 3～7 天后会出现撤药性出血。由于己烯雌酚胃肠道反应大,许多患者无法耐受,因此现在多改用戊酸雌二醇或结合雌激素。

(2)戊酸雌二醇:出血多时口服 2～6mg/次,每 6～8 小时一次。血止 3 天后开始减量,维持量为 2mg/d。具体用法同己烯雌酚。

(3)苯甲酸雌二醇:为针剂,2mg/支。出血多时每次注射 1 支,每 6～8 小时肌肉注射一次。血止 3 天后开始减量,具体用法同己烯雌酚,减至 2mg/d 时,可改口服戊酸雌二醇。由于肌肉注射不方便,因此目前较少使用苯甲酸雌二醇止血。

(4)结合雌激素片剂:出血多时采用 1.25～2.5mg/次,每 6～8 小时一次。血止后减量,维持量为 0.625～1.25mg/d。具体用法同己烯雌酚。

在使用雌激素止血时,停用雌激素前一定要加孕激素。如果不加孕激素,停用雌激素就相当于人为地造成了雌激素撤退性出血。围绝经期妇女是子宫内膜病变的高危人群,因此在排除子宫内膜病变之前应慎用雌激素止血。子宫内膜比较厚时,需要的雌激素量较大,使用孕激素或复方口服避孕药治疗可能更好。

2.孕激素止血　孕激素的作用机制主要是转化内膜,其次是抗雌激素。临床上根据病情,采用不同方法进行止血。孕激素止血既可以用于青春期功血的治疗,也可以用于围绝经期功血的治疗。少量出血和中量出血时多选用孕激素;大量出血时既可以选择雌激素,也可以选择孕激素,它们的疗效相当。一般来讲内膜较厚时,多选用孕激素,内膜较薄时多选雌激素。

临床上常用的孕激素有醋酸炔诺酮、醋酸甲羟孕酮、醋酸甲地孕酮和黄体酮,止血效果最好的是醋酸炔诺酮,其次是醋酸甲羟孕酮和醋酸甲地孕酮,最差的是黄体酮,因此大出血时不选用黄体酮。

(1)少量子宫出血时的止血:孕激素使增殖期子宫内膜发生分泌反应后,子宫内膜可以完全脱落。通常用药后阴道流血减少或停止,停药后产生撤药性阴道流血,7～10 天后出血自行停止。该法称为“药物性刮宫”,适用于少量长期子宫出血者。方法:黄体酮 10mg/d,连用 5 天;或用甲羟孕酮(甲羟孕酮)10～12mg/d,连用 7～10 天;或甲地孕酮(妇宁片)5mg/d,连用 7～10 天。

(2)中多量子宫出血时的止血:炔诺酮属 19-去甲基睾酮类衍生物,止血效果较好,临床上常用。每片剂量为 0.625mg,每次服 5mg,每 6～12 小时一次(大出血每 6～8 小时 1 次,中量出血每 12 小时 1 次)。阴道流血多在半天内减少,3 天内血止。血止 3 天后开始减量,每 3 天减一次,每次减量不超过原剂量的 1/3,维持量为 5mg/d,血止 20 天左右停药。如果出血很多,开始可用 5～10mg/次,每 3 小时一次,用药 2～3 次后改 8 小时一次。治疗时应叮嘱患者按时、按量用药,并告知停药后会有撤药性出血,不是症状复发,用药期间注意肝功能。

甲地孕酮:属孕酮类衍生物,1mg/片,中多量出血时每次口服 10mg,每 6～12 小时一次,血止后逐步减量,减量原则同上。与炔诺酮相比,甲地孕酮的止血效果差,对肝功能的影响小。

醋酸甲羟孕酮:属孕酮衍生物,对子宫内膜的止血作用逊于炔诺酮,但对肝功能影响小。中多量出血时每次口服 10～12mg,每 6～12 小时一次,血止后逐渐减量,递减原则同上,维持量为 10～12mg/d。

3.复方口服避孕药　是以孕激素为主的雌孕激素联合方案。大出血时每次口服复方口服避孕药 1～2 片,每 8 小时一次。血止 2～3 天后开始减量,每 2～3 天减一次,每次减量不超过原剂量的 1/3,维持量为 1～2 片/天。

大出血时国外最常用的是复方口服避孕药,24 小时内多数出血会停止。

4.激素止血时停药时机的选择　一般在出血停止 20 天左右停药,主要根据患者的一般情况决定停药时机。如果患者一般情况好、恢复快,就可以提前停药,停药后 2～5 天,会出现撤药性出血。如果出血停止 20 天后,贫血还没有得到很好的纠正,可以适当延长使用激素时间,以便患者得到更好的恢复。

5.雄激素　既不能使子宫内膜增殖,也不能使增生的内膜发生分泌反应,因此它不能止血。虽然如此,可是雄激素可以减少出血量。雄激素不可单独用于无排卵型功血的治疗,它需要与雌激素或(和)孕激素联合使用。临床上常用丙酸睾酮,25mg/支,在出血量多时每天 25～50mg 肌肉注射,连用 2～3 天,出血明显减少时停止使用。注意为防止发生男性化和肝功能损害,每月总量不宜超过 300mg。

6.其他止血剂　如巴曲酶、6-氨基己酸、氨甲苯酸、氨甲环酸(止血环酸)和非甾体类抗炎药等。由于这些药不能改变子宫内膜的结构,因此他们只能减少出血量,不能从根本上止血。

大出血时静脉注射巴曲酶 1kU 后的 30 分钟内,阴道出血会显著减少,因此巴曲酶适于激素止血的辅助治疗。6-氨基己酸、氨甲苯酸和氨甲环酸属于抗纤维蛋白溶解药,它们也可减少出血。

【手术治疗】

围绝经期妇女首选诊刮术,一方面可以止血,另一方面可用于明确有无子宫内膜病变。怀疑有子宫内膜病变的妇女也应做诊断性刮宫。

少数青春期功血患者药物止血效果不佳时,也需要刮宫。止血时要求刮净,刮不干净就起不到止血的作用。刮宫后 7 天左右,一些患者会有阴道流血,出血不多时可使用抗纤维蛋白溶解药,出血多时使用雌激素治疗。

由于刮宫不彻底造成的出血则建议使用复方口服避孕药治疗,或者选择再次刮宫。

【调整周期】

对无排卵型功血来说,止血只是治疗的第一步,几乎所有的患者都还需要调整周期。青春期功血发生的根本原因是下丘脑-垂体-卵巢轴功能紊乱,正常的下丘脑-垂体-卵巢轴调节机制的建立可能需要很长的时间。在正常调节机制未建立之前,如果不予随访、调整周期,患者还会发生大出血。

围绝经期功血发生的原因是卵巢功能衰退,随着年龄的增加,卵巢功能只能越来越差。因此,理论上讲围绝经期功血不可能恢复正常,这些患者需要长期随访、调整周期,直到绝经。

目前常用的调整周期方法如下:

1.序贯疗法　适用于青春期和生育期妇女。月经周期(或撤退性出血)的第 3～5 天开始服用雌激素(戊酸雌二醇 1～2mg/d 或炔雌醇 0.05mg/d),连用 22 天,在服药的最后 7～10 天加用孕激素(甲羟孕酮 10mg/d 或黄体酮 10mg/d 或甲地孕酮 5mg/d)。停药 3～7 天会出现撤药性出血。

2.联合疗法　适用于雌激素水平偏高或子宫内膜较厚者。可服用短效口服避孕药如妈富隆、敏定偶、复方炔诺酮片、避孕Ⅰ号、复方甲地孕酮片避孕Ⅱ号等。此类复合制剂含有雌、孕激素,长期使用使子宫内膜变薄,撤退性流血减少。月经周期(撤退性流血)的第 3～5 天开始服用,连用 21 天。

有高雄激素血症的患者也选择雌、孕激素联合疗法,因为雌、孕激素联合使用可抑制卵巢雄激素的合成。疗效最好的是达英-35。

3.孕激素疗法　适用于各个年龄段的妇女,但多用于围绝经期妇女。传统的孕激素疗法称为孕激素后半周期疗法,从月经周期的第 14 天开始,每天口服醋酸甲羟孕酮 10mg,连用 10 天左右。作者认为孕激素后半周期疗法太死板,无法满足不同患者的需要,不符合个体化用药的原则。对大多数患者来说,每 1～2个月来一次月经就可以避免发生大出血和子宫内膜病变。用法:从月经周期的第 14～40 天开始,每天口服醋酸甲羟孕酮 10mg,连用 10 天左右。

对青春期和生育年龄的女性来说,一般使用 3～6 个周期后停药观察。如果月经还不正常,需要继续随访治疗。围绝经期妇女应一直随访治疗到绝经。

【促多泡发育和诱发排卵】

仅适用于有生育要求的妇女,不主张用于青春期女性,不可用于围绝经期妇女。氯米芬(克罗米芬)是经典促排卵药,月经周期(或撤药性出血)的第 3～5 天起给予 50～150mg/d,连用 5 天。其他药物还有 HCG 和 HMG,在卵泡发育成熟时肌肉注射 HCG 5000～10000U 诱发排卵;HMG,一支含有 FSH 和 LH 各 75U,可与氯米芬联合使用,也可单独使用。

二、黄体期缺陷

排卵后,在黄体分泌的孕激素的作用下子宫内膜发生分泌反应。在整个黄体期,子宫内膜的组织学形态(子宫内膜分泌反应)是持续变化的;分泌期时相不同,子宫内膜组织学形态也不同。若排卵后子宫内膜组织学变化比黄体发育晚 2 天以上,则称为黄体期缺陷(LPD)。目前,国内常把黄体期缺陷称为黄体功能不足或黄体功能不全。导致黄体期缺陷的原因有两个:黄体内分泌功能不足和子宫内膜对孕激素的反应性下降。前者是名副其实的黄体功能不足,后者又被称为孕激素抵抗。

(一)发病机制

目前认为黄体期缺陷的发病机制如下:

1.卵泡发育不良　黄体是由卵泡排卵后演化而来的,卵泡的颗粒细胞演变成黄体颗粒细胞,卵泡膜细胞演变成黄体卵泡膜细胞。当促性腺激素分泌失调或卵泡对促性腺激素的敏感性下降时,卵泡发育不良,颗粒细胞的数量和质量下降。由发育不良的卵泡生成的黄体质量也差,其分泌孕激素的能力下降。

2.黄体功能不良　黄体的形成和维持与 LH 有关。当 LH 峰和黄体期 LH 分泌减少时,会发生黄体功能不足。另外,如前所述即使 LH 峰和 LH 分泌正常,如果卵泡发育不良也会出现黄体功能不足。黄体功能不足体现在两个方面:

(1)黄体内分泌功能低下,分泌的孕酮减少;

(2)黄体生存时间缩短,正常的黄体生存时间为 12～16 天,黄体功能不足时≤11 天。

3.子宫内膜分泌反应不良　黄体功能不足时孕激素分泌减少,子宫内膜分泌反应不良,子宫内膜形态学变化比应有的组织学变化落后 2 天以上。子宫内膜存在孕激素抵抗时,虽然孕激素水平正常,但由于子宫内膜对孕激素的反应性下降,因此也将出现子宫内膜分泌反应不良。

(二)临床表现

黄体期缺陷属于亚临床疾病,其对患者的健康危害不大。患者往往因为不孕不育来就诊。

1.月经紊乱　由于黄体生存期缩短,黄体期缩短,所以表现为月经周期缩短、月经频发。如果卵泡期延长,月经周期也可在正常范围。

2.不孕或流产　由于黄体功能不足,患者不容易受孕。即使怀孕,也容易发生早期流产。据报道约 3%～20%的不育症与黄体期缺陷有关,另外诱发排卵时常出现黄体功能不足。

(三)辅助检查

临床表现只能为黄体期缺陷的诊断提供线索,明确诊断需要一些辅助检查。

1.子宫内膜活检　是诊断黄体期缺陷的金标准。Noyes 和 Shangold 对排卵后每日的子宫内膜特征进行了描述,如果活检的内膜比其应有的组织学变化落后 2 天以上,即可诊断。活检的关键是确定排卵日,有条件者可通过 B 超监测和 LH 峰测定确定排卵日。临床上多选择月经来潮前 1～3 天活检,但该方法的误差较大。

2.基础体温(BBT)测定　孕激素可以上调体温调定点,使基础体温升高。一般认为基础体温升高天数

≤11天、上升幅度≤3℃或上升速度缓慢时,应考虑黄体功能不足。需要注意的是,单单测定基础体温对诊断黄体功能不足是不够的。

3.孕酮测定　孕酮是黄体分泌的主要激素,因此孕酮水平可反映黄体功能。黄体中期血孕酮水平<10ng/ml时,可以诊断黄体功能不足。由于孕酮分泌变化很大,因此单靠一次孕酮测定进行诊断很不可靠。

4.B超检查　可以从形态学上了解卵泡的发育、排卵情况和子宫内膜的情况,对判断黄体功能有一定的帮助。

(四)诊断和鉴别诊断

明确诊断需要子宫内膜活检。另外,根据常规检查很难明确诊断子宫内膜对孕激素的反应性下降。

(五)处理

目的的处理仅仅针对黄体功能不足。如果子宫内膜对孕激素的反应性下降,则没有有效的治疗方法。

1.黄体支持　因为人绒毛膜促性腺激素(HCG)和LH的生物学作用相似,因此可用于黄体支持治疗。用法:黄体早期开始肌肉注射HCG,1000IU/次,每天1次,连用5~7天;或HCG 2000IU/次,每2天1次,连用3~4次。

在诱发排卵时,如果有发生卵巢过度刺激综合征(OHSS)的风险,则应禁用HCG,因为HCG可以引起OHSS或使OHSS病情加重。

2.补充孕酮　治疗不孕症时选用黄体酮制剂,因为天然孕激素对胎儿最安全。如果不考虑生育,而是因为月经紊乱来治疗,可以选择人工合成的口服孕激素,如醋酸甲羟孕酮和醋酸甲地孕酮等。

(1)黄体酮针剂:在自然周期或诱发排卵时,每日肌肉注射黄体酮10~20mg;在使用GnRH激动剂和拮抗剂的周期中,需要加大黄体酮剂量至40~80mg/d。

(2)微粒化黄体酮:口服利用度低,因此所需剂量大,根据情况每天口服200~600mg。

(3)醋酸甲羟孕酮:下次月经来潮前7~10天开始用药,每天8~10mg,连用7~10天。

(4)醋酸甲地孕酮:下次月经来潮前7~10天开始用药,每天6~8mg,连用7~10天。

3.促进卵泡发育　首选氯米芬,从月经的第3~5天开始,每天口服25~100mg,连用5天,停药后监测卵泡发育情况。氯米芬疗效不佳者,可联合使用HMG和HCG治疗。

【临床特殊情况思考和建议】

1.青春期功血大出血的治疗　一般来说选择的药物品种和剂量与出血量有关,青春期女孩出血量不是特别多时,可以单独选择性激素来治疗。

青春期女孩大出血时,为迅速减少出血,可同时使用雌激素和孕激素(如复方口服避孕药)、雄激素、巴曲酶和抗纤维蛋白溶解药;出血明显减少或停止时,停止使用一般止血药,仅用激素维持治疗。如果药物治疗无效,将不得不行刮宫术。

2.关于孕激素和复方口服避孕药在青春期女孩中使用的顾虑　许多人担心青春期女孩使用孕激素或复方口服避孕药后对将来恢复自发排卵有不良影响,事实上这种担心有点多余。因为青春期女孩无排卵的原因是体内的雌激素正反馈机制存在缺陷,而孕激素和复方口服避孕药对下丘脑-垂体-卵巢轴发挥的作用是负反馈作用,因此孕激素与复方口服避孕药的使用与否与将来是否有自发排卵之间没有明显的联系。

3.PCOS患者的功血问题　PCOS患者也无排卵,但是临床上发现即使较长时间不来月经(3个月以上),PCOS患者通常也不会出现大出血。目前认为,这与过多的雄激素有关。雄激素能对抗雌激素刺激子宫内膜增殖的作用,在高雄激素环境下,子宫内膜往往生长缓慢,很少出现大出血。

(王　迎)

第四节　闭经

闭经为月经从未来潮或异常停止。闭经可分为生理性闭经和病理性闭经。本节仅介绍病理性闭经。

一、定义

闭经分为原发性和继发性闭经两种。

1.原发性闭经　是指女性年满 16 岁尚无月经来潮,或 14 岁尚无第二性征发育,或第二性征发育已过两年而月经仍未来潮者为原发性闭经。此定义以正常青春期应出现第二性征发育和月经初潮的年龄退后两个标准差年龄为依据。

2.继发性闭经　是指月经建立后月经停止,停经持续时间相当于既往 3 个月经周期以上的总时间或月经停止六个月者。

二、病因与分类

正常月经建立和维持的必要条件是:正常的下丘脑-垂体-卵巢轴的神经内分泌调节、靶器官子宫内膜对激素的周期性反应、生殖道的畅通。其中任何一个环节发生异常都会导致月经失调甚至闭经。闭经是妇科疾病中常见的症状,可由各种原因引起。闭经的原因可分为生理性和病理性两种。生理性闭经的原因有:青春前期、妊娠、哺乳、绝经。病理性闭经根据病因和发生部位进行分类如下:

1.子宫或下生殖道病变性闭经

(1)先天性子宫发育异常:包括先天性无子宫、始基子宫。先天性无子宫是米勒管未发育或在发育早期停止形成;始基子宫又称痕迹子宫,两侧米勒管早期发育正常,因受胚胎外环境的影响,进入中期后不久停止发育,留下一个条索状结构。患者均表现为原发闭经。

(2)Asherman 综合征:是继发性子宫性闭经中的最常见原因。因人工流产刮宫过度、诊刮刮宫过度、产后或引产后或流产后出血刮宫损伤内膜基底层,或伴有子宫内膜炎导致宫腔粘连或闭锁。宫腔完全粘连者无月经;颈管粘连者有月经产生但不能流出,造成周期性下腹痛。

(3)子宫内膜炎:结核性子宫内膜炎时,子宫内膜遭受破坏易导致闭经。流产或产后感染所致的子宫内膜炎,严重时也可以导致闭经。

(4)子宫切除:手术切除子宫导致闭经。

(5)腔内放疗或内膜电灼:宫腔内放疗或子宫内膜损伤内膜导致闭经。

(6)米勒管发育不全综合征(又称 MRKH 综合征):这是由于副中肾管发育障碍引起的先天畸形。近年来的研究发现该病与 Wnt4 基因异常有关。约 20% 的青春期原发性闭经伴有子宫阴道发育不全,表现为始基子宫或无子宫、无阴道,而外生殖器、输卵管、卵巢发育正常,女性第二性征正常,其中 30% 伴肾脏畸形、12% 患者伴有骨骼畸形。

(7)阴道发育异常:包括先天性无阴道、阴道横隔、阴道闭锁。先天性无阴道是米勒管发育不全或阴道腔化障碍所致;阴道横隔是由胚胎发育期阴道腔化障碍或不全,或已腔化的阴道局部过度增生,突入阴道腔形成;阴道闭锁是由于泌尿生殖窦未能形成阴道下端。阴道发育异常患者因经血排出困难会出现原发闭经、周期性下腹疼等症状。常常在初诊妇科检查时发现。

(8)无孔处女膜:女性出生后处女膜先天性无孔称无孔处女膜,或处女膜孔出生后因炎症等原因形成粘连,将孔封闭,形成无孔处女膜。发病率约为 0.015%。该病临床上主要表现为月经初潮后因经血不能外流而积聚阴道,多次行经后逐渐形成阴道血肿,以后逐渐发展为宫腔积血。随着病情发展,临床症状逐渐出现,最早可感周期性下坠胀、腹痛,进行性加重。当血肿压迫尿道和直肠,可引起排尿及排便困难,肛门坠痛、尿频尿急等。当经血流入腹腔可出现剧烈腹疼。妇科检查时可以发现处女膜封闭无开口,有时可触及阴道血肿。

2.卵巢性闭经

(1)先天性性腺发育不全:先天性性腺发育不全性闭经占原发性闭经的 35% 左右,分为染色体异常和正常两类。

1)特纳综合征:缺少一个 X 染色体或 X 染色体的一个片段,染色体核型为 X 染色体单体(45,XO)或嵌合体(45,XO/46,XX 或 45,XO/47,XXX)。表现为卵巢不发育、原发性闭经、第二性征发育不良。患者通常身材矮小、常有蹼颈、盾状胸、后发际低、肘外翻、腭高耳低、鱼样嘴等临床特征,部分患者伴有主动脉狭窄及肾、骨骼畸形。

2)单纯性性腺发育不全:包括两种类型。

①46,XX 性腺发育不全:患者卵巢呈条索状无功能实质结构,内无生殖细胞,子宫发育不良,外生殖器女性型,第二性征发育差,体格发育正常。表现为原发闭经。激素治疗可促进第二性征发育及月经来潮。

②46,XY 性腺发育不全:又称 Swyer 综合征。主要表现为原发闭经、性腺呈条索状、体格发育正常。由于 Y 染色体存在,患者在 10~20 岁时发生性腺母细胞瘤或无性生殖细胞瘤的可能性增高。因此,一经确诊应立即切除条索状性腺。

(2)卵巢早衰(POF):40 岁以前绝经者称为卵巢早衰。表现为继发闭经,常常伴有更年期症状,激素测定呈现低雌激素和高促性腺激素的特点。卵巢内无卵母细胞或虽有原始卵泡但对促性腺激素无反应。病因不明,常见有遗传因素、特发性、药物破坏、自身免疫因素等。

(3)卵巢不敏感综合征/抵抗性卵巢综合征:该病表现与卵巢早衰相似,但病理却有不同。由于卵巢的包膜受体缺陷,导致对促性腺激素的反应低下或无反应,因此不能分泌性激素,也不能反馈抑制垂体。临床特征是卵巢形态饱满、内有多数始基卵泡极少数初级卵泡,第二性征不发育,出现闭经及促性腺激素升高。

(4)卵巢功能性肿瘤:卵巢上出现的具有分泌功能的肿瘤皆可影响月经。产生雄激素的肿瘤,包括睾丸母细胞瘤、卵巢门细胞瘤等,由于产生过量的雄激素抑制 H-P-O 轴功能而引起闭经;分泌雌激素的肿瘤,如颗粒-卵泡膜细胞瘤,可持续分泌雌激素抑制排卵,导致子宫内膜过度增生而短暂闭经。

(5)多囊卵巢综合征(PCOS):是临床上常见的妇科内分泌紊乱性疾病,由于 LH/FSH 失调、雄激素产生过多、胰岛素抵抗等一系列内分泌紊乱,导致卵巢持续不排卵,造成闭经。

(6)卵巢切除或组织破坏:双侧卵巢手术切除、经放疗破坏卵巢组织;药物破坏卵巢组织,如使用中药雷公藤半年即可永久性破坏卵巢功能,导致闭经。严重的卵巢炎症,也可以导致卵巢组织破坏造成闭经。

3.垂体病变　垂体的器质性病变或功能失调均可导致月经紊乱或闭经。

(1)垂体肿瘤:腺垂体包含多种具有分泌功能的细胞,这些腺细胞可产生催乳素腺瘤、生长激素腺瘤、促甲状腺激素腺瘤、促肾上腺皮质激素腺瘤及无功能垂体腺瘤,由于不同类型的肿瘤可分泌不同的激素,因此症状各不相同,但都会有闭经表现。

1)催乳素腺瘤:约占垂体功能性肿瘤的 45%,占闭经患者的 15% 左右。女性患者表现为闭经、溢乳、流产、不孕等,40％患者出现高雄激素症状,肿瘤增大可能出现压迫症状,如头疼、视力减退、视野缺损等。

2)生长激素腺瘤:为垂体前叶嗜酸细胞瘤,瘤细胞分泌过多的生长激素而引发一系列症状,因发病年龄不同可表现为巨人症或肢端肥大症,前者发生在未成年人,有原发闭经;后者发生在成年人,常有继发闭经和性功能障碍。

3)促甲状腺激素腺瘤:属嗜酸或嫌色细胞瘤,瘤细胞分泌过量的促甲状腺激素,导致甲状腺激素水平过高,引起甲亢和闭经。

4)促肾上腺皮质激素腺瘤:又称库欣综合征(Cushing's syndrome),该瘤细胞分泌大量的 ACTH,致使皮质醇分泌量增高,从而导致向心性肥胖,女性患者出现闭经、多毛、痤疮等。

(2)空蝶鞍综合征:先天发育不全、肿瘤、手术破坏、妊娠后等因素,导致脑脊液流入垂体窝,蝶鞍扩大,垂体受压缩小。临床上可无症状,部分患者出现头疼、视野改变、脑脊液鼻漏或颅内高压,并发下丘脑功能失调可导致内分泌功能紊乱出现闭经、溢乳等。

(3)席汉综合征:由于产后大出血、休克导致垂体缺血梗死。一般垂体前叶最为敏感,可累及促性腺激素、促甲状腺激素及促肾上腺激素分泌细胞,因此出现闭经、无乳、性欲减退、毛发脱落等症状,还可以出现畏寒、贫血、嗜睡、低血压、及基础代谢率低下等症状。垂体后叶功能受影响可导致尿崩症。

4.下丘脑和中枢神经病变 下丘脑性闭经(HA)是指包括中枢神经系统、下丘脑疾病或功能紊乱引起的 GnRH 脉冲分泌异常导致的闭经。其原因分为先天性因素和后天性因素,先天性因素包括下丘脑先天性发育异常导致的功能低下,如 Kallmann 综合征、原发性低促性腺素性腺功能低下;后天因素主要是环境因素、精神心理因素、营养、运动等导致的继发性低促性腺素性腺功能低下。

(1)精神应激性闭经:精神刺激和社会环境创伤的应激反应,可导致下丘脑-垂体-卵巢轴功能失调,导致闭经。精神应激刺激可以使促肾上腺皮质激素释放激素增加,皮质激素分泌增加,内源性阿片肽增加,抑制垂体激素释放。

(2)运动性闭经:剧烈运动刺激后,导致的体脂减少,产生的应激反应,导致瘦素下降等,都会引起下丘脑-垂体-卵巢轴功能失调,导致闭经。运动一旦引起闭经,提示患者存在能量分流、饮食不足、激素水平降低,可导致骨质丢失、骨密度降低。

(3)神经性厌食:神经性厌食症是一种严重的进食障碍,多数由生物、社会、精神因素引起。该症的精神应激刺激和体重严重下降都会导致内分泌功能紊乱,引起闭经。该病不仅影响 H-P-O 轴,还影响下丘脑-垂体.肾上腺轴和下丘脑-垂体-甲状腺轴,因此患者不仅出现性激素水平低下,肾上腺皮质激素、甲状腺激素水平均有不同程度下降,导致除闭经以外的怕冷、乏力、皮肤干燥、血压降低等问题。

(4)器质性疾病

1)Kallmann 综合征:是下丘脑先天性分泌促性腺激素释放激素缺陷、同时伴有嗅觉丧失或减退的一种疾病,因 Kallmann 于 1944 年首次报道而得名。女性发病率 1/5000。病变在下丘脑,先天性 GnRH 分泌不足与嗅觉神经发育不全。由于胚胎时期分泌 GnRH 的神经元和嗅觉神经元系同一来源,移行途径相同,因此,本病的发生是嗅神经元向前脑移行未达嗅球,却终止于筛板和前脑之间,GnRH 神经元也终止于此,两种神经元部分或完全不发育,故导致闭经同时伴发嗅觉异常。患者表现为原发闭经、第二性征不发育,同时伴嗅觉缺失。可伴神经系统异常、眼球运动失常、凝视性眼球水平震颤、感觉神经性耳聋、可伴体格系统异常、唇裂、裂腭、单侧肾、弓形足等表现。激素测定 FSH、LH、E_2 均明显降低。

2)特发性低促性腺功能闭经(IHH):是染色体隐性遗传疾病,为单纯的促性腺激素释放激素缺乏导致的性腺功能低下。表现为原发闭经、第二性征不发育或发育差。除了没有嗅觉缺失,其他表现与 Kallmann 综合征基本一致。

3)颅咽管瘤:是先天性生长缓慢的一种肿瘤,位于蝶鞍上垂体柄漏斗部前方,肿瘤增大可压迫第三脑室,向上压迫视神经交叉,向下压迫下丘脑和垂体出现相应的压迫症状。导致颅内压增高、肥胖、视力障碍等压迫症状。发生在青春期可出现原发闭经、性幼稚、生长障碍;发生在青春期后表现为继发闭经、女性性征退化、生殖器官萎缩等。

4)肥胖生殖无能综合征:属下丘脑性幼稚肥胖症,主要是下丘脑组织病变侵犯了释放 GnRH 的神经核群,同时也侵犯了与摄食有关的神经核群,导致性腺功能低下和肥胖。表现为闭经、第二性征发育差、内外生殖器发育不良,伴多食和肥胖。

(5)药物:很多药物可以干扰下丘脑和垂体的功能,导致闭经。如抗精神病药物氯丙嗪、奋乃静,通过阻断多巴胺受体引起 PRL 升高,从而抑制 GnRH 释放,导致闭经和溢乳;长效避孕药中的雌孕激素可以抑制 H-P-O 轴的功能可导致部分女性闭经;其他药物包括利血平、甲氧氯普胺(灭吐灵)、地西泮等药物也可以通过抑制下丘脑的催乳素抑制因子而产生溢乳和闭经症状。

5.其他分泌腺病变　包括甲状腺病变、肾上腺病变、胰岛素异常等。

(1)甲状腺病变:甲状腺和性腺的内分泌活动可以直接或间接地相互影响,因此,当甲状腺发生疾病时,其分泌的甲状腺激素水平的增加或减少都会影响到生殖系统的功能。甲状腺功能亢进(甲亢)中、重度患者对垂体功能反馈抑制,引起 TRH、TSH、GnRH 降低,导致无排卵月经或闭经。甲状腺功能低下患者可导致青春期前患者出现原发闭经、身材矮小、性幼稚等,成年患者出现月经过多、无排卵型功血。

(2)肾上腺病变:控制肾上腺和卵巢功能的下丘脑激素释放激素间存在交叉作用,因此肾上腺和卵巢关系密切,肾上腺疾病可影响卵巢功能,出现月经紊乱或闭经。

1)肾上腺皮质功能亢进:又叫 Cushing 综合征,是 ACTH 分泌过多或肾上腺肿瘤所致的肾上腺皮质功能亢进,表现为向心性肥胖、高血压、高血糖、多毛、痤疮、月经失调或闭经等一系列症状。

2)肾上腺皮质功能低下:是由于肾上腺皮质功能低下导致患者出现虚弱、疲乏、厌食、恶心、心动微弱等症状为特点的一种疾病,于 1855 年由英国的 Thomass Adission 发现,故又名 Adission 综合征。引起肾上腺功能低下的原因包括:肾上腺结核、梅毒、肿瘤、出血等导致功能破坏;精神神经因素导致肾上腺功能减退;或自身免疫因素造成的同时合并卵巢、甲状腺等的多腺体自身免疫疾病。该病常出现卵巢功能低下,严重时表现为排卵障碍、月经过多、闭经、不育等。

(3)糖尿病:是胰岛素缺乏或外周组织对胰岛素敏感性下降而引起的一种代谢性疾病。胰岛功能的失调可影响性腺轴功能,出现月经紊乱、闭经、不育等症状。1 型糖尿病的未经治疗控制的女性患者,闭经率高达 50%,说明糖尿病对生殖轴的影响还是十分明显的。

三、诊　断

闭经的原因很多,是许多疾病的一种表现,其诊断要根据病史、体格检查和相关的辅助检查找出导致闭经的原发病因,才能最终诊断其类型、发生部位。因此,详细了解闭经患者的发病史、月经史、生育史、个人史十分重要。

1.病史

(1)现病史:了解末次月经时间,并区分是自然月经或激素治疗后的撤退性出血。了解发病前有无诱因,如环境改变、精神刺激、过度劳累、寒冷刺激等,精神心理因素、节制饮食或厌食所致的明显体重下降,消耗性疾病引起的严重营养不良等。

(2)月经史:原发性闭经患者应询问有无自然的乳房发育、性毛生长、身高增长;继发性闭经者应询问初潮年龄、周期、经期、经量等。闭经以来有无伴发症状,如早孕样反应、腹痛、溢乳、视力改变、体重增加、围绝经症状等。曾做过什么检查,用过哪些药物等。最近的两次月经日期要问清楚。

(3)婚育史:包括婚姻状况、结婚年龄、避孕方法、使用时间等。妊娠生育史包括妊娠次数、分娩次数,有无难产、大出血和手术产情况、有无产后并发症;流产次数、方法、有无并发症等;有无人流、取环等可能造成子宫内膜损伤的病史。

(4)既往史:幼年有无腮腺炎、结核、脑炎、脑部创伤史、生殖器官感染史。有无垂体肿瘤、垂体手术、垂体外伤等病史。有无其他内分泌疾病史,如甲状腺、肾上腺和胰腺等异常病史。

(5)个人史:个人生活习惯、学习工作压力、环境改变、运动强度、家庭关系等。

(6)家族史:母亲、姐妹有无早绝经的病史,父母是否近亲结婚等。

2.临床表现和体格检查

(1)临床表现:16岁月经从未来潮,为原发闭经;原来月经正常,排除妊娠和哺乳,月经停止6个月以上,为继发闭经。

(2)体格检查

1)全身检查:包括全身发育状况、有无畸形;测量身高、体重、四肢与躯干的比例,五官特征,观察精神状态、智力发育、营养状等,对毛发分布和浓密程度进行评分,评估乳房发育情况并检查是否溢乳,腹股沟和小腹部有无肿块等。

2)妇科检查:观察外生殖器发育情况,有无先天性畸形;检查子宫和卵巢的大小,有无肿块和结节,输卵管有无增粗和肿块等。

3.辅助检查

(1)激素试验:

1)孕激素试验:根据孕激素试验将闭经分为Ⅰ度闭经和Ⅱ度闭经,反映闭经的严重程度:卵巢具有分泌雌激素功能,有一定雌激素水平,用孕激素有撤退出血称Ⅰ度闭经;卵巢分泌雌激素功能缺陷或停止,雌激素水平低落,用孕激素无撤退出血,称Ⅱ度闭经。方法为黄体酮20mg,肌注,共3～5天;或甲羟孕酮8～10mg,每日一次,共5～7天;或达芙通10mg,每日两次,5～7天。停药后2～7日内有撤退性出血为阳性,即Ⅰ度闭经,表示生殖道完整,体内有一定水平的内源性雌激素,但有排卵障碍;如本试验为阴性,则为Ⅱ度闭经。

2)雌激素试验:孕激素试验阴性者行雌激素试验以排除子宫性闭经。口服雌激素(己烯雌酚1mg,或炔雌醇0.05mg,或倍美力0.625mg,或补佳乐1mg)每日一次,共20天,于用药第16天开始用孕激素制剂(黄体酮20mg,肌注,每日一次;或甲羟孕酮8～10mg,每日一次;或达芙通10mg,每日两次)共5天。停药后2～7天内有撤退性出血者为阳性,表示子宫内膜正常,下生殖道无梗阻,病变系内源性雌激素缺乏引起;试验阴性表示病变在子宫,重复两个周期仍无出血,子宫或下生殖道梗阻可诊断。

3)垂体兴奋试验:对于FSH低于正常者,需用此试验确定病变在垂体还是下丘脑。方法是静脉注射GnRH 50μg,于注射前及注射后15、30、60、120分钟分别采血测定LH,峰值为注射前2倍以上为阳性,说明病变可能在下丘脑。阴性者人工周期治疗1～3个月后重复试验仍无反应者表示病变在垂体。若FSH升高不明显,LH较基础值明显升高,伴有LH/FSH>3,提示可能是PCOS。

(2)靶器官功能检查

1)子宫功能检查:诊断性刮宫或内膜活检适用于已婚妇女,用以了解宫腔深度、颈管和宫腔有无粘连。刮取内膜活检可以了解子宫内膜对卵巢激素的反应,诊断内膜结核、内膜息肉等疾病。

2)卵巢功能检查:包括基础体温测定、宫颈评分、宫颈脱落细胞检查等。

①基础体温测定：孕酮通过体温调节中枢使体温升高，正常有排卵的月经周期后半周期体温较前半周期升高 0.3～0.5℃，因此体温呈双相型提示卵巢有排卵和黄体形成。

②宫颈黏液检查：宫颈受雌、孕激素的影响会发生形态、宫颈黏液物理性状的改变。分为宫颈黏液评分和宫颈黏液结晶检查两种，前者是根据宫颈黏液的量、拉丝度、宫颈口张合的程度进行评分；后者根据黏液的结晶判断受雌激素影响的程度及是否受孕激素的影响。

③阴道脱落细胞检查：通过观察阴道脱落中表、中、底层细胞的比例，判断雌激素水平，一般表层细胞的比例越高反映雌激素水平越高。卵巢早衰患者出现不同程度的雌激素低落状态。

（3）内分泌测定

1）生殖激素测定：促性腺激素 FSH、LH 测定适用于雌激素试验阳性者，以区别雌激素缺乏是卵巢性或中枢性。高促性腺激素性腺功能低落：FSH≥30IU/L，病变在卵巢；低促性腺激素性腺功能低落：FSH 或 LH＜5IU/L，病变在中枢（下丘脑或垂体）。LH/FSH 比值增大可能患有 PCOS。E2 测定可反映卵巢激素的水平，E≤50pg 卵巢功能低下，P≥15.9nmol/L 说明有排卵，T 高提示有 PCOS、卵巢男性化肿瘤、睾丸女性化疾病、肾上腺皮质疾病等可能。PRL 测定要在上午 9～11 时，空腹、安静状态下，避免应激因素影响。PRL＞25～30ng/ml 为高泌乳素血症，要根据病史寻找相应的病因。

2）其他激素：甲状腺激素、肾上腺激素、胰岛素等的测定可以确定闭经的原发病因。

（4）其他辅助检查

1）B 超：可了解盆腔有无肿块，了解子宫大小、内膜情况、宫腔内有无占位病变，卵巢的大小形态、卵泡大小数目、有无肿块，有无腹腔积液等。

2）子宫输卵管造影（HSG）：对于怀疑子宫疾病、结核、粘连者应行 HSG 检查，了解子宫是否有粘连、输卵管是否通畅等。

3）宫腔镜检查：有助于明确子宫性闭经的病变性质，了解宫腔粘连的部位、程度、范围等，估计月经恢复的可能性；腹腔镜检查可以在直视下观察卵巢的外观、大小、形状等，明确闭经的病因，腔镜下可以行活检，卵巢活检有利于明确两性畸形的病因。

4）电子计算机断层扫描（CT）或磁共振成像（MRI）：可用于头部蝶鞍区的检查，有利于分析肿瘤的大小和性质，诊断空蝶鞍、垂体瘤等疾病。

5）染色体检查：对于原发性闭经应常规进行外周血染色体检查，对鉴别先天性性腺发育不全的病因、两性畸形的病因有重要意义。

6）自身免疫性抗体检测：与闭经有关的自身免疫性抗体包括抗肾上腺抗体、抗甲状腺微粒体抗体、抗卵巢抗体、抗胰岛细胞抗体等。

7）其他：疑为结核者测定血沉、结核菌素试验、胸片；怀疑妊娠或相关疾病者应查 HCC。

四、治疗

引起闭经的原因复杂多样，有先天和后天因素，更有功能失调和器质性因素之分，因此治疗上要按照患病病因制定出不同的治疗方案，全身治疗和病因治疗相结合。

1.一般治疗　月经正常来潮受神经内分泌调节，精神心理、社会环境、饮食营养对其有重大影响。另外闭经本身也会影响患者的身心健康。因此，全身治疗和心理调节对闭经患者十分必要。对于因精神创伤、学习和工作压力导致的精神应激性闭经要进行耐心的心理疏导；对于盲目节食减肥或服药减肥导致的闭经要指导其正确认识和利用适当途径进行体重控制，并告知过度节食减肥的弊端；对于偏食引起的营养不良要纠正饮食习惯;慢性疾病导致的营养不良要针对病因进行治疗,并适当增加营养。若闭经患者伴有自卑、消极的心理问题,要鼓励其树立信心,配合治疗,有助于月经早日恢复。

2.激素治疗 对于原发性闭经患者,激素应用的目的是促进生长和第二性征发育,诱导人工月经来潮;对于继发性闭经患者,激素应用的目的是补充性激素,诱导正常月经,防止激素水平低下造成的生殖器官萎缩、骨质疏松等影响。

(1)单纯雌激素应用

1)促进身高生长:Turner综合征患者及性腺发育不良患者缺乏青春期雌激素刺激产生的身高突增阶段,因此,这类患者在骨龄达到13岁以后,可以开始小剂量应用雌激素,如孕马雌酮(倍美力)0.300～0.625mg/d,戊酸雌二醇1mg/d,可增快生长速度。也可使用生长激素,剂量为每周0.5～1.0IU/kg,应用时间可早至5～6岁,但价格昂贵。

2)促进第二性征和生殖器官发育:原发性闭经患者为低雌激素水平者,第二性征往往发育不良或完全不发育,应用小剂量雌激素模拟正常青春期水平,刺激女性第二性征和生殖器官发育,如孕马雌酮(倍美力)0.300～0.625mg/d,戊酸雌二醇1mg/d,使用过程中定期检测子宫内膜厚度,当子宫内膜厚度超过6mm时,开始定期加用孕激素,造成撤退性出血——人工月经。

3)激素替代:当患者雌激素水平低下,而缺乏子宫或子宫因手术切除时,可单纯应用雌激素进行激素替代治疗,如孕马雌酮(倍美力)0.625mg/d、戊酸雌二醇1～2mg/d、炔雌醇0.0125mg/d等。

(2)雌、孕激素联合:雌、孕激素序贯治疗:孕马雌酮(倍美力)0.625mg/d,或戊酸雌二醇1～2mg/d,从出血第5天开始应用,连续21～28天,最后10～14天加用孕激素,如甲羟孕酮8～10mg/d,或地屈孕酮10～20mg/d。

(3)单纯应用孕激素:对于有一定雌激素水平的Ⅰ度闭经,可以应用孕激素后半周期治疗,避免长期雌激素刺激缺乏孕激素抵抗造成子宫内膜过度增生。用药方法为,甲羟孕酮8～10mg/d,或地屈孕酮10～20mg/d,从出血第16天开始,连续应用10～14天。

3.促孕治疗 对于有生育要求的妇女,有些闭经患者在进行数个周期的激素治疗后,排卵恢复,可自然孕育;但有些患者无法恢复自发排卵,要在周期治疗诱导生殖器官发育正常后,进行促排卵治疗。

(1)小剂量雌激素:对于卵巢早衰患者,卵巢内尚有少量残余卵泡,这类患者不论对氯米芬或尿促性素都不敏感,可以用小剂量雌激素期待治疗,孕马雌酮(倍美力)0.625mg/d,或戊酸雌二醇1mg/d,定期监测卵泡生长情况,当卵泡成熟时可用hCG 5000～10000IU促排卵。

(2)氯米芬(CC):适应于有一定雌激素水平的闭经妇女。从撤退性出血第3～5天开始,50～200mg/d,连续5天,从最低剂量开始试用,若无效,下一周期可逐步增加剂量。使用促排卵药物过程中要严密监测卵巢大小和卵泡生长情况。

(3)尿促性素(HMG):适应于中枢性闭经。自撤退出血3～5天开始,每天75IU,连续7天,若无反应可逐渐增加剂量,每次增加37.5～75IU,用药期间必需利用B超、宫颈评分、雌激素水平监测卵泡发育情况,随时调整剂量。当宫颈评分>8,优势卵泡>18mm时,可以注射hCG促排卵,hCG的注射剂量要根据卵泡的数量和卵巢的大小决定,以防引起卵巢过激反应。

(4)纯促卵泡激素(FSH):每支含纯化的FSH 75IU,该制剂主要适应于LH不低的患者,如PCOS患者,使用方法同HMG,在撤退性出血3～5天开始使用,每天75IU,连续7天,之后通过定期监测卵泡发育情况调整用药量,直至卵泡成熟,停止应用FSH。

(5)hCG:促卵泡治疗过程中观察到卵泡直径>18mm,或宫颈评分连续2天大于8分时,可以注射hCG 2000～10000IU/d,诱使卵泡排出。hCG的使用量要根据成熟卵泡的数量、卵巢的大小慎重选用,避免剂量使用不当造成卵巢过度刺激。

4.对因治疗　引起闭经的原因很多,因此治疗闭经要结合其病因诊断,针对发病原因进行治疗。

(1)子宫及下生殖道因素闭经

1)下生殖道因素闭经:无孔处女膜可手术切开处女膜,有经血者进行引流,并用抗生素预防感染;小阴唇粘连者一经确诊应立即行钝性分离术,术后抗感染、局部应用雌激素预防术后再次粘连;阴道闭锁和阴道完全横膈需手术打通阴道,术后适当应用阴道模具避免粘连;阴道不全横膈可在孕育成功,分娩时予以切开;先天性无阴道无子宫者,可在婚前3个月进行阴道成形术,术后放置模具。

2)宫腔粘连:宫腔粘连的处理要根据粘连的部位、面积、程度、有无生育要求决定是否处理。宫腔完全粘连或虽部分粘连但不影响经血外流者,若患者无生育要求者,无需处理;如有生育要求,宫腔部分粘连、或宫颈粘连影响经血流出有周期性腹痛,应分解粘连。方法有:用宫腔探针或宫颈扩张器分离粘连,或在宫腔镜直视下分离粘连。粘连分离后放置IUD 3~6个月,同时应用雌孕激素序贯治疗支持内膜的修复和生长,预防再粘连。

(2)卵巢性闭经:不论是先天性卵巢发育不良,或是后天因素导致卵巢功能衰退、卵泡耗竭,均表现为促性腺激素增高,雌、孕激素水平低下。

1)原发性卵巢性闭经:这类患者第二性征发育不良或不发育,因此,在骨龄达到13岁时应用小剂量雌激素促进生长和第二性征发育,当子宫内膜发育到一定程度开始使用雌、孕激素联合治疗诱发月经。该类患者由于卵巢内缺乏生殖细胞和卵泡,因此,不能孕育自己的孩子,如子宫发育正常,婚后可以借助他人供卵生育。

2)继发性卵巢性闭经:这类闭经引起的原因不详,治疗上亦无法针对病因。对于无生育要求的,应进行雌孕激素联合替代治疗,维持月经、避免生殖器官萎缩、预防骨质疏松等疾病。对于有生育要求,而卵巢内又有残存卵泡者,雌孕激素序贯治疗数周期后,有部分患者可恢复排卵而受孕;若不能自发恢复可试用促排卵治疗,但这类患者的卵巢对促排卵药物的敏感性差,生育希望较小。继发性卵巢性闭经患者,闭经时间越短,治疗后排卵恢复率越高,反之,排卵恢复率极低。

(3)垂体性闭经:多为器质性原因引起的闭经,如垂体瘤、空蝶鞍综合征、希汉综合征,要针对病因治疗。

1)垂体瘤:如前文所述,垂体瘤种类很多,各具不同的分泌功能,因此除了瘤体增大时的神经压迫症状外,对健康产生的影响依据其分泌的激素而不同。一般而言,垂体肿瘤通过手术切除可以根治,但近年来的研究和医学发展使垂体肿瘤的药物治疗成为可能。垂体催乳素瘤是引起闭经的主要原因之一,该病可以手术治疗,如开颅术、经蝶鞍术等,但垂体催乳素瘤手术常常造成肿瘤切除不全或正常垂体组织损伤,近年来药物治疗获得了巨大的进展,逐渐替代手术成为首选治疗方法。目前垂体催乳素瘤的首选治疗药物是溴隐亭,为多巴胺受体激动剂,每片2.5mg,可从1.25mg开始给药,2次/天,餐时或餐后给药,3天无不适可逐渐加量,最大剂量10mg/d。该药的主要副反应是胃肠道刺激症状,如不能适应,也可改用阴道给药,资料报道与口服生物利用度相似。另外,还有长效溴隐亭,每28天注射一次,一次50~100mg,最大剂量200mg,副作用小、疗效好,可用于对口服溴隐亭不能耐受的患者。还有一种是诺果宁,是非麦角碱类多巴胺受体 D_2 激动剂,为新一代高效抗PRL药,治疗初始剂量为 $25\mu g/d$,第二、第三天为 $50\mu g/d$,维持量为 $75\sim150\mu g/d$,该药副反应小、使用安全,但目前国内市场尚无销售。由于PRL降为正常后可以立即恢复自发排卵,因此对于已婚妇女,如不避孕可能很快怀孕,但建议如果是垂体瘤患者,最好PRL控制正常一年后怀孕。尽管目前尚无任何资料证明溴隐亭对胚胎有害,但慎重起见,推荐妊娠期,特别是三个月以内停用溴隐亭。妊娠过程中定期观察PRL变化,有无头痛、视力下降等症状,如有催乳素瘤复发或加重,可立即使用溴隐亭,能迅速控制症状,控制不住可以立即手术。

2)希汉综合征:由于希汉综合征通常造成垂体分泌促性腺激素、促甲状腺素、促肾上腺素功能的损伤,因此根据患者的具体情况,需进行雌、孕激素、甲状腺素和肾上腺皮质激素三方面的补充替代治疗。雌、孕激素采用序贯治疗;肾上腺皮质激素采用泼尼松 5～10mg/d 或醋酸可的松 25mg/d,晨服 2/3,下午服 1/3;甲状腺素片 30～60mg/d。该病如果没有子宫和输卵管的损伤,如有生育要求,轻型者可用 CC 促排卵,重者可以用 HMG/hCG 促排卵治疗,排卵后建议使用黄体酮维持黄体功能。

(4)中枢性闭经:中枢性闭经的病因多为精神心理、应激相关因素,因此针对诱因进行治疗十分重要;部分为先天性下丘脑神经元发育异常导致,主要是进行激素替代,有生育要求者进行促排卵助孕。

1)Kallmann 综合征:由于这种先天性的中枢异常无法纠正,因此,需用激素替代方法补充治疗及诱导月经来潮。而卵巢本身并无异常,只是缺乏促性腺激素的刺激使其功能处于静止状态,给予外源性促性腺激素可以诱导卵巢内卵泡的发育和成熟。因此,该病的治疗分两个阶段,首先是激素替代治疗,用小剂量雌激素治疗促进第二性征的发育和生殖器官的发育,到生殖器官发育到一定阶段时,单纯雌激素治疗改为雌、孕激素联合治疗诱导月经来潮;当患者结婚有生育要求时,可用 HMG 和 hCG 诱导排卵,或用 GnRH 脉冲法诱导排卵,后者由于操作困难使用较少。

2)特发性低促性腺素性腺功能低下(IHH):治疗同 Kallmann 综合征,用激素替代方法补充治疗及诱导月经来潮,有生育要求时,给予外源性促性腺激素诱导卵巢内卵泡的发育成熟和排卵。

3)继发性低促性腺素性腺功能低下:用周期性治疗诱导月经来潮,连续 3～6 个月。

(5)其他原因性闭经:由于甲亢、甲低、肾上腺皮质功能亢进或低下、糖尿病等因素引起的闭经,要治疗原发疾病。

【临床特殊情况的思考和建议】

1.无第二性征发育的原发性闭经治疗的思考　原发性闭经分为无第二性征发育和有第二性征发育两种。无第二性征发育的闭经有两种可能:卵巢发育不良或下丘脑、垂体病变导致的卵巢无功能。对于无第二性征发育的闭经患者,应用激素治疗可促进其第二性征的发育,过早和剂量过大的激素使用会抑制身高生长。为了避免大剂量雌激素促进骨垢愈合、抑制身高的增长,治疗应当模拟女性的青春期,从小剂量激素开始,治疗开始时间为骨龄达到 13 岁,单纯雌激素应用的时间可以持续 1～2 年或更长,应用过程中子宫内膜厚度超过 6mm 时可加用孕激素撤退性出血。

2.多囊卵巢综合征(PCOS)导致长期闭经需注意　PCOS 是引起闭经的常见原因,这种疾病的特点是长期不排卵或稀发排卵,患者子宫内膜长期受雌激素刺激而缺乏孕激素的对抗,常常会发生内膜增生症。因此,PCOS 引起的闭经就诊时如果病程长期发展没有得到有效的治疗,应注意患者的子宫内膜厚度、超声检查是否有异常,如有可疑病变倾向,建议行诊断性刮宫,排除内膜病变,以免延误治疗。

3.跌重性闭经　是指由于体重下降引起的下丘脑 GnRH 脉冲分泌功能障碍导致的闭经。引起体重降低的原因很多,有营养不良、精神心理因素、运动、使用减肥药物、节食等。一般而言,较原体重下降 25% 或降至标准体重 15%,可导致下丘脑-垂体-卵巢轴功能失调,下丘脑-垂体-肾上腺轴功能失调,下丘脑-垂体-甲状腺轴功能失调等。根据生殖轴功能被抑制的程度,可以造成黄体功能不全、月经不规则,严重者导致闭经。这类闭经的治疗方法中,精神心理调整、生活方式调整、体重恢复甚至比药物治疗更重要,如果患者不配合这些调整,药物治疗常常难以达到根治的目的。

4.闭经激素治疗的思考　月经的周期性来潮是一个育龄妇女身体健康的标志,因此闭经常常会给妇女造成很大的困扰。为了让闭经患者恢复月经,除了子宫下生殖道性闭经外,其他任何原因引起的闭经,不论 I 度或 II 度闭经,应用雌孕激素都可以使月经来潮,但这并不意味着医生治疗目的的实现,闭经患者成功诊治是找到引起闭经的原发因素,依据病因治疗是关键,祛除病因治疗是根本。

5.不同类型闭经对生育的影响　按照闭经的病理生理改变,将其划分为下丘脑性闭经、垂体性闭经、卵巢性闭经、子宫及下生殖道性闭经。下丘脑及垂体性闭经通称为中枢性闭经,是下丘脑或垂体的功能异常或器质性病变导致的 GnRH 和(或)FSH、LH 分泌减少,因此卵巢处于功能低下状态,不能排卵和正常分泌雌、孕激素,导致闭经、不孕,但这类患者只要给予外源性的 FSH、LH,卵巢功能就被激活,卵泡可以生长并排卵,因此,经治疗可以生育。卵巢性闭经病变在卵巢,如果是先天性性腺发育不良卵巢内先天缺乏卵泡,卵巢早衰患者则是卵泡耗尽,患者就不再具备生育自己孩子的可能,但采取他人供卵体外受精-宫内移植受孕可以孕育丈夫和供卵者的子代。当然,体细胞克隆技术可以解决因卵巢问题造成的不育问题,该项技术有待未来的成熟和应用。子宫是胎儿生长的宫殿,子宫内膜是孕育胎儿的温床,先天性无子宫、先天性子宫发育异常或后天炎症、手术造成子宫内膜严重损伤都会造成胚胎无处种植发育而不孕。目前国外报道有腹腔妊娠技术成功的病理,但该技术有待发展和普及。

(杨美霞)

第五节　多囊卵巢综合征

多囊卵巢综合征(PCOS)是常见的妇科内分泌疾病,以长期无排卵和高雄激素血症为基本特征,普遍存在胰岛素抵抗,临床表现异质性,越 50% 的 PCOS 患者超重或肥胖。育龄妇女中 PCOS 的患病率是 5%～10%,而在无排卵性不育症患者中的发病率高达 30%～60%。近年来的研究发现该疾病的功能紊乱远超出生殖轴,由于存在胰岛素抵抗,常发展为 2 型糖尿病、脂代谢紊乱及心血管疾病等;且 PCOS 患者的代谢综合征的患病率为正常人群的 4～11 倍。

一、病因

PCOS 的确切病因至今尚不是很清楚,现有的研究表明,PCOS 发病与遗传因素,如肥胖、2 型糖尿病、脂溢性脱发、高血压等家族史,以及宫内环境、出生后的饮食结构、生活方式等密切相关,提示 PCOS 可能是遗传与环境因素共同作用的结果。

1.遗传学因素　研究发现 PCOS 患者有明显的家族聚集性,如具有肥胖、2 型糖尿病、脂溢性脱发、高血压等家族史者,其 PCOS 的发生率较高。

目前发现可能与 PCOS 发生有关的基因主要有以下几类:①与甾体激素合成和作用相关的基因,如胆固醇侧链裂解酶 CYP11A、CYP17、CYP21 等;②与促性腺激素作用和调节相关的基因,如 LH 受体基因、卵泡抑素基因、β-FSH 基因等;③与糖代谢和能量平衡相关的基因,如胰岛素基因、胰岛素受体基因、IRS 基因、钙激活酶基因等;④主要组织相容性位点。

这些基因可出现表达水平或单核苷酸多态性变化。另外,研究还发现 PCOS 也存在某些基因 DNA 甲基化的异常,2002 年 Hickey 等首次对雄激素受体(AR)的 CAG 重复序列多态性、甲基化和 X 染色体失活进行了研究,认为 AR(CAG)n 位点甲基化类型可能影响 PCOS 的发生、发展。

2.PCOS 的环境因素　近年来发现 PCOS 患者的高胰岛素或高血糖血症可能通过影响胎儿宫内环境导致子代出生后生长发育及代谢异常;并且出生后饮食结构、生活方式也可以影响 PCOS 的发生、发展。

二、病理生理

PCOS病理生理的基本特征有：

（1）长期排卵功能障碍；

（2）雄激素过多；

（3）卵巢呈多囊样改变伴间质增生；

（4）胰岛素抵抗（IR）。PCOS存在激素异常的交互影响，但始动因素至今尚未阐明。

以下讨论PCOS病理生理机制及相互关系。

1.雄激素过多症　正常女性循环中的雄激素有雄烯二酮、睾酮、脱氢表雄酮及硫酸脱氢表雄酮，主要来源于卵巢和肾上腺，少部分来源于腺外转化；PCOS患者的卵巢及肾上腺分泌的雄激素均增多，其机理如下：

（1）肾上腺功能初现亢进：早在1980年Yen就提出了PCOS起于青春期的肾上腺功能初现亢进，即PCOS患者肾上腺机能初现时，肾上腺产生的雄激素过多。但关于PCOS肾上腺功能初现时雄激素分泌过多的机制尚不清楚，可能与肾上腺P450c17α酶系统活性增加有关。

（2）促性腺激素分泌异常：PCOS患者垂体LH的合成量增加，其脉冲分泌的幅度和频率增加，使循环中黄体生成素（LH）水平增高，而卵泡刺激素（FSH）分泌正常或稍低于正常水平，从而使血中LH/FSH比值增加。过高的LH可促进卵巢内间质及卵泡膜细胞雄激素（包括睾酮和雄烯二酮）分泌过多；LH也可促进卵巢内IGF-I的活性，而IGF-I与卵巢内卵泡膜IGF-I受体结合是促进卵巢雄激素产生的又一条途径。

但关于PCOS促性腺激素LH分泌异常的机制，尚未完全阐明。早期的理论认为，过多的雄烯二酮在外周转化为雌酮，后者能促进LH的分泌。但是近年的研究发现，给予正常女性及PCOS患者外源性雌酮并没有增加基础状态下及GnRH刺激下的LH的分泌。另外，给予外周芳香化酶抑制剂阻断雄烯二酮向雌酮的转化，未发现LH的脉冲频率降低；因此目前的研究资料尚不足以证实雌酮能引起PCOS促性腺激素分泌异常的说法。最近有研究显示，过多的雄激素本身能干扰下丘脑-垂体-卵巢轴的正负反馈机制，促进垂体LH的释放，从而引起LH的异常升高。

因此，LH是促进PCOS卵巢分泌雄激素的主要激素之一；而过高的雄激素又可促进LH的释放，从而形成PCOS雄激素过多的恶性循环。

（3）性激素结合球蛋白（SHBG）：循环中的SHBG由肝脏产生，可与循环中的两种性激素即睾酮和雌二醇结合，从而调控这两种性激素的活性，只有不与SHBG结合的游离的性激素才具有生物活性。PCOS循环中升高的雄激素可抑制肝脏产生SHBG，从而降低循环中SHBG，继而使游离睾酮和游离雌二醇水平均增高。PCOS患者的高雄激素体征除了与雄激素产生过多有关，还与其活性形式——游离睾酮增加有关。因此，雄激素↑→SHBG↓→雄激素活性↑→SHB↓↓→雄激素活性↑↑，是造成PCOS患者雄激素过多症及生物活性增加的又一恶性循环。

（4）高胰岛素血症：早在1980年Burghen等就发现PCOS患者的循环中胰岛素水平增高，之后又相继出现类似报道，究其原因胰岛素水平升高是由胰岛素抵抗引起的。在病情早期PCOS患者胰岛B细胞通过分泌过多的胰岛素以克服IR，从而使PCOS患者血中的胰岛素水平升高，形成高胰岛素血症。胰岛素是调节糖代谢的激素，也是卵巢行使正常功能的重要激素。但是过高的胰岛素对卵巢和肾上腺两个内分泌腺的雄激素分泌具有促进作用，其机制是胰岛素对卵巢合成雄激素的酶（P450c17α酶系统）具促进作用，并上调卵巢内卵泡膜细胞的 LH 受体,从而增强 LH 促进雄激素生成的作用。另外,胰岛素也可抑制肝脏 SHBG 的合成,从而使循环中 SHBG 进一步降低,导致游离睾酮的生物学活性进一步升高。

(5)ICF-I/IGFBPI 系统:卵巢及循环中 IGF-I 的活性受其结合蛋白(IGFBP-I)的调节。PCOS 患者卵巢中 IGF-I 活性的增加不仅与循环中 LH 过度刺激有关,同时也与高胰岛素血症有关;胰岛素可通过上调卵巢 ICF-I 受体数目而放大胰岛素自身及 IGF-I 的作用。胰岛素还可通过抑制卵巢和肝脏产生 IGFBP-I,从而进一步导致卵巢局部和循环中游离 IGF-I 的升高;这样高胰岛素通过自身及 IGF-I 的作用而促进雄激素分泌。目前的研究显示 IGF-I 促进雄激素产生的可能机制包括:

1)IGF-I 可以促进 GnRH 基因的表达,增加基础的和 GnRH 刺激的促性腺激素的释放。

2)IGF-I 协同 LH 刺激雄激素的产生。

3)由于 IGF-I/IGFBP 比率降低,ICF-I 生物利用度升高,起到类促性腺激素的作用。

4)促进雄激素合成关键酶细胞色素 P45017 酶 mRNA 和 II 型 3-β 羟甾脱氢酶 mRNA 的表达,导致雄激素的合成增加。

5)IGF-I 能增强外周 5α-还原酶的活性,雄激素水平的升高也可以促进 5α-还原酶活性,从而造成外周双氢睾酮(DHT)生成增加,从而加重高雄激素体征。

2.卵巢多囊样改变 正常卵泡从始基卵泡自主发育到窦前卵泡,再到窦腔卵泡以及最后发育到成熟卵泡的过程中,经历初始募集、自主生长,调控生长,分化及最终成熟的 4 个阶段;期间经历 2 次募集,即始基卵泡自主发育的初始募集和窦腔卵泡在 FSH 作用下的周期性募集。PCOS 患者初始募集阶段的卵泡较正常人群明显增多,约是正常者的 6 倍,而其卵泡进一步发育的周期性募集受到抑制。近来的研究发现雄激素在早期卵泡发育中起一定作用,过多的雄激素可刺激早期卵泡的生长,增加窦前卵泡及小窦状卵泡的发育,但是会抑制卵泡的周期募集和成熟。研究发现,超声下 2~4mm 卵泡数量增多与血清雄激素水平呈正相关。雄激素能加速始基卵泡自主发育,但抑制进一步发育的可能机制如下:①雄激素可通过增加卵泡内 Bcl-2 的表达,抑制 Bax 及 p53 的表达,从而抑制了卵泡的凋亡,使小卵泡数目增加;②雄激素可以降低卵泡内的生长分化因子 9(GDF-9)水平,增加循环中的 LH,通过促进卵泡抑素、抗米勒管激素及前列腺组织生长因子的生成,而最终抑制卵泡的生长。

另外,Durlinger 等发现,敲除 AMH 小鼠卵巢的始基卵泡比正常小鼠的始基卵泡过早耗尽;因此,提出始基卵泡的初始发育受到 AMH 的抑制。免疫组化的证据显示,PCOS 患者早期窦腔卵泡所产生的 AMH 显著低于正常排卵妇女;大量始基卵泡进入初期募集的多囊卵巢形态可能与缺少 AMH 对始基卵泡发育的抑制作用有关。

3.胰岛素抵抗(IR) 研究表明,PCOS 患者 IR 主要的机制是丝氨酸磷酸化异常增加,一方面胰岛素受体丝氨酸残基异常升高的磷酸化导致胰岛素信号通路受到抑制,进而出现葡萄糖代谢异常,导致 IR;另一方面,雄激素合成酶(P450c17α 酶)丝氨酸磷酸化异常,引起卵巢及肾上腺合成的雄激素增多,导致高雄激素血症。

研究证实导致 PCOS 胰岛素抵抗可能与循环中某些炎症因子和脂肪细胞因子的异常有关:

(1)炎症因子:对 PCOS 患者的研究发现,一些炎性因子如血清 C-反应蛋白(CRP)、IL-6、IL-18 及 TNF-α 血清浓度升高,近年研究已经明确这些炎症因子可通过干扰胰岛素信号通路重要分子的表达及活性而引起 IR。

1)IL-6:是一个多效能的细胞炎症因子,有研究表明,IL-6 与胰岛素抵抗有关,其与胰岛素水平保持着动态平衡,低水平的 IL-6 可以促进胰岛素分泌,而高水平则抑制其分泌。升高的 IL-6 通过以下机制引起 IR:①诱导 SOCS 蛋白的表达,从而通过抑制 IRS21 酪氨酸磷酸化,使胰岛素信号传导受阻;②能降低

GLUT-4mRNA 的表达,削弱胰岛素刺激的葡萄糖转运功能,升高血清游离脂肪酸,促进脂质氧化,抑制脂肪组织脂蛋白脂酶活性等途径对抗胰岛素作用。

2)肿瘤坏死因子-α(TNF-α):是一种非糖基化蛋白,由多种炎症细胞合成或分泌,脂肪细胞也是其重要来源。多种机制调节组织释放 TNF-α,而 TNF-α 又通过多种作用机制影响胰岛素的敏感性。PCOS 患者 TNF-α 水平显著高于正常人群,且肥胖者升高更明显。升高的 TNF-α 通过以下机制引起 IR:①减少 IRS-1 的酪氨酸磷酸化,抑制胰岛素信号传导;②促进脂肪分解,增加游离脂肪酸,间接影响胰岛素敏感性;③下调脂肪细胞中多种重要的信号分子或蛋白表达,从而导致 IR。

3)C 反应蛋白(CRP):是炎症急性期反应蛋白,主要受循环 IL-6 和 TNF-α 的调节。当 CRP 水平升高激活慢性免疫系统,则发生炎症反应。研究表明,PCOS 患者血 CRP 水平明显升高。CRP 导致 IR 的作用机制:主要是促进 TNF-α 释放,干扰胰岛素的早期信号转导;抑制脂肪合成,增加脂肪分解和纤溶酶原激活抑制因子(PAI-1)的分泌;抑制 GLUT4、PPARγ 的表达,加重 IR。

(2)脂肪细胞因子:近十多年以来,脂肪组织为内分泌器官已成为学术界的共识,许多脂肪细胞因子如瘦素、脂联素、抵抗素相继被发现与 IR 有关。近年研究发现这些脂肪因子在 PCOS 患者 IR 的发生中也起一定作用。

1)瘦素:众多研究证实,瘦素与胰岛素之间具有双向调节作用,胰岛素可刺激体外培养的脂肪组织瘦素 mRNA 表达,瘦素可通过干扰胰岛素信号通路,而加重 IR。Remsberg 等也发现,PCOS 患者 IR、雄激素水平及体重指数(BMI)与瘦素水平有关系。肥胖患者瘦素分泌增加,因此肥胖患者瘦素是加重 IR 的重要因素。

2)脂联素:通过干预机体糖脂代谢途径,参与了 IR 相关疾病的发生发展过程,低脂联素血症的程度与 IR 及高胰岛素血症具有显著相关性。Carmina 等比较了年龄、BMI 相匹配的 52 名 PCOS 妇女与 45 名正常排卵的妇女性激素水平、IR 参数和脂联素水平,发现患者脂联素水平明显降低,这可能导致患者脂肪分布与功能异常。Ardawi 等认为,无论是肥胖的还是消瘦的 PCOS 患者只要有不同程度的 IR,他们就有低脂联素血症,这表明 PCOS 的 IR 或其他代谢紊乱影响脂联素浓度的调控。

(3)雄激素:高胰岛素可引起高雄激素血症如上述,但是研究也证实,高雄激素血症亦可引起 IR。呈中枢性肥胖的女性体内的游离雄激素水平普遍高于正常对照组,且胰岛素抵抗的程度也较正常对照组明显加重。Cohen 等发现,滥用雄激素的女运动员普遍存在胰岛素抵抗。再生障碍性贫血的患者给予雄激素治疗后,可出现葡萄糖耐量异常以及胰岛素水平升高。Givens 等发现,分泌雄激素的肿瘤患者存在的黑棘皮症(胰岛素抵抗的重要的临床体征)在手术切除肿瘤后得以明显改善。近年有一项研究发现,高雄激素血症的患者给予螺内酯、氟他胺及 GnRH-a 等降雄激素药物治疗后,其胰岛素抵抗均得到明显改善。高雄激素血症引起 IR 可能机制为:①雄激素可能直接或间接影响体内葡萄糖的代谢而导致高胰岛素血症;②雄激素也可直接抑制外周及肝脏内胰岛素的作用而导致高胰岛素血症。Ciaraldi 等发现,PCOS 患者脂肪细胞上的胰岛素受体及其激酶活性并未见异常,而葡萄糖摄取能力明显下降;故推测 PCOS 患者的胰岛素抵抗是由胰岛素受体后环节缺陷引起的,并可能与雄激素水平升高有关;我院的研究表明,雄激素可通过抑制胰岛素受体后信号通路传导分子的表达而导致胰岛素抵抗。另外,雄激素还可以增加游离脂肪酸的生成,从而抑制肝脏胰岛素的清除而引起高胰岛素血症,进而导致胰岛素抵抗。

4.排卵障碍　PCOS 排卵障碍的机制包括卵巢的内分泌调控激素及卵巢局部因子的异常。

(1)FSH 不足,LH 过高:PCOS 患者卵泡数量的增多,产生过多的抑制素 B(INHB)及其分泌的雌激素可抑制垂体 FSH 的释放。FSH 是卵泡进入周期募集和进一步发育的关键激素;卵泡不能有突破性生长的主要原因可能是 PCOS 患者循环中 FSH 偏低。另外,PCOS 患者循环中的 LH 持续升高,常促使已发育为窦腔期的卵泡闭锁或过早黄素化。

(2)卵巢局部因子比例失衡:研究发现,PCOS对FSH的反应性较正常对照组降低与其卵巢局部产生一些抑制FSH作用的因子有关。目前研究比较多的是AMH,AMH是由生长卵泡的颗粒细胞分泌,可抑制FSH作用,但机制尚不清楚。正常情况下,FSH与AMH之间存在着平衡。当循环中FSH水平上升时,FSH/AMH比例增加,可增强芳香化酶的活性,促进卵泡正常发育及周期募集,最终发育成熟;成熟卵泡分泌的INHB反过来又抑制垂体FSH的分泌,这样周而复始。在PCOS患者体内,AMH与FSH之间失去了这种平衡,使FSH/AMH比例降低,从而抑制了芳香化酶的作用,最终抑制卵泡的发育,导致排卵障碍。研究已证实,PCOS患者血清中米勒管抑制因子(AMH)水平比正常人高出2~3倍。

另外,也有研究发现高胰岛素血症能影响颗粒细胞的分化。体外试验证实胰岛素能增加颗粒细胞对LH的反应能力,提示PCOS无排卵妇女的胰岛素升高可能也是卵泡期促进卵泡闭锁的主要原因之一。

5.并发症

(1)代谢综合征(MS):包含肥胖、糖尿病、高血压、血脂异常四大组分。

PCOS是发生MS的高风险人群,这主要与胰岛素抵抗有关;胰岛素抵抗是代谢综合征四大组分的中心环节。2005年的一项回顾性研究发现,161名3年以上病史的PCOS患者的代谢综合征的发生率高达43%,而在年龄相匹配的普通人群中代谢综合征的发生率仅为24%。该项研究发现PCOS患者的代谢综合征的各个组分的发生率如下:HDL-C降低的发生率为68%,BMI增高的发生率67%,高血压45%、高TG35%、高血糖4%。

1)IR与糖尿病:IR失代偿时,可导致糖耐量异常、糖尿病。研究发现,PCOS患者2型糖尿病的发生率为12.6%,较正常女性2型糖尿病的发生率(1.4%)明显增高。PCOS患者表现为全身性IR。高胰岛素血症时,肝糖原的产生及分泌增多,引起空腹血糖升高,导致肝抵抗;骨骼肌对胰岛素的敏感性下降,葡萄糖摄取减少,肌糖原生成、贮存减少,导致肌抵抗;脂解作用增强,游离脂肪酸(FFA)生成增多,使血浆中FFA浓度升高,增高的FFA可同时促进肝糖原异生,并抑制肌肉细胞胰岛素介导的葡萄糖转运脂活动;另外,在IR状态下,胰岛B细胞功能缺陷失代偿时,血糖升高。升高的血糖不仅抑制胰岛素分泌,同时也抑制肌肉细胞胰岛素刺激的葡萄糖转运和肌糖原的合成,进一步加重IR,形成恶性循环。

2)IR与脂代谢异常:IR可促进极低密度脂蛋白(VLDL)和中间密度脂蛋白(IDL)等富含TG脂蛋白(TRL)的生成,并抑制VLDL的清除,抑制高密度脂蛋白(HDL)的合成,促进HDL的分解,并增加肝脂肪酶(HL)的活性,促进脂解,引起FFA增多,后者刺激肝脏合成及分泌大量的TC。故PCOSIR患者可出现高VLDL血症、低HDL血症及高TG血症等脂代谢紊乱。

3)IR与心血管疾病:IR早期可使交感神经过度兴奋,心排出量增加,并能收缩外周血管;促进肾素-血管紧张素-固酮系统,引起水钠潴留,使血压升高;另外高胰岛素血症使Na^+/K^+-ATP酶的活性降低,造成细胞内高钠导致细胞水肿,同时Ca^{2+}-ATP酶活性降低,细胞内钙浓度增加,提高小动脉血管平滑肌对血管加压物质的反应。后期可由于胰岛素样生长因子刺激动脉壁平滑肌细胞的增生或肥大,使动脉内膜增厚,最终导致器质性动脉硬化性高血压。故PCOS患者发生高血压及冠心病的风险较正常女性明显增高。

(2)PCOS子宫内膜癌:PCOS患者由于长期无排卵,子宫内膜在无孕激素保护的雌激素长期作用下,容易发生增生病变,甚至发生子宫内膜癌。研究发现,PCOS患者发生子宫内膜癌的风险是正常人群的4倍,PCOS患者中子宫内膜癌发生率为19%~25%。近年发现PCOS患者的子宫内膜增生病变除了与上述的因素有关还与胰岛素作用下的局部IGF-Ⅰ及其活性的增高有关。有些子宫内膜增生病变的PCOS患者对孕激素治疗不敏感,孕激素治疗不敏感的可能机制:局部生长因子尤其是IGF-Ⅰ,具很强的促有丝分裂作用,并可促进雌激素受体表达,使雌激素作用增强,导致子宫内膜细胞不断增生;另外局部生长因子抑制内膜细胞的凋亡,而且升高的胰岛素样生长因子能增加内膜细胞 VEGF 合成,促进 LHRH 和 LH 释放,降低体内脂联素水平等,因此能抑制孕激素对子宫内膜的保护作用。

三、临床表现

1.月经失调　见于 75%～85%的 PCOS 患者。可表现为:月经稀发(每年月经次数≤6 次)、闭经或不规则子宫出血。

2.不育症　一对夫妇结婚后同居、有正常性生活(未避孕)1 年尚未怀孕者称为不育。须检查排除男方和输卵管异常,并确认无排卵或稀发排卵。

3.雄激素过多症

(1)痤疮:PCOS 患者中约 15%～25%有痤疮,病变多见于面部,前额、双颊等,胸背、肩部也可出现。痤疮的分级为:轻-中度者以粉刺、红斑丘疹、丘脓疱疹为主;重度者以脓疱结节、囊肿、结疤炎症状态为主。

(2)多毛症:性毛过多指雄激素依赖性体毛过度生长,PCOS 患者中患多毛症者约 65%～75%。

4.肥胖　以腹型肥胖为主,临床上以腰围(WR)或腰臀比(腰围 cm/臀围 cm,WHR)表示肥胖的类型。若女性 WHR≥0.8,或腰围≥85cm 可诊断为腹型肥胖。

5.黑棘皮症　是严重胰岛素抵抗的一种皮肤表现,常在外阴、腹股沟、腋下、颈后等皮肤皱折处呈灰棕色、天鹅绒样片状角化过度,有时呈疣状。分为轻、中、重度:0.无黑棘皮症;1+.颈部 & 腋窝有细小的疣状斑块,伴/不伴有受累皮肤色素沉着;2+.颈部 & 腋窝有粗糙的疣状斑块,伴/不伴有受累皮肤色素沉着;3+.颈部 & 腋窝及躯干有粗糙的疣状斑块,伴/不伴有受累皮肤色素沉着。

四、诊断

1.PCOS 临床表现异质性

(1)不论症状还是生化异常都呈现种族和个体差异。多年来对 PCOS 的诊断一直存在争议,近二十年国际上陆续推出 3 个标准,1990 年美国国立卫生研究院(NIH)对 PCOS 诊断标准包括以下两项(按重要性排序):①雄激素过多症及(或)高雄激素血症;②稀发排卵。但需排除以下高雄激素疾病,如先天性 21 羟化酶缺乏、库欣综合征、高泌乳素及分泌雄激素的肿瘤等;使标准化诊断迈出了重要的一步。该标准包括了三种基本表现型:①多毛、高雄血症及稀发排卵;②多毛及稀发排卵;③高雄血症及稀发排卵。

(2)随着诊断技术的进展、阴道超声的广泛应用,许多学者报道超过 50%的 PCOS 患者具有卵巢多囊改变特征,2003 年由美国生殖医学会(ASRM)及欧洲人类生殖与胚胎协会(ESHRE)在鹿特丹举办专家会对 PCOS 诊断达成新的共识,加入了关于卵巢多囊改变的标准,并提出 PCOS 需具备以下三项中两项:①稀发排卵及(或)无排卵;②雄激素过多的临床体征及(或)生化指标;③卵巢多囊改变。同样需排除其他雄激素过多的疾病或相关疾病;此标准较 NIH 标准增加了两个新的表型:①多囊卵巢、多毛和(或)高雄血症,但排卵功能正常;②多囊卵巢、排卵不规则,但没有雄激素增多症。此标准的提出引起医学界广泛争论,支持该标准的一方认为该标准提出新表型,对病因和异质性的认识有帮助;反对的一方则认为,该标准提出的新表型尚缺乏资料,且两种新表型的临床重要性不确定。

(3)2006 年美国雄激素过多协会(AES)对 PCOS 又提出如下标准,必须具备以下两项:①多毛及(或)高雄激素血症;②稀发排卵及(或)多囊卵巢。此标准同样需排除其他雄激素过多或相关疾病,与鹿特丹标准不同的是此标准强调必须具备第一条。中华医学会妇产科分会内分泌学组通过多次专家扩大会议确定推荐我国采纳鹿特丹诊断标准,一方面是可与国际接轨,另一方面采用此标准可在我们自己的多中心调研中筛查和确定 PCOS 在我国人群的表型分布。另外,鹿特丹标准未包含青春期及 IR 的诊断内容,因此在中国范围内通过在正常人群按年龄分层对 PCOS 诊断的相关指标的生理值的流行病学调查,并建立相应的评估体系,对 PCOS 及其代谢并发症的早期诊断具有重要意义。

2.实验室测定

(1)雄激素的测定:正常妇女循环中雄激素有睾酮、雄烯二酮、去氢表雄酮及其硫酸盐 4 种。临床上常规检查项目为血清总睾酮及硫酸脱氢表雄酮。目前尚缺乏我国女性高雄激素的实验室诊断标准。

(2)促性腺激素的测定(LH、FSH):研究显示 PCOS 患者 LH/FSH 比值≥2～3,但这一特点仅见于无肥胖的 PCOS 患者。由于肥胖可抑制 GnRH/LH 脉冲分泌振幅,使肥胖 PCOS 患者 LH 水平及 LH/FSH 比值不升高,故此比值不作为 PCOS 的诊断依据。

3.盆腔超声检查　多囊卵巢(PCO)是超声检查对卵巢形态的一种描述。根据鹿特丹专家共识 PCO 超声相的定义为:一个或多个切面可见一侧或双侧卵巢内直径 2～9mm 的卵泡≥12 个,和(或)卵巢体积≥10ml(卵巢体积按 0.5×长径×横径×前后径计算)。

注意:超声检查前应停用口服避孕药至少 1 个月,在规则月经患者中应选择在周期第 3～5 天检查。稀发排卵患者若有卵泡直径>10mm 或有黄体出现,应在下个周期进行复查。除未婚患者外,应选择经阴道超声检查;青春期女孩应采用经直肠超声检查。

4.基础体温(BBT)测定　PCOS 患者应于每天早晨醒后立即测试舌下体温(舌下放置 5 分钟),至少一个月经周期,并记录在坐标纸上。测试前禁止起床、说话、大小便、进食、吸烟等活动。根据体温曲线的形状可以了解有无排卵,并估计排卵日期,早期诊断妊娠。

五、性别诊断

1.迟发型肾上腺皮质增生(21-羟化酶缺陷)　测定 17α-羟孕酮水平以排除肾上腺皮质增生(CAH)。

2.分泌雄激素的肾上腺、卵巢肿瘤　肾上腺素瘤和癌可引起男性化、高雄激素血症和不排卵。分泌雄激素的卵巢肿瘤也引起相似的临床表现,B 超可鉴别。

3.Cushing 综合征　可继发于垂体肿瘤、异位肾上腺皮质激素分泌肿瘤、肾上腺肿瘤或癌,Cushing 综合征患者中近半数有低促性腺激素(Gn)血症,可表现出高雄激素血症临床症状和体征,但雄激素水平可在正常范围,而皮质醇异常升高。

六、治疗

【治疗原则】

按有无生育要求及有无并发症分为基础治疗、并发症治疗及促孕治疗三方面。基础治疗是指针对 PCOS 患者月经失调、雄激素过多症、胰岛素抵抗及肥胖的治疗,包括控制月经周期治疗、降雄激素治疗、降胰岛素治疗及控制体重治疗四方面。治疗目的:促进排卵功能恢复,改善雄激素过多体征,阻止子宫内膜增生病变和癌变,以及阻止代谢综合征的发生。以上治疗可根据患者的情况,采用单一或两种及以上治疗方法联合应用。并发症的治疗指对已发生子宫内膜增生病变或代谢综合征,包括糖耐量受损、2 型糖尿病、高血压等的治疗。促孕治疗包括药物促排卵、卵巢手术促排卵及生殖辅助技术,一般用于基础治疗后仍未受孕者;但任何促孕治疗应在纠正孕前健康问题后进行,以降低孕时并发症。

【治疗方法】

1.基础治疗

(1)降体重疗法:肥胖型 PCOS 患者调整生活方式(饮食控制和适当运动量)是一线治疗。早在 1935 年,Stein 和 leventhal 就发现肥胖是该综合征的常见症状,但长期以来未将降体重作为该综合征肥胖患者的常规治疗方法。近年很多观察性研究资料发现减重能促进 PCOS 患者恢复自发排卵。一项为期 15 年的对照前瞻性的研究发现,减重能降低 10 年内糖尿病及 8 年内高血压的发病率;并有研究表明限制能量摄入是减重和改善生殖功能最有效的方法,甚至有时在体重仍未见明显下降时,生殖功能已得到了明显的改善,这可能与能量摄入减少有关。最早的一项关于低卡路里饮食摄入的观察性研究发现,20 例肥胖的患者(14 例 PCOS,6 个为高雄激素血症-胰岛素抵抗-黑棘皮综合征患者)予低卡路里饮食 8 个月,明显降低了胰岛素及雄激素水平,随后的多项研究也进一步证实此结果。有证据指出,肥胖患者予低糖饮食有益于改善其高胰岛素血症。2008 年的欧洲生殖与胚胎学会/美国生殖医学会(ESHRM/ASRM)共识建议肥胖型 PCOS患者首选低糖饮食。2009 年国外学者对 14 项随机对照研究的荟萃分析的资料显示(其中仅 2 项研究为 PCOS 患者),对于肥胖者,不论是否为 PCOS 患者,生活方式的改变(生活习惯及饮食控制)是其一线治疗的方法。但是对不同食物结构组成对减重疗效的评估目前尚缺乏大样本研究,故不同的食物结构对控制体重的效果仍不明确。

运动也是控制体重的方法之一,它可提高骨骼肌对胰岛素的敏感性,但关于单纯运动对 PCOS 生殖功能恢复的作用的研究很少。在一项临床小样本研究中未证实单独运动对减重有效。另外,也有采用药物减重的报道,如采用胰岛素增敏剂——二甲双胍抑制食欲的作用;研究证实二甲双胍治疗肥胖型 PCOS 时,能使体重有一定程度的下降,并能改善生殖功能。一项应用大剂量的二甲双胍(大于 1500mg/d)或服用时间大于 8 周治疗肥胖患者的临床研究表明,二甲双胍组比安慰剂组能明显减轻体重。但是改善生活方式联合大剂量的二甲双胍能否达到更好的协同作用尚缺乏大样本的研究。此外,对饮食运动控制饮食效果并不明显者,美国国家心肺循环研究中心及 Cochrane 系统综述建议如下:对于 BMI 大于 $30kg/m^2$ 且无并发症的肥胖患者或 BMI 大于 $27kg/m^2$ 并伴并发症的患者可给予西布他明食欲抑制剂治疗;而对于 BMI 大于 $40kg/m^2$ 的患者可采用手术抽脂减重。但上述方式对生殖功能的影响未见报道。

(2)控制月经周期疗法:由于 PCOS 患者长期无排卵,子宫内膜长期受雌激素的持续作用,而缺乏孕激素拮抗作用,其发生子宫内膜增生性病变,甚至子宫内膜癌的几率明显增高。定期应用孕激素或给予含低剂量雌激素的雌孕激素联合的口服避孕药(OCPs)能很好地控制月经周期,起到保护子宫内膜,阻止子宫内膜增生性病变的作用。并且定期应用孕激素及周期性应用 COC 能抑制中枢性 LH 的分泌,故停用口服避孕药后,对恢复自发排卵可能有益。因此对于无排卵 PCOS 患者应定期采用孕激素或口服避孕药疗法以保护子宫内膜及控制月经周期,阻止功能失调性子宫出血及子宫内膜增生性病变,并对自发排卵功能的恢复起到促进作用。

1)单孕激素用药方法:适合于月经频发、月经稀发或闭经的患者,可采用孕激素后半周期疗法控制月经周期。

用药方法:醋酸甲羟孕酮 10mg/d,每次服药 8～10 天,总量 80～100mg/周期;地屈孕酮 10～20mg/d,每次服药 8～10 天,总量 100～200mg/周期;微粒黄体酮 200mg/d,每次服药 8～10 天,总量 1600～2000mg/周期。

用药时间和剂量的选择根据患者失调的月经情况而定,月经频发的患者一般在下次月经前 3～5 天用药;月经稀发、闭经的患者应至少 60 天用药一次。

2)口服避孕药疗法:雌孕激素联合的口服避孕药(OCPs),如妈富隆(炔雌醇 $30\mu g$ ＋去氧孕烯 $150\mu g$)、达英-35(炔雌醇 35μg＋环丙孕酮 2mg)、优思明(炔雌醇 30μg＋屈螺酮 3mg)等。适用于单孕激素控制周期撤药出血较多者,或月经不规则者及功能失调性子宫出血(功血)患者需先用 OCPs 止血者。

用药方法:调整周期用药方法:在采用孕激素撤药月经第 5 天起服用,每天 1 片,共服 21 天;撤药月经的第 5 天重复使用,共 3～6 个周期为 1 疗程。

注意事项:OCPs 不会增加 PCOS 患代谢性疾病的风险,但可能加重伴糖耐量受损的 PCOS 患者糖耐量损害程度。因此对有严重胰岛素抵抗或已存在糖代谢异常的 PCOS 患者应慎用 OCPs;必须要用时应与胰岛素增敏剂联合使用。有口服避孕药禁忌证者禁用。

(3)降雄激素疗法:适用于有中重度痤疮、多毛及油脂皮肤等严重高雄激素体征需治疗的患者及循环中雄激素水平过高者。目前 PCOS 患者常用的降雄药物主要为 OCPs、胰岛素增敏剂、螺内酯及氟他胺。

1)OCPs:除用于 PCOS 患者调整月经周期,保护子宫内膜,还能通过抑制垂体 LH 的合成和分泌,从而有效降低卵巢雄激素的产生,所含的雌激素成分(炔雌醇)可有效地促进肝脏合成 SHBG,进而降低循环中雄激素的活性。某些 OCPs 所含的孕激素成分,如含环丙孕酮的达英-35 及含屈螺酮的优思明,由于这些孕激素还能抑制卵巢和肾上腺雄激素合成酶的活性及在外周与雄激素竞争受体,因此不仅能有效降低卵巢雄激素的生成,而且也能抑制肾上腺雄激素的产生,并可阻止雄激素的外周作用,从而有效改善高雄激素体征。另外,OCPs 还通过抑制 LH 和雄激素水平缩小卵巢体积。

用药方法:撤药月经的第 5 天起服用,每天 1 片,共服 21 天。用药 3～6 个月,50％～90％的患者痤疮可减少 30％～60％,对部位深的痤疮尤为有效,服药 6～9 个月后能改善多毛。

2)胰岛素增敏剂——二甲双胍:胰岛素增敏剂能降低循环中的胰岛素水平,进而降低 LH 水平,减少卵巢及肾上腺来源的雄激素的合成,并能解除高胰岛素对肝脏合成 SHBG 的抑制作用,故能有效的降低循环中雄激素水平及其活性,但其降低雄激素的作用治疗效果不如 OCPs 迅速。

3)螺内酯及氟他胺:螺内酯通过抑制 17-羟化酶和 17,20 裂解酶(雄激素合成所需的酶),以减少雄激素的合成和分泌;在外周与雄激素竞争受体,并能抑制 5α-还原酶而阻断雄激素作用。单独使用螺内酯可使 50％的 PCOS 患者多毛症状减少 40％,亦可增加胰岛素敏感性。氟他胺则由于其抑制外周 5α-还原酶而具抗雄激素作用。

用药方法:螺内酯:100mg/d,应用 6 个月可抑制毛发生长。氟他胺:250mg,每日 2 次,连续使用 6～12 个月。

副作用及用药监测:螺内酯是排钠保钾利尿药,易造成高血钾,使用时应定期监测电解质。螺内酯和氟他胺这两种药物均有致畸作用,因此应用时一般与 OCPs 联合应用,或用药期间避孕。另外,由于氟他胺有肝脏毒性已较少使用。

关于以上药物的降雄作用及安全性的研究有 3 项大的荟萃分析。2008 年的一项荟萃分析发现,胰岛素增敏剂与 OCPs 在改善多毛方面的效力相当,但效果不如螺内酯及氟他胺。与此同时,另一项对 12 个 RCT 研究所做的荟萃分析发现,螺内酯联合 OCPs 的作用明显优于单独应用 OCPs,而氟他胺联合二甲双胍的作用明显优于单独应用二甲双胍。另外,2009 年的一项荟萃分析表明,在调节月经周期和降低雄激素水平上,OCPs 优于二甲双胍,但二甲双胍能明显降低胰岛素和甘油三酯水平;两者对 PCOS 患者空腹血糖及胆固醇的影响无统计学差异。

(4)胰岛素抵抗的治疗:有胰岛素抵抗的患者采用胰岛素增敏剂治疗。可降低胰岛素,从而降低循环中的雄激素水平,从而有利于排卵功能的建立及恢复,并可阻止 2 型糖尿病等代谢综合征的发生。在 PCOS 患者中常选用二甲双胍,对二甲双胍治疗不满意或已发生糖耐量损害、糖尿病者可加用噻唑烷二酮类药物(TZDs)。

1)二甲双胍:能明显改善有胰岛素拮抗的 PCOS 患者的排卵功能,使月经周期恢复运转和具有规律性。一项随机对照双盲临床试验证实 IR 是二甲双胍治疗后排卵功能恢复的预测指标。另外,二甲双胍可明显增加非肥胖型 PCOS 和青春期 PCOS 患者排卵率(A 级证据)及妊娠率(B 级证据),早孕期应用二甲双胍对胎儿无致畸作用(A 级证据)。

用法:850~1500mg/d,胰岛素抵抗改善后逐步减至维持量 850mg/d。

副作用及用药监测:胃肠道反应最常见,餐中服用可减轻症状。乳酸性酸中毒为罕见的严重副作用;用药期间每 3 个月监测肝肾功。

2)噻唑烷二酮类药物(TZDs):TZDs 为 PPARγ 受体激动剂,能增强外周靶细胞(肝细胞、骨骼肌细胞、脂肪细胞)对胰岛素的敏感性,改善高胰岛素血症。罗格列酮是常用的 TZDs,但罗格列酮改善月经状况的作用较二甲双胍弱,而增加胰岛素敏感性的作用与二甲双胍相同。对于不能耐受二甲双胍的患者,可考虑罗格列酮。但由于其肝脏毒性及胚胎毒性,在服用期间应监测肝功能并注意避孕。

2.并发症治疗

(1)子宫内膜增生病变的治疗:子宫内膜增生病变的 PCOS 患者应选用孕激素转化子宫内膜。对于已发生子宫内膜癌的患者应考虑手术治疗。

(2)代谢综合征的治疗:对于已出现高血压、高脂血症、糖尿病的患者,建议同时内科就诊。

3.促孕治疗 由于 PCOS 患者存在胰岛素抵抗,故在妊娠期发生妊娠糖尿病或妊娠期合并糖尿病、妊娠高血压、先兆子痫、妊娠糖尿病、早产及围产期胎儿死亡率的风险明显增高,故也应引起重视。2008 年,ESHRM/ASRM 关于 PCOS 不孕的治疗已达成共识,认为对 PCOS 患者采用助孕干预开始之前应该首先改善孕前状况,包括通过改善生活方式、控制饮食及适当运动降体重,以及降雄激素、降胰岛素和控制月经周期等医疗干预。部分患者可能在上述措施及医疗干预过程中恢复排卵。多数患者在纠正高雄激素血症及胰岛素抵抗后仍未恢复排卵,此时应该药物诱发排卵。

(1)一线促排卵药物——氯米芬:氯米芬为 PCOS 的一线促排卵治疗药物,价格低廉,口服途径给药,副作用相对小,用药监测要求不高。其机制是与雌激素竞争受体,阻断雌激素的负反馈作用,从而促进垂体 FSH 的释放。该药排卵率约为 75%~80%,周期妊娠率约 22%,6 个周期累积活产率达 50%~60%。肥胖、高雄激素血症、胰岛素抵抗是发生氯米芬抵抗的高危因素。

用药方法及剂量:自然月经或药物撤退出血的第 5 天开始,初始口服剂量为 50mg/d,共 5 天;若此剂量无效则于下一周期加量,每次增加 50mg/d;最高剂量可用至 150mg/d 共 5 天,仍无排卵者为氯米芬抵抗。氯米芬抵抗的 PCOS 患者,可采用二甲双胍联合氯米芬治疗;7 个关于二甲双胍联合氯米芬的观察性研究的荟萃分析表明,二甲双胍联合氯米芬的排卵率较单用氯米芬增加 4.41 倍(B 级证据)。如果氯米芬在子宫和宫颈管部位有明显的抗雌激素样作用,则可采用芳香化酶抑制剂——来曲唑来进行促排卵治疗。来曲唑治疗的排卵率可达 60%~70%,妊娠率达 20%~27%;目前的观察性研究未见来曲唑对胚胎有不良作用,但仍需大样本研究来进一步证实来曲唑对胚胎的安全性。

治疗期限:采用氯米芬治疗一般不超过 6 个周期。氯米芬治疗无效时,可考虑二线促排卵治疗,包括促性腺激素治疗或腹腔镜下卵巢打孔术。

(2)促性腺激素:促性腺激素促排卵治疗适用于氯米芬抵抗者,列为 PCOS 促排卵的二线治疗。促性腺激素促排卵分为低剂量递增方案及高剂量递减方案。较早的研究报道,上述两种方案获得单卵泡发育的成功率均较高,但是目前一项大样本的研究资料显示低剂量递增方案更为安全。低剂量递增方案促单卵泡发育排卵率可达到 70%,妊娠率为 20%,活产率为 5.7%,而多胎妊娠率小于 6%,OHSS 发生率低于 1%。

(3)卵巢手术:早在 1935 年,Stein 和 Leventhal 首先报道了在无排卵 PCOS 女性采用卵巢楔形切除,术后患者的排卵率、妊娠率分别为 80% 和 50%，但之后不少报道术后可引起盆腔粘连及卵巢功能减退，使开腹卵巢手术用于 PCOS 促排卵一度被废弃。随着腹腔镜微创手术的出现，腹腔镜下卵巢打孔手术(LOD)开始应用于促排卵；多项文献的研究结果认为，每侧卵巢以 30～40W 功率打孔，持续 5 秒，共 4～5 个孔，可获得满意排卵率及妊娠率。5 项 RCT 的研究资料显示，对于氯米芬抵抗的 PCOS 患者 LOD 与促性腺激素两项方案对妊娠率及活产率的影响差异无统计学意义，且 LOD 组 OHSS 及多胎妊娠的发生率小于促性腺激素组。之前的研究认为，对于 CC 抵抗或高 LH 的 PCOS 患者可应用 LOD；但是，近期的研究发现，并不是所有的 CC 抵抗或高 LH 的患者均适用于该手术。日本学者对 40 例 PCOS 不孕患者进行回顾性队列研究发现，睾酮水平高于 4.5nmol/L 或雄激素活性指数(FAI)高于 15、LH 低于 8IU/L 或 BMI 大于 35kg/m² 的 PCOS 患者因其可能有其他致无排卵因素，故不宜采用卵巢手术诱发排卵。另外，较多的文献研究发现，LOD 对胰岛素水平及胰岛素敏感性的改善无效，故卵巢手术并不适用于显著胰岛素抵抗的 PCOS 患者。

(4)体外受精-胚胎移植(IVF-ET)：IVF-ET 适用于以上方法促排卵失败或有排卵但仍未成功妊娠，或合并有盆腔因素不育的患者，为 PCOS 三线促孕治疗。近期的一项荟萃分析发现，在 PCOS 患者中采用促性腺激素超促排卵取消周期的发生率较非 PCOS 患者明显增高，且用药持续时间也明显增加，临床妊娠率可达 35%。有一项对 8 个 RCT 的荟萃分析发现，联合应用二甲双胍能明显增加 IVF 的妊娠率，并减少 OHSS 的发生率。

【临床特殊情况的思考和建议】

1. 男性化体征　当高水平的雄激素(血睾酮>1.5ng/ml)持续较长时间(>1 年)时才会出现男性化体征，PCOS 患者的血睾酮水平很少超过 1.5ng/ml，因此 PCOS 很少有男性化体征。如果患者出现男性化体征，应考虑分泌雄激素的肿瘤和不典型的先天性肾上腺皮质增生症。

2. PCOS 的鉴别诊断　临床上引起雄激素过多的疾病很多，在诊断 PCOS 的高雄激素血症时，需要排除这些疾病。

(1)先天性肾上腺皮质增生症：引起雄激素过多的先天性肾上腺皮质增生症(CAH)有 2 种：21-羟化酶缺陷和 11β-羟化酶缺陷。21-羟化酶缺陷是最常见的先天性肾上腺皮质增生症，占 CAH 总数的 90%～95%，11β-羟化酶缺陷较罕见。根据临床表现 21-羟化酶缺陷可分为 3 种：失盐性肾上腺皮质增生症、单纯男性化型和非典型肾上腺皮质增生症，后者又被称为迟发性肾上腺皮质增生症；其中容易与 PCOS 相混淆的是非典型肾上腺皮质增生症。

临床上诊断非典型肾上腺皮质增生症依靠内分泌测定，其中最重要的是血 17-羟孕酮水平的测定。非典型肾上腺皮质增生症者的血 17-羟孕酮水平升高、FSH 水平正常、LH 水平升高、睾酮水平轻度升高、DHEAS 水平升高。如果血 17-羟孕酮水平<2ng/ml，则可排除非典型肾上腺皮质增生症；如果>10ng/ml，则可诊断为非典型肾上腺皮质增生症；如果血 17-羟孕酮水平为 2～10ng/ml，则需要做 ACTH 试验。静脉注射 ACTH 60 分钟后，测定血 17-羟孕酮水平，如果>10ng/ml，则可诊断为非典型肾上腺皮质增生症，否则排除该诊断。

(2)分泌雄激素的肿瘤：有卵巢泡膜细胞瘤、卵巢支持-间质细胞肿瘤、卵巢类固醇细胞肿瘤和肾上腺分泌雄激素的肿瘤。如果存在分泌雄激素的肿瘤，患者体内的雄激素水平会异常升高，通常血睾酮水平超过 3ng/ml。影像学检查可协助诊断，通常会发现肾上腺或卵巢的包块，确诊依赖手术病理检查。

(3)Cushing 综合征：Cushing 综合征患者也有高雄激素血症，但患者最突出的临床表现是由皮质醇过多引起的，如满月脸、向心型肥胖等。血皮质醇和 ACTH 水平升高可资鉴别。

(杨美霞)

第六节 高泌乳素血症

高泌乳素血症是各种原因引起的垂体泌乳素细胞分泌过多,导致血循环中泌乳素升高为主要特点,表现为非妊娠期或非哺乳期溢乳,月经紊乱或闭经。高泌乳素血症在生殖功能失调中 9%～17%。

一、PRL 生理功能

泌乳素(PRL)是垂体前叶分泌的一种多肽激素,由于人泌乳素单体的糖基化及单体的聚合呈多样性,所以人泌乳素在体内以多种形式存在,包括小分子泌乳素、糖基化泌乳素、大分子泌乳素、大大分子泌乳素,其生物活性与免疫反应性由高至低以此类推。由于泌乳素在体内呈多样性,因此出现血泌乳素水平与临床表现不一致的现象。有些女性尽管体内血泌乳素水平升高,但却无溢乳、月经失调等症状;而部分女性尽管血泌乳素不升高,但出现溢乳、月经失调等症状。前者可能是大分子或大大分子泌乳素增加所致,后者可能是小分子泌乳素的分泌相对增加,而大分子或大大分子泌乳素分泌相对减少所致。

泌乳素的生理作用极为广泛复杂。在人类,主要是促进乳腺组织的发育和生长,启动和维持泌乳、使乳腺细胞合成蛋白增多。泌乳素能影响下丘脑-垂体-卵巢轴,正常水平的 PRL 对卵泡发育非常重要,然而过高水平 PRL 血症不仅对下丘脑 GnRH 及垂体 FSH、LH 的脉冲式分泌有抑制作用,而且还可直接抑制卵泡发育,导致排卵障碍,影响卵巢合成雌激素及孕激素,临床上表现为月经稀发或闭经。另外,PRL 和自身免疫相关。人类 B、T 淋巴细胞、脾细胞和 NK 细胞均有 PRL 受体,PRL 与受体结合调节细胞功能。PRL 在渗透压调节上也有重要作用。

二、PRL 生理变化

1.昼夜变化 PRL 的分泌有昼夜节律,睡眠后逐渐升高,直到睡眠结束,因此,早晨睡醒前 PRL 可达到一天 24 小时峰值,醒后迅速下降,上午 10 点至下午 2 点降至一天中谷值。

2.年龄和性别的变化 由于母体雌激素的影响,刚出生 1 周的婴儿血清 PRL 水平高达 $100\mu g/L$ 左右,4 周之后逐渐下降,3～12 个月时 PRL 降至正常水平。青春期 PRL 水平轻度上升至成人水平,可能与雌激素分泌相关。成年女性的血 PRL 水平始终比同龄男性高。妇女绝经后的 18 个月内,体内的 PRL 水平逐渐下降 50%,但接受雌激素补充治疗的妇女下降较缓慢。在高 PRL 血症的妇女中,应用雌激素替代疗法不引起 PRL 水平的改变。

3.月经周期中的变化 在月经周期中 PRL 水平有昼夜波动,但周期性变化不明显,卵泡期与黄体期相仿,没有明显排卵前高峰,正常 PRL 值<$25\mu g/L$。

4.妊娠期的变化 孕 8 周血中 PRL 值仍为 $20\mu g/L$,随着孕周的增加,雌激素水平升高刺激垂体 PRL 细胞增殖和肥大,导致垂体增大及 PRL 分泌增多。在妊娠末期血清 PRL 水平可上升 10 倍,超过 $200\mu g/L$。正常生理情况下,PRL 分泌细胞占腺垂体细胞的 15%～20%,妊娠末期可增加到 70%。

5.产后泌乳过程中的变化 分娩后血 PRL 仍维持在较高水平,无哺乳女性产后 2 周增大的垂体恢复正常大小,血清 PRL 水平下降,产后 4 周血清 PRL 水平降至正常。哺乳者由于经常乳头吸吮刺激,触发垂体 PRL 快速释放,产后 4～6 周内哺乳妇女基础血清 PRL 水平持续升高。6～12 周基础 PRL 水平逐渐降至正常,随着每次哺乳发生的 PRL 升高幅度逐渐减小。产后 3~6 个月基础和哺乳刺激情况下 PRL 水平的下降主要是由于添加辅食导致的哺乳减少。如果坚持哺乳,基础 PRL 水平会持续升高,并有产后闭经。

6.应激导致 PRL 的变化　　PRL 的分泌还与精神状态有关,激动或紧张时泌乳素明显增加。许多生理行为可影响体内泌乳素的水平。高蛋白饮食、性交、哺乳及应激等均可使泌乳素水平升高。情绪紧张、寒冷、运动时垂体释放的应激激素包括 PRL、促肾上腺皮质激素(ACTH)和生长激素(GH)。应激可以使得 PRL 水平升高数倍,通常持续时间不到 1 小时。

三、病因

1.下丘脑疾患　　下丘脑分泌的催乳素抑制因子(PIF)对催乳素分泌有抑制作用,PIF 主要是多巴胺。颅咽管瘤压迫第三脑室底部,影响 PIF 输送,导致催乳素过度分泌。其他肿瘤如胶质细胞瘤、脑膜炎症、颅外伤引起垂体柄被切断、脑部放疗治疗破坏、下丘脑功能失调性假孕等影响 PIF 的分泌和传递都可引起泌乳素的增高。

2.垂体疾患　　是高催乳素血症最常见的原因。垂体泌乳细胞肿瘤最多见,空蝶鞍综合征、肢端肥大症、垂体腺细胞增生都可致催乳素水平的异常增高。按肿瘤直径大小分微腺瘤(肿瘤直径<1cm)和大腺瘤(肿瘤直径≥1cm)。

3.其他内分泌、全身疾患　　原发性和(或)继发性甲状腺功能减退症,如假性甲状旁腺功能减退、桥本甲状腺炎、多囊卵巢综合征、肾上腺瘤、CH 腺瘤、ACTH 腺瘤等,以及异位 PRL 分泌增加如未分化支气管肺癌、胚胎癌、子宫内膜异位症、肾癌可能有 PRL 升高。肾功能不全、肝硬化影响到全身内分泌稳定时也会出现 PRL 升高。乳腺手术、乳腺假体手术后、长期乳头刺激、妇产科手术如人工流产、引产、死胎、子宫切除术、输卵管结扎术、卵巢切除术等 PRL 也可异常增高。

4.药物影响　　长期服用多巴胺受体拮抗剂如酚噻嗪类镇静药:氯丙嗪、奋乃静。儿茶酚胺耗竭剂抗高血压药:利血平、甲基多巴。甾体激素类:口服避孕药、雌激素。鸦片类药物:吗啡。抗胃酸药:H_2-R 拮抗剂——西咪替丁(甲氰咪胍)、多潘立酮(吗丁啉)。均可抑制多巴胺转换,促进 PRL 释放。药物引起的高 PRL 血症多数血清 PRL 水平在 $100\mu g/L$ 以下,但也有报道长期服用一些药物使血清 PRL 水平升高达 $500\mu g/L$、而引起大量泌乳、闭经。

5.胸部疾患　　如胸壁的外伤、手术、烧伤、带状疱疹等也可能通过反射引起 PRL 升高。

6.特发性高催乳激素血症　　催乳素多为 $60~100ug/L$,无明确原因。此类患者与妊娠、服药、垂体肿瘤或其他器质性病变无关,多因患者的下丘脑-垂体功能紊乱,从而导致 PRL 分泌增加。其中大多数 PRL 轻度升高,长期观察可恢复正常。血清 PRL 水平明显升高而无症状的特发性高 PRL 血症患者中,部分患者可能是巨分子 PRL 血症,这种巨分子 PRL 有免疫活性而无生物活性。临床上当无病因可循时,包括 MRI 或 CT 等各种检查后未能明确泌乳素异常增高原因的患者可诊断为特发性高泌乳素血症,但应注意对其长期随访,对部分伴月经紊乱而 PRL 高于 $100\mu g/L$ 者,需警惕潜隐性垂体微腺瘤的可能,应密切随访,脑部 CT 检查发现许多此类疾病患者数年后常发展为垂体微腺瘤。

四、临床表现

1.溢乳　　患者在非妊娠和非哺乳期出现溢乳或挤出乳汁,或断奶数月仍有乳汁分泌,轻者挤压乳房才有乳液溢出,重者自觉内衣有乳渍。分泌的乳汁通常是乳白、微黄色或透明液体,非血性。仅出现溢乳的占 27.9%,同时出现闭经及溢乳者占 75.4%。这些患者血清 PRL 水平一般都显著升高。部分患者催乳素水平较高但无溢乳表现,可能与其分子结构有关。

2.闭经或月经紊乱　高水平的泌乳素可影响下丘脑-垂体-卵巢轴的功能,导致黄体期缩短或无排卵性月经失调、月经稀发甚至闭经,后者与溢乳表现合称为闭经,溢乳综合征。

3.不育或流产　卵巢功能异常、排卵障碍或黄体不健可导致不育或流产。

4.头痛及视觉障碍　微腺瘤一般无明显症状;大腺瘤可压迫蝶鞍隔出现头痛、头胀等;当腺瘤向前侵犯或压迫视交叉或影响脑脊液回流时,也可出现头痛、呕吐和眼花,甚至视野缺损和动眼神经麻痹。肿瘤压迫下丘脑可以表现为肥胖、嗜睡、食欲异常等。

5.性功能改变　部分患者因卵巢功能障碍,表现低雌激素状态,阴道壁变薄或萎缩,分泌物减少,性欲减低。

五、辅助检查

1.血清学检查　血清 PRL 水平持续异常升高,大于 1.14nmol/L(25μg/L),需除外由于应激引起的 PRL 升高。FSH 及 LH 水平通常偏低。必要时测定 TSH、FT_3、FT_4、肝、肾功能。

2.影像学检查　当血清 PRL 水平高于 4.55nmol/L(100μg/L)时,应注意是否存在垂体腺瘤,CT 和 MRI 可明确下丘脑、垂体及蝶鞍情况,是有效的诊断方法。其中 MRI 对软组织的显影较 CT 清晰,因此对诊断空蝶鞍症最为有效,也可使视神经、海绵窦及颈动脉清楚显影。

3.眼底、视野检查　垂体肿瘤增大可侵犯和(或)压迫视交叉,引起视乳头水肿;也可因肿瘤损伤视交叉不同部位而有不同类型视野缺损,因而眼底、视野检查有助于确定垂体腺瘤的部位和大小。

六、诊断

根据血清学检查 PRL 持续异常升高,同时出现溢乳、闭经及月经紊乱、不育、头痛、眼花、视觉障碍及性功能改变等临床表现,可诊断为高泌乳素血症。诊断时应注意某些生理状态如妊娠、哺乳、夜间睡眠、长期刺激乳头、性交、过饱或饥饿、运动和精神应激等,PRL 会有轻度升高。因此,临床测定 PRL 时应避免生理性影响,在 10～11 时取血测定较为合理。PRL 水平显著高于正常者一次检查即可确定,当 PRL 测定结果在正常上限 3 倍以下时至少检测 2 次,以确定有无高 PRL 血症。诊断高泌乳激素血症后必须根据需要做必要的辅助检查,以进一步明确发病原因及病变程度,便于治疗。

七、治疗

应该遵循对因治疗原则。控制高 PRL 血症、恢复女性正常月经和排卵功能、减少乳汁分泌及改善其他症状(如头痛和视功能障碍等)。

1.随访　对特发性高泌乳素血症、泌乳素轻微升高、月经规律、卵巢功能未受影响、无溢乳且未影响正常生活时,可不必治疗,应定期复查,观察临床表现和 PRL 的变化。

2.药物治疗　垂体 PRL 大腺瘤及伴有闭经、泌乳、不孕不育、头痛、骨质疏松等表现的微腺瘤都需要治疗,首选多巴胺激动剂治疗。

(1)溴隐亭:为麦角类衍生物,为非特异性多巴胺受体激动剂,可直接作用于垂体催乳素细胞,与多巴胺受体结合,抑制肿瘤增殖,从而抑制 PRL 的合成分泌,是治疗高泌乳素血症最常用的药物。为了减少药物不良反应,溴隐亭治疗从小剂量开始渐次增加,即从睡前 1.25mg 开始,递增到需要的治疗剂量。如果反应不大,可在几天内增加到治疗量。常用剂量为每天 2.5mg～10mg,分 2～3 次服用,大多数病例每天 5mg～7.5mg 已显效。剂量的调整依据是血 PRL 水平。达到疗效后可分次减少到维持量,通常每天 1.25mg～2.50mg。溴隐亭治疗可以使 70%～90% 的患者获得较好疗效,表现为血 PRL 降至正常、泌乳消失或减少、垂体腺瘤缩小、恢复规则月经和生育。若 PRL 大腺瘤在多巴胺激动剂治疗后血 PRL 正常而垂体大腺瘤不缩小,应重新审视诊断是否为非 PRL 腺瘤或混合性垂体腺瘤、是否需改用其他治疗(如手术治疗)。溴隐亭治疗高 PRL 血症、垂体 PRL 腺瘤不论降低血 PRL 水平还是肿瘤体积缩小,都是可逆性的,只是使垂体 PRL 腺瘤可逆性缩小,长期治疗后肿瘤出现纤维化,但停止治疗后垂体 PRL 腺瘤会恢复生长,导致高 PRL 血症再现,因此需长期用药维持治疗。

溴隐亭副作用:主要有恶心、呕吐、眩晕、疲劳和体位性低血压等,故治疗应从小剂量开始,逐渐增加至有效维持剂量,如患者仍无法耐受其胃肠道反应,可改为阴道给药,经期则经肛门用药。阴道、直肠黏膜吸收可达到口服用药同样的治疗效果。约 10% 的患者对溴隐亭不敏感、疗效不满意,对于药物疗效欠佳、不能耐受药物不良反应及拒绝接受药物治疗的患者可以更换其他药物或手术治疗。

新型溴隐亭长效注射剂克服了因口服造成的胃肠道功能紊乱,用法是 50～100mg,每 28 日一次,是治疗泌乳素大腺瘤安全有效的方法,可长期控制肿瘤的生长并使瘤体缩小,副作用较少,用药方便。

(2)卡麦角林和喹高利特:若溴隐亭副反应无法耐受或无效时可改用具有高度选择性的多巴胺 D_2 受体激动剂卡麦角林和喹高利特,它们抑制 PRL 的作用更强大而不良反应相对减少,作用时间更长。对溴隐亭抵抗(每天 15mg 溴隐亭效果不满意)或不耐受溴隐亭治疗的 PRL 腺瘤患者改用这些新型多巴胺激动剂仍有 50% 以上有效。喹高利特每天服用一次 75～300μg;卡麦角林每周只需服用 1～2 次,常用剂量 0.5mg～2.0mg,患者顺应性较溴隐亭更好。

(3)维生素 B_6:作为辅酶在下丘脑中多巴向多巴胺转化时加强脱羟及氨基转移作用,与多巴胺受体激动剂起协同作用。临床用量可达 60～100mg,每日 2～3 次。

3.手术治疗　若溴隐亭等药物治疗效果欠佳者,有观点认为由于多巴胺激动剂能使肿瘤纤维化形成粘连,可能增加手术的困难和风险,一般建议用药 3 个月内实施手术治疗。经蝶窦手术是最为常用的方法,开颅手术少用。手术适应证包括:

(1)药物治疗无效或效果欠佳者。

(2)药物治疗反应较大不能耐受者。

(3)巨大垂体腺瘤伴有明显视力视野障碍,药物治疗一段时间后无明显改善者。

(4)侵袭性垂体腺瘤伴有脑脊液鼻漏者。

(5)拒绝长期服用药物治疗者。

(6)复发的垂体腺瘤也可以手术治疗。

手术后,需要进行全面的垂体功能评估,存在垂体功能低下的患者需要给予相应的内分泌激素替代治疗。

4.放射治疗　分为传统放射治疗和立体定向放射外科治疗。传统放射治疗因照射野相对较大,易出现迟发性垂体功能低下等并发症,目前仅用于有广泛侵袭的肿瘤术后的治疗。立体定向放射外科治疗适用于边界清晰的中小型肿瘤。放射治疗主要适用于大的侵袭性肿瘤、术后残留或复发的肿瘤;药物治疗无效或不能坚持和耐受药物治疗副作用的患者;有手术禁忌或拒绝手术的患者以及部分不愿长期服药的患者。放射治疗疗效评价应包括肿瘤局部控制以及异常增高的 PRL 下降的情况。通常肿瘤局部控制率较高,而

PRL 恢复至正常则较为缓慢。即使采用立体定向放射外科治疗后,2 年内也仅有 25％～29％的患者 PRL 恢复正常,其余患者可能需要更长时间随访或需加用药物治疗。传统放射治疗后 2～10 年,有 12％～100％的患者出现垂体功能低下;1％～2％的患者可能出现视力障碍或放射性颞叶坏死。部分可能会影响瘤体周围的组织而影响垂体的其他功能,甚至诱发其他肿瘤,损伤周围神经等,因此,放射治疗一般不单独使用。

5.其他治疗　由于甲状腺功能减退、肾衰竭、手术、外伤、药物等因素引起的高泌乳素血症,则对因进行治疗。

八、高泌乳素血症患者的妊娠相关处理

1.基本的原则　是将胎儿对药物的暴露限制在尽可能少的时间内。

2.妊娠期间垂体肿瘤生长特点　妊娠期间 95％微腺肿瘤患者、70％～80％大腺瘤患者瘤体并不增大,虽然妊娠期泌乳素腺瘤增大情况少见,但仍应该加强监测,垂体腺瘤患者怀孕后未用药物治疗者,约 5％的微腺瘤患者会发生视交叉压迫,而大腺瘤出现这种危险的可能性达 25％以上,因此,于妊娠 20、28、38 周定期复查视野,若有异常,应该及时行 MRI 检查。

3.垂体肿瘤妊娠后处理　在妊娠前有微腺瘤的患者应在明确妊娠后停用溴隐亭,因为肿瘤增大的风险较小。停药后应定期测定血 PRL 水平和视野检查。正常人怀孕后 PRL 水平可以升高 10 倍左右,患者血 PRL 水平显著超过治疗前的 PRL 水平时要密切监测血 PRL 及增加视野检查频度;

对于有生育要求的大腺瘤妇女,需在溴隐亭治疗腺瘤缩小后再妊娠较为安全。目前认为溴隐亭对妊娠是安全的,但仍主张一旦妊娠,应考虑停药。所有患垂体 PRL 腺瘤的妊娠患者,在妊娠期需要每 2 个月评估一次。妊娠期间肿瘤再次增大者给予溴隐亭仍能抑制肿瘤生长,一旦发现视野缺损或海绵窦综合征,立即加用溴隐亭可望在 1 周内改善缓解,但整个孕期须持续用药直至分娩。对于药物不能控制者及视力视野进行性恶化时,应该经蝶鞍手术治疗需要并根据产科原则选择分娩方式。高 PRL 血症、垂体 PRL 腺瘤妇女应用溴隐亭治疗,怀孕后自发流产、胎死宫内、胎儿畸形等发生率在 14％左右,与正常妇女妊娠情况相似。

4.垂体肿瘤哺乳期处理　没有证据支持哺乳会刺激肿瘤生长。对于有哺乳意愿的妇女,除非妊娠诱导的肿瘤生长需要治疗,一般要到患者想结束哺乳时再使用 DA 激动剂。

【临床特殊情况的思考和建议】

1.溴隐亭用药问题　在初始治疗时,血 PRL 水平正常、月经恢复后原剂量可维持不变 3～6 个月。微腺瘤患者即可开始减量;大腺瘤患者此时复查 MRI,确认 PRL 肿瘤已明显缩小(通常肿瘤越大,缩小越明显),PRL 正常后也可开始减量。减量应缓慢分次(2 个月左右一次)进行,通常每次 1.25mg,用保持血 PRL 水平正常的最小剂量为维持量。每年至少 2 次血 PRL 随诊,以确认其正常。在维持治疗期间,一旦再次出现月经紊乱或 PRL 不能被控制,应查找原因,如药物的影响、怀孕等,必要时复查 MRI,决定是否调整用药剂量。对小剂量溴隐亭维持治疗 PRL 水平保持正常、肿瘤基本消失的病例 5 年后可试行停药,若停药后血 PRL 水平又升高者,仍需长期用药,只有少数病例在长期治疗后达到临床治愈。

2.视野异常治疗问题　治疗前有视野缺损的患者,治疗初期即复查视野,视野缺损严重的在初始治疗时可每周查 2 次视野(已有视神经萎缩的相应区域的视野会永久性缺损)。药物治疗满意,通常在 2 周内可改善视野;但是对药物反应的时间,存在个体差异,视力视野进行性恶化时应该经蝶鞍手术治疗。

3.手术治疗后随访问题　手术后 3 个月应行影像学检查,结合内分泌学变化,了解肿瘤切除程度。视

情况每半年或一年再复查一次。手术成功的关键取决于手术者的经验和肿瘤的大小,微腺瘤的手术效果较大腺瘤好,60%～90%的微腺瘤患者术后 PRL 水平可达到正常,而大腺瘤患者达到正常的比例则较低。手术后仍有肿瘤残余的患者,手术后 PRL 水平正常的患者中,长期观察有 20%患者会出现复发,需要进一步采用药物或放射治疗。

(吉　洁)

第七节　绝经综合征

绝经是每个妇女生命进程中必经的生理过程。多数国家调查表明,妇女自然绝经的平均年龄为 50 岁左右。随着人类期望寿命的延长,妇女超过三分之一的生命将在绝经后期度过。据统计,在占我国总人口约 11%的 40～59 岁的妇女中,50%以上存在不同程度的绝经相关症状或疾病。绝经相关问题和疾病严重困扰广大中老年妇女的身心健康。确立围绝经期治疗对策,改善围绝经期与绝经后期妇女的生活质量是妇产科工作者义不容辞的职责。

一、定义

绝经综合征是指妇女绝经前后出现性激素波动或减少所致的一系列躯体及精神心理症状。绝经分为自然绝经和人工绝经。自然绝经指卵巢内卵泡生理性耗竭所致的绝经;人工绝经指两侧卵巢经手术切除或受放射或化学治疗所致的绝经。人工绝经患者更易发生绝经综合征。

有关绝经名词的定义与分期:生殖衰老的基础是卵巢内始基卵泡储备逐渐耗竭,它有一个渐进、累积的过程。1994 年 WHO 将这一时期命名为"绝经过渡期",定义为"绝经前从临床特征、内分泌、生物学方面开始出现趋向绝经的变化,直到最终月经时止",此后的生命期定义为绝经后期。绝经是指妇女一生中最后一次月经,只能回顾性地确定,当停经达到或超过 12 个月,认为卵巢功能真正衰竭,以至月经最终停止。绝经后 5 年内一般定义为绝经后早期,5 年后为绝经后晚期。对绝经过渡期的研究认为,准确认识绝经过渡期的分期、月经改变与卵巢组织学、激素变化、临床症状的关系有助于临床治疗的研究和制订治疗策略。

STRW 为国际第一个标准化绝经过渡期分期系统,其对绝经过渡期早期和晚期的定义:35 岁后,即往月经规则,月经失去规律,出现周期长度>7 天,但<2 个月,提示过渡期早期开始;当停经 2～11 个月,提示进入绝经过渡期晚期。围绝经期是指绝经前后一段时期,自临床特征、内分泌学及生物学开始出现绝经征象(40 岁左右)持续至最后一次月经后 1 年。围绝经期起点与绝经过渡期的起点一致,而终点不同。

二、围绝经期与绝经后期的内分泌变化

妇女一生中卵细胞的储备功能在胎儿期已成定局,出生后不再增加。经历绝经过渡期与绝经,卵巢储备功能也经历下降至衰竭的过程,内分泌出现一系列改变。

1.促性腺激素　绝经过渡期 FSH 水平升高,呈波动型,与卵巢分泌的抑制素水平有关。FSH 对抑制素的负反馈抑制较 LH 敏感。绝经后 FSH 增高 10～20 倍(>301U/L),LH 约增加 3 倍,于绝经后 1～3 年达最高值,以后稍有下降。

2.促性腺激素释放激素　下丘脑弓状核分泌的 GnRH,于绝经后水平升高。与垂体分泌的促性腺激素

FSH、LH释放一致,呈脉冲式释放。

3.雌激素　绝经过渡期雌激素水平呈波动状态,当FSH升高对卵泡过度刺激时可使E_2分泌过多,导致早期雌激素水平高于正常卵泡期水平。当卵泡生长发育停止时,雌激素水平下降。绝经后卵巢不再分泌雌激素,循环中雌二醇(10~20pg/ml)多来自雌酮的外周转化;雌酮(30~70pg/ml)主要来自雄烯二酮的外周转化。转化的部位主要在肌肉和脂肪,肝、肾、脑等组织也可促使转化。

4.孕酮　绝经过渡期卵巢尚有排卵功能,但黄体功能不全,孕酮分泌减少;绝经后卵巢停止分泌孕酮。

5.雄激素　绝经后雄激素来源于卵巢间质细胞及肾上腺,总体雄激素水平下降。其中雄烯二酮主要来源于肾上腺,量约为绝经前的1/2。卵巢主要产生睾酮,由于升高的LH对卵巢间质细胞的刺激增加,使睾酮水平较绝经前无明显下降。

6.抑制素　围绝经期妇女血抑制素浓度下降,较雌二醇下降早且明显。通过反馈抑制垂体FSH和GnRH对自身受体的升调节,使抑制素水平与FSH水平呈负相关。绝经后卵巢分泌的抑制素极低,FSH升高。

7.催乳素　绝经后催乳素水平变化不大,有人认为FSH、LH升高会使催乳素下降。

8.甲状旁腺素(PTH)　由甲状旁腺分泌,雌激素与其相拮抗,并共同参与体内血钙平衡的调节,雌激素水平下降,甲状旁腺激素升高。

9.降钙素(CT)　由甲状腺滤泡细胞分泌,受雌激素刺激分泌增加,二者呈正相关,绝经后减少。

10.生长激素(GH)　随年龄增加而减少。

11.β-内啡肽　绝经后明显降低。

以上内分泌改变会对绝经妇女产生一系列生理与心理改变,激素补充治疗可以改善低雌激素状态,对延缓各系统衰老有一定作用。

三、潮热病因机制

潮热是典型的更年期症状,也是围绝经期妇女最主要的主诉。绝经期妇女潮热发生率高达75%,历来研究者研究更年期症状的发病机理,往往从潮热病因机制研究入手。

1.血管舒缩功能变化　围绝经期由于雌激素等内分泌的变化,可引起体表及末梢血管舒缩功能改变,末梢血管扩张,血流增加,引起潮热发生。其可能机制为绝经后雌激素缺乏,反馈性地引起去甲肾上腺素能神经元活性增强从而激发下丘脑视前区GnRH神经元的释放活性,引起与之相毗邻体温调节神经元散热机能的激活,人体出现活跃的潮红发作。

2.体温调节中枢异常　下丘脑体温调节中枢是体温调节的关键,温敏神经元与冷敏神经元起着调定点的作用。当机体温度偏离调定点,体温调节中枢会及时发出指令,调控效应器的产热和散热状况,直至达到与调定点相适应的水平。体温偏离调定点需要达到阈值才能激活体温调节中枢,但在围绝经期,这个阈值范围缩小,导致女性体温调节过度敏感,出现血管扩张、潮热、发汗症状。

3.其他神经递质的作用　雌激素的部分作用是通过神经递质来调节实现的,主要是β-内啡肽、去甲肾上腺素以及5-羟色胺。

随着卵巢功能的下降,雌激素减少,下丘脑β-内啡肽活性也下降,对去甲肾上腺素抑制作用减弱。研究发现血浆去甲肾上腺素代谢产物在潮热发作前期以及发作时升高,认为其可诱发潮热。另有研究显示,绝经过渡期5-羟色胺水平高于育龄期,绝经后升高更明显,但随绝经期延长逐渐减低,时间上与潮热的出现高峰期吻合,因此认为5-羟色胺升高及活性增强与潮热的发生有关。但亦有不同的报道,患者使用5-羟色胺受体再摄取抑制剂治疗抑郁时,观察到潮热症状减轻。5-羟色胺通过与受体结合发挥作用,已发现5-羟色胺受体的 7 种类型及 15 个亚型,其作用机制复杂。可能由于雌激素减少或波动,导致 5-羟色胺亚型受体平衡破坏,引起体温调节中枢不稳定和 GnRH 神经元兴奋,导致 LH 升高与潮热发生。有关神经递质的作用还需深入研究。

四、临床表现

1.早、中期症状

(1)月经紊乱:在一项绝经过渡期女性的研究中,82% 女性存在闭经、月经稀发和(或)月经过少,18%存在月经过多、月经不规则出血或月经频发。后者发现 19% 的患者组织学上有癌前病变和恶性变。此期无排卵功血往往先有数周或数月停经,然后有多量出血,也可一开始即为阴道不规则出血。严重出血或出血时间长可导致贫血,休克和感染。一些妇女也可伴随潮热、出汗、情绪改变等更年期症状。

(2)血管舒缩症状:潮热可视为卵巢功能衰退的标志性症状。自然绝经潮热发生率在 75% 以上,约持续 1~2 年,25% 妇女将持续 4~5 年或更长。手术绝经潮热发生率更高,往往在手术后一周内开始。

患者有时感自胸部向颈及面部扩散的阵阵上涌热浪,同时上述部位皮肤有区域性弥散性或片状发红,伴有出汗,汗后又有畏寒。潮热突然出现,可持续数秒到数十秒,甚至达 1 个小时,通常约 1~2 分钟,发作次数由每周 1~2 次到每天数次至数十次。发作的频率、严重程度以及持续时间个体差异很大,发作多在凌晨乍醒、黄昏或夜间、活动、进食、穿衣、盖被过多、热量增加的情况下或情绪激动时,伴头痛、心悸。症状严重者影响情绪、工作、睡眠,困扰患者使之感到痛苦。82% 的患者此症状持续 1 年左右,有时还能维持到绝经后 5 年,在绝经前及绝经早期较严重,随绝经时间进展,发作频度及强度亦渐渐减退,最后自然消失。

(3)精神神经症状:情绪症状如烦躁、焦虑、抑郁等;记忆力可减退及注意力不能集中。

据统计绝经妇女中精神神经症状发生率为 58%,其中抑郁 78%、淡漠 65%、激动 72%、失眠 52%。约有 1/3 有头痛、头部紧箍感、枕部和颈部疼痛向背部放射。也有人出现感觉异常,常见的有走路漂浮、登高晕眩、皮肤划痕、瘙痒及蚁走感,咽喉部异物梗阻(俗称梅核气)。

(4)泌尿生殖道萎缩症状:绝经后生殖器官各部均出现萎缩性变化,阴道黏膜变薄,阴道脱落细胞检查以底、中层细胞为主。阴道黏液分泌减少、干燥、阴道缩小狭窄可致性生活困难及反复阴道感染。绝经妇女泌尿道平滑肌和条纹肌有明显退行性改变,膀胱肌纤维化,膀胱容量减少,排尿速度减慢,残余尿量增多。Alroms 及 Torrens 曾对 50 岁前后女性进行了排尿试验,<50 岁者,排尿速度>75ml/s,>50 岁者,排尿速度>18ml/s,每秒排尿少于 15ml,即有尿道梗阻存在。尿道和膀胱黏膜变薄,抵抗力下降可发生尿路感染,脏器脱垂;尿道缩短及萎缩性改变可致尿失禁。

2.远期症状

(1)骨密度降低与骨质疏松:绝经后骨矿含量将以每年 3%~5% 的速率丢失,头 5 年丢失最快,并将持续 10~15 年。流行病学调查显示绝经后骨质疏松症严重威胁妇女的健康及生活质量,据统计年龄超过 50岁的女性一生可遭受一次或更多次椎体骨折者占 30%;如发生髋部骨折则有 30% 的患者可能因并发症如静脉栓塞、感染等原因死亡,30% 的患者可能致残。

雌激素对骨质疏松的防治作用通过以下骨代谢调节实现:①与成骨细胞和破骨细胞上的雌激素受体结合,直接抑制破骨细胞的溶酶体酶活性,降低其在骨切片上产生陷窝的能力;②调节成骨细胞产生的细胞因子,其中包括 IL-1、IL-6、TNF 等溶骨因子,从而改变破骨细胞的功能;③促进降钙素分泌,抑制骨吸收;④调节骨对甲状旁腺素(PTH)的敏感性,减少低钙对 PTH 的刺激,抑制 PTH 分泌,减少骨吸收。

⑤提高 1α 羟化酶活性,使 $1,25(OH)_2O_3$ 合成增加,促进钙吸收和骨形成。

(2)心血管疾病:雌激素通过对脂代谢的良性作用改善心血管功能并抑制动脉粥样硬化。妇女绝经前冠心病发病率明显低于同龄男性,绝经后冠心病发病率及并发心肌梗死的死亡率随年龄增加,成为妇女死亡的主要原因。

多数研究表明,雌激素可降低心血管疾病的发病率及死亡率。雌激素对心血管的保护作用主要表现为预防动脉粥样硬化斑块形成、稳定或缩小动脉粥样硬化斑块,并减少发生栓塞的危险性。其中 30％～50％归于对脂代谢的有利影响,其他包括雌激素对动脉壁细胞的作用,对糖代谢及对生长因子和细胞因子的调控等。

有关雌激素补充治疗对心血管疾病的影响,目前主张在机会窗口内应用有防治作用。

(3)阿尔茨海默病(AD):表现为老年痴呆、记忆丧失、失语失认、定向计算判断障碍及性格行为情绪改变。阿尔茨海默病脑病理改变呈弥漫性脑萎缩,累及额、顶、颞、枕各叶。组织学形态呈现神经纤维缠结、老年斑痕、颗粒空泡变性。脑血流量减少,低氧可抑制脑中乙酰胆碱的合成。雌激素通过改善脑血流量、刺激中枢神经系统乙酰胆碱代谢,增加发育型的胶质细胞数量而支持神经功能。体内随机对照神经显像实验表明,在年轻女性和中年女性:脑功能受到卵巢功能的正常的变化的调节;卵巢激素的急速丧失会增加神经元细胞膜的破裂;卵巢功能的急速抑制与对记忆至关重要的脑区的激活下降有关。

五、诊断

根据临床表现包括年龄、病史、症状及体格检查,诊断较易确定。为便于对症状的严重程度进行评估,在临床及研究工作中采用了评分的方法对绝经综合征进行量化。Kupperman 及 Greene 症状评分标准是较广泛采用的方法之一。

【辅助检查】

1.阴道细胞学涂片　显示底、中层细胞为主。

2.血激素测定

(1)雌激素:雌二醇低于 20pg/ml,或 150pmol/L,但围绝经期妇女血 E_2 也可不低。

(2)促性腺激素:FSH 大于 40IU/L(国际单位/升)

3.盆腔超声检查　可展示子宫和卵巢全貌,帮助排除妇科的器质性疾病。

围绝经期也是许多器质性疾病的好发阶段,因此应认真地进行鉴别诊断,应与冠心病、高血压病、甲状腺功能亢进、精神病以及经前紧张症相鉴别。

六、综合治疗

围绝经期妇女健康是重要的公共健康问题。针对围绝经期妇女的健康问题应采取多学科、多层次的综合干预措施。妇女从开始进入围绝经期就应该重视围绝经期保健,积极预防和处理围绝经期综合征。激素补充治疗(HRT)是围绝经期及绝经后妇女综合保健措施中重要的一项,近几年的多项临床研究更加深我们对其正确应用的认识。其他措施主要包括心理保健、合理饮食、锻炼、戒烟酒、日光照射、非激素药物治疗如降糖降血脂及抗骨质疏松类药物等。

【激素补充疗法】

激素补充治疗(HRT)是当机体缺乏性激素,并因此发生或将会发生健康问题时外源性地给予具有性激素活性的药物,以纠正与性激素不足有关的健康问题。HRT 是针对与绝经相关健康问题的必要医疗措施。"HRT"这一术语包括了雌激素、孕激素、联合疗法和替勃龙等各种激素治疗。

1.激素补充治疗认识的进展

(1)以往的认识及 WHI 研究结果带来的冲击:我们已认识到 HRT 对绝经妇女的有利之处,如对绝经过渡期的月经失调有调节作用;迅速缓解血管运动功能不稳定状态;减少骨量的迅速丢失;减少老年痴呆发生率。也认识到 HRT 对子宫内膜癌、乳腺癌、血栓性疾病可能造成的风险。1998 年以前多数学者认为,预防冠状动脉粥样硬化性心血管疾病(CHD)是绝经后妇女选用 HRT 的重要指征,且应尽早、长期应用。但 2002 年 7 月 WHI 以及 1998 年 HERS 循证医学的研究结果进一步提示,HRT 不应该用于心血管疾病的一级和二级预防。WHI 中期报告显示雌、孕激素联合组冠心病相对危险增加 29%,脑卒中风险增加 41%,乳腺癌风险增加 26%;单用雌激素组不增加乳腺癌、冠心病的发生率,降低了骨折的风险,与雌孕激素联合治疗组相似,增加了卒中的风险。

(2)国际绝经学会就 WHI 研究结果表达的观点:经历了 2002 年夏天 WHI 研究的中期叫停事件,有关激素治疗与临床心脏保护、乳腺癌风险、大脑老化等有关信息,在女性、医护人员和媒体中引起巨大的困惑和担忧。随着进一步分析与冷静思考,许多国家的绝经学会均相继发表了观点。国际绝经学会(IMS)执行委员会于 2003 年 12 月举行的第四届 IMS 工作会议上,讨论并着重阐明以下观点:

WHI 试验的妇女年龄 50~79 岁,平均 63.3 岁,平均为绝经后 12 年,受试妇女很少(<10%)是处于绝经后关键的头 5 年。因此不能推广应用于绝经过渡期妇女,这些妇女一般都有症状,开始治疗时一般≤55 岁。WHI 研究对象与年龄状况不支持 WHI 作为心血管病一级预防的临床研究,因为许多人入组时已有亚临床的血管或者心血管疾病。这也是以往 HRT 显示心血管保护作用的观察性研究与未能显示该作用的 WHI 研究的主要区别。

作为随机对照研究的标准应用实践,WHI 的结果不能扩大应用于未设计参加的人群。目前关于激素治疗对绝经过渡期妇女的心脏保护作用的有效研究仅限于流行病学和观察性研究,而且与实验室和动物实验研究结果是一致的,均提示绝经过渡期开始雌激素治疗可能具有心脏保护作用。

基于以上观点,IMS 建议继续现有的全球所接受的激素治疗,没有新的理由对 HT 期限做强行限制,包括强迫停止那些已经开始激素治疗且症状得到缓解的围绝经期妇女的治疗。继续用药应每年进行利弊评估、咨询、知情、个体化用药,适时进行乳腺造影和生殖道检查以除外病变。认为 HT 的并发症仍是一个重要的问题,HT 相关的深静脉血栓与肺栓塞、乳腺癌以及结肠癌、骨折等发生的利弊均是医生与病员需探讨的主题。同时也指出老年男女应用激素或激素替代物将是延缓衰老和提高生活质量的重要措施之一。

2007 年国际绝经学会就 WHI 等大型临床实验再次分层分析后公布的结果,再次阐述了激素治疗的益处与风险。中华医学会绝经学组与全国相关领域专家继 2003 年公布经讨论发表的 HRT 临床应用指南后,于 2006 年再次对指南进行了讨论和修订。强调 HT 是针对与绝经相关健康问题的必要措施;使用 HT 必须有明确的适应证、并排除禁忌证;必须低剂量、个体化;尽量从绝经早期开始用药;没有必要限制 HT 的期限,应用 HT 应至少于每年进行 1 次个体化危险/受益评估,应根据评估情况决定疗程的长短,并决定是否继续或长期应用;应定期监测。

2.激素替代治疗的临床应用　激素替代治疗已有半个多世纪的国内外临床应用的历史,近年来国际上大规模随机对照的临床研究,更从循证医学方面丰富了人们的认识。随着对 WHI 临床研究资料分层再分析,近期国际绝经协会、亚太更年期协会及我国中华医学会妇产科分会绝经学组均相继发表了新的立场观点,为 HT 的临床应用作出了指南性的意见。

(1)激素治疗的利弊分析

1)激素治疗的益处

①更年期症状:HT 仍然是对血管舒缩症状和雌激素缺乏引起的泌尿生殖道症状最有效的治疗方法。生活质量和性功能是治疗衰老时考虑的最关键的因素。使用个体化的 HT(包括在需要时使用雄激素)既可以改善性功能也可以改善总的生活质量。

②绝经后骨质疏松:HT 可以降低所有骨质疏松相关性骨折的发生率,包括椎骨、髋骨骨折,甚至对骨折低风险发生率的患者也有效。根据关于疗效、花费和安全性的最新资料,对绝经后妇女特别是小于 60 岁的妇女,HT 可以作为适合的一线治疗来防止骨折风险增加和阻止过早绝经的妇女骨质丢失。不推荐单纯为了预防骨折而在 60 岁以上的人群中开始使用 HT。

③心血管疾病:是导致绝经后妇女患病和死亡的主要原因。主要的初级预防方法(除了戒烟和控制饮食)有:减轻体重、降低血压、控制血糖和血脂。有证据表明,如果从绝经前后就开始使用 HT 并且长期持续(经常作为"机会窗口"被提到),可能有心血管保护作用。HT 可以显著降低糖尿病的风险,并且通过改善胰岛素抵抗状态,对其他心血管疾病的风险因素如高血脂和代谢征也有效。

④其他的益处:HT 对结缔组织、皮肤、关节和椎间盘都有益。EPT 可以减少结肠癌的风险。最近,体内随机对照神经显像实验表明,在年轻女性和中年女性,脑功能受到卵巢功能的正常的变化的调节;卵巢激素的急速丧失会增加神经元细胞膜的破裂;卵巢功能的急速抑制与对记忆至关重要的脑区的激活功能下降有关。在绝经前后或在比较年轻的绝经后妇女中使用 HT,可能降低阿尔茨海默病的风险,对此还需进一步临床研究证实。

2)激素治疗的风险

①乳腺癌:不同国家乳腺癌的发病率也不同。因此,现有的资料不一定具有普遍性。乳腺癌和绝经后激素治疗的相关程度仍有争论。HT 相关的乳腺癌可能风险很小(小于每年 0.1%)。乳房摄片密度基础值和乳腺癌发病风险有关。这不一定适用于由激素治疗引起的乳房摄片密度增加。联合雌孕激素治疗会引起乳房摄片密度的增加,这可能会妨碍对乳房摄片作出诊断性的解释。

②子宫内膜癌:使用无对抗的雌激素会对子宫内膜产生剂量依赖性的刺激。有子宫的妇女需补充使用孕激素。雌孕激素连续联合治疗可以使子宫内膜增生和内膜癌的发病率比普通人更低一些。采用直接的宫内释放系统可能有更多的优点。低/极低剂量的雌孕激素治疗方案可以使子宫内膜刺激更小,出血也更少。

③血栓栓塞和心血管事件:和 HT 相关的严重的静脉血栓栓塞风险随着年龄增加(尽管 60 岁以前很小),并与肥胖和血栓形成倾向正相关。较晚使用标准剂量 HT 的人可能冠状动脉事件的风险会有短暂的轻度增加。脑卒中的风险和年龄有关。在 60 岁以后 HT 可能会增加中风的风险。

总之,HT 的安全性很大程度上依赖于年龄,小于 60 岁者安全性较高。在有明确指征的情况下使用,有很多潜在益处,而且风险很小。

(2)激素治疗的适应证、禁忌证、慎用情况

1)中华医学会妇产科学分会绝经学组 2006 年通过的激素治疗适应证

①绝经相关症状(A 级推荐);

②泌尿生殖道萎缩相关的问题(A 级推荐);

③有骨质疏松症的危险因素(含低骨量)及绝经后骨质疏松症(A 级推荐)。

2）禁忌证

①已知或怀疑妊娠；

②原因不明的阴道出血；

③已知或怀疑患有乳腺癌；

④已知或怀疑患有与性激素相关的恶性肿瘤；

⑤患有活动性静脉或动脉血栓栓塞性疾病（最近 6 个月内）；

⑥严重肝肾功能障碍；

⑦血卟啉症、耳硬化症、系统性红斑狼疮；

⑧脑膜瘤（禁用孕激素）。

3）慎用情况

①子宫肌瘤；

②子宫内膜异位症；

③子宫内膜增生史；

④尚未控制的糖尿病及严重高血压；

⑤有血栓形成倾向；

⑥胆囊疾病、癫痫、偏头痛、哮喘、高催乳素血症；

⑦乳腺良性疾病；

⑧乳腺癌家族史。

（3）激素治疗药物、途径、剂量的选择

1）雌激素：推荐应用天然雌激素。天然口服给药有结合雌激素（倍美力 0.3～0.625mg/d）、戊酸雌二醇（补佳乐）或微粒化雌二醇 1～2mg/d。长效雌三醇制剂有尼尔雌醇（国产）1～2mg/2w。经皮肤制剂有雌二醇凝胶，每日涂抹 1.25～2.50g（含 17β-雌二醇 0.75～1.50mg）；雌二醇贴剂如松奇，每贴含半水合雌二醇 1.5mg，活性成分释放为 50μg 17β-雌二醇/24 小时，作用时间为 7 天，每周更换一次，每次 1/2～1 贴。经阴道制剂有倍美力软膏、雌三醇软膏欧维婷、更宝芬胶囊与乳膏等。雌激素经阴道给药，多用于治疗下泌尿生殖道局部低雌激素症状。在仅用于治疗外阴阴道症状时，应首选阴道局部用药，此时短期应用可不加用孕激素。

非口服 HRT（经皮肤治疗系统）是近年来 HRT 取得的重要进展，尤其适用于患慢性肝胆、胃肠道疾患等不能耐受口服给药的绝经妇女。非口服的雌激素和孕激素避开了肝脏的首过效应，因而对肝脏刺激较小，对代谢的影响小，因此在降低心血管和静脉血栓形成的风险方面较为有利。

2）孕激素：天然孕激素，有微粒化孕酮如琪宁、益马欣等，每日剂量 200～300mg，每周期 10～12 天或 100mg/d 连续服用，可有效保护内膜。地屈孕酮是最接近天然孕酮的药物 10～20mg/d。合成孕激素有 19-去甲基睾酮衍生物如醋炔诺酮 1mg/d，17α-羟孕酮衍生物如甲羟孕酮 2.5～5mg/d，后者雄激素活性较低，对肝代谢影响较小，较接近天然孕酮。建议使用天然孕酮或接近天然孕酮的孕激素。

3）雄激素：甲睾酮 1.25～2.5mg/d，动物试验及绝经前妇女去势后用雄激素可能提高性欲。雄激素有肝损、水钠潴留、男性化及对血脂的不利影响，现已不推荐应用。安雄（十一酸睾酮）口服有效而对肝脏无毒性作用。此药口服后经肠道吸收，然后通过淋巴系统进入血液循环。临床研究证实每天口服安雄 80mg，可有效治疗男子更年期综合征。目前在国内市场，尚无适合绝经后妇女使用的雄激素补充制剂。替勃龙具有雌、孕、雄激素三种活性作用，诊断雄激素不足的绝经妇女可酌情选用。

4）其他：克龄蒙和芬吗通是雌、孕激素周期序贯复方制剂。克龄蒙由 11 片戊酸雌二醇（2mg/片）和 10

片戊酸雌二醇(2mg/片)加醋酸环丙孕酮(1mg/片)组成;芬吗通(含两种剂型)由 14 片 17β-雌二醇(1mg/片或 2mg/片)和 14 片 17β-雌二醇(1mg/片或 2mg/片)加地屈孕酮(10mg/片)组成。复方制剂配伍的雌、孕激素各有其优势特点且患者服用方便。

替勃龙,其结构为 7-甲基异炔诺酮,口服后在体内迅速代谢为 $\triangle^4$ 异构体、3α-OH 和 3β-OH 三种代谢产物,具有雌、孕、雄激素三种活性作用。有人称为仿性腺药物。欧洲剂量为 2.5mg/d。国内剂量为 1.25～2.5mg/d。替勃龙是一个具有组织特异性的甾体。"组织特异性"是指激素药物对不同的组织和器官有不同的临床效果,除了对骨骼、心血管参数、萎缩性阴道炎等绝经症状有良好的作用外,且不刺激内膜增生,不增加乳房图像密度及乳房胀痛发生率。与传统的 HRT 不同,有子宫的绝经后妇女应用替勃龙治疗时不需要再使用孕激素对抗内膜的增殖。由于含雄激素活性,替勃龙可更有效地改善情绪,提高性欲。

选择性雌激素受体调节制(SERM)是一类人工合成的类似雌激素的化合物,选择性地作用于不同组织的雌激素受体,起类似雌激素或抗雌激素作用。有他莫昔芬、雷诺昔芬(易维特)及其一系列衍生物。他莫昔芬具有抗雌激素及雌激素的双重效应,长期应用可能导致内膜的增生过长与内膜癌。新一代的 SERM 制剂如雷诺昔芬等可以保护心血管、减少骨质丢失、抑制乳腺癌生长、不刺激子宫内膜增殖,目前用于绝经后骨质疏松症。但它不能解除围绝经期妇女潮热、出汗症状,也不能防治泌尿生殖道萎缩症状。

剂量推荐选择最低有效剂量。使用低于标准剂量的制剂可以使很大比例的患者维持生活质量。目前还缺乏关于使用低剂量对骨折风险和心血管相关性的长期资料。尽管减少骨质丢失的量和雌激素的剂量有关,但是对大多数妇女来说,使用低于标准剂量的制剂也可以对骨指数产生积极的影响。妇女 HOPE 研究中的低剂量成分同样可以改善绝经症状,提供适当的子宫内膜保护作用,对脂质、脂蛋白、凝血因子、糖代谢的改变有良好的作用。

(4)HRT 方案

1)单用雌激素:仅运用于子宫已切除的患者。

2)雌、孕激素合用:主要目的是防止子宫膜增生及内膜腺癌,具体方案:

①周期序贯法:雌激素 21～28 天,后期加孕激素 10～14 天,停药后有撤退性流血。主要应用于绝经过渡期及围绝经期雌激素水平降低妇女。

②连续序贯法:连续应用雌激素,每月加孕激素 10～14 天。一般有撤退性出血。

③连续联合法:连续应用雌、孕激素而不间断,孕激素剂量可减少。更适用于绝经年限较长的妇女。方法简便,阴道出血率低,依从性好。

④周期联合法:连续应用雌、孕激素各 25 天,停药撤退后再重复。

(5)HRT 过程中的医疗监护:初剂 4～8 周,以后 3～6 个月复查,了解疗效、顺应性及副反应。监测指标包括:血压、体重、乳腺、血脂、骨密度、盆腔及肝胆超声等,如有合并症患者应进行多科协作管理。注意患者的不规则阴道流血,应行超声检查了解子宫内膜厚度,必要时行内膜活检及诊断性刮宫,排除子宫内膜过度增生或子宫内膜癌。一般子宫内膜厚度<5mm 者可采用 HRT。关于乳腺监测应教会患者自检。随访时医生应进行扣诊,乳房超声检查,必要时行乳腺 X 线检查。推荐至少每年 1 次盆腔 B 超、血糖、血脂及肝肾功能检查;乳房检查也应至少每年进行一次,根据患者的具体情况,酌情调整检查频率。

目前我国使用 HT 人群仍较少(在国内城市妇女中的使用率不到 5%),顾虑及恐惧较多。在有明确指征的情况下,HT 是有很多潜在益处的,而且风险很小。只要合理掌握 HT 适应证、禁忌证和慎用情况;权衡利弊、低剂量、个体化;尽量从绝经早期开始用药,多学科协作管理,注意随访及监护;并与其他健康措施联合使用,HT 是安全的,围绝经期妇女妇女可以从 HT 中受益,提高生活质量。

【非性激素治疗】

1.植物雌激素(PE)　是指植物中存在的非甾体雌激素类物质,结构与雌激素类似,可与雌激素受体结合,产生一系列雌激素样和(或)抗雌激素样活性。植物雌激素主要分为三类:异黄酮、香豆素、木脂素。研究得比较多的是异黄酮,主要包括大豆苷原、染料木黄酮、黄豆黄素,它们的结构与雌激素相似。

大豆异黄酮是人类膳食中最主要的植物雌激素来源,主要存在于大豆及其制品中。自20世纪50年代以来,大豆功能食品的保健和治疗作用越来越受到医学界的重视。流行病学研究已证实大豆产品可降低心血管疾病与癌症风险,美国食品和药品管理(FDA)已认可大豆蛋白降低胆固醇及心血管疾病风险的功效。2000年第一届国际性健康食品配料展中,含大豆异黄酮的食品被宣传为具有六大作用:即妇女保健、心血管疾病保健、降血脂、改善骨质疏松症、增强免疫功能和预防癌症。然而植物雌激素对治疗潮热及骨质疏松的保护作用,以及对子宫内膜与乳腺组织的抗雌激素作用,并未被所有研究证实。现有证据尚不足以证实异黄酮可以作为围绝经期妇女雌激素治疗的替代品,对可能的负面作用,如促进雌激素敏感性肿瘤发展、损害认知功能、影响生殖功能、影响新生婴儿神经系统和生殖系统的发育,也被反复的争论。目前我国人群中多将植物雌激素作为保健品使用,并常被推荐给那些接受传统激素替代治疗有禁忌证的妇女,或者被作为HRT的一种安全自然的方法,这是值得注意和应谨慎的。青少年和生育期妇女不主张补充植物雌激素。目前我国尚缺乏人群中应用的较大样本的临床资料,对植物雌激素种类、成分、剂量及疗效、安全性的研究将从循证医学基础上有助于阐明其在围绝经期妇女健康中的地位。

2.植物药　升麻的药用价值在历史上早有记载,其制剂可抑制下丘脑/垂体轴,减少LH的释放,从而缓解围绝经期血管舒缩症状。通过激动中枢5-羟色胺受体、多巴胺受体和阿片受体,从而解除焦虑、烦躁、失眠和抑郁等症状。升麻制剂选择性对雌激素β受体有轻微的激动作用,但对子宫无雌激素样作用。临床应用已证实植物药缓解围绝经期症状的作用。但其在我国市场上应用时间不长,对其长期应用的疗效与安全性研究仍是必要的。其作用机制也有待深入研究。

希明婷属中国药典收载的升麻属提取物,主要用于女性围绝经期综合征中出现的潮热、出汗、失眠、焦虑、抑郁等症状的改善。莉芙敏属美国药典收载的黑升麻根茎的异丙醇提取物,属类叶升麻属。均为源于天然的、非性激素的植物药物。莉芙敏的临床应用已超过半个世纪时间,在国际上接受了多角度临床研究和多层次基础研究,已获得WHO植物药手册、美国植物药手册、德国药典认可,是治疗围绝经症状的一种安全有效的新选择。

3.中医药及针灸治疗　中医药对更年期综合征进行个体化辨证论治有悠久的历史,很多临床研究报道中医药疗效显著,且不良反应及潜在的危险性少。更年期病机总属阴阳失调,肾阴肾阳不足,但以肾阴虚为多见,且亦有心脾等脏器功能失调。更年期综合征的中医治则:补肾柔肝,清泻心火,调整肾阴阳,以滋肾阴为主,疏肝理气,宁心泻火。

针刺对神经内分泌系统起综合调节作用,可以使紊乱的自主神经功能恢复正常。临床治疗以针刺及耳穴贴压为主,具有很好的镇静安神,止痛等效果。

更年期综合征病因病机、辨证分型、疗效评定尚缺乏统一标准,发病机制研究有待进一步深入。

4.选择性5-羟色胺再摄取抑制剂(SSRIs)　是经过检验对潮热最有效的代替雌激素的药物。SSRIs最大可改善50%~60%的潮热症状,其效应似乎是短期的。SSRIs改善情绪的作用不依赖于对潮热的效应。用于治疗更年期综合征时,SSRIs不会对性欲产生不良影响。长期应用可能会产生撤退症状,因此不应该突然停药。

5.非激素类抗骨质疏松及降血脂药物　如二膦酸盐、降钙素、钙和维生素D等抗骨质疏松药,非激素类降血脂药物等,对不适合激素治疗的患者是有效的选择。

6.健康的生活方式

(1)运动疗法:可增加食欲,加强消化功能,促进思维运动,能有效的预防和治疗神经紧张、失眠、烦躁及忧郁等更年期易产生的神经性不良症状。长期从事有氧运动是绝经后女子骨质疏松干预的最积极疗法;定期运动可以降低总的死亡率以及减少由心血管疾病引起的死亡。IMS最新推荐:最佳锻炼方式是每周至少3次,每次至少30分钟,强度达中等。另外,每周增加2次额外的抗阻力练习会得到更多的益处。

(2)禁烟和限酒:妇女吸烟可伴发过早绝经,易发生压力性尿失禁。吸烟是老年妇女认知功能减退及骨质疏松症的重要危险因素。少量饮酒可有利于预防冠心病的发生;中等量饮用红酒对认知功能具有保护作用。但多量饮酒可损害肝脑等其他脏器,增加高血压发病率及增加体重指数,影响认知功能,增加骨折危险。

(3)合理营养和平衡膳食:是延缓衰老、预防慢性非传染性疾病以及减少并发症的主要措施。富含钙和维生素、低盐及适量蛋白质的膳食有助于防治骨质疏松。更年期妇女膳食宜:食物多样、谷类为主、油脂适量、粗细搭配、多吃新鲜蔬菜和水果、清淡少盐或少糖饮食、饥饱适当,三餐合理。

(4)精神与心理保健:精神愉快是健康的核心,可增强机体抵抗力。应重新认识老龄概念,树立自信、自立、自强的新观念,保持年轻时的心态。要维护好和谐的家庭关系;培养广泛兴趣,陶冶情操;提高对社会环境和自然环境的适应能力,保持乐观豁达情绪。美国消费者协会对4246名50～93岁的老人调查发现维持性生活与长寿有一定关系,围绝经期、老年期妇女需要适度的性生活。可设立性咨询机构,开设绝经期保健门诊,必要时可予局部雌激素治疗改善阴道干燥、性交困难的症状。

制定与落实合理的生活方式需要多学科协作与管理。这是花费少,而获益确切的干预措施,应在群体中积极宣传,并持之以恒。

7.社区支持　应健全并发挥各级医疗机构及三级妇幼保健网的作用,尤其应以社区为单位,开展健康教育,建立更年期妇女保健档案,根据需求,有计划有组织地提供多学科多层次的连续性保健与干预措施。

绝经与衰老是影响更年期妇女健康的重要原因。通过积极的综合干预策略,我们可以预防和治疗绝经相关疾病,延缓衰老;提高更、老年妇女的生活质量。

【临床特殊情况的思考和建议】

1.关于"时间窗"的理念　这是近年来对HRT的应用时机认识的新的进展并认识到应用时机的选择与心血管疾病获益有关。《中华医学会妇产科学分会绝经学组2009年指南》建议,对具有适应证的妇女,在卵巢功能开始衰退并出现相关症状时即可开始应用HRT,包括绝经过渡期及绝经后期。WHI研究结果显示,激素治疗后心血管疾病发生率升高,该研究人群主要为60岁以上老年妇女。护士健康研究和WHI根据年龄分层研究的结果显示,对于没有心血管疾病的妇女,绝经后5年内开始HRT其心肌梗死的风险降低52%～55%。2006、2007年发表的新的研究结果显示,WHI的研究人群中60岁以下者经单纯雌激素补充治疗(ERT)后减少50%冠状动脉钙化、显著降低冠状动脉风险34%,并显著降低所有小于60岁患者的总死亡率30%。对已患有冠状动脉疾病或有亚临床动脉粥样硬化的老年女性,在开始激素治疗的第一年中,冠状动脉事件增多(被称为"早期危害");而大量基础研究及流行病学资料提示女性冠状动脉粥样硬化斑块形成及钙化在60岁后明显增加,因此从绝经早期开始HRT治疗将更为安全,风险更低,获益更多,特别是对女性冠心病的保护作用。因此,在2009年《绝经过渡期和绝经后激素治疗临床应用指南》(简称"《指南2009》")中明确提出,对于小于60岁无心血管疾病的近期绝经的女性(被称为"时间窗"),开始HRT不会引起早期危害,并能够降低心血管疾病的发生率和死亡率。2011年国际绝经协会指南推荐中还指出,早期使用HRT可降低阿尔茨海默病风险。对于从未使用过HRT的60岁以上妇女,一般不推荐启动HRT。

2.HRT 使用期限　关于 HRT 的使用期限的问题,以往 HERS 和 WHI 研究结果发表后的一段时期,国内外学者基本不主张长期应用 HRT,认为长期(>4 年)应用必须考虑有关疾病发生的相对危险性。但有很多临床病例资料显示,如果一味限制使用 HRT 的期限,可能会影响 HRT 对患者的长期获益。我们也遇到不少患者应用 HRT 很好地控制了自主神经紊乱症状、泌尿生殖道萎缩及骨密度降低导致的骨痛,在停用 HRT 后症状出现反复,需要重新开始治疗。因此,在国际绝经协会及《指南 2009》中均提到,应用 HRT 时,应个体化用药,且在综合考虑治疗目的和危险的前提下,使用能达到治疗目标的最低有效剂量,没有必要限制 HRT 的期限。应用 HRT 应至少每年进行一次个体化危险/受益评估,应根据评估情况决定疗程的长短,并决定是否长期应用,在受益大于危险时,即可继续给予 HRT。60 岁以上的妇女是否继续 HRT 应根据总体的危险-获益分析决定。

3.HRT 应选择使用最低有效剂量　使用低于标准剂量的制剂可以使很大比例的患者维持生活质量。尽管减少骨质丢失的量和雌激素的剂量有关,但是对大多数妇女来说,使用低于标准剂量的制剂也可以对骨指数产生积极的影响。低/极低剂量的雌孕激素治疗方案可以使子宫内膜刺激更小,出血也更少。对于观察性队列研究的分析表明雌激素剂量较低时中风风险较小,特别是当绝经后不久便开始使用较低剂量雌激素时。另外,使用非口服治疗其风险性可能会更低。妇女 HOPE 研究中的低剂量成分同样可以改善绝经症状,提供适当的子宫内膜保护作用,对脂质、脂蛋白、凝血因子、糖代谢的改变有良好的作用。循环中较低水平的孕激素如果对乳腺癌发生的风险有任何不利影响的话,也被认为较少。《指南 2009》建议:可以考虑应用较现有标准用法更低的剂量,比如每日口服结合雌激素 0.3~0.45mg 或戊酸雌二醇 0.5~1mg、替勃龙 1.25mg、经皮每日释放 17β-雌二醇 25μg 或等量制剂。复方合剂倍美罗每片含 0.3mg CEE/1.5mg MPA,安今益含 17β-雌二醇 1mg,屈螺酮 2mg,均体现了使用最低有效剂量雌孕激素的治疗理念。

4.注意个体化应用原则　激素补充治疗须规范化应用,使患者最大获益并使风险降至最低:掌握适应证、禁忌证;绝经早期开始使用;个体化;使用最低有效剂量;推荐应用天然雌激素、天然与接近天然孕激素;进行必要的监控;没有必要限制 HRT 的期限,但应至少每年进行一次个体化危险/受益评估。HRT 必须个体化量身订制。HRT 的使用应该同个体的治疗目标、利益及风险一致。考虑因素包括:是否有子宫;年龄;卵巢功能衰退情况;风险因素包括:心血管危险因子(高血压、糖尿病,左室肥大,脂代谢紊乱,吸烟等)、一级亲属患乳癌者、骨密度,骨折危险程度和症状等。

对于有完整子宫的妇女,在应用雌激素时,应同时加用适量的孕激素以保护子宫内膜,酌情采用雌孕激素序贯法或连续联合的治疗方案。对已行手术绝经并已切除子宫的妇女可仅采用雌激素补充疗法。当情绪、性功能明显受影响时,也可使用替勃龙治疗。每年应进行一次个体化危险/受益的评估,内容应包括体格检查、盆腔检查、病史更新、全身实验室检查(尤其是肝、肾功能、血脂等以及与症状相关的检查)和影像学检查,以及生活方式的讨论,并确定是否继续应用 HRT 或调整方案。

5.降低 HRT 风险　HRT 风险主要为乳腺癌、子宫内膜癌、血栓栓塞和心血管事件,通过规范化和个体化使用,可使 HRT 风险降至最低。

(1)乳腺癌:乳腺癌和绝经后激素治疗的相关程度仍有争论。乳房摄片密度基础值和乳腺癌发病风险有关。这不一定适用于由激素治疗引起的乳房摄片密度增加。联合雌孕激素治疗会引起乳房摄片密度的增加,这可能会妨碍对乳房摄片作出诊断性的解释。WHI 针对平均年龄 63 岁的老年妇女研究证实雌孕激素联合治疗组应用 5 年以上对乳腺癌发生的负面影响增加,但其危险也是很小的(小于每年 0.1%,属于罕见的类别,其风险类似肥胖与每日饮酒超过 2 个标准饮量)。但单用雌激素组达 7 年不会增加乳腺癌发生危险,甚至稍有下降。国际绝经学会也指出“与合成孕激素相比,微粒化黄体酮和地屈孕酮联合口服或经皮吸收雌激素治疗 4 年以上甚至 8 年并不增加乳腺癌风险或降低其风险”,表明不同药物选择对乳腺的作用和影响是不全相同的。

（2）子宫内膜癌：使用无对抗的雌激素会对子宫内膜产生剂量依赖性的刺激，有子宫的妇女必须补充使用孕激素。研究显示，雌孕激素连续联合治疗方案可以使子宫内膜增生和内膜癌的发病率比普通人还更低一些。

（3）血栓栓塞和心血管事件：和 HT 相关的严重的静脉血栓栓塞风险随着年龄增加（尽管 60 岁以前很小），并与肥胖和血栓形成倾向正相关。较晚使用标准剂量 HT 的人可能冠状动脉事件的风险会有短暂的轻度增加。中风的风险和年龄有关。在 60 岁以后 HT 可能会增加中风的风险。目前已有研究证实经皮雌激素避免了肝脏首过效应，对肝脏刺激较小，对代谢的影响小，因此在降低心血管和静脉血栓形成的风险方面较为有利，可不增加血栓栓塞风险；孕激素的种类如天然与接近天然孕激素较合成孕激素对血栓栓塞风险有较好的影响；有关雌孕激素的低剂量和极低剂量联合制剂较以往标准剂量均影响更小，更为安全。《指南 2009》也指出单用雌激素可能对冠状动脉有更多的益处，需要加用孕激素的女性，尽可能选用对心血管系统无不良作用的孕激素（天然孕酮，地屈孕酮、屈螺酮）。

（李　丽）

第八节　月经出血过多

月经出血过多是指失血量超过 80 毫升，一般出现于经期。月经失血过多，或子宫出血是常见的一种女性疾病。许多病例中，通过采取适当的营养措施，该病症是完全可以预防的。同任何一种病症一样，有效治疗的关键是查明病因。在许多"失血过多"的病例中，如果根据卫生巾（月经棉条）的使用数量和流量多少来看，失血的数量是完全正常的。如果您想知道，您是否患有子宫出血，我们建议您与您的医生联系并进行适当的评估。

功能性子宫出血（即非子宫瘤或子宫内膜异位症引起的）的发病机制包括子宫内膜生化过程紊乱。前列腺素是脂肪酸制造的类似于激素的分子，其合成的必需之物是由子宫内膜控制供应的脂肪酸二十碳四烯酸。患有子宫出血的女性子宫内膜在大大高于正常的程度上将二十碳四烯酸集中。经期二十碳四烯酸释放的增加导致前列腺素（系列）的生成加大，而前列腺素系列被认为是异常出血并伴有痛经的主要因素。其它可引发子宫出血的因素有缺铁、甲状腺功能减退、维生素 A 缺乏、子宫内避孕器以及各种局部因素（如子宫肌瘤、子宫内膜息肉、内在性子宫内膜异位症、子宫内膜过度增生、输卵管炎和子宫内膜炎）。

一、治疗方面应考虑的因素

1.铁

经期失血量在 60 毫升以上则意味着铁的负平衡——铁的流失大于摄入。虽然月经异常出血被公认为生育期妇女缺铁性贫血的主要原因，但人们尚不明了，长期缺铁也可能是子宫出血的原因。这一结论是在下列几项观察资料的基础之上得出的：①一项实验中 83 名患者中 74 名患者对单独补铁的反应；②对补铁无反应的患者中子宫瘤和子宫息肉的高发病率；③另一项实验中 57 名患者中 44 人血清铁含量的相应增加；④原始血清铁含量较高的情况下，对补铁治疗的反应降低；⑤子宫出血与对血清铁含量无反应的衰竭的储铁组织之间的相互联系；⑥一项非常重要的双盲安慰剂对照实验中，接受补铁治疗的 75% 患者病情有所好转,而安慰组相对只有32.5%。某些研究人员建议每天100毫克的铁元素的补给剂量可作为一种预防治疗。该建议是在以下两份观察结果的基础上作出的:①长期缺铁会加剧子宫出血;②含铁酶在血液变化(即贫血)出现之前已经衰竭。低铁的结果就是这些依赖铁的酶在子宫内膜上的低能量代谢,最终导致异常出血。

2.维生素A

补充维生素A也可以奏效。一项实验显示,71名子宫出血患者的血清维生素A含量大大低于正常人的水平。其中40人在持续15天的每天两次用药25000国际单位的维生素A之后,有23人失血恢复正常,有14人减少。共看92.5%的患者或完全解除症状,或有明显好转。

3.维生素C和生物类黄酮

毛细血管在子宫出血的病例中有一定的作用。对16名患者补充维生素C(每日3次,每次200毫克)和生物类黄酮,结果显示有14人的子宫出血有所缓解。两位对此无反应者中有一人患有子宫内膜异位症。由于维生素C能够大大提高铁的吸收,那么,它的治疗作用或许也是由于铁吸收加强的缘故。

4.维生素E

一组观察人员认为自由基也可能是子宫内膜出血的引发因素,尤其在使用宫内避孕器的情况下。在10周的补充维生素E(每两天100国际单位)之后,所有患者的病情均有所改善。虽然维生素E通过其抗氧化活动可以发挥效力,但它是否能够通过减少出血来影响前列腺素代谢尚不清楚。

5.维生素K与叶绿素

虽然子宫出血的患者并没有显示出缺少维生素K(习惯上使用叶绿素的天然形式)的迹象,但使用维生素K仍然得到了临床方面以及限制性研究人士的支持。这一点应该补充到治疗计划当中去,特别是对于无反应的病例。

6.甲状腺异常

关于甲状腺(甲状腺功能减退或甲状腺功能亢进)与月经紊乱的联系这一问题已经比较明确。即使最小限度的甲状腺功能障碍(如,临床症状不明显的缺乏症状)也可能引起子宫出血以及其他月经失调的症状。即使中度甲状腺功能减退和子宫出血的患者也会对甲状腺激素补充反应强烈。

7.基本脂肪酸

因为组织内大多数二十碳四烯酸来自于食物,所以减少动物食品的摄入及(或)增加亚麻籽油摄入是可以减少失血的。

8.草药

许多植物性药材被用于治疗子宫出血。但惟一一种没有对其进行过重大临床研究的植物就是荠菜。长期以来它被用于治疗产科及妇科出血。有几项临床研究证明它也有助于治疗子宫出血。

二、治疗小结

治疗月经过多的第一步就是查明病因。由于月经异常出血反映出很严重的情况,因此可以向医生咨询,以明确是否患有月经异常出血。如果确定是功能性出血(非疾病所致),则下列指导会有所帮助。

1.饮食注意事项

食物二十碳四烯酸(动物脂肪)水平应较低。应多进食绿色多叶蔬菜及其它含维生素K的食物。

2.营养补充

维生素 C:每日 3 次,500～1000 毫克/次。

生物类黄酮:500～1000 毫克/日。

维生素 A:每日两次,每次 25000 国际单位,两周后减为每日 25000 国际单位,直至情况正常。

注意:维生素 A 孕妇禁用。

维生素 E:200～400 国际单位/日。

叶绿素(脂溶性):25 毫克/日铁:100 毫克/日。

草药

荠菜(每日 3 次)

干叶或冲剂(茶):1.54 克

酊剂(1∶5):4～6 毫升

提取液(1∶1):0.5～2.0 毫升

粉状固体提取物(4∶1):250～500 毫克

(徐改香)

第二章　女性生殖系统炎症

第一节　外阴炎症

外阴炎症是妇科常见病,各年龄组均可发病。由于外阴部暴露在外,又与尿道、肛门、阴道邻近,与外界接触较多,因此易发生炎症,并且可与阴道炎同时存在。

一、非特异性外阴炎

非特异性外阴炎为一般化脓性细菌引起的外阴炎,多为混合性细菌感染,可因外阴不洁或异物刺激而引起。常见病原菌有金黄色葡萄球菌、乙型溶血性链球菌、大肠杆菌、变形杆菌、厌氧菌等。

【主诉】

外阴瘙痒、疼痛、烧灼感。

【临床特点】

（一）主要症状

外阴瘙痒、疼痛或灼热感,于活动、性交、排尿、排便时症状加重。原因主要有阴道分泌物增多（如宫颈、阴道的炎性白带,宫颈癌的分泌物）,经血和产后恶露的刺激,尿液、粪便的刺激（特别是尿瘘患者的尿液浸渍、粪瘘患者的粪便刺激、糖尿病的糖尿刺激）,经期使用卫生巾的刺激以及穿紧身化纤内裤导致局部透气性差。

（二）次要症状

毛囊感染形成毛囊炎、疖肿、汗腺炎、外阴皮肤的脓疱病等。如病情继续发展,可形成外阴部蜂窝织炎、外阴脓肿、腹股沟淋巴结肿大、疼痛,可出现发热、寒战、头痛等全身症状,也可引起外阴溃疡而致行走不便。

（三）体征

局部红肿,以小阴唇及处女膜部位最明显。外阴充血、肿胀、抓痕,重者有糜烂,成片的湿疹,甚至有溃疡形成。急性炎症时外阴皮肤、黏膜充血、肿胀、糜烂,常有抓痕,有时呈一片湿疹样,严重时可见脓疱形成或浅小溃疡。慢性炎症时外阴皮肤增厚、粗糙,有时出现皲裂,甚至苔藓样变,有时腹股沟淋巴结肿大。阴道口黏膜充血,分泌物增多呈泡沫状或凝乳块状或呈脓性。

（四）鉴别诊断

1.外阴色素减退疾病　又称为慢性外阴营养不良,往往有外阴皮肤色素减退、呈暗红、粉红,甚至白色,主要依靠病理检查最后确诊。镜下可见表皮层角化过度或伴有角化不全,棘细胞层不规则增厚,上皮脚向下延伸。真皮浅层有不同程度的淋巴细胞和少数浆细胞浸润。

2.外阴癌　亦可有外阴瘙痒,局部皮肤糜烂、破溃,需与严重外阴炎形成溃疡者加以鉴别,但前者病理检查可见癌细胞,而后者只见散在炎症细胞。

3.外阴湿疹　可累及大、小阴唇及其周围皮肤,患部皮肤增厚浸润,有粟粒大小丘疹密集成片,常因搔抓而糜烂或水肿。本症病程反复,常因各种外界因素的刺激或内在的精神紧张、情绪变化等而诱发或加重。但外阴湿疹可见丘疹及红斑,并常遍及身体的其他部位。

【辅助检查】

(一)首要检查

1.外阴局部涂片及阴道分泌物检查　常为一些杂菌,而无滴虫、念珠菌、淋菌、衣原体、支原体等。

2.细菌培养加药敏　多为葡萄球菌、链球菌、大肠杆菌等。药敏试验可以指导用药。

(二)次要检查

1.尿糖　对于炎症反复发作或中老年患者,要检查尿糖及血糖,除外糖尿病伴发的外阴炎。

2.亚甲蓝试验　如果怀疑是直肠阴道瘘或膀胱阴道瘘,可以进行亚甲蓝试验。

3.蛲虫卵检查　对年轻患者及幼儿检查肛周有无蛲虫卵,以排除蛲虫引起的外阴部不适。

4.局部活组织检查加病理检查　对于需与外阴恶性病变鉴别者,可行活检。活检应在有皲裂、溃疡或粗糙处进行,并应选择不同病变部位多点取材。为做到取材适当,可先用1%甲苯胺蓝涂抹病变区,待变干后,再用1%醋酸液擦洗脱色。凡不脱色区表示该处有裸核存在,提示在该处活检,发现非典型增生甚至癌变的可能性较大。如局部破损区太广,应先治疗数日,待皮损大部愈合后,再选择活检部位以提高诊断准确率。

(三)检查注意事项

1.阴道标本采集前24小时应禁止性生活、盆浴、阴道检查及阴道灌洗,如应用抗生素,则应在其应用前或停药1周后采集标本,如不能停用抗生素,则应于下次抗生素应用前采集。取材所用消毒的刮板,吸管或棉拭子必须清洁干燥,不粘有任何化学药品或润滑剂。

2.一般用盐水浸湿的棉拭子自阴道深部或阴道穹窿后部、宫颈管口等处取材,制成生理盐水涂片后观察阴道分泌物标本。

3.检查最好安排在非月经期进行。

4.采取细菌培养标本时应使用事先灭菌的无菌容器,标本采集前或已采集的标本,不能随意打开容器,以免混入杂菌,影响检验结果。

5.患者标本应在未服用抗生素前采取,不得用消毒剂或酸类处理的容器采集标本。

6.采集好标本应立即送检,搁置时间过久,会影响检验结果。如路途较远,一般应冷藏保存送检。

7.次要检查中各项是针对各特殊人群所做的排除性检查,依上述各不同人群酌情选作。

【治疗要点】

(一)治疗原则

消除病因,控制症状,促进炎症愈合,直至治愈。

(二)具体治疗方法

1.基本治疗　急性期应卧床休息,避免性生活,停止使用引起外阴部刺激的外用药品,保持外阴部的清洁、干燥,改穿棉质内裤并勤换内裤。避免摩擦损伤,禁忌搔抓。

2.病因治疗　积极寻找病因,并给予相应的治疗。如对糖尿病患者应治疗糖尿病;由尿瘘、粪瘘引起的外阴炎,应及时行修补术;由阴道炎、宫颈炎引起者应积极相应治疗。

3.局部治疗

(1)非感染性外阴炎患者:可选用 1:5000 高锰酸钾坐浴,每日 2～3 次;或苦参 15g,蛇床子 15g,白藓皮 15g,土茯苓 15g,黄柏 15g,川椒 6g 水煎熏洗外阴,每日 1 次,10 次为一疗程;或可的松软膏涂外阴,每日 2 次;或曲咪新乳膏(皮康霜)涂外阴,每日 2 次。

(2)感染性外阴炎患者:可选用金霉素或复方新霉素或 0.5％红霉素或莫匹罗星(百多邦)或环丙沙星(瑞康)软膏涂患处,每日 2 次。

4.全身治疗　感染性外阴炎急性期必要时针对病原体,可选下列抗生素口服。

(1)甲硝唑 400mg,每日 3 次,口服。

(2)头孢氨苄 0.5g,每日 4 次,口服;头孢拉定 0.5g,每日 4 次,口服;头孢羟氨苄 0.5g,每日 2 次,口服;头孢克肟 50mg,每日 3 次,口服;红霉素 0.25g,每日 4 次,口服;罗红霉素 150mg,每日 2 次,口服;克林霉素 300mg,每日 3 次,口服。

5.物理治疗

(1)急性期:

紫外线治疗:局部紫外线照射,第一次用超红斑量(10～20 个生物剂量),如炎症控制不满意,每日再增加 4～8 个生物剂量,急性期控制后可隔日照射 1 次,直至痊愈。

超短波治疗:可用单级法,距离 4～6cm,无热量,每次 5～6 分钟,每日 1 次,炎症逐渐控制后可改用微热量,每次 5～8 分钟,每日 1 次。

微波治疗:用圆形电极,距离 10cm,电流 30～60W,每次 5～10 分钟,每日或隔日 1 次。

(2)亚急性期:

超短波治疗:单级微热量每次 10～15 分钟,隔日 1 次,10～15 次为一疗程。

微波治疗:圆形电极,隔离 10cm,电流 90～100W,每次 15 分钟,隔日 1 次。

红外线治疗:距离 40cm,每次 20～30 分钟,每日 1 次,8～12 次为一疗程。

坐浴:用 1:5000 高锰酸钾液,水温 40℃左右,每次 15～30 分钟,每日 1 次,5～10 次为一疗程。

(三)治疗注意事项

1.高锰酸钾为强氧化剂,遇有机物等还原剂后迅速发生氧化作用,释放出新生态的氧,能使细菌菌体组分的活性基团氧化,并干扰酶系统而灭菌,主要用于杀菌、消毒与收敛。

2.用高锰酸钾坐浴时,通常在半盆温开水中加入数颗高锰酸钾结晶,充分搅拌,使液体呈淡红色。颜色不宜过深,高浓度对皮肤有刺激性。溶液宜新鲜配制,久贮易还原失效。

3.若有破溃应涂抗生素软膏或紫草油。

4.感染严重、有全身发热出现者,可加用培养敏感的药物口服或肌内注射 3～5 日。

5.治疗须夫妇同时进行。

6.对于外阴炎反复发作的患者,应积极寻找病因,因为此类患者往往有基础疾病存在。发现糖尿病或尿瘘、粪瘘等应及时给予适当的治疗。

7.对于主诉外阴瘙痒难忍,但经各项检查没有找到全身或局部原因的患者,其症状可能与精神心理因素有关。

8.对于久治不愈的外阴炎,尤其外阴有溃疡者,应警惕有无外阴上皮肉瘤样病变,甚至恶性肿瘤,应行多点活组织检查,注意病检回报。

9.有部分患者外阴炎反复发作,可能是患者长期局部乱用药,破坏了阴道正常菌群的生长环境。应当建议患者停用外阴刺激性药物,改用无刺激的清水局部清洗。

10.慢性皮炎已有苔藓样变时,除上述治疗外,加用糖皮质激素软膏外涂。

【预后】

1.好转标准　症状及体征减轻。

2.治愈标准　症状及体征消失。

二、前庭大腺炎

前庭大腺炎又称巴氏腺炎,是多种细菌感染引起的前庭大腺炎症。前庭大腺位于两侧大阴唇下 1/3 深部,其直径为 0.5～1.0cm,腺体开口处位于小阴唇与处女膜之间的沟内,在性交的刺激下,分泌黄白色黏液,起润滑作用。

因解剖部位特点,在性交、流产、分娩等情况污染外阴部时,病原体容易侵入而引起炎症反应,称前庭大腺炎。急性期病原体首先侵犯腺管,腺管呈急性化脓性炎症,腺管开口往往因肿胀或渗出物凝聚而阻塞,脓液不能外流,积存而形成脓肿,称前庭大腺脓肿。

【主诉】

外阴局部肿胀、疼痛、灼热感、行走不便,有的患者有分泌物增多,脓性分泌物,大、小便困难。

【临床特点】

1.主要症状　急性期患侧外阴部疼痛、肿胀、灼热感,常伴有发热等全身症状。脓肿形成时,疼痛加重。引起感染疼痛的常见病原体为内源性病原体(葡萄球菌、链球菌、大肠埃希菌、肠球菌)及性传播疾病的病原体(淋病奈瑟菌及沙眼衣原体),以育龄妇女多见,且多发生在单侧。

2.次要症状　可影响排尿、排便,出现行走困难,严重时伴发热、头痛等全身症状。脓肿继续增大,表面皮肤变薄,则会自行破溃。如果破孔大,脓液流出后,局部疼痛缓解,充血水肿消失,全身症状可消失;如果破孔小,引流不畅,则炎症持续不散,并可反复急性发作。

3.体征　一侧大阴唇下 1/3 处有红肿硬块,压痛明显,与外阴皮肤有粘连或无粘连,若为淋病奈瑟菌感染,挤压局部可流出稀薄、淡黄色脓汁。此后肿块表面皮肤变薄,周围组织水肿,形成脓肿,此时,肿块可增大如鸡蛋大小,严重者直径可达 5～6cm,有触痛及波动感,常伴腹股沟淋巴结肿大。以窥器行阴道检查多有困难,可视病情暂缓进行。

4.鉴别诊断　前庭大腺炎易误诊为前庭大腺囊肿。其共同点为前庭大腺处有一肿块,区别在于前庭大腺炎者局部有痛感,常伴有发冷、发热,检查前庭大腺肿块,见表面皮肤发红,触痛明显,有波动感,挤压时在前庭大腺开口处可有脓液溢出;前庭大腺囊肿则前庭肿块皮肤色泽不变,肿块呈囊性,无压痛,挤压肿块时前庭大腺开口处无脓液溢出。

【辅助检查】

1.首要检查　可在前庭大腺开口处及尿道口、尿道旁腺各取分泌物作涂片及细菌培养(包括厌氧菌培养)查病原菌,同时行药敏试验指导治疗。

2.次要检查　血常规检查白细胞总数可明显增多。

3.检查注意事项

(1)细菌培养加药敏最好在应用抗生素之前进行。

(2)对于脓肿切开排脓者,培养取材应尽可能靠近脓肿壁,必要时可切取少许脓肿壁坏死组织送培养。

【治疗要点】

(一)治疗原则

治疗原则为去除病因,对症治疗,直至治愈。

（二）具体治疗方法

1.基本治疗　有全身症状及急性期者应卧床休息,保持外阴部清洁。

2.局部治疗　应保持外阴部清洁、卫生,同时可加用红外线及微波理疗,亦可选用清热解毒中药如蒲公英 10g、紫花地丁 10g、金银花 10g、连翘 10g,煎汤局部热敷,每日 2 次,或 1：5000 高锰酸钾溶液坐浴,每日 2 次。

3.全身治疗　因病原菌多为需氧菌、厌氧菌及衣原体的混合感染,故多选用广谱抗生素或联合用药,如①头孢氨苄或头孢拉定 0.5g,每日 2 次,口服;②左氧氟沙星片 0.1g,每日 2～3 次,口服;③庆大霉素注射剂 8 万 U,每日 2 次,肌内注射;④青霉素 80 万 U,每日 2 次,肌内注射,及甲硝唑 0.2～0.4g,每日 2 次,口服。亦可根据药敏试验结果选用。病情轻者可口服,病情重者应予静脉用药,以促使炎症吸收,症状好转。

4.切开引流及造口术　有脓肿形成时,应立即切开引流并行造口术。因为单纯引流仅能暂时缓解症状,切口闭合后炎症可反复发作,或日后形成脓肿。若无条件也可穿刺抽脓,并注入青霉素 20 万～40 万 U。

（三）治疗注意事项

1.患处疼痛剧烈时,可冷敷或涂敷中药金黄散油膏。

2.庆大霉素属氨基苷类,广谱,主要用于葡萄球菌、大肠埃希菌（大肠杆菌）、变性杆菌等所致感染。长期或超量应用可引起耳毒性、肾毒性,肾功能不全患者、老年人、孕妇慎用。

3.左氧氟沙星属氟喹诺酮类抗菌药物,是氧氟沙星的 S 型旋光异构体,其体外的抗菌活性约为氧氟沙星的 2 倍,抗革兰阴性及革兰阳性需氧菌的作用很强,但对厌氧菌只显中等活性。孕妇及哺乳期妇女不宜服用。18 岁以下患者禁用。

4.如尚未化脓,则服药促使其症状逐渐好转吸收;如抗生素治疗无效,急性炎症未能控制,已形成前庭大腺脓肿,则应及时手术切开、引流、造口,切口应够大,以保证引流通畅。

5.当有全身症状,发热、白细胞计数升高则多选用静脉用抗生素为宜。

6.治愈标准为症状及体征消失。

三、前庭大腺囊肿

前庭大腺炎在炎症消失后脓液吸收,可为黏液所代替,黏液积聚形成前庭大腺囊肿,又名巴索林囊肿。常因非特异性炎症阻塞前庭大腺导管;部分因分娩做会阴侧切术时将腺管切断;或分娩时阴道、会阴外侧部裂伤,发生较为严重的瘢痕组织阻塞腺管口所致;也可因先天性腺管狭窄,或腺腔内黏液分泌物浓稠,排出不畅导致囊肿形成。

【主诉】

发现外阴部囊性包块。

【临床特点】

1.主要症状　若囊肿小且无感染,多无自觉症状,往往于妇科检查时才被发现。其特点为单侧性,囊肿多为单侧,呈椭圆形,大小不等,一般不超过鸡蛋大小,无压痛,可持续数年不变。

2.次要症状　囊肿增大后,外阴患侧肿大,外阴有坠胀感或性交不适。继发感染时,再次形成脓肿,可有红肿、触痛等急性期症状。反复感染可使囊肿增大。

3.体征　外阴患侧肿大,大阴唇下 1/3 可触及囊性肿物,与皮肤有粘连。患侧小阴唇被展平,囊肿较大时,阴道口被挤向健侧,可持续数年不变,也可继发感染形成脓肿。

4.鉴别诊断

（1）大阴唇腹股沟疝：疝与腹股沟环相连，在咳嗽时有冲动感，推压后，可能复位，肿块消失，向下屏气时，肿块增大，叩之有鼓音，在过度使力时，常突然出现。

（2）子宫内膜异位囊肿：前庭大腺囊肿内容物为透明黏液，很少为浆液性，有时混有血液而呈红色或棕红色，易误认为子宫内膜异位囊肿，特别是囊壁被覆上皮含有假黄色瘤细胞时，更易混淆。但后者往往伴有继发性、渐进性痛经，不孕，性交痛，大便坠胀等症状。

（3）尿道旁腺脓肿：尿道旁腺的感染可形成尿道旁腺脓肿，于尿道口一旁或两旁可叩及波动，有压痛，并可自腺管口挤出脓液或石灰质凝块。同时可有尿道远端狭窄，产生排尿困难，其尿线细而有力。

【辅助检查】

通常由囊肿的所在位置及外观与局部触诊无炎症现象即可诊断。

【治疗要点】

（一）治疗原则

治疗原则为较小的囊肿可暂时观察，定期随诊；较大的囊肿，有明显的症状，或反复发作疼痛者，可行手术治疗。

（二）具体治疗方法

1.前庭大腺囊肿造口术　是一种简单、损伤小、能保留腺体功能的方法，已取代以往的囊肿剥除术。具体手术步骤为：选择手术切口在处女膜外，于患侧小阴唇后端最低处的黏膜上做一梭形切口，长1cm、宽0.5cm，切除切口范围内黏膜，以防术后造口粘连。

2.激光囊肿造口术　以 CO_2 激光进行囊肿造口引流，治愈率高，无不良反应，操作简便，治疗时间短，创面小，无须缝合创面，可在门诊治疗，无须住院；由于激光的高热效应能使组织细胞迅速凝固、碳化，且激光对血红蛋白有亲和力，故有较好的凝血作用，术中及术后出血少，能保留腺体的正常功能，对性生活质量无影响。

（三）治疗注意事项

1.合并感染后的前庭大腺囊肿，应先予抗感染治疗，脓肿形成者先切开引流，待炎症吸收后再择期手术。

2.前庭大腺囊肿治疗后，外阴局部应保持清洁卫生，不穿化纤内裤，经常换洗内裤，避免阴道分泌物、尿液、粪便的污染。

3.行造口术时造口应足够大，造口之后最好放引流条，术后及时换药，每日用过氧化氢溶液或2%碘伏冲洗囊腔一次，共3～4次，防止术后粘连闭合，再次形成囊肿。

4.一旦脓肿形成，应切开引流，切口应够大，以引流通畅，应用2%碘伏液及0.5%甲硝唑液交替冲洗，可用碘伏纱条填塞，每日更换一次或每2～3日更换一次。

5.造口部位的选择时，由于造口部位越低，越有利于腺体分泌物外流，故最好选在小阴唇后端内侧黏膜内面最低处作一梭形切口。

6.术中切除切口范围的黏膜，暴露囊壁，在囊内液外流时，用鼠齿钳夹持囊壁边缘，以免囊壁回缩。

7.囊肿造口术中囊内液流出后，乙醇消毒切口周围及囊腔，用4-0合成线间断缝合切口周围的黏膜与囊壁。术后用油纱条引流，24小时后常规用1∶5000高锰酸钾溶液坐浴，每日2次，连续一周，以利创面愈合，预防感染。

8.激光防护，不直视激光束，用防护镜保护好眼睛。在确保医患无激光损害的条件下可手术。

9.在怀孕期禁止激光治疗。

10.激光囊肿造口术后无感染,无须应用抗生素。

11.治愈标准为囊肿消失或经前庭大腺造口术后引流通畅,即为治愈。

四、婴幼儿外阴阴道炎

婴幼儿外阴阴道炎又称幼女性外阴阴道炎,指发生在婴幼儿、青春期前的少女或幼女的外阴皮肤和阴道黏膜的炎症。常见于5岁以下幼女,阴道炎与外阴炎多合并存在。其原因主要在于幼女缺乏雌激素,外阴发育差,缺乏大小阴唇脂肪的保护及阴毛对微生物的防御,且外阴部皮肤特别薄嫩,阴道上皮菲薄,抵抗力低,故易受感染。此外,护理不当,外阴损伤,阴道异物以及穿尼龙、化纤内裤,无专用澡盆,大便后擦拭肛门由后向前,不能每日洗澡、更换内裤等不良生活卫生习惯也易造成感染。

引起感染的常见病原菌包括葡萄球菌、流感嗜血杆菌、链球菌、大肠杆菌等,滴虫、念珠菌、淋球菌及衣原体、疱疹病毒和人乳头瘤病毒等,尤以大肠杆菌为最多,约占80%。

【主诉】

患儿哭闹不安,手抓外阴。

【临床特点】

(一)主要症状

阴道口处见分泌物增多,呈脓性,味臭。因幼女无法表达外阴瘙痒、疼痛、分泌物增多或尿频、尿急等不适,患儿常表现为用手指搔抓外阴,甚至烦躁不安、哭闹不止。

(二)次要症状

严重者局部糜烂或溃疡导致小阴唇粘连,往往尿流变细或排尿异常。

(三)体征

见外阴、阴蒂红肿,表面可有破溃,尿道口和阴道口黏膜充血、水肿,有脓性分泌物自阴道口流出,粘连的小阴唇遮盖阴道口及尿道口,只在其上或下方留一小孔,尿液自小孔排出,粘连处呈膜状,仔细检查,可发现粘连处较薄,比较透亮。病变严重者局部可见有糜烂或溃疡。检查时须注意处女膜是否完整,并行肛查或麻醉下阴道检查,排除阴道异物及肿瘤。

(四)误诊分析

1.生殖器畸形　婴幼儿外阴阴道炎若小阴唇粘连需与先天性阴道闭锁或无阴道鉴别。后者均有发育良好的大小阴唇,尿道口位置正常,但无阴道口或仅在阴道外口处有一浅凹陷,无正中粘连线。

2.宫颈或阴道肿瘤　如阴道流液为血性时,应注意与宫颈或阴道肿瘤鉴别,必要时可在全身麻醉下窥器检查,明确病变部位,对可疑病灶行病理活检。

3.阴道异物　可出现阴道血性流液,可行阴道检查或直肠指检排除。

【辅助检查】

1.首要检查　阴道分泌物涂片检查及培养加药敏:用细棉棒或吸管取阴道分泌物找滴虫、念珠菌或涂片染色查细菌(包括淋球菌)、支原体、衣原体,以明确病原。药敏试验便于指导治疗。

2.次要检查

(1)直肠指检:排除阴道异物及肿瘤。

(2)阴道检查:在麻醉下做阴道检查,排除阴道异物及肿瘤。

3.检查注意事项　结合病史、症状及查体,可做出初步诊断。婴幼儿语言表达能力差,采集病史常需详细询问女孩母亲,同时询问母亲有无阴道炎病史、有无手足癣病史。婴幼儿有无公共场所盆浴史及不良卫生习惯的护理、外阴卫生不洁等情况。

【治疗要点】

（一）治疗原则

治疗原则为去除病因,针对病原体选用敏感抗生素。

（二）具体治疗方法

1.基本治疗　保持外阴部清洁、干燥,减少摩擦,不穿开裆裤,减少外阴受污染机会。大小便后,尤其大便后应清洁外阴,避免用强刺激性的肥皂或浴液,清洁后以婴儿粉或氧化锌粉扑打,以保持局部干燥。

2.局部及全身应用抗生素　根据药敏试验结果选用相应敏感的抗生素。可选择 1∶5000 高锰酸钾溶液坐浴,10～15 分钟,每日 2～3 次;红霉素或金霉素软膏坐浴后涂于患处,每日 2～3 次。也可以针对病原体选择抗生素溶液,用吸管滴入阴道或口服药物。

3.对症治疗　有蛲虫患者给予驱虫治疗,可用扑蛲灵,该药对杀灭蛲虫作用显著,为治疗蛲虫的首选药物。剂量按 5mg/kg,每晚一次,口服;如有复发,可隔 2～3 周再服一次。如有异物,可在使用镇静剂或麻醉下取出。

4.小阴唇已有粘连但尚疏松不紧密者　可用两拇指对称向下向外轻轻分离,分离后的创面涂搽抗生素软膏或 40% 紫草油,防止再次发生粘连,直至上皮长好为止。也可局部使用雌激素软膏促进炎症消退,应用含 0.1mg 己烯雌酚软膏,以小棉棒涂于阴道深处,每日 1 次,共 2 周,以后每 3～4 日 1 次,共治疗 4～6 周。己烯雌酚口服疗效好,0.1mg,每日 1 次,2 周后改为每周 2 次,可连续用 4～6 周。

（三）治疗注意事项

1.瘙痒明显者,坐浴后可涂以氢化可的松软膏。

2.扑蛲灵毒性低,少数患儿服后可有恶心、呕吐,腹痛、腹泻。此药能使大便染成红色,可污染衣物。

3.雌激素用药时间过久,可引起第二性征发育。

（李婷婷）

第二节　阴道炎症

一、滴虫性阴道炎

滴虫性阴道炎(TV)是由阴道毛滴虫引起的一种常见的阴道炎,属性传播疾病,也可通过公共浴池、浴盆、厕所马桶、游泳池、内衣裤及医用器械等间接传播。目前认为滴虫性阴道炎与妇科并发症(如衣原体、淋球菌感染、盆腔炎、宫颈不典型增生和艾滋病毒感染与传播)和围生期并发症(如早产、胎膜早破、低体重儿)存在相关性。

【主诉】

患者白带增多、外阴瘙痒。

【临床特点】

（一）主要症状

1.白带增多、稀薄,呈泡沫样,黄绿色、有臭味。

2.外阴瘙痒,主要累及阴道口及外阴部位。

（二）次要症状

可伴有外阴、阴道充血、烧灼感、疼痛和性交痛。阴道毛滴虫能吞噬精子,并能阻碍乳酸形成,影响精子的存活,可致不孕。如伴尿道感染时,有尿频、尿急、尿痛或血尿;如有其他细菌混合感染,则分泌物呈脓性,可有臭味。

（三）体征

阴道黏膜充血,严重者有散在出血点,阴道后穹隆内有大量白带,呈黄白色、灰黄色稀薄泡沫样液体或为黄绿色脓性分泌物,常呈泡沫状。滴虫携带者阴道黏膜可无异常发现。

（四）鉴别诊断

1.念珠菌性阴道炎　症状相似,但白带多为水样或脓样,夹杂着乳酪样或豆腐渣样物。直接镜检可见到成群的卵圆形的孢子及菌丝。

2.细菌性阴道病　两者均有白带增多,但细菌性阴道病具有以下一些特点:①非化脓性灰白色黏稠阴道分泌物;②阴道分泌物有鱼腥味,胺试验阳性;③阴道分泌物 pH 值 5.0～5.5;④分泌物中有线索细胞。

【辅助检查】

（一）首要检查

阴道分泌物悬滴法:简便易行,是临床常用的方法。加 1 小滴生理盐水于玻片上,用消毒的棉拭子从阴道后穹隆处取少许分泌物混于生理盐水中,并立即在低倍镜下寻找滴虫。滴虫呈梨形,后端尖,为多核白细胞的 2～3 倍大小。虫体顶端有鞭毛 4 根,体部有波动膜,后端有轴柱凸出。活的滴虫透明无色,呈水滴状,鞭毛随波动膜的波动而摆动。若标本中有滴虫时,显微镜下可见到运动活泼、比白细胞稍大的虫体,亦可见到周围白细胞等被推移。

（二）次要检查

1.涂片染色法　将阴道分泌物涂片后置于室温下干燥后镜检。涂片中见到典型的滴虫特征如下:虫体比白细胞大 2～3 倍,呈椭圆形,前 1/3 处有 1 个长圆形的细胞核,核的前端有 4 根前鞭毛和 1 根后鞭毛,有 1 根细长的轴柱由前端向后贯穿虫体并伸出体外,有时能见到占体长 1/3～2/3 的波动膜。由于涂片操作受多种因素影响,难以见到典型的虫体结构,其显著特征是:长圆形的细胞核,常位于偏心位置,疏松而有空泡的细胞质,以及偶尔可见到的 4 根长鞭毛。虫体的形态可为圆形、长圆形、三角形,甚至多角形等。

2.培养法　将阴道分泌物置于培养基中,置 37℃ 温箱培养 48 小时,取出 1 滴培养物做悬滴法或涂片染色法检查。如为阴性,培养 6～7 日后再检查一次。

3.PCR 法　用于实验室检测阴道滴虫。

（三）检查注意事项

1.悬滴法是检查滴虫最简便的方法,阳性率可达 60%～70%。但如未找到滴虫,亦不能排除滴虫性阴道炎。

2.经染色后,涂片形态清晰,有利于仔细观察虫体结构,检出阳性率增高。

3.若标本中因滴虫数量少而多次悬滴未能发现滴虫,对可疑患者,可用培养法,其准确度可达 98% 左右。因操作较为繁琐,目前主要用于检查轻症患者、带虫者或慢性患者,作为诊断和疗效观察的依据。有时经培养后虫体仍较少,可取培养液离心沉淀后做涂片检查。

4.PCR 的敏感性和特异性分别为 80.95% 和 97.21%。

【治疗要点】

（一）治疗原则

治疗以全身用药为主,结合局部用药。

（二）具体治疗方法

1.全身用药　滴虫性阴道炎常伴有泌尿生殖系统及肠道内的滴虫感染,单纯局部用药不易彻底消灭滴虫,应尽量选择全身用药,主要应用甲硝唑及替硝唑。

2.局部用药　亦有疗效,但较口服较差。不能耐受口服药物或不适宜全身用药者,可选择阴道局部用药。可使用弱酸性液(如乳酸溶液 10ml 加入 1000ml 温开水中,冲洗阴道,每日 1 次;或 1％～0.5％醋酸溶液 5ml 加入 1000ml 温开水中,冲洗阴道,每日 1 次,共 10 日)清洗外阴及甲硝唑栓阴道塞入。

3.硝基咪唑类药物治疗　根据 2008 年 11 月中华医学会妇产科分会感染性疾病协作组提出的《滴虫性阴道炎诊治规范》,硝基咪唑类药物是美国食品和药品管理局(FDA)批准的用于治疗滴虫性阴道炎的药物。

（1）推荐方案:全身用药:甲硝唑片 2g,单次口服;或替硝唑片 2g,单次口服。

（2）替代方案:全身用药:甲硝唑 400mg,每日 2 次,口服,共 7 日。

（3）对不能耐受口服药物或不适宜全身用药者:可选择阴道局部用药。甲硝唑阴道泡腾片 0.2g,塞入阴道,每晚 1 次,共用 7 日。

（三）治疗注意事项

1.滴虫适宜在 pH 值为 5.2～6.6 的环境中生长繁殖,用酸性溶液冲洗阴道,增加阴道酸度,使其 pH 值<5,可抑制滴虫繁殖。因此,阴道用药前先用 1％乳酸液或 0.1％～0.5％醋酸液冲洗阴道可提高疗效。

2.滴虫不仅寄生阴道,还常侵入尿道旁腺、膀胱及男性的包皮皱褶、尿道及前列腺中,男性可为无症状的滴虫携带者,也可患滴虫性尿道炎、前列腺炎或附睾炎。

3.患者的性伴侣需同时治疗,应同时口服甲硝唑或替硝唑,避免性生活直到患者治愈为止。

4.治疗期间应避免无保护性接触,久治不愈,注意查找原因,切断传播途径。

5.妊娠期用药,目前尚没有足够数据表明对其进行治疗可降低围生期并发症的发病率。对感染阴道滴虫的妊娠妇女进行治疗,可缓解阴道分泌物增多症状,防止新生儿呼吸道和生殖道感染,阻止阴道滴虫的进一步传播。但临床中应权衡利弊,知情选择。

6.哺乳期可选择甲硝唑全身或局部治疗,虽无甲硝唑对婴儿有不良反应的报道,但建议用药后 24 小时内暂不宜哺乳。

7.甲硝唑别名灭滴灵,对大多数厌氧菌有强大抗菌作用,但对需氧菌和间性厌氧菌无作用。用于治疗阿米巴原虫、阴道毛滴虫及厌氧菌感染。属美国食品和药品管理局(FDA)妊娠 B 类药物,即允许在孕期应用,但其胎盘屏障穿透性高,动物实验有致突变作用,故妊娠前 3 个月内要避免应用。鉴于中国药典仍为妊娠期禁用,若此期应用甲硝唑最好与患者及其家属协商后决定。

8.替硝唑别名服净、快服净,对原虫和厌氧菌有高度活性,可用于抗原虫及抗厌氧菌感染,可致恶心、厌食、腹泻、疲倦、头痛、皮疹、荨麻疹、血管神经性水肿、白细胞及血小板减少等,也可以引起头昏、眩晕、共济失调等症状。属美国食品和药品管理局(FDA)妊娠 C 类药物,应禁用。

9.服用甲硝唑 24 小时内或在服用替硝唑 72 小时内应戒酒,原因为甲硝唑或替硝唑可以抑制血清中乙醇脱氧酶活性,使进入人体的乙醇不能充分氧化,导致乙醇在体内蓄积,代谢受阻,从而出现皮肤潮红、呕吐、腹痛、腹泻等戒酒硫样(双硫醒样)反应。

10.治愈标准,滴虫性阴道炎常在月经期后复发,故疗程结束后,应在每次月经期后复查阴道分泌物,经连续检查 3 次阴性者,方为治愈。且治疗后检查滴虫阴性时,仍应于下次月经后继续治疗一疗程巩固疗效,并且内裤及洗涤用具应煮沸 5～10 分钟以消灭病原体,防止重复感染。

二、外阴阴道假丝酵母菌病

外阴阴道假丝酵母菌病(VVC)又称外阴阴道念珠菌病,是仅次于细菌性阴道病的最常见的阴道炎症性疾病。本病80%～90%由白色念珠菌感染所致,少数可由光滑念珠菌、近平滑念珠菌或热带念珠菌等引起。

念珠菌可相互传染,而自身传染是念珠菌阴道炎反复发作的主要原因。

【主诉】

患者外阴瘙痒、灼痛,白带增多。

【临床特点】

(一)主要症状

患者表现为外阴重度瘙痒、有较多稠厚的白色豆渣或凝乳状样白带,于性交、排尿时加剧,严重时坐卧不安,痛苦异常。

(二)次要症状

外阴烧灼感、性交痛、尿频、尿急和尿痛。少数患者出现白带异味。

(三)体征

检查时可见小阴唇内侧及阴道黏膜上附着白色膜状物,擦除后可见黏膜红肿、糜烂。急性期还可能见到白色膜状物覆盖下有受损的糜烂面及浅溃疡。典型的白带为白色、凝块状和豆渣样,也可为水样稀薄白带。宫颈常为正常。部分患者表现为外阴局部严重充血、水肿,可蔓延至腹股沟区和会阴区,这些患者可无明显白带增多。

(四)鉴别诊断

1.细菌性阴道病　亦可表现为外阴瘙痒和白带增多,但瘙痒程度较轻或无,且阴道分泌物多为非化脓性灰白色黏稠状,匀质,有腥臭味,阴道黏膜正常,无水肿及红斑改变,阴道分泌物 pH 值＞4.5,胺试验阳性,镜检可见线索细胞,白细胞极少。

2.滴虫性阴道炎　亦可表现为外阴瘙痒和白带增多,但瘙痒程度较轻,且阴道分泌物多为稀薄、脓性泡沫状,阴道黏膜可见散在出血点,阴道分泌物 pH 值＞5.0,镜检可见阴道毛滴虫,白细胞较多。

3.外阴皮肤病　如接触性皮炎、过敏性皮炎、硬化性苔藓或上皮内瘤样病变,VVC 经常在皮肤病的前后或同时并存,有相似之处。白色念珠菌的生物特征为其外表有甘露糖,易黏附在阴道鳞状上皮而致病,但它很难黏附在外阴的角化组织,故健康的外阴皮肤具有抗感染屏障作用。当接触性皮炎、过敏性皮炎、硬化性苔藓或上皮内瘤样病变时,念珠菌黏附于异常上皮表面而导致 VVC。对外阴瘙痒、灼痛、局部充血、有皮损时,或治疗无效时要注意排除 VVC,但同时应鉴别是否合并其他皮肤病。

4.外阴前庭炎综合征　亦可有外阴瘙痒、灼痛,但本病好发于性生活活跃的妇女,多数既往有反复细菌、尖锐湿疣感染史。诊断标准为:①触摸外阴前庭部,或阴茎插入阴道,或将栓剂送入阴道时,患者即感严重疼痛;②压迫外阴前庭部时,局部有压痛;③前庭部呈现出不同程度的红斑。棉签试验是检查前庭触痛的有效方法:用棉签轻压处女膜环上的腺体开口或阴道后系带时有点状疼痛。性交时疼痛异常,甚至在性交后 24 小时内都感到外阴部灼热疼痛,严重者无法进行性生活。

【辅助检查】

(一)首要检查

生殖器念珠菌感染,常规实验室诊断主要是直接涂片镜检,特异性高。必要时才做培养和鉴定,培养仍然是最敏感的诊断方法。典型病例不难诊断。分泌物涂片找到念珠菌孢子和假菌丝即可确诊。

1.悬滴法　用无菌棉拭子从后穹隆取阴道分泌物做涂片,在玻片上加 1 滴 10%氢氧化钾溶液,加盖玻片后镜检。可见到成群的卵圆形的孢子及菌丝,两者均呈淡绿色。生理盐水法阳性率低,不予推荐。

2.染色法　阳性率可达 80%。取阴道分泌物涂片,待其干燥后做亚甲蓝和革兰染色镜检。涂片中可见念珠菌为革兰阳性的卵圆形或瓜子形酵母样细胞。偶见芽生孢子及假菌丝。

3.培养法　由于约有 50%的念珠菌培养阳性患者显微镜检查念珠菌阴性,故对症状和体征明显而显微镜检查阴性的患者有必要进行念珠菌培养。培养法阳性率更高,且可获得念珠菌做进一步鉴定,确定敏感的抗真菌药物,可用于难治性外阴阴道假丝酵母菌病(VVC)或复发性外阴阴道念珠菌病(RVVC)。

(二)次要检查

1.芽管形成试验　白色念珠菌在动物和人血清中形成芽管,而其他念珠菌则不能,因此可据此进行鉴别。

2.厚壁孢子形成试验　将待检真菌接种于玉米粉吐温 80 琼脂平皿上,24～48 小时后镜检,若为白色念珠菌,则菌丝顶端有厚壁孢子生长。

3.糖发酵试验　常用葡萄糖、麦芽糖、蔗糖、乳糖等。把已在无糖液体培养基中传了 2～3 代的待检菌移种至糖发酵管中,石蜡密闭液面,置 37℃环境下 2 日后,观察有无产酸、产气。白色念珠菌可使葡萄糖和麦芽糖产酸产气,对蔗糖产酸,对乳糖无作用。

4.阴道 pH 值　正常时 pH 值<4.5,如有混合感染,pH 值>4.5。

(三)检查注意事项

1.阴道分泌物悬滴检查应在月经干净后 3 日进行。

2.染色法加盖玻片时不可有气泡,否则会影响观察。

3.悬滴法及染色法简便易行,菌丝阳性率可达 70%～80%,但取材方法一定要准确,分泌物量要稍多。

4.做革兰染色需按标准操作进行,尤其是脱色时间要掌握准确。脱色时间的长短受涂片厚薄及乙醇用量多少等多种因素的影响,难以严格规定。

5.在怀疑有无 RVVC 再发的患者中,用上固定染色的阴道涂片有着重要意义,亚甲蓝染色涂片比 Giemsa 染色更容易诊断,可指导生殖道念珠菌感染的治疗。

6.对老年肥胖及久治不愈者,应查尿糖、血糖。

【治疗要点】

(一)治疗原则

1.积极去除诱因,合理应用抗生素及糖皮质激素。

2.规范化应用抗真菌药物,首次发作或首次就诊是规范化治疗的关键时期。

3.目前有多种唑类抗念珠菌制剂和剂型,尚无证据说明任何一种优于其他另一种。没有任何一种剂型或制剂适合所有的外阴阴道念珠菌病患者,也没有任何一种剂型或制剂可在 24 小时内杀灭全部念珠菌。在临床实践中,倾向于应用短疗程口服和局部制剂疗效较好。

4.单纯性 VVC 以局部用药为主,重度 VVC 以口服用药为主,RVVC 治疗原则包括强化治疗和巩固治疗。

(二)具体治疗方法

1.无症状者　多不主张治疗。

2.单纯性 VVC　一首选阴道用药,下列方案任选一种,具体采用下列方案。

(1)局部用药:①咪康唑栓:400mg,每晚 1 次,共 3 日;②咪康唑栓:200mg,每晚 1 次,共 7 日;③制霉菌素泡腾片:10 万 U,每晚 1 次,共 14 日;④制霉菌素片:50 万 U,每晚 1 次,共 14 日;⑤克霉唑栓:500mg,单次用药;⑥克霉唑栓:100mg,每晚 1 次,共 7 日;⑦碳酸氢钠粉:稀释成 2%～4%溶液冲洗外阴及阴道,每晚 1 次,用于改变局部酸碱度,提高疗效。

(2)全身用药:应用方便且局部不良反应小,适用于未婚、无性生活的女性、外出不方便局部用药者和即将月经来潮者。可选用氟康唑(大扶康)胶囊 150mg,单次口服;或伊曲康唑(斯皮仁诺)胶囊 200mg,每日 2 次,口服,共 1 日。

3.重度 VVC   首选口服用药,症状严重者,局部应用低浓度糖皮质激素软膏或唑类霜剂。

(1)口服用药:可选用伊曲康唑 200mg,每日 2 次,共 2 日;或氟康唑 150mg,顿服,3 日后重复一次。

(2)阴道用药:应在治疗单纯性 VVC 方案基础上,延长疗程,经典唑类 7～14 日。

4.妊娠期 VVC   早孕期权衡利弊慎用药物。选择对胎儿无害的唑类阴道用药,而不选用口服抗真菌药物治疗。具体方案同单纯性 VVC。

5.RVVC   分为初步强化治疗和巩固治疗。强化治疗可选择口服制剂或局部制剂,常需每日用药至患者症状消失和念珠菌培养阴性,一般需 7～10 日。巩固治疗需低剂量长疗程,一般需 6 个月。具体治疗方案:

(1)强化治疗:

口服用药:可选用伊曲康唑 200mg,每日 2 次,2～3 日;或氟康唑 150mg,顿服,3 日后重复一次。

局部用药:可选用咪康唑栓 400mg,每晚 1 次,共 6 日;或咪康唑栓 200mg,每晚 1 次,7～14 日;或克霉唑栓 500mg,3 日后重复一次;或克霉唑栓 100mg,每晚 1 次,7～14 日。

(2)巩固治疗:

口服用药:应小剂量、长疗程达 6 个月。

局部用药:可选用咪康唑栓 400mg,每日 1 次,每月 3~6 日,共 6 个月;或克霉唑栓 500mg,每周 1 次,共 6 个月。

(三)治疗注意事项

1.治疗以前应首先寻找病因,如查尿糖、血糖,仔细询问有无应用大剂量雌激素或长期服用广谱抗生素史,如有以上情况,需合理使用抗生素,积极治疗糖尿病。同时应注意有无合并滴虫性阴道炎,有无肠道念珠菌感染,如存在以上合并症,应积极治疗。

2.碱性液体冲洗阴道的目的在于降低阴道酸度,使不利于念珠菌生长繁殖。

3.性伴侣治疗期间应避免性生活或采用避孕套,一般无需对性伴侣同时治疗,有生殖器真菌感染者除外。一些患者的配偶在性交后出现一过性龟头炎症状和体征,包括局部瘙痒充血、灼痛和红斑,通常在性交后数分钟出现,可持续数小时,可在淋浴后自行消失。20%的复发性外阴阴道念珠菌病患者的配偶有以上病史。

4.妊娠妇女在妊娠 8 月以前应当进行治疗,但禁服伊曲康唑及氟康唑,而以局部用药为宜,以避免感染新生儿。在常用的抗真菌药物中,美国食品和药品管理局(FDA)仅批准使用制霉菌素、克霉唑及咪康唑三种。延长治疗时间(如 2 周)可提高疗效及根除外阴阴道念珠菌病。克霉唑(500mg)单次阴道给药对妊娠合并外阴阴道念珠菌病有较好的疗效。

5.治疗期间为防止肠道念珠菌自身传染,可予以制霉菌素片 50 万 U,每日 4 次,口服,连服 10 日。

6.非处方(OTC)抗真菌药使用不当,一些妇女没有经过医院明确诊断,仅依据主观症状而用非处方抗真菌药治疗,故很多情况下非处方药使用不当。由于局部抗真菌药的浓度远高于抑制真菌所需浓度,使宿主阴道菌群变异,尤其当不必要且长期暴露于抗真菌药物中,易促使真菌耐药。此外,滥用局部抗真菌药不但浪费金钱,还可使外阴过敏和发生慢性外阴炎。

7.酮康唑,因其肝毒性而不能广泛应用于治疗外阴阴道念珠菌病,有肝炎病史者禁用。

8.咪康唑为高效、安全、广谱抗真菌药,对白色念珠菌、曲菌、隐球菌、芽生菌、球孢子菌、拟酵母菌等深部真菌和一些表浅真菌,以及葡萄球菌、链球菌及炭疽杆菌等革兰阳性菌均有较强的抑制作用。口服吸收差,主要在肝脏代谢。用于治疗浅表真菌感染。口服或静脉滴注用于治疗不能耐受两性霉素 B 或治疗效果不佳的深部真菌病。属 FDA 妊娠 C 类药物。

9.克霉唑为广谱抗真菌药,对各种皮肤癣菌均有抑制作用,对深部真菌和其他细菌无效。不易透过表皮角质层,因此外用无效。口服吸收后沉积在上皮的角蛋白层中,并能渗入毛囊,与皮肤、毛囊、指(趾)甲的角蛋白结合,防止皮肤真菌的继续侵入。用于治疗隐球菌脑膜炎、肺部真菌感染和真菌败血症,以及胃肠道、泌尿道及生殖道真菌感染。属 FDA 妊娠 B 类药物。

10.制霉菌素为广谱抗真菌药,对多种深部真菌有较强的抑制作用。其作用机制可能是与真菌细胞膜中的甾醇结合,使胞质膜受损,引起菌内容物外渗而发挥抗真菌作用。因细菌和立克次体等胞质膜不含甾醇,故对细菌及立克次体等无作用。口服不易吸收,几乎全部从粪便中排出。注射剂毒性大,故只限于局部用药。主要用于消化道、口腔、阴道和皮肤的白色念珠菌感染。属 FDA 妊娠 B 类药物。

11.氟康唑对深部真菌有抗菌作用,口服吸收良好,吸收率大于 90%。用于治疗全身性及黏膜念珠菌感染、隐球菌感染、小孢子菌属感染及毛癣菌属感染等。属 FDA 妊娠 C 类药物。

12.伊曲康唑为具有三唑环的合成唑类抗真菌药,对深部真菌与浅表真菌均有抗菌作用,三唑环的结构使本品对人体细胞色素 P_{450} 的亲和力降低,但对真菌细胞色素 P_{450} 却仍保持较强的亲和力。该药与食物同时服用时吸收增加,是高度脂溶性化合物。临床主要用于深部真菌引起的系统感染,亦可用于外阴阴道念珠菌病及曲菌病等。

13.治愈标准为治疗结束后,于下次月经干净后复查阴道分泌物,如未见念珠菌,则需再局部用药 1～2 个疗程以巩固疗效。经净后连续复查 3 次阴性方为治愈。

三、细菌性阴道病

细菌性阴道病(BV)为阴道内正常菌群失调所致的一种混合感染,但临床及病理特征无炎症改变,其本质是正常寄生在阴道内的菌群失调,阴道内乳酸杆菌减少而其他细菌大量繁殖,主要有加德纳菌、厌氧菌(普雷沃菌属、动弯杆菌、紫单胞菌、类杆菌、消化链球菌等)及人型支原体。

临床上下列 4 项临床特征中至少具有 3 项可诊断为 BV,其中线索细胞阳性必备。

1.阴道分泌物均匀、稀薄。

2.阴道 pH 值>4.5(一般为 5.0～5.5)。

3.胺试验阳性。

4.线索细胞阳性(线索细胞占全部上皮细胞 20% 以上者为线索细胞阳性)。

【主诉】

患者阴道分泌物增多,伴异味。

【临床特点】

(一)主要症状

10%～40%患者无临床症状,有症状者主要表现为白带增多,有鱼腥样恶臭味,性交后加重,有时可见泡沫。其机制在于厌氧菌可以产生胺类物质,碱化阴道,使分泌物增多并有臭味,厌氧菌代谢产生的气体可引起泡沫;酶和有机酸可以破坏宿主的防御机制,如溶解宫颈黏液,促进微生物进入上生殖道,引起炎症。

(二)次要症状

可伴有轻度的外阴瘙痒或烧灼感。

(三)体征

可见白带为均匀一致的量较多的稀薄白带,呈灰白色,容易将其从阴道壁拭去。阴道黏膜无红肿或充血等炎症表现,无滴虫、念珠菌或淋菌感染。

(四)鉴别诊断

1.滴虫性阴道炎　外阴瘙痒剧烈,外阴分泌物非糊状而呈泡沫状,且无鱼腥臭味,镜检见白细胞增多,并可见活动滴虫。

2.念珠菌性阴道炎　也可伴外阴明显瘙痒,阴道分泌物为较稠的白色或黄白色凝乳状或豆腐渣样;阴道壁往往充血,镜检见白细胞增多,并可查到及培养到念珠菌孢子及菌丝。

3.淋球菌性宫颈炎　淋球菌性宫颈炎发生时,宫颈充血明显,宫颈口及阴道可见多量黄色黏稠脓性分泌物,患者常伴尿路刺激征,镜检见上皮细胞内有革兰染色阴性的双球菌存在。

4.性心理异常或性病疑病症　常有不洁性生活史或知配偶有性传播疾病史后,自觉外阴不适,如有不同程度的痒痛及虫咬感,但阴道分泌物无异常、无线索细胞或偶见,且无其他病原菌检出。

5.外阴瘙痒症　可有不洁性生活史,自觉外阴瘙痒,但无分泌物异常及无病原体检出。该病主要与精神因素及个体素质有关,为一种皮肤病而非性传播疾病。

【辅助检查】

(一)首要检查

1.线索细胞阳性　在载玻片上加 1 滴生理盐水,取阴道分泌物混合成悬液,加上盖玻片,置高倍(400 倍)镜检查。线索细胞即阴道脱落的表层鳞状上皮细胞,于细胞边缘贴附大量颗粒状物即加德纳尔菌,细胞边缘呈锯齿状且模糊不清。

2.阴道 pH 值测定　正常阴道内的 pH 值为 3.8~4.2,细菌性阴道病时 pH 值常>4.5,多为 5.0~5.5。方法:可用阴道窥器扩展阴道,用 pH 试纸接触阴道壁,或用不沾盐水的棉拭子取分泌物后涂于 pH 试纸上。

3.胺试验阳性　取阴道分泌物置于载玻片上,加 1 滴 10%氢氧化钾溶液,则释放出特殊难闻的"鱼腥味",即氨昧。

(二)次要检查

1.阴道微生态　主要包括过氧化氢(阴道乳酸杆菌的标志物)、唾液酸苷酶(加德纳菌、游动弯曲杆菌等 BV 致病菌的标志物)和白细胞酯酶(炎性细胞的标志物)三项指标。其方法为先用棉签于阴道后穹隆处旋转 10~20 秒,以清晰见到棉签上有分泌物附着为准,加 400μl 稀释液,反复挤压棉签,使样品溢出。在试剂盒反应装置的三个孔中滴加一滴处理过的样品,约 35μl,以没过反应孔 1/2 为宜,之后在"唾液酸酐酶"反应孔中滴加一滴显色液,将反应装置放在气温为 37℃的水浴箱中显色 15 分钟或室温静置 30 分钟,立即判读结果。

(1)过氧化氢:显红色、紫色或蓝紫色为阴性;显蓝色为阳性。

(2)唾液酸苷酶:不显色或黄色为阴性;显红色、紫色或蓝色为阳性,显蓝色表示唾液酸苷酶活性浓度很高。

(3)白细胞酯酶:参照标准比色板比色判读结果,(一)和(±)为阴性,(十)、(十十)、(十十十)为阳性。

2.加德纳菌培养　先将阴道分泌物接种到选择性培养基上,然后再把可疑菌落接种到巧克力琼脂或血液琼脂培养基上。加德纳菌在 5% 的二氧化碳环境中在 37℃ 温度条件下培养 48 小时,长成直径约 0.5mm 的菌落。菌落为圆形,不透明,表面光滑,在人血或兔血琼脂培养基上有一圈弥漫的 β 溶血环,但不能溶解羊红细胞。取该菌做涂片,可见 $0.3\mu m \times 2\mu m$ 大小、多形性的革兰染色不稳定的球杆菌。

3.BV 蓝　加德纳菌等造成 BV 的细菌可以产生足量的唾液酸酶,BV 蓝是一种酶活性检测试剂,可用于检测唾液酸酶活性水平。该法快速、简便,20 分钟出结果。将阴道分泌物浸入测试管溶液中 37℃ 温育 10 分钟,加入 1～2 滴显色剂,3 分钟内观察颜色。若测试管或棉拭子上呈蓝色或绿色,则 BV 蓝检测阳性;若呈黄色,则为阴性。

（三）检查注意事项

1.取材应注意取自阴道侧壁的分泌物,不应取自宫颈管或后穹隆。

2.由于阴道中的精液、宫颈黏液、经血及滴虫性阴道炎等均可使阴道 pH 值升高,故阴道 pH 值测定的特异性不高。

3.胺试验对于 BV 的诊断价值很高,但氨味释放常不敏感,缺乏氨味并不能排除本病。

4.显微镜检查还可以发现细菌的种类及数量发生变化,长杆状的乳酸杆菌数目明显减少,而细菌总数明显增加,短杆菌和球杆菌占优势,可作为诊断本病的参考。

5.加德纳菌是引起 BV 病的主要病原菌之一,培养阳性结合临床有助于诊断。但 40% 的健康女性和 40% 治疗后的女性患者也可培养出加德纳菌,因此,本菌的培养对 BV 的诊断并非必需。但若未培养出该菌,则有助于否定诊断。

6.行阴道微生态检查时,应注意脓性样品、血性样品以及浓稠分泌物可能会出现棕黄色反应,此现象并非唾液酸苷酶的呈色反应,应判读为阴性。受检者取样前 24 小时应禁止性生活、盆浴、阴道灌洗及局部上药等,以免影响检查结果。经期样品对结果判读有影响,不宜检测。

【治疗要点】

（一）治疗原则

治疗原则为灭菌抗炎,对症治疗。

（二）具体治疗方法

1.一般治疗　注意局部卫生,平时尽量不要冲洗阴道,以免引起菌群失调。

2.药物治疗　首选下列方案之一:①甲硝唑 400mg,每日 2 次,口服,共 7 日;②0.75% 甲硝唑膏(5g),每日 2 次,阴道上药,共 5 日;③或 2% 克林霉素膏(5g),每晚 1 次,阴道上药,共 7 日。

3.替换方案　①甲硝唑 2g,单次顿服,共 1 次;②替硝唑 2g,单次顿服,共 1 次;③克林霉素 300mg,每日 2 次,口服,共 7 日。

4.孕期及哺乳期治疗

(1)首选方案:甲硝唑 250mg,每日 3 次,口服,共 7 日。

(2)替换方案:①甲硝唑 2g,单次顿服,共 1 次;②克林霉素 300mg,每日 2 次,口服,共 7 日;③0.75% 甲硝唑膏 5g,每日 2 次,阴道给药,共 5 日。

5.复发性 BV 用药方案　①甲硝唑 500mg,每日 2 次,口服,共 10～14 口;②0.75% 甲硝唑膏(5g),每日 1 次,阴道给药,共 10 日;③巩固治疗:应用 0.75% 甲硝唑膏(5g),阴道给药,每周 2 次,共 4～6 个月。

（三）治疗注意事项

1.无症状患者　无需常规治疗。

2.对拟进行手术的患者　对拟进行子宫全切术、附件切除术、刮宫术及宫腔镜检查等妇科手术的细菌性阴道病患者应进行治疗,以防止术后感染。

3.性伴侣的治疗　本病虽与多个性伴侣有关,但对性伴侣治疗并未改善治疗效果及降低复发率,因此性伴侣无需常规治疗,但若患者是反复发作或难治性细菌性阴道病,应对其性伴侣予以治疗。

4.妊娠期用药　本病在妊娠期有合并上生殖道感染的可能,多选择口服用药,可使用甲硝唑全身治疗,Mayo Clinic 研究 771 名滴虫患者使用甲硝唑,检测 10～20 年,未发现有致癌作用。但应尽量避免应用甲硝唑 2g,单次顿服方案。美国疾病预防和控制中心不主张在妊娠中晚期阴道内使用克林霉素霜,因其全身用药优于局部用药,全身用药可对亚临床和临床上生殖道感染病灶产生一定药物浓度,从而起到降低胎膜早破、早产和低出生体重儿发病率以及减少产褥感染的作用。

5.对有早产史及所有有症状的患者　应予治疗,可降低细菌性阴道病所致的早产率。

6.哺乳期用药　克林霉素在乳汁中的浓度为 $0.7～3.8\mu g/ml$,有报道提出有引起新生儿血性腹泻的病例,可能是克林霉素引起的肠炎,在哺乳期应用时加以注意。

《细菌性阴道病诊治规范》中建议选择局部克林霉素治疗 BV,避免应用甲硝唑 2g,单次顿服方案治疗。有资料称可选择甲硝唑全身或局部治疗,虽无甲硝唑对婴儿有不良反应的报道,但建议用药后 24 小时内暂不宜哺乳。

7.非孕期妇女　也可选用替硝唑治疗细菌性阴道病。

8.复发性 BV　在一年内反复发作 3 次或以上。复发性 BV 系患者阴道内相关微生物再激活,而不是再感染。

9.并发症的治疗

(1)盆腔炎:应缓解症状、消除当前感染,并降低远期后遗症的危险。

(2)异常子宫出血和子宫内膜炎:均需给予口服甲硝唑治疗,对于子宫出血可以迅速得以缓解。

(3)妇科手术后感染:对手术流产女性口服甲硝唑治疗 BV,可减少 70% 的术后盆腔炎发生率。

(4)不育和流产:BV 患者输卵管因素不育症发生率增高。在助孕治疗中,BV 患者和非 BV 患者的胚胎种植率相似,但 BV 患者早孕期流产率高于非 BV 患者。应积极治疗原发病并指导受孕,怀孕期间做好产前检查。

(5)羊膜绒毛膜炎、胎膜早破、早产和低出生体重儿:BV 患者阴道内细菌可通过胎膜进入羊膜腔,导致羊膜炎及羊膜绒毛膜炎,并可进一步发展为胎膜早破、早产和分娩低出生体重儿。因此,对于有早产史及有症状的 BV 患者应予治疗,以降低早产率。对于足月胎膜早破可进行观察,一般在破膜后 12 小时内自行临产;早产胎膜早破应抑制宫缩,防止感染,积极促胎肺成熟。

10.治愈标准　在治疗后 1～2 周及 3～4 周(或月经后)复查,线索细胞阴性(湿片上线索细胞<20%),再加上以下 3 项评价指标中至少 1 项:①白带正常;②阴道 pH 值≤4.5;③胺试验阴性。

11.随访　治疗后如果症状消失,无需常规随访治疗效果。对孕妇患者需要随访治疗效果。

12.预防　由于 BV 的发病机制不清,目前无有效预防措施,采取屏蔽避孕和避免阴道盥洗对预防本病可能有一定意义。

四、萎缩性阴道炎

萎缩性阴道炎又称老年性阴道炎,常见于绝经前后、手术切除双侧卵巢后、盆腔放射治疗后、哺乳过久以及卵巢功能早衰的妇女。不注意外阴清洁卫生、性生活频繁、营养不良等常为本病的诱因。

【主诉】

患者表现为阴道排液增多,呈黄水样,严重时为脓血性。

【临床特点】

1.主要症状　绝经前后妇女阴道分泌物增多,淡黄色,常呈水样,由于感染病菌不同,也可呈泡沫状,或呈脓性,或带有血性,由于分泌物的刺激,患者可出现外阴瘙痒或灼热疼痛感。由于卵巢功能减退,体内雌激素水平低落,导致阴道黏膜萎缩变薄,上皮细胞内糖原含量减少,乳酸杆菌减少,阴道酸度降低呈碱性,局部抵抗力削弱,故而致病菌易于入侵、繁殖,引起炎症而出现上述症状。

2.次要症状　常有外阴瘙痒、灼热、下坠感、疼痛及性交痛。若病变累及前庭、尿道口周围黏膜,则出现尿频、尿痛。若阴道黏膜发生浅表溃疡,可致粘连形成,溃疡部瘢痕收缩可致阴道狭窄或部分阴道闭锁致分泌物引流不畅,形成阴道积脓。

3.体征　检查见阴道黏膜萎缩、菲薄,皱襞消失,阴道黏膜充血、红肿,有出血点,严重者可形成溃疡。若溃疡面与对侧粘连,检查时粘连可被分开而引起出血,粘连严重时可造成阴道狭窄或闭锁,有时还会造成阴道积脓。

4.鉴别诊断

(1)糖尿病继发性外阴阴道炎:两者均可有外阴瘙痒,阴道分泌物增多,查尿糖、血糖有助鉴别。

(2)宫颈癌、子宫内膜癌:老年性阴道炎可出现血性白带及少许阴道出血,故需与子宫恶性肿瘤鉴别,可做局部刮片或行阴道镜检查、宫腔镜检查、分段诊刮术及病理组织学检查,依靠病检明确诊断。

(3)阴道癌:老年性阴道炎妇科检查阴道壁可出现溃疡,需与阴道癌鉴别。可对阴道壁肉芽组织及溃疡者局部活检以确诊。

【辅助检查】

根据年龄和患者主诉不难作出诊断。

(一)首要检查

阴道分泌物检查,镜下见大量基底层细胞及白细胞而未见滴虫或念珠菌,清洁度Ⅱ～Ⅲ度。

(二)次要检查

1.性激素测定　包括血促卵泡生成素(FSH)及雌二醇(E_2)的测定,可用于评价用药效果。FSH正常范围:青春期≤5U/L,育龄期5～20U/L,绝经后>40U/L。血E_2正常值:青春前期18.35～110.10pmol/L,卵泡期91.75～275.25pmol/L,排卵734.0～2202.0pmol/L,黄体期367.0～1101.0pmol/L,绝经期18.35～91.75pmol/L。用药后血FSH水平显著下降,E_2水平显著上升为有效。

2.宫颈细胞学检查　有血性白带者,应行宫颈细胞学检查,排除宫颈癌。

3.分段诊刮术及病理组织学检查　有血性白带者,排除子宫内膜癌及阴道癌。

(三)检查注意事项

应注意在涂片中找滴虫、真菌以资鉴别。

【治疗要点】

(一)治疗原则

治疗原则提高机体及阴道的抵抗力,抑制病原菌的生长。

(二)具体治疗方法

1.加强营养　高蛋白饮食,注意补充维生素B及维生素A,有助于阴道炎的消退。

2.改变阴道酸碱度,抑制细菌生长　可用1%乳酸溶液10ml加入1000ml温开水中,冲洗阴道,每日1次;或0.5%醋酸溶液5ml加入1000ml温开水中,冲洗阴道,每日1次。

3.阴道局部消炎,抑制细菌生长　甲硝唑栓剂 0.2g,塞入阴道深部,每晚 1 次,共 7～10 次;或氟哌酸栓剂 0.2g,塞入阴道深部,每晚 1 次,共 7～10 次。对合并子宫内膜炎者口服抗生素,如克林霉素,300mg,每日 3 次,口服,共 5～7 日。

4.提高雌激素水平　提高局部或全身雌激素水平,增强阴道黏膜抵抗力。

5.局部用药　己烯雌酚 0.25mg,每晚 1 次,阴道给药,7 次为一疗程;或倍美力(结合雌激素)软膏或欧维婷(雌三醇)软膏,每日 0.5～1ml,阴道内注入,每晚 1 次,7～10 次为一疗程;或可宝净(氯喹那多-普罗雌烯阴道片),每日 1 片,阴道给药,连续应用 18 日;或更宝芬(普罗雌烯)胶囊,1 粒,塞入阴道,每日 1 次,连用 20 日。

6.全身用药　己烯雌酚 0.125～0.25mg,每晚 1 次,口服,10 次为一疗程;或倍美力(结合雌激素)0.625mg,每日 1 次,口服,维持 1～2 个月;或尼尔雌醇,首次口服 4mg,以后每 1～2 周口服 1 次,每次 2mg,维持 1～2 个月;替勃龙(利维爱)2.5mg,每日 1 次,口服,共 7 日。

(三)治疗注意事项

1.己烯雌酚为人工合成的非固醇类雌激素,局部涂搽可促使阴道上皮角化而不致于使子宫内膜增生。

2.尼尔雌醇即维尼安,为雌三醇衍生物,剂量小,作用时间长,口服长效雌激素,对子宫内膜的影响小、较安全。长期应用对子宫内膜有促进生长作用,应加用孕激素。

3.有雌激素依赖性肿瘤史的患者,禁忌使用雌激素类药物。故在应用雌激素类药前需检查乳腺及子宫内膜,注意有无乳腺增生或癌,或子宫内膜增生或癌。

4.治愈标准为自觉症状消失,外阴黏膜及阴道黏膜、宫颈黏膜恢复正常,阴道清洁度为Ⅰ度。

(王秀文)

第三节　子宫颈炎症

子宫颈炎症是常见的女性下生殖道炎症,包括子宫颈阴道部及子宫颈管黏膜炎症,以后者临床多见。若子宫颈管黏膜炎症得不到及时彻底治疗,可引起上生殖道炎症。因子宫颈阴道部鳞状上皮与阴道鳞状上皮相延续,阴道炎症可引起子宫颈阴道部炎症。

【主诉】

大部分患者无症状。有症状者主要表现为阴道分泌物增多,外阴瘙痒及灼热感。

【临床特点】

(一)主要症状

1.阴道分泌物增多,多呈黏液脓性,或混有血。

2.外阴瘙痒及灼热感,多由阴道分泌物刺激所致。

(二)次要症状

1.尿路刺激症状,合并尿路感染,可出现尿急、尿频、尿痛。

2.阴道流血,可表现为经间期出血或性交后出血等。

3.前庭大腺部位红肿、压痛。

4.上行感染时可出现急性盆腔炎症状,如下腹痛,伴寒战、高热等。

5.其他症状如腰背部痛、腰部坠胀感。

（三）体征

1.于子宫颈管或子宫颈管棉拭子标本上,肉眼见到脓性或黏液脓性分泌物。

2.用棉拭子擦拭子宫颈管时,容易诱发子宫颈管内出血。

3.子宫颈充血、水肿、黏膜外翻,有触痛和摇摆痛。若为淋球菌感染,可见尿道口、阴道口黏膜充血、水肿,以及多量脓性分泌物。上行感染时可出现急性盆腔炎体征。

（四）误诊分析

1.子宫颈上皮内瘤变及子宫颈癌　有阴道流血、接触性出血、经期延长、周期缩短、经量增多、绝经后出血,阴道排液。原位癌及微小浸润癌可无明显病灶,子宫颈光滑或仅为柱状上皮异位。随着病情发展可出现不同体征:外生型子宫颈可见息肉状、菜花状赘生物;内生型表现为子宫颈肥大、质硬,晚期可呈溃疡状。子宫颈细胞学检查有异常,组织病理学检查可确诊。

2.子宫颈息肉　有血性白带,性交后出血,子宫颈管局部黏膜增生,增生的黏膜自基底部向子宫颈外口突出而形成息肉,子宫颈息肉发生机制至今不明,过去认为是慢性炎症刺激导致子宫颈黏膜增生形成的局部突起病灶。事实是50%子宫颈息肉发生在绝经后,而绝经后子宫颈炎症却较生育年龄妇女少得多。多数国外教科书将子宫颈息肉归为子宫颈良性增生病变。

3.子宫颈结核　一般多有结核病史,有低热、盗汗、乏力等全身症状,妇科检查子宫颈局部可见溃疡形成、呈乳头状或肥大。表面有脓性或脓血性分泌物。如有盆腔结核,可有盆腔包块及压痛。子宫颈活检可见于酪样坏死、类上皮细胞和朗汉斯巨细胞形成结核性肉芽肿,外围有淋巴细胞。

【辅助检查】

（一）首要检查

1.分泌物白细胞检测　子宫颈管脓性分泌物涂片作革兰染色,中性粒细胞＞30/HPF;或阴道分泌物湿片检查,白细胞＞10/HPF,并排除阴道炎症。

2.子宫颈取材病原体检测　应作淋球菌及衣原体的检测,以及有无细菌性阴道病及滴虫阴道炎的检测。

(1)淋球菌常用的检测方法:①分泌物涂片革兰染色:查找中性粒细胞内有无革兰阴性双球菌;②淋球菌培养:为诊断淋病的金标准;③核酸检测:包括核酸杂交及核酸扩增法。

(2)沙眼衣原体常用的检测方法:①细胞培养:是诊断金标准,因其方法复杂,临床较少应用;②酶联免疫吸附试验:检测衣原体抗原,为临床常用方法;③核酸检测:包括核酸杂交及核酸扩增,尤其后者为检测衣原体感染敏感、特异的方法。

（二）次要检查

1.尿道取材病原体检测　伴有尿道感染时可同时从尿道口取材行病原体检查,提高诊断率。

2.阴道镜检查　宫颈呈急性充血状,黏膜潮红,布满网状血管或点状、螺旋状血管。如合并腺体感染,则子宫颈表面散在分布多个黄色小泡状脓点,腺体开口被脓液充满。低倍镜下在子宫颈急性充血的背景下,布满多个黄色小米样泡状隆起。子宫颈管内充满脓性栓子。

（三）检测淋球菌时的注意事项

1.涂片法

(1)取材时注意事项:

子宫颈取材时:应用盐水温润窥器(不宜使用液体石蜡等润滑油),将棉拭子插入子宫颈口内1cm处,稍转动并停留10～30秒,让棉拭子充分吸附分泌物,轻轻涂布于载玻片上,待自然干燥后加热固定、染色、镜检。

尿道取材时:前 4 小时应避免排尿,以无菌生理盐水清洗外阴及尿道口,以手指从阴道前壁向上压迫尿道时,可见尿道旁腺开口处有脓性分泌物外溢,如无明显的脓性分泌物,可用无菌细小棉拭子深入尿道 1～2cm,略捻转拭子,取出的分泌物应略带黏膜。

(2)涂片时注意事项:

切忌用力涂擦:应将棉拭子在玻片上轻轻滚动,用力涂擦会使细胞破裂或变形,细菌从细胞内逸出,混淆诊断。

涂片厚薄要合适:过厚加之染色过程中脱色时间不足,革兰阴性菌也会呈现紫色,因此脱色时间应视涂片厚薄而定。大量染片时,最好用一已知的革兰阳性菌(如葡萄球菌)和阴性菌(如大肠杆菌)做对照。

固定涂片时:只将涂片迅速通过火焰 2～3 次,避免加热过度,使细胞形态扭曲。当把加热后的涂片放到手背上时应不感到太烫。

(3)结果判断:多形核白细胞内可找到吞噬淋球菌,位于细胞浆内。

2.培养法

(1)取材:因淋球菌好发于柱状上皮而不是复层扁平上皮,子宫颈分泌物取材时应深入子宫颈管内 1～2cm,具体同涂片检查取材。

(2)运送:取材后应立即接种,若取材处离实验室距离较远时,应将标本接种于 Stuart 运送培养基或 1‰葡萄糖浸液中,并在运送过程中保温(35～36℃为宜)。

(3)培养基:国内常用血液琼脂或巧克力琼脂,应避免血液中加有抗凝剂等药物,pH 值以 7.2 为宜。

(4)结果判断:观看菌落最好在培养 36 小时左右,可见圆形、凸起、湿润、光滑、半透明或灰白色的菌落,边缘呈花瓣状,直径为 0.5～1.0mm。判断困难时可借助于氧化酶试验和糖发酵试验进一步明确菌落。

(5)培养法:是诊断淋球菌感染的金标准,是目前 WHO 推荐筛查淋病的唯一方法。

(四)检测沙眼衣原体时的注意事项

1.细胞培养法

(1)取材时注意事项:

子宫颈取材时,应用不涂润滑剂的窥器扩张阴道,先将子宫颈口拭干净,然后用一拭子插入子宫颈内 1～2cm,用力摩擦或用小刮匙刮取细胞(Pap 刮匙采取子宫颈细胞,而不是脓液做培养)。

尿道取材时,先用拭子擦净尿道口,再取小的拭子插入尿道内 2cm,轻轻转动后取出。

(2)标本运送注意事项:

因衣原体体外生存时间短,采集后应立即接种。

距离较远时,需将标本放入运送培养基(常用 2SP 培养基)中,且运送培养基应放在塑料管中,这是因为在玻璃管中的培养基在接种细胞培养物时会引起细胞病变。

拭子应丢弃,以免由于木质杆中含有的物质(可能是脂肪酸)影响衣原体的生长。

如标本能在 18 小时内送到实验室,则可保存在 5℃,否则标本应置于－70℃中直到临接种前才融化。

(3)该方法是诊断沙眼衣原体的"金标准":特异性高(100%),但其敏感性相对低(70%～90%)、转运困难、对实验室要求高、费用相对较高、需要 1 周才能出结果,故不作为临床实验室的常规检测。

2.酶联免疫吸附试验

(1)Chlamydiazyme 敏感性为 63%,相对低于其他非培养方法;IDEIA 敏感性为 86.6%～85%,两者特异性为 82%～100%。

(2)试验结果阴性时,不能完全排除衣原体感染,有可能是数量不足或标本采集不当的缘故。

(3)只能用于检测子宫颈、尿道和眼结膜拭子中的衣原体,不能用于其他部位的感染。

【治疗要点】

（一）治疗原则

子宫颈炎症以抗生素治疗为主。

（二）具体治疗方法

1.经验性治疗　有性传播疾病高危因素的患者,尤其是年轻女性,未获得病原体检测结果即可给予治疗,具体方案为阿奇霉素 1g,单次顿服;或多西环素 100mg,每日 2 次,口服,连用 7 日。

2.抗生素治疗　对于获得病原体者,针对病原体选择抗生素。

（1）单纯急性淋球菌性子宫颈炎:主张大剂量、单次给药,可选用:①第三代头孢菌素:如头孢曲松 250mg,单次肌内注射;或头孢克肟 400mg,单次口服;②氨基苷类:大观霉素 4g,单次肌内注射;③喹诺酮类:环丙沙星 500mg,单次口服;或氧氟沙星 400mg,单次口服;或左氧氟沙星 250mg,单次口服。

（2）沙眼衣原感染所致子宫颈炎:可选用:①四环素类:如多西环素 100mg,每日 2 次,连服 7 日;②红霉素类:阿奇霉素 1g,单次顿服,或红霉素 500mg,每日 4 次,连服 7 日;③喹诺酮类:氧氟沙星 300mg,每日 2 次,连服 7 日;或左氧氟沙星 500mg,每日 1 次,连服 7 日。

（三）治疗注意事项

1.对于沙眼衣原体感染的治疗,首选阿奇霉素,因其可同时对淋球菌和解脲支原体有效;其次选用多西环素和氧氟沙星。

2.感染沙眼衣原体的患者应在治疗结束后的 3 周时检测是否治愈,因为在治疗结束后的 3 周以内,仍会持续分泌出死的生物体,采用非培养的方法可产生假阳性的结果。

3.由于淋球菌感染常伴有沙眼衣原体感染(高达 42%),因此,若为淋菌性子宫颈炎,治疗时除选用抗淋病奈瑟菌药物外,应同时应用抗沙眼衣原体感染药物。在单次剂量治疗淋病的药物之后通常要续服可有效治疗沙眼衣原体感染的药物。但如果淋病患者中同时合并沙眼衣原体感染的几率不到 10%,或对沙眼衣原体高度敏感的核酸扩增结果为阴性,就没必要进行双重治疗。

4.头孢曲松单次肌内注射可有效对抗子宫颈、尿道、直肠和咽部的淋球菌感染,注射时可与 1% 利多卡因(不含肾上腺素)混合以减轻注射引起的不适(如静脉炎和疼痛等)。

5.因淋球菌感染采用推荐方案很少治疗失败,所以没有必要检验是否治愈。治疗结束后 2 周内,在无性病接触史的情况下,符合如下标准为治愈:①临床症状和体征全部消失;②尿液常规检查阴性;③在治疗结束后第 4 日和第 8 日,分别在子宫颈和尿道取材涂片并培养,连续 2 次阴性。

6.对于合并细菌性阴道病者,同时治疗细菌性阴道病,否则将导致子宫颈炎持续存在。

7.建议患者出现症状之前 60 日内的性伴侣,或无症状患者接受检查前的 60 日之内的性伴侣进行评估和治疗。若末次性交的时间在 60 日之前,应对其最后一个性伴侣进行评估和治疗。无论是否有症状,所有与确诊感染的患者有过性接触的人都应接受检测,并按照淋球菌和衣原体双重感染进行治疗。在所有治疗结束且症状消失前,患者及其性伴侣均应避免性交。

8.治疗后症状持续存在者,应告知患者随诊。对持续性子宫颈炎症,需了解有无再次感染性传播疾病,性伙伴是否已进行治疗,阴道菌群失调是否持续存在。

（王　莉）

第四节   盆腔炎性疾病

盆腔炎性疾病(PID)是由女性上生殖道炎症引起的一组疾病,包括子宫内膜炎、输卵管炎、输卵管卵巢脓肿和盆腔腹膜炎。炎症可局限于一个部位,也可同时累及几个部位,以输卵管炎、输卵管卵巢炎最常见。PID多发生在性活跃期、有月经的妇女,而初潮前、绝经后或未婚女性很少发生PID,若发生PID,也往往是邻近器官炎症的扩散。PID若未能得到及时、彻底治疗,可导致不孕、输卵管妊娠、慢性盆腔痛以及盆腔炎性疾病反复发作等盆腔炎性疾病后遗症,从而严重影响妇女的生殖健康,且增加家庭与社会经济负担。

【主诉】

患者下腹痛、阴道分泌物增多、发热。

【病因】

1.PID病原体来源   ①外源性病原体:主要为性传播疾病的病原体,如沙眼衣原体、淋病奈瑟菌。②内源性病原体:来自原寄居于阴道内的菌群,包括需氧菌及厌氧菌。感染特点是混合感染,常表现为性传播疾病病原体同时伴有内源性病原体感染,而内源性病原体又多为需氧菌及厌氧菌的混合感染。国外以淋球菌及沙眼衣原体感染最多,其次为厌氧菌及需氧菌的混合感染。国内则以厌氧菌、需氧菌最多。

2.PID高危因素   年龄,性活动,下生殖道感染,宫腔内手术操作后感染,性卫生不良,邻近器官炎症直接蔓延,PID再次急性发作等。

【临床特点】

(一)主要症状

1.下腹痛   发生率约为94%,疼痛位于下腹部或盆腔,是持续性隐痛,多为双侧,活动或性交后加重,呈亚急性发展超过48~72小时。有关疼痛评分标准:目前临床上最常用视觉模拟评分法(VAS法),具体是在纸上画一条10cm的直线,两端分别表明0和10,0代表无痛,10代表最剧烈的疼痛,让患者根据自己所感受的疼痛程度画在纸上。

2.阴道分泌物增多   发生率约为55%,可表现为黏液脓性分泌物。

3.发热或寒战   发生率约为40%,急性子宫内膜炎患者可表现为轻度发热。若病情严重,可有寒战、高热、头痛、恶心、呕吐。

(二)次要症状

1.腰骶部胀痛。

2.月经期发病可出现经量增多、经期延长,周期不准。

3.若有腹膜炎,可出现消化系统症状,如食欲缺乏、恶心、呕吐、腹胀、腹泻等。

4.若有脓肿形成,可有下腹包块及局部压迫刺激症状;包块位于子宫后方,可有直肠刺激症状;若在腹膜外,可致腹泻、里急后重和排便困难。

5.包块位于子宫前方,可出现膀胱刺激症状,如排尿困难、尿频,若引起膀胱肌炎,还可有尿痛等。

6.若有输卵管炎的症状及体征并同时有右上腹疼痛者,应怀疑有肝周围炎。

(三)体征

1.全身检查   体温超过38.3℃(口表),心率加快。

2.腹部检查   下腹部有压痛、反跳痛及肌紧张,叩诊鼓音明显,肠鸣音减弱或消失。

3.妇科检查   阴道可见脓性臭味分泌物;宫颈充血、水肿,将宫颈表面分泌物试净,若见脓性分泌物从宫颈口流出,说明宫颈管黏膜或宫腔有急性炎症。穹隆触痛明显,须注意是否饱满;宫颈举痛;宫体稍大,有压痛,活动受限;子宫多为后倾,活动性受限,甚至完全固定;子宫两侧压痛明显,若为单纯输卵管炎,可触及增粗的输卵管,压痛明显;若为输卵管积脓或输卵管卵巢脓肿,可触及包块且压痛明显,不活动;如合并有盆腔结缔组织炎则可叩及宫旁一侧或两侧片状增厚,或两侧宫骶韧带增厚、压痛明显。

（四）误诊分析

需与急性阑尾炎、卵巢肿瘤蒂扭转、异位妊娠或卵巢黄体囊肿破裂、盆腔子宫内膜异位症、阔韧带肿瘤等急腹症相鉴别。

1.急性阑尾炎　右侧急性输卵管卵巢炎易与急性阑尾炎混淆。一般而言,急性阑尾炎起病前常有胃肠道症状,如恶心、呕吐、腹泻等,腹痛多初发于脐周围,然后逐渐转移并固定于右下腹。检查时急性阑尾炎仅麦氏点有压痛,体温及白细胞增高的程度不如急性输卵管卵巢炎。如系急性输卵管卵巢炎,则疼痛起于下腹左右两侧,右侧急性输卵管卵巢炎者,常在麦氏点以下压痛明显,妇科检查子宫颈常有举痛,双侧附件均有触痛。但临床上两者同时发生者也偶可遇到。如诊断不能肯定,应尽早作剖腹探查,否则阑尾穿孔后不仅对患者危害极大,其所形成的局限性腹膜炎或脓肿也将与严重的急性输卵管卵巢炎及盆腔炎难以鉴别。

2.卵巢肿瘤蒂扭转　卵巢囊肿蒂扭转可引起急性下腹痛,伴有恶心,呕吐。扭转后囊腔内若有出血或伴感染,则可有发热,故易与输卵管卵巢炎混淆。仔细询问病史及进行妇科检查,并借助B超可明确诊断。良性卵巢肿瘤,B超提示附件区液性暗区,可有间隔光带,边缘清晰。恶性卵巢肿瘤,B超示液性暗区内有杂乱光团、光点,肿块边界不清。

3.异位妊娠或卵巢黄体囊肿破裂　异位妊娠或卵巢黄体囊肿破裂均可发生急性下腹痛,并可能有低热,但异位妊娠常有停经史,有腹腔内出血,患者面色苍白,急性病容,甚至休克,尿HCG呈阳性,而急性输卵管卵巢炎多无这些症状,阴道后穹隆穿刺,抽出为陈旧性血液则诊断明确。卵巢黄体囊肿仅限于一侧,肿物界限明显。

4.盆腔子宫内膜异位症　患者在经期有剧烈下腹痛,经量增多,多合并不孕病史,须与输卵管卵巢炎鉴别,妇科检查,子宫可增大,盆腔有结节状包块,妇科B超示囊肿呈圆形或椭圆形,与周围组织和脏器特别是子宫发生粘连,囊壁厚而粗糙,囊内有细小的絮状光点。腹腔镜检查可作出诊断。

5.阔韧带肿瘤　阔韧带肿瘤往往将子宫推向一侧,肿瘤固定并对周围组织压迫造成功能障碍,如月经不调,盆腔疼痛及盆腔静脉曲张等,应与慢性盆腔结缔组织炎鉴别。本病双合诊检查可发现阴道变形,宫颈上移、子宫偏向对侧。阔韧带肿瘤与子宫关系密切。B超示肌瘤结节位于图像一侧阔韧带内,腹腔镜可协助诊断。

【辅助检查】

（一）首要检查

1.宫颈或阴道分泌物培养　应常规行淋病奈瑟菌和沙眼衣原体培养。

2.宫颈或阴道分泌物涂片　生理盐水涂片可见大量白细胞。

3.血液检查　白细胞计数$(20\sim25)\times10^9/L$,中性粒细胞$0.8\sim0.85$,核左移,提示炎性病灶没有完全被包围隔离或有毒素被吸收,有脓性或其他炎性液体存在;白细胞总数继续升高,则为化脓及脓肿形成;如总数降至$(10\sim15)\times10^9/L$,一般无脓肿形成,即使有脓肿也缺乏活力。红细胞沉降率(ESR)加快常高于$30\sim40mm/h$(正常成年女性为$0\sim20mm/h$);C-反应蛋白升高(正常值$\leqslant8mg/L$)。

4.妇科超声

(1)急性子宫炎:炎症局限于子宫内膜时表现为内膜增厚、回声减低;炎症侵犯子宫肌层时,可见子宫体积增大、肌壁增厚、回声减低；有肌壁间脓肿形成时，肌壁回声不均，出现散在的低回声区。宫腔积脓时，两层内膜分离，其间出现液性暗区，并有大量点状及团块状回声。

（2）急性输卵管卵巢炎：早期仅见输卵管轻度增粗、肿大，卵巢饱满，回声衰减。出现输卵管积水时可在宫角一侧或双侧显示腊肠形或椭圆形无回声区，壁较厚；出现输卵管积脓或输卵管卵巢脓肿时，可见厚壁、多分隔的包块，液性区下部有分层的沉积物或碎屑。

（3）急性盆腔腹膜炎：主要表现为盆腔积液，量较少时仅在子宫直肠陷凹探及带状无回声区，量多时积液可包绕子宫或达肠间甚至腹腔；形成盆腔脓肿时，可及边界模糊不整的低回声区包块，内部团块状实性回声。

（二）次要检查

1.子宫内膜活检　组织学证实子宫内膜炎。

2.腹腔镜检查　典型PID征象有：①输卵管表面明显充血；②输卵管壁水肿；③输卵管伞端或浆膜面有脓性渗出物。

（三）检查注意事项

1.妇科检查　发现宫颈有炎症表现，同时伴有黏液脓性分泌物支持PID的诊断，但没有这些表现也不能除外PID。

2.检查宫颈　摇摆痛动作要轻柔，对于没有PID的女性，过分或过快的侧向移动宫颈同样可以引起疼痛，而在PID患者则是由于发炎的盆腔结构受到牵拉的结果，包括输卵管和阔韧带及其包含组织，轻柔而局限的侧向移动宫颈（2～3cm）足以引起宫颈摇摆痛。

3.压痛对检查的影响　附件区压痛时可以影响对附件的完整检查，如果因为压痛使得检查不满意或者检查时触及包块，应该进行盆腔超声检查。

4.诊断PID　并不需要行常规的实验室检查（宫颈标本培养淋病奈瑟菌和沙眼衣原体除外），但这些检查可提高诊断的特异性和增加阳性预测值。

5.其他

（1）应常规进行宫颈淋病奈瑟菌和沙眼衣原体的培养。

（2）若宫颈分泌物正常，并且生殖道分泌物涂片炎细胞阴性，则对排除PID有很好的阴性预测值，应考虑其他引起下腹痛的原因。

（3）C反应蛋白水平明显升高的敏感性为74%～93%，特异性为50%～90%。

（4）红细胞沉降率≥20mm/h的敏感性为64%～81%，特异性为43%～69%；红细胞沉降率≥25mm/h的敏感性为55%，特异性为84%。

（5）子宫内膜活检确诊子宫内膜炎既具有高敏感性（70%～89%），又具有高特异性（67%～89%），提示其可作为一种能代替腹腔镜的、创伤更小的方法以明确PID的临床诊断。但遗憾的是，发病2～3日内不能检出结果，因此临床应用价值受限。

（6）腹腔镜检查时进行形态学诊断的一种安全方法，可直接从输卵管、子宫直肠陷凹和腹腔内取标本进行培养的极好方式，迄今被认为是诊断PID的"金标准"，但从逻辑和经济方面讲，对所有怀疑PID患者行腹腔镜检查确诊是不现实的。腹腔镜常用于诊断病情不明确的患者，特别是考虑需要手术干预的患者。而且腹腔镜并不总是能够发现子宫内膜异位症和轻微的输卵管炎症。

【诊断标准】

1.PID诊断标准（2006年美国CDC诊断标准）　如表2-1。

表 2-1　PID 诊断标准(2006 年美国 CDC 诊断标准)

最低标准

　　宫颈举痛或子宫压痛或附件区压痛

附加标准

　　体温超过 38.3℃(口表)

　　宫颈或阴道异常黏液脓性分泌物

　　阴道分泌物生理盐水涂片见到大量白细胞

　　红细胞沉降率升高

　　血 C-反应蛋白升高

　　实验室证实的宫颈淋病奈瑟菌或沙眼衣原体阳性

特异标准

　　子宫内膜活检组织学证实子宫内膜炎

　　阴道超声或磁共振检查显示输卵管增粗、输卵管积液,伴或不伴有盆腔积液、输卵管卵巢肿块,以及腹腔镜检查发现盆腔炎性疾病征象

2.诊断注意事项

(1)最低诊断标准提示性活跃的年轻女性或者具有性传播疾病的高危人群若出现下腹痛,并可排除其他引起下腹痛的原因,妇科检查符合最低诊断标准,即可给予经验性抗生素治疗。不能简单地根据最低诊断标准而无其他条件,诊断为 PID。

(2)附加标准可增加诊断的特异性,多数 PID 患者有宫颈黏液脓性分泌物,或阴道分泌物生理盐水涂片中见到白细胞,若宫颈分泌物正常,并且镜下见不到白细胞,PID 的诊断需慎重。

(3)特异标准基本可诊断 PID,但由于除 B 型超声检查外,均为有创检查或费用较高,特异标准仅适用一些有选择的病例。腹腔镜诊断输卵管炎准确率高,并能直接采取感染部位的分泌物做细菌培养,但临床应用有一定局限性。并非所有怀疑 PID 的患者均能接受这一检查,在选择腹腔镜检查过程中,应避免操作时间过长。

【治疗要点】

(一)治疗原则

盆腔炎性疾病主要为抗生素药物治疗,必要时手术治疗。根据经验选择广谱抗生素以覆盖可能的病原体,包括淋病奈瑟菌、沙眼衣原体、支原体、厌氧菌和需氧菌等;待药敏结果回报后选择敏感抗生素。

(二)门诊治疗

1.适应证　若患者一般状况好,症状轻,能耐受口服抗生素,并有随访条件,可在门诊给予抗生素口服或肌内注射。

2.具体方案

(1)口服药物治疗 A 方案:氧氟沙星 400mg,每日 2 次,口服,加用甲硝唑 500mg,每日 2 次,口服,共 14 日;或左氧氟沙星 500mg,每日 1 次,口服,同时加服甲硝唑 500mg,每日 2 次,口服,共 14 日;或莫西沙星 400mg,每日 1 次,口服,共 14 日。

(2)肌内注射药物治疗 B 方案:头孢曲松 250mg,单次肌内注射;或头孢西丁 2g,单次肌内注射,加丙磺舒 1g,单次口服。加用多西环素 100mg,每 12 小时 1 次,口服;或米诺环素 100mg,每 12 小时 1 次,口服;或阿奇霉素 0.5g,每日 1 次,口服,共 14 日。

（三）住院治疗

1.适应证　出现以下情况时,均应住院给予以抗生素药物治疗为主的综合治疗。①病情严重,伴有发热、恶心、呕吐;或有盆腔腹膜炎;②输卵管卵巢脓肿;③门诊治疗无效;④不能耐受口服抗生素;⑤诊断不清。

2.支持治疗　卧床休息,半卧位有利于脓液积聚于直肠子宫陷凹而使炎症局限。给予高热量、高蛋白、高维生素流食或半流食,补充液体,注意纠正电解质紊乱及酸碱平衡失调。高热时采用物理降温。尽量避免不必要的妇科检查以免引起炎症扩散,有腹胀应行胃肠减压。

3.药物治疗

(1)静脉药物治疗 A 方案:头孢替坦 2g,每 12 小时 1 次,静脉滴注;或头孢西丁 2g,1 次/6 小时,静脉滴注。加用:多西环素 100mg,每 12 小时 1 次,口服,或米诺环素 100mg,每 12 小时 1 次,口服;或阿奇霉素 0.5g,每日 1 次,静脉滴注或口服。临床症状改善后,继续静脉给药至少 24 小时,然后转为口服药物治疗,共持续 14 日。

(2)静脉药物治疗 B 方案:克林霉素 900mg,每 8 小时 1 次,静脉滴注。加用庆大霉素负荷剂量(2mg/kg),静脉滴注或肌内注射,维持剂量为 1.5mg/kg,每 8 小时 1 次。也可采用每日 1 次给药。临床症状改善后,继续静脉给药至少 24 小时,继续口服克林霉素 450mg,每日 1 次,共 14 日。

(3)替代方案:①氧氟沙星 400mg,每 8 小时 1 次,静脉滴注,加用甲硝唑 500mg,每 8 小时 1 次,静脉滴注;或左氧氟沙星 500mg,每日 1 次,静脉滴注,加用甲硝唑 500mg,每 8 小时 1 次,静脉滴注;或莫西沙星 400mg,每日 1 次,静脉滴注;②氨苄西林舒巴坦钠 3g,每 6 小时 1 次,静脉滴注,加用:多西环素 100mg,每 12 小时 1 次,口服,或米诺环素 100mg,每 12 小时 1 次,口服;或阿奇霉素 0.5g,每日 1 次,静脉滴注或口服。

4.手术治疗　主要用于治疗抗生素控制不满意的输卵管卵巢脓肿或盆腔脓肿。

(1)手术指征:①药物治疗无效:输卵管卵巢脓肿或盆腔脓肿经药物治疗 48～72 小时,体温持续不降,患者中毒症状加重或包块增大者,应及时手术,以免发生脓肿破裂;②脓肿持续存在:经药物治疗病情好转,可继续控制炎症 2～3 周,包块仍未消失但已局限化,应手术切除,以免日后炎症再次急性发作;③脓肿破裂:突然腹痛加剧,寒战、高热、恶心、呕吐、腹胀,检查腹部拒按或有中毒性休克表现,应怀疑脓肿破裂。若脓肿破裂未及时诊治,病死率高。一旦怀疑脓肿破裂,需立即在抗生素治疗的同时行剖腹探查。

(2)手术方式及范围:可根据情况选择经腹手术或腹腔镜手术。手术范围应根据病变范围、患者年龄、一般状态等全面考虑。原则以切除病灶为主。①年轻妇女应尽量保留卵巢功能,以采用保守性手术为主;②年龄大、双侧附件受累或附件脓肿屡次发作者,行全子宫及双附件切除术;③对极度衰弱、危重患者的手术范围须按具体情况决定。若盆腔脓肿位置低,突向阴道后穹隆时,可经阴道切开排脓,同时注入抗生素。

（四）治疗注意事项

1.所有的抗生素治疗方案必须对淋病奈瑟菌和沙眼衣原体有效,因为子宫内膜和宫颈分泌物筛查无阳性发现并不能除外上生殖道感染。

2.一经诊断应立即开始治疗,因为及时合理的应用抗生素与远期预后直接相关。

3.选择治疗方案应综合考虑有效性、费用、患者依从性和药物敏感性等因素。

4.静脉药物治疗 B 方案中头孢菌素的选择尚不确定,头孢西丁可以更好地覆盖厌氧菌,而头孢曲松可以更好地覆盖淋病奈瑟菌,也可选用其他三代头孢菌素类药物,如头孢唑肟或头孢噻肟等。

5.阿莫西林克拉维酸钾加用多西环素可以作为非静脉药物治疗的替代方案获得短期的临床效果,但胃肠道不良反应可能会影响该方案的依从性。

6.采用静脉药物治疗 A 方案时需注意的是：①其他二代或三代头孢菌素(如头孢唑肟、头孢噻肟或头孢曲松)也可能对 PID 有效,并有可能代替头孢替坦和头孢西丁,但后两者的抗厌氧菌效果更强;②对输卵管卵巢脓肿的患者,通常在应用多西环素(或米诺环素或阿奇霉素)的基础上,加用克林霉素或甲硝唑,可更有效地对抗厌氧菌;③对输卵管卵巢脓肿的患者,应用多西环素(或米诺环素、阿奇霉素)加用甲硝唑或多西环素(或米诺环素、阿奇霉素)加克林霉素比单纯应用多西环素(或米诺环素、阿奇霉素)对治疗厌氧菌感染更有效。

7.有关输卵管卵巢脓肿(TOA)需注意以下几个方面。

(1)TOA 破裂是一种外科急症,保持血流动力学稳定并立刻使用广谱抗生素,然后手术去除受累的盆腔器官非常重要。诊断或手术延误能造成病死率上升。

(2)和身体其他部位脓肿不同,TOA 未破裂时单靠抗生素就能获得成功,并不需要引流或手术去除病灶。

(3)抗生素治疗在 48～72 小时内可出现发热减退、疼痛和腹部压痛缓解及实验室指标好转。治疗失败多见于直径超过 8cm 的 TOA,或者双侧附件均受累的患者,需要进行手术干预。

(4)年龄≥35 岁和绝经后妇女出现的 TOA 和胃肠道或泌尿道、生殖道恶性肿瘤(结肠癌、子宫内膜癌、宫颈癌和卵巢癌)有明显的相关性,应尤为注意。

8.性伴侣的治疗。对 PID 患者出现症状前 60 日内接触过的性伴侣进行检查和治疗。这种检查和评价是必要的,因患者有再感染危险,且其性伴很可能感染淋病奈瑟菌及沙眼衣原体。由淋病奈瑟菌或沙眼衣原体感染引起的 PID 者的男性性伴侣常无症状。无论 PID 患者分离的病原体如何,均应建议患者的性伴侣进行性传播疾病的检测和治疗。同时在女性 PID 患者治疗期间应避免无保护屏障(避孕套)的性交。

9.妊娠期 PID 的治疗。由于妊娠期 PID 会增加孕妇死亡、死胎、早产的风险,可疑 PID 的妊娠妇女都建议住院接受静脉抗生素治疗。妊娠期和哺乳期妇女禁用四环素、多西环素、米诺环素及氟喹诺酮类药物。

10.放置宫内节育器(IUD)妇女被怀疑患有 PID 时,可以在治疗原发感染的同时保留 IUD,但是将来复发的风险很高。大部分专家建议患 PID 时取出 IUD,在取出前应静脉使用抗生素治疗以防止发生菌血症或败血症性休克。

11.正确解读 2006 年美国 CDC 推荐的 PID 诊断标准,可提高对疾病的认识,对可疑患者做进一步评价,及时治疗,减少后遗症的发生。若 PID 未得到及时正确治疗,可能会发生一系列后遗症,即盆腔炎性疾病后遗症,临床表现为不孕、异位妊娠、慢性盆腔痛和 PID 反复发作。

【随访】

对于抗生素治疗的患者,应在 72 小时内随诊,明确有无临床症状的改善。患者在治疗后的 72 小时内临床症状应有所改善,如体温下降,腹部压痛、反跳痛减轻,宫颈举痛、子宫压痛、附件区压痛减轻。若此期间症状无改善,应进一步检查,重新进行评价,必要时腹腔镜或手术探查。对沙眼衣原体及淋病奈瑟菌感染者,可在治疗后 4～6 周复查病原体。

(鲁红红)

第五节　急性子宫内膜炎

急性子宫内膜炎是盆腔炎症性疾病(PID)中常见的类型,多与子宫体部的炎症并发。

【病因】

急性子宫内膜炎多发生于产后、流产后、剖宫产后以及宫腔手术后。由于产后胎盘剥离面、流产及剖宫产后的创面、创口以及宫腔操作时细菌的侵入而发生感染。妇女在月经期、身体抵抗力低下时性交,或在不适当的情况下(如宫腔或其他部位的脏器已有感染)行刮宫术、宫颈糜烂的物理治疗,输卵管通液或造影等,均有可能发生急性子宫内膜炎。病原体最常见者为链球菌、葡萄球菌、大肠埃希菌、淋病奈瑟菌、衣原体及支原体、厌氧菌等,并常伴有盆腔其他器官的炎症及腹膜炎。

【发病机制】

病原体经过外阴、阴道、宫颈或子宫创伤处的淋巴管侵入子宫内膜;也可沿生殖道黏膜逆行蔓延而上;结核性子宫内膜炎多是结核菌先感染其他系统;再经血循环进入子宫内膜,盆腔其他脏器的炎症也可直接蔓延至内生殖器,如阑尾炎等。

【病理】

子宫内膜充血、水肿,有炎性渗出物,可混有血,也可为脓性渗出物(多见于淋菌感染);重症子宫内膜炎时内膜呈灰绿色,坏死,见于放射治疗后。镜下见子宫内膜有大量多核白细胞浸润,细胞间隙内充满液体,毛细血管扩张,严重者细胞间隙内见大量细菌。内膜坏死脱落,形成溃疡。

【临床表现】

1.下腹痛　急性炎症时局部组织充血、水肿、炎性渗出物积聚、粘连,盆腔组织张力增加,加上细菌、毒素及各种炎症化学致痛物质如乙酰胆碱、缓释肽、5-羟色胺、前列腺素及组胺等作用于盆腔脏器神经末梢,引起弥散的、定位不准确的内脏痛。可表现为下腹正中痛、下腹坠胀感等,疼痛可向双侧大腿放射,可持续、间断,活动或性交后加重。衣原体感染主要表现为轻微下腹痛,久治不愈。

2.发热　病原体及其代谢产物或炎性渗出物等外源性致热原,在体内作用于中性粒细胞、单核细胞及巨噬细胞,使其产生并释放内源性致热原而引起发热。由于感染的病原体不同,发热的类型和特点不同。淋病奈瑟菌感染起病急骤,体温可高达38℃以上。衣原体感染高热不明显,但可长期持续低热。

3.阴道分泌物增多　可有白带增多,白带可呈水样、黄白色、脓性,或混有血,如系厌氧菌感染,则分泌物带有恶臭味。

4.全身感染症状　若病情严重可有寒战、高热、头痛、食欲不振等全身症状。若并发腹膜炎时,可出现恶心、呕吐、腹胀等消化系统症状,或伴发泌尿系统及直肠刺激症状。

5.其他　发生在产后、剖宫产后或流产后者则恶露长时间不净。如炎症扩散至子宫肌层或输卵管、卵巢、盆腔结缔组织等,症状可加重,体温可高达39～40℃,下腹痛加剧,白带增多等。体检子宫可增大、压痛,有全身体质衰弱等现象。

6.妇科检查　可见宫颈内有大量脓性分泌物流出,阴道后穹隆明显触痛;如合并盆腔积液,阴道后穹隆可能饱满。如有宫颈充血、宫颈举痛等体征及阴道后穹隆波动感,提示可能并发盆腔脓肿。双合诊检查子宫体有压痛,活动受限,子宫两侧压痛,合并宫旁结缔组织炎时,可触及一侧或两侧宫旁组织片状增厚,或两侧宫骶韧带高度水肿、增粗、压痛明显。

【诊断】

所有 PID 的诊断都应结合病史、临床症状体征和实验室检查综合评价,PID 的最低诊断标准为:①宫颈举痛;②子宫压痛;③附件压痛。若必须三项同时具备,则可能因诊断标准提高而导致诊断敏感性下降,若符合三项中的一项,并有下生殖道感染的征象,则诊断的敏感性明显增加。PID 的附加标准为:①体温超过 38.3℃;②宫颈或阴道的黏液性、脓性分泌物增加;③阴道分泌物生理盐水涂片见白细胞;④红细胞沉降率升高;⑤C 反应蛋白升高;⑥实验室证实的宫颈淋病奈瑟菌或衣原体阳性。除上述标准外,如行子宫内膜活检,则能明确诊断,但在急性炎症时活检有造成炎症扩散的风险,因此应严格把握指征,在足够抗感染治疗的基础上进行操作。

诊断中应注意:①大多数患者均有宫颈黏液脓性分泌物或阴道分泌物镜检白细胞增多;②如宫颈分泌物外观正常,且阴道分泌物镜检无白细胞,则急性子宫内膜炎诊断成立的可能性不大,应考虑其他可能引起下腹痛的病因;③如有条件应积极寻找致病微生物。

B 超对急性子宫内膜炎的诊断也有一定的意义;对于男性性伴的尿道分泌物做直接涂片染色或培养淋病奈瑟菌,如发现阳性,有助于女性盆腔炎的诊断;阴道后穹隆穿刺对于急性子宫内膜炎并不是常规检查,但对于诊断有困难的患者,或合并 PID 者可用此方法协助诊断,将抽出的液体进行涂片及培养,协助寻找病原体。

【鉴别诊断】

1.急性阑尾炎　多表现为转移性右下腹痛伴恶心呕吐、腹泻、发热,多无停经、阴道流血及休克表现,白细胞计数升高,血红蛋白检查无下降,阴道后穹隆穿刺及 β-HCG 阴性,B 超检查子宫附件区多无异常回声,麦氏点压痛明显。

2.卵巢囊肿蒂扭转或破裂　可有卵巢囊肿病史,突发性一侧下腹疼痛,多无停经、阴道流血及休克表现,体温正常或稍高,宫颈举痛,附件区可扪及包块及压痛,白细胞计数稍高,血红蛋白正常,阴道后穹隆穿刺及 β-HCG 阴性,B 超检查一侧附件区见低回声包块,边缘清晰。

3.异位妊娠　多有停经、不规则阴道流血及腹痛表现,休克程度与外出血不成正比,体温正常或稍高,宫颈举痛,一侧附件区可扪及包块及压痛,阴道后穹隆饱满,白细胞计数正常或稍高,血红蛋白下降,阴道后穹隆穿刺可抽出不凝血,β-HCG 多为阳性,B 超检查一侧附件区有大小不等的低回声包块,有的内部可见到妊娠囊或胎心。

4.卵巢黄体破裂　多无停经史,在月经后半期突发一侧下腹疼痛,不一定伴阴道流血,无或有轻度休克表现,体温正常,检查一侧附件区或全下腹压痛,白细胞计数正常或稍高,血红蛋白下降,阴道后穹隆穿刺可抽出不凝血,β-HCG 阴性,B 超检查可见一侧附件有低回声区。

【预后】

如能够及时准确的诊断、积极有效的治疗,加上宫颈开放,宫腔分泌物引流通畅,易于治愈。但如果诊断治疗不及时或治疗不规范,炎症也可继续加重,并形成子宫肌炎及输卵管卵巢炎、盆腔腹膜炎,甚至败血症、脓毒血症,严重时可危及生命。病变也可迁延不愈形成慢性子宫内膜炎,或因宫颈口肿胀、引流不畅形成子宫腔积脓。

【治疗】

须采用全身治疗及局部治疗结合的综合治疗方法:

1.全身治疗　较重要,需卧床休息,给予高蛋白饮食,保持室内通风,体位以头高脚低位为宜,以利于宫腔分泌物的引流。

2.抗生素治疗　治疗原则:经验性、广谱、及时、个体化。在药敏试验未出前可给予广谱抗生素,甲硝唑类对厌氧菌有效。药敏试验结果得出后,可更换敏感药物。

(1)门诊治疗:若患者一般情况好,症状轻,能耐受口服抗生素,并有随访条件,可在门诊给予抗生素治疗。常用方案有:①氧氟沙星400mg,口服,2次/天,或左氧氟沙星500mg,口服,1次/天,副作用大者可用200mg,口服,2次/天;并加服甲硝唑400mg,3次/天,连用14天。②头孢曲松钠1～2g,静脉滴注,2次/天;或头孢西丁钠2g,静脉滴注,2次/天;可同时口服丙磺舒1g,然后改为多西环素100～200mg,2次/天,连用14天,可加服甲硝唑400mg,2次/天,连用14天;或选用第三代头孢菌素与多西环素、甲硝唑合用。头孢唑林3～4g,静脉滴注,2次/天,疗程10～14天。

(2)住院治疗:国外对急性子宫内膜炎的患者多采用住院治疗,以解除症状及保护输卵管功能。在国内,若患者一般情况差,病情严重,伴有发热、恶心、呕吐,或伴有盆腔腹膜炎,门诊治疗无效,或不能耐受口服抗生素,或诊断不清,均应住院治疗。常用方案有:①第二、三代或相当于第二、三代头孢菌素的药物,静脉滴注,1/12h或1/8h;对头孢类过敏者,可换用林可霉素,300～600mg,3次/天,加多西环素100mg,2次/天,静滴或口服;对不能耐受多西环素者,可用阿奇霉素替代,500mg,1次/天或2次/天,连用3～5d。②克林霉素与氨基糖苷类药物联合:克林霉素900mg,2次/天,静滴,合用阿米卡星,0.4～0.6g,静滴,2次/天,连用14天。如患者肾功能不全,可采用肾毒性较小的氨基糖苷类的依替米星或奈替米星,用法为0.1g,静滴,2次/天。③喹诺酮类与四环素类药物联合:氧氟沙星400mg,静滴,2次/天;或左氧氟沙星500mg,静滴,1次/天。多西环素200mg,2次/天,连服14天。④青霉素类与四环素类药物联合,氨苄西林/舒巴坦3g,静滴,2～3次/天,加用多西环素200mg,2次/天,连服14天。

(3)性伴侣治疗:对PID患者出现症状前60天内接触过的性伴侣进行检查和相应治疗;对由淋病或沙眼衣原体感染引起的PID者,其男伴常无症状;女性患者在治疗期间应避免无保护屏障(安全套)的性交。

子宫内膜炎一般不行手术治疗以免严重扩散,但如宫腔内有残留物,或宫颈引流不畅,宫腔内分泌物滞留,或老年妇女宫腔积脓时,需在给大量抗生素、病情稳定后,清除宫腔残留物,或取出宫内节育器,或扩张宫颈使宫腔分泌物引流通畅,尽量不做刮宫。

【预防】

合理膳食,适当锻炼,增强体质;避免不洁性行为及多个性伴侣;行宫腔操作时严格无菌操作。

(杨　波)

第三章　女性性传播疾病

第一节　淋病

淋病是由淋病奈瑟菌感染所致。淋病奈瑟菌为革兰阴性双球菌,侵犯柱状上皮及移行上皮导致泌尿生殖系统化脓性感染。

【诊断标准】

1.临床表现

(1)有无保护性交或性伴有淋病感染史。

(2)潜伏期一般为 3~7 日,发病初期女性常无明显症状。

(3)首先出现的症状有尿频、尿急、尿痛、排尿困难、黄色脓性白带等。

(4)妇科检查:尿道口充血、流脓。大阴唇后部前庭大腺部位扪及硬块,局部红肿、触痛,轻挤压即可挤出少许脓液。宫颈感染后,宫口见脓性分泌物,宫颈充血、糜烂,与一般宫颈炎的体征相似。

2.辅助检查

(1)播散性淋病时,外周血白细胞及中性粒细胞增多。

(2)分泌物涂片检查长无菌棉签插入尿道口内和宫颈管内旋转两圈,并停留半分钟,取出棉签做涂片,染色后在多核白细胞内找到 6 对以上肾形革兰阴性双球菌。急性感染时在多核白细胞内、外都可见革兰阴性双球菌。

(3)有条件可行分泌物培养,即取宫颈管或阴道分泌物做淋病奈瑟菌培养。

【治疗原则】

1.下生殖道淋病(包括宫颈内膜或直肠淋病奈瑟菌感染)的治疗

(1)首选治疗(选择以下方案之一):鉴于耐青霉素淋病奈瑟菌日益增多,现青霉素已不作首选。

①头孢三嗪 250mg,肌内注射,共 1 次。

②环丙沙星 500mg,口服,共 1 次。

③氧氟沙星 400mg,口服,共 1 次。

④头孢克肟 400mg,口服,共 1 次。

(2)备选治疗:用于不能应用头孢三嗪的患者,选择以下方案之一。

①大观霉素 2g,肌内注射,共 1 次。

②诺氟沙星 800mg,口服,共 1 次。鉴于亚洲地区淋球菌对喹诺酮类药物多耐药,故尽量不选用。

以上几种方案治疗同时均应用抗沙眼衣原体治疗,如:

①强力霉素 100mg,口服,每日 2 次,连用 7 日。

②阿奇霉素 1g,顿服。

(3)注意事项:

①治疗淋病,多考虑有效的单次剂量治疗。

②对所有淋病患者,均应做有关梅毒及 HIV 血清学试验。

③对所有淋病患者的性伴均应进行检查,并选用针对淋病奈瑟菌和沙眼衣原体两种病原体的药物进行治疗。

④如有 IUD 影响疗效时可取出。

2.成人播散性淋病奈瑟菌感染

(1)首选治疗(选择以下方案之一):

①头孢三嗪 1g,肌内注射或静脉注射,每 24 小时 1 次。

②头孢唑肟 1g,静脉注射,每 8 小时 1 次。

③头孢噻肟 1g,静脉注射,每 8 小时 1 次。

以上三种方案治疗同时均需抗沙眼衣原体治疗,同上。

(2)注意事项:

①对 β-内酰胺类抗生素过敏的患者,改用壮观霉素 2g,肌内注射,每 12 小时一次。

②建议住院治疗,特别是对服从治疗不可靠、诊断未肯定、有化脓性关节积液或其他并发症的患者。同时检查是否合并有心内膜炎或脑膜炎。

③鉴于 40% 以上患者合并沙眼衣原体感染,故应同时抗沙眼衣原体治疗。

④确实无并发症患者,在所有症状消退 24~48 小时后,可以出院,并继以口服疗法,以完成疗程(抗菌治疗总时间为 1 周),可采用:头孢呋肟酯 500mg,口服,每日 2 次。或阿莫西林(羟氨苄青霉素)500mg,口服,每日 3 次。加棒酸 250mg,口服,每口 3 次。或环丙沙星 500mg,口服,每日 2 次。

⑤淋病奈瑟菌所致脑膜炎和心内膜炎,需应用对致病菌株敏感的有效药物,大剂量静脉给药进行治疗。如头孢三嗪 1~2g,静脉滴注,每 12 小时 1 次。治疗必须在专家指导下进行。大多数学者认为淋病奈瑟菌性脑膜炎的疗程为 10~14 日,而治疗淋病奈瑟菌性心内膜炎,则疗程至少 4 周。

3.妊娠合并单纯泌尿系、宫颈内膜或直肠淋病奈瑟菌感染

(1)对 STI 高危孕妇首次围产期检查时,均应做宫颈淋病奈瑟菌涂片及培养;并同时做沙眼衣原体、梅毒与 HIV 检测。即便治疗后应在妊娠末期再做淋病奈瑟菌、沙眼衣原体、梅毒检测试验。

(2)首选头孢三嗪治疗,对 β-内酰胺类药物过敏者,用大观霉素。

(3)孕妇禁用四环素族(如强力霉素等)和喹诺酮类(如氧氟沙星等)。

(4)同时治疗沙眼衣原体感染,选择红霉素或阿莫西林进行治疗,如不耐受可选用阿奇霉素 1g,顿服。

(5)治疗结束后 7 日,采集宫颈和直肠标本进行淋病奈瑟菌培养。

(6)未治疗淋病非剖宫产指征。可在产时、产后立即治疗。

4.新生儿淋病奈瑟菌感染　患淋病经或未经治疗母亲的婴儿,为高危感染对象,需要常规进行检查和治疗。局部 1%AgNO$_3$ 或 0.5%红霉素眼药膏或 1%四环素眼药膏可预防新生儿眼炎,但不能治疗其他部位感染,故提倡全身用药。

(1)首选治疗头孢三嗪 25~50mg/kg(勿超过 125mg),单次静脉滴注或肌内注射。

(2)注意事项:

①应予使用生理盐水或眼用缓冲溶液冲洗双眼。

②单独局部应用抗生素治疗无效。

③父母双方,均应检查和治疗。

④凡治疗效果不能令人满意的患者,均应考虑本病同时并存沙眼衣原体感染。

5.较大儿童淋病奈瑟菌感染

(1)单纯尿道、外阴阴道或直肠淋病奈瑟菌感染:

①首选治疗:头孢三嗪 125mg,单次静脉注射或肌内注射。

②备选治疗(适用于不能应用头孢三嗪的患者):大观霉素 40mg/kg(最大量 2g),单次肌内注射。

(2)淋病并发症的处理。

1)体重<45kg:

①菌血症和关节炎:头孢三嗪 50mg/kg(最大量 1g),静脉注射,每日 1 次,连用 7 日。

②脑膜炎:头孢三嗪 50mg/kg(最大量 2g),静脉注射,每日 1 次,连用 10～14 日。

2)体重≥45kg:

①应接受成人的治疗剂量。

②对直肠炎和咽炎,应使用头孢三嗪。

③对 β-内酰胺类药物过敏的儿童,应予使用大观霉素。

④应检测患儿是否存在梅毒和沙眼衣原体重叠感染。

⑤不用喹诺酮类药治疗。

⑥对年龄达 8 岁或更大的患童,应给予强力霉素 100mg,口服,每日 2 次,连用 7 日,以增加抗衣原体感染的作用。

(杨美霞)

第二节　尖锐湿疣

尖锐湿疣是女性性传播性疾病之一,由人乳头状瘤病毒引起,通过破损的皮肤、黏膜而致。主要为性接触传染。

【诊断标准】

1.临床表现

(1)潜伏期 1～8 个月,平均 3 个月。

(2)早期时无明显症状。

(3)病灶主要发生在大、小阴唇,处女膜、宫颈、阴道、会阴部、肛门等。

(4)病灶表现为软性、粉红色或灰白色疣状丘疹,表面凹凸不平,继续增生形成乳头状、菜花样和鸡冠样增生物,甚至融合成大团块。

(5)局部瘙痒,破溃后有渗出液,并伴继发感染。

(6)妊娠期患病,疣体迅速增大,分娩后病灶即明显萎缩。

2.辅助检查　常规不需要辅助检查。

(1)阴道脱落细胞涂片巴氏染色后见挖空细胞、角化不良细胞。

(2)阴道镜检查见泡状、山峰状、结节状指样隆起、白色斑块等。

(3)PCR 检测 HPV-DNA。

(4)病理检查:必要时行病变活检,应注意与假性湿疣鉴别。

【治疗原则】

患者及性伴应同时治疗。外阴、宫颈的尖锐湿疣,基本属良性病变,因此治疗的目的为美观及防止性传播,治疗手段以不给患者带来危害为原则。

1.局部药物治疗

(1)5％氟尿嘧啶软膏,每日搽局部1～2次。

(2)3％酞丁胺霜,每日搽局部2次。

(3)20％足叶草酯酊,每周局部涂1～2次,注意保护周围皮肤黏膜,涂药后2～4小时洗去药液。本药有致畸作用,孕妇忌用。

(4)30％～50％三氯醋酸,每周局部涂1～2次,涂后用生理盐水棉签洗净药液。

2.物理治疗

(1)电灼:用高频电针或电刀烧灼,适用于较小的宫颈或阴道疣块。

(2)冷冻:液氮治疗1～3次,治愈率达90％。适用于较平坦的湿疣。

(3)激光:常用CO_2激光,一次即可治愈,治愈率达95％。适用于表浅性尖锐湿疣。

3.手术治疗　较大的带蒂疣块可考虑手术治疗。为防止复发,术后需配合其他治疗。

4.免疫治疗　少数顽固病例,若上述各方法效果不明显,可用以下方法治疗。

(1)α-干扰素,外用,每次1粒,隔日1次,共6～10次。

(2)干扰素-α2b 500万IU疣灶局部注射。

(3)干扰素-α2a 300万IU,皮下注射,每周3次,共4周。

5.注意事项

(1)避免无保护性交。

(2)治疗结束后,每月随访1次。

(3)治疗后复发或重复感染者,应积极治疗,并追查其配偶或性伴。

(杨美霞)

第三节　生殖器疱疹

生殖器疱疹是由单纯疱疹病毒引起的一种女性生殖道性病。约90％的患者是由疱疹病毒Ⅱ型引起,10％由Ⅰ型引起。其传染途径是:与生殖器疱疹患者有性接触(包括口唇接触)。

【诊断标准】

1.病史　曾有不洁性交史,患者曾有疱疹感染史或为带病毒者,或性伴有疱疹或其感染史。

2.临床表现

(1)原发性生殖器疱疹:①局部瘙痒、灼热、疼痛等。②外阴、大小阴唇、阴道黏膜、宫颈等处出现大小不等的水疱,破溃后形成表浅溃疡、疼痛,病损融合成大片,明显压痛。③在发病前后,患者有头痛、低热、寒战、腹痛、恶心、腹股沟淋巴结肿大等。④病损可累及口、唇、咽喉、尿道、膀胱甚至直肠等黏膜。⑤症状一般持续6～7天逐渐缓解,病损3～6周完全消除。

(2)复发性生殖器疱疹:原发感染疱疹消退后,约半数患者在1～4个月复发,症状较初发时为轻,水疱较小,溃疡较少,愈合时间短,一般7～10日消退,亦可无病灶,但排毒。

(3)孕妇感染后,胎儿同时感染者,其中复发性疱疹的围产期传播率低。①孕早期生殖器疱疹经胎盘传播率低,主要是妊娠末期尤其是分娩期生殖器仍有疱疹病灶,或虽无病灶但有排毒者,胎儿经产道传染率高,如感染可导致新生儿疱疹病毒感染。②孕后期出现病毒血症或播散性疱疹病毒感染,除口、眼、皮肤黏膜疱疹外,可并发脑炎、肝脾肿大,致死胎或致残。

(4)病损部位混合感染合并葡萄球菌、真菌、链球菌等。疱疹病毒也可侵入骶前感觉神经鞘内,引起腰骶部神经炎、横贯性脊髓炎导致患者背部、会阴部及下肢放射性疼痛。

3.辅助检查　实验室检测帮助不大,主要靠患者典型病史及临床表现必要时可采用以下方法确诊,但一般实验室均不能做。

(1)脱落细胞学检查:于病损基底部取材做涂片,巴氏染色;查嗜酸性包涵体,阳性率为38%～50%。

(2)病毒培养:水疱期病毒培养阳性率可达80%。

(3)酶联吸附试验或放射免疫测定检测病毒抗原。

(4)核酸杂交技术检测病毒类型等。

(5)电镜检查病毒类型等。

【治疗原则】

1.一般治疗

(1)保持病损部位清洁及疱疹壁完整、干燥,每日用生理盐水清洗2～3次,用卫生巾吸干水分。

(2)合并细菌感染时,应用敏感抗生素对症治疗。

(3)局部疼痛者可用5%盐酸利多卡因软膏或口服止痛片或用疱疹净软膏涂抹或溶液湿敷。

(4)3%～5%阿昔洛韦软膏或溶液,每3～4小时涂1次。

2.抗病毒治疗

(1)严重患者,口服阿昔洛韦片每次200mg,每日5次,连服7～10日。

(2)复发患者的治疗,可选用以下方案之一:

①阿昔洛韦:400mg,每日3次,连服5日,或200mg,每日5次,连服5日。

②伐昔洛韦:300mg,每日2次,连服5日。

③复发≥6次/年,阿昔洛韦:400mg,每日2次,连服6月;或伐昔洛韦300mg,每日2次,连服1年。

3.注意事项

(1)避免不洁性交。

(2)避免与疱疹病毒患者或带病毒者有性接触,避孕套不能完全防止病毒传播。

(3)复发性患者在前驱症状期口服阿昔洛韦,可能对患者有部分或完全性的保护作用。

(4)孕妇患疱疹病毒感染,早期需区别原发及复发,因早期胎儿感染率低,晚期如生殖器有病灶应行剖宫产。但如破膜时间达4小时以上者,不必行剖宫产。对生殖器无病灶者,产程中也要尽量避免有创性操作,如人工破膜、胎头皮电极或取血、胎头负压吸引及产钳等。

(杨美霞)

第四节　梅毒

梅毒是由梅毒螺旋体引起的性传播性疾病。

【诊断标准】

1.病史　有不洁性交史、梅毒感染史、配偶感染史及生母患梅毒等。

2.临床表现

(1)一期梅毒:①妇女一旦被感染,潜伏期为6~8周。②初起时见患处有单个结节称硬下疳,无痛、不痒,伴局部淋巴结肿大。③一侧或双侧肿大腹股沟淋巴结,常为数个,大小不等、质硬、不粘连、不融合、无痛感,可自行消退。④妇科检查于大、小阴唇,阴阜、阴道口、阴道、宫颈、会阴等处见硬下疳,为无痛性红色炎性丘疱疹,圆形,直径0.5~1cm,边缘整齐,表面色红或暗红,略隆起,表面破损,渗出液结成黄色或灰色痂,如生橡胶样硬,无压痛。如不予治疗,在3~8周内硬下疳即自然消失。

(2)二期梅毒:①初次感染后7~10周或硬下疳出现后3周出现流感样综合征(60%~90%)及全身淋巴结肿大(50%~85%)。②皮肤及黏膜病灶:表现为斑疹、丘疹、鳞屑性皮疹、脓疱疹等。常呈对称性,掌跖易见暗红斑及脱屑性斑丘疹;外阴及肛周多见湿丘疹及扁平湿疣。口腔见黏膜斑。③浅表淋巴结肿大。④病损在2~6周自然消失。进入早期潜伏梅毒期,常无明显症状及体征,也可反复发作出现二期梅毒的症状、体征。

(3)三期梅毒(或晚期梅毒):①结节性梅毒疹:呈结节状、暗红色、稍隆起、浸润性、坚硬结节。结节消退留有萎缩性瘢痕。②树胶肿:呈单发、不对称皮下硬结,逐渐增大,中心坏死,形成深溃疡,分泌黏稠脓液,状如树胶。③黏膜梅毒:表现为黏膜白斑、树胶肿、穿孔等。④骨梅毒:形成骨膜炎。⑤内脏梅毒:形成肝、心血管及神经系统等内脏梅毒。

(4)潜伏梅毒(隐性梅毒):1年内为早期潜伏梅毒,超过1年即为晚期潜伏梅毒。潜伏梅毒无临床症状和体征,仅梅毒血清学检查阳性。

(5)妊娠合并梅毒:孕妇发现活动性或潜伏性梅毒称为妊娠合并梅毒。

(6)胎传梅毒(先天梅毒):①早期先天梅毒(2岁以内):与成人二期梅毒相似。皮损表现为红斑、丘疹、糜烂、水疱、大疱等。可表现为梅毒性鼻炎和喉炎、骨软骨炎、淋巴结肿大、肝脾肿大、贫血等。②晚期先天梅毒(2岁以上):与成人三期梅毒相似。其特征为间质性角膜炎、赫秦生齿、神经性耳聋等,也可表现皮肤黏膜树胶肿及骨膜炎。

3.实验室检查

(1)暗视野显微镜检查:刮取皮损组织液或淋巴结穿刺液滴在玻片上,盖上载玻片暗视野显微镜检查,见梅毒螺旋体,即可明确诊断。一期、二期、胎传梅毒时均可找到梅毒螺旋体。

(2)梅毒血清学试验如感染不足2~3周,非梅毒螺旋体抗原试验呈阴性,4周复查呈阳性。二期、三期、胎传梅毒妊娠合并梅毒患者梅毒血清学检查为阳性。

(3)脑积液检查神经梅毒时脑积液白细胞$>5 \times 10^6$/L、蛋白质>50mg/L,性病研究实验室试验(VDRL)阳性。

(4)组织病理检查取病损送病理检查即可明确诊断。

【治疗原则】

1.梅毒的治疗原则包括及时、及早规范化的足量治疗,并应在治疗后进行足够长时间的追踪观察。

2.对在前 3 个月内接触过有传染性梅毒患者的性伴进行检查、确诊及治疗,早期梅毒患者在治疗期间禁止性生活。

3.早期梅毒患者在治疗后 1 年内每 3 个月复查 1 次,此后每半年复查 1 次,共连续随诊 2～3 年。随诊期间不应妊娠。如发现 RPR 滴度上升或复发应及时增加剂量治疗。晚期梅毒患者在治疗后应延长随诊时间,神经梅毒患者和心脏梅毒患者常常需要终生随访。

4.抗梅毒药物治疗首选青霉素。对无青霉素过敏患者,应用青霉素系各期梅毒的首选疗法。应用的制剂、剂量和疗程随梅毒的病期而有所不同。

【药物治疗】

1.一期、二期梅毒以及病程不到 1 年的潜伏梅毒患者

(1)首选治疗:苄星青霉素 240 万 U,单次肌内注射。

(2)青霉素过敏者,可选用:①强力霉素 100mg,口服,每日 2 次,连用 14 日。②四环素 500mg,口服,每日 4 次,连用 14 日。③红霉素 500mg,口服,每日 4 次,连用 14 日。

2.晚期梅毒、病程超过 1 年或病程不明者

(1)首选治疗:苄星青霉素 240 万 U,肌内注射,每周 1 次,连用 3 周(共 720 万 U)。

(2)青霉素过敏者:①强力霉素 100mg,口服,每日 2 次,连用 14 日。②四环素 500mg,口服,每日 4 次,连用 28 日。③红霉素 500mg,口服,每日 4 次,连用 28 日。

3.神经梅毒患者 任何病期的梅毒,均可引起中枢神经系统病变。神经系统损害的临床迹象(如视觉、听觉症状及颅神经瘫痪)可通过脑脊液(CSF)检查而确诊。

(1)首选治疗:水剂结晶青霉素总量 1800 万～2400 万 U/d,分 200 万～400 万 U,静脉注射,每 4 小时 1 次,连用 10～14 日。

(2)替换治疗:水剂普鲁卡因青霉素 240 万 U,肌内注射,每日 1 次,加丙磺舒 500mg,口服,每日 4 次,两药合用,连用 10～14 日。

4.妊娠期梅毒 梅毒患者妊娠后可能发生以下情况:

(1)在孕前 6～12 个月感染而未经治疗的梅毒,常引起晚期流产或死胎。

(2)虽经治疗但不彻底或治疗后血清 RPR 未转阴性者妊娠后可出现 LBW、早产儿及先天梅毒新生儿。

(3)当潜伏晚期患者妊娠时,新生儿可能外表正常,血清学试验阴性,表现为潜伏期先天性梅毒,在儿童后期或成人早期发现临床症状及血清学阳性。

(4)梅毒感染治疗 5 年后就可能生出健康新生儿,治疗年数愈长,生出健康新生儿机会愈多。所有孕妇,均应做梅毒血清学筛选,最好于早孕期首次产前检查时进行。对梅毒高危孕妇,在妊娠末 3 个月时应再次筛查,并于临产时重复 1 次。

(5)妊娠任何阶段,凡青霉素不过敏的孕妇,均应首选青霉素治疗,对不同梅毒期的剂量与疗程,与非妊娠患者相同。

(6)青霉素过敏孕妇应采取脱敏后青霉素治疗。孕妇忌用红霉素、四环素和强力霉素,因其不能防治胎儿先天梅毒,故不用作妊娠期梅毒的治疗。头孢类药物对先天梅毒的防治效果尚不确切,故亦不用于妊娠期梅毒的治疗。

(7)妊娠期接受治疗的梅毒患者因 J-H 反应及(或)早产、胎儿窘迫危险增加,故需住院。治疗前给予地塞米松,治疗过程如果发现有任何胎动异常或宫缩现象,应及时处理。

(8)已接受梅毒治疗的孕妇:每个月应做一次定量非梅毒螺旋体性血清学试验,如持续升高 3 个月,或滴度增加 4 倍,或再现一期、二期病灶,应给予复治。产后随诊复查同非妊娠患者。

5.先天性梅毒　先天性梅毒(胎传梅毒)主要是母亲早期梅毒,通过胎盘传染胎儿。

(1)非梅毒螺旋体性血清学阳性母亲(经血清螺旋体抗原试验证实)所生的婴儿,若母亲符合下列情况,则其婴儿应进行有关梅毒的检测估价。

①患梅毒而未经治疗者。

②产前开始进行梅毒治疗不到1个月者。

③妊娠期曾应用红霉素、青霉素或其他抗生素进行梅毒治疗者。

④经抗梅毒治疗后,非梅毒螺旋体性抗体滴度未获预期降低者。

⑤缺乏充分抗梅毒治疗证据者。

⑥已进行治疗,但在妊娠期疗程与剂量不足或不明,随诊复查的血清学检测不清者。在母亲的血清学情况未查清以前,婴儿不应让其出院。

(2)符合上述条件婴儿,有关临床和实验室的检测评估应包括:

①全面体检,脐血(必要时取婴儿静脉血检查)血清学检查将抗体滴度与母血比较,血常规、血小板、肝功能等,查找先天性梅毒的迹象。

②非梅毒螺旋体性抗体滴度检测。

③脑脊液检查,包括细胞计数、蛋白分析及VDRL试验。

④长骨X线检查。

⑤临床需要进行的其他检查(如胸部X线检查)。

⑥行FTA-ABS试验或TPHA试验。

(3)婴儿若具有下列情况则应予以治疗:

①任何活动性梅毒表现(体检或X线检查)。

②脑脊液性病研究试验(CSF-RPR试验)阳性。

③不论脑脊液的血清学检查结果如何,而呈现脑脊液检查异常(如白细胞计数>5×10⁶/L,或蛋白>500g/L)者。

④非梅毒螺旋体性血清抗体滴度较其母亲的滴度增高4倍及以上。

⑤经FTA-ABS试验或TPHA试验检测为阳性者。

⑥即使有关检测均属正常,若其母亲的梅毒未经治疗,或者经治疗后有复发或再感染依据者。

(4)首选治疗方案如下:

①水剂结晶青霉素10万~15万U/(kg·d),以静脉注射,5万U/kg,每日2次×7天,以后每日3次×3天。

②或水剂普鲁卡因青霉素肌内注射,5万U/kg,每日1次,连用10日。

(5)注意事项:

①若治疗曾中断1日以上,则整个疗程必须重新从头开始。

②所有显症梅毒患儿,均应进行眼科检查。

③凡需做检测评估的婴儿,经评估后未发现任何需进行治疗指标(见上述)者,则属于先天性梅毒低危对象。若不能确保密切随诊复查,则婴儿应予苄星青霉素5万U/kg,单次肌内注射治疗。

④血清阳性未加治疗的婴儿,于生后1、2、3、6和12个月时进行严密追踪复查。未获感染者,则非梅毒螺旋抗体滴度从3个月龄应逐渐下降,至半岁时应消失。若发现其滴度保持稳定或增高,则应对患婴重新检测评估,并彻底治疗。此外,未获感染者,梅毒螺旋体抗体可能存在长达1年之久,若超过1年仍然存在,则该婴儿应按先天性梅毒治疗。

⑤必须随诊已予治疗的婴儿,亦应注意观察非梅毒螺旋体抗体滴度逐步下降情况;该抗体滴度至6个

月龄时应已消失。不选用梅毒螺旋体试验监测,因该试验可终身阳性。已经证实脑脊液细胞数增高的婴儿,应每6个月复查1次,直至脑脊液细胞计数正常为止。如果2年后细胞计数仍不正常,或每次复查无下降趋势者,则该婴儿应予复治,亦应6个月检查1次,若脑脊液性病研究试验反应仍阳性,应予复治。

⑥新生儿期以后,凡发现有梅毒的患儿,均应做脑脊液检查,以排除先天性梅毒。凡考虑有先天性梅毒或病变已累及神经系统者,应采用水剂结晶青霉素5万U/kg,静脉注射,每4～6小时一次,连用10～14日。年龄较大的儿童,经肯定为获得性梅毒且神经系统检查正常者,可应用苄星青霉素5万U/kg,单剂(最大剂量240万U)肌内注射治疗。有青霉素过敏史的儿童,应做皮肤试验,必要时进行脱敏。追踪复查应按前述要求进行。

（杨美霞）

第五节　沙眼衣原体感染

沙眼衣原体引起的女性生殖道感染是一种性传播性疾病。衣原体只感染黏膜柱状上皮及移形上皮,不向深层侵犯。本病以性传播为主。

【诊断标准】

1.临床表现

(1)有不孕史及衣原体感染史。

(2)宫颈感染后,宫颈肥大、充血,并有黏液性白带。

(3)急性尿路感染可有尿频、尿痛、无菌尿等。

(4)前庭大腺红肿、压痛等。

(5)感染上行蔓延以致发生子宫内膜炎,伴持续性发热、月经过多、阴道不规则流血、下腹痛。

(6)急性输卵管炎的症状,不如淋病奈瑟菌及厌氧菌感染者明显。无发热,但持续时间较长。黏膜破坏可引起异位妊娠及不孕等。也可导致盆腔炎、盆腔炎块或脓肿等。

(7)新生儿经阴道分娩感染衣原体后可发生衣原体结膜炎及肺炎。

2.辅助检查

(1)宫颈分泌物涂片:吉姆萨染色找包涵体。

(2)免疫学诊断:采用酶联免疫法单克隆抗体免疫荧光直接涂片法,检测宫颈上皮细胞内沙眼衣原体抗原,其敏感性及特异性均高。

(3)组织培养法:方法复杂,无法在临床应用。

【治疗原则】

1.阿奇霉素1g,单次口服。

2.多西环素100mg,每日2次,口服,共7～10日。

3.红霉素500mg,每日4次,口服,共7日。如不耐受,可半量口服,共14日。

4.氧氟沙星300mg,每日2次,口服,共7日。妊娠期禁用。

5.性伴同时治疗。

（杨美霞）

第四章　女性生殖器肿瘤

第一节　外阴癌

　　外阴恶性肿瘤少见,仅占女性生殖道肿瘤的5%,据美国癌症协会统计,2007年美国新发病例3490人,死于外阴癌病例880人。许多医师可能从未遇到过外阴癌患者。虽然偶有病人无症状,但大多数外阴癌患者会以外阴部瘙痒、疼痛或者持续性包块不消退甚至破溃而就诊。临床上,非妇科肿瘤专业医师常会忽视了外阴肿瘤的存在而仅经验性地认为炎症的可能性大,常常先按炎症处理,而没有进行适当的体检或组织活检,以致病人从症状出现到外阴癌被确诊的时间常被延误。Jones等报道,88%的外阴鳞癌患者从出现症状到确诊的时间间隔超过6个月,其中31%的妇女在诊断外阴癌之前至少已就诊3次以上,27%的妇女曾被医师经验性地给予雌激素和皮质激素。外阴常被角化的鳞状上皮覆盖,大多数外阴癌为鳞状细胞癌,因此,我们当前了解的流行病学、播散方式、预后因素和生存数据等资料基本来源于鳞癌的回顾性分析和少量的前瞻性研究。恶性黑色素瘤是第二种常见的外阴肿瘤,此外还有许多相对少见的外阴恶性肿瘤,包括基底细胞癌、腺癌、汗腺癌、佩吉特(Paget)病或异位乳房组织病和更为少见的软组织肉瘤,包括平滑肌肉瘤、恶性显微组织细胞瘤、脂肪肉瘤、血管肉瘤、横纹肌肉瘤、上皮肉瘤和卡波西肉瘤。外阴肿瘤也会继发于膀胱、直肠、肛门等邻近生殖器官的肿瘤。传统的外阴癌治疗方法是行根治性外阴切除术,包括单纯外阴切除(原发灶切除)、腹股沟股淋巴结切除及必要时盆腔淋巴结的切除。近年来研究发现,术后放疗对高危病人可以提高生存率,甚至也有报道认为,辅以术后放疗和同步放化疗可以极大程度地弥补晚期肿瘤患者的不满意根治性切除,放疗和化疗以及生物治疗的进步某种程度上使得外阴癌的手术范围相对缩小了。当今对外阴癌的治疗更强调多手段的综合治疗而不是仅仅做大范围的外阴切除,从而满足了患者保持外阴解剖学上常态及性功能的要求,使得治疗更加个性化、人性化。

一、流行病学

　　以往外阴癌多发生于绝经后妇女,但最近报道提示,外阴癌有明显的年轻化趋势。有研究发现,外阴癌患者中伴有高血压、糖尿病、肥胖者较多,因此推测其可能与外阴癌有关,但也有研究持否定观点,认为仅仅是伴随年龄而出现的改变,不具有特异性。

　　某些感染因素可能与外阴癌相关,这些感染包括肉芽肿性感染、单纯疱疹病毒感染及人乳头瘤病毒(HPV)感染。有作者发现,腹股沟肉芽肿、性病性淋巴肉芽肿或外阴梅毒与外阴癌存在相关性,提示有性传播疾病的妇女可能会有较高的外阴癌发病风险,Kaufman等也证实了血清学阳性的Ⅱ型疱疹病毒感染者与外阴原位癌有相关性。尽管不少研究提示,外阴癌与性传播疾病感染之间可能存在相关性,但始终未能分离出相关病毒抗原,以致于无法确定两者之间的因果关系。

随着对 HPV 病毒研究的不断深入,近年来,越来越多的证据提示外阴癌及外阴湿疣样病变与潜在的 HPV 感染相关,HPV-DNA 也已从浸润性外阴癌和原位癌组织中分离出来,自此确定了外阴 HPV 感染与外阴癌的相关性。HPV 可有众多亚型,现已证实与外阴癌相关的亚型有 HPV16,HPV6,HPV33 型,其中 HPV16 型感染最为常见。HPV-DNA 可在 70%～80%的上皮内病灶中被发现,但在浸润性病灶中的发现率仅有 10%～50%,提示浸润性外阴癌可能不完全是 HPV 感染所致,临床上及组织学上也发现因 HPV 感染引起的外阴癌有别于无 HPV 感染者,故应分别对待。Brinton 等发现,有生殖道湿疣史、异常巴氏涂片史及吸烟史的妇女患外阴癌的风险明显升高,其中既有吸烟史又有生殖道湿疣史者患外阴癌的风险上升 35 倍,有慢性免疫抑制者和浸润性外阴癌也有一定相关性,因此,认为 HPV 感染与非特异性免疫抑制可能均为外阴癌的致病因素。目前越来越多的观点倾向于吸烟、非特异性免疫抑制可能是外阴癌发展过程中的辅助因子,它可以使 HPV 感染更容易实现,进而导致外阴癌。

外阴营养不良、硬化性苔藓等慢性外阴感染性病变以及鳞状上皮内瘤变,尤其是原位癌,这两种因素均可能是外阴浸润性鳞癌的癌前病变。Carli 等的研究发现,32%的无 HPV 感染的外阴癌病人实际上是与外阴硬化性苔藓有关,提示硬化性苔藓可能是外阴癌的癌前病变,但 Hart 等进行的一项大样本的回顾性病理学复习并没有发现从硬化性苔藓到外阴癌的转化证据。在一项对外阴原位癌病人的观察研究中发现,8 例未被治疗者中有 7 例在 8 年内进展为浸润癌,而在 105 例接受治疗的患者中只有 4 人在 7～18 年进展为浸润癌,但随后对 405 例外阴Ⅱ～Ⅲ级上皮内瘤变病例的研究中,Jones 等发现,在 1.1～7.3 年(平均 3.9 年),3.8%的经过治疗病例及 10 例未被治疗的病例均发展为浸润癌。虽然一些上皮内瘤变可能自然消退,但持续存在或进展为浸润癌的病人仍不在少数。最近来自美国和挪威的发病率数据分析显示,从 20 世纪 70～90 年代,外阴原位癌的发生率上升了 2～3 倍,但并未看到外阴浸润癌的发生率相应上升。对此不同的解释是:①受感染的妇女随访年限还未达到患浸润性病变的年限;②浸润前病变的积极治疗阻止了向浸润癌的发展;③原位癌和浸润癌的起因不太相关。Trimble 等推断外阴鳞癌也许是异源性病因学产生的结果,根据他们的研究,具有基底样或疣状特征的两个组织学亚型的癌与 HPV 感染相关,而角化型鳞状细胞癌与 HPV 不相关,而且,基底样或疣状癌与经典的宫颈癌危险因素也相关,包括初次性交的年龄、性伴侣的数目、先前异常的巴氏涂片、吸烟和较低的社会经济地位等,而在一些病例中角化型鳞癌和这些因素的相关性不明显。

Flowers 等发现,与 HPV 阳性的外阴癌相比较,HPV 阴性的外阴癌更容易出现 p53 抑癌基因的突变。p53 是个抑癌基因,具有调控细胞生长和增生的功能,外阴癌的发生可能与 p53 基因失活有关,这种失活在 HPV 阴性的外阴癌中是基因突变导致,而在 HPV 阳性的外阴癌中则是通过 HPV 基因产物的表达所致。Mitchell 等在对 169 例外阴浸润癌的研究中发现,约有 13%的外阴癌是继发于生殖道鳞状上皮新生物的,这种继发于原发肿瘤的外阴癌与 HPV 感染明显相关,也说明一些鳞状上皮病变起初始于性传播病毒,这种病毒具有感染整个下生殖道而产生瘤样病变的能力。

二、播散方式

外阴癌的播散方式有 3 种:局部蔓延、经淋巴转移及血行转移。外阴皮下组织中淋巴系统十分发达,因此,外阴癌极易出现区域性淋巴结转移。有研究显示,当外阴癌病灶浸润<1mm 时很少累及淋巴系统,但病灶浸润 2～3mm 时常累及淋巴系统,当癌浸润>10mm 时 50%以上可出现局部淋巴结转移。通常外阴癌从原发灶扩散至区域淋巴结遵循逐级规则,很少跳跃性转移,外阴癌灶首先转移至表浅腹股沟淋巴结和股淋巴结,再扩散至深部腹股沟和盆腔淋巴结,但偶尔也可出现直接累及深部腹股沟淋巴结、闭孔淋巴结而直接向上转移至盆腔各组淋巴结的情况,特别是当病灶累及阴蒂周围时。晚期病人的皮下淋巴管系统被广泛侵犯,可导致下腹壁或大腿间的皮肤呈现明显的炎症卫星状病灶出现。肺转移是外阴和阴道癌血行转移最常见的转移部位。

三、临床表现及诊断

大多数外阴癌病人均有外阴瘙痒、干燥等不适主诉,体检可见外阴部与其主诉相对应部位存在不同类型的病变,如白斑样、苔藓样、皲裂破溃样、溃疡状、弥漫湿疹样、湿疣样等,仅通过症状和体检来确定为外阴癌常常困难,因其表现并不具有特异性,不能与外阴良性病变所区别,因此,外阴癌的诊断必须通过活检而作出。活检的部位也有推敲,通常单一的、局限的病灶活检,其部位选择不困难,但在慢性外阴营养不良、弥漫性白斑、多点异常性病变或佩吉特病的病人选择合适的活检部位是困难的,有时不得不行多点活检。对于仅有较小单一可疑病灶的病人可在局麻下完整切除病灶,即达到活检目的又兼顾了治疗。组织活检尽量包括可疑的表皮病灶及皮下组织,以便于浸润癌的病理和深度能被准确评估。如前所述,临床医生在门诊处理外阴癌病人时,因常常不会在第一时间进行活检而导致诊断延误,使得一些妇女丧失了早期诊治的大好时机,影响预后。晚期病人主要表现为局部疼痛、出血和来源于肿瘤的渗液,有腹股沟淋巴结转移或远处转移病灶者可还出现相应的症状。

外阴癌病人的病情评估主要包括病变范围,如原发肿瘤的测量、有否累及毗邻器官或骨膜、腹股沟淋巴结累及的可能性等,以及有否内科合并症等。盆腔检查一直是外阴和阴道癌局部扩散程度评估最重要的方法。病灶定位、肉眼形态、累及部位、可见深度和触摸肿瘤质地等须仔细记录并做肿瘤图解,肿瘤是否紧挨中线结构也应该被记录。影像学检查,特别是磁共振能被用来评估膀胱或病灶下方组织的深部浸润,直肠镜或膀胱尿道镜检查也可用来确认影像学证据,包括膀胱、尿道、肛门或直肠的累及。虽然 CT 对于检测盆腔和腹股沟淋巴结有所帮助,但普通 CT 对于局部解剖提供的信息较少。外阴或阴道癌患者都必须有详细的病史和体检,胸部 X 线检查、全血常规和生化检查也应作为初始评估。影像学检查虽然有助于治疗计划的制定,但不能更改 FIGO 分期。

四、临床分期及病理分类

外阴癌的 FIGO 分期由 1970 年的临床分期修改为 1988 年的手术分期,随着临床研究的不断深入,至 2009 年再次修正分期(表 4-1)。

表 4-1　外阴癌 2009 FIGO 手术分期

Ⅰ	肿瘤局限于外阴,淋巴结未转移
ⅠA	肿瘤局限于外阴或会阴,最大径线≤2cm,间质浸润≤1.0mm[1]
ⅠB	肿瘤最大径线>2cm 或局限于外阴或会阴,间质浸润>1.0mm[1]
Ⅱ	肿瘤侵犯下列任何部位:下 1/3 尿道、下 1/3 阴道、肛门,淋巴结未转移
Ⅲ	肿瘤有或(无)侵犯下列任何部位:下 1/3 尿道、下 1/3 阴道、肛门,有腹股沟-股淋巴结转移
ⅢA	①1 个淋巴结转移(≥5mm),或②1～2 个淋巴结转移(<5mm)
ⅢB	①≥2 个淋巴结转移(≥5mm),或②≥3 个淋巴结转移(<5mm)

ⅢC	阳性淋巴结伴囊外扩散
Ⅳ	肿瘤侵犯其他区域(上 2/3 尿道,上 2/3 阴道)或远处转移
ⅣA	①肿瘤侵犯下列任何部位:上尿道和(或)阴道黏膜、膀胱黏膜、直肠黏膜、或固定在骨盆壁,或②腹股沟—股淋巴结出现固定或溃疡形成
ⅣB	任何部位(包括盆腔淋巴结)的远处转移

(1)浸润深度指肿瘤从表皮乳头上皮最深处至间质受累最深浸润点的距离

外阴癌病理分类采用的是 2003 年 WHO 分类,每种外阴癌的病理学特点详见病理章节。各类肿瘤中以外阴鳞癌的发病率最高,临床最为常见,故本章随后的预后分析及治疗模式也基本以鳞癌为主。

五、预后因素

外阴鳞癌的发病率较高,病例资料较多,所以肿瘤发病与预后的相关性分析也较透彻,预后的评估也就较详细。外阴鳞癌中主要的预后因素包括肿瘤直径、肿瘤浸润深度、淋巴结的播散和远处转移,这些在 FIGO 分期中都有所体现,是肿瘤复发和死亡的最重要预后因素。Wharton 等在 1975 年提出了外阴癌的微浸润概念,并且建议对于浸润深度<5mm 的小肿瘤免于腹股沟淋巴结手术切除,但随后的报道发现 10%~20%符合此标准的病人有隐匿的腹股沟淋巴转移,随即废除了腹股沟淋巴结不需切除的理念。对于微浸润肿瘤与腹股沟淋巴转移的相关性,一致的意见是以肿瘤浸润<1mm 为界。这也反映了 FIGO 分期中将浸润<1mm 分为ⅠA 期的道理所在。在一项对 1342 例不同病灶直径、无淋巴结转移患者的预后研究中发现,无论病灶大小均有相近的生存率(≤2cm 94%;2.1~4cm 82%;4.1~6cm 83%;6.1~8cm 82%;>8cm 88%);另一项对 578 例患者的研究显示,同为病灶直径<2cm 者,其浸润深度不同,淋巴结状态就完全不同(淋巴结转移率:≤1mm0;1~2mm 7.7%;2~3mm 8.3%;3~5mm 26.7%;>5mm 34.2%),说明病灶大小不是独立的预后因素,也不再是腹股沟淋巴结切除术的指征,而浸润深度要比病灶大小和淋巴结转移的关系更密切,因此术前活检应包含部分皮下组织,以判断皮下浸润深度来决定是否切除淋巴结。

淋巴结状态是最重要的独立预后因素,与临床分期及预后密切相关。腹股沟淋巴结有否转移是外阴癌的独立预后因子,有报道显示,有腹股沟淋巴结转移者在初始治疗后的 2 年内大多复发,预示着长期生存率可能减少 50%。手术前临床预测淋巴结转移是不准确的,通过影像学检测手段如 MRI,CT,PET 和超声等试图评估腹股沟股淋巴结的转移也不满意,均没有足够高的阴性预测价值来取代以手术方式切除腹股沟淋巴结所作出的评估准确,因此,目前仍然强调系统地切除腹股沟淋巴结,而不是取样或活检。至于淋巴结播散是单侧还是双侧,许多报道表明,单侧和双侧淋巴结转移的生存率没有差异,双侧淋巴结转移并不是一个独立的预后因素,而阳性淋巴结数目的多少是影响预后的重要因素。一项 609 例外阴癌的研究显示,淋巴结阳性数目与 5 年生存率极其相关(阴性:90.9%;1~2 个阳性:75.2%;3~4 个阳性:36.1%;5~6 个阳性:19%;>7 个阳性:0),但在 1988 年的 FIGO 分期中却没有体现,2009 年的 FIGO 分期中对此作出了细致规定。2009 版分期对病理报告的要求极高,要求病理报告要包括阳性淋巴结的数量、大小和是否囊外扩散,因为阳性淋巴结的大小和是否囊外扩散也是影响预后的重要因素,研究显示,淋巴结大小及是否囊外扩散,其 5 年生存率明显不同(直径<5mm:90.9%;直径 5~10mm:41.6%;直径>10mm:20.6%;局限囊内:85.7%;囊外扩散:25.0%)。

关于局部复发风险,虽然与肿瘤体积和范围有关,但更重要的是与手术切除边缘是否足够有关。De-

Hullu 等报道在外阴癌切缘≤8mm 的 40 个外阴癌中 9 个局部复发,而切缘>8mm 的病人没有局部复发;Heaps 等在病理组织切片中也发现,显微镜下切缘少于 8mm 时局部复发率明显上升,认为病理边缘距离≤8mm 是局部复发的重要预测因子,因此,建议在未固定的组织中切除边缘至少要达到 1cm。为了帮助手术医生设计手术切缘,Hoffman 等测量了外阴浸润性鳞癌的肉眼边缘及显微镜下病灶的边缘,结果发现肉眼和显微镜下的边缘几乎一样,因此,手术医生仅凭肉眼判断病灶边缘并在其外>1cm 作为切缘即可。

六、治疗

(一)外阴鳞癌的治疗

在 1940~1950 年推崇的双侧腹股沟股淋巴结切除的根治性外阴切除术较以往的生存率明显提高,特别是对于小肿瘤和阴性淋巴结患者,长期生存率可达 85%~90%。然而,这种根治手术也带来了相应的术后并发症增加,如伤口裂开和淋巴水肿等。近年来,手术强调个体化治疗,许多妇科肿瘤专家认为,较小的肿瘤可以采用缩小的根治手术方式,故建议对于低危人群缩小手术范围,这样做明显的好处是有效保留未受累的外阴组织、减少了手术并发症;在高危人群,基于宫颈鳞癌的治疗方法,联合放疗、手术和化疗的多重模式治疗正在逐渐探索中;对于出现播散的晚期病例,治疗方法仍欠满意。

1.不同分期的治疗

(1)ⅠA 期肿瘤:肿瘤基质浸润≤1mm 的ⅠA 肿瘤多发生在年轻病人,以多灶性浸润前病灶为主,但上皮内病灶中隐蔽的浸润也常见,常与 HPV 感染有关。外阴肿瘤基质浸润≤1mm 时其淋巴转移的风险很小,故这类病人的腹股沟淋巴结转移可被忽略。手术切缘要保证在正常组织外 1cm 以上,这样能明显减少局部复发。由于与 HPV 感染相关,可能会伴有下生殖道弥漫性病灶存在,故在切除病灶之前整个下生殖道和外阴应被仔细评估,以避免假复发或在其他外阴部位出现新的病灶,术后应对病人进行仔细随访检查。

(2)传统的Ⅰ和Ⅱ期(2009 版的Ⅰ期)肿瘤:处理是包括双侧腹股沟股淋巴结切除的根治性切除术,手术去除了原发灶、周边一定宽度的正常组织、外阴真皮淋巴管和区域淋巴结,这样处理后可获得较好的长期生存和 90%的局部控制率。但根治性手术也有明显的缺点,包括因正常外阴组织的减少及形态的改变带来的外观和性功能的影响、50%的切口裂开率、30%的腹股沟并发症发病率(裂开、淋巴囊肿、淋巴管炎)和 10%~15%下肢淋巴水肿的发生率,另外,10%~20%的淋巴结阳性病人术后补充放疗也增加了淋巴水肿的发生率。因此,如何扬长避短、减少术后并发症发病率并且增强病人的生存信心,就成为外阴癌手术方式改良与否的关键。一些专家建议对于较小的外阴肿瘤行缩小范围的根治手术,该手术对腹股沟的处理倾向于保守:患侧的表浅腹股沟淋巴结通常被作为淋巴转移的前哨淋巴结,仅在靠中线处(如阴蒂、会阴体)的病灶处理时才行双侧腹股沟浅淋巴结切除术,术中病理检查淋巴结若阴性,则不再做进一步其他淋巴结的切除及术后治疗。有报道这种缩小范围的根治手术在ⅠA 期患者可获得超过 90%的生存率,但另一些相对保守的专家认为,随便缩小手术范围存在诸多潜在危险,如外阴皮肤的潜在复发,腹股沟淋巴结的不充分评估,可能存在的阳性淋巴结转移未被切除等。已发表的经验性报告显示,这种手术的患侧腹股沟处理失败率≤5%,而对侧腹股沟处理失败的概率几乎罕见,因此,这种手术方式仍有应用的可行性。鉴于目前还没有随机的前瞻性研究进行评估,故何种外阴根治术更好仍难以确定。表浅腹股沟淋巴结作为前哨淋巴结的相关研究已不罕见,结论仍不一致,如果能够提供适当的敏感度和特异度,广泛淋巴结切除手术也许会被摒弃。

(3)Ⅱ~Ⅳ期肿瘤:2009 版的Ⅱ期肿瘤的定义扩展到邻近的黏膜,Ⅲ期扩展到腹股沟淋巴结。处于这些期别的肿瘤常是大块的,但一些体积虽小、侵犯重的肿瘤也可见。Ⅱ期肿瘤有可能通过根治手术治愈,例如根治性外阴切除及受累的盆腔脏器部分切除或廓清术,有报道为得到阴性手术切缘,手术切除远端尿道≤1.5cm 时不影响膀胱控制功能,但对于Ⅳ期肿瘤而言,做到满意切除十分困难,因此对于这种估计难以切净的晚期肿瘤患者,近来更多倾向于联合治疗,如放疗或放化疗结合手术治疗。一些回顾性和前瞻性研究显示,外阴癌对放疗是有效的并且对晚期患者接受联合治疗模式较为合适,过度的根治性切除手术仅用于选择性病人。虽然采用超大性手术、放疗和化疗的联合方式有治愈可能性,但权衡利弊,ⅣB期病人一般仍选择姑息治疗。

(4)淋巴结阳性肿瘤病人:对于淋巴结阳性病人的处理策略仍不明确。在区域淋巴结的处理上,放疗能在控制或消灭小体积淋巴结上有重要作用,手术切除大块融合淋巴结也可改善区域状况并有可能加强术后补充放疗治愈疾病的概率。Hyde 等在一个多元分析中发现,将有阳性腹股沟淋巴结的病人分为手术仅行腹股沟大块淋巴结切除及手术行全部腹股沟淋巴结切除两组,术后均予放疗比较其预后情况,结果显示手术淋巴结切除的方式没有预后意义(大块淋巴结切除与整个腹股沟淋巴结切除)。对于初始治疗经历了双侧腹股沟股淋巴结切除有阳性淋巴结、特别是超过一个阳性淋巴结的病人,可能从术后对腹股沟区域和下盆腔放疗中获益。对于有盆腔淋巴结阳性病人的处理,术后放疗优于大范围的手术。术后病率在表浅和深部腹股沟淋巴结切除加放疗的模式中容易出现,慢性腹股沟和下肢并发症率在此类病人中常见,主要是淋巴水肿。

仅行表浅淋巴结切除发现有阳性淋巴结时可有几种处理方法:①不再进一步手术。②继续扩展淋巴结切除,包括同侧深部淋巴结和(或)对侧的腹股沟淋巴结。③术后放疗。由于外阴癌表现的多样性,治疗的个性化选择是需要的。如果术后对腹股沟淋巴结的放疗是必需的,那么限制性切除肉眼阳性的淋巴结是合理的,因为这样可以缩小根治手术和后续放疗后导致的淋巴水肿的可能性,但对明显增大的可疑淋巴结仍主张术中切除。术后放疗要有仔细的治疗计划,可用 CT 测量残留病灶及需要照射的腹股沟淋巴结深度,以求精准。目前,应用选择性腹股沟淋巴结切除和精确的术后辅助放疗达到了良好的局部控制率并减少术后并发症的发病率。

(5)复发癌:不考虑初始治疗,外阴癌的复发有 3 种情况:外阴局部、腹股沟区域和远处。局部复发的外阴癌结局较好,当复发限制在外阴并且能够切除肉眼肿瘤边缘时,无瘤生存率仍能达到 75%。如果一些复发远离原发灶或原发灶治疗非常成功数年后再复发,这种情况可以认为是新发病灶,而不是疾病进展。腹股沟处的复发是致命性的,很少有病人能通过大块切除病灶和局部放疗来被挽救。有远处转移的病人只能用全身化疗及姑息性放疗,疗效不佳。

2.手术治疗　经典术式为根治性外阴切除术＋双侧腹股沟股淋巴结切除术。

3.放疗(放射治疗,简称放疗)　以往认为放疗对外阴癌的作用不大,且局部皮肤放疗反应大以至于病人的依从性极差,很难完成放疗剂量,故放疗效果不加。随着放疗技术及放疗理念的进步,越来越多的证据表明,放疗对于局部晚期外阴癌起着非常重要的作用,是外阴癌多手段治疗不可缺少的组成部分。目前对局部晚期外阴癌及腹股沟淋巴结阳性的外阴癌患者手术后给予外阴部、腹股沟区域及下盆腔部补充放疗已基本成为常规。

(1)外阴局部的放疗:肿瘤皮肤或基底部切缘<8mm(固定后)被认为是局部复发及影响 5 年生存率的明显高危因素,术后需补充放疗。有研究报道,44 例切缘<8mm 的患者中有 21 例复发,而切缘≥8mm 的91 例患者中无 1 例复发。另外,脉管间隙浸润和深部皮下间质浸润也是局部复发风险增加的重要因素,术后也推荐补充放疗。尽管不少局部复发可以通过再次手术和或放疗得到控制,但对有限的外阴皮肤而言,二次手术再达到满意切缘的可能性已大大减少,手术比较困难,同时局部复发也有利于区域或远处扩散。

目前尚没有前瞻性的临床研究来证实术后局部放疗的优势,但在有高危因素(切缘不足、深部浸润等)的选择性病例中术后对原发肿瘤床补充放疗,明显改善了外阴癌局部控制状况,减少了局部复发。

也有人建议在明显存在高危因素可能性的晚期外阴癌患者中,术前先行一定剂量的局部放疗,其理由如下:①先行放疗后肿瘤活力降低,有利于根治性手术的完成;②先行放疗后可使局部病灶减小、边缘清楚,有利于获得满意的手术切缘,而最大限度地减少尿道、肛门等重要脏器的结构及功能破坏;③对于微卫星样外阴病灶或基底固定的腹股沟淋巴结,仅靠术前放疗即可消灭微小病灶并使淋巴结松动、缩小,有利于随后的手术切除。尽管有关术前放疗的报道不多,但有限的报道已足以鼓舞人心,采用相对温和的放疗剂量对局部晚期肿瘤照射后再行手术切除,达到了满意的局部控制率,说明放疗能够明显控制大块晚期病灶,在保证良好局部控制的前提下,使得手术更趋于保守,器官保留成为可能。

最近,同步放化疗治疗外阴癌的文章不断涌现,其初衷是受到肛门癌的治疗启发,认为同步放化疗能使患者获益更大。所用的化疗药物主要有氟尿嘧啶、顺铂、丝裂霉素,在经验性的报道中普遍认为同步放化疗要好于单纯放疗,由于在外阴癌中尚无前瞻性随机的临床研究来证实此结论,但最近在晚期子宫颈鳞癌的治疗中以放疗同步顺铂化疗的方法明显改善了局部控制率及生存率,提示可能对晚期的下生殖道肿瘤均有益处。GOG101及GOG205两项Ⅱ期临床试验也均证实其益处。对于局部晚期外阴癌患者,术前同步放化疗不但可获得约70%的完全反应率,而且也为手术及更加个性化的手术创造了条件。

(2)区域淋巴结的放疗:手术切除腹股沟区淋巴结后再补充局部预防性放疗,对于有局部淋巴结阳性者可明显预防腹股沟区复发。在一项对91个病人的复习中发现,5周内给予45～50Gy的腹股沟区外照射,只有2例复发,并发症少见,仅1例轻度下肢水肿,但对于局部淋巴结阴性者,术后补充局部预防性放疗意义不大。借鉴子宫颈癌的处理模式,在有放疗指征的患者,给予同步放化疗可能效果更好。

(3)放疗反应:急性放疗反应是剧烈的,35～45Gy的常规剂量即可诱发皮炎样潮湿脱皮,但适当的局部对症治疗,急性反应常在3～4周治愈。坐浴、类固醇软膏涂抹和对可能伴有的念珠菌感染的治疗都能帮助病人减少不适感。照射剂量要足够,虽然大多数病人至放疗第4周时均有外阴皮肤黏膜炎,但权衡利弊病人通常能坚持,实在不能耐受时可暂时中断治疗,但中断的时间应该尽量短,因为容易引起肿瘤细胞的再增殖。迟发放疗反应的发病率有许多因素影响,病人常是年龄大、合并有内科并发症的,如糖尿病、先前多次手术、骨质疏松等。单纯腹股沟放疗可致下肢水肿及股骨头骨折,但淋巴水肿不是研究的主要考虑内容,股骨头骨折却是需要考虑的内容,限制股骨头处放疗受量少于35Gy可能会缩小这一并发症的风险,也不排除严重的骨质疏松导致股骨头并发症的可能性。

4.化疗(化学治疗,简称化疗)　有关化疗治疗外阴癌的资料有限,主要是因为:①外阴癌的发生率低;②晚期外阴癌多倾向于年龄偏大者,患者体质较弱,合并症较多,化疗的不良反应明显,使化疗的应用受到限制,导致适合化疗的人选较少;③以往外阴癌的治疗理念为多采用手术治疗,用或不用术后放疗,而化疗仅被作为一种挽救性治疗来使用;④在已行广泛手术和(或)放疗的病人复发时才用化疗,初治化疗病人少,使得患者对化疗药物的敏感性及耐受性均差;⑤治疗外阴鳞癌的化疗药物在Ⅱ期临床试验中显示,仅多柔比星和博来霉素单药有效,甲氨蝶呤可能也有效但证据不足,顺铂显示在许多妇科肿瘤中有广泛作用,但在外阴难治性鳞癌病人的治疗中作用不大。近年来的研究显示,联合化疗用于不能手术的晚期外阴癌患者,在部分病人中出现明显效果,甚至创造了手术机会,尤其在初治患者中,其疗效明显好于顽固性、复发性患者。常用的化疗方案有BVPM方案(博来霉素、长春新碱、顺铂、丝裂霉素)、BMC方案(博来霉素、甲氨蝶呤、司莫司汀),这些方案的毒性可以忍受,主要不良作用有黏膜炎(重度:21%),感染或发热(35%),博来霉素肺病(死亡1/28例)。

同步放化疗对晚期不能手术的外阴癌病人的报道越来越多,其原动力来自于子宫颈鳞癌的随机临床试验的阳性结果,由于局部晚期宫颈鳞癌病人采用以顺铂为基础的同步放化疗治疗获得了明显效果,有人认为对于同属下生殖道的局部晚期外阴鳞癌而言理论上也应有效,应可以借鉴子宫颈鳞癌的治疗方法。外阴癌由于病例少,很难进行随机临床试验。最近一项对 73 例局部外阴晚期鳞癌的 GOG 研究显示,分割剂量放疗对无法切除的腹股沟淋巴结及原发灶肿瘤进行照射联合同步化疗[顺铂:75mg/m²,第 1 天;氟尿嘧啶:1000mg/(m²·d),第 1~5 天]后再手术,46% 的患者达到肉眼无瘤,其余仍有肉眼癌灶者中,只有 5 例不能达到手术切缘阴性,生存资料尚不成熟,但总的趋势是持肯定态度,不良反应可以接受。Landoni 等先采用氟尿嘧啶[750mg/(m²·d),第 1~5 天]和丝裂霉素 C(15mg/m²,第 1 天)联合局部放疗(总剂量54Gy)对 58 例晚期初治患者和 17 例复发患者进行治疗,然后行局部广泛切除和腹股沟淋巴结切除,结果89% 的病人完成了预计的放疗和化疗,80% 出现治疗反应,72% 的患者获得手术机会,并有 31% 在原发灶及淋巴结上出现病理学完全反应,3 例出现治疗相关性死亡。Lupi 等以同样化疗方案及分割放疗照射(总剂量仅 36Gy)治疗 31 例病人,结果反应率达 94%(29/31),但术后病率达 65%,死亡率达 14%,在腹股沟淋巴结阳性的患者中,55%(5/9)术后病理阴性,复发率 32%。Whalen 等采用 45~50Gy 放疗联合氟尿嘧啶[1000mg/(m²·d),持续静脉滴注 96h]、丝裂霉素(10mg/m²,第 1 天)治疗 19 例临床Ⅲ~Ⅳ期的外阴癌病人,结果总反应率达 90%,局部控制率达 74%。

(二)外阴非鳞癌的治疗

1.恶性黑色素瘤 外阴恶性黑色素瘤多见于绝经后的白种妇女中,典型表现是无症状性的外阴色素沉着病灶,可单发或多发,或者表现为外阴包块,可伴有疼痛或出血,包块可以为黑色、蓝色或棕色,甚至可以为无色素型。确诊需靠活检,免疫组化染色显示 S-100 抗原阳性有助于不确定病例的诊断。外阴恶性黑色素瘤可以新发也可以起源于原已存在的外阴色素病损基础上,因此若有怀疑,任何外阴色素病变均应考虑活检。外阴恶性黑色素瘤极易出现腹股沟淋巴结及远处转移,这种转移与肿瘤浸润的深度密切相关,故外阴恶性黑色素瘤的分期也与一般的外阴癌不同,采用的是基于病变浸润深度或肿瘤厚度与预后关系的微分期系统,目前共有 3 种分期方式,但其本质基本一致。

外阴恶性黑色素瘤主要的治疗方式是行根治性外阴切除术＋双侧腹股沟股淋巴结切除术,大多数治疗失败的病例多为出现远处转移,故想通过超大范围的根治性外阴切除术来改善预后几乎是徒劳的,相反,对于一些早期发现的外阴恶性黑色素瘤病人给予相对缩小的根治性外阴切除术可能更现实,既不影响生存率,又可减少手术创面,甚至最近有人推荐仅行患侧外阴切除术或根治性外阴切除术,双侧腹股沟股淋巴结可视情况切除。病灶浸润的深度、有否溃疡形成与预后极其相关,故在制定治疗计划时应充分考虑。Look 等发现,在病灶深度≤1.75mm 的病人中无一例复发,建议对这类病人可仅行局部广泛切除术,而所有病灶深度＞1.75mm 的病人尽管给予了肿瘤根治手术,但仍全部复发。局部淋巴结转移也与预后相关,在对 664 例病人的多因素分析中发现,阳性淋巴结为 0,1,≥2 个的 5 年无瘤生存率分别为 68%,29%,19%,因此认为局限于真皮层、无皮下结缔组织浸润的(相当于≤Ⅲ期)可以不做淋巴结切除。对某些高危病人,放疗对于加强局部控制可能有帮助,化疗及生物免疫治疗多用于辅助、挽救或晚期姑息性治疗,效果不确定。外阴恶性黑色素瘤患者总的生存率接近 50%。

2.外阴疣样癌 外阴疣样癌多为局部浸润,很少转移,所以仅行局部广泛切除即可治愈。复发少见,多在局部复发,通常是由于局部手术不彻底所致。

3.外阴佩吉特病 多为外阴红肿病灶,可形成溃疡,局部可有瘙痒或烧灼感,将近 15% 的佩吉特病患者可伴有潜在的浸润性腺癌成分,20%~30% 的病人将会有或将发展为非外阴部位的腺癌,尽管最近的报道提示继发性腺癌的发生率较低,但仍能见到其他部位的佩吉特病,如乳腺、肺、结直肠、胃、胰腺及女性上生殖道,因此,有佩吉特病的患者应注意检查、监测这些部位。佩吉特病的病程进展较慢,但真皮层的浸润常较肉眼见到的范围广,故手术切缘应比其他外阴癌的范围要广,以保证边缘切净,避免复发。一旦局部复发,只要无浸润证据可以再次局部切除,仍可达到一定疗效。

　　总的来说,外阴鳞癌的治疗效果较好,约 213 的患者均为早期肿瘤,5 年生存率按 FIGO 1988 年的分期,Ⅰ~Ⅱ期患者可达 80%～90%,晚期生存率较差,Ⅲ期 60%,Ⅳ期 15%。在相同原发灶大小的患者,有或没有淋巴结转移其生存率相差 50%。由于外阴非鳞癌相对罕见,可靠、有效的治疗方案及长期结局尚不十分明确。鉴于外阴部位的肿瘤相对容易发现,因此对于高危患者,如 HPV 感染者、原位癌、外阴苔藓样病变等可进行严密筛查随访,使外阴癌控制在早期时被诊断。

(王秀文)

第二节　阴道癌

一、流行病学

　　原发性阴道癌是一种罕见肿瘤,是指病灶来源于阴道而未累及宫颈或外阴,在女性生殖道肿瘤中发病率仅占 1%～2%,通常见到的阴道新生物 80%～90%是通过直接转移或淋巴管或血行途径从子宫颈、外阴和(或)非女性生殖道转移而来。Creasman 等在 1998 年发表的国家肿瘤数据库(NCDB)的报告中,统计了从 1985～1994 年登记在册的诊断为阴道癌的病人共 4885 人,92%为原位癌或浸润鳞状细胞癌或腺癌,4%黑色素瘤,3%肉瘤,1%为其他少见肿瘤。在 NCDB 的报告中,72%为浸润癌,28%为原位癌;鳞癌占浸润癌的 72%,腺癌占 14%;20 岁以下几乎均为腺癌,而腺癌在老年人中非常少见。阴道癌易发生于老年人,60～70 岁是发病的高峰年龄,但阴道癌在年轻人中发病呈上升趋势,可能归咎于 HPV 感染或其他性传播疾病,在 NCDB 报告中,仅 1%的病人<20 岁,且超过 80%的人是原位癌。近年来,由于宫颈细胞学或越来越严格的诊断标准,原发性阴道癌的发生率有所下降,而来源于邻近器官,例如宫颈、外阴或子宫内膜的恶性肿瘤有所上升。

　　1.阴道上皮内瘤变(VAIN)和鳞状细胞癌(SCC)　鳞癌潜在的危险因素包括 HPV 感染史,宫颈上皮内瘤变(CIN),外阴上皮内瘤变(VIN),免疫抑制和盆腔放疗史。HPV 可能是鳞癌的致病原因,在 VAIN 患者中 80%有 HPV 感染,阴道浸润性鳞癌中 60%有 HPV 感染。Brinton 等报道的在 VAIN 和早期阴道癌的病例对照研究中发现,与对照组相比,VAIN 患者的生殖器疣发病率上升了 2.9 倍,在以往有异常巴氏涂片者中发病率上升了 3.8 倍。认为可能和高危型 HPV 感染有关。病变大都发生在上阴道段,常为多病灶性。在这些阴道上皮内瘤变和鳞癌病人中,下列风险已被证实:≥5 个性伴侣、初次性交<17 岁、吸烟、较低的社会经济地位、有生殖器疣病史、异常细胞学史和接受过子宫切除术。Weiderpass 等发现,女性酗酒是患阴道癌明显的高危因素,这可能与生活方式例如放荡、吸烟、使用避孕药、饮食缺陷等所致的 HPV 感染有关。宫颈癌的病人有发展为阴道癌的风险,因为这些部位共同暴露于内源性和外源性的致癌物质刺激下,10%～50%的 VAIN、阴道原位癌或阴道浸润癌患者都曾因宫颈病变接受过子宫切除或放疗,统计显示,从宫颈癌或癌前病变治疗后发展为阴道癌的平均时间为 14 年,但也有个案在宫颈癌治疗 50 年后出现阴道癌的。

　　盆腔放疗史是否是一个危险因子仍有争议。Boice 等报道在 45 岁之前接受过盆腔放疗的女性阴道癌风险上升 14 倍且与剂量相关,而 Lee 等则认为无关。认为有关的原因在于,有盆腔放疗史的病人多数是因为曾患宫颈癌,而宫颈癌与 HPV 感染密切相关,长期的 HPV 感染又增加了阴道鳞癌的风险,因此建议有宫颈 CIN 或宫颈癌的病人即使在手术切除子宫后也应终身监测 HPV 及阴道细胞学。此外,子宫暴露于己烯雌酚将双倍增加 VAIN 的风险性,可能的机制是移行带扩大,增加了 HPV 的感染机会。

2.黑色素瘤　恶性黑色素瘤是阴道第二常见的恶性肿瘤,占所有阴道肿瘤的 2.8%~5%。尽管常是多病灶的,但最常见的部位是下 1/3 阴道和阴道前壁。阴道黑色素瘤占所有黑色素瘤的 0.3%,每年的发病率是 0.026/100000,诊断时平均年龄为 66.3 岁。

3.透明细胞腺癌　1971 年首次报道了年轻妇女中阴道透明细胞腺癌的发生与其母在孕 16 周前应用己烯雌酚有关,其致癌机制可能是胚胎期的苗勒管发育受到影响,导致苗勒管起源的异常细胞巢残留,在青春期时受到内源性激素的刺激而出现癌变。Hicks and Piver 报道了 60% 透明细胞腺癌病人在胚胎期时接触过己烯雌酚类药物,大多病例累及阴道上 1/3 前壁,此类病人从出生到 34 岁之间发病率为(0.14~1.45)/1000,几乎 90% 病人在诊断时为Ⅰ~Ⅱ期,发病年龄 7~34 岁,中位年龄 19 岁,但也有报道年龄偏大者。幸运的是,近年来这种肿瘤发生率有所下降,因为在孕期已基本不用己烯雌酚了。

4.肉瘤　肉瘤占阴道原发癌肿的 3%,常见于成年人,阴道肉瘤中有 50%~65% 表现为平滑肌肉瘤,癌肉瘤、子宫内膜间质肉瘤和血管平滑肌肉瘤少见。胚胎性横纹肌肉瘤/葡萄状肉瘤是罕见的儿童期肿瘤。盆腔放疗史是一个危险因素,特别是癌肉瘤和阴道血管平滑肌肉瘤。大多数肉瘤在晚期才被诊断,组织病理学级别是最重要的预后预测因子。

二、播散方式

大多数(57%~83%)的阴道癌前病变发生在上 1/3 阴道或穹窿部的阴道后壁,31% 的病人发生在下 1/3 阴道,阴道中 1/3 的病灶不常见。阴道癌的位置在治疗计划和决定预后方面是重要因素。肿瘤可以沿阴道壁播散到宫颈或外阴,但如果初次活检宫颈或外阴为阳性,则应认为阴道是继发肿瘤。在前壁的病灶可以浸润膀胱阴道隔和尿道,后壁的病灶可累及阴道直肠隔及直肠黏膜,晚期病例中也常见向侧面扩散至宫旁组织和阴道周围组织的。阴道淋巴系统比较复杂,当病灶位于阴道下 1/3 时,淋巴引流常向下累及腹股沟淋巴结。超过Ⅰ期的病人淋巴结转移的风险性明显升高。虽然基于分期的淋巴结切除少见,但在早期阴道癌中淋巴结转移率并不罕见。在 Al-Kurdi 等的研究中,盆腔淋巴结转移率Ⅰ期为 14%,Ⅱ期为 32%;在 Davis 等的报道中Ⅰ期为 6%,Ⅱ期为 26%。虽然目前没有详细的数据可提供,但估计Ⅲ期的发生率更高。Chyle 等随访了 10 年有局部复发的病入盆腔淋巴结受累率为 28%、腹股沟受累率为 16%,而无局部复发组分别为 4% 和 2%(P<0.001),在初诊时腹股沟淋巴结阳性率从 5.3%~20%。晚期病人在初始治疗后复发时可能发生远处转移,在 Perez 等的报道中,远处转移的发生率在Ⅰ期 16%,ⅡA 期 31%,ⅡB 期 46%,Ⅲ期 62%,Ⅳ期 50%。Robboy 等报道年轻透明细胞癌患者复发时转移至肺或锁骨上淋巴结的占 35%,比宫颈或阴道鳞癌的发现率更高。

三、临床表现

1.VAIN 及原位癌　VAIN 常无症状,临床上通常是在细胞学检查、监测子宫颈癌时发现,也有部分患者因有阴道感染等可能会有阴道异常分泌物而就诊。在这些病例中,阴道上皮内瘤变好累及阴道上段,可能是宫颈鳞状上皮病变的延续。

2.浸润性鳞癌　性交后出血、不规律阴道出血是常见症状,也可出现阴道排液和排尿困难,盆腔疼痛多在晚期时出现,常与肿瘤扩散超出阴道有关。Tjalma 等对 84 例浸润性癌进行分析,55 例为鳞癌,62% 的病人有阴道排液,16% 有阳性细胞学,13% 有包块,4% 有疼痛,2% 有排尿困难,10%～20% 的患者没有症状,47% 病灶位于阴道后壁,24% 位于前壁,29% 累及前后壁。

3.其他组织学类型　透明细胞癌病人最常见的症状是阴道出血(50%～75%)或异常分泌物,晚期病例可出现排尿困难和盆腔疼痛,细胞学异常仅占 33%,可能与取材的部位不全面有关。透明细胞癌病灶多是外生的,位于上 1/3 阴道靠近宫颈的穹窿表面浸润性生长,手指触诊多可触及阴道穹窿黏膜下异常感可能有助于诊断,97% 和黏膜腺病有关。胚胎性横纹肌肉瘤,是在儿童中最常见的恶性阴道肿瘤,表现为突出、水肿、像葡萄样包块,90% 的病人在 5 岁前发病,成年人中症状多为疼痛及包块。

四、临床分期及病理分类

1.临床分期　常用的阴道癌分期系统有两个,一个为 FIGO 分期(表 4-2),另一个为 AJCC 分期,目前原发性阴道癌多采用 FIGO 临床分期。根据 FIGO 分期,肿瘤若累及子宫颈或外阴时应当分别归类于原发性宫颈癌或外阴癌,故在诊断阴道癌时需同时仔细检查宫颈及外阴情况,必要时行细胞学检查或活检。下列检查可用于 FIGO 分期评价:精确的双合诊及三合诊检查、膀胱镜、直肠镜及静脉肾盂造影,但仅凭这些检查想区分出病灶是局限于黏膜还是黏膜下,即便是有经验的检查者也相当困难。盆腔 CT,MRI 及 PET 对判断病灶浸润、淋巴结受累情况甚至精确放疗计划的制定均有帮助,但不作为临床分期依据。Perez 等在 1973 年建议将 FIGO 分期中的 Ⅱ期再分为 ⅡA 及 ⅡB 期,但大多数研究者并不赞成这一变动,表 4-2 中我们仍将 ⅡA 及 ⅡB 期列出,以供参考。

表 4-2　FIGO 阴道癌临床分期

0 期	原位癌,上皮内癌
Ⅰ 期	癌限于阴道壁
Ⅱ 期	癌侵及阴道旁组织,但未达盆壁
ⅡA 期	阴道旁浸润,未达宫旁
ⅡB 期	宫旁浸润,未达盆壁
Ⅲ 期	癌扩张达盆壁
Ⅳ 期	癌超出真骨盆或侵犯膀胱或直肠黏膜、膀胱黏膜泡样水肿不属于Ⅳ期
ⅣA 期	肿瘤扩散至邻近器官或转移蔓延至真骨盆以外
ⅣB 期	扩散至远处器官

2.病理分类　大多数阴道癌均为鳞癌,其他上皮类型并不多见因为正常情况下阴道黏膜没有腺体,黑色素瘤是第二常见的阴道癌。

五、诊断

通常被怀疑为阴道恶性肿瘤的病人,经过彻底的体检,包括仔细的窥阴器检查、触诊、阴道镜、细胞学检查及对异常的内生或外生组织的活检,确诊多不困难,尤对转移、复发患者,但对阴道癌的初始诊断有时会忽视,应引起高度重视。检查时窥阴器应慢慢地旋转和退出,使整个阴道黏膜可见,特别是经常出现病灶的后壁,为方便评估整个阴道壁及病变范围,对于晚期、复发、老年等阴道暴露困难的病例,可以在麻醉下检查和活检以减少病人的不适感。宫颈活检仅用以排除原发性宫颈癌。

因为宫颈癌或癌前病变有过子宫切除或放疗的病人出现异常细胞学时应行阴道镜检查,在阴道镜染色指示下进行活检,为方便检查,对于绝经或先前放疗过的病人可在阴道镜检查前适量局部应用雌激素。

六、预后因素

1.浸润性鳞癌　疾病的分期是最重要的预后因素,Creasman 等一报道的 5 年生存率:0 期 96%,Ⅰ期 73%,Ⅱ期 58%,Ⅲ~Ⅳ期是 36%。Perez 等报道的 165 例用放疗治疗的原发性阴道癌患者,10 年无瘤生存率:0 期 94%,Ⅰ期 75%,ⅡA 期 55%,ⅡB 期 43%,Ⅲ期 32%,Ⅳ期 0。病灶位置对预后的影响尚有争议,Tarraza 等发现上 1/3 的阴道癌局部复发常见,而下 1/3 的阴道癌出现侧盆壁复发及远处转移相对多见;Chyle 等报道阴道癌的盆腔复发率 17% 是在阴道上段肿瘤,36% 在阴道中下段肿瘤,42% 在累及整个阴道的肿瘤;一些研究也显示,阴道上段癌与阴道下段或累及整个阴道的癌相比,生存率较好、复发率较低。后壁病灶与其他部位相比预后较差,10 年复发率分别为 32% 和 19%,这可能反映了在这个部位行完全近距离放疗的困难性,但在一项大样本的研究中未能显示出原发灶位置与复发率之间的相关性。病灶大小对预后的重要性也被争议,在 Chyle 等的研究中,病灶最大直径<5cm 的 10 年局部复发率为 20%,而病灶最大直径>5cm 的 10 年局部复发率为 40%;在玛格丽特公主医院,直径>4cm 的肿瘤预后明显差于较小肿瘤者。Perez 等的研究显示,分期是盆腔肿瘤复发和 5 年无瘤生存的重要预测因子,但不包括Ⅰ期肿瘤病人。还有报道肿瘤的体积对生存率和局部控制有负面影响。Urbanski 等认为,年龄也是预后因子,在他的研究中 60 岁以下患者的 5 年生存率为 63.2%,而 60 岁以上者为 25%(P<0.001),但也有人认为年龄与预后没有统计学意义,因为这些研究中大多没有矫正老年人死于继发病的情况。组织学类型是重要的预后因子,Chyle 等报道腺癌与鳞癌相比复发率较高(10 年局部:52% vs 20%,远处:48% vs 10%),且 10 年生存率较低(20% vs 50%)。Waggoner 等在患有阴道和宫颈透明细胞癌的 21 例病人中发现,野生型 p53 蛋白过度表达者比含有 p53 基因突变者而言有较好的预后。

2.其余组织学类型　在透明细胞癌中,远处转移常至肺和锁骨上淋巴结。分期早、肿瘤<3cm,浸润深度<3mm 被认为预后较好。阴道黑素瘤比鳞癌易于远处转移。Reid 等回顾了 115 个阴道黑素瘤病人,发现浸润深度和病灶大小(>3cm)与生存率负相关。恶性间叶细胞肿瘤较浸润癌难治,浸润深度、包膜完整性、每 10 个高倍镜下 5 个或以上的有丝分裂、肿瘤直径>3cm,细胞的异型性均与预后有关。

七、治疗

由于阴道癌较少见,有关阴道癌的自然进程、预后和治疗数据均来源于小样本回顾性研究,因此没有权威性的治疗推荐,目前关于放疗和手术的文献多为原发性阴道鳞癌。阴道癌病人的处理比较复杂,最好能在妇科肿瘤医师和放疗医师共同评估后做出个体化治疗方案,按 1998 年妇科肿瘤医师协会的指南要求,大多数病人仍首选放疗,对于早期和表浅病灶患者放疗可达到良好的肿瘤控制,并且保留了阴道功能。手术要充分考虑到病人的年龄、病灶范围、病灶是否局限等因素,以决定病人适合于局部切除、部分切除还是完全阴道切除。有证据表明,阴道原位癌、Ⅰ期癌和部分年轻的Ⅱ期癌患者其原发灶位于阴道上或下1/3 时,仅通过手术即可能成功治疗。对较年轻的渴望保留卵巢功能和性功能的、疣状癌的、非上皮性肿瘤的及放疗后局部盆腔剂量不足的病人,手术将被考虑。为了达到足够的手术切缘以求手术彻底,手术,尤为根治性手术常需切除部分膀胱、尿道或直肠,导致尿粪排泄改道,因此相比较而言,放疗作为阴道癌的初始治疗可最大限度的治愈和改善生活质量,某种程度上替代了手术。对于许多年龄较大的病人,根治性手术也不可行。尽管放疗常作为治疗选择,但对于各期最佳的治疗方式至今尚无定论,单纯手术或放疗均可引起的并发症增加,因此缩小的手术与放疗联合的治疗模式常被考虑。腔内和组织间放疗常被用于小的表浅的Ⅰ期病灶中,外照射联合腔内和(或)组织间近距离照射常被用于较广泛的Ⅰ~Ⅱ期病人。在阴道癌中化疗的使用仅基于散在的Ⅱ期临床试验或是模仿宫颈鳞癌的治疗而来,没有更有利的化疗依据可循。

1.VAIN及原位癌的治疗　多数研究者采用手术和药物来处理VAIN,方法从部分或完全阴道切除到比较保守的局部切除、电凝、激光消融、局部氟尿嘧啶应用或腔内近距离放疗。对于不能排除浸润癌的病人,与保守治疗失败的病人一样,手术切除是治疗的选择。各种方法的控制率相似,激光为48%~100%,阴道切除术52%~100%,局部氟尿嘧啶外涂75%~100%,放疗83%~100%,Diakomanolis等报道的52例病人中,发现部分阴道切除对于单发病灶的疗效较好而激光消融对多发病灶较好。尽管许多人赞成对以前无盆腔放疗史的病人采用部分阴道切除方法治疗局部VAIN,但对于先前因其他盆腔肿瘤接受过盆腔放疗的病人而言,行部分阴道切除瘘管的风险仍很大,此时用氟尿嘧啶局部外涂也许更有益,它可刺激鳞状上皮脱落,促使正常上皮再生。氟尿嘧啶的使用方法很多,控制率达75%~88%,推荐的Krebs等的方法为每周1~3次,持续应用10周,会阴皮肤可用氧化锌等软膏来保护以防止外阴疼痛、糜烂。近来,研究者们发现咪喹莫特治疗VAIN有效,Haidopoulos等的研究中发现,7个VAIN 2~3的病人中经咪喹莫特治疗后,6人病灶消退或降级为VAIN1,具体用药方法为阴道内每周应用5%的咪喹莫特0.25g持续3周,耐受性较好,与氟尿嘧啶相比,咪喹莫特给药方便、毒性较低,但还需大样本研究来证实。

部分或全部阴道切除也常用于VAIN的治疗中,Hoffman等对32例经历了上段阴道切除术的阴道原位癌病人进行评价,仅行手术术后随访示无瘤生存的病人占72%,复发率为17%。在这项研究中,44%先前接受了包括激光消融、局部氟尿嘧啶或局部切除治疗。9例病人在最后的病理切片中发现浸润癌,其中浸润超过3.5mm的4例患者术后补充了放疗,3例保持无瘤;<2mm浸润病灶的5例病人中,1例因为局部复发再行放疗,其余4例术后保持无瘤;其余术后病理仍为原位癌的23例病人中,19例(83%)在平均随访38个月内无肿瘤复发。28%(9/32)的病人术前未发现浸润癌,其中55%(5/9)的浸润癌需要补充术后放疗,说明术前阴道原位癌的诊断常不准确,可能与病灶范围大或多点病灶致活检不足有关,因此,临床处理时不能完全按照活检提示进行,当怀疑有可疑浸润和病灶局限于上1/3或上1/2阴道时,上段阴道切除手术应尽量保证病灶边缘离切缘>1cm。部分或全部阴道切除的主要缺点是阴道缩短或狭窄而导致的性功能变差。Hoffman等推荐手术切除病灶后不关闭黏膜,并用雌激素软膏涂抹、扩张器扩张阴道,并酌情皮肤移植,以便术后阴道狭窄降到最低程度。先前放疗是阴道切除的禁忌证,因为有较高的并发症率。

放疗被证实有效,控制率为80%~100%,与其他方法相比有较好的治愈率。采用传统的低剂量率腔内放疗技术使整个阴道黏膜的受量为50~60Gy,如果病灶多发,累及区可能接受70~80Gy的剂量,高剂量可引起阴道明显的纤维化和狭窄。在腔内放疗后,浸润癌中盆腔复发或远处转移的情况不多见。在全阴道放疗的病人中可出现直肠出血和中到重度的阴道黏膜反应,Macleod等报道了采用高剂量率腔内放疗技术对14例VAINⅢ的病人进行治疗,总剂量34~45Gy,分割剂量为每次4.5~8.5Gy,中位随访46个月,1例比人肿瘤持续存在,另一例出现肿瘤进展,总控制率为85.7%,2例出现重度阴道放疗损伤;Mock等报道了6位原位癌患者采用高剂量率腔内放疗技术治疗,100%无复发生存。鉴于高剂量率腔内放疗良好的局部控制和功能保留优势,可以考虑将其作为放疗时的治疗选择,但从目前有限的数据中还无法得出高剂量率腔内放疗使用的明确结论。

雌激素可用于绝经后或有过放疗浸润性癌已治愈的病人,由于放疗可以对卵巢功能造成影响并有可能使阴道穹窿纤维化,某种程度上也限制了放疗的应用。

总之,对于单发病灶的 VAIN 患者,阴道部分切除术优于激光消融,因为有大约 25%的患者有浸润性鳞癌的危险性,一旦 VAIN 行部分阴道切除后发现为浸润癌者补充放疗则有瘘管形成的风险。激光消融和(或)局部氟尿嘧啶对于绝对排除浸润性鳞癌时可以应用。单独腔内近距离放射治疗也能提供满意的局部控制率并可保留阴道功能。

2.浸润性鳞癌及其他类型癌的治疗

(1)浸润性鳞癌的治疗

①手术治疗:通常阴道鳞癌采用放疗较多见。但有报道在经过选择的病人中手术治疗也取得了良好的结局,根治性手术后,Ⅰ期阴道鳞癌患者的生存率可达 75%～100%。有手术治疗适应证的病例包括:Ⅰ～Ⅱ期病人病灶在穹窿、上 1/3 阴道后壁或侧壁的能被根治性阴道切除并能保证足够切缘的、能行盆腔淋巴结切除的;极表浅的病灶也许通过局部切除即可;阴道下 1/3 病灶行外阴阴道切除并能达到满意阴性切缘的,能行腹股沟股淋巴结切除的。若术后发现切缘不足或阳性,应被推荐辅助放疗。若还有其他部位的病灶应选用放疗,放疗后残留的孤立病灶可手术去除。Creasman 等注意到手术治疗后良好的生存率,但在系列研究中发现这也许存在偏差,因为相对年轻、健康的病人更可能倾向于手术治疗,而年龄偏大、有内科合并症的患者更倾向于放疗,Rubin 等报道的 75 例阴道癌患者的手术结局就不如放疗的好,因此需要有更大样本的前瞻性随机对照研究来做出结论,但无论如何,手术对于某些病人仍是治疗的最佳选择,原则上不论子宫切除否能做根治性外阴阴道切除的病人,尽量不做去脏术,除非放疗后中心性复发或初始治疗病灶还未达骨盆的病人,但手术应包括根治性子宫切除,因为子宫在位将限制手术操作及膀胱、直肠病灶的切除。

有研究认为,Ⅱ期病人手术效果明显优于放疗,如 Stock 等进行的包括 100 例(其中鳞癌 85 例)阴道癌患者的最大的单样本研究显示,40 例病人单纯手术,5 年生存率Ⅰ期为 56%,Ⅱ期为 68%;47 例病人单纯放疗,5 年生存率Ⅰ期为 80%,Ⅱ期为 31%,13 例为联合治疗,总的 5 年生存率为 47%,似乎在Ⅱ期病人手术效果更好,但研究者认为这可能与病例选择存在偏差有关,在仅行放疗的病人中以ⅡB 期的病人为主,而仅行手术的病人中多数为ⅡA 期病人。因此 Stock 建议对于癌灶位于阴道上 1/3 的患者,行上阴道段切除及根治性子宫切除和盆腔淋巴结切除比较适合,而对于广泛累及阴道旁的患者放疗应是首选,手术仅适用于严格选择后的个别病人。Tjalma 等在 55 例阴道鳞癌的研究中通过多因素分析发现,只有年龄和病灶大小是预后因子,因此建议对于Ⅰ期和ⅡA 期病灶较小、体质较好的阴道癌患者进行手术治疗。虽然数个研究表明选择适当的Ⅲ～Ⅳ期阴道鳞癌病人进行去脏术能达到 50%的控制率,但因研究的病例样本太小,目前对晚期病例仍不主张首选去脏术,较为推崇的治疗是进行同步放化疗,尽管这种治疗模式的作用还未被明确。关于手术技术,如果进行完全性阴道切除术,专家建议行经腹和会阴联合手术,会阴切口选在耻骨膀胱宫颈筋膜,在尿道下方直肠上方,以避免静脉丛出血。切口可先腹部再会阴,但更推荐先做腹部切口,因为可以自上而下游离膀胱、尿道、直肠至会阴,分离阴道侧壁组织、游离子宫、切除淋巴结,如有不能切除的病灶,病人将免于会阴切口;若手术成功,也可用带蒂的皮肌瓣、尼龙补片联合带蒂大网膜进行阴道重建。

②放射治疗:Ⅰ期病人中,病灶厚度通常在 0.5～1cm,可单发或多发,为保留阴道功能,个体化治疗是很重要的。表浅病灶可以单独用后装阴道圆筒腔内近距离放疗来治疗,整个阴道黏膜量常为 60Gy,对于肿瘤累及处另加 20～30Gy 的量。病灶厚度>0.5cm 时,联合应用腔内后装和有单层插入的组织间插植放疗以增加深部的剂量并限制阴道黏膜放疗的过度。没有绝对的标准用于Ⅰ期病人的外照。通常认为,对于较大的、较多浸润或分化差的肿瘤常有淋巴结转移的高风险,这类病人需加用外照。整个盆腔 10～20Gy,用中间挡板后,宫旁和盆腔侧壁再照 45～50Gy 的量。Chyle 等推荐外照附加近距离放疗对于Ⅰ期患者应

至少覆盖阴道旁淋巴结、大的病灶、髂内外淋巴结。通过腔内和组织间插植技术,Ⅰ期患者单独放疗能达到 95%～100% 的控制率,5 年生存率达 70%～95%。

ⅡA 期病人常有晚期阴道旁病变但没有广泛的宫旁浸润。病人一律先外照,接着腔内照射。通常全盆腔接受 20Gy,挡野后另加宫旁剂量,根据侵犯厚度,再照 45～50Gy 到盆腔侧壁。给予低剂量率的腔内后装及组织间放疗联合应用至少照射 50～60Gy,超越肿瘤边缘 0.5cm,加上整个盆腔剂量,肿瘤处总剂量为 70～80Gy。Perez 等显示ⅡA 期患者接受近距离放疗联合外照的局部控制率为 70%(37/53),而单用外照或近距离放疗的局部控制率为 40%(4/10),说明联合放疗具有优越性。ⅡB 期病人因有较广泛的宫旁浸润,整个盆腔将接受 40～50Gy,中央区挡板后宫旁总剂量为 55～60Gy,再用低剂量间插植和腔内近距离放疗来追加 30～35Gy 使肿瘤区总剂量达 75～80Gy,宫旁和阴道旁外延处达 65Gy。单用放疗治疗 5 年生存率ⅡA 期可达 35%～70%,ⅡB 期为 35%～60%。

Ⅲ 期疾病接受 45～50Gy 盆腔外照,可用中间挡板使宫旁到侧盆壁剂量增加至 60Gy,追加腔内近距离放疗至最小肿瘤剂量达 75～80Gy,如果近距离照射不方便,可以用三维治疗计划缩野放疗使肿瘤剂量达到 65～70Gy。外照盆腔和腹股沟淋巴结 b 的剂量为 45～50Gy,联合低剂量率腔内放疗至阴道黏膜的最大剂量为 80～85Gy,Ⅲ 期病人的总治愈率为 30%～50%。有直肠和膀胱黏膜累及或腹股沟淋巴结阳性的ⅣA 期病人,尽管少数经严格选择的病例行去脏术可能治愈,但大多数还是首选放疗,此时多选用外照姑息治疗。对于已出现全身广泛转移的ⅣB 期病人而言,放疗仅为姑息性局部控制,多采用全身化疗及支持治疗。

③化疗和同步放化疗:Ⅲ～Ⅳ 期的阴道癌患者尽管给予高剂量外照和近距离放疗,但盆腔控制率仍较低,有 70%～80% 的病人病灶持续或疾病复发。对于局部晚期病人远处转移的发生率为 25%～30%,尽管远处转移比盆腔复发少见,但仅靠针对局部治疗的手术或放疗而言几乎不可能产生作用,肿瘤治疗的目的是治人,而不是治瘤。因此,我们的治疗不可能仅关注肿瘤局部,而化疗恰恰弥补了这一不足,它可经血循环作用于全身,无论什么期别,只要有远处转移可能的高危病人或已有远处转移的晚期病人,单独化疗、姑息性手术或放疗结合化疗都被推崇。常用的化疗药有氟尿嘧啶、丝裂霉素和顺铂等,与放疗合用时完全反应率可达 60%～85%,但长期疗效差异较大。Roberts 等报道了 67 例晚期阴道、宫颈和外阴癌病人,同时用氟尿嘧啶、顺铂和放疗治疗,虽然 85% 完全反应,但 61% 出现癌复发,复发中位时间仅为 6 个月,5 年总的生存率只有 22%。67 人中 9 例发生了严重的迟发并发症,其中 8 例必须手术。与在直肠和外阴癌中的使用一样,放疗加化疗可适当减少放疗的剂量,以改善器官功能和迟发的毒性。

因为病人数量有限,尚无随机对照研究评估同步放化疗的作用,进一步的研究需明确同步放化疗的治疗作用和理想的治疗方案。最近的数据表明,在宫颈鳞癌中以顺铂为基础的同步放化疗对局部控制率、总生存率、无瘤生存率等方面均有益,研究中共同的药物是顺铂,提示它可能改善放疗敏感性。基于此,相同的方法可考虑用于晚期阴道鳞癌的治疗中。

尽管放疗对浸润性阴道鳞癌的局部控制仍有限并存在放疗并发症的风险,但目前治疗的原则仍倾向于以放疗为主,酌情手术,联合化疗。在浸润性鳞癌的放疗中应特别注意确认治疗区域的完全覆盖,尤其在较大肿瘤中,既要达到局部控制的需要剂量,又要充分照顾到周围正常组织的耐受性。经仔细选择的早期病人行根治性阴道切除术可取得良好效果,但放疗仍是主要的治疗模式尤其对有多种合并症的年老病人。虽然在阴道癌的化疗方面目前尚无有力证据,但加用化疗(如顺铂周疗)作为放疗的增敏剂应被推广。

(2)其他类型癌的治疗

①透明细胞腺癌:因透明细胞腺癌患者常年轻未育,早期病人可行生育力保存的方式治疗,手术对于早期阴道透明细胞癌患者有优势,因为既可以保留卵巢功能,又可通过皮肤阴道移植成形来保留阴道功

能。Herbst 等报道的 142 例 I 期阴道透明细胞腺癌患者中,117 例接受了手术治疗,复发率仅 8%,存活率为 87%,而在接受放疗的病人中复发风险高达 36%,这可能与常累及阴道穹的较大病灶的 I 期患者放弃手术选用放疗有关。阴道透明细胞腺癌常发生在阴道的上 1/3 及穹窿部,故手术推荐采用根治性子宫切除和盆腔、腹主动脉淋巴结切除以及广泛的阴道切除,但对于年轻未育的早期病人,也可考虑行腹膜外淋巴结切除和略广泛的局部切除,术后辅以腔内近距离放疗而尽量不做全盆外照射,这样既可有效控制肿瘤,又可最大限度的保留卵巢、阴道的功能,待病人完成分娩后再行根治性子宫切除、阴道切除和盆腹腔淋巴结切除。Senekjian 等报道了 219 例 I 期的阴道透明细胞癌病人,其中 176 例行常规根治手术,43 例仅行局部治疗,两组的症状、分期、肿瘤位置、肿瘤大小、浸润深度、病理类型及分级等资料均相似,结果 5 年和 10 年的生存率在局部治疗组为分别为 92% 和 88%,在常规手术组分别为 92% 和 90%,但在复发率在局部治疗组明显增高,10 年复发率在局部治疗组为 45%,而在常规手术组仅为 13%,肿瘤的复发与肿瘤>2cm,浸润深度≥3mm 有关,盆腔淋巴结转移率为 12%,因此建议对于想保留生育力的病人,治疗方式以广泛性局部切除、腹膜外淋巴结切除及术后腔内放疗为宜。在对 II 期 76 例病人的研究中显示,5 年生存率为 83%,10 年生存率为 65%,其中 22 例仅接受了手术治疗(13 例为根治性子宫及阴道切除,9 例接受去脏术),38 例仅接受放疗,12 例接受手术+放疗,4 例接受其他治疗,结果 5 年生存率仅放疗组为 87%,仅手术组为 80%,手术+放疗组为 85%,因此建议对 II 期阴道透明细胞癌病人的最佳治疗应为全盆外照+腔内放疗,但不排出对于肿瘤小、可切除的穹窿病灶进行手术治疗,以保留卵巢及阴道功能。晚期病人主要行放疗,对于最后确定行放疗的晚期患者去脏术应被限制,也可行去脏术或氟尿嘧啶、长春新碱为主的同步放化疗。

②黑色素瘤:阴道黑色素瘤因发病率低,治疗经验极少。由于黑色素瘤容易远处转移并且缺乏对其癌前病变的认识,一旦确诊治疗相当棘手。黑色素瘤对放疗不敏感,所以手术几乎成了治疗的首选,但效果不确定,尽管有报道根治性手术后的 2 年生存率可达 75%,但 5 年生存率仅为 5%~30%,即便行超大的根治手术可能改善近期生存率,但长期的生存率仍没有提高。有报道认为肿瘤大小与黑色素瘤的预后相关,中位生存时间在肿瘤<3cm 的患者中为 41 个月,而在≥3cm 的患者中为 21 个月,但长期生存率无统计学意义,也有报道黑色素瘤可能对放疗有反应,放疗剂量在 50~75Gy,但放疗反应率仅为 23.4%~24.2%,Petru 等报道了 14 例病人有 3 例获得长期生存,均为放疗或局部切除后辅助放疗,其中肿瘤≤3cm 的患者 5 年生存率为 43%,肿瘤>3cm 的患者 5 年生存率为 0%,因此作者认为,放疗对肿瘤≤3cm 的患者有效,同时放疗也能协同手术使手术范围缩小。化疗及免疫治疗对黑色素瘤的作用极其有限,但对于有远处转移者仍可应用。

③肉瘤:阴道肉瘤发病率也不高,约占阴道原发肿瘤的 3%,但常常一发现即为晚期,细胞病理分级明显影响预后,大多数阴道平滑肌肉瘤起源于阴道后壁,根治性手术切除,如后盆腔去脏术可能有治愈机会。成年人的阴道肉瘤对化疗反应不好,去脏术可能有长期生存概率。在阴道肉瘤的报道中,最大的病例报道仅为 17 例,包括 10 例平滑肌肉瘤、4 例恶性中胚叶混合瘤、3 例其他肉瘤,其中 35% 接受过先前放疗,17 例均对化疗耐药,结果仅有的 3 例生存者均为接受去脏术治疗者,5 年生存率在平滑肌肉瘤者为 36%,在恶性中胚叶混合瘤者为 17%。有报道术后补充放疗可降低局部复发率,但不改变生存率,而化疗可能对全身转移有益,借鉴子宫肉瘤的治疗方案,异环磷酰胺、顺铂、紫杉醇可以应用,多柔比星仍是平滑肌肉瘤化疗的首选。阴道胚胎横纹肌肉瘤常见于儿童,由于发病非常罕见,没有成熟的可推荐的治疗方案,但倾向于儿童发病应采用多手段联合治疗,行局部切除+化疗±放疗以尽量避免去脏术的应用,保证患儿的生活质量。化疗可选用 VAC(长春新碱、更生霉素、环磷酰胺)方案或 VAD(长春新碱、多柔比星、达卡巴嗪)方案,根治性手术尽量慎用,除非持续或复发病例。

3.鳞癌治疗失败的因素   尽管有精心设计的放疗方案,仍有 85% 的病人可出现局部复发,且大部分局限于盆腔和阴道。局部区域复发 I 期为 10%～20%,Ⅱ 期 30%～40%,Ⅲ～Ⅳ 期的复发或持续存在率为 50%～70%,单独的远处复发或与局部复发相关的远处复发在局部晚期病人中为 25%～40%。复发的中位时间为 6～12 个月。一旦复发预后极差,虽经挽救治疗但很少有长期生存者。

Stanford 等显示较早的肿瘤期别和较高的放疗剂量对生存率有益,接受≤75Gy 的 16 人中有 9 人复发,>75Gy 的 22 人中只有 3 人复发,但较大样本量的研究中没有发现放疗剂量与复发率之间存在相关性,可能与较大的肿瘤接受了较高剂量的外照和近距离放疗有关。M. D. Anderson 癌症中心也没有发现低于或高于 75Gy 的剂量和局部控制的改善或特定疾病生存率有关,有统计学意义的因素只有疾病分期和肿瘤体积。Perez 等在 ⅡA 期到 Ⅳ 期病人中,联合应用外照和近距离放疗比单用近距离放疗有较好的肿瘤控制率,而在 I 期肿瘤中没有发现放疗方式和盆腔局部复发率之间的相关性,他们建议为了达到较好的肿瘤和盆腔控制率,治疗剂量必须达到原发灶处 70～75Gy,平均宫旁剂量 55～65Gy。此外,累及中、上段阴道的 100 个原发性阴道癌病人均没有接受选择性的腹股沟处放疗,没有人出现腹股沟股淋巴结转移,相反,累及下 1/3 阴道的 29 人中 3 人出现,累及整个阴道的 20 人中 1 人出现,其中可触及腹股沟淋巴结的用了约 60Gy 的放射治疗,仅有一人出现一个淋巴结复发,因此建议选择性腹股沟淋巴结区放疗仅被推荐在肿瘤累及阴道下 1/3 时应用。相似的报道 Stock 等也已发现。Lee 等通过对 65 例用放疗治疗的阴道癌患者的研究,证实总的治疗时间是预示盆腔肿瘤控制的最有意义的因素。包括外照和近距离照射,放疗时间如在 9 周内完成,盆腔肿瘤控制率是 97%,如果超过 9 周仅为 57%(P<0.01),Perez 等尽管没有发现延长治疗时间对盆腔肿瘤控制的影响,但仍倡导治疗应在 7～9 周内完成。

4.并发症及其治疗   由于阴道的解剖位置紧邻直肠和泌尿道下段,手术或放疗后并发症出现的风险极大。虽然在许多回顾性研究中提到了这些并发症,但有代表性的预防或处理意见几乎没有。虽然生存率是判断预后的重要指标,但不顾并发症和生活质量的高生存率也不值得推崇。由于对标准放疗常见的急性或迟发并发症认识的提高,改善了妇科恶性肿瘤病人的生存状况,特别是阴道癌患者。高剂量率放疗的快速反应使阴道上皮丢失明显,特别是靠近放疗源的部分,临床上,急性反应包括水肿、红斑、潮湿、脱皮、混合性黏膜炎、糜烂及感染等,反应程度和持续时间依赖于病人的年龄、性激素状况、肿瘤大小、分期、放疗剂量和个人卫生等,这些通常在放疗结束后 2～3 个月消退,重症者可有进行性脉管损害、继发性溃疡和黏膜坏死,这种情况可能要 8 个月左右才能治愈。

同步放化疗增强了黏膜急性反应,对迟发反应的作用不明显,主要为剂量累及性骨髓抑制。随着时间的推移,许多病人出现一定程度的阴道萎缩、纤维化、狭窄、弹性丧失和阴道干燥,导致性交困难,重症者局部溃疡形成的坏死能促进瘘管形成导致直肠阴道瘘、膀胱阴道瘘、尿道阴道瘘。对于在阴道癌治疗中整个阴道的放疗耐受限制剂量仍不明确,Hintz 等对 16 例患者的研究显示,阴道前壁上段黏膜表面可接受的最大剂量为 140Gy,没有严重并发症或上阴道段坏死发生,而 1 例病人接受了 150Gy 后发生膀胱阴道瘘,因此他们推荐对于阴道上段前壁黏膜而言,最大耐受量为 150Gy(外照和近距离照射的总量),剂量率应 <0.8Gy/h,推荐阴道下段剂量应不超过 98Gy。阴道后壁比前壁或侧壁更易受到放疗的损伤,阴道后壁剂量应 <80Gy,以减少阴道直肠瘘的风险性。Rubin 等认为阴道黏膜发生溃疡的最高耐受量约为 90Gy,超过 100gy 即有瘘形成的可能性。华盛顿大学的一项研究显示,传统的低剂量率阴道黏膜接受 150Gy 的放疗,发生 2 级或以上并发症的概率为 15%～20%,合并严重并发症的为 8%～10%,严重并发症必须手术纠正或住院治疗。出现并发症的危险因素包括,先前有盆腔手术史、盆腔炎性疾病、免疫抑制体质、胶原血管疾病、低体重、病人年龄大、明确的吸烟史、有内科合并症(糖尿病、高血压、心血管疾病)等。

Perez 等报道了 2～3 级并发症在 0 期和 I 期病人中约为 5%,Ⅱ 期约为 15%。Ⅲ 和 Ⅳ 期中没有出现并发症,可能是因为病人生存时间太短以至于不足以显示治疗的并发症。最主要的并发症为直肠炎、直肠阴道瘘、膀胱阴道瘘。最小的并发症为阴道纤维化和小面积黏膜坏死,约 10％的病人出现。Lee 等认为原发病灶的总剂量是预示严重并发症的最重要因素。Rubin 等报道的放疗后并发症发生率为 23％,包括 13％的瘘形成、10％的膀胱炎或直肠炎。虽然有 2 例病人是在联合治疗后出现瘘,但研究者并不认为联合治疗并发症的发生率高于单纯放疗。

Frank 等报道了 193 例放疗治疗者(有或无化疗),5 年和 10 年累计主要并发症率(＞2 级)为 10％和 17％,他们发现 FIGO 分期和吸烟史是两个与随后发生并发症密切相关的因素,化疗似乎与并发症发生率不相关,有趣的是有主要并发症的 73％的病人病灶均累及阴道后壁。对于急性阴道炎的治疗包括每日用过氧化物稀释液冲洗阴道等,可持续 2～3 个月直至黏膜反应消失,以后病人每周阴道冲洗 1～2 次持续数月,保持阴道冲洗是使病人保持阴道健康和性功能的重要方法。

5.补救治疗　对于复发性阴道肿瘤的理想治疗仍不明确。对于下段阴道的复发癌,临床处理十分尴尬。复发时再治疗要考虑的因素包括先前的治疗方法、目前疾病的扩展程度、复发部位、复发的范围、无瘤间歇期、是否有远处转移、病人年龄、体力状态以及医疗条件等。远处转移预示着不良结局,虽然化疗可能出现客观反应并且在短期生存方面有所改善,但对于长期生存、减轻症状和生活质量方面的作用仍然有限。

对只有局部复发而无远处转移的病人仍有治愈的希望,因此明确病变范围是重要的。准备补救治疗时要先通过活检来确定局部复发,如有可能,宫旁复发也用病理来证实,也可通过三联征来诊断,即:坐骨神经痛、下肢水肿、肾积水。通过体检和影像学也可提示是否有局部或远处复发,PET 对复发的判断较 CT 及 MRI 更准确些,但也有假阳性和假阴性的报道。总之,对于先前行手术治疗,没有接受放疗的病人,出现孤立的盆腔或局部复发时可用外照来治疗,并且常合并近距离照射,同时行顺铂为基础的同步化疗;对于在主要或辅助放疗后的中央型复发的患者只能行根治性手术,通常行去脏术,或者对于一些病灶较小的病人,用组织内埋植剂再放疗或三维外照;化疗的反应率较低,且对生存率的影响有限,放疗后的中央性盆腔复发灶对化疗的反应率小于远处转移病灶的反应率,可能与放疗后使局部组织纤维化有关,而且先前高剂量的放疗常常损伤骨髓,使得化疗的应用受限。对肿瘤相对有效的化疗药物有异磷酰胺和多柔比星等,在一些化疗敏感的病人中化疗可能获得病情缓解。

(1)手术治疗:尽管对于准备行挽救性手术的病人事先均经过彻底的临床评估,但仍有部分病人在剖腹探查过程中发现病变已晚期而无法手术。盆腔去脏术可导致长期的功能障碍、心理改变及生活质量下降,因此医患双方均应有充分的心理准备才可应用。对于复发性阴道肿瘤在根治性盆腔手术后阴道和会阴的重建有两个目的:①恢复或创造外阴阴道功能;②通过用良好血供的健康组织替代盆腔缺失组织以减少术后并发症。

(2)放射治疗:对于先前未接受过放疗的病人应给予全盆腔外照,如可行,加用近距离放疗,通常整个盆腔受量为 40～50Gy。对于阴道下 1/3 段或外阴复发的患者,放疗应包括腹股沟股淋巴结区域。在阴道的肉眼肿瘤处、阴道旁组织和宫旁应接受额外放疗剂量,可用组织间插植放疗,使肿瘤处剂量达到 75～80Gy。用放化疗联合治疗复发病人的作用机制仍不明确,由于阴道癌复发病例罕见且表现不一,无法提供大样本研究,但从局部晚期宫颈和外阴鳞癌的资料中类推,对于盆腔孤立复发患者,联合治疗模式在局部控制和生存率方面可能有帮助。对先前曾有放疗史的患者,再次放疗需特别小心,但对于病灶体积小,有手术禁忌或拒绝行去脏术的病人,再次放疗仍应被适当考虑。

对于复发病人的放疗更强调个性化,病人的选择要合适,肿瘤的定位要准确,放疗医师的经验要丰富,应用的技术要多样。尽量做到精确放疗,利用三维技术制定治疗计划是有利的,医师还可通过超分割方案以降低延迟毒性的发生率。在一些复发灶小、边界清晰的外阴阴道或盆腔复发病人中,可以应用组织间插植技术再次放疗,局部控制率仍可达 50%～75%,3 级或更高的并发症率为 7%～15%。在年老或糖尿病病人先前用过足量放疗治疗的患者中,若阴道复发的肿瘤小,可用永久性放疗粒子植入治疗,可能得到长久的肿瘤控制。其他可能的治疗选择包括手术和术中放,剖腹或腹腔镜下高剂量率导管的置入放疗等。

术中放疗后的再次局部复发和远处转移率分别为 20%～60%、20%～58%,3 年和 5 年的生存率很差,为 8%～25%,3 级或更高的毒性在约 35% 的病人中出现。Hockel 等报道了联合手术和放疗来治疗浸润盆腔侧壁复发的妇科恶性肿瘤患者,同时行带蒂血管组织阴道移植,以保护盆腔中空器官,减少放疗迟发反应,去脏术中盆腔器官被重建,术后用高剂量近距离放疗肿瘤床 10～14d。结果用此技术治疗的 48 例病人中,5 年时总的严重并发症率为 33%,生存率为 44%,完全的局部控制率在最初 20 人中为 60%,最后的28 人中为 85%。

立体放疗技术(SBRT),是一种新的采用直线加速器的高剂量分割的体外立体靶向放疗技术,其治疗原理似伽马刀,能对病灶精确定位、准确照射。依靠良好的靶向定位和病人的制动,使得肿瘤的受量高而周围正常组织的受量极小,大大减少了治疗的并发症。这种技术无创、无痛、快速、不用住院,应用得当将不影响病人的生活质量。因此可用于复发性阴道癌的治疗。

6.姑息治疗

(1)放疗:目前对于ⅣB 期病人没有治疗选择,这些病人遭受严重盆腔疼痛或阴道出血的困扰,处理阴道出血如果阴道条件允许可采用腔内近距离放疗,常可较好地控制症状,对于先前接受过放疗的病人来说,腔内剂量设定为 A 点 35～40Gy。在有选择的晚期妇科肿瘤病人中,用短疗程高剂量分割的外照方案,单次剂量为 10Gy,持续 3 次,疗程间隔 4～6 周,联合米索硝唑(RTOG 临床试验 79-05)可取得显著缓解,完成 3 个疗程后病人的总反应率为 41%,但有 45% 的病人出现难以承受的 3～4 级迟发性胃肠道毒性反应。Spanos 等报道一项Ⅱ期临床研究(RTOG85-02)采用每日分割剂量的外照方案治疗复发或转移病人,具体方案为:每次 3.7Gy,2/d,连续 2d,间隔 3～6 周为 1 个疗程,总共应用 3 个疗程,总照射剂量 44.4Gy,结果完全反应率 10.5%(15 例),部分反应率 22.5%(32 例),在完成了 3 个疗程放疗的 59% 的病人中总反应率为 45%,27 例生存超过 1 年,晚期并发症明显减少,12 个月内仅有 5%。在随后的Ⅲ期试验中,136 个病人在分割剂量放疗中被随机分成间隔 2 周组和间隔 4 周组,结果发现缩短放疗疗程间隔并没有导致肿瘤反应率明显改善(34%vs26%),在 2 周间隔组中较多的病人完成了 3 个疗程的治疗,与没完成 3 个疗程的病人相比有较高的总反应率(42%vs5%)和较高的完全反应率(17%vs1%),对于肿瘤的退缩和症状缓解取得了有意义的结果,但间隔缩短的病人有急性毒性反应增加的趋势,迟发毒性反应在两组中无明显不同。

(2)化疗:化疗治疗转移性、复发性阴道鳞癌的报道不多,且无大样本的对照研究,有限的资料也多来自于晚期、复发宫颈鳞癌的治疗报道,目前化疗,多为同步放化疗常用于不能切除的局部晚期的阴道癌病例中,有效的化疗药物有限,Evans 等报道了 7 个阴道癌患者用氟尿嘧啶[1000mg/(m² · d),第 1～4 天]和丝裂霉素(10mg/m²,第 1 天)治疗,结合 20～65Gy 的局部放疗,结果 7 例均有反应,中位随访时间 28 个月时 66% 的病人存活。复发及远处转移的治疗局限在一些Ⅱ期临床试验中,通常在宫颈鳞癌中有效的方案在阴道鳞癌中也有效。Thigpen 在 26 例大部分先前接受过手术和放疗的晚期或复发阴道癌病人中应用顺铂(50mg/m²,3 周 1 次)治疗,结果在 22 个可评估病人(鳞癌 16 例,腺鳞癌 2 例,透明细胞癌 1 例,平滑肌肉瘤 1 例,不明确 2 例)中,1 例鳞癌患者出现完全反应(6.2%)。Muss 等报道了用盐酸米托蒽醌(12mg/m²,3 周 1 次)治疗 19 例病人,结果均无反应,中位生存时间为 2.7 个月。10ng 等报道了 3 例晚期阴道鳞癌患者接受甲氨蝶呤、长春新碱、多柔比星和顺铂的治疗,结果 3 例均在短期内完全反应。尽管报道的反应率较低,但仍建议对阴道癌患者的化疗或同步放化疗的药物选择应包括顺铂。

(姜　涛)

第三节　宫颈癌

宫颈癌是女性最常见的生殖道恶性肿瘤,在发展中国家占妇女癌症的24%,严重威胁妇女的健康和生命。我国是宫颈癌的高发国家,有计划地开展防癌筛查,是降低宫颈癌发病率及死亡率的有效措施。近年来,液基涂片、Bethesda系统及HPV检测等技术相继应用于临床,极大地提高了宫颈癌的筛查水平。这些新技术的应用,在降低宫颈癌发病率的同时,大量的癌前病变和早期宫颈癌患者被及时诊断。这些癌前病变和早期宫颈癌患者在临床上呈现出一些新特点,如年轻患者明显增多,相应的在治疗决策上要更多的考虑保留其生殖内分泌功能问题。

一、概述

(一)组织解剖学

宫颈为子宫的下1/3,大致呈圆柱形,突向阴道上端前壁,通过宫颈外口与阴道相通。宫颈暴露于阴道的部分称为外宫颈或宫颈阴道部,表层黏膜为复层鳞状上皮;宫颈管长2~3cm,被覆黏膜为可分泌黏液的柱状上皮。两种上皮交界处常随体内激素变化影响而发生位置转移,称为转化带,是最易发生鳞状上皮癌的部位。在学龄前期、妊娠或口服避孕药时,柱状上皮可从宫颈管内延伸至外宫颈,称为外翻。绝经后,转化带通常完全退至宫颈管内。

1.原发部位　宫颈癌可起源于宫颈阴道部表面,也可来自宫颈管内。宫颈癌早期在局部生长,可向宫旁组织和盆腔脏器扩展、蔓延,经淋巴管到区域淋巴结,晚期可出现远处脏器的转移。鳞状细胞癌和腺癌是最常见的组织类型。

2.淋巴引流　外阴和阴道下端引流至腹股沟浅、深淋巴结,有时直接引流至髂淋巴结(沿阴蒂背侧静脉)和对侧。宫颈和阴道上段向外侧引流至宫旁、闭孔和髂外淋巴结,向后沿宫骶韧带引流至骶淋巴结。这些初级淋巴结群和来自卵巢、输卵管的淋巴一样,沿骨盆漏斗韧带引流至主动脉旁淋巴结。宫体下段的引流方式与宫颈相似,在极少数情况下,淋巴液沿圆韧带引流至腹股沟淋巴结。

盆腔淋巴结一般沿着盆腔大血管的走行成群或成串分布,并根据所伴行的血管而命名。位于脏器附近的小淋巴结通常以器官命名。盆腔淋巴结的数量及确切位置变异较大,但有些淋巴结位置相对恒定。

(1)闭孔淋巴结位于闭孔内,靠近闭孔血管和神经。

(2)髂内和髂外静脉交汇处的淋巴结。

(3)阔韧带内的输尿管淋巴结靠近宫颈,子宫动脉在此处越过输尿管。

(4)Cloquet或Rosenmuller淋巴结是腹股沟深淋巴结中最高的一组,位于股管的开口处。

宫旁、髂内、闭孔、髂外、骶前及髂总淋巴结为宫颈癌的第一站淋巴结组。腹主动脉旁淋巴结为第二站淋巴结组,若受累则认为是转移。由于盆腔淋巴管和淋巴结之间存在广泛的相互交通,使得淋巴引流途径通常不止一条,淋巴液可引流向对侧或交叉引流,有时甚至可以越过整群淋巴结而引流至更近端的淋巴管。区域淋巴结有无转移是制定宫颈癌后续治疗方案和判断预后的重要因素之一,盆腔淋巴清扫则是宫颈癌手术治疗的重要组成部分。

3.转移部位　最常见的远处扩散部位包括腹主动脉旁淋巴结和纵隔淋巴结、肺及骨骼等组织器官。

（二）病因学

近年来研究发现,宫颈癌的发生发展与人乳头瘤病毒(HPV)感染密切相关。Munoz 综合世界卫生组织(WHO)和国际癌症研究中心(IARC)的最新研究结果显示,HPV 的检出率与子宫颈癌发病率相一致,99.7％的宫颈癌中都可以检测到 HPVDNA,其中约 80％为 HPV16、18,而且各国间无显著差异。这是迄今所报道人类肿瘤致病因素中的最高检出百分数,同时表明 HPV 感染与宫颈癌的相关性具有普遍意义,提示 HPV 可能是子宫颈癌发生的必需病因。WHO 和 IARC 已将 HPV 确定为是宫颈癌的主要病因。2001 年 9 月,欧洲妇产科传染病协会将 HPV 的检测作为宫颈涂片的替代项目进行宫颈癌普查;并用于对宫颈涂片细胞学检查结果为轻度异常的患者的随诊及宫颈癌前病变治疗后的随访检查。

HPV 基因组是双链环状 DNA,以共价闭合的超螺旋结构、开放的环状结构、线性分子 3 种形式存在。基因组的一个共同特点为所有的开放读码框架(ORF)均位于同一条 DNA 链上,即只有 1 条 DNA 链可作为模板。HPV 基因组编码为 9 个开放读码框架,分为 3 个功能区即早期蛋白编码区(ER)、晚期蛋白编码区(LR)和长控制区(LCR)或上游调控区(URR)。早期转录区又称为 E 区,由 4500 个碱基对组成,分别编码为 E1、E2、E3、E4、E5、E6、E7、E8 等 8 个早期蛋白,具有参与病毒 DNA 的复制、转录、翻译调控和诱导宿主细胞发生转化等功能。E1 涉及病毒 DNA 复制,主要存在于非感染期或病毒诱导的转化细胞中,在病毒开始复制中起关键作用。E2 是一种特异性的 DNA 束缚蛋白,可以调节病毒 mRNA 的转录和 DNA 的复制,并有减量调节 E6、E7 表达的作用,还可以通过结合病毒启动子附近的基因序列而抑制转录起始。是一种反式激活蛋白,涉及病毒 DNA 转录的反式激活。E3 功能不清。E4 与病毒成熟胞质蛋白有关,仅在病毒感染期表达,而且在病毒的复制和突变中起重要作用。E5 蛋白是一种最小的转化蛋白,与细胞转化有关;也是一种细胞膜或内膜整合蛋白,由 2 个功能域组成:一个是氨基端疏水域,与 E5 蛋白在转化细胞膜或内膜上的插入位置有关;另一个是羧基端的亲水域,若将羧基端部分注射休止细胞中,能够诱导细胞 DNA 合成;此外,E5 蛋白可能是对人细胞永生化和转化的潜在介质,但其本身不能使人细胞永生化。E5 蛋白还能诱导多种癌基因的表达。E6 和 E7 主要与病毒细胞转化功能及致癌性有关。E6 蛋白是一种多功能蛋白,在 HPV 感染的细胞中,E6 蛋白定位于核基质及非核膜片段上;体外表达的 E6 蛋白,含有 151 个氨基酸;E6 蛋白的主要结构特征是 2 个锌指结构,每个锌指结构的基础是两个 cys-x-x-cys,这种结构是所有 HPVE6 所共有,其结构根据功能不同可分为 5 个区,分别是:①C 端,1～29 个氨基酸;②锌指 1 区,30～66 个氨基酸;③中央区(连接区),67～102 个氨基酸;④锌指 2 区,103～139 个氨基酸;⑤C 端,140～151 个氨基酸。E7 蛋白是 HPV 的主要转化蛋白质,是一种仅有 98 个氨基酸小的酸性蛋白,定位于核内或附着于核基质上。E7 蛋白分为:1 区,1～15 个氨基酸;2 区,16～37 个氨基酸;3 区,38～98 个氨基酸;锌指及 C 端区。E6 和 E7 蛋白可影响细胞周期的调控等,被认为在细胞转化及在肿瘤形成中起着关键作用。E6 还能激活端粒酶,使细胞不能正常凋亡。E6 和 E7 蛋白不仅具有转化和致癌作用,而且还具有对病毒基因和细胞基因转录的反式激活活性。晚期转录区又称为 L 区,由 2500 个碱基对组成,编码 2 个衣壳蛋白即主要衣壳蛋白 L1 和次要衣壳蛋白 L2,组成病毒的衣壳,存在于病毒复制引起后即增殖性感染的细胞中,其主要功能组装和稳定病毒颗粒,且与病毒的增殖有关。非转录区又称为上游调节区、非编码区或长调控区,由 1000 个碱基对组成,位于 E8 和 L1 之间,为最不稳定区,与病毒基因起始表达和复制有关,也与潜伏感染有关。该区含有 HPV 基因组 DNA 的复制起点和 HPV 基因表达所必需的调控元件,以调控病毒的转录与复制。

HPV 阳性妇女能否进展到宫颈上皮内高度病变和癌症,与 HPV 的型别有很大联系,已鉴定 80 种以上的 HPV 型别,大约 35 种型别可感染妇女生殖道,仅约 13 种亚型与肿瘤相关,称高危型(hrHPV)。Munoz 总结了 IARC 病例对照研究的结果。不同亚型 HPV 的 OR 分别为 150(16),182(18),60(31),

78(33),35(35),151(45),43(51),146(52),79(58),347(59)。除 16 和 18 外,HPV31、33、35、45、51、52、58 和 59 也是新近被认为主要高危亚型。

虽然 hrHPV 是子宫颈癌发生的主要因子,但多数 hrHPV 感染是一过性的,80% 的初次感染者可通过机体自身免疫力清除病毒,只有持续感染才会造成宫颈病变。年轻妇女中 HPV 阳性平均持续时间为 8 个月,1 年后 30%、2 年后 9% 持续感染,仅约 3% 感染 HPV 的妇女在她们的一生中会发展为宫颈癌,平均潜伏期为 20~50 年。此外,近年的病因学研究表明 HPV DNA 整合到宿主基因组中也是致癌的一个主要步骤。因此,若仅仅因为 hrHPV 检测阳性即给予干预,易造成过度治疗。

子宫颈 HPV 急性感染后可有 3 种临床过程。①隐匿感染:病毒基因组呈稳定状态,不整合人上皮但仍寄宿于宿主细胞,子宫颈鳞状上皮无临床和形态学可见的改变。无临床和形态学的感染证据,但 DNA 技术显示有 HPV 的感染。②活性感染:表现为 HPV 的持续复制使鳞状上皮增生成为良性肿瘤。③致癌基因病毒 HPV:HPV 基因整合入宿主基因组,干扰控制增生的癌基因和抑癌基因的表达,临床上表现为高分级病变,即 CIN-Ⅱ以上病变。

已有的研究显示,hrHPV 通过与宿主染色体的整合不仅可以使致癌基因得以长期存在,而且病毒编码蛋白还可与宿主蛋白的相互作用引发细胞转化。从 HPV16 阳性的人肿瘤细胞分离出来的 DNA 片段,含有 HPV16 E6 启动子、E6、E7、E1 基因以及部分宿主细胞 DNA 序列,该序列可以完全转化 NIH3T3 细胞,而且在转化细胞内检测到大量 E6、E7 转录产物。但是从人肿瘤细胞基因组中分离出来的 HPV E6、E7 只有当连接到宿主细胞 DNA 序列中才具有转化细胞的潜力。来源于整合型病毒癌基因转录产物的编码 E6、E7 蛋白的 cDNA 可以表达比来源于游离型者更强的转化原始细胞的能力,其原因可能是整合型 HPV DNA 转录产物 3′端序列融合导致转录产物半衰期延长。

HPV DNA 整合到宿主基因组中是致癌的一个主要步骤。研究发现 HPV DNA 这种整合是随机克隆性整合,常常以单拷贝、多拷贝形式被整合到宿主的染色体脆弱区中,并且这种整合具有相同的位点,也相当固定。HPV 的 DNA 链通常在 E1 或 E2 的开放读码框内断裂,造成 E1 和(或)E2 基因删除或断裂。E2 基因产物在正常转录中起抑制 E6/E7 表达的作用,E2 的正常调控作用缺损,导致 E6 和 E7 过度表达。高危型 HPV E6/E7 已被证实为转化基因,其编码的 E6,E7 蛋白与细胞转化和病毒复制的调控有关,在宫颈癌细胞系和组织内持续表达,在维持转化组织恶性表型的过程中起至关重要的作用。E6 蛋白能与细胞内 E6 相关蛋白(E6-AP)形成复合物,特异性地结合抑癌基因 p53 的产物,使 p53 降解失活,野生型 p53 是一种核蛋白,负向调节细胞的生长和分化,p53 的降解失活阻碍细胞对 DNA 损伤的反应,由此导致遗传性状改变的累积,进而产生恶变的基因型,导致细胞周期失控;作为一种多功能蛋白,它还可通过激活端粒酶使正常细胞永生化;新近研究发现 E6 的功能与其他蛋白(如靶蛋白 1、干扰素调控因子 3、p21 等)的相互作用和凋亡有关。E7 蛋白是 HPV 的主要转化蛋白,与肿瘤抑制蛋白视网膜母细胞瘤蛋白(Rb1)亲和力极高,Rb 是重要的抑癌基因,直接参与细胞周期的调控。高危型 HPV(如 HPV16)的 E7 蛋白与 pRB 结合后导致 Rb 蛋白功能失活降解,改变了细胞生长周期的调控机制,使细胞周期失控而发生永生化对恶性变的防御进一步受到影响。E6 和 E7 还具有促进和维持整合状态的功能。因此,E6、E7 基因片段的表达活性与肿瘤细胞的恶性增殖能力密切相关,将 E6/E7 蛋白视作肿瘤特异性标志物,是目前研究开发高特异性新筛查方法的热点之一。

多项研究显示,感染 HPV 高病毒载量(VL)的病人患宫颈癌的风险增加。有观点认为位于一个细胞内或一个解剖学位置的致癌 HPV 类型的拷贝数与 HPV 相关的疾病形成之间可能有直接的关系,不过对于病毒载量的研究目前尚缺乏临床研究验证。对 hrHPV 感染状态、病毒载量和基因整合状态进行连续的综合检测,有望揭示 hrHPV 对宫颈上皮细胞恶性转化的进程,寻找高特异性的筛查指标,预测向高度病变或宫颈癌的转变趋势,提高可发展为癌的高危人群的检出率。HPV 的检测不仅有利于指导细胞学检查的进一步处理,还可能对宫颈癌的预后有预测作用。有研究指出 HPV DNA 检测阴性的宫颈癌,其累计无瘤生存率为 100%;HPV DNA 阳性者仅 56%。HPV 是否阳性及其 HPV 类型还与宫颈癌盆腔淋巴结转移相关,HPV 阳性及 HPV18 型者更多见盆腔淋巴结转移。

(三)流行病学

世界范围内,宫颈癌是仅次于乳腺癌导致女性发病和死亡最常见的恶性肿瘤。超过 80% 新诊断病例发生在经济情况比较差的妇女。宫颈癌的平均发病年龄是 47 岁,病例呈双峰分布,分别在 35～39 岁和 60～64 岁两个年龄段。

宫颈癌的发生有很多危险因素,包括初次性交年龄小(＜16 岁)、多个性伴侣、吸烟、种族、多产以及社会经济条件低下等。有学者认为使用口服避孕药有可能会增加宫颈腺癌发生的风险,但是该假说还没有得到公认。上述危险因素中,大多数都和性行为以及性传播疾病的暴露相关联。曾经认为疱疹病毒感染是导致富颈癌发病的初始事件,但现在普遍认为人乳头瘤病毒(HPV)感染才是宫颈癌发病的致病原,疱疹病毒和沙眼衣原体很可能起协同作用。目前认为人类免疫缺陷病毒(HIV)在宫颈癌发病过程中通过免疫抑制起作用。美国疾病预防和控制中心把宫颈癌定义为一种获得性免疫缺陷综合征(AIDS),后者是 HIV 感染患者所发生的疾病。

(四)宫颈癌筛查

20 世纪 40 年代 George Papanicolau 首先提出子宫颈和阴道细胞学检查,多年实践证明,宫颈癌普查是降低发病率及死亡率的有效方法,具有明显的社会效应和经济效应。但传统的巴氏涂片筛检的敏感性为 58%,特异性为 69%,假阴性率为 20%,其中 62% 是由于标本原因,这在发展中国家尤为明显。近年已有一些进展以改善单独巴氏涂片的临床价值,如新的子宫颈涂片报告系统-Bethesda 系统的应用、子宫颈拍摄、计算机辅助的阴道镜检和自动细胞学检查系统等。尚存在的问题是宫颈细胞学检查(Pap-smear)常常得出以下的诊断结果:未明确诊断意义的非典型鳞状细胞(ASCUS)或非典型腺细胞(AGUS)、低度鳞状上皮内病变(LSIL)和高度鳞状上皮内病变(HSIL),但是 ASCUS 或 LSIL 患者中仅 5%～20% 经活检证实为 CIN,且 CIN Ⅰ～Ⅱ可以自然转归为正常上皮。临床上遇到上述诊断时应当如何处理,常常困惑着医生和患者。因此,尚待进一步研究开发出更为特异、直接、易操作的新筛查手段。

由于仅在高危型 HPV 持续感染,且 HPVDNA 整合到宿主基因组内的人群才发展为子宫颈癌,目前对高危型 HPV 感染和基因整合状态的综合检测已成为最受瞩目的研究热点。HPV 的分型检测有利于指导细胞学检查的进一步处理,可以利用 HPV 检测筛查 ASCUS 或 CIN Ⅰ 的妇女中的高危患者,如果 HPV 检测为高危型,则应进行进一步的检查治疗,如阴道镜检查和活检,必要时行阴道镜下电环切等。

HPV 迄今尚不能在组织细胞中培养,不能通过分离病毒来确定 HPV 的型别,目前 HPV 分型主要是依靠克隆基因的 DNA 杂交试验即核酸杂交及酶谱分析等方法来确定。原位杂交(ISH)、多链酶聚反应(PCR)和杂交捕获系统(HCS)是 3 种目前临床和基础研究中最常使用的核酸水平的 HPV 及其亚型的检测方法。但这些方法分别存在着特异性低(入选范围过大须进一步筛选)、工作强度大、成本高、操作复杂不易大规模推广应用等问题。

现代分子生物学技术的进步为建立特异性高、经济、简便、易操作的宫颈癌高危人群的新筛查方法提供了可能。高危型 HPV E6/E7 已被证实为转化基因,其编码的 E6、E7 蛋白与细胞转化和病毒复制的调控有关,在宫颈癌细胞系和组织内持续表达,在维持转化组织恶性表型的过程中起至关重要的作用。因此,将 E6、E7 蛋白视作肿瘤特异性标志物是研究开发高特异性新筛查方法的新方向。

【筛查注意事项】

1.筛查原则

(1)宫颈细胞学筛查计划的目的是降低宫颈癌的发病率和病死率。

(2)宫颈癌筛查应该覆盖大部分的人群(目的是至少覆盖80%以上的人群)。

(3)宫颈涂片细胞学检查是最常用的筛查手段。

2.筛查起止年龄及间隔　根据宫颈癌病因学及宫颈癌发病规律,一般建议年轻女性开始性生活后3年开始筛查,1~2年筛查1次,70岁后可以终止筛查。美国2个学术团体推荐的宫颈癌筛查指南如下。

3.掌握筛查流程　宫颈癌筛查涉及众多诊断方法,包括细胞学涂片检查、HPV测定、阴道镜检查、宫颈活检甚至宫颈锥切等,应科学地分级实施,原则上由无创到有创,由简单到复杂。一般不应互相替代及越级检查,具体流程如下。

【细胞病理学分类系统比较】

半个多世纪以来,传统的巴氏涂片和分级系统对宫颈癌的筛查、早期诊断及治疗后随访作出了重要贡献。为进一步提高细胞病理学筛查的敏感性和特异性,近年来细胞病理学家不断改进宫颈细胞学涂片技术及宫颈细胞病理学分级诊断系统。目前,液基涂片逐步替代传统的巴氏涂片,巴氏分级法已由Bethesda系统取代。Bethesda系统、巴氏分级及相应病理学诊断对比如下。

【Bethesda系统】

1988年美国国立癌症研究所(NCI)在Bethesda制定了全新的阴道细胞学描述性诊断系统,称为Bethesda系统或TBS。

以后经过多次修订完善,并由世界卫生组织推荐在世界范围内广泛应用,取代了古老的巴氏分级诊断法。

【宫颈细胞学涂片检查后处理方案】

细胞学涂片检查正常的人群,按常规时间进行下次筛查。涂片细胞不够者,3个月后复查涂片。轻度核异常或交界性核改变,6个月后复查涂片或HPV检查。3次涂片轻度核异常或交界性核改变,推荐阴道镜检查。中度或重度的核异常,或怀疑浸润性病变或怀疑腺癌者,直接阴道镜检查。

二、宫颈上皮内瘤变

宫颈浸润癌前期疾病的概念最早于1947年提出。1968年Richard提出了宫颈上皮内瘤变(CIN)的概念,指出所有异型性增生都有进展的潜能。上皮内瘤变常发生于宫颈、阴道和外阴,也可以在这些部位同时存在。这3种病变的病因和流行病学基本相同,典型的治疗是物理治疗和非手术治疗。早期诊断和处理CIN,对于防止病变进展为浸润癌十分重要。

CIN按病变程度分为Ⅰ、Ⅱ、Ⅲ级,分别相当于轻、中、重度非典型增生和原位癌(CIS)。最严重的CINⅢ是原位癌,其定义是"所有或绝大部分上皮显示癌细胞的特征"。CIN或非典型增生,意味着异常的成熟度,所以,无有丝分裂活性的鳞状上皮增生性化生不属于CIN,也不会进展为浸润癌。

CIN源于发展期鳞柱交界转化带内的化生区域。化生由原始鳞柱交界内侧开始,向宫颈外口方向进行,覆盖柱状绒毛,这个过程形成了称为转化带的区域。转化带从原始鳞柱交界向生理性活动的鳞柱交界扩展。现认为在多数病例中,CIN由发展期鳞柱交界转化带中的单一病灶发生而来。宫颈前唇患CIN的概率是后唇的2倍,CIN极少源于侧角。CIN一旦发生,可以沿水平方向累及整个转化带,但通常不会替代原始鳞状上皮。这种进展通常有清晰的CIN外边界。宫颈腺体受累的程度有重要的治疗意义,因为必须破坏整个腺体以确保 CIN 的根除。一旦化生上皮成熟,合成糖原,则称为愈合的转化带,对致癌因素的刺激有相对的抵抗力。但是,有早期化生细胞的整个鳞柱交界对致癌因素敏感,致癌因素可以促进这些细胞转化为 CIN。因此,CIN 最易发生于月经初潮或妊娠后,这时化生最活跃。相反,绝经后女性很少发生化生,CIN 的风险处于低水平。

性交引入了多种致癌因素。尽管人们已经研究了许多因素,包括精子、精液组蛋白、滴虫、衣原体以及单纯疱疹病毒,目前还是认为 HPV 在 CIN 发展中有着至关重要的作用。约 90% 的上皮内瘤样变归因于人乳头瘤病毒(HPV)的感染,但只有高危亚型 HPV 引起高度上皮内病变(CIN Ⅱ,CIN Ⅲ)和宫颈浸润癌。这些亚型包括 HPV16、18、31、33、35、39、45、51、52、56 和 58 等。其中 16 型是浸润癌、CIN Ⅱ 和 CIN Ⅲ 中最常见的亚型。

细胞学检查中,潜在癌前鳞状上皮病变分为 3 种类型:非典型鳞状上皮(ASC)、低度鳞状上皮内病变(LSIL)以及高度鳞状上皮内病变(HSIL)。ASC 分为 2 个亚型:不明确意义的 ASC(ASC-US)以及必须除外高度病变的 ASC(ASC-H)。LSIL 包括 CIN Ⅰ(轻度非典型增生)和 HPV 细胞学改变,即非典型挖空细胞。HSIL 包括 CIN Ⅱ 和 CIN Ⅲ(中度非典型增生、重度非典型增生和原位癌)。

有前瞻性研究中证实,CIN Ⅰ 自然消退率为 60%~85%,这种自然消退多发生在细胞学和阴道镜随访的 2 年内。持续 2 年以上的 LSIL 治疗方法可以选择:期待疗法、物理治疗(包括冷冻治疗、激光消融治疗等)。尽管高级别 CIN(CIN Ⅱ 和 CIN Ⅲ)可以有多种治疗方法选择,但宫颈锥切术或环形电切术(LEEP)是目前的治疗首选。

三、临床分期和病理学分类

(一)肿瘤分期系统

对恶性肿瘤的患者,临床医师的主要任务就是确定最有效的治疗方法并估计预后。为达到最佳治疗效果,至少应该了解病变的范围和生物学特点,这就要求对肿瘤进行临床分期和病理分型。病变的范围通常以肿瘤分期来表达。对肿瘤分期是癌症病人现代治疗的关键。Ⅰ期通常被认为是疾病的早期,即损害局限于原发器官。Ⅱ期一般提示附近器官和组织扩散。Ⅲ期则表示扩散范围更广。Ⅳ期多指已有明确的远处转移。各分期还可再细分亚期,亚期通常与特殊的预后因素有关。尽管被人为地分期,但癌症本身是一个连续、动态的发展过程,临床上各期紧密相连,经常存在交界状态。

肿瘤分类可以根据很多系统,如解剖部位、临床和病理范围。同样地,肿瘤的组织学类型和级别以及患者的年龄、症状和体征的持续时间等,均可影响疾病的结果,也被应用于不同的分期系统。1954 年 FIGO 开始承担对妇科恶性肿瘤治疗年度报告的资助,而妇科癌症分期正是年度报告数据和信息系统的重点。此后,FIGO 肿瘤委员会对妇科肿瘤的各种分期系统做了数次修改,尤其是宫颈癌和子宫内膜癌的分期。1954 年 UICC 建立了临床分期委员会,提供统计数字,其目的是利用 TNM 系统将疾病的范围扩展到所有的解剖部位来拓展分期技术。

FIGO 分期系统最初是根据临床检查,尤其是疾病的解剖范围,近年来,已逐步转向手术病理学分期。目前,宫颈癌是唯一仍沿用临床分期的妇科恶性肿瘤(表 4-3)。TNM 系统通过估计 3 项指标来描述疾病的解剖范围。T 指原发肿瘤的范围,N 指有或无区域淋巴结转移,M 指有或无远处转移。TNM 系统又进一步分为两组:cTNM 系统基本主要依靠治疗前从临床检查、影像、活组织检查、内镜,手术探查和其他相关检查所获取的资料来进行分期。pTNM 系统基于外科手术后的组织病理学分期。该系统应用了治疗前获得的资料,并用手术和病理检查所得到的资料来补充和修改。在用 TNM 和(或)pT、pN、pM 分类后,这些项目将被纳入分期中。分期、分类一旦建立,医学记录应保持不变。临床分期对选择和评估治疗方法至关重要,病理学分期提供最精确的资料来估计预后和推测最终结果。FIGO 和 TNM 分期实际上是等同的。TNM 预后因素规划委员会同意按照 FIGO 妇科肿瘤委员会关于妇科肿瘤分期的所有建议。

表 4-3 宫颈癌两种分期系统比较

FIGO 分期		TNM 分类
	原发肿瘤无法评估	Tx
	没有原发肿瘤的证据	To
0 期	原位癌(浸润前癌)	Tis
Ⅰ 期	宫颈癌局限在子宫(扩展至宫体将被忽略)	T_1
Ⅰ A	镜下浸润癌。所有肉眼可见的病灶,包括表浅浸润,均为 Ⅰ B	T_{1a}
Ⅰ A$_1$	间质浸润深度<3mm,水平扩散 7mm	T_1a_1
Ⅰ A$_2$	* 间质浸润深度 3~5mm,水平扩散 7mm	T_1a_2
Ⅰ B	肉眼可见癌灶局限于宫颈,或者镜下病灶>Ⅰ A$_2$	T_{1b}
Ⅰ B$_1$	肉眼可见癌灶最大径线≤4cm	T_1b_1
Ⅰ B$_2$	肉眼可见癌灶最大径线>4cm	T_1b_2
Ⅱ 期	肿瘤超越子宫,但未达骨盆壁或未达阴道下 1/3	T_2
Ⅱ A	无宫旁浸润	T_{2a}
Ⅱ B	有宫旁浸润	T_{2b}
Ⅲ 期	肿瘤扩展到骨盆壁和(或)累及阴道下 1/3 和(或)引起肾盂积水或肾无功能	T_3
Ⅲ A	肿瘤累及阴道下 1/3,没有扩展到骨盆壁	T_{3a}
Ⅲ B	# 肿瘤扩展到骨盆壁和(或)引起肾盂积水或肾无功能	T_{3b}
Ⅳ A	肿瘤侵犯膀胱黏膜或直肠黏膜和(或)超出真骨盆	T_4
Ⅳ B	远处转移	M_1

注 * :无论从腺上皮或者表面上皮起源的病变,从上皮的基底膜量起浸润深度不超过 5mm。肿瘤浸润深度的测量要从上皮-间质联接处最表层的乳突量起到浸润的最深处来确定。无论是静脉或淋巴等脉管区域的浸润,均不影响分期

:泡状水肿不能分为 T_4 期

(1)FIGO 分期是建立在临床数据上的(临床检查和阴道镜),X 线胸片、ⅣP、活检和诊刮

(2)膀胱镜和结肠镜可以应用于临床分期[膀胱和(或)直肠黏膜活检]

(3)淋巴造影、CT、MRI、剖腹探查术、腹腔镜不能应用于临床分期

(4)病理性 IVP 可以定义癌症为Ⅲ B 期

(5)宫颈旁、宫旁、胃下、闭孔、髂内、髂外、髂总、骶前和骶骨淋巴结是区域淋巴结

(二)宫颈癌分期原则

1.临床诊断分期 宫颈癌分期主要根据临床检查判断,因此必须对所有病人进行仔细的临床检查,最好由有经验的医师在麻醉下进行。临床分期一定不能因为后来的发现而改变。如果对一个宫颈癌患者的分期存在疑问时,必须归于较早的分期。可以进行以下检查:触诊、视诊、阴道镜、宫颈内膜诊刮、子宫镜、膀胱镜、直肠镜、静脉尿路造影以及肺和骨骼的 X 线检查。可疑的膀胱或直肠受累应该通过活检和组织病理学证据证实。宫颈锥切也被认为是一项临床检查,经此确定的浸润癌也包括在报告中。可选择的其他检查有:淋巴造影、动脉造影、静脉造影、腹腔镜、超声、CT 扫描以及 MRI 等。这些检查结果对于确定治疗

方案是有价值的,但不能作为改变临床分期的基础。在 CT 扫描引导下对可疑淋巴结进行细针穿刺抽吸(FNA)也有助于确定治疗计划。

2.术后病理分期　经过手术治疗的病例,病理专家可以根据切除组织中的病理改变更精确地描述疾病范围。但这些结果不能改变临床分期,应该以描述疾病的病理分期方式记录下来。TNM 的分类法正适合此目的。在极少数情况下,术前没有诊断为浸润较深的宫颈癌而仅做了子宫切除术。这些病例不能进行临床分期,也不能包含在治疗统计中,但可分开报告。如同所有其他妇科肿瘤一样,在首次诊断时就应该确定分期并且不能再更改,即使复发也不例外。只有严格按照临床分期的原则进行分期,才有可能比较临床资料和不同治疗方法的效果。

(三)宫颈癌分期说明

1.FIGO 分期　0 期指非典型增生细胞累及上皮全层但无间质浸润。Ⅰ A$_1$ 和 Ⅰ A$_2$ 期的诊断基于取出组织的显微镜检查,最好是宫颈锥切病检,切除的组织必须包含全部病变。无论原发病灶是表面上皮还是腺上皮,浸润的深度都不能超过上皮基底膜下 5mm,水平扩散不超过 7mm。静脉和淋巴管等脉管区域受累不能改变分期,但必须特别注明,因为会影响治疗决策。临床上常常无法估计宫颈癌是否扩展到子宫体,因此,子宫体的扩散会被忽略。骶主韧带短而硬、但非结节的宫旁组织向盆壁发展固定的病变分为Ⅱ B。因临床检查难以确定平滑、质硬的宫旁组织是癌浸润或者是炎症,因此,只有当宫旁组织为结节性固定于盆壁或肿物已达盆壁才分为Ⅲ期。按照其他检查分为Ⅰ期或Ⅱ期的病例,若由于癌的浸润导致输尿管狭窄而出现肾盂积水或肾无功能,均应分为Ⅲ期。诊断Ⅳ A 期需结合膀胱镜和直肠镜检查。

2.TNM 分期

(1)区域淋巴结(N)

Nx:区域淋巴结无法评估。

N$_0$:无区域淋巴结转移。

N$_1$:区域淋巴结转移。

(2)远处转移(M)

Mx:远处转移无法评估。

M$_0$:无远处转移。

M$_1$:远处转移。

(四)组织病理学分类

原发生长在宫颈者为宫颈癌,包括所有的组织学类型。可以用多种方法进行病理分级,但都不能作为修改期别的根据。如上所述,初次治疗采用手术者,允许利用组织学的结果对该病例进行病理分期。在这种情况下,可用 TNM 分类法。所有肿瘤都应经显微镜下证实。

1.组织病理学类型

宫颈上皮内瘤样病变,Ⅲ级

原位鳞状细胞癌

鳞状细胞癌

角化

非角化

疣状

原位腺癌

原位腺癌,宫颈内膜型

子宫内膜样腺癌

透明细胞腺癌

腺鳞癌

腺囊癌

小细胞癌

未分化癌

2.组织病理学分级(G)

Gx:分级无法评估。

G_1:高分化。

G_2:中分化。

G_3:低分化或未分化。

四、治疗

（一）微小浸润癌

只有在宫颈锥切活检边缘阴性,或子宫颈切除或全宫切除后才能作出宫颈癌ⅠA₁或ⅠA₂期的诊断。如果CINⅢ或浸润癌的宫颈锥切边缘阳性,需要再做一次锥切活检或者按ⅠB₁下期处理。在确定治疗前应该做阴道镜检查排除相关的阴道上皮内瘤样病变(VAIN)。

【不同分期术式选择】

1.ⅠA₁期　推荐进行经腹或经阴道全子宫切除术。如果同时存在阴道上皮内瘤样病变(VAIN),应该切除相应的阴道段。如果病人有生育要求,可行宫颈锥切,术后4个月、10个月随访追踪宫颈细胞学涂片。如果2次宫颈细胞学涂片均阴性,以后每年进行1次宫颈涂片检查。

2.ⅠA₂期　ⅠA₂期宫颈癌有潜在的淋巴结转移概率,治疗方案应该包括盆腔淋巴结清扫术。推荐的治疗是改良根治性子宫切除术(Ⅱ型子宫切除术)加盆腔淋巴结清扫术。如果没有淋巴血管区域浸润,可以考虑行筋膜外子宫切除术和盆腔淋巴结清扫术。

宫颈癌发病年龄有年轻化趋势,未生育的年轻患者日渐增多,如何保留年轻宫颈癌患者的生育功能是一个重要的课题。目前要求保留生育功能者,较常采用的治疗方案如下。

(1)大范围的宫颈锥切活检,加腹膜外或腹腔镜下淋巴结清扫术。

(2)根治性宫颈切除术,加腹膜外或腹腔镜下淋巴结清扫术。

【根治性子宫颈切除术】

根治性子宫颈切除术,也称广泛性子宫颈切除术,辅以盆腔淋巴清扫术,是一种新的保留生育功能的手术方法,适用于有选择的早期宫颈癌患者。此手术的优点是保留了子宫体,也即保留了患者的生育希望。分为开腹和经阴道两种术式,通常包括盆腔淋巴结切除术和宫颈环扎术。经阴道途径创伤小,不进入腹腔,对生育影响较小,但手术难度大,需要极熟练的阴道手术及腔镜手术技巧。1994年Dargent首先报道了经阴广泛性子宫颈切除术。目前该手术已用于临床15年,文献报道,治疗后的宫颈癌患者的妊娠次数达150多次,而出生的健康婴儿近100人。大部分患者分娩时均采用剖宫产,足月产的比例约2/3。主要的产科风险是流产和早产。肿瘤随访的结果令人满意,复发率<5%。

适应证:目前尚没有统一标准,1998年Roy和Plante提出的适应证是较常采用的方案。

希望保留生育能力,且无生育能力受损的临床证据。

(1)病变<2.0～2.5cm。

(2)FIGO 分期 I A$_1$～I B$_1$。

(3)鳞状细胞癌或腺癌。

(4)阴道镜和(或)磁共振(MRI)检查宫颈管上段未受累。

(5)无淋巴转移。

【随访】

主要应用细胞学涂片检查随访,术后 4 个月、10 个月 2 次涂片均正常后,每年 1 次涂片检查。

(二)浸润癌

肉眼可见的病灶应该活检确诊。初始评估包括临床检查(必要时在麻醉下进行),阴道镜检查排除阴道上皮内瘤样病变。了解相关的临床症状。出现与膀胱和直肠有关的症状,可行膀胱镜或结肠镜评估膀胱或直肠情况。X 线胸片检查和肾脏评估(包括肾 B 超、IVP、CT 或 MRI)是必须的。CT 和(或)MRI 检查可以了解淋巴结的状态。

【前哨淋巴结及淋巴定位】

淋巴系统定位和前哨淋巴结识别是现代实体肿瘤外科治疗的新进展之一。将淋巴检查、分期、处理综合起来,可以更好地提供疾病特征以便减少放疗的干预和减少潜在的毒性,大大提高了肿瘤治疗的准确性。目前已在恶性黑色素瘤和乳腺癌等肿瘤中取得显著成就,从根本上改变了经典的外科治疗,但对于妇科恶性肿瘤还是一个新的领域。

尽管目前对肿瘤转移途径有较清楚的认识,但早期研究对区域淋巴系统的作用及其与主要解剖结构之间的联系不很清楚。淋巴定位就是记录相关器官的区域淋巴引流情况,目的是为了识别靶器官的主要引流淋巴结或淋巴结组。从理论上讲,这些淋巴结最有希望判断疾病的预后,因为淋巴结转移的第一站也是肿瘤转移的必经之路。早在 20 世纪初,法国的 Levenf 和 Godard 就通过给妊娠宫颈注射 Gerotti 染料研究宫颈的淋巴结解剖情况,并命名了闭孔和髂血管淋巴结。1960 年 Emest Gould 提出了前哨淋巴结的概念,认为若前哨淋巴结为阴性(不含肿瘤细胞),那么其他区域淋巴将不太可能有转移,也就不需要做更大范围的淋巴清扫。Ramon Cabanas 进一步将区域淋巴引流和选择性识别区域淋巴结的概念结合起来并应用于现代淋巴定位技术,通过淋巴造影发现阴茎癌的前哨淋巴结位于腹股沟浅淋巴结中,他建议只有前哨淋巴结阳性的患者才有必要行淋巴清扫。该发现已在黑色素瘤、乳腺癌等实体瘤中得到证实。

宫颈癌是研究淋巴定位的理想对象。首先,绝大多数手术治疗的患者没有发生转移;其次,宫颈是一个中位器官,具有许多潜在的淋巴引流区,常见的引流部位是闭孔和髂外区;第三,宫颈易于暴露,可在术前和术中行宫颈注射,最后,随着要求保留生育功能的年轻患者日渐增多,亟需发展一种高效微创的识别方法来筛选出低风险患者。

淋巴结被染色,且至少发现 1 条染色的淋巴管进入该淋巴结是判断 1 个淋巴结是否为前哨淋巴结的金标准。淋巴闪烁造影术可增加淋巴定位的准确性,特别适用于术野外或染色浅的淋巴结。腹腔镜手术为早期宫颈癌患者的前哨淋巴结定位提供了一个极为有利的方法。术中应用 Y 探头的报道有限,但已有的研究支持其可行性及对前哨淋巴结定位的重要性。

淋巴定位技术的外科合理性需要在很多方面进行前瞻性的研究,如多样性的对比研究、多中心研究和评估淋巴结的特异性分子病理技术。另外,尚需要前瞻性随机研究以评估前哨淋巴结识别作为治疗选择依据的可行性。就此而言,适用于腹腔镜手术的患者似乎是这项技术的理想候选人,因为它可以提供局部切除和潜在的保留生育功能手术(如根治性宫颈切除术)。另外,保留识别抗原的淋巴群细胞对疫苗治疗的成功有关键性作用。HPV-L1 病毒样颗粒疫苗治疗现已处于 I 期临床试验。2002 年,Koutsky 等已针对 HPV 疫苗预防病毒感染的重要性,开展了对健康人的多中心随机双盲对照研究。随访中位时间为 17.9 个月,对照组 HPV 持续感染率为 3.9/100 人年,而试验组为 0/100 人年(P<0.001)。总的来说,还需要更多的关于原发肿瘤及其淋巴引流相互关系的信息,以获得对肿瘤生物学和临床表现的深入了解。

【ⅠB₁、ⅡA<4cm 期宫颈癌的治疗】

早期宫颈癌(ⅠB₁,ⅡA<4cm)的初始治疗可以选择手术或根治性放疗。治疗方案的选择应综合病人的年龄及身体状况、医疗资源情况(包括手术熟练程度)。应该向病人解释所有的治疗选择,包括近期及远期并发症和预期结果。

【手术治疗】

ⅠB₁/ⅡA(直径<4cm)宫颈癌的标准手术治疗方案是改良根治性全宫切除术或根治性全宫切除术(Piver Rutledge 分类Ⅱ型或Ⅲ型全子宫切除术)和腹膜后淋巴清扫术。年轻患者可以保留卵巢,如果术后有需要放疗的可能,卵巢应悬吊于盆腔之外。部分病例可以行经阴道根治性全子宫切除术和腹腔镜下淋巴清扫术。

1.经阴道根治性全子宫切除术　经阴道根治性全子宫切除术与经腹根治性全子宫切除术同样始于 19 世纪末的欧洲中部,代表人物是 Schauta,后因不能同时行经阴道盆腔淋巴切除术以及放疗的崛起而逐渐被人遗忘。1959 年印度的 SubothMitra 提出了一种新的联合术式,即先经腹行双侧腹膜外系统盆腔淋巴结切除术,再行经阴道根治性子宫切除术。尽管是两个独立的手术,但手术风险仍小于经腹根治性子宫切除术。因为不需要大的手术切口和长时间显露手术野,术后并发症较 Meigs 术式少了 3 倍,也因此被应用于高风险的患者。1987 年 Dargent 提出用腹腔镜代替腹部切口行盆腔淋巴结切除术,由此产生了 Celio-Schauta 术式,也称腹腔镜辅助阴式根治性子宫切除术(LAVRH)。LAVRH 术式中,腹腔镜可以仅用于探查评估盆腹腔情况和腹膜后的淋巴结清扫术,根治性子宫切除术经阴道完成。经阴道根治性子宫切除术采用 Celio-Schauta 术式,后经过德国改良(程度相当于 2 类 Piver 经腹根治性子宫切除术,用于直径<2cm 的宫颈癌)或经过奥地利改良(程度相当于 3 类 Piver 经腹根治性子宫切除术,用于直径≥2cm 的宫颈癌)。LAVRH 术式中,除盆腔淋巴结切除外,更多的操作也可以在腹腔镜下完成,如分离子宫韧带和动脉等。

这类手术总的特点是借助腹腔镜对手术广泛性的追求。实际上,阴式手术的一个技术难点是钳夹靠近盆侧壁的宫旁组织,因为相对于阴道常规操作的平面来说,钳夹宫旁组织斜角刚好是相反的。而用腹腔镜在同侧髂部放入器械可以平行到达盆侧壁,而且一个人就可分离侧面的宫旁组织(不管使用内镜、双极导管、氩射线还是其他装置)。

需要强调的是,输尿管、子宫动脉与主韧之间的位置关系与腹式手术存在较大差异。在阴式手术中,下拉子宫至阴道,膀胱则向上回缩,使子宫血管向下、向内移行,输尿管受到牵拉也向下走行,然后转向上方进入膀胱。由此形成了一个输尿管环,转弯处被称为输尿管"膝"。

经阴道手术时应仔细触摸辨认避免损伤。然而,在行腹腔镜下淋巴结清扫术时,若将子宫动脉从其髂内动脉前支起始部离断时,则输尿管上所受的拉力明显减少,而输尿管"膝"的形成就不像在子宫动脉完整存在时那么明显。

2.腹腔镜下盆腔淋巴结清扫术　经腹腔镜行盆腔淋巴结和腹主动脉旁淋巴结清扫始于 20 世纪 80 年代末 90 年代初。与传统的开腹淋巴结切除术相比,具有手术野被放大、并发症少、血管和淋巴结的解剖更清楚等优点。由有经验的腹腔镜操作者进行手术与开腹手术达到的效果一样,甚至更好。已有大量的病例证明这项技术的可行性和安全性。

【放射治疗】

ⅠB₁/ⅡA(直径<4cm)宫颈癌的标准放射治疗方案是盆腔外照射加腔内近距离放疗,推荐剂量(包括

盆腔外照射和低剂量比率腔内近距离放疗)为:A 点 80～85Gy,B 点 50～55Gy。盆腔外照射总量应该是 45～55Gy,每次 180～200Gy。应用高剂量比率(HDR)的腔内近距离放疗,剂量应该按照相等的生物学剂量设置。

【手术后辅助治疗】

根治术后有以下情况者复发的危险性增加:淋巴结阳性,宫旁阳性,手术切缘阳性。这些病人术后采用同期放化疗(5-FU＋顺铂或单用顺铂)比单用放疗者,可以提高生存率。复发的危险性增加也见于那些没有淋巴结受累,但肿瘤为巨块型、有毛细血管样区域(CLS)受累和扩展到宫颈间质外 1/3。术后辅助性全盆腔外照射比单用手术治疗者可减少局部复发率并改善无瘤生存率。

有两个研究组报道应用小范围的盆腔放疗可以达到相似的肿瘤控制并且减少并发症;他们设计的放疗范围可以覆盖阴道穹隆和宫旁组织,上界位于 S_1-S_2,而不是 L_5-S_1。

【ⅠB₂、ⅡA(>4cm)期宫颈癌的治疗】

初始治疗措施包括:①放、化疗。②根治性全子宫切除术和双侧盆腔淋巴结清扫术,术后通常需要加辅助放疗。③新辅助化疗 1～3 个疗程(以铂类为基础),随后进行根治性全子宫切除术和盆腔淋巴结清扫术,术后可以辅助放疗或放化疗。

1.*同期放化疗*　最常用的治疗是盆腔外照射加腔内近距离放疗,并每周用铂类化疗 1 次。放疗的推荐剂量是 A 点 85～90Gy,B 点 55～60Gy。在盆腔外照射期间每周应用顺铂 40mg/m² 化疗。髂总或主动脉旁淋巴结阳性者,应该考虑扩大放疗范围。目前还缺少同时化疗和扩大范围放疗的相关研究资料。

2.*手术加辅助放疗*　初始治疗选择根治性手术的好处是可以得到正确的手术分期,同时可以切除原发肿瘤,避免腔内近距离放疗。手术也可以切除不容易通过放疗杀灭的肿大的淋巴结。因为这些肿瘤是巨大的,一般需要辅助放疗。广泛的毛细血管样区域(CLS)受累和癌症浸润至宫颈间质外 1/3 是局部复发的高危因素。淋巴结阴性的高危患者可以采用全盆腔放疗或小范围盆腔放疗。髂总、主动脉旁淋巴结阳性的患者可以扩大放疗范围。

3.*新辅助化疗后根治性全子宫切除术加盆腔淋巴结清扫术*　随机试验数据提示在手术前采用以铂类为基础的化疗比采用放疗效果好。目前没有比较手术前同期放化疗与新辅助化疗后疗效差别的数据。

Buenos Aires 的研究采用如下化疗方案:

顺铂:50mg/m²,静脉推注(15min),第 1 天;

长春新碱:1mg/m²,静脉推注,第 1 天;

博来霉素:25mg/m²,静脉滴注(>6h),第 1～3d;

间隔 10d,3 个疗程。

【进展期宫颈癌】

进展期宫颈癌包括ⅡB、Ⅲ、ⅣA 期。

1.*初始治疗*　标准的初始治疗是放疗,包括盆腔外照射和腔内近距离放疗联合同期化疗。ⅣA 期病人,癌症没有浸润到盆壁,特别是合并有膀胱阴道瘘或直肠阴道瘘者,初始治疗可选盆腔脏器清除术。

2.*放疗剂量和技术*　放疗应该通过一个合适的能量从而在初始和第二照射区域形成独特的剂量聚集。如果可能,照射区域应该由临床检查和 CT 扫描的结果决定。范围应该至少包括 4 个区域。腔内近距离放疗可以给予高或低剂量比率。标准的治疗方案是盆腔外照射加腔内近距离照射,同时应用以铂类为基础的化疗。在盆腔外照射期间同时加用顺铂,40mg/m²,每周 1 次。照射的推荐剂量为 A 点 85～90Gy,B 点 55～60Gy。髂总或主动脉旁淋巴结阳性者,扩大放疗范围。

同期化疗:顺铂 40mg/m²,盆腔外照射期间每周 1 次;或 5-氟尿嘧啶(5-FU)＋DDP 每 3～4 周 1 次。

三维立体适形强调照射:目前多用于术后辅助放疗、复发攻击癌孤立病灶或盆腔、主动脉旁淋巴结转移灶的照射。

3.强度可调的放射治疗(IMRT) 是一种相对新颖的外照射治疗方法,也是近年来放射治疗学的一个显著进步。该技术能够通过计算机运算公式,精确地区分需要照射的靶器官和正常组织,再调整放射束的强度,使到达特异性器官的剂量充分,并减少对邻近正常组织的照射,从而更加精确地照射肿瘤,减少毒性反应。

【ⅣB期或复发疾病】

复发可能在盆腔、远处或两者均有。随着巨块型原发肿瘤的病例增加,单独盆腔复发或盆腔病灶持续存在患者的比例比远处转移患者有所增加。复发大多数发生在诊断后 2 年内,预后差,中位存活期仅 7 个月。宫颈癌复发或转移的症状包括疼痛、下肢水肿、胃纳下降、阴道出血、恶病质以及心理问题等。治疗应由多学科专家组共同努力,包括妇科肿瘤学家、放疗和化疗专家、中医专家、姑息治疗医生、特殊护理人员、心理学家等。减轻疼痛及其他症状,为患者及家人提供全面的支持非常重要。

初次治疗后复发治疗措施的选择应该依病人的一般状态、复发或转移部位、转移的范围以及初始治疗措施而决定。

根治性手术后局部复发的宫颈癌患者是放疗的指征。有研究资料显示放疗同时加用 5-FU 和(或)顺铂化疗,可以改善部分患者的预后。部分患者如肿瘤没有浸润到盆壁、特别是有瘘管存在的情况下,盆腔脏器清除术可以代替根治性放疗及同期化疗。

1.盆腔脏器廓清术 盆腔脏器廓清术包括 3 种类型。

前盆腔廓清术:切除膀胱、阴道、宫颈和子宫。适用于病变局限于宫颈和阴道上段前壁者,若病变侵犯直肠上方的阴道后壁黏膜,则需要切除直肠。

后盆腔廓清术:切除直肠、阴道、宫颈和子宫。适用于孤立的阴道后壁复发性病灶,手术不需要通过主韧带分离输尿管,但需要解决结肠造口等问题。

全盆腔廓清术:切除膀胱、直肠、阴道、宫颈和子宫。病变局限于阴道上段和宫颈时,可以在肛提肌以上部位进行切除,能够保留直肠残端和乙状结肠进行吻合,避免永久性结肠造口。若病变侵及阴道下段,则须切除全部直肠及大片会阴组织,并行永久性结肠造口。

在进行廓清术前应积极寻找转移病灶,有转移性病灶者应作为盆腔廓清术的禁忌证。由于阴道下段的淋巴引流至腹股沟区域,术前还需仔细评价这些区域的淋巴结。肿瘤扩散到盆侧壁虽是盆腔廓清术的禁忌证,但是由于放疗后的纤维化改变,即使是很有经验的检查者也难以作出准确判断。即使无法治愈的可能性增加,仍然应该考虑剖腹探查,从而对宫旁组织进行活检。当临床出现单侧下肢水肿、坐骨神经痛和输尿管梗阻三联征时,通常提示肿瘤浸润盆壁,无法彻底切除。

随着可控性尿路改道技术的进展,手术后患者的身心状况得到很大改善。同时行直肠吻合术和可控性尿路改道,患者就无需终身使用外置性装置,可以避免很多相关的心理问题。应该尽一切努力在盆腔廓清术的同时进行阴道再造,该治疗也有助于切除盆腔脏器后盆底组织的重建。无论是否进行阴道再造,都应该游离胃网膜左动脉的一块大网膜重建新的盆底结构。

近年来,盆腔廓清术的手术死亡率持续下降,目前已降至 10% 左右。术后死亡的主要原因是败血症、肺栓塞及大出血。胃肠道和泌尿生殖道瘘仍是最常见的严重并发症,发生率高达 30%～40%。有学者报道,使用未经放射治疗的肠道进行泌尿道重建可使瘘的发生风险下降,尚需进一步临床实践证实。前盆腔廓清术后的 5 年存活率为 33%～60%,全盆腔廓清术后的 5 年存活率为 20%～46%。

2.侧面扩大的内盆腔切除术(LEER) 放疗区域出现局部复发的宫颈癌患者预后很差。传统的盆腔廓清术仅限于经过严格选择的中央型复发患者,LEER 为复发病灶侵及盆腔侧壁的患者提供了一种新的手术治疗方式,它扩大切除了传统盆腔廓清术的侧切除平面——包括切除髂内血管、闭孔内肌、尾骨肌、髂尾肌和耻尾肌。扩大手术侧切平面的目的在于保证切除侧方肿瘤,使切缘阴性。目前有关该手术的经验还非常有限。

初始手术后局部复发的治疗选择:初始手术后盆腔局部复发的患者可以选择根治性放疗或盆腔脏器清除术。根治性放疗(+/−同期化疗)可以治愈一部分初始手术后盆腔孤立复发病灶的患者。放疗剂量和区域应该按照不同疾病范围而制定。微小病变应该给予 50Gy,按 180cGy 分次给予。大块肿瘤应用区域缩减量 64~66Gy。在初始治疗失败,盆腔转移或复发并且不能够治愈的情况下,可选择姑息性化疗。顺铂仍是宫颈癌化疗的首选单药。这部分患者的预期中位时间存活是 3~7 个月。

根治性放疗后局部复发:初始放疗后复发的患者,盆腔脏器清除术是唯一有治愈可能的措施。有丰富经验的专家可以选择有适应证的患者进行盆腔脏器清除术。

盆腔脏器清除术的适应证包括:估计可以切除的浸润到膀胱或直肠的中央型复发病灶;没有盆腔外扩散;在盆壁与肿瘤间有可以切割的空间。单侧下肢水肿、坐骨神经痛和输尿管阻塞三联征提示存在不能切除的盆壁浸润,应该给予姑息治疗。

预后良好的因素包括:无瘤间隔(DFI)超过 6 个月,复发病灶直径≤3cm,没有盆壁固定。选择施行盆腔脏器清除术的患者 5 年存活率为 30%~60%,手术致死率<10%。在谨慎选择病例的前提下,可以施行根治性全子宫切除术,适用于中央型复发而且肿瘤直径不超过 2cm 的患者。

ⅣB 期或复发转移宫颈癌系统性化疗:顺铂是最有活性的治疗宫颈癌单药,剂量 100mg/m² 时反应率为 31%,50mg/m² 反应率为 21%。回顾性随访研究显示,患者一般情况较好而且复发部位位于盆腔外的患者对化疗的反应率高于复发位于原来放疗部位者。

【远处转移】

局部放疗适用于缓解全身转移局部病灶引起的相关症状,包括骨骼转移所造成的疼痛,增大的主动脉旁淋巴结或锁骨上淋巴结以及脑转移相关症状。姑息性放疗应该采取大节段短疗程方法,而不按平常的根治治疗疗程方法。

(三)宫颈癌的随访

【随访时间】

第 1 年:放射治疗,每个月 1 次;手术治疗,每 3 个月 1 次。

第 2 年:放射治疗,每 3 个月 1 次;手术治疗:每 4 个月 1 次。

第 3 年:及以后放射治疗和手术治疗,每 6 个月 1 次。

【随访检查项目】

1.盆腔检查、三合诊检查。

2.阴道细胞学和 HPV 检测。

3.B 超、X 线、肿瘤标志物 SCC 检查。

4.MRI、泌尿系统、消化道检查。

5.怀疑早期复发时可做 PET 检查。

五、疫苗

2006 年 8 月,人类历史上第一支癌症疫苗宫颈癌疫苗在澳大利亚成功接种至人体,标志着人类对癌症的防治研究进入一个新阶段。目前研究确认,宫颈癌是人类所有癌症中病因最为明确的一种,几乎所有的宫颈癌都是由人乳头瘤病毒(HPV)引起,妇女从宫颈感染 HPV 到发展为宫颈癌前病变乃至宫颈癌大约需要 10 多年的时间,这为研究宫颈癌疫苗创造了条件。宫颈癌疫苗也可以称为 HPV 疫苗,它通过预防妇女感染高危 HPV 进而预防宫颈癌发生。HPV 疫苗是一种具有 HPV 蛋白外壳的抗原性而不含病毒 DNA 复制性和致癌性的病毒样颗粒,接种人体后能激发机体免疫系统产生相应的抗体,阻止 HPV 感染,进而预防宫颈癌发生。由于在世界范围内约 70％的宫颈癌与 HPV16/18 型感染相关,所以,目前多数宫颈癌疫苗研究是针对这两种病毒亚型的。

近年来开展了多个独立研究来检测多种 HPV 疫苗的效力。每项研究均显示所使用的疫苗可以有效地预防持续性的 HPV 感染。在一项试验性 HPV 16 VLP 疫苗的随机研究中,1533 名妇女被随机分入了疫苗组和安慰剂组。每名妇女均无细胞学检查异常史,男性性伴侣不超过 5 个。在第 0、3、6 个月给予疫苗,中位随诊时间为 17.4 个月。持续 HPV16 感染为该研究主要终止点,对疫苗的耐受性为次要终止点。研究发现,疫苗组与安慰剂组相比,HPV16 持续性和一过性感染均降低,CIN 发生也相应减少。另一项评价双价 L1VLP 疫苗预防 HPV16 和 18 型的研究,采用了相同的研究方案。研究主要目标是评价疫苗对预防 HPV16 和 18 感染的有效性,次要目标是评价其预防细胞学和组织学异常的有效性。1113 名参加者随访了 27 个月。研究结果发现疫苗对于预防持续感染的有效性达 85％,而对预防细胞学异常的有效性达 93％。在另一项有关 HPV 疫苗的 2 期临床研究中,疫苗总的有效率达 89％。该研究认为疫苗能非常有效地减少持续 HPV 感染的发生率,同时还发现疫苗是高度免疫原性的,能对每一种 HPV 诱导出高效价抗体。但是,该研究未能充分评估对于疾病预后或者每种 HPV 亚型单独的有效性。

总之,目前报道的多项临床试验显示,宫颈癌疫苗可以在几年内高效的预防相应的高危 HPV 亚型感染。由于目前临床观察时间尚短,疫苗的长期效果仍有待研究。另外,不同地区、不同人群感染的高危 HPV 亚型也不完全相同,这也限制了特定疫苗对宫颈癌的预防效果。

由于疫苗的原理是通过预防 HPV 感染来预防宫颈癌,对已感染者作用不大,且以性行为为主的皮肤黏膜接触是 HPV 传播的主要途径,所以尚未开始性生活的年轻女性最适宜接种疫苗。当然对于那些已经有了性生活甚至是某亚型病毒携带者,疫苗也可以预防其他亚型 HPV 感染。

（王　莉）

第四节　子宫肌瘤

子宫肌瘤是女性生殖器官最常见的良性肿瘤,也是妇女最常见的肿瘤之一。肿瘤主要由平滑肌纤维及结缔组织纤维组成,因此又称子宫纤维肌瘤。但因其成分是以平滑肌细胞增生为主,结缔组织纤维不过是作为一种支持组织而存在。换言之,子宫肌瘤实际上是来源于平滑肌细胞。因此,它的确切名称应为"子宫平滑肌瘤",临床上一般简称"子宫肌瘤"。

子宫肌瘤多发生于中年妇女。41～50 岁,占 50％左右;31～40 岁,占 28％左右;21～30 岁与 50～60 岁少有发生;20 岁以下及 60 岁以上极少发生。文献报道最小患病年龄为 10～15 岁。总之,70％～80％的子宫肌瘤发生于 30～50 岁,亦即发生于卵巢功能旺盛时期,50 岁以后随着卵巢功能衰退而急剧减少。绝经后一般不会新发生子宫肌瘤,在此时期原有肌瘤大多缩小。如果绝经后子宫肌瘤继续增大,常表示发生继发病变,特别应注意发生恶性变的可能。

【主诉】

患者早期无症状,仅于妇科检查或 B 超检查时偶被发现。有症状者主要为月经增多及频数,或经期持续时间长,亦可有阴道不规则出血;腹部可叩及肿块,压迫邻近器官时可有尿频、尿潴留或排便困难等;出现继发病变或并发症时可有下腹痛。

【临床特点】

子宫肌瘤的临床表现主要和肌瘤的生长部位、大小、生长速度以及有无继发性变性及并发症有关,其中与生长部位关系最大。子宫肌瘤可生长于子宫的任何部分,以宫体部肌瘤多见,少数为宫颈肌瘤。肌瘤原发于子宫肌层,可向不同方向生长,按其与子宫壁的关系分为:肌壁间肌瘤、黏膜下肌瘤和浆膜下肌瘤。

子宫肌瘤的血供来自肌瘤的包膜,其血管壁缺乏外膜,受压可引起肌瘤血供障碍,营养缺乏,而使肌瘤发生各种继发性变性,包括透明变性(玻璃样变)、黏液变性、囊性变、红色变性、脂肪变性、钙化和肉瘤样变等。此外,浆膜下肌瘤可在蒂部发生扭转,或黏膜下肌瘤可因急性子宫内膜炎等发生感染引起急腹症等并发症。

(一)主要症状

1.异常阴道流血　是子宫肌瘤最常见症状,可以表现为月经改变(即月经量增多、月经期延长或月经周期缩短)或持续性、不规则出血。在各类肿瘤中,最易发生阴道流血者为肌壁间肌瘤和黏膜下肌瘤,而浆膜下肌瘤较少有月经变化。

2.腹部肿块　多在子宫肌瘤长出盆腔后发现,在清晨空腹膀胱充盈时明显,肿块一般位于下腹正中,实性,可活动,形态不规则或有高低不平感,生长缓慢,以浆膜下肌瘤多见。

3.压迫症状　肌瘤增大,可压迫邻近器官,产生各种症状,尤多见于子宫体下段及宫颈部肌瘤。压迫膀胱则产生尿频、排尿困难或尿潴留等;压迫直肠产生排便困难;少数情况下阔韧带肌瘤压迫输尿管引起肾盂积水;压遗髂内、外静脉和神经可引起下肢浮肿或神经性疼痛。

(二)次要症状

1.疼痛　多见于一些特殊部位的肌瘤、肌瘤有退行性变或并发症者,如阔韧带内肌瘤可压迫输尿管或局部神经,引起放射性疼痛;浆膜下肌瘤蒂扭转时可出现急腹痛伴有呕吐;黏膜下有蒂肌瘤可刺激子宫收缩,由子宫内向外排出时扩张宫颈而发生疼痛,或因黏膜溃疡,肌瘤坏死感染引起盆腔炎而导致疼痛;妊娠时肌瘤红色样变,腹痛剧烈,伴有发热。

2.白带增多　子宫肌瘤并不引起白带增多,但如盆腔充血,内膜水肿可引起白带增多。黏膜下肌瘤,尤其是脱出子宫口或阴道口的有蒂肌瘤,当其感染坏死时,可产生多量脓血性排液,伴有臭味。

3.不孕与流产　子宫肌瘤患者不孕的发生率为 20%～30%,且发生流产者比无肌瘤的孕妇高 2～3 倍。肌瘤位于子宫角或宫颈,可影响宫颈管及输卵管入口的通畅;黏膜下肌瘤表面内膜供血不足,感染、溃疡或萎缩,可影响孕卵的正常着床;肌瘤引起出血,导致感染,使输卵管发炎阻塞,进而造成不孕;肌瘤较大或多发肌瘤使宫腔变形,可影响精子的运行与孕卵的着床或影响胚胎发育而致流产。

4.继发性贫血与贫血性心脏病　长期出血未及时治疗者可造成继发性贫血,多见于黏膜下肌瘤。严重贫血(50g/L 以下)可导致贫血性心脏病,心肌退行性变。

5.红细胞增多症　罕见,多为继发。患者多无症状,主要表现为血红蛋白与红细胞计数增高,除子宫肌瘤外找不到其他引起红细胞增多症的原因,一旦切除肌瘤后红细胞与血红蛋白迅速下降至正常。

6.低血糖症　罕见。主要表现为空腹血糖低,意识丧失以致休克,注射葡萄糖后症状可完全消失。肿瘤切除后低血糖症状即完全消失。

7.高血压症　罕见。主要表现为高血压伴头疼等,切除肌瘤后血压常下降致正常。

（三）体征

1.腹部检查　子宫增大超过 3 个月妊娠大小者可于下腹部正中触及肌瘤,宫底部肌瘤也易在耻骨联合上方或腹部正中触及。

2.妇科检查　子宫体部肌瘤往往多发,子宫呈不同程度增大,肌瘤局部向外突起,子宫表面凹凸不平;宫颈肌瘤常单发,宫颈增粗,若宫口松弛,一指进入颈管可触及瘤核,颈管弯曲变形。浆膜下肌瘤可在子宫表面触及结节状肿物,与子宫关系密切,带蒂时可有一定的活动度;阔韧带肌瘤时肿瘤活动受限制,子宫被挤向对侧;黏膜下肌瘤时,子宫常均匀一致性增大,一般为 8～10 周妊娠大小,带蒂者脱出于宫颈口外或阴道内,可见粉红色或紫红色肿块,表面光滑,肌瘤较小时可回复至宫腔内,肌瘤较大时不易回缩,表面常充血、肿胀、坏死、溃疡、感染。

（四）误诊分析

位于子宫一侧的浆膜下子宫肌瘤,或肌瘤增大变性,质地变软,甚至蒂扭转时,易被误诊为卵巢肿瘤、盆腔炎性包块等;子宫肌瘤伴疼痛时易误诊为子宫腺肌病;下坠于子宫口或阴道内的有蒂子宫肌瘤,尤其当肌瘤发生溃破、坏死、感染,出现大量脓性或米汤样恶臭白带时,易被误诊为子宫颈癌、子宫内翻;黏膜下肌瘤发生于绝经前后的不规则阴道出血,易误诊为子宫内膜癌。临床常见的与子宫肌瘤容易误诊的疾病及其特点如下。

1.妊娠子宫　有停经史,多有早孕反应,子宫随孕周的增加而变软、增大。症状不典型时,可借助尿 β-HCG 或血 β-HCG 检测及 B 超检查进行鉴别,其中妊娠试验阳性,B 超可见孕囊或胎儿征象。

2.卵巢肿瘤　多为囊性,位于子宫一侧,除因粘连附着于子宫上外,推动子宫,卵巢肿瘤不随之移动。除功能性卵巢肿瘤外,较少有子宫出血表现。B 超能提示肿块的部位、大小、形态及性质,腹腔镜直视下可确诊。

3.子宫腺肌病　有进行性加重的痛经,并伴有肛门下坠感。妇科检查子宫呈均匀性增大,很少超过 3 个月妊娠子宫大小,质地坚硬,在月经期增大明显,月经后缩小。B 超可见子宫增大,肌壁增厚(多见于后壁),且回声不均,无边界。血清 CA125 水平往往升高($>35U/ml$)。

4.子宫颈癌　常表现为不规则阴道出血、白带增多或流恶臭的阴道溢液。妇科检查可见阴道内肿物表面溃烂、坏死,外生型呈菜花样肿块,宫颈增大、质硬,肿物质脆,触之易出血,累及宫旁组织使其变硬。宫颈刮片及组织活检可明确诊断。术前应常规行宫颈细胞学检查,除外宫颈疾病。

5.子宫内膜癌　好发于老年妇女,好发年龄在 60 岁左右,主要表现为绝经后阴道出血或血性白带。妇科检查子宫呈一致性增大,质软,宫旁或盆腔内可触及不规则结节状肿块。对围绝经期妇女应警惕子宫肌瘤合并子宫内膜癌。超声可见内膜不同程度增厚,并检测到异常低阻力型动脉频谱($RI<0.40$)。建议在所有>35 岁的妇女,在>30 岁的无排卵的女性,当诊断不明时,必须明确子宫内膜的状态,可通过宫腔镜直接活检或诊断性,刮宫。

6.盆腔炎性肿块　一般有急性或亚急性盆腔感染史,有发热、腹痛等症,结核包块患者有结核史,特别是肠结核及腹膜炎史、不孕史,月经量少,甚至闭经,若为活动性结核则有低热、体弱、红细胞沉降率快等。妇科检查多为双侧,压痛明显。B 超检查可见炎性包块多与子宫有界限,包块轮廓欠规则。如怀疑有盆腔脓肿者,可行后穹隆穿刺。

7.慢性子宫内翻　有急性子宫内翻史,或者产后过早从事体力劳动、营养不良史。妇科检查可在内翻的子宫两侧找到输卵管内口,但找不到宫颈口,进一步双合诊检查盆腔内空虚,触不到宫体。临床须注意的是在检查脱出于阴道外的黏膜下子宫肌瘤时应警惕是否同时伴有子宫内翻。

8.子宫肥大症　常见于经产妇,亦可有月经过多等症状。妇科检查可见子宫呈均匀性增大,表面光滑,很少超过孕 2 个月子宫大小。B 超多无宫腔变形及肿块存在。镜下可见平滑肌细胞肥大,子宫肌层内胶原纤维增生及肌层内血管壁增厚。

9.子宫畸形　双子宫或残角子宫且没有阴道、宫颈的畸形时,易把畸形的宫体误诊为子宫肌瘤。畸形子宫一般无月经改变,但可因宫腔畸形导致不孕。妇科检查可感到子宫形态异常,似有一个与子宫硬度一致的肿物。B 超检查及子宫输卵管碘油造影可显示各类畸形。

【辅助检查】

(一)首要检查

超声检查:目前妇科常用的超声诊断方法及仪器有 B 型超声和彩色多普勒超声两种,根据检查部位不同又可分为经腹壁超声扫描法(TAS)和经阴道超声扫描法(TVS)。TAS 是目前常用方法,操作简单易行。而 TVS 是近十余年发展起来的显像技术,已在妇科领域中得到广泛应用,其通常使用高频率(5～7.5MHz)探头,使超声图像质量明显改善,但穿透力受到一定限制,近场图像清晰,远场图像则不太理想,且 TVS 探头扫描深度较浅,一般为 10cm 左右,故对较大肿瘤,位置较高的病灶不能全面和清晰地显示。此外,对未婚且处女膜完整的妇女、老年性阴道萎缩、阴道狭窄及严重阴道炎症患者不宜采用 TVS。因此,TVS 尚不能完全取代 TAS。

1.B 超检查　一般经 TAS 即可获得比较确切的图像,尤其适用于包块大及位置高的病变;由于 TVS 分辨率高,对子宫后壁的肌瘤以及宫内病变的显示较 TAS 清楚,因此,对子宫增大不明显或疑有黏膜下肌瘤时,TVS 作为 TAS 的补充,具有重要价值。常见子宫肌瘤的声像图主要表现为:

(1)子宫外形改变:根据肌瘤大小、数目及生长部位不同决定子宫大小及形态的变异。子宫可均匀增大或不规则增大。因部位不同可出现不同图像。

1)浆膜下肌瘤:肌瘤向宫体表面突出,可略突、大部突出或完全突出,以一蒂相连。浆膜下有蒂肌瘤超声可表现为子宫大小正常,子宫外有一光团,与子宫关系密切,仔细扫查或推动子宫,可见宫外光团与子宫之间有一蒂相连,推动子宫时,光团也有不同程度的活动。

2)肌壁间肌瘤:多发性子宫肌瘤,子宫外形可不规则增大,子宫宫体内可见低回声区域,与宫壁之间有界限,常由于挤压造成子宫内膜线偏移或消失。

3)黏膜下肌瘤:突向宫腔内,有部分突入或完全突入,前者基底较宽,后者可仅由一蒂相连,子宫黏膜下肌瘤可造成宫腔分离,子宫腔内可见到中等回声团块,团块周围与子宫壁间有一衰减的间隙为诊断黏膜下肌瘤要点。

4)宫颈肌瘤:约有 10% 子宫肌瘤为宫颈肌瘤,超声可表现为正常宫颈形态消失,宫颈上下唇不对称,肌瘤部位也表现为实质性低回声或等回声光团,正常宫颈管线可显示不清,而子宫体正常大小。

5)阔韧带肌瘤:肌瘤常位于子宫的一侧,其浆膜层与子宫相连续,呈均质的低回声灶,边界清晰,轮廓光滑规则,有包膜。

(2)内部回声:是超声诊断的重要依据,取决于肌瘤的大小及有无继发性变性。通常肌瘤的回声较正常子宫肌层的回声较低,表现为中低回声区。假包膜的存在使得子宫肌瘤与正常子宫肌层间有明显分界。一般较小的肌瘤表现低回声,内部均匀,边界清楚;较大的肌瘤常常存在各种变性,回声较复杂,常见的有旋涡状杂乱回声与栅栏样竖条状暗影相间,肌壁回声减低。

(3)子宫肌瘤各种变性的声像图:

1)玻璃样变:肌瘤切面失去旋涡样切面而变为同质样,其回声明显偏低。

2)囊性变:玻璃样变进一步发展,液化而形成数目、大小不等的不规则无回声区,严重者液化连成片,呈大囊回声,前者酷似葡萄胎,后者酷似卵巢囊肿。

3)脂肪样变:瘤体内可见区域性反光强的回声,其与肌瘤之间界限清楚,有时亦可见瘤体为强光团状,边缘清晰或模糊。

4)钙化:肌瘤钙化有多种形式,可见肌瘤包膜钙化光环或在瘤体内有弥漫性钙化斑或局灶性钙化斑块,或伴声影。

5)红色变性:常在妊娠期或产褥期发生急性腹痛,肌瘤明显衰减。

6)肉瘤样变:肌瘤长大迅速,内回声更为复杂。

2.彩色多普勒血流显像(CDFI)和脉冲多普勒(PD) CDFI 是在二维超声的基础上,观察子宫肌瘤周边及内部血供的情况,而 PD 可测定子宫肌瘤周边及内部血流的阻力指数与频谱形态,反映子宫动脉的血流特征,肌瘤的血流动力学变化。一般子宫肌瘤有如下特征。

(1)平均阻力指数(RI):子宫肌瘤由于瘤体存在使得子宫增大,子宫血供需求量增大,血管腔亦有不同程度扩张,子宫动脉舒张期血流增加,血流速度相对增高,故 RI 值降低(正常育龄妇女的子宫动脉 RI 值为 0.88 ± 0.04)。

(2)包膜:肌瘤周围的子宫肌层受压而形成假包膜,故于子宫肌瘤周围可见假包膜形成的低回声晕圈,边界清晰。

(3)瘤体内血流:

1)浆膜下肌瘤血供来自瘤蒂部血管,易发生血流供应不足,故常见近正常宫壁侧或蒂部有较丰富的血流信号,游离侧或内部血流较少或无血流信号显示。

2)肌壁间肌瘤血供来假包膜血管,血流丰富,瘤体周围可见丰富环状或半环状血流环绕,瘤体内可见较为丰富或点状血流信号。

3)黏膜下肌瘤血流来自基底部,但其游离面有内膜覆盖,并受月经周期影响,使血循环增加。

(二)次要检查

1.内镜检查

(1)宫腔镜检查:是诊断宫腔及宫颈管内疾病的重要方法,已成为检查宫腔疾病最准确和可信的方法。对黏膜下肌瘤的诊断,宫腔镜具有直观、准确等优点,尤其适用于直径<1.0cm 的黏膜下肌瘤。

(2)腹腔镜检查:仅当 B 超或其他检查无法判定子宫旁实性包块的来源,需与卵巢肿瘤或其他盆腔包块进行鉴别时,可行腹腔镜检查,直接观察子宫大小、形态、肿瘤生长部位及性质。

2.CT 检查 较小的子宫肌瘤一般无子宫形态的改变,血供丰富,且均匀强化,因此 CT 不易检出。较大子宫肌瘤常见的 CT 表现:

(1)浆膜下肌瘤:子宫向外突出的实质性肿块,可有宽、窄基底甚至带蒂与子宫相连,形态不规则,与周围组织界限清楚。

(2)肌壁间肌瘤:子宫不均匀增大及轮廓变形,局限性隆突,宫腔变小。增强后肌瘤显著均匀强化或不均匀强化,其内可见旋涡状、小斑片状低密度,周边可见"假包膜"。

(3)黏膜下肌瘤:子宫增大,宫腔变小,增大的子宫内可见类圆形与子宫密度大致相当的肿块,增强扫描可见肿块显著均匀强化,边缘可见"假包膜"。

3.磁共振成像(MRI) T_1WI 能勾画出肿瘤与邻近脂肪的界限,而 T_2WI 能了解肿瘤的内在结构及子宫肌瘤的境界,其信号的具体表现取决于肌瘤大小、细胞成分、变性、纤维组织含量及分布、间质水肿等。Yawasita 等根据子宫肌瘤的组织病理特点和 MRI 表现,将子宫肌瘤的病理分型大致分为普遍型、细胞型和退变型。

(1)普遍型肌瘤:信号均匀,T_1WI 通常呈中等或稍低信号强度,与宫壁组织不易区分,仅能凭借子宫边缘的形态改变做出判断；T_2WI 呈低信号，与子宫肌层界限分明，病灶显示清楚。

（2）细胞型肌瘤：信号基本均匀，T_1WI 常呈中等或稍高信号，而 T_2WI 呈低、中等或略高信号。

（3）退变性肌瘤：信号不均匀，根据变性不同而有所不同。玻璃样变及黏液样变的 T_1WI、T_2WI 均呈低信号；红色变性的演变过程类似于颅内出血，T_1WI、T_2WI 均出现不均匀、不规则的高信号；脂肪变性 T_1WI、T_2WI 均呈高信号；囊性变 T_1WI 低信号，T_2WI 高信号；钙化的肌瘤 T_1WI、T_2WI 均呈低信号。

4.子宫输卵管碘油造影　可协助诊断黏膜下子宫肌瘤，有肌瘤者造影摄片显示宫腔内有充盈缺损。

5.探测宫腔及诊断性刮宫

（1）宫腔探测：通过宫腔探针探测子宫腔大小及方向，感觉宫腔形态，可了解宫腔内有无肿块及其所在部位，协助诊断子宫肌瘤。

（2）诊断性刮宫：简称诊刮，目的是刮取子宫内膜组织送病理检查，尤其适用于黏膜下子宫肌瘤的诊断，可同时除外子宫内膜增生过长或其他内膜病变。在大量子宫出血的情况下，诊刮还可以起到迅速止血的目的。

（三）检查注意事项

1.肌瘤大小的计算　超声检查是目前子宫肌瘤最常用的辅助诊断及疗效判断方法，由于子宫肌瘤的大小与其处理措施密切相关，现将测量肌瘤大小的公式介绍如下：

$$肌瘤体积（cm^3）＝0.523×a×b×c$$

公式中 a、b、c 分别代表肌瘤的三维径线半径；肌瘤体积缩小百分比（％）＝$[1-(a_3×b_3×c_3)/(a_0×b_0×c_0)]×100％$吨公式中 a_0、b_0、c_0 分别代表治疗前肌瘤三维径线半径；a_3、b_3、c_3 分别代表治疗后肌瘤三维径线半径。

2.超声诊断的注意事项　应用超声协助诊断时以下几种情况易造成子宫肌瘤的误诊和漏诊，应引起临床工作者注意。

（1）子宫肌瘤与子宫腺肌病的鉴别：子宫腺肌病的超声图像特征主要表现为：①子宫均匀增大呈球形，子宫肌层呈不同程度增厚；②子宫内膜厚度变化不明显，且内膜线多前移；③弥漫性子宫腺肌病的子宫切面多呈不均质低回声暗区或小结节，肌层内可见多发、散在的小囊；局限型腺肌病即子宫腺肌瘤，表现为不均质强回声，边界模糊不清，无包膜，与子宫肌瘤主要区别是子宫腺肌瘤的子宫中等大小，不超过孕 3 个月大小，腺肌瘤与子宫肌壁无界限，其内回声较强，可见多个无回声小囊；④子宫腺肌病时子宫壁异位病灶内呈星点状彩色血流信号，可探及低流速血流，病灶周围极少探及规则血流；而子宫腺肌瘤由于无确切的供养血管，瘤体大小取决于病灶内反复出血的情况，瘤体内部及病灶区域血管分布较正常少，血管管径及血供变化不明显，因而 RI 值与正常妇女相同或稍低于正常。

（2）浆膜下肌瘤囊性变和附件区囊肿的鉴别：一般可从子宫大小、病变与子宫的位置关系、病变与附件的界限、囊壁及囊内回声进行判断，肌瘤声像图中可见子宫增大；肌瘤随子宫活动而移动，并与卵巢有清楚界限；肌瘤囊性变的囊壁较厚，欠规整，内壁欠光滑或有肌组织残留及纤维束声响表现，而附件区囊肿声像图中子宫正常大小，多偏于一侧；囊肿与子宫无关联；囊壁较薄，囊内有或无隔、乳头声像表现。

（3）黏膜下肌瘤囊性变与葡萄胎的鉴别：当突向宫腔的黏膜下肌瘤发生囊性变时，可在子宫中心部探及葡萄胎样大小不等的囊性样无回声，需与葡萄胎相鉴别，前者属缺血性改变，多普勒显示病变处血流信号很少，动脉频谱为高阻力血流；而后者为血流丰富的病变，动脉频谱为低阻力血流，且声像图中看不到正常内膜回声。

3.CT 平扫加增强　对诊断子宫肌瘤具有较高的价值。其中增强扫描可以提高子宫肌瘤和正常子宫组织密度差，显示其强化特征，明确其大小、形态、数目，提高检出率，有利于肌瘤的定性。

4.MRI检查　无创伤,无电离辐射,目前普遍认为是子宫肌瘤诊断及定性最准确的影像技术,不仅能很好地显示肌瘤的实际大小和位置,还能有效鉴别子宫肌瘤与子宫腺肌病、实质性附件肿块等。但由于费用昂贵,应用受限。

5.子宫输卵管碘油造影　在临床中很少用来了解肌瘤的所在部位及排除黏膜下肌瘤,但对不孕患者,可以通过此法了解输卵管通畅程度的同时了解宫腔内的情况。

6.探测宫腔及诊断性刮宫　探测宫腔虽简单,但属侵袭性操作,单纯使用该法已经不常用。但在诊断性刮宫时,这一步骤不能省略。刮宫时,应注意宫腔内有无凹凸不平,或有无宫腔内肿块,最后将搔刮出的子宫内膜送病理学检查。

【治疗要点】

(一)治疗原则

根据以下几个方面,使治疗个体化,更有针对性,达到既要解除患者的病痛,又能提高生活质量的目的:①肌瘤大小及部位;②有无症状;③患者年龄及对生育的渴望;④最近发展情况及并发症;⑤诊断是否明确等全面考虑。

(二)期待疗法

无明显症状、肌瘤小(子宫<12周妊娠子宫大小,或肌瘤直径<6cm)、无并发症亦无变性患者,特别是接近绝经或已绝经的患者,可采用期待疗法,定期随访观察,一般3~6个月一次,随诊期间需做详细的妇科检查并辅以B超检查。若随诊期间出现月经过多、压迫症状,或肌瘤增大尤其速度较快者,则改用手术治疗。

(三)药物治疗

肌瘤是性激素依赖性肿瘤,雌、孕激素能促进肌瘤生长。因此,通过抑制卵巢甾体激素分泌或抑制其作用的机制,即可使肌瘤缩小,达到减轻症状的目的。但这种治疗作用是暂时的,不能根治子宫肌瘤,故不能作为治疗子宫肌瘤的主要方法。

1.适应证

(1)子宫肌瘤小于2~2.5个月妊娠子宫,症状轻,近绝经年龄。

(2)需要保留子宫而肌瘤较大的年轻患者,用药后肌瘤缩小,利于行肌瘤剥除手术。

(3)因子宫肌瘤而引起不孕的患者,用药后肌瘤缩小可暂缓手术,改善受孕条件,增加受孕机会。

(4)有较大子宫肌瘤合并严重贫血暂时不宜手术者,术前用药获得改善症状、纠正贫血的机会,减少术中出血。

(5)有症状而又不愿接受手术的近绝经期年龄妇女,采用药物治疗可提前过度到绝经期,肌瘤随之萎缩,从而避免手术。

(6)因高危因素有手术禁忌证或手术有较大风险者。

2.常用药物　包括促性腺激素释放激素激动药(GnRH-a)及米非司酮等两种,其他如他莫西芬、雄激素、孕三烯酮及达那唑等由于效果不理想及药物不良反应重等已不常用。此外,一般的止血药物如氨甲苯酸、氨甲环酸等偶尔亦可作为月经过多时对症治疗的药物。

(1)促性腺激素释放激素激动药(GnRH-a):

1)作用机制:下丘脑分泌GnRH脉冲式释放可促进垂体分泌卵泡刺激素(FSH)与黄体生成素(LH),两者能促使卵巢上的卵泡发育进而排卵。模拟内源性LHRH生理释放的方式以脉冲式间断给药能激活垂体一性腺轴功能称为升调节,可以诱发排卵。若大剂量连续或长期非脉冲式给药则产生抑制作用,称为降调节,抑制垂体FSH和LH的分泌,并进一步降低卵巢分泌的雌二醇水平。治疗子宫肌瘤是通过连续给

GnRH-a 使雌二醇抑制到绝经水平,造成假绝经状态或称药物性卵巢切除,借此抑制肌瘤生长并使其缩小。

2)给药方法、剂量及时限:短效制剂如布舍瑞林、那法瑞林、组氨瑞林使用繁琐,每日需多次给药,因此目前治疗子宫肌瘤更多选用长效制剂亮丙瑞林、戈舍瑞林及曲普瑞林三种,常用的给药方式为皮下注射、肌内注射或植入(GnRH-a 能被胃多肽酶灭活,不能口服),每月用药一次,共 3~6 个月。

(2)米非司酮:又称 RU486,为 19-去甲睾酮的衍生物,是一种新型抗孕激素药物,同时具有较弱的抗糖皮质激素作用,但无孕激素、雌激素、雄激素及抗雌激素活性。对孕酮受体的亲和力比天然孕酮强 5 倍,使体内孕激素水平降低,抑制肌瘤生长;同时还通过抑制孕激素受体(PR)基因的转录和翻译过程,使靶组织中 PR 含量降低,使肌瘤缩小。一般每日 10~25mg,连续服用 3 个月为一疗程,有效率(缩小 20% 以上)达 85%~95%。

(3)子宫收缩药及止血药的应用:这类药物对子宫肌瘤本身并无治疗作用,在子宫肌瘤患者出血较多时应用有暂时的止血作用。

1)子宫收缩药物:①益母草浸膏:每次 5ml,每日 3 次;②麦角浸膏:每次 5ml,每日 3 次;③麦角新碱:每次 0.2mg,每日 1~2 次,肌内注射。

2)止血药物:常用如下药物。

氨甲苯酸(止血芳酸):是抗纤溶药物,一般用量为 100~300mg,缓慢静脉注射,或加于 5% 葡萄糖溶液 500ml 内,静脉滴注。

氨甲环酸(止血环酸):是抗纤溶药物,一般用量为 250~500mg,缓慢静脉注射,或加于 5% 葡萄糖溶液 500ml 内,静脉滴注。

酚磺乙胺:为增强血小板功能药物,一般用量为 250~500mg,加于 5% 葡萄糖溶液 500ml 内,静脉滴注。

巴曲酶:为巴西蛇的毒液经过分离和提纯而制成的一种血凝酶制剂,可采用静脉或肌内注射 1KU。

(四)手术治疗

手术治疗包括肌瘤切除术及子宫切除术,可经腹部或阴道进行,也可行内镜手术(宫腔镜或腹腔镜)。随内镜技术的发展,很多经腹肌瘤切除术、子宫切除术逐渐由腹腔镜手术取代。术式及手术途径的选择取决于患者年龄、有无生育要求、肌瘤大小及生长部位、技术条件等因素。

1.适应证

(1)单个子宫肌瘤直径≥5cm。

(2)肌瘤较大或者数量较多,使整个子宫增大超过 2.5 个月妊娠子宫大小。

(3)临床症状明显者,如月经量明显增多、经期明显延长,甚至月经紊乱,患者失血过多而致不同程度贫血。

(4)有不同程度的压迫症状,如肌瘤过大压迫膀胱引起尿频,子宫侧壁肌瘤突向阔韧带,压迫输尿管引起输尿管扩张或肾盂积水,过大的子宫后壁肌瘤压迫直肠引起肛门或腰骶部坠胀感,排便困难,甚至便秘。

(5)肌瘤有蒂扭转或发生感染时,需先控制感染。

(6)特殊部位的子宫肌瘤,如宫颈肌瘤、阔韧带肌瘤无保留子宫要求者。

(7)确诊的黏膜下肌瘤。

(8)确诊不孕原因在于肌瘤压迫输卵管或使宫腔变形者。

(9)不能排除卵巢肿瘤可能。

(10)绝经后肌瘤不但不缩小,反而增大。

(11)子宫肌瘤生长较快,直径增长每年大于 1cm。

(12)怀疑恶变者。

(13)药物治疗无效者。

2.手术方式及途径

(1)肌瘤切除术:是将子宫肌瘤摘除而保留子宫的手术,主要用于 40 岁以下年轻妇女,希望保留生育功能者或患者虽无生育要求,但不愿切除子宫而要求保留子宫者;适用于肌瘤较大,月经过多,药物治疗无效,有压迫症状,因肌瘤造成不孕者;黏膜下肌瘤,肌瘤生长较快但无恶变者。

1)经腹子宫肌瘤切除术:适用于:①年轻而希望生育患者,争取生育机会;②浆膜下子宫肌瘤;③单个或多个肌壁间肌瘤;④如肌壁间肌瘤过大并突向宫腔,腹腔镜手术困难或禁忌者;⑤特殊部位的子宫肌瘤,如宫颈肌瘤、子宫峡部肌瘤和阔韧带肌瘤。但若合并盆腔感染或怀疑有肌瘤恶变者,不宜行此术式。

2)经阴道子宫肌瘤切除术:

符合下列条件时可行经阴道子宫肌瘤切除术:①子宫活动,无盆腔粘连;②浆膜下、肌壁间、较大的子宫黏膜下肌瘤(≤6cm 直径的子宫黏膜下肌瘤大多选择宫腔镜下电切术,不选择经阴道手术)均可;③子宫体积≤16 孕周;④最大肌瘤直径≤12cm;⑤除外生殖系统恶性肿瘤;⑥根据肌瘤生长的部位、患者阴道的松紧度、医师手术技巧的熟练程度,有适宜专科器械的协助等,肌瘤的最大径线和子宫大小可适当放宽。

而有下列条件之一者不宜行此手术:①盆腔广泛粘连,子宫固定;②最大肌瘤直径超过 12cm,阴道较紧;③子宫超过 16 孕周大,且子宫肌瘤位于宫底部;④阴道及内生殖器炎症性疾病,仍未控制;⑤全身出血性疾病;⑥合并附件肿块。

3)腹腔镜下或腹腔镜辅助下的子宫肌瘤切除术:到目前为止,大多数经腹子宫肌瘤切除术都可以在腹腔镜下完成。

腹腔镜下子宫肌瘤切除术的具体适应证包括:①有症状的子宫肌瘤,如明显出血、疼痛或因肌瘤所致的压迫症状;②单发或多发子宫浆膜下肌瘤,肌瘤最大直径≤10cm,带蒂肌瘤最为适宜;③单发或多发子宫肌壁间肌瘤,肌瘤直径最小不小于 4cm,最大不大于 10cm;④多发肌瘤者肌瘤数量≤10 个;⑤术前已经除外肌瘤恶变的可能。腹腔镜辅助下的子宫肌瘤切除术可适当放宽手术适应证。

有下列情况之一者不宜行腹腔镜下子宫肌瘤切除术:①子宫有恶性肿瘤征兆;②妊娠子宫;③黏膜下子宫肌瘤或内突型壁间肌瘤,直径<3cm 的多发子宫肌壁间肌瘤;④多发性子宫肌瘤,肌瘤数量超过 10 个;⑤瘤体过大,影响手术野暴露;⑥肿瘤生长部位特殊,如阔韧带内近输尿管、子宫血管的子宫肌瘤。其中⑤和⑥为相对禁忌证。

腹腔镜下子宫肌瘤切除术具有的优点:①腹壁切口小,创伤和瘢痕小,术后疼痛轻;②对脏器干扰小,对全身各系统功能影响小;③术后恢复快,住院时间短,患者生活质量高。但经腹腔镜子宫肌瘤手术对缝合技术和设备条件要求高,子宫和肌瘤体积较大者,操作难度较大。

4)宫腔镜下子宫肌瘤切除术:有症状的黏膜下肌瘤、突向宫腔的肌壁间肌瘤以及宫颈肌瘤患者首先考虑行宫腔镜手术,但术前要严格掌握手术适应证,包括:①月经过多或异常出血;②子宫<12 孕周大小,宫腔深度<14cm;③黏膜下或突向宫腔的肌壁间肌瘤的直径<5cm,黏膜下肌瘤带蒂的大小<5cm;④脱垂于阴道的黏膜下肌瘤,其大小或蒂的粗细不限;⑤子宫无癌变。根据操作者的技术熟练程度,适应证可适当扩展。深埋于肌层内的黏膜下肌瘤和突向宫腔的肌壁间肌瘤,有时须做两次以上手术才能完成。

此外,有下列情况均不宜行宫腔镜下子宫肌瘤切除术:①急性或亚急性生殖道炎症;②心肺肝肾功能衰竭的急性期;③近期行子宫穿孔修补术者;④未排除子宫恶性病变者;⑤宫颈瘢痕,不能充分扩张者;⑥未引起宫腔变形的肌壁间肌瘤和浆膜下肌瘤。

(2)子宫切除术:经产妇、无生育要求;多发性子宫肌瘤,子宫超过 3 个月妊娠大小;症状明显;保守治疗失败;肌瘤切除后复发;肌瘤生长较快,恶性变可疑等,均应考虑手术切除子宫。

1)子宫切除术根据术式分类:包括全子宫切除或(阴道上)次全子宫切除两种术式。

全子宫切除术:现已成为常规的子宫切除术式,其优点是子宫切除同时一并将宫颈切除,可免除将来发生宫颈残端癌的威胁。宫颈残端癌由于术后盆腔局部解剖的变异,盆腔粘连,无论行放射治疗或手术治疗均较有完整子宫者困难,而且效果也较差,尤其发现已晚的残端癌。因此,采用全子宫切除术多于次全子宫切除术。

次全子宫切除术:具有操作简单,手术时间短,手术损伤及并发症少的优点。适应于:①患者一般情况危急需要争取时间抢救者;②患者有严重内科合并症不能耐受时间较长的全子宫切除术者;③盆腔严重粘连,切除鲻颈有困难者;④40岁以下年轻妇女自愿保留宫颈者,行次全子宫切除术、保留宫颈和阴道的完整更符合其意愿。但术前必须向患者解释清楚次全子宫切除的利弊及术后需要定期随诊的重要性。

2)子宫切除术根据手术途径分类:包括经腹子宫切除术和经腹腔镜下或腹腔镜辅助下的子宫切除术两种。

经腹子宫切除术:为子宫切除的传统术式,其优点是暴露清楚,操作简单,腹内有粘连仍可进行,同时也可进行其他手术,如附件或阑尾切除等。

腹腔镜下或腹腔镜辅助下的子宫切除术:凡肌瘤较大,症状明显,经姑息性治疗无效,不需保留生育功能者,或疑有恶变者,可选择此种术式。随着操作者腹腔镜经验和技术熟练程度的增加,该术式的适应证逐渐扩展,难度亦会逐渐降低,初学者应将子宫大小最好控制在妊娠12孕周子宫体积为宜。

禁忌证:除通常的腹腔镜手术禁忌证外,腹腔镜下子宫切除术的特殊禁忌证还包括:①子宫大于14孕周,个别报道大于20孕周;②盆腔重度致密粘连;③特殊部位的子宫肌瘤;④生殖道可疑恶性肿瘤。

腹腔镜的术式:根据腹腔镜下完成手术步骤的多少分为以下几种术式。

诊断性腹腔镜与阴式子宫切除术(DLVH):指腹腔镜仅用于来诊断目的,当怀疑盆腔存在经阴道子宫切除术的禁忌证时,可通过腹腔镜检查了解是否可行经阴道子宫切除。

腹腔镜全子宫切除术(LTH):指完全在腹腔镜下完成子宫切除,子宫从阴道取出,阴道残端在腹腔镜下缝合关闭。

腹腔镜辅助阴式子宫切除术(LAVH):指手术从腹腔镜开始,附件在镜下处理,以后转为阴道手术。腹腔镜下能够做多少步骤主要取决于手术医师掌握腹腔镜下操作的熟练程度及使用何种手术器械。

腹腔镜子宫次全切术(LSH):指在腹腔镜下切除子宫体而保留子宫颈的手术。

腹腔镜下筋膜内子宫切除术(CISH):指游离子宫体,阻断子宫血管后,子宫颈峡部以下的操作在子宫颈筋膜内进行的子宫切除术。

(3)经阴道子宫切除术:该术式的优点是对腹腔脏器干扰少,术后恢复快,肠胀气、肠粘连等并发症少,腹部无瘢痕遗留,如果膀胱或直肠膨出,可同时行阴道修补术。

传统阴式子宫切除术的适应证多限于经产妇,子宫体积小于12孕周,无前次盆腹腔手术史,合并不同程度的子宫脱垂,子宫周围无明显粘连,不合并附件病变,不须探查或切除附件者。近来随着手术方法的改进,适宜器械的使用,手术技巧的提高及医师经验的积累,适应证也发生了明显的变化,主要有以下几个方面。

1)目前经阴道子宫系列手术对子宫体积大小的界限设定在16孕周,并取决于患者盆腔的情况、阴道的松紧度、有无内科合并症,以及术者阴式手术技巧的熟练程度。对于子宫体积＞20孕周或合并附件肿块,曾有盆腔手术史、疑有子宫周围粘连者可选择LAVH。

2)对于不合并严重粘连的盆腹腔手术后,仍可选择经阴道子宫切除术。但应特别注意避免副损伤的发生,如果术前检查提示子宫周围有较广泛致密粘连者以 LAVH 或开腹手术为宜。

3)无阴道分娩史者亦可进行经阴道子宫切除术,阴道松紧度是经阴道手术成功与否的重要影响因素之一。

4)在麻醉良好的情况下,在经阴道子宫切除术时,探查和处理附件的一些病变(直径＜6cm 的卵巢良性肿瘤,周围无严重粘连)是完全可行的。

(五)期待疗法的注意事项

对年轻要求生育的妇女,孕前发现肌瘤直径＞3cm(而不是＞5cm)或疑为黏膜下肌瘤者,不论有无明显症状,应手术摘除肌瘤,以免妊娠后肌瘤增大而造成不良影响,对不孕的肌瘤患者应进行肌瘤摘除,而不应列入期待疗法之内。

(六)药物治疗的不良反应及其处理

1.促性腺激素释放激素激动剂(GnRH-a)　经肝肾排泄,一般对肝肾功能影响不大,无体内蓄积作用。大量研究证实 GnRH-a 不良反应不严重,主要为低雌激素水平相关症状(围绝经期综合征),如潮热、多汗、阴道干涩、性欲下降、情绪不稳定等。此外,最重要的不良反应是由于 GnRH-a 引起雌激素低落,导致骨矿物质丢失增加(用药 24 周,骨质可丢失 4％～12％),长期用药(＞6 个月)可致骨质疏松症。

为避免由于长期使用 GnRH-a 造成低雌激素状态带来的不良反应,采用 GnRH-a 与性激素联合用药既可达到能减轻或制止潮热等围绝经期症状及防止骨质丢失,又能保持 GnRH-a 对子宫肌瘤的疗效。现提供两个方案供临床参考:①先应用 GnRH-a 3 个月使肌瘤缩小后,再与天然结合雌激素联合应用(即反向添加治疗),即倍美力 0.3～0.625mg 及甲羟孕酮 2.5mg,每日 1 次;②从治疗开始即采用 GnRH-a 与替勃龙(利维爱)2.5mg,每日 1 次,联合应用。

2.米非司酮

(1)能与孕酮受体及糖皮质激素受体相结合,使用时间过长,超过 3 个月以上或剂量过大有引起抗糖皮质激素不良反应,停药后症状消失,目前用量为每日 10～20mg,一般不会产生此不良反应。

(2)胃肠反应轻微,有少许潮热或阴道干涩,停药后短期可恢复正常。

(3)通过肝脏灭活,肾脏排泄,一般不引起肝肾功能损害,但少数服药期间丙氨酸氨基转换酶可有轻度升高,但停药后短期可恢复正常。

(4)长期使用抗孕激素药物对子宫内膜是否会产生不利影响,也是目前临床较为关注的问题,据米非司酮治疗功能失调性子宫出血的总结报道,用药后子宫内膜变薄或萎缩,一般服用 1 个月后闭经,服药 3～6 个月后再次诊刮或手术者,其子宫内膜很薄,病理报道为增生期改变。米非司酮可以控制子宫内膜增生,未发现致癌危险。由于子宫肌瘤患者常合并子宫内膜增生,月经量多,故服用米非司酮对控制子宫肌瘤生长、减少子宫出血、促使增殖子宫内膜萎缩等均有作用。

(七)手术治疗的注意事项

手术治疗是子宫肌瘤的主要治疗方法,在选择任何手术治疗方法前均应详细告知患者和家属,其享有充分的知情权,以免引起不必要的误解和纠纷。在实施手术治疗的过程中,应注意下列情况。

1.特殊部位子宫肌瘤的处理　特殊部位子宫肌瘤通常是指子宫颈、子宫峡部和阔韧带等部位的肌瘤,往往具有如下特点:①血液供应极其丰富,动脉血管粗大,周围静脉血管丛壁薄、网状分布,生长速度较快;②对宫腔影响较小,出现症状晚,有症状者肌瘤的体积常已较大;③生长部位低,可嵌顿于盆腔内、宫颈旁和阴道壁不易或不能暴露;④常引起膀胱、输尿管和直肠等周围组织或器官的正常解剖位置关系发生改变,导致手术切除困难,容易发生大出血和周围器官的损伤,尤其是输尿管的损伤。因此,这些部位的肌瘤应早期发现并手术治疗,一般建议采用开腹途径或联合阴道途径进行手术,且不论是切除还是保留子宫,通常都必须先切除子宫肌瘤,以便尽可能恢复或者看清楚周围脏器的正常解剖位置关系,防止周围脏器(尤其是输尿管)的损伤。

2.子宫次全切除术后宫颈残端病变的防治　宫颈残端癌是指子宫次全切除术遗留的宫颈发生癌变,可见于两种情况:一是在子宫次全切除术前宫颈已有癌变,在术后 2 年内发展,称为隐形宫颈残端癌,或称并存宫颈残端癌;二是在子宫次全切除术前宫颈无癌变,术后新发生的癌,称为真性宫颈残端癌。一旦发生宫颈残端癌,治疗上比一般宫颈癌困难,预后也比一般宫颈癌差,主要是因为子宫体已切除及前次手术带来的解剖变异,给手术治疗带来困难,并影响手术的彻底性,以及放射治疗时剂量不能均匀分布所致。因此,应重视宫颈残端癌的预防,关键在于行子宫次全切除术前应认真检查宫颈有无病变,并常规进行宫颈细胞学检查,必要时行宫颈活体组织检查,术后定期随诊,并及时加以处理各种宫颈病变。

3.子宫切除时卵巢的去留问题　保留卵巢的子宫切除对卵巢功能具有不利影响,使其功能提早衰退,其原因有两方面:一是切除子宫的同时子宫动脉的卵巢支被切断,影响卵巢的血供,同时也影响卵巢的静脉回流,如同时切断输卵管则影响更明显;二是子宫本身是分泌激素和生长因子的内分泌器官,能分泌前列腺素、泌乳素、胰岛素样生长因子、松弛素和上皮生长因子等。但保留卵巢可避免围绝经期症状在手术切除卵巢后立即发生,因此在一定时期内仍对妇女有益。此外,保留卵巢可能发生卵巢癌(0.15%～0.34%)和残留卵巢综合征(0.5%～12.4%),后者表现为盆腔包块、盆腔疼痛和性交痛等一系列的综合征,可能与术后盆腔粘连和卵巢功能变化引起卵巢多发性滤泡囊肿、黄体囊肿、卵巢闭锁、出血性改变有关。故在切除良性病变的子宫时,是否保留或切除卵巢,应根据患者的年龄、生育要求、发生卵巢癌的危险因素来进行综合分析,并在与患者进行充分讨论和知情选择后进行,要权衡切除卵巢和保留卵巢哪一种方式给患者带来的益处较多。

对于年龄超过 45 岁,已无生育要求的多发子宫肌瘤患者强烈要求肌瘤剔除,需交代的风险包括:①术中及术后出血增多;②输血的风险增加;③继发感染的风险增加;④肌瘤复发的可能性大;⑤发生子宫恶性肿瘤的机会不能除外。

4.手术常见并发症的处理　泌尿道损伤是子宫切除术最常见的并发症。这是因为膀胱与输尿管在解剖上与女性生殖器官紧密相邻,关系密切,且女性生殖器官的疾病可能导致膀胱及输尿管与病灶紧密粘连、移位甚至受侵犯,因此,盆腔手术特别是复杂而困难的手术,客观上就存在膀胱或输尿管损伤的可能性。其中,子宫切除术最常见的损伤部位是膀胱,最严重的损伤部位是输尿管。

(1)膀胱损伤的处理:

1)术中处理:术中发现膀胱损伤时应立即进行修补,仅肌层损伤时可用 3-0 或 4-0 可吸收线间断缝合;如已穿孔或破裂,可采用 3-0 或 4-0 可吸收线全层缝合后,再内翻缝合一层。破口位于膀胱三角区附近时,缝合时应注意切勿伤及输尿管开口。膀胱修补术后应留置尿管 7～10 日,并应用广谱抗生素预防感染。

2)术后处理:术中损伤膀胱未能及时发现、术中虽修补但未愈合或切除子宫时下推膀胱不够,在切开阴道前穹隆时伤及膀胱和(或)缝合阴道断端时穿透膀胱壁,术后膀胱组织坏死造成膀胱瘘孔,而发生漏尿。

最简单的确诊术后膀胱阴道瘘的方法是亚甲蓝试验。在阴道内放置一块纱布,然后经尿管向膀胱内注入稀释的亚甲蓝液 200ml,2～5 分钟后取出纱布,若纱布蓝染,则可确诊。此外,还可通过膀胱镜直观确定瘘孔的存在及其具体位置,这对处理十分重要。

明确诊断后,应根据患者的具体情况制定处理方案。除少数早期小的瘘孔可安置导尿管持续引流 2 周左右,瘘孔可能自行愈合而免于手术外,大多数患者均需手术修补,一般以术后 2～3 个月进行手术修补为宜。若瘘孔易于牵拉向下可行阴道手术修补,瘘孔位置较高,固定不易牵下者,可经腹修补,一般采用经腹膜外膀胱内修补为宜。术后留置导尿管10～14日,并辅以广谱抗生素预防感染。

(2)输尿管损伤的处理:

1)术中处理:输尿管损伤方式包括钳夹、结扎、切开及切断等,术中发现应及时处理。完全切断或损伤严重者,若位置较高可行输尿管端端吻合术,位置较低可行输尿管膀胱吻合术。钳夹或结扎者,应立即解除,并仔细观察,损伤不明显者可放置一段时间,当输尿管仍保持正常蠕动可以放心不必给予特殊处理;若输尿管已有明显的损伤或丧失蠕动功能,应酌情进行处理,轻者可放置双"J"型输尿管导管,严重时可考虑切断后行输尿管端端吻合术或输尿管膀胱吻合术。

2)术后处理:全子宫切除术所致的输尿管损伤大多在术后方才发现分为输尿管梗阻和输尿管阴道瘘两种,可经静脉肾盂造影明确诊断。

输尿管梗阻:确诊后应及时手术,可行输尿管膀胱吻合术,位置高者可行输尿管端端吻合术,术中放置双"J"型输尿管导管作为支架,术后7～14日经膀胱取出导管。

输尿管阴道瘘:大多需进行手术,可行输尿管膀胱吻合术或输尿管端端吻合术,同时安放双"J"型输尿管导管作为支架,术后14日经膀胱镜取出。

(3)手术出血的处理:

1)术中处理:子宫切除术中出血往往是子宫动脉结扎时可能因结扎不牢或血管从结扎线中滑脱所致。一旦发现,应仔细检查,暴露出血部位,进行止血,切勿盲目钳夹或缝合。子宫肌瘤剔除术中出血往往发生于特殊部位的肌瘤或血管存在变异时所致,应仔细止血,缝合肌瘤剔除后的无效腔,必要时安置引流管。大量失血导致休克时可给予输血治疗。

2)术后处理:术后常规盆腔内放置引流管,以便观察术后出血量,24～48小时拔出。一旦发现术后出血量增加,应及时予以处理,必要时再次开腹探查止血。

(八)交界性子宫平滑肌瘤的注意事项

交界性子宫平滑肌瘤是介于普通平滑肌瘤和平滑肌肉瘤之间的交界性肿瘤,病理表现为细胞丰满、异型和核分裂象增多。

1.分类　常分为三类。

(1)富于细胞型:①肿瘤细胞丰富、密集,生长活跃;②无细胞异型;③核分裂象少(1～5/10HPF)。

(2)奇异型:①肿瘤细胞异型,奇形怪状,可见瘤巨细胞;②核分裂象很少或无(0～3/10HPF)。

(3)核分裂活跃型:①肿瘤细胞轻度异型或无异型性或坏死;②核分裂象较多(5～9/10HPF)。

2.处理　同普通平滑肌瘤,预后良好,有生育要求者可行肌瘤剔除,但应严密随诊。

(九)妊娠合并子宫肌瘤的处理

1.根据孕周、肌瘤大小及临床表现等因素而定。对妊娠期的子宫肌瘤常采取保守或"和平共处"的策略。若肌瘤出现红色变性,无论在妊娠期或产褥期,采用卧床休息,给予抗生素,几乎都能缓解。对于浆膜下肌瘤扭转、大型子宫肌瘤(直径>10cm)、有腹膜刺激症状者,应考虑肌瘤剔除,手术宜在妊娠5个月前施行。

2.关于分娩,根据肌瘤大小、位置和是否阻碍胎儿下降等因素而定,多数不影响阴道分娩。若肌瘤较大、位于盆腔内,或影响子宫收缩致产力异常而滞产,应考虑剖宫产,减少胎盘滞留、出血及感染等并发症。剖宫产时肌瘤剔除是安全可行的,一般不增加出血量,但应严格掌握适应证,个体化对待。一般认为适用于以下情况:①黏膜下肌瘤;②带蒂或大部分突向浆膜下的子宫肌瘤;③肌壁间肌瘤位于切口附近或肌瘤剔除术后易于行子宫修补术时。

（十）子宫肌瘤剔除术后注意避孕

进宫腔者避孕 6 个月；未进宫腔者避孕 3 个月。

（杨美霞）

第五节　子宫内膜癌

子宫内膜癌又称子宫体癌，指原发于子宫内膜的一组上皮性恶性肿瘤，是女性生殖道常见三大恶性肿瘤之一，约占女性总癌症的 7％，占女性生殖道恶性肿瘤的 20％～30％，近年报道发病率有升高趋势。

子宫内膜癌发病与雌激素持续升高、遗传等因素相关，其常见高危因素有：①肥胖、不孕、延迟绝经（52 岁以后绝经）；②与垂体功能失调相关疾病：高血压、糖尿病；③与雌激素增高有关的妇科疾病：多囊卵巢综合征、卵巢颗粒细胞瘤、子宫内膜增生或不典型增生史及子宫肌瘤有不规则出血者；④有使用外源性雌激素史者；⑤有癌家族史、多发癌及重复癌倾向者（乳腺癌、卵巢癌等），如遗传性非息肉病性结肠癌（HNPCC）等。

【主诉】

患者绝经后阴道流血，异常阴道排液或伴下腹痛。

【临床特点】

（一）主要症状

1.阴道流血

（1）绝经后阴道流血为子宫内膜癌患者的主要症状，子宫内膜癌患者多为绝经后妇女（占 70％～75％），90％以上有阴道流血症状，可为少量血性排液或仅见内裤血染，呈持续性或间断性，偶见大量阴道流血者。绝经时间愈长出现阴道流血者，发生子宫内膜癌的几率越高。

（2）围绝经期妇女月经紊乱，约 20％的子宫内膜癌患者为围绝经期妇女，多表现为月经周期紊乱、经期延长或经量增多，亦可表现为不规则阴道流血。

（3）40 岁以下妇女月经紊乱或经量增多，年轻患者近年有增多趋势（5％～10％），多表现为一段月经稀发、闭经后继发月经过多或淋漓不尽。

2.异常阴道排液　约 1/3 患者阴道排液量增多，呈浆液性或血性液，若合并宫腔积脓，则呈脓性或脓血性，恶臭。但远不如宫颈癌显著，单纯表现为分泌物异常而不伴出血者较少见。

（二）次要症状

1.疼痛　通常不引起疼痛。晚期癌肿浸润周围组织或压迫神经而引起下腹及腰骶部疼痛，并可向下肢及足部放射。癌灶侵犯宫颈，堵塞宫颈管导致宫腔积脓时，出现下腹胀痛及痉挛样疼痛。

2.其他　晚期癌肿患者可出现贫血、消瘦、恶病质。远处转移时则有相应部位的症状。

（三）体征

1.全身检查　肥胖，血压高，晚期患者可叩及锁骨上及腹股沟淋巴结肿大。

2.妇科检查　排除阴道、宫颈病变出血及炎性感染引起的排液。早期患者可无异常表现，稍晚期则子宫增大，有的可扪及转移结节或肿块。宫腔积脓者子宫增大且软，伴感染时有压痛。

（四）误诊分析

阴道流血及异常阴道排液并非子宫内膜癌所特有，需与下列妇科疾病鉴别。

1.月经失调　为妇女常见病，尤其是围绝经期月经失调。两者症状相似，妇科检查均可无特殊表现，需靠子宫内膜病理组织学检查鉴别。临床上诊断功能失调性疾病前,均应先除外子宫内膜病变。

2.子宫内膜炎　常诉有不规则阴道流血或月经不规则,B超下可见子宫内膜略增厚,血流丰富。但多伴下腹痛或坠胀感及发热等炎症表现,抗感染治疗有效,宫腔镜检查可见子宫内膜充血、水肿,有炎性渗出物,严重时内膜坏死脱落形成溃疡。诊刮病检可见子宫内膜有大量多核白细胞浸润,细胞间隙内充满液体,毛细血管扩张,严重者可见大量细菌。

3.老年性阴道炎　可有异常阴道排液,呈泡沫状、脓性或血性。但多伴下腹坠胀不适及阴道灼热感,外阴瘙痒;妇科检查可见阴道黏膜萎缩,皱襞消失,上皮菲薄,阴道黏膜充血,有点状出血,严重时形成表浅溃疡;诊断性刮宫无子宫内膜病变。

4.黏膜下子宫肌瘤及子宫内膜息肉　均可有不规则阴道流血,均为宫腔内实质性病变,B超下可及宫腔内可及中等回声团块,彩色多普勒血流显像(CDFI)可见前者肿块周边呈环状分布血流,后者在蒂部可探到丰富血流,平均阻力指数(RI)>0.4;子宫碘油造影摄片均显示宫腔内有充盈缺损;诊断性刮宫呈阴性;宫腔镜直视下必要时取活检可明确诊断。

5.子宫其他恶性肿瘤　如宫颈癌及子宫肉瘤等,亦可有不规则阴道流血,仔细的妇科检查辅以宫颈细胞学检查及活体组织学检查有助于诊断。

6.输卵管癌　可有多量浆液性或血性阴道排液。但妇科检查及B超均可及附件包块;诊断性刮宫阴性;腹腔镜下可见输卵管增粗,呈茄子状或表面赘生物。

【辅助检查】

(一)首要检查

1.超声检查　可了解子宫大小、宫腔形状、宫腔内有无赘生物、子宫内膜厚度、肌层有无浸润及深度。

(1)B型超声:①早期仅表现为内膜少许增厚,回声均匀,随病情发展育龄妇女内膜厚度大于12mm,绝经后妇女大于5mm,呈弱回声或强弱不均杂乱回声;②宫腔积液;③累及肌层时局部内膜与周围正常肌层无明显界限,肌层界限不清;④累及宫颈时宫颈回声增强,回声杂乱,宫颈管结构不清;⑤内膜癌晚期肿瘤向子宫体外侵犯、转移,可在宫旁出现混合性低回声肿块。

(2)彩色超声:子宫内膜内或内膜基底部可显示一至数个条状或点状彩色血流信号,有肌层侵犯时,受累肌层局部血流信号丰富,可检测到异常低阻力型动脉频谱,RI<0.40,收缩期峰值流速常高于20cm/s。

2.病理组织学检查　是确诊子宫内膜癌的依据,也是了解病理类型、细胞分化程度的唯一方法。常用的子宫内膜标本采取方法有:①子宫内膜活检;②宫颈管搔刮;③分段诊刮。其中分段诊刮是最常用和有价值的方法,可用于鉴别子宫内膜癌和子宫颈管腺癌,明确内膜癌是否累及子宫颈管,协助临床分期(Ⅰ、Ⅱ期)。应先刮宫颈管,再用探针探测宫腔,继之刮宫腔,将宫颈管刮出物及宫腔刮出物分别送病理组织学检查。

(二)次要检查

1.细胞学涂片　包括阴道脱落细胞学涂片(阳性率低)和宫腔细胞学涂片(阳性率高),但不能单独作为确诊依据。为提高细胞学检查的阳性率,取材时可以:①内膜冲洗;②尼龙内膜刷;③宫腔吸引涂片,准确率达90%。

2.宫腔镜检查　对于子宫内膜癌(尤其在病变早期)或局灶型子宫内膜增生及内膜癌,超声检查和诊断性刮宫检查均有较高的漏诊率,而宫腔镜检查可以直接、全面观察宫腔内病变的大小.部位、表面血管分布等情况,并可在直视下进行定点内膜活检,提高诊断准确率。子宫内膜癌宫腔镜下典型特征为病灶形态不规则,表面有迂曲、怒张的异形血管,组织松脆,易出血。对有异形血管、特别是形状不整的扩张血管病灶,血运丰富和(或)组织松脆的结节状或息肉状隆起病灶必须高度重视,积极活检,行病理检查。

3.CT检查　CT平扫不能区分子宫内膜与子宫肌层,必须做增强扫描。增强扫描时,正常子宫内膜与增强的肌层相比密度稍低,癌变的子宫内膜表现为稍低的密度强化。ⅠA期子宫内膜癌肿瘤位于子宫内膜内,CT表现可正常或子宫内膜的增厚,呈低密度,边缘可不规则。如果肿瘤位于一侧,则两侧的低密度内膜不对称。ⅠB期和ⅠC期除ⅠA期的表现外,子宫亦增大,肌层局部厚薄不均。Ⅱ、Ⅲ、Ⅳ期子宫内膜癌,肿瘤侵犯子宫颈时,表现为子宫颈增粗、不对称、密度减低。肿瘤转移至附件和子宫周围时,表现为附件区及子宫颈周围囊状的低密度肿块。淋巴结转移时还可见髂血管周围的淋巴结增大、融合。

4.磁共振成像(MRI)

(1)子宫内膜癌:在T_1WI多呈中等或稍低信号,T_2WI与肌层相比呈稍高信号,但低于宫腔内液体信号,内部信号均匀或不均匀,高低混杂信号主要是由于含有不同时期的出血造成的。增强扫描肿瘤大部分为无强化或略有强化,仅少数患者出现明显强化。内部强化程度大部分比较均匀,少数呈不均匀强化。MRI与CT相比具有很高的软组织分辨率,平扫T_2WI连接带肌层呈中等信号而肿瘤呈较高信号,增强扫描肿瘤强化程度低于肌层强化,因此MRI能够对子宫内膜癌肌层浸润深度作出评估。MRI对宫颈受累及肌层浸润深度的预测准确度优于CT。

(2)子宫内膜癌累及子宫颈:在临床分期上为Ⅱ期。子宫颈受累表现为T_2WI肿瘤信号延伸入子宫颈管或间质,子宫颈管增宽,在动态及增强T_1WI自旋回波序列主要表现为增强的子宫颈上皮中断,子宫颈内可见肿瘤信号。

(3)淋巴结转移的MRI表现:T_1WI呈中等信号,与周围脂肪组织有良好的对比,T_2WI呈中-高信号,T_2WI应用脂肪抑制序列可以对淋巴结显示的更加清楚,增强扫描转移的淋巴结中等度强化。一般以淋巴结直径大于1cm作为转移标准。

5.淋巴造影　用以了解盆腔及主动脉旁淋巴结有无转移。其X线征象是转移之淋巴结异常增大或呈"蚕蚀状"结构,或淋巴结边界不清,不显影。

6.血清CA125　CA125对原发性腺癌诊断的敏感性为40%～60%,对腺癌复发诊断的敏感性可达60%～80%。血清CA125水平与子宫内膜癌患者的分期、病理类型及预后密切相关,若血清CA125＞100kU/L,则提示该患者有可能已发生子宫外转移。

7.雌、孕激素受体(ER,PR)　在对子宫内膜组织进行组织学检查的同时,还应进行雌、孕激素受体的测定。ER及PR阳性的高分化子宫内膜癌患者对孕激素治疗的反应率高,PR阳性的肿瘤对孕激素治疗的反应率为72%,而PR阴性的肿瘤治疗反应率仅为12%。

(三)检查注意事项

1.子宫深部肌层浸润是肿瘤进展和扩散的重要指标,其在术前评估中占有重要地位。

(1)子宫内膜癌的声像表现随肿瘤的部位、大小、浸润范围、转移情况的不同而差异较大。对子宫内膜癌的诊断经阴道超声检查比腹部B超更为重要和有效,结合诊刮病理检查是确诊本病的常用可靠手段。

(2)经阴道B超(TVB)对肌层浸润诊断的敏感性达80%～100%,彩超还能观察血流情况。TVB观察绝经后子宫内膜,以6mm作为"警戒线",敏感性和特异性分别为97%和48%;阳性预测值和阴性预测值分别为41%和98%。但由于阴道超声探头穿透力有限,对巨大晚期癌肿及癌肿远处侵犯或转移的病灶显示不清,或因病灶超出扫查范围而漏诊,此时结合腹部B超可获得较完整准确的诊断信息。

(3)TVB可辅助内膜活检检查用以评价异常子宫出血,以及有助于选择需要进一步检查的患者。绝经后妇女经阴道测定萎缩性子宫内膜平均厚度为3.4mm±1.2mm,子宫内膜癌时子宫内膜厚度为18.2mm±6.2mm,因此绝经后出血患者若TVB检查内膜厚度＜5mm者,可不作诊断性刮宫;若显示局部小赘生物可选用宫腔镜下活检;若显示宫腔内有大量赘生物,内膜边界不清,不完整,或肌层明显变薄或变形,则以简单宫腔内膜活检为宜。

（4）子宫内膜癌的超声诊断应密切结合病史，对于有不规则阴道流血病史的中老年妇女，在排除妊娠有关疾病后，发现内膜回声异常需高度警惕子宫内膜癌。

（5）MRI在判断肌层浸润方面的特异性和敏感性无TVB高，但在宫颈受累、淋巴转移和超过1/2肌层浸润的检测时有一定意义。

2.分段诊刮时，若刮取的组织量多且呈豆渣样时，内膜癌可能性极大，应立即停止搔刮，以防子宫穿孔或癌灶扩散。为避免漏诊子宫内膜癌的诊断，在下列情况时应考虑行分段诊刮：①凡绝经后出血，要考虑和除外子宫内膜病变，特别是排除萎缩性阴道炎、宫颈病变之后；②患者有不排卵病史或子宫内膜癌高危因素；③反复的阴道不正常细胞学发现，而宫颈检查阴性者；④怀疑卵巢颗粒细胞瘤或泡膜细胞瘤者。

3.分段诊刮时应注意事项。①子宫内膜癌的临床分期是以分段诊刮为基础的；目前采用手术-病理分期，其意义已经下降；②因不规则出血，诊刮发现恶性病变的几率约15％；因绝经后出血行诊刮发现内膜恶性病变的几率约8％；③分段诊刮的宫颈假阳性率为15％～40％（国内4％）。刮时应当用力，尽可能刮出少量正常宫颈组织，或借助于接触性宫腔镜等手段；④术前和术后分期不符的比率为20％～80％，其中临床Ⅰ期者，可有约20％手术病理分期证实为Ⅱ/Ⅲ期；而临床Ⅱ期者，80％与手术分期不相符；⑤临床医师使用时应严格遵守手术操作步骤，避免宫颈管内和宫腔刮出物流漏及混杂；协助分期时，子宫内膜癌诊刮标本诊断宫颈有无受累有一定困难；妇产科病理医师的临床检验水平及经验在一定程度上亦会影响分段诊刮的准确性。故对宫腔内有明显病灶者则以宫腔活检（吸刮）及宫颈管搔刮为最简便、门诊可行的确诊方法。

4.鉴于宫腔镜有引起癌细胞扩散的可能，临床医师应注意：①对于已经明确诊断为子宫恶性肿瘤者，应避免不必要的检查；②对于诊断不明确，疑有恶性肿瘤者，实施宫腔镜检查时操作应轻柔，在不影响观察视野的情况下，选用最低的膨宫压力和液体流量；③膨宫液以蒸馏水为宜，避免用生理盐水；④对镜下可疑之处，定点内膜活检，进行病理组织学检查；⑤虽然宫腔镜下子宫内膜癌有其形态学特征，但确诊必须依靠病理组织学证据。

【分期】

（一）临床分期

子宫内膜癌FIGO临床分期（1971），如表4-4。

表 4-4　子宫内膜癌 FIGO 临床分期（1971）

分期	病变的范围
Ⅰ期	癌瘤局限于宫体
Ⅰ A	子宫腔长度≤8mm
Ⅰ B	子宫腔长度＞8mm
Ⅱ期	癌瘤累及宫体及宫颈，但局限于子宫，无子宫外病变
Ⅲ期	癌瘤播散于子宫外，局限于盆腔内
Ⅳ期	病变扩散至真骨盆外或有明显的膀胱、直肠黏膜受累（泡样水肿不属Ⅳ期）
Ⅳ A	病变扩散至邻近器官如膀胱、直肠、乙状结肠或小肠
Ⅳ B	病变扩散至远处器官

（二）手术-病理分期

子宫内膜癌FIGO手术-病理分期（1988），如表4-5。

表 4-5   子宫内膜癌 FICO 手术-病理分期(1988)

分期	病变的范围
Ⅰ期	ⅠA(G1,2,3)癌瘤局限于子宫内膜
	ⅠB(C1,2,3)癌瘤浸润深度<1/2肌层
	ⅠC(G1,2,3)癌瘤浸润深度>1/2肌层
Ⅱ期	ⅡA(G1,2,3)宫颈内膜腺体受累
	ⅡB(C1,2,3)宫颈间质受累
Ⅲ期	ⅢA(G1,2,3)癌瘤累及浆膜和(或)附件和(或)腹腔细胞学阳性
	ⅢB(C1,2,3)阴道转移
	ⅢC(C1,2,3)盆腔淋巴结和(或)腹主动脉旁淋巴结转移
Ⅳ期	ⅣA(G1,2,3)癌瘤浸润膀胱或肠黏膜
	ⅣB(G1,2,3)远处转移,包括腹腔内和(或)腹股沟淋巴结转移

(三)分期注意事项

1.临床分期依据临床检查及辅助检查结果(尤其是分段诊刮)进行制定。目的是依据病变的范围,进行术前评估,选择恰当的治疗方案;手术-病理分期依据病理结果制定,目的是正确判断预后和评估治疗效果。

2.对初始为手术治疗的子宫内膜癌患者,广泛采用手术一病理分期,以前使用的分段诊刮来区分Ⅰ期或Ⅱ期方法不再应用。

3.对无法手术而行单纯放疗者,或先放疗后手术者仍使用临床分期,但必须注明。

4.临床分期和手术病理分期相比,存在一定的误判率,其中Ⅰ期误差约25%;Ⅱ期误差高达50%～80%,主要归因于对分段诊刮意义认识的不完善和实际操作的不规范。当认为术前评估和临床分期与手术和病理发现的相关性较差时,手术分期则极为重要。

5.最基本的手术分期操作应包括收集腹腔液进行细胞血检查,盆腹腔探查、对提示转移性癌的任何子宫外病灶均应行活检或切除,筋膜外全子宫切除、双侧输卵管卵巢切除。台下需切开子宫标本,评价肿瘤大小、肌层浸润的深度以及宫颈受累的范围。任何可疑的盆腔和主动脉旁淋巴结均应切除,进行病理检查。

6.组织病理学分级,G1:非鳞状或桑葚状实性生长类型≤5%;G2:非鳞状或非桑葚状实性生长类型为6%～50%;G3:非鳞状或非桑葚状实性生长类型为>50%。

7.有关病理分级的注意事项,细胞核呈明显的非典型性,不适宜按结构分级,病理分级时应提高一级,即 G1 进入 G2;对浆液性癌、透明细胞癌和鳞状细胞癌细胞核的分期更重要,应以核分级为主;伴有鳞状上皮化的腺癌,按腺体成分中细胞核的分级定级。

8.最好同时测量肿瘤浸润肌层的深度和宽度。

9.在所有患者中,至少要切除增大或可疑的淋巴结。有高危因素者(Ⅲ级、深肌层浸润、宫颈浸润、浆液或透明细胞癌)推荐进行系统的盆腔淋巴结切除术和切除任何增大的主动脉旁淋巴结。

【治疗要点】

(一)治疗原则

子宫内膜癌的治疗应结合患者的年龄、全身状况和有无内科合并症等,综合评估选择和制定治疗方案,进行个体化治疗。早期患者原则上以手术为主,按手术-病理分期及存在的复发高危因素选择辅助治疗;晚期则采用放疗、手术、化疗及激素治疗等综合治疗。

（二）手术治疗

手术治疗为首选的治疗方法。手术目的：一是进行手术-病理分期，探查确定病变的真实范围及预后相关的重要因素；二是切除癌变子宫及其他可能存在的转移病灶。

1.临床Ⅰ期　行筋膜外子宫全切及双侧附件切除术。若有以下情况之一者，应行盆腔及腹主动脉旁淋巴结清扫术或取样：①特殊病理类型，如乳头状浆液性腺癌（UPSC）、透明细胞癌（CCC）、鳞形细胞癌、未分化癌等；②子宫内膜样腺癌 G3；③肌层浸润深度≥1/2；④癌灶累及宫腔面积超过 50%或有峡部受累；⑤血清 CA-125 值有显著升高者；⑥疑有盆腔淋巴结、附件、腹主动脉旁可疑转移者。切除或腹主动脉旁淋巴结取样有困难者，又有术后盆腔放射治疗禁忌者应作盆腔淋巴结切除。

2.临床Ⅱ期　临床表现隐匿的Ⅱ期患者处理一般与Ⅰ期相似。手术治疗术前可行 MRI 检查，了解有无膀胱受累可能，根据患者具体情况选用以下式中的一种：①手术可作为临床上发现有明显宫颈浸润患者的初始治疗，应施行广泛性子宫切除术和双侧盆腔淋巴结切除术和选择性腹主动脉旁淋巴结切除术；②若手术切除困难可术前放疗后行筋膜外子宫全切、双附件切除及淋巴结切除或取样，有缩小手术范围、减少术中、术后风险的优点，分期采用临床分期；③行子宫次广泛切除、双附件切除及淋巴结切除或取样。

3.临床Ⅲ期　治疗应个体化，但当病变扩散超出宫体至盆腔时，由于淋巴结隐匿性转移和腹腔内扩散的风险高，故应考虑首先选择手术进行评价和治疗。当出现明显的附件包块，首先应行手术明确包块的性质。如有可能，为明确疾病程度及切除大块肿瘤，也应进行手术。手术包括留取腹腔冲洗液送细胞学检查，选择性主动脉旁和盆腔内淋巴结切除，切除任何增大的淋巴结，活检或切除腹腔内的任何可疑部位，切除部分大网膜及腹膜活检。除存在巨块型宫旁病变的患者选择外，所有患者都应接受全子宫及双侧附件切除术。若为阴道及阴道旁转移，可先行盆腔外照射放疗，治疗完毕后，若病灶可能切除，应行探查并切除病灶。

4.临床Ⅳ期　多有盆腔外病灶，应首选全身化疗及激素治疗。局部照射可用于控制盆腔病灶，改善症状。脑、骨转移灶多选用局部放射治疗。盆腔脏器去除术只适用于极少数病变局限于膀胱、直肠或两者的Ⅳ期内膜癌患者。

（三）放射治疗

放射治疗是子宫内膜癌的主要辅助治疗方法。可分为单纯放疗及与手术的配合治疗，后者又可分为术前放疗及术后放疗。

1.单纯放疗

（1）目的：除对部分有手术禁忌证的早期患者可起根治性治疗作用外，主要用于减轻患者痛苦，延长生存期。

（2）适应证：高龄，有严重内科合并症，无法手术或晚期患者。

（3）方案：包括腔内放疗及体外照射。

腔内放疗：采用腔内后装高剂量率放射治疗。腔内放射治疗选用两个剂量参照点即 A 点及 F 点，A 点为宫颈癌放疗中的 A 点，位于宫旁三角区，代表宫旁正常组织的受量；F 点位于宫腔放射源的顶端旁开子宫中轴 2cm，代表肿瘤部位的受量。剂量率按照宫颈后装治疗 A 点剂量率标准，其中低剂量率机型国内基本不采用，只介绍高、中剂量率。

体外照射：可采用盆腔四野垂直照射，宫旁给予 40～45Gy，6 周完成。单纯应用体外照射者较少，可与腔内放疗同时进行，但在腔内放疗的当日不行体外照射。亦可采用部分全盆治疗的方式，一般全盆照射 10～20Gy，宫旁总剂量不变，腔内 A 点量相应减少。

2.术前放疗

(1)目的:降低术中癌肿播散的危险,预防复发,提高生存率。

(2)适应证:子宫>2个月妊娠者;累及子宫颈;病理为G3者;高危病理类型如腺鳞癌、透明细胞癌及黏液腺癌等;临床Ⅲ、Ⅳ期患者。

(3)方案:全量腔内+体外照射,剂量与单纯放疗相同,多用于病变累及浆膜层或子宫外的晚期患者,手术困难,按放疗原则行根治剂量,部分患者放疗后病情改善,有手术的可能,可于完成治疗后2～3个月行全子宫及双附件切除。

术前腔内全剂量照射:剂量为45～50Gy,完成照射后8～10周可行子宫及双侧附件切除。

术前腔内部分剂量照射:部分腔内术前放疗,可以减少肿瘤的活性,又能克服全剂量腔内放疗时间长的缺点。在选择部分腔内术前放疗时,A点及F点照射剂量>20Gy,分2～3次,每周1次,放疗后10～14日可作手术切除子宫及双附件。

术前体外照射:对不适合术前腔内放疗的患者,如子宫大于10～12周妊娠子宫者,或有宫腔外播散者可行体外照射,但体外剂量不宜过大,盆腔外照射剂量为20Gy,2～3周完成;或A点及F点20Gy,每周1次,分3次完成;放疗后10～14日行子宫及双附件切除术。

3.术后放疗

(1)目的:给予有或可能有淋巴转移区术后放疗可提高疗效;对盆腔残留或可疑区照射,减少复发;补充对阴道切除不足,减少阴道复发,提高生存率。

(2)适应证:对病理分级为2～3级,有肌层浸润、盆腔淋巴或腹腔淋巴转移的患者,应行术后放疗。

(3)方案:有术后体外照射及术后腔内放疗,前者主要针对盆腔及淋巴引流区放疗,后者主要针对阴道残端部位,对减少术后阴道残端复发有帮助。

术后全盆照射:总剂量为40～50Gy,每周2次,4～6周完成,每次180~200cGy,用于盆腔淋巴结受累,或附件有转移者。

腹主动脉旁扩大区照射:总剂量30～40Gy,每周2次,3～4周完成。照射前应行肾扫描,定肾位,并行保护,若术前已行体外照射者应减少术后照射剂量。若采用适形及调强技术,保护好正常组织,对主动脉淋巴结转移照射剂量可达50～60Gy。

术后腔内照射:对手术标本检查,有肿瘤残存,或疑有肿瘤残存,切缘离肿瘤近者,可术后加腔内治疗;阴道腔内治疗,阴道宽松有弹性者,可采用阴道盒式"容器",阴道狭窄、弹性小者可采用阴道塞子治疗。残端黏膜下10mm处,总剂量10～20Gy,2～3周完成,并视是否进行过术前放疗及术后是否给予体外照射,进行调整,术后腔内照射可于手术2周后进行。

(四)化学治疗

1.适应证

(1)有高危因素的子宫内膜癌,如肿瘤侵犯深肌层、低分化肿瘤、淋巴管癌栓、恶性程度高的患者组织类型如浆液性乳头状癌和透明细胞腺癌。

(2)肿瘤累及宫颈或子宫下段。

(3)子宫外转移如肿瘤侵犯附件、腹膜、大网膜或腹膜后淋巴结等。

(4)子宫内膜癌复发。

2.具体化疗方案　常用化疗药物有顺铂(DDP)、氟尿嘧啶(5-FU)、环磷酰胺(CTX)、多柔比星(ADM)和表柔比星(EPB)等。单一药物的有效率为25%～37%。目前临床上多采用联合化疗,有效率可达40%～60%,常用的化疗方案是PAC、PA、TP方案等,以PAC方案最为常用。疗程根据患者病情、全身状况和术后是否放疗等确定,一般可应用 3～6 个疗程。

(1)PAC 方案(DDP＋ADM 或 EPB＋CTX):静脉注射,化疗 1 日,水化 1 日,每 4 周重复一次。化疗当日记出入量,尿量每小时达 100ml,酌情增加给液量。

(2)PA 方案(DDP＋ADM 或 EPB):每 3 周重复一次。将 PAC 方案中 CTX 去掉即可,减少毒副作用。

(3)TP 方案(TXL＋CBDCA):每 3 周重复一次。

(4)EAP 方案(VP-16＋ADM＋DDP＋MA):4 周重复。

(5)EFP 方案(VP-16＋DDP＋5-FU):4 周重复。

(6)TAP 方案(TXL＋ADM＋DDP):3～4 周重复。

(五)激素治疗

1.适应证

(1)晚期和复发子宫内膜癌患者和(或)因严重合并症等不适宜接受手术治疗者,作为姑息治疗的手段之一。

(2)手术后子宫内膜癌的辅助治疗,但对术后常规激素治疗是否有效,学者们一直有争议,目前Ⅰ期患者术后已不采用孕激素作为辅助治疗。

(3)对年轻子宫内膜癌患者,用激素治疗保留卵巢以及保留患者生育功能需符合以下标准:年龄＜40岁;高分化子宫内膜腺癌;免疫组化检查示孕激素受体阳性;血清 CA125 水平正常(＜35kU/L);B 超及 MRI 检查无子宫肌层浸润亦无子宫外病灶;渴望保留生育功能;肝、肾功能检查正常。

(4)伴有肥胖、高血压、糖尿病、不孕不育及晚绝经等高危因素的患者。

2.常用药物　目前关于孕激素制剂以及治疗剂量和治疗时间没有统一意见,一般以较大剂量用 6～8 周,以后可逐渐减至维持量,维持 1～2 年以上。总有效率 25％～30％,可延长患者的无进展生存期,对生存率无影响。如:①甲羟孕酮(MPA):250mg,肌内注射,每周 2 次,以后改为每周 250mg 维持;②己酸孕酮:500～1000mg,肌内注射,每周 2 次,以后改为每周 500mg 维持;③甲地孕酮(MA):在美国最常应用,剂量为每日 80～160mg;④氯地孕酮:每日口服 20～40mg。

此外,他莫昔芬(TAM)可与雌激素竞争受体,抑制雌激素对内膜增生作用;并可提高 PR 水平;大剂量可抑制癌细胞有丝分裂。常用剂量为 20～40mg/d,可先用 TAM 2 周使 PR 含量上升后再用孕激素治疗,或与孕激素同时应用。

(六)治疗注意事项

1.特殊情况处理

(1)子宫切除术后诊断为子宫内膜癌:应根据术后对与子宫外播散相关的高危因素,如组织分级、肌层浸润深度、病理类型等制定进一步治疗方案。G1 或 G2、浅肌层浸润无脉管受累,不需要进一步治疗。G3、深肌层浸润、脉管受累、特殊病理类型等,均应再次手术完成分期及切除附件,亦可根据情况采用盆腔外照射代替手术。

(2)年轻妇女内膜癌的诊治:子宫内膜癌在 35 岁以下妇女少见,诊断中注意与内膜重度不典型增生鉴别,有无与雌激素相关疾病存在。孕激素可治愈内膜不典型增生保留生育能力。若确诊为癌,可选用全子宫及附件切除术。若癌的病理诊断不能肯定,应由患者自己决定是否进行保守治疗,应充分咨询,了解风险,签署必要的医疗文件后,采用大剂量孕激素治疗,治疗后 3 个月行全面诊刮评估疗效。

(3)复发癌治疗:多在术后 2 年内复发,局部复发可选择手术、放射治疗,或手术与放射联合治疗。术后 1～2 年单个盆腔复发灶,若能切除,多可治愈。若患者为已接受放射治疗后复发,治疗则与宫颈癌复发相同;对中心性复发符合条件者选用盆腔脏器清扫术。若非局部复发,可选用孕激素治疗,甲羟孕酮

(MPA)50～100mg,每日 3 次或甲地孕酮(MA)80mg,每日 3 次,可长期服用,一般治疗 3 个月后方显效。化疗药物 DDP、TXL 及 ADM 等可用于手术及放疗无法治愈之复发患者。

(4)不宜手术治疗的患者:过度肥胖,严重心肺疾病,高龄不宜手术患者,可采用腔内照射,其治愈率高于 70%。若有预后不良的高危因素存在(如淋巴结长大、深肌层受累、特殊病理类型、G3),可加用盆腔外照射。G1 有全身麻醉禁忌不宜放疗者,可选用大剂量激素治疗。

2.子宫浆液性乳头状囊腺癌(UPSC) 为子宫内膜癌的特殊亚型,恶性程度高,分化低,早期可发生脉管浸润、盆腹腔淋巴结转移、深肌层浸润、盆腹腔转移,预后差。Ⅰ期复发转移率达 31%～50%。早期 5 年存活率 40%～50%,晚期则低于 15%。诊治中应注意以下几点。

(1)严格进行手术-病理分期:诊刮病理组织检查一旦诊断为 UPSC,无论临床诊断期别早晚,均应进行全面手术分期(包括盆腹腔冲洗液细胞学检查、盆腹腔多处活检、腹膜后淋巴结切除等)。

(2)手术治疗:同卵巢癌细胞减灭术,包括大网膜切除等。

(3)重视术后辅助化疗:因该类肿瘤多数分化不良,盆腹腔早期播散。术后化疗中以铂类为主,常选用与卵巢浆液性乳头状癌相同方案,如 TP、CP 或 PAC 方案。

(4)与卵巢浆液性乳头状癌鉴别要点:若卵巢与子宫均受累,主要病灶在子宫。卵巢内病变仅为卵巢门淋巴管瘤栓。若盆腹腔内有病变,卵巢皮质仅有镜下受累,则可诊断为本病。

3.放疗注意事项 子宫内膜癌诊断时 87%具有可手术性,为了准确地分期,不主张术前放疗。

4.手术分期的标准术式 经腹子宫全切术＋双附件切除术＋盆腔和腹主动脉旁淋巴结清扫。

5.病理检查 对于有经验的妇科医师而言,肉眼判断有无深肌层浸润的准确率可达 91%,因此术中不一定要送快速冷冻组织病理学检查。不能肉眼确定者,则应由病理检查确定。

6.鉴于广泛性子宫切除术 一是为了切除富含血管和淋巴管的宫旁组织,截断转移途径;二是为了切除更多的阴道,而内膜癌的阴道转移率仅为 2%,一般不主张做此术式。加之内膜癌临床Ⅱ期的诊断与手术病理分期的符合率仅为 40%～69%,对疑为Ⅱ期者,可选用次广泛性全子宫切除术。

7.淋巴结清扫 大多内膜癌均位于宫底和宫体上部,肿瘤细胞可沿骨盆漏斗韧带转移至腹主动脉旁淋巴结,因此术中切除腹主动脉旁淋巴结的意义比盆腔淋巴结更大。

8.FIGO 将子宫内膜癌按照复发的危险性分为三类 ①低危肿瘤:肿瘤限于子宫,侵犯肌层＜1/2 或高分化、中分化(ⅠA～ⅡB 期,G1 或 G2);②中危肿瘤:肿瘤限于子宫,侵犯肌层≥50%或低分化,或宫颈受侵(ⅠC 期 G3,Ⅱ期);③高危肿瘤:肿瘤转移至卵巢、阴道或淋巴结。其中低危肿瘤的复发率约 5%,中危肿瘤约 10%,而高危肿瘤则达 14%～42%。研究认为低危 G1、G2、肌层浸润＜1/2 患者,术后不需要补充治疗,ⅠB 期 G1 行观察是可行的,ⅠB 期 G2 手术后观察或者给予腔内近距离放疗是可行的方案。对中危及高危者或是具有高危因素者通常都需加以辅助治疗。

9.放化疗的应用 子宫内膜样癌的术后辅助治疗以放疗为主;而非子宫内膜样癌的辅助治疗以化疗为主,应尽早进行;但放疗旨在控制盆腔复发,化疗旨在减少内膜癌的血行转移,两者均不能改善 5 年生存率。

10.化疗注意事项

(1)若有子宫外播散或仅腹腔细胞学阳性者,可选用 5-FU、DDP、噻替哌(TSPA)等作腹腔化疗。

5-FU:每次 1000mg,IP,(NS 1000～1500ml)。

DDP:每次 50mg/m²,IP,(NS 1000～1500ml)。

TSPA:每次 20～30mg,IP,(NS 1000～1500ml)。

每月 2～3 次,以术后 2 个月内完成 4～6 次腹腔化疗为宜。

（2）若同时应用全身化疗时，应从联合用药方案中减去相应的同类药物，如腹腔化疗时应用铂类药物，全身化疗则不用铂类药物。

（3）如低分化癌或病理类型恶性程度高（透明细胞癌或浆液性癌），一般行 PAC 方案全身化疗。如腹腔冲洗液阳性，或手术证实盆腔有转移者，术中或术后可及时进行腹腔化疗，如阴道、盆腔或腹主动脉淋巴结存在转移者，可酌情给予盆腔动脉灌注化疗联合全身化疗。

（4）在子宫内膜癌，化疗对晚期癌、复发癌以及具有高危因素的术后患者均有肯定疗效。尤其 PA 或 PAC 方案应用较普遍。但化疗不能代替手术及放疗。

（5）化疗前及化疗过程中应适当给予止吐药、抗过敏药、镇静药。选用铂类药物时应同时水化利尿，密切注意尿量变化，警惕肾毒性致急性肾衰竭，必要时可给予呋塞米及甘露醇等；用 ADM 时应注意其注射液浓度和最大耐受量，注射液浓度不得超过 $1mg/ml$，总量不超过 $480mg/m^2$（或不超过 8 个疗程），避免药物外溢导致严重的组织坏死。用紫杉醇（TXL）时应进行必要的心电监护，通常于给药前应用抗过敏药，如地塞米松、苯海拉明等。同时注意预防和治疗其他不良反应，如骨髓抑制、外周神经毒性及胃肠道反应等。

（6）表柔比星（EPB）：

用药时注意事项：成人常用量为每疗程 $50\sim60mg/m^2$，$3\sim4$ 周后重复，可一次给予，也可等分于 $1\sim3$ 日分次给药或于每疗程第 1、8 日等分给药。联合用药一般可用单剂量的 $2/3$，总剂量不宜超过 $700\sim800mg/m^2$。应定期查血常规、心电图、肝功能，如有异常及时处理。对于既往放疗、化疗的患者及老年人、骨髓功能低下、心功能异常者应适当减量，或将每次剂量分次给药。EPB 引起心脏毒性的平均剂量为 $935mg/m^2$，而 ADM 为 $468mg/m^2$，故 EPB 剂量应限制使用。

禁忌证：对本药及蒽环类药物过敏者；心肺功能不全者；明显感染或发热者；恶病质者；胃肠道梗阻者；肝功能不全者；水痘或带状疱疹患者；孕妇及哺乳期妇女；水、电解质紊乱，酸碱平衡失调者。

不良反应：不良反应较 ADM 轻，其防治可参考 ADM。多数有骨髓抑制，表现为白细胞和血小板减少，属剂量限制性毒性，也可有血红蛋白的下降；极少患者出现心脏毒性、心绞痛样胸痛、轻度心电图异常变化，重者出现充血性心力衰竭（总剂量超过 $1000mg/m^2$）；轻度胃肠反应以及局部可产生静脉炎，甚至蜂窝织炎和坏死。

药物相互作用：与顺铂联合用药时胃肠道反应明显增加，大多需用药前静脉给予 5-羟色胺受体抑制药和地塞米松，以避免立即可能出现的恶心和呕吐；与各种骨髓抑制剂，特别是亚硝脲类、大剂量 CTX 或 MTX、MMC 或放射治疗，EPB 一次量与总剂量均应酌减；与 β 受体阻断药配伍可增加心脏毒性，与柔红霉素、长春新碱（VCR）和放线菌素 D（KSM）呈交叉耐药；避免同时使用任何可能导致心脏或肝脏功能损害的药物，以避免增加用本品后可能发生的心肌或肝功损害。

（7）卡铂（CBDCA）：

用药时应注意：一次给药，$300\sim400mg/m^2$，静脉注射或静脉滴注，4 周重复一次；或 $50\sim70mg/m^2$，每日 1 次，连用 5 日，4 周重复。现多主张根据 AUC（血药浓度-时间曲线下面积）决定用药剂量。静脉滴注时应避光，本品应溶于 5％葡萄糖溶液中静脉注射或静脉滴注，勿漏于血管外，一般先用 5％葡萄糖溶液制成 $10mg/ml$ 溶液，再加入 5％葡萄糖溶液 $250\sim500ml$ 中，于 $15\sim60$ 分钟内滴完。

禁忌证：对顺铂或其他铂类化合物的使用有过敏史者、严重肝功能损害者禁用。妊娠、哺乳期妇女、老年人、有水痘、带状疱疹感染、肾功能减退者慎用。

不良反应：骨髓抑制，为剂量相关性毒性，每次用药后，白细胞与血小板在用药 21 日后达最低点，通常在用药后 30 日左右恢复；粒细胞最低点发生于用药后 $21\sim28$ 日，通常在 35 日左右恢复；白细胞与血小板减少与计量相关，有蓄积作用。注射部位疼痛。较少见有变态反应，发生于使用后几分钟之内；周围神经毒性有累积作用,表现为指或趾麻木或麻刺感。耳毒性少见。

药物相互作用:同时使用氨基苷类药物会增加肾脏和听力损害。

(8)依托泊苷(VP-16):

用药时应注意:应置于冰箱内(40℃),避光保存。本品在葡萄糖溶液中不稳定,可形成细微沉淀,因此应使用生理盐水稀释,一般 60～100mg/m² 加入生理盐水 200～500ml 中静脉滴注,每日或隔日 1 次,连用 3～5 次,3～4 周后重复用药,总剂量 1000～2000mg。本品不宜静脉注射及肌内注射,静脉滴注时间不宜少于 30 分钟,否则易引起低血压、喉痉挛等变态反应。应用本品应终止哺乳。

禁忌证:孕妇禁用。

不良反应:可逆性的骨髓抑制,包括白细胞及血小板减少,多发生在用药后第 7～14 日,第 20 日左右恢复正常。食欲缺乏、恶心、呕吐、口腔炎等消化道反应及脱发常见。若静脉滴注过快,可有低血压、喉痉挛等变态反应。

药物相互作用:与其他抗肿瘤药物合用时应注意骨髓抑制的累积作用;本品可抑制机体免疫防御机制,疫苗接种不能激发人体抗体产生,化疗结束后 3 个月内不宜接种病毒疫苗;本品与血浆蛋白结合率高,故与血浆蛋白结合率高的药物可影响本品的作用与排泄;与长春新碱合用可增加后者的神经毒性,应注意。

(9)其余化疗药物注意事项。

11.激素治疗　多用于晚期或复发患者,以高效药物、大剂量、长疗程效果较好,4～6 周可显效。对癌瘤分化良好、孕激素受体阳性者疗效好,对远处复发者疗效优于盆腔复发。长期应用时应注意其不良反应。

(1)孕激素:常见的有胃肠道反应、食欲缺乏、痤疮、液体潴留和水肿、体重增加、过敏性皮炎、精神压抑、乳房疼痛、女性性欲改变、月经紊乱等,少见的有头痛,胸、臀、腿,特别是腓肠肌处疼痛,手臂和脚无力、麻木或疼痛,突然或原因不明确的呼吸短促,语言发音不清,视力改变,肝功能异常以及血栓性静脉炎和肺栓塞等。

(2)他莫昔芬:有潮热、畏寒、急躁等类似围绝经期综合征的表现;骨髓抑制表现为白细胞、血小板计数下降,其他可有头晕、恶心、呕吐、不规则阴道少量流血、闭经等。此外,近年发现,TAM 可刺激子宫内膜增生,甚至导致子宫内膜癌。目前,多数学者倾向于长期(>12 个月)使用 TAM 可能导致子宫内膜癌。故临床上单独应用 TAM 治疗子宫内膜癌应十分谨慎。

12.保留生育器官或卵巢　有强烈生育要求的子宫内膜样腺癌Ⅰ A 期 G1,可行大剂量高效孕激素治疗;完成手术病理分期确定为Ⅰ A 期 G1 或Ⅰ B 期 G1 的子宫内膜样腺癌,年龄<40 岁,有随访条件,强烈要求保留卵巢功能者,有保留一侧卵巢的报道。

【随访】

完成治疗后应定期随访,及时确定有无复发。

1.随访时间　术后 2 年内,每 3～6 个月一次;术后 3～5 年,每 6 个月至 1 年 2 次。

2.随访检查内容　①盆腔检查(三合诊);②阴道细胞学涂片检查;③胸部 X 线平片(6 个月至 1 年);④期别晚者,可行血清 CA125 检查,根据不同情况,选用 CT、MRI 等检查。

(李婷婷)

第六节　子宫肉瘤

子宫肉瘤是一组来源于子宫间质、结缔组织和平滑肌组织的恶性肿瘤,占子宫恶性肿瘤的2%～4%。恶性度高,多见于40～60岁妇女。病理类型主要有子宫平滑肌肉瘤(LMS)、子宫内膜间质肉瘤(ESS)以及子宫恶性中胚叶混合瘤(MMT,亦称恶性苗勒管混合瘤或癌肉瘤)。

【主诉】

患者不规则阴道流血,经量增多,腹部包块或下腹不适。

【临床特点】

(一)主要症状

1.不规则阴道流血　为最常见的症状(67%);绝经前患者表现为月经量多,经期延长,不规则阴道流血等;绝经后患者常表现为绝经后阴道流血。

2.腹部包块　子宫肌瘤恶变者常可在腹部叩及肿物,肿块在短期内迅速增大(30%)。

3.下腹疼痛或坠胀不适　肿瘤生长迅速所致(25%)。

(二)次要症状

1.压迫症状　肿物较大时则压迫膀胱或直肠,出现尿急、尿频、尿潴留、便秘等症状;如压迫盆腔则影响下肢静脉和淋巴回流,出现下肢水肿等症状(22%)。

2.阴道分泌物增多　呈浆液性,带血性或白色,合并感染者则分泌物混浊,伴恶臭(10%)。

3.其他症状　晚期可出现消瘦、乏力、贫血、低热等恶病质症状,发生转移者可出现相应部位症状,如咯血、头痛等。

4.伴随症状　子宫恶性中胚叶混合瘤常与肥胖(40%)、糖尿病(15%)、不育(25%)等伴发。

(三)体征

1.子宫平滑肌肉瘤　位于子宫黏膜下和肌层,可与子宫肌瘤同时存在。

2.子宫内膜间质肉瘤　宫颈口或阴道内发现软、脆、易出血的息肉样肿物,如肿物破溃合并感染,可有极臭的阴道分泌物,也常合并贫血,子宫增大及盆腔肿物。

3.子宫恶性中胚叶混合瘤　多发生在子宫内膜,形如息肉,常充满宫腔,使子宫增大、变软,肿瘤可突出阴道内。

4.下腹部包块　约见于1/3患者。

(四)误诊分析

由于子宫肉瘤在临床上少见,主要症状不规则阴道流血与一般妇科疾病相似,故常被误诊。

1.子宫黏膜下肌瘤　与子宫内膜间质肉瘤症状相似,但后者生长快,血流信号丰富,有低阻频谱,部分患者血清CA125可升高,确诊有赖于手术病理。

2.子宫内膜息肉　内膜息肉常为多发,有蒂,且较细,体积较小;而子宫内膜间质肉瘤多为单发息肉样肿物,基底宽或蒂粗,常伴有出血坏死和感染,阴道排液多等。

3.继发性平滑肌肉瘤　为子宫肌瘤恶性变,发生率较低(国内0.5%,国外0.13%～1%),多发生于肌壁间肌瘤(约占2/3),少数发生于黏膜下肌瘤。临床上表现为短时间内肌瘤迅速增大,阴道分泌物增多,呈浆液血性,阴道流血可表现为月经过多,不规则阴道流血或绝经后阴道流血。但具有以下特点:①恶变常由肌瘤中央开始,周边区域仍为良性表现;②多发性肿瘤中常只有1～2个发生肉瘤变,其余仍为良性;③肉眼及镜下常可见到假包膜;④镜下可在同一张切片或同一个肿瘤中发现肉瘤病灶和良性肌瘤的结构。

【辅助检查】

(一)首要检查

1.超声检查

(1)B型超声:①子宫体积增大,表面凹凸不平,形态不规则。②肿瘤与子宫组织关系多半不清,尤其是内膜间质肉瘤,界限不清晰。子宫平滑肌肉瘤有时可以看到假膜。③肿瘤内部一般为实性中低性回声,也有呈无回声,子宫平滑肌肉瘤内部回声稍强,失去旋涡结构,内有大小不一的液性暗区。④肿瘤位置大多为肌壁间,子宫内膜间质肉瘤在宫腔和宫颈峡部,或脱入阴道,多半看不到正常的子宫内膜。⑤肿瘤体积一般较大,直径为6～10cm。

(2)彩色多普勒超声:呈高舒张和低阻抗血流,如阻抗指数≤0.40高度怀疑子宫肉瘤,如瘤体中央坏死,中央表现为无血管区,周边丰富血流呈环状。

2.术前病理学检查

(1)宫颈口瘤组织活检:部分子宫肉瘤可呈息肉状生长,突出宫颈口,可行瘤组织活检。

(2)分段诊刮子宫内膜及病理学检查:是早期诊断子宫肉瘤的方法之一,对子宫内膜间质肉瘤及恶性中胚叶混合瘤有较大价值,前者阳性率为60%～75%,后者可达90%;对子宫平滑肌肉瘤的诊断价值较小,阳性率不足20%,这可能与其病变部位主要在子宫肌层有关。

3.术中冷冻切片检查　术前诊断为子宫肌瘤而手术时,应在肌瘤切除后立即切开标本检查,注意切面是否成鱼肉状,质地是否均匀一致,有无出血、坏死,有无包膜,有无编织状结构,必要时作冷冻切片检查。如在术中发现子宫或卵巢血管内显示蚯蚓状白色瘤栓者,也应作冷冻切片检查。

4.术后病理诊断

(1)子宫平滑肌肉瘤:

1)大体:肿瘤多为单个,以肌壁间多见,可呈弥漫性生长,与肌层界限不清。切面呈鱼肉状,典型的旋涡结构消失,有灶性或片状出血或坏死。

2)镜下:①细胞异常增生,排列≥5/10HPF状排列消失;②细胞核异型性明显;③肿瘤组织病理性核分裂象≥5/10HPF;④凝固性坏死。

(2)子宫内膜间质肉瘤:根据核分裂数和核异型性,可分为低度恶性内膜间质肉瘤和高度恶性内膜间质肉瘤(现称"未分化内膜间质肉瘤")。

1)大体:肿瘤形成息肉或结节自宫内膜突向宫腔或突至宫颈口外,较一般息肉大,蒂宽,质软脆,表面光滑或溃破继发感染,肌层内肿瘤呈结节性或弥漫性分布,但界限不清。肿瘤切面呈鱼肉状,可有出血、坏死及囊性变,呈暗红、棕褐或灰黄色区域。

2)镜下:瘤细胞像增殖期子宫内膜间质细胞,可排列成上皮样细胞巢、条索和片状;肿瘤内血管较多,肿瘤沿扩张的淋巴窦或血窦生长,有时在子宫壁平滑肌束间浸润,形成蚯蚓状瘤栓,侵犯至宫旁、附件和卵巢血管时,亦可见有蚯蚓状条索,牵引似橡皮筋样。

(3)恶性中胚叶混合瘤:

1)大体:肿瘤由内膜长出,常形成广基息肉状肿物突入并充满宫腔,可伸至宫颈口外,表面光滑或有糜烂和溃疡,质软,切面鱼肉状,有出血坏死和囊性变。如有骨和软骨成分则该处质硬或沙砾感。肿瘤可不同程度侵犯肌层,并可累及宫颈。

2)镜下:癌和肉瘤混合存在,其中绝大多数为腺癌(95%),主要为子宫内膜样癌,极少数为鳞癌(5%)。肉瘤部分形形色色,可以是同源性或异源性,前者中典型的是梭型细胞肉瘤;后者除梭型细胞肉瘤外,还应含横纹肌肉瘤、成骨肉瘤、软骨肉瘤或脂肪肉瘤等。

(二)次要检查

1.CT 检查

(1)子宫平滑肌肉瘤:CT 表现为子宫增大,造影可见肉瘤低密度增强,内部不增强的部分为坏死,肉瘤边界不清。

(2)子宫内膜间质肉瘤:CT 表现为子宫不对称增大,造影时肿瘤实质增强,坏死出血和变性部分呈低密度。

(3)恶性中胚叶混合瘤:可有两种生长方式,腔内生长和腔外生长,前者类似子宫内膜癌,宫体不对称或局部分叶状增大,后者向宫颈突出,两者均可伴有不同程度的出血坏死。

2.MRI 检查

(1)子宫平滑肌肉瘤:T_2WI 上平滑肌肉瘤呈高信号,夹杂不规则的低信号,边界不清;T_1WI 上可见斑片状高信号的出血灶,增强扫描可见不规则强化,其间伴有低信号的坏死区。

(2)子宫内膜间质肉瘤:低度恶性时,T_2WI 上子宫肌层内瘤体呈绒毛状、分叶状、边界不清的高信号;高度恶性时,T_2WI 上呈高信号,增强扫描时肉瘤不规则强化;T_1WI 上可见高信号的出血灶,肿瘤以实性为主,囊性为不典型表现。

(3)恶性中胚叶混合瘤:T_2WI 上肉瘤呈不均匀的高低信号,增强扫描时可见肉瘤表现为很强的不规则强化,其中伴非强化的坏死、出血区;T_1WI 上表现为不规则的高信号出血灶。

3.其他　肉瘤常有向肺转移的倾向,特别是子宫内膜间质肉瘤,应常规做胸部 X 线透视,必要时作摄片或 X 线断层照片。此外,应常规行血、尿常规,肝肾功能,凝血系列等检查,了解全身情况。

(三)检查注意事项

1.一般而言,肿瘤核分裂象<5/10HPF,行为良性;超过 10/10HPF,为明显恶性,预后差;核分裂象介于 5~10/10HPF 之间时,称为细胞性平滑肌肉瘤或恶性潜力不肯定的平滑肌肿瘤,转归不可预知。因此子宫平滑肌肉瘤的诊断应根据肿瘤细胞的增生程度、细胞异型性,更重要的是肿瘤的凝固性坏死,单凭任何一项指标,都无法诊断子宫平滑肌肉瘤。

组织学诊断标准:①细胞异型性中到重度,同时合并肿瘤细胞凝固性坏死;②细胞异型性中到重度,同时核分裂活跃(≥10/10HPF),可无肿瘤细胞凝固性坏死;③细胞异型性轻度,同时核分裂活跃(≥10/10HPF)及肿瘤细胞凝固性坏死。

2.由于低度和高度恶性子宫内膜间质肉瘤预后常不同,临床上须加以鉴别,主要依靠病理学检查进行鉴别,如表 4-6。

表 4-6　低度与高度恶性子宫内膜间质肉瘤鉴别表

项目	低度恶性子宫内膜间质肉瘤	高度恶性子宫内膜间质肉瘤
年龄(岁)	35	50
月经状态	绝经前	绝经后
细胞形态	大小一致	大小不一、异型性明显
核分裂象	5~10/10HPF	≥10/10HPF
出血、坏死	少见	常见
DNA 倍体	2 倍体	多倍体、异倍体
激素受体	ER,PR 阳性	ER,PR 阴性
预后	好	差(易复发)

3.恶性中胚叶混合瘤肉眼下与其他类型肿瘤不易区分,但在镜下看见腺癌、横纹肌母细 40%肉 MRICT 肉瘤或脂肪肉瘤等成分时即可诊断。

4.子宫肉瘤 40%病例首次手术时病灶已超出子宫,但有时由于病灶尚局限在内膜间质中或向肌层浸润而未突出内膜,则诊刮或活检均阴性。所以,即使诊刮为阴性,也不能排除诊断肉瘤的可能。

5.影像学检查包括 MRI、CT 及 B 超诊断子宫肉瘤的特异性较差。Sagae 等报道 106 例子宫肉瘤术前影像学发现子宫异常的比例,子宫恶性中胚叶混合瘤(46),平滑肌肉瘤(40),子宫内膜间质肉瘤(20),分别为 B 超阳性率分别为 35/46、18/40、5/20;CT 阳性率分别为 6/46、9/40、4/20;MRI 阳性率分别为 8/46、12/40、5/20,可见 B 超和 CT 对子宫恶性中胚叶混合瘤有所帮助。

6.子宫平滑肌肉的 MRI 表现无特异性,但以下几点可提示平滑肌肉瘤的可能性:①平滑肌瘤突然增大;②病灶不规则强化,伴有出血和坏死,且边界不清时;③在 T_1WI 上观察瘤体的出血形态,肉瘤的出血灶为不规则、不均匀分布,而平滑肌瘤伴红色变性时,出血灶均匀地环绕在肌瘤周围。

【分期】

(一)临床分期

子宫内膜癌按国际抗癌协会(UICC)进行如下分期。

Ⅰ期:肿瘤局限于宫体。

Ⅱ期:肿瘤浸润宫颈。

Ⅲ期:肿瘤超出宫颈范围,侵犯盆腔其他脏器及组织,但仍局限于盆腔。

Ⅳ期:肿瘤超出盆腔范围,侵犯上腹腔或已有远处转移。

(二)手术-病理分期

目前 FIGO 对于子宫内膜癌的分期普遍应用于子宫肉瘤,如表 4-7。

表 4-7　子宫内膜癌 FICO 手术-病理分期(1988)

分期	病变的范围
Ⅰ期	肿瘤局限于子宫腔内,约 50%的患者属于本期
	ⅠA:癌瘤局限于子宫内膜
	ⅠB:癌瘤浸润深度<1/2 肌层
	ⅠC:癌瘤浸润深度>1/2 肌层
Ⅱ期	肿瘤已经累及宫体和宫颈,但是没有超出子宫的范围
	ⅡA:仅颈管内的腺体受累
	ⅡB:宫颈间质受累
Ⅲ期	肿瘤已经扩散到子宫以外,但仍局限于真骨盆内
	ⅢA:肿瘤已经侵犯到子宫的浆膜层和(或)附件和(或)腹腔细胞学阳性
	ⅢB:转移到盆腔和(或)腹主动脉旁淋巴结
Ⅳ期	肿瘤累及膀胱或肠黏膜或转移至远处
	ⅣA:肿瘤侵犯膀胱和(或)肠黏膜
	ⅣB:远处转移,包括腹腔内和(或)腹股沟淋巴结

(三)分期注意事项

临床分期未将肿瘤侵及深度、淋巴结受侵、血管淋巴管内瘤栓等列入分期中,与手术中发现的肿瘤扩散程度常不符合,导致低估病情,故使用手术分期能够更准确地判断病情的严重程度,指导治疗和判断预后。

【治疗要点】

（一）治疗原则

治疗以手术治疗为主，辅以放疗和化疗。

（二）手术治疗

手术治疗是子宫肉瘤最主要的治疗方法。

1.子宫平滑肌肉瘤

（1）Ⅰ、Ⅱ期：手术治疗主要适应于Ⅰ、Ⅱ期患者，无严重内科疾患。手术范围行全子宫＋双附件切除术。对绝经前患者可保留卵巢，但应充分知情。一般认为其盆腹腔腹膜后淋巴结转移率较低，而且施行盆腹腔淋巴结清扫术并未提高患者生存率。为了便于临床分期及预后，术中应留取腹腔冲洗液，探查盆腔及腹主动脉旁淋巴结并取活检。

（2）Ⅲ、Ⅳ期患者：手术范围应行广泛性子宫、双附件切除、盆腔及腹主动脉旁淋巴结清扫术，并尽可能切除子宫外扩散的可见肿瘤。

2.子宫内膜间质肉瘤

（1）低度恶性内膜间质肉瘤：行全子宫及双侧附件切除。对子宫旁、附件有浸润的患者主张行广泛性子宫、双附件切除及盆腹腔与腹主动脉旁淋巴结清扫术，甚至大网膜切除术。有肺转移者应择期行肺叶切除术，术后辅以放疗或化疗，预后较好。

虽低度恶性内膜间质肉瘤恶性程度较低，手术治疗预后较好，但对年轻患者也不宜保留卵巢。如保留卵巢，其分泌的性激素可能会刺激隐匿的肿瘤生长，加速复发，因此不宜缩小手术范围。

（2）高度恶性内膜间质肉瘤：行全子宫＋双附件＋盆腔及腹主动脉旁淋巴结切除术，术后辅助放疗和化疗。

3.子宫恶性中胚叶混合瘤　手术范围为全子宫/次广泛子宫及双附件切除及盆腹腔病灶、盆腹腔与腹主动脉旁淋巴结清扫术，及大网膜切除术，术后辅以化疗和放疗。若手术无法切净盆腹腔所有病灶，争取做到理想的肿瘤细胞减灭术。子宫恶性中胚叶混合瘤有很高的大网膜转移率，常规行大网膜切除术。

（三）放射治疗

1.适应证　子宫肉瘤的组织类型与放射治疗的效果相关，其中子宫内膜间质肉瘤对放疗敏感，其次为子宫恶性中胚叶混合瘤，而子宫平滑肌肉瘤对放疗不敏感。故对于子宫肉瘤，尤其是对子宫内膜间质肉瘤和子宫恶性中胚叶混合瘤，术后应追加放疗。子宫平滑肌肉瘤由于对放疗的敏感性较低，一般主张尽量手术治疗，术后辅助放疗可预防盆腔复发，但不改善患者的生存率，放疗多用于临床期别晚、分化程度差、血管内有瘤栓的病例。对于转移或复发的晚期子宫肉瘤，患者，主张用放疗作为姑息治疗，以延长生命。

2.具体方案　根据放疗时间的不同，可分为术前放疗和术后放疗，由于子宫肉瘤对放射线不敏感且子宫肉瘤术前不易确诊，故一般不采用术前放疗，只有那些不能手术的患者才考虑先放射治疗，为手术创造条件，根据放疗部位的不同，可分为体外照射和腔内照射。现将各种放疗方法的适应证、剂量及方法分述如下。

（1）术前放疗：对已确诊的子宫内膜间质肉瘤，如手术有困难，可行术前放射。一般采用体外照射，设下腹及臀部各一野垂直照射，用加速器或^{60}Co，3～4周内组织量30～40Gy，照射3～4周后手术。此外，还可以采用遥控后装腔内照射，其剂量仍以子宫颈癌腔内放疗的参考点（A）为准，最好能使子宫得到均匀分布的剂量。A点的剂量以15～20Gy为宜。

（2）术后放疗：需要根据术后残留及转移灶的情况制定治疗方案，术后体外照射的照射野与术后预防性盆腔照射大致相同，如盆腔中心部位有肉瘤残存，全盆腔照射肿瘤量可提高到40Gy，中央挡铅四野照射仍为 15Gy,如盆壁肿块较大,在完成全盆及四野照射之后可再缩野照射 10~15Gy,如证实腹主动脉旁淋巴结阳性可另外设野,照射剂量为 45~55Gy,每周8.5Gy,4~6 周内完成。当病变范围超出盆腔范围时,可再上腹部增设一野,照射野面积根据病变范围划定,对肝、肾部位需要挡铅遮盖。如肺转移病灶范围较小时,可以对肺部转移灶设野行体外照射。

术后阴道残端有肉瘤残存时,在体外全盆腔照射之后,可与盆腔四野照射同时补充腔内放疗,术后腔内照射其剂量参考点为黏膜下 0.3cm,可给予总量 24~30Gy,分 3~5 次完成,间隔为 4~7 日,对术前误诊为良性疾病而实施子宫次全切术者,仍可利用颈管进行腔内放射。

（四）化学治疗

子宫肉瘤具有早期血行转移的特点,应用辅助化疗,以延缓复发受到重视。不同的组织类型对化疗敏感性不同,子宫平滑肌肉瘤对化疗的敏感性相对高于子宫内膜间质肉瘤和子宫恶性中胚叶混合瘤。化疗对低度恶性子宫内膜间质肉瘤的复发及转移有一定疗效,高度恶性者化疗疗效不佳。化疗对肺转移的效果比盆腔、腹腔或肝转移好。

1.子宫平滑肌肉瘤

(1)单药化疗:多柔比星(ADM)和异环磷酰胺(IFO)是对复发和晚期子宫平滑肌肉瘤最有活性的药物。

(2)联合化疗:目前对平滑肌肉瘤的联合化疗尚无疗效肯定的方案,现将我国常用子宫平滑肌肉瘤的化疗方案介绍如下。

2.子宫内膜间质肉瘤

(1)低度恶性子宫内膜间质肉瘤术后或复发后化疗,预后良好,化疗多用以 DDP 或异环磷酰胺(IFO)为主的方案。一项前瞻性 Ⅱ 期临床试验报道了 IFO 单药治疗 21 例晚期、复发或转移性子宫内膜间质肉瘤的结果。其中,IFO 用量每日 $1.5g/m^2$(以前接受过放疗的患者剂量为 $1.2g/m^2$),静脉注射,共 5 口,每 3 周重复,共 6 周期。总有效率为 33.3%,其中临床完全缓解率(CR)14%,部分缓解率(PR)19%。

(2)高度恶性子宫内膜间质肉瘤化疗效果较差,有用 IAP 方案(IFO＋ADM＋DDP,每 3 周重复一次,具体如下)治疗有效的报道。

3.子宫恶性中胚叶混合瘤　　化疗对子宫恶性中胚叶混合瘤有一定的疗效,尤其是对 Ⅱ 期以上患者,具有重要作用。

(1)单药化疗:目前认为 IFO 和 DDP 是对该肿瘤最有活性的抗肿瘤药物。

(2)联合化疗:子宫恶性中胚叶混合瘤通常应用的多数联合化疗方案,其反应率较低,疗效较差,并不能明显改善患者生存率,但对于较早期病变,防止病变的扩展,缓解晚期病变及防止复发有一定的积极意义。

（五）激素治疗

孕激素类药物主要用于治疗低度恶性内膜间质肉瘤及部分孕激素受体(PR)阳性的高度恶性内膜间质肉瘤。对于 PR 阳性患者,孕激素类药物有较好的反应。一般采用大剂量孕激素,如甲羟孕酮(MPA):200mg,每日 1 次,口服,长期维持;甲地孕酮(MA):160mg,每日 1 次,口服,长期维持;己酸孕酮:500mg,每日 1 次,肌内注射,1月后改为 500mg,每周 2 次,肌内注射,长期维持,或改为上述口服药长期维持。有主张对于 PR 阴性者,先应用他莫昔芬(TAM 10mg,每日 2 次,口服),增加肿瘤对孕激素类药物的敏感性,然后再应用甲羟孕酮或甲地孕酮。治疗时间不少于 1 年。

（六）复发子宫肉瘤的治疗

子宫肉瘤患者经治疗后,复发率仍很高,Ⅰ 期复发率为 50%~67%,Ⅱ~Ⅲ 期复发率高达 90%,平均复发时间为 8 个月,80％以上的病例在术后 2 年内复发。所以,不少复发患者需要治疗。复发后治疗的目的是缓解症状、延长生存期。

1.手术为主的综合治疗　适用于复发部位在盆腔,且为中央型复发,主张尽可能再次手术,切除复发病灶,术后辅以放疗、化疗等。

2.化疗为主的综合治疗　无论何种组织类型的子宫肉瘤早期或晚期患者治疗后,都可发生复发,且远处转移也多见,可能与多数病例加用放疗、降低了盆腔内复发有关。因此,应用全身化疗是合理的,对控制远处转移可能有利。

3.放疗　子宫肉瘤的复发部位以盆腔复发者最多。若手术无法切除复发病灶,可选择放射治疗,宜根据复发的部位和以前辅助治疗的情况来制定放疗计划。

（七）治疗注意事项

1.手术治疗是子宫肉瘤最主要的治疗方法。手术的范围是全子宫及双附件切除术。

2.子宫肉瘤患者不考虑保留生育功能问题。

3.年轻的子宫肉瘤患者能否保留卵巢一直备受关注。目前不推荐对临床期别早、绝经前的平滑肌肉瘤患者行常规的双侧附件切除术,但应让患者充分知情。而子宫内膜间质肉瘤和恶性中胚叶混合瘤,无论期别早晚,应常规切除卵巢。

4.有关手术治疗是否应包括常规的盆腔及腹主动脉旁淋巴结切除术问题,目前较为一致的看法是,对于子宫恶性中胚叶混合瘤和高度恶性子宫内膜间质肉瘤应行盆腔及腹主动脉旁淋巴结切除;对于其他组织学类型的子宫肉瘤则应根据临床期别行淋巴结的探查活检或切除术。

5.有关手术治疗是否应常规行大网膜切除术的问题,目前较为一致的看法是,恶性中胚叶混合瘤具有与同样来源的卵巢上皮癌相同的生物学特性,应常规行大网膜切除术,特别对于上皮成分为浆乳癌、透明细胞癌、黏液性癌等的肉瘤。对于其他组织学类型的子宫肉瘤,大网膜切除术则作为对晚期患者肿瘤细胞减灭术的内容完成。

6.对术中未确定子宫平滑肌肉瘤,因良性疾病仅行子宫次全切或肌瘤剔除术,术后病理确认为肉瘤者,应再次手术。但亦有人认为对年轻而渴望生育的患者,若术中未能诊断,剔除的肿瘤术后病理诊断为子宫平滑肌瘤有肉瘤样变,病变局限,没有侵及血管,可不用再次手术,密切观察即可。

7.对于继发性平滑肌肉瘤,瘤体＜5cm,核分裂象＜5/10HPF 的年轻女性,患者渴望生育者,在充分知情的情况下也可考虑保留生育功能,其余同子宫平滑肌肉瘤处理。

（姜　涛）

第七节　上皮性卵巢癌

上皮性卵巢癌是发病率最高的卵巢恶性肿瘤,约占卵巢癌的 70％以上,占成年女性卵巢癌的 90％以上,通常认为是由于卵巢表面不断排卵所致的上皮破裂及修复过程中上皮细胞的增生失控导致恶变而产生,排卵后卵巢表面上皮暴露于促性腺激素、性激素及其他化学物质如炎性介质等,这些因素间的微妙作用可能促成其癌变。卵巢表面为单层生发上皮,起源于胚胎时期覆盖在生殖嵴表面的体腔上皮,该上皮具有多潜能属性,能向恶性转化,也能向苗勒管相关的任何细胞类型分化,如向输卵管内膜上皮分化则产生浆液性癌,向子宫内膜分化产生子宫内膜样癌,向子宫颈黏液上皮分化产生黏液性癌,向富含糖原细胞即像胚胎苗勒上皮又像分泌期子宫内膜腺体分化则产生透明细胞癌,向泌尿道上皮分化则形成移行细胞癌。

一、病理类型

病理学上,卵巢上皮性癌的发病机制可分为两种:一种为具有癌前病变逐级演变过程形成的癌,如腺瘤-交界腺瘤-腺癌,黏液癌、起源于子宫内膜异位症的大多数透明细胞癌、子宫内膜样腺癌及多数高分化的浆液性腺癌均为此型,相对容易早期发现,预后也较好;另一种为无此过渡阶段直接形成的癌,多为分化差的浆液性癌,临床发现晚、预后差,这一型癌可起源于卵巢上皮,但近年来认为其起源于输卵管末端的学说更为流行,不少报道发现卵巢浆液癌与远端输卵管癌共存的情况,且存在相似的 p53 基因突变;在超过50%的原发性腹膜癌病人中也见到了输卵管黏膜癌或原位癌;在预防性切除双附件的 BRCA 突变妇女中p53 阳性细胞群和上皮内癌在输卵管黏膜的检出率可达 30%,而卵巢表面却阴性。分子病理学证据也支持上述二元发病机制学说,分化差的浆液性癌存在典型的 p53 突变,而分化好的浆液性癌及黏液性癌通常有 K-ras 基因的突变,子宫内膜癌可见 PTEN 突变。

卵巢上皮性癌的病理类型主要包括浆液性癌、黏液性癌、子宫内膜样癌、透明细胞癌、移行上皮癌(勃勒纳瘤)、混合性上皮癌、鳞状细胞癌及未分化癌,其中浆液性癌(包括腹膜癌)的发病率最高,晚期病人最多;黏液性癌的发病率较低,早期病人多见;而移行上皮癌(勃勒纳瘤)、鳞状细胞癌及未分化癌则相对少见。35 岁以前患卵巢上皮性恶性肿瘤者少见。

对 I 期卵巢癌的研究显示,浆液性癌只占全部浆液性癌的 4%,透明细胞癌占全部透明细胞癌的 36%,子宫内膜样癌占 53%,黏液性癌占 83%,勃勒纳瘤占 100%;FIGO 1996 年的资料也显示 IA 期癌中黏液性癌的比例最高,ⅢC 期癌中浆液性癌的比例最高。说明勃勒纳瘤、黏液性癌、子宫内膜样癌相对容易在早期发现,因此预后也较好;透明细胞癌尽管预后较差,但也有 1/3 的患者能在早期发现,只要尽努力手术切除干净,预后也还不错;只有卵巢浆液性癌,发生率最高,早期发现率最低,一旦发现即达晚期,预后较差。因此,提高卵巢上皮性癌生存率的关键就在于提高卵巢浆液性癌的早期诊断率及晚期治疗有效率。

二、转移方式

卵巢上皮性癌以腹腔种植转移为主,脱落的癌细胞沿腹腔液循环方向,自右结肠旁转移到右侧膈顶表面,大网膜及腹膜表面均可受累。经腹膜后淋巴途径转移是卵巢上皮性癌转移的另一种方式,经漏斗韧带可转移至肾血管下方淋巴结;经阔韧带可转移至盆壁各组淋巴结;经圆韧带可转移至腹股沟淋巴结。

三、诊断及鉴别诊断

卵巢上皮性癌尤为浆液性癌的早期诊断相对困难,数据显示卵巢上皮性癌的生存率 I 期可达到甚至超过 90%,但此期仅有不足 20%的病人被诊断;Ⅱ期生存率也可达 50%~70%,但也仅有 10%的病人在此期被诊断;而Ⅲ期生存率只有 15%~25%,Ⅳ期<5%,但 60%~70%的病人在Ⅲ期、10%在Ⅳ期才被诊断,这是导致卵巢浆液性癌预后差的主要原因。造成此种窘境的原因主要为①早期病人多无症状,一旦出现症状时则疾病多已达晚期,这些症状主要包括持续腹胀、盆腹腔痛、进食下降、易饱、尿频、尿急,即便是出现了这些症状仍有许多病人不会来妇科就诊,而常常先去消化内科、泌尿科等就诊,因为这些症状并不具特异性。疲劳、消化不良、背痛、性交痛、便秘、月经紊乱也可出现在卵巢癌病人,但同样对诊断帮助不大,我们在临床上还见到病人持续治疗顽固性便秘,结果为卵巢癌的病人。②出现点滴妇科症状常来妇科就

诊的妇女多为育龄期妇女,而此时期并不是卵巢癌发病的高危人群,妇科检查触到的附件包块常常是功能性卵巢囊肿,而恰恰是在不易到妇科就诊的育龄前及绝经后妇女中触到附件包块才更有可能是卵巢癌。③早期卵巢癌筛查的手段欠缺、敏感性不高。目前每1~2年1次的妇女普查主要是针对子宫颈癌的,所以筛查对象多为育龄期妇女,罕见育龄前、绝经后妇女,尽管许多地方也同时做妇科触诊、B超及CA125的检测,但筛查率远不及子宫颈癌。因此,能够早期发现的卵巢癌多为偶然、侥幸。现阶段符合经济、安全、简单、无创、相对敏感、相对特异的血CA125检测仍被认为是卵巢上皮性肿瘤中最有价值的肿瘤标志物。已经被证明仅有<1%的非孕妇女CA125水平>35U/ml,而在上皮性卵巢癌患者中CA125>35U/ml者达80%~85%,在浆液性卵巢上皮性癌患者中>85%,黏液性癌中此比例较低。绝经后的妇女若出现无症状的盆腔包块、CA125>65U/ml,则诊断的敏感性达97%,特异性达78%,而在绝经前的妇女其特异性相对较差,因为CA125的升高还可以出现在妊娠期、子宫内膜异位症、盆腔炎性疾病、腹腔结核、胰腺炎、肾衰竭、肝炎等情况下,因此,对绝经后伴有CA125升高的妇女应高度重视。在这我还想特别提出的是也主要表现为腹水、盆腔包块、CA125升高的盆腹腔结核,临床上常能见到这种病人误诊为卵巢癌或腹膜癌而手术,但手术除了对结核有诊断作用外,并无其他益处,故临床上应尽量在手术前鉴别,避免手术性诊断。也有不少大样本的前瞻性研究希望通过定期的CA125检测能筛查出早期病人,遗憾的是到目前为止仍没有哪项研究其早期诊断率及患者生存率能明显改善,即便是在有家族遗传性卵巢癌史的妇女或绝经后妇女中。

新的肿瘤标志物近年来也不断涌现,已有不少文章对此进行探讨,其基本思路仍是以CA125为核心,加入其他肿瘤标志物及B超进行排列组合,在众多候选标志物中,人附睾蛋白4(HE4)极有望入选。Hellstrom等检测了37例卵巢癌、19例卵巢良性疾病和65例健康对照者的血清HE4及CA125水平,发现血清HE4比CA125能更好地区分卵巢癌患者和正常对照个体;2007年Moore等比较了HE4,CA125,可溶性间皮瘤相关肽、CA72-4、活化素A及抑制素、骨桥蛋白、HER2和表皮生长因子受体9种肿瘤标志物在67例卵巢上皮性癌和166例卵巢良性疾病患者血清中的水平,将其与术后病理进行比较,结果显示,良性肿瘤和卵巢癌患者之间,除HER2外各项肿瘤标志物水平均有显著差异,在特异性同为95%的情况下,就单一标志物而言,HE4诊断卵巢癌的敏感性最高(72.9%);就组合标志物而言,CA125和HE4联合检测的敏感性最高(76.4%);而就良性肿瘤与卵巢癌Ⅰ期病变而言,HE4为最佳单用标志物。2008年Moore等分别检测了患有盆腔肿物妇女的血清HE4和CA125的水平,采用Logistic回归分析建立数学模型计算出绝经前、后妇女的卵巢癌风险预测值,结果显示,两者联合检测能成功地预测患有盆腔肿物的妇女当中患卵巢癌的高风险个体,这就为此类患者尽早就诊并引起医务人员重视提供了很好的理论依据。董丽等应用酶联免疫吸附试验方法也检测了30例卵巢恶性肿瘤、45例卵巢良性肿瘤、57例子宫内膜异位症、8例盆腔炎和137例正常妇女血清中HE4和CA125水平,发现单项检测诊断卵巢癌的特异性HE4(正常值0~150pmol/L)优于CA125;两者联合可提高诊断能力;当以150pmol/L为界值点时,诊断卵巢癌的正确率更高;以86pmol/L为界值点时有利于卵巢癌的筛查、降低漏诊率。这样看来,HE4+CA125±B超的检测模式很有希望成为卵巢癌的筛查方法。

B超也被认为是一种方便、经济的卵巢癌筛查手段,也有许多研究希望通过定期超声检查早期发现卵巢癌病人,但结果同样不甚满意。尽管B超的方式在不断改善,如从腹部B超变为阴道B超,从阴道B超到增加了多普勒血流测定功能的B超,其目的是希望能够更清楚地观察卵巢内部结构及血流情况,以早期诊断卵巢癌,但收效甚微。

CT,MRI,PET-CT对诊断卵巢癌有帮助,但更重要的是在决定手术范围、判断是否有淋巴结转移及卵巢癌复发时的作用更为明显,对于筛查及早期诊断作用甚微。

四、治疗

上皮性卵巢癌的治疗应建立在准确的临床分期及病理亚型、细胞分化的基础上。治疗手段主要包括肿瘤细胞减灭术及化疗,此外生物调节治疗、分子靶向治疗、激素内分泌治疗、放疗及中医中药治疗均可起到一定作用,但无论如何,晚期卵巢癌几乎是难以治愈的,治疗的目标应着眼于提高患者的 5 年生存率及生存质量上。

(一)早期上皮性卵巢癌的处理

有 4%～25%的盆腹腔探查显示为 Ⅰ 期上皮性卵巢癌的患者术后病理可见腹膜后有淋巴结转移,这种转移与肿瘤亚型(浆液性、透明细胞性)和细胞分化(低分化)相关,提示我们手术中若患者为低分化浆液性、透明细胞性癌,即使眼观为早期,仍有必要行盆腔及腹主动脉旁淋巴结清扫。Vergote 等回顾性分析了1500 例未做盆腔及腹主动脉旁淋巴结清扫、仅做淋巴结活检的 Ⅰ 期上皮性卵巢癌患者,其 5 年生存率仅为83%,无瘤生存率80%。在 Ⅰ 期上皮性卵巢癌患者中,黏液性癌预后最好,5 年无瘤生存率91%,其后依次为内膜样癌82%,浆液性癌76%,透明细胞癌73%和未分化癌62%;在不同分化程度中5 年无瘤生存率为高分化癌94%,中分化癌81%,低分化癌61%。

1.分期手术　分期手术不仅仅是为了手术切除病灶,更重要的是为了获得正确的临床分期,从而为制定相适应的临床治疗方案及判断病人的预后提供可靠依据,因此,分期手术做不做、做得好不好就显得十分重要。有资料显示,专业妇瘤医生与普通妇产科医生或普通外科医生所做的分期手术相比存在明显差别,经检查核实的准确性分别为97%,52%,35%;Young 等报道对一组初次手术被认定为 Ⅰ～Ⅱ 期卵巢癌的患者进行再次分期手术,结果发现 31%的病人分期均上升了,其中 77%的病人已达临床Ⅲ期。3 项关于Ⅰ期癌的研究也体现出分期手术的重要性。其一,是一组 1980～1994 年仅行手术治疗(可能为不严格的分期手术后不加任何治疗)的 Ⅰ 期病人,31%(61/194)的病人中位复发时间为 17 个月(6 个月至 15.7 年),中位随访时间为 54 个月,5 年无瘤生存率为 Ⅰ A 期 87%,Ⅰ B 期 65%,ⅠC 期 62%,高分化 90%,中分化85%,低分化 45%;其二,是一组接受了包括腹膜后淋巴结评价的分期手术的 Ⅰ 期病人,中位随访时间为 4年,结果 68 例中只有 3 例疾病进展,其中 2 例是透明细胞癌(2/16),1 例死亡;其三,为一项多中心的研究,入组的为早期、高分化病人共 67 例,其中只有 24 例完成了分期手术,结果 5 年无瘤生存率在完成分期手术组为 100%,其余的仅为 88%。这 3 项研究也说明,分期手术对于判断预后、决定是否辅助治疗极其重要。因此,在 2010 版 NCCN 指南中要求卵巢癌的手术一定要做分期手术,并且最好由专业妇瘤医生进行,若初次手术不是分期手术也建议最好做二次手术进行仔细分期。具体的初次分期手术原则为:选择纵切口,留取腹腔冲洗液送细胞学检查,完整切除肿瘤及全子宫双附件,全面腹腔探查,切除大网膜,腹膜后淋巴活检并切除可疑淋巴结,随机的腹膜多点活检。

2.术后化疗　对于早期卵巢癌确实经过严格分期手术的 Ⅰ A 期、Ⅰ B 期高分化癌,2009 年 NCCN 指南建议仅予观察,不需追加后续治疗;Ⅰ A 期、Ⅰ B 期低分化癌则需行静脉紫杉醇＋卡铂3～6 个周期;Ⅰ A期、Ⅰ B 期中分化癌则可视病人意愿、肿瘤亚型等给与观察或静脉紫杉醇＋卡铂3～6 个周期。Ⅰ C 期病人无论高、中、低分化,均应给予静脉紫杉醇＋卡铂3～6 个周期。需要保留生育能力的患者,应在肿瘤确实局限于一侧卵巢的基础上,严格选取组织学亚型为黏液性或内膜样的、细胞分化较好的、对侧卵巢楔形切除标本阴性的患者进行保留,即便如此,仍不能排除复发风险,建议在尽快完成生育任务后再次手术,完成标准的上皮性卵巢癌的分期手术。

（二）交界性肿瘤的处理

交界性肿瘤(LMP)常含有 10%～20%的恶性成分,通常为浆液性或黏液性亚型,但 75%～80%可在早期被诊断,即便病人晚期才被诊断,常常进展缓慢。有研究显示,Ⅰ期交界瘤的 10 年生存率为 99%,Ⅱ期98%,Ⅲ期 96%,Ⅳ期 77%,因此对于Ⅰ～Ⅱ期患者不建议行术后化疗。

手术仍是首选,手术分期原则与卵巢癌相同,由于交界性肿瘤更易出现在年轻妇女中,因此对于是否保留生育能力及卵巢功能,是否给予辅助化疗应更加慎重。有研究显示,为保留生育能力,Ⅰ期交界瘤患者可以仅行肿瘤切除术,尽管可能复发率高,生存率影响不太大,但这样的手术仍以少做为好。Ⅱ期以上者仍推荐行全子宫、双附件及分期手术。

有 5%～10%的早期浆液性交界瘤在确诊后的 10～15 年时会复发,因此有必要长期随访。有研究显示,复发者的病理亚型多为微乳头型,此型更易有浸润性种植,因此强调手术中要仔细寻找、切净病灶。交界瘤细胞生长缓慢,故化疗效果多不理想,但浆液性交界瘤对化疗的反应相对较好,Gershenson 等报道了一组转移性浆液性交界瘤初次手术后有明显残瘤者接受术后化疗及二次探查术的情况,结果显示 15%(3/20)非浸润性种植及 57%(4/7)浸润性种植者对化疗有反应,但对生存率的影响不确定。这样看来,手术就被推荐为非浸润性种植交界瘤的唯一初始治疗,其 5 年生存率也可达 94%～95%,术后化疗则被推荐在浸润性种植者。超过 90%的浆液性交界瘤雌激素受体表达阳性,因此可以应用他莫昔芬、亮丙瑞林和阿那曲唑等治疗。有研究发现,浆液性交界瘤中存在高频度的 BRAF 突变,针对此突变的靶向药有希望成为浆液性交界瘤的研究方向。

黏液性交界瘤多为Ⅰ期,且绝大多数均为单侧巨大的卵巢包块,双侧者多为对侧转移所致。处理黏液性交界瘤时应常规行阑尾切除术及胃肠道探查,以排除原发性胃肠道肿瘤的可能性。微浸润也可以存在,但无预后意义。Ⅰ期的复发风险极低,无论是肠型还是宫颈内膜型,转移率为 0～7%。腹膜假黏液瘤曾被认为是卵巢黏液性交界瘤种植的结果,但现在病理学家更愿相信它是阑尾肿瘤转移所造成的。纯粹的晚期黏液性交界瘤相当少见。

（三）晚期上皮性卵巢癌的处理

1.肿瘤细胞减灭术　　由于晚期上皮性卵巢癌治愈的概率较小,所以晚期上皮性卵巢癌的治疗是以手术为主、结合化疗的综合治疗,手术方式也从早期癌的分期手术变为肿瘤细胞减灭术。在 2009 年 NCCN 指南对肿瘤细胞减灭术定义为:在合适的情况下最大程度地减灭肿瘤细胞,使残余肿瘤的最大直径<1cm,对于≤Ⅲb 期的患者还应行双侧盆腔和腹主动脉旁淋巴结切除术,对于所有期别患者,为达到满意的肿瘤细胞减灭术,可以考虑进行如下手术:盆腔廓清术,肠切除术,脾切除术,膈面或其他腹膜面肿瘤剥离术。新辅助化疗后中间型肿瘤细胞减灭术是否有益目前仍有争议,但对于估计无法直接手术的或强行直接手术可能弊大于利的晚期患者仍可考虑进行此类治疗,但在美国,直接给予肿瘤细胞减灭术仍是最先考虑的治疗选择。实际上对于晚期上皮性卵巢癌患者而言,要想做到真正的肿瘤细胞减灭几乎是不可能的,这只是临床医生的良好愿望,希望能以手术的方式最大限度地消灭肿瘤。该手术的优点在于减轻病人不适感、减少肿瘤负代谢平衡、改善病人的营养状态、增加病人对化疗的耐受性,更重要的是为手术后的辅助化疗增加了药物敏感性。当肿瘤较大时其中心血供相对较差,这就为静脉化疗药物到达肿瘤内部杀灭肿瘤增加了难度,使得一些肿瘤细胞能够逃离化疗药物的干扰;同时低血供也使得一部分肿瘤细胞生长较慢,处于 G_0 期状态,而这种细胞对化疗药物不敏感。肿瘤细胞减灭术要求残存肿瘤结节尽可能小也有此道理在内。许多临床试验已经证实了这种观点,即残留癌灶越小,术后化疗反应越好,患者的总生存期及无瘤生存期就明显延长,GOG 的一项Ⅲ期临床试验比较了两组术后均以顺铂为基础方案的治疗结果显示,无肉眼残存癌灶组其生存期、无瘤间期、二探术阴性比例均明显高于有肉眼残瘤组,中位生存期为 39 个月 vs17 个

月;此外,患者的预后也明显与残瘤体积的大小相关,残瘤越大预后越差。Eisenkop 等的一个小样本的研究发现,在用 CO_2 激光或氩气刀将腹腔内所有可见病灶均行气化手术后,病人的生存期明显延长,所以,在1994 年由国际健康机构召开的卵巢癌专题会议上对卵巢癌肿瘤细胞减灭术给予了这样的评价:这种积极彻底的细胞减灭术作为卵巢癌的最初治疗将提高病人的长期生存机会。当然残存肿瘤的大小也不是左右预后的唯一因素,也有一些试验得出了无相关性的结果,这也提示我们晚期卵巢癌本身就是一个十分复杂的疾病,可能还有许多未知的影响因素尚未发现,需要我们继续努力。

2.手术后的化疗　2006 年的一项涵盖了 198 个临床试验、涉及 38440 个病人的 Meta 分析显示:最能延长病人生存期的化疗方案是铂+紫杉类,并且腹腔化疗更好。在美国目前术后化疗采用的标准方案是 6个周期静脉紫杉醇+卡铂。

(1)静脉化疗:自从铂制剂问世以来,铂在卵巢癌治疗中即起到了举足轻重的作用,已成为一线卵巢癌化疗方案组合中的基本用药,但方案中应用顺铂还是卡铂、在推荐范围内的剂量是越大越好还是越小越好,大量临床研究并未发现差异,只是推荐在进行腹腔化疗时仍以顺铂作为标准治疗用药为好,目前推荐的顺铂剂量为 $50\sim75mg/m^2$,卡铂 AUC $5\sim7.5$,每 3 周用药,超过此剂量时弊大于利,试验证明,超大剂量的铂类应用并无益处,反而增加了需要骨髓造血干细胞支持治疗带来的麻烦。奥沙利铂,作为第三代铂制剂,临床前资料显示出其对顺铂耐药的某些细胞系可能对奥沙利铂敏感,但有限的临床资料显示该作用并不十分满意。在一项一线卵巢癌用药的临床试验中,奥沙利铂+环磷酰胺与顺铂+环磷酰胺比较,其优势无明显差异。

自 20 世纪 80 年代起,大量研究显示出单药紫杉醇对于铂类耐药的卵巢癌具有明显作用;GOG132 试验还证明两药(紫杉醇 $135mg/m^2$ + 顺铂 $75mg/m^2$)组合后在生存优势不降低的前提下与单药顺铂 $100mg/m^2$ 相比,具有降低毒性的作用;GOG111,OV-10 证明了紫杉类联合铂类在卵巢癌治疗中与同时代的其他化疗方案比较(顺铂+环磷酰胺等)具有明显优越性,自此,基本确定了紫杉醇联合铂类作为卵巢癌一线化疗方案的地位,目前紫杉类与铂的联合方案已被认为是卵巢癌一线化疗的金标准。紫杉醇的用量同样以适量为宜,推荐剂量为 $135\sim175mg/m^2$,每 3 周用药,过量容易导致较强的骨髓抑制及神经毒性。有研究显示,$250mg/m^2$ 紫杉醇+粒细胞集落刺激因子与 $175mg/m^2$ 紫杉醇相比,可能具有更高的反应率(36% vs 27%),但总生存率及无瘤生存率无差异,反而带来了更强的骨髓抑制和消化道毒性。不少文献中提及紫杉醇 3h,24h,96h 输入问题(GOG162),研究显示,延长输入时间从总生存率、无瘤生存率上未见差异,可能减少了急性过敏反应、部分减轻了神经毒性,但骨髓抑制可能加重,临床应用时可酌情侧重。SGCTG 还比较了另一种紫杉类药物——多西他赛与紫杉醇的不同,结果发现,用 $75mg/m^2$ 的多西他赛+卡铂 AUC5 与 $175mg/m^2$ 紫杉醇+卡铂 AUC5 相比较,其 2 年总生存率及无瘤生存率均无差异,多西他赛组有更低的神经毒性(11% vs 30%≥Ⅱ度神经毒)和更高的骨髓抑制(11 vs 3)。蛋白结合的纳米颗粒紫杉醇(ABI-007,abraxane)也已上市,但尚缺乏在卵巢癌的一线用药经验。近年来,紫杉醇周疗也逐渐兴起,其用量限制在每周 $60\sim80mg/m^2$,周疗最大的优点即在于降低毒性,尤其是脱发,紫杉醇周疗在一线化疗中的作用还有待于进一步研究。在 2010 年美国 ASCO 会议上报告一项脂质体多柔比星+卡铂方案与经典方案紫杉醇+卡铂比较(MITO2)的初步结果,并未显示出脂质体多柔比星+卡铂方案对初治晚期卵巢癌患者的无进展生存优势,两种方案生存质量无明显差异,不良事件表现有所不同,因此,作者认为目前紫杉醇+卡铂方案仍是晚期卵巢癌初治的标准方案,但脂质体多柔比星+卡铂方案可以作为一线治疗选择之一。

在上述两药方案基础上加入第三种药是否可提高疗效?随机对照研究显示结果是否定的。托泊替康在单药反应率中被认为不亚于紫杉醇(20.5% vs 13.2%),更可贵的是它与紫杉类无交叉耐药,因此,在第三种药选择时,自然考虑到加入托泊替康,但研究显示,在紫杉醇＋铂类方案中加入托泊替康 $1mg/m^2$,第 1～3 天,每 21 天重复,并未出现疗效提高,反而增加了贫血发生率,甚至需要输血。GOG182 也显示,在紫杉醇＋铂类方案中再加入吉西他滨、脂质体多柔比星或托泊替康其中之一无任何意义。加入细胞毒化疗药未见效果,近来人们又把目光集中到分子靶向药物上,首先想到的是抗血管内皮生长因子的单克隆抗体——贝伐单抗,由于其在复发性卵巢癌中单药有效率达 15％～20％,在治疗结肠癌及肺癌中与化疗方案组合也改善了生存状况,因此,GOG218 首先考虑在紫杉醇＋卡铂方案中加入贝伐单抗,在 2010 年美国 ASCO 会议上已报告了初步结果,紫杉醇＋卡铂方案加入贝伐单抗同时化疗并继续以贝伐单抗单药维持治疗 16 个周期与单纯紫杉醇＋卡铂方案或仅化疗时同期加入贝伐单抗到紫杉醇＋卡铂方案而不维持治疗相比,显著提高了 PFS,而后两种方案相比无优势,生存数据分析尚不成熟,治疗方案可耐受,不良事件与前期报道一致。因此,贝伐单抗是第一个在晚期卵巢癌患者中显示出临床获益的抗血管生成靶向药物,紫杉醇＋卡铂方案加入贝伐单抗同时化疗并继续以贝伐单抗单药维持治疗 16 个周期的治疗方案被认为有可能成为晚期一线化疗的初始治疗选择。

(2)腹腔化疗:大量研究表明,在满意减瘤的患者中应用腹腔化疗较静脉化疗具有明显优越性。其理论基础在于:①如前所述,卵巢上皮性癌是一种主要局限于腹腔的癌病,其转移主要是沿腹膜表面的种植转移及所引流范围的淋巴结转移,因此,腹腔化疗即可直接作用于癌灶,又可经腹膜淋巴管引流吸收药物使淋巴结也产生高药物浓度;②试验表明腹腔化疗药物可直接穿透肿瘤表面 1～2mm 并形成明显高的药物浓度,但肿瘤中心的药物浓度较低,因此,手术中当我们把种植肿瘤尽量减积至直径<5mm 左右时,就有了腹腔化疗的可行性及有效性;③较静脉用药相比,腹腔用药具有更高的腹腔药物浓度及更长的组织接触时间,分子量越大,水溶性越低的药物就越可长时间保留于腹腔,这就增加了药物在腹腔的有效性,同时减慢了药物吸收入血时间,降低了药物毒性。常用于腹腔化疗的药物有顺铂、卡铂、托泊替康和紫杉醇。顺铂在腹腔内有 10～20 倍、卡铂有 17 倍的药理学浓度优势,而紫杉醇可以达到 1000 倍的药理学浓度优势,其腹腔内有效药物水平浓度可持续 1 周,血液中药物浓度低,但因用药后产生腹痛,大大限制了其临床应用。临床大样本研究很好地支持了理论基础。在一项涵盖了 8 个临床试验的 Meta 分析中显示,平均死亡风险下降了 21.6％,中位总生存期增加了 12 个月。基于上述理由,2006 年,美国 NCI 推荐腹腔化疗用于满意减瘤的卵巢癌病人。

尽管腹腔化疗具有明显优越性,但在美国目前并没有被广泛应用,其主要原因在于:①腹腔化疗的技术要求高、需要住院、费用增加、留置化疗管增加了病人的不方便及化疗管堵塞、腹腔感染、腹腔粘连的机会。在 Amstrong 试验中,也只有 42％的病人完成了 6 个周期的腹腔化疗,也有报道肾衰竭时应用的腹膜透析液有减少粘连作用。②目前腹腔化疗多用顺铂,但在静脉化疗方案中更倾向于卡铂与紫杉醇组合,卡铂不需水化,给药更方便,毒性更低,但临床上相对缺乏大样本研究的支持。

(3)延长化疗及巩固维持化疗:尽管大多数患者经过一线化疗后疾病获得完全缓解,但其中大部分仍将复发,因此即产生了延长治疗或巩固维持治疗的想法,但遗憾的是,到目前为止仍没有一项临床研究显示出其生存优势。3 个小的随机临床试验显示,延长化疗周期作为巩固维持治疗未见生存优势,反而增加了化疗毒性;希望通过第 3 种化疗药作为巩固治疗用药的尝试也以否定性结论而结束。在此类临床试验中唯一出现有意义结论的研究就是 SWOG/GOG178 进行的Ⅲ/Ⅳ期卵巢癌患者(n＝222)经初次 PT 化疗获得临床完全缓解后,继续接受每 4 周 1 次的紫杉醇单药 $175mg/m^2$,3 或 12 个疗程作为巩固治疗的比较。结果显示,3 个疗程组 mPFS＝21 个月,12 个疗程组 mPFS＝28 个月(P＝0.0023),总体生存没有显著差异,但可以改善 CA125 基线水平较低的那部分患者的生存。受此试验鼓舞,GOG 又准备扩大样本继续试验,考虑到化疗药物的毒性累积,方案略有变动,将紫杉醇用量降为 $135mg/m^2$,4 周 1 次,共 12 次,我们期待着最终结果。

也有一些研究考虑到化疗药物的毒性累积问题而放弃用细胞毒药物作为巩固用药,采用非细胞毒药物进行巩固,结果显示,无论是大剂量的干扰素、抗 CA125 单抗、放射免疫结合物,还是基质金属蛋白酶抑制药,均未显示出生存优势。最近由 EORTC 进行的应用 EGFR 酪氨酸激酶抑制药——厄罗替尼和抗 VEGF 单抗靶向药物作为巩固治疗用药的试验也正在进行中。

(吉　洁)

第八节　卵巢生殖细胞肿瘤

卵巢生殖细胞肿瘤来源于卵巢的原始生殖细胞,发病率远低于上皮性癌,居原发性卵巢肿瘤的第二位,黄种人及黑种人发病率高于白种人,占所有卵巢肿瘤的 15%～20%,其中良性占 95%,多在成年女性中发生,平均发病年龄 30～40 岁;恶性仅占 5%,主要发生在儿童和青春期,平均年龄 19 岁,占青少年卵巢肿瘤的 60%～70%,绝经期后则很少见。原始生殖细胞具有向不同方向分化的潜能,由原始性生殖细胞组成的肿瘤称作无性细胞瘤;原始生殖细胞向胚胎的体壁细胞分化称为畸胎瘤;向胚外组织分化,瘤细胞与胎盘的间充质细胞或它的前身相似,称作卵黄囊瘤;向覆盖在胎盘绒毛表面的细胞分化,则称为绒毛膜癌。以往恶性生殖细胞瘤的预后很差,但在近 20 余年里,由于有效的化疗方案的出现使得卵巢生殖细胞肿瘤的治疗及结局有了明显改善,5 年生存率由以往的 10%～20% 上升到 80%～90%,甚至在大多数病人中保留生育功能也成为可能。2003 年 WHO 将卵巢生殖细胞瘤分为七大类,即:无性细胞瘤、卵黄囊瘤(内胚窦瘤)、胚胎癌、多胚瘤、非妊娠性绒毛膜癌、混合性生殖细胞瘤、畸胎瘤(成熟性、不成熟性、单胚层型)。但近年来国外常于将其分为无性细胞瘤及非无性细胞瘤两类,原因在于无性细胞瘤是最常见的恶性生殖细胞瘤,占 30%～50%,预后与非无性细胞瘤差别很大,而非无性细胞瘤常合并存在。原始的恶性生殖细胞瘤占了卵巢癌的 2%～3%,每一种肿瘤的病理特点,详见病理章节。

一、临床特征

恶性卵巢生殖细胞瘤主要发生在青少年女性中,平均年龄 16～20 岁,主要的症状和体征几乎一致,将近 85% 的患者均为腹痛及可触及的盆腹腔包块,约有 10% 的患者可出现急腹症,通常是因肿瘤破裂、出血、卵巢扭转造成,这种情况在内胚窦瘤、混合性生殖细胞瘤中更为常见,常被误诊为急性阑尾炎而手术。还有一些较少见的症状和体征,如腹胀(35%)、发热(10%)、阴道出血(10%)及少数患者还会出现的性早熟。妊娠期或产后期也是生殖细胞瘤发生的时段,Gordon 等报道 158 例无性细胞瘤中有 20 例是在妊娠期及产后发现的。血清 AFP 增高意味着卵黄囊瘤成分的生殖细胞瘤存在,妊娠期的生殖细胞瘤可被成功治疗,有报道在妊娠中晚期手术切除肿瘤及化疗不会影响胎儿健康。然而,快速的疾病进展、流产及早产也有报道,尤其在非无性细胞瘤中。许多生殖细胞瘤拥有相对单一的生物标志物成分,使之容易在血液中被查出。特异性及敏感性均高的放射免疫技术检测 HCG 及 AFP 更有利于病人的监测。内胚窦瘤产生 AFP,绒毛膜癌产生 HCG,但在胚胎癌、多胚瘤及混合性生殖细胞瘤中也可产生 AFP 和 HCG,小部分含有多核合体滋养细胞的无性细胞瘤也可产生低水平的 HCG,若有 AFP 升高或 HCG>100U/ml 时则说明该肿瘤不是无性细胞瘤,相应的治疗也需调整。未成熟畸胎瘤通常不表达 AFP 及 HCG,但少数未成熟畸胎瘤可产生 AFP。第 3 个肿瘤标志物就是 LDH(乳酸脱氢酶),它在无性细胞瘤中明显增高,但其特异性不如前两者,因此诊断性大打折扣。CA125有时也会在生殖细胞瘤中非特异性升高,但诊断意义不大。

1.畸胎瘤　畸胎瘤是来源于生殖细胞的肿瘤,具有向体细胞分化的潜能,大多数肿瘤含有至少2个或3个胚层组织成分,可分泌CA19-9。大多数畸胎瘤为成熟性畸胎瘤,又称囊性畸胎瘤,是最常见的生殖细胞肿瘤,约占所有卵巢肿瘤的1/4。肉眼观,肿瘤呈囊性,充满皮脂样物,囊壁上可见头节,表面附有毛发,可见牙齿。镜下可见其由3个胚层的各种成熟组织构成,以表皮和附件组成的单胚层畸胎瘤称为皮样囊肿;以甲状腺组织为主的单胚层畸胎瘤则称为卵巢甲状腺肿,其中1%可发生恶性变,多发生在老年女性,组织学和发生在甲状腺部位的癌相似;在畸胎瘤恶变中约3/4为鳞状细胞癌,其他包括类癌、基底细胞癌、甲状腺癌和腺癌等。卵巢未成熟性畸胎瘤和成熟性囊性畸胎瘤的主要不同是,在肿瘤组织中可见未成熟组织。未成熟性畸胎瘤占20岁以下女性所有恶性肿瘤的20%,随年龄的增大,发病率逐渐减少。肉眼观,未成熟性畸胎瘤呈实体分叶状,可含有许多小的囊腔。实体区域常可见未成熟的骨或软骨组织,镜下在与成熟性畸胎瘤相似的组织结构背景上,可见未成熟神经组织组成的原始神经管和菊形团,偶见神经母细胞瘤的成分。预后和肿瘤分化有关,高分化的肿瘤一般预后较好,而由未分化的胚胎组织构成的差分化肿瘤则预后较差。

2.无性细胞瘤　无性细胞瘤是由未分化、多潜能原始生殖细胞组成的恶性肿瘤,同一肿瘤发生在睾丸则称为精原细胞瘤。大多数病人的年龄在10~30岁。无性细胞瘤仅占卵巢恶性肿瘤的2%,可分泌胎盘碱性磷酸酶(PLAP)、LDH及巨噬细胞集落刺激因子(M-CSF)。肉眼观,肿瘤一般体积较大,质实,表面结节状。约15%的无性细胞瘤含有和胎盘合体细胞相似的合体细胞滋养层成分,肿瘤细胞中胎盘碱性磷酸酶阳性可有助于诊断的确立。无性细胞瘤对放疗和化疗敏感,5年生存率可达80%以上,晚期主要经淋巴道转移至髂部和主动脉旁淋巴结。

3.胚胎癌　胚胎癌主要发生于20~30岁的青年人,比无性细胞瘤更具有浸润性,是高度恶性肿瘤。肉眼观,肿瘤体积小于无性细胞瘤,切面肿瘤边界不清,可见出血和坏死。若伴有畸胎瘤、绒毛膜癌和卵黄囊瘤成分,应视为混合性肿瘤。

4.卵黄囊瘤　又称内胚窦瘤,因组织形态和小鼠胎盘的结构很相似而取此名,多发生在30岁以下妇女,是婴幼儿生殖细胞肿瘤中最常见的类型,生物学行为呈高度恶性,体积一般较大,结节分叶状,边界不清,切面可有局部出血坏死。镜下见多种组织形态:①疏网状结构,是最常见的形态,相互交通的间隙形成微囊和乳头,内衬立方或扁平上皮,背景呈黏液状。②S-D小体,由含有肾小球样结构的微囊构成,中央有一纤维血管轴心。免疫组织化学显示肿瘤细胞AFP和α_1-抗胰蛋白酶阳性。③多泡性卵黄囊结构,形成与胚胎时期卵黄囊相似大小不等的囊腔,内衬扁平上皮、立方上皮或柱状上皮,囊之间为致密的结缔组织。④细胞外嗜酸性小体也是常见的特征性结构。

二、治疗

1.手术治疗

(1)术中所见:恶性生殖细胞瘤多较大,最大直径可达40cm,平均也达16cm,多为单侧,右侧多于左侧,双侧受累或肿瘤ⅠB期比较少见。有10%~15%的无性细胞瘤可为双侧,对于非无性细胞瘤而言双侧卵巢有肿瘤出现,常常意味着肿瘤进展从一侧转移至另一侧,或是混合性生殖细胞瘤中无性细胞瘤成分占优势所致。腹水可出现在20%左右的病人,术前或术中的肿瘤破裂也可发生在将近20%的病例中,卵巢肿瘤蒂扭转的发生率为5%。5%~10%的良性的囊性畸胎瘤可以在同侧或对侧伴有恶性生殖细胞瘤,同样,共存性腺母细胞瘤的情况也可出现在无性细胞瘤或发育不良的46XY性腺中。

恶性生殖细胞瘤的扩散主要为沿腹膜表面播散或淋巴转移。由于在生殖细胞瘤中分期手术做的不好,确切的淋巴转移发生率不清楚。与上皮性卵巢癌明显不同的是小部分恶性生殖细胞瘤易经血循环转移至肝肺实质,肿瘤的期别分布也不同于上皮性卵巢癌,60%～70%在Ⅰ期,20%～30%在Ⅲ期,Ⅱ期、Ⅳ期肿瘤相对少见。

(2)初次手术范围:手术是生殖细胞瘤的首选治疗,尽量采用纵切口并仔细探查。若肿瘤局限于一侧卵巢,则行一侧附件切除及分期性多点活检即可,在纯无性细胞瘤患者中,对侧卵巢即便外观正常也应予以活检,因为可以并存隐匿性病灶。若肿瘤为双侧,处理起来要因人而异,因为生殖细胞瘤患者多较年轻且未生育,故保留生育功能极其重要,可根据病人意愿决定,若患者不需生育,可行双侧附件切除;若患者需要生育,则先将肿瘤切除送快速病理检查,若为发育不良的性腺则双侧切除,若双侧均为生殖细胞瘤,则行一侧附件切除+对侧肿瘤切除,尽量保留部分正常卵巢组织,但有可能接受术后化疗。目前没有资料表明化疗能根除原发性卵巢癌,因此,保留部分卵巢也就增加了复发的风险。辅助生育技术的进步也影响着生殖细胞瘤患者的手术方式,传统的做法在双附件被切除后,子宫也同时被切除掉,但现在仍有保留的意义,因为患者可以在手术切除双附件时冰冻部分正常卵子或以后用供者的卵子,行试管受精后再种回自己留下的子宫内,即便是子宫切除了,只要有冷冻保存的正常卵子,仍可通过体外受精种植到代孕子宫内而完成生育。因此对于生育力的保留可酌情而定。

(3)手术分期:卵巢生殖细胞肿瘤的分期与上皮性肿瘤一致,作为手术分期应当注意如下几点:①尽管横切口可能更美观、更符合年轻患者的意愿,但对于高度怀疑此类肿瘤者还以纵切口为宜,以便于分期、探查、完整切除大肿瘤及上腹部转移肿瘤的切除。②留取腹水或腹腔冲洗液送细胞学检查。③依次探查膈顶、大网膜、结直肠、腹膜表面、后腹膜淋巴结、小肠、肠系膜,必要时行活检。④仔细观察两侧卵巢及肿瘤表面有否粘连、破裂。⑤若肿瘤肉眼观察局限于卵巢或盆腔,应进行其他部位的随机活检以明确分期,这些部位应包括大网膜及以下部位腹膜:双侧结肠旁沟、子宫直肠凹陷、侧盆壁、膀胱反折腹膜、膈下腹膜及所有粘连处腹膜。⑥触摸腹主动脉旁及盆腔淋巴结,可疑者应被切除,没有可疑时应取样活检,目前没有证据显示完全切除腹主动脉和(或)盆腔淋巴结有优势。⑦如有明显肉眼转移应尽量切除,若切除困难至少要活检以证实肿瘤转移范围。但卵巢生殖细胞瘤的初次手术往往是在非肿瘤专科甚至比较基层的医院进行的,因此做到准确分期十分困难,但又不能像上皮性卵巢癌那样进行二次分期手术,仅仅为准确分期再行二次手术在生殖细胞瘤是不推崇的,除非有未切净的肿瘤残存或仅仅准备观察而不做化疗,否则可做影像学检查进行大体评估。

(4)肿瘤细胞减灭术:初次手术中有广泛播散者应同上皮性卵巢癌一样行肿瘤细胞减灭术。但因为这样的病例较少,有关肿瘤细胞减灭术对生殖细胞瘤作用的相关文献也较少,甚至难以评价。生殖细胞瘤,尤其是无性细胞瘤对化疗高度敏感,一些有经验的手术医生甚至在有广泛转移的病人中仍保留了患者的生育功能,通过化疗也获得了不错的预后,因此,是否需要做大范围的转移灶切除及腹膜后淋巴结切除仍有疑问。至于是否需要做二次减瘤术就更难回答,相关的文献更少,但生殖细胞瘤对二线化疗较上皮性卵巢癌要敏感得多,因此,倘若病人经过一线化疗后仍然有某处孤立的病灶存在,如肺、肝、脑或后腹膜等,应考虑在更改化疗方案之前先切除这些病灶,类似于滋养细胞肿瘤及睾丸癌的处理。一些未成熟卵巢畸胎瘤或混合性生殖细胞瘤患者在完成一线化疗后经二探手术发现有持续存在的成熟性畸胎瘤,大多数为小的腹膜种植结节,但也有大肿瘤残瘤的可能,这种良性转化的生物学原因仍不清楚,也有化疗后肿瘤进展的报道,所以,一旦发现肿瘤时应尽量切除,良性则观察,恶性则应继续化疗。

(5)二次剖腹探查术:二次剖腹探查术对于生殖细胞瘤意义不大,有报道53例二探手术中仅1例阳性,且此例在二探术之前既有AFP升高;还有1例二探阴性者9个月后复发,随后死亡,故认为二次剖腹探查术无论对指导治疗还是判断预后意义均不大。但 GOG 的一项对 117 例患者的研究显示,初次手术已完全切除病灶或初次手术尽管未切净但不含畸胎瘤成分的患者化疗后行二探手术无明显意义,但对于晚期、初次未完全切除病灶且含有畸胎瘤成分的生殖细胞瘤患者而言二探术有一定意义,在该亚组 24 例病人中,16 被发现有成熟性畸胎瘤,其中大块肿瘤或肿瘤进展者 7 例,另有 4 例被发现有未成熟畸胎瘤残存,经二次手术切除后大部分达到无瘤生存。我们遇到 1 例未成熟畸胎瘤患者,尽管肿瘤再复发时已为成熟性畸胎瘤,但因肿瘤巨大且与腹膜及腹腔脏器紧密粘连,手术中无法控制肿瘤剥离面渗血而导致患者死亡,故在此也提醒大家,一旦遇到此种情况时不必操之过急,尽管肿瘤巨大但已是良性肿瘤,手术可分次将其切除,以减少创面过大渗血造成的病人死亡。

生殖细胞肿瘤有较好的血液肿瘤标记物作为监测手段,结合现代影像学技术,基本能做到有效随访,因此可以在两者有提示时再做二探手术。

2.化疗

(1)VAC,PVB 和 BEP 方案化疗:借鉴 20 世纪 70～80 年代诞生的睾丸生殖细胞瘤治疗的有效化疗方案,VAC 和 PVB 方案化疗被成功用于卵巢生殖细胞瘤。如今,手术及术后铂为基础的联合化疗已成为绝大多数卵巢生殖细胞瘤病人的选择。VAC(长春新碱、更生霉素、环磷酰胺)是历史上第一个成功应用于卵巢生殖细胞瘤的化疗方案,该方案具有治愈潜能,尤在早期患者,但在晚期患者中长期生存率仍在 50% 以下。M. D. Andeson 癌症中心的一项报道显示,用 VAC 方案治疗的治愈率为Ⅰ期患者 86%,Ⅱ期 57%,Ⅲ期50%。因此,将 VAC 方案用于晚期或未完全切净的卵巢生殖细胞瘤化疗效果不佳。仍然是借鉴睾丸生殖细胞瘤治疗的经验,铂为基础的方案优于 VAC 方案,此经验很快在卵巢生殖细胞瘤中得到了证实。Gershenson 等首先报道了采用 PVB(顺铂、长春新碱、博来霉素)方案在 7 例较晚期(其中 3 例Ⅲ期)患者中的治疗情况,结果 7 例中 6 例长期生存。随后 GOG 又前瞻性地对 PVB 方案进行了评价,47 例(53%)非无性细胞瘤患者在中位 52 个月的随访时间内无瘤生存,4 年总生存率将近 70%,其中 29% 的病人曾接受过先前的放疗或化疗。在睾丸癌的治疗中,又发现用 VP16(足叶乙苷)代替长春新碱,在大肿瘤治疗中不亚于甚至优于原 PVB 方案,并且减少了神经毒性、腹痛和便秘的发生,这就导致了新的化疗方案 BEP(顺铂 20mg/m²,第 1～5 天连续用药,足叶乙苷 100mg/m²,第 1～5 天连续用药,博来霉素每周 30U,Ⅳ,间隔 21d,3～4 个周期)的产生。一项对卵巢生殖细胞瘤的研究显示,26 例患者中有 25 例长期缓解,另一项前瞻性试验中 93 例患者中有 91 例在随访期内无瘤生存,从而确立了 BEP 方案在卵巢生殖细胞瘤治疗中的地位。

(2)化疗对不同手术情况的影响:GOG78 显示,术后辅助 3 个周期的 BEP 方案治疗 51 例病人中 50 例无复发迹象,类似的报道也非常多。因此,推荐在手术后病人(除了ⅠA 期 G₁ 未成熟畸胎瘤和ⅠA 期无性细胞瘤)均给予 3 个周期的 BEP 辅助化疗,统计显示,只要是仔细分期确实为早期的患者且完全切除肿瘤后紧跟 3 个周期的 BEP 或 PVB 辅助化疗均可长久生存。尽管满意的减瘤手术对于卵巢生殖细胞瘤而言意义远大于睾丸癌,但单靠手术,晚期病人的复发风险仍高达 75%～80%,尤其在胚胎癌、内胚窦瘤和混合性生殖细胞瘤中,而这种风险可被辅助化疗明显减少,但仍不及早期患者及彻底减瘤患者,大多数临床研究显示,在晚期肿瘤或未完全切除肿瘤的患者中预后较差。

有学者在睾丸癌中摸索高剂量化疗(HDCT)＋自体干细胞移植的化疗方法作为一线化疗,希望能够改善晚期肿瘤或未完全切除肿瘤患者的预后,但结果并不满意(RR:52% HDCT 组 vs 48%BEP 组,P＝0.53),在卵巢生殖细胞瘤中也同样未发现强化化疗可提高初次治愈率的迹象,因此将 HDCT 作为晚期或未完全切除肿瘤患者的一线化疗并不推崇。

(3)肿瘤复发的化疗:尽管大部分卵巢生殖细胞瘤经手术及含铂方案化疗后均可治愈,但仍有小部分患者出现疾病持续进展或复发。像睾丸癌一样,这些治疗失败者被分为铂耐药型(在完成治疗后 4～6 周出现进展)和铂敏感型(完成铂类化疗后超过 6 周复发),大多数复发出现在初次治疗后的 24 个月内。M. D. Anderson 癌症中心总结了 1970～1990 年 160 例卵巢生殖细胞瘤患者,其中有 42 例治疗失败,多为接受 VAC 方案化疗者,分析原因可能为:不恰当手术 14 例,不恰当放疗 5 例,不恰当化疗 16 例(剂量不足或依从性差),治疗相关毒性 1 例,未找出原因者 6 例。复发患者的治疗有一定困难,故最好建议患者到专业肿瘤治疗机构就诊,由于复发性卵巢生殖细胞瘤发病率相对较少,因此可参照的资料也少,有限的治疗依据基本来自于复发性睾丸癌。在复发性睾丸癌中最重要的单独预后因素是有否出现顺铂耐药,顺铂未耐药的复发患者采用大剂量挽救化疗可达 60% 以上的治愈率,而在顺铂耐药者中其治愈率仅有 30%～40%,将近 30% 的铂敏感型复发能够被常规剂量的二线化疗(长春新碱、异环磷酰胺、铂类)所拯救,但此时若采用卡铂＋VP16±环磷酰胺或异环磷酰胺的 HDCT 化疗＋干细胞支持,拯救率则大大提高,因此,推荐在铂未耐药的复发患者二线治疗时,先用常规量的顺铂、长春新碱、异环磷酰胺治疗 1 个疗程,若有反应则再给 2 个疗程的 HDCT(卡铂＋VP16)＋干细胞支持治疗。来自印第安纳大学的资料显示,用此方法治疗 184 例复发性睾丸癌中,中位随访时间 48 个月,116 例病人完全缓解,40 例铂耐药者中只有 18 例完全缓解。因为样本量小,这种方法还没有在复发性铂敏感的卵巢生殖细胞瘤患者中进行前瞻性研究,但主张在复发性铂敏感的卵巢生殖细胞瘤患者中应用 HDCT。

需要提醒注意的是:①大剂量应用博来霉素时应注意防止肺纤维化的发生,不要超过博来霉素的终身限制剂量,并且在病人咳嗽、胸部 X 线片有病变提示时及时测定肺功能,必要时停药;②对于生殖细胞瘤的化疗,一定要做到化疗药要足量、疗程要准时,当病人出现化疗引起的骨髓抑制时尽量给予相应的粒细胞刺激因子、促血小板生长因子、红细胞生成素等,必要时成分输血,而不要轻易延时化疗,以避免耐药。

3.不同种类的生殖细胞瘤治疗特性

(1)未成熟畸胎瘤:未成熟畸胎瘤病理学上分为 1,2,3 级,是按肿瘤组织中未成熟的神经上皮含量而定的,含量越多级别越高,恶性程度也就越高,复发的概率也越大。一项研究显示,14 例 1 级肿瘤中仅 1 例复发,而 26 例 2～3 级肿瘤中 13 例复发,故建议 I 期患者中仅 1 级肿瘤进行观察,而 2～3 级患者应给予 BEP 方案辅助化疗 3 个疗程。复发还与临床分期有关,分期越早复发风险小。一项儿科肿瘤组的研究显示,41 例幼女患者手术切除肿瘤后仅行随访,结果在 24 个月随访期内仅 1 例复发并经 BEP 化疗后缓解,此组中还有 13 例是 2～3 级未成熟畸胎瘤,10 例含有卵黄囊瘤成分,均未显示不良预后。另一项在英格兰的研究显示,15 例 ⅠA 期患者仅接受手术治疗,其中 9 例为 2～3 级,6 例含有内胚窦瘤成分,结果共有 3 例复发,9 例纯未成熟畸胎瘤者中 1 例复发,6 例有混合成分者中 2 例复发,2 例病人经挽救化疗治愈,1 例因怀孕期未进行随访而死于肺栓塞。马里兰大学也报道了一组纯未成熟畸胎瘤患者仅行手术治疗并加强监测的结果,32 例中有 4 例复发,9 例 ⅠA 期 2～3 级者中 2 例复发,1 例为成熟性畸胎瘤再次手术切除,另 1 例为胶质瘤仅行随访;4 例 ⅠC 期患者中也有 2 例复发,1 例成熟性畸胎瘤再次手术切除,另 1 例胶质瘤仅行随访,4 例均未化疗并良好生存。由于早期未成熟畸胎瘤复发风险低,复发后对挽救性化疗反应好,且部分患者复发时有向良性转化的可能,因此,对早期患者而言可以在严密监测随访下延迟化疗或不化疗。单胚层型畸胎瘤的治疗原则同上。

(2)无性细胞瘤:无性细胞瘤即相当于男性的精原细胞瘤,常局限于卵巢,可双侧,也可沿后腹膜淋巴播散,75%～80% 的病人诊断时是 I 期肿瘤,对放疗及铂类联合化疗极为敏感。以往手术后会给病人补充放疗,但放疗易损伤性腺而丧失生育功能,故现多不在一线治疗时考虑放疗。ⅠA 期患者行患侧附件切除后可以不放化疗,尽管可能有 15%～25% 的复发概率,但只要严密随访,发现复发时立即补救化疗,效果仍很理想。晚期无性细胞瘤患者也可保留生育功能,研究显示,在不满意减瘤(>2cm 残瘤)的 20 例患者中经过化疗,结果19例均无瘤生存,11例有可测量残瘤者经过化疗后10例完全缓解,因此认为,化疗对无性细胞瘤而言具有治愈性。

(3)卵黄囊瘤(内胚窦瘤):卵黄囊瘤是一种由胚外结构卵黄囊发生的高度恶性肿瘤,在生殖细胞瘤中发病率可能仅次于无性细胞瘤,无激素异常作用现象,若有,应考虑为胚胎癌或绒毛膜癌。内胚窦瘤生长极快,易瘤内出血自发破裂而急诊就诊,恶性度高,主要为蔓延、种植转移,偶有淋巴转移,血循转移少见。该肿瘤极易复发,预后差,所以治疗应注意足量、及时,必要时行HDCT＋干细胞移植。

(4)胚胎癌:胚胎癌是一种高度恶性肿瘤,形态与睾丸的胚胎癌相同,易与内胚窦瘤混淆,但内胚窦瘤仅AFP阳性,且数值极高,而胚胎癌的AFP及HCG均可轻微升高,可以有异常激素作用的表现,如性早熟、闭经、阴道出血等。胚胎癌易广泛转移,一线治疗若不及时足量常易导致耐药或复发,所以治疗要足量及时,一旦复发可考虑应用HDCT＋干细胞移植,否则预后差。

(5)非妊娠性绒毛膜癌(原发性绒癌):非妊娠性绒毛膜癌可以是纯绒癌,但大多数表现为混合性生殖细胞瘤,原发性绒癌病灶主要位于卵巢,可直接浸润或随血循转移到远处器官,但很少沿子宫腔长至子宫肌层或输卵管,后者应主要考虑为继发性绒癌(妊娠性绒癌),且妊娠性绒癌很少转移至卵巢,也不混合有其他生殖细胞瘤成分。仔细区别两者的意义重大,因为两者对化疗的敏感性及预后大不相同。非妊娠性绒毛膜癌主要经血循转移,其次为局部浸润和淋巴转移,可以有异常激素作用现象,恶性度极高,预后差。

(6)混合性生殖细胞瘤:混合性生殖细胞瘤是指有两种或两种以上的恶性生殖细胞瘤成分混合的肿瘤,治疗及预后视其主要混合的成分而定,治疗同样也应注意足量、及时,必要时行HDCT＋干细胞移植。我们诊治过一例18岁的以绒癌成分为主的Ⅳ期混合性生殖细胞瘤患者,一经诊断时即已局部浸润及肺、肝、脑等广泛转移,尽管手术及初次化疗后血HCG有所下降,但患者依从性极差,不及时化疗,术后4个月死于肿瘤广泛转移、脑疝及全身衰竭。

（姜　涛）

第九节　卵巢性索间质肿瘤

卵巢性索间质肿瘤来源于原始性腺中的性索及间质组织,发育中的性腺中原始性索向上皮分化形成颗粒细胞瘤或支持细胞瘤,向间质分化则形成卵泡膜细胞瘤或间质细胞瘤;向女性性索-间质方向分化则形成卵巢颗粒细胞瘤或卵泡膜细胞瘤或两者混合瘤,向男性性索间质方向分化则形成睾丸支持细胞瘤或间质细胞瘤或两者混合瘤。因此卵巢性索间质肿瘤可分为四大类:①颗粒细胞瘤,包括成人型、幼年型;②卵泡膜瘤,包括卵泡膜细胞瘤、卵泡膜纤维瘤、纤维肉瘤、硬化性间质瘤;③支持间质细胞瘤,包括支持细胞瘤,间质细胞瘤、支持-间质细胞瘤(高、中、低分化及含异源成分的)、网状细胞瘤、混合性支持间质细胞瘤;④环状小管性索肿瘤,包括未分类型、两性母细胞瘤、类固醇细胞瘤(间质黄体瘤、Leydig细胞瘤、门细胞瘤、非门细胞瘤、无其他特殊性的类固醇细胞瘤)。

卵巢性索间质肿瘤占所有卵巢恶性肿瘤的7%左右,大多数此类肿瘤是良性或低度恶性潜能肿瘤,预后较好,约90%的卵巢性索间质肿瘤会产生甾体激素而具内分泌功能,故又称为卵巢功能性肿瘤,因此除纤维瘤外,病人常有相应激素的内分泌异常症状。过多的雌激素产生,无论是肿瘤合成增加还是雄激素的外周转化,均会作用于靶器官产生相应症状,如性早熟、月经紊乱、绝经后出血、老年人返老还童等,此外也有患子宫内膜癌、乳腺癌的风险。相反,快速出现的去女性化甚至男性化的症状如闭经、月经量过少、多毛、声音变粗、肌肉发达等则与高雄激素有关,血液检测可发现睾酮及雄烯二酮明显升高,因此,内分泌激素的测定有助于此类肿瘤的诊断。

一、颗粒细胞瘤

尽管卵巢颗粒细胞瘤最初描述是在 1859 年,但此病的病理机制、发病因素始终不清。曾有怀疑与促生育药或避孕药有关,但在对芬兰颗粒细胞瘤发病情况 1965～1994 年的调查显示,颗粒细胞瘤的发病率从 1965～1969 年到 1985～1994 年反而下降了 40%,期间用氯米芬者增加了 13 倍、用绝经期促性腺激素者增加了 200 倍,用口服避孕药也增加了 5 倍,似乎说明与促生育药或避孕药的关系不大。卵巢颗粒细胞瘤大约占了恶性性索间质肿瘤的 70%,占所有卵巢恶性肿瘤的 5%,所有颗粒细胞瘤均应视为潜在恶性或低度恶性,围绝经期时易发病,但也有一部分是在儿童和青年女性中发病,两者的组织学上有区别,以下分别讨论。

1.成人型卵巢颗粒细胞瘤　占所有卵巢颗粒细胞瘤的 95%,多以不规则阴道出血、腹胀、腹痛而就诊,12%可以有腹水,因分泌雌激素,故可出现乳腺胀痛、子宫肥大、宫内膜增生甚至癌变等相关症状。Gusberg 等观察了 69 例卵巢颗粒细胞瘤患者的子宫内膜标本,结果显示不典型腺瘤样增生 42%,原位腺癌 5%,浸润性腺癌 22%;另一项研究也注意到子宫内膜增生者 55%,腺癌 13%。成年人颗粒细胞瘤属低度恶性,生长缓慢,90%均在 I 期时被诊断,I 期的 10 年生存率为 86%～96%,晚期者 10 年生存率仅有 26%～49%。双侧不多见,<10%,若有复发则中位复发时间为 6 年,复发后的中位生存期为 5.6 年。22%的病人可出现肿瘤破裂,该肿瘤的一个突出特点就是复发间期很长,最长者可超过 10 年,提示该肿瘤持续隐匿的病灶可能生长极其缓慢。手术分期是最重要的预后因素,此外,肿瘤的体积、破裂与否、组织学亚型、细胞核异形程度、有丝分裂象等也可能与预后相关。有效的血清学肿瘤标志物首先会想到雌激素,但遗憾的是雌激素在诊断或复发监测时很少升高,因而临床应用价值不大。一些由颗粒细胞衍生的蛋白物质如抑制素、卵泡调节蛋白和苗勒管抑制物被发现有应用前景,在一项对 27 个病人的前瞻性研究中显示,手术前血清抑制素较正常卵泡期水平升高 7 倍并且监测到在临床发现复发前数月时即可再次升高,由此可见,抑制素对于诊断及监测卵巢颗粒细胞瘤而言是一个有希望的肿瘤标志物。

2.幼年型卵巢颗粒细胞瘤　卵巢肿瘤发生在儿童期及青春期是比较少见的,即便见到,大多数也为生殖细胞瘤,只有 5%～7%是性索间质肿瘤,而在此年龄段的性索间质肿瘤主要为幼年型颗粒细胞瘤。将近 90%的幼年型颗粒细胞瘤发生在青春期前的女孩,也可发生在婴儿中,但预后好,大多数不超过 30 岁,其生物学特性与成年人型有所区别。青春期前发病的女孩多有同性性早熟,可乳房增大、阴毛出现、阴道分泌物增多、体态改变等,血清雌二醇可以升高(17/17),孕酮(6/10)、睾酮(6/8)也可升高,血黄体生成素、卵泡刺激素水平受抑制,偶尔也有雄激素分泌特征出现。此病患者常会因肿瘤破裂(约 10%)或扭转而急诊就诊,10%～36%的患者可有腹水。临床手术分期显示,88%为 I A 期,2%为 I B 期,II～IV 期者少见。据报道,幼年型颗粒细胞瘤常伴发软骨瘤病(Ollier 病)或血管瘤病(Maffucci 综合征),常提示可能与中胚叶发育不良有关。有报道在 212 例患者中,有 80 例伴有同性性早熟,其中只有 2 例肿瘤相关死亡,说明此类病人可能预后更好。与成年型颗粒细胞瘤相比幼年型颗粒细胞瘤复发间期相对要短,多不超过 3 年,晚期病人尽管少但预后差,一项研究显示 13 例 II～IV 期患者 10 例死亡,仅 3 例存活。手术分期仍然是最可靠的预后因素,此外,肿瘤的体积、细胞核异形程度、有丝分裂象等也可能与预后相关。

二、卵泡膜瘤

1.卵泡膜细胞瘤　卵泡膜细胞瘤是由充满脂质的间质细胞构成,偶尔也见黄素化,几乎均为良性肿瘤,仅占卵巢肿瘤的 1%，发病年龄比其他性索间质肿瘤要大，多数病人是在 60～70 岁时发生，早于 30 岁发生者不到 10%，双侧发生率 2%，卵巢外播散罕见。由于大多数卵泡膜细胞瘤可分泌激素，因此 60% 的病人可出现异常阴道出血，同颗粒细胞瘤一样，也会出现无对抗雌激素刺激的相关病变如子宫内膜病变等，一部分有黄素化卵泡膜细胞瘤者可有雄激素功能，如肌肉发达等，让人难以理解的是，一种变异的黄素化卵泡膜细胞瘤可与硬化性腹膜炎有关，此型常双侧受累且有丝分裂活跃。盆腔包块也是常见症状，包块最大可达 40cm，偶尔也可出现腹水。

2.卵泡膜纤维瘤　是最常见的性索间质肿瘤，占所有卵巢癌的 4%，包块可大可小，无激素活性，可发生于任何年龄，但以 50～60 岁多见。超过 10cm 的肿瘤中 10%～15% 可有腹水，还有 1% 的病人可产生胸腔积液，也可产生卵巢纤维瘤，它是一种常伴有基底细胞痣的遗传病。卵泡膜纤维瘤通常为良性，但若细胞密度增加及有丝分裂活跃则有可能为低度恶性潜能肿瘤。纤维肉瘤是高度恶性肿瘤，已与卵泡膜纤维瘤完全不同，预后极差，也极罕见。

3.硬化性间质瘤　硬化性间质瘤仅占性索间质瘤的不足 5%，常在 20～40 岁发生，80% 在 30 岁以前，多以月经不调及盆腔痛而就诊，肿瘤相对较大，罕见有腹水，无内分泌活性，均为良性，均为单侧，目前为止，没有特异性肿瘤标志物被发现，预后好。

三、支持间质细胞瘤

又称为睾丸母细胞瘤，因形态上类似于不同发育期的睾丸细胞而得名。纯的支持细胞瘤很罕见，仅占支持间质细胞瘤的不足 5%，平均发病年龄 30 岁，有 2/3 的肿瘤可分泌雌激素，可产生雌激素相关症状，肿瘤多不大，平均 9cm，多为单侧 I 期病变，大部分为高分化，属于良性病变，仅少数为恶性，该肿瘤可能伴有过量的高血压蛋白酶（肾活素）产生而导致顽固性高血压和低血钾，还可引起 Peutz-Jeghers 综合征（以下简称为 PJS）。纯的间质细胞瘤也很罕见。

支持间质细胞瘤也不多见，只占卵巢肿瘤的不足 0.2%，平均诊断年龄为 25 岁，只有不足 10% 的患者发生在初潮前或绝经后，高分化肿瘤多发生在年龄偏大者，临床为良性，而病理切片显示具有网状结构者常为低分化肿瘤，易发生在年龄偏小者，卵巢外播散率为 2%～3%，多为恶性，双侧少见，中、低分化支持间质细胞瘤应视为恶性。主要症状是月经紊乱、男性化、腹痛和腹部包块。肿瘤内部可出血坏死，也可以扭转而急诊就诊。肿瘤大小与细胞分化程度有关，5cm 左右的通常分化好，而 >15cm 的通常分化差。可有过多的雌激素或雄激素分泌，从而产生相应症状及体征，高雄激素化发生在 10%～35% 的患者，与肿瘤细胞分化无关。高雌激素可以由雄激素经外周转化而来，血浆的雄激素水平常增高，尿 17-酮，包括脱氢表雄酮通常正常或略高。应用 GnRHa 可抑制卵巢肿瘤分泌的雄激素水平，手术后雄激素水平会下降，症状也随之好转。支持间质细胞瘤约有 18% 为恶性，可经腹膜种植及淋巴散。与前述肿瘤一样，手术分期是最重要的预后因素，幸运的是，97% 的支持间质细胞瘤均在 I 期时被发现。肿瘤细胞的分化程度也与预后相关，报道显示约 50% 为中分化、10% 高分化、20% 是异源性，其余为差分化。高分化肿瘤几乎无播散也无复发，预后好，临床良性；将近 10% 的中分化、60% 的差分化及 20% 的异源性肿瘤被证明有临床恶性行为，异源性肿瘤中即可含有内胚层成分如胃肠上皮和癌样组织，又可含有中胚层间叶成分如骨骼、肌肉和软骨，75% 的异源性支持间质细胞瘤含内胚层成分明显，其预后与中分化的同源肿瘤相似；而仅占 5% 支持间质细胞肿瘤的含中胚层间叶成分的异源性肿瘤均为差分化癌，预后极差。网状结构与预后有相关，约有 10% 的肿瘤可见与睾丸网状结构相似的组织学类型，在年轻病人（平均 15 岁）中更常见，与雄激素相关的临床表现少，所以不易发现。肿瘤体积、有丝分裂活性及肿瘤是否破裂也可影响预后。Leydig 细胞可合成睾酮,雄激素分泌过多也可能影响预后,超过50%的支持间质细胞瘤可直接或间接的表现出高雄激素症状,在血中及组织免疫染色中均能发现高雄激素表达,所以,监测血浆睾酮水平可及时发现肿瘤复发。也有报道部分支持间质细胞瘤可产生抑制素和AFP,在睾丸组织中也同样显示Sertoli和Leydig细胞可产生抑制素,Leydig细胞可合成AFP,至于抑制素、AFP与支持间质细胞瘤之间的相关性还不十分清楚,有待于大样本的进一步研究。

四、环状小管性索肿瘤

包括未分类型、两性母细胞瘤及类固醇细胞瘤,被认为是组织学表现介于Sertoli细胞与颗粒细胞之间的一类肿瘤,与PJS有一定相关性,占性索肿瘤的6%左右。Young等报道在74例环状小管性索肿瘤中将近1/3的病人出现PJS,而在一组对34例PJS病人的研究报道中也发现其患乳腺癌及妇科恶性肿瘤的风险明显升高(RR=20.3),1例为卵巢支持间质肿瘤,3例为卵巢环状小管性索肿瘤。伴有PJS的卵巢环状小管性索肿瘤具有典型的肿瘤体积小(许多是显微镜下)、多灶、钙化和双侧特点,发病年龄在40～50岁,不伴有颗粒细胞或支持细胞增生,临床过程良性;而非PJS肿瘤是大体积的、罕见多灶及钙化、均为单侧,发病年龄在30～40岁,常伴有颗粒细胞或支持细胞增生,约20%为恶性。临床表现主要为不规则阴道出血、腹痛或腹部不适,另外伴有PJS的卵巢环状小管性索肿瘤患者还可有PJS的相应症状,如黏膜、皮肤特定部位色素斑,胃肠道多发性息肉等,此类病人通过临床检查很难发现肿瘤,而大多数非PJS的卵巢环状小管性索肿瘤患者经阴道或腹部触诊常可发现肿瘤。该肿瘤也有高雌激素分泌特性,会产生子宫内膜增生等一系列相关症状,尽管在幼女中很少发生此病,但一旦诊断为此病则几乎均有同性性早熟出现,在非PJS的卵巢环状小管性索肿瘤患者也可产生孕酮,因此也可见到子宫内膜蜕膜样变,血睾酮可正常。15%的PJS伴有卵巢环状小管性索肿瘤的患者可产生宫颈恶性腺瘤,该病复发率高,治疗反应差,病人预后不佳;而无PJS的卵巢环状小管性索肿瘤病人其肿瘤的转移、复发均与原发肿瘤的大小、有丝分裂活性有关。鉴于PJS和卵巢环状小管性索肿瘤之间的密切关系,有必要从其病理机制上进行深入探讨,但两病本身均较罕见,难以进行大样本研究,故其潜在联系始终不清。

五、治疗

性索间质肿瘤的治疗有赖于手术分期、病理类型、病人年龄、有否生育要求和不同的预后因素而决定。单纯手术治疗对于大多数无临床恶性潜能的肿瘤患者而言已经足够,但对于有临床恶性潜能的、肿瘤晚期的、有差分化和异源性成分的支持间质细胞瘤患者而言,术后补充治疗是需要的。

(一)手术治疗

手术仍是现阶段对性索间质肿瘤最主要的治疗方法,手术不但可以送快速病理明确肿瘤性质,还可以准确分期,切除肿瘤。此类肿瘤中良性者包括卵泡膜细胞瘤、纤维瘤、两性母细胞瘤、间质黄体瘤、高分化的Leydig及Sertoli细胞瘤及硬化性间质瘤,这些肿瘤仅行单纯肿瘤切除或患侧附件切除即可;恶性者包括颗粒细胞瘤、中低分化的支持间质细胞瘤、不伴PJS环管状性索肿瘤,这些肿瘤的处理与上皮性卵巢癌的处理相同,应做分期手术,年龄较大者可仅做全子宫＋双附件切除,对于术中无明显怀疑的腹膜后淋巴结是否切除仍存在质疑。来自Memorial Sloan-Kettering癌症中心的病例复习发现,68例颗粒细胞瘤初次手术中16例进行了淋巴结取样,13例还进行了腹主动脉旁淋巴结取样,结果均为阴性,而34例复发者中在复发手术中发现仅2例是单独后腹膜转移,2例在盆腔及后腹膜转移,1例在盆腔、腹部和后腹膜转移,总的后腹膜转移率为 15%,故淋巴结切除可酌情。年轻的需要保留生育功能的ⅠA期患者可仅行患侧附件切除,在 Zhang 等的研究中显示,从 1988 年到 2001 年 376 例保留生育未行子宫切除的患者其预后与切除子宫者相似,但要注意保留的子宫最好进行子宫内膜诊刮,以排除因此激素刺激引起的相应病变。伴有恶性宫颈腺瘤的患者还应按照子宫颈癌的处理原则做根治性切除。

(二)手术后及复发的治疗

1.成年人型颗粒细胞瘤　多数Ⅰ期患者仅行手术即可获得良好预后,无需辅助治疗,但ⅠC期患者可视情况而定,Ⅱ~Ⅳ期者建议接受术后辅助治疗。放疗的作用不确定,一项病例总结结果显示,对于Ⅰ期患者术后放疗作用不大,10 年无瘤生存率为 77%(放疗者)vs78%(未放疗者),但对超过Ⅰ期、病灶有残留的 14 例中有 6 例完全缓解,3 例无疾病生存 10~21 年。有报道化疗对颗粒细胞瘤有作用,在 16 例未完全减瘤的Ⅱ~Ⅳ期及 41 例复发患者中应用 BEP(顺铂、博来霉素、VP16)方案 4 个疗程,结果中位 3 年随访中 11/16,21/41 患者无瘤生存,但须注意博来霉素的累积毒性和 4 度的骨髓抑制。Gershenson 等应用 PAC(顺铂、多柔比星、环磷酰胺)方案治疗,总反应率达 63%。EORTC 对晚期 7 例、复发 31 例患者进行 PVB 方案治疗.结果显示晚期 1/7 无瘤存活 81 个月,复发 7/31,无瘤存活 24~81 个月,似不如 BEP 方案。近年来有报道显示紫杉类可能效果更好,来自 M. D. Anderson 的一项报道显示,应用紫杉醇+铂在新发病人的应用中中位 52 个月的随访期内全部存活,对复发病人二次手术后 30 例满意减瘤、7 例有残留者 42%有效,且不良反应较 BEP 方案低,似有良好应用前景,但仍需大样本的前瞻性研究支持。鉴于颗粒细胞瘤是内分泌相关肿瘤,故也有人尝试在表达相应激素受体时应用激素相关治疗,已有应用大剂量孕酮及 GnRHa 治疗的报道,Fishman 等在 6 例复发或持续病人中应用亮丙瑞林,每个月 1 次,肌内注射,结果 2 例部分缓解,3 例稳定,不良反应极小。

2.幼年型颗粒细胞瘤　Calaminus 等报道了 33 例幼年型颗粒细胞瘤患者的治疗结局,其中 24 例仅行手术治疗,9 例术后补充顺铂为基础的化疗,结果在中位 60 个月的随访期内,6 例复发,其中 2/20 为ⅠA期、2/8 为ⅠC期、2/5 为ⅡC~ⅢC期,有 3 例ⅡC~ⅢC期的患者化疗后无瘤生存达 46~66 个月。German 观察了 1985~2000 年 15 年间的 45 例儿童幼年型颗粒细胞肿瘤患者,12 例ⅠC~ⅢC期患者接受了术后 BEP 或 PEI(顺铂、VP16 及异环磷酰胺)辅助化疗,结果 6 例缓解 15~106 个月,1 例 10 年后出现对侧转移,5 例复发,3 例在诊断后的 16~28 个月死亡。Powell 等报道了 1 例ⅢC期经初次手术及卡铂+VP16 化疗 6 个周期后 13 个月复发的患者,复发灶位于肝及脾下方,再次手术后又给予 6 个周期的博来霉素+紫杉醇化疗,结果无瘤生存已 44 个月,并正常生育 1 胎。上述结果提示,似乎幼年型颗粒细胞瘤的治疗效果不如成年人型,是肿瘤本身性质即比成年人型差,还是因为幼年患者多仅行单纯肿瘤切除,并且年龄小,可能化疗用量不足有关而致? 有待予进一步探讨。

3.支持间质细胞瘤　放疗对支持间质细胞瘤的效果不确定,化疗有一定效果,有报道对 PVB,VAC,PAC 方案有反应,但在中分化者中化疗效果较好,在低分化者中疗效差,有报道 2 例患者在确诊后的 7 个月、19 个月时死亡。因有激素相关性,故也作者建议应用 GnRHa 治疗。

4.环状小管性索肿瘤　因较罕见,有关治疗的报道极少,故没有明确的治疗建议,有文献报道此类肿瘤对 BEP 方案化疗完全反应。因有激素相关性,也有人建议应用 GnRHa 治疗,尤其对性早熟者。

总之,因性索间质肿瘤的罕见性,其治疗至今尚无明确模式,但手术仍然是最优先考虑的;在肿瘤局限于一侧无明显转移时,可允许患者保留生育功能;对于肿瘤局限于卵巢并已切净的患者不推荐术后辅助治疗;而对于已出现转移及差分化的支持间质细胞瘤患者,除应给予标准的分期手术外还应给予术后辅助治疗;ⅠC期是否给予辅助治疗仍有争议,可视情况而定。标准的术后化疗仍推荐以铂为基础的联合化疗,BEP 方案可作为首选,但考虑到其毒性,尤其在二线治疗时博来霉素的累积毒性,可以改用其他方案如紫杉醇联合铂类,但此方案还有待于大样本的研究证实,除此之外还没有达成一致的二线方案及挽救方案。激素相关治疗某种程度上在颗粒细胞瘤的治疗中已显示出具有活性,因此可以尝试。放疗的作用有限,故不推荐。随着该病的分子病理机制研究的不断深入,有针对性的靶向治疗也将会为治疗带来希望。

(姜　涛)

第十节　输卵管肿瘤

输卵管发生于米勒管,即副中肾管的上部,约在胚胎近 5 个月时形成。原发于输卵管的肿瘤少见,其中良性肿瘤较恶性肿瘤更少见,但种类繁多。WHO 按照其镜下特征将原发性输卵管肿瘤大致分为上皮性、上皮和间叶组织混合性及间叶组织肿瘤三种。近年来,组织学、分子学及遗传学证据都表明,许多卵巢和腹膜的高级别浆液性肿瘤可能起源于输卵管末端。输卵管良性肿瘤来源于中肾旁管和中肾管,凡可发生在子宫内的肿瘤均可发生在输卵管内,故种类颇多。由于肿瘤体积小,无症状,术前难以诊断。常在剖腹探查或尸检时才偶然发现。输卵管恶性肿瘤分原发性和继发性两种,其中 80%~90% 的输卵管恶性肿瘤属继发性癌。原发灶多位于子宫体和卵巢,少数也可由子宫颈癌、直肠癌或乳腺癌转移而来。转移途径主要有直接蔓延及通过淋巴管。症状、体征以及治疗取决于原发肿瘤,预后差。

一、输卵管良性肿瘤

输卵管良性肿瘤十分罕见,这类肿瘤少数可因其体积增大,合并炎症或发生扭转,破裂等就诊时发现。Tatum 根据副中肾管内皮细胞的类型可分为:①上皮细胞瘤、腺瘤、乳头状瘤、息肉。②内皮细胞瘤、血管瘤、淋巴管瘤、包涵囊肿。③间皮瘤、平滑肌瘤、脂肪瘤、软骨瘤、骨瘤。④混合性畸胎样瘤、囊性畸胎瘤、生殖细胞残迹等。其中,腺瘤样瘤、乳头状瘤、畸胎瘤相对多见。

(一)腺瘤样瘤

输卵管腺瘤样瘤为输卵管良性肿瘤中最常见的一种,发生率约为 0.04%,以育龄妇女多见,80% 以上的患者伴有子宫肌瘤。

【病因】

本病病因尚未明确。其组织发生一直存在争议,近年来免疫组化和电镜研究认为,以间皮起源可能性较大。

【病理】

肿瘤直径多数小于 3cm,多位于输卵管浆膜下,质硬。切面呈灰白或灰红色,质地均匀,与周围组织有明显分界,但无完整包膜。镜下为许多大小不一的腔隙,覆盖的肿瘤细胞大小、形态极不一致,可为扁平、内皮样、立方、低柱状或梭形细胞。细胞常含有空泡。HE 染色,可见空泡及腔隙内含有黏液样物质,间质为胶原纤维或平滑肌。亦可见肿瘤细胞形成实质性条索。

【诊断】

1.临床表现　临床表现多不典型,多数因并发疾病(如不孕症、子宫肌瘤、慢性输卵管炎及输卵管周围炎)的症状而就诊,且多数在手术中无意被发现。

妇科检查:子宫一侧可扪及体积不大的肿块,小于 3cm,囊性或实性,活动度可。

2.特殊检查　B超检查可见相应声像反应。CT及MRI检查可明确肿瘤生长的部位、形状和大小。输卵管造影术对诊断有一定帮助,但不能判定良恶性。

3.鉴别诊断

(1)卵巢囊肿:可出现月经紊乱、下腹痛。瘤体较大呈球形,可移动,肿块边界清楚。B超、CT及MRI检查可明确诊断。

(2)原发性输卵管癌:好发于绝经期妇女。阵发性阴道排液,为黄色浆液性或血性,常伴阴道不规则出血及下腹痛。手术及病理检查可确诊。

(3)输卵管淋巴管瘤和平滑肌瘤:免疫组化染色有助于鉴别,角蛋白阳性支持腺瘤样瘤的诊断。

【治疗】

切除患侧输卵管。

【预后】

本病预后良好,偶有切除术后复发,但尚无恶变病例的报道。

(二)乳头状瘤

输卵管乳头状瘤罕见。

【病因】

本病病因不明。

【病理】

输卵管增粗,剖面见肿瘤生长于输卵管黏膜。直径一般不超过2cm,呈乳头状、疣状或菜花状,常为多发性。镜下为乳头状结构,覆有单层柱状上皮细胞,间质为富含血管的结缔组织,以在乳头的长轴上具有单一较大血管为特征。血管周围及管壁内可见炎性细胞浸润。乳头状瘤可恶变为乳头状癌。

【诊断】

1.临床表现　本病早期无症状,随着疾病的发展可有阴道排液,一般为浆液,合并感染时呈脓性,当较多液体通过部分梗阻的输卵管向阴道排出时,可出现腹部绞痛。如输卵管仍通畅,液体可流入腹腔形成腹水。

妇科检查:可触及附件肿块,呈实性,一般不超过2cm,术前诊断困难,常误认为是输卵管炎。往往在手术中意外发现,经病理检查而确诊。

2.特殊检查　必要时借助B超、腹腔镜或后穹隆检查。有条件时可行CT、MRI检查。输卵管造影术虽然对诊断有一定帮助,由于乳头状瘤可恶变为乳头状癌,此时行这种检查有引起扩散的可能,因而宜慎用。

【治疗】

任何可以的输卵管乳头状瘤均应行剖腹探查术,手术应切除患侧输卵管,手术中若疑为恶性,应行冷冻切片做病理学检查。有恶变者参照原发性输卵管癌治疗。

【预后】

本病无恶变者预后良好。

(三)畸胎瘤

输卵管畸胎瘤是较罕见的生殖细胞肿瘤。以25~55岁多见,常伴有不孕史。

【病因】

尚未明确。可能系胚胎早期生殖细胞在向卵巢移行的过程中,进入输卵管胚基而后发展形成的。

【病理】

大多为囊性,亦可为实性。多为单侧,好发于输卵管的中 1/3 段。肿瘤直径 1.0～15.5cm 不等。其大体和镜下结构与卵巢畸胎瘤相同。

【诊断】

本病无典型临床症状,临床多误诊为卵巢囊肿。输卵管造影术、B 超、CT、MRI 检查对诊断有一定帮助。确诊需经术后病理检查。

【治疗】

切除患侧输卵管。

【预后】

本病预后良好,但有报道其存在恶变的可能。

(四)平滑肌瘤

输卵管平滑肌瘤极少见。但在原发于输卵管的软组织中属最常见的一种。

【病因】

其来源为输卵管和阔韧带平滑肌,或两者中的血管壁。

【病理】

肌瘤一般较小,多发生于输卵管间质部,可生长于输卵管浆膜下、肌层和黏膜下。多为单发,也有多发者。剖视及镜下特征与子宫肌瘤相似,镜下并可见与子宫肌瘤相同的各种变性。

【诊断】

小的输卵管肌瘤多无临床症状,可能导致导致不孕症。大肌瘤或出现变性,扭转等则可引起腹痛,甚至急腹症。

【治疗】

行肿瘤切除术或患侧输卵管切除术。

【预后】

本病预后良好。

二、输卵管恶性肿瘤

输卵管恶性肿瘤占女性生殖器肿瘤的 0.5％～1％,其中以输卵管癌最常见。输卵管恶性肿瘤分为原发性和继发性,后者远多于前者,约占 90％。

(一)原发性输卵管癌

原发性输卵管癌原发性输卵管癌多发生于绝经后女性,发病年龄在 40～60 岁之间,平均年龄为 55 岁,是女性生殖器官中最少见的一种恶性肿瘤。近年有文献报道,通过回顾性研究发现,初诊为卵巢癌或腹膜肿瘤患者的输卵管行连续切片,可以提高原发性输卵管癌的检出率。

【病因】

输卵管癌的发病因素并未完全明了,可能与以下因素相关。

1.输卵管炎　由于患者多伴有慢性输卵管炎,不孕的比例高,过去常有急性输卵管炎的病史,输卵管标本中均有慢性炎症细胞存在,因此推断输卵管慢性炎可能与输卵管癌的发病有关。

2.遗传因素　有文献报道染色体不稳定性是输卵管浆液性癌发生的早期分子事件。

3.激素作用　流行病学资料表明生育、哺乳及口服避孕药对原发性输卵管癌有预防作用,性激素可能与肿瘤的发生发展有关。通过对芬兰绝经后激素治疗妇女的调查,进行雌孕激素联合治疗会增高原发性输卵管癌的风险,5年内连续使用雌孕激素患原发性输卵管癌的风险升高1倍,10年内连续使用风险升高2倍。

4.其他　另外也有报道输卵管癌与输卵管结核并存,输卵管癌发生于输卵管结扎之后,这些也有可能为输卵管癌的发病因素。

【病理】

多为单侧发生,双侧者占10%～26%,好发于壶腹部。病变起自输卵管内膜,浆膜面粗糙,与周围组织粘连。早期外观可正常,随疾病发展输卵管增粗形呈不规则形或腊肠形。约50%的患者伞端闭塞,外形与输卵管积水、积血或积脓不易区别。切面可见输卵管管腔扩大,管壁薄,腔内充满灰白色乳头状或菜花状赘生物,常伴感染、坏死及暗棕色浑浊液体。镜下多为腺癌,根据癌细胞分化程度及组织结构可将输卵管癌分为乳头型、乳头腺泡型、腺泡髓样型三级。以后者恶性程度最高;多数输卵管癌为中分化或低分化癌。其中乳头状浆液性腺癌最多见,占90%以上。

主要扩散途径为直接蔓延及淋巴转移,血行转移较少见。①直接蔓延:经伞端扩散到腹膜、大网膜、肠表面、膀胱及直肠或通过输卵管的蠕动向宫腔、宫颈,甚至对侧输卵管蔓延。②淋巴转移:沿淋巴管转移到髂总淋巴及主动脉旁淋巴结,少数可累及锁骨上及腹股沟淋巴结。③血行转移:晚期可通过血液循环转移到肺、脑、肝、肾等器官。

【临床分期】

1.FICO原发性输卵管癌临床分期

0期:原位癌(浸润前癌)。

Ⅰ期:肿瘤局限于输卵管。

Ⅰa:肿瘤局限于一侧输卵管,未穿透浆膜层;无腹水。

Ⅰb:肿瘤局限于双侧输卵管,未穿透浆膜层;无腹水。

Ⅰc:肿瘤局限于一侧或双侧输卵管,达到或穿透输卵管浆膜层,或在腹水或腹腔冲洗液中找到癌细胞。

Ⅱ期:肿瘤累及一侧或双侧输卵管,伴有盆腔扩散。

Ⅱa:扩散和(或)转移到子宫和(或)卵巢。

Ⅱb:扩散到盆腔其他脏器。

Ⅱc:盆腔内扩散(ⅡA或ⅡB)伴有腹水或腹腔冲洗液找到癌细胞。

2.累及一侧或双侧输卵管,伴有盆腔外的腹腔内种植和(或)区域淋巴结阳性。

Ⅲa:显微镜下的盆腔外腹膜转移。

Ⅲb:肉眼见盆腔外腹膜转移灶,最大直径≤2cm。

Ⅲc:盆腔外腹膜转移的最大直径＞2cm,和(或)腹膜后或腹股沟淋巴结阳性。

3.远处转移(不包括腹膜转移)。

【诊断】

因其临床少见而症状和体征不典型,术前诊断率仅为2%。误诊的主要原因是对本病的认识不足及疏忽。

1.临床表现　阴道排液、腹痛、盆腔包块为输卵管癌的"三联征"。但不足15%的患者有此典型的"三联征"。由于腹痛发生率不高,有时仅表现为"二联征"。

(1)阴道排液:呈浆液性黄水,有时呈血性,多无异味,当输卵管癌有坏死或浸润血管时,可有阴道流血。

(2)下腹疼痛:多发生于患侧,为钝痛,病情发展可呈痉挛性绞痛。阴道排液后疼痛可缓解。

(3)盆腔包块:妇科检查触及附件区肿块,呈实性或囊实性,一般表面光滑,活动受限或固定。

2.实验室检查

(1)阴道细胞学检查:如找到腺癌细胞,且能排除子宫内膜及颈管内膜癌,则应高度怀疑本病。

(2)血清 CA125 检测:对诊断、疗效检测及估计预后有一定意义。

3.特殊检查

(1)诊断性刮宫:进行全面的分段诊刮,可除外宫腔。颈管的癌瘤以及引起阴道排液的其他良性病变,如黏膜下肌瘤。

(2)B 超及 CT 检查:可明确肿块的部位、大小、性质。形状及有无腹水。

(3)腹腔镜检查:对可疑病例又不能确诊的,可借助腹腔镜检查明确诊断。但晚期病例不易于卵巢癌鉴别。若分段诊刮病理学为阴性,则应疑及输卵管癌。

(4)淋巴造影:可用于术前了解腹膜后盆腔及腹主动脉旁淋巴结有无转移。

4.鉴别诊断

(1)附件炎性肿块:如输卵管积水及输卵管卵巢囊肿,少数病例可有阴道排液,但排出液清澈。肿块囊性感强,表面光滑,可活动。

(2)输卵管乳头状瘤:中晚期亦有阴道排液,可通过 B 超及 CT 检查协助诊断。

(3)卵巢囊肿:多无阴道排液。卵巢良性肿瘤多较活动,恶性肿瘤形成的肿块常较固定,表面呈结节状。如有腹水,多考虑为卵巢癌。当两者均进入晚期伴有广泛的盆腹腔转移及种植时,则几乎无法鉴别。

(4)子宫内膜癌:一般无子宫外的肿块,通过诊断性刮宫即可确诊。

【治疗】

手术治疗是主要治疗手段,辅以化疗和(或)放疗。

1.手术治疗　手术原则用卵巢癌和肿瘤细胞减灭术或肿瘤大块切除术,包括全子宫附件、大网膜及阑尾切除术,对于盆腹腔一切转移和种植的病变应尽可能全部切除。同时行腹膜后淋巴清扫术,以利临床分期及指导术后辅助治疗。有文献报道,在原发性输卵管癌患者中常伴有肠系膜下动脉水平以上主动脉左侧旁支转移,因此建议包括一期输卵管癌在内,原发性输卵管癌手术治疗中均应行盆腔及左肾静脉水平主动脉旁支淋巴结清扫术。

2.化学治疗　化学治疗多作为术后辅助治疗。输卵管癌和卵巢癌的形态学和生物学特征十分相似,病变发展也在腹腔内扩散及通过腹膜后淋巴结转移。化疗方案首选紫杉醇联合卡铂作为一线药物。也可以选择顺铂为主的多药剂联合化疗方案,取得了明显疗效。

3.放射治疗　主要用于术后辅助治疗。腹腔内灌注放射性同位素理论上应对分布较广,体积较小的盆腹腔残存病灶或腹腔冲洗液细胞学阳性的患者可起到抑制效果。但由于近年来顺铂联合化疗的明显疗效,放射性核素的应用可产生肠损伤等肠道并发症,限制了放射治疗的使用。

4.激素治疗　输卵管上皮在胚胎学和组织发生学上与子宫内膜相似,对卵巢的雌激素、孕激素有周期性反应。由于此肿瘤有时孕激素受体滴度是高的,有文献报道用长效孕激素治疗,但目前尚难评估孕激素的治疗作用。

【预后】

近 10 年来,由于对输卵管癌的认识以及诊疗技术的提高,原发性输卵管癌的疗效已较前提高。影响预后的因素为:临床分期、症状存在时间、是否双侧输卵管病变、初次手术残余瘤灶及病理分级。初次手术后残余癌灶与生存率之间的关系与卵巢癌相似,是重要的预后因素。另外,输卵管伞端闭锁者预后好。

(二)原发性输卵管肉瘤

原发性输卵管肉瘤罕见。与癌相比,其相对发生率为 1∶25。来源于输卵管黏膜或管壁。发病年龄同输卵管癌。

【病理】

肉瘤发生于单侧或双侧,瘤体大小差距大,小者仅 2cm,大者可达 10 倍左右。早期输卵管肉瘤呈结节状或息肉状,多位于输卵管远侧端 1/3 处。如输卵管口开放,则见易碎的肉瘤组织突出于腹腔,易致腹腔内转移。晚期输卵管黏膜已大部分破坏,管壁增厚,管腔扩大,其内容物为灰白色脑样物,含有褐色或血水样液体。

镜下:各型肉瘤均有,如梭状细胞肉瘤、圆细胞肉瘤、巨细胞肉瘤及肌肉瘤等。

【诊断】

1.临床表现

(1)阴道排液:呈浆液性,继发感染时可呈脓性。当瘤组织坏死、脱落或浸润血管时,可有阴道流血。

(2)腹痛:除晚期外很少引起下腹疼痛,借此可与原发性输卵管癌鉴别。

(3)腹部包块:下腹可扪及包块。

2.特殊检查　超声检查有助于诊断。

【治疗】

同原发性输卵管癌。以手术为主,辅以放疗、化疗。

【预后】

易血行转移,预后差。

原发性输卵管绒毛膜癌

(三)原发性输卵管绒毛膜癌

为极罕见的恶性肿瘤。大多由输卵管妊娠的滋养叶细胞演变而来,少数来源于异位的胚性残余或具有形成恶性畸胎瘤潜能的未分化胚细胞。发病年龄 16~56 岁,平均 33 岁。早期广泛转移。

【病理】

大体:输卵管表面呈暗红色或紫红色,小者为一稍大的输卵管,大者为输卵管与周围组织粘成不规则包块。

切面:可见充血、水肿、管腔扩张,腔内充满坏死组织和血块。

镜下:可见细胞滋养层细胞及合体滋养层细胞大量增生,失去绒毛形态。

【诊断】

1.临床表现　如在葡萄胎、产后、流产后,特别是输卵管妊娠后又出现输卵管妊娠的症状,盆腔检查宫颈举痛明显,子宫正常大或稍大,附件可扪及不规则柔软肿块伴触痛且活动受限,应考虑输卵管绒毛膜癌可能。

2.实验室检查　血或尿 HCG 测定可发现 HCG 滴度增高,并有助于病情监测。

3.特殊检查　X 线胸片检查有一定诊断价值,有助于确定转移病灶。

【预后】

如输卵管绒毛膜癌来源于输卵管妊娠的滋养叶细胞,其生存率约 50%,如来源于原发性畸胎瘤样组织,不管其治疗如何,预后都很差。

【治疗】

同子宫绒毛膜癌。

(四)输卵管恶性混合性中肾旁管肿瘤

输卵管恶性混合性中肾旁管肿瘤罕见,占输卵管恶性肿瘤的 18%;发病年龄为 35～76 岁,平均为 58 岁。

【病理】

肿瘤一般较大,呈息肉状,多为实性,黄白色,可有出血坏死。

【诊断】

临床特点同原发性输卵管癌。

【治疗】

治疗与一般输卵管癌相同。

【预后】

预后差,5 年存活率仅 16%。

(五)其他原发性输卵管恶性肿瘤

输卵管生殖细胞肿瘤、鳞状细胞癌及癌肉瘤均极罕见。

三、阔韧带内肿瘤

原发性阔韧带内肿瘤较少见,部分来自韧带的肌组织与结缔组织,部分来自胚胎组织残余。肿瘤可分为良性和恶性。

(一)圆韧带平滑肌瘤

圆韧带平滑肌瘤最多见。可并发子宫肌瘤,亦可单独发生起源于圆韧带内的平滑肌。

【病理】

可位于腹腔内或腹腔外。常为单侧、孤立的实质性肿块,大小相差较大。镜下所见如子宫平滑肌瘤。

【诊断】

肿物小时无明显症状,肿物大时可致周围组织及器官移位及受压而出现下腹部不适、输尿管积水、下肢静脉曲张或下肢水肿及大小便困难。

妇科检查:阴道受压变形,宫颈上移,子宫被推向对侧或前后方,肿块质硬而活动性差。

B 超检查:宫旁有回声不均的实性肿块。

【治疗】

肿块较大或引起症状时可手术切除。

(二)圆韧带囊肿

【病因】

圆韧带周围为固有腹膜所包裹,此腹膜是由体腔上皮发生的间皮组织。如果圆韧带与包裹的腹膜间残留有间隙并积液,便形成囊肿。

【病理】

囊肿直径为 2～10cm。单腔或多腔,内含浆液性液体。囊壁菲薄,衬以单层立方上皮。

【诊断】

临床主要表现为腹股沟肿块。盆腔检查可扪及盆腔前侧壁囊性肿物。应注意与腹股沟疝鉴别。圆韧带囊肿不能退回,大小不变,而疝能复位。

【治疗】

囊肿较大者应予手术切除。

(三)圆韧带恶性肿瘤

圆韧带平滑肌肉瘤及纤维肉瘤均罕见。可能为良性肿瘤恶变而来,亦可为原发性。确诊有待术后病理检查。治疗原则为手术切除肿瘤后辅以放疗和(或)化疗。肿瘤生长快,易血行转移,预后差。

(四)卵巢冠囊肿

卵巢冠囊肿来源于中肾导管、中肾旁管的残迹及其他如间皮细胞、淋巴管来源的囊肿。较普通卵巢囊肿少见。卵巢冠囊肿可发生于任何年龄组,但以育龄期妇女为主。

【病理】

多为单侧。囊肿位于输卵管与卵巢之间,分有蒂和无蒂两种。大小不一,较大的卵巢冠囊肿直径可达 8～15cm。呈圆形或椭圆形。囊肿为单房。囊内壁薄而光滑,内含透明液体。被覆上皮与输卵管黏膜相似。一般多为单纯性浆液性囊肿,但亦有恶变可能。有报道卵巢冠囊肿的恶变率为 2%,多见于生育年龄、囊肿直径>5cm 的患者。

【诊断】

1.临床表现　一般为单侧,中肾结构来源的囊肿较大,而间皮细胞形成的囊肿最大。囊肿直径大于 5cm 者,有胀痛的感觉。少数位于伞部有蒂的囊肿可发生急性扭转,产生急性腹痛症状。巨大的囊肿可压迫邻近器官产生相应的压迫症状。

2.特殊检查

(1)B超检查:若见到子宫及卵巢的图像,则其旁的肿物图像多是卵巢冠囊肿。但此法不如腹腔镜检可靠。

(2)腹腔镜检:充气后,若见到阔韧带囊肿,同时见到卵巢与输卵管,即可确诊。

【治疗】

卵巢冠囊肿的恶变率低,目前尚无统一的治疗方案。小的卵巢冠囊肿不一定需要手术,大的可手术切除囊肿。有报道指出,应根据患者年龄及有无生育要求,采用与早期卵巢恶性肿瘤相同的分期手术方式。

术中所见卵巢冠囊肿的特征为:囊肿与卵巢完全分离,囊壁菲薄,呈半透明状,输卵管紧贴囊肿表面并被拉长,囊壁表面血管与覆盖其上的阔韧带腹膜血管互相重叠交错。术中应注意避免损伤输尿管。

(五)阔韧带良性肿瘤

阔韧带良性肿瘤分为原发性(真性)和继发性(假性)。原发性阔韧带良性肿瘤系指来源于阔韧带内间叶组织和阔韧带本身组织成分的肿瘤,亦包括阔韧带内多余卵巢发生的肿瘤。以平滑肌瘤最为常见。起源于阔韧带内的平滑肌组织或血管平滑肌组织。

(六)阔韧带平滑肌瘤

【诊断】

1.临床表现　由子宫侧壁起源向阔韧带内生长的激流及原发于阔韧带的肌瘤生长到一定程度,可使输卵管、卵巢、子宫、圆韧带、输尿管等脏器，血管、神经等移位、受压，造成功能障碍。患者在下腹部可扪及肿块。

妇科检查有阴道变形、宫颈上移。子宫偏向对侧，肿瘤硬而固定。

2.特殊检查　B超检查提示宫旁有回声不均的实性肿物。

注意与子宫或输卵管肌瘤长入阔韧带内鉴别，后两种肌瘤其基底部与原发部分相连。但术前一般难以鉴别。

【治疗】

对肿瘤生长较快，体积大，出现症状者，应予手术切除。原发者可从阔韧带两叶腹膜中剜出，继发者常需连同生长器官一并切除。术中特别注意避免损伤输尿管。必要时可于术前行静脉肾盂造影。

其他良性肿瘤如纤维瘤、脂肪瘤、血管瘤、神经鞘瘤等均少见。

（七）原发性阔韧带恶性肿瘤

原发性阔韧带恶性肿瘤分为肉瘤及癌两类。癌可来自于中肾管结构的残余部位（如中肾样癌），也可来自异位的子宫内膜。肉瘤有平滑肌肉瘤、脂肪肉瘤、纤维肉瘤、神经纤维肉瘤等，但均罕见。

【病理】

中肾样癌组织形态主要有肾小球型及透明细胞腺癌型。前者特点是具有原始的肾小球结构，后者特点是细胞大，有清晰的边界和透明细胞质，核深染，核大并向管腔凸出，形成钉状。肉瘤大体与镜检特征与发生于其他部位者大致相同。

【诊断】

临床方面无特殊症状和特征，诊断很困难。其要点如下：

肿瘤增长迅速，病程短。压迫症状出现早且严重。晚期可出现腹水及恶病质。

妇科检查：子宫一侧可扪及囊性或实性肿块，活动受限。大的肿瘤可充满整个盆腔，界限不清。肿瘤已播散时，盆腔内可触及散在结节。

B超、腹腔镜有助于诊断。确诊需依靠病理检查。

【治疗】

可参照"卵巢恶性肿瘤"治疗。

【预后】

一般认为预后不良。中肾样癌囊壁未破者，预后尚好。

（八）继发性阔韧带恶性肿瘤

继发性阔韧带恶性肿瘤多来自内生殖器官的原发肿瘤，如子宫体癌、子宫颈癌、卵巢癌、输卵管癌及绒毛膜癌。按照原发肿瘤的诊断及处理进行治疗。

（刘　艳）

第十一节 宫颈发育异常

一、巴氏涂片试验异常(Ⅱ至Ⅳ级)

宫颈发育异常是指宫颈表面出现异常细胞。通常被认为是一种癌前病变,也就是说它本身并不是癌症,但如果不进行治疗,就会发生癌变。

子宫颈是构成子宫下端及颈部的小圆柱状组织,它中间有通道供精子、经血和婴儿通过。宫颈的通道及外表均分布着两种类型的细胞:分泌粘液的细胞和保护性(鳞状)细胞。宫颈癌是妇女中最常见的一种癌症。幸运的是,宫颈癌是少数几种有明确癌前阶段定义的癌症之一,所以,通常能够在早期发现,成功地治愈。然而宫颈癌的发病率在 15 岁到 34 岁的妇女当中仍然排在恶性肿瘤中的第二位(尽管任何年龄段都有发病的可能)。

为预防宫颈癌,妇女应每年定期作巴氏涂片试验。巴氏涂片试验就是将宫颈表面的细胞进行抽样检查。在任何癌症出现前,宫颈表面的细胞就会出现异常改变。巴氏涂片试验检测出这种异常细胞,就表明可能患有宫颈发育异常。宫颈发育异常的致病因素与宫颈癌相似,包括早年性交、性伴侣不惟一、单纯性疱疹病毒及人类乳头瘤病毒感染、贫困、吸烟、口服避孕药以及许多营养方面的因素。

二、治疗方面应考虑的因素

宫颈发育异常的治疗方法取决于疾病的严重程度。多数医生用数值系列来划分,Ⅰ级代表正常,Ⅴ级代表癌。此外,还包括 CIN(宫颈上皮瘤形成)和毕士大等级(见表 4-8)。如果巴氏涂片试验结果为Ⅱ级或Ⅲ级,可以使用本章中推荐的方法,同时要仔细监控病情(意指每 3 个月做 1 次巴氏涂片试验,直到结果正常为止)。

然而,如果巴氏涂片试验结果为明显发育异常(Ⅳ级),则应先查明是否有癌变。巴氏涂片试验Ⅳ级的诊断及治疗通常要包括锥形活检,也就是在分布有异常细胞的宫颈取一块锥形组织进行检查,以确诊是否有局部的癌组织(原位癌)形成。

巴氏涂片试验Ⅲ级的妇女在以下情况下也应作活组织检查:曾有过巴氏涂片试验异常,有明显的宫颈癌的致病因素(将在随后详细讨论)或按本章的方法治疗 3 个月无效。

表 4-8 巴氏涂片试验分类系统

级数	发育异常	CIN*	毕士大系统
Ⅰ	良性	良性	正常
Ⅱ	良性伴炎症	良性伴炎症	常
Ⅲ	轻度发育异常	CINI	低度 SIL+
Ⅳ	中度发育异常	CINⅡ	低度 SIL
Ⅴ	重度发育异常	CINⅥ	高度 SIL
Ⅵ	原位癌	CINⅢ	高度 SIL

*CIN:宫颈上皮的瘤形成

+SIL:扁平上皮损伤

三、危险因素

对于宫颈发育异常,最好的预防方法就是避免已知的致病因素。若已患此病,就应尽可能去除致病因素并改善营养状况,特别是要戒烟,停止口服避孕药并补充叶酸、β-胡萝卜素和维生素 C。根据病情每 1～3 个月就应做一次巴氏涂片试验,以判断疗效。

如前所述,宫颈发育异常与宫颈癌有相同的致病因素,在这里我们将讨论频繁性生活、病毒、吸烟、口服避孕药及营养状况等因素。

为评估这些致病因素,表 4-9 中列出了各项的相对危险度。相对危险度表明每一种致病因素的牵连者与无此因素的人相比较,患癌症可能性的统计学数字。举例说明,吸烟的相对危险度是 3,这个数字指吸烟者发展为宫颈癌的可能性是不吸烟者的 3 倍。再如,维生素 C 水平偏低者患宫颈癌的可能性是维生素 C 水平正常者的 6.6 倍。

表 4-9　宫颈发育异常/宫颈癌中的危险因素

危险因素	相对危险系数
初次性交年龄(<18 岁)	2.67
饮食中缺乏 β-胡萝卜素(<5000IU/日)	2.814
吸烟(每天 10 支以上)	3.06
多名性伴侣(2～5 名)	3.46
口服避孕药(5～8 年)	3.66
饮食中缺乏维生素 C(<30 毫克/日)	6.717

1.性生活

初次性交年龄过小和(或)有多名性伴侣会导致宫颈发育异常及宫颈癌的发病危险升高。由此以及其他一些证据可以表明,宫颈癌是一种性病,因为其感染物质由性交进行传播,而这个感染物质最大的可能性就是病毒。

2.病毒

目前有两种病毒被怀疑与宫颈癌及宫颈发育异常有关,即Ⅱ型单纯疱疹病毒(HSV-11)和人类乳头状瘤病毒(HPV)。HPV 会导致性交疣(尖锐湿疣),与许多妇女的宫颈发育异常有关。目前已发现 45 种以上不同的 HPV,其中一种 HPV-16 是宫颈发育异常的主要病因。在 90％的宫颈癌患者及 50～70％的宫颈发育异常患者中发现了 HPV-16。尽管这些病毒已表明与宫颈发育异常有关系,但还不能断定它们是靠自身致病还是通过削弱免疫功能或其他防御机制来致病。

3.吸烟

吸烟是宫颈发育异常和(或)宫颈癌的一种主要危险因素。吸烟者患宫颈发育异常的几率比不吸烟者大 2 到 3 倍(有一项研究表明在 20 到 29 岁的妇女中,吸烟者的发病几率比不吸烟者高达 17 倍以上)。有多种假说用以解释这其中的联系:

(1)吸烟降低免疫功能,允许性传播的病毒促进异常细胞生长,导致宫颈发育异常。

(2)吸烟导致维生素 C 缺乏症(在吸烟者中维生素 C 的水平明显低下)。

(3)阴道及子宫内膜可能会将吸入烟雾中的致癌物质聚集并分泌出来。

(4)在吸烟和性行为中可能存在某些没有得到认可的联系。

口服避孕药：长期口服避孕药会引起血栓形成性疾病、胆囊疾病、心肌梗塞、精神疾病、甲状腺机能亢进及高血压的住院率上升。避孕药可以加重吸烟的危害性，并降低维生素 C、B、B、B、叶酸及锌的水平。

四、营养方面的考虑因素

许多营养方面的因素与宫颈发育异常、宫颈癌及其它具有与宫颈细胞类型相似的部位（如皮肤、咽部、食管、结肠、直肠、肺）出现的癌症有关系。尽管许多营养成分（特别是 β-胡萝卜素、维生素 A、叶酸、维生素 B、维生素 C）单独就可以起到重要的作用，但要认识到有 67％的宫颈癌患者缺乏营养仍然是很重要的。还有许多患者按常规评估方法得出的评估结果是营养状况正常，但是已经处于下限。这表明许多宫颈病患者营养缺乏可能是普遍规律，而决非偶然。

很显然，维生素缺乏症在宫颈发育异常及宫颈癌的发病因素中，起着重要作用。但是普通营养成分也很重要，高脂肪食物的摄入会增加宫颈癌的发病率。而蔬菜和水果当中富含纤维素、β-胡萝卜素和维生素 C，多食用可明显防癌。

1.维生素 A 和 β-胡萝卜素

饮食中的维生素 A 含量与宫颈癌及宫颈发育异常发病危险仅有微弱的相关性，而 β-胡萝卜素的含量则与其成反比关系。成反比关系是指摄入的 β-胡萝卜素越多，发生宫颈发育异常的比率越小。β-胡萝卜素显得比维生素 A 还重要，这可能是由于它具有更强的抗氧化能力。例如有一项研究发现患宫颈癌且未行治疗的患者中，仅有 6％的患者维生素 A 血浆水平低于正常，而有 38％的患者有阶段性 β-胡萝卜素减低。宫颈发育异常的程度越重，β-胡萝卜水平越低。血浆中 β-胡萝卜素水平偏低者与正常者相比，患宫颈发育异常的几率高 3 倍。

不过，维生素 A 也是很重要的。在一项研究中宫颈发育异常患者的维生素 A 水平明显低于对照组（54毫克/分升比 104 毫克/分升）。现在正在进行多项试验以评估维生素 A 及相关物质（类维生素 A）对宫颈发育异常的疗效。

2.维生素 C

在宫颈发育异常的患者中，维生素 C 的水平明显低下。也曾有文献证实维生素 C 的摄入不足是宫颈发育异常及原位癌的致病因素之一。维生素 C 具有抗氧化性，可以增和保持正常上皮的稳定性、促进伤口愈合、增强免疫功能、抑制癌肿形成。

3.叶酸

叶酸缺乏的特征是会引起体内红细胞和白细胞异常，对宫颈细胞亦然。但是，叶酸缺乏所致宫颈细胞改变要比血细胞发生改变快许多周，甚至更早。由于叶酸缺乏是目前最常见的维生素缺乏症，且在孕妇及口服避孕药者中十分常见，因此许多巴氏涂片试验异常者可能是叶酸缺乏造成的，而非真正的发育异常，尤其是那些口服避孕药的妇女。有假说认为，口服避孕药可以刺激一种可阻止细胞摄入叶酸盐的分子，抑制叶酸在细胞中起作用。在许多宫颈发育异常者中，尽管血浆中叶酸水平可能正常甚至偏高，但其细胞内叶酸水平却有可能低于正常值。这个假说与观察到的组织情况是一致的，研究人员观测到在口服避孕药者（尤其是宫颈发育异常者）中，细胞内的叶酸水平明显下降，而血浆中的叶酸水平却正常，甚至有所升高。

红细胞中叶酸水平偏低会促进其他一些宫颈发育异常的致病因素发生作用，尤其是人类乳头瘤病毒（HPV）的感染。换言之也就是说，红细胞的叶酸浓度低下是 HPV 感染子宫颈的主要因素。相反地，当宫颈细胞内叶酸浓度较高时，就不会发生 HPV 感染。

在采用安慰剂对照进行的临床研究中,宫颈发育异常的患者中,每天补充 10 毫克叶酸,就可以使巴氏涂片试验的结果得到改善或恢复正常。在没有接受治疗的患者当中,轻度异常者的巴氏涂片试验结果恢复正常的比率为 1.3%,中度异常者为 0,而接受补充叶酸治疗的患者当中,进行阴道镜或活组织检查后,其中一组恢复正常的比率为 20%,另一组恢复率为 64%,还有一组 100%恢复。

此外,在口服避孕药患者,试验 4 个月后,安慰剂组中 16%的患者宫颈发育异常进一步加重或转化为宫颈癌,而与之相比,补充叶酸组患者病情发展比例为 0。所有这些数据都是在患者仍口服避孕药情况下得出的。

如果不采取治疗措施,由宫颈发育异常进展为原位癌,病情轻者需要 68 周,重者仅需 12 周,能恢复正常的患者非常少见。一般试验中,轻度或中度宫颈发育异常患者服用叶酸的时间为 3 个月(也需要考虑其他一些因素),然后做巴氏涂片试验。服叶酸的同时,一般需同时服维生素 B。

4.维生素 B

宫颈癌患者中有 1/3 缺乏维生素 B,而这会明显影响雌激素代谢,并降低免疫功能。

5.硒

在宫颈发育异常患者中,血浆、饮食和粪便中的硒水平明显偏低。增加硒的补充,会起到一些重要作用,而其中最显著的是可以提高谷胱甘肽抗氧化能力,据信,这就是硒具有抗肿瘤作用的原因。许多具有毒性的元素,如铅、镉、水银和金,具有抗硒的属性,我们目前尚未证实这些重金属元素对宫颈疾病的影响。

五、治疗小结

所介绍的治疗方法适用于巴氏诊断结果为 Ⅱ 级或 Ⅲ 级的患者,并应在每三个月进行一次巴氏涂片试验的常规检查。而巴氏涂片试验Ⅳ、Ⅴ级患者或对此治疗无效的患者应立即向医生咨询,采取适当的药物治疗。

1.饮食注意事项

少食荤食,尤其是动物脂肪。

2.营养补剂

(1)叶酸:每日 10 毫克,连服 3 个月,之后,每日 2.5 毫克,巴氏涂片试验正常后停药。

(2)维生素 B:每日 3 次,每次 25 毫克。

(2)维生素 B:每日 1 毫克。

(4)β-胡萝卜素:每日 25000 至 50000 国际单位。

(5)维生素 C:每日 3 次,每次 500 至 1000 毫克。

(6)维生素 E:每日 200 至 400 国际单位。

(7)硒:每日 200 至 400 微克。

(徐改香)

第十二节　腹腔镜手术治疗子宫肌瘤的临床应用决策

子宫肌瘤是女性生殖器官最常见的良性肿瘤,多发生于 30～50 岁妇女,发生率为 20％～30％,其恶变率为 0.4％～0.8％。大多数子宫肌瘤患者是没有症状的,多在常规盆腔超声检查或在盆腔手术时发现。当月经量多导致患者重度贫血、尿路梗阻、盆腔疼痛或盆腔脏器受压导致尿频甚至尿失禁时,不孕或反复自然流产的子宫肌瘤患者排除其他原因后,需要考虑手术治疗。国内普遍认为子宫大于 10 周妊娠大小也是子宫肌瘤的手术指征。目前常采用的手术方案有经腹子宫肌瘤剥除术、腹腔镜子宫肌瘤剥除术、宫腔镜下子宫肌瘤切除术、射频消融术、聚焦超声术、子宫动脉栓塞术,以及经腹、经腹腔镜或经阴道全子宫切除术。

一、腹腔镜下子宫肌瘤剔除术的应用决策

虽然子宫肌瘤剔除术已有 150 多年历史,但直到 20 世纪 50 年代,经腹子宫肌瘤剔除术才被大多数妇科医生所接受。1979 年,Semm 教授首先描述了腹腔镜子宫肌瘤剔除术的操作。1990 年,腹腔镜下子宫肌瘤剔除术(LM)取代开腹手术治疗肌壁间子宫肌瘤和浆膜下子宫肌瘤获得成功。前瞻性随机对照研究显示,腹腔镜下子宫肌瘤剥除术具有创伤小、恢复快、术后病率低、住院时间短等优点,但其推广应用一直存在争议,尤其是肌壁间肌瘤,因手术难度大、时间长、中转开腹的危险性高等诸多因素,对手术者的手术技巧尤其是缝合技术要求较高,直到近年来才被广大妇科医师接受。

(一)腹腔镜下子宫肌瘤剔除术的适应证及禁忌证

患者的选取、术者的手术经验特别是缝合经验与腹腔镜下子宫肌瘤剥除术的预后密切相关。大多妇科医生都有自己的标准来决定患者是否适合腹腔镜手术。Rotond M 对 144 例较大子宫肌瘤进行腹腔镜手术,肌瘤最大直径 18cm(平均直径 7.8cm),仅有 2 例(1.4％)需要中转进腹手术,没有发生术后并发症。Togas T 认为子宫肌瘤的大小不宜超过 15cm,直径大于 5cm 的肌瘤不宜超过 3 个。Sinha 等在对 505 例患者术后总结时认为,不管肌瘤大小、数目及位置,腹腔镜下子宫肌瘤剥除术在三级内镜中心应该都能开展。

1.腹腔镜下子宫肌瘤剔除术的适应证

(1)单发或多发子宫浆膜下肌瘤,肌瘤最大直径≤10cm,带蒂肌瘤最为适宜;

(2)单发或多发子宫肌壁间肌瘤,肌瘤最小直径≥4cm;

(3)多发肌瘤者肌瘤数目≤10 个;

(4)术前已经除外肌瘤恶变之可能。

2.腹腔镜子宫肌瘤剥除术的禁忌证

(1)子宫有恶性肿瘤之征兆;

(2)妊娠子宫;

(3)直径＜3cm 的子宫肌壁间肌瘤,尤其是子宫肌壁间多发性"碎石样"小肌瘤,术中探查时难以发现肌瘤位置,容易遗漏;

(4)多发性子宫肌瘤,肌瘤数目超过 10 个时;

(5)瘤体过大,影响手术野暴露,一般认为瘤体超过 12cm 不宜施术;

(6)肌瘤生长部位特殊,手术相对困难,如子宫颈部、阔韧带内、近输尿管、膀胱或子宫血管处。随着手

术技术的提高,目前已经有学者认为此项不应列为手术禁忌证范围。瘤体直径＞12cm 也只是相对禁忌证。子宫体积过大者,术前可使用 GnRH-a 治疗 3 个月,使肌瘤体积缩小以利于手术。

在上述允许范围内,术者对肌瘤大小和数目的限制因个人手术技巧而有所差异。为预测手术难度,张震宇教授提出"子宫肌瘤腹腔镜下剔除术手术难度评分系统(DDI)",此评分综合考虑了肌瘤的情况、合并症及术者的技巧对手术难易度的影响。DDI＜15,手术难度较低,LM 一般可以成功;15≤DDI＜18,手术难度中等,LM 多数情况下可成功;DDI≥18,手术难度较大,LM 极为困难,多需辅以下腹部小切口完成或中转开腹。

必须强调的是,对任何一个子宫肌瘤患者,如果腹腔镜手术在时间、机体损伤、治疗效果等方面不能体现出其较剖腹手术明显的优越性,则应果断采用经腹手术。

(二)腹腔镜下子宫肌瘤剔除术的手术方式

1.穿刺孔位置的选择　穿刺孔位置需要根据子宫大小及肌瘤位置而定。一般取脐孔为第一穿刺孔,置入镜体。对于宫体较大,接近或超过脐孔水平,可以取脐孔与剑突之间的中点做第一穿刺孔,也有学者此时第一穿刺孔应取腹部外上象限。腹壁穿刺孔的数目及位置各家差异较大。Koh C 等认为对于右利手而言,需要在右髂前上棘内侧 2cm 穿入 12mm 穿刺器,以利取出肌瘤及缝合子宫肌层,脐孔水平旁右 8cm 穿入 5mm 穿刺器作为辅助,左利手反之。笔者所在医院的经验是,腹壁做 3 个穿刺孔较 2 个更加利于手术的开展。已经证实,子宫肌瘤的周围有血管层可以对子宫肌瘤提供营养。多一个穿刺孔可以有助于暴露血管层,从而使用电凝设备凝断血管后剥离肌瘤,减少出血。某医院一般取反麦氏点及反麦氏点上方脐旁8～10cm作为手术者的操作孔,各置入 5mm 穿刺器,麦氏点置入 5mm 穿刺器作为助手的操作孔,待取出肌瘤时将其扩大为 15mm,作为肌瘤粉碎器入口。如果肌瘤位于子宫后壁下段或盆腔粘连,甚至可以使用操纵杆或腹壁脐旁加穿刺孔以利暴露术野。总之,穿刺孔的数目及位置没有定论,应根据术中探查情况、术者的经验及爱好决定。

2.子宫切口选择　腹腔镜下子宫肌瘤剥除术分为三步:①分离子宫肌瘤周围组织,剥除肌瘤;②创面止血与子宫肌层重构;③取出子宫肌瘤。

(1)肌瘤周围子宫肌层注射缩血管药物有助于减少术中出血。Zullo 等发现将 0.5ml 肾上腺素与 50ml 0.25％的丁哌卡因容易混合后注射于宫体可减少术中出血。子宫肌层注射垂体后叶素稀释液可显著减少子宫出血(笔者单位常用垂体后叶素 6U 稀释成 5～20ml)。有前瞻性随机对照研究证明,垂体后叶素同止血带捆绑子宫峡部的止血效果是相似的。应当注意的是,垂体后叶素应用于子宫肌瘤剥除术中预防出血是一种超说明书用药。虽然垂体后叶素的不良反应少见,但仍有可能引起血压上升、心律失常、肺水肿、心梗等重要并发症,因此在注射垂体后叶素之前应该通知麻醉医生。

(2)子宫切口的选择对后续手术操作及缝合至关重要。有趣的是,不同的医生选择的切口不尽相同。ParkerWH 等建议采用横切口,因为横切口与子宫肌层大量分布的子宫动脉螺旋支(亦称为弓状动脉)平行,横切口可以减少出血。也有学者建议不管子宫肌瘤位于前壁或者后壁均采用纵切口以避免切口延长至子宫动脉上行支或子宫角,从而减少出血。Discepola F 等新近发现,肌瘤表面的动脉血管呈对角分布。这意味着不管选取横切口抑或纵切口,子宫肌瘤表面的血管损伤不可避免。因此,子宫切口的选择可以根据术者的习惯决定。适当大小的梭形切口有助于子宫肌瘤的剥离及肌层重构。

(3)子宫后壁肌瘤,开腹术后极易发生粘连。有研究认为其粘连的发生率高达 90％。虽然目前没有随机对照试验对腹腔镜手术粘连进行研究,但许多前瞻性观察性研究发现,腹腔镜子宫肌瘤剥除术后粘连的发生率较低。剥除术减少子宫切口的数目可能会有助于预防术后粘连的发生,但在同一切口下剥离位置较远的肌瘤时,子宫肌层损伤较大,止血困难。于子宫肌瘤表面做切口快速剥离肌瘤并止血可以减少术中出血,防粘连药物可能会对预防粘连有益。

（4）单极电钩或电刀切开子宫肌层,子宫肌瘤与肌层的界限多比较清楚。有学者报道,术前使用CnRH-a后子宫肌瘤与肌层的界限会变差。电刀切开子宫肌瘤表面肌层组织后瘤核会外凸,从而根据术者经验选择单极或双极电凝设备完整剥离子宫肌瘤。笔者建议如果子宫肌瘤紧贴子宫内膜层,清晰暴露子宫肌瘤周边界限及表层血管后,双极电凝逐步剥离可以避免误进宫腔。肌瘤剥离后可以放置在直肠子宫陷凹或髂窝,避免肌瘤(特别是肌瘤较小时)进入腹腔,寻找困难。创面可以使用双极适当电凝止血,不要电凝过度,术后创面的坏死可以导致创面愈后不良,再次妊娠子宫破裂风险升高。

3.子宫切口缝合方法　子宫肌层的缝合尤其重要。缝合子宫肌层的目的是预防血肿、预防妊娠过程中子宫破裂,缝合困难是限制腹腔镜发展的重要因素。选择1-0延迟可吸收缝线缝合子宫肌层。如果术中进宫腔,则选择3-0可吸收缝线缝合子宫内膜层。与开腹手术的缝合要求相同,根据肌瘤的位置及大小决定缝合肌层1~3层。与开腹手术相同,如果瘤腔较深,可以间断或8字缝合瘤腔止血,然后连续缝合子宫肌层及浆膜层。连续缝合瘤腔及子宫肌层1层后反向连续褥式缝合加固可以获得更好的效果。新近有一种新的子宫缝线已经应用于临床。该线两端各有一个缝针,线的中点向两侧有相反方向的倒刺,中点在肌层一端固定,两针分别缝合子宫肌层后剪断即可,不需要打结,大大降低了缝合难度。

4.肌瘤取出方法　肌瘤可以经肌瘤粉碎器粉碎后取出,在使用肌瘤粉碎器的过程中要格外小心,操作不当极易造成盆腔重要脏器的损伤。有学者建议采用阴道切开术取出子宫肌瘤。有学者主张在耻骨联合上方做小切口辅助手术,其优点是可以用手触摸子宫肌层,减少肌瘤残留的可能;可以在直视下用传统方法缝合子宫肌层,缝合更加牢固;可以经小切口取出肌瘤。经阴道及经腹小切口取肌瘤的手术方案均成为腹腔镜辅助子宫肌瘤剥除术。目前尚无随机对照试验对腹腔镜下子宫肌瘤剥除术和腹腔镜辅助子宫肌瘤剥除术的疗效进行研究。随着术者缝合技巧的提高,目前采用腹腔镜辅助子宫肌瘤剥除术的术者非常少见。

(三)腹腔镜下子宫肌瘤剔除术的并发症

腹腔镜下子宫肌瘤剥除术与经腹子宫肌瘤剥除术后的妊娠率、流产率、早产率及剖宫产率是相似的。普遍担心腹腔镜下子宫肌瘤剥除术后妊娠过程中子宫破裂的发病风险可能有所升高,这可能与早期手术过程中缝合技术不当及过度使用电凝有关。一项随机对照研究将131例患者随机分为腹腔镜手术组和经腹手术组,研究认为,两者术后子宫破裂发生率没有显著性差异。但因样本量太小、子宫破裂发生率相对较低,因此说服力不强。腹腔镜手术子宫肌层的缝合对术者要求最高,建议多层缝合、彻底止血,以减少术后血肿、子宫破裂等风险。

有学者对622例22~24岁因子宫肌瘤手术的患者进行了长达10年的随访,发现术后子宫肌瘤的复发率随时间延长而增长,10年累计复发率达27%。MaloneL等随访5年后发现有27%的患者因单发子宫肌瘤手术后出现复发,因多发性子宫肌瘤手术后,其复发的几率升高至59%。但如果因为单发子宫肌瘤行子宫肌瘤切除术,术后仅有11.1%的女性因为子宫肌瘤复发需要接受二次手术,如果是多发性子宫肌瘤接受手术,该比例会升高至26.3%(随访5~10年,平均7.6年)。有学者对开腹子宫肌瘤及腹腔镜下子宫肌瘤术后的复发情况进行了研究,共有81例患者随机分为腹腔镜组和开腹手术组,术后每半年随访彩阴超,共随访超过40个月。研究发现,腹腔镜手术组术后有27%的患者出现直径>1cm的肌瘤,而开腹手术组为23%,两组在随访期间均不需干预或二次手术。由于此项研究样本量较小,随访时间较短,有关腹腔镜下子宫肌瘤剥除术后复发问题仍需要大样本、多中心的随机对照研究才可能进行客观评价。术前超声的准确描述及术中仔细探查,必要时术中彩阴超的术中定位对减少术中残留及术后复发是有益的。

综上所述,腹腔镜下子宫肌瘤剔除术可以减少出血,减轻粘连,目前并无腹腔镜下子宫肌瘤剔除术后增加妊娠子宫破裂的结论。

二、腹腔镜下子宫切除术的应用决策

(一)腹腔镜下子宫切除术的指征

美国每年大约有 600000 子宫切除术,子宫肌瘤及异常的子宫出血是最常见的指征。对于症状顽固、其他治疗方法无效的情况下可以考虑子宫切除,该术式主要适用于年龄大、巨大子宫肌瘤、多发性子宫肌瘤、合并有其他子宫病变(如子宫腺肌症、子宫颈病变)或不愿保留子宫的患者。传统的子宫切除途径有经腹(TAH)和经阴道(TVH)两种。1989 年 Reich 报道了第 1 例腹腔镜下子宫切除术。一项前瞻性、随机、多中心研究显示,腹腔镜辅助全子宫切除术具有出血少、术后恢复快、疼痛减轻、住院时间短等优点,并不增加手术风险。近年来,应用于子宫切除的腹腔镜技术及设备快速发展,利用腹腔镜行子宫切除已成为国内具有腹腔镜手术条件医院的首选术式。

1992 年,Summitt RL Jr 认为,如果能够做阴式全子宫切除就不要考虑腹腔镜辅助全子宫切除或经腹全子宫切除术,因为腹腔镜辅助阴式全子宫切除会使手术时间平均延长 55 分钟,费用增加。Gimbel H 等随访发现,阴式全子宫切除患者比经腹或腹腔镜全子宫切除术后可以更快地恢复正常生活,生活质量评分也较高。然而,随着近年来手术设备的不断更新升级及手术经验的累积,特别是血管闭合系统的应用,手术时间已经明显缩短,围术期并发症发病率显著降低。目前,阴式全子宫切除主要用于子宫脱垂的患者。

前瞻性、随机、多中心研究发现,腹腔镜辅助阴式全子宫切除术较开腹手术在出血量、术后第 1 天血红蛋白水平、术后疼痛、术后住院时间均显著好于开腹手术组。开腹手术组有阴道顶血肿、术后出血二次手术等严重并发症,术后病率高于腹腔镜组。一项回顾性队列研究对较大子宫的腹腔镜手术进行总结,发现 34 例子宫重量＞500g(范围 500～1230g)组与 68 例子宫重量＜300g 组间出血情况及并发症情况没有显著差异。因此,对于手术经验丰富的医生可以考虑对较大子宫进行腹腔镜手术。一般而言,子宫大于 16 周并不适合做腹腔镜下全子宫切除术,但这应根据术者的经验而定。术前妇科检查,如果子宫活动度很差、阴道弹性很差等情况应选择开腹手术。

(二)腹腔镜下全子宫切除术

根据术中腹腔镜操作所占的比例,腹腔镜下子宫切除术有多种分类方法,常见的是 Johns and Diamonds 分类法、Munro and Parker 分类法、Garry 等分类法,目前使用最多的是 Munro and Parker 分类法(表 4-10)。

表 4-10   Munro and Parker 分类法

分类	特征
Type 0	诊断性腹腔镜,不考虑腹腔镜手术 腹腔镜监视下,做阴式子宫切除术前准备(如分解粘连等)
Type I	腹腔镜下手术,但未切断子宫动静脉
Type II	Type I ＋子宫动静脉
Type III	Type II ＋部分宫骶韧带
Type IV	Type II ＋全部宫骶韧带
	1)相应类型后应加注
	A.仅分离血管的周边组织

续表

分类	特征
	B.包括阔韧带前页
	C.包括阔韧带后页
	D.包括阔韧带前后页
	E.仅用于 TypeⅣ,指子宫已经完全切除
	2)相应类型后加注"o"表示一侧或双侧附件切除

一般取脐孔为第一穿刺孔,置入镜体。腹壁穿刺孔的数目根据情况决定。如果具有血管闭合系统,需要在反麦氏点取 5mm 穿刺孔,麦氏点取 10mm 穿刺孔(放置血管闭合系统。如闭合系统直径 5mm,则取直径 5mm 穿刺孔)。

1.TypeⅠ术式　转为阴式全子宫手术。

2.TypeⅡ术式　则准备处理子宫动静脉。操纵杆向前向侧方用力,暴露一侧子宫动静脉,双极电凝及剪刀仔细凝切双侧子宫动静脉,也可以选择缝扎子宫动静脉。在此过程中一定要时刻警惕输尿管,除了直接损伤外,电凝设备的热损伤最常见。

3.TypeⅢ术式　需要分离并切断宫骶韧带及部分主韧带。

4.TypeⅣ术式　需要进一步切除全部主韧带,到达穹隆并切开阴道,切除子宫。如果子宫较小,可以直接经阴道取出,如果子宫较大,需要在阴道内用器械充分保护阴道壁及腹腔脏器的情况下,对切、斜切或环切子宫肌层后经阴道取出。可以选择腹腔镜下缝合阴道壁或经阴道缝合。对肥胖患者,腹腔镜下缝合更为合适。

(三)腹控镜下子宫切除术术式评价

腹腔镜下子宫切除包括全子宫切除和次全子宫切除术。前者包括腹腔镜辅助阴式全子宫切除(LAVH,即 typeⅠ～Ⅲ)和腹腔镜下全子宫切除(TLH,即 TypeⅣ),后者包括腹腔镜辅助次全子宫切除术(LASH)和腹腔镜筋膜内子宫切除术(CISH)。需结合患者的年龄、病史、体检、患者意愿及术者经验选择个体化的治疗方案。

1.TLH　手术步骤完全等同于传统的 TAH,只是在腹腔镜下完全将子宫附着的韧带及血管切断,将游离的子宫经阴道取出。手术需有完善的手术设备,电凝是基本的手术器械。

2.LAVH　在腹腔镜下进一步评价 TVH 的可能性,视情况预先处理盆腔存在的不利因素,如粘连的分解、内膜异位灶的电凝甚至分离膀胱、结扎子宫动脉,直到 TVH 可得以顺利进行,然后经阴道完成剩余步骤。该术式避免了困难的宫旁处理,降低了手术难度,增加了手术安全性。LAVH 对手术器械的要求相对较低,只要有单极或双极电凝及剪刀就可完成手术,但要求术者有阴式子宫切除手术的基础。

TLH 和 LAVH 均属于腹腔镜全子宫切除,一般而言,两种手术方式有相同的适应证,但对子宫固定、患者重度肥胖、阴道狭窄、深部子宫内膜异位症、有肠道手术史估计粘连广泛者,TLH 较 LAVH 有一定优势。如果术者操作娴熟,手术设备(如超声刀、Ligasure 等)齐全,则可行 TLH,否则,LAVH 是可选择的安全的手术方式。

3.LASH　手术步骤同经腹次全子宫切除术,该术将病变宫体切除,保留宫颈,使盆底结构及阴道长度不受影响,不影响术后性生活。对于想保留子宫颈的年轻患者来说,如果排除宫颈病变,可以考虑该术式。

4.CISH　切除病变的子宫体及容易癌变的子宫颈内膜组织和子宫颈鳞柱状上皮交界区,同时盆底结构及阴道长度不受影响,对提高患者的生活质量有益。经阴道旋切宫颈时,要选择好合适的子宫切割器

(CURT-set)。切割器过大会造成膀胱和直肠、宫颈旁血管损伤；切割器过小，会残留宫颈移性带上皮，导致宫颈腺体囊肿或残端癌发生的可能。该术同样没有完全切除宫颈组织，因此不适用于存在宫颈和子宫内膜病变者。

LASH 及 CISH 需要特殊的手术器械，即整套腹腔镜子宫切除器械才能完成。对子宫增大到 16～20 孕周的患者、剖宫产术后子宫膀胱腹膜反折致密粘连或直肠子宫陷凹广泛致密粘连患者有其优势。但在疑有宫颈、子宫内膜癌或子宫肉瘤时，不宜选择需将宫体旋切后取出的手术方式。

总之，随着腹腔镜技术的逐渐推广及应用，手术者的经验累积日益丰富，腹腔镜下子宫切除术的指征较前有所扩大，但仍无法完全取代传统开腹手术。应该依据自身经验、医院技术水平及患者经济情况综合考虑，制定个体化的治疗方案。

（王　迎）

第十三节　生殖系统肿瘤妇女的护理

一、输卵管癌护理

原发性输卵管癌是少见的女性生殖道恶性肿瘤，其发病率仅占妇科恶性肿瘤的 0.5%，多发于绝经期。输卵管癌致病原因至今尚未能阐明，可能与下列因素有关：①临床上约 70% 的患者伴有慢性输卵管炎，50% 有不孕史，因此认为炎症为原发性输卵管癌的发病诱因。②输卵管结核有时与输卵管癌并存。

【临床表现】

输卵管癌早期无症状，体征常不典型，易被忽视或延误诊断。临床上常表现为阴道排液、腹痛、盆腔包块，称为输卵管癌"三联症"。

1.阴道排液　为最常见的症状。间歇性排液为其特点。为浆液性黄水，量或多或少，有时为血性，一般无臭味。当癌灶坏死或浸润血管时，可出现阴道出血。

2.腹痛　多发于患侧，为钝痛，以后逐渐加剧，呈痉挛性绞痛。排水样或血性液体后，疼痛常随之缓解。

3.腹块　部分患者可扪及下腹肿块，大小不一，表面光滑，妇科检查可扪及肿块，位于子宫一侧或后方，活动受限或固定不动。

4.腹水　较少见，呈黄色，有时呈血性。

5.体征　增大的肿瘤压迫或累及周围器官可致腹胀、尿频、尿急等，晚期可出现恶病质表现。

【辅助检查】

1.阴道细胞学检查　涂片中见不典型腺细胞上皮纤毛细胞，提示有输卵管癌的可能。

2.分段刮宫　排除宫颈癌和子宫内膜癌后，应高度怀疑为输卵管癌。

3.腹腔镜检查　见输卵管增粗，外观如输卵管积水呈茄子形态，有时可见到赘生物。

4.B 型超声检查　可确定肿块部位、大小、性质及有无腹水等。

5.CT 检查　可确定肿块性质、部位、大小、形状以及种植和转移在腹膜上的肿瘤，能探出 1cm 大小肿块。

6.CA125 检测　输卵管上皮表面有 CA125 抗原，故检测 CA125 水平能及时发现病情、观察疗效、提示早期复发的预兆。据文献报道在出现症状及临床诊断前 3～6 个月即有 CA125 水平的升高。因此，CA125

可能成为早期诊断的线索或指标。

【治疗原则】

原则以手术为主,辅助化疗、放疗的综合治疗。应强调首次治疗的彻底性和计划性。术后辅助化疗和放疗。由于原发性输卵管癌术前诊断率极低,故放射治疗主要用于术后的辅助治疗。一般多采用术后体外照射。化学治疗多作为术后的辅助治疗。PAC 方案是目前治疗输卵管癌最有效的方案。紫杉醇为基础的联合化疗药物对晚期输卵管癌的疗效显著。激素治疗可用长效孕激素治疗,但目前尚难评估孕激素的治疗作用。术后在化疗的同时加用激素治疗,可能会提高综合治疗的效果。

【护理】

1.护理评估　了解患者的月经史和生育史,有无慢性输卵管炎病史及不孕史。有无阴道排液以及阴道排液的性状及量。有无阴道出血,尤其注意绝经期的妇女出现不规则的阴道出血且诊断性刮宫阴性者。

2.护理要点及措施

(1)阴道排液的护理:严密观察阴道排液的性质、量及气味,保持会阴部清洁,给予会阴冲洗每天 1 次。

(2)阴道出血的护理:出血多的患者应严密观察并记录其生命体征变化情况。注意收集会阴垫,评估出血量。按医嘱给予止血药,必要时输血、补液、行抗感染治疗,维持正常血压并纠正贫血状态。保持会阴部清洁,给予会阴冲洗每天 1 次。

(3)生命体征的观察:严密观察患者生命体征及神志变化情况,尤其是血压和脉搏的变化情况。

(4)基础护理:对卧床及营养状况差的患者做好生活护理,保持皮肤、床铺清洁干燥,协助患者勤翻身,必要时加用辅助用具如棉圈、防压疮床垫等。鼓励患者进食高蛋白质,高维生素饮食。全身营养状况极差且胃肠道症状明显者,应遵医嘱从静脉补充营养。

(5)管道护理:有阴道引流管和腹腔引流管者,应注意引流液的颜色和量,及时更换敷料,妥善固定导管,防止脱出、折叠、堵塞或腹水渗出;如有胃肠减压,观察引流液的颜色和量,做好口腔护理。

(6)心理护理:向患者讲解手术及放化疗对癌症的效果,介绍相同疾病治疗成功的病例,使其对疾病治疗、护理及预后充满信心。提供可利用的支持系统,鼓励患者克服化疗不良反应,帮助患者度过心理危机。

3.健康教育

(1)向患者和家属讲述术后活动的重要性,鼓励患者主动参与制订术后康复计划,逐日增加活动量。运用个性化的自我调试方法保持身心健康,如听音乐、聊天等。注意卫生,保持皮肤清洁,防止感冒等,禁性生活 3 个月、盆浴 1 个月。

(2)向患者讲解化疗的常识,教给患者化疗时的自我护理技能。包括进食前后用生理盐水漱口,用软毛牙刷刷牙,不宜吃易损伤口腔黏膜的坚果类和油炸类食品;为减少患者恶心呕吐,避免吃油腻的、甜的食品,鼓励患者少食多餐;根据患者的口味提供营养丰富,易消化饮食,保证所需营养及液体摄入。

(3)告知患者要注意预防感染。由于化疗引起免疫力下降,特别容易引起感染,指导患者应经常擦身更衣,加强保暖,避免去公共场所。如白细胞低于 1.0×10^9/L,则需进行保护性隔离,告知患者和家属保护性隔离的重要性,使其理解并能配合治疗。

(4)告知患者随访的目的、时间及联系方式。嘱患者不可忽视定期检查,出院后 3 个月到门诊复查。

二、外阴癌护理

外阴恶性肿瘤包括许多不同组织结构的恶性肿瘤,外阴鳞状细胞癌是最常见的外阴癌,常见于 60 岁以上妇女。绝大多数肿瘤生长在外阴皮肤表面,容易被发现,但仍有很多患者未能获得早期诊断和治疗。

外阴癌致病原因尚不完全清楚：①外阴癌患者常并发有外阴上皮内瘤变，其中仅 5％～10％伴不典型增生者有可能发展为外阴癌。②其他如外阴长期慢性刺激如乳头瘤、尖锐湿疣、慢性溃疡等也可发生癌变。③外阴癌可与宫颈癌、阴道癌合并存在。现公认单纯疱疹病毒Ⅱ型、人乳头状瘤病毒、巨细胞病毒等与外阴癌发生可能有关。

【临床表现】

1.外阴瘙痒　近 50％的患者有 5 年以上的外阴瘙痒病史，以夜间为重。

2.各种不同形态的肿物　如结节状、菜花状、溃疡状。

3.疼痛、渗液和出血　肿物合并感染或较晚期癌可出现。

4.体征　癌灶可生长在外阴任何部位，大阴唇最多见，其次为小阴唇、阴蒂、会阴、尿道口、肛门周围等。早期局部丘疹、结节或小溃疡；晚期见不规则肿块，伴或不伴破溃或呈乳头样肿瘤，若癌灶已转移至腹股沟淋巴结，可扪及一侧或双侧腹股沟增大、质硬、固定的淋巴结。

【辅助检查】

1.细胞学检查　对可疑病灶行涂片细胞学检查，常可见到癌细胞，由于外阴病灶常合并感染，其阳性率仅 50％左右。

2.病理活检　多数病灶周围伴有白色病变或可能有糜烂和溃疡。镜下，多数外阴鳞状细胞癌是分化好的，具有角化珠和细胞间桥。前庭和阴蒂的病灶倾向于分化差或未分化，常有淋巴管和神经周围的侵犯。

3.影像学检查　为确定临床分期，可行盆髂、腹主动脉旁淋巴的 B 超、CT、磁共振和淋巴造影等检查。

【治疗原则】

手术治疗为主，根据临床分期不同采取不同范围的手术，辅以放射治疗与化学药物治疗。放射治疗的指征为：不能手术的病例，晚期病例先采用放疗，待癌灶缩小后行手术的患者，复发可能性大的病例。

【护理】

1.护理评估　了解患者既往是否有不明原因的外阴瘙痒、小伤口、局部刺激或出血等症状，有无疼痛，疼痛的程度与病变的深度、范围及发生部位，有无外阴赘生物史等。有关了解患者有无慢性病如高血压、冠心病、糖尿病等病史。

2.护理要点措施

(1)外阴溃疡护理：癌灶有破溃合并感染者，除全身使用抗生素外，每日用 0.5％碘伏擦洗外阴，0.5％高锰酸钾坐浴，每天 2 次，每次 10～20min。保持外阴部清洁卫生，每天更换内衣。擦洗时动作要轻柔，同时告诉患者勿搔抓，注意保护局部皮肤，卧床休息，控制局部感染。

(2)皮肤护理：卧床患者保持床单位的清洁、平整和卧位的舒适，对营养不良、老年患者及长期卧床的患者应做好皮肤护理，防止发生压疮。

(3)腹股沟引流管护理：保持负压引流通畅，防止引流管堵塞。负压引流能及时吸出切口内积血、积液达到清除彻底，防止皮下血肿，预防皮肤坏死，促进伤口愈合。重点观察引流物的量、颜色、气味，通常术后引流量为 300～500ml。协助患者翻身时避免出现拖、拉、拽等动作，应保持腹股沟引流管固定好、通畅，防止脱落。

(4)尿管护理：留置尿管持续开放 3～5d，注意会阴部清洁干燥，排便后给予会阴冲洗。

(5)疼痛护理：为减轻会阴部切口疼痛，必要时遵医嘱给予镇痛药。

(6)排便护理：术后过早排便，使腹压增加，导致创口压力增大，容易使创面造成污染。因此，待肠功能恢复后，给予高营养少渣半流质饮食，选择适量高纤维素性食物配以果汁等保持排便通畅，以利于排便，减轻腹压，降低切口张力。每次排便后用碘伏棉球擦洗会阴部，保持清洁，防止污染外阴部切口。

(7)心理护理:评估患者的心理状态,针对患者的心态,应主动与患者交流沟通,给予心理支持,及时解答患者的疑问,耐心地向患者及家属介绍相关手术目的、方法、医生的技术水平和能力、术中术后的注意事项,并告知病人如果手术中发现有意外情况,以取得患者的信任与合作。同时帮助患者学会自我调节,使其正确认识疾病,消除其恐惧与担忧,使之以良好的心理状态接受手术。

(8)功能锻炼及康复指导:因手术切除大量组织及阴道下段易致切口形成瘢痕或挛缩,引起阴道口狭窄,因此术后1周开始功能锻炼,如双腿合拢、分开、前屈、后伸、外展、内收等,指导患者进行外阴肌肉锻炼,动作轻慢,活动范围由小到大。

3.健康教育

(1)嘱患者注意外阴部清洁卫生,每日清洗外阴部。积极治疗外阴瘙痒,外阴出现结节、溃疡或白色病变,应及时就医,确诊后再对症治疗。

(2)告诉病人及家属性生活应逐渐恢复。必要时可请性学方面的专家做心理治疗。

(3)指导出院后继续温水坐浴,以软化瘢痕组织,增加皮肤弹性。

(4)嘱患者及家属外阴癌术后应按时进行随访。第1年前6个月每月1次,后6个月每两个月1次;第2年每3个月1次;第3～4年每6个月1次,以后每年1次。

三、宫颈肿瘤护理

宫颈肿瘤分为宫颈良性肿瘤和子宫颈癌,良性肿瘤较恶性肿瘤少见,以宫颈息肉和宫颈平滑肌瘤为常见。宫颈癌是全球女性恶性肿瘤中仅次于乳腺癌的第2位最常见的恶性肿瘤,全世界每年有20多万妇女死于宫颈癌,在发展中国家妇女中发病率居第一位,严重地影响着妇女的身体健康。

宫颈良性肿瘤的致病原因:①慢性炎症导致宫颈管有局限性增生过长。②宫颈管组织对激素刺激的异常反应,或宫颈血管局部充血。

宫颈癌的致病原因:①人乳头瘤病毒(HPV)感染。②性行为,如初次性交过早(15岁以前)、多个性伴侣(＞6个)与宫颈癌密切相关。③月经及分娩因素,如月经期延长、经期及产褥期卫生不良。④配偶的性伴侣数、性病史,男性生殖器 HPV 感染。⑤吸烟。⑥口服避孕药。⑦生活环境、经济、文化、卫生水平较低的地区发病率较高。⑧疱疹病毒Ⅱ型(HSV-Ⅱ)感染。

【临床表现】

1.阴道出血 由于癌肿血管破裂所致,常表现为性交后或妇科检查后的接触性出血。

2.阴道排液 为宫颈癌的主要症状。常出现在流血后,最初量不多,无味,随着癌肿组织的生长,癌肿坏死、破溃,阴道分泌物增多,呈稀薄如水样,有腥臭味。晚期继发感染后则呈大量脓性或米汤样恶臭白带。

3.疼痛 为晚期癌的主要症状。由于癌肿侵犯盆壁,压迫闭孔神经、腰骶神经、坐骨神经等所致。也可以出现持续性腰骶部或坐骨神经痛。如肿瘤压迫输尿管,导致肾盂积水,表现为一侧腰痛;侵犯淋巴使淋巴管阻塞,回流受阻出现下肢水肿和疼痛。由于长期疾病消瘦、贫血等恶病质,有转移者在转移部位出现转移结节。

4.体征 早期宫颈癌局部无明显表现,随着疾病的发展,外生型可见子宫颈上向外生长的呈息肉状或乳头状的突起,向阴道突出形成菜花状的赘生物,表面不规则。并发感染时表面有灰白色的渗出物,触之易出血。内生型则见子宫颈肥大、质硬,宫颈管如桶状。由于癌组织坏死、脱落,有恶臭。妇科检查可扪及两侧盆腔组织增厚呈结节状,有时形成冰冻盆腔。

【辅助检查】

1.宫颈液积薄层细胞学检查(TCT)＋人类乳头瘤病毒检查(HPV)　TCT检查是采用液基薄层细胞检测系统检测宫颈细胞并进行细胞学分类诊断,它是目前国际上较先进的一种宫颈癌细胞学检查技术,与传统的宫颈刮片巴氏涂片检查相比明显提高了标本的满意度及宫颈异常细胞检出率。TCT宫颈防癌细胞学检查对宫颈癌细胞的检出率为100％,同时还能发现部分癌前病变,微.生物感染如真菌、滴虫、病毒、衣原体等。所以TCT技术是应用于妇女宫颈癌筛查的一项先进的技术。

2.碘试验　正常宫颈或阴道鳞状上皮含有丰富的糖原,可被碘液染为棕色,而宫颈管柱状上皮、宫颈糜烂及异常鳞状上皮区(包括鳞状上皮化生、不典型增生、原位癌及浸润癌区)均无糖原存在,故不着色。临床上用阴道窥器暴露宫颈后,擦去表面黏液,以碘液涂抹宫颈及阴道穹,如发现不正常碘阴性区即可在此区处取活检送病理检查。

3.宫颈和宫颈管活体组织检查　在宫颈刮片细胞学检查为Ⅲ～Ⅳ级涂片,但宫颈活检为阴性时,应在宫颈鳞状上皮-柱交界部的6点、9点、12点和3点处取4处活检,或在碘试验不着色区及可疑癌变部位,取多处组织,并进行切片检查,或应用小刮匙搔刮宫颈管,将刮出物送病理检查。

4.阴道镜检查　阴道镜不能直接诊断癌瘤,但可协助选择活检的部位进行宫颈活检。据统计,如能在阴道镜检查的协助下取活检,早期宫颈癌的诊断准确率可达到98％左右。但阴道镜检查不能代替刮片细胞学检查及活体组织检查,也不能发现宫颈管内病变。

【治疗原则】

宫颈良性肿瘤以手术治疗为主。宫颈癌主要是手术及放射治疗、化学治疗。可在手术或放疗前先化疗,待癌灶萎缩或部分萎缩后再行手术或放疗,或者手术或放疗后再加用化疗,以便提高疗效。

【护理】

1.护理评估　了解患者妇科检查后及性交后是否有出血,如有出血,量多少;了解患者阴道分泌物是否有增多,是否稀薄如水样,是否有腥臭味,是否出现大量脓性或米泔样恶臭白带。了解患者是否有压迫闭孔神经、腰骶神经、坐骨神经导致出现疼痛症状。

2.护理要点及措施

(1)阴道出血的护理:出血多的患者,应严密观察并记录其生命体征变化情况。注意收集会阴垫,评估出血量。按医嘱给予止血药,必要时输血、补液、行抗感染治疗;保持会阴部清洁,给予会阴冲洗。

(2)阴道排液的护理:严密观察阴道排液的性质、量及气味,保持会阴部清洁,给予会阴冲洗。

(3)疼痛护理:晚期癌患者疼痛明显,使用0～10数字量表评估患者疼痛的程度,若疼痛评分连续2次评估＞5,立即通知医生,及时使用镇痛药。

(4)引流管护理:术后患者留置的管道可包括腹腔引流管、阴道T形引流管等,应分别标明,避免混淆,并详细记录各种引流管中引流液的颜色、性质及量。协助患者翻身时避免出现拖、拉、拽等动作,防止各种引流管脱落。有盆腹腔引流患者术后给予半卧位,以利于引流。防止引流管发生打折、扭曲,如发现有堵塞、脱落等现象,术后根据患者各引流管中引流液的状况,拔除引流管,一般在术后3～5d当腹腔引流管、阴道T形引流管内引流液颜色逐渐变浅,为粉红色,引流量＜20ml时可拔除。

(5)病情观察:术后24h内应密切观察出血情况,包括腹部切口处敷料渗出情况、阴道出血情况、引流管引流情况、生命体征及神志的变化,以便及早发现并及时处理出血。如患者血压下降,心率加快,切口敷料渗血增多,色泽鲜红,应考虑有术后出血的可能。

(6)膀胱功能恢复护理:宫颈癌根治术时,可能损伤或切除支配膀胱的神经,导致膀胱麻痹或膀胱功能障碍,故术后留置尿管时间较长一般为10d。留置尿管期间,1∶5000呋喃西林液500ml冲洗膀胱,1/d,以防泌尿系感染。术后第 7 天,定时夹闭尿管,白天每 2 小时开放 1 次,夜间长时间开放以训练膀胱功能,持续至尿管拔除为止。患者拔除尿管后测定残余尿量,若残余尿量<100ml,说明膀胱功能恢复;如残余尿量>100ml,则继续保留尿管至残余尿量正常。

(7)腹胀护理。

(8)饮食护理。

(9)皮肤护理:患者卧床期间,保持床单位的清洁、平整和卧位的舒适,对营养不良、老年患者及长期卧床的患者应做好皮肤护理,防止发生压疮。做好晨、晚间护理工作,会阴擦洗,2/d,会阴擦洗持续至各种引流管拔除为止,并保持外阴清洁、干燥。

3.健康教育

(1)嘱患者保持室内清洁卫生、舒适、定时通风换气,室温保持在 18～20℃。

(2)指导患者注意多食营养均衡的食品,如肉类、蛋类、新鲜的蔬菜和水果。

(3)嘱患者避免重体力劳动,多注意休息,适当参加户外活动,但需劳逸结合,以保持良好的精神状态。

(4)嘱患者注意个人卫生,可洗淋浴,3 个月后可洗盆浴,3 个月内禁止性生活。

(5)指导患者出院后注意观察膀胱功能恢复情况,如出现排尿困难,尿潴留应立即就诊。

(6)留置尿管出院患者,指导其每日用温水冲洗会阴部,每 3 日更换尿袋 1 次,防止泌尿系感染。

(7)嘱患者注意观察有无下腹部疼痛及超过月经量的阴道出血,如出现下腹部疼痛及阴道出血过多应及时到医院就诊。

(8)告知患者随访的目的、时间、联系方式,嘱其定期检查,子宫颈良性肿瘤手术患者出院后 1 个月、子宫颈癌手术患者出院后 3 个月到门诊复查。

四、子宫肌瘤护理

子宫肌瘤,又称子宫平滑肌瘤,是子宫平滑肌组织增生而形成的良性肿瘤,其间含有少量的纤维结缔组织,是女性生殖器最常见的一种良性肿瘤。由于子宫肌瘤生长较快,当供血不良时,可以发生不同变性,使肌瘤失去原有结构,包括玻璃样变、囊性变、红色变、肉瘤变、钙化,肌瘤愈大,缺血愈严重,则继发变性愈多。

子宫肌瘤确切病因不明,可能有:①体内雌激素水平过高,长期受雌激素刺激有关。雌激素能使子宫肌细胞增生肥大,肌层变厚,子宫增大。雌激素还通过子宫肌组织内的雌激素受体起作用。②近年来发现,孕激素也可以刺激子宫肌瘤细胞核分裂,促进肌瘤生长。③由于卵巢功能、激素代谢均受高级神经中枢的调节控制,故有人认为神经中枢活动对肌瘤的发病也可能起作用。

【临床表现】

1.月经改变　为最常见的症状。可出现月经周期缩短、经量增多、经期延长、不规则阴道出血等。肌瘤一旦发生坏死、溃疡、感染时,则有持续性或不规则阴道出血或脓血性排液等。

2.腹部肿块　腹部胀大,下腹扪及肿物,伴有下坠感,尤其是膀胱充盈将子宫推向上方时更容易扪及。

3.白带增多　肌壁间肌瘤使宫腔内膜面积增大内膜腺体分泌增加,并伴盆腔充血致白带增多,脱出于阴道内的黏膜下肌瘤表面极易感染、坏死,产生大量脓血性排液及腐肉样组织排出伴臭味。

4.腹痛、腰酸、下腹坠胀　一般患者无腹痛,当肌瘤压迫盆腔器官、神经、血管时,常有下腹坠胀、腰背酸痛等,月经期加重。当浆膜下肌瘤蒂扭转时,可出现急性腹痛;肌瘤红色变时,腹痛剧烈且伴发热。

5.压迫症状　肌瘤向前或向后生长,可压迫膀胱、尿道或直肠,引起尿频、排尿困难、尿潴留或便秘。当肌瘤向两侧生长,则形成阔韧带肌瘤,其压迫输尿管时,可引起输尿管或肾盂积水;如压迫盆腔血管及淋巴管,可引起下肢水肿。

6.不孕或流产　肌瘤压迫输卵管使之扭曲,或使宫腔变形,影响精子运行、妨碍受精卵着床,导致不孕或流产。

7.继发性贫血　若患者长期月经过多可导致继发性贫血,出现全身乏力、面色苍白、气短、心慌等症状。

8.低血糖症　子宫肌瘤伴发低血糖症亦属罕见。主要表现为空腹血糖低,意识丧失以致休克,经葡萄糖注射后症状可以完全消失。肿瘤切除后低血糖症状即完全消失。

9.体征　肌瘤较大时,腹部检查可触及形状不规则、质硬的结节状肿物。妇科检查有时可见宫口扩张,肌瘤位于宫口内或脱出宫颈外口,呈粉红色,表面光滑,伴感染时,表面有坏死、出血及脓性分泌物。双合诊检查子宫增大,表面有单个或多个结节状突起,形状不规则;浆膜下肌瘤可扪及单个实质性球形肿物与子宫有蒂相连;黏膜下肌瘤在宫腔内时,子宫呈均匀性增大。

【辅助检查】

1.B超　B超能较准确地显示肌瘤数目、大小和部位,为更好确定肌瘤的位置,最好在分泌期子宫增厚,内膜回声清楚时检查。表现为①子宫增大:增大的程度视肌瘤的大小和部位而定,微小的肌瘤子宫增大可不明显。②子宫形态改变:大的子宫肌瘤引起子宫形态失常,局部突起或凹凸不平。③瘤体样回声:肌瘤回声一般表现为较均匀的圆形低回声光团,边界清楚,可见包膜回声;当肌瘤含纤维的成分多、细胞的成分少时,也可表现为近似漩涡状结构的不规则较强回声光团;如肌瘤变性或为几个肌瘤融合的大肌瘤可表现为混合性回声,囊性变时可见液性暗区并可有分隔。④子宫内膜线移位或受压中断:黏膜下肌瘤或肌壁间肌瘤可导致内膜线移位,肌瘤占据宫腔可使内膜受压而内膜线中断。⑤子宫肌壁不对称增厚:由于生长部位的子宫壁明显增厚引起。

2.子宫输卵管碘油造影　现已少用于子宫肌瘤的诊断,主要用于不孕症患者,可以显示宫腔是否变形,有无占位性病变,输卵管是否通畅及阻塞的部位。

3.宫腔镜检查　宫腔镜可直视观察宫腔内情况,有助于黏膜下肌瘤及内突型肌壁间肌瘤的诊断。此外,可在直视下确定病变部位,准确取材活检,并能同时切除黏膜下肌瘤。在宫腔镜下,可见瘤体位于宫腔内或部分在宫腔内,呈圆形或半球形隆起,表面有被膜包裹且光滑,较规则,基底部较宽或有蒂,不随宫液移动,表面浅粉或苍白,有溃疡或出血者呈紫红色,有时可见粗大血管,血管走向规则,大肌瘤可致宫腔狭窄变形,呈芽形裂隙状。

4.腹腔镜检查　子宫旁发现的实质性肿块难以确定其来源和性质,尤其在B超检查也难以确定时,可行腹腔镜检查并可在直视下进行穿刺活检以明确诊断。

5.宫腔探查及诊断性刮宫　通过宫腔探针探测宫腔的大小.感觉宫腔形态(有肌瘤的宫腔一般较深或有变形),尤其应注意宫腔底部有无突起,有无肿瘤悬吊的感觉,并将刮出的子宫内膜送病理检查,以除外子宫内膜增生过长或其他内膜疾病。对小的黏膜下肌瘤的诊断有帮助,但常有 $10\%\sim35\%$ 宫腔内病变被漏诊。

【治疗原则】

根据病人年龄、症状、肌瘤大小、数目、生长部位及对生育功能的要求等情况进行全面分析后选择处理方案。

1.随访观察　肌瘤小,症状不明显或已近绝经期的妇女,可每 $3\sim6$ 个月定期复查,加强随访观察,必要时再考虑进一步治疗措施。

2.药物治疗　子宫小于2个月妊娠大小,症状不明显或较轻者,尤其已近绝经期或全身情况不能手术者,在排除子宫内膜癌的情况下,可采用药物对症治疗。常用雄激素对抗雌激素,促使子宫内膜萎缩;直接作用于平滑肌,使其收缩而减少出血。也可用抗雌激素制剂他莫昔芬治疗。月经量明显增多者,用药后月经量明显减少,肌瘤也能缩小,但停药后又逐渐增大;不良反应为出现潮热、急躁、出汗、阴道干燥等围绝经期综合征的症状。也可用米非司酮,是受体水平的孕激素拮抗药,达到控制症状和抑制肌瘤生长的目的。还可以选用促性腺激素释放激素激动药(GnRH-a),通过抑制垂体、卵巢功能,降低体内性激素水平,达到治疗目的。

3.手术治疗

(1)肌瘤切(剔)除术:年轻又希望生育的患者,术前排除子宫及宫颈的癌前病变后可考虑经腹或经腹腔镜切(剔)除肌瘤,保留子宫。突出于子宫颈口或阴道内的黏膜下肌瘤可经阴道或宫腔镜切除。

(2)子宫切除术:子宫大于2.5个月妊娠子宫大小,或临床症状明显者,或经非手术治疗效果不明显,又无需保留生育功能的患者可行子宫切除术。年龄50岁以下,或虽50岁以上但未绝经,卵巢外观正常者应考虑保留。

【护理】

1.护理评估　详细了解患者月经、婚育史,是否有(因子宫肌瘤所致的)不孕或自然流产史;了解患者是否存在长期使用雌激素,了解患者病发后月经变化情况及伴随情况;肌瘤大到可腹部扪及包块时,患者是否有"压迫"感;是否有尿频、尿急、排尿障碍及里急后重、排便不畅等;是否有继发性贫血,并伴有倦怠、虚弱和思睡等症状;是否有腹痛,腹痛的性质、程度及持续时间;是否有持续性或不规则阴道出血或脓血性排液。

2.护理要点及措施

(1)阴道出血的护理:出血多的患者,应严密观察并记录其生命体征变化情况。注意收集会阴垫,评估出血量。按医嘱给予止血药,必要时输血、补液、行抗感染治疗,维持正常血压并纠正贫血状态。

(2)压迫症状的护理:巨大肌瘤患者出现局部压迫致尿、便不畅时,应予导尿或用缓泻药软化粪便,以缓解尿潴留、便秘症状。

(3)合并妊娠的护理:应定期接受产前检查,多能自然分娩,不需急于干预,但要预防产后出血;若肌瘤阻碍胎先露下降,或致产程异常发生难产时,应按医嘱做好剖宫产术前准备及术后护理。

(4)尿管的护理。

(5)腹胀护理。

(6)病情观察:注意观察阴道纱布有无渗血、渗液情况;减轻会阴部切口疼痛,必要时遵医嘱给予镇痛药;术后48h内禁止半卧位及下床活动,防止因重力向下导致阴道纱布脱出,影响阴部切口的愈合,床上翻身时动作勿过大,防止阴道纱布、尿管脱出;防止各种原因引起的咳嗽,因咳嗽时腹压增高及会阴部用力而影响切口的愈合;防治各种原因引起的便秘,如患者出现便秘,请勿用力排便及长时间蹲站,防止腹压增加影响切口愈合。必要时遵医嘱给予缓泻药。

(7)心理护理:与病人建立良好的护患关系,讲解有关疾病知识,使病人确信子宫肌瘤属于良性肿瘤,并非恶性肿瘤的先兆,消除其不必要的顾虑,增强康复信心,讲明手术不会对患者自身形象和夫妻生活带来大的影响,消除患者的顾虑,使其愉快地接受手术。

3.健康教育

(1)嘱患者如出现超过月经量的阴道出血、异常分泌物、下腹疼痛及时到医院就诊。

(2)指导患者注意个人卫生,可洗淋浴,3个月后可洗盆浴,全子宫切除患者3个月内禁止性生活,子宫肌瘤剔除者 1 个月内禁止性生活。

（3）嘱患者避免重体力劳动,多注意休息,适当参加户外活动,劳逸结合,但应避免从事会增加盆腔充血的活动,如跳舞、久站等,因盆腔组织的愈合需要良好的血液循环。

（4）阴式手术患者指导其出院后不要做剧烈运动,避免负重过久、如久坐、久蹲、久站,要保持排便通畅,必要时可口服泻药。

（5）告知患者随访的目的、时间、联系方式。手术患者出院后 1～3 个月应到门诊复查。

五、子宫内膜癌护理

子宫内膜癌又称子宫体癌,是指子宫内膜发生的癌变,绝大多数为腺癌。为女性生殖道常见三大恶性肿瘤之一,高发年龄为 58～61 岁,约占女性全身恶性肿瘤 7%,占女性生殖道恶性肿瘤的 20%～30%,近年发病率有上升趋势,与宫颈癌比较,已趋于接近甚至超过。子宫内膜癌主要以直接蔓延、淋巴转移为主,晚期可经血行转移。

【病因及发病机制】

确切病因仍不清楚,可能与下列因素有关。

1.雌激素对子宫内膜的长期持续刺激,常与内源性雌激素增高疾病如无排卵性功能失调性子宫出血、多囊卵巢综合征、功能性卵巢肿瘤等并存,故认为长期受雌激素的影响而无黄体酮拮抗有关。

2.与子宫内膜增生过长有关,将子宫内膜增生过长分为单纯型、复杂型与不典型增生过长。单纯型增生过长发展为子宫内膜癌约为 1%;复杂型增生过长发展为子宫内膜癌约为 3%;而不典型增生过长发展为子宫内膜癌约为 30%。

3.体质因素:肥胖、高血压、糖尿病、不孕及其他心血管疾病是内膜癌的高危因素。

4.绝经后延:绝经后延妇女发生内膜癌的危险性增加 4 倍。内膜癌病人的绝经年龄比一般妇女平均晚 6 年。

5.遗传因素:约 20% 内膜癌病人有家族史。内膜癌病人近亲有家族肿瘤史者比宫颈癌病人高 2 倍。

【临床表现】

1.症状   早期无明显症状,仅在普查或因其他原因检查时偶然发现,一旦出现症状则多表现如下。

（1）阴道出血:主要表现绝经后阴道出血,量一般不多,大量出血者少见,为持续性或间歇性;围绝经期妇女可表现为经量增多、经期延长或不规则出血。

（2）阴道排液:早期有水样、浆液样或浆液血性排液,晚期合并感染则呈脓性或脓血性伴恶臭。

（3）疼痛:通常不引起疼痛。晚期癌肿扩散压迫组织或浸润周围神经引起下腹及腰骶部疼痛。癌灶侵犯宫颈,堵塞宫颈管导致宫腔积脓时,出现下腹胀痛及痉挛性疼痛。

（4）全身症状:晚期患者常伴全身症状.如贫血、消瘦、恶病质、发热及全身衰竭等。

2.体征   早期妇科检查无明显异常,子宫正常大小、活动,双侧附件软、无块物。当病情逐渐发展,子宫增大、稍软;晚期偶见癌组织自宫口脱出,质地糟脆,触之易出血。若合并宫腔积脓,子宫明显增大、极软。癌灶向周围浸润致子宫固定或在宫旁可触及不规则结节、肿块。

【辅助检查】

1.细胞学检查   从阴道后穹或宫颈管吸取分泌物做涂片寻找癌细胞,阳性率不高。采用特制的宫腔吸管或宫腔刷放入宫腔,吸取分泌物做涂片,阳性率达 90%。此法仅作为筛查,最后确诊仍须根据病理检查结果。

2.分段诊断性刮宫　是确诊子宫内膜癌的常用方法。分别刮取宫颈管及宫腔内膜,分瓶标记,送病理检查。

3.宫腔镜检查　可直接观察宫腔内子宫内膜癌病灶大小、生长部位、形态,并可取活组织送病理检查,提高诊断率。

4.B型超声检查　极早期时见子宫正常大,仅见宫腔线紊乱、中断。典型内膜癌声像图为子宫增大或绝经后子宫相对增大。宫腔内见实质不均回声区,形态不规则,宫腔线消失,有时见肌层内不规则回声紊乱区,边界不清,可作出肌层浸润程度的诊断。

5.MRI、CT、淋巴造影等检查　有条件者可选用 MRI、CT 和淋巴造影检查及血清检测。

【治疗原则】

治疗应根据子宫大小、肌层是否被癌浸润、宫颈管是否累及、癌细胞分化程度及患者全身情况等而定。主要的治疗为手术,辅以放疗、化疗及其他药物治疗,可单用或联合应用。

1.手术治疗　为首选的治疗方法,尤其对早期子宫内膜癌。Ⅰ期患者应行子宫次根治术及双侧附件切除术,具有以下情况之一者,应行盆腔及腹主动脉旁淋巴结取样和(或)清扫术:①病理类型为透明细胞癌、浆液性癌、鳞状细胞癌。②肌层浸润深度≥1/2。③肿瘤直径>2cm。Ⅱ期应行广泛子宫切除术及双侧盆腔淋巴结清扫与腹主动脉旁淋巴结清扫术。当进入腹腔后应立即取腹水,若无腹水则注入生理盐水 200ml 冲洗腹腔,取腹水或腹腔冲洗液离心沉淀后寻找癌细胞。

2.手术加放射治疗　Ⅰ期患者腹水中找到癌细胞或深肌层已有癌浸润,淋巴结可疑或已有转移,手术后均需加用放射治疗,直线加速器外照射。Ⅱ、Ⅲ期患者根据病灶大小,可在术前加用腔内照射或体外照射。腔内放疗结束后 1~2 周进行手术。体外照射结束 4 周后进行手术。

3.放射治疗　腺癌虽对放射线不敏感,但在老年病人或有严重合并症不能耐受手术与Ⅲ、Ⅳ期病例不宜手术者均可考虑放射治疗,仍有一定效果。

4.孕激素治疗　对晚期或复发癌病人,不能手术切除或年轻、早期、要求保留生育功能者,均可考虑孕激素治疗。各种人工合成的孕激素制剂如甲羟孕酮、己酸孕酮等均可应用。孕激素治疗用量较大,甲羟孕酮 200~400mg/d;己酸孕酮 500mg,每周 2 次,至少用 10~12 周才能评价治疗效果。其作用机制是直接作用于癌细胞,延缓 DNA 和 RNA 的复制,从而抑制癌细胞的生长。对分化好、生长缓慢,雌、孕激素受体含量高的内膜癌,黄体酮治疗效果较好。不良反应较轻,可引起水钠潴留、水肿、药物性肝炎等,停药后逐渐好转。

5.抗雌激素制剂　他莫昔芬为一种非甾体类抗雌激素药物,并有微弱的雌激素作用。也可用以治疗内膜癌。其适应证与孕激素治疗相同。一般剂量为 10~20mg,每日 2 次,长期或分疗程应用。他莫昔芬有促使孕激素受体水平升高的作用,受体水平低的患者可先服他莫昔芬使孕激素受体水平上升后,再用孕激素治疗或两者同时应用可望提高疗效。不良反应有潮热、畏寒、急躁等类似围绝经期综合征的表现;骨髓抑制表现为白细胞、血小板计数下降;其他不良反应可有头晕、恶心、呕吐、不规则阴道少量出血、闭经等。

6.化疗　晚期不能手术或治疗后复发者可考虑使用化疗,常用的化疗药物有顺铂、多柔比星、氟尿嘧啶、环磷酰胺、丝裂霉素等。可以单独应用,也可几种药物联合应用,也可与孕激素合用。

【护理】

1.护理评估

(1)病史:护理查体问诊时应注意以下几点。①详细询问月经、婚育史,是否有不孕或自然流产史,有无家族肿瘤病史。②注意病人年龄、肥胖、糖尿病、少育、不育、绝经推迟以及是否用过激素替代治疗。③是否存在长期使用雌激素的诱发因素,病发后月经变化情况及伴随情况。④评估病人是否有异常阴道出血、排液、疼痛等。应从经期、经量以及间隔的时间进行评估,判断是否异常,并重视绝经后的异常阴道出血;同时了解阴道流液的性质、颜色、量等。⑤注意排除因内分泌失调所致的子宫出血现象。

(2)心理状况:当患者得知患有子宫内膜病变时,首先害怕了恶性肿瘤;其次会为如何选择处理方案而显得无助,或因接受手术治疗而恐惧、不安,迫切需要咨询指导;再次如果手术方式选择子宫切除术患者又会担心影响自身形象和夫妻关系。

2.护理要点及措施

(1)提供疾病知识,缓解焦虑:告诉病人子宫内膜癌转移较晚,并且预后较好,增强战胜疾病的信心。针对老年病人的心理特点,护士应多与病人及家属沟通,尤其是在做各种检查前应耐心解释,使其得到更多的心理支持,消除内心恐惧。为病人提供安静、舒适睡眠环境;教会病人应用放松等技巧促进睡眠,保证夜间连续睡眠 7～8h。

(2)相关治疗的护理:需要手术治疗者,严格执行腹部及阴道手术病人的护理措施;术后 6～7d 阴道残端缝合线吸收或感染可致残端出血,需严密观察并记录出血情况,此期间病人应减少活动。晚期病历及考虑放疗、化疗者,按有关内容护理。接受盆腔放疗者,事先灌肠并留置导尿管,以保持直肠膀胱的空虚状态,避免放射性损伤。盆内置入放射源期间,保证患者绝对卧床,但应学会床上肢体运动的方法,以免出现长期卧床的并发症。出血多的患者,应严密观察并记录其生命体征变化情况。协助医生完成术前准备工作。注意收集会阴垫,评估出血量。按医嘱给予止血药,必要时输血、补液、行抗感染治疗;维持正常血压并纠正贫血状态。

(3)压迫症状的护理:患者出现局部压迫致排尿、排便不畅时,应给予导尿,或用缓泻剂软化粪便,以缓解尿潴留、便秘症状。

3.健康教育

(1)嘱患者如出现超过月经量的阴道出血、异常分泌物、下腹疼痛时,要及时到医院就诊。定期随访。随访时间:术后 2 年内,每 3～6 个月 1 次;术后 3～5 年每 6～12 个月 1 次。

(2)指导患者注意个人卫生,可洗淋浴,3 个月后可洗盆浴,全子宫切除患者 3 个月内禁止性生活。

(3)嘱使用他莫昔芬治疗的病人应定时复查血常规,了解白细胞、血小板计数,有异常应及时报告医生进行对症处理。

(4)嘱患者避免重体力劳动,多注意休息,适当参加户外活动,劳逸结合,但应避免从事会增加盆腔充血的活动,如跳舞、久站等,因盆腔组织的愈合需要良好的血液循环。

(5)阴式手术患者指导其出院后不要做剧烈运动,避免负重过久,如久坐、久蹲、久站,要保持排便通畅,必要时可口服泻药。

(6)嘱病人合理膳食,进食高营养易消化饮食。

(7)大力宣传定期进行防癌检查的重要性,中年妇女每年接受一次妇科检查,尤其注意子宫内膜癌的高危因素和人群。严格掌握雌激素的用药指征,加强用药期间的监护、随访措施。

六、子宫肉瘤护理

子宫肉瘤少见,是恶性程度高的女性生殖器肿瘤,来源于子宫肌层、肌层内结缔组织和内膜间质,占子宫恶性肿瘤的 2%～4%。好发于围绝经期妇女,多发年龄为 50 岁左右。

【病因及发病机制】

根据不同的组织发生来源,主要有以下几种。

1.子宫平滑肌肉瘤最多见,来自子宫肌壁或子宫肌间血管壁平滑肌组织,也可由子宫肌瘤肉瘤变而成。

局检见肉瘤呈弥漫性生长,与子宫壁之间无明显界限,无包膜。若为肌瘤肉瘤变常自中心开始向周围扩展直到整个肌瘤发展为肉瘤。剖面失去漩涡状结构,常呈鱼肉状或豆渣样,色灰黄或黄红相间,50%以上见出血坏死。镜下见平滑肌细胞增生,细胞大小不一,排列紊乱,核异型,染色质多、深染且分布不均,核仁明显,有多核巨细胞,核分裂象>5/10HP。许多学者认为核分裂象越多者预后越差(生存率:5~10/10HP 为42%;>10/10HP 为 15%)。

2.子宫内膜间质肉瘤来自子宫内膜间质细胞,分两类:①低度恶性子宫内膜间质肉瘤曾称淋巴管内间质肉瘤,少见。局检见子宫球状增大,肌纤维增粗,有多发性颗粒样或小团状突起,质如橡皮、富有弹性,用镊夹起后能回缩,似拉橡皮筋感觉。剖面见于子宫内膜层有息肉状肿块,黄色,表面光滑,切面均匀,无漩涡状排列。镜下见子宫内膜间质细胞侵入肌层肌束间,细胞质少,细胞异型少,核分裂象少(<10/10HP),细胞周围有网状纤维围绕,很少出血坏死。②高度恶性子宫内膜间质肉瘤,少见,恶性程度较高。局检见肿瘤起源于子宫内膜功能层,向腔内突起呈息肉状,质软且脆,切面呈灰黄色,鱼肉状,局部有出血坏死,向肌层浸润。镜下见内膜间质细胞高度增生,腺体减少、消失,瘤细胞致密,圆形或纺锤状,核大,核分裂象多(>10/10HP),细胞异型性明显。

3.恶性中胚叶混合瘤很少见。来自残留的胚胎细胞或间质细胞化生。肿瘤含肉瘤和癌两种成分,又称癌肉瘤。局检见肿瘤从子宫内膜长出,向宫腔突起呈息肉样,常为多发性或分叶状,底部较宽或形成蒂状。晚期可侵入肌层和周围组织。肿瘤质软,表面光滑。切面内充满枯液,呈灰白或灰黄色,有出血坏死。镜下见癌和肉瘤两种成分,并可见过渡形态。

【临床表现】

1.症状　早期症状不明显。①最常见的症状是阴道不规则出血,量多少不等,出血来自向宫腔生长的肿瘤表面溃破,若合并感染坏死,可有大量脓性分泌物排出。②腹痛:肉瘤生长快,子宫迅速增大或瘤内出血、坏死、子宫肌壁破裂引起急性腹痛。③腹部包块:患者常诉下腹部块状物迅速增大。④压迫症状:可压迫膀胱或直肠,出现尿频、尿急、尿潴留、排便困难等症状。⑤全身表现:晚期病人全身消瘦、贫血、低热或出现肺、脑转移相应症状。宫颈肉瘤或肿瘤自宫腔脱垂至阴道内,常有大量恶臭分泌物。

2.体征　盆腔检查:子宫增大,外形不规则。宫颈口有息肉或肌瘤样肿块,呈紫红色,极易出血。继发感染后有坏死及脓性分泌物。晚期肿瘤可累及骨盆侧壁,子宫固定不活动,可转移至肠管及腹腔,但腹水少见。

【治疗原则】

手术为主,补充放疗或化疗及孕激素治疗。

1.手术　Ⅰ期主张行全子宫双附件切除。宫颈肉瘤、子宫肉瘤Ⅱ期、癌肉瘤应行根治性子宫切除及盆腔淋巴结切除术,必要时行腹主动脉旁淋巴结活检。Ⅲ期行肿瘤减灭术、腹主动脉、盆淋巴结切除术及大网膜切除术。

2.放疗　子宫恶性中胚叶混合瘤和高度恶性子宫内膜间质肉瘤对放疗较为敏感;平滑肌肉瘤对放疗不太敏感。预防性及治疗性(术后残余)放疗可减少局部复发。

3.化疗　敏感性不太高,但对分期晚、分化不好的肿瘤有必要。术前可介入治疗,术后可全身治疗,常用化疗药物有顺铂、多柔比星、异环磷酰胺等,常用三种药物联合方案。

4.激素治疗　低度恶性子宫内膜间质肉瘤含雌孕激素受体,孕激素治疗有一定效果,常用醋酸甲羟孕酮或甲地孕酮,以大剂量、高效为宜。

【护理】

1.护理评估

(1)病史:护理查体问诊时应注意以下几点。①详细询问月经、婚育史,是否有不孕或自然流产史;

②评估是否存在长期使用雌激素的诱发因素,病发后月经变化情况及伴随情况;③曾接受的治疗经过、疗效及用药后机体反应;④应注意排除因内分泌失调所致的子宫出血现象。

(2)身体状况:①当肿瘤大到使腹部扪及包块时,病人会有"压迫"感。肿瘤长大向前方突起可致尿频、尿急、排尿障碍;向后方突起压迫直肠,可致里急后重、排便不畅等。②患者因长期月经量过多导致继发性贫血,并伴有倦怠、虚弱和思睡等症状。③当肿瘤压迫盆腔器官、神经、血管时,会出现腹痛,评估是否有腹痛,腹痛的性质、程度及持续时间。④肿瘤发生坏死、感染时,则有持续性或不规则阴道出血或脓血性排液,应注意阴道出血或排液的量及性状。

(3)心理状况:当病人得知患有子宫肉瘤时,会为接受手术治疗而恐惧、不安;病人会担心手术后的预后情况。

2.护理要点及措施

(1)心理护理:评估病人目前的身心状况及接受治疗方案的反应,利用挂图、实物、宣传资料等向病人介绍有关子宫肉瘤的医学常识;介绍各种诊治过程、可能出现的不适及应对措施。为病人提供安全、隐蔽的环境,鼓励病人提问。解除其疑虑,缓解其不安情绪,是病人能够以积极的心态接受诊治过程。

(2)鼓励病人摄入足够的营养:评估病人对摄入足够营养的认知水平、目前的营养状况及摄入营养物的习惯,注意矫正病人不良的饮食习惯。

(3)指导病人维持个人卫生:协助病人勤擦身、更衣,保持床单清洁,注意室内空气流通,促进舒适。指导病人勤换会阴垫,每天冲洗会阴两次。

(4)做好术前护理:按腹部、阴式手术病人的护理内容,认真执行术前护理,并让病人了解各项操作的目的、时间、可能的感受等以取得其合作。手术前夜认真做好清洁灌肠,保证肠道呈清洁、空虚状态。发现异常及时与医生联系。

(5)协助术后康复:子宫肉瘤根治术涉及范围广,病人术后反应大。术后详细观察并记录病人的意识状态、生命体征及出入量。注意保持导尿管、腹腔各种引流管及阴道引流管通畅,认真观察引流液形状及量。督促患者拔尿管后1～2h排尿1次,如不能自行排尿应及时处理,必要时重新留置尿管。

(6)阴式手术的护理:还应注意观察阴道纱布有无渗血、渗液情况;减轻会阴部切口疼痛,必要时遵医嘱给予镇痛药;术后48h内禁止半卧位及下床活动,防止因重力向下导致阴道纱布脱出,影响阴部切口的愈合,床上翻身时动作勿过大,防止阴道纱布、尿管脱出;防治各种原因引起的咳嗽,因咳嗽时腹压增高及会阴部用力而影响切口的愈合;防治各种原因引起的便秘,术后应进食清淡、高蛋白质、粗纤维的食物,养成定时排便的习惯,如患者出现便秘,请勿用力排便及长时间蹲站,防止腹压增加影响切口愈合。必要时遵医嘱给予缓泻剂。

3.健康教育

(1)大力宣传子宫肉瘤的高危因素,积极治疗子宫肌瘤,及时检查。

(2)指导患者注意个人卫生,术后可洗淋浴,3个月后可洗盆浴,全子宫切除患者3个月内禁止性生活。

(3)嘱患者避免重体力劳动,多注意休息,适当参加户外活动,劳逸结合,但应避免从事会增加盆腔充血的活动,如跳舞、久站等,因盆腔组织的愈合需要良好的血液循环。

(4)指导病人其出院后不要做剧烈运动,劳逸结合,以保持良好的精神状态。

(5)指导患者注意多食营养均衡的食品,如:肉类、蛋类、新鲜的蔬菜和水果。

(6)嘱患者保持室内清洁卫生、舒适、定时通风换气,室温保持在18～20℃。

(7)嘱病人要保持排便通畅,必要时可口服泻药。

(8)指导患者明确随访的目的、时间、联系方式,不可忽视定期检查,手术患者出院后1个月到门诊复查,了解术后康复情况。第1年,每2~3个月复查1次。出院后第2年每3~6个月复查1次。出院后第3~5年,每半年复查1次。第6年开始,每年复查1次。

七、卵巢癌护理

卵巢癌是女性生殖器官常见的肿瘤之一,发病率仅次于子宫颈癌和子宫体癌而列居第三位。因卵巢癌致死者,却占各类妇科肿瘤的首位,对妇女生命造成严重威胁。直接蔓延及腹腔种植是卵巢恶性肿瘤的主要转移途径,淋巴也是重要的转移途径,血行转移少见。卵巢癌的病因尚不清楚,其发病可能与年龄、生育、血型、精神因素及环境等有关。

【病因】

病因可分以下几个方面:癌症发病外部因素(包括化学物理生物等致癌因子);癌症发病内部因素(包括免疫功能内分泌遗传精神因素等)以及饮食营养失调和不良生活习惯等。

卵巢癌可发生任何年龄,年龄越高,发病越多。一般多见于更年期和绝经期妇女。20岁以下发病较少。不同类型的卵巢癌年龄分布也不同。卵巢上皮肿瘤40岁以后迅速增加,高峰年龄为50~60岁,到70岁以后逐渐下降;性索间质肿瘤类似卵巢上皮肿瘤,随年龄增长而上升;而生殖细胞肿瘤多见于20岁以前的年轻女性,独身或未生育的妇女卵巢肿瘤发病率高。

有人统计,独身者的卵巢癌发病率较已婚者高60%~70%。有人分析发现A型血者发病率高,O型血者的发病率较低。精神因素对卵巢癌的发生发展有一定的影响。性格急躁,长期的精神刺激可导致宿主免疫监视系统受损,对肿瘤生长有促进作用。卵巢对香烟也很敏感,每天吸20支香烟的妇女、闭经早,卵巢癌发病率高。经常接触滑石粉、石棉的人患卵巢癌的机会较多。很多妇女喜欢在洗浴后在外阴部、大腿内侧、下腹部、腋窝等处撒上爽身粉,医学专家根据大量的病理检查发现,约有75%的卵巢癌患者,由其组织切片中可见到2μm左右的滑石粉粒子,这充分证实大多数卵巢癌患者都有会阴部接触滑石粉多年的历史。爽身粉诱发卵巢癌,是因为痱子粉、去汗粉等的主要原料是滑石粉,而滑石粉是由氧化镁、氧化硅、硅酸镁以"结合"形式组成的无机化合物。其中硅酸镁就是我们常说的石棉,它是一种容易诱发癌症的物质。

【临床表现】

1.症状　早期常无症状

(1)年龄:发生于围绝经期的妇女35岁以上者多为卵巢上皮性肿瘤,而35岁以下者多为卵巢非上皮性肿瘤。

(2)疼痛:晚期主要症状为腹胀、腹部肿块及胃肠道症状。肿瘤向周围组织浸润或压迫,可引起腹痛、腰痛或下肢痛。

(3)阴道出血:功能性肿瘤可出现不规则阴道出血或绝经后阴道出血表现。

(4)全身情况:晚期有消瘦、贫血等恶病质表现。

2.体征　三合诊检查可在直肠子宫陷凹处触及质硬结节或肿块,肿块多为双侧,实性或囊实性表面凹凸不平,活动差,与子宫分界不清,常伴有腹水。有时可在腹股沟、腋下或锁骨上触及肿大的淋巴结。虽然良性卵巢瘤如纤维瘤或乳头状囊腺瘤亦可并发腹水,但恶性卵巢瘤合并腹水者较多且由于恶性肿瘤细胞穿出瘤壁或已转移至腹膜者(目检观察或镜检)腹水多呈血性。

【辅助检查】

1.癌抗原125(CA125)　敏感性较高,特异性较差。80%卵巢上皮性癌病人血清CA125水平升高;90%以上病人CA125水平与病情缓解或恶化相关。

2.癌胚抗原(CEA)　目前检测CEA的方法有两种,一种是采用放射免疫诊断法测定血CEA,一种是采用免疫组化法检测癌组织CEA,这两种检测的临床结果,均与肿瘤的组织类型、临床分期、分级、疗效及治疗后是否转移及复发有关系。

3.甲胎蛋白(AFP)　血清AFP是否升高,取决于肿瘤组织是否有内胚窦瘤成分,对卵巢内胚窦瘤(卵黄囊瘤)有特异性诊断价值。未成熟畸胎瘤、混合性无性细胞瘤中含卵黄囊成分者,AFP也可升高。肿瘤复发或转移时,即使存在微小瘤灶,AFP亦会再次升高,较其他检查方法敏感。

4.人绒促性素(hCG)　测定病人血清β-hCG,可帮助诊断卵巢绒毛膜癌和伴有绒毛膜癌成分的生殖细胞肿瘤,如卵巢无性细胞瘤。亦可精确反映癌细胞的数量,故也可作为观察病情变化及抗癌治疗效果的指标。

5.B型超声检查　可了解肿瘤的部位、大小、形态、囊性或实性,囊内有无乳头。彩色多普勒超声扫描可测定卵巢及新生组织的血流变化。

6.X线检查　卵巢畸胎瘤的腹部X线片可见牙齿、骨质及钙化囊壁。影像肠道造影可了解肿瘤的位置大小及肠道的关系。

7.CT及磁共振(MRI)检查　可显示肿块及肿块与周围的关系,肝、肺有无结节及腹膜后淋巴结有无转移。

【治疗原则】

卵巢恶性肿瘤以手术治疗为主,辅以化疗、放射治疗、中药等综合治疗。

1.手术治疗　手术时首先应详细探查,包括腹腔灌洗、盆腹腔脏器及盆腔腹膜后淋巴结的触诊和横膈腹膜大网膜的多点活检,以进行准确的肿瘤分期手术方式,分为彻底手术和保留生育功能的保守性手术。彻底手术的范围包括双侧附件子宫大网膜阑尾切除和盆腔及腹膜后淋巴结清扫术,对于肿瘤在盆腔有广泛种植转移的病人主张尽可能做肿瘤细胞减灭术。

williams等报道手术切除干净的病人术后化疗的完全缓解率为83％,基本切净者(残余瘤直径＜2cm)完全缓解率为59％,而部分切除者(残余瘤直径＞2cm)术后化疗的完全缓解率为42％。因而尽管恶性生殖细胞肿瘤对联合化疗敏感但手术中尽量将肿瘤切除干净仍是个治疗成功的关键。另外,病人手术后属于术后康复期,在康复期的治疗上也是尤为重要的,因为存在的复发和转移概率是很高的,术后残余的癌细胞会不定时的向各部位转移,所以术后要加强巩固以防止复发和转移。西医手术治标,术后康复期用中药治本,所谓急则治其标,缓则治其本,这样中西医结合、标本兼治,才能取得很好的效果,否则转移后再治疗就比较晚了。

2.化学药物治疗　由于卵巢肿瘤很早扩散,手术时多数病例已不能清除病灶而且放疗的效果及应用也很有限,因此全身性化疗是一项重要的辅助治疗方法,一些晚期病人经化疗后肿块可以缩小为再次手术时创造有利条件。

治疗恶性卵巢肿瘤迄今无统一化疗方案,原则是:①大剂量间歇用药,较小剂量持续用药为佳;前者指每个疗程用药1周左右。间歇3~4周既能达到有效的抗肿瘤作用又有利于机体消除毒性及恢复免疫功能。②联合化疗较单一化疗疗效为佳:近代多趋向联合用药,但须注意联合化疗毒性反应较重。③根据药物敏感试验选用敏感的化疗药可延长患者的生存时间。④按组织类型制订不同化疗方案。化疗同时服用真情散以降低化疗毒性反应,每日3次。以上各方案每个疗程一般间隔3~4周,具体情况应视病人体质反应程度、血常规及肝肾功能等情况而定,用药至少4~6个疗程。晚期或不敏感的肿瘤化疗者疗程应多些,一般第1年为8~10个疗程,第2年减少到3~4个疗程。

3.放射免疫治疗　卵巢恶性肿瘤的放射敏感性差别很大,卵巢内胚窦瘤、未成熟畸胎瘤、胚胎癌最不敏感;卵巢上皮癌及颗粒细胞癌中度敏感;无性细胞瘤最敏感,手术后再用放疗多能控制。由于卵巢癌较早发生腹腔转移,因此照射范围包括腹腔及盆腔,对肝肾区加以保护以免造成放射性损伤,放射量全腹腔为每6～8周3000～5000cGy。

内照射是指腹腔内注入胶体金(198AU)或磷(^{32}P)使腹腔表面达到外照射不易达到的剂量,由于其穿透性有限可用以治疗腹腔内表浅转移残留肿瘤或Ⅰ期肿瘤术时破裂者,以提高五年存活率。缺点是腹腔必须无粘连使放射性核素分布均匀否则可引起肠道损伤造成严重后果,一般198AU量为4.44～5.55GBq(120～150毫居里),^{32}P为0.37～0.74GBq(10～20毫居里)。

4.生物免疫疗法 20世纪70年代美国提倡一种概念,即以修饰人体的生物学反应的物质(BRM)来提高对肿瘤的抵抗力,这种方法被称为BRM疗法或免疫疗法。70年代以来云芝多糖、裂褶菌多糖、香菇多糖在日本,桑黄多糖在韩国先后被批准作为免疫抗肿瘤药物,由此奠定了菇类多糖类在BRM疗法中的地位,同时也极大地推动了菇类生物活性成分的研究和应用。

【护理】

1.护理评估

(1)病史:护理查体问诊时应注意以下几点。①详细询问月经、婚育史,是否有不孕或自然流产史;②评估是否存在长期使用雌激素的诱发因素,病发后月经变化情况及伴随情况;③曾接受的治疗经过、疗效及用药后机体反应。

(2)身体状况:①卵巢肿瘤可致患者出现腹部疼痛或不适、腹胀、腹部肿块及腹水。②患者食欲减退、腹胀,肿瘤压迫肠道时可出现大便困难或肠梗阻症状。③当肿瘤向周围浸润或压迫神经,可引起腹部、腰部或下肢疼痛;若压迫盆腔静脉可使下肢水肿,压迫膈肌可致呼吸急促。④晚期为恶病质表现。⑤月经不调或阴道不规则出血偶见。

(3)心理状况:由于卵巢癌病人在诊断时已是晚期,常使病人产生对死亡的恐惧。在接受治疗过程中,由于化疗的严重不良反应,使病人经历更大的心理挫折和压力,再度出现不良的情绪反应。因此,病人及家属在整个治疗过程中焦虑和恐惧等心理挫折始终较重。

2.护理要点与措施

(1)提供支持,协助病人应对压力:为病人提供表达情感的机会和环境,通过连续性护理活动与病人建立良好的护患关系,讲解有关疾病知识。为病人提供表达内心顾虑和恐惧的机会,减轻无助感,分享感受,使病人增强康复信心。

(2)协助病人完善术前检查及治疗:向病人家属介绍将经历的手术经过、可能实行的各种检查,取得主动配合。使病人理解手术是卵巢肿瘤最主要的治疗方法,解除病人对手术的种种顾虑。

(3)术后护理。

(4)化疗护理

①饮食护理:恶心、呕吐是化疗病人最常见的消化道反应。护士应告知病人其多发生于治疗开始后数小时,持续时间短暂,病人采取心理放松的方式,如:听音乐、与病友交谈等方法转移注意力,能够减轻恶心、呕吐的程度。必要时遵医嘱给予止吐药物。化疗期间应鼓励病人进食,给高蛋白质、高维生素,流质或半流质饮食,防止过硬、过咸、辛辣刺激性食物,以免加重刺激,损伤口腔黏膜。化疗期间也应注意补充各种维生素,纠正营养失调,增强体质。

②预防感染:注意观察病人有无发热、咽喉疼痛、咳嗽等症状,及时发现感染征象。化疗可导致病人发生暂时性的口腔、咽喉、食管炎症,故应加强口腔护理。选用外形小、毛软的牙刷,刷牙时动作要轻,每日漱口3～4次,漱口液可选用0.02%呋喃西林液或生理盐水。病室每日通风,进行湿式清扫,紫外线消毒;减

少探视、外出,防止交叉感染。遵医嘱药物治疗,定时复查血象。

③脱发病人护理:护士应告知病人化疗使毛发脆性增加,易脱落,但化疗结束后毛发可重新生长。必要时指导脱发病人佩戴假发。

④腹腔内化疗的护理:在腹腔化疗穿刺时,有可能意外穿到肠管,使化疗药物进入肠腔。应严密观察病人有无腹痛、腹胀和发热症状,在治疗期间若发生有大量水样液体由肠道排出,应立即报告医生。腹腔滴注结束后,应指导病人常转换体位(如先向左转、再向右转、先头低位、再足低位,后平卧位),以促使化疗药物遍布整个腹腔。

3.健康教育

(1)向患者和家属讲述术后活动的重要性,鼓励患者主动参与制订术后恢复计划,逐日增大活动量。运用不同的自我调试方法保持身心健康,如听音乐、聊天等。注意卫生,保持皮肤清洁,防止感冒等。

(2)指导患者注意个人卫生,术后可洗淋浴,3个月后可洗盆浴,全子宫切除患者3个月内禁止性生活。

(3)向患者讲解化疗的常识,教育患者化疗时的自我护理技能。包括进食前后用生理盐水漱口,用软毛牙刷刷牙,不宜吃损伤口腔黏膜的坚果类和油炸类食品;为减少患者恶心呕吐,避免吃油腻的、甜的食品,鼓励患者少食多餐;根据患者的口味提供营养丰富、易消化饮食,保证所需营养及液体摄入。

(4)告知患者要注意预防感染。由于化疗引起免疫力下降,特别容易引起感染,指导患者应经常擦身更衣,加强保暖,避免去公共场所。如白细胞低于 $1.0×10^9/L$,则需进行保护性隔离,告知患者和家属保护性隔离的重要性,使其理解并能配合治疗。

(5)嘱患者保持室内清洁卫生,定时通风换气,室温保持在 18~20℃。

(6)嘱患者避免重体力劳动,不要做剧烈运动,多注意休息,适当参加户外活动,劳逸结合,以保持良好的精神状态。

(7)嘱病人要保持排便通畅,必要时可口服泻药。

(8)告知患者随访的目的、时间、联系方式,卵巢癌易复发,应长期随访和监测,手术病人出院后一般第1年每3个月复查1次,第2年后每4~6个月复查1次,5年后每年随访1次。监测内容:询问病史,了解临床症状;全身体检及妇科检查;B型超声检查,必要时做 CT、MRI 检查;肿瘤标记物测定;对产生性激素的肿瘤应检测雌激素、孕激素及雄激素。

(王　俊)

第五章　子宫内膜异位性疾病

第一节　子宫内膜异位症

具有活性的子宫内膜组织(腺体和间质)出现在子宫内膜以外部位时称为子宫内膜异位症(简称内异症)。异位内膜可侵犯全身任何部位,但绝大多数位于盆腔内,以卵巢及宫骶韧带最常见,其次为子宫、直肠子宫陷凹、阴道直肠膈等部位,故有盆腔子宫内膜异位症之称。绝经或切除双侧卵巢后,异位内膜可逐渐萎缩吸收;妊娠或使用性激素抑制卵巢功能,可暂时阻止疾病发展,故内异症是激素依赖性疾病。本病在病理上呈良性形态学表现,但具有类似恶性肿瘤的种植、侵蚀及远处转移能力。

子宫内膜异位症大多发生在 25~45 岁育龄期妇女,生育少、生育晚的妇女发病率明显增高。25%~35%不孕患者与此病有关,妇科手术中有 5%~15%患者被发现有内异症存在。近年来,本病发病率呈明显上升趋势。

本病的基本病理变化为异位子宫内膜随卵巢激素变化而发生周期性出血,导致周围纤维组织增生、粘连形成,内异症病变有广泛性和多形(多样)性的特点。内异症在身体内几乎无所不及,依次是卵巢、子宫直肠窝、盆腔腹膜、腹壁切口、膀胱壁、子宫颈、输卵管、肠壁、外阴阴道及其他。其多形性表现在颜色和形态的各种变化,这与病变的活动状态、内膜细胞和腺体的组成、血管丰富情况和出血等有关。红色病变表明血管网丰富,病变活跃,甚至前列腺素(PG)含量高;病变进展,反复出血,或组织水肿,腺体扩张,则呈棕色病变;紫色病变(或黑蓝色)是腺体出血、坏死、陈旧积血的表现,典型的是"巧克力囊肿"或紫结节;而白色病变是血管减少,腺体、质间纤维化或瘢痕粘连。当然,各种病变并非"同发"在一个患者体内可同时存在。

一、子宫内膜异位症的诊断

内异症的临床表现因人和病变部位的不同而多种多样,症状特征与月经周期密切相关。有 25%患者无任何症状。

1.临床表现

(1)下腹痛和痛经:继发性痛经、进行性加重是内异症的典型症状。疼痛严重程度与病灶大小不一定成正比,粘连严重、卵巢异位囊肿患者可能并无疼痛,而盆腔内小的散在病灶却可引起难以忍受的疼痛。有 27%~40%患者无痛经。

(2)不孕:本病患者不孕率高达 40%。引起不孕的原因复杂,如盆腔微环境改变影响精卵结合及运送、免疫功能异常、卵巢功能异常导致排卵障碍和黄体形成不良等。中、重度患者可因卵巢、输卵管周围粘连而影响受精卵运输。

(3)月经异常:15%～30%患者有经量增多、经期延长或月经淋漓不尽。

(4)性交不适:多见于直肠子宫陷凹有异位病灶或因局部粘连使子宫后倾固定者。

(5)其他特殊症状:盆腔外任何部位有异位内膜种植生长时均可在局部出现周期性疼痛、出血和肿块,并出现相应症状。肠道内异症可出现腹痛、腹泻、便秘或周期性少量便血,严重者可因肿块压迫肠腔而出现肠梗阻症状;膀胱内异症常在经期出现尿痛和尿频;异位病灶侵犯和(或)压迫输尿管时,引起输尿管狭窄、阻塞,出现腰痛和血尿,甚至形成肾盂积水和继发性肾萎缩;手术瘢痕异位症患者常在剖宫产或会阴侧切术后数月至数年出现周期性瘢痕处疼痛,在瘢痕深部叩及剧痛包块。

2.体征 典型盆腔内异症双合诊检查时可发现子宫后倾固定,直肠子宫陷凹、宫骶韧带或子宫后壁下方可叩及触痛性结节,一侧或双侧附件处触及囊实性包块,活动度差。病变累及直肠阴道间隙时可在阴道后穹隆触及,或直接看到局部隆起的小结节或紫蓝色斑点。

3.辅助检查

(1)影像学检查:超声检查是诊断卵巢异位囊肿的重要方法,可确定异位囊肿位置、大小和形状,其诊断敏感性和特异性均在96%以上。囊肿呈圆形或椭圆形,与周围特别是与子宫粘连,囊壁厚而粗糙,囊内有细小的絮状光点,但囊肿回声图像无特异性。

(2)血清 CA125 值测定:中、重度内异症患者血清 CA125 浓度可能增高,临床上常用血清 CA125 来监测异位内膜病变活动情况,即监测疗效和复发较诊断更有临床价值,治疗有效时 CA125 降低,复发时又增高。

(3)抗子宫内膜抗体:此抗体是内异症的标志抗体,特异性 90%～100%。但测定方法较烦琐,敏感性不高。

(4)腹腔镜检查:是日前诊断内异症的最佳方法,在腹腔镜下见到典型病灶或对可以病变进行活组织检查即可确诊。下列情况应首选腹腔镜检查:疑为内异症的不孕症患者,妇科检查及 B 型超声检查无阳性发现的慢性腹痛及痛经进行性加重者,有症状特别是血清 CA125 浓度升高者。只有在手术探查显示下才能确定内异症临床分期。

二、子宫内膜异位症的鉴别诊断

内异症易与下述疾病相混淆,应予以鉴别。

1.卵巢恶性肿瘤 腹痛症状多呈持续性腹痛、腹胀,病情发展快,一般情况差。除查有盆腔包块外,多伴有腹水。B 型超声图像显示包块为混合性或实性,血清 CA125 浓度多显著升高。腹腔镜检查或剖腹探查可鉴别。

2.盆腔炎性包块 多有急性或反复发作的盆腔感染史,疼痛无周期性,平时亦有下腹部隐痛,可伴发热和白细胞增高等,抗生素治疗有效。

3.子宫腺肌病 痛经症状与内异症相似,但多位于下腹正中且更剧烈,子宫多呈均匀性增大,质硬。经期检查时子宫触痛明显。警惕此病常与内异症并存。

三、子宫内膜异位症的治疗

治疗内异症的根本目的是"缩减和去除病灶,减轻和控制疼痛,治疗和促进生育,预防和减少复发"。

治疗方法应根据患者年龄、症状、病变部位和范围,以及对生育要求等加以选择,强调疗效个体化。

1.期待治疗　症状轻或无症状的轻微病变选用期待治疗,对患者定期随访,并对症处理病变引起的轻微经期腹痛,可给予前列腺素合成酶抑制剂(吲哚美辛、萘普生、布洛芬等)。希望生育者应尽早行不孕的各项检查,如子宫输卵管造影或腹腔镜下探查及输卵管通液检查,促使其尽早受孕。一旦妊娠,异位内膜病灶坏死萎缩,分娩后症状缓解并有望治愈。

2.药物治疗　适用于有慢性盆腔痛,经期痛经症状明显,有生育要求及无卵巢囊肿形成患者。但对较大的卵巢内膜异位囊肿,特别是卵巢包块性质不明者,不宜用药物治疗。

(1)口服避孕药:长期连续服用避孕药造成类似妊娠的人工闭经,称假孕疗法。其目的是降低垂体促性腺激素水平,并直接作用于子宫内膜和异位内膜,导致内膜萎缩和经量减少。目前,临床上常用低剂量高效孕激素和炔雌醇复合制剂,用法为每日 1 片,连续用 6~9 个月,此法适用于轻度内异症患者。

(2)孕激素:单用人工合成高效孕激素,通过抑制垂体促性腺激素分泌,造成无周期性的低雌激素状态,并与内源性雌激素共同作用,造成高孕激素性闭经和内膜蜕膜化,形成假孕。所用剂量为避孕剂量的3~4 倍,连续应用 6 个月,如甲羟孕酮每日 30 毫克,不良反应有恶心、轻度抑郁、钠水潴留、体重增加及阴道不规则点滴出血等。患者在停药数月后月经恢复。

(3)孕激素受体水平拮抗剂:米非司酮有较强的抗孕激素作用,每日口服 25~100 毫克,造成闭经使病灶萎缩。不良反应轻,无雌激素样影响,亦无骨质丢失危险,长期疗效有待证实。

(4)达那唑:为合成的 17-炔孕酮衍生物。抑制促卵泡成熟素(FSH)、促黄体生成素(LH)峰值;抑制卵巢甾体激素生成并增加雌激素、孕激素代谢;直接与子宫内膜雌、孕激素代谢受体结合抑制内膜细胞增生,最终导致子宫内膜萎缩,出现闭经。因 FSH、LH 呈低水平,又称假绝经疗法。适用于轻度及中度内异症痛经明显的患者。

(5)孕三烯酮:为 19-去甲睾酮甾体类药物,有抗孕激素、中度抗雌激素和抗性腺效应,能增加游离睾酮含量,减少性激素结合球蛋白水平,抑制 FSH、LH 峰值并减少 LH 均值,使体内雌激素水平下降,异位内膜萎缩、吸收,也是一种假绝经疗法。该药在血浆中半衰期长达 28 小时,每周仅需用药 2 次,每次 2.5 毫克,于月经第一日开始服药,6 个月为 1 个疗程,治疗后 50%~100%的患者发生闭经,症状缓解率达 95%以上。孕三烯酮与达那唑相比,疗效相近,但不良反应较低,对肝功能影响较小且可逆,很少因丙氨酸氨基转移酶过高而中途停药,且用药量少、方便。

(6)促性腺激素释放激素(GnRH)激动剂:为人工合成的十肽类化合物,起作用与体内 GnRH 相同,能促进垂体 LH 和 FSH 释放。抑制垂体分泌促性腺激素,导致卵巢激素水平明显下降,出现暂时性闭经,此疗法又称药物性卵巢切除。我国目前常用的 GnRH 激动剂类药物有:亮丙瑞林 3.75 毫克,戈舍瑞林 3.6 毫克,月经第一日皮下注射后,每隔 28 日注射一次,共 3~6 次。一般用药后第二个月开始闭经,可使痛经缓解,停药后在短期内排卵可恢复。不良反应主要有潮热、阴道干燥、性欲减退和骨质丢失等绝经症状,停药后多可消失。

3.手术治疗　适用于药物治疗后症状不缓解、局部病变加剧或生育功能未恢复者;较大的卵巢内膜异位囊肿且迫切希望生育者。腹腔镜手术是本病的首选治疗方法,目前认为,以腹腔镜确诊、手术和药物为内异症的金标准治疗。手术方式有如下几种。

(1)保留生育功能手术:切净或破坏所有可见的异位内膜病灶,但保留子宫、一侧或双侧卵巢,至少保留部分卵巢组织。适用于药物治疗无效、年轻和有生育要求者。术后复发率约 40%。建议术后尽快妊娠或药物治疗延缓复发。

(2)保留卵巢功能手术:切除盆腔内病灶及子宫,保留至少一侧或部分卵巢。适用于Ⅲ、Ⅳ期患者,症状明显且无生育要求的 45 岁以下患者。术后复发率约 5%。

　　(3)根治性手术:将子宫、双附件及盆腔内所有异位内膜病灶予以切除和清除,适用于 45 岁以上重症患者。术后不用雌激素补充治疗者,几乎不复发。双侧卵巢切除后,即使盆腔内残留部分异位内膜病灶,也能逐渐自行萎缩退化直至消失。

　　4.手术与药物联合治疗　手术治疗前给予 3～6 个月的药物治疗使异位病灶缩小、软化,有利于缩小手术范围和手术操作。对手术不彻底或术后疼痛不缓解者,术后给予 6 个月的药物治疗推迟复发。

　　5.不孕的治疗　药物治疗对改善生育状况帮助不大。腹腔镜手术能提高术后妊娠率,治疗效果取决于病变程度。希望妊娠者术后不宜应用药物巩固治疗,应行促排卵治疗,争取尽早治疗。手术后 2 年内未妊娠者再妊娠机会甚微。

四、临床经验与诊治进展

　　子宫内膜异位症的治疗应达到以下几个目标:任何卵巢肿物均应除恶性外;尽可能切除异位病灶,减轻症状;减少卵巢损伤,保护滤泡;分解粘连、减少术后粘连,促进妊娠;减少复发。如有学者提出的 5 个"最好的治疗",即腹腔镜是最好的治疗、卵巢抑制是最好的治疗、"三阶段"治疗是最好的治疗、妊娠是最好的治疗、助孕技术是最好的治疗。

　　手术可以明确病变,明确程度、类型、活动状况,进行切除、破坏而减灭病变,分离粘连,有助于妊娠,也可减轻症状,减少或预防复发。治疗要考虑患者的年龄、症状、生育要求,以及内异症的部位、分期和病变的活动性等。手术的方式和范围可大致分为 3 种,即保留生育功能的手术、保留卵巢功能的手术和根治术手术,尽管手术有很高的效率,但亦有相当的复发机会,特别是保守性及半根治性手术后,所以术后的药物治疗是非常必要的。这种复发的潜在危险是因为:有时内异症存在,而症状不明显;或病灶深隐未被发现而遗留;或病灶复发及产生新的病灶。

　　在药物治疗中,现今最推崇的药物是 GnRH 激动剂。GnRH 激动剂应用的最大问题是体内低雌激素引起的更年期症状,为改善其症状,使之能坚持用药,方法是在用 GnRH 激动剂同时补充雌激素,即"反向添加"治疗。给予雌激素的量非常重要,它能减少不良反应,又不降低 GnRH 激动剂的治疗效果,这个剂量称"窗口"或"限界"剂量。雌激素的剂量有个体差异。

　　内异症的治疗选择尚有许多争议,如轻型内异症是否需要治疗,疼痛的缓解和不育的改善都不甚理想,GnRH 激动剂的不良反应和花费影响了该药的应用,虽然应有一个规范化的治疗原则,但根据患者的临床表现、意愿,施行个体化也是十分重要的。

(王　迎)

第二节　子宫腺肌病

　　当子宫内膜腺体及间质侵入子宫肌层时,称为子宫腺肌病。多发生于 30～50 岁已经生过孩子的产妇,多次妊娠及分娩、人工流产、慢性子宫内膜炎等造成子宫内膜基底层损伤,与本病的发病密切相关。本病常并发有子宫肌瘤和子宫内膜增生,提示高水平雌激素、孕激素刺激也可能是促进内膜向肌层生长的原因之一。

一、子宫腺肌病的诊断

1.临床表现　主要症状是经量过多、经期延长和逐渐加重的进行性痛经,疼痛位于下腹正中,常于经前一周开始,直至月经结束。

2.妇科检查　子宫呈均匀增大或有局限性结节隆起,质硬且有压痛,经期压痛更甚。无症状者有时与子宫肌瘤不易鉴别。

3.超声检查　子宫增大或在正常范围,形态饱满,呈均匀性或不规则性增大;可见局限性子宫肿块,位于子宫前壁或后壁,以后壁居多,为单发或多发,边界多不清,无明显包膜回声及声晕,内部可为等回声、高回声、低回声或混合回声,回声区后方无衰减现象。有时可见小的不规则腔隙(腔隙为肿块内部由积血小囊所致大小为数毫米的低回声或无回声区),为单发或多发;子宫肌层失去正常的均匀斑点状声像图,代之以子宫肌层光点增粗增强,分布不均,见散在分布细小的低回声区;子宫腔内膜线回声多数居中,少数可前移或后移;子宫大小和内部回声月经前后比较可发生变;伴发外在性子宫内膜异位症及其他盆腔异常相应的声像图改变。

4.MRI 检查　对诊断子宫肌腺病阳性率较高,常规 MRI 检查即可显示子宫肌腺病的病灶,以矢状位 T_2WI 显示最好,如应用呼吸触发技术则显示更佳。

二、子宫腺肌病的鉴别诊断

子宫肌腺病与子宫肌瘤的鉴别诊断,结果见表 5-1。

表 5-1　子宫肌腺病与子宫肌瘤的鉴别诊断

项目	子宫腺肌病	子宫肌瘤
继发性痛经	常见	少见
子宫形态	多均匀增大	多结节性增大
与月经关系	随月经改变	不随月经改变
B 型超声	子宫壁增厚,内部有索条状的暗影,有异于正常组织	子宫肌壁内无回声或低回声结节
血 CA125	部分升高	正常

三、子宫腺肌病的治疗

一般应视患者症状、年龄和生育要求而定。

1.药物治疗　症状较轻、有生育要求及近绝经期患者,可试用达那唑、孕三烯酮或 GnRH 激动剂治疗,均可缓解症状;如无明确病灶或病灶较小可放置曼月乐环。

2.手术治疗　年轻或希望生育的子宫腺肌瘤患者,可试行病灶挖除术;对症状严重、无生育要求或药物治疗无效者,应行全子宫切除术。是否保留卵巢取决于卵巢有无病变和患者年龄。经腹腔镜骶前或骶骨神经切除术也可治疗痛经,约 80% 患者术后疼痛消失或缓解。

四、临床经验与诊治进展

子宫腺肌病病灶切除术适用于有生育要求或年轻的患者。因为子宫腺肌病往往病灶弥漫并且与子宫正常肌肉组织界限不清，因此如何选择切除的方式以减少出血、残留并利于术后妊娠是一个很困惑的问题。不同学者有不同的治疗方案，目前并没有一个统一的术式。Takeuchi 等报道腹腔镜下子宫病灶做横 H 形切口，可减少切除病灶时穿透宫腔的风险，将包绕病灶的肌层折叠缝合。Nishida 选择宫体中央纵形切除，术后未用辅助治疗，术后 3 个月可妊娠。

近年来，随着介入治疗技术的不断进步。选择性子宫动脉栓塞术也可作为治疗子宫腺肌病的方案之一。其作用机制：①异位子宫内膜坏死，分泌前列腺素减少，缓解痛经。②栓塞后子宫体变软，体积和宫腔内膜面积缩小，减少月经量。③子宫体积不断缩小和平滑肌收缩，阻断引起内膜异位的微小通道，降低复发率。④局部雌激素水平和受体数量下降。⑤在位内膜侧支循环的建立，可由基底层逐渐移行生长恢复功能。Ravina 等报道子宫动脉栓塞术治疗子宫腺肌病，月经量减少约 50%，痛经缓解率达 90% 以上。王毅堂等报道 128 例子宫动脉栓塞术治疗子宫腺肌病患者中，有 80 例（62.5%）术后痛经完全消失，42 例（32.8%）明显缓解，6 例（5%）部分缓解。有 21 例在术后 9～36 个月正常怀孕并分娩健康婴儿。但是，部分学者认为子宫动脉栓塞术会影响子宫及卵巢的血供，从而对妊娠有不利影响，可能会导致不孕、流产、早产并增加剖宫产率。

（蒋绍梅）

第六章　妊娠滋养细胞疾病

妊娠滋养细胞疾病(GTD)是一组源于胎盘滋养细胞异常增生的疾病,包括葡萄胎(HM)、侵蚀性葡萄胎、绒癌(CA)、胎盘部位的滋养细胞肿瘤(PSTT)和上皮样滋养细胞肿瘤(ETT)。葡萄胎属于良性病变,但处理不当也会导致恶性后果发生。其他4种属恶性病变,又称妊娠滋养细胞肿瘤(GTN)。GTN是一类独特的恶性肿瘤,即使有广泛转移仍能通过单独化疗而治愈。约50%的侵蚀性葡萄胎都发生于葡萄胎后,其余三者则可继发于各种妊娠,绒癌极少见于未孕和绝经妇女,即非妊娠或原发性绒癌。有学者根据有无转移病灶将GTN分为非转移性GTN和转移性GTN,也有学者根据前次葡萄胎史分为葡萄胎后GTN和非葡萄胎后GTN。

第一节　葡萄胎

葡萄胎属良性滋养细胞疾病,因多个水泡相连形如葡萄而得名,又称水泡状胎块。1895年,Marchard首次描述了葡萄胎妊娠中存在绒毛滋养层增生,并提出葡萄胎能进一步发展为绒毛膜癌。葡萄胎病变仅局限于子宫腔内,不侵犯肌层,也不向远处转移。根据在宫内侵犯范围的不同分为两类,即完全性葡萄胎(CHM)和部分性葡萄胎(PHM),前者整个子宫腔内充满大小不等的水泡状物,后者仅有部分绒毛变性,有滋养细胞增生,有或无胎儿。

一、流行病学

妊娠滋养细胞疾病的发生率在世界不同的区域差异很大,亚洲国家葡萄胎的发生率是北美或欧洲国家的7～10倍,如我国台湾葡萄胎的发生率是1∶125次妊娠,而美国葡萄胎的发生率则是1∶1500次妊娠,发病率差异的原因可能与地区、人种及数据统计方面等有关。有关统计往往是医院内葡萄胎患者与孕产妇住院病人数字的比例,是基于住院数据的发生率,不是真正的人群发生率。Jeffers等人报道了一项爱尔兰的研究,研究中将妊娠前3个月和中期妊娠流产的胚胎组织送病理检查,发现完全和部分葡萄胎的发生率分别是1∶1945和1∶695次妊娠。

某些人群中葡萄胎的高发生率与社会经济水平和营养状况密切相关。一项病例对照研究中观察到完全性葡萄胎与饮食中胡萝卜素和动物脂肪的减少有关。Parazzini等也报道了缺少胡萝卜素与葡萄胎及其后遗症的增加风险相关。维生素A缺乏地区其葡萄胎的发生率也高。猕猴的维生素A缺乏会导致产生精原细胞和精母细胞的生精上皮的变性。因此,饮食因素如胡萝卜素可能部分解释了完全葡萄胎发生率的地区差异。但部分葡萄胎的发生风险与饮食因素无关。

完全葡萄胎的风险随母亲年龄的增长而增加。40岁以上的妇女患完全葡萄胎的风险增加5～10倍,超过 50 岁妊娠妇女 3 个中就有 1 个是葡萄胎,而且发展为 GTN 的风险也显著增加。年龄较大的妇女其卵子更易异常受精。但 Parazzini 等人报道部分葡萄胎的发生风险与母亲年龄不相关。

完全和部分葡萄胎的某些流行性特征差别较大。完全和部分葡萄胎的发生风险与自然流产和不孕病史有关,与没有流产史的妇女相比,有过 2 次或更多次流产史的妇女,其完全葡萄胎和部分葡萄胎的风险分别是 3.1 和 1.9;受孕困难和不孕症患者患完全和部分葡萄胎的风险分别是 2.4 和 3.2。有报道部分葡萄胎的发生风险与口服避孕药和不规则月经史相关。一项病例对照研究认为,妊娠滋养细胞肿瘤的发生风险与激素相关,月经量少和初潮在 12 岁后的女性患绒癌的风险增加。Palmer 等报道应用口服避孕药可能增加绒癌风险。

二、发病机制

葡萄胎的发病原因至今不明,假说很多,但都只能解释部分现象。近年来妊娠滋养细胞疾病的免疫学机制和分子机制研究较多。

1.免疫学 GTD 能够治愈,很大程度上可能是由于宿主针对滋养层细胞表达的父系抗原的免疫应答所致,绒癌患者的预后与淋巴细胞和单核细胞浸润到肿瘤宿主界面的强度相关。由于浸润到绒癌的淋巴细胞和巨噬细胞很可能暴露父系抗原和癌蛋白,免疫细胞可能被激活,免疫激活细胞通过释放细胞因子可以提高 GTD 的退化。据报道细胞因子可以在体外抑制绒癌细胞的增殖,并增加绒癌细胞人白细胞抗原(HLA)的表达,因而增加免疫原性。

宿主体内的免疫应答强度依赖于滋养细胞肿瘤的免疫原性,患者和其伴侣的组织相容性可能有利于持续性 GTN 的发展。如果两者是组织相容性的,具有父系抗原的滋养细胞肿瘤可能在母体中没有免疫应答,但组织相容性也不是持续性 GTN 发展的必要条件,HLA 系统还可能影响快速进展和致死性 GTN 的临床结局。

完全葡萄胎的所有染色体都是父源的,一个完全葡萄胎相当于一个同种异体移植物,并且可能刺激母体的免疫反应。有证据表明完全葡萄胎存在细胞和体液免疫反应,与正常胚胎相比,葡萄胎植入部位的 T 辅助细胞浸润增加了 5 倍。患完全葡萄胎的母体宿主对父系的 HLA 致敏,荧光免疫分析确定了在葡萄胎绒毛膜中 HLA 抗原的分布。HLA,HLB,HLC 抗原分布在葡萄胎绒毛膜中的间质细胞而不是滋养层绒毛的间质细胞。当滋养层绒毛断裂并且 HLA 阳性的绒毛间质细胞释放到母体循环中时,母体宿主可能因此被父系 HLA 抗原致敏。

2.分子发病机制 与其他肿瘤一样,生长因子和癌基因在葡萄胎组织和绒毛膜癌中也发挥重要作用。在完全葡萄胎中 p53 和 c-fms 基因表达增加,正常胎盘和 GTN 之间 c-fms 表达无明显差异;绒癌中 ras 和 c-mycRNA 表达量也增加。Fulop 等研究了正常胎盘、完全和部分葡萄胎、绒毛膜癌中各种生长因子和癌基因的表达,发现完全葡萄胎和绒毛膜癌中以 c-myc,c-erbB2,bcl-2,p53,p21,Rb 和 MdM2 基因过度表达为特征,可能与 GTN 的发病有关。Batorfi 等检测到了 22 例完全葡萄胎和 11 例绒毛膜癌中 p53 表达增加,并存在 p53 基因突变。确切的分子机制仍有待进一步探讨。

有研究表明,绒毛膜癌和完全葡萄胎的滋养层中表皮生长因子受体(EGFR)的表达水平比正常胎盘和部分葡萄胎中明显增高。完全葡萄胎中,EGFR 和 c-erB3 滋养细胞绒毛外的强烈表达与葡萄胎后 GTN 的发生发展密切相关,EGFR 相关家族的癌基因可能在 GTN 的发病机制中很重要。细胞外蛋白酶例如基质金属蛋白酶(MMPs)在调节细胞基质间相互作用和基底膜降解中发挥了重要作用,与肿瘤侵袭和转移有关。绒毛膜癌与完全及部分葡萄胎、正常胎盘组织相比,前者 MMP-1 和 MMP-2 表达明显增加,MMP-1

的组织抑制物(TIMP-1)表达减少,可能导致绒癌细胞的侵袭。

互补 DNA 微阵列分析已经用来研究 GTN 中不同基因的表达。Kim 等人研究了完全葡萄胎和正常胎盘中不同的基因表达,发现 91 个上调基因和 122 个下调基因,但这些不同表达的基因在 GTN 中扮演什么角色还不十分清楚。Vegh 等人利用互补 DNA 表达分析研究绒毛膜癌和正常胎盘中基因表达的差异,发现绒毛膜癌细胞中热休克蛋白-27 显著下调,这与肿瘤对化疗敏感有关。杂合性丢失可能与 GTN 发病中的肿瘤抑癌基因有关,Matsuda 等人的研究发现,8 个绒毛膜癌细胞系中的 7 个在 7p12-q11.23 区域存在一个或多个纯合子的缺失,表明在此区域的缺失可能在绒毛膜癌的发病机制中起着重要作用。但也有相反的结论,Ahmed 等人在 12 例绒毛膜癌中没有检测到 7 号染色体的杂合性丢失,Burke 等人在 14 例完全葡萄胎后 GTN 的病人中也未检测到 7q11.2 和 8p12-p21 缺失,因此,还将继续尝试以确定对 GTN 发病中关键的基因事件。

3.细胞遗传异常　完全葡萄胎染色体核型大多是 46XX,完全是父系来源,源于单精子(23X)空卵受精后复制形成。尽管大多数完全葡萄胎是 46XX 核型,但约 10% 的完全葡萄胎的核型为 46XY。这种 46XY 的完全葡萄胎是因为双精子空卵受精而形成。尽管完全葡萄胎染色体是父亲来源的,但线粒体 DNA 仍是母亲来源的。部分性葡萄胎的染色体核型多为三倍体,是由 1 个正常的卵细胞与 2 个单倍体精子同时受精而形成,核型为 69XXY,69XXX 或 69XYY。非三倍体的部分性葡萄胎也有报道,往往在早期易被误诊为完全性葡萄胎。

家族性复发性葡萄胎(FRHM)比较罕见,即同一家系中有 2 个或 2 个以上成员反复(2 次或 2 次以上)发生葡萄胎。一般完全性葡萄胎的染色体全部来自父系,称为孤雄源性完全性葡萄胎,而 FRHM 的染色体来源于双亲,称为双亲源性。研究表明,FRHM 的基因定位于染色体 19q13.4 的 1.1Mb 区域。这个基因的突变导致在女性生殖系印迹的失调,同时伴有女性胚胎和胚胎外组织的不正常发育。具有 FRHM 的患者与近亲婚配有关,并且具有进展为 GTN 的风险,与孤雄源性完全葡萄胎的风险相同。

三、症状和体征

1.完全葡萄胎　人绒促性素(HCG)测定和超声的广泛使用使完全葡萄胎常常在出现临床症状和体征之前既被诊断。Soto-Wright 等人调查了 1988~1993 年新英格兰滋养细胞疾病中心(NETDC)的完全葡萄胎病人的临床表现和结局,与 1965~1975 年间的病人相比较,症状及体征的分布情况大有改变。

(1)停经后阴道出血:阴道出血是完全葡萄胎的最常见症状,89%~97% 的患者有此症状。不规则阴道出血量时多时少。若葡萄胎组织从蜕膜剥离,母体大血管破裂可造成大出血,致休克、甚至死亡。如反复阴道出血,可导致贫血。

(2)子宫异常增大:38%~51% 的完全葡萄胎病人由于葡萄胎组织迅速增加和宫腔积血使子宫体积明显大于停经月份。子宫增大往往伴有滋养细胞增殖和 HCG 的显著升高。

(3)卵巢黄素化囊肿:大量 HCG 刺激卵巢卵泡膜细胞发生黄素化而形成卵巢黄素化囊肿。其直径通常在 6~12cm,最大可达 20cm,通常为双侧性,也可为单侧,多房,囊内为血性或淡黄色液体。文献报道约有 26% 的葡萄胎患者并发卵巢黄素化囊肿。血清 HCG 水平很高的患者中卵巢黄素化囊肿发生率高,葡萄胎空出术后,如果卵巢黄素化囊肿持续存在,血 HCG 水平下降亦很缓慢。

(4)妊娠剧吐:剧吐与过度增大的子宫和高 HCG 值相关,高血清雌激素水平也可能是剧吐的原因。8%~26% 的患者有剧吐症状。

(5)子痫前期:同正常妊娠相比,葡萄胎妊娠呕吐发生早,持续时间长且严重,可在孕 24 周前即出现妊娠高血压症候群如高血压、水肿、蛋白尿等,妊娠早期出现的子痫前期症状几乎被认为是葡萄胎所特有的病理特征,子痫罕见。12%～27%的完全葡萄胎病人可有先兆子痫,主要发生在子宫过大和 HCG 水平过高的病人中。但在 1988～1993 年 NETDC 的 74 例完全葡萄胎病人中仅 1 例表现为子痫前期。

（6）甲状腺功能亢进:葡萄胎组织能产生一种类似促甲状腺素的化合物,HCG 本身也有促甲状腺功能亢进的作用,因而患者可能出现心动过速等甲状腺功能亢进症状,血 T_3、T_4 通常升高,但与典型的甲状腺功能亢进表现不完全相同,极少出现突眼和震颤。葡萄胎清除后甲状腺功能亢进症状和体征可迅速消失。Galton 等人报道 11 例完全性葡萄胎患者在葡萄胎组织空出前都有血清 T_3、T_4 的升高。甲状腺功能亢进几乎均发生在高 HCG 水平的病人中,但 HCG 是否刺激甲状腺仍有争议。Amir 等发现在 47 例完全葡萄胎病人中,血 HCG 和游离 T_3 和 T_4 之间无显著相关性;Nagataki 等对 10 例病人的观察也提示游离 T_4 和 HCG 不相关。但高纯化的 HCG 可能有内在刺激甲状腺活性的功能。

2.部分葡萄胎　部分葡萄胎病人与完全性葡萄胎的临床特征不尽相同,表现不典型,极少出现子宫增大、黄素化囊肿、甲状腺功能亢进等,易与稽留流产以及不全流产混淆,此时应做组织学检查以免漏诊、误诊。1979 年 1 月至 1984 年 8 月 NETDC 81 例部分葡萄胎的病人中,只有 3 例子宫异常增大、2 例并发子痫前期。Szulman 和 Surti 等分别报道有子宫大小大丁停经月份的部分葡萄胎病人为 8%～11%（2/25; 9/81）,子痫前期发生率仅 4%,没有卵巢黄素化囊肿、甲状腺功能亢进或剧吐。部分葡萄胎多在刮宫标本的组织学检查时被诊断。

四、诊　断

根据上述症状及体征,子宫孕 5 个月大小仍无胎心、胎动,即应考虑为葡萄胎。早期伴妊娠巨吐、妊娠高血压疾病征象及卵巢黄素化囊肿可支持诊断,有阴道水泡样物排出则可确诊。HCG 测定及 B 超检查可协助诊断,但最终确诊仍需要病理检查。

1.超声检查　超声检查葡萄胎敏感、可靠,可见特有的囊泡状超声图像。B 超常见的表现为:①子宫增大超过孕周;②宫腔内回声丰富,充满弥漫分布的光点及小囊状无回声区,即典型的葡萄胎落雪征;③见不到胎儿及附属物影像;④多数患者显示一侧或双侧黄素化囊肿。超声多普勒检查时,正常妊娠在孕 6 周时可听到胎心,孕 12 周后阳性率达 100%,而葡萄胎只能听到一些子宫血流杂音。

2.血清 HCG 测定　正常妊娠时受精卵着床后数日形成滋养细胞并开始分泌 HCG,葡萄胎时滋养细胞高度增生产生大量 HCG,明显高于相应月份的正常妊娠,这种差别可用于葡萄胎的辅助诊断。HCG 是由合体滋养细胞分泌的一种糖蛋白激素,其分子量为 37000～38000,它与垂体产生的卵泡刺激素（FSH）、黄体生成素（LH）、促甲状腺激素（TSH）一样,均有 α 及 β 两个亚单位通过非共价键结合而成,其中 α 亚单位都相同,可发生交叉免疫反应,各激素的生物活性取决于特异性的 β 亚单位。HCG 测定即检测 β 亚单位,它在体内以多种形式存在,包括整分子 HCG（HCG）、缺核 HCG（HCGn）、缺核游离 β 亚单位（HCG-βn）、游离 β-亚单位（HCG-β）以及 β 核心片段（HCG-βcf）等。正常妊娠时,血液中的主要分子为完整分子 HCG,尿液中为 β 核心片段,而葡萄胎及 GTN 产生更多的 HCG 相关分子,因此同时测定血液和尿液中 HCG 相关分子,有助于葡萄胎及 GTN 的诊断和鉴别诊断。

HCG 检测以及超声的普遍应用,使诊断能够在孕 8 周之内、典型症状及体征出现前即可做出,故多数学者建议联合应用 HCG 测定和超声检查。

五、预后

绝大多数葡萄胎预后良好,葡萄胎排空后,子宫浸润和转移的发生率分别为15%和4%。尽管诊断技术的进步使完全葡萄胎能够得到更早期诊断,但葡萄胎后GTN的发生率并没有下降。文献报道美国的葡萄胎后侵蚀性葡萄胎和绒癌的发生率为18%～29%,西欧为8%～10%。美国大多数中心定义葡萄胎后发生GTN的标准为HCG下降后又重新升高或高水平的HCG持续3周以上。西欧关于葡萄胎恶变的诊断标准比美国严格,伦敦查林十字医院定义葡萄胎后发生GTN的诊断标准是:①葡萄胎排空后HCG>20000U/L且持续超过4周;②逐步上升的HCG水平,升高幅度最少达3倍并持续2～3周;③转移到肝、肾、脑或胃肠道;④转移到肺,直径>2cm或≥3个转移灶;⑤排空后4～6个月持续HCG高水平。

Berkowitz等回顾分析了858例完全性葡萄胎,认为发生GTN的高危因素为:①HCG水平>100000U/L;②子宫大于妊娠月份;③卵巢黄素化囊肿直径>6cm;④滋养细胞高度增生;⑤年龄>40岁;⑥复发性葡萄胎。在葡萄胎排空后,31%的病人发生子宫肌层浸润和8.8%的病人发生转移,滋养细胞轻度增生的患者在葡萄胎排空后,仅3.4%的病人发生浸润和0.6%的病人发生转移。葡萄胎后GTN病人57%伴随过度子宫增大,55%伴有卵巢黄素化囊肿,>40岁的完全葡萄胎发展为GTN的为33%～37%,超过50岁者则为56%,年龄越大所患完全葡萄胎的染色体越为非整倍体,局部浸润和转移力也越强。

复发性葡萄胎也是GTN发生的高危因素。1965年6月至2001年12月,Garner等在NETDC治疗了34例复发性葡萄胎的病人,20例完全葡萄胎患者中发展为GTN的4例(20%),14例部分葡萄胎病人中无一例发展为侵蚀性葡萄胎。但18例完全葡萄胎病人中的8例(44.4%),16例部分葡萄胎病人中的2例(12.5%)在第二次患葡萄胎后发展为GTN。Parazzlru等人也报道了复发性葡萄胎患者发生GTN的风险将增加3倍。

部分葡萄胎后形成GTN的风险为0～11%。Hancock等总结了10个中心的7155例病人,其中73例病人(1.0%)在部分葡萄胎排空后需要化疗。NETDC的240例部分葡萄胎病人在密切观察后,16例(6.6%)发展为非转移性GTN,仅1例具有子宫显著增大,卵巢黄素化囊肿和高HCG水平的葡萄胎典型症状和体征。15例病人(99%)被认为在排空前存在稽留流产。一项关于部分葡萄胎的最新研究发现390例病人中22例(5.6%)发生GTN,在葡萄胎空出术前仅凭临床症状无法区分哪些是高危因素。

六、临床处理

葡萄胎一经确诊,应立即清除子宫内容物。伴有严重的并发症,如妊娠高血压疾病、甲状腺功能亢进、重度贫血以及心力衰竭等,则应先处理并发症,待患者一般情况好转后再处理葡萄胎。清除葡萄胎后,需严格定期复查。

1.吸刮宫 由于葡萄胎子宫多大而软,易引起子宫穿孔,因此一般采取吸宫术。术前做好输血、输液准备,充分扩张宫颈后,选用最大号吸管吸引或用卵圆钳夹取葡萄胎胎块,待子宫缩小后轻柔刮宫,选取宫腔内以及紧邻种植部位的刮出物分别送检。手术操作应轻柔,以免子宫穿孔。术中在宫口扩大后可静脉滴注缩宫素(10U加入500ml葡萄糖注射液)以加强宫缩,减少出血及子宫穿孔概率。注意若在宫口扩大前使用缩宫素可能导致滋养细胞挤入宫壁血窦而发生肺栓塞或远处转移。术后给予抗生素预防感染。

关于清宫次数目前没有统一规定,大多数学者主张尽量一次吸刮干净,对于子宫体积小于孕12周时,清宫1次即可,>12周并不要求1次彻底洗净,视情况可在1周后行第2次清宫。一般不需行第3次清宫,若术后出血,HCG 不降或降低不满意,疑有残存者可行第 3 次刮宫。每次刮出物均应送病检。我国根据某医院对 214 例葡萄胎患者 1 周后行第 2 次清宫的组织做病理检查仍有 70％残留的经验,主张进行第 2 次清宫。但国外并不完全支持此观点。英国 Charing Cross 医院 1973～1986 年的数据显示,清宫 1 次需要化疗的概率为 2.4％,而清宫 2 次为 18％,清宫 3 次为 50％,清宫 4 次则升高至 81％。多次清宫不仅不能减少恶变机会,反而会促使葡萄胎组织侵入肌层或血液循环中。因为多次清宫不仅会造成子宫损伤大,出血增多以及感染机会的增大,而且也增加以后妊娠的不利因素(如宫腔粘连、胎盘滞留、胎盘粘连甚至植入胎盘等);最严重的是造成子宫内膜血管内皮和基底膜损伤、缺损,使得葡萄胎组织易于穿越基底膜进入子宫肌层和血管,引起肌层浸润和远处转移的发生。

卵巢黄素化囊肿以及甲状腺功能亢进可不做处理,待葡萄胎清除后多可自然消退。囊肿扭转和破裂的发生率很低。Kohorn 报道卵巢黄素化囊肿扭转发生率 2.3％(3/127 例),Montz 等人报道卵巢黄素化囊肿扭转或破裂的发生率为 1.96％(2/102 例)。如果病人出现严重疼痛症状,经非手术治疗不能缓解,可以在 B 超引导下或腹腔镜下行穿刺术,必要时剖腹探查,根据卵巢血液供应情况及患者年龄决定是否保留卵巢。

2.预防性化疗　葡萄胎空出术后是否行预防性化疗还存在争议。Kim 等完成了一项关于完全葡萄胎病人预防性化疗的随机、前瞻性研究。预防性化疗显著减少了葡萄胎后 GTN 的发生率,在高风险病人中从 47％减至 14％,但并没有降低低风险病人 GTN 的发生。Limpongsanurak 在一项随机、双盲对照试验中报告放线菌素 D 减少高风险完全葡萄胎病人 GTN 的发生率,从 50.0％减至 13.8％。因此,预防性化疗可能对高风险完全葡萄胎的病人有益,特别是不能严密随访者。

对于下列患者可选择性地进行预防性化疗:年龄＞40 岁;子宫明显大于停经月份;葡萄胎排出前 HCG 水平异常升高;排出后 HCG 不降或降至一定水平停止下降;刮出物以小细胞为主;第 2 次刮宫仍有滋养细胞高度增生;有咯血史及无条件随访者。一般以单药氟尿嘧啶(5-FU)、甲氨蝶呤(MTX)或放线菌素 D(KSM)效果好。于刮宫前 2～3d 开始,剂量同恶性滋养细胞肿瘤治疗量,一般 1 个疗程,如 HCG 持续阳性,则需要继续化疗,直至血 HCG 转为完全正常为止。化疗后仍按葡萄胎要求随访。根据 Kim 等报道,在对 71 例完全性葡萄胎患者进行的前瞻行和随机性研究中,39 例给予 1 个疗程 MTX 的患者中 10％出现了持续性 GTD,而 32 例未给予化疗的患者中有 31％,最终所有 14 例出现持续性 GTD 的患者均经化疗治愈。化疗虽可减少恶变的概率,但化疗药物可导致肿瘤的耐药性及相关并发症的发生,因而对葡萄胎患者要慎重进行预防性化疗。

3.关于子宫切除　一般认为,如葡萄胎子宫超出 5 个月大小且清宫困难,或年龄＞40 岁,无生育要求者可行子宫切除术,附件可保留。病人年龄过大要求手术时,也可在清宫后观察待 HCG 恢复正常时再进行。

七、随诊和预防

葡萄胎空出后,所以病人必须进行严密随访,检查血或尿 HCG 及妇科检查、胸片或胸部 CT 等。由于 HCG 水平与肿瘤体积有关,血清 HCG 水平 5U/L 时相当于 10^4～10^5 个有活性的肿瘤细胞,因此该参数能够较好的反应体内滋养细胞负荷,可作为患者随访的敏感指标,此外 HCG 还可作为 GTN 的最佳预后因素。一般患者清宫后,HCG 应在 8～12 周降至正常水平。以后每周查血或尿 1 次,直至连续 3 次正常后改为每 2 周 1 次,至 3 个月后无异常改为每月 1 次至少 6 个月,以后为 6 个月 1 次,至少 2 年。国外葡萄胎的处理与国内稍有区别,但大体一致。

随访期间医生要嘱咐病人严格避孕,以避孕套或阴道隔膜较好,因为宫内节育环可引起出血而混淆出血原因,使得再次妊娠与恶变难以鉴别。如果 HCG 水平正常,也可以采用宫内节育器避孕。关于口服避孕药的使用是否增加葡萄胎后 GTN 风险仍有争议,Stone 等认为口服避孕药使葡萄胎后 GTN 的发生率增加,但从 NETDC 及妇科肿瘤学组和布鲁尔中心的数据表明,口服避孕药并不增加葡萄胎后滋养细胞疾病的风险。Ho Yuen 和 Burch 也报道了使用口服避孕药其中含 50μg 或更少的雌激素与增加葡萄胎后肿瘤的风险不相关。

（胡相娟）

第二节　侵蚀性葡萄胎和绒毛膜癌

侵蚀性葡萄胎和良性葡萄胎的不同之处是:良性葡萄胎的病变仅局限于子宫腔内,而侵蚀性葡萄胎的病变则已侵入子宫肌层或转移至近处或远处器官。肌层内的葡萄胎组织继续发展可以穿破子宫壁,引起腹腔内大出血,也可以侵入阔韧带内形成宫旁肿物。转移至阴道、肺、甚至脑部可导致病人死亡。由于此时葡萄胎组织的性质已和恶性肿瘤一样,具有侵蚀性和转移性,故又称为"恶性葡萄胎"。绒癌与侵蚀性葡萄胎的生物学行为类似,一样具有侵蚀性和转移性,不同之处是组织学上没有绒毛结构。

一、症状和体征

1.不规则阴道出血　为侵蚀性葡萄胎和绒癌的最常见的临床症状,表现为葡萄胎清宫后或流产或足月产后持续不规则阴道出血,或月经恢复正常数月后又复出血,量可多可少,时有时无。但少数病人无阴道出血,多见于下列情况:①子宫本身无原发灶;②病灶在肌层内,宫内膜基本完整;③病灶极小;④病灶组织已退行性变。少数患者原发灶已消失而仅有转移灶者无阴道出血,甚至出现闭经。阴道转移结节破溃后可出现大量出血,甚至休克。

2.咳血　葡萄胎清宫后若出现咳嗽、咳血,要警惕肺转移。完全性葡萄胎排出术后约 4% 的病人发生转移性 GTN,最常转移的部位是肺(80%)、阴道(30%)、脑(10%)和肝(10%)。

3.腹痛和腹部包块　子宫增大明显时,可出现腹部包块。若病灶穿出浆膜面可引起腹腔内出血,出现急腹症甚至休克。若黄素化囊肿发生扭转,亦可引起急腹症。

4.其他转移灶症状　侵蚀性葡萄胎脑转移者可出现剧烈头痛、恶心呕吐、肢体活动受限,继之失语、失明、抽搐、偏瘫甚至昏迷;膀胱有侵蚀者可有血尿;肝和脾转移者可出现上腹胀或黄疸等,破溃时也可腹腔内出血引起急腹症;消化道转移者可出现呕吐、吐血及柏油样大便等。

侵蚀性葡萄胎和绒毛膜癌患者的子宫较正常大而软,部分患者可扪及黄素化囊肿,宫旁有转移者可触及肿块或增厚感,可有血管波动感;阴道或宫颈有转移者,可见紫蓝色结节;若有子宫穿孔可出现出血性休克等。晚期患者还可出现一系列恶性肿瘤的表现。

二、诊断及鉴别诊断

（一）诊断
根据葡萄胎排空后或流产、足月分娩、异位妊娠后出现阴道出血和（或）转移灶及其相应的症状和体征,应考虑滋养细胞肿瘤可能,结合辅助检查作出诊断。诊断手段主要包括病史、体格检查、血HCG测定、影像学检查。

1.病史、症状和体征 病史主要指前次妊娠的性质和时间,可以是葡萄胎,也可以是流产或足月产,本次发病的间隔时间并无一定。一般来讲,绒癌多在葡萄胎清宫1年以上发病,6个月至1年发病者,侵蚀性葡萄胎及绒癌均有可能,<6个月发病者应考虑为侵蚀性葡萄胎。最常见的症状是葡萄胎、流产或足月产后阴道出血,但高危性GTN可以转移灶的症状为首发。体征常为子宫增大、卵巢黄素囊肿、阴道或宫颈紫蓝色转穆结节及其他部位的转移病灶等。

2.血HCG测定 HCG水平是GTN诊断的重要依据,因此当HCG呈低水平升高而无临床妊娠证据时,需要确定是真正HCG升高还是因为存在于患者体内异源性抗体和测试药盒中的抗体相互作用而导致的假阳性,即幻影HCG,目前文献报道判断幻影HCG(假阳性HCG)方法包括①尿液HCG试验:血清HCG>50mU/ml,而尿液阴性,可判断为假阳性;②血清稀释试验:血清稀释试验无线性关系,可能为异源性抗体干扰;③异源性抗体阻断药:HCG试验进行前,使用阻断药预处理待测定血清,若结果为阴性,可判断为异源性抗体导致的假阳性结果;④不同实验室:以不同的实验方法重复测定;⑤HCG相关分子测定:包括游离β-HCG及缺核HCG及高糖化HCG等,在GTN中明显高于正常妊娠,可用于区分正常妊娠及GTN,并有助于判断GTN的恶性程度。

3.影像学检查 包括超声检查、X线胸片、CT或MRI,主要用于临床分期、预后评分及治疗前的评估。

(1)超声检查:可提示子宫增大、肌层浸润状况等,肌层内有回声不均区域,边界不清且无包膜,也可表现为整个子宫弥漫性增高回声,内部伴不规则低回声或无回声;彩色多普勒超声可显示丰富的血流信号和低阻力型血流频谱,也可到两侧或一侧卵巢囊肿,多房,囊壁薄,内见部分纤细分隔。

(2)X线胸片:是诊断肺转移的重要方法。最初为肺纹理增粗,后发展为片状或小结节状阴影,典型表现为棉絮状团块阴影,以右肺及中下肺较为多见。

(3)CT或MRI:CT对发现肺部较小病灶和脑、肝等部位的转移灶有较高的诊断价值,MRI主要用于脑和盆腔病灶诊断,若X线胸片未发现转移灶者,一般建议行肺部CT检查,若影像学检查提示肺部有转移灶者,则建议进一步行脑、肝等部位CT或MRI检查。

4.其他可选择的诊断手段 有动脉造影,可帮助子宫原发病灶以及相关部位转移病灶的诊断;腹腔镜检查,可帮助诊断子宫表面病灶及盆、腹腔转移病灶;消化道出血时可行消化道内镜检查;血尿时可采用膀胱镜检查等。

5.组织学诊断 组织学证据对于滋养细胞肿瘤的诊断并不是必需的,但若子宫肌层内或子宫外转移灶组织中见到绒毛或退化的绒毛阴影,则确诊为侵蚀性葡萄胎;若见到成片的滋养细胞浸润及坏死出血而无绒毛结构者,则确诊为绒癌;若原发灶和转移灶的诊断不一致,只要在任一组织切片中见有绒毛结构,均诊断为侵蚀性葡萄胎。

6.妊娠滋养细胞肿瘤的诊断标准 FIGO(2000年)公布的葡萄胎后GTN诊断标准为①葡萄胎排空后4次测定血清HCG均为±10%基础值左右并维持≥3周;②葡萄胎排空后连续3次血清HCG上升>10%并维持≥2周;③葡萄胎排空后HCG水平持续异常≥6个月;④组织学确诊。以上都需排除妊娠可能,符合上述中任何一条即可诊断。

非葡萄胎后滋养细胞肿瘤的诊断标准:目前国外文献无非葡萄胎后滋养细胞肿瘤的诊断标准,是否可参照葡萄胎后滋养细胞肿瘤的诊断标准尚有争议。

国内目前诊断绒癌的标准为:流产、足月产、异位妊娠后4周以上,血β-HCG水平持续高水平,或曾经一度下降但又上升,已排除妊娠物残留或再次妊娠的可能性;组织学确诊。

（二）鉴别诊断

1.残存葡萄胎　葡萄胎排出后出现持续不规则阴道出血、子宫复旧不良、血清 HCG 下降不满意,临床上统称为持续性葡萄胎。为鉴别早期侵蚀性葡萄胎及残存葡萄胎,可再做一次刮宫。

2.葡萄胎后再次妊娠　一般均有再次停经史,血清 HCG 正常后再次上升,其水平符合正常妊娠停经周数,B 超可明确诊断。

3.绒癌和侵蚀性葡萄胎的鉴别诊断

(1)根据前次妊娠的性质:葡萄胎后发生恶变的以侵蚀性葡萄胎为多,继发于流产、宫外孕或足月产(包括早产)者几乎全部为绒癌。

(2)根据葡萄胎排出时间:葡萄胎排出时间在 6 个月以内发生恶变者绝大多数为侵蚀性葡萄胎,超过 1 年者多为绒癌,在 6～12 个月的,侵蚀性葡萄胎和绒癌各占 50%。组织学诊断是最有力的鉴别依据,但临床上不易获得,血清 HCG 值以及影像学检查也有助于鉴别。

三、临床分期及转移

有学者根据 GTN 的发展过程,于 1962 年即提出了解剖临床分期法,并于 1985 年由 WHO 推荐给 FIGO,经修改后于 1992 年正式采用为国际统一临床分期标准。1976 年 Bagshawe 首先提出了主要与肿瘤负荷有关的预后评价指标,随后 WHO 对 Bag-shawe 的评分标准进行修改,于 1983 年提出了改良预后评分系统。并根据累加总分将患者归为低、中、高危 3 组,依次指导化疗方案的选择及进行预后判断。但由于 FIGO 分期(1992 年)与 WHO 预后评分系统(1983 年)在临床实际应用过程中存在一定程度的脱节,临床医生常不能有机地将其结合起来,故国际滋养细胞肿瘤学会(ISSTD)于 1998 年提出了新的 GTN 分期与预后评分修改意见,FIGO 于 2000 年审定并通过了新的分期及预后评分标准(表 6-1)。新的分期标准基本框架仍按原来提出的解剖分期标准,分为 Ⅰ、Ⅱ、Ⅲ、Ⅳ 期,删除了原有的 A,B,C 亚期,但以修改后的 FIGO 评分替代。修改后的评分标准与原 WHO 评分系统的区别为:ABO 血型作为危险因素被去掉,肝转移的评分由原来的 2 分上升至 4 分。总评分≤6 分者为低危患者,≥7 分者为高危患者。删除了原来 WHO 评分系统中的中危评分,因为中危患者亦需进行联合化疗,故中危因素不再单独列出。临床诊断时应结合解剖分期与预后评分,如一患者为绒癌脑转移,预后评分为 16 分,则诊断时应标注为绒癌Ⅳ期 16 分。该分期与评分系统更加客观地反映了 GTN 患者的实际情况,在疾病诊断的同时更加简明地指出了患者除分期之外的病情轻重及预后危险因素。一些期别较早的患者可能存在较高的高危因素,而一些期别较晚的患者可能仍属于低危组。诊断时新的分期与评分系统的结合,更有利于患者治疗方案的选择及对预后的评估。

GTN 的转移主要为血行转移及局部浸润,淋巴转移及种植转移少见。

表 6-1　**妊娠滋养细胞肿瘤 FIGO 解剖分期**(2000 年)

Ⅰ	病变局限于子宫
Ⅱ	病变超出子宫但局限于生殖器官(宫旁、附件及阴道)
Ⅲ	病变转移至肺伴有或不伴有生殖道受累
Ⅳ	所有其他部位转移(脑、肝、肠道、肾等器官)

四、处理

(一)治疗原则

GTN 采取以化疗为主、适当配合手术和放疗的综合治疗。早期或低危患者可单药化疗,晚期、高危及耐药病例以多药化疗为主,局部治疗为辅,对肝、脑转移及直径超过 5cm 的病灶化疗不满意时应尽早手术或放疗,单个转移灶可手术或放疗,多个病灶宜放疗。化疗方案应合理、足量、及时,在治疗过程中必须强调个体化原则。

1.Ⅰ期　Ⅰ期患者的治疗方案主要根据病人有无生育要求,如果病人不要求保留生育功能,则可行子宫切除术＋单药辅助化疗。进行辅助化疗是基于如下 3 个原因:①减少手术后肿瘤细胞的播散。②维持血液和组织中的细胞毒药物浓度以杀灭在手术过程中可能播散的肿瘤细胞。③对手术时可能已经出现的隐性转移进行治疗。有研究显示,术前没有转移的患者行肺部 CT 检查时可发现约 40％存在隐性转移,因此,在子宫切除术时或术后进行化疗是有益的,且不增加手术并发症。

单药化疗是Ⅰ期保留生育功能患者的首选治疗方案。Roja-Espaillat 等对 512 例Ⅰ期 GTN 进行单药化疗,其中 419 例(84％)完全缓解,其余 83 例耐药患者改用联合化疗或手术治疗后获得缓解。如果病人对化疗耐药并想保留生育能力,可以考虑行子宫局部切除术,术前可用超声、MRI 及 PET-CT 等方法来确定肿瘤的位置。

2.Ⅱ期和Ⅱ期以上　对于Ⅱ期及其更晚期患者,低危者仍以单药化疗为主,常用的一线单药化疗药物有 MTX,5-FU,KSM;而高危者则以多药联合化疗为主,结合手术等的综合治疗。手术作为辅助治疗手段对控制大出血等各种并发症、消除耐药病灶、减少肿瘤负荷和缩短化疗疗程等方面有一定作用,在某些特定情况下可以应用。高危 GTN 的化疗方案首推以 5-FU 为主的联合化疗方案或 EMA-CO 方案。

(二)化疗

1.低危 GTN 的化疗　如前所述,低危 GTN 首选单药化疗,MTX 是目前治疗低危 GTN 首选的单药化疗药物,尽管放线菌素 D 单药化疗初次缓解率略高于 MTX,且二方案的化疗疗程数相似,但由于放线菌素 D 近期不良反应比 MTX 大,因而一般作为 MTX 失败后的解救方案。氟尿嘧啶(5-FU)和依托泊苷(VP16)也用于单药化疗,但 VP16 有诱发第二原发癌的可能,而 5-FU 的使用较复杂,因此影响了两者在临床上的广泛应用。为减少 MTX 的不良反应,一些学者建议同时给予甲酰四氢叶酸(FA)解毒,但有学者测定了在 FA 给予之前血清 MTX 水平,发现无一例患者 MTX 达到致毒水平($>10\mu mol/L$),因而认为在 MTX 单药化疗期间没有必要给予 FA。

Lurain 等总结了布鲁尔滋养细胞肿瘤中心 30 年来对低危 GTN 的治疗情况,253 例采用 MTX 化疗,剂量为 0.4mg/(kg·d),最大剂量 25mg,用 5d,其中 226 例(89.3％)完全缓解,22 例(8.7％)改用放线菌素 D(Act-D)后达到缓解,仅 5 例(2.0％)用多药联合化疗或子宫切除达到治愈。不良反应发生率仅 4.7％,因此得出结论,对于低危患者单一 MTX 0.4mg/(kg·d),最大剂量 25mg,用 5d。本方案为首选,是最安全有效的方案。产生 MTX 耐药的影响因素有:治疗前血清 HCG 水平>50000U/L,前次妊娠不是葡萄胎,组织学诊断为绒癌。

根据 1983 年 WHO 制定的 GTN 预后评分标准,低危 GTN 单药化疗的缓解率为 60％～90％,总治愈率可达 100％,复发率低于 5％。新的 FIGO 临床分期取消了中危组,将低危评分标准从≤4 分提高到≤6 分。采用新的 FIGO 分期后,有关低危 GTN 患者单药化疗的疗效如何已引起部分学者的关注,从现有的报道来看一线化疗的疗效有所下降。Matsui 等报道了单药化疗治疗 272 例低危 GTN 的疗效,结果发现初次治疗的有效率为 75.7%，耐药患者更改化疗方案后均达完全缓解，患者的年龄、有否子宫外转移灶、治疗前 HCG 水平和子宫切除与否并不影响初次治疗的疗效，但初次治疗无效患者的预后评分显著高于有效者。陈亚侠等对 61 例新的 FIGO 分期评分为低危的 GTN 患者采用 MTX 单药化疗的疗效进行了分析，结果发现采用 MTX0.4mg/kg 治疗的 51 例患者的初次完全缓解率为 68.6%，采用 MTX＋FA 方案治疗的 10 例患者的初次完全缓解率为 30.0%，所有初次治疗无效者经补救化疗后均达到完全缓解；经多因素分析发现影响初次化疗疗效的独立预后因素有治疗前 HCG 水平、MTX 化疗方案和新的 FIGO 预后评分。Abrao 等比较了采用新的 FIGO 临床分期后低危 GTN 患者 MTX 单药、Act-D 单药、MTX＋Act-D 联合化疗 3 种方案的疗效，结果显示，MTX 单药、Act-D 单药及两药联合 3 种方案的完全缓解率分别为 69%，61.4%，79.1%，治疗持续时间及所需疗程数相似。不良反应发生率在联合化疗为 62.5%，MTX 单药组为 28.6%，Act-D 单药组为 19.1%，表明对于低危 GTN，单药化疗与联合化疗疗效相似，而联合化疗明显增加了不良反应的发生率，且未减少化疗疗程数及化疗持续时间，因此认为，采用新的 FIGO 评分系统后，低危 GTN 患者仍应首选 MTX 或 Act-D 单药化疗，联合化疗可作为二线方案。

低危 GTN 通常需进行多疗程化疗，HCG 首次转阴后一般再化疗 1 个疗程，HCG 下降缓慢或病灶弥漫的 GTN 需再巩固 2~3 个疗程的化疗。由于单药 MTX 化疗第 1 个疗程后 44.8%~81.5% 的患者达到完全缓解，因此有学者认为第 1 个疗程后应根据血清 HCG 下降趋势判断是否采用单疗程化疗，但应特别强调患者的知情同意和依从性，告诫其随访的重要性。如果第 1 个疗程后 HCG 水平连续 3 周呈平台或再次升高或第 1 个疗程结束后 HCG 水平没有呈一个对数下降，则不宜采用单疗程化疗。Karen 等报道了 105 例低危 GTN 使用 MTX 100mg/m² 静脉推注，再 200mg/m² 12h 静脉滴注，如果 HCG 2 周内下降 1 个对数以上则不再给药，结果发现 44.8% 患者仅单疗程给药即达完全缓解。FIGO 对低危患者停止化疗的指征为：HCG 正常后至少巩固化疗 1 个疗程，对于 HCG 下降缓慢或病变范围广泛者，HCG 正常后再给予巩固化疗 2~3 个疗程。

2.高危 GTN 的化疗　　高危 GTN 的化疗方案国内多选用 5-FU 或 FUDR 为主的化疗方案，如 FAV（FUDR＋Act-D＋VCR）或 FAEV（FUDR＋Act-D＋VP16＋VCR）。国外则以联合化疗方案 EMA-CO 为主。EMA-CO 方案初次治疗高危转移病例的完全缓解率达 67%~78%，远期生存率达 85%~94%，根据现有报道，EMA-CO 的耐受性较好，最常见的不良反应为骨髓抑制，其次为肝肾毒性。由于 G-CSF 骨髓支持和预防性止吐治疗的实施，EMA-CO 方案的计划化疗剂量强度得到保证。我国是 GTN 的高发地区，在治疗高危病例方面也取得了丰富经验，以 5-FU 为主的联合化疗方案治疗高危和耐药 GTN 的完全缓解率也达到了 80%，但应该重视的是使用 5-FU 时应注意预防和及时治疗严重胃肠道不良反应及其并发症的发生。高危 GTN 患者停化疗的指征，首先推荐在症状体征消失、转移灶消失及 HCG 每周测定 1 次、连续 3 次阴性后再巩固 2~3 个疗程，也可采用 FIGO 妇瘤委员会推荐的停药指征，即对初治规范的患者 HCG 阴性后继续巩固化疗 3 个疗程再停药。

3.耐药或复发 GTN 的化疗　　通常情况下，耐药性 GTN 是指化疗过程中血清 β-HCG 下降不满意或下降呈平台或甚至上升，影像学检查提示病灶不缩小或增大，甚至出现新病灶者。化疗过程中，每周检测血清 β-HCG 水平，经过 1 个疗程化疗后，血清 β-HCG 未呈对数下降，提示有耐药可能；若经过 2 个疗程化疗后，血清 β-HCG 的下降仍未达到一个对数，则为耐药。对于治疗后血清 β-HCG 连续 3 周正常，又经适当疗程的巩固治疗后而停止治疗的患者，在停止治疗后，再次发生血清 β-HCG 水平的升高，且排除了再次妊娠的患者，目前常根据血清 β-HCG 水平再次升高距停止治疗的时间间隔来定义是耐药或是复发。多数文献把停止治疗后 3 个月内发生血清 β-HCG 水平再次升高的患者诊断为耐药，停止治疗后 3 个月以上的诊断为复发。

造成 GTN 耐药和复发的因素主要有:①化疗方案选择不合理,如高危患者选择了单药,或未选用敏感性药物;②剂量不足,疗程不足,未巩固化疗,血清 β-HCG 降至正常即停药,但实际上当测定血 β-HCG 为 1U/L 时,体内还有 105 个滋养细胞;③血清 β-HCG 下降缓慢,又未及时更改化疗方案;④广泛转移,尤其是存在肝、脑转移;⑤化疗不良反应重,延误或拖长化疗间隙或未能按计划坚持化疗;⑥检测方法不敏感,未采用灵敏的 β-HCG 测定,被阴性假象所掩盖;⑦临床医生处理 GTN 的经验有限;⑧患者的经济承受能力差;⑨末次妊娠距开始治疗之间的时间间隔超过 12 个月以及化疗 7 个疗程后血清 β-HCG 仍未下降至正常,也是复发的危险因素。

对于低危患者,单药化疗出现耐药或治疗后复发,可以改用另一种单药,如 MTX 治疗失败,可改用 5-FU 或 Act-D,仍可以达到完全缓解,如果出现耐药,则推荐采用二药联合化疗,常用的方案如下。

(1)MTX+KSM:MTX 14~16mg/m² 静脉滴注,连用 5d;KSM 0.3~0.4mg/m²,静脉滴注,连用 5d。间隔 2~3 周。

(2)5-FU+KSM:5-FU 24~26mg/(kg·d)+5% 葡萄糖注射液 500ml,8h 匀速静脉滴注;KSM 4~6μg/(kg·d)+5% 葡萄糖注射液 200ml,静脉滴注 1h。

(3)MTX/CF+KSM:MTX 50mg 或 1mg/kg 于第 1,3,5,7 天肌内注射;CF 0.1mg/kg 于 MTX 后 24h 肌内注射;KSM 500μg,第,2,4,6,8 天静脉滴注。间隔 2 周。

(4)VP16+KSM:VP16 100mg/(m²·d)+生理盐水 300ml 静脉滴注,连用 5d;KSM 500μg/d+5% 葡萄糖注射液 200ml,静脉滴注,第 3~5 天用。5d 为 1 个疗程(对于骨髓抑制严重者,可免除第 1~2 天的 VP16,即两药均连用 3d),间隔 9d。

以上方案也可作为单药化疗耐药或失败的二线补救方案。目前联合化疗已成为许多晚期肿瘤化疗的趋势,在选择化疗方案时要注意的是:①每一药物单独应用必须有效;②联合应用的药物疗效应具有协同作用;③毒性反应必须在患者可耐受范围,以保证化疗顺利进行;④各药之间最好是具有不同的抗癌机制,作用于肿瘤细胞代谢的不同时期。

尽管 EMA-CO 方案对于高危 GTN 非常有效,但仍有不到 30% 的患者在初次治疗后发生耐药或完全缓解后复发。当用 EMA-CO 方案化疗后血清 HCG 始终处于高于正常的低水平或下降至正常后又上升,应视为肿瘤细胞发生耐药,应改用二线方案 EMA-EP,即将原方案中的长春新碱和环磷酰胺替换成 VP16 与顺铂。Lurain 等报道了 26 例高危 GTN 患者应用 EMA-CO 初治失败或复发的病例,总生存率为 61.5%,其中 EMA-CO 初治失败的 10 例中 9 例改用 EMA-EP 方案后完全缓解,MTX 或 Act-D 为基础的化疗失败者 16 例,改用 BEP(博来霉素+依托泊苷+顺铂)、VIP(依托泊苷+异环磷酰胺+顺铂)和 ICE(异环磷酰胺+卡铂+依托泊苷)等方案后 10 例(63%)临床缓解。

除全身化疗外,还有一些特殊的化疗途径,如①局部注射:主要用于外阴阴道、宫旁转移瘤的治疗。常与全身化疗同时进行,5-FU 每次剂量 250~500mg,间隔 1~2d。②膀胱灌注:膀胱转移时,也常与全身化疗同时进行,间隔 1~2d 向膀胱内注入 5-FU 500mg,并嘱患者采取相应的体位使病变部位尽可能多地浸入药液中。③胸腔灌注:多用于肺叶切除术后拔管前或血胸穿刺时,5-FU 每次 1000mg。④鞘内注射:用于脑转移者,主要药物为 MTX,每隔 1~3d 1 次,3~4 次为 1 个疗程,第 1 及第 2 次为 MTX 15mg+6ml 注射水,第 3 及第 4 次为 MTX 10mg+4ml 注射用水,疗程间隔为 3~4 周。要注意的是采用以上化疗时要从全身的化疗剂量中扣除局部所用药量,以免药物中毒。

(三)手术治疗

由于 GTN 对化疗药物非常敏感,加上敏感的血清标志物 HCG 的监测,化疗已成为 GTN 首选的治疗方法,手术在 GTN 的治疗中已退于次要地位,但是在一些特殊情况下,手术切除子宫原发灶及转移瘤对

GTN 患者仍有重要价值,如对低危无转移 GTN 患者,子宫切除术能减少所需化疗药物的总量;对控制 GTN 的并发症以及处理耐药患者等方面均具有重要地位。

1.子宫切除术或子宫病灶切除术　子宫切除或子宫病灶切除术的适应证为:①无生育要求的低危无转移 GTN 患者,经短疗程化疗后行子宫切除术,以缩短治疗时间、减少化疗疗程数;②对局限于子宫的耐药病灶,可根据对生育的要求与否而行子宫全切除术或保留子宫的子宫病灶剔除术;③对于子宫病灶穿孔腹腔内出血或子宫大出血的 GTN 患者,急诊行全子宫切除术;④对 PSTI 及 ETT 是首选的治疗方式。

(1)手术范围及方法:GTN 患者的子宫切除范围应在开腹探查盆腔情况后决定,要注意盆腔静脉情况,尤其为卵巢及子宫旁血管,确认无明显充盈者仅行全子宫切除或保守全子宫切除术,而周围有明显静脉充盈或宫旁、子宫骶骨韧带处有病灶者则做子宫次广泛切除术。GTN 手术与其他手术的不同点在于:①高位结扎并切除卵巢动静脉,一般到髂总水平,以清除存在于卵巢静脉中的瘤细胞;②游离输尿管至膀胱水平,在主韧带中间钳夹切断,以尽量切净宫旁静脉丛;③若无阴道穹部转移,阴道切除水平同全子宫切除,有转移时一定要全部切除病灶;④淋巴结转移很少,一般不需做淋巴结清扫。

是否保留卵巢要根据患者的年龄、病变部位及范围而定,对于年轻患者尽量保留一侧卵巢,一般将病变所在侧或卵巢静脉充盈的一侧卵巢切除而保留对侧卵巢,但保留的一侧卵巢静脉中仍可能存在瘤细胞,可术中给予 5-FU 250mg 注入卵巢静脉中。

(2)子宫病灶剜出术:GTN 患者中有相当一部分为未产妇,迫切需要保留生育功能,在不得不手术治疗时采用该手术为最佳术式,即可缩短 HCG 转阴所需的化疗时间,减少化疗毒性反应,又可以达到保留子宫的目的。适应于年轻未育、子宫内单个耐药病灶、HCG 水平不很高、子宫外无明显转移灶者。

(3)手术注意事项:①术中可能出血较多,注意备血;②术前 2～3d 开始化疗,术后第 2 天继续用药,完成疗程;③化疗药物可致伤口愈合延迟,因此拆线时间不宜过早,由 7d 延至 11d;④及时监测 HCG 水平及胸部情况,尽早发现有无转移扩散情况;⑤术后长期随访 2 年,2 年内不宜妊娠。

2.肺叶切除术　肺是滋养细胞肿瘤最常见的转移部位,约 90% 的肺转移灶可经化疗而消退,但仍有小部分患者化疗后病灶消退到一定程度即不再消退或消退很慢、甚至增大,此时单纯化疗效果已不理想可考虑手术治疗,防止进一步发展。肺部转移灶的手术可以是肺叶切除或肺部病灶切除,主要适用于:①原发病灶已控制、肺转移灶局限于一叶、转移阴影有局限趋势;②经化疗后 HCG 水平下降至正常或接近正常;③无其他部位的转移病变或其他器官转移灶化疗后控制;④全身情况良好无手术禁忌证。一般采取肺叶切除或肺段切除术。由于 GTN 为血行播散性肿瘤,手术中的操作挤压会造成瘤细胞扩散,因此要先结扎肺静脉、肺动脉,最后处理支气管,即逆行性肺叶切除术。处理下肺静脉要仔细,一旦出现结扎脱落或血管撕裂,会造成难以控制的左心房出血,后果严重。术前先化疗 2～3d,术后继续用药至 1 个疗程结束。

3.脑肿瘤切除术　绒癌晚期病人脑转移发生率可达 20%,侵蚀性葡萄胎也有约 2%,常因引起脑出血与水肿而致颅内压急剧升高而危及病人生命,此时应先保持呼吸道通畅,快速滴注甘露醇及地塞米松,采用呼吸机控制呼吸,维持 $PaCO_2$ 在 3.33～4kPa。目前治疗的治疗主要以早期预防和及时有效的化疗为主,采用“全身—局部—应急”的三联模式,以多药联合化疗结合鞘内给药方式化疗,对于颅内压过高者,特别是脑疝形成者应采取手术治疗。手术方式有直接切除肿瘤和姑息性手术,后者即采用不同的方法暂时缓解颅内压增高,以争取时间化疗或放疗,主要术式有:脑室引流术;开颅去骨瓣减压术;肿瘤摘除术:紧急降压后,对可摘除的颅内血肿及转移瘤可行摘除术,术后辅以化疗或放疗。由于脑转移常常是多灶性的,手术难以切净,所以对通过开颅手术切除顽固耐药病灶的手术要慎重。

4.其他转移灶的手术　阴道转移结节也是 GTN 常见的转移灶,一般在没有破溃出血时不主张行手术切除,如果发生破溃大出血,则需要进行切除并缝合止血。

　　学者曾治疗 1 例绒癌肝转移病人,在全身化疗的第 3 天时发生肿瘤破裂腹腔内大出血,尽管立即手术,但仍无法切除病灶,只能纱垫压迫止血同时继续全身化疗联合肝动脉灌注 5-FU1g,1 周后再次开腹取出纱垫,止血成功。

(四)放射治疗

　　晚期高危患者往往发生多个脏器转移,全身化疗能够控制绝大多数病灶,所以化疗是 GTN 的主要治疗手段,但对于化疗控制不佳的局部病灶,如肺、肝或颅内单个孤立的病灶直径>5cm,产生耐药无法继续化疗时可考虑进行放射治疗。全颅照射可有效预防颅内出血的发生,Yordan 等报道,有颅内转移单纯化疗的病人病死率是 44%(11/25 例),而 18 例采用化疗与放疗联合治疗者,病死率为 0。放疗的指征为:①外阴、阴道、宫颈等广泛转移灶的急性出血;②脑、肝等重要脏器转移,而急需解除症状,或盆腔病灶不能切除者;③化疗后的残余病灶或因手术不彻底有盆腔残留病灶者;④耐药性绒癌;⑤盆腔肿瘤广泛浸润,化疗效果不佳,估计手术困难者,可先行术前照射。

五、随访

　　所有 GTN 患者在治疗后都应该严密随访,每 2 周随访 1 次血 HCG,连续 3 个月,然后改为每月 1 次,1 年后改为 3 个月 1 次直至 3 年,以后每年 1 次共 5 年。随访内容与葡萄胎相同,随访期间应严格避孕。对于妊娠者应按高危妊娠处理,分娩后的胎盘要送病理检查,HCG 至少应监测至产后 6 个月,国外学者主张Ⅰ~Ⅲ期患者血清 HCG 正常 3 周后,每月随访 1 次血 HCG,持续 12 个月,Ⅳ期患者每月 1 次血 HCG 持续 24 个月。特殊情况的随访有:

　　1.静止型 GTN　有些 GTN 患者在初次治疗后血清 HCG 水平下降明显,但到一定水平后不再下降,而是持续处于低水平,维持数周甚至数月,影像学检查未发现子宫及子宫外病灶,此时需要鉴别 HCG 是真阳性还是假阳性。一般认为,血清中 HCG 为高糖基化 HCG,属于真阳性,继续化疗并不能使 HCG 水平下降,称为"静止型"GTN,对这类病人应实施严密随访,有 6%~10% 的人会随着 HCG 的升高而复发,再次化疗仍然是有效的。

　　2.GTN 后的妊娠　滋养细胞肿瘤患者大多为年轻妇女,采用敏感的化疗方案多可治愈,这些患者治愈后仍具有正常的生育能力。1965~2010 年在新英格兰滋养细胞疾病中心(NETDC)因 GTN 接受化疗而治愈的患者中有 581 例妊娠,其中足月活产 393 例(67.6%),早产 35 例(6.0%),异位妊娠 7 例(1.2%),死胎 9 例(1.5%),早期自然流产 92 例,新生儿有先天异常者 10 例。总结 NETDC 和其他 8 个中心的结果表明,经 GTN 化疗后,在 2657 个晚期妊娠中,有 2038 例(76.7%)活产,71 例(5.3%)早产,34 例(1.3%)死胎,378 例(14.2%)自然流产。尽管死胎的发生率有所增加,但经过随访 37 例 1~23 个月的孩子,患先天畸形的概率与正常人群相同。Woolas 等人发现,应用单个 MTX 治疗的女性患者和联合化疗的女性患者,其受孕率和妊娠结局方面并无差异。

　　学者报道的某医院收治的所有 GTT 治愈后妊娠妇女中,与同期 303 万育龄妇女妊娠结局相比,废胎率、新生儿死亡率和婴儿死亡率均无差别,且第二代和第三代也未见差异。因此,认为 GTT 化疗对生育能力的影响是极轻微的,恶性 GTT 患者保留生育功能完全可行。恶性滋养细胞肿瘤的化疗及保留生育的各种治疗并不增加生育先天畸形患儿的发生率,有可能的损害发生于放疗过程中射线及药物对卵巢生殖细胞的杀伤作用,有报道使用卵巢移位术、卵巢移植术等可减轻损伤,对某些患者可采用辅助生殖技术。国外学者认为,停止化疗或病情缓解 1 年以上可考虑妊娠,如果在 6 个月内怀孕,其自然流产、死胎等异常妊娠的风险增加。

(傅　彬)

第三节　胎盘部位的滋养细胞肿瘤

胎盘部位的滋养细胞肿瘤(PSTT)是一种少见的滋养细胞肿瘤,来源于胎盘种植部位,起初曾被称为"滋养细胞假瘤""非典型绒毛膜上皮瘤""合体细胞瘤"以及"合体细胞性子宫内膜炎"等。随着认识的深入,PSTT这一兼有良恶性内涵的命名得以公认,并正式与葡萄胎、侵蚀性葡萄胎和绒毛膜癌并列,成为第4种滋养细胞肿瘤疾病。该肿瘤在临床上一般呈良性经过,但有15%～25%出现转移和复发,可转移至肺、肝、腹腔和脑,转移部位的组织学特征和原发部位相同。病死率约20%,其生物学行为不同于滋养细胞的生理性浸润,也不同于绒毛膜癌。

一、发病机制

1.细胞学　1984年,Kuman等首先提出PSTT起源于绒毛外的中间型滋养细胞。在正常妊娠时,卵子受精后分裂为两种功能的细胞,一种细胞分裂发育成胚体,另一种细胞发育成为胚外组织,包括滋养细胞。而滋养细胞作为干细胞,分别分化成合体滋养细胞和中间型滋养细胞,后者根据解剖部位的不同又分为绒毛型、种植型和绒毛膜型3种亚型,各种亚型具有不同的形态和免疫组化特征,并可分化为不同类型的肿瘤。①绒毛型:细胞为多角形,胞质丰富,嗜酸或透明,单个细胞核;②种植型:细胞为多角至梭形,胞质丰富,嗜双色性,偶尔胞质可呈空泡状,细胞核可以单个也可为多个;③绒毛膜型:细胞圆形或多角形,胞质丰富,嗜酸性或透明,常为单个细胞核。PSTT来源于种植型细胞。

2.分子生物学　中间型滋养细胞向PSTT转化的分子机制目前尚不清楚,但研究发现PSTT可产生类纤维蛋白,人胎盘泌乳素(HPL)和大量的妊娠相关主要基础蛋白(MBP)。研究表明,MBP作为PSTT的标记物比HPL和细胞角蛋白的特异性更强,而且可能是一项可靠的预测肿瘤侵蚀性的指标。另外,还可以整合素、人类白细胞抗原G,黑色素瘤黏附分子、尿激酶型蛋白水解酶和CA125等作为标记物。正常中间型滋养细胞的侵蚀性受到严格控制,有关PSTT的基因分子生物学研究显示,该组病例中p53和Ki-67基因呈高表达,并同时表达所有类型的细胞周期蛋白(包括A,B,Dl和E)以及周期依赖性激酶,且p53阳性细胞与表达细胞周期蛋白A的细胞区域一致,bcl-2不表达,EGFR表达升高。这些因素不仅可能是肿瘤发生的先决条件,还可能与预后相关。

3.遗传学　采用聚合酶链反应对PSTT遗传起源的研究提示,它可能来源于双源基因产物的正常妊娠,或父源性完全性葡萄胎,发病的遗传基础可能涉及有活性的父源性X染色体(Xp),其雄激素受体位点表现为低甲基化。结合体细胞染色体单纯父源性基因表达可能成为癌的易感或启动因素的发现,推测父源性X染色体参与PSTT发病的途径可能有两个:①Xp上有显性致癌基因,如Exsl,Pem,MYCL2和IAP等;②功能性Xp含量异常。使用染色体原位杂交发现,恶性的PSTT核型为二倍体,比较基因杂交显示,PSTT的DNA复制数目并无改变,说明PSTT的恶性行为与DNA的复制数目无关,这一点也有助于PSTT与绒癌的鉴别。

二、病理特点

肉眼见子宫体积增大,子宫全切标本见肿瘤位于胎盘种植部位,呈息肉状或结节状,突向宫腔或弥漫浸润子宫壁,切面紫红、棕褐色、灰白灰红相间,可有灶状出血,一般无绒癌那样广泛的出血。

显微镜下无绒毛结构,无典型的细胞滋养细胞及合体滋养细胞,主要表现为形态单一的中间型滋养细胞。

三、临床特点

PSTI临床上较少见,根据英国 Sheffield 滋养细胞肿瘤中心从 1984～2004 年的资料分析,所有 7489 例妊娠滋养细胞疾病中 PSTT 仅 17 例,占 0.23%。大多数发生于生育年龄,平均年龄 30 岁左右,但也有报道发生于绝经后妇女。大多数其先行妊娠为足月产,也可继发于流产、引产,仅 5%～8% 有完全性葡萄胎病史。距末次妊娠的时间从 6 个月到 22 年,平均为 18 个月。

临床症状主要表现为闭经或不规则阴道出血。少数患者可表现为肾病综合征、肾小球损害等病征,其原因可能为肿瘤引起的免疫复合物沉积所致。血 β-HCG 测定多数轻度升高或不高,人胎盘生乳素(HPL)测定一般为轻度升高或阴性。10%～15% 的患者诊断时已发生子宫外转移,10% 的患者治疗后出现复发。最近的文献报道子宫外转移的 PSTT 可超过 30%。最常见的转移部位为肺、盆腔和淋巴结,而肝、肾和中枢神经系统的转移相对较少见。多数文献报道 I 期患者生存率近 100%,而有转移患者生存率仅 30% 左右。

四、诊断及鉴别诊断

1.诊断   PSTT 的临床表现无特异性,血清 HCG 轻度升高或不升高,故诊断需结合临床表现、病史、形态学特点,最终依据病理学确诊。

2.鉴别诊断   PSTT 和上皮样滋养细胞肿瘤(ETT)属于特殊类型的滋养细胞肿瘤,临床上均罕见,和绒癌的鉴别诊断要点见表 6-2。

表 6-2   PSTT,ETT 和绒癌的鉴别诊断

鉴别点	PSTT	ETT	绒癌
临床表现	流产样表现	异常阴道出血	停经和阴道出血
葡萄胎史	5%～8%	14%	50%
血清 HCG	低(<2000U/L)	低(<2000U/L)	高(>10000U/L)
化疗疗效	不肯定	不肯定	好
肿瘤细胞	种植型中间型滋养细胞	绒毛膜性中间型滋养细胞	绒毛前滋养细胞
细胞大小和形态	大和多角形	均匀一致性的小圆细胞	不规则,易变形
生长方式	单个细胞或片状浸润	上皮样巢状或索状或实性肿块样生长	二种特性:细胞滋养细胞和合体滋养细胞
出血	局限性或偶尔	常见	多见
细胞坏死	极少见	广泛	广泛
钙化	无	常见	无
肌纤维	存在	存在	无

续表

鉴别点	PSTT	ETT	绒癌
核分裂	变异较大 0~6/10HPF	变异较大 1~10/10HPF	高 2~22/10HPF
HPL	+++	-/+	+/+++
HCG	-	-/+	++/+++
Mel-CAM	+++	-/+	+/+++
PLAP	-	++	-/+

HPL:胎盘生乳素;Mel-CAM:黑色素瘤细胞黏附因子;PLAP:胎盘碱性磷酸酶

五、分期

FIGO 妇科肿瘤委员会于 2002 年颁布了妊娠滋养细胞肿瘤(GTN)的临床分期可用于 PSTT 的分期,但预后评分系统并不合适。目前认为影响 PSTT 预后的高危因素主要是①有子宫外转移灶;②有丝分裂指数>5 个/10HPF;③距离先前妊娠时间>2 年。

六、治疗及随访

手术治疗是最主要的治疗手段,经腹全子宫切除是绝大多数Ⅰ期患者采取的初次治疗手段,年轻患者可保留双侧附件。由于Ⅰ期患者预后良好,对有生育要求的年轻患者可采用保守性手术,行锐性刮宫术或子宫病灶剔除,也有报道在宫腔镜下进行病灶切除的。在行保守性手术前,B 超、MRI 及 DSA 等影像学检查有助于病灶定位及保守性手术方式的选择。如病灶区血管扩张,则应避免刮宫术,因为病变区血管扩张者在刮宫时有发生难以控制的大出血的报道。保守性治疗后若出现持续性子宫病灶和 HCG 水平异常,则应考虑子宫切除术。在有子宫外转移的患者,细胞减灭术起着十分重要的作用,手术包括经腹子宫切除及尽量切除子宫外的转移灶,同时给予联合化疗。

联合化疗是转移性 PSTT 初次治疗的一部分,特别对有手术无法切除的残余病灶的患者更是重要的治疗手段。由于距末次妊娠 2 年以上或核分裂>5 个/10HPF 的Ⅰ期患者单独手术后有较高的复发率,建议有上述高危因素的Ⅰ期患者手术后给予化疗。化疗方案主要有 EMA-CO 和 EMA-EP,不少学者认为,EMA-EP 在治疗有转移的 PSTT 时优于 EMA-CO 方案。

治疗后随访同 GTN,由于缺乏肿瘤标志物,随访时临床表现和影像学检查更有价值。

（王　莉）

第四节　上皮样滋养细胞肿瘤

上皮样滋养细胞肿瘤(ETT)是一种罕见的滋养细胞肿瘤,1998 年由 Shih 和 Kurman 首先报道了这种具有癌特征但与 PSTT 及绒毛膜癌不同的滋养细胞肿瘤,并提出此命名,在 WHO(2003)子宫肿瘤分类中将其归为滋养细胞肿瘤。此前,曾被称为“非典型绒癌”及“多发性中间型滋养细胞结节”。根据临床、病理形态及免疫组化等分析得出如下结论:ETT 起源于绒毛膜型中间型滋养细胞,PSTT 则由种植部位中间型滋养细胞构成。迄今共报道 90 多例,国内报道了近 10 例。

一、病理特点

ETT 可位于子宫体、子宫下段或子宫颈管内膜、直径 0.5～4.0cm，呈分散或孤立性结节侵入宫颈或子宫肌层深部，切面实性或囊性，实性区呈褐色或棕色，伴程度不等的出血及坏死。ETT 镜下以结节膨胀方式生长偶有肿瘤周围的局部浸润为特征。

二、临床特点及诊断

ETT 多发生于育龄期女性，年龄 15～66 岁，平均 36 岁，但也有发生于绝经后女性的报道。Palmer 等总结了 1989～2007 年文献中报道的 52 例 ETT，其中 84％≥30 岁，41％＞40 岁，5％＞50 岁。有 67％的患者出现异常阴道出血，多数有前次妊娠史，39％继发于葡萄胎，43％继发于足月妊娠，18％继发于流产，2％继发于绒毛膜癌。前次妊娠与肿瘤发生的间隔时间为 2～300 个月，平均 76 个月。大多数患者血清 HCG 呈轻度升高，Palmer 报道的 52 例中 72％测定了血清 HCG 水平，其中 5 例＜2.0U/L，其余的 HCG 水平在 12～148460U/L，69％的病例 βHCG＜2500U/L。若依赖于 HCG 诊断 ETT 常导致误诊，况且滋养细胞标志物在非滋养细胞肿瘤中也常有所表达，因此需根据临床表现、病史、形态学特征、病理学检查综合诊断。

三、鉴别诊断

根据 ETT 的临床病理特点，与 PSTT，CC 及宫颈角化型鳞状细胞癌及上皮样平滑肌瘤鉴别可能十分困难。因为 ETT 倾向于生长在子宫下段和子宫颈，取代且并入子宫颈内的上皮，而且两者的瘤细胞巢形态相似，细胞角蛋白均呈强阳性。抑制素 α 和细胞角蛋白 18 的免疫染色结果有助于鉴别，几乎所有 ETT 的绝大多数肿瘤细胞都为抑制素 α 和细胞角蛋白 18 阳性，而这两种标记物在子宫颈角化型鳞状细胞癌中则为阴性，且 Ki-67 的指数很高（＞50％）。

上皮样平滑肌肿瘤除上皮样区域外，还有典型的平滑肌细胞组成的区域，此外还可见肿瘤中肌肉标记物常阳性，而抑制素 α 和细胞角蛋白 18 则不表达。

四、分期、治疗及预后

FIGO 妇科肿瘤委员会于 2002 年颁布了妊娠滋养细胞肿瘤（GTN）临床分期可用于 ETT，但预后评分系统并不适合。

ETT 是近几年才认识的一种独特、少见的滋养细胞肿瘤，因缺乏长期随访资料，故对其生物学行为、治疗方法及预后尚不十分了解。与 PSTT 相似，ETT 的生物学行为是变化的，一般预后较好，但具有一定的恶性程度，转移率与病死率分别为 25％和 10％。因其对化疗敏感性不佳，故应以手术为首选，术后辅以化疗，以血 HCG 水平监测临床治疗效果，而且应长期随访。Palmer 等总结的 52 例 ETT 中，有 20 例单行手术治疗，其中 31％行全子宫切除术，4％进行了诊断性刮宫术，有 4％行肺叶切除术。29％的患者接受了术前化疗，48％的病例行术后化疗，4％接受了放射治疗。7 例（13％）死亡，3 例失访，其余 48 例存活，生存时间为 1～39 个月。

（徐改香）

第七章　不孕症及辅助生殖技术

第一节　女性生殖器感染性不孕

一、外阴、阴道炎性疾病

外阴阴道炎分为特异性感染和非特异性感染,临床多见的是滴虫性、念珠菌性感染和细菌性阴道病。近年来一些病毒性感染所致的性传播疾病发生率明显增加,如外阴尖锐湿疣等。

1.病因

(1)阴道毛滴虫和念珠菌。

(2)细菌性阴道病:阴道内菌群失调,加德纳尔菌、动弯杆菌及其他厌氧菌大量繁殖,厌氧菌的浓度可是正常妇女的 100~1000 倍,常合并支原体感染。

(3)性病感染:包括淋病、梅毒、沙眼衣原体/解脲支原体感染,病毒感染如巨细胞病毒、艾滋病毒(HIV)、单纯疱疹病毒Ⅱ、乳头瘤病毒等。

2.外阴阴道炎致不孕的原因

(1)外阴阴道炎性反应使局部分泌物增多、外阴皮肤瘙痒、疼痛,严重者有溃疡形成使阴道口狭窄,影响性生活。

(2)正常阴道内环境受卵巢激素的影响,在排卵期呈弱碱性以利于精子的成活。当阴道有炎性反应时,阴道内的环境发生改变不利于精子的成活,降低了精子的活动力和穿透力,从而影响了受孕。

(3)阴道炎性反应时细菌和病毒可产生内毒素,使巨噬细胞和中性粒细胞产生一氧化氮(NO),NO 细胞毒性因子,可杀灭精子并且抑制精子的活动力导致不孕。

(4)阴道作为一个生殖免疫器官,其内含有丰富的巨噬细胞和浆细胞,能识别精子抗原和病原体,同时分泌 IgA 和 IgG。正常时 IgA 和 IgG 之比为 1:2,当阴道感染后,其产生的 IgA、IgG、IgM 明显增加,同时精子死亡和精子抗原的释放,促进了阴道内抗精子抗体的生成,影响了精子的成活率、活动力和穿透力,使受孕能力降低。

3.临床表现　外阴阴道黏膜充血、红肿,斑点状出血,分泌物增多。分泌物的性状与致病菌的类别有关:滴虫感染时,白带呈稀薄、黄绿、泡沫样伴有腥臭味;念珠菌感染时,白带呈豆渣状,黏膜下点状出血伴有严重的瘙痒;细菌性阴道病其白带为灰白色、均质状带有难闻的腥臭味;淋病时白带呈乳白色或黄白色无味黏稠脓性,伴有尿道旁腺和前庭大腺炎;初发梅毒时,外阴可见黏膜无痛性硬下疳;尖锐湿疣表现为外阴、大小阴唇内侧、阴道下 1/3 和肛周散在的或密集的乳头状或菜花状赘生物,伴有局部瘙痒、疼痛等症状。

4.诊断

(1)病史、症状和体征。

(2)实验室检查:玻片温盐水悬滴法是检查滴虫最简便的方法,阳性率达 80%～90%;10%氢氧化钠滴于分泌物上光镜检查找到孢子和假菌丝可确诊念珠菌感染。

细菌性阴道病分泌物中找到特征性的线索细胞、pH 值＞4.5,多胺试验阳性。

一期梅毒时,在硬下疳部位取少许血清渗出液,放在玻片上,于暗视野显微镜下观察,根据螺旋体强折光和运动方式做出判断,可确诊。梅毒血清学检查等已在临床应用。

取尿道口、宫颈管等处分泌物涂片革兰染色,于多核白细胞内见到多个革兰阴性双球菌,可做出初步诊断。分泌物培养是筛查的金标准方法,菌落呈圆形、表面凸起、潮湿、光滑、半透明,边缘花瓣状。涂片见典型的双球菌可确诊。

(3)病理检查:为明确病因,确定诊断,某些特异性感染病灶需进行组织活检,如尖锐湿疣,其病理特征为鳞状上皮乳头状增生、棘细胞高度增生,有挖空细胞出现,此为人类乳头瘤病毒(HPV)感染的特征性改变。免疫组化和原位 PCR 技术可对 HPV 病毒做分型诊断。

5.治疗　针对病原体不同选用敏感而有效的药物,规范治疗。

(1)滴虫性阴道炎

①全身用药:甲硝唑 400mg,2 次/天或 3 次/天,7d 为 1 个疗程;初治患者也可单次口服甲硝唑 2g。性伴侣应同时治疗。口服吸收好,疗效高,应用方便。偶见胃肠道不良反应如恶心、呕吐、食欲减退等,还有头痛、皮疹及白细胞减少等,一旦出现应停药。

②局部用药:无胃肠道不良反应,常为临床采用,可单独或联合应用。方法为甲硝唑 200mg,每晚塞入阴道 1 次,10 次为 1 个疗程;用药前可先用 1%硼酸液冲洗阴道以改善阴道内环境,提高疗效。

③治愈标准:本病易于月经后复发,故应每次月经后复查白带,连续 3 次检查均阴性,方可称为治愈。

(2)念珠菌性阴道炎

①局部用药:硝酸咪康唑栓 200mg,每晚塞入阴道,7d 为 1 疗程或硝酸咪康唑检 400mg,3d 为 1 个疗程;克霉唑栓,每晚 1 粒(150mg)或 1 片(250mg),7d 为 1 个疗程;克霉唑阴道片 1 片(含 500mg 克霉唑),1 次即可;制霉菌素栓剂或片剂,每晚 1 粒(10 万单位)或 1 片(50 万单位),7～10d 为 1 个疗程。局部用药前可先用 2%～4%碳酸氢钠液冲洗阴道,使阴道内环境呈碱性,不利于真菌生长而提高疗效。

②全身用药:伊曲康唑 200mg,1 次/天,连用 3～5d;氟康唑 150mg,顿服;酮康唑 200～400mg,1 次/天,连用 5d。注意,本病易在月经前复发,故治疗后应在月经前复查白带。

(3)细菌性阴道病

①全身用药:甲硝唑 400mg,2 次/天或 3 次/天,7d 为 1 个疗程;或甲硝唑 2g,顿服。

②局部用药:甲硝唑 400mg,每晚塞入阴道 1 次,7 次为 1 个疗程。

(4)外阴尖锐湿疣:首选物理疗法,局部病灶用激光、冷冻或射频等物理治疗。可用干扰素作为辅助治疗,重组干扰素,100 万 U,隔日 1 次,肌内注射,连续 3～4 周为 1 个疗程。或局部用 33%～50%三氯醋酸外涂,每周 1 次、5%氟尿嘧啶软膏外涂,1 次/天,10～14d 为 1 个疗程,一般 1～2 个疗程。

(5)沙眼衣原体感染

①红霉素 500mg,1 次/天,共 7d。

②阿奇霉素 1000mg,1 次口服。

(6)淋病

①普鲁卡因青霉素 480 万 U,静脉滴注,1 次/天,共 5d。

②大观霉素 4g,1 次肌内注射。

③头孢曲松 1g,加入 4ml 利多卡因溶液中 1 次肌内注射。

(7)支原体感染

①克拉霉素 250mg,2 次/天,连用 14d。

②阿奇霉素 250mg,1 次/天,连用 7d。

二、宫颈炎

宫颈炎是临床常见的疾病,其本身不一定造成不孕,但由于炎性反应所造成的宫颈局部环境的改变可引起不孕。宫颈炎性反应分为急性宫颈炎和慢性宫颈炎,宫颈易在分娩、宫腔操作时损伤,而且宫颈管单层柱状上皮抗感染能力差,宫颈管黏膜皱襞多,若发生感染,则难以完全清除病原菌。因此,临床上以宫颈慢性炎性反应居多。

(一)临床类型

慢性宫颈炎根据病理特征分为 5 型。

1.宫颈糜烂　较常见,根据糜烂面占宫颈表面的比例分为Ⅰ、Ⅱ、Ⅲ度;根据糜烂面的特点分为单纯型、颗粒型和乳突型。

2.宫颈肥大　是由于长期慢性炎性反应刺激引起局部纤维结缔组织增生所致。

3.宫颈息肉　长期炎性反应刺激使宫颈管局部黏膜增生并突向宫颈外口形成舌形、色红、质软的赘生物。

4.宫颈腺囊肿　又称纳氏腺囊肿,是由于炎性反应愈合过程中,新生组织将宫颈腺开口阻塞,腺体分泌物潴留形成囊肿。

5.宫颈管炎　又称宫颈黏膜炎。是由于炎性反应累及宫颈管黏膜及黏膜下组织。

(二)临床表现

宫颈炎主要症状是阴道分泌物增多,伴有局部不适、瘙痒或坠痛,严重者可有接触性出血。白带性状与致病菌、炎性反应的范围和程度有关。

(三)诊断

根据临床表现和局部体征不难诊断。但应做宫颈刮片或液基涂片 TCT 检查以排除宫颈上皮内瘤变或早期宫颈癌,必要时做阴道镜检查及组织活检。

(四)治疗

以局部治疗为主,临床最常用物理疗法,传统的方法有电熨、冷冻。近年来激光、微波、射频疗法在临床应用颇多,疗效显著。

三、盆腔炎

(一)子宫内膜炎引起的不孕

子宫内膜炎多是由于流产、分娩后,致病菌逆行感染所致。轻者仅限于子宫内膜层,重者则可引起子宫肌炎、附件炎及盆腔炎,造成盆腔脏器粘连、输卵管阻塞导致不孕。近年来,随着人工流产的增多,由于子宫内膜炎性反应所致不孕者增多。同时性病病毒感染者也明显增加,不但易造成不孕,一旦妊娠可造成宫内感染、畸形等不良影响,应引起临床医师注意。

1.子宫内膜炎引起不孕的机制

(1)局部炎性反应时,子宫内膜中炎性细胞、炎性递质均具有胚胎毒作用,不利于精子的成活和孕卵着床。

(2)细菌、病毒等致病菌可刺激机体免疫反应,产生大量致敏的活性细胞如巨噬细胞、大单核细胞等,还可产生多种细胞因子,炎性细胞可杀灭吞噬精子,并有胚胎毒作用;免疫抗体可干扰胚胎与子宫内膜间的组织相容性,影响孕卵的着床和发育。

(3)细菌内毒素和细胞因子可促进巨噬细胞和多形核细胞诱导型一氧化氮合酶(iNOS)的生成,释放大量 NO,NO 对精子和孕卵有毒性作用;NO 可使子宫内膜血管扩张,平滑肌舒张,使正常子宫内膜组织学功能和子宫容受性改变,引起不孕。

(4)子宫内膜炎严重时,内膜的完整性被破坏,如结核造成组织溃疡、宫腔粘连等,引起月经失调和不孕。

2.临床表现 原发或继发不孕;白带增多,呈黏液脓性、浆液性或血性白带伴恶臭;低热、下腹不适、坠痛;月经过多,经期延长,痛经,经间期出血等;妇科检查:宫颈炎,子宫增大,压痛,附件及宫旁组织增厚、压痛,外周血白细胞升高等。

3.诊断

(1)根据病史、症状和体征:急性子宫内膜炎时,多有明显的宫腔操作史、不洁性交史等诱因;慢性者多有急性病史而治疗不规范、不彻底。

(2)阴道、宫颈和宫腔分泌物检查:查找致病菌,做药敏试验。

(3)妇科超声检查:宫腔有无积液。

(4)宫腔镜检查:镜下见子宫内膜充血,血管扩张,走行较规整,呈树枝样分布。若为流产后出现可见胚物残留;若为结核性子宫内膜炎,则内膜表面见粟粒样白色结节或宫腔粘连,腔内充满杂乱、质脆的息肉状突出物。

(5)诊断性刮宫:可了解内膜的组织学变化,如内膜结核、内膜息肉等。

4.治疗 急性期应选用广谱抗生素,要足量、足疗程,保持宫腔引流通畅。宫腔粘连者行宫腔镜下粘连松解术。

5.预防 尽量减少宫腔操作的机会,注意经期卫生。急性期治疗应正规、及时、足量、足疗程,避免迁延为慢性。

(二)盆腔粘连引起的不孕

宫腔粘连(IUA)又称 Ashermansyndrome,由 Asherman1948 年首次报道。临床表现主要为闭经或月经过少、周期性腹痛、继发不孕与反复流产、早产。近年来,IUA 发病率逐年上升,1.7% 的继发性闭经和 40% 的不孕患者均有不同程度的 IUA。IUA 的病因主要与宫腔手术创伤和宫腔感染有关,是与妊娠相关的宫腔手术及宫腔镜电切术后的远期主要并发症。

1.宫腔粘连引起不孕的机制

(1)损伤和感染破坏了子宫内膜层的完整性,引起宫腔闭锁,降低了子宫容受性。

(2)IUA 造成宫腔变形或输卵管口处阻塞导致不孕。

(3)IUA 子宫内膜组织发生改变,功能层受损,不利于精子储存、成活和获能,不利于孕卵着床、胎盘植入和胚胎发育。

2.宫腔粘连的诊断与分类

(1)子宫输卵管造影(HSG):HSG 图像表现为:①完全性粘连,宫腔体积显著缩小,约豆状大,甚至有的宫腔完全闭锁;②周围型粘连,宫腔边缘呈锯齿状和鼠咬状,形态多样不规则的充盈缺损阴影;③混合型粘连,宫腔中间和边缘充盈缺损阴影同时存在。有学者认为:对于可疑的IUA,HSG是一种有效的诊断方法。HSG可评价宫内口和宫腔的形态,描述宫腔粘连。如粘连未完全封闭宫腔,则可显示剩余宫腔形态;如HSG显示单发或多发的充盈缺损,则诊断IUA较可靠。FISG能判断宫腔的封闭程度,但不能确切反映宫腔粘连的程度和范围,不能提示粘连的坚韧度和类型;而且HSG对轻度、稀疏的粘连带常漏诊,中央型粘连常被误诊为鞍状子宫,一侧宫角封闭的粘连易误诊为单角子宫。IUA经HSG确诊的仅36%。

(2)经阴道超声检查(TVS):TVS是一种诊断IUA的有效方法,TVS常见IUA的子宫体形态、大小及肌层回声均无明显改变、回声均匀,其特征的变化是:子宫内膜的回声不均匀,并可见不规则的高回声或片状高回声区域,其间有形态不规则的低回声区,粘连及内膜回声与肌层的回声分界不清,宫腔线显示不清。在阴道超声下将IUA通常分为4种类型。Ⅰ型:宫腔内膜显示清晰,宫腔内膜线部分不连续,于不连续区可见不规则的低回声区或低回声带,且与子宫肌层相连,范围小于宫腔长径的1/2。Ⅱ型:宫腔轻度分离,分离内径在1cm内,分离宫腔内可见稍高回声带,与宫腔前后壁相连。Ⅲ型:宫腔内膜显示欠佳,厚度较薄,<0.2cm,与周围肌层分界不清,可见多处不规则的低回声区,累及宫腔范围大于宫腔长径的1/2。Ⅳ型:宫腔重度分离,分离内径在1cm以上,为宫颈内口完全性粘连,引起宫腔积血。据报道采用TVS检查IUA,敏感性为85.7%~91%,特异性为100%,准确性88.1%,阳性预测值100%,阴性预测值58.18%~98.15%。

(3)宫腔镜:宫腔镜是诊断IUA最准确、可靠的方法,宫腔镜直视下检查,不仅可排除30%的异常HSG结果,还可确定粘连的部位、范围、性质和程度。还可同时分离粘连恢复宫腔的正常结构。有学者提出:按IUA的粘连部位不同,分为中央型粘连、周围型粘连和混合型粘连。并可按粘连带的性质作组织学分类:内膜性粘连、肌性粘连、结缔组织性粘连。根据粘连的范围大小,分为轻度(粘连范围<1/4宫腔)、中度(1/4宫腔<粘连范围<1/2宫腔)和重度(粘连范围>1/2宫腔)。March根据宫腔镜所见提出的IUA分类。轻度:累及宫腔<1/4,粘连菲薄或纤细,输卵管开口和宫腔上端病变很轻或清晰可见;中度:累及1/4~3/4宫腔,仅粘连形成,无宫壁粘着,输卵管开口和宫底闭锁;重度:累及宫腔>3/4,宫壁黏着或粘连带肥厚,输卵管开口和宫底粘连。

3.宫腔粘连的手术方法

(1)用宫腔探针、细的宫颈扩条等分离粘连:查清子宫位置,了解宫颈管与子宫体间的屈度,先轻轻放入探针测宫腔深度,而后将探针左右摆动,靠手的感觉分离粘连,由于手术是在盲视下进行,对轻度的膜性粘连,手术操作容易;对于重度的结缔组织性粘连,手术具有困难和风险性,易发生子宫穿孔。

(2)宫腔镜直视下手术:使用微型剪,手术相对安全,但因剪刀过小,力量不大,适用于轻度膜性粘连,通过使用针状、环状电切器械进行IUA分离术,由于严重粘连所致的宫腔狭窄、闭锁,宫腔膨宫术野小,电切手术操作非常困难,稍有不慎易并发子宫穿孔与邻近脏器损伤。国外报道在宫腔镜电切术并发子宫穿孔中,IUA切除术发生率最高,为4.15%~25%,除此外还常并发子宫出血。Pistofidis等报道86例IUA用宫腔镜手术分离,其中27.13%的重度IUA和7.7%的轻度IUA因手术并发子宫出血须治疗。有报道宫腔镜电切术治疗IUA并发子宫穿孔3.7%(4/108),子宫出血2.18%(3/108)。除宫腔镜电切术外,还可通过宫腔镜下Nd:YAG激光手术治疗IUA,国内报道未见并发症。

4.宫腔粘连的术中监护

(1)B型超声监护:B型超声是宫腔镜手术中经济有效可行的好方法。有报道超声介入宫腔镜手术可确定切割部位、提示电切方向及深度,使手术的安全性明显提高。超声能发现术者在子宫壁的假道内操作,可避免子宫穿孔。如超声因伪影的干扰、合并陈旧宫壁损伤致子宫形态异常,以及监护医师的经验不足均可导致错误提示而发生子宫穿孔。因此,超声监护 IUA 切除术可提高手术成功率,却仍不能避免子宫穿孔。

(2)腹腔镜监护:腹腔镜下可直接观察子宫浆膜面的变化,在宫腔镜使用机械性器械或电切割过程中,即将子宫穿孔时,前者使子宫局部凸起变薄,后者由于局部组织受热传导在子宫浆膜面产生水泡,或在腹腔镜下看到宫腔镜透出的光亮,则提示即将子宫穿孔,应立即终止宫腔镜的手术操作。一旦发生,便可在腹腔镜下修补缝合。

5.宫腔粘连的术后效果　目前,国内外尚无统一标准。Pace 对 75 例 IUA 患者行分离术后,宫腔镜复查发现:94.6%的患者功能恢复,93.3%的患者解剖恢复,妊娠率可从 28.7%提高到 53.6%;Goldenberg 等报道 IUA 分离术后流产率从 86.5%降到 42.8%。Preutthipan 等研究了 65 例 IUA,轻度 29 例,中度 26 例,重度 10 例,用微型剪、活检钳、单极电切针分离粘连,结果所有患者均无手术并发症;44 例术前为继发性闭经,40 例术后月经恢复正常,4 例术后少量月经;6 例术前月经减少的患者,5 例恢复正常月经;有周期性腹痛的患者术后腹痛均消失。轻度、中度的 IUA 患者术后无粘连复发,重度的有 20%复发率。另有报道 55 例 IUA,经用宫腔镜电切术治疗,术后月经恢复正常 89.6%(43/48),妊娠率 58.3%(21/36),其中轻度 81.8%(9/11),中度 54.5%(12/22),重度 0。IUA 术后疗效与 IUA 的类型,即子宫内膜基底层的损伤范围与损伤程度有直接关系,子宫内膜的损伤程度又与宫腔手术的性质与手术操作的次数和时间长短有直接关系。IUA 术后疗效与手术方式的选择也有一定的关系,特别是重度 IUA,子宫内膜已受到重创,恢复子宫内膜的生理功能比较困难,为避免电辐射对子宫内膜的损伤,有学者不主张宫腔镜电切术,宜采用机械性手术器械操作为好。

6.术后再粘连的预防　Pabuccu 等报道轻度、中度 IUA 患者术后大部分不会再粘连,重度 IUA 患者有 60%会发生再粘连。为防止宫腔再粘连,术后常规置放宫内节育器(IUD)至少 3 个月,并补充雌孕激素周期治疗,以促进子宫内膜修复。但由于 IUD 面积有限,不能完全分离子宫前后壁,子宫前后壁在 IUD 中间仍有可能再次粘连。有报道将 74 例 IUA 分为 2 组,研究组 40 例术后宫腔内持续放置球囊导尿管 1 周,对照组 34 例术后宫腔放置 IUD。术后随访 1 年,研究组治愈率 70.0%,对照组 58.8%;研究组妊娠率50.0%,对照组 36.4%,2 组比较差异有统计学意义。认为球囊可有效分离子宫侧壁,使子宫内膜沿着球囊表面生长,利于内膜的修复,有效防止宫腔再次粘连。此方法对中央型 IUA 患者效果较好(治愈率为 90.2%),对周围型效果差(治愈率 41.7%)。有报道以宫腔镜手术为主治疗重度 IUA 27 例,术后宫腔放置 IUD 与透明质酸钠 2ml,获得满意疗效,提示透明质酸钠对预防宫腔再粘连有一定作用。Guida 等将 132 例随机分为 2 组,A 组宫腔镜+透明质酸钠 10ml,B 组宫腔镜。术后随访 3 个月,IUA 发生率 A 组比 B 组明显减少,而且 IUA 分类明显比 B 组减轻,认为透明质酸钠能显著降低宫腔镜术后 IUA 的发生率与严重程度。

7.促进子宫内膜的修复　雌激素有促进子宫内膜生长的作用,由于 IUA 仅剩基底层内膜,所含的雌激素受体少,因此应大量、长期使用雌激素,如炔雌醇 0.1mg,1 次/天,共 40d,后 10d 加用醋酸甲羟孕酮 10mg,1 次/天,停药后待撤退性出血,随后再重复 2~3 周期,以促进子宫内膜增生,覆盖创面。严重者可用戊酸雌二醇 2~3 片,1 次/天,连用 3 个月,后 10d 加用醋酸甲羟孕酮 10mg,1 次/天。

(李长虹)

第二节　子宫性不孕

一、子宫内膜息肉引起的不孕

子宫内膜息肉(EP)是常见的子宫内膜病变之一,属慢性子宫内膜炎的范畴,总体人群发病率约25%,恶变率1%~1.6%。近年有逐渐增加趋势,宫腔镜的广泛应用使对EP的认识逐步加深。

子宫内膜息肉是局部的子宫内膜腺体和基质过度生长,并突出于子宫内膜。子宫内膜息肉柔软、圆滑,可单发或多发。多数息肉来源于子宫基层。息肉样增生是良性表现,在整个子宫腔内可发现数个小息肉。子宫内膜息肉直径可从几毫米到几厘米大小不等,也可是单个大息肉充满整个宫腔。子宫内膜息肉可有宽大或细小的蒂。Novak 和 Woodruff 对 1100 例患有子宫内膜息肉的资料分析,发现任何年龄段均可发生息肉,多发年龄是 40~49 岁,育龄妇女发病率为 20%~25%。在尸解子宫中约 10%的妇女发现有子宫内膜息肉。

依据子宫内膜对卵巢激素的反应不同,将子宫内膜息肉分为 3 种。①功能性息肉:由有周期性改变的子宫内膜组成,约占 27%。②非功能性息肉:由未成熟子宫内膜组成,约占 65%,对孕激素无反应,持续地对雌激素有反应而有增生改变,包括局灶性增生、单纯性增生、复杂性增生及不典型增生。患者的年龄往往更大,约半数绝经后息肉可呈复杂性增生,他莫昔芬(三苯氧胺)服用者和激素替代治疗者 EP 更易有子宫内膜增生。③腺肌瘤型息肉:息肉中有少许平滑肌组织,占 8%,体积较大。多见于绝经后患者。

有资料显示约 70.3%的 EP 是良性的,11.4%~25.7%有单纯性或复杂性增生,3.1%有不典型增生,恶性占 0.8%。因此有些学者认为 EP 属癌前病变。文献报道 EP 的癌变率为 0.5%~4.8%,癌变后多为子宫内膜样腺癌。癌变率与年龄明显相关,围绝经期和绝经后达 10%~15%,大的息肉(>1.5cm)、他莫昔芬服用者及伴高血压患者的息肉易癌变。

(一)病因

子宫内膜息肉的病因不详,由于息肉常和子宫内膜增生有关,或许无拮抗雌激素与其发病有关。目前认为与下列原因有关。

1.流产、分娩后子宫内膜炎或子宫肌炎。

2.宫腔异物,如宫内节育器(IUD)、异物存留等。

3.子宫内膜异位症。有学者用宫腔镜检查不孕妇女,发现子宫内膜异位症并不孕者,子宫内膜息肉发生率为 46.7%,而无子宫内膜异位症者发生率为 16.5%,并且前者内膜息肉高发生率见于内膜异位症的所有期别。有研究证实内膜异位症患者尿激酶纤维蛋白酶原活化因子与前列腺素 $F_{2\alpha}$ 的分泌水平均增高,导致内膜异常生长,同时巨噬细胞分泌的物质也造成内膜异位症者内膜异常增生。

4.特异性感染如结核、阿米巴和血吸虫等。

5.与子宫内膜局部雌激素受体、孕激素受体有关,子宫内膜仅对雌激素有反应,对孕激素不产生相应的变化。

6.与基因变化有关。有学者发现 33 例单纯性良性息肉中,19 例有常染色体重组现象,主要有 3 种异常的重组亚型:6P 21-P 22 染色体重组、12Q 13-ls、7Q 22 染色体重组,并认为子宫内膜息肉可表现不同的亚型。

7.应用他莫昔芬。

（二）子宫内膜息肉与不孕的关系

子宫内膜息肉导致不孕的机制尚不清楚。可能与以下几方面原因有关。

1.内膜息肉充满宫腔，妨碍精子存留和孕卵着床。LASS 等认为直径<2cm 的息肉不会使受精卵植入和妊娠率减低，但可能增加流产率。

2.内膜息肉合并感染，改变宫腔内的环境，不利于精子和孕卵的成活。

3.内膜息肉导致子宫出血，导致胚泡种植异常。

4.若合并输卵管炎可导致梗阻性不孕。

（三）临床表现

子宫内膜息肉主要表现为月经失常，如月经紊乱、经量增多、经期延长或药物流产后持续子宫出血等。由于紧张、牵拉和压迫，息肉可发生继发性改变，导致出血、坏死、感染，可出现腹痛、阴道分泌物增多，甚至发热等盆腔炎的表现。部分患者可无任何症状而在查体时发现。

（四）诊断

1.病史、症状和体征。

2.诊断性刮宫　为传统方法，因具有很大盲目性，其漏诊率达 10%～35%。

3.阴道超声（TVS）和子宫输卵管声学造影（HSG）　TVS 由于其无创伤性常被作为是诊断子宫内膜病变的首选手段，EP 的超声图像一般呈强回声结节，舌形或椭圆形，无被膜，蒂部与子宫内膜连续、界限欠清。多普勒超声可根据血流情况，能提高 TVS 诊断息肉的特异性。不同的病理类型超声图像略有不同，单纯增生性、功能性息肉以强回声多见，与子宫内膜界面模糊，不易识别；腺肌瘤样息肉呈致密细小网络状回声；复杂性增生型息肉由于腺腔扩大可呈蜂窝状回声，两者颇具特征。虽然 TVS 特异性差，但 TVS 快速、无创、更方便，可随时检查，临床最常用。

B 型超声宫腔造影可见病灶清晰漂浮于液体中，可见内膜不规则增厚，突向宫腔内，有蒂的则呈舌状略强回声团，无蒂的子宫内膜局部隆起，与子宫内膜层相连续。阴道三维超声宫腔造影除能获得与二维超声相似的结构外，所获得的三维图像清晰、直观、立体感强，空间关系明确，尤其是二维超声无法显示的子宫冠状切面，从各个角度显示息肉结节的大小、形态及其与子宫内膜壁的关系，故三维超声成像显示的子宫内膜及其病变比二维超声更清晰、形象。宫腔造影前后子宫内膜息肉的超声表现见

有文献比较 TVS 和 SHG 诊断 EP 的敏感性、特异性、假阴性率、假阳性率分别为 64.5%、75.5%、36.2%、25.0% 和 93.1%、93.9%、8.0%、5.4%。而且 SHG 可行性好，方便经济，患者几乎无痛苦，诊断宫腔内点块状病变有一定的优势，进一步提高了 TVS 诊断宫腔内病变的准确性，近年应用明显增多。但该操作增加了宫腔感染的机会，宜选择合适的时期，且仍属于影像学诊断，假阳性率比宫腔镜高，有文献比较 SHG 和宫腔镜诊断 EP 的假阳性率分别为 24% 和 6%。SHG 可作为门诊的一项简单、方便的筛查，起到"拟似宫腔镜"的作用，尤其适于基层医院开展。

4.子宫输卵管碘油造影（HSG）　HSG 在 EP 的诊断中并不常用，多由于不孕而进行常规 HSG 检查中发现息肉。大的 EP 可表现为宫腔充盈缺损。

5.宫腔镜　可直接观察宫腔内病变，是诊断宫腔内病变的金标准。息肉多为单个或多个大小不等呈指状、舌状或乳头状突起或椭圆形、圆形。质地柔软，表面光滑，与周围组织相似，多数有蒂，细而长，可随膨宫液而飘动，表面有时可见纤细的血管网，同时可清晰地观察息肉周围的内膜。色泽一般与子宫内膜的颜色相近，但也与息肉的组织结构、有无合并感染和充血坏死有关，可为白色、粉红、紫色等。息肉可在宫腔各处生长，但一般常见于宫底及宫角处。

众多的研究认为宫腔镜诊断宫腔内病变以对 EP 最准确可靠,其诊断 EP 的敏感性、特异性、阴性预测值、阳性预测值分别可达 95.3%、95.4%、98.9%、81.7%,而被认为是诊断 EP 的金标准。由于宫腔镜下不仅定位准确,而且可初步判断病变的性质,必要时定位活检,配合放大成像系统时易发现微小病变,尤其能诊治兼顾,目前比 SHG 更广泛用于 EP 的诊断。随着科学技术的进步,微型宫腔镜创伤更小,且能使 EP 的诊断和电切割术一站式完成,更快捷、更经济。

6.病理检查　其诊断与取材有关。刮宫时息肉易碎,失去正常形态而影响诊断。

(五)鉴别诊断

子宫内膜息肉主要要与黏膜下肌瘤及子宫内膜癌相鉴别。三者多表现为不规则阴道流血,月经紊乱,月经量多,经期延长等,从临床角度鉴别相对比较困难。经阴道彩色超声检查时,三者特点如下。

子宫内膜息肉的回声偏高,而且形态规则,内部回声均匀,内部可见扩张的小腺体形成的囊腔,囊壁较薄而且清晰。

黏膜下肌瘤内膜回声均匀,肌瘤呈稍低回声区,回声较均匀,与肌层界限清楚,常将正常的两层子宫内膜分离,引起宫腔线分离。

子宫内膜癌内膜增厚杂乱不均匀,形态不规则,与肌层分界不清。在彩色多普勒超声方面,子宫内膜息肉一般可见少量点状血流信号;黏膜下肌瘤血流信号丰富呈彩球状;而内膜癌肿瘤周边和内部可见较丰富杂乱的彩色血流,频谱表现为舒张期血流丰富,呈低阻特征。

(六)治疗

1.期待疗法　一些功能性息肉,可随体内雌孕激素周期性的变化而改变,可随月经血脱落。Perez-Medina 等观察了 65 例宫腔镜确诊的无症状性息肉患者,随访 3 年,只有 6 例需手术,而 59 例免于手术处理。

2.药物治疗　效果不满意。

3.手术治疗　目前,宫腔镜下摘除息肉有 2 种手术方式。

(1)宫腔镜定位后摘除息肉。

(2)宫腔镜直视下切除息肉(TCRP)。

选择哪一种手术方式与手术医师的习惯及对宫腔镜操作技能的熟练程度有关。在宫腔镜诊断定位后行息肉钳夹,方便快速。但不能去除息肉的基底部而复发率高,而且易使组织破碎不利于组织学诊断。

TCRP 效果确切,尤其能切除位于子宫内膜基底层的息肉根部,明显降低复发率,有报道比较两种手术方式后息肉的复发率分别为 37.5% 和<10%。同时行刮宫术或内膜活检,组织送检时区分息肉和周围内膜,既有助于息肉的明确诊断和了解周围内膜的病理改变,又能指导下一步的处理。

TCRP 术前无需子宫内膜预处理,是所有宫腔镜切割术中最易掌握的技术之一,术中术后并发症很少见,手术非常安全,且对不孕患者宫腔镜下切除息肉后增加妊娠率和活产率,而不增加术后的流产率。有报道 23 例不孕症妇女行 TCRP 后随访 18 个月以上,妊娠率和分娩率明显高于宫腔正常者。

Cravello 等对 195 例 TCRP 随访 5.2 年,80% 的患者效果确切。实践证明 TCRP 是治疗 EP 的金标准。

二、子宫肌瘤引起的不孕

子宫肌瘤是女性生殖器官中最常见的良性肿瘤,也是人体中常见的肿瘤之一。子宫肌瘤主要由子宫平滑肌细胞增生而形成。其中有少量结缔组织纤维仅作为一种支持组织而存在。其确切的名称应为子宫平滑肌瘤,通称子宫肌瘤。子宫肌瘤在 30～50 岁女性中发病率较高。子宫肌瘤患者中不孕发生率为 22%

～32％,其中以黏膜下肌瘤不孕发生率最高。但作为不孕的唯一因素,仅占2％左右。

(一)病因病理

1.病因 迄今为止,子宫肿瘤的病因尚不明了。根据大量临床观察和实验结果证明肌瘤是一种依赖于雌激素生长的肿瘤。如临床常见于30～50岁育龄妇女,尤其是在高雌激素环境中,如妊娠、外源性高雌激素等情况下生长明显,而绝经后肌瘤逐渐缩小。肌瘤患者又常伴卵巢充血、胀大,子宫内膜增长过长,揭示与过多雌激素有关。

子宫肿瘤与内分泌失调有相当大的关系。应用外源性激素及氯米芬后子宫肌瘤增大,抑制或降低性激素水平可防止肌瘤生长、缩小肌瘤及改善临床症状。

从组织发生来看,子宫肌瘤细胞源于子宫肌、血管壁的平滑肌细胞如未成熟的肌原细胞,但后者在组织学上尚未明确概念。人类子宫肌瘤的发生可能来自未分化间叶细胞向平滑肌的分化过程。多发性子宫肌瘤可能是由于起源细胞在子宫肌层的多灶潜伏。进入性成熟期后,残存于肌层的未分化间叶细胞和成熟的平滑肌细胞,在雌、孕激素周期作用下出现自身连续性增殖、分化及肥大过程,在长时间内反复进行,最后形成肿瘤。

细胞遗传学研究显示,25％～50％子宫肌瘤存在细胞遗传学的异常,包括12号和17号染色体长臂片段相互换位、12号染色体长臂重排、7号染色体长臂部分缺失或三体异常等。分子生物学研究结果提示:子宫肌瘤是由单克隆平滑肌细胞增殖而成;多发性子宫肌瘤是由不同克隆细胞形成。子宫肌瘤细胞中雌激素受体和组织中雌二醇含量较正常子宫肌组织高。雌激素可促进子宫肌瘤增大。故子宫肌瘤多发生于育龄妇女,而绝经后肌瘤停止生长,甚至萎缩。孕激素可刺激子宫肌瘤细胞核分裂,促进肌瘤生长。

2.分类 按肌瘤所在部位分为宫体肌瘤(92％)和宫颈肌瘤(8％)。根据肌瘤与子宫肌壁的关系分3类。

(1)肌壁间肌瘤:肌瘤位于子宫肌壁内,周围均被肌层包围,占60％～70％。

(2)浆膜下肌瘤:肌瘤向子宫浆膜面生长,突起在子宫表面,约占20％。肌瘤表面仅由子宫浆膜覆盖。当瘤体继续向浆膜外生长,仅有一蒂与子宫肌壁相连,成为带蒂浆膜下肌瘤,营养由蒂部血管供应,因血供不足易变性、坏死。若蒂部扭转而断裂,肌瘤脱落至腹腔或盆腔,形成游离性肌瘤。若肌瘤位于宫体侧壁向宫旁生长,突入阔韧带两叶间称阔韧带内肌瘤。

(3)黏膜下肌瘤:肌瘤向子宫黏膜方向生长,突出于宫腔,仅由黏膜覆盖,称为黏膜下肌瘤。占10％～15％。肌瘤多为单个,使宫腔变形增大,子宫外形无明显变化。黏膜下肌瘤易形成蒂,在宫腔内生长犹如异物,常引起子宫收缩,肌瘤被挤经宫颈突入阴道。

子宫肌瘤常为多个,各种类型的肌瘤可发生在同一子宫,称多发性子宫肌瘤。

3.病理

(1)检查:肌瘤为实质性球形结节,表面光滑,与周围肌组织有明显界限。虽无包膜,但肌瘤周围的子宫肌层受压形成假包膜,其与肌瘤间有一层疏松网隙区域,切开包膜后肿瘤会跃出,手术时易剥出。血管由外穿入假包膜供给肌瘤营养,肌瘤越大,血管越多越粗;假包膜中的血管呈放射状,壁缺乏外膜,受压后易引起循环障碍而使肌瘤发生各种退行性变,肌瘤呈白色,质硬,切面呈漩涡状结构。肌瘤颜色与硬度因纤维组织多少而变化,含平滑肌多,色略黄,质较软;纤维组织多则色较白,质较硬。

(2)镜检:子宫肌瘤来自子宫肌层的平滑肌细胞或肌层血管壁的平滑肌细胞。肌瘤由皱纹状排列的平滑肌纤维互相交叉组成。漩涡状,其间掺有不等量的纤维结缔组织。细胞大小均匀,呈卵圆形或杆状,核染色较深。

4.子宫肌瘤引起不孕的机制 子宫肌瘤是否影响受孕及影响的程度,与肌瘤生长的部位、大小和数目有很大的关系。其导致不孕可有以下几种情况。

(1)较大的子宫肌瘤可使宫腔变形,不利于精子通过,以及受精卵着床和胎儿发育。

(2)生长在子宫角附近的肌瘤可压迫输卵管开口处,造成阻塞。

(3)生长在阔韧带内的肌瘤可使其表面的输卵管拉长扭曲,管腔挤压,影响其通畅,或使卵巢变位,卵巢与输卵管间距离增宽,妨碍输卵管伞端的拾卵功能。

(4)生长在子宫颈部的子宫肌瘤可压迫子宫颈管,阻碍通道或改变子宫颈口的朝向,使之远离后穹窿部的精液池,不利于精子进入子宫颈口。

(5)生长在子宫腔内的黏膜下肌瘤,犹如宫腔内放置了一只球形的宫内节育器,妨碍生育。宫腔表面的内膜缺血,坏死,萎缩,也不利于受精卵着床。

(6)子宫肌瘤可使子宫收缩的频率、幅度及持续的时间高于正常基线,干扰受精卵着床或者着床后发生流产。

(7)当肌瘤伴发子宫内膜增殖症时,可能合并无排卵和性激素分泌紊乱。

(8)罹患子宫肌瘤时,因肌瘤压迫子宫血管,动脉供血减少,静脉回流不畅,子宫内膜组织有增生、分化不良,发生炎性反应,与卵巢激素同步不良和内膜微循环功能失调等病理改变,不利于孕卵着床、植入和胚胎发育。

(9)子宫本身的内分泌功能对妊娠有重要意义。子宫肌瘤患者子宫内分泌功能失调,使局部内环境改变,不利于受孕。

(二)临床表现

1.症状 子宫肌瘤的症状常随肌瘤生长的部位、大小、生长速度,有无继发变性及并发症等而异。临床上常见子宫出血、腹部包块、疼痛、邻近器官的压迫症状、白带增多、不孕、贫血等。

(1)子宫出血:为子宫肌瘤的主要症状,出现于半数或更多的患者。其中以周期性出血(月经量过多,经期延长或者月经周期缩短)为多,约占 2/3;而非周期性(持续性或不规则)出血占 1/3。出血主要由于壁间肌瘤和黏膜下肌瘤引起。周期性出血多发生在壁间肌瘤。黏膜下、壁间及浆膜下肌瘤的出血发生率分别为 100%、74% 及 36%。

肌瘤所致出血量多的原因:①肌瘤患者常由于雌激素过高而合并子宫内膜增殖及息肉,致月经量多。②肌瘤所致子宫体积增大,内膜面积增加,出血量过多和出血过久。③黏膜下肌瘤,黏膜表面经常溃烂、坏死,导致慢性子宫内膜炎而引起淋漓不断出血。④壁间肌瘤,影响子宫收缩及压迫血管作用,或黏膜下肌瘤内膜剥脱而本身无法收缩,均致出血量多及持续时间延长。⑤较大肌瘤可合并盆腔充血,使血流旺盛而量多。⑥更年期月经不调。

(2)腹部肿块:下腹部肿块常为子宫肌瘤患者的主诉,可高达 69.9%,有时也可能为肌瘤的唯一症状。腹部肿块的发现多在子宫肌瘤长出骨盆腔后,常在清晨空腹膀胱充盈时明显。由于子宫及肌瘤被推向上方,故患者易于自己触得,超过 4~5 个月妊娠子宫大者,在膀胱不充盈时亦可触及。子宫肌瘤一般位于下腹正中,少数可偏居下腹一侧,质硬或有高低不平感。较大者多出现变性,较软而光滑。

(3)疼痛:表现为腹痛者约占 40%,腰酸者 25% 和痛经者 45%;亦有表现为下腹坠胀感或腰背酸痛,程度多不严重。疼痛乃肿瘤压迫盆腔血管,引起淤血,或压迫神经,或有蒂的黏膜下肌瘤可刺激子宫收缩,由宫腔内向外排出所致宫颈管变宽大而疼痛,或肌瘤坏死感染引起盆腔炎、粘连、牵拉等所致。如个别患者因子宫肌瘤红色变性,则腹痛较剧烈并伴有发热。子宫浆膜下肌瘤蒂扭转或子宫轴性扭转时亦产生急性剧烈腹痛。大的浆膜下肌瘤向阔韧带内生长,不仅可压迫神经、血管引起疼痛,还可压迫输尿管或肾盂积水而致腰痛。凡痛经剧烈且渐进性加重者常为子宫肌瘤并发子宫腺肌病或子宫内膜异位症等所致。

（4）压迫症状：肌瘤引起压迫症状者约达 30％，多发生于子宫颈肌瘤，或为子宫体下段肌瘤增大，充满骨盆腔，压迫周围脏器而引起。压迫膀胱，则出现尿频或排尿困难、尿潴留等；压迫输尿管，可致肾盂积水、肾盂肾炎，生长在子宫后壁的肌瘤可压迫直肠，引起便秘，甚至排便困难。盆腔静脉受压可出现下肢水肿。压迫症状在月经前期较显著，此乃子宫肌瘤充血肿胀之故。如浆膜下肌瘤嵌顿于子宫直肠窝也可出现膀胱或直肠压迫症状。

（5）白带：白带增多占 41.9％。子宫腔增大，子宫内膜腺体增多，伴有盆腔充血或炎性反应均能使白带增加；当黏膜下肌瘤发生溃疡、感染、出血、坏死时，则产生血性白带或脓臭性白带，量可很多。

（6）不孕与流产：30％子宫肌瘤患者不孕，有时可能是就诊原因之一，而在检查时发现存在着肌瘤。自然流产率高于正常人群，其比例为 4∶1。

（7）贫血：长期出血而未即时治疗者可发生贫血。严重贫血能导致贫血性心脏病，心肌退行性变。

2.体征　与肌瘤大小、位置、数目及有无变性有关。肌瘤较大在腹部叩及质硬、不规则、结节块状物。妇科检查时，肌壁间肌瘤子宫常增大，表面不规则、单个或多个结节状突起；浆膜下肌瘤可扪及质硬、球块状物与子宫有细蒂相连，活动；黏膜下肌瘤子宫多为均匀增大，有时宫口扩张，肌瘤位于宫口内或脱出在阴道内，呈红色、实质、表面光滑；伴感染则表面有渗出物覆盖或溃疡形成，排液有臭味。

（三）诊断

结合病史、症状、体征和 B 型超声检查，可对绝大多数肌瘤做出正确的诊断；但对小的、症状不明显或囊性变肌瘤有时诊断困难。常规的诊断性刮宫可帮助了解宫腔情况，并了解子宫内膜的病理性质。通过宫腔镜检查可在直视下观察宫腔内的病变。并切除黏膜下肌瘤。在诊断不明时，可行腹腔镜检查以明确诊断。磁共振（MRI）对子宫肌瘤的诊断尤为得力，优于 B 型超声和 CT，能清楚地显示肌瘤的部位和数目，对小肌瘤（0.5～1cm）也可辨别清楚，还可显示肌瘤的退行性变性，如玻璃样变性、钙化等，但检查价格昂贵，难以推广。

（四）治疗

1.一般治疗　子宫肌瘤不孕患者应视其肌瘤部位、大小、临床症状是否明显而施以不同的治疗方法。如黏膜下子宫肌瘤，对妊娠影响较大，应先予手术切除。如子宫肌壁间肌瘤和浆膜下肌瘤，症状不明显，生长速度不快，可用中医中药治疗尽快怀孕，怀孕后以中药安胎，预防流产、早产。如肌瘤较大，观察治疗半年到一年仍未怀孕，也可先施行子宫肌瘤切除术，再予以中医中药治疗促使怀孕。

2.药物治疗　单纯西药治疗一般不适合子宫肌瘤合并不孕患者。对于子宫肌瘤较大需行子宫肌瘤切除术者，可术前应用促性腺激素释放激素类似物 3 个月，使肌瘤缩小利于手术。

3.手术治疗

（1）适应证：小于 35 岁，迫切要求生育经药物治疗未能怀孕，多发性肌瘤、肌瘤直径＞6cm；黏膜下肌瘤；子宫＞12 周妊娠大小、肌瘤生长迅速、症状明显、有变性者。

（2）方法：肌瘤挖除术可根据肌瘤的大小、位置、具体条件，选择经腹、经阴道、经腹腔镜或宫腔镜进行。①经腹肌瘤摘除术：适用于年龄较轻需保留子宫的浆膜下、肌壁间单个或数量较少的肌瘤患者；②经阴道肌瘤摘除术：突出在阴道内的黏膜下肌瘤可经阴道摘除；③腹腔镜下肌瘤摘除术：主要适用于子宫浆膜下肌瘤；④宫腔镜下肌瘤摘除术：适用于黏膜下肌瘤及部分突向宫腔的肌壁间肌瘤，直径 5cm 以下者。术前应行影像学检查，明确肌瘤位置、大小、数目。术中操作尽量细致、彻底，尽可能切除所有可见肌瘤。但注意避免损伤过多的内膜，同时注意排除内膜的病变。子宫肌瘤摘除术后应中医中药辨证治疗，促使尽快怀孕，防止复发。最好在术后 3 年内受孕，一般 3 年内怀孕的概率为 70％～80％，复发率为 10％左右。

4.其他疗法

（1）介入治疗-子宫动脉栓塞术：运用 Seldinger 技术经皮股动脉穿刺，超选择栓塞双侧肌瘤供应血管，使肌瘤萎缩、坏死并吸收。

（2）射频消融治疗：射频消融技术利用插入组织内的电极针发射高频交变电流，使组织内的各种离子随之振动产热，组织局部的温度升高，导致组织凝固坏死，坏死组织在 3～6 个月后，将逐渐纤维化，最终被人体吸收。

（3）高强度聚焦超声：是以超声波为能源，通过高强度的超声在体外聚焦后，直接作用于体内的肿瘤组织，使肿瘤局部温度速升至 70℃ 以上，从而使组织发生凝固和坏死。其优点是无创性和不良反应少。

以上方法仍需更多的临床观察积累更多的经验，对未生育患者尤应注意，避免破坏子宫内膜及对子宫、卵巢、输卵管的血供。

（胡相娟）

第三节　输卵管性不孕

由于炎性反应所引起的输卵管阻塞或通而不畅是女性不孕症的重要原因，临床约占 1/3。引起输卵管炎的病原体可有两个来源，一是阴道内的菌群包括需氧菌及厌氧菌，主要细菌有葡萄球菌、链球菌、大肠杆菌及绿脓杆菌，厌氧菌主要有消化链球菌、消化球菌、脆弱类杆菌等；二是来自外界的病原体如结核杆菌、淋球菌、沙眼衣原体等。可单独或混合感染，常是混合性感染，约 2/3 的患者伴厌氧菌感染。近年来由于性传播疾病引起的慢性输卵管炎的发生率有上升趋势。

一、输卵管炎的传播途径

1.沿生殖器官黏膜上行感染，如淋病双球菌感染宫颈黏膜、子宫内膜和输卵管黏膜即为此途径。

2.经淋巴途径传播致病菌沿阴道上部及宫颈旁腹膜后淋巴系统向输卵管蔓延，见于流产后、产褥期和放置节育环（IUD）后的感染。

3.血行播散由感染灶经血行感染腹膜，而后感染输卵管，如结核菌感染即为此途径。

二、慢性输卵管炎的病理改变

1.慢性间质性输卵管炎　临床较多见。输卵管因淋巴细胞浸润、组织纤维化而增粗，黏膜皱襞显著减少甚至消失。输卵管僵硬或蜷曲，常与卵巢或阔韧带后叶形成不同程度的粘连。管腔阻塞（部分或全部）或伞端阻塞闭锁。部分患者管腔变细，但通畅。显微镜下见输卵管各层广泛淋巴细胞和浆细胞浸润，上皮细胞增生肥大，黏膜皱襞纤维化粘连，融合阻塞管腔。

2.峡部结节性输卵管炎　由于输卵管黏膜腺上皮局部浸润管壁肌层使峡部肌层增厚。输卵管峡部呈黄色或棕色坚实的结节，直径 1～2cm，浆膜光滑。纤维镜下见肌层散布输卵管上皮所形成的腺腔，腔外肌纤维增生肥大，输卵管常被分割为几个管道，严重者管腔完全闭锁。

3.输卵管积水　多数认为是由于输卵管伞端粘连，管腔内渗出物积聚所致，也有认为是输卵管积脓，脓性物吸收后残留液体形成。外观呈长茄状或腊肠状，远端较大。管壁外表光滑，壁薄而透明，管内液体清亮,管壁与周围组织一般无粘连或仅轻微粘连。镜下见积水上皮细胞呈扁平或低柱状。

4.慢性输卵管积脓   可反复发作,脓为黏稠脓液。管壁呈纤维增厚,黏膜表面灰白色,光滑或颗粒状,皱襞萎缩或消失。管壁与周围组织粘连严重,可形成输卵管卵巢脓肿。镜下见管壁中有淋巴细胞、嗜中性粒细胞和浆细胞浸润。

三、临床表现

可有或无急性盆腔炎病史、阑尾炎史。急性淋病性输卵管炎常伴有急性泌尿道感染的症状,如尿痛、尿频、尿急等。流产或产后发生者应详细询问流产或分娩后的情况。月经可正常或失调。

妇科检查:腹部一般无压痛,外阴检查注意前庭大腺有无肿大,外阴有无赘生物,尿道口及尿道旁腺有无炎性表现。按摩前阴道壁有无脓液流出,流出液送细菌培养并做革兰检查。双合诊检查注意双侧附件区有无增厚、压痛及包块。输卵管炎时常可在子宫一侧或双侧触到索条状增粗的输卵管,并有轻压痛;输卵管积水或输卵管卵巢囊肿,则可触及一侧或两侧的囊性肿物,活动多受限。

四、诊断

根据病史、症状及体征,B 型超声可协助诊断。

五、慢性输卵管炎导致不孕的原因

1.慢性输卵管炎常伴有盆腔慢性炎性反应,使性交疼痛或因疼痛而害怕性交。

2.生殖道分泌物增多,呈脓性 pH 值改变,可影响精子存活和活动。

3.子宫和输卵管黏膜层炎性反应、充血,纤毛运动功能受损或纤毛破坏,影响精子和卵子的运送。

4.输卵管管腔内的炎性反应,粘连导致输卵管阻塞或积水,使输卵管阻塞,精子和卵子不能相遇。

5.输卵管周围粘连造成输卵管伞部闭锁或影响输卵管蠕动和拾卵作用。

6.有慢性盆腔炎时,卵巢功能受损可引起月经失调。

六、临床常用的输卵管通畅性检查

常用的方法有输卵管通液或通气试验、子宫输卵管造影;近来有报道腹腔镜与输卵管通液联合检查、B 型超声监视下行子宫输卵管通液检查、宫腔镜下行输卵管插管检查、借助介入放射学技术进行选择性输卵管造影和再通术等。上述方法可不同程度提示输卵管的通畅性、阻塞部位、管腔内的形态变化及病因病理,为诊断提供依据。此外,介入性检查有助于对轻度输卵管扭曲的矫正、内膜粘连的分离、管腔内残留物的排除等,起到一定治疗作用。

(一)检查注意事项

检查前必须查明生殖道无活动性炎性反应,包括阴道、宫颈检测致病微生物为阴性。若有炎性反应者,经治愈后方可检查。检查周期内禁止性生活。检查时间宜选择在月经干净后 3～7d 内。因检查时间太早,子宫内膜尚未完全修复,检查中的气体或油剂可能进入血窦,形成栓塞;亦可能将宫腔中残存的经血挤推到输卵管,进入腹腔,以致引起感染或子宫内膜异位症。若在排卵期后进行检查,子宫内膜已较肥厚,易造成输卵管内口假性阻塞;同时介入宫腔的导管类器械擦伤内膜,易致术中及术后子宫出血。内膜进入腹腔也可导致子宫内膜异位症发生。

输卵管内口与峡部管腔细,肌层较厚,受到刺激时易发生痉挛。因此在通畅检查前、中应适当应用镇静剂或解痉药,以防止假象,误导医师做出错误结论。

在实施检查术中必须遵照无菌操作原则,防止医源性感染。检查当日体温应低于 37.5℃。

在通畅性检查中注意堵紧宫颈外口、防止漏气、溢液影响检查结果判定。近年来有一次性双腔输卵管通液器,带有气囊,可避免漏气、溢液发生。在一个月经周期内只能做一项介入性检查,例如不能在诊刮术后继之作通畅性检查,或通液术后再行造影术。尤其是碘油造影术后数月才可施行其他生殖系统手术。

(二)检查方法

1.输卵管通液试验　注入含庆大霉素 8 万单位,地塞米松 5mg 或糜蛋白酶 10000U(注意有发生过敏者)的生理盐水 20～30ml,同时加入阿托品 0.5mg,以防输卵管痉挛,将气囊导管放入宫颈内口,缓慢注入液体。根据推注阻力、有无液体反流和患者下腹是否疼痛来判定输卵管通畅情况。判定标准如下。

(1)输卵管通畅:推注液体无阻力,或开始有一定阻力,后阻力消失,宫颈无液体反流,患者下腹无疼痛。

(2)输卵管通而不畅:推注液体有阻力、或开始阻力较大,后阻力减小但仍存在,有少量液体反流,患者自觉下腹轻微疼痛。

(3)输卵管阻塞:推注液体阻力大,注液不足 8～10ml 即不能推注液体,液体反流多,患者下腹疼痛明显。

本方法设备简单,操作方便,即是检查方法,也有治疗作用,是目前最常用的输卵管检查方法,其判定输卵管通畅性的准确性为 84.2%～85%。缺点是不能判定输卵管阻塞的侧别和确切部位。

2.子宫输卵管造影　子宫输卵管造影术是目前国内外对输卵管通畅定性、定位最常用的检查方法。除前述的禁忌证及注意事项外,术前需做碘过敏试验,阴性者方可施术。

(1)造影剂

①碘油:常用 40%碘化油、30%乙碘油等。油剂的优点是黏稠度高、密度大、影像清晰;流动慢,摄片时间比较充裕;刺激性小,过敏反应少,有 X 线设备的医院均可进行。缺点是吸收慢,滞留在输卵管梗阻部位或滞在盆腔粘连包块内时间长,油皂化后含有脂肪酸,刺激组织发生肉芽肿,加重输卵管炎或引起慢性腹膜炎。

②碘水:常用的有 60%或 76%泛影葡胺。碘水造影的优点是黏稠度低,可扩散到输卵管的分泌物内,使梗阻之管腔显示充分;流动快,一次完成摄片;吸收快,注入 10～30min 即被吸收,经肾脏排出。缺点是有一定刺激性,注入时需适当加局麻药物;流动快,消失快,有时术者与摄片者配合不好或经验不足,照片显影不清晰。

(2)造影方法:造影前排空大小便,消毒外阴、阴道和宫颈。在无菌操作下抽出造影剂 7～10ml,因导管内需容纳 2ml,宫腔内容 3～5ml。将金属导管或双腔导管插入宫颈内堵紧。排出导管中气泡,以防误诊为息肉或肌瘤。在透视下边注入边观察,至子宫输卵管均充盈即摄片;或在不透视下缓慢注入,至患者下腹胀即摄片。如注入时有明显阻力感或患者疼痛难以忍受时,应停止注射,总注入量 5～10ml。如注入碘水剂,则连摄 2 片,相隔 10～15min;若注入碘油剂,第 1 片洗出观察后,酌情摄第 2 片,待 24h 后,擦洗阴道,清除可能残留在阴道内的碘剂,再摄盆腔平片 1 张。若输卵管通畅,则输卵管内无油剂残留,进入盆腹腔的油剂呈涂抹状影像,子宫腔内残留呈纵行条状影,阴道内呈横行条状影,输卵管伞部残留呈香肠状影。

造影是女性不孕检查中比较安全、简便有效的方法,可在 X 线摄片上显示清晰的图像及长期保存。造影不但可了解输卵管是否通畅,并可全面观察宫腔及输卵管内部的情况,但造影不能准确反映盆腔的病变和粘连程度。

(3)并发症与造影后处理:①静脉回流。可能由于子宫内膜为器械损伤,内膜有炎性反应或注射压力过高、造影剂量过大等。有文献报告,若油剂发生油性栓塞、过敏反应,患者在造影中或造影后咳嗽、胸痛、心悸、烦躁、休克昏迷,可致猝死。因此术前应做好抗过敏、抢救休克的准备。②感染。原有炎性反应引起发作,或无菌操作不严致医源性感染,引起子宫炎、附件炎、盆腔炎、腹膜炎等。应注意防治感染,适当用抗生素。为防止器械内残存污物引起感染,术前消毒要确实无微生物污染;术后应将导管、注射器用乙醚洗净腔内,或在小苏打溶液内浸泡后洗净,以免碘油滞留管内,下次应用时引起不良刺激或感染。最好应用一次性器械,以杜绝交叉感染。

如术中、术后患者疼痛较重,应当在放射科就地休息观察,必要时留观察室或住院诊治,以免发生意外。

3.子宫输卵管超声检查　子宫输卵管声学造影,目前国内外多采用过氧化氢溶液作为声学造影剂。过氧化氢溶液对人体无害,对子宫、输卵管黏膜无刺激,具有明显的声学效果。过氧化氢溶液注入囊腔后,在人体过氧化氢酶作用下迅速分解产生游离氧,形成大量微气泡,既可防治感染又产生泡沫效应。微气泡与软组织具有较大的密度差,在声像上形成强烈反射。在 B 型超声观测下,可较明确地动态看到输卵管内的液体流动情况,若通畅则子宫直肠凹可出现液性暗区;不通畅时有利于判定梗阻部位,若伞部梗阻,可测到输卵管积液的液性暗区。

此法优点是在超声扫描下通液,借助动态影像学能较准确地判定输卵管通畅情况,通液后的输卵管及盆腔状态,有利于诊断与治疗,且无放射线对人体的影响,是今后的发展方向。

(1)适应证:凡适应输卵管通水或 X 线碘油造影的患者均可行子宫输卵管声学造影术。通畅性检查宜选择在月经净后 3～7d。

(2)禁忌证:内外生殖器急性炎性反应,宫颈重度糜烂或脓性分泌物多,严重滴虫性或霉菌性阴道炎患者;月经期或子宫出血疾病、盆腔活动性结核。术前 1 周内禁止性生活。

(3)方法:适度充盈膀胱,取膀胱截石位,常规 2% 碘伏消毒外阴、阴道后,暴露宫颈,消毒宫颈后,插入双腔造影管。

B 型超声监视下先显示子宫纵切面及清晰的宫腔回声,然后将 0.5%～1.5% 过氧化氢溶液缓缓注入,可见过氧化氢溶液产生的微细气泡弥散在宫腔—输卵管内,呈强回声。一般注入 3～5ml 即可显示宫腔结构;注入 10～20ml 可显示双侧输卵管。

(4)输卵管通畅性判断:①双侧输卵管通畅。纵切面显示宫腔分离<7mm,继续注入后横切面显示双侧输卵管腔内强回声,流动达输卵管伞端散开,子宫直肠窝内见积液。②一侧输卵管通畅。推注稍有阻力,宫腔分离<10mm,液体从一侧输卵管外溢,子宫直肠窝也可见积液。③双侧输卵管梗阻。推注阻力大,停止推注时液体反流,宫腔分离>11mm,子宫直肠窝无积液。若输卵管阻塞在近伞端,液体在阻塞处呈涡流状。

(5)并发症及其处理:常见有下腹痛,轻者无需处理,重者可给予解痉剂及哌替啶等镇痛药。个别患者在插入双腔管气囊扩张后或向宫腔推入显影剂后可出现迷走神经兴奋的典型症状,如心动过缓、血压下降、面色苍白、大汗、头昏、胸闷不适,需引起重视。可立即皮下或静脉注射阿托品 0.5mg 及吸氧等处理。

术后 1 周内禁性生活,有阴道出血者应延长;术后常规用抗生素 3～5d。少数患者可有少量阴道出血,2～3d 可自行停止,无需处理;量较多者,给予消炎止血药。

4.宫腔镜下输卵管通液检查　宫腔镜的优点在于不但能直接观察宫腔内的生理和病理变化,定位取活检,同时进行宫腔内病变的治疗,而且可观察输卵管开口的形状,周围有无息肉等病变存在。在宫腔镜下选择性输卵管插管可明确输卵管通畅的侧别,若能在 B 型超声监视下则诊断更为确切。

5.腹腔镜输卵管通液检查　　腹腔镜监视下输卵管通液是目前评价输卵管通畅性的"金标准",在国外被许多生殖中心列为不孕症的常规检查步骤。腹腔镜下可看清输卵管的形态,有无粘连及子宫内膜异位症等,经宫颈注入 1‰的美蓝液 20ml,在腹腔镜下能直接观察输卵管伞端有无美蓝溢出,有则说明输卵管通畅。如输卵管有粘连可同时行粘连分离手术,电灼异位症病灶等手术。

七、输卵管性不孕症的治疗

慢性输卵管炎,多数患者症状和体征均不明显,均是经子宫输卵管造影(HSG)显示输卵管通而不畅或阻塞,腹腔镜检查见输卵管周围有粘连等检查发现。其治疗分为手术治疗及非手术治疗及介入治疗。

(一)非手术治疗
非手术治疗包括药物治疗及局部理疗。

1.输卵管通液　　向输卵管内注入抗菌药物、地塞米松以抑制炎性渗出和肉芽增生,糜蛋白酶以利于炎性因子溶解和吸收。方法同输卵管通液术,20ml 针管抽生理盐水 20ml 内含庆大霉素 8 万 U,地塞米松 5mg 或糜蛋白酶 10000U,同时加入阿托品 0.5mg,以防输卵管痉挛,以输卵管通液的方法,缓慢注入宫腔进入输卵管。治疗时间选择月经干净后 3～4d 开始,每 2 日 1 次,5 次为 1 个疗程。如注入液体的阻力越来越小,则提示输卵管阻塞部分被渐渐冲开,2 个疗程后行 HSG 检查,以观察治疗效果,若毫无改进,则停止治疗。若一侧或两侧通畅,则再继续 2 个疗程。此方法适用于输卵管轻度粘连的治疗,简单易学,在基层医院即可开展。

2.理疗　　高频理疗中的短波、超短波及微波、离子透入等可促进盆腔局部血液循环、改善局部营养以利于松解组织粘连,使炎性反应吸收和消退,是药物治疗的辅助治疗。方法为每日 1 次,每次 30min,20 次为 1 个疗程,连用 2～3 个疗程。

(二)介入治疗

经宫颈输卵管导管疏通术。最早 1966 年 Corfman 和 Taylor 报道用一金属导管进行选择性输卵管造影术,此后引发经宫颈输卵管诊断、治疗输卵管阻塞的众多研究。在 X 线透视下、B 型超声下或宫腔镜下,应用简单套管导管,将导管或导丝经输卵管口插入输卵管阻塞部位疏通无形物质或轻度管腔粘连,随即通液或直接经插入的导管通液,以恢复单侧或双侧输卵管通道,达到受孕目的。

(三)手术治疗

手术治疗应遵循以下原则:①输卵管结核为禁忌证,因输卵管已失去功能,极少受孕;②双侧输卵管积水直径在 3cm 以上,应切除输卵管,因其已丧失功能,且影响体外受精-胚胎移植(IVF-ET)的成功率;③年龄应<40 岁,最好 35 岁以下;④最好行显微外科手术,以提高成功率。

1.输卵管-子宫吻合法　　适用于输卵管近端阻塞(间质部和峡部)。手术步骤为:先切断闭塞段的输卵管,在宫角部锥形切除闭锁的间质部输卵管,将保留的输卵管近端纵行分叉切开约 0.5cm,分叉两端顶部以 5-0 肠线通过输卵管黏膜作褥式缝合各一针,再分别穿针于宫角新开口,穿过子宫肌壁、子宫前后壁浆膜层并结扎,使输卵管鱼状开口与宫角新开口相对合,使输卵管与宫腔相通。宫角新开口的肌层用 2-0 肠线间断缝合,5-0 肠线将输卵管浆膜层固定于子宫浆膜层。此术式术后妊娠率为 12‰～50‰。

2.输卵管端-端吻合法　　适用于输卵管中段阻塞。将阻塞段输卵管切去,勿损伤系膜下血管,以硬膜外导管自伞端插入做支架,将输卵管两断端对正、靠拢,以 5-0 或 6-0 铬制肠线在输卵管 3、6、9 点处间断缝合输卵管肌层各一针,尽量勿穿透黏膜层,再间断缝合输卵管浆膜层。取出导管。此术式常用于绝育手术后复通,手术后妊娠率可达 90%。

3.输卵管造口术　适用于输卵管远端阻塞。以往在开腹直视下手术,随着腹腔镜技术水平的不断进步,现常在腹腔镜下手术,分离输卵管粘连,并造口。由于输卵管伞丧失或新形成的伞拾卵功能差,往往不易受孕,是输卵管整形术中效果最差的一种。

4.输卵管粘连松解术　适用于 HSG 显示输卵管通畅而伞周围轻度粘连者。该术式常在腹腔镜下进行,用单极微电针切断粘连,游离整段输卵管,并使卵巢恢复正常解剖位置,手术后创面涂透明质酸钠,以减少粘连。

(汪　玲)

第四节　卵巢早衰

卵巢早衰(POF)这一概念是在 1967 年由 Moraes-Ruehsem 与 Jones 首次提出,是一种多因素导致的卵巢功能衰竭,是发生在 40 岁前的由于卵巢功能衰竭所致的高促性腺激素性闭经。患者在 40 岁前有月经,由于卵巢功能提前衰退而闭经,血清激素表现为 E_2 下降而 FSH 升高。其发生率 1%~3%,近年来有增高趋势。

一、病理分类

根据卵巢组织学检查,有学者将 POF 分两类:①卵泡耗竭型,卵巢皮质充满纤维组织或卵巢间质,卵泡极为罕见或完全缺如;②卵泡数目正常型,卵巢皮质内始基卵泡数目正常,但均未发育,对促性腺激素敏感性低。

二、卵巢早衰的病因

POF 为多种因素引起的综合征。特发性 POF 占高促性腺激素闭经的 81%,是 POF 最常见的类型,无明确的病因。其他类型的 POF 可能与以下因素有关。

1.遗传学因素　约 10% 的 POF 患者有家族史,可表现为原发性闭经,也可表现为继发性闭经。认为 POF 和早绝经为一种由常染色体传递或 X 连锁显性限制性遗传病。常伴有染色体重组、移位或单体性改变,X 染色体和常染色体间的移位,可能是一种潜在的多基因遗传病。

2.免疫性因素　临床上发现,5%~30% 的 POF 患者同时患有其他自身免疫性疾病,以桥本甲状腺炎最常见,其次为 Addison 病、类风湿性关节炎、系统性红斑狼疮等。POF 患者血抗透明带抗体(AZPAb)和干扰素-α 显著高于正常妇女,INF-α 和白细胞介素-2(IL-2)则显著降低。抗卵巢抗体(AoAb)、引起过度的抗原抗体反应,导致卵巢细胞的病理性损伤,使卵泡过度闭锁,影响卵巢生殖内分泌功能从而发生 POF 及不孕。

3.体内激素及其受体异常　促性腺激素 FSH、LH 及其受体(FSHR、LHR)的传导缺陷可引起 POF。家族性 POF 和 Frax 携带者中呈现较低的雌雄激素受体基因(TA)n 复制率,从而影响雌激素受体多型性表达,此种雌激素受体异常,可引起卵巢功能衰竭和过早绝经。

4.代谢异常　半乳糖血症患者,可能是由于半乳糖在体内堆积对卵母细胞的直接损害,其代谢产物对卵巢实质的损害及含有半乳糖的促性腺激素分子生物活性的改变而导致卵母细胞的过早耗竭,引起POF。卵巢17-羟化酶缺乏,不能合成雌激素,FSH反馈性升高,染色体核型正常,临床表现为原发闭经。

5.卵泡生成障碍　卵泡生成障碍占POF总数的50.7%,其中无性腺症者占13.58%,无卵泡症者占80.25%,仅有始基卵泡者占3.7%,有小卵泡和淋巴细胞浸润者占1.2%,有次级卵泡和血铁质沉着者1.2%,以上是POF的原因还是结果尚不明确。

6.其他因素　化学药物、放射线照射和感染因素,均可损伤卵巢导致POF。如肿瘤化疗期间闭经,造成暂时性的POF,大部分可于停化疗后恢复。放射线可破坏卵巢,导致暂时或永久的闭经。幼女患腮腺炎后,约5%患者可导致POF;一些盆腔感染如严重的结核性、淋菌性或化脓性盆腔炎可引起POF。另外手术也可能引起POF,如卵巢囊肿剔除手术,切除皮质过多或腹腔镜电凝止血时的热损伤均可导致POF。

三、卵巢早衰的临床表现

1.月经改变　闭经是POF的主要临床表现。POF发生在青春期前表现为原发性闭经,且无第二性征发育;在青春期后则表现为继发性闭经,40岁以前月经终止,往往有第二性征发育。POF前月经改变的形式很不一致,约50%患者会有月经稀发或阴道不规则出血,25%患者突然出现闭经。多数POF患者卵巢功能衰退发生过程是突然且不可逆的,少数患者闭经一段时间后,恢复正常月经,出现一过性的排卵功能恢复,甚至有POF患者妊娠的报道。

2.雌激素缺乏的表现　由于卵巢功能的衰竭,POF患者除不孕外,也会出现一组雌激素低下征候群,如潮热、出汗等血管舒张症状,抑郁、焦虑、失眠等神经精神症状,以及外阴瘙痒、阴道干涩、性交痛和尿频、尿急等泌尿生殖道症状,在原发性闭经的患者中相对少见。

3.相对病因的表现　虽POF的确切病因尚不清楚,研究认为多数POF可能与遗传、内分泌及免疫性疾病有关,如肾上腺功能减退、糖尿病、甲状腺功能亢进或减退、甲状旁腺功能亢进或减退,其中以甲状腺功能减退最为常见。一些POF患者可同时存在自身免疫性内分泌疾患,故常有相关病因的临床表现。

4.体征　POF患者可全身发育正常,多数患者智力正常,身高中等。Turner综合征患者可有身材矮小、智力低下表现,此外还有颈蹼、肘外翻、贯通手等,染色体发育异常引起原发性闭经的POF患者可有第二性征发育不全,如乳房未发育或发育不全,阴毛、腋毛稀少甚至缺如等。若伴有其他自身免疫性疾病可表现为各种病因引起的相应体征。盆腔检查可发现多数患者阴道黏膜充血、萎缩、子宫萎缩等雌激素缺乏的表现。

5.辅助检查

(1)血清激素水平测定:显示FSH水平升高,雌激素水平下降。一般FSH>40U/L,E_2<73.2pmol/L,其中最敏感的是血清FSH水平升高,FSH升高是POF的早期指标。

(2)超声检查:多数患者盆腔超声显示卵巢和子宫缩小,卵巢中无卵泡。但染色体正常的POF患者有1/3以上盆腔超声检查可有卵泡存在。此种现象有两种解释,一种可能是卵巢中确有残存的卵泡,另一种可能是所谓"卵巢不敏感综合征",即卵巢中有卵泡,但对FSH反应不敏感。

(3)骨密度测定:POF患者可有低骨量和骨质疏松表现,其原因是低峰值骨量和骨丢失率增加。

(4)自身免疫指标和内分泌指标测定:对可疑自身免疫性疾病者应检查自身抗体、血沉、免疫球蛋白、类风湿因子等,有临床指征时可进行甲状腺功能、肾上腺功能、甲状旁腺功能及血糖指标测定。

四、卵巢早衰的诊断

公认的卵巢早衰的诊断标准是 40 岁前出现至少 4 个月以上闭经,并有两次或两次以上血清 FSH＞40U/L,两次检查间隔时间 1 个月以上,E_2＜73.12pmol/L。病史、体格检查及其他辅助检查可有助于相关病因疾病的诊断。

五、卵巢早衰的治疗

有明确内科疾病者,应针对病因进行治疗。POF 也并非不可逆,仍有许多自然缓解及药物诱发排卵成功的病例。近年许多学者发现 POF 大约 25％的患者可能在 1～5 年恢复卵泡生长。由于确切病因不清,该病治疗困难。

1.激素治疗　适用于无生育要求者。尽早给予适量雌激素缓解围绝经期症状,预防骨质疏松。可采用周期性序贯治疗,方法为口服己烯雌酚 0.5mg,1 次/天,连服 20d。(也可用炔雌醇 0.05mg,或倍美力 0.625mg、戊酸雌二醇 2mg 代替己烯雌酚),从月经第 16 日加服安宫黄体酮 10mg,1 次/天,连服 5～7d。月经来潮后从月经第 5 日开始下一周期的治疗。目前,临床常用药物戊酸雌二醇/环丙孕酮(克龄蒙)(含戊酸雌二醇 2mg,醋酸环丙孕酮 1mg)周期治疗,服用方便。同时进行健康教育,减轻患者的思想负担,适当补充钙剂、维生素等。

2.促排卵治疗　适用于不孕患者。在经雌孕激素周期治疗后,一般 6 个月左右。观察子宫大小接近正常,应用大剂量的促性腺激素促排卵有成功的可能性。方法是每日应用 HMG 2～4 支,超声监测至卵泡成熟,再注射 HCG 10000U 诱发排卵。其成功率与闭经年限及基础 FSH 值关系很大。闭经＜1 年治疗后妊娠率高于闭经年限长者,FSH＞50U/L,治疗成功率明显下降。

3.借卵试管婴儿(IVF)　POF 是卵子赠送的主要指征,但应遵守国家政策和规范。供卵者与受卵者应双盲;供卵者为接受 IVF 患者;取卵 20 枚以上可捐赠 5 枚,自留 15 枚;捐赠卵子后需形成胚胎后冷冻半年以上,复查人类免疫缺陷病毒、丙型肝炎病毒、血清素凝集试验和乙肝五项等指标正常方可移植;双方应签署知情同意书。捐赠卵子者的年龄最好＜35 岁,POF 患者移植前后均需进行激素替代治疗。妊娠后必须使用激素维持至妊娠 12 周左右。有报道借卵 IVF 15 例,妊娠 10 例,妊娠率 66％。

（王　莉）

第五节　免疫性不孕

一、概述

流行病学资料显示,10％～15％的育龄夫妇患有不孕症,即 12 个月无避孕的性生活之后无法受孕,其中约 10％不能明确病因。对于不明原因的不孕症,目前倾向认为其发生机制可能与免疫有关,是一种免疫性不孕。免疫不孕是相对概念,是指免疫使生育力降低,暂时导致不育。不育状态能否持续取决于免疫力与生育力间的相互作用,若免疫力强于生育力,则不孕发生,若后者强于前者则妊娠发生。不孕常有多种因素同时存在,免疫因素亦可作为不孕的唯一原因或与其他病因并存。

所谓自身免疫是指机体免疫系统产生针对自身抗原的自身抗体和(或)自身有致敏性淋巴细胞的现象。自身免疫反应可分为生理性和病理性两类。健康人有适量的自身抗体,具有清除降解自身抗原和衰老、受损的细胞等作用,从而维持机体内外环境的稳定。如自身抗体或自身致敏性淋巴细胞攻击自身组织、细胞导致其产生病理改变和功能障碍时即形成自身免疫病。人类配子的形成、受精和着床均可涉及自身免疫反应。适当的自身免疫反应可能不会损害受孕能力,如部分能正常受孕的妇女中自身抗体水平可上升。但若自身免疫反应过于活跃则可与受孕能力下降有关。

1988 年,Gleicher 等提出自身免疫性生殖失败综合征(RAFS)的概念,即为一组临床表现为不孕或流产或子宫内膜异位症,同时血清中可检测到一种或一种以上的自身抗体阳性的症候群。也有学者认为免疫不孕与某些遗传缺陷有关,可能存在易感基因。

随着体外受精-胚胎移植(IVF-ET)的广泛开展,人们注意到 IVF-ET 妊娠失败和患者的免疫状态有关。IVF-ET 妊娠失败包括超促排卵过程卵巢反应不良、卵子成熟障碍、授精失败和胚胎着床失败等。部分报道显示,IVF-ET 妊娠失败者自身免疫异常,自身抗体水平上升。但是否就是引起妊娠失败的原因仍有争议。

IVF 的治疗过程中需人为启动促排卵,形成雌激素峰。雌激素可能刺激自身免疫反应增强,提高自身抗体水平。

1.雌激素剂量较大时会增加自身免疫性疾病的易感性。

2.雌激素可能通过与被自身抗原激活的 T、B 淋巴细胞内雌激素受体结合,促进自身抗体产生。正常雌性小鼠长期注射雌激素可促进巨噬细胞表面 MHC2DQ、MHC2DR 抗原表达、增殖反应及吞噬颗粒抗原的能力。雌激素还可升高细胞因子 TNF2α mRNA 水平、降低 TGF-β_2 mRNA 水平,而 TNF2α 对自身免疫反应起促进作用,TGF-β_2 起抑制作用。

在 IVF-ET 治疗过程中还需运用穿刺取卵、体外授精和胚胎培养和移植的操作,有可能损伤卵巢组织,暴露卵泡液和卵子的抗原,受精卵也可因体外环境和人工操作形成新的抗原性。因此,如 IVF 反复失败的患者自身抗体水平升高,不能排除是治疗本身带来的后果。

(一)与不孕有关的自身抗体分类

1.非器官特异性自身抗体　是指针对存在于不同组织的共同抗原的抗体。如抗磷脂抗体、抗核抗体、抗 DNA 抗体等。

2.器官特异性自身抗体　是指只针对某个特异性器官组织自身抗原的抗体,如抗精子抗体,抗卵巢抗体、抗子宫内膜抗体和抗甲状腺抗体、抗平滑肌抗体等。

(二)产生自身免疫的诱因

1.手术、外伤和感染导致隐蔽抗原释放;感染病毒修饰自身组织的抗原表位,诱导其抗原性形成,或感染病原体和自身组织存在交叉抗原。

2.T、B 淋巴细胞的多克隆激活,促进自身反应性 T 淋巴细胞增殖和自身抗体产生增加。

3.遗传性因素,如易感基因的作用。

4.内分泌因素,如雌激素可促进自身免疫形成。大剂量可抑制免疫功能,而小剂量则具有免疫刺激作用。

(三)自身免疫造成不孕的可能机制

1.抗体介导的细胞毒作用,如抗磷脂抗体与生殖道组织细胞的磷脂成分结合,导致这些细胞被攻击。

2.抗体刺激靶细胞,如抗甲状腺抗体兴奋性 TSHR2ab 可促进甲状腺功能亢进,进而影响性腺功能。

3.抗体中和作用,即抗原抗体的结合使具有重要生理功能的自身抗原生物活性减弱或丧失。如作为一种抗卵巢抗体的抗 FSH 抗体,可中和 FSH 的生物活性,使卵巢不能接受促性腺素的作用而退化衰竭。

4.抗原抗体复合物的沉积,如精子表面抗原抗体复合物形成后即可阻碍精子获能,游走和穿透入卵的能力。

二、抗精子抗体与不孕

精子作为一种独特的抗原,与机体免疫系统接触后可引起自身或同种免疫反应,产生抗精子抗体(AsAb)。Landsteiner 于 20 世纪初首次证实动物实验可诱导抗精子抗体的产生。20 世纪 50 年代 Rumke 报道不孕患者血清中存在抗精子抗体。已发现输精管结扎术后、男性同性恋血清抗精子抗体发生率为 50%~80%。在原因不明不孕中抗精子抗体的阳性率约 20%,均可证实体内存在 AsAb 可导致不孕。

(一)抗精子抗体的产生机制

1.男性抗精子抗体的产生　①正常情况下,由于血-睾屏障的作用,精子不能与机体免疫系统接触,不会产生抗精子的免疫反应。一旦血-睾屏障发育不完善或遭到破坏,如手术、外伤、炎性反应等,导致精子外溢或巨噬细胞进入生殖道吞噬消化精子细胞,其精子抗原激活免疫系统,产生抗精子抗体;②在附睾和输精管的皮下组织中存在抑制性 T 淋巴细胞,正常情况下,由睾丸网及其输出管漏出的少量精子抗原可激活抑制性 T 淋巴细胞,使成熟 B 淋巴细胞识别抗原的过程变得迟钝,降低了机体对精子抗原的体液免疫反应,形成免疫耐受。当抑制性 T 淋巴细胞数量或活性下降及精液内补充抑制性 T 细胞的因子缺乏时,可产生抗精子抗体。

2.女性抗精子抗体的产生　女性生殖道内的精子抗体起源不明。近年认为,与无症状的生殖道感染无明显相关性。正常精液中含有前列腺素 E 和一种糖蛋白,具有免疫抑制作用,精液沉淀素具有抗补体活性。这些免疫抑制因素在正常情况下可抑制女方免疫活性细胞针对精子抗原的免疫应答,诱导免疫耐受。若丈夫精液中免疫抑制因子缺乏可导致女方产生抗精子抗体。在生殖道黏膜破损的情况下性交,可使精子抗原通过破损的黏膜上皮屏障,进入上皮下的 B 淋巴细胞,产生抗精子抗体。异性间的肛交或口交是女性产生抗精子抗体的原因之一。另外,某些助孕技术如直接腹腔内人工授精,可导致大量精子进入腹腔,被腹腔中的巨噬细胞吞噬后,将精子抗原传递至盆腔淋巴结内的辅助性 T 淋巴细胞,从而诱发抗精子的免疫反应,使血清中出现暂时的抗精子抗体升高。

子宫内膜异位症妇女多种自身抗体中的有些抗体,如抗 α_2HS-糖蛋白和转铁蛋白抗体,可结合精子表面的相同分子,子宫内膜异位伴不育妇女的腹腔液巨噬细胞对精子的吞噬活性增强。

(二)抗精子抗体影响生殖的机制

能与精子抗体发生作用的精子抗原包括多种不同的分子。不同个体产生的精子抗体,所针对的抗原不尽相同;针对同一抗原的精子抗体对不同个体生殖功能的影响也不尽相同。精子抗体干扰生殖的机制研究通常只能在体外条件下进行,所获结果并不能真正反映体内的情况。精子抗体干扰生殖的具体机制可能包括如下几个方面。

1.降低生理受精部位的精子数量　免疫球蛋白对精子表面的附着,阻碍精子对宫颈黏液的穿透,活化补体,使精子细胞膜损伤,精子死亡,加速精子在女性生殖道转运过程中的清除,阻碍精子进入生理受精部位。

2.抑制授精　精子抗体与某些精子头部抗原结合,干扰精子获能及顶体反应,干扰精子与卵细胞间的相互识别,阻止精子与卵细胞透明带的黏附,抑制透明带诱导的顶体反应及精子膜与卵细胞膜间的融合;

降低精子对透明带和卵细胞膜的穿透;抗体分子与顶体膜表面成分的结合,还可能扰乱顶体膜的功能,直接诱导自发性顶体反应的发生使精子失去主动使卵细胞受精的能力。

3.抗精子抗体的调理作用　增强生殖道局部吞噬细胞对精子的吞噬作用。

（三）抗精子抗体的检测

1.适合检测抗精子抗体的人群

(1)不孕妇女:①性交后试验异常;②原因不明的不孕;③生殖道感染;④有肛交或口交史;⑤行 IVF-ET 多次失败。

(2)不育男子:①精子自发凝集;②有睾丸外伤、手术或活检史;③输精管阻塞;④有输精管吻合手术史;⑤有生殖道感染史。

2.检测方法

(1)以精子提取物抗原检测体液标本精子抗体的方法:此类方法包括经典沉淀试验,以及在沉淀试验基础上发展起来的吸印分析试验和固相酶联免疫试验。

(2)以活动精子检测体液标本精子抗体的方法:以活精子作为抗原载体,有助于排除精子内部成分对检测系统的干扰。包括明胶凝集试验、试管玻片凝集试验、精子制动试验和间接免疫珠试验和间接混合抗球蛋白反应试验。

(3)活精子表面附着抗体的检测技术:按照世界卫生组织人类不育的病因诊断分类,诊断免疫因素不育的唯一依据为活动精子表面附着免疫球蛋白,检测方法为混合抗球蛋白反应试验或免疫珠试验。

（四）抗精子抗体阳性的不孕症的治疗

1.同种免疫的治疗

(1)隔绝疗法:每次性生活时使用避孕套可避免精子抗原对女方的进一步刺激。几个月后,不孕夫妇性生活可去掉避孕套,或行人工授精。但此法并不能改善妊娠率,可作为辅助治疗。

(2)免疫抑制疗法:肾上腺皮质激素类药物具有抗炎、干扰巨噬细胞对抗原的加工及降低补体对精子的细胞毒作用。常用方法有低剂量持续疗法、高剂量间歇疗法及阴道局部用药等 3 种。常用药物有泼尼松、地塞米松和甲泼尼龙。一些学者报道泼尼松龙可降低血清抗精子抗体的水平,增加妊娠机会。但有学者行随机、双盲的前瞻性研究表明,免疫治疗并未改善生育力。泼尼松 10d 冲击疗法:泼尼松 10mg,3 次/天×3d;10mg,2 次/天×3d;10mg,1 次/天×4d。大剂量用药,不良反应较大,不易接受。

由于世界卫生组织只将通过混合抗球蛋白反应试验或免疫珠试验确定活动精子表面附着免疫球蛋白作为免疫性不孕的诊断依据。如仅血清中出现抗精子抗体阳性,可认为自身免疫活跃,如同时无其他自身抗体阳性,干预依据就不充分。如合并多种其他自身抗体阳性,可考虑使用糖皮质激素。

2.宫腔内人工授精(IUI)　当不孕妇女宫颈黏液中存在抗精子抗体干扰生育时,可将其丈夫的精液在体外进行处理,分离出高质量精子行宫腔内人工授精,避开了宫颈黏液中抗精子抗体对精子通过的限制作用,有助于提高生理受精部位的精子密度。该技术要求较低,费用相对低廉。在使用 IUI 治疗时,通常应在卵巢刺激周期内进行。据报道行多周期 IUI 后,约 15% 患者妊娠。

3.体外授精胚胎移植　体外授精(IVF)胚胎移植可在体外条件下保证有足够数量的精子与卵细胞相互作用,适用于 IUI 治疗失败的男性免疫性不育。混合抗球蛋白反应(MAR)阳性精子百分率为 50% 以上,IUI 治疗 4 个周期失败,是采用 IVF 的指征。提高 IVF 精子密度有可能改善男性免疫性不育精子的体外授精率。据 Ombelet 等的报道,以 MAR 阳性精子>50% 的男性免疫性不育患者在排卵刺激后宫腔内人工授精中的周期妊娠率为 27.3%,3 个治疗周期的总分娩率为 64.3%。采用体外授精胚胎移植的同类个体,周期妊娠率为 44.4%,3 个治疗周期的总分娩率为 93.3%。

4.卵细胞浆内精子注射 卵细胞浆内精子注射(ICSI)可克服与精子抗体有关的受精障碍,ICSI治疗男性不育时的卵细胞受精率、临床妊娠率、胚胎着床率和流产率与精子表面附着免疫球蛋白精子所占比例并无统计学显著的相关关系。ICSI是重度免疫性不育的有效治疗方法。从经济方面考虑,仅以精子抗体阳性作为采用IVF或ICSI的指标,显然会加重患者的负担。WHO推荐ICSI治疗男性免疫性不育的临床指征为:80%以上精子表面带有免疫球蛋白,或50%以上精子头部带有免疫球蛋白。

总之,辅助生殖技术有助于克服与精子抗体有关的受精障碍。从节省治疗费用考虑,按表面带有免疫球蛋白精子所占比例及头部带有精子抗体的精子在总阳性精子中所占比例,由低到高,依次选择宫腔内人工授精(IUI)、体外授精(IVF)和卵细胞浆内精子注射(ICSI)进行治疗。

三、抗子宫内膜抗体与不孕

抗子宫内膜抗体是指针对子宫内膜组织抗原的抗体,包括一组针对不同抗原成分产生的抗体,可能与不孕有关。

(一)抗子宫内膜抗体的形成机制及其分类

健康女性血清中也会出现抗子宫内膜抗体,是生理性的抗子宫内膜抗体,有助于激活巨噬细胞清除逆流的月经碎片,也有助于清除由于各原因使功能或结构受损的子宫内膜细胞。病理性的抗子宫内膜抗体是指自身免疫反应过于活跃而损伤了子宫内膜和其他组织的结构与功能,尤其在子宫内膜异位症的发病及不孕中具有重要作用。

子宫内膜异位症(EMT)是一种由于具有生长功能的子宫内膜组织出现在子宫腔被覆黏膜以外的部位所引发的疾病。国内外诸多研究已表明,EMT患者体内有抗子宫内膜抗体的表达。抗子宫内膜抗体是以子宫内膜为靶抗原的自身抗体。正常位置的子宫内膜对机体无抗原性,而异位的子宫内膜能表达MHCⅡ类抗原,因而能向TH细胞提呈抗原,刺激机体的免疫系统,产生特异的抗子宫内膜抗体,其可与正常位置的子宫内膜细胞中的抗原相结合,激活补体C_3,破坏子宫内膜结构,导致子宫内膜发育不良,不利于受精卵着床。同时患者组织和血清中补体调节蛋白升高,使补体水平下降,异位的子宫内膜组织抗原不易被补体依赖性抗体介导的细胞毒反应所识别、清除而存留下来。

子宫内膜组织的抗原成分种类很多,在其他的组织中也存在,因此,子宫内膜抗体有多种且缺乏组织特异性。针对不同的子宫内组织抗原所产生的抗子宫内膜抗体,其生物活性不同。子宫内膜组织包括腺上皮细胞、间质细胞和细胞外基质成分。针对细胞膜磷脂成分的抗磷脂抗体和针对细胞核成分的抗核抗体均能与子宫内膜组织发生抗原抗体反应。子宫内膜腺上皮细胞胞浆中存在抗子宫内膜抗体结合位点,抗子宫内膜抗体针对的抗原也可能是子宫内膜腺上皮细胞的胞浆内蛋白,如碳酸酐酶(CA酶),转铁蛋白和α_2HS-糖蛋白等。抗子宫内膜抗体针对的抗原还可能是异位和在位子宫内膜组织细胞外基质成分中含有的一层粘连蛋白laminin-1。

(二)抗子宫内膜抗体的检测

目前抗子宫内膜抗体的检测方法主要有两种:间接免疫荧光法(IFT)和酶联免疫吸附法(ELISA)。

(三)抗子宫内膜抗体对受孕功能的影响

抗子宫内膜抗体与不孕症的关系复杂,有报道37%~50%的不孕、流产及子宫内膜异位症患者抗子宫内膜抗体阳性。人工流产后妇女抗子宫内膜抗体的发生率高达24%~61%,子宫内膜异位症的不孕发生率为30%~40%。不孕的主要机制如下。

1.局部的激素调节紊乱;非特异性免疫机制异常,如巨噬细胞和NK细胞分泌的细胞因子造成组织的形态和功能异常,不利于受孕和妊娠维持。

2.抗子宫内膜抗体中,抗子宫内膜磷脂成分的抗体与子宫内膜磷脂成分结合形成复合物,可破坏正常子宫内膜组织细胞的形态和结构,不利于受精卵的着床。

3.针对子宫内膜基底膜成分 laminin-1 的抗体可能不利于受孕。在围着床期子宫内膜的 laminin-1 可启动基底膜成分的聚集,以利于受精、着床和种植。滋养细胞也含有 laminin-1,可促进滋养细胞黏附、迁移到母体蜕膜组织,还能调节滋养细胞的增殖、分化。抗 laminin-1 抗体与 laminin-1 结合,可导致围着床期子宫内膜基底膜组织结构和功能受损,并降低滋养细胞的黏附、迁移、增殖和分化等生物活性,从而不利于正常的受精、着床和种植过程。不孕症妇女,特别是患 EMT 的不孕妇女抗 laminin-1 抗体的滴度高于可正常受孕的妇女,是由其过于活跃的自身免疫状态引发的。

4.子宫内膜腺上皮细胞的胞浆内蛋白 α_2HS-糖蛋白和碳酸酐酶均含有一个糖类抗原决定基:T 抗原。如去除 T 抗原或封闭其蛋白结合位点,就会导致这些抗体不能结合相应抗原。对肿瘤和 EMT 的研究表明,T 抗原与细胞的迁移和浸润能力有关,T 抗原上升可能意味肿瘤加快转移和 EMT 病变加重。抗 T 抗原抗体可阻止所在组织的转移。子宫组织可表达多种凝集素结合 T 抗原,这种结合可参与多种功能,包括免疫调节,细胞外基质互相作用和血管形成,使 EMT 的症状加重,减少受孕机会。而抗 T 抗原抗体能阻止凝集素结合 T 抗原。总之,抗 T 抗原抗体可能具有改善 EMT 症状,增进受孕能力的作用。

(四)抗子宫内膜抗体阳性的不孕治疗

抗子宫内膜抗体阳性的 EMT 患者经对症治疗后,虽局部病灶被清除,疼痛缓解,但受孕机会可能并不明显升高。对已发生严重盆腔粘连、输卵管蠕动受限者,应考虑 IVF-ET 治疗。对只有早期轻微症状,达那唑治疗可降低抗子宫内膜抗体水平,有助于增加受孕机会。如 EMT 患者出现多种其他自身抗体阳性,可考虑使用糖皮质激素。仅抗子宫内膜抗体阳性,而无 EMT 临床表现的不孕症患者,使用糖皮质激素缺乏理论支持。

四、抗磷脂抗体与不孕

抗磷脂抗体(APA)是一组能与多种含有磷脂结构的抗原物质发生反应的抗体,目前发现的抗磷脂抗体有 20 余种。早期的研究主要集中在与血栓形成的关系,目前对于其与不明原因不孕及流产的关系研究亦日趋深入。

(一)抗磷脂抗体的形成机制

存在于人体中的磷脂分为游离态和结构态两类,游离态磷脂与血浆蛋白结合,呈免疫麻痹状态。作为细胞膜基本成分的结构态磷脂极性端向细胞内,非极性端向细胞外,无抗原性。当细胞处于激惹状态,磷脂内侧极性端暴露,并与磷脂结合蛋白结合,形成磷脂/磷脂结合蛋白复合物,才具有抗原性。因此,抗磷脂抗体的靶抗原实际上是磷脂/磷脂结合蛋白复合物。能形成此复合物的磷脂和磷脂结合蛋白有多种,其中 β_2GPI 与磷脂形成的复合物及由此产生的抗磷脂抗体与临床症状的关系最为密切。抗磷脂抗体形成的关键在于细胞处于"激惹"状态。增殖和代谢活跃的组织和器官如睾丸、卵巢、子宫内膜等细胞常会被"激惹"。这些组织的细胞磷脂成分形成抗原性的概率增加。

(二)抗磷脂抗体引起的病理变化

病理变化主要包括血栓形成和妊娠相关病变。抗磷脂抗体可通过下面几种途径促进血栓形成。

1.作用于血管内皮上的血磷脂(PL),抑制花生四烯酸的释放及前列腺素产生,从而促进血管收缩及血小板聚集。

2.与血小板 PL 结合,诱导血小板的黏附与活化。

3.与 β_2GPI 的结合抑制了 β_2GPI 的抗凝血活性。β_2GPI 能抑制凝血因子Ⅶ的活性,并干扰凝血酶原激活物的形成,阻止外源性二磷酸腺苷(ADP)诱导的血小板聚集,从而发挥抗凝血作用。抗磷脂抗体引发的妊娠病变是多样的,如流产、先兆子痫、胎儿宫内生长受限等。

(三)抗磷脂抗体对受孕功能的影响

抗磷脂抗体阳性的女性患者习惯性流产、先兆子痫、胎儿宫内发育迟缓等的风险会增高。而不孕和流产的妇女抗磷脂抗体阳性率亦高于健康妇女。一般健康妇女各种 APA 的阳性率低于3%,正常孕妇的阳性率低于7%,而不孕和习惯性流产妇女的阳性率可达10%～20%。研究结果表明,排除了红斑狼疮(SLE)的复发性流产病例检测抗心磷脂抗体(ACA),ACA 阳性率为14.29%,而正常妇女 ACA 检出率为6.73%。Sher 等指出因女性因素导致不孕接受 IVF 治疗的患者,APA 水平升高。Hornstein 利用荟萃分析评价 APA 与 IVF 妊娠结局的关系,发现 APA 与临床妊娠率或活产率无显著关系。

抗磷脂抗体损害受孕能力的主要机制:①抗磷脂抗体与卵巢组织磷脂成分结合形成复合物,干扰卵子形成和排出;②抗磷脂抗体可结合精子的磷脂成分,导致精子获能和穿透入卵功能下降;③抗磷脂抗体与子宫内膜磷脂成分结合形成复合物,破坏受精卵着床;④抑制滋养细胞增殖、分化和侵蚀,阻滞受精卵的发育、成熟和种植。因此,抗磷脂抗体阳性的妇女受孕机会和妊娠成功的机会均会下降。不过这可能仅是理论上推测,实际上有报道指出,抗磷脂抗体阳性的妇女受孕机会并不会降低,因此,如不能受孕的妇女血清抗磷脂抗体阳性,是否需针对性干预,尚有争议。抗磷脂抗体阳性并有血栓形成史或不良妊娠史,可诊断为抗磷脂综合征。在目前通用的抗磷脂综合征的诊断标准中,不含受孕能力下降。

(四)抗磷脂抗体的检测

目前可检测的抗磷脂抗体有20多种,其中狼疮抗凝物质(LAC)和抗心磷脂抗体(ACA)较标准化。

LAC 是一组磷脂依赖的抗凝物,可间接反映血清中 APA 的存在。ACA 检测可采用特异性放射免疫(RIA)或酶联免疫吸附试验(ELISA)。按照目前通用的诊断标准,至少间隔6周两次或两次以上发现血中存在中等或高滴度的 IgG 型和(或)IgM 型抗心磷脂抗体或存在狼疮抗凝物质才有诊断价值。

(五)抗磷脂抗体阳性不孕患者的治疗

对抗磷脂综合征患者,20世纪80年代多主张用免疫抑制剂和抗血小板凝集剂联合治疗。近年有关研究显示,使用泼尼松联合抗凝治疗与单用抗凝治疗效果无明显差异,并有皮质激素所致的诸多不良反应,因此应严格限制使用。

小分子肝素联合低分子阿司匹林治疗是目前国际上较为提倡的治疗方案。

1.治疗原理　肝素能竞争性抑制 β_2GP21 与抗磷脂抗体的结合,阿司匹林可升高血液中 IL-23 含量,研究表明,IL-23 有助于滋养细胞增生和侵蚀。因此,应用肝素和阿司匹林不仅能针对血栓形成,也可广泛地改善抗磷脂抗体综合征(APS)患者的生殖功能。

2.方法　肝素用量一般在10000～20000U 间。阿司匹林(肠溶)宜使用小剂量。

3.不良反应　长期使用肝素和阿司匹林可致某些不良反应。但许多研究报道显示,经改良剂型,密切监测,调整用量,肝素和阿司匹林对于有或无血栓形成的 APS 患者均是基本安全的。新型的低分子肝素(LMWH)较普通肝素,抗血小板、诱发出血的作用大为减弱,生物利用度高达98%,量效关系明确,抗凝效果易于预测。

4.注意事项　治疗期间,应密切监测血小板数量、血小板聚集试验及其他相关出凝血功能指标。根据使患者 APTT 值保持为正常人群均值的1.5倍这一原则调节药物用量。

五、抗卵巢抗体与不孕

抗卵巢抗体(AoAb)是指针对卵巢组织抗原的抗体。卵巢组织成分复杂,一定条件下,许多成分均会成为抗原,引发抗卵巢抗体出现。抗卵巢抗体与许多生殖功能障碍疾病有关,可能会导致不孕。

(一)抗卵巢抗体的形成机制与分类

抗卵巢抗体形成的主要机制如下。

1.卵巢组织抗原暴露　感染病毒后,卵巢组织的细胞膜上同时有自身抗原和病毒抗原。当机体对病毒抗原发生免疫反应时,也会产生针对卵巢组织抗原的抗卵巢抗体。在每次排卵和卵泡闭锁后的机体局部反复吸收透明带,当机体遭受与透明带有交叉抗原刺激或各种致病因子使透明带蛋白结构变形,及体内免疫识别功能障碍时,可刺激机体产生透明带抗体。

2.多克隆 B 细胞激活　B 细胞的激活有赖于 MHC 分子的活跃表达和多种辅助活化因子的作用。现已发现抗卵巢抗体阳性的卵巢早衰(POF)患者卵巢组织细胞表面 MHC2 Ⅱ 类分子过度表达。许多细胞因子会影响 B 细胞的激活。研究表明,POF 患者 TNF2α、IL-2 水平降低,INF-γ 水平明显升高,并与 AoAb 呈高度显著性正相关。

抗卵巢抗体针对的抗原是多样化的,包括卵泡膜细胞、颗粒细胞、卵泡液、高柱状冠状细胞、透明带、卵黄囊和卵子的膜及卵子本身,还包括作用于卵巢组织的促性腺激素及其组织受体蛋白。因此,因抗卵巢抗体针对抗原的差异可分为许多不同的类型。

(二)抗卵巢抗体的检测

目前临床广泛使用的抗卵巢抗体的检测方法为免疫斑点法,针对的抗原是卵巢组织匀浆提取物,因此不能反映是由哪一种抗原的具体成分引发。目前,一些实验室可检测针对某一抗原的抗体,如抗透明带抗体、抗 FSH 抗体等。

(三)抗卵巢抗体对受孕功能的影响

抗卵巢抗体是由于卵巢组织的自身免疫过度活跃而引起。这种过度活跃的卵巢组织自身免疫可引发卵巢早衰。卵巢早衰患者约 30% 可检测出抗卵巢抗体。而抗卵巢抗体升高而无卵巢早衰临床表现的妇女,其将来发生卵巢早衰的机会高于无抗卵巢抗体的人群。还有研究表明,抗卵巢抗体阳性的不孕妇女基础 FSH 值高于可受孕妇女,提示抗卵巢抗体可作为卵巢早衰的临床前指征。不同的抗卵巢抗体对受孕能力的影响如下。

1.类固醇合成细胞抗体,可诱发补体依赖性的对颗粒细胞的杀伤作用。

2.抗 FSH 抗体或抗 FSH 受体的抗体,可中和 FSH 或破坏卵巢 FSH 受体,抑制促性腺激素与卵巢组织内细胞相应受体的结合,使卵巢不能接受促性腺激素的作用而退化衰竭,导致生殖细胞减少,卵泡闭锁加快,生殖细胞破坏。

3.抗透明带抗体与透明带结合,干扰卵子与卵泡细胞间的信号交流,导致卵泡闭锁。

4.抗原抗体复合物在透明带表面形成沉淀层,机械地阻止精卵的结合,防止受精;干扰孕卵脱壳而妨碍着床。

(四)抗卵巢抗体阳性的不孕症治疗

抗卵巢抗体阳性的不孕患者如目前尚无卵巢早衰的表现,将来发生 POF 的风险可能增加,因此对此部分患者应特别注意卵巢储备功能的评价。如月经第 2、3 日的 FSH>10U/L 或 E_2>164.7pmol/L(45pg/ml),抑制素 B(INHB)<45ng/L 时可提示卵巢储备功能下降,可考虑促排卵治疗。

1.卵巢储备功能正常者　如合并其他自身抗体阳性,可使用糖皮质激素,不过争议颇大。

2.无生育要求的 POF 患者　可使用激素治疗(HT),以防治过早出现绝经期综合征。

3.有生育要求的 POF 患者　可使用赠卵、体外授精胚胎移植技术。由于自身免疫性卵巢炎的早期免疫改变主要影响生长卵泡,而原始卵泡影响较小,及时应用免疫抑制剂,同时促进卵泡生长、成熟,是使卵巢功能恢复的理论基础。Blumenfeld 等报道 15 例要求生育的卵巢早衰患者进行 GnRH/HMG/HCG 促排卵,同时泼尼松 50mg,1 次/天,7~10d,结果 8 例 14 次妊娠,排卵率达 87%,妊娠率为 40%,均在 3 个诱导周期内完成。治疗结果的好坏与卵巢损伤程度有关,闭经 2 年内治疗效果明显。大剂量 HMG 应用可提高效果,促排卵效果不佳时可考虑供卵或供胚。

六、抗核抗体与不孕

抗核抗体(ANA)是指针对细胞核内成分所产生的抗体,也包括针对与核内成分相同的物质所产生的抗体。ANA 主要分为 4 大类:抗 DNA 抗体;抗组蛋白抗体;抗非组蛋白抗体,又分为抗 ENA 抗体和抗着丝点抗体;抗核仁抗体。

1.抗核抗体对受孕功能的影响　多数情况下,抗核抗体阳性只是表示机体当时自身免疫比较活跃,不一定直接导致不孕和流产。在有子宫内膜异位症、抗磷脂综合征、卵巢早衰的患者,血清抗核抗体的水平上升,提示在此时异常的自身免疫状态下,生殖能力下降。而在红斑狼疮、多发性肌炎等患者仍能受孕,说明抗核抗体阳性并不一定表示其生殖能力受损。作为抗 ENA 抗体的抗 SSA 抗体(抗小分子细胞质核糖核蛋白)、抗 SSB 抗体(抗小分子细胞核核糖核蛋白)常伴随干燥综合征(Sjogren 综合征)同时出现。有学者报道,母亲血清中抗 SSA 抗体、抗 SSB 抗体可经胎盘进入胎儿,与先天性心脏闭锁有关。因此,对于有过一次先天性心脏闭锁胎儿妊娠史的孕妇,如血清抗 SSA 抗体、抗 SSB 抗体阳性,再次妊娠时,发生胎儿心脏闭锁、流产的风险明显上升。经泼尼松治疗,叶显著改善妊娠结局。目前还无直接证据显示其他各种抗核抗体的胚胎毒性。总之,抗核抗体与不孕有关,但可能无直接关联。

2.抗核抗体的检测　临床最常用的 ANA 测定方法是间接免疫荧光抗核抗体(IFANA)检测。一般可用于测定总 ANA。临床上以血清稀释度>1∶6 以上判定为阳性。

3.抗核抗体阳性的不孕治疗　有相关疾病临床表现的患者应进行相关专科治疗,利于受孕和妊娠维持。仅表现为不孕的抗核抗体阳性者是否需要治疗,目前缺乏共识。有学者认为,单独抗核抗体阳性,可能无需干预。如合并多种自身抗体阳性,还是应干预,即运用抗凝剂和免疫抑制剂。

(杨美霞)

第六节　子宫内膜异位症与不孕

子宫内膜异位症(EMT)是指子宫内膜组织(腺体及间质)在子宫腔外的部位生长,异位内膜病灶中有细胞活动证据,形成诸如粘连性损伤或影响正常生理功能的一种疾病。异位的内膜组织与在位子宫内膜一样受卵巢甾体激素的控制和影响,可出现周期性的增生和分泌期改变,妊娠期间质出现蜕膜样变化,异位内膜组织在形态学上属良性,但其表现的细胞增生、浸润和复发性均是一种恶性生物学行为。EMT 所引起的慢性盆腔疼痛和不育等可严重影响妇女的健康和生活质量。

子宫内膜异位症早在 1860 年由 Rokitansky 首次报道,至今已一个多世纪,已成为生育期女性最常见疾病之一,是引起女性不孕和盆腔疼痛的重要原因。其研究自 20 世纪 20 年代在西方开始,20 世纪 80 年代,国内有关子宫内膜异位症的研究逐渐增多。虽国内外学者对这种疾病进行了大量的研究,且已达分子水平,但对子宫内膜异位症确切的发病机制、人群发病率、与不孕症的关系等诸多问题还不十分清楚。一般认为,生育期子宫内膜异位症发病率为 10%～15%,且近年呈增高趋势。80%的患者有痛经、盆腔痛等,50%合并不育,其病变广泛,形态多样,具有侵袭性和复发性,治疗棘手。

一、子宫内膜异位症的发病机制

子宫内膜异位症的发病机制至今尚未完全阐明,较经典的有三大学说。但仍以 Sampson 经血逆流种植学说为主导理论,近年来国内提出"在位内膜决定论",即不同人(患者与非患者)经血逆流或经血内膜碎片能否在"异地"黏附、侵袭、生长,在位内膜是关键,在位内膜的差异是根本差异,是发生 EMT 的决定因素。用这一理论来阐述 EMT 的发生机制。总之,各种学说相互并不排斥,但尚无一种理论可解释所有 MET 的发病。

(一)发病机制

1.体腔上皮化生学说　　1889 年由 Lwanoff 提出该学说,即卵巢表面的生发上皮、盆腔腹膜等均是由具有高化生潜能的体腔上皮分化而来,在反复经血逆流、炎性反应或长期持续的卵巢甾体激素刺激下,被激活转化为子宫内膜而形成子宫内膜异位症。

2.子宫内膜种植学说　　1927 年 Sampson 首先提出月经期成活的子宫内膜碎屑脱落,经输卵管逆流入盆腔,种植在腹膜表面或盆腔其他部位,在异位处生长,形成腹腔子宫内膜异位症。为目前最受支持的学说,得到了大多数学者的认可。在动物模型上已得到验证,临床工作中遇到的生殖道畸形患者发生子宫内膜异位症即可用此学说解释。但对多数妇女均有经血逆流现象,而仅少数人得病的现象则无法解释。

3.淋巴及静脉播散学说　　子宫内膜碎屑可通过淋巴、静脉播散,以此解释远离盆腔部位的肺、胸膜、手、臀、大腿、淋巴结及卵巢的子宫内膜异位症。

4.在位内膜决定论　　国内学者提出的一个较新的学说,即指异位子宫内膜能否种植取决于在位内膜本身的生物学特性,甚至基因差异,经大量实验包括对在位内膜的生物学特性、基因蛋白组学的研究,发现 EMT 主要差异在于在位内膜,其他因素包括免疫因素等均是辅助因素。

5.免疫学说　　子宫内膜异位症患者中变态反应性疾病发生率高于一般人群,提示本症与免疫功能异常有关。近年来,不少学者发现子宫内膜异位症患者有一部分免疫球蛋白与补体发生变化,细胞免疫反应异常,且由于异位内膜病灶周围有淋巴细胞、浆细胞浸润,巨噬细胞内含铁血黄素沉着,以及子宫内膜中补体 C_3 与免疫球蛋白沉积,从而提出子宫内膜异位症存在自身免疫反应,包括细胞免疫功能缺陷及体液免疫功能变化等。由于细胞与体液免疫功能缺陷导致子宫内膜异位症的发生。疾病早期,机体免疫反应增强,巨噬细胞、NK 细胞、T 细胞增多,白细胞介素-2 浓度增高,活化了淋巴细胞,使细胞毒性增强,启动多种免疫功能来消除异位病灶。当机体免疫功能缺陷或病灶超出机体免疫消除能力时,免疫系统释放一系列反馈因子,反而抑制免疫活性细胞对异位内膜清除,免疫抑制转为免疫促进,导致发生子宫内膜异位症。

6.人为或医源性播散学说　　1958 年 Ridley 提出子宫内膜的直接种植,可很好地解释剖宫术后腹壁瘢痕子宫内膜异位症的发生。

(二)影响子宫内膜异位症发生的因素

1.年龄因素　　子宫内膜异位症可发生于初潮后至绝经前任何年龄,好发年龄为 25～45 岁,青春期低,围绝经期后明显下降。年龄因素反映了卵巢功能在发病中所起的重要作用。异位内膜病灶增长与在位内膜一样需一定水平和周期性的卵巢性激素刺激。

2.遗传因素　临床观察和流行病学调查发现子宫内膜异位症发病表现出家族聚集性和遗传倾向。据报道,子宫内膜异位症患者一级亲属中本症发病率为6.9%,显著高于对照组的1%。1980年,Sampson提出子宫内膜异位症可通过多基因或多因素遗传,是遗传因素和环境因素共同作用的结果。

3.月经因素　月经周期具以下特点者好发子宫内膜异位症:初潮年龄偏早,月经周期短,经期长,经量大,常伴痛经。上述特点均可增加月经血逆流入盆腔的机会,增加内膜种植的机会,因此发生子宫内膜异位的机会也增多。

4.妊娠因素　妊娠期间无月经来潮,减少了经血逆流机会,且大量孕激素持续作用,可使异位内膜发生蜕膜样变化,坏死退缩,失去再生的能力,减少子宫内膜异位症发生。早孕后行人工流产术增加了医源性子宫内膜异位症的发生。

5.其他因素　饮食、药物、吸烟、锻炼、种族、先天性生殖道畸形(尤其是梗阻型)等均可能与子宫内膜异位症发生有关。长期口服避孕药,子宫内膜处于抑制状态,月经量减少,因此可降低本病的发生。

子宫内膜异位症消长与卵巢甾体激素关系密切,异位内膜中含有雌激素受体(ER)、孕激素受体(PR),含量低于正常内膜,但也易受卵巢甾体激素刺激,且也有可能发展为癌。内分泌功能异常,如不排卵、未破裂卵泡黄素化综合征(LUFS)、黄体功能不足、高泌乳素血症者,子宫内膜异位症的发病率高于一般人群。

二、子宫内膜异位症的病理

在子宫内异位症病灶形成中,黏附-侵袭-血管形成是多数学者认定的病理生理过程,黏附是异位内膜"入侵"盆腔腹膜或其他脏器表面的第一步,之后异位内膜突破细胞外基质并形成血管种植、生长于盆腔腹膜或脏器表面。子宫内膜异位症的主要病理变化为异位种植的子宫内膜随卵巢甾体激素变化发生周期性出血,血液、分泌液及组织碎片聚集在组织间隙内,病灶周围产生炎性样反应,纤维组织增生,粘连形成瘢痕。病变处早期表现为紫褐色斑点或小泡,最后形成大小不等的紫蓝色结节或包块。

异位的子宫内膜绝大多数位于盆腔内的卵巢、宫骶韧带、子宫直肠陷凹、子宫下部后壁浆膜面、乙状结肠的腹膜层和阴道直肠隔等部位。宫颈、外阴较少见,阴道更少。此外,直肠、膀胱、输尿管、小肠、肺、腹股沟、脑膜、胸膜、阑尾、脐部、腹壁、淋巴结、乳腺、四肢等处均可发病,但罕见。子宫内膜异位症分为腹膜型、卵巢型及深部浸润型,其中卵巢型最多见。

(一)大体所见

1.卵巢型　卵巢子宫内膜样囊肿是子宫内膜异位症最常见的类型,又称卵巢"巧克力囊肿"(简称巧囊),约80%的子宫内膜异位症侵犯一侧卵巢,50%双侧卵巢受累。异位内膜在卵巢上形成囊肿,囊肿大小不一,直径可自几毫米至25cm,一般5~6cm。根据大体观察、囊肿内容及囊壁去除情况,巧囊又分为两种类型。Ⅰ型为原发性内膜异位囊肿,为小型囊肿(<2cm),卵巢表面及表层呈棕色或蓝红色斑点或小囊,内容为黏稠的棕褐色物,难以去除,常需分割切除;Ⅱ型为继发性内膜异位囊肿,为典型的病变。ⅡA型:常有黄素化等功能性囊肿,表面有异位灶,但不侵入卵巢皮质。囊肿易于剥离;ⅡB型:通常直径7~8cm,囊壁易从卵巢上撕脱,内含棕褐色液体,或蜕变的血凝块。卵巢组织和包膜有粘连,与周围组织也有一定粘连;ⅡC型:外观如ⅡB型但有明显的表面病灶,并侵入囊壁,或称囊壁的皮质浸润。手术剥离时较困难,病变与周围组织粘连也非常明显,常与阔韧带后叶、子宫、子宫直肠陷凹、腹膜、直肠前壁、周围肠管紧密粘连。囊腔可为单房性或多房性,囊内含陈旧性血液,可呈黑色、柏油色或巧克力色,有时也可见鲜红色。

2.腹膜型　腹膜子宫内膜异位症病灶的外观多样。早期病变可表现为红色火焰样病灶、白色透明病变、黄棕色斑、圆形腹膜缺损等形式。典型病灶呈紫蓝色或黑色结节,易分辨。还可表现为非典型改变,如清亮小泡、白色或黄色结节、腹膜环行皱褶或腹膜外观正常。

3.深部浸润型　又称直肠-阴道型,是一种特殊的子宫内膜异位症,其发病机制包括两种,即盆腔子宫内膜异位症侵入直肠子宫窝,并向直肠阴道隔深部生长或苗勒管遗迹化生的直肠阴道隔子宫内膜异位症。看不到病灶,但能通过三合诊触及位于阴道直肠间的结节。

(二)显微镜下所见

显微镜下异位内膜组织内可见到子宫内膜腺体、子宫内膜间质、纤维组织及血液。由于反复病灶内出血坏死,典型的组织学结构可被破坏,出现临床和病理不一致的现象。40%～70%能得到病理证实。

卵巢子宫内膜异位囊肿上皮为高柱状或扁平状子宫内膜上皮,上皮下可见薄层间质,其中可见稀疏管状腺体、小螺旋血管和吞噬含铁血黄素的巨噬细胞。多数囊肿壁由于受囊液压迫,扩张变薄,上皮破坏,镜下缺乏典型的组织学改变。

异位子宫内膜的特点:异位子宫内膜与正常位置的子宫内膜在组织上相似,存在雌、孕激素受体,易受卵巢甾体激素的作用,发生周期性变化,也有可能发展为癌。但异位内膜雌、孕激素受体少,80%的异位病灶有孕激素受体表达,约30%的病灶内含雌激素受体,且对卵巢激素不敏感。异位内膜的组织变化与在位内膜不同步,异位内膜的形态变化并不完全受卵巢激素周期性变化的影响,多数停留在增生早期或增生中期阶段,当在位内膜呈增生期时,异位内膜约67.5%呈增生期改变,32.5%呈分泌反应或静止状态。

三、子宫内膜异位症的临床表现、诊断及鉴别诊断

子宫内膜异位症临床表现差异很大,可因病灶数目、大小、范围不同而各异,多与月经周期密切相关。20%～30%的患者可无症状,常在不孕症检查或其他指征手术时发现。

(一)临床表现

【症状】

1.痛经　60%～70%的患者可有痛经表现。痛经是子宫内膜异位症的主要临床症状之一。痛经多为继发性,进行性加重,少数可表现为原发性。疼痛常于月经来潮前1～2d开始,持续整个月经期,一般经期第1～2日最剧,以后逐渐减轻,月经干净后消失,也可发生在经期后2～3d。严重者伴恶心、呕吐、全身冷汗等相关症状。患者常不能坚持工作。

痛经与前列腺素(PG)异常有关。子宫内膜异位症患者经血与脱落的子宫内膜中有高浓度的PG,PG具有强烈收缩子宫平滑肌的作用,所以除了子宫内膜异位症病灶出血引起的刺激外,子宫受PG的激惹,过度收缩。此时子宫压较正常女性升高2～3倍,子宫血流量减少,局部缺血,导致疼痛。

子宫内膜异位症患者痛经程度与病灶大小不成正比,仅几个小结节就可引起强烈的疼痛,而卵巢异位囊肿很大者也无痛经发生。30%～40%的患者无痛经表现,因此有无痛经不是诊断子宫内膜异位症的主要依据。

2.月经失调　15%～30%的患者可出现月经失调,主要表现为月经紊乱、月经量多、经前点滴状出血或经期延长淋漓不净。发生月经失调可能与卵巢间质破坏、内分泌障碍有关,也可与子宫内膜异位症合并子宫肌瘤或子宫肌腺病及宫颈浅表内膜异位有关。

3.不孕　子宫内膜异位症患者中,不孕率达30%～40%,不孕原因还未完全阐明。重症子宫内膜异位症盆腔内器官和组织广泛粘连,输卵管蠕动减弱以致影响卵子的排出、摄取和受精卵的运行等而导致不孕;输卵管内子宫内膜异位症可直接改变局部解剖结构导致不孕。子宫内膜异位症常伴发排卵功能障碍、未破裂卵泡黄素化综合征、高泌乳素血症、黄体功能不足、免疫异常等,均可导致不孕。

4.急腹痛　卵巢子宫内膜异位囊肿破裂可引发急腹痛。卵巢内膜异位囊肿囊内血性液体随月经周期变化增多,而囊壁质脆,当囊内血量增多、压力增大可导致囊肿破裂,故破裂多发生于月经前后或月经期。陈旧的血液流入腹腔,刺激盆腔腹膜,引起腹膜刺激症状。腹痛剧烈,伴恶心、呕吐和肛门坠胀及中、低度发热等。应与阑尾炎、异位妊娠、卵巢囊肿蒂扭转或破裂、卵巢黄体囊肿破裂相鉴别。

5.性交痛及慢性痛　子宫内膜异位症病变侵及子宫直肠陷凹、宫骶韧带、阴道时,性交时碰到异位结节,常可引起深部性交痛,于月经来潮前性交痛最明显。子宫内膜异位症患者还可表现为慢性下腹痛、腰背部疼痛,经期可有排便痛。疼痛的程度与肉眼所见的病灶范围间无明显的关系。

6.低热　子宫内膜异位症患者约50%伴低热,体温在37℃以上,多发生在月经后,一般认为与病灶内陈1日性出血被吸收有关。应与生殖道结核相鉴别。当病情受到控制时,低热症状可消失。

【体征】

盆腔检查时,典型的子宫内膜异位症表现为子宫后倾固定,伴或不伴压痛,一侧或双侧附件区有囊性或囊实性包块,不活动,与子宫相连固定,有压痛,并随月经期增长,月经后缩小。子宫直肠陷凹及宫骶韧带、子宫后壁下段可叩及多个大小不等的结节,质硬,散在或几个连结成团,触痛明显。宫颈或阴道后穹隆可见隆起的紫蓝色结节。月经前或月经期上述体征加重。

(二)诊断

1.病史　应详细询问病史,其中重点询问有关发病的高危因素,如家族史、月经史(初潮早、周期短、经期长等)、孕产史等,对生育年龄有不孕、痛经、下腹痛、深部性交痛、肛门坠痛、生殖道梗阻畸形的患者,应联想到子宫内膜异位症的可能。

2.妇科检查　做盆腔双合诊检查时应注意子宫后壁及直肠子宫陷凹有无触痛结节,双侧附件区有无肿块,以及肿块与子宫的关系,与周围有无粘连,活动度如何,有无压痛等。应重视三合诊的检查,以便明确检查子宫直肠陷凹处有无触痛性结节。根据典型的病史及盆腔检查结果,一般能做出诊断,但诊断子宫内膜异位症可有43%(26.2%~71.1%)的漏诊率,需进一步做其他检查来辅助诊断。

3.辅助检查

(1)血清癌抗原125(CA125)测定:CA125是一种来源于体腔上皮细胞的表面抗原,是鉴别和监测卵巢上皮性癌的有用的标记物,是一种高分子糖蛋白,主要存在于子宫内膜、宫颈上皮、输卵管、腹膜、胸膜和心包膜上。国内外许多资料显示子宫内膜异位症患者血清CA125升高,并且与病情的轻重及治疗的反应相关。血清$CA125 \geqslant 35\mu g/L$是诊断子宫内膜异位症的标准,其阳性预测率72%,特异性88%左右。但是由于影响血清CA125水平的因素很多,如月经期、孕早期、盆腔炎性病变、上皮性卵巢癌、子宫腺肌病、子宫内膜癌、消化道恶性肿瘤等及HMG或HCG治疗导致的卵巢过度刺激综合征患者均可高于正常。通过血清CA125测定诊断子宫内膜异位症特异性不高,腹腔液中CA125浓度较血清高出100多倍,可直接反映子宫内膜异位症病情,意义较血清大。若将CA125测定与临床症状、体征及B型超声等检查相结合,则会明显提高诊断率。

(2)抗子宫内膜抗体(EMAb)检测:1982年Mathur等首次证实在子宫内膜异位症患者的血清和腹腔液中存在特异性抗子宫内膜抗体。抗子宫内膜抗体是子宫内膜异位症的标志抗体,其抗原是子宫内膜腺体细胞中一种孕激素依赖性糖蛋白,其产生与异位子宫内膜的刺激和机体免疫内环境失衡有关。子宫内膜异位症患者EMAb阳性率较正常女性高,但与病情轻重无关。测定EMAb诊断子宫内膜异位症,敏感性为56%~75%,特异性为90%~100%,有助于子宫内膜异位症的诊断及疗效观察。

(3)超声检查:B型超声检查主要用于检查有无卵巢内膜异位囊肿(巧囊),敏感性达95%,特异性达92.8%。典型的卵巢巧囊声像图特征为圆形或椭圆形低回声区,囊壁厚度基本均匀,外缘边界多因粘连而不清,囊液中含大量细小密集光点,基本分布均匀,形态不规则。囊腔内可探及纤维组织形成的光带,厚度均匀,构成完全性或不完全性分隔。B 型超声下卵巢内膜异位囊肿无特异性,不能鉴别囊肿性质。所以不能单纯根据 B 型超声图像确诊,彩色多普勒超声检查往往只能探及卵巢异位囊肿表面阻力较高的血管。子宫内膜异位症患者子宫动脉血流阻力指数(RI)增高,且随月经周期改变,经期 RI 降低,非经期 RI 增高。

(4)腹腔镜检查:腹腔镜检查并取活检做病理检查,是目前诊断子宫内膜异位症最可靠的方法(金标准),特别是对于病变轻、无阳性体征的患者,腹腔镜是唯一的诊断手段。对可疑病灶进行活检时,应选择安全区域,降低出血的危险。骶凹、宫骶韧带和卵巢表面均是较理想的活检区域。只有活检组织中确定存在子宫内膜腺体和间质,才能明确诊断。对于不孕症患者行腹腔镜检查时,35%～45%有子宫内膜异位症,在明确诊断的同时,还可做输卵管通畅性检查。

腹腔镜下子宫内膜异位症的表现多种多样,颜色各异,腹膜病灶主要表现有白色病灶、红色息肉状、清亮病灶和黑棕色病灶。白色病灶多由瘢痕组织形成,其中渗有少量散在腺体和间质细胞;红色息肉状病灶多为子宫内膜原位的内膜组织形态;清亮病灶为水肿或扩张的腺体;而卵巢巧囊表现为囊壁后、蓝白色或隐见咖啡色,常有咖啡色斑块,与周围组织粘连。个别卵巢巧克力囊肿表面光滑、活动、无粘连,可穿刺,若抽出咖啡色液体即可诊断。

直接观察和活组织检查诊断子宫内膜异位症均可发生漏诊,故腹腔镜检查时应尽量接近检查部位,使病灶放大进而利于观察。也可应用内凝热一色试验(HCT)方法,可靠、敏感,能对子宫内膜异位症进行定位诊断。内凝热一色试验是一种根据组织化学特异颜色反应的诊断法,其原理是含铁血黄素的效应,即含铁血黄素加热后变成棕黑色。正常腹膜蛋白凝固呈白色,盆腔腹膜上的异位内膜含有含铁血黄素,凝固后呈棕黑色。可用于早期诊断,检测无色素的子宫内膜异位症病灶,鉴别盆腔粘连为出血性还是炎性,提高了对子宫内膜异位症诊断的准确性。同时应注意在腹腔镜检查时,应仔细记录病变并进行评分,对子宫内膜异位症进行分期。

(5)磁共振成像(MRI):MRI 对卵巢内膜异位囊肿的诊断正确性较高,尤其对腹膜外病变、黏膜下方病变及脏器(如肠道、膀胱等)的病变很有意义。腹腔镜检查不能看到腹膜外、阴道-直肠隔病变,故 MRI 可与腹腔镜检查结合,起互补作用以提高诊断的准确性。

(三)鉴别诊断

1.卵巢巧克力囊肿与卵巢肿瘤　　与卵巢良性肿瘤的鉴别主要是指卵巢畸胎瘤,B 型超声有时在影像上难以区分,需依靠临床表现及盆腔检查鉴别。一般来说,卵巢畸胎瘤无痛经史,肿瘤表面光滑,界限清楚,活动度好,无压痛;而卵巢巧克力囊肿多因粘连而与子宫紧贴成一体,边界不清,活动受限或固定,有压痛,常位于子宫后方。与卵巢恶性肿瘤的鉴别,卵巢癌患者一般情况差,病情发展迅速,有持续性腹痛、腹胀,肿瘤活动度差,常伴腹水,肿瘤表面呈结节状,一般无压痛,B 型超声多为实性或混合性,形态不规则,血流丰富。子宫内膜异位症血 CA125 升高,一般<200U/ml,低于卵巢癌的 CA125 值。两者之间有重叠,诊断不明时应剖腹探查。

2.盆腔炎性包块　　盆腔炎可导致继发不孕、腹痛、痛经、月经紊乱等症状。但盆腔炎性反应多有感染发作的病史,如发热、腹痛、白带增多,疼痛不仅在月经期,平时也有腹部隐痛,抗感染治疗有效。

(四)临床分期

子宫内膜异位症是良性疾病,但具有恶性肿瘤的生物学行为,可增生、浸润,侵犯盆腔内、外脏器,甚至远处转移。为便于治疗及客观地比较疗效、预后及妊娠率,需要对子宫内膜异位症进行统一分期。

1973 年 Acosta 在腹腔镜检查的基础上提出 3 期分期法,将患者分为轻、中、重 3 类;1979 年美国生育学会(AFS)提出 4 期分期法(AFS 分期),根据病变累及部位、大小、侧别、粘连程度计分,按积分多少,定出临床期别;1985 年 AFS 又提出改良分期法(RAFS),此法为目前世界上公认并应用的子宫内膜异位症分期法,是按病变部位、大小、深浅、单侧双侧、粘连程度及范围计算分值,定出相应期别。

1.美国生育协会子宫内膜异位症分期法　此分期法将子宫内膜异位症分为 4 期:Ⅰ期(微小):1～5分;Ⅱ期(轻度):6～15 分;Ⅲ期(中度):16～40 分;Ⅳ期(重度):>40 分。分期方法均依靠剖腹探查或腹腔镜手术才能做出。

2.中国子宫内膜异位症临床分期标准　见表 7-1。

表 7-1　子宫内膜异位症临床分期标准

检查所见	轻度	中度	重度
A.盆腔检查或 B 型超声检查有附件肿块	直径<4cm	一侧≥4cm	双侧均≥4cm
B.宫骶韧带、阴道、直肠膈或子宫后壁有结节	粗糙不平,可疑有结节或有触痛	痛性结节总面积<1cm	痛性结节
C.骨盆、宫旁、宫骶韧带粘连、增厚	无或轻度增厚	增厚粘连较明显,子宫尚活动	粘连增后明显,子宫活动受限或后穹窿成块硬结

四、子宫内膜异位症与不孕的关系

子宫内膜异位症与不孕症一样,近年来发病呈上升趋势。40%～50%的不孕症患者合并子宫内膜异位症,子宫内膜异位症患者中不孕症发病率为 30%～50%,是非子宫内膜异位症人群的 20 倍,说明子宫内膜异位症与不孕症密切相关。但子宫内膜异位症与不孕间的因果关系一直无法阐明,难以用一种机制解释。一般认为子宫内膜异位症导致不孕是多种因素相互作用的结果。

1.机械性因素　重度子宫内膜异位症往往造成盆腔粘连,使输卵管卵巢间解剖关系发生改变,引起拾卵障碍或精子、受精卵在输卵管内输送障碍。腹腔镜手术恢复盆腔解剖后可提高妊娠率。

2.腹腔液异常　腹腔液中各种激素和其他物质的浓度影响排卵、拾卵、输送受精卵等过程。子宫内膜异位症腹腔液中前列腺素升高,影响卵泡生长及排卵,可影响输卵管肌肉的收缩,巨噬细胞增多可吞噬精子,细胞因子特别是白细胞介素升高,这些因素均可能对输卵管拾卵、受精、受精卵分裂等生殖过程有阻碍作用。

3.卵巢功能异常　子宫内膜异位症可伴有多种卵巢功能异常,如 LH 峰值异常、卵泡发育异常、无排卵、高泌乳素血症、黄体功能不足、未破裂卵泡黄素化综合征。其发生率均高于非子宫内膜异位症人群。

4.免疫功能异常　子宫内膜异位症患者可有细胞免疫异常,在患者血清及阴道分泌物中存在抗子宫内膜抗体,可影响排卵及黄体功能,并影响着床。据报道,子宫内膜异位症患者的子宫内膜存在 IgA、IgG 抗体及补体沉着。此外,抗核抗体、抗卵巢抗体等也较高。子宫内膜异位症盆腔发生非特异性炎性反应,实际是由于子宫内膜异位症特异的免疫反应所致,这种局部反应激活巨噬细胞,产生各种细胞因子,如白细胞介素-1、白细胞介素-2、白细胞介素-6 等,导致不孕。

5.宫腔内环境　临床上子宫内膜异位症患者流产率高于一般人群,有研究显示子宫内膜异位症伴不孕患者黄体期子宫内膜发育延迟的发生率为 14%,在月经周期第 19～20 日缺乏 β_2 整合素的表达,可能导致胚胎种植失败。黄体期宫腔内孕激素及蛋白酶抑制物的水平低,可干扰早期胚胎的发育及植入,导致着床障碍及流产。

五、子宫内膜异位症的预防和治疗

（一）预防

子宫内膜异位症病因和发病机制尚不清楚，难以有效预防。根据目前发病机制及观察到的发病高危因素，注意以下方面，有可能降低本症发病率。

1.避免在月经期行盆腔检查，必须检查时，动作应轻柔，以免将子宫内膜碎屑挤压入输卵管，引起腹腔种植。

2.及时矫正梗阻型生殖道畸形、过度后屈子宫及宫颈管狭窄等，使经血引流通畅，避免经血逆流入腹腔。

3.经前、月经刚干净或刮宫术后同一周期勿行输卵管通畅试验，如子宫输卵管通液、造影等，以免将内膜碎片经输卵管压入腹腔引起种植。

4.做好避孕，避免意外妊娠，行人工流产手术负压吸引时，注意负压不应过高，吸管应缓慢拔出，否则突然改变压力，宫腔内血液和蜕膜碎片可随负压而吸入腹腔，造成种植。

5.终止中期妊娠尽量以药物引产取代剖宫取胎术。剖宫产及剖宫取胎术中注意防止宫腔内容物溢入腹腔，在缝合子宫切口时，勿使缝线穿过子宫内膜层，缝合腹壁切口前应用生理盐水冲洗，以防内膜种植。

6.宫颈冷冻、射频、激光、锥切手术均应在行经后 3～7d 内进行，以免下次月经来潮时内膜碎片种植在未愈合的创面上。

（二）治疗

子宫内膜异位症患者多因痛经和不孕求治，治疗目的主要是缓解疼痛，去除或减少病灶，恢复盆腔正常解剖关系，改善生育功能。治疗原则根据患者年龄、有无生育要求、症状、病灶部位及轻重程度、范围，选择个体化的治疗方法，以满足不同患者的要求。

1.期待疗法　适用于病变小、症状轻的子宫内膜异位症患者，一般可定期随访不做处理。痛经者可给前列腺素合成酶抑制剂如吲哚美辛、布洛芬口服或消炎痛栓塞入肛门缓解疼痛。有生育要求者应行有关不孕症的各项检查，如输卵管通畅性试验、卵巢功能的检查及监测排卵等，排除其他不孕原因后，指导同房，以促进妊娠。但因子宫内膜异位症随卵巢激素的周期性变化而处于不断进展之中。在期待过程中，多数患者不但未受孕而疾病又有进展。因此在不孕症做腹腔镜检查时应分解粘连，切除病灶，以促进受孕。妊娠后病变组织多坏死、萎缩，分娩后症状可缓解。近围绝经期患者如能忍受疼痛，也可定期随访至卵巢性激素自然衰退，症状可能改善。

2.药物治疗　子宫内膜异位症的药物治疗方法很多，以激素抑制治疗效果最好。异位内膜同在位内膜一样可在雌孕激素作用下发生增殖、出血，且多数异位内膜含雌孕激素受体，因此外源性的雌孕激素可与异位内膜上的受体结合，使异位内膜萎缩、蜕膜样变、坏死而被吸收。

（1）孕激素疗法：孕激素及口服避孕药治疗，即传统的假孕疗法。多用于轻症子宫内膜异位症，其目的是使异位的内膜萎缩。高效孕激素可抑制垂体促性腺激素的分泌，造成无周期性的低雌激素状态，体内低雌激素使内膜萎缩，同时高效孕激素可直接作用于在位与异位内膜，导致内膜蜕膜化、萎缩，形成假孕。

常用药物：醋酸甲孕酮 40mg/d，炔诺酮 5mg/d，醋酸炔诺酮 8mg/d，连续服用 6～12 个月，也可用醋酸甲羟孕酮针剂 150mg，每月 1 次，肌内注射，连用 6 个月。应用后症状体征改善率为 80%，但约 20% 的患者在治疗停止半年后复发。

此法可用于对达那唑、促性腺激素释放激素激动剂（GnRH-a）禁忌者。对较大的卵巢内膜异位囊肿效果差。

不良反应有恶心、乳房胀痛、阴道点滴出血、体重增加等。

(2)口服避孕药:持续服用避孕药不但可抑制排卵起避孕作用,而且可使在位和异位内膜萎缩,诱发假孕,各种口服避孕药均可用来诱发假孕,而以含高效孕激素类制剂效果最好。

用法:十八甲基炔诺酮,1～2mg/d;甲地孕酮,4～8mg/d;己酸孕酮,250mg,每周1次,肌内注射;醋酸甲羟孕酮避孕针150mg肌内注射,每月1次,连续6个月。在治疗初期,因药物刺激异位内膜增生充血,部分患者盆腔痛可一过性加重。

不良反应和禁忌证与口服避孕药相同。

(3)达那唑:达那唑是人工合成的17α-乙炔睾丸酮衍生物,平均半衰期28h,1971年,由Greenblat首先应用于子宫内膜异位症的治疗。

达那唑能抑制下丘脑GnRH脉冲式释放,从而抑制垂体促性腺激素的分泌,使卵巢分泌的甾体激素下降,子宫内膜萎缩,出现闭经。因短暂闭经而使异位子宫内膜萎缩,同时也阻止月经来潮时经血逆流种植腹腔。因垂体释放的FSH和LH均为低值,故又称假绝经。达那唑还可以直接竞争雌激素受体而拮抗雌激素的作用。

①用法:常用剂量为200mg,2～3次/天,自月经第1天开始,连续服用6个月。停药数周可恢复排卵。疗程长短取决于个体的反应和疾病的分期:对仅有腹膜种植而无内膜异位症症状者,一般3～4个月的闭经可使病灶完全退化;<3cm的卵巢内膜异位症,疗程可延长至6个月;卵巢肿物直径>3cm时常需6～9个月,但通常病变不能彻底清除。随机开始服药者用药开始几周可有少量阴道流血,但对治疗效果无影响。

②治疗效果:取决于疾病的分期、用药剂量和血清E_2(能反映卵巢抑制程度)。随着用药后闭经的开始,症状可逐渐好转。疗程结束时90%症状可完全消失。用药剂量在800mg/d时,妊娠率为50%～83%,妊娠多发生于停药后3～6个月,占76.92%。停药1年后复发率为23%,以后每年的复发率为5%～9%。异位病灶组织雌孕激素受体阳性者,治疗效果优于受体阴性者,且复发率低。达那唑治疗无效或复发患者多为剂量不足、疗程过短或病灶雌孕激素受体阴性者,复治时应增加剂量,延长疗程,或改用其他药物,如孕三烯酮(内美通)、他莫昔芬、GnRH-a等,或手术治疗。

③不良反应:由于雄激素升高和雌激素不足,导致80%的患者出现不同程度的不良反应,如体重增加、痤疮、多毛、音调低沉、潮热、乳房缩小和萎缩性阴道炎等。此外,用药期间丙氨酸氨基转移酶(ALT)可显著增高,出现肝功损伤和明显不良反应者应及时停药。有报道达那唑对脂代谢有明显不利影响,不应作为长期连续治疗的药物。由于肝功损害和体质量增加等不良反应,降低了患者的接受性,限制了达那唑在临床中的使用。

④禁忌证:包括肝、肾、心功能不全,高脂血症和动脉粥样硬化症,栓塞性疾病,糖尿病等。

(4)内美通:是19-去甲睾酮衍生物,于20世纪80年代开始用于子宫内膜异位症的治疗,具有较强的抗孕激素活性和中等抗雌激素作用。可通过抑制垂体分泌FSH、LH,抑制排卵,使体内雌、孕激素水平下降,导致闭经,使异位的内膜萎缩、退化。内美通能与孕激素受体结合,并能与雄激素受体结合,其雄激素作用与炔诺酮相似。该药在体内半衰期长达24h,故可每周仅用药2d。

①用法:月经第1天开始,内美通2.5mg,每周2次.连续服用6个月。

②治疗效果:治疗后症状改善率为90%,体征改善率为66%,疗效优于达那唑,治疗后24个月妊娠率为60%,其中停药第一个月妊娠率为15%,未发现子代畸形,停药复发率为12%～17%。

③不良反应:与剂量有关,主要不良反应有体重增加、痤疮加重、头痛、恶心、性欲降低、ALT升高等。

因不良反应而停药者<17%,抗癫痫药和利福平可加速内美通代谢,不宜同时服用。

此药服用方便、易被患者接受,对肝功能的影响较小,很少因 ALT 升高而中途停药,但价格较贵。

(5)他莫昔芬(TAM):又名三苯氧胺,为三苯乙烯化合物。结构和药理作用与氯米芬相似,是非甾体类的雌激素拮抗剂。三苯氧胺竞争体内雌激素受体,降低雌激素效应,并可刺激孕激素的合成,而起抗雌激素作用。

①用法:他莫昔芬 10mg,2 次/天,连续服用 3～6 个月。

②治疗效果:他莫昔芬治疗期间不抑制排卵,月经周期正常,内分泌测定 FSH、LH、P 在正常范围内。缓解疼痛效果优于达那唑,痛经消失率为 52.84%～88.5%,症状体征改善率为 88.5%～100%。

③不良反应:主要为类雄激素反应,如抑郁、潮热、恶心、呕吐、水肿、阴道炎、一过性痤疮加重等,反应较轻,停药后可消失。他莫昔芬具有弱雌激素样作用,长期应用可引起子宫内膜增生,甚至癌变,因此应严格掌握适应证,对子宫内膜癌高危人群应改用其他方法。

(6)GnRH-a:GnRH-a 为下丘脑促性腺激素释放激素(GnRH)类似物(激动剂)。

促性腺激素释放激素类似物(GnRH-a)将 GnRH 的第 6 位和第 10 位氨基酸进行置换或去除,得到一种 9 肽化合物,较 GnRH 稳定性强,半衰期延长,并且与 GnRH 受体的亲和力大大增强,生物学效应增加 50～200 倍。GnRH-a 对 GnRH 受体亲和力高,与 GnRH 受体结合形成激素受体复合物,进入细胞核引起一系列生物效应,垂体迅速释放 Gn,若 GnRH-a 持续应用,GnRH 受体耗竭,使 Gn 分泌急剧下降,明显抑制卵巢功能而引起一系列围绝经期变化。这种去垂体状态可随停药而恢复。常用种类有:布舍瑞林 900～1200μg/d,喷鼻,3 次/天;那非瑞林 0.4～0.8mg/d,喷鼻,3 次/天;戈舍瑞林 3.6mg/月,皮下或腹壁注射;阿拉瑞林 150μg/d,肌内注射;亮丙瑞林 3.75～7.5mg/月,肌内注射;曲普瑞林 3.75mg/月,皮下或肌内注射。

应用 GnRH-a 治疗前几天可出现一过性 LH、E_2 升高,所以应从黄体期或月经周期第 1 日开始用药,使垂体快速脱敏。一般持续用药 6 个月。用药期间可定期检测 E_2 水平,指导用药。Barbieri 报道,治疗期间 E_2 浓度控制在 73.2～219.6pmol/L(20～60pg/ml)为宜。治疗 2～3 个月后,LH、E_2 即可达卵巢去势水平,并伴症状、体征改善。治疗后症状完全缓解率高于 50%,部分缓解率高于 90%,体征改善率约 50%,妊娠率为 50%,故 GnRH-a 对内异症的短期疗效相当肯定,但异位病灶完全消退则需较长时间。GnRH-a 适用于达那唑治疗无效或复发者,但对有卵巢内膜异位囊肿者疗效差,故仍不能完全替代手术治疗。复发率为 16%～59%。

不良反应:类似围绝经期综合征表现(低雌激素状态),如多汗、潮热、阴道干燥、嗜睡、疲劳、易怒、乳房缩小、骨质疏松、偏头痛、抑郁、性欲降低等,主要不良反应为骨质丢失。偶有皮肤干燥、脱发、皮疹、下肢抽搐、体重增加和胃肠道反应。GnRH-a 的优点是对肝脏等重要脏器无损害,无男性化作用,可反复应用。大量资料表明,GnRH-a 治疗子宫内膜异位症的疗效较达那唑好,不良反应较达那唑明显少而轻。

反向添加治疗:由于子宫内膜异位症治疗期间出现低雌激素状态,在开始给药的 6 个月后骨盐量减少 2%～5%,为改善患者的生活质量补充外源性雌激素,即为反向添加治疗,使血清雌激素水平控制在 109.8～183.0pmol/L(30～50pg/ml),则可避免或减轻 GnRH-a 对正常组织的不良影响,如避免潮热等血管运动性症状、骨盐量减少等不良反应。常用方法有:①GnRH-a＋炔诺酮 5mg/d;②GnRH-a＋结合雌激素片 0.625mg/d＋醋酸甲羟孕酮 2.5mg/d;③GnRH-a＋替勃龙片 2.5mg/d(或 1.25mg/d)。一般自治疗 12 周起开始给药。治疗期间应监测 E_2 水平以调整用量。

(7)米非司酮:米非司酮是 19 世纪 80 年代人工合成的 19-去甲类固醇炔诺酮的衍生物,用于终止早孕;20 世纪 90 年代中后期开始用于治疗子宫内膜异位症。与孕激素受体有高度亲和力,具有强抗孕激素作用及抗糖皮质激素作用,其与子宫内膜孕激素受体的亲和力比孕酮高 5 倍。用药后,对抗孕激素,使在位及异位病灶萎缩、闭经。子宫内膜对米非司酮很敏感,通过对子宫内膜形态学观察,发现米非司酮除诱导月经外,还可阻滞子宫内膜的发育,干扰子宫内膜完整性。动物试验显示,米非司酮使子宫内膜中一些细胞因子水平发生变化,如白血病抑制因子、转化生长因子β等,这些因子已被证明与子宫内膜异位症的发生、发展有关。因此,米非司酮可能经局部的细胞因子介导而起到治疗的作用,是一种颇有前景的治疗方法。

用法:目前无统一剂量。Kettel 报道 50mg/d 连续用药 6 个月,在用药的第 1 个月即闭经。用药期间症状消失约 50%,约 50%患者雌激素保持在生理水平。疗效与达那唑和 GnRH-a 相近。国内已使用低剂量(10mg/d)连续 90d,获得满意疗效。

不良反应:因药物剂量小,无明显不良反应。长期应用可产生抗皮质激素反应,但 Kettel 报道剂量为 50mg/d 时无抗皮质激素作用。其他不良反应有恶心、呕吐、头晕等。该药停服后易复发。

雌激素水平下降可引起潮热、阴道淋漓出血、阴道干燥、体重轻微增加等。其中主要是潮热,约占 26%,ACT 轻微升高,与该药 90%经肝脏代谢有关,其他有乏力、头痛,极少数乳房缩小,一般停药后不良反应消失。

(8)棉酚:棉酚是从棉子中提取的多羟联苯萘醛类化合物,20 世纪 80 年代初用于子宫内膜异位症治疗,疗效和安全性已证实。在位与异位内膜及子宫肌肉均对棉酚敏感。棉酚可抑制卵巢功能和子宫内膜,引起月经过少、月经稀发、闭经,使异位内膜病灶缩小。其作用有可逆性,且受年龄影响,年龄越轻对棉酚越敏感,停药后功能恢复也越快。

用法:醋酸棉酚 20mg,1 次/天,连服 2 个月,减为 20mg,每周 2 次,6~8 个月一个疗程。有生育要求者,将疗程缩至 6 个月。因棉酚可导致血钾降低,服药期间应加用 10%枸橼酸钾 10ml,每日 2~3 次。治疗后症状改善率为 90%,体征改善率为 80%。

不良反应:主要为低雌激素反应和胃肠道反应,肝功损伤及低钾血症等。

3.手术治疗　手术治疗可在短期内对解除疼痛和促进生育有较好效果,是治疗子宫内膜异位症的主要措施。尤其适用于药物治疗无效的重症患者。目的在于去除子宫内膜异位结节,分离粘连,缓解疼痛,减少复发和术后粘连;恢复盆腔器官正常解剖关系及生理功能,以利恢复生育能力。对于卵巢子宫内膜异位囊肿,应首选手术治疗。

子宫内膜异位症手术治疗,从手术方式上可分为保守性手术、保留卵巢功能及根治性手术;从手术途径上可分为剖腹手术和腹腔镜手术。

(1)保守性手术:适用于有生育要求的子宫内膜异位症患者。手术治疗包括切除或烧灼肉眼可见的异位病灶,分离粘连,剥除卵巢内膜异位囊肿,修复卵巢,输卵管通液及对输卵管梗阻者进行整形,行子宫悬吊术以防再次粘连。

保守手术后的妊娠率为 40%~60%,临床症状缓解率为 59%~100%。腹腔镜下切除治疗效果等于或优于期待治疗或药物治疗,且不良反应小,术后恢复快,创伤小。有学者认为子宫内膜异位症合并不孕症,不论期别或病变如何,均为腹腔镜手术指征。与剖腹手术相比,腹腔镜手术具有无法比拟的优点。

Matynorv 对镜下子宫内膜异位囊肿剔除后 12~14 个月行第 2 次腹腔镜检查,未发现盆腔粘连。在缓解疼痛方面,腹腔镜保守手术后Ⅲ~Ⅳ期缓解率为 91.2%;在治疗不孕方面,国外报道轻度异位症患者腹腔镜手术后的妊娠率达 53.5%~73.0%,国内报道,术后 6 个月妊娠率Ⅰ、Ⅱ期为 25%,Ⅲ期为 16.7%。术后 1 年内妊娠率较高,术后 2 年仍未妊娠者则以后妊娠机会减少。手术后复发率为 26%~36%,复发后再次行手术治疗者,术后极少妊娠。

(2)子宫骶骨神经激光切断术(LUNA):Reddy 等对子宫内膜异位症引起的盆腔疼痛患者采用 LUNA 术,离断宫颈及宫体下部敏感的神经纤维,使患者疼痛减轻。切断的部位近宫颈处,切断子宫骶骨韧带,将韧带离断去除 2~5cm,深达 1cm,以确保所有的神经纤维切除,但需防止输尿管损伤。LUNA 术可明显减轻正中部疼痛。若神经切断不全,疼痛可复发,患者常需再次手术治疗。

(3)骶前神经切断术:即切断腹下神经丛,适用于严重盆腔正中部疼痛的子宫内膜异位症患者,常与子宫内膜异位症保守性手术与 LUNA 术同时进行,在行此手术时,应严格掌握手术适应证以提高手术成功率。骶前神经切断术可缓解盆腔中部疼痛,但附件疼痛的患者不适宜行此手术。

(4)保留卵巢功能的手术:适用于年龄 45 岁以下,无生育要求,或同时合并子宫肌瘤、子宫腺肌症及卵巢内膜异位囊肿者。手术中切除盆腔内病灶、同时行子宫全切或子宫次全切除手术,但要保留至少一侧卵巢或部分卵巢以维持患者卵巢功能,又称半根治手术。手术后复发率为 2.7%~20%,低于保留生育功能者,约 24% 的患者出现围绝经期综合征。Vercellini 综述了过去 20 年的文献,对可能来源于子宫的慢性疼痛做子宫切除,术后 83%~97% 疼痛减轻或改善。

(5)根治性手术:适用于近围绝经期的重症子宫内膜异位症患者,对于无生育要求的重症患者,经药物治疗无效,或行保留卵巢功能手术后复发的,可放宽手术指征,年龄在 35 岁以上即可施行根治手术。根治手术包括全子宫切除,双侧输卵管、卵巢切除和其他种植病灶的切除。根治手术后需激素替代,常用雌-孕激素疗法,可避免重新激活可能残余的子宫内膜异位病灶。虽根治术被认为是一种很确切的治疗疼痛的办法,但术后少数患者可仍有轻微症状,术后疼痛仍会复发,复发率为 3%。

(6)其他治疗:①子宫动脉栓塞,Siskin 用子宫动脉栓塞治疗子宫内膜异位症引起的经量过多,3 个月后,92.3% 症状和生活质量有明显改善;6 个月后 MRI 显示平均子宫体积减小 42%。有学者认为子宫动脉栓塞是月经过多和子宫内膜异位症患者非手术疗法有前途的选择,但仍需大样本的前瞻性研究来确定这种方法的安全性和有效性。②乙醇治疗法:适用于卵巢内膜异位囊肿,术后复发者或有生育要求者。应用介入超声技术对卵巢异位囊肿患者行阴道超声下穿刺注入 99.9% 乙醇。月经干净后 3~7d,行硬膜外麻醉或局麻加静脉镇静剂,消毒后经阴道扫描,确定穿刺部位和方向。用 16 号或 14 号穿刺针沿指引线,通过导向器进行囊肿穿刺,用 50ml 注射器或 80~93kPa 的负压吸引器进行吸引。吸引困难时,可用相当于吸引量的生理盐水注入,再吸引。如此反复操作,直至吸引液透明时为止,注入 99.9% 乙醇。乙醇量相当于吸出量的 80%,于囊内停留 15min 吸出,重复注入乙醇 1 次。最后以生理盐水冲洗囊肿内腔,冲洗吸引干净后,拔除穿刺针。60 例手术患者无 1 例乙醇吸收过量症状(面色潮红、心率增加等)。动态监测乙醇浓度,在术后 30min 最高值达 371mg/L,低于影响人判断力和灵敏性阈值 500mg/L,可认为在治疗中遵守 15min 这一固定的保留时间标准,从乙醇吸收浓度讲是安全的。随访 1 年或 2 年的远期疗效,复发率无显著差异,且几乎与开腹手术疗效相同。痛苦小、费用低、操作简单是该疗法的独特优点。但穿刺后复发率高于 30%。

4.腹腔镜手术与剖腹手术的比较　近 10 余年来,腹腔镜已在临床上广泛应用,各种手术器械的发展已使腹腔镜从过去的单纯诊断发展成为以治疗为目的的手术工具。腹腔镜手术是目前治疗子宫内膜异位症的重要方法,也是最好的方法。其优点在于手术视野清晰,尤其是对直肠子宫陷凹、宫骶韧带、卵巢下缘、阔韧带后叶等处易于探察,易发现并去除异位病灶;手术后粘连发生少,可反复多次进行;手术损伤小,术后恢复快,住院时间短,患者心理上更易接受;术后妊娠率高于或等于剖腹手术。而剖腹手术是子宫内膜异位症的标准外科治疗方法,与腹腔镜手术相比,剖腹手术强化触诊,便于检查腹膜后间隙、肠管,及对深部病变做细致操作。尤其适用于以下患者:行腹腔镜手术或药物治疗后,盆腔疼痛及不育未改善者;病变广泛,病情复杂,对腹腔镜手术技巧要求较高者;需与卵巢恶性肿瘤鉴别者;合并有子宫肌瘤、子宫腺肌症者。

5.药物与手术联合治疗　对子宫内膜异位症患者进行药物治疗时,可因患者盆腔严重致密的粘连,致病灶内药物达不到有效浓度而影响疗效,且停药后短期内病变可能复发。手术治疗,尤其是保守手术治疗后,易复发,手术后易发生粘连,影响手术效果。常将手术与药物治疗结合起来达到较单一治疗更好的疗效。

(1)术前联合药物治疗:目前认为药物对子宫内膜异位症病灶的抑制作用主要出现在前 2 个月,所以术前用药多为 1～3 个月。术前用药的缺陷在于药物抑制疗法可能掩盖一些隐蔽病变,使手术不彻底。优点是可缩小异位病灶,减少盆腔充血,从而减少术中出血,降低手术所需切除范围。同时,减少腹腔液容量并使其纤维蛋白含量降低,使手术中病灶更易分离、剥除,降低手术难度。若术前联合使用 GnRH-a,还可避免黄体形成,从而避免将黄体误认为卵巢内膜异位囊肿。

(2)术后联合药物治疗:优点是可抑制手术中未能切除的残余异位病灶,降低复发率,延长复发间隔时间。但对于有生育要求、年龄偏大的患者,有报道认为术后联合药物治疗可延误患者受孕,错过术后 1 年最易妊娠的时间。因此对于此类患者可不用药物治疗,积极怀孕。妊娠即是最好的治疗。

6.合并不孕症的治疗   对于轻度子宫内膜异位症患者可选择期待疗法,其妊娠率和常规治疗的妊娠率相近,5 年累积妊娠率可达 90%。由于子宫内膜异位症患者经药物或手术治疗后妊娠多发生于治疗后 1 年内,尤其是半年内,而治疗后 2 年未孕者,妊娠机会明显降低,所以凡确诊为子宫内膜异位症者,应积极治疗不孕。对于手术或药物治疗无效、高龄妇女,其生育能力下降,应采取积极措施。

诱导排卵加宫腔内人工授精是第一线有效的治疗方案,且费用低,操作相对简单。每周期妊娠率可达 6.5%～16.3%。其失败率与子宫内膜异位症的严重程度有关,对于严重的子宫内膜异位症Ⅲ～Ⅳ期应尽快予以辅助生殖。人类辅助生育技术需时相对较短,可能是目前子宫内膜异位症合并不孕的最有效的治疗方法。根据患者具体情况,可选择施行输卵管配子移植(GIFT)、输卵管合子移植(ZIFT)或体外授精-胚胎移植(IVF-ET),以前子宫内膜异位症患者施行辅助生育技术者,其卵母细胞获取率、卵细胞受精率、妊娠率常低于其他指征者。目前在施行助孕技术,常规超促排卵前,先应用 GnRH-a 治疗 1～3 个月,即长方案,使异位症患者在 IVF 助孕过程中的卵子生长与数量及妊娠率均明显提高,达到与其他原因不孕 IVF 助孕同样的成功率。

六、子宫内膜异位症的预后

1.子宫内膜异位症为良性疾病,病灶生长缓慢,妊娠期常发生蜕变、坏死,绝经后停止发展,很少恶变,故一般预后较好。

2.子宫内膜异位症易致不孕,妊娠后也易发生流产、早产或异位妊娠。

3.子宫内膜异位症手术治疗效果较理想。对施行了保留生育功能手术的年轻患者可再次恢复生育功能。

4.子宫内膜异位症恶变:子宫内膜异位症本身为一良性疾病,恶变较少见。1925 年 Sampson 首次报道子宫内膜异位症恶性变,近年来国内外均有关于恶变病例的报道。据统计,子宫内膜异位症患者中 0.7%～1.0%会发生恶变。一般认为凡非手术治疗的患者若治疗过程中出现包块迅速增长,腹痛性质改变,或卵巢内异位包块直径≥8cm,要警惕恶变的可能,应剖腹探查。子宫内膜异位症恶变的诊断标准:①在同一卵巢中,子宫内膜异位症和癌并存;②子宫内膜异位症和癌的组织学关系相类似;③见到由良性子宫内膜异位症过渡到恶性组织的证据;④除外转移性恶性肿瘤。

(胡相娟)

第七节　习惯性流产的诊治

妊娠 28 周前连续发生 3 次或 3 次以上自然流产,称为复发性流产或习惯性流产。习惯性流产的发病机制十分复杂,可归纳为以下 6 个方面:①染色体异常;②内分泌异常;③解剖异常;④生殖道感染;⑤免疫因素(自身免疫型和同种免疫型);⑥不明原因。其中不明原因者约占 40%。目前发现,原因不明的习惯性流产多数为同种免疫因素所致。

一、病因筛查

习惯性流产的病因十分复杂,对患者有必要进行详细的病因筛查,经常规项目筛查未发现确切病因患者,即原因不明性习惯性流产,应进一步做特殊的免疫学检查。宫颈功能不全也应做相应的检查。

1.常规病因筛查　病因筛查除详细询问病史和常规妇科检查外,还应进行以下项目的实验室检查。

(1)胚胎染色体及夫妇外周血染色体核型分析。

(2)感染因素检测,包括生殖道微生物检测如衣原体、支原体,以及血清抗弓形虫抗体、抗巨细胞病毒抗体的检查。

(3)全套性激素、甲状腺功能及血糖测定。

(4)生殖器官超声波检查。

(5)自身抗体检测,主要包括抗磷脂抗体(ACL、LCA)、可抽提核抗原抗体(ENA)、抗核抗体(ANA)。

2.特殊免疫学病因检查　对于经常规病因筛查均未发现异常的患者,即原因不明的患者应做以下检查,以明确女方体内是否存在封闭抗体或免疫抑制因子。

(1)微量淋巴细胞毒试验(LCT)用女方血清及新制备的男方淋巴细胞进行补体依赖的微量淋巴细胞毒试验,以判断女方血清中是否存在抗丈夫人白细胞抗原-Ⅰ(HLA-Ⅰ)类抗体。阴性结果表示女方血清中缺乏此封闭因子,易发生习惯性流产。

(2)单向混合淋巴细胞培养(MLC)+抑制试验 MLC 主要用于鉴定 HLA-D 位点相容性程度,其反应细胞主要是 T 细胞(女方淋巴细胞),刺激细胞主要是 B 细胞(男方灭活淋巴细胞),结果以形态学或掺入同位素法分析淋巴细胞刺激指数或增殖抑制率判断。刺激指数越高,表明反应细胞和刺激细胞的 HLA-D 区位点(DR/DQ/DP)抗原相容性越小,即两者抗原差异越大。反之,刺激指数越低,表明 HLA-D 抗原相容性越大。抑制试验是在 MLC 的基础上再加入女方血清,观察淋巴细胞增殖是否存在抑制现象。增殖抑制明显(抑制率增高)则反映女方血清中存在封闭因子或免疫抑制因子;反之,则说明不存在封闭因子或免疫抑制因子。

二、治疗

1.染色体异常

(1)胚胎染色体异常:若每次流产均由于胚胎染色体异常所致,提示流产的病因与配子的质量有关。如精子畸形率过高建议到男科治疗,久治不愈者可行供者人工授精(AID)。如女方为高龄,胚胎染色体异常多为三体,且多次治疗失败可考虑行赠卵体外授精—胚胎移植术(IVF-ET)。

（2）夫妇双方染色体异常：男方染色体异常可做 AID，女方染色体异常可赠卵 IVF-ET。若夫妇中有一方或双方染色体为相互易位，可做 IVF-ET 并进行植入前遗传学诊断（PGD）。

2.解剖异常

（1）子宫异常：完全或不完全子宫纵隔可行纵隔切除术。子宫黏膜下肌瘤可在宫腔镜下行肌瘤切除术，壁间肌瘤可行经腹肌瘤挖出术。宫腔粘连可在宫腔镜下行粘连分离术，术后放置宫内节育器 3 个月。

（2）宫颈功能不全：宫颈环扎术是目前治疗宫颈功能不全的常用力法，适用于习惯性流产尚无健存子女并明确流产是由子宫颈功能不全引起的患者。术前应常规进行超声检查排除葡萄胎、胎儿畸形或胎死宫内等情况，保证胎儿发育正常。

①手术时间选择：一般选择在孕 12～18 周。有学者统计，孕 20 周后施术，施术的成功率较低，而且并发症发生率较高。近年来，还有学者提出对漏诊的患者行急诊宫颈环扎术，即对宫颈已开始消退或宫口已开大（<4.0cm）的患者，在入院后立即行环扎术，但其治疗效果较差，且母儿并发症较高，如胎膜早破、早产、宫内感染等。

②手术方式：主要介绍 3 种手术方式。①McDonald 术：经阴道不解剖膀胱反折腹膜，直接行宫颈缝扎。此术较简单、创伤小，目前临床应用较多，但缝扎线只能达到宫颈中 1/3 段。适用于择期手术。文献报道，此术成功率为 79％～92％。②Shirodkar 术：经阴道解剖膀胱反折腹膜，上推膀胱，行高位宫颈环扎术，缝扎线位置可达宫颈上 1/3 段。适用子宫颈过短或宫颈已消退的患者。Shirodkar 等报道 105 例，成功率为 85％。③经腹腔宫颈峡部环扎术：此术创伤性较大，只适用子宫颈极短或严重损伤难以施行阴道手术的。Gibb 等进行了 50 例次经腹手术，结果流产 17 例次，早产 2 例，部分得活婴，未见宫内感染。

③手术并发症：宫颈环扎术可有胎膜早破、宫内感染、流产、早产、宫颈撕裂等并发症。

④手术注意事项：a.术前严格抗感染。疑有阴道炎者应积极治疗，控制感染后方可手术。为预防感染术前可阴道使用甲硝唑，1～2 片/次，每晚 1 次，连用 3d，术前 1h 开始静脉使用抗生素，至术后 3d。b.术后使用黄体酮，20mg/次，1 次/天，肌内注射，连用 3～5d。静脉使用硫酸镁抑制宫缩，或使用钙离子通道阻断剂，如硝苯啶 10mg/次，3 次/天。c.术后禁止性生活，并定期随访，行 B 型超声检查以了解宫颈结构情况。有阴道流血，宫缩或发热等情况应立即住院。已临产者立即拆除缝线。无特殊情况者可等待至孕 36 周左右入院，并根据病情决定分娩方式，准备自然分娩者可于孕 38 周左右拆除缝线，剖宫产者应在术时拆线。

3.内分泌异常

（1）黄体功能不全：主要采用孕激素补充疗法。孕时可使用黄体酮 20mg 隔日或每日肌内注射至孕 10 周左右，或 HCG 1000～2000U，隔日肌内注射 1 次。

（2）其他：如患者存在多囊卵巢综合征、高催乳素血症、甲状腺功能异常或糖尿病等，均宜在孕前进行相应的内分泌治疗，并于孕早期加用孕激素。

4.感染因素　孕前应根据不同的感染原进行相应的抗感染治疗。衣原体感染：可口服四环素，0.5g/次，4 次/天，连用 7d；或红霉素，0.25g/次，4 次/天，连用 4d。弓形虫感染：可口服乙胺嘧啶，第 1 日 75mg，后 25mg/d，连用 30d；或螺旋霉素，0.2g/d，4 次/天，连用 14d。男方也常被感染，故应同时用药。巨细胞病毒（CMV）携带者目前尚无疗效肯定的药物。CMV IgG 阳性者可妊娠，而且不必治疗。CMV IgM 阳性者以转阴后妊娠为宜。

5.免疫性习惯性流产的治疗

（1）自身免疫型习惯性流产的治疗：临床观察表明，抗磷脂抗体阳性患者若不予治疗，其自然流产的发生率可高达 50％～70％，也有报道高达 90％。然而，至于抗磷脂抗体相关的流产，目前尚无公认的治疗方案，多采用抗凝剂和免疫抑制剂治疗。常用的抗凝剂有阿司匹林和肝素，免疫抑制剂以泼尼松为主，也有使用人体丙种球蛋白治疗成功的报道。

①肾上腺皮质激素(泼尼松)：泼尼松具有抑制单核细胞和巨噬细胞吞噬活性,并抑制淋巴细胞产生抗体的作用。现已证明,泼尼松可直接抑制抗磷脂抗体的免疫活性,因此被用于自身免疫型习惯性流产的治疗。国外多数学者主张采用较大剂量泼尼松(10~40mg/d)治疗,于确认妊娠后即开始用药,直至妊娠结束。临床观察表明,此法可伴发多种母儿并发症,如继发感染、早产、妊娠高血压综合征、胎膜早破、胎儿宫内生长发育迟缓、库欣综合征等。国内采用小剂量泼尼松(5mg/d)治疗,不但无上述并发症,同时多数患者服药后抗体很快转阴。

②阿司匹林：阿司匹林可选择性抑制 TXA_2 的合成,纠正 PGI_2/TXA_2 的平衡,防止血栓形成、胎盘栓塞,因此用于习惯性流产的治疗。国外学者多数主张一旦妊娠即开始用药,分娩前几天停药,阿司匹林的用量为 75~100mg/d,但此种方法易发生出血倾向。国内的经验是采用小剂量,25mg/d,自妊娠确定后开始服用,至妊娠结束。治疗期间应严密监测血液的凝血参数,如出、凝血时间,血小板计数及血小板聚集试验(PagT)等指标。发现大多数患者服药中 Pag T 可保持在正常范围(38%~77%)。

少数患者因有血小板过少症,服药后 Pag T 低于 38%,而出现轻度出血倾向,需及时停药,尚有少数患者需增加剂量至每天 50mg,方可使 Pag T 值降至正常范围。

③联合用药：目前多主张泼尼松加阿司匹林联合治疗方案。国外疗法(泼尼松 15mg/d 加阿司匹林 75mg/d)安胎成功率为 70%左右,且有母儿并发症,如胎儿生长受限、早产、胎膜早破、产科出血等。国内的疗法是泼尼松 5mg/d 加阿司匹林 25mg/d,安胎成功率为 95%,且未见有明显的产科并发症发生。鉴于肝素的抗凝和疏通微循环作用,国外有学者采用小剂量阿司匹林加肝素治疗,阿司匹林用量为 80mg/d,肝素首剂为 10000U/d,分 2 次皮下注射,之后根据部分凝血酶原激活时间调节肝素的用量,用药至孕足月,此法安胎成功率为 80%,但也有一定的产科并发症。

④大剂量丙种球蛋白(免疫球蛋白)：大剂量的免疫球蛋白输入具有抑制抗体的产生作用。Valensise 等采用大剂量丙种球蛋白治疗也取得较好的疗效,方法：在明确妊娠后立即静脉输注丙种球蛋白 0.5g/kg,连用 2d,每 4 周重复 1 次,至孕 33 周。

但是静脉输注血液制品治疗费用较昂贵,并有潜在血源性感染的危险。

(2)同种免疫型习惯性流产的主动免疫治疗：自 20 世纪 80 年代以来,国外有学者开始采用主动免疫治疗同种免疫型习惯性流产。即采用丈夫或无关个体的淋巴细胞对妻子进行主动免疫致敏,其目的是诱发女方体内产生封闭抗体,避免母体对胚胎的免疫排斥。

①适应证：连续 3 次早期流产,排除其他致病因素;自身抗体阴性;患者血清中缺乏封闭抗体(LCT)阴性或 MLC 抑制试验结果呈低增殖抑制率。

②治疗方法：免疫原可选择丈夫或无关个体的淋巴细胞或白细胞,作为供血者应做严格的治疗前检测,以避免潜在的血源性感染危险。免疫途径主要有两种：皮下注射和静脉注射。

目前多采用丈夫淋巴细胞或无关个体淋巴细胞经皮下注射免疫疗法。在免疫剂量选择上,国外多采用较大剂量淋巴细胞[每次淋巴细胞用量为 $(50\sim120)\times10^6$],于妊娠前行免疫致敏试验,在上肢分 3 点皮内注射,隔 2~3 周注射 1 次,共 2~4 次,至皮肤反应面积缩小即可允许其妊娠,皮肤反应不缩小者可经追加免疫次数。国内则采用小剂量丈夫或无关个体的淋巴细胞做皮下注射,每次淋巴细胞用量为 $(20\sim30)\times10^6$,间隔为 3 周,共 2~4 次,疗程结束后鼓励患者在 3 个月内妊娠,妊娠成功者于早孕期加强 1~2 次。若未妊娠在排除不孕因素的情况下可重新进行下一疗程。经多年的临床验证,获得较为满意的疗效,妊娠成功率达 86.4%,优于国外报道的 75%~80%,而且无明显并发症。同时国内从单向淋巴细胞培养抑制试验的结果发现,2 次主动免疫后患者体内封闭因子或免疫抑制因子的诱生情况与 4 次主动免疫无差异,所以将每疗程 4 次主动免疫改变 2 次,同样收到较理想的疗效,妊娠成功率达 90%,减少免疫剂量和次数可减少血源性感染的机会。国外有学者选择静脉输注无关个体白细胞(150～250ml),此法要求 ABO、Rh 血型相配,有发生输血反应的危险,并可出现移植物抗宿主反应。还对主动免疫治疗的子代进行研究,结果子代在出生体质量、产后生长发育及智力发育等方面均与正常对照组无差异,证明主动免疫治疗对子代是安全的。

(刘　艳)

第八节　辅助生殖技术

1978 年采用体外受精与胚胎移植技术诞生了世界第一例婴儿(俗称试管婴儿),这是人类生殖医学技术的重大突破。随着人类生殖辅助技术(ART)的不断深入开展与普及,ART 所带来的技术本身及社会、伦理、道德、法律等诸多方面的问题也日益突出,其应用的安全性值得进一步探讨。

【辅助生殖技术】

1.宫腔内人工授精(IUI)　　自 1962 年第一篇报道 IUI 作为不孕症的治疗手段之一后,IUI 技术在不孕症治疗中得到了广泛的应用,根据 2004 年欧洲 IVF 监测规划报告所示 19 个国家共进行 98388 个 IUI 治疗周期,导致 12081 个胎儿出生(12.3%每周期),其中单胎占 87%,多胎占 13%。IUI 是指临床通过排卵监测确定排卵前后,将洗涤处理后的精子送入女方子宫腔内的技术。人工授精按精子来源不同分为无精子人工授精(AIH)或使用供精人工授精(AID)。宫腔内人工授精必须在腹腔镜或子宫输卵管造影证实至少一侧输卵管通畅的情况下使用。

(1)无精子人工授精的适应证:①男性因少精、弱精、液化异常、性功能障碍、生殖器畸形等不育;②宫颈因素不育;③生殖道畸形及心理因素导致性交不能等不育;④不明原因或免疫性不孕症。

(2)供精人工授精的适应证:①不可逆的无精子症、严重的少精症、弱精症和畸精症。②输精管复通失败。③射精障碍。④适应证①、②、③中,除不可逆的无精子症外,其他需行供精人工授精技术的患者。医务人员必须向其交代清楚:通过卵胞浆内单精子显微注射技术也可能使其有自己血亲关系的后代,如果患者本人仍坚持放弃通过卵胞浆内单精子显微注射技术助孕的权益,则必须与其签署知情同意书后,方可采用供精人工授精技术助孕。⑤男方和(或)家族有不宜生育的严重遗传性疾病。⑥母儿血型不合不能得到存活新生儿。

供精人工授精必须严格控制供精的来源,重视供精者的遗传筛查并排除性传播疾病和其他传染性疾病,禁止用新鲜精液进行 AID,必须采用由国家批准的规范的精子库提供的精子。

(3)宫腔内人工授精的禁忌证:①女方因输卵管因素造成的精子和卵子结合障碍;②男女一方患有生殖泌尿系统急性感染或性传播性疾病;③一方患有严重的遗传、躯体疾病或精神心理疾患;④一方接触致畸量的射线、毒物、药品并处于作用期;⑤一方有吸毒等严重不良嗜好。

(4)宫腔内人工授精的方法:

1)卵巢刺激:人工授精可以在自然周期或药物促排卵周期时进行,药物促排卵联合 IUI 可以提高妊娠率,超促排卵方案有很多种,如氯米芬(CC)、CC＋HMG、HMG、HMC＋GnRH 激动剂、HMC＋GnRH 拮抗剂等方案,当卵泡平均直径达 18mm 时,给予 hCG 5000～10000IU。促排卵联合 IUI 虽然可以提高 IUI 的妊娠率,但费用较自然周期高,而且有发生 OHSS 和多胎的风险。

2)卵泡及子宫内膜检测:在月经第 2 或 3 天需进行血基础内分泌检查,同时进行阴道超声检查以排除卵巢囊肿和内膜病变(如息肉等),促排卵治疗7~8天需通过B超和有关激素水平等联合监测卵泡的生长发育,雌激素水平可以提示卵泡发育成熟的状况,孕激素水平可以发现卵泡提早黄素化,LH水平可以检测提前出现的LH峰。

3)人工授精的时机:选择应在排卵前后进行,采用基础体温无法准确预测排卵时间,目前多采用超声联合血或尿LH值和宫颈黏液指标能够较准确预测排卵时间。在超促排卵治疗中,当卵泡平均直径≥18mm且宫颈黏液≥8分时,给予hCG后,排卵将发生在34~36小时后,平均是38小时。如果成熟卵泡超过4个或直径12mm的卵泡超过8个,应停止给予hCG,放弃本周期治疗。有些中心在给予hCG后24小时和48小时给予患者2次人工授精治疗,目前没有证据证明2次人工授精治疗比一次治疗效果好。

4)精子的处理:用于宫腔内人工授精的精子必须经过洗涤分离处理,以去除精液中的精浆成分、白细胞和细菌,目前,精液处理的方法多采用上游法和梯度离心法。虽然目前还没有一个明确的数值说明,精子密度低于多少就无法妊娠,但通常认为授精的活动精子密度需要达到$1×10^5$/ml,精子的活率和正常形态率对于妊娠的预后至关重要。国家卫生部人类辅助生殖技术规范要求处理后其前向运动精子总数不得低于$10×10^6$。用于供精人工授精的冷冻精液,复苏后前向运动的精子不低于40%。

5)宫腔内人工授精操作:用窥阴器暴露宫颈,用1ml注射针筒抽取经洗涤后的精液(0.5~1ml),将注射器连接到人工授精导管,然后将导管缓慢插入宫腔并注入精液。人工授精后,嘱患者适当抬高臀部,平卧20~30分钟即可起床离开。

(5)影响宫腔内人工授精成功率的因素:人工授精的临床妊娠率因各个中心的患者情况不同和是否使用促排卵药物而有很大差异,影响宫腔内人工授精成功率的因素有:①不孕的原因;②患者夫妇的年龄;③不孕持续的时间;④精子的参数;⑤IUI治疗周期数。

2.体外受精-胚胎移植(IVF-ET)　20世纪80年代以Edwards和Steptoe首创的体外受精-胚胎移植技术主要用于解决女性不育问题,1992年Palermo使用卵泡浆内单精子显微注射技术治疗男性不育。近年来,随着分子生物学技术的发展,在辅助生殖的基础上结合现代分子生物学,发展成为胚胎植入前遗传学诊断技术。

IVF-ET是将不孕夫妇的精子和卵子取出,在体外完成受精和胚胎的早期发育,然后将早期胚胎放回患者子宫内,使其继续发育、生长直至足月分娩。

(1)IVF-ET的适应证:①女方各种因素导致的配子运输障碍;②排卵障碍;③子宫内膜异位症;④男方少、弱精子症;⑤不明原因的不育;⑥免疫性不孕。

(2)体外受精-胚胎移植术前准备

1)不孕症检查。

2)女方检查:女性内分泌功能检查:月经周期第2~3天采血测定FSH、LH、PRL、T、E,了解基础内分泌功能,近年来,也有采用测定基础抑制素B和抗米勒管激素(AMH)预测卵巢储备功能。必要时测定甲状腺、肾上腺皮质功能及其他内分泌功能。B超检查:了解子宫位置、形态、子宫内膜情况、双卵巢情况(大小和基础卵泡数目)和双输卵管情况(有无积水)。宫腔镜检查:B超或HSG发现宫腔内有异常、先天性子宫畸形、有反复宫腔操作史、月经减少、继发性闭经、反复胚胎种植失败者。对宫腔镜检查的患者应行内膜或组织物的病理学检查,以对临床治疗提供依据。传染病等的检查:各种病毒性肝炎、TORCH、梅毒筛查(RPR)、艾滋病筛查(HIV)、生殖器官的支原体、衣原体等。重要器官功能检查:血、尿常规、肝、肾功能检查、乳房检查、子宫颈涂片、胸透等。遗传学检查:对既往有不良妊娠史或反复自然流产的患者需进行双方染色体检查、血型和免疫学检查。ICSI治疗者需行染色体检查或Y染色体缺失的分析。

3)男方检查:精液检查:少、弱精患者应连续至少检查两次。男性睾丸内分泌功能检查:反复多次精液检查少、弱、畸精患者,可抽血查 FSH、LH、PRL、T、E_2。精子功能检查:精子穿透试验、精子顶体反应。男方病原体及重要器官检查:各种病毒性肝炎、乙肝两对半、梅毒筛查(RPR)、艾滋病筛查(HIV)、血常规和肝、肾功能检查等。无精症者患者行附睾或睾丸穿刺活检。

(3)促排卵方案的选择:应根据患者的年龄、血基础 FSH 水平、卵巢的体积和窦卵泡数综合考虑。常用的促排卵方案有:

1)长方案:月经前 7～10 天给予 GnRH 激动剂(GnRHagonist)至 hCG 注射日,月经第 3～5 天当血 E_2 水平＜50pg/ml 时开始 Gn(r-FSH 或 HMG)注射,每天使用剂量 150～450IU。对于 Gn 的起始剂量目前没有统一的标准,主要根据患者的年龄、血基础 FSH 水平、窦卵泡数、BMI 指数和前次促排卵反应综合考虑。注射过程中应通过超声检查与激素测定严密监测卵巢的反应性,包括卵巢中卵泡的数量、大小及生长速度和外周血中性激素的水平来调整药物使用剂量。

2)短方案:月经第 2 天给予 GnRH 激动剂(短效)至 hCG 注射日,同时给予 Gn(r-FSH 或 HMG)注射,每天使用剂量 150～450IU。

3)超短方案:主要适用卵巢反应不良、卵泡数量少的患者。月经第 2 天给予 GnRH 激动剂(短效),仅用数天。同时给予 Gn(r-FSH 或 HMG)注射,150～450IU/d。

4)超长方案:主要适用子宫内膜异位症或子宫肌腺症的患者。长效 GnRH 激动剂三个疗程,于末次 GnRH 激动剂第 28 天开始给予 Gn 注射。

5)GnRH 拮抗剂方案:月经第 2～3 天给予 Gn 注射,注射第 5～6 天或卵泡≥14mm 时每天给予 GnRH 拮抗剂 0.25mg 至 hCG 注射日。GnRH 拮抗剂方案的优点是患者超排卵时间短,不需要事先进行垂体抑制,更方便患者。

6)在下列情况下可考虑在使用超促排卵药物的同时加用人重组 LH(Luveris,乐芮)75IU 或 150IU。主要适合于:①年龄近 38 岁;②血基础 LH 水平＜1.5IU/ml;③前次促排卵反应较差;④本次促排卵血雌激素水平较低。

(4)IVF 超排卵中的检测:①阴道 B 超:定期检测卵泡的多少及大小。②测定血 LH、E_2、P 水平。

(5)hCG 使用时机:主要参考卵泡直径的大小和外周血中 E_2 水平、卵泡数目、血 LH、P 水平、子宫内膜情况及所用促排卵药物。一般情况下,当主导卵泡中有 1 个平均直径达 18mm 或 2 个达 17mm 或 3 个达 16mm 时,可于当天停用 Gn,给予 hCG 5000～10000IU,36 小时后穿刺取卵。

(6)穿刺取卵:B 超引导下经阴道穿刺卵泡,抽取卵泡液并从中获得卵母细胞。

(7)体外授精:授精一般在取卵后 3～5 小时进行,将获得的卵母细胞与经过上游法或梯度离心法处理的精子按 5000～10000 精子/卵子的密度进行体外授精。

(8)受精及卵裂情况的检查:授精后 18～20 小时,检查卵子的受精情况,正常受精卵应有 2 原核,核内清晰核仁,2 个极体,透明带完整、规则,卵浆清晰、均匀。授精后约 48 小时观察受精卵卵裂情况,根据卵裂球的数目、均匀程度及碎片的多少给胚胎评分。

(9)胚胎移植:受精卵经过体外 48～72 小时培养后(也可体外培养 5 天至囊胚),挑选胚胎评分高、质量好的胚胎 1～3 个在超声引导下植入子宫腔内。

(10)黄体支持:IVF-ET 术后一般需要黄体支持,通常采用黄体酮或 hCG。黄体酮每天给予肌注 50～80mg 或阴道制剂 300～600mg,hCG 肌注 2000IU q5d,给予 hCG 时应注意 OHSS 发生的风险,当 hCG 日 E_2 水平为 2500～2700pg/ml,卵泡数达 10 个,应避免用 hCG 给予黄体支持。

(11)随访:胚胎移植后两周检测血或尿 hCG 以判断妊娠。如超声诊断明确子宫内有妊娠囊、或流产、宫外孕并经病理组织学诊断妊娠物为绒毛组织则称临床妊娠。仅血或尿 hCG 阳性,而不能确认临床妊娠者称为生化妊娠。

3.卵胞浆内单精子显微注射(ICSI)　ICSI技术是在显微操作系统的帮助下将一个精子通过卵子透明带、卵膜,直接注射到卵子胞浆中使其受精。目前是严重少、弱、畸精症甚至无精症患者的主要治疗手段。

ICSI的适应证:①严重的少、弱、畸精子症;②不可逆的梗阻性无精子症;③生精功能障碍(排除遗传缺陷疾病所致);④体外受精失败;⑤精子顶体异常;⑥需行植入前胚胎遗传学检查的。

4.赠卵技术　是指采用健康的第三方(供者)自愿捐赠的卵子进行的辅助生殖技术。

(1)赠卵的适应证:①丧失产生卵子的能力,如卵巢早衰、双侧卵巢切除术后、绝经期的患者;②女方是严重的遗传性疾病携带者或患者(如Turner综合征、X性连锁疾病、半乳糖血症、地中海贫血等);③具有明显的影响卵子数量和质量的因素导致反复IVF治疗失败。

(2)子宫内膜的准备:使受者的子宫内膜的着床窗口与供者的胚胎发育同步。

1)对于无排卵者,受者每天口服戊酸雌二醇片4~8mg,至少12~14天后方可使用黄体酮。每天黄体酮注射剂量100mg或阴道栓剂600mg,黄体酮给予的时间需严格控制,如在受者月经周期第15天给予黄体酮,则第18天移植第2天胚胎(4细胞),第19天移植第3天胚胎(8细胞)。一旦妊娠,激素替代治疗需持续至妊娠7~9周。

2)对于有排卵者,受者前次月经第21天给予GnRH激动剂降调节,月经来潮后监测血E_2水平,若≥50pg/ml时,则周期的第1~4天每天给予戊酸雌二醇2mg,第5~8天每天给予戊酸雌二醇4mg,第9天开始每天给予戊酸雌二醇6mg,黄体酮的用法与内膜种植窗的选择同前。也有的方案在给予黄体酮日开始戊酸雌二醇改为每天4mg维持。

5.胚胎植入前遗传学诊断(PGD)　PGD技术是指从体外受精的胚胎中取1~2个卵裂球或者取卵细胞的第一极体在种植前进行遗传学性状分析,可用以鉴定胚胎性别,分析胚胎染色体,然后移植基因正常的胚胎,从而达到优生优育的目的。遗传学性状监测方法通常是荧光原位杂交或各种PCR技术。

PGD技术的适应证:主要用于单基因相关遗传病、染色体病、性连锁遗传病及可能生育异常患儿的高风险人群等。

6.胚胎冷冻与冷冻胚胎复苏移植技术　IVF-ET技术中使用超排卵往往会同时取得多个成熟卵子,并可能发育成胚胎,除了移植入子宫的胚胎外,将剩余的胚胎通过胚胎冷冻技术保存起来。胚胎冷冻的目的是为有剩余胚胎的IVF治疗患者提供多次移植的机会,提高每次移植周期的累积妊娠率,提高IVF治疗效率,减少患者治疗费用。此外,有发生卵巢过度刺激综合征(OHSS)的可能时,取消新鲜胚胎移植,将胚胎冷冻保存等待患者情况好转后再行冻胚复苏移植,这样可以降低OHSS发生率。同时,有助于减少胚胎移植个数,降低多胎移植风险。目前,胚胎冷冻技术有程序化慢速冷冻法和玻璃化冷冻法。

冷冻胚胎复苏移植前子宫内膜的准备方案:目的是使子宫内膜的着床窗口与植入的胚胎发育同步。

(1)自然周期方案:适用于月经周期规则、有排卵的患者。从月经第10天开始,B超监测卵泡生长,同时监测血中E_2、LH水平,B超监测至排卵,第2天胚胎于排卵后48小时移植,第3天胚胎于排卵后72小时移植。

(2)雌孕激素替代方案:适用于排卵不规律或无排卵的患者。从月经第2天开始每天口服戊酸雌二醇4~6mg,第12天监测血E_2水平和子宫内膜厚度,当E_2水平达250pg/ml,内膜厚度达8mm时,开始给予黄体酮,每天80~100mg,第2天胚胎在注射黄体酮后第4天移植,第3天胚胎在注射黄体酮后第5天移植。戊酸雌二醇和黄体酮一直用至移植后2周,若确定妊娠,继续用至妊娠3个月。

(3)降调节+雌孕激素替代方案:适用于排卵不规律或无排卵的患者。前个月经第21天给予GnRH激动剂降调节,月经来潮后超声测量子宫内膜厚度,若子宫内膜<5mm,则月经第1~5天每天给予戊酸雌

二醇 2mg,第 6~9 天每天给予戊酸雌二醇 4mg,第 10~15 天每天给予戊酸雌二醇 6mg,第 13 天超声测量子宫内膜厚度,若子宫内膜≥8mm,则加用 400mg 黄体酮阴道栓剂,每日 2 次,第 2 天胚胎在黄体酮使用后第 4 天移植,如果内膜子宫内膜厚度 6~8mm,可考虑增加戊酸雌二醇每天至 8mg+阿司匹林每天 75mg,两天后超声随访子宫内膜厚度。

7.未成熟卵体外成熟技术(IVM)　IVM 技术是指模拟体内卵母细胞成熟环境,使从卵巢中采集的未成熟卵母细胞在体外经过培养到达成熟。

(1)IVM 技术的适应证:①PCOS 患者为了预防 OHSS 的发生或是在超排卵过程中卵巢反应低下或卵泡发育停滞;②不能接受超排卵治疗而有生育要求的患者如乳腺癌、卵巢癌术后。

(2)IVM 的步骤:包括临床方案、未成熟卵获取、未成熟卵体外成熟、卵子受精、胚胎移植、子宫内膜的准备和黄体支持。

1)IVM 的临床方案:①非 Gn 刺激方案:无需应用 Gn 刺激治疗,通常于卵泡期或黄体酮撤退性出血后,卵泡直径达到 5~12mm 时,注射 hCG 10000IU,36 小时后取卵。②小剂量 Gn 刺激方案:卵泡期或黄体酮撤退性出血后 3~5 天,每天使用小剂量 Cn 75IU 刺激 5~10 天,当卵泡直径达到 5~12mm 时,注射 hCG 10000IU,36 小时后取卵。

2)未成熟卵获取:B 超引导下经阴道穿刺卵泡,通常采用 17g 双腔取卵针冲洗每个卵泡并从中获得卵母细胞。

3)未成熟卵体外成熟和卵子授精:将未成熟卵置于 1ml IVM 培养液+75mIU/mlFSH+75mIU/mlLH 中培养至成熟,脱去外周的颗粒细胞,通过 ICSI 技术使卵子受精。余下同 IVF 操作。

4)子宫内膜准备和黄体支持:当子宫内膜偏薄时,需补充外源性的雌激素,可在取卵前或取卵当天开始口服戊酸雌二醇 2~6mg,使内膜在移植前≥8mm,可以通过血雌激素水平调整用药量。于行 ICSI 注射日当天开始每天加用黄体酮 40~60mg。

【辅助生殖技术并发症】

1.卵巢过度刺激综合征(OHSS)　OHSS 是应用超促排卵药物诱发排卵,引起卵巢有过多卵泡发育,导致患者血液浓缩,血浆外渗,出现胸水、腹水、尿量减少、肝肾功能异常,严重者可危及生命。与患者所用超排卵药物的种类、剂量、治疗方案、患者的内分泌状态以及是否妊娠等因素有关。中度 OHSS 发生率为 3%~6%,重度 OHSS 发生率为 0.1%~2.0%。

(1)病理生理:OHSS 的病理生理特点是毛细血管通透性增加,导致体液从血管进入体腔(如腹腔、胸腔)。其发病机制不清,hCG 的使用是触发 OHSS 的重要因素。超排卵过程内皮细胞和中性粒细胞活化,释放组胺、前列腺素和血管内皮生长因子(VEGF)等,参与 OHSS 过程。卵巢肾素-血管紧张素系统在 OHSS 中有一定作用,LH、hCG 可启动肾素基因表达,OHSS 患者血浆总肾素水平与 OHSS 严重程度相关。

OHSS 有两种类型,发生机制各有异同。早期 OHSS(也称医源性 OHSS),与外源性应用 hCG 有关,发生在 hCG 注射后 3~7 天,晚期 OHSS(也称自发性 OHSS)出现在 hCG 升高后 12~17 天,源于妊娠分泌的内源性 hCG。两种 OHSS 共同的病理生理基础是卵泡过度生长。早期 OHSS 超排卵促进多个卵泡发育,在 hCG 注射日雌激素水平和卵泡数目显著增加。晚期 OHSS 原因可能是妊娠来源的 hCG 促进多个卵泡生长和次级黄体形成,与排卵前卵巢反应参数无显著相关性。

(2)高危因素:①年轻、低体重指数的患者;②PCO 或 PCOS 的患者;③以前曾有 OHSS 病史者;④使用 hCG 诱导排卵及黄体支持;⑤当 E_2>4000pg/ml,卵泡数>20 个时。

(3)临床表现及分级:临床表现包括体重迅速增加,少尿或无尿,血液浓缩,白细胞增多,低血容量,电解质失衡,常表现为低钠和高钾,出现相关并发症如腹水、胸水和心包渗出等,卵巢囊肿扭转或破裂,肝肾功能障碍,血栓形成,多器官功能衰竭,严重者可导致死亡。通常先出现腹胀,继而恶心、呕吐和腹泻,可进展为乏力,气短和尿量减少,提示疾病恶化。根据 Golan 标准 OHSS 分为三度和 5 级,包括临床表现、体征、超声和实验室检查。

1)轻度 OHSS:1 级为腹胀/腹部不适;2 级为 1 级加恶心、呕吐和(或)腹泻、卵巢增大到 5～12cm。

2)中度 OHSS:3 级为轻度 OHSS,加超声下腹水的证据。

3)重度 OHSS:4 级为中度 OHSS 加临床腹水证据,和(或)胸水或呼吸困难;5 级为血容量改变,血液浓缩致血黏度增加,凝血异常和肾功能减退。

(4)OHSS 的预防:鉴于 OHSS 病因不清,没有根本的治疗方法,预防 OHSS 的发生或减轻 OHSS 的程度是治疗的关键。可通过以下两个水平预防 OHSS 发生:

1)限制 hCG 的浓度和剂量。通过调整促排卵方案减少对卵巢的刺激,降低促排卵的 hCG 剂量(1000IU 降至 5000IU 或 2500IU),冷冻所有的胚胎,使用孕激素代替 hCG 支持黄体,以及单个囊胚移植,减少多胎等方法减少 OHSS。

2)在不损害子宫内膜和卵子质量前提下,寻找诱导黄体溶解的方法。包括滑行疗法,应用 GnRHa 替代 hCG 触发排卵,应用白蛋白,早期单侧卵泡穿刺(EUFA)。近年来,有研究使用多巴胺激动剂卡麦角林预防 OHSS 的报道。值得注意的是,上述方法仅能够降低高危患者 OHSS 发生的几率,而不能完全阻止 OHSS。

(5)OHSS 的治疗:轻度的 OHSS 可以在门诊随访治疗:限制每天摄入的液体量不超过 1 升,建议摄入矿物质液体;每天监测体重、腹围和液体出入量,如体重一天增加≥1000g 或尿量明显减少,需及时就诊;轻微活动,避免长时间卧床休息以免发生血栓;对于妊娠合并 OHSS 的患者需加强监控,特别是血清 hCG 浓度迅速上升的患者。对于出现下述症状和体征的重度 OHSS 患者需住院治疗:

1)恶心、呕吐、腹痛、不能进食、少尿、无尿、呼吸困难,张力性腹水、低血压。

2)实验室指标:血液浓缩(血球压积>45%),外周血白细胞计数>15000,血肌酐>1.2,肌酐清除率<50ml/min,肝脏酶异常,严重的电解质紊乱(血清钠浓度<135mmol/L、血清钾浓度>5mmol/L)。

3)根据患者病情每 2～8 小时测定生命体征,每日测量体重、腹围和液体的出入量。每日测定白细胞计数、血红蛋白浓度、血球压积、电解质、尿液比重。超声定期检查腹水和卵巢的大小,呼吸困难者需测定血氧分压,根据病情需要定期检查肝肾功能。

4)液体处理:重度 OHSS 的患者入院时常处于低血容量状态,可以给予 5% 的葡萄糖生理盐水 500～1000ml,以保持患者尿量>20～30ml/h 以及缓解血液浓缩。若上述治疗效果不佳,可考虑使用白蛋白治疗,20% 的白蛋白 200ml 缓慢静滴 4 小时,视病情需要可间隔 4～12 小时重复进行。应慎重使用右旋糖苷,因可能导致成人呼吸窘迫综合征(ARDS),血液浓缩纠正后(血球压积<38%)方可使用利尿剂,频繁使用利尿剂容易导致血液浓缩引起血栓形成。通过治疗症状有所改善,患者有排尿,可以进食,可给予少量静脉补液或可停止补液。

5)腹水处理:当患者出现腹水导致的严重不适或疼痛、肺功能受损(呼吸困难、低氧分压、胸水)、肾功能受损(持续性少尿、无尿血肌酐浓度升高、肌酐清除率下降)时需考虑超声引导下进行胸腔穿刺或腹腔穿刺放液。

6)重度 OHSS 处于血液高凝状态,预防性给予肝素 5000IU 皮下注射每日 2 次,鼓励患者间歇性翻身、活动、按摩双腿,如发现血栓形成的症状和体征,应及时诊治。

2.异位妊娠 在 IVF 治疗过程中,异位妊娠发生率为 2.1%～9.4%。宫内合并宫外孕在自然妊娠发生比例为 1∶15000～1∶30000,而在 IVF 治疗中,其发生几率较自然妊娠上升 300 倍。有许多因素与异位妊娠发生有关,如患者曾有异位妊娠或输卵管手术史、输卵管积水、盆腔炎症等。IVF-ET 术后异位妊娠的发生还可能与 IVF 治疗本身有关,如胚胎移植时放入宫腔的深度、移植管内的液体量、移植时推注的速度、植入胚胎数目的多少、胚胎与子宫内膜发育的同步性等。

3.多胎妊娠

(1)与移植胚胎数目有关:IVF-ET 中通常移植 2～3 个胚胎,双胎发生率为 25%,三胎发生率为 5%。多胎妊娠直接造成妊娠并发症和围产儿死亡率上升。多胎妊娠可以通过减少移植胚胎个数来控制,目前欧美等国家通过选择性单胚胎移植(eSET)方法使多胎出生率降至 2%,虽然新鲜胚胎移植周期中 eSET 较 2 个胚胎移植的胎儿出生率低,但两种方法的累积胎儿出生率无显著性差异。一旦发生多胎妊娠可以通过多胎妊娠减胎术保留 1～2 个胚胎。

(2)多胎妊娠减胎术:经阴道超声引导下减胎术:通常在妊娠 6～8 周进行,具体操作方法如下:患者排空膀胱,取截石位,碘附消毒外阴、阴道。在阴道 B 超探头外罩无菌橡胶套,安置穿刺架。探测子宫及各妊娠囊位置及相互关系,选择拟穿刺的妊娠囊。使用穿刺针,在阴道 B 超引导下,由阴道穹隆部进针,经宫壁穿刺所要减灭的胚囊和胚胎。以穿刺针穿刺胚体加 15kPa 负压,持续 1～2 分钟,或以穿刺针在无负压下于胚体内来回穿刺,如此反复以造成对胚胎的机械破坏直至胎心消失。或采用抽吸负压的方法,即先加负压至 40kPa,当证实穿刺针已经进入胚胎内,在短时间进一步加负压至 70～80kPa,可见胚胎突然消失,妊娠囊略缩小,此时应立即撤除负压,避免吸出囊液。检查见穿刺针塑料导管内有吸出物,并见有白色组织样物混于其中,提示胚芽已被吸出。术前可酌情使用抗生素、镇静剂或黄体酮。对于孕周较大无法通过上述方法减胎的,可以考虑向胎儿心脏搏动区注射氯化钾,具体方法是:在阴道超声引导下,由阴道穹隆部进针至要减灭的胚囊和胚胎心脏搏动区推注 10%氯化钾 1～2ml,注射后观察胎心减慢至停跳 2～5 分钟,胎心搏动未恢复即拔针。所注射氯化钾剂量应根据胎龄大小做调整,减胎术后 24 小时及 1 周各行一次超声检查,观察被减灭和保留的胎儿情况。

4.损伤和出血　取卵穿刺时可能损伤邻近器官或血管。阴道出血的发生率为 1.4%～18.4%,多数情况不严重,经压迫或钳夹均能止血,经上诉处理无效者,需缝合止血。腹腔内或后腹膜出血的发生率约为 0～1.3%,其临床表现为下腹痛、恶心、呕吐,内出血较多可表现有休克症状。

5.感染　发生率为 0.2%～0.5%,接受 IVF 治疗的患者其生殖道或盆腔可能本来就存在慢性炎症,阴道穿刺取卵或胚胎移植手术操作使重复感染的危险性升高。盆腔炎症状可在穿刺取卵后数小时至 1 周内出现,表现为发热、持续性下腹痛、血白细胞上升。而卵巢脓肿是较严重的并发症,其发病的潜伏期较长,可从 4 天到 56 天不等,因开始的症状不典型,与取卵后患者多有卵巢较大、下腹不适感无法区分,较易误诊而延误治疗。

【特殊病例的辅助生殖技术】

1.子宫内膜异位症合并不孕的辅助生殖技术　对于轻度子宫内膜异位症不孕患者,超排卵合并宫腔内人工授精治疗可以改善其临床妊娠率,由于卵巢刺激可能导致子宫内膜异位症病情的发展,因此控制性超排卵合并宫腔内人工授精治疗周期应控制在 3～4 个周期,若无效建议行 IVF 治疗。子宫内膜异位症对 IVF 治疗结局的影响目前仍不清楚,一项涉及 22 个非随机研究的 meta 分析结果发现:子宫内膜异位症妇女 IVF 成功率低于输卵管因素不孕妇女,而且重度子宫内膜异位症妇女 IVF 成功率低于轻度子宫内膜异位症妇女。而人类受精与胚胎学权威数据分析提示:子宫内膜异位症妇女 IVF 胎儿出生率与不明原因不孕的妇女相似。对于中、重度子宫内膜异位症妇女 IVF 治疗前使用 GnRH-a 治疗,可以改善妊娠成功率。欧洲生殖与胚胎学学会(ESHRE)指南建议对于子宫内膜异位症妇女,因输卵管因素、男性因素导致的不孕或经过其他方法治疗无效者,宜行 IVF 治疗。对于 IVF 治疗前卵巢子宫内膜异位囊肿的患者,有明显症状或未经手术确诊为卵巢内膜样囊肿直径≥5cm 者,宜行腹腔镜检查以除外卵巢肿瘤。而 IVF 前的手术治疗并未提高妊娠结局,应该引起关注的是手术可能影响正常卵巢组织导致卵巢储备功能受损。直径<5mm 的复发性卵巢内膜样囊肿更倾向于暂时不行重复手术治疗而直接行 IVF 治疗。IVF 前或取卵时进行卵巢内膜样囊肿的穿刺,但是此技术对于 IVF 妊娠结局的影响仍有争论,由于该技术不能提供组织学诊断,而且复发率很高,并有感染的风险,因此,取卵时往往不提倡囊肿穿刺。

2.多囊卵巢综合征(PCOS)合并不孕的辅助生殖技术

(1)对于 PCOS 合并不孕的患者在行助孕治疗之前,强调生活方式的改变是非常重要的,特别是体重指数较高的患者,控制饮食、增加锻炼、减轻体重、控制抽烟、饮酒尤其重要。枸盐酸氯米芬(CC)仍然是 PCOS 患者诱导排卵的一线药物,若 CC 治疗不成功,可以采用外源性 FSH 或 HMG 促排卵或腹腔镜手术治疗。采用外源性 FSH 或 HMG 促排卵治疗易增加多胎和 OHSS 发生的风险,因此,促排卵治疗过程中需严密监控。PCOS 患者仅腹腔镜手术治疗有效率不到 50%,手术联合促排卵治疗能够改善妊娠率。如上述治疗无效,可考虑行 IVF 治疗。

(2)对于 PCOS 的不孕患者使用胰岛素增敏剂二甲双胍的问题,目前的研究结果认为二甲双胍可以改善排卵率和临床妊娠率,降低 OHSS 的发生率,但无助于改善胎儿出生率。

(3)芳香化酶抑制剂药物如来曲唑诱导排卵:自 2000 年 Mitwally 首次应用来曲唑治疗 CC 促排卵失败的病例取得成功,研究发现来曲唑诱导排卵有效率可以达到 70%～84%,妊娠率 20%～27%。来曲唑无类似 CC 的抗雌激素作用,提高卵巢对促排卵药物的敏感性,可以降低外源性 FSH 的用量。但其远期安全性有待于进一步研究。

(4)PCOS 患者行 IVF 时卵巢对外源性促性腺激素的反应与正常妇女不同,其对外源性促性腺激素敏感性增加,表现为卵泡募集过多、雌激素水平较高和 OHSS 发生率较高。PCOS 患者行 IVF 时的超排卵大多使用长方案,使用 GnRH 激动剂进行垂体降调节,有助于降低 PCOS 患者体内高 LH 水平改善卵子质量。外源性促性腺激素药物的应用宜采用低剂量缓增方案。

(5)未成熟卵体外成熟技术(IVM):近年来,对于 PCOS 患者有采用 IVM 技术使其妊娠,IVM 的优点是患者不用或很少量的使用外源性促性腺激素药物,避免了 OHSS 发生的危险性,但该技术的有效性和安全性有待于进一步证实。有研究发现通过 IVM 技术成熟的卵子,其异常纺锤体和染色体构型发生率较高。

3.输卵管积水患者行辅助生殖技术前的处理　研究发现输卵管积水的不孕患者行 IVF 治疗的成功率只有无输卵管积水患者的一半,而且流产率和宫外孕率较高。输卵管积水可能通过以下机制影响 IVF 治疗结局:①机械"冲刷"作用;②对胚胎、配子的毒性;③子宫内膜接受性下降;④对子宫内膜的直接作用,导致宫腔积液。IVF 前行腹腔镜下输卵管切除术或输卵管近端堵塞术有助于改善 IVF 治疗结局,而且两种治疗效果相似。经阴道行输卵管积水穿刺术的疗效有待于进一步证实。输卵管切除术是否会影响卵巢功能目前尚存争议,因此有人建议对于双侧输卵管积水或超声下观察到输卵管积水的患者,建议手术治疗。

(杨美霞)

第八章　异位妊娠

异位妊娠是指受精卵种植在子宫体腔以外部位的妊娠,又称宫外孕。严格而言,称异位妊娠,比宫外孕更为确切和科学,因宫颈妊娠、宫角妊娠等实际上属于子宫的一部分。

异位妊娠发生部位有输卵管、卵巢、腹腔、阔韧带、子宫颈,以及残角子宫等,但最常见部位为输卵管,占90%以上。

一、输卵管妊娠

卵子在输卵管壶腹部受精,受精卵因某些原因在输卵管被阻,而在输卵管的某一部位着床、发育,发生输卵管妊娠。输卵管妊娠的发生部位以壶腹部最多,占50%～70%;其次为峡部,占25%～30%;伞部和间质部最少见。

【主诉】

患者有或无停经史,伴下腹隐痛、突发下腹剧痛或全腹及胃区剧痛,阴道不规则出血,也可伴有不同程度的面色苍白、脉快而细弱、血压下降等。常有肛门坠胀感。

【临床特点】

(一)主要症状

1.停经　患者常有短期停经或月经延迟数日的病史,也有1/4左右患者无明显停经史,典型患者有6～8周停经史。

2.腹痛　是最常见的症状,90%以上的患者主诉腹痛,疼痛性质为隐痛、刺痛、撕裂样痛,可突然发作,持续或间歇出现,多位于下腹部,有时为单侧性。腹痛常先于阴道流血,或与阴道出血同时发现,也有少数患者先出现阴道流血,随后才有腹痛。

3.阴道流血　多见于停经后有阴道出血,量少,点滴状,色暗红,持续性或间歇性。偶见大量阴道出血,部分患者可在出血中见有小片膜样物,个别患者可见子宫蜕膜管型。

(二)次要症状

1.肩痛　少数患者主诉肩痛,为腹腔内出血量多,刺激膈肌,反射性刺激膈神经而引起,称Danforth征。因输卵管妊娠大多能早期诊断,目前,此种现象少见。

2.其他症状　可出现胃部疼痛、上腹疼痛、恶心、呕吐、腹泻、直肠刺激症状、腰痛、排尿不畅等。

(三)体征

1.妇科检查　宫颈可有或无宫颈举痛或称摇摆痛;宫体正常大小或增大;多数患者附件区可触及块状物,张力高,质较实,有压痛,不规则型,位于子宫一侧,大小不等,活动度较差。

2.全身检查

(1)休克:根据内外出血的多少,红细胞及血红蛋白下降,患者可出现休克或休克前状态,有相应血压、脉搏改变。

(2)Cullen征:脐周的皮肤消瘦而腹壁很薄的患者大量腹腔内出血后,有时脐周围可见皮肤呈紫蓝色,此称Cullen征。

(四)鉴别诊断

1.早期宫内孕妊娠流产　宫内孕流产腹痛呈阵发性,位于下腹中部。一般阴道流血量较多,血量多少与全身失血症状相符合。腹部多无压痛或反跳痛,无宫颈举痛,后穹隆不饱满,子宫旁无压痛或包块,早期的异位妊娠不容易和流产鉴别,可动态观察血β-HCG的倍增时间。宫内早期妊娠在妊娠前3周,HCG分泌量约每1.7日增加一倍,行刮宫时可见典型绒毛组织,后穹隆穿刺无不凝血抽出。

2.急性输卵管炎　无闭经史及早孕反应与体征,无休克征,常有体温升高,腹肌紧张,两侧下腹压痛,白细胞计数升高,后穹隆穿刺有时可抽出炎性渗出液或脓液,妊娠试验阴性。

3.卵巢子宫内膜异位囊肿破裂　卵巢子宫内膜异位囊肿自发破裂时可引起急性腹痛,但一般无停经史及阴道流血,常有痛经史,血HCG和尿HCG阴性,可以区别输卵管妊娠。

4.输卵管扭转与梗阻　主要表现为下腹突然剧烈疼痛,而后出现恶心、呕吐、白细胞增多和病侧压痛。可通过B超和β-HCG测定与输卵管妊娠鉴别,但本病的确诊需做腹腔镜或进一步手术探查。

5.急性阑尾炎　无闭经史及早期妊娠史,无阴道出血。腹痛多由上腹部开始,转移性右下腹疼痛,局限于右下腹部,常伴有恶心,呕吐。无内出血症状,查体右下腹肌紧张,阑尾点有压痛及反跳痛,白细胞计数升高,妊娠试验阴性。

6.泌尿系统病变　尿路结石患者可有剧烈疼痛,但多为一侧腰背部疼痛,无停经史,尿妊娠试验阴性,可排除输卵管妊娠。

【辅助检查】

(一)首要检查

1.人绒毛膜促性腺激素(HCG)的测定　放射性免疫测定,其灵敏度为HCG达5~10mU/ml即可诊断,是检测妊娠的最精确的方法。输卵管妊娠时,受精卵种植后,由于输卵管血液循环差,内膜不能形成完整的蜕膜等,使滋养细胞发育不良,合体滋养细胞产生的HCG明显减少,故血中HCG明显偏低。患者如HCG值<1000mU/ml,其发生输卵管妊娠的危险性是高于此值的患者的4倍。

2.超声诊断　B型超声检查也是辅助诊断输卵管妊娠的必要手段之一。输卵管妊娠时,B超检查可有以下表现。

(1)子宫可增大,宫腔内无妊娠囊:宫腔内有少量血液积聚时可见宫腔线分离,宫腔扩张,积液中有细密光点;有时蜕膜化的内膜中央围绕潴留的黏液和血液可形成类似胚囊的假胚囊,表现为宫腔内<10mm的无回声液区,没有回声边界。

(2)输卵管妊娠未破裂时,B超下可见到增宽的输卵管内有低回声的团块,有时可见胚囊样结构甚至胚芽及原始心管搏动,彩色多普勒超声可见到团块周围弥漫的彩色血流图,与卵巢分界清楚。

(3)输卵管妊娠破裂或流产后,可在子宫的一侧探查到回声不均,形态不规则的包块,卵巢常被包裹其内,故看不到正常的卵巢。少数在包块内可见到胚囊和胚芽或心管波动。

(4)子宫直肠陷凹及盆腹腔内可见低回声、流动的液体影像;有时子宫直肠陷凹有低回声的团块,为腹腔内的积血块。

3.腹腔镜检查　大多情况下,异位妊娠患者经病史、妇科检查、血压、HCG测定,B超检查后即可对早期异位妊娠做出诊断,但对部分诊断比较困难的病例,在腹腔镜直视下进行检查,可很快明确诊断。腹腔镜检查对卵巢妊娠、残角子宫妊娠、输卵管间质部妊娠等可做出诊断,也可与盆腔炎、炎性肿块等做鉴别诊断。

4.后穹隆穿刺　后穹隆穿刺辅助诊断输卵管妊娠在许多医院采用,方法简单,结果迅速,常可见抽出血液放置后不凝固,其中有小凝血块。如抽出脓液成浆液性液体,则可排除输卵管妊娠;若未抽出液体,也不能完全否定输卵管妊娠的诊断;如误穿入静脉中,则放置短期后血液会凝固。

（二）次要检查

1.诊断性刮宫　在不能排除输卵管妊娠时,也可用诊断性刮宫术,获取子宫内膜进行分析。输卵管妊娠的子宫内膜变化并无特征性,可表现为蜕膜组织,高度分泌相伴有或不伴 A-S 反应,分泌相及增生相多种。子宫内膜变化与患者有无阴道流血及阴道流血时间长短有关。若无流血则诊断性刮宫的子宫内膜往往为致密层,呈蜕膜组织;若已有流血,但流血时间在 2 周以内者,诊断性刮宫组织往往取自海绵层,呈高度分泌相,或可见 A-S 反应;若流血时间持续 2 周以上,致密层与海绵层内膜已相继脱落,而基底层内膜对激素反应不敏感,故多表现为分泌反应欠佳或增生相。借助诊断性刮宫,观察子宫内膜变化。根据刮出物有无绒毛,能协助确定有无宫内妊娠。

2.血清孕酮　单纯的孕酮测定常用于确定正常发育的妊娠。测定值超过 25 则排除输卵管妊娠,灵敏度达 97.5%。孕酮值在 5~25ng/ml 之间 31% 为正常宫内妊娠,23% 为异常宫内妊娠,52% 为输卵管妊娠,诊断价值有限。

3.MRI 检查　输卵管妊娠 MRI 表现为病变位于子宫旁附件区,多为圆形或椭圆形软组织肿块,边缘清楚或模糊,增强扫描可见病灶有边缘强化,病灶和盆腔内出血,提示有破裂;未破裂输卵管妊娠可见呈水样信号的小囊病灶。

（三）检查注意事项

1.动态观察血 HCG 的变化,有助于鉴别宫内妊娠和输卵管妊娠。宫内妊娠时血 HCG 增长迅速,48 小时上升 60% 以上,而输卵管妊娠时上升不到 5%。宫内妊娠流产时,92% 的患者血 HCG 半衰期<1.4 日,而输卵管妊娠流产时,86% 的患者血 HCG 的半衰期≥7 日;HCG 半衰期为 1.4~6.9 日的患者,1/3 为输卵管妊娠流产。

2.输卵管妊娠后穹隆穿刺获得不凝固的血液,系异位妊娠流产或破裂血液流入腹腔,刺激腹膜产生一种促使纤维蛋白溶解的激活因子——纤溶酶原活化物,使血中的纤溶酶原转为纤溶酶,因而已经凝固的纤维蛋白重新裂解为流动的分解产物。此外,纤溶酶活性很大,同时能水解很多血浆蛋白和凝血因子,以致血液不再凝固。

3.腹腔镜检查时,可见输卵管妊娠着床部位呈肿胀状,暗褐色,膨隆,表面血管增生怒张。如腹腔内有内出血,视野暗,又有凝血块附着,观察妊娠着床部位稍困难,此时腹腔内可用生理盐水冲洗,负压吸引,使视野变清晰,易于观察诊断。出现先兆流产时,在伞端可见活动性出血,在患侧伞端周围有积血块;先兆破裂时,病灶表面局部有浆液性渗出,并可见到输卵管浆膜菲薄;破裂时可见到病灶局部有不规则的裂口,有血液渗出或活动性出血,有时可见到绒毛或胎囊阻塞于裂口处,此时盆腔积血较多。若进行盆腔冲洗,有时可从冲洗液中找到胚泡。

【治疗要点】

（一）治疗原则

输卵管妊娠以手术治疗为主,其次是非手术治疗。治疗中一般支持治疗也甚重要,有利于整体的恢复。

（二）一般支持治疗

1.抗休克治疗　输卵管妊娠流产或破裂,常伴有腹腔内出血,出血过多可导致贫血,甚至休克,如抢救不及时将危及生命,所以及时开放静脉通路、输液纠正一般情况及补足血容量很重要。出血多时及时输血,扩容可先输胶体液(如羟乙基淀粉)后输晶体。术后应补充铁剂,增加营养,使患者早日健康,伴感染时应用广谱抗生素。

2.同时做好术前准备　输卵管妊娠流产或破裂,出现休克、贫血者,应立即输血、输液、吸氧、抗休克治疗,同时尽快手术。如果未破裂,也应积极做好术前准备,尽快手术处理。

(三)手术治疗

1.输卵管切除术

(1)手术目的:及时止血,挽救生命。

(2)适应证:

内出血伴休克的急症患者。

对已有子女不再准备生育的患者,可同时行对侧输卵管结扎术。

对主观愿望仍需保留生育功能的患者,如果输卵管妊娠病灶范围大,破口大,累及输卵管系膜和血管者,或生命处于严重或垂危阶段者,也应以抢救患者生命为主而作输卵管切除术。

在做保守手术过程中,如果输卵管出血,无法控制时,也应立即切除输卵管。

2.保守性手术

(1)手术目的:清除妊娠产物,但保留输卵管。

(2)适应证:

用于未产妇及生育能力较低,但又需保留其生育能力的妇女。

年龄小于35岁,无健康子女存活,或一侧输卵管已被切除,患者出血不急剧,休克已纠正,病情稳定,输卵管无明显炎症、粘连及大范围的输卵管损伤者。

(3)手术方式:

输卵管造口引流术:在输卵管妊娠部位游离侧的顶端边线作一直线切口,从切口将妊娠产物挤出并取出。本法操作简单,效果良好,经随访做子宫输卵管碘油造影、腹腔镜检查,或开腹探查时所见造口处未见有瘘管形成,一般在术后4个月内可愈合良好。本法不适用于破裂型患者。

输卵管切开术:在受精卵种植的输卵管段,将输卵管切开,将剪刀的一叶从伞端放入输卵管内,直至受精卵种植的输卵管段,将输卵管切开,然后用钝刮匙或刀柄将妊娠物刮净,也可用手指徒手剥离或用吸管轻吸清除妊娠产物。如胎盘剥离面有出血,可用电凝或缝扎止血,输卵管切开边缘的出血可用细肠线缝扎止血,最后用生理盐水冲洗腹腔。本法适用于受精卵种植于壶腹部且近伞端者,否则输卵管切开范围太大,也不利于日后功能的恢复。

伞端挤出术:输卵管妊娠未破裂的患者,经开腹手术,找到并提起妊娠的输卵管,用手指在妊娠部向输卵管伞端挤压,使妊娠物自伞端排出。

节段切除端-端吻合术:适用于输卵管破裂或妊娠部分损伤较重者。于输卵管浆膜下注入生理盐水后,纵行切开并分离切除患部输卵管,检查两端输卵管通畅后,在显微镜下(放大8～10倍)用8-0无创伤尼龙线行端-端吻合,缝合4～6针,7-0无创伤尼龙线间断缝合输卵管浆肌层,术时不断用肝素盐水冲洗术野。吻合后经宫腔注入稀释的亚甲蓝,如果压甲蓝从伞端流出,则表示通畅。

输卵管成形术:适用输卵管伞端损伤者,切除患部,于末端行"十"字切口,长0.5～1cm。检查输卵管通畅后,将输卵管黏膜外翻,用8-0无创伤尼龙线作黏膜外翻缝合。

伞部妊娠处理:可行钝性剥离胚囊,再轻轻搔刮,最后用热盐水纱布压迫止血2～3分钟,一般不需任何切除。

3.腹腔镜手术   腹腔镜检查是确诊输卵管妊娠的金标准,可同时治疗。镜下也可选择保守手术,即保留输卵管,也可选择患侧输卵管的切除术。

(四)非手术治疗

随着快速、敏感血 β-HCG 检测技术的问世,超声检查尤其是阴道 B 超的进展,诊断性刮宫的应用及腹腔镜技术的推广,80%的输卵管妊娠患者在未破裂前能得以诊断,输卵管妊娠的早期诊断为非手术治疗创造了条件和时机。异位妊娠的非手术治疗包括期待疗法和药物治疗。

1.期待疗法   临床观察已证明一些早期异位妊娠患者可以通过输卵管妊娠流产或溶解吸收自然消退,无腹腔内活动出血,无明显的临床症状和体征。

(1)适应证:①无临床症状或临床症状轻微;②异位妊娠包块直径<3cm;③血 β-HCG<200mU/ml,并持续下降。

(2)观察:治疗期间,密切注意临床表现、生命体征,连续测定血 β-HCG、血细胞比容,超声波检查。血 β-HCG 是检测滋养细胞消退的一个很好的指标,如果连续 2 次血 β-HCG 不降或升高,不宜继续观察,需立即处理,个别病例血 β-HCG 很低时仍可能破裂,须警惕。一部分患者输卵管妊娠能自然流产及自然消退,说明药物或手术不是所有患者都必须的,期待疗法是可供临床选择的一种方法。

2.药物治疗   一些药物可以作用于滋养细胞,抑制其生长发育,促使妊娠物最后吸收。药物治疗避免了手术及术后的并发症,恢复期短,减少了盆腔的粘连,提高了将来的生育率,尤其适合于年轻、有生育要求的妇女。

(1)适应证:

1)输卵管妊娠:适应于早期未破裂型、无活跃性腹腔内出血的患者。①患者无明显腹痛;②异位妊娠包块最大直径 3.5~5.0cm;③血 β-HCG<5000~6000mU/ml,连续两次血 β-HCG 测定值上升,证明为活胎;④患者生命体征平稳,无活跃腹腔内出血的体征。药物治疗安全、成功的关键在于早期诊断和严格选择患者。

2)输卵管妊娠保守性手术失败:输卵管开窗术等保守性手术后 4%~10%的患者可能残留绒毛组织,输卵管妊娠仍持续存在,药物治疗可避免再次手术。

(2)禁忌证:

1)患者有明显的腹痛:已非早期病例,腹痛与异位包块的张力、出血对腹膜的刺激,以及输卵管排异时的痉挛性收缩有关,腹痛常是输卵管妊娠破裂或流产的先兆。

2)B 超显示胎心搏动:提示胎儿器官和胎盘已发育,一旦发生破裂出血,则非常严重。药物治疗需要患者经历成功的输卵管流产,无大出血。如已观察到有胎心搏动,不宜药物治疗。β-HCG 的水平反映了滋养细胞增殖的活跃程度。随着其滴度的升高,药物治疗的失败率增加。血 β-HCG>5000~6000mU/ml 为药物治疗的相对禁忌证。

3)严重肝肾疾病或凝血机制障碍:治疗前查肝肾功能正常,外周血白细胞计数>$4×10^9$/L,血小板计数>$10×10^9$/L 才能用药。

(3)常用药物及用药方法:药物治疗包括全身及局部治疗,具体药物有甲氨蝶呤(MTX)、前列腺素(PG)、米非司酮(RU486)、氯化钾、高渗葡萄糖及中药天花粉等。MTX 是最常用、最有效的药物。

1)MTX:

MTX 口服:0.4mg/(kg·d),5 日为一疗程。目前仅用于保守手术治疗输卵管妊娠失败后的持续性输卵管妊娠的辅助治疗。

MTX 肌内注射:0.4mg/(kg·d),5 日为一疗程,间隔 1 周可开始第二疗程。

甲氨蝶呤-四氢叶酸钙(MTX-CF)方案:MTX 用量为 1mg/kg,24 小时后用 CF 解救,CF 剂量约为 MTX 的 1/10,MTX-CF 4 剂为一疗程,每次 MTX 静脉滴注时间应小于 4 小时。

2)其他药物:

前列腺素(PG):PG 能增加输卵管的蠕动及输卵管动脉痉挛,是一种溶黄体剂,使黄体产生的孕酮减少。可在腹腔镜直视下将 $PGF_{2\alpha}$ 0.5~1.5mg 注入输卵管妊娠部位和卵巢黄体部位治疗输卵管妊娠,成功率达 90% 以上,但如果用量大,或全身用药,易产生心血管不良反应,如心律失常、肺水肿等。

氯化钾:与 MTX 相比,氯化钾不良反应相对较少。主要作用于胎儿心脏,引起心脏收缩不全和胎儿死亡,故用于有胎心搏动的异位妊娠的治疗。氯化钾对滋养层细胞无作用,可以继续妊娠而无胎儿发育,引起输卵管破裂,故有医师将氯化钾与 MTX 同用。

米非司酮(RU486):是一种宫内妊娠的化学堕胎药,为黄体期孕酮拮抗剂,可抑制滋养层发育。输卵管妊娠患者口服米非司酮 25mg,每日 2 次,共 3 日。

高渗葡萄糖:高渗葡萄糖可引起局部组织脱水和滋养细胞坏死,进而使输卵管妊娠产物吸收。用高渗葡萄糖治疗输卵管妊娠安全有效,无不良反应。

中药天花粉:天花粉首先被用于中期妊娠引产,从引产成功的病理切片检查中可见胎盘绒毛滋养层广泛坏死,也可用于输卵管妊娠。方法:先取天花粉皮试液在前臂屈侧下 1/3 做皮试,20 分钟后检查皮丘变化,对皮试阴性者可试验性给药,如无反应者,2 小时后给予治疗量 1.2~1.8mg(体重在 45kg 以下者可酌情减量)做臀部肌内注射。用药后 48 小时卧床休息,观察血压、脉搏、体温及不良反应情况。为减少不良反应,需同时加用地塞米松 5mg 肌内注射,每日 2 次,共 3 日。

3.放射介入治疗　可分为血管性放射介入治疗和非血管性放射介入治疗两种。

(1)血管性放射介入治疗:

1)适应证:①输卵管妊娠未破裂,生命体征稳定;②经超声检查,附件混合性包块小于或等于 5cm,胚胎不存活,子宫直肠陷凹积液少于 3cm;③血 β-HCG 小于 5000U/L,肝肾功能正常、血常规正常。

2)禁忌证:①输卵管妊娠已破裂,有大量的腹腔内出血;②心、肝、肾等重要器官有严重功能障碍;③严重凝血机制异常。

3)治疗机制:通过动脉药物灌注术对靶器官的主要供应血管给药,使靶器官的药物分布量不受全身血液分布的影响,使局部组织获得的药物量最大。输卵管组织的血液供应,主要来自同侧子宫动脉的上行支在宫角分出的输卵管支。因此,超选择性插管至同侧子宫动脉灌注药物,能使药物迅速到达输卵管支,产生首过效应,达到迅速杀死胚胎的目的。

4)治疗方法:对临床确诊输卵管妊娠的患者,采用 Seldinger 技术,使用 5.0 Cobra 导管,超选择性行患侧子宫动脉插管,经造影证实后,从导管灌注 MTX 100mg 后,用明胶海绵颗粒栓塞子宫动脉,拔出导管后,穿刺点局部加压包扎 6 小时,伸腿平卧 24 小时。

5)子宫动脉数字减影血管造影(DSA):子宫动脉从同侧髂内动脉前干分出,造影显示呈"S"形弯曲。在子宫体的一侧(患侧)输卵管的位置,可见范围大小不同的不规则染色,有时见充盈缺损,栓塞后可见子宫动脉远端闭塞。

6)不良反应及处理:

术时盆腔疼痛:与血管放射介入治疗有关,主要是组织缺血引起。术前采用硬膜外麻醉自控镇痛可减轻。

栓塞后综合征:表现为中度发热,占 37%~70%;血中白细胞中度增高;弥漫性腹痛。一般不用特殊处理,可自行缓解。

卵巢功能减退:偶有报道子宫动脉栓塞术后出现闭经。主要是 MTX 用量大,影响卵巢内卵泡发育所致,应严格控制 MTX 的用量。

化疗药物的不良反应:使用 MTX 后,可出现恶心、口腔黏膜炎、胃炎、咽喉痛,也可有丙氨酸氨基转移酶升高及骨髓抑制等不良反应,经对症处理或停药后不良反应消失。

(2)非血管性放射介入治疗:

1)适应证和禁忌证:同血管性放射介入治疗。

2)治疗机制:通过导管经宫颈插入输卵管,直接穿刺到孕囊内,注入药液,由于液压的机械作用,药液能有效地渗入输卵管壁和滋养细胞层之间,促进滋养层的剥离,使细胞坏死和胚胎死亡。药物与滋养层细胞直接接触,最大限度地发挥杀死胚胎的作用。

3)治疗方法:对临床确诊为输卵管妊娠的患者,在 X 线电视导向下,行常规子宫输卵管造影术,根据输卵管阻塞部位,结合 B 超确定孕囊的部位,用球茎端导管经阴道自宫颈送入宫腔,插入患者输卵管开口处,再选用 3.0 F 导管及 0.0045cm 导丝,顺球茎端导管插入患者输卵管内至孕囊阻塞处,退出导丝,导管前端留在孕囊处,经 3.0 F 导管注入 MTX 40～60mg,使孕囊死亡。

4)疗效评述:

治愈:临床症状消失,血 β-HCG 降至正常,盆腔包块缩小或消失。

无效:血 β-HCG 不下降或上升,盆腔包块增大,腹痛症状加重,腹腔内出血增多,需开腹手术。

(五)治疗注意事项

1.陈旧性异位妊娠是指受精卵种植于输卵管壶腹部或伞部,发生流产或短暂的破裂期后病情转向稳定,而形成盆腔包块。此类异位妊娠需与盆腔炎症相鉴别。盆腔炎症患者常有盆腔炎病史,一般无闭经,但有时有不规则月经,其下腹痛及盆腔病变常是双侧性的,常伴发热,在 38℃ 以上。

2.对曾有输卵管结扎手术或使用宫内节育器者,症状不重,又无停经史者常将阴道出血,轻度腹痛归咎于宫内节育器或月经不调等。

3.人工流产术后出现腹痛、出血,也误认为人工流产术后现象。人工流产时吸出物未仔细检查,对未见绒毛或仅见可疑绒毛未予重视,术后也未进行严密随访。

4.期待疗法治疗中,60% 的患者住院时间长达 1 个月以上,约 1/3 的患者引起输卵管阻塞,输卵管周围的粘连,影响以后生育功能,有学者认为对要求生育的患者不是最佳方法。

5.在手术治疗中,多数情况下,可行自体输血,是抢救严重内出血伴休克的有效措施之一。自体输回腹腔内血液应符合以下条件:妊娠<12 周,胎膜未破,出血时间<24 小时,血液未被污染,镜下红细胞破坏率<30%。每100ml 血液加入 3.8% 枸橼酸钠 10ml 抗凝,经6～8 层纱布或经20μm 微孔过滤器过滤,才可输回体内。为防止枸橼酸中毒,凡自体输血 500ml 以上者,应给 10% 葡萄糖酸钙 10～20ml。

6.行保守性手术时操作必须轻柔,止血必须充分,打结张力适宜,不宜过紧或过松。关腹前冲洗腹腔,然后将 200ml 中分子右旋糖酐中加入庆大霉素 8 万 U,透明质酸酶 1500U 和地塞米松 10mg 注入腹腔,以预防粘连,术后应予足够的抗生素,预防感染。术后患者第一次行经后3～7 日须通液一次。术后 2 周应做 β-HCG 测定,了解胚胎是否彻底清除。

7.行保守性手术,欲将妊娠产物挤净而又不损伤输卵管内膜有一定难度。因输卵管妊娠在管壁上生长发育,如依靠手指不能全部挤净妊娠产物,则有再次手术的可能,且术后再次输卵管妊娠的发病率均高于输卵管造口术或切开术。

8.输卵管妊娠的放射介入治疗能保留输卵管,保存了生育功能,对于再次妊娠的妇女多了一个选择,应用于临床有一个很好的发展前景,目前国内外报道的例数并不多,以上介绍的两种放射介入治疗方法是目前较多采用的方法,尚无足够的资料比较两者疗效的优劣。必须认识到的是输卵管的血管性放射介入治疗虽然能保留输卵管,但是,手术费用昂贵,而且术中放射线对卵巢功能的近、中、远期影响尚不清楚,输卵管妊娠放射介入治疗后坏死的组织能否被输卵管完全吸收从而保持输卵管的通畅,以及放射介入治疗对术后患者再次妊娠时对下一代有无影响尚待进一步探讨。

9.腹腔镜下输卵管妊娠手术,腹部一般只需行 3 个 0.5～1cm 的皮肤小切口,愈合后几乎不易察觉,手术后常 24 小时即可出院。

(1)腹腔镜下的输卵管切除术有三套圈结扎切除术,即在输卵管病灶近端尽量靠近输卵管近宫角处,用套圈套扎输卵管和系膜,共套扎 3 次。然后套扎远端,剪下病灶,残端保留 1cm 左右,切下的病变输卵管用直径 1cm 的组织碎块器取出。

(2)热效应内凝固切除术,即选用鳄鱼嘴钳,预设温度在 120～140℃,于输卵管近宫角处及输卵管系膜经充分内凝后切除病变输卵管;高频电流电凝固切除术,选用双极电凝将病变输卵管电凝,再切除病变输卵管。在腹腔镜下先用冲洗器冲洗及吸出盆腔内积血,寻找到孕卵着床部位,然后可做输卵管切除术。

(3)保守性手术,如腹腔镜下直接从壶腹部(经伞部)吸出或钳夹妊娠物,也可做输卵管切开术等。一般在腹腔镜下,先电凝输卵管妊娠部位管壁,约 2cm×1cm,纵行切开输卵管腔,清除管腔内胚胎组织及血块,生理盐水冲洗,内凝器电凝管腔绒毛种植部位和输卵管切线出血处。

(4)腹腔镜输卵管造口术创伤小,无术后不适,恢复快。也可腹腔镜直视下在输卵管妊娠部位注入MTX,保留输卵管。

二、输卵管间质部妊娠

输卵管间质部妊娠是指受精卵种植在经过子宫壁的部分输卵管内,在输卵管妊娠中少见,占异位妊娠的 2%～6%,与正常妊娠之比为 1:(2500～5000),其病死率为 2%～2.5%。实际输卵管间质部全长约 2cm,位于子宫角,是输卵管通向子宫的交界处,有子宫肌组织包绕,为子宫、卵巢动脉相遇汇集处,血管丰富,但管腔内皱襞逐渐消失、纤毛减少、蠕动功能减弱、受精卵发育迟缓,可在此着床而形成间质部妊娠。

【主诉】

患者常有早孕症状,自妊娠 4～6 周起反复发作腹痛,为锐性剧痛,发作后可出现面色苍白、脉快、细弱、冷汗等表现。

【临床特点】

(一)主要症状

1.其症状和体征与其他部位的输卵管妊娠相似,常有停经史和早孕反应。

2.患者自妊娠 4～6 周起反复发作腹痛,剧痛发作后患者可有面色苍白、脉快、细弱、冷汗等表现。

3.由于管腔周围有肌肉组织,所以破裂时间较迟,甚至可达妊娠 16～18 周时才出现,一旦破裂,临床表现很像妊娠子宫破裂,腹腔内出血甚多,如不及时处理,可导致死亡。

(二)次要症状

患者阴道出血较少见,仅 25% 左右的患者有阴道出血。

(三)体征

妇科检查:子宫增大,子宫一侧有软性肿块,底宽,质地较子宫软,压痛明显,不能与子宫分开。

(四)鉴别诊断

1.宫内妊娠　孕 8 周以前的输卵管间质部妊娠难以和宫内妊娠区别,B超检查对间质部妊娠可较清楚地辨认,子宫增大,一角突出,其中可见妊娠环或胚胎,宫腔内无妊娠物。

2.残角子宫妊娠 子宫往往大于正常,其一侧可叩及与停经月份相符的圆形或椭圆形块状物。但常是残角子宫妊娠与正常子宫肌层相连,检查时子宫与停经月份相符,未破裂时无其他症状。B超在早期妊娠即可发现正常子宫内内膜线平整,宫腔内无妊娠物,而子宫的侧上方块状物内有胎儿、胎心搏动,肿块壁有一定厚度,可诊断为残角子宫妊娠。

【辅助检查】

(一)首要检查

B超检查:对间质部妊娠可较清楚辨认,子宫增大,一角突出,其中可见妊娠环或胚胎,宫腔内无妊娠物,宫底一侧见与之相连的突出物,内见胚囊,胚囊内可见胚芽或胎儿,可见胎心、胎动,胚囊周围有薄层肌肉围绕,但其外上方肌肉不完全或消失,仔细探查时,偶可探及子宫圆韧带,胚囊位于圆韧带上方。

(二)次要检查

腹腔镜检查或开腹探查可根据圆韧带与突出包块的位置区别宫角妊娠或输卵管间质部妊娠,间质部妊娠时圆韧带位于突出包块的内侧,也即圆韧带在胚胎着床处的内下方。

(三)检查注意事项

1.输卵管间质部妊娠超声诊断。

(1)纵切面:子宫不对称增大,宫底部膨隆,胎囊光环极度靠近宫底,胎囊上部围绕不完全的肌壁层;宫腔内缺乏胎囊光环,可见蜕膜。

(2)横切面:可见偏心圆,即胎囊偏于宫腔一侧,肌壁不全。

2.输卵管间质部妊娠患者原来检查为早期妊娠,突然腹痛、失血性休克来诊,如无外伤史,应疑及输卵管间质部妊娠,需立即剖腹探查,在输血、输液、抗休克的同时进行手术治疗。

【治疗要点】

(一)治疗原则

间质部妊娠的唯一治疗方法是手术切除。需保留生育功能者可切除患处后将输卵管移植于宫角处。

(二)具体治疗方法

若遇间质部妊娠破裂,应尽快手术抢救,通常进行抗休克等抢救的同时开腹手术,切除间质部妊娠,充分止血、缝合。

(三)治疗注意事项

1.腹腔镜下治疗 须在腹腔镜下打结缝合,宫角切除是用双极电刀电凝远离妊囊的输卵管,用激光或剪刀剪断,同样的方法处理临近孕囊的肌层,松松地缝合一针,然后切开周围组织,取出标本,子宫切口用1-0可吸收线缝合。

2.开腹手术 输卵管间质部切开术类似于输卵管其他部位切开术,然而,切口应较深,往往伴较多的出血,由于以后妊娠可能在此破裂,因此,切开部位应适当缝合。也有报道在间质部的妊娠,根据病情可选择子宫切除,前述的全身或局部注射甲氨蝶呤、局部注射氯化钾等方法治疗,如果患者能早期确诊,严密观察下,首选全身甲氨蝶呤治疗,再用一个疗程甲氨蝶呤或改用手术治疗。由于期待疗法有破裂大出血的危险,故一般不提倡选用。

三、宫颈妊娠

宫颈妊娠是指受精卵着床并发育在组织学内口至外口之间的宫颈管内,而未累及子宫全腔的一种病理妊娠。这是一种少见的异位妊娠,约占妊娠数的1/2500。常发生难以控制的大出血、休克、感染及贫血,严重威胁患者的生命和健康。

【主诉】

患者停经后反复无痛性阴道出血或血性分泌物,且血量逐渐增多。

【病因】

宫颈妊娠可能的病因:①受精卵运送的速度过快;②受精卵发育迟缓;③子宫内膜成熟迟缓;④卵子在宫颈管内受精;⑤清宫、剖宫产、宫内节育器引起内膜受损,妨碍受精卵着床;⑥辅助生殖技术胚胎移植在子宫颈引起宫颈妊娠。

【临床特点】

(一)主要症状

1.停经后不规则阴道流血的特点

(1)出血时间早:在孕5周左右,孕7～8周占多数。

(2)阴道无痛性出血:因胚胎附着部位胎盘绒毛分离出血时,血直接外流,不刺激宫缩,故为无痛性出血,但有时亦可因宫颈迅速扩张伴轻微的下腹坠痛。

(3)出血多而凶猛:因绒毛不仅侵入宫颈内膜,且侵入肌层而引起出血。开始为少量,以后渐增多,为间歇性或持续性出血,因宫颈仅含少量肌纤维组织,收缩力差,血窦开放时多不能自动止血,子宫收缩剂无效,故常出现突然难以控制的大出血,患者可很快出现休克,甚至危及生命。

2.无痉挛性腹痛　是宫颈妊娠的特点,宫颈管内缺乏平滑肌纤维组织,不会引起收缩,故无腹痛。

(二)次要症状

患者可有腰背痛、尿频、尿急、排尿困难等泌尿系统刺激等症状。

(三)体征

子宫颈形状改变,开始时正常大或稍大,而在短期内显著变软、变蓝紫色,宫口扩张,宫体保持正常大小和硬度。随宫颈继续妊娠,宫口呈凹入的孔状,宫颈呈圆锥体样肿物,充血、变软,有面团感,可见到或触及颈管内的胎盘组织,似难免流产,其区别是胚胎组织与子宫颈紧密相连,阴道内常有黏稠暗红分泌物,混有血液。胚胎组织虽堵在宫颈管内,但进一步检查可发现宫颈内口仍闭合,以手指插入做检查,尤其在试图取出颈管内组织时,可能造成大出血。

(四)鉴别诊断

宫颈妊娠早期诊断较困难,常易误诊。对有停经后反复无痛性阴道出血,且血量逐渐增多,宫颈管及宫颈外口明显扩张,宫颈软而薄,宫颈内口关闭,增大的宫颈与正常大或稍大的宫体呈葫芦形,妊娠物完全在宫颈内,进行搔刮时,遇组织剥离、排出困难、出血多且凶猛或出血不止者应考虑本病。此外,在行人工流产、扩张宫颈时,患者有特殊疼痛,或刮宫时有不可控制的大出血,也应考虑本病。宫颈妊娠容易误诊为下列疾病。

1.难免流产或不全流产　均为宫腔内妊娠,多伴有宫缩痛。若胚胎组织已排入宫颈管内,则宫颈内口一定张开,妊娠物易于清除。刮出后出血停止或减少,宫缩剂对止血有效。

2.前置胎盘　多附着在宫颈管内口以上,宫颈外口不张开,出血出现时间较晚,多在中期妊娠以后。

3.子宫颈肌瘤和黏膜下肌瘤　患者无停经史,尿妊娠试验为阴性,可有不规则阴道出血,行妇科检查可见阴道内有肌瘤结节自宫口脱出。

4.宫颈恶性肿瘤　患者有不规则出血病史,尿妊娠试验阴性,妇科检查可见宫颈口处有菜花状赘生物,病理检查可明确诊断。

【辅助检查】

（一）首要检查

B型超声：对诊断有助，如超声显示宫腔内空虚，妊娠产物位于膨大的颈管内，再结合临床特点可协助诊断。子宫体正常大小或略大，内有较厚蜕膜。宫颈膨大，内口关闭，与宫体相连呈葫芦状。宫颈内回声紊乱区内可见胚囊，可突向宫颈管内。胚囊着床处宫颈肌层内彩色血流丰富，阻力指数（RI）0.4左右，宫旁未见异常肿块。

（二）次要检查

HCG检查对诊断本病也有帮助，宫内妊娠时正常发育的绒毛分泌的HCG量很大，48小时其滴度上升达60%以上，宫颈妊娠时由子宫颈组织血运差，其48小时的HCG滴度上升小于50%，所以使宫颈妊娠易早期诊断，可供参考。

（三）检查注意事项

1.超声检查　如果发现了宫颈处妊娠囊，则须鉴别是宫颈妊娠还是宫腔内妊娠流产掉落宫颈口的胎囊。鉴别依据以下两点。

（1）彩色多普勒超声：可显示异位种植部位的血液供应情况，无血流者为脱落的妊娠囊。

（2）宫颈妊娠的妊娠囊：在宫颈口处为典型的圆形或椭圆形，且经常定位于宫颈管内的偏心圆，流产的妊娠囊常是皱缩、钝锯齿状的，无胎心搏动。

2.宫颈妊娠的血β-HCG水平高低不一　在1000～100000U/L之间，与孕龄及胚胎是否存活有关。正常妊娠在12周以前，其血β-HCG水平急剧上升，1.7～2.0日即可成倍增长，高β-HCG水平说明胚胎活性好，胚床血液循环丰富，容易有活跃出血。

3.病理学特点

（1）胎盘附着部位必须找到宫颈腺体。

（2）胎盘组织紧密附着宫颈。

（3）胎盘位于子宫动脉入口下或在子宫前腹膜反折水平以下。

【治疗要点】

（一）治疗原则

宫颈妊娠一经确诊，应尽快终止妊娠。

（二）具体治疗方法

在方法上要全面衡量其利弊，近年来在处理上分保守治疗和根治治疗，各约占50%。

1.根治治疗　对已有子女的患者，不考虑孕周，行全子宫切除术，避免发生失血性休克和感染。

2.保守治疗　宫颈妊娠流产术，即在宫颈管内搔刮或手指分离宫颈管内胎囊、蜕膜后，用卵圆钳钳夹取之，几乎每一例宫颈妊娠流产术都需要采取止血措施。

具体处理时，若宫颈妊娠早期者，可行人工流产。出血多，可用纱布压迫、填塞宫颈创面，如出血仍不止即行全子宫切除术。如在流产时意外发生大出血，应立即以纱布条填塞止血，抢救休克准备行子宫全切除术，术后对子宫及子宫颈进行大体观察及病理组织检查。作宫颈环形结扎术；宫颈前唇或后唇过长行内翻褥式缝合；宫颈全部或部分切除后缝合；清除宫颈妊娠产物前行双侧髂内动脉结扎；结扎子宫动脉下行支均有助于止血和减少子宫切除机会。

3.药物化疗

（1）甲氨蝶呤（MTX）与CF交替：0.5～1mg/kg，肌内注射或静脉注射，共用4次，隔日1次，交替使用四氢叶酸（CF）0.1mg/kg以减少不良反应。

（2）单次 MTX：50mg，肌内注射，不用 CF。

（3）单次 MTX 羊膜腔内滴注：50mg 在阴道 B 超引导下羊膜腔内滴注，此法技术上有一定困难，但比全身性用药更有效，毒性作用更小。

4.动脉栓塞止血法　近年来随着血管造影技术的发展，使血管栓塞成为可能，此法可有效控制大出血，从而为其他的保守治疗手段提供必要的条件。

（三）治疗注意事项

1.宫颈妊娠处理时必须有充分的准备和周密的计划，要由有经验的手术者执行手术，可减少子宫切除和膀胱的损伤，术后必须给予大量抗生素以防感染。

2.经宫腔镜下找到宫颈管内出血部位，使用负压吸引吸除胎块而出血停止。尽管宫腔镜的诊断及治疗有其明显的优越性，但它并不适用于所有的宫颈妊娠，其治疗有一定的局限性。如过大的妊娠囊可能伴有宫颈的明显胀大、扭曲，这样的妊娠有较丰富的血供，宫腔镜的治疗及操作程序易导致危及生命的大出血。此时妊娠囊内 MTX 给药的方法仍为首选的治疗方案。

3.宫颈切开缝合术适用于子宫颈管扩大、孕月和胚胎小、出血少的病例。对停经时间较长，子宫颈膨大明显，有活动性出血、量多，无法进行药物治疗的宫颈妊娠患者，因无子女，强烈要求保留生育功能时，施行此手术。

四、卵巢妊娠

卵巢妊娠是指受精卵在卵巢内着床和发育，是异位妊娠的一种少见形式，占异位妊娠的 0.36%～2.74%。

【主诉】

患者停经后剧烈腹痛，阴道流血。

【分类】

卵巢妊娠可分为原发性卵巢妊娠和继发性卵巢妊娠两种。随着近代诊疗技术的提高及某些节育措施的实施，卵巢妊娠近年有发病增多趋势。原发性卵巢妊娠为孕卵在卵巢内发育、卵巢组织完全包裹胚胎；继发性卵巢妊娠孕卵发育于卵巢表面或接近卵巢，孕卵的囊壁一部分为卵巢组织。

【临床特点】

1.主要症状　腹痛是卵巢妊娠最主要的症状。腹痛性质可为剧痛、撕裂样痛、隐痛或伴肛门坠痛，常突然发作。

2.次要症状　部分患者可出现闭经及闭经后阴道不规则流血。因卵巢妊娠破裂时间早，故部分患者闭经史不明显，又因卵巢妊娠破裂后内出血在短时间内增加，还未出现阴道不规则流血就因腹痛甚至晕厥就诊，并行手术治疗，故临床上阴道不规则流血发生率较低。

3.体征　盆腔包块，行妇科检查时在一侧附件区常可清楚扪及如卵巢形状、边界清楚的包块。

4.鉴别诊断

（1）卵泡破裂：多发生在排卵前，即月经中期，尿妊娠试验为阴性。

（2）黄体破裂：常发生在月经来潮一周左右，为突发性下腹痛，少许或无阴道流血，破裂时若出血不多，血凝封闭破口，出血可停止，一般不引起临床症状。后穹隆穿刺时，如穿刺液血细胞比容小于 12% 可排除卵巢妊娠所导致的内出血。检查时卵巢破口处缺乏绒毛及滋养叶细胞，仅为黄体细胞。尿妊娠试验为阴性。

(3)输卵管妊娠:因其临床表现难与输卵管妊娠鉴别,只能在术中发现卵巢有破裂口。病理检查于镜下见到绒毛及滋养层细胞位于卵巢破口内而输卵管正常。

【辅助检查】

1.首要检查

(1)B型超声:B超显像可探测有无宫内妊娠,附件有无包块,陷凹有无过多液性暗区。卵巢妊娠未破裂时可见妊娠一侧卵巢增大,内见一小光环,彩色血流明显,周围输卵管未见肿块。若卵巢妊娠破裂后则与输卵管妊娠破裂形成的包块难以鉴别。

(2)血 HCG。

(3)后穹隆穿刺。

2.次要检查　腹腔镜检查可早期准确诊断,但常在手术时取出标本,送病理检查才能确诊。

3.检查注意事项　卵巢妊娠超声检查,尤其是阴式B超,如子宫增大,在附件区可于增大的卵巢内见到孕囊,甚至可见胚芽及心管搏动,妊娠囊周围增厚且较疏松(卵巢组织)则可建立卵巢妊娠的诊断。

【诊断】

原发性卵巢妊娠的诊断标准必须具备如下几点:

1.患侧输卵管及伞端完整,且与卵巢分离无粘连。

2.胚囊必须位于卵巢组织内。

3.卵巢与胚囊是以子宫卵巢韧带与子宫相连。

4.胚囊壁上有卵巢组织,甚至胚囊壁上有多处卵巢组织。

5.输卵管组织在显微镜下不存在妊娠现象。

【治疗要点】

1.治疗原则　卵巢妊娠的治疗以手术为主,因卵巢组织血管丰富,含血量多,故极易破裂;又由于卵巢组织缺乏肌性组织,一旦出血,不易止住。对于卵巢妊娠未破裂在术前诊断者,可行保守治疗。

2.具体治疗方法

(1)当绒毛浸润卵巢血管时,可能伴有内出血而导致休克,故需急诊手术处理。

(2)对于卵巢妊娠未破裂在术前诊断者,可在 B 超介导下行羊膜腔内注射胚胎药物[如甲氨蝶呤(MTX)、氟尿嘧啶(5-FU)和地诺前列素($PGF_{2\alpha}$)等]行保守治疗。但是保守治疗效果不确切,在保守治疗期间 HCG 持续升高,或发生内出血,仍须行手术治疗。

3.治疗注意事项

(1)手术时尽量保留正常的卵巢组织和输卵管:根据病灶范围可施行病灶挖出后卵巢修补术或行卵巢楔形切除或部分切除术,只有在卵巢和输卵管无法分离时才行附件切除术。

(2)对于单行患侧卵巢切除术尚有争议:行单侧卵巢切除而保留输卵管,会使孕卵游走,还可增加日后输卵管妊娠的机会,故一般不主张单侧卵巢切除术。

五、腹腔妊娠

腹腔妊娠是指位于输卵管、卵巢、阔韧带以外的腹腔内妊娠,是一罕见而危险的产科并发症,其发病率与正常妊娠之比为 1:15000。

【主诉】

在停经后的不同时期,患者多有突发性下腹剧痛或持续性下腹痛。

【分类】

1.腹腔妊娠有原发性和继发性两种　　原发性腹腔妊娠比较少见,是指卵子在腹腔内受精、种植而生长发育。一般孕卵直接种植于腹腔腹膜、肠系膜或大网膜上所致,但有人对此表示怀疑。

2.诊断原发性腹腔妊娠　须具备三个条件。

(1)输卵管、卵巢均正常,无近期妊娠的证据。

(2)无子宫腹膜瘘形成。

(3)妊娠只存在于腹腔,且妊娠期短,足以排除来源于输卵管。

上述三点常不易辨别,故有人提出有如下两点可说明原发性腹腔妊娠的可能:①胚腔上皮有可能演变为副中肾导管上皮,子宫后壁浆膜常有蜕膜反应就是例证;②腹膜子宫内膜异位症可为孕卵种植部位。

3.继发性腹腔妊娠的来源　大致有三种。

(1)子宫:因子宫有缺损(瘢痕愈合欠佳)、憩室(自然破裂)或子宫壁及子宫腹膜层发育不良导致破裂等。

(2)卵巢妊娠破裂。

(3)输卵管妊娠流产或破裂:孕卵落入腹腔,在某一部位种植、着床,妊娠继续生长发育而成腹腔妊娠。

【临床特点】

1.主要症状

(1)在妊娠早期,一般无特殊主诉。但有时患者可出现恶心、呕吐、嗳气、便秘、腹痛等症状。

(2)腹痛:停经后的不同时期,多数有突然下腹剧痛或持续下腹疼痛,少数因腹痛剧烈而出现休克症状或伴有少量阴道流血。

(3)胎动剧烈:妊娠晚期,可出现假临产症状,胎动剧烈,孕妇多伴有不适。

2.次要症状　一般患者年龄较普通孕妇平均年龄大,有多年不孕史,常伴有可疑输卵管妊娠流产或破裂的病史。

3.体征　妊娠晚期腹壁下除可清楚扪及胎儿外,常可叩及另一团块样物,实为子宫。子宫常增大至2个月妊娠大小。常有胎位异常,横位多见。先露部位于骨盆入口之上,胎儿存活者可在下腹听到母体血管杂音,此为腹腔妊娠较典型体征之一。

4.鉴别诊断　有报道继发性腹腔妊娠由于以往剖宫产子宫切口裂开,胎儿游走至子宫外,也有少见的是其他原因的子宫伤口、子宫憩室妊娠等。腹腔妊娠也有胎儿存活的报道,但一般腹腔妊娠围生儿死亡率甚高,为75%~95%,先天畸形率也高达50%。胎儿死亡长期滞留在腹腔可有软组织被吸收,而仅有骨骼遗留,木乃伊化,钙化,形成石胎、尸蜡,继发感染或形成脓肿,向母体、肠管、阴道、膀胱或腹壁穿通,胎儿骨骼逐渐排出等。

【辅助检查】

1.首要检查

(1)腹部X线检查:尤其是晚期妊娠,X线摄片表现为未见正常的妊娠子宫及胎盘阴影;胎头形状不规则,由于胎儿活动异常,胎儿肢体常伸展或位置特殊,胎儿位置特别高,持续呈横位。侧位片在腹壁下即可看清胎儿部分;胎儿被很薄的一层软组织所覆盖;胎体清晰可见;连续摄片胎儿位置无变化;胎儿部分盖在母体脊柱前;盆腔或下腹部可见一块物阴影,可能是增大的子宫或胎盘。

(2)B型超声:目前常为诊断腹腔妊娠较理想而可靠的方法,B超显示:①子宫均匀性增大,宫腔回声线条状居中,无胎囊或胎体反射;②羊水无回声区,液性暗区接近体表;若宫腔内放一探条,更易协助诊断。

2.次要检查

(1)子宫碘油造影:限于胎儿已肯定死亡者应用。若胎儿位于宫腔外者可以确诊为腹腔妊娠;需注意,此时宫腔已增大,用10ml碘油可能不足以充盈子宫,需用至20～30ml。

(2)缩宫素激惹试验(OCT):是诊断腹腔妊娠有价值的方法,常给孕妇静脉滴注小剂量缩宫素,观察子宫有无收缩,若有子宫收缩则可除外腹腔妊娠,否则考虑为腹腔妊娠。

(3)放射性核素胎盘造影及血管造影:显示胎儿及胎盘都位于子宫外。

【治疗要点】

1.治疗原则　腹腔妊娠一经确诊,应及时开腹取出胎儿。胎盘则视情况而定,可取出或暂留腹腔内,以后再手术取出。

2.具体治疗方法　胎盘多数种植在腹腔或其他脏器,如肠曲、肝脏等。胎盘种植处血管极为丰富,剥离时易引起大出血,有时胎盘长入脏器组织内或影响脏器的范围广而无法切除。如勉强手术,则可能造成脏器损伤,造成穿孔、出血、休克等严重后果,甚至死亡。

3.治疗注意事项　胎盘取出可按下列原则处理。

(1)若胎盘附着在大网膜或阔韧带表面时,可考虑一期取出。若胎儿已死亡、胎盘循环已停止,此时胎盘剥离多无困难,也不会引起严重出血,也可一期取出。

(2)如遇胎盘种植在腹腔脏器或脏器牢固粘连者,不宜强行剥离,否则造成大出血脏器损伤;可在靠近胎盘处结扎、切断胎儿脐带,取出胎儿,将胎盘部分或全部留置腹腔,大多能自行吸收。长期留置于腹腔有感染、粘连、肠梗阻可能,也有在2～3个月后开腹取出。MTX可破坏残留胎盘,促使更快吸收,在严密观察下也可应用。腹腔妊娠者胎死腹腔内且稽留时间长,可发生纤维蛋白原减少症,应引起重视。术后控制感染十分重要。

六、阔韧带妊娠

阔韧带内妊娠又称腹膜外妊娠,是指妊娠囊在阔韧带两叶之间生长发育,实际上是妊娠囊在腹膜后生长发育,是一种腹膜后的腹腔妊娠,胎儿或妊娠组织在阔韧带的叶上生长。本病发病率很低,据报道仅为异位妊娠的1/75～1/163,或为妊娠的1/183900。

【主诉】

患者妊娠早期常诉腹痛;妊娠足月时,常表现假临产,以后胎儿死亡。

【临床特点】

阔韧带内妊娠的临床表现因妊娠时间和胎盘的分化程度不同而异,在没有高度怀疑本病的情况下,很容易漏诊。

1.主要症状　大多患者年龄较大,有不育史。多数患者在妊娠早期有下腹非特异性疼痛,可能因胎盘分化、阔韧带撕裂及少量腹腔内出血引起。随妊娠时间的延长,腹膜张力增加而疼痛加重。偶尔卧床休息时,疼痛会消失。

2.次要症状　妊娠囊及胎盘破裂时会导致腹腔积血和急腹症,但是因为在阔韧带内血管的填塞作用,出现大量出血的可能性不大。因阔韧带撕裂和表面的擦损,而出现网膜粘连、肠粘连。触诊有反跳痛,阔韧带增厚,胎儿位置异常,宫颈回缩,穹隆膨出。

【辅助检查】

术前诊断阔韧带妊娠比较困难,确诊必须经组织学检查。

1.首要检查　超声波检查:阔韧带内妊娠最可靠的特征是胎儿与空的子宫腔分离。其他如子宫外胎盘、假前置胎盘、胎儿头部和孕妇膀胱之间不能辨别子宫等均难以确诊。

2.次要检查

(1)根据子宫肌层对缩宫素或前列腺素缺乏反应的辅助诊断:晚期腹腔妊娠的方法也适合于本病,非肠道使用缩宫素,子宫通常无反应。

(2)MRI检查:有助于确定胎儿与胎盘、子宫的关系,也可用锡标记红细胞图像法对胎盘定位协助诊断。阔韧带内妊娠确诊必须经组织学检查。

【治疗要点】

1.治疗原则　及时行剖宫产手术,取出胎儿。

2.具体治疗方法

(1)手术时机:尚有争议,以往认为对有生机儿尽快手术,而对胎儿已死亡者推迟6~8周手术,使胎儿循环萎缩,尽量减少出血的危险。

(2)手术方式:手术宜采用中线垂直切口,利于探查,子宫常挤向一侧,因网膜和肠粘连而看不清,胎儿的最低部位被阔韧带前叶腹膜和圆韧带所覆盖。常在血管最少区切开取出胎儿,在剥离胎盘前先结扎所有供应胎盘的血管。

3.治疗注意事项

(1)术中:应注意解剖,避免损伤输尿管。如胎盘附着于肠、网膜或与子宫骨盆底部粘连,最好不必切除,大多数遗留在腹腔内的胎盘能被吸收而无并发症。但将胎盘遗留在原来位置处也有弊端,如出现肠梗阻、腹膜炎、脓肿,住院时间长,必要时行二次开腹手术,也不能除外胎盘遗留而发展成绒癌的可能性。

(2)术后:一般须严密观察是否有腹腔内出血,也有用选择性血管栓塞,以控制有生命威胁的胎盘血管床出血,使用MTX破坏残留的滋养细胞,可用超声和β-HCG监测等。

七、残角子宫妊娠

残角子宫妊娠是指受精卵种植在残角子宫内,随之生长发育。子宫残角为先天发育畸形,常为一侧副中肾管发育不全所致。残角子宫常不与另一侧发育好的子宫腔沟通,本身内膜发育也不良。残角子宫也可仅以一条带状组织与发育好的子宫相连,此带大多是实性,但也有可为贯通的一极细管道。残角子宫妊娠的发病率是总妊娠的1/100000。

残角子宫妊娠的受精方式可能为:①精子可进入对侧输卵管,经腹腔游走,在患侧输卵管内与卵子结合;②受精卵从对侧经腹腔游走到残角子宫,此时黄体常位于与残角子宫不相连的一侧卵巢,卵子可来自同侧卵巢。

【主诉】

患者有停经史,多在6~8周,突发下腹疼痛,严重时伴头晕、恶心、冷汗等休克症状。

【分型】

Buttran将残角子宫按其有无宫腔及是否与正常子宫相通分为三型:Ⅰ型为残角子宫宫腔与正常子宫的宫腔相通者;Ⅱ型为不通者,此型多见;Ⅲ型为无宫腔者。

【临床特点】

1.残角子宫妊娠术前诊断率低于5%,而误诊率甚高。遇人工流产无胚胎组织刮出,中期妊娠引产失败,晚期妊娠者对大剂量缩宫素引产无反应者均应怀疑本病。

2.由于残角子宫壁发育不全,不能承受过大的胎儿,所以常在妊娠3~5个月出现自然破裂。仅少数可继续妊娠,但以后发展为胎死宫内,即使能妊娠至足月,胎儿存活者极少。当残角子宫破裂时有近似输卵管间质部妊娠的临床表现,出现内出血症状和体征,能妊娠至晚期者,会出现微弱宫缩和假临产现象。

【辅助检查】

超声检查和磁共振成像检查可协助诊断:残角子宫妊娠的胎囊位于同侧圆韧带附着点的内侧,而输卵管妊娠的胎囊位于同侧圆韧带附着外侧。国内也有残角子宫双胎妊娠和宫内与残角子宫复合妊娠报道。

【治疗要点】

1.治疗原则　以手术切除残角子宫为原则。

2.具体治疗方法　妊娠早中期者以残角子宫切除,同时切除同侧输卵管为宜,以防止日后发生同侧输卵管妊娠。如妊娠已至足月或过期,且胎儿存活者应先剖宫产抢救胎儿,然后切除残角子宫及同侧输卵管。

（杨　波）

第九章　妇科病中医治疗

第一节　疼痛性月经病

　　凡与月经有关的疼痛病症,即行经期,或行经前后期,或经间期所发生的周期性疼痛病症,均称为疼痛性月经病症。不论疼痛发生在腹部、胸乳、头、身等部,均与月经周期有关,因其有独特的病理变化故不同于一般的疼痛病症,临床常见有:原发性痛经,又称功能性痛经、子宫内膜异位症、膜样性痛经、经行吊阴痛、经间期腹痛、经行头痛、经行身痛、经前乳房胀痛等,其中经间期腹痛,有少数与行经期腹痛有关,甚则相互交替,头痛、身痛必须与月经有关,呈周期性发作者,才能列入本章之内。

　　本类病症的病机,主要表现在与经血有关的疼痛。前人认为,疼痛的发生,在于气血不和,气滞血瘀,不通则痛,或者营血不足,络脉失养,血虚气滞,或者肝经郁火,经络受灼,或者风寒湿,损伤经络,均致疼痛。但《素问·举痛论》指出疼痛与脉络绌急,脉络缩踡有关,而脉络的绌急与缩踡,是一种经络肌肉痉挛状收缩,《金匮要略》有芍药甘草汤,用来治疗疼痛,有缓解痉挛的作用,但有时尚难完全控制疼痛,因为气血失和,脉络绌急、缩踡,是与心肝两脏有关。《内经》云"诸痛疮疡,皆属于心",《金匮要略》亦云,疼痛者,脉弦,即疼痛与肝有关。心者,君主之宫,主血脉,藏神明;肝者,将军之宫,藏血而主血海,有着调节精神情志的作用。脉络绌急、缩踡之所以作痛,是由心肝所主宰,所以调达气血,缓解痉挛,重在稳定心肝,才能较好地控制疼痛,但此类疼痛,有着周期性发作的特点。因此,从根本上看,本病证又与肾虚阴阳失衡有关,与月经周期中阴阳消长转化节律的失调有关。张景岳曾经说过:"凡妇人经行作痛,夹虚者多,全实者少"。可见疼痛性月经病,也属于本虚标实的病证。疼痛发作时,按急则治标的原则,先从实治,结合稳定心肝,或重在心肝论治,平时期,按缓则治本,从补肾调阴阳论治,只有这样,才能巩固治疗效果,防止疼痛发作。

　　在诊治疼痛性月经病症中,除子宫内膜异位症外,一般均需排除器质性疾病,如炎症、肿瘤,特别是恶性肿瘤所引起的周期性疼痛病症,以及感受风寒,或忿怒忧郁所致偶然性一次经行腹痛。并注意经期疼痛时的护理和平时期的预防,也是控制疼痛,巩固疗效的重要措施。

一、原发性痛经

　　痛经指女性月经期前后或在经期时,出现周期性下腹部痉挛性疼痛、痛引腰骶、痛剧昏厥,或者行经末期经净后短时期内小腹坠痛、隐痛,影响日常生活者。其中经过详细妇科临床检查,未发生器质性异常者,称为原发性痛经,亦谓之功能性痛经。

　　原发性痛经是青春期妇女中最常见的妇科疾患之一。发病率达 $30\%\sim50\%$,其中大约 10% 左右的患者由于月经的疼痛,难以正常工作和生活,因而诊治原发性痛经对改善女性个体健康,提高工作效率、生活质量,有着重要的意义。

痛经,在中医学上亦谓"行经腹痛",最早记载见汉代《金匮要略方论·妇人杂病脉证并治》:"带下,经水不利,少腹满痛……"至宋.《妇人良方大全·调经门》列出治疗痛经方药——温经汤,均认为由于"风冷之气客于胞络,损伤冲任之脉"所致发病,后经《丹溪心法·妇人》指出痛经有由实、郁滞、瘀血所致,并以经行作痛、经后作痛分辨虚实。直至明、清时期《景岳全书·妇人规》,对本病辨证作了较系统的论述,《宋氏女科秘书》、《傅青主女科》、《医宗金鉴·妇科心法要诀》等对本病治法及方药作了大量的探索,纵贯前人对本病发生的认识,结合现代医学对原发性痛经归咎的几种原因:子宫发育不全、子宫屈曲、宫颈管狭窄、子宫内膜脱落、不良体态姿势、体质因素、变态反应状态及精神因素等,与前人所提出的先天禀赋不足、后天摄生不慎,风冷、寒湿、气滞瘀阻胞宫颇相谋合。近年来根据细胞和分子水平调节肌肉收缩机能的研究成果,揭示了原发性痛经的关键是子宫肌反应性过高、继发子宫肌层缺血导致的疼痛,鉴于诸种病因所诱发子宫局部的强烈反应,所以必须积极的给予治疗,采用温经散寒、理气活血、补虚培本等手段,从整体出发,缓解局部因素的危害和影响,达到治本之目的。

(一)病因病理

本病起于经水初潮后,起初即痛经,或行经1~2年后出现严重症状,按照《内经》中女性生长发育的阶段特点,此时正应是肾气盛、天癸至的时期,若经行疼痛、势必首先要考虑肾与天癸系统的功能。《圣济总录·室女月水来腹痛》中说:"室女月水来腹痛者,以天癸乍至,荣卫未和,心神不宁,间为寒气所客,其血与气不流利,致令月经结搏于脐腹间,如刺疼痛。"这一论说,阐述初行经时期,天癸刚至,心肾坎离之间尚未达到正常的既济水平,寒凝胞脉,致使气血失畅,发为腹痛。究其原因,多由禀赋不足、素体薄弱、肾气欠盛、子宫发育不良,或宫颈管狭窄,以致经血排泄困难,不通则痛。平素气血不足,或母体妊育之时,胞室内营养欠缺,致成虚弱体质,抑或幼年大病、重病,气血亏损,冲任胞脉失养,不荣而痛,正如《景岳全书·妇人规》所曰:"凡妇人经行作痛,夹虚者多,全实者少……然有气血本虚,而血未得行者,亦每拒按,故于经前亦常有此证。此以气虚血滞,无力流通而然。"若因久居阴湿之地,或初行经摄生不慎,感寒淋雨,贪凉饮冷,或迁居寒冷之地,寒湿伤于下焦,客于胞宫,以致寒凝经血,血行失畅,不通则痛。前人论痛经多责之风冷客于胞络冲任。如《妇人大全良方·卷之一》:"寒气客于血室,血凝不行,绪积血为气所冲,新血与故血相搏所以发痛"。青年女子青春发育期,由于学习紧张、考试精神负担,常招致心情压抑,加上月经初潮,心理不适,加重情绪之烦恼,或抑郁或恚怒,均致气机郁滞,血行不畅,冲任气血运行受阻,经血难以正常下泄发而为痛。

综上所述,原发性痛经的发生,多因先天不足,禀赋虚弱、肾气未盛、肝肾亏虚、子宫发育不良,或体质因素,子宫形状屈曲、颈管狭窄,或气血不足、体质虚弱、胞脉失养,不荣而痛;再则多因寒湿积于胞宫,或情志伤肝、气滞血瘀、血行不畅,不通则痛,此种疾患经期冲任气血变化,所以矛盾显露,诸种病因而致病理各种变化,骤然发病,在非行经期,冲任气血平和,致病因素尚未能引起冲任,胞宫气血局部变化,故不表现出疼痛。然而绝不能认为平时期的治疗比行经期治疗不重要,应提倡"治未病"的观点,利用中药在排卵期促进阴阳顺利转化,协调阴阳,维持经前期阳长至重,高水平,以利于行经期转化。或针对致痛因素,拟治本之法,缓解这些促使子宫局部产生疼痛的变化因素,达到止痛治疗之目的。所以说对原发性痛经的认识及其治疗,经行者及经期止痛为治疗之权宜之计,而对经后与平时调整肾与诸脏之间阴阳平衡,加强肝肾涵养之功,促进脾胃生化之源,交济心肾阴阳平衡,从根本上消除病源,达到治疗之目的方是上策。

(二)诊断与鉴别诊断

1.临床表现　痛经大多开始于月经来潮或在阴道出血前数小时,常出现小腹部疼挛性绞痛,历时1/2~2小时,在剧烈腹病发作后,转为中等度阵发性疼痛,约持续12~24小时。经血外流畅通后逐渐消失,亦偶有需卧床 2～3 天者。疼痛部位多在下腹部，重者可放射至腰骶部或股内前侧。同时伴见有恶心、呕吐、腹泻、头晕、头痛、疲乏感，严重者可面色苍白，手足厥冷，一时晕厥，片刻可缓。原发性痛经常在分娩后自行消失，或在婚后随年龄增长逐渐消失。

2.检查　①测基础体温(BBT)，多呈双相者；②B超或 CT 检查提示：子宫偏小，宫颈管偏狭窄，子宫高度前屈或后屈等；③肛查：未见生殖器炎症等异常反应，并排除子宫内膜异位症、粘膜下肌瘤；④宫腔镜或腹腔镜：必要时需进一步做此项检查。

3.通过有关检查，排除继发性痛经种种疾病　如：子宫畸形、生殖道下段完全阻塞之患者(处女膜闭锁及阴道横膈)，或融合缺陷形成一侧生殖道阻塞，对称通畅者此种难以诊断；未分离之双子宫，一侧阴道盲端或有一与阴道不相通的残角子宫，这类患者均呈逐渐加重痛经史，叩及肿块，易误诊为阴道囊肿或卵巢肿痛。子宫腺肌病、子宫内膜息肉、子宫肌瘤少见于青春期少女发生痛经，一般发生于 25 岁以后年龄，疼痛类型不定，持续时间及程度均不等。

其他如盆腔炎、旋转宫腔节育器，或人工流产术后宫腔粘连盆腔瘀血综合征等，通过详细询问家庭史(母或姐妹中有患此病)、病史(初经后 3 年以上)，把握阳性体征不难与原发性痛经加以区别。

（三）辨证论治

本病属痛证，首当辨其属性，根据原发疼痛性质部位以及疼痛的程度，结合月经期、量、色、质及兼证、舌脉情况、素体情况等辨其虚实。疼痛发作于经前经期多属实；发作在经后多属虚。疼痛剧烈拒按多属实；隐痛喜揉喜按多属虚。得热之后疼痛减轻多为寒，反加重则为属热；痛甚于胀，血块排出疼痛减轻，多为血瘀，胀甚于痛者多为气滞，冷痛、绞痛多属寒，钝痛者属热。病在两侧少腹多在肝，痛连腰际病多在肾。

本病在发作前及发作时，关键是针对病因，施用止痛方药，非经期则扶正培本，增强体质，治疗"未病"。

1.肾虚证

主证：月经后期，经量偏小，经色暗淡，经行期第一日腹痛剧烈，伴腰酸膝软、小便清长，初经后即有月经不调史，舌质淡、体胖、苔白、脉沉细。

治法：补肾，通络，止痛。

方药：

(1)痛经发作时，艾附暖宫丸(《仁斋直指》)加减。

艾叶 6g，香附 10g，吴萸 6g，川芎 5g，赤芍 10g，宫桂 5g，炒五灵脂 10g，炒玄胡 12g，石见穿 10g，枳壳 12g，益母草 12g，路路通 12g。

(2)月经干净后，补肾育宫汤——加减。

炒当归 10g，炒白芍 10g，怀山药 15g，熟地 10g，川断 10g，菟丝子 10g，紫河车 10g，茺蔚子 15g，川芎 6g，肉苁蓉 6g，柏子仁 10g。

服法：水煎分服，日服 1 剂。由月经干净后 7 天服至经前 3 天停用。

加减：胸脘不舒，纳谷欠佳，去熟地、山药，加用广郁金 10g，苏梗 10g，陈皮 10g；小腹空坠、隐痛不已去柏子仁、熟地，加黄芪 10g，益母草 15g。

2.气血虚弱证

主证：后期或先期，经量偏少，或有量多，色淡红，无血块，经期及经后小腹隐痛、坠痛，绵绵不休，面色少华，头昏心悸，神疲乏力，食欲不振，经行便溏，舌质淡、苔薄、脉细弱。

治法：益气健脾，养血缓急止痛。

方药：八珍汤(《正体类要》)加减。

党参 15g，白术 10g，茯苓 10g，炒当归 10g，炒白芍 20g，炙甘草 5g，熟地 10g，川芎 5g，生炙黄芪各 10g，炒玄胡 10g,益母草 15g。

加减:夹有血块腹痛者加失笑散 10g,花蕊石 15g;便溏严重,腹痛较著去当归、川芎,加煨木香 6g,补骨脂 10g,炒谷芽 10g;夜寐不能,心脾虚者,加炙远志 9g,夜交藤 15g,合欢皮 10g,大枣 5 个。

3.寒湿证

主证:月经落后而至,经量少、色紫暗,夹有血块,一般于行经第一天小腹阵发剧痛,得热则舒,形寒怕冷,关节酸痛,舌苔白腻,脉沉细。

治法:温经散寒,活血止痛。

方药:少腹逐瘀汤(《医林改错》)加减。

吴萸 6g,炒当归 12g,川芎 6g,党参 10g,肉桂 6g,炒玄胡 12g,艾叶 6g,半夏 10g,阿胶 9g,炒赤芍 10g,生姜 3g,炒五灵脂 10g。

服法:经前、经期水煎分服,每日 1 剂。

加减:胸胁胀痛加柴胡 6g,青陈皮各 6g,枳壳 10g;关节酸痛加川桂枝 5g,制附片 6g,鸡血藤 20g。

4.气滞血瘀证

主证:行经多落后、量不多、色紫红或紫暗,有小血块,经前小腹作痛,胀痛或重坠感明显、拒按,胸闷乳胀,烦躁或抑郁,口唇紫色,脉细弦,舌苔薄黄。

治法:理气疏肝,化瘀止痛。

方药:

(1)偏于气滞,加味乌药汤(《证治准绳》)加减。

乌药 10g,制香附 10g,炒玄胡 10g,青皮 10g,当归 12g,赤芍 10g,川牛膝 10g,广木香 6g,枳壳 10g,炒五灵脂 10g,山楂 12g。

(2)偏于血瘀:膈下逐瘀汤(《医林改错》)加减。

当归 10g,赤芍 10g,川芎 5g,延胡 10g,五灵脂 10g,桃仁 10g,红花 10g,乌药、青皮 10g,制香附 10g,炒玄胡 10g,枳壳 10g,丹皮 10g,甘草 3g。

服法:经前 3 天至经期,水煎分服,每日 1 剂。

加减:头痛眩晕加白蒺藜 10g,钩藤 15g;肝郁脾虚便溏者去当归,加炒白术 10g,炮姜 5g。

(四)临床体会

对痛经的认识,过去认为痛经的发生在于"不通则痛",由于气血的运行不畅所致,因此治疗痛经着眼于"通则不痛",无可厚非,但是在实践过程中我们还体会到之所以发生疼痛以及疼痛剧烈,以致晕厥者,除不通则痛外,还与心肝神魂、脉络的因素有关。《素问·举痛论》:"岐伯曰:寒气客于脉外则脉寒,脉寒则缩卷,缩卷则脉绌急,绌急则外引小络,故卒然而痛,得炅则痛立止。"后世注释家认为缩卷即收缩不伸,卷者曲也,绌急即卷缩如缝连也,也即是痉挛状,炅者,热也。明确地说,即感受寒凉后大小脉络出现一种收缩痉挛状态,是以发生疼痛。所以痛经,也是与之有关的子宫脉络出现一种收缩痉挛状态,是以发生疼痛。《素问·至真要大论》并说"诸痛疮疡,皆属于心"。说明一切疼痛,均与心脑神明有关,反过来说,心脑神明是主感疼痛的脏腑,且血脉亦属心之所主,由此脉络等发生痉挛收缩,亦是与心脑神明有关的。《金匮要略·心痛短气病脉证治》"夫脉当取太过不及……所以胸痹心痛者,以其阴弦故也。"《金匮要略·腹满寒疝宿食病脉证治》"寸口脉弦者,即胁下拘急而痛。"可见《金匮要略》以阴弦即尺脉弦,或小口脉弦者均主痛,弦脉者,一般属于肝脉,说明疼痛与肝有关,我们临床亦的确体会到痛经患者,尤其是疼痛剧烈者脉象出现弦象,或者弦紧,或者弦而不畅。由此可见气血不通不畅,脉络包括子宫虽收缩不伸,甚则痉挛状收缩,再加上心肝神魂的影响,从而发生疼痛,甚则晕厥,但之所以导致心肝脉络以及寒性病变者,还在于肾虚阴阳消长转化,特别阳长至重有所失调所致,再加上心肝的因素,以致痛经发作有一定顽固性。

原发性痛经临床特点为:①发生于排卵周期,初潮或此后 6～12 个月发病;②每次痛经通常多在经潮后发生,最早在经前 12 小时出现,疼痛持续 48～72 小时;③疼痛多呈痉挛性,位于耻骨联合上,可放射至腰或大腿内侧;④妇检无阳性体征。

关于痛经的系统辨证,原发性痛经正如张景岳所说:全实者少,夹虚者多。本虚标实,其治疗的重点,尤其是青春后期,着重补肾调周。经后期,滋阴养血,以归芍地黄汤加减,奠定月经周期中转阳的物质基础。然而本病证的重点应掌握月经周期后半期的调治,即经间排卵期,经前黄体期治疗,有着重要的临床意义。经间排卵期,是重阴必阳、阴转化为阳的重要时期,转化顺利,气血活动顺畅,排出卵子、阳气始旺,这是月经周期中的节律活动,也是阳长的奠基时刻。一般来说痛经与有排卵有关,之所以有关者,缘排卵期及行经期的转化尚有欠顺利之处,经间期治疗之所以重要,不仅是阴转阳的顺利,关键还在于转阳,为阳长奠定基础。阳长之健康,包括经前期补肾助阳在内,助阳有补充阳的不足,又有调节阳长之有余,即调节孕酮分泌,一般所谓双相调节作用。在经间排卵期,运用补肾促排卵汤,药用炒当归、赤白芍、怀山药、山萸肉、熟地、丹皮、茯苓、川断、菟丝子、紫石英、紫河车、红花、川芎等品;经前期再从上方去川芎,加入钩藤、制香附或炒柴胡、五灵脂、琥珀末等类药物;行经期再予辨证施治。亦可以采用药物抑制排卵,控制孕酮分泌。当控制孕酮分泌后,使子宫内膜及血循环中的 PGS 浓度降低,而不发病或发之轻微。曾有人用棉酚片 20mg,每日 1 次,连用 3～6 个月,其疗效据报道达 95% 以上,但有出现心悸、恶心、水肿、头晕潮热、厌食、腹泻等副作用,严重者出现血小板减少、低血钾等,服用期间密切观察病情,有副反应时停药,改用桂枝茯苓丸 10g,每日 3 次,或桃仁承气汤,每日 5g,分早、晚各 1 次,缓解疼痛达 80%,无上述副作用。我们此期考虑到青春发育期,多采用补肾调气血方药,使之功能发挥正常,届经前或经期,注意使子宫局部血液流畅,防止其局部痉挛性缺血,注意维生素 B_6 类及其摄入,利用维生素 B_6 促进镁离子(Mg)透过细胞膜,增加胞浆内 Mg 浓度,治疗原发性痛经,一般每日量 200mg,4 周后可见红细胞镁含量增加。也可与镁—氨基酸螯合物合用,每种各 100mg,日服 2 次,治疗 4～6 个月,痛经的严重程度及持续时间均呈进行性下降。

本病治疗以止痛为核心,因其病理机转的虚实两端,实则不通则痛,采用温通法,气得温则行,寒得温则散,瘀得温则化,所以温通为治痛经常用大法、首选之法,药如肉桂、艾叶、制附片、大炮姜、吴茱萸、小茴香、川芎等。其次止痛之法,具体有化瘀止痛,如大黄䗪虫丸,用虫类药化瘀止痛,还有三七、血竭、石打穿等均属此类;根据不同致痛原因,针对采用止痛类药,如气滞之痛,宜选用疏肝理气之剂,如宣郁通经汤,用柴胡、郁金、合欢皮、绿萼梅、青皮、陈皮、乳香、没药、延胡索、乌药、小茴香等;寒湿凝滞之痛,则散寒化湿。如《医宗金鉴·妇科心法要诀》:吴茱萸汤加味,用川桂枝、细辛、藁本、干姜等;虚则不荣则痛,主要是肾气不足或肝肾亏损,急则止痛之后,要顾护肾气,帮助子宫发育,为治本之疗法;若气血虚弱,则重用党参、黄芪以益气生血,子宫过度后倾后屈,经血难以顺利排出致痛者,服药同时每日采用膝胸卧位 1～2 次,每次 15 分钟,以纠正子宫位置,减轻痛经程度。近年研究表明,原发性痛经仍与子宫痉挛性收缩和病人剧烈疼痛密切相关,故缓和子宫挛急不失为止痛直接方法,药物一般可在各证治方中加用芍药甘草汤。痛剧他药无效时,加入蜈蚣、全蝎、地鳖虫等虫类解痉止痛药。其他可采用温针灸,针刺血海、三阴交,温灸气海、关元、子宫等穴。

二、子宫内膜异位症

当具有生长功能的子宫内膜组织出现在子宫腔被覆粘膜以外的身体其他部位(不包括子宫肌层),在卵巢内分泌影响下,这些异位的子宫内膜组织亦呈周期性改变,因而引起所在部位的一系列病变,称子宫内膜异位症。本病的确切发病率虽然尚不清楚,但近年来在世界范围内均有上升趋势,是目前常见妇科疾病之一。在妇科剖腹手术中,约5%~15%患者发现有此病存在。此病一般仅见于生育年龄妇女,以30~40岁妇女居多,病变部位常限于盆腔,80%在卵巢,其次为直肠陷凹及子宫骶骨韧带,也可发生在身体的几乎任何器官,子宫内膜异位症在组织学上是良性的,恶变是罕见的,但确有与癌瘤相似的侵犯能力,以致可广泛破坏卵巢,引起输卵管、膀胱、肠纤维化及变形,并造成肠道及输卵管梗阻。

子宫内膜异位症属中医"痛经"、"瘀痕"、"不孕"等范围,本病的特点为经期及行经前后下腹胀痛,肛门作坠,疼痛剧烈,进行性加剧,经量甚少,或有量多,一般伴有不孕不育,类似古人所描述的"血瘕"。如《证治准绳》所说:"血瘕之聚……腰痛不可俯仰……小腹里急苦痛,背膂疼,深达腰腹……此病令人无子。"

(一)病因病理

本病多因正气不足,肾虚气弱,六淫外侵,七情内伤或经期、产后养息失调,余血流注于子宫、冲任脉络之外,或手术损伤等因素导致脏腑失和、气血乖违,离经之血不循常通,阻滞冲任而发生,其主要病机是血瘀。瘀血阻滞,不通则痛而见痛经;瘀血积久遂成瘀痕。

西医学则认为本病系因子宫内膜组织随经血逆流入腹腔种植,或在慢性炎症的反复刺激和卵巢激素的长期作用下,使体腔上皮化生,而演变为子宫内膜样组织;或因子宫内膜碎屑通过淋巴或静脉播散而致者;亦有因局部细胞免疫功能不足,或因月经输卵管逆流入腹腔内的内膜细胞数量过多,免疫细胞不足以将其杀灭而致者。其主要的病理变化为异位内膜随卵巢激素的变化而发生周期性出血,伴有纤维增生和粘连形成,以致在病变区出现紫褐色斑点,或小疱,最后发展为大小不等的紫蓝色实质结节和包块,但病变可因发生部位和程度不同而有所差异。

1.肾虚瘀结　肾阳虚弱,经行感寒,或者经期同房,经行不净,血行不畅,积于子宫,逆流于子宫之外,蕴结于脉络肌肉之间,形成本病。

2.气滞血瘀　情志内伤,肝郁气滞,冲任气血运行不利而瘀滞不行以致形成本病。

3.寒凝瘀滞　经期或产后将息失宜,阴寒之邪乘虚侵入,经血凝滞不行,或经期性交,或妇科手术等损伤,以致瘀血内伤,瘀阻胞络而形成本病。

4.气虚血瘀　体质不足、肝胃虚弱,或者大产、流产后,正气虚弱,气虚下陷,瘀浊郁结于下所致;或患者病程相对较长,其疾病演变过程为由实转虚而致。

5.痰瘀互结　脾肾不足,阳气虚弱,脾失健运,水湿不化,聚而成痰,痰滞胞络,与血气相结,积而形成本病。

总之,本病证的主要机制,肾虚气弱,正气不足,经产余血浊液,流注于胞脉胞络之中,泛溢于子宫之外,并随着肾阴阳的消长转化而发作。经产余血,本属于阴,因此,阴长则留瘀亦长,得阳长始有所化,因而亦出现消长的变化,异位的子宫内膜不易吸收,不易消散,所以在临床从属难治的疾患。

(二)诊断与鉴别诊断

1.临床表现:经期或经期前后小腹或少腹剧痛,进行性加剧,伴腰骶部疼痛,可放射至阴道、会阴、肛门或大腿,常于月经来潮前1~2日开始,经期第一日最剧,后随异位内膜出血停止而逐渐缓解,至月经干净时消失。常有经量增多,经期延长或周期紊乱,不孕史甚为常见。如果卵巢内膜异位囊肿发生破裂,则可引起剧烈腹痛,并可伴有恶心、呕吐、肛门坠胀感等。

2.检查

(1)妇科检查:子宫多后倾固定,直肠子宫凹陷或宫骶韧带或子宫后壁下段等部位叩及触痛结节,在子宫的一侧或双侧附件处扪到与子宫相连的不活动囊性偏实包块,往往有轻度压痛。若病变累及直肠阴道隔,可在阴道后穹窿处扪及甚至可看到隆起的紫蓝色斑点,小结节或包块。

(2)B型超声检查:B超可确定卵巢子宫内膜异位囊肿的位置、大小和形状,偶能发现盆腔检查时未能扪及的包块。B超显示卵巢内膜异位囊肿壁较厚,且粗糙不平,与周围脏器特别是与子宫粘连较紧。

(3)腹腔镜检查:是目前诊断子宫内膜异位症的最佳方法,特别是对盆腔检查和B超检查均无阳性发现的不育或腹痛患者更是唯一手段,往往在腹腔镜下对可疑病变进行活检即可确诊为子宫内膜异位症。

3.通过有关检查应与子宫肌瘤、慢性盆腔炎性包块、子宫腺肌病及卵巢肿瘤相鉴别。

(三)辨证论治

本病主要是由于正气不足、肾虚气弱、六淫外侵等因素导致脏腑失和、气血乖违,离经之血不循常规,阻滞冲任而发生。其主要病机是血瘀,故治病原则总的是活血化瘀,临床上根据不同病机,分别配用行气活血、温经散寒、益气补血、化痰消癥、软坚散结之法。

1.肾虚瘀结证

主证:经行不畅,色紫暗,夹小血块,或经量过多,色紫红有大血块,少腹胀痛,拒按,痛甚则恶心呕吐,四肢厥冷,面色苍白,舌质暗,边有瘀点,舌苔薄,脉弦。

治法:活血化瘀,消癥止痛。

方药:琥珀散(《医宗金鉴》)加减。

琥珀粉3g(分吞),当归10g,赤芍10g,生蒲黄6g(包煎),延胡索10g,肉桂3g(后下),三棱9g,莪术9g,制乳没各6g,广陈皮6g。

服法:经前、经期水煎分服,每日1剂。

加减:疼痛剧烈者加蜈蚣粉1.5g,全蝎粉1.5g(吞);血量过多者加三七粉1.5g(吞),醋炒五灵脂10g;小腹冷痛,经前白带偏多者加艾叶9g,吴茱萸6g;少腹刺痛,经前黄带多者,上方加败酱草15g,红藤15g,苡仁15g等。

2.气滞血瘀证

主证:经行小腹胀痛难忍、拒按,月经提前或错后,经色紫红,质稠为血块,量少,行而不畅。胸胁乳房胀痛,善叹息,心烦易怒,舌暗或有瘀斑,脉涩或弦涩。

治则:行气活血,逐瘀软坚调经。

方药:血府逐瘀汤(《医林改错》)加减。

桃仁、红花、川芎、柴胡、枳壳、川牛膝各10g,生地、白芍、当归各12g,桔梗、甘草各6g。

服法:经前五天服至月经期,水煎分服,每日1剂。

加减:方中可加地鳖虫、昆布、海藻各12g,以软坚散结;腹痛剧烈者加血竭(冲服)3g,三棱、莪术各10g,以逐瘀止痛;腹胀重者加青皮、香附各12g,以行气消胀;出血量多者加茜草炭10g,马齿苋30g,三七粉3g(冲服),以活血止血,病久化热者加丹皮、黄芩、山栀子各12g,以清热活血。

3.寒凝瘀滞证

主证:经行小腹剧烈绞痛或冷痛,拒按,喜热。经色紫暗;多血块,质稀。面青唇紫,肢冷畏寒,带为清稀,舌暗或有瘀斑,脉沉细或沉紧。

治则:温经散寒,逐瘀软坚。

方药:少腹逐瘀汤(《医林改错》)加减。

当归、赤芍、五灵脂、元胡各10g,川芎、蒲黄、干姜、没药、小茴香、肉桂各6g。

服法:经前三天水煎,温服,每日1剂。

加减:寒邪重者可再加炮附子6g,艾叶12g,以散寒;肾阳不足者加仙灵脾15g,仙茅10g,以助阳;腹痛重者加青皮、香附、莪术各12g,全虫6g,以行气祛瘀,解痉止痛;白带多者加苍术、白术各12g,炒薏苡仁

30g,以健脾燥湿止带。

4.气虚血瘀

主证:经后一二日或经期小腹隐隐作痛,或小腹及阴部空坠,喜揉按,月经量少色淡质薄,但淋漓不尽,或神疲乏力,面色无华,舌质淡,脉细弱。

治则:益气补血,活血化瘀。

方药:益母草汤(《古今医彻》)加减。

黄芪、益母草各 30g,生蒲黄、元胡、莪术各 15g,当归、川芎、牛膝、乌药 10g,田三七粉(冲服)2g。

服法:月经期将结束前 1~2 天服,水煎分服,每日 1 剂。

加减:使用时根据月经周期加减用药,如经净后,加滋水之品,如女贞子、墨旱莲、山茱萸;经前加温肾之品,如巴戟天、菟丝子、仙灵脾;经期和经间期(排卵期),加重活血化瘀药,因势利导,促使排卵和经血排出;包块较大者,将上药渣调醋外敷腹部。

5.痰瘀互结证

主证:经行剧烈腹痛,形体偏胖,带下量多,质粘稠,月经量少色暗,质粘腻,头晕心悸,胸闷泛恶,苔白腻,脉滑。

治则:蠲化痰浊,活血消瘀。

方药:苍附导痰汤(《叶氏女科》)合血府逐瘀汤(《医林改错》)。

制苍白术各 10g,枳壳、全瓜蒌各 12g,桃仁、浙贝母、香附各 10g,丹参、焦山楂、夏枯草各 15g,生牡蛎、鳖甲各 30g,薏苡仁 24g。

服法:经前 3~5 天时服,水煎每日 1 剂,温服。

加减:痛经剧烈者,加乳香、没药、川楝子、延胡索各 10g,月经量多兼夹血块者,加蒲黄炭 10g;便秘者,加生大黄 6g;寒结者,加白芥子 6g;便溏者加白术 6g;畏寒者,加桂枝 3g;腰痛者加续断 10g,菟丝子 12g;经血不畅者,加当归 10g,益母草 15g。

(四)临床体会

子宫内膜异位症,简称内异症,本病证虽以血瘀为主,而且与肾、肝、脾、胃及心神的功能失调有关,尤其是肾阴阳的失衡有重要关系,因此,在治疗上虽然本着急则治标,化瘀止痛,缓则治本,从脏腑论治,故提出补肾助阳,益气补阳,疏肝宁心等法。具体介绍如下:急则治标,化瘀止痛,乃是经前期内异症发作疼痛时常用的方法。由于内异症所致的痛经,常具有进行性加剧,所以大多数患者有着恐惧紧张的心理状态,因此,在运用活血化瘀、和络止痛法时,必须加入宁心安神、镇静的药物,以有利于止痛。此外,疼痛剧烈时子宫呈痉挛状收缩,换言之,即子宫呈痉挛状收缩必然反映出剧烈性疼痛,缓解痉挛的全蝎、蜈蚣,甚则地龙等所谓止痉药物,也是需要运用的。某学者所制的内异止痛汤,是其常用的有效验方。药用钩藤 15g,丹皮、紫贝齿(先煎)、丹参、赤芍、川断、肉桂、广木香、五灵脂、元胡各 12g,全蝎粉 1.5g,蜈蚣粉 1.5g(另吞)。一般经前 1 天开始服,连续至 3~5 剂,或至经净停服。如疼痛虽然剧烈,但尚能忍受者,可去全蝎、蜈蚣,加入琥珀粉 1.5g(另吞),徐长卿 9g;如出血量多者,可加入炒蒲公英 9g,血竭粉 1.5g(另吞),荆芥 6g。缓则治本,即是在经行之后,根据体质类型和临床表现的症状,可予补肾助阳、益气补阳、疏肝宁心等法治疗。

1.补肾助阳法的运用　经学者临床长期观察,内异症的瘀结与肾阳不足有着重要的关系。阳气不仅能推动气血的运行。而且有助于血瘀癥瘕患者局部病灶的溶化与吸收,同时对水湿、津液、脂肪的代谢运化也有着重要的作用,故阳不足,不仅能使血液滞涩成瘀,而且也易使水湿、脂肪代谢运化障碍而有所积聚和凝结。学者发现内异症患者一般均有盆腔不同程度的积液,从而也证实阳气不足,气化不利,水湿、津液不运的论点。学者曾经观察了 33 例内异症的基础体温,即 BBT 高温相的变化,其中 BBT 高温相失常者有 4

型。Ⅰ型:高温相示缓慢上升明显者,常与低温相失常伴见;Ⅱ型:高温相偏短者,即高温相持续8~10天者;Ⅲ型:高温相不稳定,波动在0.2~0.3℃之间;Ⅳ型:高温相偏低,与低温相温差在0.2℃,故凡临床上较剧之痛经,且呈进行性加剧,及具有上述四型BBT高温相失常之一者,且子宫内膜抗体呈阳性者,可考虑诊断为子宫内膜异位症。内异症从BBT高温相失常者亦可看出肾阳不足是本,血瘀凝结是标。拙著《中医临床妇科学》在"子宫内膜异位性痛经"的临床体会中指出温补肾阳,提高冲任气血的通畅作用,是抑制内异症发生发展的有力措施。BBT高温相的偏短偏低欠稳定的四种失常类型,也有助于肾阳不足的诊断与辨治。运用补肾助阳的方法,可供选择的方法较多,如毓麟珠、右归丸、定坤丹及助孕汤等。其中怀山药、川续断、菟丝子、紫石英、肉苁蓉等品,是为基本的常用药。服药后BBT高温相得到程度不同的恢复,一般行经期均能有能控制或能缩短疼痛的发作。这说明温补肾阳在治疗中的重要意义,但是必须指出,补肾助阳,不能忽略结合补阴,此乃阴阳互根的关系,也即阴中求阳的道理。

2.益气补阳法的运用　据临床观察所得,内异症患者的确有存在着阳虚气弱,脾肾不足,气虚下陷的症状,常可见小腹与肛门坠胀,神疲乏力,大便易溏等。尽管坠胀坠痛未必就是气虚,或者说是"瘀结"的反映,但伴见神疲乏力,大便易溏者,当属气虚或兼有气虚。曾经有一例患者在服用较强的活血化瘀方药后,小腹之坠胀坠痛更为明显,用补气药后有所好转,说明此例坠胀坠痛是与气虚有关。李东垣的补中益气汤、张景岳的举元煎,是最为常用方药。学者在经前经期时亦常在一些活血化瘀方药中,加入黄芪、党参、陈皮、升麻、柴胡等品,服药后,对改善临床症状,特别是小腹肛门的坠痛有明显的作用。有一张姓患者,40岁,系子宫内膜异位性痛经5年余,体质较弱,每逢经前、经期及经将净时,小腹坠痛频剧,且进行性加剧,伴有腰酸神疲,经前胸闷烦躁,乳房胀痛,行经时大便溏薄,脉象细弦,舌质淡红边紫,曾经多次运用活血化瘀法的方药,包括生化汤在内,疗效欠佳。不得不转用香砂六君子汤、补中益气汤,小腹坠胀有所改善,但进步不大,求余诊治。嘱其测量BBT,观察高温相的变化,示高温相不稳定,且高温相偏短。余始从肾阳虚论治,进补阳消癥汤,BBT高温相有所好转,但痛经未减,坠胀大为明显,且伴有神疲乏力,很明显阳虚气弱夹有血瘀,因此,不得不在补阳消癥汤基础上加入黄芪、党参、甘草、陈皮、升麻等品。服药后,小腹及肛门坠痛明显减轻,续服3个月经周期,基本上控制症状。但是必须指出,如果没有脾弱气虚下陷症状,就不必组合本法本方,特别是行经期,免得影响月经之排泄。

3.疏肝宁心法的应用　疏肝宁心法在内异症的治疗中,是一个重要的兼治法,甚者在某一阶段中也可算作是一个重要的治疗方法。根据临床观察,内异症患者兼夹心肝症状者,亦系为多见。虽然,心肝在本病中不占主要地位,但是不能忽略其对本病症的形成和发展的一定影响,而且心肝在疼痛的发作上有重要的意义。所谓"诸痛疮疡,皆属于心"、"痛脉多弦,弦脉属肝",且心藏神,肝藏魂,神魂与精神意识的活动有关,肝藏与冲脉亦密切相关,不仅藏血以支持血海不足,而且肝主疏泄之功能亦差,肝气疏泄不利,又将形成肝郁气滞,冲任经血之排泄必将受到影响,从而促进血瘀形成和发展之可能,而更为重要的是肝郁气滞,窒痹阳气活动,从而影响气化,影响脾肾,不仅致瘀,且对水湿、痰脂之代谢不利,必将形成膜样性血瘀,故在补肾助阳的同时,不可忽略心肝的重要性。因此,在补肾助阳,或益气助阳法中,常须组合越鞠丸或逍遥散,同时加入合欢皮、钩藤、远志、广郁金、莲子心等品,是治疗本病必须组合的一种方法,不可忽视,而且还要辅以心理疏导,要注意心理疏导的长期性、反复性、针对性等,才能获取较好的临床效果。

其他如专方专药,外治方药,亦可考虑使用,学者认为醋酸棉酚片,对治疗本病有直接抑制子宫内膜的作用,能降低子宫内膜细胞雌孕激素受体水平,并能抑制卵巢雌激素的分泌,有针对性治疗血瘀病证。一般每天服棉酚60mg,给药第1个月起症状逐渐好转,第2个月起盆腔肿块缩小,BBT单相,第4个月多数闭经,血清E_2下降,FSH、LH上升,停药后1~5个月均先后恢复月经,BBT转为双相,E_2、P恢复正常水平。但在服药期间,补充钾很重要,防止低钾乏力的副作用。外治方药,一般可用三棱、莪术、地鳖虫、乳香、没药、桃仁、红花、皂角刺、苍术,水 250ml。水煎浓缩为 100ml,于月经干净后保留灌肠,每日一次,连用 15～20 次为一疗程。

三、膜样性痛经

经行小腹疼痛剧烈,甚则恶心呕吐,四肢厥冷,并伴经量过多,掉下腐肉样血片(即子宫内膜片状脱离),叫做膜样性痛经,或称脱膜性痛经,属于功能性痛经的范畴。西医学认为当子宫内膜整块排出时,则使子宫收缩增强,或出现不协调收缩而引起疼痛。

在祖国医学的书籍中,虽无膜样性痛经的记载和专论,但在朱丹溪的著作中,已经有"脂膜闭塞胞宫"的描述。《叶天士女科证治》中更有"经行下牛膜片"的记录,而且认识到本病证不同于一般痛经。我们从临床观察中,亦发现本病证有其病变特点和治疗方法。

(一)病因病理

本病证的主要原因,在于肾或者涉及脾的阳气不足,无力化解,冲任子宫中的膜瘀和湿浊的蕴结,以致子宫内膜脱落而不能碎解,凝成内膜状。所以痛经发作时出现较重的瘀浊证,但根本的原因在于肾阳脾气的不足,也有寒凝冲任,肝郁夹瘀证等等。

1.肾虚瘀浊　先天不足,禀赋薄弱,或者房劳过频,劳损过度,以致肾阳偏虚,气化不及,冲任流通欠佳,经血与湿浊蕴结在子宫。

2.脾虚瘀浊　素体脾胃薄弱,中虚气陷,或者饮食不节,劳逸失常,脾虚气弱,均致湿浊下流,冲任流通受阻,湿浊与经血蕴结于子宫。

3.寒凝冲任　经期或产后将息不利,或冒雨涉水,或久居寒湿之地,寒邪乘虚而入,阳气被遏,胞宫失煦,气血运行不畅,冲任流通受阻,子宫内膜不能碎解,瘀结在子宫。

4.肝郁夹瘀　情怀抑郁,肝气郁结,郁而化火,血气不畅,冲任流通受阻,湿浊不化,与经血蕴阻于子宫。

总之,子宫系于肾、冲任等隶属于肝肾,又隶属于脾胃,肾脾阳气不足,寒凝冲任、肝气郁阻,势必影响冲任子宫的经血流通。《妇人良方》曾云:"肾气全盛,冲任流通",冲任不得应时流通,必然导致瘀阻子宫。湿浊依赖肾阳气之运化和肝气之疏泄,肾、脾、肝之气机失调,亦必将导致湿浊蕴阻,与瘀血相合,凝结于子宫内。经行之时,瘀阻于内,好血不得归经,是以形成腹痛、出血、内膜片脱下等。

(二)诊断与鉴别诊断

1.临床表现:经行第 2～3 天腹痛加剧,呈阵发性,出血量多,色紫红有大血块,夹有大片腐肉样血块,血块下后疼痛减轻,出血减少。同时伴腰酸腿软,胸闷烦躁,或乳房胀痛等症状。

2.检查:一般腐肉样血块呈内膜片状。经病理检查为子宫内膜组织,即可诊断。同时测量基础体温,示高温相不稳定、偏短、偏低,血查孕酮值偏低。

3.可通过详细询问月经史、婚产史以及病理检查等与流产鉴别之。

(三)辨证论治

本病以经行剧烈疼痛,甚则出现晕厥,经血中有膜样片状血块,块下痛减为临床特征,临证需根据疼痛的时间、部位、性质及经血之色质,结合年龄特点加以分析。其治疗以活血化瘀治其标,补肾健脾助气化治其本。在经期重活血化瘀。平时宜补肾健脾助阳,并根据不同证型而灵活选方用药。

1.肾虚瘀浊证

主证:经行腹痛,量多色红有大血块,块下则痛减,出血亦少,头昏耳鸣,胸闷、乳胀,腰俞或腰骶酸楚,小腹冷痛,脉象沉细,舌质淡红,舌苔白腻。

治法:补肾温阳,逐瘀脱膜。

方药:脱膜散(临床验方)加味。

肉桂 5g(后下),五灵脂 10g,三棱 10g,莪术 10g,川续断 10g,延胡索 10g,丹皮 10g,杜仲 10g,益母草 30g。

服法:经前 3 天服至经期结束,水煎分服,每日 1 剂。

加减:小腹冷痛明显的,加艾叶 9g,吴萸 3g;小腹胀痛明显的加制香附 9g,台乌药 6g,出血特多的加血竭 6g(冲服),炒蒲黄 8g(另包)。

2.脾虚瘀浊证

主证:经行小腹坠痛,量多色淡红有内膜片状大血块,块下后,腹痛消失,出血减少,伴有头昏神疲,纳谷欠佳,脘腹痞胀,大便易溏,舌质淡红,脉细弱。

治法:补气健脾,化瘀脱膜。

方药:补中益气汤(《脾胃论》)加减。

黄芪 15g,党参 15g,白术 10g,茯苓 10g,陈皮 6g,炒柴胡 5g,川续断 10g,延胡索 10g,五灵脂 10g,木香 5g,益母草 15g。

服法:经前期至行经期水煎分服,每日服 1 剂。

加减:如胃脘胀痛,形体畏寒者加炮姜 5g,肉桂 3g(后下);出血过多者加蒲黄 10g(包煎),参三七粉 1.5g(另吞);小腹坠胀明显者加炙升麻 5g,荆芥 6g。

3.寒凝冲任证

主证:经行小腹冷痛难忍,量少色暗,月经中夹有膜样物。腹部喜热拒按,畏寒肢冷,便溏尿清长。舌苔白,脉沉紧。

治法:温经化瘀,散寒止痛。

方药:少腹逐瘀汤(《医林改错》)加减。

当归、赤芍、五灵脂、元胡各 10g,川芎、蒲黄、干姜、没药、小茴香、肉桂各 6g。

加减:寒邪重者,加炮附子 10g,以暖宫驱寒;疼痛重者,加莪术、青皮各 10g,郁金 15g,以通经止痛,如为青春期患者,于方中加仙灵脾 15g,巴戟天 10g 以温肾助阳;生育期患者可于方中加紫石英 30g,黄芪 15g,以益气扶阳。

4.肝郁血瘀证

主证:经行小腹胀痛,或者少腹刺痛,量多色红有内膜片状大血块,块下痛减,胸闷烦躁,乳房胀痛,大便艰,小便黄,平时黄白带下多质粘腻;脉弦,舌苔黄腻。

治法:清肝利湿,化瘀蜕膜。

方药:金铃子散(《叶氏女科》)合脱膜散(临床验方)加减。

炒川楝子 6～10g,炒延胡索 10g,当归 10g,赤芍 10g,三棱 10g,莪术 10g,五灵脂 10g,炒柴胡 5g,苡仁 10g,丹皮 10g,制香附 9g。

服法:经前一周至行经期水煎分服,日服 1 剂。

加减:烦热口干口苦者,加炒山栀 6g,碧玉散 10g(包煎),腰俞酸楚者加川续断 10g,桑寄生 10g;纳欠苔腻者加制苍术 10g,青皮、陈皮各 6g。

(四)临床体会

膜样性痛经,绝大多数属于阳气虚血瘀滞,阳虚气弱是本,血瘀凝滞是标,但此标与内膜异位症之瘀结不同,此则可以通过活血化瘀排除,而化解,而驱逐,非比内膜异位之瘀结血瘕之易祛除的。本病证的治本,较之内膜异位症之治本尤为重要。因为治本得当,基本上可以解决问题,就不必治标。

关于这类病症,早在前人的实践中就有所记载,如《叶氏女科证治》在"调经"中所描述的"经来成块如葱白色"、"经来臭如腐肉"、"经来如牛膜片"、"经来下肉胞"等,的确有如子宫内膜片随经血排出的痛证。而且在治疗上,经来成块如葱白色者,认为是虚、冷,急服内补当归丸,药用续断、肉苁蓉、厚朴、阿胶、当归、白芷、干姜、熟地、香附、川芎等品温阳散寒调经;经来臭如腐肉状者,认为血弱、结热、停瘀,用龙骨丸合通瘀饮。药用龙骨、海螵蛸、四物汤加黄芩,复加三棱、莪术、香附、猪苓、木通、生姜等治之;经来如牛膜片者认为血气结聚,用朱雄丸,即朱砂、雄黄、白茯苓、姜汤下;经来下肉胞者,认为气血虚弱所致,用十全大补汤温补之。虽然前人缺乏深入的认识,但是已经意识到痛的根本原因还在气血阴阳的不足,所以着重在调补,并非全用活血化瘀的方法。当然在经行期间亦曾提出运用三棱、莪术、香附、木通、猪苓、生姜等通瘀饮方药,实乃急则治标。学者依据琥珀散及通瘀煎的方意,所制脱膜散,即三棱、莪术、五灵脂、肉桂四药研末吞服,并在本方中再加当归、赤芍、川断、广木香、延胡、益母草组成逐瘀脱膜汤,是临床上较为常用的方药。某学者在《中医杂志》上介绍的化膜汤,药用蒲黄、赤芍、三棱、莪术、青皮、生山楂、乳香、没药、血竭粉,在行经期服用,的确亦有着化瘀止痛,控制出血的作用。但是本病证必须从肾、肝、脾胃论治,而且更以肾虚偏阳为主,调理月经周期,恢复经前期阳长的功能,即恢复正常的黄体功能。要求重视经间排卵期的治疗重阴转阳,排卵正常,转阳顺利,阳长水平偏高,则瘀浊自能溶解,不治瘀而瘀自解,乃为上策。如偏于脾虚气弱者,则经间排卵期在补肾调气血促排卵的前提下,更重视健脾益气的结合,甚或以此为主,将补肾降到次要地位。如偏于肝郁化火者,在经间排卵期,亦更着重考虑温肝解郁的治法,或者结合,或者按急则治标处理,但亦必注意到月经周期中的阶段特点,尽可能做到全面确当地调理方药。

四、经行吊阴痛

妇女在经行期间,出现外阴、阴道、小腹部掣痛,牵制至两侧乳头亦痛,似有筋脉从阴部吊至乳上,阵发性发作,经后自行缓解者,称为"经行吊阴痛",又名"缩阴症"。

本病症的特点在于妇女经行期间,外阴、阴道、小腹部向两侧乳房上抽紧缩,为妇科常见疾病之一。《萧山竹林寺女科》记载"厥阴腹寒湿滞于下,气血运行不畅"乃本病原因之一,并拟川楝子汤治之。

(一)病因病理

经行吊阴痛的成因是由于肝气郁滞,冲脉里急气逆,七情过极,恼怒伤肝,劳作受寒,凝滞经脉,湿热内陷厥阴或房事不节,肾阳虚弱,使气机不利,气血失调,疏泄失常,乳房和生殖器的络脉受阻,导致外阴掣痛,同时牵引乳房作痛,多发于绝经前后或育龄期。

1.肝郁气滞 肝喜条达,肝脉络阴器,乳头属肝。七情过极,恼怒伤肝,肝气郁滞。疏泄失常,冲脉气逆里急,以致气血失调,阴中和乳头络脉不畅,上下不顺,遂发本病。

2.寒凝肝脉 经行之际感受寒邪,或经期冒雨、涉水、游泳或经水临行贪食生冷,内伤于寒,风冷寒湿侵犯肝脉,寒性凝滞而主收引,以致肝脉收引而致掣痛。

3.肾阳虚衰 禀赋柔弱,或少年肾气不充,或多产房劳伤肾,以致肾阳不足,阴器失温,经行之际,阳气更虚,以致肝脉失温,阴器寒冷而致掣痛不已。

4.肝经热郁 肝郁化热,或素常肝火偏旺,肝经湿热等。经行之际,肝热下迫血海,阻挠气血,气血运行逆乱而引发吊阴痛。

(二)诊断与鉴别诊断

1.临床表现　经行期间,外阴、阴道、小腹部掣痛,牵掣至两侧乳头亦痛,呈阵发性发作,经后自行缓解。月经的期、量、色、质随不同证型而发生不同的变化。

2.检查　除了检查雌孕激素和泌乳素外,可作检查子宫、输卵管,了解其发育和通畅情况。此外应检查乳房局部有无触痛性结节或包块。

3.鉴别诊断　通过以上有关检查,本病应与"乳癖"、"痛经"、"乳悬"相鉴别。

(三)辨证论治

经行吊阴痛与肝、肾二脏关系密切,肝气疏泄失常,冲任子宫气滞血结,治疗须以调和气血,疏通阴中和乳头的脉络为主,随证制宜。

1.肝气郁滞

主证:经将行阴中,乳房、少腹胀痛剧烈,时有掣痛,犹如抽吊之感。月经前后不定,经行不畅,血色暗红。伴心情不畅,胸胁胀满,暖气频作。舌苔薄白,脉弦。

治法:疏肝解郁,理气止痛。

方药:柴胡疏肝散(《景岳全书》)加减。

柴胡、枳壳、陈皮各 10g,白芍、香附各 12g,川芎、甘草各 6g。

服法:经前 3～5 天服用,每日一剂,一日 2 次。

加减:方中可加元胡、路路通各 10g,益母草 15g,以通络止痛;经行不畅者加莪术、红花各 10g,以活血通经;情绪不宁者加龙骨 30g、合欢花 6g 以宁神;恶心暖气者加半夏 10g、代赭石 20g 以降逆气。

2.寒凝肝脉证

主证:经行之际,阴道疼痛,牵引两侧少腹甚则阴中紧缩,手足痉挛厥逆,面色青紫,冷汗自出。月经后期,夹有血块。舌淡白,苔薄白,脉紧或弦细。

治法:暖肝散寒,通经止痛。

方药:金匮温经汤。

吴茱萸、肉桂、川芎各 6g,党参 12g,当归、白芍、丹皮、麦冬、阿胶(烊化)各 10g,清半夏 9g,炙甘草 3g,生姜 3g。

服法:经前 3～5 天服用,每日一剂,一日 2 次。

加减:寒象明显者加附子 6g,小茴香 12g,以暖宫散寒;伴有肾阳不足者加淫羊藿、巴戟天各 12g,以温肾阳;疼痛重者加乌药、橘核各 12g,蜈蚣 2 条以行气止痛。

3.肾阳虚衰证

主证:经行阴道抽痛,连及腰部,得热则舒。月经后期,色淡质稀,腰膝酸软而发凉,性欲淡漠。舌淡胖大,苔薄白,脉沉弱。

治法:温肾助阳,暖肝止痛。

方药:右归饮(《景岳全书》)加减。

熟地 24g,山药、山茱萸、枸杞子各 10g,杜仲 12g,炮附子、肉桂各 6g,甘草 5g。

服法:经前 7 天服用,每日一剂,一日 2 次。

加减:方中可再加紫石英 15g,淫羊藿、锁阳各 12g,巴戟天 10g 以助肾阳;痛重者加细辛 3g,乌药 10g 以行气止痛。

4.肝经郁热证

主证:经前带下黄白,或有血丝,少腹刺痛,继则痛引阴中,带下如脓,月经粘稠,量多,面红目赤,口苦咽干。舌红,舌苔黄腻,或黄厚,脉弦数。

治法:清肝泻火。

方药:丹栀逍遥散(《校注妇人良方》)加减。

丹皮、山栀子、柴胡、白术、茯苓各 10g,白芍、当归各 12g,薄荷 3g,生姜 3 片。

服法:经前 3～5 天服用,每日一剂,一日 2 次。

加减:方中可倍芍药以柔肝止痛,若痛甚者可再加元胡 12g,荔枝核 15g 以理气止痛;带下如脓者加败酱草、地丁各 30g 以清热解毒止带。

(四)临床体会

吊阴痛痛经,临床虽为少用,但亦有之,有一些女性羞于启口,必须医师启发后始能言出。本病症载于《竹林女科》、《叶氏女科证治》等书,原书所指出的吊阴痛痛经,是比较典型的。但临床上常有非典型病症出现。学者认为:凡是行经期间或行经期前后出现阴道内或阴门处抽痛、灼痛、挛急性痛或牵引少腹,或涉及乳房者,均可隶属于吊阴痛痛经的范围。亦有非经期出现吊阴痛者,亦可按此进行论治。本病症与肝有关,大多属于肝郁、肝火、肝风等病变所致。所以治疗上着重在疏肝、清肝、柔肝、泻肝以及和络止痛等方法。但病来源于下焦,虽主要与肝有关,从临床实践中总结可知,肝肾阴血虚尤为关键,因此上述治肝的诸法必须结合滋阴养血。学者常选用一贯煎或合金铃子散,药用大生地、当归、白芍、怀山药、枇杷叶、青皮、金铃子、甘草、延胡、沙参等品。如若阴内干痛,大便干燥者,还要加入龟甲、黄柏、元参等品;如肝火偏旺,烦躁头痛,小便黄赤而阴内灼热痛明显者,可选用我们所创制的凉肝川楝汤,药用川楝子、当归、白芍、生地、山栀、丹皮、白蒺藜、生甘草、钩藤等品。如兼有寒湿,出现白带多,腰酸小腹冷感者,可选用我们所创制的温肝川楝汤,药用川楝子、大小茴香、吴萸、苏梗、台乌药、葱白头、生姜等品。疼痛明显者,可加入延胡、全蝎等,务求先控制疼痛。

五、经间期腹痛

在两次月经中间,即氤氲乐育之时,出现周期性少腹两侧或一侧作痛,称为"经间期腹痛",或称排卵期腹痛。与经行腹痛相似,少数痛甚往往致厥。若经间期少腹隐痛,时间短暂者,可不作病论。

西医学则认为经间期腹痛分为Ⅱ型。第Ⅰ型表现为钝痛,仅为病人隐隐自觉,单侧多发,1～2 日中小发作反复多次,此为成熟卵泡表面的血管破裂,因此腹腔内有少量出血,或为卵泡本身的破裂,漏出卵泡液,进入腹腔,所以出现腹痛;第Ⅱ型腹痛位置在正中线,疼痛稍重,为痉挛性,间歇性发作,疼痛发作时间与子宫收缩有关。

本病的特点是腹痛发作在月经周期的中间并持续时间短,常于数小时或 1～2 天后消失,且有同样反复发作的倾向。

(一)病因病理

本病发生的病因病理,目前尚未完全清楚,多数认为可能与体质有关。月经排净以后,血海空虚,冲任虚少,经气逐渐蓄积,由空虚渐充盛。至两次月经之间,为由虚至盛之转折,阴精充实,功能加强,阳气内动而出现动情之期。若体内阴阳调节功能正常者,自可适应此种变化。无特殊证候。若肾虚瘀阻,转化不利,冲任脉络失和,瘀滞作痛。具体分析有肾虚、瘀滞、湿热三者。

1.肾虚　肾阴较虚,阴长不及,经间期阴精转化为阳时不利,冲任等气血活动明显加强,因而脉络失和,故见少腹作痛。

2.血瘀　经行产后,余瘀未净,留阻脉络,影响经络气血运行,经间期阴精转化为阳,阳气内动,触及瘀阻,脉络失畅,以致疼痛。

3.湿热　经行产后,湿邪内侵,久而化热,伤于脉络,经间期阳气内动,触及湿热,络脉更失和畅,气血不得运行,因而作痛。

(二)诊断与鉴别诊断

1.临床表现:两次月经中间、氤氲乐育之时,少腹胀痛、刺痛等,历3～7天始已,且呈周期性发作,伴有明显的腰酸,带下增多,色白、质粘腻如蛋清,或呈赤白带下。

2.检查:测量BBT,大多在高低相交替时出现腹痛,一般BBT升高则腹痛消失。或进行宫颈粘液涂片检查,或检验尿LH,以明确是否为排卵期腹痛。

3.通过有关检查与急慢性附件炎、子宫内膜异位症及盆腔瘀血症等相鉴别。

(三)辨证论治

本病证主要是肾虚血瘀。由于适值排卵期,故治疗在补肾养血的前提下,务加疏肝通络之品。

1.肾虚证

主证:经间期两少腹胀痛作坠,腰酸如折,头昏耳鸣,胸闷烦躁,脉细弦,舌质偏红。

治法:补肾养血,和络止痛。

方药:补肾促排汤(临床验方)加味。

当归10g,赤白芍各10g,怀山药、干地黄、丹皮、茯苓、泽泻、川断、菟丝子、五灵脂、山楂、鹿角片(先煎)各10g,甘草10g。

服法:经净后5～7天开始水煎分服,每日一剂。BBT上升3天后停。

加减:腰酸甚剧者,应加桑寄生、杜仲各10g;烦躁失眠,应加钩藤15g,炒枣仁6g;大便偏溏者,去当归,加炒白术10g,砂仁(后下)5g。

2.血瘀证

主证:经间期少腹疼痛,有时甚剧,或有少量出血,色黑或有血块,腰稍酸,胸闷烦躁,脉细弦,舌质偏红或有暗紫色。妇科检查,或伴有慢性附件炎。

治法:化瘀通络,佐以补肾。

方药:膈下逐瘀汤(《医林改错》)加味。

当归、赤白芍、怀山药、干地黄、川续断、五灵脂各10g,炙乳没各10g,青、陈皮各10g,延胡、山楂各10g。

服法:经净后5～7天开始水煎分服,BBT上升3天后停。

加减:小腹胀痛明显者,应加柴胡6g,制香附9g;小腹有冷感者,加川桂枝5g,艾叶6g。

3.湿热证

主证:经间期两少腹作痛,或伴有赤白带下,平时黄白带下量多,质粘腻,有臭气,腰酸神疲,纳食欠佳,小便偏少。大便偏溏,腹胀矢气,舌苔白腻,根部尤厚,脉细濡。

治法:清热利湿,和络止痛。

方药:复方红藤败酱散(临床验方)。

炒当归、赤、白芍各10g,红藤、败酱草、苡仁各15g,制苍术、茯苓、泽泻、焦山楂、川续断各10g,广木香5g。

服法:经净后5～7天开始水煎分服,BBT上升3天后停。

加减:大便便溏,一日2次者,加炒白术10g,焦六曲10g;小便甚少者,加瞿麦10g,萆薢6g菁,猪苓10g;疼痛剧烈者,加延胡10g,炙乳没各6g。

（四）临床体会

经间期腹痛，有周期性、有规律性，此属排卵期腹痛，虽与痛经不同，但学者在临床上曾发现与痛经有着一定的内在联系。有位患者，患痛经与经间期腹痛交替发作，从痛经论治，用某学者的临床验方，痛经汤加减服药后，疼痛控制，但出现经间期腹痛，用逍遥散合金铃子散，简称逍金散加入补肾药，如怀山药、川断、鹿角片、五灵脂等品，服药后，经间期腹痛减轻，出现行经期腹痛，但程度较轻。因此，学者通过补肾调周法，并着重经间期和行经期化瘀止痛法治疗，完全控制了经间期、行经期疼痛，使其痊愈。正由于经间期与行经期的内在联系，亦有少数患者出现行经期腹痛与经间期腹痛交替发作，所以学者将归到疼痛性月经病证中。

在经间期腹痛中，学者发现相当部分的患者有附件发病史，即两侧输卵管，或一侧输卵管有慢性病证存在，在经间排卵期气血活动加强，因而发生疼痛，其特点是疼痛发生在两侧少腹或一侧，疼痛常呈针刺状，所以在治疗上常用复方红藤煎加减，药用红藤、败酱草、炒当归、赤白芍、广木香、苡仁、延胡、炙乳没、川断、寄生、山楂等品，必要时加入金铃子、橘核等疏肝通络之品，亦有助于控制疼痛。在我们诊治这类所谓慢性附件炎性经间期腹痛中，发现一种结核性附件炎，所致的经间期腹痛病证。其疼痛剧烈，常是针刺样或抽掣性痛，在治疗上除养血补肾，清肝化瘀法，取归芍地黄汤、逍金散等方药，加入干地龙、全蝎、炙蜈蚣等品，有助于较好的控制疼痛，曾有一妇女，35 岁，患经间期腹痛烈，伴有一定量的锦丝状带下，但亦有少量黄水，形体清瘦，胸闷烦躁，头昏腰酸，舌质偏红少苔，治疗当以滋阴清热，用青蒿鳖甲汤合逍金散加减治之，并加入虫类药的和络止痛，药用青蒿、鳖甲、炒丹皮、当归、赤白芍、泽泻、银柴胡、金铃子、延胡、山楂、茯苓、川断、干地龙、全蝎、炙山甲片等复方治之。经间期后转入经前期，适当加入寄生、杜仲、怀山药等品，而减少全蝎、山甲片。行经期再加入泽兰叶、益母草等调经之品，而经净之后，补养肝肾，清热通络，增强体质，提高免疫机能，才能较好的控制经间期腹痛。但慢性附件炎，特别是结核性的治之非易，不可不知。

六、经行头痛

每逢经期，或行经前后出现以头痛为主要证候的病证，称为经行头痛。本病在古医籍中缺乏专篇论述，散见于月经不调中。为临床常见的多发病，严重影响妇女身体健康和工作学习，现归属于经前期综合征的范畴，但因头痛为主，有一定的独立性。

本病在《张氏医通》中有"经行辄头痛"的记载，认为由痰湿引起，也可因血瘀所致，因头痛与经行有关，且有周期性，可见血瘀、痰湿等仅是局部的证候病变，其整体必与心、肾、子宫、冲任的整体功能失调有关，因此不仅从局部病变，也要从整体考虑。

（一）病因病理

头为诸阳之会，五脏六腑之气血皆上荣于头，足厥阴肝经上颠络脑。而头部经络又与三阳经有关，少阳行头侧，太阳经与督脉经行头后，上颠顶，阳明经行头额前面。子宫、冲任与三阴三阳经有关，而发生的主导因素在于肝为藏血之脏，冲脉血海之本。经行时血液下注冲任而为月经，若素体虚弱，或脾虚化源不足，或失血伤精，或精血不足，经前经行时，阴血下注子宫，或行经时出血过多，阴血更虚，虚则肝脏不足，不能通过经络上行至头，以致清窍失养，脉络失养，是以发生头疼，或者头晕；或者由于情志所伤，肝气郁结，肝脏阴血不足，则肝郁易于化火，经前冲脉气旺，上逆；乃肝之气火上逆，犯乎清窍，是以发生头痛，或致目赤；或者，肾虚肝郁，气滞不畅，久而血滞致病，或者形寒饮冷，血为寒凝，或跌仆外伤，以致瘀血阻滞经脉，气之横窜入络，上犯清窍，脉络壅阻，不通则痛。还有一种肝郁脾弱，水湿痰浊内阻，窜入脉络，上犯清窍，清窍脉络水肿，不通则痛，同样发生经前、经期头疼，常与肝火血瘀相伴见，反复发作，时重时轻，不可轻视。

但本病发作时,是以血虚、肝火、血瘀、痰湿的局部病变出现,而且这些局部病变虽与肝有着重要的关系,但亦涉及三阴三阳的经络,故出现不同部位的病证。但之所以形成经前、经期、经后发作者,主要是与整体的心肾阴阳消长转化的演变有所失常有关。如阴血有所不足,则转化为阳气亦有所不足,气载血行,经前期阳长较差,重阳有所不及,阴血不足,又不能较多地赖气载之上行,故致血虚头痛,或者阴不足,气火偏旺,经前期阳长至重,虽有所不足,但毕竟能达到接近重阳的水平,因而易于激动肝经气火上升,犯乎清空之窍,是以头痛,得经血下行,重阳下泄,气火下降,是以头痛自已;若阴血不足,阳亦薄弱,经前重阳不及,不能溶解子宫内的瘀浊,及协助冲任子宫的顺利排泄,故致血瘀,瘀随任督经脉上行,上犯清窍脉络,故经行之前冲任肝气盛而头痛发作。阳虚则不能助脾运化水湿,以致湿痰随经前期任、督、冲、肝较盛之气上行而犯乎清窍,蕴于脉络所致,所以疼痛的局部病变,实与阴阳消长转化的较差及冲任督脉络偏盛偏衰有关。

(二)诊断与鉴别诊断

1.临床表现:头痛有规律性地发生在经前、经期或者经后较短时期内,和月经周期有密切关系,且反复发作;亦或有平素隐隐头痛,或则偏头痛,但近经期,或经前经后期加剧,且有规律者。

2.检查:可通过女性内分泌激素、BBT以及头颅检查,包括CT检查、脑电图等,有助诊断女性内分泌功能失调性病变。

3.通过有关检查,排除脑部器质性疾病,及眼耳、口腔等所致病变。同时要与感冒头痛,以及头痛难忍、头中有声、轻则若蝉鸣、重则两耳若雷响、风动响作、发病无规律的雷头风相区别。

(三)辨证论治

本病证在发作期,可按肝火、血瘀、血虚、痰湿论治,其中肝火病证尤为常见。治疗在发作期,主要是清火化瘀、养血、利湿以控制头痛,但经净之后,应按调理月经的调周法,调整和提高阴阳消长转化的周期节律运动。

1.肝火证

主证:头痛多始于经前,疼痛在两侧或颠顶,至经行而痛剧,经行后渐缓,兼有情志抑郁,心烦易怒,头晕目眩,或伴目赤,口苦咽干,胸胁苦满,大便秘结,小便黄赤;或见月经先期,经血量多,鲜红、质粘稠,有血块,舌质偏红,舌苔黄,脉象弦数。

治法:疏肝解郁,清热泻火。

方药:丹栀逍遥散(《内科摘要》)加减。

山栀、丹皮、炒当归、白芍、茯苓各10g,醋炒柴胡5g,钩藤15g,白蒺藜12g,苦丁茶10g,甘菊6g,大小蓟各10g。

服法:经前、经期,水煎分服,每日1剂。

加减:脘腹不舒,恶心呕吐者,上加入陈皮6g,制半夏5g,竹茹9g,头痛目赤,大便秘结甚者,加入石决明(先煎)15g,草决明10g,青葙子9g,生地10g,必要时可加大黄5g;经血量甚多者,加入贯众炭、地榆、血余炭各10g;经量不太多,色紫红有血块,行经不畅者,加入丹参、泽兰各10g,益母草15g,制香附9g。

2.血瘀证

主证:经行头痛剧烈,针刺痛状,或跳痛,经行量多或少,色紫暗,有血块,伴有小腹疼痛,胸闷不舒,口渴不欲饮,舌质紫暗,尖边有瘀斑、瘀点,脉象沉细或细涩,细弦。

治法:活血化瘀,通络止痛。

方药:通窍活血汤(《医林改错》)加减。

赤芍、桃仁、红花各10g,川芎6g,老葱5g,丝瓜络5g,石菖蒲6g,炙乳没各5g,干地龙10g,丹参15g。

服法:经前、经期水煎分服,每日 1 剂。

加减:原方本有麝香,因缺药改用乳没、菖蒲;如烦躁口渴者,加入钩藤 15g,苦丁茶 10g,丹皮 10g;如形寒腹泻,苔白脉细者,加入北细辛 5g,川桂皮 3g,鸡血藤 15g;若月经量多者,加入炒蒲黄(包煎)6g,炒五灵脂 10g,血竭 3g;若月经量少不畅者,加入制香附、泽兰、川牛膝各 10g,益母草 15g。

3.血虚证

主证:经后或行经中后期,头部绵绵作痛,或伴头晕目眩,经血量少,色淡红,无血块,周期延迟,面色萎黄不荣,头重脚轻,神疲乏力,食少不寐,舌质淡红,舌苔白,脉细软乏力。

治法:滋阴养血,宁心调肝。

方药:杞菊地黄丸(汤)(《医级》)加减。

杞子 10g,甘菊 6g,怀山药、山萸肉、熟地、丹皮、茯苓各 10g,红花 9g,桑椹子 12g,丹参、当归各 10g。

服法:经期、经后水煎分服,每日 1 剂。

加减:若气虚明显,神疲乏力者,加入黄芪、党参、白术各 10g,甘草 5g;腹胀便溏者,加入煨木香 9g,砂仁下 5g,炒白术、六曲各 10g;经血量少,经行不畅者,上方去甘菊、山萸肉,加入鸡血藤 15g,赤白芍、泽兰、川牛膝各 10g;经血量较多,色淡红,无血块者,上方去丹参、当归,加入阿胶珠 10g,党参 15g,血余炭 12g。

4.痰湿证

主证:经期头重胀痛,或至头晕,甚则眩晕,动则欲倒,胸闷恶心,呕吐痰沫,体形肥胖,纳食较少,面目或有浮肿,舌质淡胖,边有齿痕,舌苔白根部微厚,脉象细滑。

治法:燥湿化痰,和络止痛。

方药:半夏白术天麻散(《金匮要略》)加味。

制半夏 6g,制苍白术各 12g,明天麻 9g,茯苓、泽泻各 10g,陈皮 5g,丹参、赤白芍各 10g,苏梗 6g。

服法:经前、经期,水煎分服,日服 1 剂。

加减:脘痞纳少者,加入广木香 9g,炒谷芽各 10g;小便偏少,形体作寒者,加入川桂枝 5g,车前子(包煎)10g,猪苓 12g;月经量少,色紫黑,有血块者,加入桃仁、红花各 9g,川芎 6g;月经过多,色淡红,无血块者,上方去丹参、赤芍,加入党参、炒白术各 15g,阿胶珠 10g,血余炭 12g。

(四)临床体会

本病证临床上颇为常见,尤其多见于 40 岁左右的妇女,病证虽有肝火、血瘀、血虚、痰湿四者,但临床上以肝火为常见,而且肝火夹血瘀、肝火夹痰湿者多。从本质上讲,又与阴血虚,或者阴虚及阳,偏于阳虚者有关。

在辨证方面,首先要辨别头痛的部位,两侧头痛,属于少阳、厥阴经络部位。所以大多与厥阴肝经及少阳胆经的郁火有关;前额部疼痛,与阳明胃经有关,大多属于风热痰浊的痛证;后脑部疼痛,乃太阳经与督脉经部位,与太阳膀胱经及少阴肾经的风湿或血瘀有关;头颠作痛,乃督阳不足,常夹风寒。同时在不同部位发作疼痛,尚需注意他症的鉴别。前额痛,多见于眼、鼻、咽部的疾病,或贫血和发热性疼痛;一侧痛,多见于血病及偏头痛;颠顶痛,要排除神经衰弱症;枕部疼痛,多见于高血压、脑部肿瘤;全头痛或部位不定的要与脑震荡、动脉硬化、神经衰弱和中枢神经系统感染相区别。其次是疼痛的性质,如跳痛、胀痛、刺痛,一般属于热证、实证,以风火或血瘀为多见,亦有血瘀夹痰湿者;收缩性疼痛剧烈者,属于血瘀、血寒者多;绵绵隐痛、晕痛,大多属于虚证。疼痛发作的时间也有一定的辨证价值,下午或晚上痛甚的,常多属于阴虚火旺,但要排除眼部疾病;清晨、上午痛甚的,多与痰湿血瘀有关,但要排除副鼻窦炎;进行性加剧,持续不已的头痛,要排除脑部肿瘤;时作时止,间歇发作,一侧为主,多为偏头痛,遇经期加剧者,常与肝经郁火有关。此外尚更注意经前期发作头痛者,大多属于肝经郁火证型;行经期发作头痛,与血瘀有关,亦要注意痰湿证型。经后发作头痛者,多呈绵绵隐痛、空痛,与阴血虚或气血不足有关。同时要与前痛经的具体部位、性质、时间相参考。

在治疗方面,对肝火头痛的,除了清肝解郁止痛之外,必须注意到两种情况,其一是否夹有痰湿,如若夹有痰湿者,必须清利,可运用龙胆泻肝汤,加入白蒺藜、苦丁茶之类以清之利之,非丹栀逍遥散所能治;其二是否热甚化为风阳,即肝阳肝风内动者,亦非丹栀逍遥散所能治,必须借用治疗子痫的羚羊角散,或者较为常用的羚角钩藤汤治之,羚羊角常缺货,可以石决明重剂代之,石决明亦缺者可以珍珠、白蒺藜、牡蛎等代之,务必要潜阳熄风控制疼痛为要务,但不能忽略调经、固经,如经行量少者,要结合调经,保持经血畅行,肝火随经血而下泄;如经行量多者,要结合固经,防止阴血损耗过多,而水不涵木,肝火更甚。血瘀头痛者,必须活血化瘀,但亦要注意到血得热则行,故凡活血化瘀,一般需要加入艾叶、肉桂之属,并非有寒而用,实因活血化瘀之所需。如若头部肿瘤病灶存在者,一般极为少见。除了行经期需用活血化瘀通窍的通窍活血汤外,主要着重调周论治。所谓痰湿证型者一般单纯的较为少见,但大多数量夹于肝火、血瘀证型中。学者体会有相当部分兼夹痰湿证型者,需要通过现代医学的检查,始能发现,如有脑部血管明显水肿者,属于痰湿,或兼夹痰湿,必须运用利湿化痰的方法,有的需要重用利湿之药,才能见效。曾有一例患者,年龄 42 岁,近一年来,患有经行头疼颇剧,一般均于经行第 1～2 天头痛,左侧为剧,胸闷烦躁,乳房作胀,头部胀痛,失眠,经量一般有时偏少,色紫红有小血块,一般均按肝经郁火头痛论治,进丹栀逍遥散加入白蒺藜、钩藤、苦丁茶、泽兰、益母草得效。偶有一次因紧工作过度,导致经行头痛大发,于经前 3 天即疼痛剧烈,呈胀痛状,心胸烦躁,面目浮肿,小便偏少,检查脑部明显的血管水肿,未见其他病患,仍用前方,未效,西医要求服利尿药,余思之再三,经前、经期痛剧烈者,属于实证,此乃肝火夹痰湿为患,急则治标,从越鞠丸加牛膝治之,药用制苍术、香附、丹皮、钩藤、川牛膝、瞿麦、萹蓄、泽泻、车前子、茯苓、肉桂、猪苓、丹参等。服后,小便增多,月经来潮,量较前为多,头痛基本消失,患者十分感谢,可资痰湿证型治疗时的参考。

七、经行身痛

经期或经前后出现遍身疼痛,或肢体关节疼痛,随月经周期而发作者,称为“经行身痛”,亦称“经行遍身痛”。中医认为是素体气血不足,营卫失调,筋脉失养;或因宿有寒邪稽留,经行则乘虚而发身痛。宋.《女科百问》中有“或外亏卫气之充养,内乏荣血之灌溉,血气不足,经候欲行,身体先痛也”的记载。清.《医宗金鉴·妇科心法要诀》中用黄芪建中汤治疗血虚不荣经行身痛。此外,明清时的《景岳全书》、《济阴纲目》、《叶氏女科证治·调经》都有经行身痛的记载。

现代医学认为经前期由于水钠潴留引起骨骼肌及关节周围组织充血水肿,从而出现全身疼痛或周身关节疼痛。

(一)病因病理

本病主要在于营血的失调,影响经络营卫的失和所致。

1.血虚　素体营血亏虚或大病久病,失血伤津,致使气血亏虚,经行时阴血下注血海,肢体百骸缺乏营血灌溉充养而致不荣而痛。

2.血瘀　素体虚弱,或经期产后,寒湿之邪乘虚内着,稽留于经络关节之间,寒凝血瘀,经行时气血欲下注胞宫,而经脉滞阻,经水欲行而致身痛。

3.风寒乘袭　素体虚弱,经期卫外不固,风寒之邪乘虚侵袭,稽留于筋肉骨节之间,寒凝血滞,经脉痹阻不通而出现身痛。

（二）诊断与鉴别诊断

1.临床表现　经行身痛发生于经期或行经期前后,出现周身关节酸楚,疼痛不适,行经过后即愈或疼痛减轻,届时又发。血虚多发生在经后,伴有肢体麻木乏力。

2.与其他身痛相鉴别　单纯外感身痛和行经期无关,可发生在任何时候,疼痛无周期性,通过询问病史不难鉴别。风湿性身痛亦可通过查血沉、抗溶血性链球菌"O",及 X 线检查与经行身痛相鉴别。

（三）辨证论治

本病辨证当辨其虚实,疼痛发作于经前、经期多属实,发作在经后多属虚。治疗以调气血,和营卫为主。气血虚弱者,养营和血;因于寒湿者,则温阳散寒除湿。

1.血虚证

主证:经行肢体疼痛麻木,软弱乏力,月经量少色淡,头昏眼花,面色无华,舌质淡红,舌苔薄白,脉搏细弱。

治法:养血调营,柔筋止痛。

方药:人参养荣汤(《保命歌括》)。

当归、白芍、黄芪、白术、熟地、茯苓、炙远志各 10g,陈皮、人参各 5g,肉桂、炙甘草、五味子各 3g,生姜 3 片,大枣 3 枚。

服法:经前、经期、经后水煎分服,每日 1 剂。

加减:周身骨节酸痛明显者,去肉桂,加炙桂枝 9g,鸡血藤 15g;烦躁口渴,夜寐甚差者,去肉桂,加钩藤15g,炒丹皮 10g。

2.血瘀证

主证:经行腰膝、肢体、关节疼痛,酸楚不适,得热则减,得寒则重,经期落后,量少色紫有血块,腹痛,胸闷,烦躁,口渴不欲饮,舌质紫暗或有瘀斑,脉沉涩,或弦紧。

治法:养血活血,和络止痛。

方药:趁痛散(《景岳全书》)。

当归、白术、川牛膝各 15g,黄芪 15g,桂心、炙甘草、独活、薤白各 1g,生姜 3 片。

服法:经前、经期水煎分服,每日 1 剂,严重者日服 2 剂。

加减:形寒肢冷,关节酸楚者,去桂心,加入川桂枝 9g,赤白芍各 10g,羌活 9g;疼痛颇剧,舌苔白腻者,加炙草、川乌各 6g,炙乳香、没药各 5g;腰膝酸软,小便较频者,加川断、杜仲、骨碎补各 9g。

3.风寒乘袭证

主证:经行遍身肌肉,筋骨,关节疼痛,酸楚不适,恶寒发热,鼻塞头痛,无汗或恶风汗出,月经量少不畅,小腹冷痛,舌淡苔薄白,脉浮而细,或紧或缓。

治法:祛风散寒,养血温经。

方药:四物汤(《和剂局方》)加味。

熟地、当归、白芍、川芎各 10g,麻黄、桂枝、羌活各 6g。

服法:经前、经期、经后水煎分服,每日 1 剂。

（四）临床体会

经行身痛,早在《女科百问》一书中,已有记载,病因归之于气血之不足,谓之"外亏卫气之充养,内乏荣血之灌溉,血气不足,经候欲行,身体先痛也"。并以趁痛饮子治疗。指出了气血虚风寒所凝的类血痹性经行身痛。实际上这一学术思想,来源于《金匮要略·血痹虚劳病脉证并治第六》血痹病。所谓血痹病,张仲景指出,平素养尊处优,好逸恶劳之人,动时恒少,缺乏锻炼而肌肤疏松,房劳伤肾,精髓空虚而筋骨脆弱,故精血不足于内,又因恣食肥甘厚味,肌肤丰满充盛而有余于外。此种人多属外强中虚,卫阳不足之人,如遇疲劳汗出则阳气被伤,卧不时动摇,阳气两伤。于是,风气虽微,亦可直入血中,致血行凝滞,阻于血室,痹于肌肤而成血痹。此即《素问·五脏生成篇》所说的"卧出而风吹之,血凝于肌肤者,为痹"。故以黄芪桂枝五物汤主之。药用黄芪、桂枝、生姜、大枣、芍药五味,温阳和营,养血和络,融桂枝汤、小建中汤于一炉,外祛风寒以和营卫,内调阴阳以建中气。如营血不足较为明显者,原方应加党参、当归,如身痛明显者,加入鸡血藤、干地龙等品和络止痛,更好地控制身痛。《古今医鉴·妇人科》云:"行经之际,与产后一般,将理失宜,为病不浅……若其时劳力太过,则生虚热,亦为疼痛之根;若喜怒则气逆……逆于腰腿心腹背胁之间,遇经行时则痛而重,过期又安。"指出了劳力太过的虚热性作痛,以及情志所致郁逆性痛,给我们治疗经行身痛以很大的启迪。虚热性身痛,我们可以自拟秦艽鳖甲知母汤,即以秦艽、炙鳖甲、炙知母、炒当归、白芍、太子参、生黄芪、钩藤、白蒺藜等品为佳。如气机郁逆的,可以加减逍遥散,即逍遥散加入钩藤、广郁金、元胡、鸡血藤、白蒺藜、荆芥等品。同时辅以心理疏导,以收功效。

经行身痛,属于血瘀者,夹有风寒者居多。在活血化瘀散寒止痛法中,尤当养血和络,一般多选用趁痛散。药用当归、黄芪、白术、炙甘草、桂心、独活、牛膝、生姜、薤白等常规用量。趁痛散,有名同而方药稍异的数方。如《证治准绳》的趁痛散,药用乳香,没药、桃仁、红花、当归、羌活、地龙、牛膝、五灵脂、甘草、香附研为细末,每服 6g,黄酒调下;还有《杨氏家藏方》的趁痛散,药用没药、杜仲、延胡索、当归、肉桂、萆薢,上药研为细末。每服 10g,黄酒调服。这类方剂,不仅可以治疗体质较虚,血瘀恶风寒的经行身痛,而且还可以治疗明显腰腿酸痛的腰肌劳损、坐骨神经痛等病证。

始终注意调理月经,月经过多者,尚需加入炒五灵脂、炒蒲黄、血余炭、荆芥炭等药;月经过少者,尚需加入泽兰、益母草、艾叶、莪术等品;如大便偏溏,腹胀失气者,尚需加入煨木香、砂仁、炒白术、陈皮、炮姜等品以调治之。

本病除药物治疗外,稳定情绪,谨避风寒,注意锻炼身体,也是很重要的。

八、经行乳房胀痛

每于行经前,或正值经期、经后,出现乳房胀痛,或乳头作痒疼痛,甚至不能触衣,影响正常工作、生活与学习者,称为"经行乳房胀痛"。本病可兼见情志及心理不稳定等证候。

(一)病因病理

乳房为足阳明经络循行之所,乳头为足厥阴肝经支络所属,若肝气不舒,肝胃经气循行不畅,气血受阻,而表现为乳头、乳房胀痛。肝病日久不愈,阴血耗损,肝病及肾,又可出现肝肾阴虚之乳痛。本病多为肝气亢盛,气滞郁结于乳络所致,经行后气血下泄,乳房胀痛即缓解;经前冲任气血满盛,夹肝气上逆,故经前胀满疼痛不舒。

经行乳房胀痛在临床上可分为:

1.肝郁气滞　情志不舒,肝气郁结,气机不畅,乳络郁滞,故见经行乳房胀痛。

2.血瘀阻络　肝气郁结日久,气滞则血凝,气血瘀滞,阻塞乳络,经前气血充盛,血脉壅滞,以致乳房气血运行不畅而成本病。

3.肝郁脾虚　郁怒伤肝,肝气横逆,侮犯脾土,脾运失常,升降失司,脉络不和,发为乳房胀痛。

4.肝肾阴虚　素体阴虚,或久病精亏,经行阴血下注血海,精血益亏,水不涵木,肝失所养而胀痛。

5.痰湿阻遏　素体痰湿壅盛,或脾虚失运,水湿内停,凝聚为痰,阻遏乳络,经脉不畅,而发为乳房胀痛。

(二)诊断与鉴别诊断

1.临床表现　乳房胀痛多始于经前3~5天,也可始于经前2周,或于经行后仍作胀痛,随月经周期反复发作,多数于以行经后胀痛渐缓解、消失。经行前乳房检查虽有触痛,但无肿块,皮肤色泽无明显改变。个别患者可有界限不甚清楚的结块,但也于月经后消失。

2.检查　除了检查雌、孕激素和泌乳素外,可作BBT测量,作子宫内膜活检。同时还要检查子宫、输卵管,了解其发育和通畅情况。此外应检查乳房局部,有无触痛性结节或包块。

3.应与乳腺增生症和乳癌相鉴别　乳腺增生症多有乳房胀痛,也随月经周期反复于经前加重,经行后疼痛减轻,但仍可触及肿块,月经后也不消失。乳癌初起,也可有乳房胀痛,但往往可扪及结块。至病变晚期,可伴有乳头凹陷、溢血、表皮橘皮样改变等体征。

(三)辨证论治

经行乳房胀痛有虚实之分。一般情况下,经前、经期乳胀者属实;经后乳胀者属虚。胀甚于痛者属气滞;痛甚于胀者属血瘀。乳房有硬结者属痰凝或血瘀,治疗应根据病机的不同,采取疏解、温散、调补、化瘀、祛痰等治法。

1.肝郁气滞

主证:经前乳房胀满疼痛,甚则不可触衣,经行之后即见减轻。胸胁胀闷不舒,或连及腋下。精神抑郁,时叹息,心烦易怒,月经后期,量少,经行小腹胀痛,舌苔薄白,脉弦。

治法:疏肝解郁,理气止痛。

方药:柴胡疏肝散(《景岳全书》)加减。

柴胡、枳壳、陈皮、当归各10g,白芍、香附各12g,熟地10g,川芎、甘草各6g。

服法:经前、经期水煎分服,每日1剂。

加减:乳头刺痛者加炒川楝子10g,荔枝核12g,以理气止痛;月经不畅者加川牛膝、泽兰各10g,以活血调经。

2.瘀血阻络

主证:乳房素有结块,经前增大变硬,胀痛难忍,经后缩小渐软,胀痛消失。月经量少不畅,夹有血块,小腹疼痛,血块下后疼痛减轻。舌暗或有瘀点,脉弦涩。

治法:活血化瘀,理气行滞。

方药:橘核丸(《济生方》)加减。

炒橘核、海藻、昆布、川楝子、桃仁、海带各10g,厚朴、木通、枳实、元胡、桂心、木香各10g。

服法:经前、经期水煎分服,每日1剂。

加减:伴有肝气郁滞者加香附、青皮各10g,以理气行滞;月经血块多者加莪术10g,以活血祛瘀;伴有畏寒肢凉者加桂枝、炮附子各6g,以温经散寒;乳房硬块较大者加穿山甲8g以软坚。

3.肝郁脾虚

主证:经前乳胀,胸闷不舒,心烦易怒,纳食欠佳,泛恶欲吐,腹胀肢肿,大便稀薄,月经量多,色淡质稀,舌淡而胖,舌苔白,脉弦细。

治法:理气行滞,健脾消胀。

方药:逍遥散(《和剂局方》)加减。

炒当归、赤白芍、白术、茯苓各10g,炒柴胡6g,青皮、陈皮各6g,广郁金10g,党参12g,砂仁5g。

服法:经前、经期水煎分服,每日1剂。

加减:肝郁化火者加丹皮、栀子各6g,以清肝泻火;腹胀者加木香10g,以理气健脾;便溏者加苍术、白扁豆各 12g,以健脾止泻;肢面虚浮者加车前子 10g,以利湿消肿。

4.肝肾阴虚

主证:经行或经后乳头胀痛,而乳房较软,胸胁不适,头晕目眩,心烦易怒,夜寐不安,五心烦热,腰膝酸软。经来提前,量少或多,经色深红。舌红少苔,脉弦细数。

治法:滋肾养肝,行气止痛。

方药:一贯煎(《柳州医话》)加减。

生地、当归、枸杞子、川楝子、山萸肉、丹皮、茯苓各 10g,柴胡 6g,山药 15g,白芍 15g。

服法:经期、经后水煎分服,每日 1 剂。

加减:肾虚明显者加杜仲 10g,桑寄生 15g,以益肾;胀痛较重者加郁金、青皮、元胡各 10g,以理气疏郁。

5.痰湿阻遏

主证:经行乳胀且痛,触之有块,经净后渐缩而软。形体肥胖,胸胁胀闷,纳食不香,白带量多,质稀色白,舌胖苔厚腻,脉弦滑。

治法:祛湿化痰,理气止痛。

方药:苍附导痰丸(《叶天士女科》)。

苍术、香附、陈皮、半夏、枳壳、南星各 10g,茯苓 10g,甘草 3g,姜汁少许。

服法:经前、经期水煎分服,每日 1 剂。

加减:伴有血瘀者加三棱、莪术各 10g,以活血化瘀;乳房结块不消者加海藻 10g,昆布 15g,以祛痰散结;胀痛甚者加橘核 10g,青皮 6g,以理气通络。

(四)临床体会

经前乳房胀痛,临床上颇为多见。《朱小南妇科经验选》"经前有胸闷乳胀等症状者,十有六七兼有不孕症,该乳房属胃,乳头属肝,情绪不欢,肝气郁滞,木横克土,所以经前有胸腹胀闷不宽,乳部胀痛等情况,同时往往影响孕育。"在《实用妇科学》中也谈到"乳房胀痛,经前期常有乳房胀满感,有时疼痛且甚严重,可影响睡眠。检查有触痛性结节,系乳腺腺体及周围纤维组织水肿所致。行经后消肿,疼痛亦消失,但下周期重新出现。"该书又指出"乳痛证,为乳腺结构不良症中最常见最轻型的病变。多发生在 30～40 岁乳房发育正常的妇女;少数在 20～30 岁,并伴有乳房发育不全现象。"

学者认为经前期为阳长至重,冲脉气盛,心肝气火偏旺,是以出现乳房胀痛,此其一也,但据我们临床观察,乳房胀痛甚则结为癥瘕,但大多数是肾虚偏阳,即阴中阳虚,久则不能涵养肝木,又不能助肝气以疏发,以致肝郁气滞,加以肾阳偏虚,气化不利,水湿欠运,乳络之间痰湿与肝郁气滞相阻,所以形成乳房胀痛结块。而且经前乳房胀痛的部位在外上、外中,即前总论中所说以后天八卦,对应乳房部位而言,乳房胀痛以及结块在四阴卦处,经前期属阳,其发育长运动规呈偶数律,此乃阳中赖阴之故。而经前乳房胀痛,由于地处四阴卦,阴赖阳的运动规律,故大多出现"7、5、3"奇数律的变化,即乳房胀痛,大多出现在经前 7 天、5 天、3 天的时间内,反映出阳中有阴,阴中有阳的错杂变化,而且程度较轻,无结块现象者,不作疾病论治。

在治疗上,单纯性的肝郁气滞,或肝郁化火者,可选用疏肝解郁,或清肝解郁的逍遥散,或丹栀逍遥散加入一些疏肝通络之品,如橘叶、橘核、路路通、八月扎、绿萼梅等品,但必须注意两点,其一是心气不舒,心火偏旺者,又必须加入黄连、石菖蒲、五灵脂、琥珀、合欢皮等,其二是痰湿阻络者,尚需加入茯苓、贝母、黄药子、牡蛎、海藻、陈皮、制半夏等。但是乳房胀痛,大多数是属于肾虚偏阳,因此补肾助阳是治疗本病症的主要方法。可用毓麟珠加入疏肝通络化痰之品。药用当归、赤白芍、怀山药、左牡蛎、丹皮、茯苓、川断、菟丝子、鹿角片、丝瓜络、绿萼梅、大贝母、五灵脂、瓜蒌皮等品,其中鹿角片、大贝母、五灵脂、绿萼梅是主要药物,据报道一味鹿角片亦能治愈乳癖。在治疗过程中测量 BBT,观察 BBT 高温相的变化有助于补肾温阳药的应用,亦有助于疗效的提高。

九、经行胸胁痛

经行胸胁痛是指妇女每于月经来潮前后或正值经期,出现胸胁部作痛,或伴胀满不适,月经过后逐渐消失者。

(一)病因病理

"不通则痛",胸胁部疼痛主要是由于经脉气血运行不畅引起。两胁为足厥阴肝经或足少阳胆经所过之处,故胁痛多与肝胆二经有关,中医认为经行胸胁痛主要是由于肝郁气滞,瘀血阻络所致。

1.肝郁气滞　平素性情急躁易怒,或抑郁不舒,造成肝失疏泄,气机不畅,经行时气血壅盛,加重气滞,血运不畅而出现胸胁痛。

2.瘀血阻络　素常阳虚内寒,经行更损阳气,再若生活调摄不慎,寒邪外侵,凝阻血脉,气血运行阻滞而疼痛;或平素肝郁不舒,日久入络,血流不畅,瘀血停滞,经前气血旺盛,以致影响气血流通,加重脉络瘀阻而发生胸胁痛。

(二)诊断与鉴别诊断

1.临床表现:经行胸胁痛主要是围绕月经周期而发作,经净后疼痛缓解或消失。

2.通过详细询问病史及做B超、X线等检查应与内科胸胁痛病症相鉴别。这些疼痛在月经过后仍疼痛并不消失,没有周期性。

(三)辨证论治

本病有在气在血之别,在气者多为胀痛,在血者多为刺痛。治疗时应根据"通则不痛"的原则,重在调畅气血,通经活络。

1.肝郁气滞

主证:经前或经期胸部胀痛,痛连及乳房、胁肋,痛无定处,并随情志变化而增减。胸闷不适,善叹息,脘腹胀满,饮食减少,月经先后无定期,经量时多时少。舌苔薄,脉弦。

治法:疏肝理气,解郁止痛。

方药:柴胡疏肝散(《景岳全书》)加减。

柴胡、枳壳、陈皮、当归各10g,白芍、香附各12g,熟地15g,川芎、甘草各6g。

服法:经前经期水煎分服,每日1剂。

加减:急躁易怒而心烦者加山栀子、黄芩各10g,以泻肝火;血瘀者加桃仁12g、红花、五灵脂(包)各10g,以活血止痛。

2.瘀血阻络

主证:经前或经期胸胁刺痛,痛有定处,入夜尤甚。月经提前或错后,经行小腹疼痛,量或多或少,经期或长或短,挟有血块。舌暗紫或有瘀斑,脉涩。

治法:活血化瘀,通络止痛。

方药:复元活血汤(《成方便读》)加减。

柴胡10g,瓜蒌根、当归、红花、甘草、桃仁各10g,穿山甲、大黄6g,甘草3g。

服法:经前经期经水煎服,每日1剂。

加减:方中可再加白芍20g,乌梅10g,以缓肝止痛,月经过多者应用此方时可减轻剂量,或适当减去破血之品。

（四）临床体会

经行胸胁痛,实际上主要是胁痛,胁肋与肝胆经络有关,属于肝经部位,所以疏肝理气是本病证的主要治疗方法。柴胡疏肝散是治疗本病证的主要方药。但本病证与行经期有关,与血分有联系,是以在处方用药时需要加入赤芍、五灵脂、丝瓜络,甚则九香虫、川郁金、延胡、旋覆花等。学者认为:肝郁气滞与瘀血阻络,既有联系,又有区别,不仅在肝郁气滞中有瘀血阻络的存在,而且在瘀血阻络证型中亦有肝郁气滞的存在,但各有侧重,治疗上必须气血双调,但有所侧重。同时胁肋部经络丛集,和络止痛,在所必用,同时注意与调理月经相结合。月经过少者,在行经期要加入川牛膝、泽兰叶、益母草以调经;月经过多者,在行经期要加入炒五灵脂、炒蒲黄、血余炭、大小蓟等以止血。由于本病证发作呈周期性,所以要补养肝肾,调理肾阴阳的相对平衡性,保证阴阳消长转化的月节律正常。经后期要应用归芍地黄汤,兼有阳虚者用定经汤;脾胃失和者,用归芍六君汤。至排卵期后,要选用阴阳平调,稍偏于阳,或着重补阳的方剂,如毓麟珠、右归丸、调经种玉丸等,才能稳固临床效果。

十、经行腰痛

经行腰痛是指每逢经行前后或正值经期,出现腰部作痛,经净后逐渐消失。中医学早在《金匮要略》及其后世诸家多在经水不调中论及,而且认为与肝经阴血虚有关。张锡纯认为:"凡人之腰痛,皆是脊梁处作痛,此实督脉主之。督脉即脊梁中的脊髓袋,下连命门穴处,为人之副肾脏"。故腰痛是肾虚导致督脉亏虚所引发的。

（一）病因病理

经行腰痛多与肾脏有关。肾阴不足,肾精亏虚,肾阳虚衰均可引起经行腰痛,另外气血不足,瘀血阻滞,寒湿凝滞等亦可引起经行腰痛。

1.气血不足　平素血虚,或久病大病耗伤气血,经行阴血下注,气随血泄,气血更感不足,以致筋失所养。筋脉拘急,或气虚运血无力,经脉失于通畅,发为经行腰痛。

2.肾阴亏损　素体肝肾不足,或久病多产,精血亏损,经行阴血下注胞宫,阴精亏虚益甚,腰为肾之外府,肾精亏虚则其府失充而作痛。

3.肾阳虚衰　素体阳虚,或房劳伤肾,损竭其精,耗散肾气。经血下注,气随血泄,命门火衰,阴寒内盛,凝滞经络,形成本病。

4.寒湿凝滞　寒湿之邪客于腰部,或经行淋雨涉水,长久坐卧湿地,寒湿伤于下焦,经脉气血凝滞不通。经行时经气受损,运行无力,以致不通则痛。

5.气滞血瘀　气郁日久,气滞血亦滞,或素有血瘀阻滞经络;经行时气血旺盛,经气壅滞而不通畅,以致出现腰骶疼痛。

（二）诊断与鉴别诊断

1.临床表现　每逢经行前后或正值经期,出现腰部作痛,有周期性,经净后疼痛消失,并伴有经量、色、质等的改变。

2.本症应与腰部疼痛相鉴别　通过详细询问病史及做有关检查如 X 线检查,外科检查不难鉴别,另外必要时可做血沉,抗"O"检查以排除风湿性疾病。

（三）辨证论治

经行腰痛,虚多实少。虚证腰痛在经期或经后。气血不足者,腰痛绵绵不已,伴有气短懒言,心悸失眠,经行量少,色淡质稀;肾虚者,腰痛如折,休息后减轻。实证腰痛,多为寒湿为患,以腰部酸沉冷痛为主,或自经前开始发作;气滞血瘀者,腰痛如刺,部位固定,有坠胀感。治疗宜遵补虚泻实的原则,虚者补而兼通;实者通而兼调和气血。

1.气血不足证

主证:经期限或经后腰痛而酸,绵绵不已,伴有神疲乏力,气短懒言,心悸失眠,经行量少,色淡质稀。舌淡嫩,苔薄白,脉沉细无力。

治法:补气养血,柔筋止痛。

方药:益荣汤(《景岳全书》)。

黄芪、党参、白芍各 15g,茯神、远志、柏子仁、酸枣仁各 10g,紫石英、当归各 12g,木香、炙甘草各 6g。

服法:经前、经期、经后水煎分服,每日 1 剂。

加减:方中可加桑寄生、续断各 15g,狗脊、杜仲各 12g,以增加疗效;月经量少者加鸡血藤 15g,泽兰 10g,以养血活血。

2.肾阴不足

主证:经行时腰痛如折,卧床休息后稍有减轻。伴有心烦失眠,头晕乏力,五心烦热,口燥咽干,潮热盗汗,面颊色赤。经行量少,经色紫暗。舌红少苔,脉细数,两尺无力。

治法:补肾益阴,强腰止痛。

方药:左归饮(《景岳全书》)。

服法:经前、经期、经后水煎分服,每日 1 剂。

加减:方中可再加菟丝子、女贞子、续断各 12g,以补肾阴,止腰痛;潮热明显者加生地、白芍各 15g,黄柏 6g,以坚阴潜阳。

3.肾阳虚衰证

主证:经行腰痛如折,或酸冷欲坠,得热则舒,遇冷加剧。伴有形寒肢冷,足跟疼痛,双膝酸软,大便溏或五更泻,小便清长,夜尿频,白带清稀,月经后期,量少色淡,或淋沥不断。舌淡而胖,脉沉迟无力。

治法:温补肾阳,强腰止痛。

方药:右归丸(《景岳全书》)。

服法:经前、经期经后水煎分服,每日 1 剂。

加减:方中可再加狗脊、续断各 12g,桑寄生 15g,细辛 3g,以温肾强腰,通经止痛;大便溏泄者加补骨脂 10g,白术、山药各 15g,以健脾止泻。

4.寒湿凝滞证

主证:经前或经期,腰部沉冷痛,转侧不利,寒冷或阴雨天加重。伴有腰骶及下肢凉麻,小腹冷痛。月经量少,色黯不畅,带下清稀,大便溏薄。舌苔白腻,脉沉缓。

治法:温经散寒,祛湿止痛。

方药:独活寄生汤(《千金要方》)。

独活、防风、当归、杜仲、牛膝、茯苓各 10g,桑寄生、党参各 15g,白芍、秦艽、熟地各 12g,川芎、桂心、甘草各 6g,细辛 3g。

服法:经前、经期、经后水煎分服,每日 1 剂。

加减:伴经行不畅者加桃仁 12g,红花 10g,以活血通经;四肢凉麻,小腹冷痛者加炮附子 9g,姜黄 10g,白术 12g,以温补脾肾。

5.气滞血瘀

主证:经前或经期腰部如锥刺作痛,部位固定,有坠胀感。伴有胸胁不适,两乳作胀。月经量少,或经行不畅,小腹刺痛或胀痛月经有血块,血块下后腹痛暂缓。舌暗或有瘀斑,脉弦涩。

治法:行气活血,通经止痛。

方药:身痛逐瘀汤(《医林改错》)。

羌活、秦艽、牛膝、地龙、香附、川芎、桃仁、红花、五灵脂各 10g,当归 12g,制没药 6g,甘草 3g。

服法:经前、经期水煎分服,每日 1 剂。

加减:气滞明显者加柴胡 6g,枳壳 12g,以理气行滞;痛重者加穿山甲 6g,元胡、威灵仙各 12g,以通络止痛;伴有寒象者加干姜 10g,炮附子 6g,以温阳散寒。

(四)临床体会

经行腰痛,临床上常有所见。本病证主要有肾虚、血瘀两者,或者肾虚与血瘀互相兼夹,至于其他一些证型较为少见。在辨证方面,必须分析腰痛发生的部位。两侧肾俞部位酸痛,此属肾虚,而且酸冷痛,大多为肾阳虚;腰椎处酸痛,为肾虚夹有风寒湿邪,酸痛见于平时期,而行经期加重者,要注意有无腰椎间盘突出、腰肌劳损、肿瘤等疾病;腰骶处酸痛,此属奇经八脉亏损证,如同时伴有小腹或少腹作痛者,要考虑慢性盆腔炎存在的可能。在治疗上除针对不同原因外,还要考虑与调理月经相结合,如月经过多者,行经期要加入蒲黄炭、血余炭、艾叶炭、炒荆芥等止血之品;月经过少者,行经期要加入川牛膝、泽兰叶、鸡血藤、红花等品,腰俞酸冷作痛者,要加入骨碎补、补骨脂、制狗脊等,经期避风寒,多休息,调情志,保证睡眠,更好地缓解或控制行经腰痛,亦可有助于防止临床上的反复发作。

此类疾病,均以周期性疼痛为主证,原发性痛经、子宫内膜异位症、膜样痛经,均与肾虚血瘀有关,在其疼痛发作时,均需应用化瘀止痛的方法,但原发性痛经,还要与镇静温经的治法相结合,有学者选用临床验方痛经汤;内异症痛经,还要与止痉温阳法相结合,学者选用临床验方内异止痛汤,此乃血瘀之疾,非活血化瘀所能除;膜样痛经着重逐瘀脱膜,但要与温阳补肾相结合,学者选用逐瘀脱膜汤或脱膜散;吊阴痛痛经着重疏肝泄肝,化瘀止痛,方用川楝汤;经间期腹痛,在于补肾化瘀,疏肝通络,方用补肾促排卵汤加入通络止痛之品;经行头痛,在于清肝熄风,和络止痛,方用钩藤汤加入和络止痛之品,有时尚须加入利湿之品;经行身痛,养血和络,方用趁痛散加减;经前乳房胀痛,疏肝清肝,理气和络,方用逍遥散加味;行经期胸胁痛,疏肝通络,柴胡疏肝散加味;经行腰痛,补肾化瘀,独活寄生汤加减。但在平时,不论何处部位的痛经,都要从肾肝阴阳论治,按调周法以治其本,结合调理气血,只有这样,才能获取较佳疗效,并巩固其治疗效果。

(杜东红)

第二节　月经失调

一、概述

月经失调是指月经周期或出血量的异常,或是月经前、经期时的腹痛及全身症状,不是一独立的疾病,育龄妇女大多有月经失调病史,主要见于功能失调性子宫出血,亦可见于慢性盆腔炎、盆腔淤血症、子宫肌瘤等。中医一般将月经失调称为月经不调,属于月经病的范畴,归纳为月经先期、月经后期、月经先后不定期、经期延长、月经过多、月经过少、经间期出血。

月经先期:月经周期提前 7 天以上,甚至十余日一行,连续 2 个周期以上者称为"月经先期"。亦称"经期超前""经行先期",或"经早""经水不及期"等。虽以周期异常为主,但常与经量过多并见,进一步可发展为崩漏。

月经后期:月经周期延后7天以上,四五十日一至,甚或三五个月一行,连续出现二个周期以上者,称"月经后期"。亦称"经行后期""经期错后""经迟""过期经行"。如仅延后三五天,且无其他不适者,不作月经后期病论。

月经先后无定期:月经周期时或提前,时或错后,超过7天,连续出现3个周期以上者,称"月经先后无定期",亦称"经行先后无定期""经水不定""经行或前或后""月经愆期"及"经乱"。

经期延长:月经周期基本正常,行经时间超过7天以上,甚或淋漓半月方净者,称为经期延长,亦称"月水不断""月水不绝""经事延长"等。

月经过多:月经周期不变,经量明显增多,称为"月经过多",又称"经水过多"。亦可与月经先期同时并见。其增多量一般为本人既往月经量的1倍以上。

月经过少:月经周期基本正常,经量明显减少,甚或点滴即净;或经期缩短不足2天,经量亦少者,称为"月经过少",亦称"经水涩少""经量过少""经行微少"。

经间期出血:月经周期基本正常,在2次月经中间,出现周期性的阴道出血,称为经间期出血,亦称"排卵期出血"。在中医学文献中没有专论,散见于月经先期、月经量少、经漏、赤白带下等有关记载中。

本病病位在冲任、胞宫,多属肝、脾、肾脏腑功能失常,气血不调,冲任二脉损伤,肾-天癸-冲任-胞宫生殖轴功能失调。具体治法有调理气血,疏肝,健脾,补肾,以达到调固冲任的目的。

二、辨证论治

(一)月经先期

1.气虚

(1)脾气虚

主证:周期提前,经量增多,色淡,质稀;神疲乏力,小腹空坠;舌淡,脉弱。

治法:补气摄血调经。

例方:补中益气汤(《脾胃论》)。

用药:人参,黄芪,炙甘草,当归,陈皮,升麻,柴胡,白术。

加减:月经期间量多者去当归,加艾叶、阿胶、乌贼骨以止血固摄;经量过少,腰酸,大便溏稀者,去陈皮、升麻、柴胡,加鹿角胶、菟丝子、制附片、杜仲、益智仁以补肾阳;经行不畅,或夹有瘀块者,可酌加茜草、益母草、三七粉以活血化瘀;兼有胁痛、乳房胀痛者,可加栀子疏肝解郁。兼心气虚,可用归脾汤;兼肾气虚,可用归肾丸(熟地黄、山茱萸、山药、茯苓、当归、枸杞子、杜仲、菟丝子)。

(2)肾气虚

主证:周期提前,经量增多,色淡,质稀;腰膝酸软,头晕耳鸣;舌淡,脉弱。

治法:补肾益气,固冲调经。

例方:固阴煎(《景岳全书》)。

用药:菟丝子,熟地黄,山茱萸,人参,山药,炙甘草,五味子,远志。

加减:腰痛甚者,酌加杜仲、川续断补肾止腰痛;偏肾阴亏者,去人参,加枸杞子、女贞子养阴退热。

2.血热

(1)阳盛血热

主证:先期,量多,色深红或紫红,质稠;心胸烦躁,面红口干;舌红,苔黄,脉数。

治法：清热凉血调经。

例方：清经散(《傅青主女科》)。

用药：牡丹皮,地骨皮,青蒿,黄柏,熟地黄,白芍,茯苓。

加减：血热盛,生地黄易熟地黄;经量多,去茯苓,加墨旱莲、女贞子、地榆炭;伤阴明显,加玄参、知母、麦冬。

(2)肝郁血热

主证：先期,量或多或少,色紫红有块;少腹或胸胁或乳房胀痛,心烦易怒;舌红,苔黄,脉弦数。

治法：疏肝清热调经。

例方：丹栀逍遥散(《女科撮要》)。

用药：牡丹皮,栀子,柴胡,芍药,当归,茯苓,白术,甘草。

加减：经量少而有块,加泽兰、益母草;腹痛加延胡索;乳胀甚加青皮、郁金;口苦加黄芩、龙胆草。

(3)虚热

主证：先期,量或多或少,色红,质稠,手足心热;舌红,脉细数。

治法：养阴清热调经。

例方：两地汤(《傅青主女科》)。

用药：生地黄,地骨皮,玄参,麦冬,阿胶,白芍。

加减：头晕耳鸣者加女贞子、墨旱莲;夜寐不安者加酸枣仁、栀子;月经量少酌加淮山药、枸杞子、何首乌以滋肾生精血。

(二)月经后期

1.血虚

主证：月经延后,量少,色淡,质稀;面色萎黄或苍白无华,头晕眼花,心悸失眠,甚则小腹隐痛,绵绵不止而喜揉按;唇舌淡,苔薄白,脉细弱。

治法：益气补血调经。

例方：归地补血汤(《中医妇科治疗学》)。

用药：当归,熟地黄,枸杞子,山茱萸,桑寄生,鹿角霜,南沙参,白术,香附。

加减：若颧红潮热,五心烦热,酌加牡丹皮、地骨皮、知母之类。若血不养心,症见心悸、失眠者,加夜交藤、五味子或远志、酸枣仁。若久病及肾,兼有腰痛、畏寒、经色黯黑有块的,加艾叶、肉桂、续断。

2.肾虚

主证：周期延后,量少,色黯淡,质清稀;腰膝酸软,头晕耳鸣,面色晦暗,或面部黯斑;舌淡,苔薄,脉沉细。

治法：补肾养血调经。

例方：当归地黄饮(《景岳全书》)。

用药：当归,熟地黄,山茱萸,山药,杜仲,怀牛膝,甘草。

加减：兼溲清便溏者,加补骨脂、白术温肾健脾。

3.血寒

(1)实寒

主证：经期延后,量少,色黯红有块;小腹冷痛,得热减轻,或面色青白,畏寒肢冷;苔白,脉沉弦或紧。

治法：温经散寒调经。

例方：温经汤(《校注妇人良方》)。

用药:人参,当归,川芎,白芍,肉桂,牡丹皮,甘草,莪术,牛膝。

加减:如经量多,则去莪术、牛膝活血祛瘀之品,酌加炮姜、焦艾叶温经止血。如腹痛拒按,时下血块,加蒲黄、五灵脂以化瘀止痛。

(2)虚寒

主证:经期延后,量少,色淡红,质稀无块;小腹隐痛,喜温喜按,腰酸无力,小便清长,大便稀溏:舌淡,苔白,脉沉迟或细弱。

治法:扶阳祛寒调经。

例方:艾附暖宫丸(《沈氏尊生书》)。

用药:艾叶,香附,当归,续断,吴茱萸,川芎,白芍,黄芪,生地黄,肉桂。

加减:如兼小便清长、便溏者加补骨脂、白术。

4.气滞

主证:月经延后,经量偏少,色正常或黯红有块,排出不畅;精神郁闷,或少腹胀痛,或乳胀胁痛;舌质或见稍黯,舌苔或见薄黄,脉弦或涩。

治法:行气开郁调经。

例方:乌药汤(《景岳全书》)加味。

用药:香附,乌药,木香,当归,甘草,砂仁,延胡索,槟榔,川芎。

加减:气郁化火者加牡丹皮、山栀子;两胁疼痛者加青皮、白芍。

5.痰阻

主证:月经后期,经色淡而呈黏液状,经行前后带下量多;形体肥胖,眩晕心悸,脘闷呕恶,咳吐痰涎,纳呆;舌胖,有齿痕,苔白腻,脉滑利。

治法:健脾化痰调经。

例方:黄连化痰汤(《丹溪心法》)。

用药:半夏,陈皮,黄连,吴茱萸,桃仁。

加减:痰湿化热显著者,加椿白皮、黄柏、鱼腥草之类;呕吐痰涎稀薄清冷者,加石菖蒲、生姜、制附子;经期后延日久,经量少的,加补益冲任之药,如仙茅、淫羊藿,并加理血行血药,如牛膝、红花、泽兰。

(三)月经先后无定期

1.肝气失调

主证:月经周期先后不定,经量或多或少,行而不畅,有块,色正常或紫红;可见经前少腹或乳房胀痛,连及两胁,易烦易怒,时欲叹息;舌质正常或红,苔薄白或薄黄,脉弦或弦数。

治法:疏肝解郁,养血调冲。

例方:逍遥散(《太平惠民和剂局方》)。

用药:柴胡,当归,白芍,白术,茯苓,甘草,煨姜,薄荷。

加减:如见肝郁致瘀之证,症见经血有块,涩滞不畅,小腹胀痛,可酌加丹参、益母草、泽兰叶等以活血化瘀;如见经量多,色红,质稠,口干苦,脉弦数,为肝郁化火之证,可去煨姜、当归等,加丹参、栀子、茜草炭等凉血活血之品。

2.肾气亏虚

主证:经来先后不定,量少色淡,质清稀;伴有精神不振,头晕耳鸣,腰膝酸软,小便清长,或夜尿频多;舌质淡,苔薄白,脉细弱。

治法:补益肾气,调固冲任。

例方:归肾丸(《景岳全书·新方八阵》)。

用药:熟地黄,山药,山茱萸,茯苓,当归,枸杞子,杜仲,菟丝子。

加减:若见小便清长,夜尿频多者可去茯苓加益智仁;月经量少延后者加鸡血藤、牛膝以加强活血行血之功。

(四)经期延长

1.气虚

主证:经血过期不尽,量多,色淡,质稀;神疲乏力,气短懒言,小腹空坠;舌淡,苔薄,脉弱。

治法:补气摄血,固冲调经。

例方:举元煎(《景岳全书》)。

用药:人参,炙黄芪,炙甘草,升麻,白术。

加减:如兼阳气虚者,加肉桂、附子、干姜。

2.阴虚血热

主证:经行时间延长,量少,色鲜红,质稠;咽干口燥,潮热颧红,手足心热,大便燥结;舌质红,苔少,脉细数。

治法:滋阴清热,调经止血。

例方:两地汤(《傅青主女科》)合二至丸(《医方集解》)加味。

用药:生地黄,玄参,地骨皮,麦冬,阿胶,白芍,女贞子,墨旱莲,茜草,乌贼骨,益母草。

加减:若月经量少者,加山药、枸杞子、丹参;若虚火盛者,可酌加黄柏清虚热。

3.湿热蕴结

主证:月经淋漓,过期不净,量少,色黯如败酱,混杂黏液,气味秽臭;腰酸胀痛,平素带下量多,色黄臭秽;舌质正常或偏红,苔黄腻,脉濡数。

治法:清热利湿,止血调经。

例方:四妙丸(《成方便读》)加味。

用药:黄柏,薏苡仁,苍术,怀牛膝,忍冬藤,炒贯众,炒地榆,茜草,益母草。

加减:若带下量多色黄者,加炒荆芥穗、淮山药;若经血气味秽臭者,宜加败酱草、白花蛇舌草。

4.气滞血瘀

主证:经行时间延长,量少或色正常或暗红有块,胸胁、乳房胀痛或小腹胀痛,舌质暗,有瘀点或瘀斑,苔正常或薄黄,脉沉弦无力。

治法:活血化瘀,止血调经。

例方:桃红四物汤(《医宗金鉴》)。

用药:当归,生地黄,赤芍,川芎,桃仁,红花。

加减:若腹痛不止,加失笑散;若经血量多者,加茜草、乌贼骨、牡蛎;若血少淋漓,佐以清补,加墨旱莲、蒲黄;若经行初血少,侧重于温经调经,加艾叶、香附炭、益母草。

(五)经间期出血

1.湿热

主证:经间期出血,色深红,量稍多,质黏腻无血块;平时带下量多色黄,小腹时痛,心烦口渴,口苦咽干;舌红,苔黄腻,脉滑数。

治法:清热除湿,凉血止血。

例方:清肝止淋汤(《傅青主女科》)加减。

用药:白芍,生地黄,当归,阿胶,牡丹皮,黄柏,牛膝,香附,大枣,小黑豆。

加减:若出血期间,去当归、香附、牛膝,酌加茜草根、乌贼骨;兼食欲不振或食后腹胀者,去生地黄、白芍,加厚朴、麦芽;兼大便不爽者,去当归、生地黄,加薏苡仁、白扁豆。

2.血瘀

主证:经间期出血,血色紫黯,夹有血块;小腹疼痛拒按,情志抑郁;舌紫黯或有瘀点,脉涩有力。

治法:活血化瘀,理血归经。

例方:逐瘀止血汤(《傅青主女科》)。

用药:大黄,生地黄,当归尾,赤芍,牡丹皮,枳壳,龟甲,桃仁。

加减:出血期间,去赤芍、当归,加三七、炒蒲黄,若腹痛较剧者,加延胡索、香附;兼夹热者,加知母、黄柏。

3.郁火

主证:经间期出血,量稍多,色红,或有小血块;胸闷烦热,头昏头痛,身热口渴,夜寐不佳,大便秘结,小便黄赤;舌质偏红,苔薄黄,脉弦数。

治法:清肝解郁,宁心安神。

例方:丹栀逍遥散(《女科撮要》)加减。

用药:牡丹皮,栀子,当归,白芍,柴胡,白术,茯苓,墨旱莲,合欢皮,远志。

4.肾阴虚

主证:经间期出血,量少或稍多,色红无血块;头昏腰酸,夜寐不熟,便艰溲黄;舌质偏红,脉细数。

治法:滋肾益阴,固冲止血。

例方:两地汤(《傅青主女科》)。

用药:大生地,玄参,白芍(酒炒),麦冬,地骨皮,阿胶。

加减:心肝郁火者加醋柴胡、栀子炭、合欢皮。

(六)月经过多

1.气虚

主证:经量多,色淡,质清稀;面色㿠白,气短懒言,或小腹空坠;舌淡。

治法:补气摄血固冲。

例方:举元煎(《景岳全书》)。

用药:人参,黄芪,白术,升麻,炙甘草。

加减:如正值经期量多,加阿胶养血止血;艾叶温经止血,炒炭更兼收敛止血。气虚进一步导致阳虚者,可加炮姜温经止血。

2.血热

主证:经来量多,色深红或紫红,质稠黏;心烦口渴,尿黄便结;舌红,苔黄,脉数。

治法:清热凉血止血。

例方:保阴煎(《景岳全书》)。

用药:生地黄,熟地黄,黄芩,黄柏,白芍,山药,续断,甘草。

加减:如既有以上血热主证,又见倦怠乏力,气短懒言,乃失血伤阴耗气,气虚血热之象。治宜益气养阴,凉血止血,方用安冲汤(白术、黄芪、生龙骨、生牡蛎、大生地、白芍、海螵蛸、茜草、川续断)。若因外感湿热之邪化火成毒,表现为经量多,色黯红,臭秽,少腹疼痛拒按,则宜清热解毒化瘀,凉血止血,方用解毒四物汤加味(鸡血藤、败酱草、桃仁、牡丹皮)。

3.血瘀

主证:经行量多,或持续不净,色紫黑,有血块,经期小腹疼痛拒按,舌质紫黯或有瘀点,脉细涩。

治法:活血化瘀止血。

例方:失笑散(《太平惠民和剂局方》)加味。

用药:蒲黄,五灵脂,血余炭,茜草,益母草,三七。

加减:若失血伤气,气短,乏力者,加党参、白术、升麻以益气;白带多者加茯苓、泽泻以健脾利湿。

(七)月经过少

1.血虚

主证:月经量少,或点滴即净,经色偏淡,清稀无块;或伴头晕眼花,心悸怔忡,面色萎黄,小腹空坠;舌质淡红,脉细。

治法:补血养血,佐以益气。

例方:滋血汤(《证治准绳·女科》)。

用药:人参,山药,黄芪,白茯苓(去皮),川芎,当归,白芍,熟地黄。

加减:如经来过少,点滴即止者,为精血亏虚将成闭经之象,加枸杞子、山茱萸以滋养肝肾,补精益血;如脾虚食少者,滋血汤加砂仁、陈皮以行气健脾。

2.肾虚

主证:经来量少,不日即净,或点滴即止,血色淡红或黯红,质薄;腰膝酸软,足跟痛,头晕耳鸣,或小腹冷,或夜尿多;舌淡,脉沉弱或沉迟。

治法:补肾气,益肾精,佐以养血调经。

例方:归肾丸(《景岳全书》)。

用药:菟丝子,杜仲,枸杞子,山茱萸,当归,熟地黄,山药,茯苓。

加减:如以经色黯红、小腹冷痛、夜尿多等肾阳虚证候为主者,选加温肾阳药,如仙灵脾、巴戟天、仙茅、补骨脂、益智仁等。如以经色红,手足心热,咽干口燥,舌红苔少,脉细数等血虚阴亏、肾阴不足为主证者,则加生地黄、玄参、女贞子等滋养肾阴药。阴虚火盛者去杜仲、菟丝子,加牡丹皮、知母。

3.痰湿

主证:经行量少,色紫黑,有血块,小腹刺痛拒按,血块排出后,刺痛减轻,舌紫黯,或有小瘀点,脉细涩或弦涩。

治法:化痰燥湿调经。

例方:二陈汤(《丹溪心法·妇人八十八》)加味。

用药:半夏,橘红,茯苓,炙甘草,生姜,乌梅,当归,川芎。

加减:如体质肥盛,喜食膏粱厚味者加苍术、香附以燥湿行气;兼热者加黄连。

4.血瘀

主证:经期正常,经量涩少,经色紫黑,口干夜甚,小腹胀痛拒按,血块排出后,其痛稍减,舌黯有小瘀点,脉沉涩或沉涩。

治法:活血化瘀调经。

例方:桃红四物汤(《医宗金鉴》)。

用药:桃仁,红花,川芎,当归,白芍,熟地黄。

加减:如小腹胀痛以胀为甚,为气滞血瘀,原方加香附、乌药以理气行滞;如小腹冷痛,得热痛减,为寒凝血瘀,原方加桂枝、吴茱萸以温通血脉。

三、单验方

1.太子参、山药、黄芪、乌贼骨各 15g,白菊花 9g,枸杞子 12g,续断、石莲各 10g。将上述药物用适量冷水浸泡,待浸透后煎煮,始煎温度应高,煎至沫少取适量药液,剩余药物用慢火煎半小时左右,将两次所煎之药液混匀,量以 1 茶杯(约 250g)为宜。每日服 1 剂,每剂分 2 次服用,早饭前及晚饭后 1 小时各温服 1 次。适用于月经先期。

2.当归、白芍、熟地黄、淮山药、枸杞子、山茱萸各 12g,焦山楂 10g,炙甘草 8g,水煎服。适用于月经后期。

3.柴胡 300g,香附 250g,乌药 200g,合欢花 150g,川芎 100g,木香 50g。诸药烘干后研为粗末,装入枕芯即成。适用于因情志不遂致月经先后无定期。

4.当归、熟地黄、川芎、桃仁、五灵脂、茜草各 15g,白芍 20g,蒲黄 30g。水煎服。每日 1 剂,熬两煎,早、晚分服。适用于经期过长。

5.益母草 20g,当归炭、赤芍、白芍、山楂、五灵脂、续断、制香附、三七、花蕊石各 10g,炒蒲黄、炒荆芥各 6g,水煎,经前、经期服。适用于月经过多。

6.党参、当归各 20g,酸枣仁、楮实子、鹿角霜、巴戟天、川芎各 10g。以上 7 味药,每日 1 剂,每剂加水煎 3 次,餐前服用。从月经来潮开始服用,连服 5 剂,下月照服,共服 3 个疗程。适用于月经过少。

四、中成药

1.逍遥丸

组成:柴胡,当归,白芍,白术(炒),茯苓,薄荷,生姜,甘草(炙)等。

主治:舒肝健脾,养血调经。用于肝气不舒,胸胁胀痛,头晕目眩,食欲减退,月经不调。治疗月经先期、月经过多、经行吐衄、崩漏。

用法:口服,每次 6～9g,每日 3 次,空腹温开水送服。

规格:水丸。每 100 粒重约 6g。

2.归脾丸

组成:党参,白术,黄芪,龙眼肉,酸枣仁,木香,当归,远志,甘草,茯苓,大枣,生姜等。

主治:益气健脾,养血安神。用于心脾两虚,气短心悸,失眠多梦,头昏头晕,肢倦乏力,食欲不振,崩漏便血。可用于气血两虚的月经失调。

用法:用温开水或生姜汤送服,水蜜丸 1 次 6g,小蜜丸 1 次 9g,大蜜丸 1 次 1 丸,每日 3 次。

规格:水丸,每 100 粒重约 6g,每袋 6g。蜜丸,每丸 9g。

3.清经颗粒

组成:牡丹皮,黄柏,生地黄,赤芍,白芍,女贞子,墨旱莲,茜草,地榆,海螵蛸,地骨皮,枸杞子。

主治:清热凉血,滋肾养阴,调经止血。用于月经提前,经量过多,经色鲜红,质稠有块。

用法:口服,1 次 1 包,每日 2 次;10 天为 1 个疗程。

规格:每包 5g,每盒 15 包。

4.十全大补丸

组成:党参,白术(炒),茯苓,甘草(蜜炙),当归,川芎,白芍(酒炒),熟地黄,黄芪(蜜炙),肉桂。

主治:用于气血两虚,面色苍白,气短心悸,头晕自汗,体倦乏力,四肢不温,月经量少。

用法:口服,1 次 6g(30 粒),每日 2 次或 3 次。

规格:360 粒/瓶。

5.艾附暖宫丸

组成:艾叶(炭),香附(醋制),吴茱萸(制),肉桂,当归,川芎,白芍(酒炒),生地黄,黄芪(蜜炙),续断。

主治:理气补血,暖宫调经。用于子宫虚寒,月经不调,经来腹痛,腰酸带下。

用法:口服,小蜜丸 1 次 9g,大蜜丸 1 次 1 丸,每日 2 次或 3 次。

规格:大蜜丸,每丸重 9g。

6.七制香附丸

组成:香附(醋制),生地黄,白芍,当归,熟地黄,川芎,艾叶炭,白术(麸炒),益母草,甘草,山茱萸(酒制),炒酸枣仁,茯苓(去皮),生阿胶,天冬,砂仁,人参(去芦),黄芩,延胡索(醋制)。

主治:开郁顺气,调经养血。用于月经错后,胸胁胀痛,小腹冷痛,白带量多。用于气滞血瘀型月经不调。

用法:口服,每次 6g,每日 2 次。

规格:每袋 6g。

五、西医治疗

1.促进卵泡发育

(1)氯米芬(克罗米芬):从月经第 5 天开始,口服氯米芬 50～150mg/d,连服 5 天,可能在停药后 5～11 天排卵。

(2)低剂量雌激素:如雌激素水平低,可于月经第 5 天起每日口服结合雌激素(妊马雌酮)0.625mg 或 17β-雌二醇 1mg,连服 5～7 天,应用 1～3 个周期,然后用氯米芬促排卵,能提高疗效。

2.雌孕激素人工周期　对一般月经失调而有一定雌激素水平者,可序贯应用雌孕激素人工周期:结合雌激素 0.625mg/d 或 17β-雌二醇 1mg/d,连用 21 天,最后 10～12 天同时给予甲羟孕酮 10mg/d。治疗 3 个周期,停药后可能出现排卵。

3.促性腺激素　人绒毛膜促性腺激素(HCG)具有促黄体激素的作用,于卵泡发育近成熟时给药可促排卵。①氯米芬与 HCG 合用:予以氯米芬 50～150mg/d,连服 5 天,在月经第 4～16 天或血中雌二醇(E_2)≥1000pmol/L 或 B 超示卵泡直径为 2.0cm 时,予以 HCG 5000～10000U,肌内注射。②氯米芬、人绝经促性腺激素(HMG)及 HCG 合用:每支 HMG 含 FSH 及 LH 各 75U,能促卵泡生长发育成熟。给予氯米芬 50～150mg/d,共 5 天,于月经第 6 天开始每日肌内注射 HMG 2 支,连用 6～8 天,当血中雌二醇(E_2)≥1000pmol/L,卵泡直径为 2.0cm 时停用 HMG,36 小时后肌内注射 HCG 5000～10000U 促进排卵。

4.黄体生成素释放激素(LH-RH)　LH-RH 适用于丘脑下部分泌不足的无排卵者。应用微泵脉冲式静脉注射,脉冲间隔 90～120 分钟,小剂量 1～5μg/脉冲,大剂量 10～20μg/脉冲,用药 17～20 天,或从月经周期第 5 天开始,每日肌内注射 50μg,连续 7～10 天。

5.孕激素　自排卵后或下次月经前 10～14 天开始,肌内注射黄体酮 10mg/d 或每日口服甲羟孕酮 10mg,连用 10～14 天。

6.溴隐亭　溴隐亭适用于无排卵伴有高泌乳血症者。溴隐亭 1.25mg,每日 2 次,如无不良反应,一周后改为 2.5mg,每日 2 次,一般用药 3～4 周泌乳素(PRL)降至正常即可排卵。

7.其他 无生育要求者,可口服单相口服避孕药,自月经第 5 天始,每日 1 片,连服 11 天为 1 周期。连用 3 个周期。

(杜东红)

第三节 更年期综合征

一、概述

更年期是指围绕绝经的一段时期,包括从接近绝经出现与绝经有关的内分泌、生物学和临床特征起至最后一次月经后一年。绝经是更年期的重要标志,围绝经期包括绝经前期,绝经期及绝经后期。更年期综合征指妇女绝经前后由于性激素减少所致的一系列躯体及精神心理症状,如月经紊乱、烘热汗出、情志异常等。我国城市妇女平均绝经年龄为 49.5 岁,农村妇女平均绝经年龄为 47.5 岁。除生理性绝经之外,还有病理性绝经,可见于卵巢早衰患者,即绝经发生在＜40 岁。另外,如果双侧卵巢经手术切除或受放射线毁坏,可导致人工绝经,人工绝经者更易发生更年期综合征。

古代中医医籍对本病无专篇记载,多散见于"年老血崩""脏躁""百合病"等病症中。1964 年始以"经断前后诸证"列入中医教材。中医学认为妇女在绝经前后,肾气渐衰,天癸渐竭,冲任二脉虚衰,月经将断而至绝经,生殖能力降低而至消失。这是女性衰老的自然规律,多数妇女可以顺利度过,但部分妇女由于体质、产育、疾病、营养、劳逸、社会环境、精神因素等方面的原因,不能很好地调节这一生理变化,使得阴阳平衡失调,脏腑气血不相协调,而围绕经断前后出现诸多身心和躯体证候。

近年来,由于生活水平提高,营养状态改善,绝经年龄有后延趋势,寿命普遍延长,故围绝经期的保健日益受到人们重视。

二、中医治疗优势

更年期综合征的中医病机是肾虚,阴阳平衡失调。肾主生殖,中医治疗主要通过重点调整肾的阴阳,使已失去平衡的阴阳在新的基础上恢复平衡,从而改善其症状。故整体调理,配合情志疏导和饮食调理,改善更年期综合征的身心和躯体症状是中医治疗的突出优势。一般来说,病程较短,症状较轻者,疗效显著。中医药治疗的不良反应少,患者依从性好,可较长期服用。

三、中医治疗路径

中医药对更年期综合征的防治,以调理阴阳平衡为治疗原则。应从调整脏腑,尤以调整肾阴阳失调入手,兼顾疏肝、健脾、补精血,以达到充养天癸,调补冲任,畅达气机,改善更年期综合征的身心和躯体症状,从根本治疗本病的目的。辨证施治是中医治疗本病的主要方法,除此以外,还应考虑结合针灸、推拿、饮食、情志疏导等疗法协同治疗。

进入更年期前 1～2 年应开始注意"治未病",更年期时能减少诸病的发生。

四、中医治疗策略

更年期综合征以肾阴阳虚为本,治疗以补肾为主,兼顾疏肝、健脾、补精血。补肾应注重平调肾中阴阳,清热不宜过苦寒,祛寒不宜过于温燥,补精血不可滋腻,更不可妄用克伐,以免犯虚虚之戒。对于以精神、神经症状为主的患者,结合针灸治疗,饮食调理,情志疏导等可提高疗效。

治疗此类患者时,要注意生殖器官的排除器质性病变,尤其是恶性病变。

1.肝肾阴虚证

【审证求因】

主症:头晕目眩耳鸣,头部面颊阵发性烘热,汗出,五心烦热,腰膝酸痛,足跟疼痛。月经先期或先后不定,经色鲜红,量或多或少,或皮肤干燥、瘙痒,或情志不畅,烦躁易怒,胁痛口苦,口干,大便干结,尿少色黄。舌红少苔,脉细数。

病因:妇女经孕产乳,耗伤精血,天癸渐竭,阴精不复,肾阴日虚,冲任衰虚;肝肾同源,肾水枯涸,肝血不充,肝木失养,而出现更年期综合征之候。

【辨证要点】

此证型以烘热汗出,头晕耳鸣,或情志不畅,烦躁易怒,胁痛口苦,舌红少苔,脉细数为辨证要点。

天癸渐竭,肾阴不足,故出现烘热汗出。肾虚不能上荣脑髓则头晕耳鸣;肝肾同源,肾水枯涸,肝血不充,肝木失养,故情志不畅,烦躁易怒,胁痛口苦。舌红少苔,脉细数为肝肾阴不足之表现。

【临证思维】

本证患者以烘热汗出,头晕耳鸣,或情志不畅,烦躁易怒,胁痛口苦为主。临证时需注意全面了解患者情况,如月经、孕产、病程、家庭等。本证治疗大法以滋养肝肾为主。

治法:滋养肝肾,佐以潜阳。

方药:左归饮(《景岳全书》)加制何首乌 20g,龟甲 30g(先煎)。

熟地黄 20g,山药 15g,枸杞子 20g,山茱萸 15g,茯苓 20g,炙甘草 6g。

若见双目干涩等肝阴虚证甚时,宜养肝潜阳,以杞菊地黄丸(《医级》)去泽泻,加白芍 15g,夏枯草 15g,决明子 10g,鳖甲 15g。

若心肾不交,并见心烦不宁,失眠多梦,甚至情志异常,宜滋肾宁心安神,方用百合地黄汤合甘麦大枣汤合黄连阿胶汤(《伤寒论》)加减。

中成药:更年女宝片,每次 4 片,每日 2～3 次,口服。具有补益肝肾祛瘀之功效,适用于肝肾亏损兼有血瘀之症。

更年安片,每次 6 片,每日 3 次。功能滋阴清热,安神镇静。适用于肝肾阴虚证。

2.肾阳虚证

【审证求因】

主症:面色晦黯,精神萎靡,形寒肢冷,腰膝酸冷,或经行量多,或崩中暴下,色淡或黯,有块,面浮肢肿,夜尿多或尿频失禁,或带下清稀。舌淡,或胖嫩,边有齿印,脉沉细无力。

病因:绝经时期,肾气渐衰。若素体阳虚,或过服寒冷,致肾阳虚惫,则虚寒内盛,脏腑失于温养,进而出现更年期综合征之候。

【辨证要点】

此证以面晦神疲,形寒腰冷,浮肿,舌淡,苔白,脉沉细无力为辨证要点。

肾气虚衰,虚寒内盛,脏腑失于温养,则面晦神疲,形寒腰冷,浮肿。舌淡,脉沉细无力为肾阳虚表现。

【临证思维】

本证患者以面色晦黯,精神萎靡,形寒肢冷,腰膝酸冷为主。临证时需注意全面了解患者情况,如月经、孕产、病程、家庭等。本证治疗大法以温肾为主。

治法:温肾扶阳。

方药:右归丸(《景岳全书》)加仙茅、淫羊藿、覆盆子。

肉桂6g,附子6g(先煎),山药20g,枸杞子20g,熟地黄15g,杜仲15g,山茱萸15g,鹿角胶15g(烊化),菟丝子20g,当归10g。

若兼见纳呆便溏,甚或五更泄泻,面浮肢肿等脾肾阳虚证时,治宜温肾健脾,方用右归丸(《景岳全书》)合理中丸(《伤寒论》)。

肉桂6g,附子6g(先煎),山药20g,枸杞子20g,熟地黄15g,杜仲15g,山茱萸15g,鹿角胶15g(烊化),菟丝子20g,当归10g,党参30g,白术15g,干姜15g,炙甘草6g。

中成药:更年康片,每次3片,每日2～3次。功能补肾益阳,定志安神。适用于肾阳虚弱型更年期综合征。

3.肾阴阳两虚证

【审证求因】

主症:绝经前后,头晕耳鸣,健忘,乍寒乍热,颜面烘热,汗出恶风,腰背冷痛,四肢欠温,自汗、盗汗,或月经紊乱。舌淡,苔薄,脉沉弱。

病因:肾精亏乏,天癸竭,肾气不充,或阴损及阳,阳损及阴,以致肾阴阳两虚,进而出现更年期综合征诸证错杂之候。

【辨证要点】

此证以头晕耳鸣,腰酸乏力,时而怕冷,时而烘热汗出;舌淡,苔薄,脉沉弱为辨证要点。

天癸竭,肾阴阳两虚,则诸证错杂并见,故有头晕耳鸣,腰酸乏力,时而怕冷,时而烘热汗出;舌淡,苔薄,脉沉弱为肾虚的表现。

【临证思维】

本证患者以面色晦黯,精神萎靡,形寒肢冷,腰膝酸冷为主。临证时需注意全面了解患者情况,如月经、孕产、病程、家庭等。本证治疗大法以温肾为主。

本证患者以头晕耳鸣,腰酸乏力,时而怕冷,时而烘热汗出为主。临证时需注意全面了解患者情况,如月经、孕产、病程、家庭等。本证治疗大法以补肾之阴阳为主。

治法:阴阳双补。

方药:二仙汤(《中医方剂临床手册》)合二至丸(《医方集解》)加制何首乌20g、生龙骨30g(先煎)、生牡蛎30g(先煎)。

仙茅10g,淫羊藿10g,巴戟天15g,当归15,知母20g,黄柏12g女贞子15g,墨旱莲20g。

中成药:妇延春胶囊,每次5粒,每日3次。功能滋阴扶阳,益气健脾,养血安神。适用于肾阴阳两虚证。疗程为1个月。

五、其它中医疗法

1.针灸

(1)体针:取双合谷、双太冲、双三阴交,每日 1 次,10 次为 1 个疗程。

(2)耳针:取内分泌、神门、交感、皮质下、心、肝、脾、肾。每次选 3~4 个穴,隔日针刺 1 次;或耳穴埋王不留行。

2.推拿疗法

(1)肝肾阴虚

取穴:肝俞、肾俞、百会、曲池、内关、三阴交、太溪、涌泉。

手法:患者取俯卧位,双手由肩背部沿膀胱经路线推抚至足跟,或从胸胁部沿肝经路线推抚至足外踝部数遍,使患者全身放松。拇指揉拿小腿后部数遍,拇指重压跟腱 1~2 分钟。拇指轻揉三阴交、太溪,重擦涌泉 2~3 分钟。最后指揉内关、曲池 1~2 分钟。用指快速擦摩百会穴数百次。

(2)脾肾阳虚

取穴:中脘、关元、足三里、三阴交、阴陵泉、百会、肾俞、脾俞、关元俞、八髎。

手法:患者取俯卧位,基本手法同上。唯按揉肾俞、脾俞、关元俞各 1~2 分钟,掌握八髎穴以透热为度。再取仰卧位,掌摩小腹至透热为度,点按中脘、关元各 1~2 分钟。指压足三里、三阴交、阴陵泉各 1~2 分钟。双手末节指腹由前额交替推抖至后枕部数遍,并轻拍击巅顶部,多指捏拿、敲击头部。

3.饮食疗法

(1)黑木耳 30g,黑豆 30g,共研末,每次服 2~3g,每日 1~2 次,有补肾作用。

(2)枸杞百合粥:枸杞子、百合各 30~60g,大米适量,煮粥食用。有滋补养阴生津之功效。

(3)核桃肉芡实莲子粥:核桃肉 20g,芡实 15g,莲子肉 15g,大米适量,煮粥食用。有补肾健脾的功效。

(4)桑椹糯米粥:新鲜桑椹 30g,糯米 50g,同时入锅加水至 1000ml 煮粥,待粥熟后加适量冰糖,早晨空腹温热服食。适用于肝肾阴虚证。

(5)羊肉炖栗子:羊肉 60g,栗子 18g,枸杞子 15g。将羊肉洗净切块,加水 2000ml,用武火煮开锅后用文火煮至半熟时加入去壳栗子、枸杞子再煎 20 分钟,加佐料服食,每晚 1 剂,连服 1 个月。适用于肾阳虚证。

(6)甲鱼枸杞汤:甲鱼 1 只,枸杞子 45g,姜、葱、糖、料酒等适量。甲鱼去内脏,腹内填入枸杞子及姜、葱、糖、料酒等佐料,清蒸至肉熟,连汤服食,每晚服 1 次。适用于肝肾阴虚证。

(7)酸枣仁粥:酸枣仁 30g(捣碎)、粳米 50g,羊肉 60g。将酸枣仁用纱布袋包扎,羊肉切片与粳米同时入锅,加水 1000ml 煮粥。粥熟后去掉纱布袋,再加红糖适量,温热睡前服用每日 1 次。适用于肾阴阳俱虚证。

六、中医治疗评价

中医辨证施治治疗更年期综合征,从绝经前 1~2 年开始服用中药,直至平稳度过围绝经期,对改善患者的全身症状及月经失调的临床疗效可靠。若同时配合针灸治疗、精神疏导等,可进一步提高疗效。但中医治疗的疗程较长。

七、中医治疗难点

1.潮热、出汗、失眠等症状较重时,单用中医药治疗,有时症状难以快速控制,造成患者的依从性不强,给临床继续治疗带来困难。

2.对精神症状严重的患者,中医治疗的疗效仍不明显。

八、应对策略与思路

1.对潮热、出汗、失眠等症状较重患者,可考虑暂时给予激素替代疗法,同时配合中医辨证论治,待症状减轻后即停止激素替代疗法,继续用中医药巩固治疗,以提高患者的依从性。

2.对精神症状严重的患者,宜采用西医或中西医结合治疗。

(杜东红)

第四节　子宫肌瘤的中医治疗

一、概述

子宫肌瘤是女性生殖器官最常见的良性肿瘤,也是人体最常见的肿瘤之一。瘤体主要由平滑肌细胞增生而成,其间有少量纤维结缔组织。按肌瘤所在的部位可以分为宫体肌瘤和宫颈肌瘤。根据肌瘤与子宫肌壁的关系可以分为浆膜下肌瘤、肌壁间肌瘤、黏膜下肌瘤。

子宫肌瘤属于中医妇科学"癥瘕"的范畴。《灵枢》以"石瘕"命名,《金匮要略》以"癥病"命名。

子宫肌瘤好发于生育年龄,青春期少见,绝经后萎缩或消退。因肌瘤多无或很少有症状,临床报道发病率远低于真实发病率。我国35岁以上妇女子宫肌瘤的发病率为20%～25%,其中41～50岁的发病率最高,约占50%。21～30岁与50～60岁之间的妇女,发病率相对较低。20岁以下,60岁以上的妇女,极少发生子宫肌瘤。

中医学认为,子宫肌瘤是有形可及的,主要是有瘀、痰、湿。平时、经期或者分娩时有失摄生调养,感受寒、湿、热之邪;或七情过极扰乱气机;或脾肾阳虚,运化无力,痰湿内生;或手术损伤胞脉,均可导致气血瘀结,痰湿内壅,湿热阻滞,形成子宫肌瘤。

二、中医治疗优势

中医药治疗已成为子宫肌瘤保守治疗的首要方法,尤其对于早期、小于3cm的肌瘤,已取得较好的疗效。同时,对于子宫肌瘤引起的月经改变,中医药具有改善症状明显,副作用小的优势。另外,中医药治疗更加个体化,目前中医药治疗子宫肌瘤有多种剂型的成药,服用方便、疗效肯定。这些成药一方面活血化瘀、软坚散结促使瘤块消失,另一方面可调整脏腑功能,调理气血冲任,调动机体防御机制,达到扶正祛邪的目的。

目前的基础研究已成功地塑造了实验性子宫平滑肌瘤的动物模型，为开展中医药治疗子宫平滑肌瘤的研究铺垫了基础。研究证实中医药可以拮抗雌激素、提高 NK 细胞的活性、诱导肿瘤细胞的凋亡，并对血液流变学产生影响。

三、中医治疗路径

中医治疗子宫肌瘤的前提是首辨善恶。总的治疗原则是扶正祛邪，并按其体质强弱，病之久暂，酌用攻补，或先攻后补，或先补后攻，或攻补兼施等，随证施治。治疗要遵循"衰其大半而止"的原则，不可一味地猛攻、峻伐，以免损伤元气。

活血化瘀，软坚散结是治疗子宫肌瘤的基本大法。不同证型的患者，在辨证论治的基础上，结合活血化瘀，软坚散结的药物进行治疗。亦可结合月经周期按阶段分别用药。治疗多采用汤药、成药内服，静脉滴注活血化瘀类中药注射液等方法。

四、中医治疗策略

中医治疗子宫肌瘤的治疗主要考虑肌瘤的大小，月经的期、量、色、质，舌、脉、以及兼症和全身情况。治疗大法以活血化瘀、消癥散结为主。对于月经量多、经期延长者采用经期和非经期的分期治疗，经期以益气固冲、化瘀止血为主，非经期则在辨证论治的基础上活血化瘀、消癥散结治疗为主。

1.气滞血瘀证

【审证求因】

主症：胞中结块，月经或先或后，量或多或少，色黯红，有块，少腹胀痛或刺痛，块下痛减。胸胁不舒，情志抑郁，或经 B 超证实为子宫肌瘤，舌质黯，苔薄润，脉沉弦。

病因：素性抑郁，情志不遂，使肝失条达之性，或经孕产乳屡耗阴血，肝木失养，稍有七情引动，则易肝气郁结，肝之疏泄失常，气滞则血瘀，气聚则血凝，积于胞宫，日久成癥。

【辨证要点】

本证以胞中结块，少腹胀痛或刺痛。舌质黯，苔薄润，脉沉弦为辨证要点。

气滞血瘀，不通则痛，故少腹胀痛或刺痛；舌质黯，苔薄润，脉沉弦皆为气滞血瘀之象。

【临证思维】

本病需结合 B 超确诊，再根据患者月经或先或后，量或多或少，色黯红，有块，少腹胀痛或刺痛，块下痛减，胸胁不舒，情志抑郁的临床表现，结合舌脉特征确定属于气滞血瘀型，再采用疏肝行滞，化瘀散结法。

治法：疏肝行滞，化瘀散结。

方药：行气消癥汤（《现代中西医妇科学》）。

柴胡 10g，香附 10g，枳实 15g，陈皮 6g，川芎 9g，白芍 12g，三棱 10g，莪术 10g 荔枝核 12g，川楝子 15g，山楂 12g，郁金 10g。

若月经量多者加益母草、三七粉以化瘀止血。若少腹痛甚者加延胡索、没药以行气止痛。

中成药：

①桂枝茯苓胶囊，每次 3 粒，每日 3 次，饭后服用，经期停用。

②宫瘤清胶囊，每次 4 粒，每日 4 次，经期停服。

2.气虚血瘀证

【审证求因】

主症:胞中结块,月经量多,色淡,质稀,夹有血块,小腹坠痛,带下量多,色白,质稀,四肢乏力,少气懒言,或经 B 超证实为子宫肌瘤,舌淡黯,苔薄白,脉虚细而涩。

病因:先天禀赋不足,或脾胃素虚,或气血素弱之人,操劳过度,经孕产乳又耗伤气血,或有忧思伤脾,或有饮食不节,脾胃受损,气血更显不足,气虚运血无力血行迟滞,日久结而成瘀,停积胞宫,而成本病。

【辨证要点】

本证以胞中结块,月经量多,色淡,质稀,夹有血块,舌淡黯,苔薄白,脉虚细而涩为辨证要点。

脾气虚弱,气虚不能摄血,故月经量多,气虚运血无力,血行迟滞而成瘀,则月经中夹有血块,小腹胀痛;舌淡黯,苔薄白,脉虚细而涩,皆为气虚血瘀之象。

【临证思维】

本病需结合 B 超确诊为子宫肌瘤,根据患者月经先期,量多,色淡,质稀,夹有血块,小腹坠痛,四肢乏力,少气懒言的临床表现,并结合舌脉特征确定属于气虚血瘀型,而采用补气健脾,化瘀散结法。

治法:补气健脾,化瘀散结。

方药:补气消癥丸(《现代中西医妇科学》)。

党参 15g,太子参 12g,南沙参 12g,黄芪 12g,山药 15g,白术 9g,三棱 20g,莪术 20g,昆布 15g,山慈菇 12g,夏枯草 15g,枳壳 12g。

若月经过多者,经期加人参粉以补气摄血。

3.痰瘀互结证

【审证求因】

主症:胞中结块,时或作痛,月经或先或后,量或多或少,经色黯红,质稠有块,带下量多,色白,质黏腻,胸脘痞闷,形体肥胖,或经 B 超证实为子宫肌瘤,舌质暗紫苔白腻,脉细濡或沉滑。

病因:素体肥胖,痰湿壅滞之人,忧思过度或饮食失节损伤脾胃,以致运化失职,水谷精微不能输布,反下注而为痰浊。痰滞胞宫,与血搏结,积而成癥。

【辨证要点】

本证以胞中结块,月经或先或后,量或多或少,带下量多,形体肥胖,舌质暗紫,苔白腻,脉细濡或沉滑为辨证要点。

痰浊阻滞胞宫,与血搏结,则月经或先或后,量或多或少;痰浊阻于胸脘,气机不畅,痰浊流注下焦带下量多;舌质暗紫,苔白腻,脉细濡或沉滑皆为痰瘀互结之象。

【临证思维】

本病需结合 B 超确诊为子宫肌瘤,根据患者月经或先或后,量或多或少,经色暗红,质稠有块,带下量多,色白,质黏腻,胸脘痞闷,形体肥胖的临床表现,并结合舌脉特征确定属于痰瘀互结型,而采用理气化痰,破瘀消癥法。

治法:理气化痰,破瘀消癥。

方药:开郁二陈汤(《万氏妇人科》)加水蛭、莪术、鬼箭羽。

法半夏 10g,陈皮 10g,茯苓 10g,青皮 10g,香附 10g,川芎 10g,莪术 10g,木香 6g 槟榔 10g,甘草 6g,水蛭 10g,苍术 10g,鬼箭羽 10g。

若湿蕴化热带下色黄者,加败酱草、牡丹皮、大血藤以清热化湿。

4.寒凝血瘀证

【审证求因】

主症：胞中结块，月经后期，量少，色黯红，夹有血块，小腹冷痛、拘急，块下腹痛减轻，带量多、色白、质稀，四末不温，或经 B 超证实为子宫肌瘤，舌淡紫，苔薄白，脉沉紧。

病因：素体阳虚之人，经期、产后血室正开，饮冷或感寒，使风寒之邪乘虚而入；或脾肾阳虚，寒从内生，寒邪凝涩不行，血结而生瘀血，滞于胞宫，日久而成癥瘕。

【辨证要点】

本证以胞中结块，月经后期，量少，小腹冷痛，舌淡紫，苔薄白，脉沉紧为辨证要点。

寒邪凝滞胞宫，血滞涩不行，则月经后期，量少；寒邪阻滞，气机不畅，则小腹冷痛，块下腹痛减轻。舌淡紫，苔薄白，脉沉紧皆为寒凝血瘀之象。

【临证思维】

本病需结合 B 超确诊为子宫肌瘤，根据患者月经后期，量少，色黯红，夹有血块的临床表现，并结合舌脉特征确定属于寒凝血瘀型，而采用暖宫散寒，化瘀散结法。

治法：暖宫散寒，化瘀散结。

方药：少腹逐瘀汤（《医林改错》）加味。

肉桂 6g，艾叶 6g，小茴香 6g，干姜 10g，当归 10g，川芎 10g，延胡索 10g，制没药 10g，蒲黄 10g，五灵脂 10g，赤芍 10g，吴茱萸 4g。

5.湿热夹瘀证

【审证求因】

主症：胞中结块，经行量多色红，有血块，经期延长，下腹疼痛，腰骶酸痛下坠，时有发热，带下量多，色黄，秽臭，或经 B 超证实为子宫肌瘤，舌红，苔黄腻，脉滑数。

病因：素体脾胃虚弱，或者过食冷饮，损伤脾阳，脾失健运，湿邪内留。湿蕴化热，下注带脉，损伤冲任胞络，与气血凝结，导致癥瘕。

【辨证要点】

本证胞中结块，以经行量多色红，有血块，下腹疼痛，带下量多，舌红，苔黄腻，脉滑数为辨证要点。

湿热留于胞宫，热破血妄行，故经行量多色红，有血块，经期延长；瘀热互结，气机不畅，则下腹疼痛；湿热下注，带下量多，舌红，苔黄腻，脉滑数皆为湿热夹瘀之象。

【临证思维】

本病需结合 B 超确诊为子宫肌瘤，根据患者经行量多色红，有血块，经期延长，下腹疼痛，腰骶酸痛下坠，带下量多，色黄，秽臭的临床表现，并结合舌脉特征确定属于湿热夹瘀型，而采用清热利湿，活血消癥法。

治法：清热利湿，活血消癥。

方药：清宫消癥汤（经验方）加味。

半枝莲 20g，白花蛇舌草 20g，皂角刺 15g，夏枯草 15g，蛇莓 30g，败酱草 12g，石见穿 15g，紫草 15g，莪术 10g，三棱 10g，桃仁 10g，赤芍 12g，丹参 20g。

中成药：宫瘤清胶囊，每次 3 粒，每日 3 次。改善症状，1 个月为 1 个疗程；缩小或消除病灶，3 个月为 1 个疗程，经期停服。

6.阴虚肝旺证

【审证求因】

主症：胞中结块，月经色鲜红，带下甚少，或阴中干涩，口干目涩，五心烦热，两颊潮红，头晕目眩，或经 B

超证实为子宫肌瘤,舌紫红,苔薄黄,脉细弦。

病因:素体阴血不足,因经产重虚,肝失柔养,复为情志所伤,阴虚肝旺,肝气失于条达,瘀滞乃成,日久成癥。

【辨证要点】

本证以胞中结块,月经色鲜红,五心烦热,舌紫红,苔薄黄,脉细弦为辨证要点。

阴虚有热,故经色鲜红,五心烦热;舌紫红,苔薄黄,脉细弦皆为阴虚肝旺之象。

【临证思维】

本病需结合B超确诊为子宫肌瘤,根据患者月经先期,量少,色鲜红,经期延长,口干目涩,五心烦热,两颊潮红的临床表现,并结合舌脉特征确定属于阴虚肝旺型,而采用滋阴养血,化瘀散结法。

治法:滋阴养血,化瘀散结。

方药:滋阴化瘀汤(《现代中西医妇科学》)。

当归12g,生地黄15g,沙参12g,枸杞子15g,麦冬12g,白芍12g,昆布15g,夏枯草15g,川楝子15g,水蛭12g。

若月经先期量多者加大小蓟、炒槐花以凉血止血;若口燥咽干甚者,加石斛、五味子、玉竹以养阴生津。

五、其它中医治疗

1.针灸疗法

(1)毫针疗法:实证取气海、气冲、三阴交、合谷,配血海、次髎、膈俞、石门,平补平泻或泻法。虚证取关元、足三里、三阴交、隐白、脾俞、胃俞,配膈俞、气冲,用补法。

(2)火针疗法:取穴:关元、中极、水道、归来。方法:快速刺入,快速退出,针入约2～3分。每周2次。

(3)耳针疗法取穴:子宫、内分泌、交感、肝、肾。

2.中药保留灌肠 桃仁、川芎、三棱、莪术、穿山甲、路路通、陈皮、昆布各15g,地鳖虫12g,肥胖痰湿者加夏枯草、法半夏各15g。将药物浓煎成100ml,温度40摄氏度左右保留灌肠。每日1次,30次为1个疗程。经期停止灌肠,经后3～7天开始。

六、中医治疗评价

近年来中医对于子宫肌瘤的治疗进入了一个新的阶段,具有十分丰富的内容。辨证施治是中医治疗子宫肌瘤的主要手段,具有比较肯定的疗效;对于无症状的患者,尤其对小于3cm的肌瘤疗效显著。另外,在改善症状,调整月经,减少子宫出血等方面中医治疗亦有优势。但对于大于3cm肌瘤的治疗主要疗效为改善症状和控制肌瘤。

七、中医治疗难点

1.对于大于3cm,或多发性子宫肌瘤,目前中医治疗的临床疗效尚不满意。中医治疗子宫肌瘤的疗程较长,用药周期长,常需半年以上,有些患者难以坚持。

2.在子宫肌瘤的治疗过程中何时宜攻,何时宜补,何时先攻后补,何时先补后攻,何时攻补兼施,尚缺乏客观的指标而影响了中医疗效。

八、应对策略与思路

1.深入研究中医药治疗子宫肌瘤的作用靶点,探讨中药阻碍肿瘤血管生长,中断或减少肿瘤的血液供应的机制,指导临床用药。

2.制定适合临床实际的临床路径与治疗方案,研究比较不同治则治法、不同疗程等因素与疗效的关系,进一步提高中医治疗子宫肌瘤的疗效。

（杜东红）

第五节 异位妊娠的中医治疗

一、概述

当受精卵于子宫体腔以外的部位着床时,称为异位妊娠,习惯称为宫外孕。异位妊娠与宫外孕的含义稍有差别,宫外孕仅指子宫以外的妊娠,不能包括发生在宫颈或宫角的异位妊娠。根据受精卵在宫腔外种植部位的不同可分为输卵管妊娠、卵巢妊娠、腹腔妊娠、阔韧带内妊娠、宫颈妊娠、残角子宫妊娠。其中以输卵管妊娠最多见,约占异位妊娠的95%。

异位妊娠是妇产科常见的急腹症之一,发病率约为1%,近年来由于性传播疾病、盆腔手术、妇科显微手术的增多和超促排卵技术的应用,使异位妊娠的发病率明显升高,据报道,异位妊娠占妊娠相关死亡数的9%～13%。

二、中医原著名言

中医学没有"异位妊娠"和"宫外孕"的病名,但在"妊娠腹痛""少腹血瘀""癥瘕"等病证中有类似症状的描述。如宋代的《圣济总录·妇人血积气痛》中用没药丸"治妇人血气血积,坚僻血瘀,发竭攻刺疼痛,呕逆噎塞,迷闷及血盅胀满,经水不行。"明代《普济方》"月水不行,腹为瘕块"中用桂枝桃仁汤"治气郁乘血,经候顿然不行,脐腹朽痛,上攻心肋欲死。"这与输卵管妊娠破裂或流产时,多数患者出现的停经、突发下腹剧痛、晕厥,或伴恶心呕吐,以及腹腔内出血等症状或体征有相似之处。

三、预后

异位妊娠由于其妊娠部位、就诊时间、诊断处理是否及时的不同,故预后凶吉不一。输卵管妊娠若早期诊断,可以保守治疗,免除手术,保存生育能力。不稳定型,必须在严密观察下保守治疗。对于子宫颈、间质部妊娠,必须手术治疗。如果输卵管妊娠破裂,严重时可危及生命,必须手术抢救。输卵管妊娠以后,10%患者可再次患输卵管妊娠,50%～60%患者继发不孕症。

四、诊断与鉴别诊断

（一）临床表现

典型的临床表现包括停经、腹痛及不规则阴道流血。

1.症状

（1）停经：输卵管壶腹部及峡部妊娠一般停经6～8周，间质部妊娠停经时间较长。当月经延迟几日后出现阴道不规则流血时，常被误认为月经来潮。应详细询问病史，对有腹痛与阴道不规则流血的生育期妇女，即使无停经史亦不能完全排除异位妊娠。

（2）腹痛：95%以上的输卵管妊娠患者以腹痛为主诉就诊，腹痛多发生于妊娠4～6周。输卵管妊娠流产或破裂前，由于输卵管妊娠使管腔扩大，常出现一侧下腹隐痛或胀痛，疼痛亦可为双侧性。当输卵管妊娠发生流产或破裂时，患者突感下腹一侧撕裂样疼痛，或伴恶心、呕吐。疼痛范围与出血量有关，可波及下腹或全腹。血液刺激膈肌时，可引起肩胛部放射性疼痛。血液积聚在子宫直肠窝时，可引起肛门坠胀和排便感。腹痛可先于阴道出血，也可同时发生或出血后才有腹痛。

（3）阴道出血：常表现为短暂停经后不规则的阴道流血，量少，呈点滴状，色暗红或深褐色。一般不超过月经量，少数患者阴道流血量较多。阴道流血可伴有蜕膜管型或蜕膜碎片排出，是由子宫蜕膜剥离所致。阴道流血一般常在病灶去除后才能停止。

（4）晕厥与休克：部分患者因腹腔急性内出血及剧烈腹痛，轻者出现晕厥，重者出现失血性休克，与阴道流血量不成正比。

2.体征

（1）一般情况：异位妊娠时，出血不多，腹膜吸收很快，则临床表现以腹痛为主，血压、脉搏无异常。腹腔内出血较多时，呈贫血貌，大量出血时，患者可出现面色苍白、脉快而细弱、血压下降等休克表现。体温一般正常，出现休克时体温略低，腹腔内血液吸收时体温略升高，但不超过38℃。

（2）腹部体征：下腹有明显的压痛及反跳痛，以患侧为甚，但腹肌紧张常不明显。出血多时，叩诊有移动性浊音。在某些患者的下腹可触及包块，若反复出血并积聚，则包块可不断增大变硬。

（3）盆腔体征：阴道内常有血液，来自宫腔。阴道后穹隆饱满，有触痛；宫颈举痛或摇摆痛明显，此为输卵管妊娠的主要体征之一；子宫稍大而软，内出血多时，检查子宫有漂浮感；在子宫一侧或其后方可触及肿块，其大小、形状、质地常有变化，边界多不清，触痛明显。病变时间长者，肿块机化变硬，边界渐清楚。输卵管间质部妊娠时，子宫大小与停经月份基本相符，但子宫不对称，一侧角部突出，破裂所致的征象与子宫破裂极相似。

（二）诊断

输卵管妊娠流产或破裂后，多数有典型的临床表现。根据停经、阴道流血、腹痛、休克等表现可以确诊。若临床表现不典型，则应密切监护病情变化，观察腹痛是否加剧、盆腔包块是否增大、血压及血红蛋白下降情况，从而进行诊断。以下辅助检查有助于明确诊断。

1.B型超声检查　其已成为诊断输卵管妊娠的主要方法之一。输卵管妊娠的典型声像图为：①在子宫内不见妊娠囊，内膜增厚；②在宫旁一侧可见边界不清、回声不均的混合性包块，有时在宫旁包块内可见妊娠囊、胚芽及原始心管搏动，是输卵管妊娠的直接证据；③直肠子宫凹陷处有积液。文献报道，超声检查的准确率为77%～92%，随着彩色超声、三维超声及经阴道超声的应用，其诊断准确率不断提高。

2.妊娠试验　测定β-hCG是早期诊断异位妊娠的常用手段。胚胎存活或滋养细胞尚有活力时，β-hCG

呈阳性,但是异位妊娠时往往低于正常宫内妊娠。正常妊娠时,血 β-hCG 每 2 日成倍增长,β-hCG 半衰期为 36～48h。异位妊娠时 β-hCG 的倍增在 48h 内常不足 66%。β-hCG 呈阴性时,不能完全排除异位妊娠。妊娠 β-hCG 呈阳性时,不能确定妊娠在宫内或宫外。对于疑难病例可用比较敏感的放射免疫法连续测定。

3.腹腔穿刺 其包括经阴道后穹隆穿刺和经腹壁穿刺,是简单、可靠的诊断方法。内出血时,血液积聚于直肠子宫陷凹,后穹隆穿刺可抽出陈旧性不凝血。若抽出血液较红,放置 10min 内凝固,表明误入血管。当有血肿形成或粘连时,抽不出血液时也不能否定异位妊娠的存在。当出血多、移动性浊音呈阳性时,可直接经下腹壁一侧穿刺。

4.腹腔镜检查 腹腔镜有创伤小、可在直视下检查并手术,术后恢复快的特点,适用于输卵管妊娠未流产或破裂时的早期确诊及治疗。但出血量多或严重休克时不宜进行腹腔镜检查。

5.子宫内膜病理检查 诊断性刮宫见到蜕膜而无绒毛时,可排除宫内妊娠;若见绒毛极少,应随访。

前两种检查为无创性,患者易接受,后三种检查为微创,对于早期输卵管妊娠无症状者、怀疑宫内妊娠希望保留者,较难接受。

美国妇产科医师协会(ACOG,2004 年)根据前两种检查结果判断无症状的早期输卵管妊娠,提出了临床决策可供参考。

(1)血清 β-hCC 值≥1500U/L 时,结合阴道 B 型超声综合分析。

1)阴道 B 型超声检查:子宫外见妊娠囊、胚芽或原始心管搏动,可诊断为输卵管妊娠。

2)阴道 B 型超声检查:子宫内未见妊娠囊等,附件处见肿块,可考虑输卵管妊娠;子宫内未见妊娠囊等、附件处无肿块,可于 2d 后重复进行血清 β-hCG 及阴道 B 型超声检查。若子宫内仍未见妊娠囊,而血清 β-hCG 值增加或不变,则亦可考虑输卵管妊娠。

(2)血清 β-hCG 值<1500U/L、阴道 B 型超声未见子宫内与子宫旁妊娠囊等、未见附件肿块,3d 后重复测定血清 β-hCG 值及阴道 B 型超声检查。

1)若 β-hCG 值未倍增或下降,阴道 B 型超声仍未见子宫内妊娠囊等,可考虑即使宫内妊娠,也无继续存活可能(如胚囊停止生长、枯萎卵),可按输卵管妊娠处理。

2)若 β-hCG 值未倍增,可等待阴道 B 型超声检查见子宫内妊娠囊等或子宫旁妊娠等。

(三)鉴别诊断

1.流产 停经后出现少量阴道流血,伴下腹正中阵发性胀痛,有时可见绒毛排出。检查:子宫增大变软,宫口松弛,后穹隆穿刺常为阴性。血、尿人绒毛膜促性腺激素阳性,B 型超声检查宫腔内有妊娠囊,或在排出的组织物中见到绒毛。

2.黄体破裂 无停经史,在黄体期突发下腹一侧剧痛,可伴有肛门坠胀,无阴道流血。检查:子宫正常大小,质地中等,附件一侧压痛,后穹隆穿刺可抽出不凝血,血人绒毛膜促性腺激素阴性。

3.卵巢囊肿蒂扭转 常有卵巢囊肿病史,患者突发下腹一侧剧痛,可伴恶心、呕吐,无阴道流血及肛门坠胀。检查:子宫正常大小,在患侧附件扪及触痛明显、张力较大的包块;血人绒毛膜促性腺激素阴性,B 型超声检查可见患侧附件肿块。

4.卵巢子宫内膜异位囊肿破裂 有子宫内膜异位症病史,表现为突发下腹一侧剧痛,伴肛门坠胀,无阴道流血。检查:下腹有压痛及反跳痛,宫底韧带可扪及触痛结节,患侧附件区压痛,既往发现的包块消失。B 型超声检查见后穹隆积液,可穿刺出巧克力色液体。

5.急性盆腔炎 患者多有不洁的性生活史,表现为发热、下腹持续性疼痛,白细胞计数明显增多。检查:下腹有压痛、肌紧张及反跳痛,阴道有灼热感,宫颈举痛,附件增厚或有包块,后穹隆穿刺时可抽出脓液或渗出液。一般无阴道流血,血人绒毛膜促性腺激素阴性。

6.急性阑尾炎　典型表现为转移性右下腹痛,伴恶心、呕吐、白细胞计数增多。检查:麦氏点压痛、反跳痛明显。无阴道流血,盆腔无压痛,血人绒毛膜促性腺激素阴性。

五、辨证分型与施治策略

(一)辨证分型

1.未破损型　其是指输卵管妊娠尚未发生流产或破裂。有停经史,可有早孕反应,或有阴道淋漓出血,一侧下腹隐痛,盆腔检查一侧附件可有软性包块,有触痛;尿妊娠试验多为阳性,B型超声检查附件有囊性块物,或宫内无妊娠囊、宫外有妊娠囊;脉弦滑。

2.已破损型　其是指输卵管妊娠流产或破裂。

(1)休克型:输卵管妊娠破裂后引起急性大出血,临床有休克体征。有停经史或早孕反应,出现突发性下腹剧痛、拒按,面色苍白,四肢厥逆;或冷汗淋漓、恶心、呕吐,血压下降或不稳定,烦躁不安;脉微欲绝或细数无力。盆腔检查,后穹隆饱满,有触痛子宫颈抬举痛,子宫正常大小或稍大,在宫旁可触及软性包块,触痛明显,后穹隆穿刺时抽出不凝的褐色血液。

(2)不稳定型:输卵管妊娠破裂后时间不长,病情不稳定,有再次发生内出血的可能。腹痛拒按,但逐渐减轻;或有少量阴道出血,色暗褐,血压较平稳,盆腔检查,可触及子宫一侧有界限不清的包块;脉细缓。

(3)包块型:输卵管妊娠破裂时间较长,腹腔内血液已形成血肿包块,即陈旧性宫外孕。输卵管妊娠破裂时间已久,盆腔内形成血肿,腹痛减轻或逐渐消失;可有下腹坠胀或便意感,阴道出血逐渐停止,盆腔检查时可触及不规则包块,与周围组织粘连;脉细涩。

(二)辨证施治

1.未破损型　其是指输卵管妊娠尚未发生流产或破裂。

治法:活血化瘀,消癥杀胚。

方药:宫外孕Ⅱ号方。丹参、赤芍、桃仁、三棱、莪术。

2.已破损型　指输卵管妊娠流产或破裂。

(1)休克型:输卵管妊娠破裂后引起急性大出血,临床有休克体征。

治法:回阳救脱,活血祛瘀。

方药:生脉散(《金匮要略》)合宫外孕Ⅰ号方。人参、麦冬、五味子、赤芍、丹参、桃仁。对休克患者应立即给予输液、输血等治疗,配合中药积极抢救。宜重用人参以大补元气固脱;四肢厥逆者,加附子以回阳救逆。待纠正休克后再加服宫外孕Ⅰ号方以活血祛瘀。

(2)不稳定型:输卵管妊娠破裂后时间不长,病情不稳定,有再次发生内出血的可能。

治法:活血祛瘀。

方药:宫外孕Ⅰ号方加党参、黄芪。赤芍、丹参、桃仁、党参、黄芪。对有血块形成者,可加用三棱、莪术以消癥散结。但应密切观察患者病情变化,注意药量由少到多,逐渐增加,做好抢救休克的准备。发热,舌质红,苔黄,脉弦者,加金银花、红藤以清热。

(3)包块型:输卵管妊娠破裂时间较长,腹腔内血液已形成血肿包块,即陈旧性宫外孕。

治法:活血化瘀,消癥散结。

方药:宫外孕Ⅱ号方。丹参、赤芍、桃仁、三棱、莪术。若包块较硬者,可加鳖甲、牛膝以加强消癥散结之功;身体虚弱者,加黄芪、党参以扶正祛邪;瘀血化热出现低热者,加牡丹皮、龟板、地骨皮以化瘀清热。

（三）施治策略

异位妊娠是妇科急腹症之一，既往一经确诊，应立即手术治疗。现在中西医结合治疗，为宫外孕患者保存输卵管、恢复生育功能开创了一条新路。中医认为，异位妊娠主要是血瘀少腹证，治疗应始终以活血化瘀为主。辨证施治的重点是动态观察治疗，尤以判断胚胎的死活最为重要。可以参考血人绒毛膜促性腺激素水平的升降、B型超声动态观察附件包块的大小，并在有输血输液及手术的条件下进行服药治疗。由于本病病情变化急剧，又具有兼证，所以治疗中应根据病情轻重、缓急、虚实情况，急则治其标，缓则治其本，或标本兼治；同时注意在不同时期选择杀胚消癥、活血化瘀、益气固脱诸法。

（四）调护

应减少宫腔手术及人工流产术，避免产后及流产后的感染；积极治疗慢性盆腔炎、盆腔肿瘤等疾病，以降低异位妊娠的发病率。在非手术治疗的过程中，除密切注意病情的变化外，患者宜绝对卧床休息，勿过早、过多地起床活动，应尽量减少可增加腹压的因素，不轻易进行阴道内诊，禁止灌肠及盆腔检查。在饮食上要给予高蛋白、高热量、高维生素、易消化的饮食，忌食生冷、辛辣煎炸之品及少食甘味食物（如过甜、豆类、乳类食物）以免滞血及中满痞胀。

六、西医治疗

异位妊娠的治疗包括非手术治疗和手术治疗，治疗的方法取决于异位妊娠的类型及发病程度。非手术治疗可采取中西医保守治疗。一般早期未破裂型，血 β-hCG＜2000U/L；无明显内出血；输卵管妊娠包块直径≤4cm；患者要求保存生育能力者，可选择保守治疗。破裂型（腹腔内大量出血、出现休克）、无生育要求者则选择手术治疗。注意一定要在有输血、输液及手术准备的条件下进行保守治疗。

（一）保守性药物治疗

适用于早期输卵管妊娠未发生破裂或流产、要求保存生育能力的年轻患者。甲氨蝶呤（MTX）的作用机制是使滋养细胞增生，破坏绒毛，使胚胎组织坏死、脱落、吸收。治疗期间应用血 β-hCG 测定及 B 型超声进行严密监护。并注意患者病情变化及药物的不良反应。

1.全身给药　甲氨蝶呤肌内注射，0.4mg/（kg·d），5d 为 1 个疗程；若单次剂量肌内注射，MTX 按1mg/kg 或 50mg/m² 计算，在治疗后 4～7 日 β-hCG 下降小于 15％，应重复剂量治疗。然后每周重复直至β-hCG 降至 5U/L，一般需要 3～4 周。

2.局部用药　在 B 型超声引导下穿刺，或腹腔镜在直视下穿刺，将药物直接注入妊娠囊内。

（二）手术治疗

可分为保守手术和根治手术。保守手术为保留患侧输卵管，根治手术为切除患侧输卵管。手术治疗适用于：①生命体征不稳定或有腹腔内出血者；②诊断不明确者；③血 β-hCG 值高或附件包块大者；④期待疗法或药物治疗禁忌证者；⑤随诊不可靠者。

1.根治手术　适用于内出血并发休克的急症患者。对急症患者应在积极纠正休克的同时，迅速打开腹腔，控制出血，补充血容量，纠正休克，切除输卵管。有绝育要求者，可同时结扎对侧输卵管。对于输卵管间质部妊娠患者，应争取在破裂前手术，以避免可能威胁生命的出血。手术时应进行子宫角部楔形切除及患侧输卵管切除，必要时切除子宫。

2.保守性手术　适用于有生育要求的年轻妇女，以保留输卵管及其功能。特别是对侧输卵管已切除或有明显病变者。可根据受精卵着床部位及输卵管病变情况选择术式，若为伞部妊娠，则行挤压术，将妊娠产物挤出；壶腹部妊娠，行切开输卵管取出胚胎再缝合；峡部妊娠，行病变部位切除及断端吻合。采用显微外科手术技术,可提高以后的妊娠率。

3.腹腔镜手术　它是治疗异位妊娠的主要方法。可在腹腔镜直视下穿刺输卵管的妊娠囊,抽出囊液后将药物直接注入孕囊内,常用的药物为甲氨蝶呤 50mg(一次注入)。也可在腹腔镜下切开输卵管,吸出胚囊后注入甲氨蝶呤或切除输卵管。

（三）期待疗法

少数输卵管妊娠可发生自然流产、吸收,症状轻而无须手术和药物治疗。适用于:①腹痛轻,出血少;②随诊可靠;③血 β-hCG 值低于 1000U/L,并持续下降;④无输卵管妊娠破裂证据;⑤附件包块＜3cm 或未探及;⑥无腹腔内出血。期待治疗过程中应注意生命体征、腹痛变化,配合 B 型超声和 β-hCG 监测。

（杜东红）

第六节　外阴及阴道炎症

一、概述

外阴及阴道炎症是妇科最常见疾病,可单独存在,也可两者同时存在,各年龄组均可发病。外阴炎就是外阴的皮肤或黏膜所发生的炎症病变,表现为红、肿、痛、痒、糜烂等,多因外阴不洁或异物刺激所致。当阴道的自然防御功能遭到破坏时,病原体侵入阴道,导致阴道黏膜发生炎症,白带出现量、色、质的异常,称为阴道炎。根据致病的病原体不同,临床常见有滴虫阴道炎、外阴阴道假丝酵母菌病、细菌性阴道病、老年性阴道炎等类型。

二、中医原著名言

外阴及阴道炎症临床以阴部瘙痒或带下异常为主要特征,归属于中医妇科学"阴痒""带下病"范畴。"带下"之名,首见于《黄帝内经》中,如《素问·骨空论》说:"任脉为病……女子带下瘕聚。"刘完素在《素问玄机原病式·附带下》中云:"故下部任脉湿热甚者,津液涌溢而为带下"。《女科证治约旨》说:"若外感六淫,内伤七情,酝酿成病,致带脉纵弛,不能约束诸脉经,于是阴中有物,淋漓下降,绵绵不断,即所谓带下也。"《傅青主女科》说:"夫带下俱是湿症。"《沈氏女科辑要笺正·带下》归纳带下的病因为"总不外湿火、相火、阴虚不守三途而已",比较全面地概括了带下的病因。

三、预后

外阴阴道炎经及时治疗多可痊愈,预后良好。若治疗不及时或治疗不彻底,或病程迁延日久,致使邪毒上客胞宫、胞脉,可导致月经异常、癥瘕和不孕症等。若带下病日久不愈,且带下秽臭伴癥瘕或形瘦者,要注意排除宫颈及子宫内膜恶性病变。

四、诊断与鉴别诊断

（一）临床表现

1.外阴炎　外阴瘙痒、疼痛、烧灼感,于活动、性交、排尿及排便时加重。检查时见局部充血、肿胀,常有抓痕,严重者形成溃疡或湿疹。病程日久可使皮肤增厚、粗糙、皲裂,甚至出现苔藓样变。

2.细菌性阴道病　此病 10%～40%患者无临床症状,有症状者主要表现为阴道分泌物增多,呈灰白色,均匀一致,稀薄,常黏附于阴道壁,易被拭去,有鱼腥臭味,在性交后加重,可伴有轻度外阴瘙痒或烧灼感,阴道黏膜无充血等炎症表现。

3.滴虫性阴道炎　25%～50%患者感染初期无症状。主要表现为阴道分泌物增多,呈稀薄脓性、黄绿色、泡沫状,有臭味。阴痒、灼热,性交痛亦常见,感染可累及尿道口,可有尿痛、尿急,甚至血尿。检查时可见阴道与宫颈黏膜充血水肿,常有散在的红色斑点或草莓状突起,有大量白带。

4.外阴假丝酵母菌病　外阴瘙痒严重、灼痛,可伴有尿频、尿急、尿痛及性交痛,部分患者阴道分泌物增多。典型的白带稠厚呈凝乳或豆渣样,阴道及阴道前庭黏膜高度水肿,覆有白色凝乳状薄膜,呈点状或片状分布,易被剥离,其下为受损潮红基底,或形成溃疡,或留下瘀斑,严重者小阴唇肿胀粘连。体征不典型时,从水样直至凝乳样白带均可出现。

5.老年性阴道炎　阴道分泌物增多,外阴有瘙痒、灼热感。分泌物稀薄,呈淡黄色,严重者呈脓血性白带。阴道呈老年性改变,上皮菲薄,皱襞消失,黏膜充血,表面常有散在点状充血,有时可见浅表溃疡。若经久不愈,严重时可使阴道狭窄甚至闭锁,炎症分泌物引流不畅时可形成阴道积脓或宫腔积脓。

（二）诊断标准

1.采用《妇产科学(7 年制)》外阴阴道炎的诊断标准。

(1)滴虫性阴道炎:若在阴道分泌物中找到滴虫,即可确诊。

(2)细菌性阴道病:下列 4 项中有 3 项阳性时即可临床诊断。①匀质、稀薄、白色阴道分泌物,常黏附于阴道壁;②阴道 pH 值>4.5;③胺臭味试验为阳性;④有线索细胞。

(3)老年性阴道炎:根据年龄、临床表现、阴道分泌物检查可见大量基底层细胞及白细胞而无滴虫及假丝酵母菌进行诊断。但要排除其他疾病,如子宫恶性肿瘤、阴道癌等。

2.采用 2010 年中华医学会“念珠菌病诊治策略高峰论坛”专家共识的诊断标准。

外阴阴道假丝酵母菌病:先前有抗生素的应用史、糖尿病、妊娠等本病的诱发因素,局部瘙痒、疼痛,并有白色稠厚、凝乳样阴道分泌物的临床症状及外阴阴道的局部炎症表现,结合阴道分泌物涂片镜检见大量酵母菌丝、假菌丝或芽孢即可诊断。

（三）鉴别诊断

1.外阴白色病变　外阴瘙痒为主要症状,其剧烈程度不分季节和昼夜。局部皮肤黏膜色素减退变白,增厚或变薄,出现表面水肿、皲裂或表浅溃疡等,多为对称性。病程日久,外阴病变部位皮肤失去弹性,组织萎缩,阴道口挛缩狭窄。

2.阴道、子宫良恶性肿瘤　当出现血性白带时,妇科检查时应注意与阴道以及子宫良、恶性肿瘤相鉴别。必要时可进行阴道镜、宫腔镜、诊断性刮宫等检查以进行鉴别。

五、辨证分型与施治策略

（一）辨证分型

1.脾虚湿盛　带下量多,色白或淡黄,质稀薄,阴痒,四肢倦怠,脘胁不舒,纳少便溏,舌质淡胖、苔薄或腻,脉细缓。

2.肾虚湿盛　带下量多,色白质稀如水,绵绵不断,外阴瘙痒,腰酸如折,畏寒肢冷,小腹冷感,面色晦暗,小便清长,或夜尿多,大便溏薄,舌质淡,苔白润、脉沉迟。

3.阴虚夹湿　带下量多,色黄或赤白相兼,质稠,有气味,阴部灼热感,或阴部瘙痒,腰膝酸软,头晕耳鸣,五心烦热,咽干口燥,或烘热汗出,失眠多梦,舌红、苔少或黄腻,脉细数。

4.湿热下注　带下量多,色黄或呈脓性,质黏稠,有臭气,或带下色白质黏,呈豆渣样,外阴瘙痒,小腹作痛,口苦口腻,胸闷纳呆,小便短赤,舌红、苔黄腻,脉滑数。

（二）辨证施治

1.脾虚湿盛证

治法:健脾除湿,杀虫止痒。

方药:完带汤(《傅青主女科》)加减。白术、山药、人参、白芍、苍术、甘草、陈皮、黑芥穗、柴胡、车前子。脾虚及肾兼腰痛者,酌加续断、杜仲、菟丝子以温补肾阳,固任止带;寒凝腹痛者,酌加香附、艾叶以温经理气止痛;带下日久、滑脱不止者,酌加芡实、龙骨、牡蛎、乌贼骨、金樱子等固涩止带之品。脾虚湿郁化热、带下色黄黏稠、有臭味者,宜健脾除湿、清热止带,方选易黄汤(《傅青主女科》)。山药、炒芡实、黄檗(盐水炒)、车前子(酒炒)、白果。

2.肾虚湿盛证

治法:温肾培元,利湿止带。

方药:内补丸(《女科切要》)加减。鹿茸(研末、冲)、菟丝子、潼蒺藜、黄芪、白蒺藜、紫菀、肉桂、桑螵蛸、肉苁蓉、制附子。腹泻便溏者,去肉苁蓉,酌加补骨脂、肉豆蔻。

3.阴虚夹湿证

治法:滋肾益阴,清热利湿。

方药:知柏地黄汤(《医宗金鉴》)加减。熟地黄、山药、吴茱萸、茯苓、牡丹皮、泽泻、知母、黄檗。失眠多梦者,加柏子仁、酸枣仁;咽干口燥甚者,加沙参、麦冬;五心烦热甚者,加地骨皮、银柴胡;头晕目眩者,加女贞子、旱莲草、白菊花、钩藤;舌苔厚腻者,加薏苡仁、扁豆、车前草。

4.湿热下注证

治法:清利湿热,佐以解毒杀虫。

方药:止带方(《世补斋不谢方》)加减。猪苓、茯苓、车前子、泽泻、茵陈、赤芍、牡丹皮、黄檗、炒栀子、川牛膝。腹痛者,加川楝子、延胡索;带下有臭味者,加茯苓、苦参。

肝经湿热下注者,症见带下量多,色黄或黄绿,质黏稠,或呈泡沫状,有臭气,阴部瘙痒,口苦咽干,烦躁易怒,头晕头痛,舌质红、苔黄腻,脉弦滑。治宜泻肝清热除湿,方用龙胆泻肝汤(《医宗金鉴》)。龙胆草(酒炒)、柴胡、栀子(酒炒)、黄芩、车前子、木通、泽泻、生地黄(酒洗)、当归(酒炒)、甘草。

湿浊偏甚者,症见带下量多,色白,如豆渣状或凝乳状,阴部瘙痒,脘闷食欲缺乏,舌质红、苔黄腻,脉滑数。治宜清热利湿、疏风化浊,方用萆薢渗湿汤(《疡科心得集》)。萆薢、薏苡仁、黄檗、赤茯苓、牡丹皮、泽泻、滑石、通草。

（三）施治策略

本病以湿邪为主因，其病机为任脉不固、带脉失约，涉及脾肾肝三脏功能失常。辨证要点则依据带下量、色、质、气味的特点，辨清脏腑虚、实、内湿、外湿。除湿为治疗本病的主要原则。由于带下病涉及范围广，故应针对病因治疗，内服与外治相结合可提高疗效。带下过多是许多疾病的共有症状，因此，应通过妇科检查和辅助检查，尤其对于五色带下、秽臭难闻者，及时进行液基薄层细胞检测、阴道镜下活检等，尽快明确诊断，排除恶性肿瘤。

（四）调护

保持外阴清洁干爽，勤换内裤。注意经期、产后卫生，禁止盆浴。在经期勿冒雨涉水和久居阴湿之地，以免感受湿邪。不宜过食肥甘或辛辣之品，以免滋生湿热。对具有交叉感染的带下病，在治疗期间应禁止性生活，性伴侣应同时接受治疗。禁止游泳和使用公共洁具。

六、西医治疗

（一）滴虫性阴道炎的治疗

临床上治疗滴虫性阴道炎的主要药物为硝基咪唑类药物，该类药物具有很强的抗厌氧菌、抗滴虫和抗阿米巴虫作用。硝基咪唑类药物可抑制细胞 DNA 的合成，并使已合成的 DNA 降解，破坏 DNA 的双螺旋结构或阻断其转录复制，最终导致病原体死亡。

1.全身用药　初次治疗甲硝唑 2g，单次口服；或替硝唑 2g，单次日服。也可用甲硝唑 400mg，每日 2 次，连服 7d；替硝唑 500mg，每日 2 次，连服 7d。

2.局部用药　甲硝唑阴道泡腾片 200mg，每晚 1 次，连用 7d。

（二）外阴阴道假丝酵母菌病的治疗

治疗外阴阴道假丝酵母菌病的药物主要是唑类药物（三唑类和咪唑类）。唑类药物可使真菌细胞膜麦角甾醇合成受阻，从而导致真菌细胞膜通透性改变、流动性降低，损害某些与膜结合的蛋白酶功能，最终抑制真菌生长。

1.口服药物　氟康唑 150mg，顿服。也可选用伊曲康唑每次 200mg，每日 1 次，连用 3～5d；或用 1 日疗法，口服 400mg，分 2 次服用。

2.局部用药　咪康唑栓剂，每晚 1 粒（200mg），连用 7d；或每晚 1 粒（400mg），连用 3d。

（三）细菌性阴道病的治疗

1.口服药物　首选甲硝唑 400mg，每日 2～3 次，连服 7d；也可甲硝唑 2g，单次口服。

2.局部用药　甲硝唑阴道泡腾片 200mg，每晚 1 次，连用 7～14d。

（四）老年性阴道炎的治疗

1.抑制细菌生长　用 1％乳酸或 0.5％醋酸液冲洗阴道，每日 1 次。甲硝唑 200mg，放于阴道深部，每日 1 次，7～10d 为 1 个疗程。

2.增强阴道抵抗　妊马雌酮软膏局部涂抹，每日 2 次。尼尔雌醇，首次应用 4mg，之后每 2～4 周应用 1 次，每次 2mg，维持 2～3 个月。乳癌或子宫内膜癌患者禁用雌激素制剂。

（五）阴道微环境

阴道内乳酸杆菌起着维持阴道正常酸性环境的作用，阴道内乳酸杆菌减少，pH 值升高，厌氧菌和兼性厌氧菌在阴道内滋生可发生阴道炎。乳酸杆菌活菌制剂临床应用也较广，该药有助于维持阴道内的酸性环境，从而抑制阴道厌氧病原菌的生长。

（杜东红）

第七节 卵巢肿瘤

一、概述

卵巢肿瘤是常见的妇科肿瘤,在各种年龄均可发病,但肿瘤的组织学类型会有所不同。卵巢上皮性肿瘤好发于 50~60 岁的妇女,而卵巢生殖细胞肿瘤多见于 30 岁以下的年轻女性。除组织类型繁多外,卵巢肿瘤尚有良性、交界性和恶性之分。近年来卵巢癌的发病率不断上升,且预后极差,居妇科癌症死亡人数的第一位。卵巢恶性肿瘤是女性生殖器常见的三大恶性肿瘤之一,早期病变不易被发现,一旦出现症状多属于晚期。目前卵巢癌的发病原因尚不确切,工业污染、环境影响等综合因素均会诱发卵巢癌的发生。此外,患有不孕症的妇女使用促排卵药物、过度刺激卵巢或过多排卵,也易引起卵巢恶性肿瘤的发生。

二、中医原著名言

卵巢癌属于中医的"癥瘕""积聚""肠覃"范畴。最早在《黄帝内经·灵枢·水胀篇》中有对肠覃证候的描述:"寒气客于肠外,与卫气相搏,气不得营,因有所系,癖而内生,恶气乃起,息肉乃生。其始生也,大如鸡卵,稍以益大,至其成,如怀子之状,久者离岁,按之则坚,推之则移,月事以时下,此其候也"这是对卵巢肿瘤的最早描写,但未论及其恶性情况。《黄帝内经·素问·骨空论》中有:"任脉为病……女子带下瘕聚"的论述,此为瘕聚的最早记载,阐明了本病乃奇经任脉为病。隋代巢元方在《诸病源候论》一书中论述"症积"时指出:"若积引岁月,人皆柴瘦,腹转大,遂致死"(卵巢癌合并腹水的表现),这些描述与现代医学中卵巢肿瘤有不少相似之处。

三、预后

预后与分期、组织学分类及分级、患者年龄及治疗方式有关。以分期最重要,期别越早预后越好。卵巢癌病死率居妇科恶性肿瘤的首位,75%的患者在诊断时已为晚期,5 年生存率较低,在 25%～30%徘徊。早期发现的卵巢癌,及时适当处理,对防止其增长、变性、并发症及保存卵巢功能具有重大意义。定期进行妇女病的普查是及时防止卵巢癌发展的最好措施。由于卵巢癌在治疗后常易复发,应加强随访。近年来,国外有采用再次甚至多次剖腹探查者,以明确疗效及切除残余和再发病灶,取得一定疗效。

四、诊断与鉴别诊断

(一)临床表现

1.卵巢良性肿瘤　早期多无症状,常在妇科检查时偶然被发现。肿瘤增至中等大时,感觉腹胀或腹部扪及肿块,边界清楚。妇科检查时在子宫一侧或双侧触及球形肿块,多为囊性,表面光滑、活动与子宫无粘连。若肿瘤长大充满盆腔、腹腔,即出现压迫症状,如尿频、便秘、心悸、气急等。腹部膨隆,包块活动度差,叩诊呈实音,无移动性浊音。

2.卵巢恶性肿瘤 早期常无症状,可在妇科检查中被发现。主要症状为腹胀、腹部肿块及腹水,症状的轻重决定于:①肿瘤的大小、位置、侵犯邻近器官的程度;②肿瘤的组织学类型;③有无并发症。肿瘤若向周围组织浸润或压迫神经,可引起腹痛、腰痛或下肢疼痛;若压迫盆腔静脉,可出现下肢水肿;若为功能性肿瘤,则产生相应的雌激素或雄激素过多的症状。晚期可表现为消瘦、严重贫血等恶病质征象。三合诊检查在阴道后穹隆触及盆腔内硬结节,肿块多为双侧,实性或半实性,表面凹凸不平,活动度差,常伴有腹水。有时在腹股沟、腋下或锁骨上可触及肿大的淋巴结。

(二)鉴别诊断

1.卵巢良性肿瘤的鉴别诊断

(1)妊娠子宫:妊娠早期或中期时子宫增大变软,子宫峡部更软,三合诊时子宫体与子宫颈似不相连,易将子宫体误认为是卵巢肿瘤。但妊娠妇女多有停经史,进行人绒毛膜促性腺激素测定或超声检查即可鉴别。

(2)卵巢瘤样病变:滤泡囊肿和黄体囊肿最常见。多为单侧,直径<5cm,壁薄,暂行观察或口服避孕药,2~3个月内自行消失,若持续存在或长大,应考虑为卵巢肿瘤。

(3)输卵管卵巢囊肿:为炎性囊性积液,常有不孕或盆腔感染史,两侧附件区条形囊性包块,边界较清,活动受限。

(4)子宫肌瘤:浆膜下肌瘤或肌瘤囊性变易与卵巢实体瘤或囊肿混淆。肌瘤常为多发性,与子宫相连,检查时肿瘤随子宫体及子宫颈移动。探针检查子宫大小及方向,B型超声检查可协助鉴别。

(5)腹水:大量腹水应与巨大卵巢肿瘤相鉴别。腹水患者常有肝病、心脏病史,平卧时腹部两侧突出如蛙腹,叩诊腹部中间呈鼓音,两侧呈浊音,移动性浊音阳性,B型超声检查见不规则液性暗区,液平面随体位改变,其间有肠曲光团浮动,无占位性病变;巨大卵巢囊肿平卧时腹部中间隆起,叩诊呈浊音,腹部两侧鼓音,无移动性浊音,边界清楚。B型超声检查见圆球形液性暗区,边界整齐光滑,液平面不随体位移动。

2.卵巢恶性肿瘤的鉴别诊断

(1)子宫内膜异位症:异位症形成的粘连性肿块及直肠子宫陷凹结节与卵巢恶性肿瘤很难鉴别。前者常有进行性痛经、月经增多、经前不规则阴道流血等。B型超声检查、腹腔镜检查是有效的辅助诊断方法,必要时应剖腹探查以确诊。

(2)转移性卵巢囊肿:与卵巢原发恶性肿瘤不易鉴别。对于双侧性、中等大、肾形、活动的实性肿块,应疑为转移性卵巢肿瘤。若患者有消化道症状,应进行胃镜检查,有消化道癌、乳癌病史者,要考虑转移性卵巢肿瘤。但多数病例无原发性肿瘤病史,应进行剖腹探查。

(3)生殖道以外的肿瘤:应与腹膜后肿瘤、直肠癌、乙状结肠癌等相鉴别。腹膜后肿瘤固定不动,位置低者使子宫、直肠或输尿管移位。大肠癌多有相应的消化道症状。B型超声检查、钡剂灌肠、乙状结肠镜检等有助于鉴别。

(4)慢性盆腔炎:有流产或产褥感染病史,有发热、下腹痛,妇科检查附件区有包块及组织增厚、压痛、片状块物达盆壁。用抗生素治疗后症状缓解,块物缩小。若治疗后症状、体征无改善,或块物增大,应考虑为盆腔或卵巢恶性肿瘤的可能。B型超声检查有助于鉴别。

(5)结核性腹膜炎:常合并腹水,有盆腹腔粘连性块物形成。但多发生于年轻、不孕妇女,伴月经稀少或闭经。多有肺结核病史;有消瘦、乏力、低热、盗汗、食欲缺乏等全身症状。妇科检查可见肿块位置较高,形状不规则,界限不清,不活动。叩诊时鼓音和浊音分界不清。X射线胸片检查、B型超声检查、胃肠检查多可协助诊断,必要时行剖腹探查、取材行活体组织检查以确诊。

五、辨证分型与施治策略

（一）辨证分型

1.气滞　小腹有包块,积块不坚,推之可移,时聚时散,或上或下,时感疼痛,痛无定处,小腹胀满,胸闷不舒,精神抑郁,月经不调,舌质红、苔薄,脉沉弦。

2.血瘀　小腹有包块,积块坚硬,固定不移,疼痛拒按,肌肤少泽,口干不欲饮,月经延后或淋漓不断,面色晦暗,舌质紫暗、苔厚而干,脉沉涩有力。

3.痰湿　小腹有包块,按之不坚,或时作痛,带下量多,色白质黏稠,胸脘痞闷,时欲呕恶,经行延期,甚或闭而不行,舌质淡胖、苔白腻,脉弦滑。

4.毒热　小腹有包块拒按,下腹及腰骶疼痛,带下量多,色黄或五色杂下,可伴经期提前或延长,经血量多,经前腹痛加重,烦躁易怒,发热口渴,便秘溲黄,舌质红、苔黄腻,脉弦滑数。

（二）辨证施治

1.气滞证

治法:疏肝解郁,行气散结。

方药:香棱丸(《济生方》)。木香、丁香、三棱、莪术、枳壳、青皮、川楝子、小茴香。

2.血瘀证

治法:活血破瘀,散结消癥。

方药:桂枝茯苓丸(《金匮要略》)。桂枝、茯苓、牡丹皮、桃仁、赤芍。积块坚牢者,酌加鳖甲;疼痛剧烈者,酌加延胡索、莪术、姜黄;小腹冷痛者,酌加小茴香、炮姜;月经过多、崩漏不止者,酌加三七粉、炒蒲黄、血余炭。血瘀甚者,兼肌肤甲错、两目暗黑,用大黄䗪虫丸。

3.痰湿证

治法:除湿化痰,散结消癥。

方药:散聚汤(《妇科秘诀大全》)。半夏、橘皮、茯苓、当归、杏仁、桂心、槟榔、甘草。脾胃虚弱、食欲缺乏神疲者,酌加党参、白术;兼血滞者,用三棱煎。

4.毒热证

治法:解毒除湿,破瘀消癥。

方药:银花蕺菜饮(《中医妇科治疗学》)加赤芍、牡丹皮、丹参、三棱、莪术、皂角刺。金银花、蕺菜、茯苓、炒荆芥、甘草、赤芍、牡丹皮、丹参、三棱、莪术、皂角刺。

（三）施治策略

本病属于中医学"癥瘕"范畴,多因脏腑不和,气机阻滞,瘀血内停,气聚为瘕,血结为症。辨证要点是按包块的性质、大小、部位、病程的长短以及兼证和月经情况辨其在气在血,属于痰湿还是热毒。治疗方法以活血化瘀、软坚散结为主,佐以行气化痰,兼调寒热。但还必须根据患者体质强弱、病之久暂,酌用攻补,或先攻后补,或先补后攻,或攻补兼施等法,随证施治。并应遵循"衰其大半而止"的原则,不可一味猛攻、峻伐,以免损伤元气。对于诊断明确的内生殖系统肿瘤,可施行中西医结合治疗。

（四）调护

首先,要树立患者战胜疾病的信心,认识疾病的严重性,做好长期作战的精神准备,积极配合医师的治疗,乐观豁达,强烈的求生欲望有助于提高机体的自身免疫功能。其次,注意饮食清淡、富有营养、易于消化,多食豆类谷物,少吃或不吃辛辣、刺激、生冷、油炸以及腌制的鸡鸭鱼肉等食品。根据各自的体质,鼓励食物疗法,保持脾胃功能的健全,对疾病的治疗具有关键的作用。注意休息及季节变化的防寒保暖,以免体虚复感外邪侵袭,适时可在户外进行适当体育锻炼,以提高机体的抗病能力。

六、西医治疗

恶性肿瘤:治疗原则是手术为主,辅以化学药物治疗、放射治疗及其他综合治疗。

(一)手术

手术为主要治疗方式。疑为恶性肿瘤者,应尽早剖腹探查。先吸取腹水或腹腔冲洗液进行细胞学检查;然后全面探查盆、腹腔,及腹膜后各组淋巴结等。对可疑病灶及易发生转移部位多处取材进行组织学检查。根据探查及冰冻病理检查结果,决定肿瘤分期及手术范围。对晚期病例应尽量争取完成手术缩瘤治疗。手术范围如下。

1.早期患者(Ⅰ期)应做全子宫及双侧附件切除术,同时行大网膜切除术、阑尾切除、盆腔及腹主动脉旁淋巴结清扫术。晚期患者(Ⅱ期及以上)应行肿瘤细胞减灭术,即尽量切除原发病灶及转移灶,使肿瘤残余灶直径≤1cm,必要时切除部分肠曲行结肠造瘘、切除胆囊或脾等,现多同时常规行腹膜后淋巴结清扫术(包括腹主动脉旁及各组盆腔淋巴结)。准确的手术分期、尽可能切除癌瘤可为术后化学药物治疗创造有利条件。

2.符合下列条件的年轻患者可考虑保留对侧卵巢:Ⅰa期,肿瘤分化高;肿瘤为交界恶性或低度恶性;术中剖视对侧卵巢未发现肿瘤;术后有条件严密随访。

3.生殖细胞肿瘤(多为年轻患者,肿瘤单侧,对化学药物治疗敏感)可仅切除患侧卵巢,保留子宫和对侧卵巢。

(二)化学药物治疗

化学药物治疗为主要的辅助治疗手段。因卵巢恶性肿瘤对化学药物治疗较敏感,对于广泛转移者亦有一定疗效。既用于预防复发,也可用于术后有残留癌灶者。暂无法实施手术的晚期患者,化学药物治疗可使肿瘤减缓生长或缩小,改善全身情况。

常用的药物有铂类:顺铂和卡铂。烷化剂:环磷酰胺、异环磷酰胺、塞替哌和美法仑等。抗代谢类:氟尿嘧啶。抗生素类:博莱霉素、平阳霉素等。抗肿瘤植物类:长春新碱、紫杉醇等。近年来多以铂类药物为主联合化学药物治疗。

腹腔化学药物治疗不仅能控制腹水,又能使种植病灶缩小或消失。主要用于早期病例,腹水和小的腹腔内残存癌灶。将顺铂 $50\sim100mg/m^2$ 置于生理盐水 2000ml 中,缓慢滴入腹腔,同时行静脉水化。

(三)放射治疗

放射治疗为手术和化学药物治疗的辅助治疗。无性细胞瘤对放射治疗最敏感,颗粒细胞瘤中度敏感,上皮性癌也有一定敏感性。放射治疗主要应用 ^{60}Co 或直线加速器作体外照射,适用于残余灶直径<2cm,无腹水、无肝、肾转移。照射范围包括全腹及盆腔,肝、肾区应加保护,盆腔放射量 40~50Gy(4000~5000rad),上腹部 20~30Gy(2000~3000rad),疗程 30~40d。

内照射是指腹腔内灌注放射性核素,常用 32 孕酮可使腹膜和大网膜受到外照射不易达到的剂量,从而提高治愈率。32 孕酮剂量一般为 370~550MBq(10~15mCi),置于 300~500ml 生理盐水中,缓慢注入腹腔,32 孕酮注完后,应嘱患者多转动身体,使 32 孕酮能均匀分布在腹腔内。腹腔内有粘连时禁用。

(四)免疫治疗

为综合治疗之一。目前临床应用较多并有效的为细胞因子治疗。近代基因重组各种集落刺激因子

(CSF)如 G-CSF,GM-CSF 能显著提高外周血中粒细胞水平;CSF-1(IL-3)可使外周血各种成分增加。在集落刺激因子支持下减轻化学药物治疗中白细胞的下降程度;减少合并感染及抗生素使用;并可使化学药物治疗剂量适当增加,提高疗效。

(杜东红)

第八节　葡萄胎

妊娠数月,腹部异常增大,隐隐作痛,阴道反复流血,或下水泡者,称为"葡萄胎",亦称"伪胎""鬼胎"。

本病始见于《诸病源候论·妊娠鬼胎候》:"夫脏腑调和,则血气充实,风邪鬼魅不能干之,若荣卫虚损,则精神衰柔,妖魅鬼精得人于脏,状如怀娠,故曰鬼胎也。"

【病因病机】

本病主要发病机制是素体虚弱,七情郁结,痰浊凝滞不散,精血虽凝而终不成形,遂为葡萄胎。

1.气血虚弱　素体虚弱,气血不足,孕后邪思蓄注,血随气结而不散,冲任滞逆,胞中壅瘀,则腹部胀大,瘀伤胞脉则流血,发为葡萄胎。

2.气滞血瘀　素性抑郁,孕后情志不遂,肝郁气滞,血与气结,冲任不畅,瘀血结聚胞中,腹大异常,瘀血伤胎则胎坏,瘀伤胞脉则流血,发为葡萄胎。

3.寒湿瘀滞　孕妇久居湿地,或贪凉饮冷,或经期、产后感受寒湿,寒湿之邪客于冲任胞宫,气血瘀滞,发为葡萄胎。

4.痰浊凝滞　孕妇素体肥胖,或恣食厚味,或脾虚不运,湿聚成痰,痰浊内停,冲任不畅,痰浊郁结胞中,腹大异常,痰浊凝滞伤胎,瘀伤胞脉则流血,发为葡萄胎。

【诊断】

1.病史　有停经史,早孕反应史,孕后不规则阴道流血史。

2.症状　孕早中期出现阴道不规则流血,有时大量流血,偶可在血中发现水泡状物;流血前常有隐隐的阵发性腹痛;腹大异常;约半数患者早期出现严重呕吐,持续时间长,少数患者在孕 24 周前出现高血压、蛋白尿和水肿。

3.检查

(1)妇科检查:多数患者子宫大于停经月份,质软,有时可触及一侧或双侧卵巢呈囊性增大。

(2)辅助检查:①B 超检查:见"落雪状"图像,而无妊娠囊、胎心搏动或胎体。②血 HCG 测定:其值高于相应孕周的正常值,且持续不降。③多普勒胎心测定:未听到胎心,可闻及子宫血管杂音。

【鉴别诊断】

葡萄胎应与胎漏、胎动不安、胎水肿满、双胎等鉴别。

葡萄胎有停经史,反复阴道不规则流血,或伴阵发性下腹痛。妇科检查示宫体大于正常妊娠月份,血HCG 持续升高,B 超可见葡萄胎特有图像。胎漏、胎动不安有停经史或早孕反应,阴道流血量少,或伴轻微腹痛,妇科检查示子宫增大符合妊娠月份,妊娠试验阳性,血 HCG 在孕期正常范围,B 超见正常妊娠图像。胎水肿满多见于妊娠中晚期,无阴道流血,腹大异常,腹部胀满,胸胁满闷,妇科检查示宫体大于正常妊娠月份,腹皮绷紧发亮,血 HCG 在正常范围,B 超测量羊水最大暗区垂直深度≥8cm。双胎有停经史,无腹痛、阴道流血,妇科检查示宫体大于相应孕周的正常单胎妊娠,血 HCG 略高于正常,B 超见双胎妊娠图像。

【辨证论治】

（一）辨证要点

辨证以孕期阴道流血、腹大异常为主,结合全身症状及舌脉等综合分析。

（二）治疗原则

治疗以下胎祛瘀益母为主,佐以调补气血。葡萄胎一经确诊,应及时清宫,术后可予中药益气养血祛瘀以善其后。若为恶证或有恶性倾向,可采用化疗等治疗手段。

（三）分型论治

1.气血虚弱证

主要证候:孕期阴道不规则流血,量多,色淡,质稀,腹大异常,无胎动、胎心音;时有腹部隐痛,神疲乏力,头晕眼花,心悸失眠,面色苍白;舌质淡,苔薄,脉细弱。

证候分析:素体气血虚弱,冲任胞中壅滞,故腹大异常;瘀伤胞脉,且气血不足,或葡萄胎孕久.故阴道流血,量多,色淡,质稀,腹部隐痛;胎失所养,则无胎动、胎心音;血虚不荣,气虚不布,故神疲乏力,头晕眼花,面色苍白;血虚心神失养,故心悸失眠。舌质淡,脉细弱,为气血两虚之征。

治法:益气养血,活血下胎。

方药:救母丹(方见胎死不下)加枳壳、川牛膝。

2.气滞血瘀证

主要证候:孕期阴道不规则流血,量或多或少,血色紫暗有块,腹大异常,无胎动、胎心音;时有腹部胀痛,拒按,胸胁胀满,烦躁易怒;舌质紫暗或有瘀点,脉涩或沉弦。

证候分析:素多抑郁,郁则气滞,血随气结,冲任不畅,瘀血结聚胞中,故腹大异常;瘀伤胞脉,故阴道不规则流血,腹部胀痛,拒按;离经之血时瘀时流,故量或多或少,色紫暗有块;瘀结伤胎,故无胎动、胎心音;情志抑郁,气滞不宣,经脉不利,故胸胁胀满,烦躁易怒。舌质紫暗或有瘀点,脉涩或沉弦,为气血瘀滞之征。

治法:理气活血,祛瘀下胎。

方药:荡鬼汤(《傅青主女科》)。

荡鬼汤:枳壳,厚朴,桃仁,红花,牡丹皮,川牛膝,雷丸,大黄,人参,当归。

荡鬼汤主治妇人有腹似怀妊,而终年不产者。方中枳壳、厚朴理气行滞;桃仁,红花,牡丹皮、川牛膝活血化瘀以下胎;大黄、雷丸行瘀血,荡积滞以下胎;人参、当归补气养血,使攻积而不伤正。全方共奏行气活血,祛瘀下胎之效。

3.寒湿瘀滞证

主要证候:孕期阴道不规则流血,量少色紫暗有块,腹大异常,无胎动、胎心音;小腹冷痛,形寒肢冷;舌质淡,苔白腻,脉沉紧。

证候分析:寒湿与血结聚胞中,故腹大异常,无胎动、胎心音;瘀伤胞脉,故阴道流血,量少色紫暗有块;寒凝胞宫、冲任,故小腹冷痛;寒邪阻遏阳气,故形寒肢冷。舌质淡,苔白腻,脉沉紧,均为寒湿凝滞之征。

治法:散寒除湿,逐水化瘀下胎。

方药:芫花散(《妇科玉尺》)。

芫花散:芫花,吴茱萸,川乌,巴戟天,秦艽,白僵蚕,柴胡。

芫花散主治妊娠非妊,是得鬼胎,形如抱瓮者。方中芫花醋炒入血分,逐水下胎为君;吴茱萸、川乌、巴戟天温经散寒为臣;秦艽、白僵蚕除湿通络为佐;柴胡理气,协理癥积为使。全方共奏散寒除湿,逐水化瘀下胎之效。

4.痰浊凝滞证

主要证候:孕期阴道不规则流血,量少色暗,腹大异常,无胎动、胎心音;形体肥胖,胸胁满闷,呕恶痰多;舌质淡,苔腻,脉滑。

证候分析:痰浊内停,与血结聚胞中,故腹大异常,无胎动、胎心音;瘀伤胞脉,故阴道流血,量少色暗;痰浊内停,气机不畅,故胸胁满闷,呕恶痰多。形体肥胖,舌质淡,苔腻,脉滑,为痰湿之征。

治法:化痰除湿,行气下胎。

方药:平胃散(方见胎死不下)加芒硝、枳壳。

【临证要点】

本病的特点是妊娠后腹大异常和阴道反复出血,B超和血HCG测定是重要诊断方法。临床多为急症,"急则治其标",一经确诊,应及时清除宫腔内容物,防止病情延误。但若伴有严重的并发症,如高血压、重度贫血等应积极处理并发症,待情况好转后行清宫术。葡萄胎排空后仍应中医药治疗,益气养血祛瘀结合兼夹证进行辨证处理,以善其后,防止恶变。并应进行定期随访,可靠避孕1年。

【文献举要】

《景岳全书·妇人规》:妇人有鬼胎之说,岂虚无之鬼气,果能袭人胞宫而遂得成形者乎?此不过由本妇之气质,盖或以邪思蓄注,血随气结而不散,或以冲任滞逆,脉道壅瘀而不行,是皆内因之病,而必非外来之邪。盖即血瘕气痕之类耳,当即以瘕痕之法治之。

《胎产心法·鬼胎论》:鬼胎者,伪胎也……此子宫真气不全,精血虽凝,而阳虚阴不能化,终不成形,每至产时而下血块血胞。

《张氏医通·妇人门》:古人论鬼胎之说,皆由其人阳气不足,或肝气郁结,不能生发,致阴血不化而为患也。有因经行时饮冷,停经而成者;有郁痰、惊痰、湿痰凝滞而成者;有因恚怒气食瘀积互结而成者。故凡鬼胎之脉,必沉细弦涩,或有时虚浮,皆阳气不充之验,其腹虽渐大而漫起重坠,终与好胎不同。

(杜东红)

第九节　外阴溃疡

一、概述

外阴溃疡是指外阴部位(如大小阴唇、阴道口周围、阴蒂等处)出现破溃,虽然不一定是严重的疾病,但女性外阴出现溃疡并不是一个独立的疾病,往往是某些外阴疾病(如外阴炎、外阴肿瘤等)引起的症状,或者是外阴疾病发展中出现的一个过程。非特异性外阴炎多在搔抓之后出现溃疡,溃疡一般比较表浅,但疼痛比较厉害,有时还可出现全身症状,如低热、乏力等。疱疹病毒感染疱疹破溃后变成浅表的溃疡,溃疡大小不一,基底部呈黄灰色,边缘组织略高,有明显充血、水肿,有剧痛,同时还伴有发热、全身不适、腹股沟淋巴结肿大等症状,多在1~3周自行愈合,但常复发。外阴癌在早期可表现为丘疹、结节或小溃疡,多位于大小阴唇、阴蒂等处,需做活检确诊。

外阴溃疡中医属于"阴疮"的范畴,亦称"阴蚀""阴蚀疮""阴𧏾""阴中生疮""阴中湿烂""阴烂""蚀疮"等。外阴为肾所司,肝脉络阴器,脾主化湿,故阴疮的发病,主要与肝脾肾三脏功能失调有密切关系。其治疗是根据阴疮的发病与湿热、热毒及阳虚有关,临床以局部症状为主要特点,湿热者,清热利湿;热毒者,清热解毒;阳虚者,温阳散寒,补虚托毒;同时,均需结合消肿散结及局部外治之法。

二、辨证论治

1.肝经湿热

主证:外阴溃烂流水,灼热,伴有疼痛瘙痒。带下量多或少,色黄或赤白相间杂,味臭,性情急躁,心烦,口苦咽干,尿赤热痛,苔黄腻,脉弦滑。

治法:清肝泻热,利湿化痰。

例方:龙胆泻肝汤(《医宗金鉴》)加减。

用药:龙胆草,柴胡,生地黄,栀子,车前子,泽泻,黄柏,木通,贝母,薏苡仁,甘草。

加减:如带下量多、色黄、有臭味,加土茯苓、虎杖;发热加石膏、知母;外阴肿痛甚者,加蒲公英、紫花地丁、没药。

2.脾虚湿盛

主证:外阴溃烂,黄水淋漓,带下量多,色黄,有腥臭味,多伴有食欲不振,食后脘腹胀满,或下肢浮肿,大便溏或黏滞不爽,舌质淡胖,苔薄腻,脉弱无力。

治法:健脾清热利湿。

例方:萆薢渗湿汤(《疡科心得集》)加减。

用药:萆薢,薏苡仁,黄柏,茯苓,泽泻,牡丹皮,滑石,木通,甘草。

加减:纳呆便溏加砂仁、白术。

3.肝肾亏虚

主证:外阴溃疡,色暗,刺痒出血,清水淋漓,久不愈,神疲体倦,纳呆,心悸,舌红,苔薄腻,脉弦细。

治法:滋养肝肾,清化湿热。

例方:知柏地黄汤(《小儿药证直诀》)加减。

用药:知母,黄柏,山茱萸,山药,茯苓,牡丹皮,生地黄,泽泻,薏苡仁,败酱草。

加减:低热尿痛加栀子、蒲公英;腰膝酸软加菟丝子、枸杞子;溃疡日久不愈加生黄芪、白蔹,痛甚加没药、延胡索。

4.气虚寒凝

主证:外阴肿块坚硬,皮色不变,不甚肿痛,日久溃烂,脓水淋漓,质稀薄,疮口久不收敛。伴有神疲体倦,畏寒怕冷,纳少便溏,心悸烦躁,舌质淡嫩,苔薄黄稍腻,脉细软无力。

治法:温经化湿,活血散结。

例方:阳和汤(《外科全生集》)。

用药:麻黄,熟地黄,白芥子,鹿角胶,姜炭,肉桂,甘草。

三、单验方

1.蒲公英、紫花地丁、野菊花、金银花、天葵子、龙胆草、牡丹皮各 20g,栀子炭、赤芍各 15g,天花粉、川芎各 10g,生地黄 30g。热毒甚者加三妙丸 15g,另吞(三妙丸处方:黄柏、苍术、牛膝),出血者加失笑散 20g(包煎)(失笑散处方:生蒲黄、五灵脂)。水煎服,每日 1 剂。

2.地骨皮 12g,生地黄、熟地黄各 30g,麦冬、玄参、白芍各 15g,牡丹皮、乌梅、白薇、茵陈、桑叶各 10g,莲心 6g。水煎服,每日 1 剂。

3.泽泻、云苓、白术、黄柏、白花蛇舌草各 15g,牡丹皮 9g,忍冬藤、野菊花各 30g,苦参、黄柏、薄荷、贯众各 20g。水煎熏洗外阴,每日 2 次。

4.珍珠雄黄各 3g,黄柏 9g,儿茶 6g,冰片 0.03g,共研细末外搽用。

5.苦参外洗方:苦参、白鲜皮、蛇床子各 30g,冰片 3g,防风 15g,荆芥 10g,花椒、黄柏各 20g,透骨草 35g。每日 1 剂,水煎外洗,早、晚各 1 次。

四、中成药

1.龙胆泻肝丸

组成:龙胆草,黄芩,栀子,泽泻,车前子,木通,当归,生地黄,柴胡,甘草。

主治:清肝胆,利湿热,用于肝胆湿热所致的外阴溃疡。

用法:每次 6g,每日 3 次。

规格:丸剂,每 100 粒重 6g。

2.妇科止带片

组成:椿皮,黄柏,山药,茯苓,龟甲,阿胶,五味子。

主治:清热燥湿,收敛止带。用于外阴溃疡、慢性子宫颈炎、子宫内膜炎、阴道黏膜炎等引起的湿热型赤白带症。

用法:口服,1 次 4～6 粒,每日 2 次。

规格:每板 15 片,每盒 2 板。

五、西医治疗

1.要保持外阴清洁、干燥,减少摩擦,常用 1:5000 的高锰酸钾溶液坐浴。

2.由非特异性外阴炎引起的溃疡可涂抹抗生素软膏,其他溃疡应针对病因治疗。

3.对白塞病引起的外阴溃疡,除注意改善全身情况,给予皮质类固醇激素(如可的松)缓解症状外,局部可用复方新霉素软膏,1%～2%硝酸银软膏或撒布冰硼散。

(杜学俊)

第十节   子宫脱垂

一、概述

子宫脱垂是妇科的一种常见病。子宫从正常位置沿阴道下降,宫颈外口达坐骨棘水平以下,甚至子宫全部脱出于阴道口以外,称为子宫脱垂。子宫脱垂常合并有阴道前壁和后壁膨出,患者自觉会阴处有下坠感,阴道有肿物脱出。根据脱垂的程度可分为 3 度。Ⅰ度:轻型为宫颈外口距处女膜缘＜4cm,未达处女膜缘;重型为宫颈外口已达处女膜缘,未超出该缘,检查时在阴道口可见宫颈。Ⅱ度:轻型为宫颈已脱出阴道口,宫体仍在阴道内;重型为宫颈及部分宫体已脱出于阴道口。Ⅲ度:宫颈及宫体全部脱出于阴道口外。

Ⅰ度患者多无自觉症状,Ⅱ、Ⅲ度患者常有不同程度的腰骶部疼痛或下坠感,Ⅱ度患者腹压增加时有块状物自阴道口脱出,平卧休息后可消失,Ⅲ度患者休息后也不能回缩,须用手还纳。

中医称本病为"阴挺""阴挺下脱""阴脱"等。根据其突出形态的不同而有"阴菌""阴痔""阴痂""阴癫"等名称。宋代以后对发生于产后之子宫全部脱出者称为"产肠不收""子肠不收",以示脱垂有轻重之别。中医认为其主要病因为分娩所伤、素体不足、劳力过度、年老体虚等;主要病机以"虚"为本,因虚而致陷,因陷而致脱。因脾主肌肉,其气主升,而胞络者又系于肾,故胞络弛缓无力,当责之于脾,或责之于肾,或见脾肾两虚。子宫脱垂之后,若感染湿热病虫,可生他变,以致虚实夹杂,久病难愈。治疗应本《内经》"虚者补之,陷者举之,脱者固之"的原则,治疗以补中益气、升阳举陷、补肾固脱为主。

二、辨证论治

1.气虚

主证:阴挺下脱,或伴阴道壁膨出,阴中滞碍坠胀,卧则内收,劳则病进,甚则阴挺脱出不收,伴神疲乏力,气短懒言,小腹下坠,面色少华,小便频数或失禁,或二便秘涩难解,或带下量多、色白、质稀,舌淡胖,苔薄白,脉虚细。

治法:补气升提。

例方:补中益气汤(《脾胃论》)加味。

用药:黄芪,党参,当归,白术,升麻,柴胡,川续断,金樱子,炙甘草,枳壳。

加减:若腰酸胀痛,加杜仲、桑寄生;若带下量多,色白质稀者,酌加山药、芡实、桑螵蛸以止带固脱。

2.肾虚

主证:阴挺下脱,腰脊酸楚,头晕耳鸣,小腹下坠,小便频数,夜间尤甚,舌淡红,苔薄白,脉沉细。

治法:补肾固脱。

例方:大补元煎(《景岳全书》)加味。

用药:当归,熟地黄,人参,杜仲,山茱萸,枸杞子,金樱子,芡实,鹿角胶,紫河车,炙甘草,山药,升麻,枳壳。

加减:若畏寒肢冷,加补骨脂、肉桂、鹿角霜温阳固涩。

3.湿热下注

主证:阴挺下脱,带下增多、色黄、质稠、气臭,或溃烂渗液,伴口苦口干,发热甚或尿频,尿痛,舌质红,苔黄或黄腻,脉弦数;或脱出的子宫表面红肿,肛门肿痛,小便黄赤。

治法:清热利湿(以先治标为急)。

例方:龙胆泻肝汤(《医宗金鉴》)合五味消毒饮(《医宗金鉴》)。

用药:龙胆草,山栀,黄芩,车前子,木通,泽泻,生地黄,当归,柴胡,蒲公英,金银花,野菊花,紫花地丁,天葵子,甘草。

三、单验方

1.升陷汤:柴胡、升麻、知母各15g,黄芪60g,桔梗20g,党参60g(重者),红参15g(另炖后兑入)。水煎服,每日1剂。益气升提,适用于气虚型。

2.升提散:枳壳、茺蔚子各15g水煎,加糖适量,每日1剂,30天为1个疗程。补气养血,升提胞宫,用于气虚型阴挺。

3.阴挺方:党参、炒升麻、桑寄生各 30g,鸡血藤 18g,生黄芪 60g,槟榔 10g,红藤、蒲公英、板蓝根各 24g,琥珀末 6g,水煎,每日 1 剂。补气清湿,用于气虚夹湿型阴挺。

4.熏洗方:麻黄、小茴香各 6g,炒枳壳 12g,透骨草、五倍子各 9g。上药布包,温水浸泡 15 分钟后,煎数沸,趁热先熏后洗,然后将子宫脱出部分轻轻还纳,卧床休息。

5.生黄芪 30g,党参 15g,升麻、地骨皮、石榴皮各 4.5g,白术、枳实各 12g,益母草 24g。连服 10 剂,停药 1 天再服,如此服 60 剂。

四、中成药

1.十全大补丸

组成:党参,白术(炒),茯苓,甘草(蜜炙),当归,川芎,白芍(酒炒),熟地黄,黄芪(蜜炙),肉桂。

主治:补气养血。用于气血两虚而致子宫脱垂者。

用法:口服,1 次 6g(30 粒),每日 2 次或 3 次。

规格:360 粒/瓶。

2.补中益气丸

组成:黄芪,白术,陈皮,人参,柴胡,升麻,当归,炙甘草。

主治:补气摄血固冲。用于气血虚弱之子宫脱垂。

用法:每次 1 丸(9g),每日 2 次或 3 次,用艾叶 12g 为引子,煎汤送服,或煎姜、枣汤送服。

规格:大蜜丸每丸重 9g。

3.龙胆泻肝丸

组成:龙胆草,黄芩,栀子,泽泻,木通,车前子,生地黄,当归,柴胡,甘草。

主治:泻肝胆实火,清下焦湿热。用于湿热型子宫脱垂者。

用法:口服,1 次 6g,每日 2 次或 3 次。

规格:3g/袋×10 袋/盒。

五、西医治疗

1.支持疗法　加强营养,注意休息,避免重体力劳动,保持大便通畅,治疗慢性咳嗽。

2.非手术疗法　目前应用较普遍的是放置子宫托。适用于各度子宫脱垂和阴道前后壁脱垂,但重度子宫脱垂伴盆底肌明显萎缩以及子宫颈或阴道壁有炎症和溃疡者不宜使用,经期和妊娠期停用。

3.手术治疗　根据患者年龄、生育要求、全身健康状况加以选择。

(1)阴道前后壁修补术:适用于Ⅱ、Ⅲ度阴道前后壁脱垂者。

(2)阴道前后壁修补、主韧带缩短及宫颈部分切除术:又称 Manchester 手术,适用于年轻、宫颈延长的Ⅱ、Ⅲ度子宫脱垂患者。

(3)经阴道子宫全切及阴道前后壁修补术:适用于Ⅱ、Ⅲ度子宫脱垂伴阴道前后壁脱垂、年龄较大、无需考虑生育功能者。

(4)阴道纵隔成形术:又称 Le Fort 手术,术后失去性交功能,适用于年老体弱不能耐受较大手术者。

(杜学俊)

第十一节　盆腔淤血综合征

一、概述

盆腔淤血综合征是由于盆腔静脉淤血所致。其发生常与早婚早育、多产、难产、输卵管结扎手术、子宫后位、习惯性便秘以及长期从事站立工作有关。根据临床表现,本病属于中医学"痛经""妇人腹痛""带下"等病证范畴。其主要病因病机为寒、热、虚、实等各种因素导致瘀血形成,瘀血阻滞冲任、胞宫、胞脉,日久形成气滞血瘀反复发作,导致发病。

二、辨证论治

1.寒凝血瘀

主证:小腹冷痛、绞痛,按之痛甚,得热痛减,经行不畅,淋漓难净,畏寒肢冷,舌质紫黯,苔白,脉沉弦或紧。

治法:温经散寒,祛瘀止痛。

例方:少腹逐瘀汤(《医林改错》)。

用药:炒小茴香,肉桂,当归,川芎,赤芍,延胡索,苏木,三棱,莪术,水蛭。

加减:经期腹痛时,加附子温阳气,活血行瘀。

2.气滞血瘀

主证:小腹胀痛,经前烦躁易怒,胸胁乳房胀痛,或经期延长,月经淋漓,经色紫黯,有血块,舌质紫黯或有瘀斑、瘀点,脉弦或弦涩。

治法:理气活血,祛瘀止痛

例方:血府逐瘀汤(《医林改错》)。

用药:柴胡,川牛膝,枳壳,延胡索,川芎,桃仁,三棱,莪术,水蛭。

加减:伴经前乳房胀痛明显或有结块者,加橘叶、橘核理气散结,活络止痛。

3.湿热瘀结

主证:小腹灼痛拒按,得热痛增,月经量多或经期延长,平时小腹隐痛,白带量多、色黄、质稠、有味,或平时低热,舌黯红,苔黄腻,脉弦数或细数。

治法:清热利湿,祛瘀止痛

例方:清热调血汤(《古今医鉴》)。

用药:当归,川芎,生地黄,黄柏,制香附,牡丹皮,桃仁,三棱,莪术,水蛭,延胡索,败酱草。

加减:经期月经量多或经期延长者,减三棱、莪术、水蛭,加茜草炭、乌贼骨、三七粉(冲)凉血化瘀止血。

4.气虚血瘀

主证:小腹坠痛,月经量多,排便不畅,倦怠乏力,气短懒言,纳呆,舌淡黯或有瘀斑、瘀点,苔薄白,脉细涩。

治法:益气活血,祛瘀止痛

例方:益气消癥汤(经验方)。

用药:党参,炙黄芪,炙甘草,当归,赤芍,丹参,三棱,莪术,水蛭,延胡索。

加减:经期月经量多时,去三棱、莪术、水蛭,加焦白术、升麻炭、艾叶炭升阳固冲止血。

5.肾虚血瘀

主证:下腹坠痛,腰膝酸痛,月经量多,平时头晕耳鸣,舌紫黯,或有瘀斑、瘀点,脉细弦。

治法:补肾活血,祛瘀止痛。

例方:养精汤(经验方)。

用药:紫河车,熟地黄,黄精,白芍,当归,丹参,三棱,莪术,制香附。

加减:经期腹痛发作时,加延胡索粉、血竭粉理气活血止痛。

三、单验方

败酱草、红藤、当归、三棱、莪术,浓煎100ml,保留灌肠,每日1次。

四、中成药

1.少腹逐瘀丸

组成:当归,蒲黄,五灵脂(醋炒),赤芍,小茴香(盐炒),延胡索(醋制),没药(炒),川芎,肉桂,炮姜。

主治:活血祛瘀,温经止痛。

用法:口服,每服1丸,每日2次,温黄酒送服。

规格:蜜丸,每丸重9g,每盒10丸。

2.妇康宁片

组成:白芍,益母草,当归,香附,三七,党参,麦冬,艾叶(炭)。

主治:调经养血,理气止痛。用于盆腔淤血综合征气血两亏、经期腹痛者。

用法:口服,1次3片,每日2次或3次,或经前4~5天服用。

规格:20片×3板/盒。

3.八珍益母丸

组成:益母草,党参,白术(炒),茯苓,甘草,当归,白芍(酒炒),川芎,熟地黄。

主治:补气血,调月经。用于盆腔淤血综合征气血两虚、月经不调者。

用法:口服,水蜜丸每次6g,小蜜丸每次9g,大蜜丸每次1丸,每日2次。

规格:大蜜丸每丸9g。

五、西医治疗

1.轻症患者的治疗　不少患者是在产后或流产后不久或偶尔在1~2个月经周期内刚出现这方面的症状,多不需用药物治疗。可针对其有关病因,给予卫生指导,使患者对本症的形成及防治有充分的理解。如每日中午、晚上休息时,改习惯性仰卧位为侧俯卧位,纠正便秘,节制房事,做适当的体育锻炼以增强盆腔肌张力及改善盆腔血循环,一般效果较好。

2.严重患者的治疗　有些患者已有多年的痛苦经历,经过不少医师多次诊治无效,故首先应使患者对本病有充分的认识,树立战胜疾病的信心,积极主动地配合治疗。每日中午、晚上,坚持认真地依次先做 10 余分钟的膝胸卧位,再取侧俯卧位休息,观察效果,一般能使严重的盆腔疼痛等症状明显地得到减轻或缓和。对有严重乳房肿瘤及月经过多症状者,在症状出现前开始服少量的甲睾酮(甲基睾丸素),也有效果。

如侧俯卧位疗法有效而不能巩固,可考虑手术治疗,在选择手术方法时,应考虑到患者的年龄、对生育的需求、症状持续时间的长短及是否伴有器质性病变,酌情选用以下方法:圆韧带悬吊术、阔韧带裂伤修补术、经腹全子宫及附件切除术、其他手术(如单纯的圆韧带缩短术)。一侧输卵管卵巢切除术或骶前交感神经切除术一般效果均欠佳,结扎曲张的静脉尤其不可取。

(杜学俊)

产科篇

第十章　正常妊娠

第一节　妊娠生理

一、生殖细胞发生和成熟

1.精子的发生与成熟

(1)精子的来源:睾丸是男性生殖腺,除能分泌雄激素外,还能产生精子。睾丸实质由 250 个锥体小叶组成,每个小叶内有 1～4 条弯曲细长的生精小管,其管壁由支持细胞和生精细胞组成。生精细胞包括精原细胞、初级精母细胞、次级精母细胞、精子细胞和精子。

(2)精子发生过程:从精原细胞发育为精子,人类需(64±4.5)d。由精原细胞经过一系列发育阶段发展为精子的过程称为精子发生。这个过程可分为 3 个阶段:第一阶段,精原细胞经过数次有丝分裂,增殖分化为初级精母细胞。第二阶段,初级精母细胞进行 DNA 复制,经过两次成熟分裂,经短暂的次级精母细胞阶段,变为精子细胞。在此过程中,染色体数目减少一半,故又称减数分裂。第三阶段,精子细胞不再分裂,由圆形的精子细胞变态发育为蝌蚪状的精子,精子的形成标志着男性生殖细胞的成熟。

2.卵子发生与排卵

(1)卵子发生过程:卵巢是女性生殖腺,它既产生卵细胞,又分泌女性激素。人类的原始生殖细胞在受精后 5～6 周迁移至生殖嵴。人胚第 6 周时,生殖嵴内有原始生殖细胞 1000～2000 个;胚胎第 5 个月末,卵巢中卵细胞数有 600 万～700 万个,其中约有 200 万个卵原细胞,500 万个初级卵母细胞;至新生儿,两侧卵巢有 70 万～200 万个原始卵泡;7～9 岁时约有 30 万个;青春期约有 4 万个。在促性腺激素的作用下,每个月有 15～20 个卵泡生长发育,一般只有一个卵泡发育成熟并排出。女性一生中约排卵 400 余个,其余卵泡均在不同年龄先后退化为闭锁卵泡。卵泡的发育一般分为原始卵泡、初级卵泡、次级卵泡和成熟卵泡四个阶段。近年研究揭示,原始卵泡发育至成熟卵泡需跨几个周期才能完成。

(2)排卵:成熟卵泡破裂,卵母细胞自卵巢排出的过程称排卵。一般每 28～35 天排卵一次,两个卵巢轮流排卵,多数人每次排一个卵,偶尔可排两个卵。

二、受精及受精卵发育、输送与着床

1.受精　已获能的精子和成熟的卵子相结合的过程称受精。受精一般发生在排卵后的 12h 内,整个受精过程大约需要 24h。

（1）精子获能：精子经宫颈管进入宫腔与子宫内膜接触后，子宫内膜白细胞产生的 α、β 淀粉酶解除精子顶体酶上的"去获能因子"，此时精子具有受精能力，称精子获能。获能的主要部位在子宫和输卵管。

（2）受精过程：获能的精子与卵子在输卵管壶腹部与峡部联接处相遇，在 Ca^{2+} 的作用下，精子顶体前膜破裂释放出顶体酶，溶解卵子外围的放射冠和透明带，称顶体反应。虽有数个精子穿过透明带，但只能有一个精子进入卵细胞。已获能的精子穿过次级卵母细胞透明带为受精的开始，雄原核与雌原核融合为受精的完成。

2.受精卵的输送与发育　输卵管蠕动和纤毛运动可将正在进行有丝分裂的受精卵向子宫腔方向移动，大约受精后 3d 分裂成由 16 个细胞组成的实心细胞团，称桑椹胚。约在受精后第 4 日，桑椹胚进入子宫腔并继续分裂发育为 100 个细胞时，细胞间出现一些小的腔隙，随之融合为一个大腔，腔内充满液体，呈囊泡状，称胚泡。

3.着床　胚泡逐渐侵入子宫内膜的过程称植入，又称着床。着床约于受精后第 5～6 天开始，第 11～12 天完成。

受精卵着床需经过定位，黏着和穿透三个阶段。着床必须具备以下条件：①胚胎必须发育至胚泡期；②透明带消失；③雌激素与孕激素分泌已达一定水平；④子宫内膜已进入分泌期，发生蜕膜反应，能允许胚泡着床。

受精卵着床后，孕酮作用使子宫内膜腺体增大弯曲，腺上皮细胞内及腺腔中含有大量糖原、血管充血、结缔组织细胞肥大，此时子宫内膜称为蜕膜。根据囊胚与蜕膜的位置关系，蜕膜可分为三部分。①包蜕膜：覆盖于囊胚表面；②底蜕膜：位于囊胚植入处，以后发育成胎盘的母体部分；③真蜕膜：底蜕膜及包蜕膜以外的蜕膜部分。

三、胎儿附属物的形成及其功能

胎儿附属物是指胎儿以外的组织，包括胎盘、胎膜、脐带和羊水。

1.胎盘　胎盘由胎儿与母体组织共同构成，是母体与胎儿之间进行物质交换、营养代谢、分泌激素和阻止外来微生物入侵、保证胎儿正常发育的重要器官。由羊膜、叶状绒毛膜和底蜕膜构成。

（1）胎盘的形成与结构

1）羊膜：胎盘最内层，构成胎盘的胎儿部分。是由胚胎羊膜囊壁发育而成。正常羊膜光滑半透明，厚 0.05mm，无血管、神经及淋巴，有一定弹性，有活跃的物质转运功能。

2）叶状绒毛膜：构成胎盘的胎儿部分，是胎盘的主要部分。晚期囊胚着床后，滋养层迅速分裂增长，表面呈毛状突起，以后再分支形成绒毛。绒毛表面有两层细胞，内层为细胞滋养细胞，外层为合体滋养细胞，是执行功能的细胞。此时的绒毛为一级绒毛，又称初级绒毛；胚胎发育至第 2 周末或第 3 周初时，胚外中胚层逐渐深入绒毛膜干内，形成间质中心索，称二级绒毛，又称次级绒毛；约在第 3 周末，胚胎血管长入间质中心索，分化出毛细血管，形成三级绒毛，建立起胎儿胎盘循环。与底蜕膜相接触的绒毛营养丰富发育良好，称叶状绒毛膜。从绒毛膜板伸出很多绒毛干，逐渐分支形成初级绒毛干、次级绒毛干和三级绒毛干，每个绒毛干分出许多分支，一部分绒毛末端浮于绒毛间隙中称为游离绒毛，长入底蜕膜中的绒毛称固定绒毛。一个初级绒毛及其分支形成一个胎儿叶，一个次级绒毛及其分支形成一个胎儿小叶，一个胎儿叶包括几个胎儿小叶。绒毛干之间的间隙称绒毛间隙。在滋养层细胞的侵蚀过程中，子宫螺旋动脉和子宫静脉破裂，直接开口于绒毛间隙，绒毛间隙充满母体的血液，母体血液以每分钟 500ml 流速进入绒毛间隙，每个绒毛干中均有脐动脉和脐静脉，最终成为毛细血管进入绒毛末端，胎儿血也以每分钟 500ml 的流速流经胎盘,但胎儿血与母血不直接相通。

3)底蜕膜:构成胎盘的母体部分,占妊娠胎盘很小部分。固定绒毛的滋养层细胞与底蜕膜共同形成蜕膜板,相邻绒毛间隙之间残留下的楔形底蜕膜形成胎盘隔,不超过胎盘全层的2/3,相邻绒毛间隙的血液相互沟通。胎盘隔把胎盘的母体面分隔成表面凹凸不平的肉眼可见的暗红色15～20个母体叶,也称胎盘小叶。每个母体叶包含数个胎儿叶,每个母体小叶均有其独自的螺旋动脉供应血液。

在正常情况下,绒毛可侵入到子宫内膜功能层深部。若底蜕膜发育不良时,滋养层细胞可能植入过深甚至进入子宫肌层,造成植入性胎盘。

(2)妊娠足月胎盘的大体结构:足月胎儿的胎盘重约500g,直径15～20cm,中央厚,周边薄,平均2.5cm。胎盘母体面凹凸不平,由不规则的浅沟将其分为15～30个胎盘小叶,胎盘胎儿面覆盖着一层光滑透明的羊膜,近中央处有脐带附着。

(3)胎盘的生理功能:人胎盘生理功能极其复杂,具有物质交换及代谢,分泌激素和屏障功能,对保证胎儿的正常发育至关重要。

1)物质交换:进行物质交换是胎盘的主要功能,胎儿通过胎盘从母血中获得营养和氧气,排出代谢废物和二氧化碳。

①胎盘的物质交换方式:a.简单扩散,指物质通过细胞膜从高浓度区扩散至低浓度区,不消耗细胞能量。脂溶性高,分子量<250,不带电荷物质(如O_2、CO_2、水、钠钾电解质等).容易通过血管合体膜。b.易化扩散,指在载体介导下物质通过细胞膜从高浓度区向低浓度区扩散,不消耗细胞能量,但速度远较简单扩散快得多,具有饱和现象,如葡萄糖等的转运。c.主动转运,指物质通过细胞膜从低浓度区逆方向扩散至高浓度区,在此过程中需要消耗ATP,如氨基酸、水溶性维生素及钙、铁等转运,在胎儿血中浓度均高于母血。d.较大物质可通过血管合体膜裂隙,或通过细胞膜入胞和出胞等方式转运,如大分子蛋白质、免疫球蛋白等。

②气体交换:氧和二氧化碳在胎盘中以简单扩散方式交换。胎儿红细胞中血红蛋白含量高于成人,同时,子宫动脉内氧分压(5.3～6.6kPa)远高于绒毛间隙内氧分压(2～4kPa),使母血中氧能迅速向胎儿方向扩散。此外,由于胎盘屏障对CO_2的扩散度是氧的20倍,故胎儿向母血排出二氧化碳较摄取氧容易得多。二氧化碳进入母血后引起的pH值降低又可增加母血氧的释放。

③水与电解质的交换:水的交换主要通过简单扩散方式进行,孕36周时交换率最高,妊娠末期,每小时约有3.6L水通过胎盘进入胎儿。钾、钠和镁大部分以简单扩散方式通过胎盘屏障,但当母体缺钾时,钾的交换方式则为主动运输,以保证胎儿体内正常钾浓度。钙、磷、碘、铁多以主动运输方式单向从母体向胎儿转运,保证胎儿正常生长发育,铁的主动运输不受母体贫血的影响。

④营养物质的转运和废物排出:葡萄糖是胎儿能量的主要来源,以易化扩散方式通过胎盘;氨基酸多以主动运输方式通过胎盘,蛋白质通过胎盘的入胞和出胞作用从母体转运至胎儿;脂类必须先在胎盘中分解,进入胎儿体内再重新合成;甾体激素要在酶的作用下,结构发生变化后才能通过胎盘。

脂溶性维生素A、维生素D、维生素E、维生素K等主要以简单扩散方式通过胎盘屏障。维生素A以胡萝卜素的形式进入胚体,再转化成维生素A。胎儿血中的水溶性维生素B和维生素C浓度高于母血,故多以主动运输方式通过胎盘屏障。

胎儿代谢产生的废物如肌酐、尿素等亦经胎盘进入母血后排出。

2)防御功能:由于胎盘的屏障作用,对胎儿具有一定的保护功能,但这种功能并不完善。母血中的免疫抗体IgG能通过胎盘,从而使胎儿获得被动免疫力,但IgG类抗体如抗A、抗B、抗Rh血型抗体亦可进入胎儿血中,致使胎儿及新生儿溶血。各种病毒(如风疹病毒、巨细胞病毒、流感病毒等)可直接通过胎盘进入胎儿体内,引起胎儿畸形、流产及死胎。一般细菌、弓形虫、衣原体、螺旋体等不能通过胎盘屏障,但可在胎盘部位形成病灶,破坏绒毛结构后进入胎儿体内引起感染。

3)内分泌功能:胎盘能合成多种激素、酶及细胞因子,对维持正常妊娠有重要作用。

①人绒毛膜促性腺激素(HCG):一种糖蛋白激素,由 α、β 两个不同亚基组成,α-亚基的结构与垂体分泌的 FSH、LH 和 TSH 等基本相似,故相互间能发生交叉反应,而 β-亚基的结构具有特异性。β-HCG 与 β-LH 结构较近似,但最后 30 个氨基酸各不相同,所以临床应用抗 HCG β-亚基来进行 HCG 的检测,以避免 LH 的干扰。HCG 在受精后第 6 日开始分泌,受精后第 19 日就能在孕妇血清和尿中测出,至妊娠 8~10 周血清浓度达高峰,为 50~100kU/L,持续 1~2 周后迅速下降,中、晚期妊娠时血浓度仅为高峰时的 10%,持续至分娩,一般于产后 1~2 周消失。

HCG 的功能:HCG 具有 LH 与 FSH 的功能,维持月经黄体的寿命,使月经黄体增大成为妊娠黄体;HCG 能刺激雄激素芳香化转变为雌激素,同时也能刺激孕酮的形成;HCG 能抑制植物凝集素对淋巴细胞的刺激作用,HCG 可吸附于滋养细胞表面,以免胚胎滋养层细胞被母体淋巴细胞攻击;HCG 与尿促性素(HMG)合用能诱发排卵。

②人胎盘生乳素(HPL):由 191 个氨基酸组成,是分子量为 22000 的一种蛋白类激素。妊娠 6 周时可在母血中测出,随妊娠进展,分泌量逐渐增加,至妊娠 34~35 周达高峰,母血值为 5~7mg/L,羊水值为 0.55mg/L,维持至分娩,分娩后 7h 内迅速消失。

HPL 的功能:促进蛋白质合成,形成正氮平衡,促进胎儿生长;促进糖原合成,同时可刺激脂肪分解,使非酯化脂肪酸增加以供母体应用,从而使更多的葡萄糖供应胎儿;促进乳腺腺泡发育,刺激乳腺上皮细胞合成酪蛋白、乳白蛋白与乳珠蛋白,为产后泌乳做好准备;促进黄体形成;抑制母体对胎儿的排斥作用。

③妊娠特异性蛋白:包括妊娠相关血浆蛋白 A(PAPP-A),妊娠相关血浆蛋白 B(PAPP-B)及妊娠相关血浆蛋白 C(PAPP-C),其中较重要的是 PAPP-C,也称 PS-β_1G,即 SP$_1$,分子量为 90000,含糖量为 29.3%,半衰期为 30h。受精卵着床后,SP$_1$ 进入母体血循环,其值逐渐上升,妊娠 34~38 周达高峰,至妊娠足月为 200mg/L。正常妊娠母血、羊水、脐血及乳汁亦能测出 SP$_1$,羊水值比母血值低 100 倍,脐血值比母血值低 1000 倍。测定 SP$_1$ 值,可用于预测早孕,并能间接了解胎儿情况。

④雌激素:为甾体类激素,妊娠早期主要由黄体产生,于妊娠 10 周后主要由胎儿-胎盘单位合成。至妊娠末期雌三醇值为非孕妇女的 1000 倍,雌二醇及雌酮值为非孕妇女的 100 倍。

雌激素合成过程:母体内胆固醇在胎盘内转变为孕烯醇酮后,经胎儿肾上腺胎儿带转化为硫酸脱氢表雄酮(DHAS),再经胎儿肝内 16α-羟化酶作用形成 16α-羟基硫酸脱氢表雄酮(16α-OH-HAS),此种物质在胎盘合体滋养细胞硫酸酯酶作用下,去硫酸根成为 16α-OH-DHA 后,再经胎盘芳香化酶作用成为 16α-羟基雄烯二酮,最后形成游离雌三醇。由于雌三醇由胎儿和胎盘共同作用形成,故测量血雌三醇的值,可反映胎儿胎盘单位的功能。

⑤孕激素:为甾体类激素,妊娠早期由卵巢妊娠黄体产生,自妊娠 8~10 周后胎盘合体滋养细胞是产生孕激素的主要来源。随妊娠进展,母血中孕酮值逐渐增高,至妊娠末期可达 180~300nmol/L,其代谢产物为孕二醇,24h 尿排出值为 35~45mg。

⑥缩宫素酶:由合体滋养细胞产生的一种糖蛋白,分子量约为 30 万,随妊娠进展逐渐增加,主要作用是灭活缩宫素,维持妊娠。胎盘功能不良时,血中缩宫素酶活性降低。

⑦耐热性碱性磷酸酶(HSAP):由合体滋养细胞分泌。于妊娠 16~20 周母血中可测出此酶。随妊娠进展分泌量增加,分娩后迅速下降,产后 3~6d 消失。多次动态测其数值,可作为胎盘功能检查的一项指标。

⑧细胞因子与生长因子:如表皮生长因子(EGF)、神经生长因子、胰岛素样生长因子(IGFs)、转化生长因子-β(TGF-β)、肿瘤坏死因子-α(TNF-α)、粒细胞-巨噬细胞克隆刺激因子(Gm-CSF)、白细胞介素-1、2、6、8 等。这些因子对胚胎营养及免疫保护起一定作用。

2.胎膜 胎膜是由绒毛膜和羊膜组成。胎膜外层为绒毛膜,在发育过程中由于缺乏营养供应而逐渐退化萎缩为平滑绒毛膜,至妊娠晚期与羊膜紧密相贴。胎膜内层为羊膜,羊膜为半透明无血管的薄膜,厚度0.02～0.05cm,部分覆盖胎盘的胎儿面。随着胎儿生长羊膜腔的扩大,羊膜、平滑绒毛膜和包蜕膜进一步突向宫腔,最后与真蜕膜紧贴,羊膜腔占据整个子宫腔。胎膜含多量花生四烯酸的磷脂,且含有能催化磷脂生成游离花生四烯酸的溶酶体,故胎膜在分娩发动上有一定作用。

3.脐带 脐带是连于胚胎脐部与胎盘间的条索状结构。脐带外被羊膜,内含卵黄囊、尿囊、两条脐动脉和一条脐静脉,中间填充华通胶有保护脐血管作用。妊娠足月胎儿脐带长 30～70cm,平均 50cm,直径1.0～2.5cm。脐带是胎儿与母体进行物质交换的重要通道。若脐带受压致使血流受阻时,可因缺氧导致胎儿窘迫,甚至胎死宫内。

4.羊水 充满在羊膜腔内的液体称羊水。妊娠不同时期的羊水来源、容量及组成均有明显改变。

(1)羊水的来源:妊娠早期主要为母体血清经胎膜进入羊膜腔的透析液,此时羊水的成分除蛋白质含量及钠浓度偏低外,与母体血清及其他部位组织间液成分极相似。妊娠 11～14 周时,胎儿肾脏已有排泄功能,此时胎儿尿液是羊水的重要来源,使羊水中的渗透压逐渐降低,肌酐、尿素、尿酸值逐渐增高。胎儿通过吞咽羊水使羊水量趋于平衡。

(2)羊水的吸收:羊水吸收的途径有①胎膜吸收约占 50%;②脐带吸收 40～50ml/h;③胎儿皮肤角化前可吸收羊水;④胎儿吞咽羊水,每 24 小时可吞咽羊水 500～700ml。

(3)母体、胎儿、羊水三者间的液体平衡:羊水始终处于动态平衡,不断进行液体交换。母儿间液体交换主要通过胎盘,约 3600ml/h;母体与羊水间交换主要通过胎膜,约 400ml/h;羊水与胎儿的交换,主要通过胎儿消化道、呼吸道、泌尿道以及角化前的皮肤等,交换量较少。

(4)羊水量、性状及成分:①羊水量,妊娠 8 周时 5～10ml,妊娠 10 周时 30ml,妊娠 20 周约 400ml,妊娠38 周约 1000ml,此后羊水量逐渐减少至足月时约 800ml。过期妊娠羊水量明显减少,可少至 300ml 以下。②羊水性状及成分,妊娠早期羊水为无色澄清液体;妊娠足月羊水略浑浊,不透明,内有脂肪、胎儿脱落上皮细胞、毳毛、毛发等。比重为 1.007～1.025,中性或弱碱性,pH 7.20,内含 98%～99%水分,1%～2%为无机盐及有机物质。羊水中含大量激素和酶。

(5)羊水的功能:①保护胎儿,使胎儿在羊水中自由运动,防止胎儿自身及胚胎与羊膜粘连而发生畸形;羊水温度适宜,有一定活动空间,防止胎儿受外界机械损伤;临产时,羊水直接受宫缩压力能使压力均匀分布,避免胎儿直接受压致胎儿窘迫。②保护母体,减少妊娠期因胎动所致的不适感;临产后前羊水囊可扩张子宫颈口及阴道;破膜后羊水可冲洗阴道,减少感染机会。

四、胎儿发育及其生理特点

1.不同孕周胎儿发育的特征 描述胎儿发育的特征,以 4 周为一个孕龄单位。在受精后 6 周(即妊娠 8周)称胚胎,是主要器官结构完成分化时期。从受精后第 7 周(即妊娠 9 周)称胎儿,是各器官进一步发育渐趋成熟时期。

妊娠 4 周末:可辨认胚盘和体蒂。

妊娠 8 周末:胚胎初具人形,可分辨出眼、耳、鼻、口、手指及足趾,心脏已形成,B 型超声可见心脏形成与搏动。

妊娠12周末：胎儿身长9cm,体重约20g,外生殖器已发生,四肢可活动,肠管有蠕动,指甲形成。

妊娠16周末：胎儿身长16cm,体重100g,从外生殖器可辨认胎儿性别,头皮长出毛发,开始出现呼吸运动,形成成人血红蛋白,孕妇自觉有胎动。

妊娠20周末：胎儿身长25cm,体重约300g,全身有毳毛及胎脂,开始有吞咽及排尿功能,腹部听诊可闻及胎心音。

妊娠24周末：胎儿身长30cm,体重700g,皮下脂肪开始沉积,各脏器均已发育,但尚不完善,出现眉毛和眼毛,此时出生已能呼吸。

妊娠28周末：胎儿身长35cm,体重1000g,有呼吸及吞咽运动,出生后能啼哭,但易患呼吸窘迫综合征。

妊娠32周末：胎儿身长40cm,体重1700g,面部毳毛已脱落,存活力尚可,出生后注意护理可以存活。

妊娠36周末：胎儿身长45cm,体重2500g,出生后能啼哭及吸吮,皮下脂肪沉积较多,生活力良好,出生后基本可以存活。

妊娠40周末：胎儿身长50cm,体重3000g,已发育成熟,外观体形丰满,足底皮肤有纹理,指(趾)甲超过指(趾)端,男婴睾丸下降,女婴外阴发育良好,出生后哭声响亮。能很好存活。

胎儿身长的增长速度有其规律性,临床上常用新生儿身长作为判断胎儿月份的依据。妊娠前20周的胎儿身长(cm)＝妊娠月数的平方。妊娠后20周＝妊娠月数×5。

2.胎儿的生理特点

(1)循环系统：①胎儿循环不同于成人,营养供给和代谢产物排出均经过脐血管、胎盘、母体来完成。含氧量较高的血液自胎盘经脐静脉进入胎儿体内,分为三支：一支进入肝脏,一支与门静脉汇合再进入肝脏,这两支的血液经肝静脉进入下腔静脉,另一支经静脉导管直接进入下腔静脉。因此进入右心房的下腔静脉血是混合血,有来自脐静脉含氧量高的血液,也有来自胎儿身体下半部含氧量低的血液。②卵圆孔的开口正对下腔静脉入口,故下腔静脉入右心房的血流大部分经卵圆孔入左心室。③由于肺循环阻力较大,肺动脉血大部分经动脉导管入主动脉,仅有1/3经肺静脉入左心房,汇同卵圆孔进入左心室之血再进入升主动脉,供应心、头部及上肢。左心室小部分血液进入降主动脉,汇同动脉导管进入之血经腹下动脉进入两条脐动脉后再通过胎盘,与母血进行气体交换,因此胎体无纯动脉血,而是动静脉混合血。④新生儿出生后出现自主呼吸,肺循环建立,胎盘循环停止,左心房压力增高,右心房压力降低,从而改变了胎儿右心压力高于左心的特点和血液流向,卵圆孔于生后数分钟开始关闭,多在生后6~8周完全闭锁。新生儿血流分布多集中于躯干及内脏,故肝、脾常可触及,四肢容易发冷出现发绀。

(2)血液系统：①红细胞生成,孕3周内胎儿红细胞来自卵黄囊,孕10周肝脏是红细胞生成主要器官,以后骨髓、脾渐具造血功能。妊娠32周红细胞生成素大量产生,故妊娠32周以后早产儿及妊娠足月儿红细胞数均较多,约$6.0×10^{12}$/L。妊娠足月时骨髓产生90%的红细胞。②血红蛋白生成,妊娠前半期,血红蛋白为胎儿型,从妊娠16周开始,成人型血红蛋白逐渐形成,至临产时胎儿血红蛋白仅占25%。③白细胞生成,妊娠8周,胎儿血循环出现粒细胞,妊娠12周胸腺、脾产生淋巴细胞,成为胎儿体内抗体的主要来源。

(3)呼吸系统：母儿血液在胎盘进行气体交换,胎儿出生前肺泡、肺循环及呼吸肌均已发育,孕11周可见胎儿胸壁运动,孕16周胎儿呼吸能使羊水进出呼吸道。当胎儿窘迫时,出现大喘息样呼吸运动。

(4)消化系统：孕12周有肠管蠕动,孕16周时胃肠功能基本建立,胎儿可吞咽羊水,吸收大量水分。胎儿胃肠对脂肪吸收能力差。肝脏内缺乏许多酶,不能结合因红细胞破坏所产生的大量游离胆红素。

(5)泌尿系统：妊娠11~14周胎儿肾已有排尿功能,妊娠14周胎儿膀胱内有尿液,并通过排尿参与羊水形成与交换。

（6）内分泌系统：妊娠 6 周胎儿甲状腺开始发育；妊娠 12 周可合成甲状腺激素。肾上腺于妊娠 4 周时开始发育，妊娠 7 周时可合成肾上腺素，妊娠 20 周时肾上腺皮质增宽，主要由胎儿带组成，可产生大量甾体激素。

（7）生殖系统：①男性胎儿睾丸于妊娠第 9 周开始分化发育，在妊娠 14～18 周形成。由细精管、激素和酶作用使中肾管发育，副中肾管退化，外生殖器向男性分化发育。男性胎儿睾丸于临产前才降至阴囊内，右侧高于左侧且下降稍迟。②女性胎儿卵巢于妊娠 11～12 周开始分化发育，副中肾管发育形成阴道、子宫、输卵管，外生殖器向女性分化发育。

五、妊娠期母体变化

在妊娠期，为了适应胎儿生长发育的需要，孕妇受胎儿及胎盘所产生的激素的影响，在解剖、生理以及生化方面发生一系列变化。这些变化于分娩后和或停止哺乳后逐渐恢复。

1.生殖系统的变化

（1）子宫

1）重量、容量和形状的改变：非孕期子宫重量约为 50g，足月妊娠时可增至 1000g 左右，约为非孕时重量的 20 倍。非孕时宫腔容量约为 10ml，足月孕时增至 5000ml 左右。随着子宫体积的改变，子宫形状由孕早期的倒梨形变化至孕 12 周时的球形，以及孕晚期的长椭圆形直至足月，孕早期子宫肥大可能与雌、孕激素作用有关，孕 12 周后子宫体增大，则与胎儿及其附属组织的扩展有关。

2）子宫位置的改变：妊娠 12 周前子宫位于盆腔内，随着妊娠进展子宫长大，从盆腔上升入腹腔并轻度向右旋转。孕妇仰卧位时，子宫向后倒向脊柱，可压迫下腔静脉及主动脉出现仰卧位低血压综合征一系列表现，如脉快、心慌、血压下降等，改侧卧位后血压迅速恢复。

3）子宫收缩：妊娠 12～14 周起，子宫出现无痛性不规则收缩，随着孕周增加，收缩频率及幅度相应增加，其特点为稀发、不对称，收缩时宫腔压力不超过 1.3～2.0kPa（10～15mmHg），持续时间约为 30s，称 Braxton Hicks 收缩。

4）子宫胎盘的血流灌注：妊娠期胎盘的灌注主要由子宫动脉及卵巢动脉供应，子宫动脉非孕时屈曲，至妊娠足月渐变直，以适应妊娠期子宫血流量增加的需要。足月时子宫血流量为 500～700ml/min，较非孕时增加 4～6 倍，其中 5% 供应肌层，10%～15% 供应子宫蜕膜层，80%～85% 供应胎盘。宫缩时，子宫血流量明显减少。

5）子宫峡部：系指位于宫颈管内，子宫的解剖内口与组织学内口间的狭窄部位，长 0.8～1cm。妊娠后变软，妊娠 10 周时子宫峡部明显变软，妊娠 12 周以后，子宫峡部逐渐伸展拉长变薄，扩展成为宫腔的一部分，临产后可伸展至 7～10cm，成为产道的一部分，称子宫下段。

6）宫颈：妊娠时宫颈充血水肿，外观肥大，呈紫蓝色，质软。宫颈管内腺体肥大，黏液增多，形成黏液栓，防止细菌进入宫腔。由于宫颈鳞柱状上皮交界部外移，宫颈表面出现糜烂面，称假性糜烂。

（2）卵巢：妊娠期略增大，停止排卵。一侧卵巢可见妊娠黄体。妊娠 10 周后，胎盘取代妊娠黄体功能，卵巢黄体于妊娠 3～4 个月开始萎缩。

（3）输卵管：妊娠期输卵管伸长，但肌层不增厚，黏膜可呈蜕膜样改变。

（4）阴道：黏膜变软，充血水肿呈紫蓝色。皱襞增多，伸展性增加。阴道脱落细胞增加、分泌物增多呈白色糊状。阴道上皮细胞含糖原增加，乳酸含量增多，使阴道分泌物 pH 值降低，可防止病原体感染。

(5)外阴:妊娠期外阴充血,皮肤增厚,大小阴唇色素沉着,阴唇内血管增加,结缔组织变软,故伸展性增加,有利于分娩。

2.乳房的变化　妊娠期由于受垂体催乳素、胎盘生乳素、雌激素、孕激素、生长激素及胰岛素影响,使乳腺管和腺泡增生,脂肪沉积;乳头增大变黑,易勃起;乳晕变黑,乳晕上的皮脂腺肥大形成散在结节状小隆起,称蒙氏结节。妊娠32周后挤压乳晕,可有数滴稀薄黄色乳汁溢出称初乳。

3.循环系统的变化

(1)心脏:妊娠后期因增大的子宫将横膈上推,使心脏向左、向上、向前移位,更贴近胸壁,心音界稍扩大。心脏移位使大血管轻度扭曲,加之血流量增加及血流速度加快,心尖区可闻及Ⅰ～Ⅱ级柔和吹风样收缩期杂音。妊娠晚期心脏容量增加10%,心率增加10～15次/分,心电图出现轴左偏,多有第一心音分裂或第三心音。

(2)心排血量:心排血量的增加为孕期循环系统最重要的改变,对维持胎儿生长发育极其重要。自妊娠10周开始增加,至妊娠32周达高峰,左侧卧位测心排血量较非孕时增加30%,平均每次心排血量可达80ml,维持至足月。临产后,尤其第二产程时排血量显著增加。

(3)血压:孕期由于胎盘形成动静脉短路、血液稀释、血管扩张等因素致孕早期及中期血压偏低,孕晚期血压轻度升高,脉压稍增大,孕妇体位影响血压,仰卧位时腹主动脉及下腔静脉受压,使回心血量减少,心排血量减少,迷走神经兴奋,血压下降,形成妊娠仰卧低血压综合征。

4.血液系统改变

(1)血容量:自孕6～8周开始增加,孕24～32周达高峰,增加30%～45%,平均增加约1500ml,其中血浆约增加1000ml,红细胞约增加500ml,血液相对稀释。

(2)血液成分:①红细胞,由于血液稀释,红细胞计数约为$3.6 \times 10^{12}/L$,血红蛋白值为110g/L,血细胞比容为31%～34%。②白细胞,自妊娠7～8周开始增加,至妊娠30周达高峰,为$(10～12) \times 10^9/L$,有时可达$15 \times 10^9/L$,以中性粒细胞为主,淋巴细胞增加不多。③凝血因子,处于高凝状态。凝血因子Ⅱ、Ⅴ、Ⅷ、Ⅸ、Ⅹ增加,仅凝血因子Ⅺ、Ⅻ降低。血小板无明显改变,血浆纤维蛋白原含量增加40%～50%,达4～5g/L。血沉加快,可达100mm/h。妊娠晚期凝血酶原时间及部分孕妇凝血活酶时间轻度缩短,凝血时间无明显改变。纤维蛋白溶酶原显著增加,优球蛋白溶解时间延长,致纤溶活性降低。④血浆蛋白,由于血液稀释,血浆蛋白,尤其是白蛋白减少,约为35g/L,加之孕期对铁的需要量增多,孕妇易发生缺铁性贫血。可给硫酸亚铁、维生素C、乳酸钙口服纠正贫血。

5.呼吸系统改变　孕妇胸廓周径加大,妊娠中期有过度通气现象,妊娠晚期以胸式呼吸为主,呼吸较深。肺活量无明显改变,肺泡换气量和通气量增加,但呼吸道抵抗力降低容易感染。

6.泌尿系统变化

(1)肾脏:妊娠期由于代谢产物增多,肾脏负担过重,肾血浆流量较非孕时增加35%,肾小球滤过率增加50%,且两者均受体位影响,孕妇仰卧位尿量增加,故夜尿量多于日尿量。代谢产物尿素、尿酸、肌酸、肌酐等排泄增多。当肾小球滤过超过肾小管吸收能力时,可有少量糖排出,称为妊娠生理性糖尿。

(2)输尿管:妊娠期在孕激素作用下,输尿管增粗且蠕动减弱,尿流缓慢,右侧输尿管受右旋妊娠子宫压迫,加之输尿管有尿液逆流现象,孕妇易患急性肾盂肾炎,以右侧多见。

7.消化系统改变　妊娠期胃肠平滑肌张力降低,贲门括约肌松弛,胃内酸性内容物可产生反流,胃排空时间延长,易出现上腹饱满感。肠蠕动减弱,易出现便秘或痔疮。肝脏胆囊排空时间延长,胆道平滑肌松弛,胆汁黏稠使胆汁淤积,易诱发胆石病。故孕妇应养成定时排便的习惯,多食新鲜蔬菜和水果,少吃辛辣食物,纠正便秘。

8.皮肤的变化　妊娠期垂体分泌促黑素细胞激素增加,导致孕妇乳头、乳晕、腹白线、外阴、腋窝等处出现色素沉着。面颊部呈蝶状褐色斑,称妊娠斑。随着妊娠子宫增大及肾上腺皮质激素分泌增多,孕妇腹部、大腿、臀部及乳房皮肤的皮内组织改变,皮肤过度扩张,使皮肤弹力纤维断裂,形成紫色或淡红色不规则平行裂纹,称妊娠纹。

9.内分泌系统的改变

(1)垂体:妊娠期腺垂体增生肥大,嗜酸细胞肥大增生形成妊娠细胞。此细胞可分泌催乳激素(PRL)。PRL 从孕 7 周开始增多,至妊娠足月分娩前达高峰约 $200\mu g/L$。PRL 有促进乳腺发育作用,为泌乳作准备。产后未哺乳者于产后 3 周内降至非孕水平,哺乳者产后 $80\sim100d$ 降至非孕水平。

(2)肾上腺皮质:妊娠期因雌激素大量增加,使中层束状带分泌的皮质醇增多 3 倍,但其中 90% 与蛋白结合,血中游离皮质醇不多,故孕妇无肾上腺皮质功能亢进表现;外层球状带分泌的醛固酮于妊娠期增加 4 倍,但大部分与蛋白结合,不致引起过多的水钠潴留;内层网状带分泌的睾酮稍有增加,表现为孕妇阴毛及腋毛增多增粗。

(3)甲状腺:妊娠期甲状腺呈均匀增大,血清甲状腺素增加,但游离甲状腺素无大幅度增加,孕妇通常无甲状腺功能亢进表现。

10.新陈代谢的变化

(1)基础代谢率(BMR):BMR 于孕早期稍下降,孕中期渐增高,至孕晚期可增高 15%~20%。

(2)体重:妊娠 13 周前无改变,13 周起体重平均每周增加 350g,至妊娠足月时体重平均增加 12.5kg。

(3)糖类:妊娠期胰岛功能旺盛,分泌胰岛素增多,使血循环中的胰岛素增加,故孕妇空腹血糖稍低于非孕妇女。

(4)脂肪代谢:妊娠期吸收脂肪能力增强,母体脂肪堆积增多,由于能量消耗增加,故糖原储备少。若孕期能量消耗过多时,如妊娠剧吐,可出现尿酮阳性。

(5)蛋白质代谢:呈正氮平衡。孕妇体内储备的氮除供给胎儿、母体子宫、乳房发育需要外,尚为分娩期消耗作准备。

(6)矿物质代谢:妊娠期母儿需要大量钙、磷、铁。故应补充大量钙、维生素 D 和铁以满足需要。

11.骨骼、关节及韧带变化　妊娠期子宫圆韧带、主韧带及骨盆漏斗韧带增长,肥大变粗。骶髂关节及耻骨联合松弛,有轻度伸展性,严重时可发生耻骨联合分离。骶尾关节松弛有一定活动性,有利于分娩。

(汪　玲)

第二节　妊娠诊断

一、早期妊娠的诊断

1.病史与症状

(1)停经:已婚生育年龄妇女,平时月经周期规则,一旦月经过期 10d 或以上,应首先疑为妊娠,若停经已达 8 周,妊娠的可能性更大。但需与内分泌紊乱、哺乳期、口服避孕药引起的停经相鉴别。

(2)早孕反应:约 50% 以上妇女于停经 6 周左右出现畏寒、头晕、乏力、嗜睡、食欲缺乏、偏食或厌油腻、恶心、晨起呕吐等症状,称早孕反应。与体内 HCG 增多,胃酸分泌减少以及胃排空时间延长可能有关。多于妊娠12周左右自行消失。

（3）尿频：妊娠早期出现，系增大的前倾子宫在盆腔内压迫膀胱所致。一般妊娠12周子宫进入腹腔后，尿频症状消失。

2.检查与体征

（1）生殖器官的变化：妊娠6～8周行阴道检查，可见阴道壁及宫颈充血，呈紫蓝色。双合诊检查发现宫颈变软，子宫峡部极软，感觉宫颈与宫体似不相连，称黑加征。随妊娠进展，子宫增大变软，妊娠8周时宫体大小约为非孕时2倍，妊娠12周约为非孕时3倍。

（2）乳房的变化：早孕时受雌孕激素影响，乳房增大，孕妇自觉乳房轻微胀痛，检查见乳头及其周围皮肤（乳晕）着色加深，乳晕周围出现蒙氏结节。

3.辅助检查

（1）妊娠试验：一般受精后7d即可在血浆中检测到HCG，临床测定尿中HCG常用试纸法，测定血清HCG常用放射免疫法检测HCG-β亚型。

（2）超声检查：①B型超声显像法，是检查早孕快速准确的方法。妊娠5周时在增大子宫内见到圆形光环——妊娠环，环内为液性暗区（羊水）。若在妊娠环内见到有节律的胎心搏动，可确认早孕，活胎。②超声多普勒法，在增大的子宫内听到有节律的单一高调胎心音，最早可在妊娠7周听到。

（3）黄体酮试验：停经妇女每日肌注黄体酮20mg，连续3～5d，停药后2～7d出现阴道出血，可排除妊娠，若停药后7d仍未出现阴道流血，妊娠可能性大。

（4）宫颈黏液检查：宫颈黏液量少质稠，涂片干燥后镜下可见到排列成行的椭圆体，无羊齿植物叶状结晶，则早孕可能性大。

（5）基础体温测定（BBT）：如呈双相且持续3周以上不下降，应考虑早孕。

二、中、晚期妊娠的诊断

妊娠中期以后，子宫明显增大，能叩及胎体，感到胎动，听到胎心音，容易确诊。

1.病史与体征　有早孕经历，渐感腹部增大，自觉胎动。

（1）子宫增大：子宫随妊娠进展逐渐增大，根据手测宫底高度及尺测宫高、腹围，B型超声检查监测胎儿双顶径大小以判断妊娠周数（表10-1）。

表10-1　不同妊娠周数的宫底高度、子宫长度、双顶径大小

妊娠周数	手测宫底高度	尺测耻上子宫长度(cm)	双顶径(mm)
12周末	耻骨联合上2～3横指		23.0±5.4
16周末	脐耻之间		36.2±5.8
20周末	脐下1横指	18(15.3～21.4)	48.8±5.6
24周末	脐上1横指	24(22.0～25.1)	60.5±5.0
28周末	脐上3横指	26(22.4～29.0)	72.4±6.7
32周末	脐与剑突之间	29(22.4～29.0)	81.7±6.5
36周末	剑突下2横指	32(25.3～32.0)	88.1±5.7
40周末	脐与剑突之间或略高	33(29.8～34.5)	92.8±5.0

（2）胎动：胎儿在子宫内冲击子宫壁的活动称胎动（FM），胎动正常是胎儿情况良好的表现。妊娠18～20周开始孕妇自觉胎动，正常胎动每小时3～5次。

（3）胎儿心音：妊娠18～20周用听诊器经孕妇腹壁可听到胎儿心音。正常胎心率为120～160次/分。胎心音应与脐带杂音、子宫杂音、腹主动脉音相鉴别。

（4）胎体：妊娠20周以后，经腹壁可触及子宫内的胎体。妊娠24周以后，能区别胎头、胎臀及胎儿肢体。

2.辅助检查

（1）超声检查：B型超声可显示胎儿数目、胎产式、胎先露、胎方位，有无胎心搏动及胎盘位置，且能测量胎头双顶径等多条径线，并可观察有无胎儿体表畸形。超声多普勒可探出胎心音、胎动音、脐带血流音及胎盘血流音。

（2）胎儿心电图：常用间接法测得。妊娠12周以后即能显示较规律图形，妊娠20周后成功率更高。

（3）X线诊断：X线检查主要用于骨盆测量，检查有无多胎、体表畸形和死胎等，由于X线对胎儿的潜在性损害，现已被超声检查所取代，极少应用。

三、胎产式、胎先露、胎方位

胎儿在宫腔内为适应宫体形状所取的姿势称胎势。妊娠28周以前，由于羊水多，胎儿小，胎儿位置和姿势容易改变。妊娠32周以后，胎儿生长速度较羊水增长速度快，羊水相对减少，胎儿位置和姿势较为恒定。胎儿位置正常与否与能否顺利分娩及母子安全密切相关。

1.胎产式　胎产式是指胎儿纵轴与母体纵轴的关系。二者平行时为纵产式，两者垂直时为横产式。前者占足月妊娠分娩总数的99.75%；后者仅占0.25%。两纵轴交叉成锐角时为斜产式。纵产式大多数可从阴道分娩，而横产式则不能，斜产式是暂时的，在分娩过程中多数转为纵产式，偶有转成横产式，造成难产。

2.胎先露　临产时最先进入骨盆入口的胎儿部位称胎先露。纵产式的先露部是头或臀，横产式的先露部为肩。头先露根据胎头俯屈或仰伸的程度分为枕先露、前囟先露、额先露、面先露。臀先露根据下肢的屈伸情况分为完全臀先露、单臀先露、膝先露、足先露。有时头先露或臀先露与胎手或胎足同时入盆，称复合先露。

3.胎方位　胎儿先露部的指示点与母体骨盆的关系称胎方位，简称胎位。枕先露以枕骨、面先露以颏骨、臀先露以骶骨、肩先露以肩胛骨为指示点。每个指示点与母体骨盆入口处的左、右、前、后、横（侧）的关系可有6种方位（肩先露除外）。

（李　强）

第三节　孕期监护

孕期监护的目的是尽早发现高危妊娠，及时治疗妊娠并发症和合并症，保障孕产妇、胎儿及新生儿健康。监护内容包括孕妇定期产前检查、胎儿监护、胎儿成熟度及胎盘功能监测等。

一、产前检查

1.产前检查的时间　产前检查于确诊早孕时开始。早孕检查一次后，未见异常者应于孕20周起进行产前系列检查,每 4 周一次,32 孕周后改为每 2 周一次,36 孕周后每周检查一次,高危孕妇应酌情增加检查次数。

2.产前检查的内容和方法

(1)病史

①孕妇首次就诊应详细询问年龄、职业、婚龄、孕产次、籍贯、住址等,注意年龄是否过小或超过 35 岁。

②既往有无肝炎、结核病史,有无心脏病、高血压、血液病、肾炎等疾病史,以及发病时间、治疗转归等。

③家族中有无传染病、高血压、糖尿病、双胎及遗传性疾病史。

④配偶有无遗传性疾病及传染性疾病史。

⑤月经史及既往孕产史:询问初潮年龄、月经周期,经产妇应了解有无难产史、死胎、死产史、分娩方式及产后出血史。

⑥本次妊娠经过:早期有无早孕反应及其开始出现时间;有无病毒感染及用药史;有无毒物及放射线接触史;有无胎动及胎动出现的时间;孕期有无阴道流血、头痛、心悸、气短、下肢水肿等症状。

⑦孕周计算:多依据末次月经起始日计算妊娠周数及预产期。推算预产期,取月份减 3 或加 9,日数加 7。若为农历末次月经第一日,应将其换算成公历,再推算预产期。若末次月经不清或哺乳期月经未来潮而受孕者。可根据早孕反应出现时间、胎动开始时间、尺测耻上子宫底高度及 B 型超声测胎头双顶径等来估计。

(2)全身检查:观察孕妇发育、营养、精神状态、步态及身高。身高小于 140cm 者常伴有骨盆狭窄;注意心、肝、肺、肾有无病变;脊柱及下肢有无畸形;乳房发育情况,乳头有无凹陷;记录血压及体重,正常孕妇血压不应超过 140/90mmHg;或与基础血压相比不超过 30/15mmHg;正常单胎孕妇整个孕期体重增加 12.5kg 较为合适,孕晚期平均每周增加 0.5kg,若短时间内体重增加过快多有水肿或隐性水肿。

(3)产科检查

1)早孕期检查:早孕期除做一般体格检查外,必须常规做阴道检查。内容包括确定子宫大小与孕周是否相符;发现有无阴道纵隔或横膈、宫颈赘生物、子宫畸形、卵巢肿瘤等;对于阴道分泌物多者应做白带检查或细菌培养,及早发现滴虫、真菌、淋菌、病毒等的感染。

2)中、晚孕期检查

①宫高、腹围测量目的:在于观察胎儿宫内生长情况,及时发现引起腹围过大、过小,宫底高度大于或小于相应妊娠月份的异常情况,如双胎妊娠、巨大胎儿、羊水过多和胎儿宫内发育迟缓等。测量时孕妇排空膀胱,取仰卧位,用塑料软尺自耻骨联合上缘中点至子宫底测得宫高,软尺经脐绕腹 1 周测得腹围。后者大约每孕周平均增长 0.8cm,16～42 孕周平均腹围增加 21cm。

②腹部检查

视诊:注意腹形大小、腹壁妊娠纹。腹部过大、宫底高度大于停经月份则有双胎、巨大胎儿、羊水过多可能;相反可能为胎儿宫内发育迟缓(IUGR)或孕周推算错误;腹部宽,宫底位置较低者,多为横位;若有尖腹或悬垂腹,可能伴有骨盆狭窄。

触诊:触诊可明确胎产式、胎方位、估计胎儿大小及头盆关系。一般采用四步触诊法进行检查。

第一步,用双手置于宫底部,估计胎儿大小与妊娠周数是否相符,判断宫底部的胎儿部分,胎头硬而圆且有浮球感,胎臀软而宽且形状略不规则。第二步,双手分别置于腹部左右侧,一手固定另一手轻深按,两手交替进行,以判断胎儿背和肢体的方向,宽平一侧为胎背,另一侧高低不平为肢体,有时还能感到肢体活动。第三步,检查者右手拇指与其余四指分开,于耻骨联合上方握住胎先露部,判定先露是头或臀,左右推动确定是否衔接,若胎先露浮动,表示尚未入盆。若固定则胎先露部已衔接。第四步,检查者面向孕妇足端,两手分别置于胎先露部两侧,沿骨盆入口向下深按,进一步确定胎先露及其入盆程度。

听诊:妊娠 18～20 周时,在靠近胎背上方的孕妇腹壁上可听到胎心。枕先露时,胎心在脐右(左)下方;臀先露时,胎心在脐(右)左上方;肩先露时,胎心在靠近脐部下方听得最清楚。当确定胎背位置有困难时,可借助胎心及胎先露判定胎位。

3.骨盆测量　骨盆大小及形状是决定胎儿能否经阴道分娩的重要因素之一。故骨盆测量是产前检查必不可少的项目。分骨盆外测量和骨盆内测量。

(1)骨盆外测量

①髂棘间径(IS):测量两髂前上棘外缘的距离,正常值为 23～26cm。

②髂嵴间径(IC):测量两髂嵴外缘的距离,正常值为 25～28cm。

③骶耻外径(EC):孕妇取左侧卧位,左腿屈曲,右腿伸直,测第五腰椎棘突下至耻骨上缘中点的距离,正常值为 18～20cm。此径线可以间接推测骨盆入口前后径。

④坐骨结节间径(出口横径)(TO):孕妇仰卧位、两腿弯曲,双手抱双膝,测量两坐骨结节内侧缘的距离,正常值为 8.5～9.5cm。

⑤出口后矢状径:坐骨结节间径<8cm 者,应测量出口后矢状径,以出口测量器置于两坐骨结节之间,其测量杆一端位于坐骨节结间径的中点,另一端放在骶骨尖,即可测出出口后矢状径的长度,正常值为 8～9cm,出口后矢状径与坐骨结间径之和>15cm,表示出口无狭窄。

⑥耻骨弓角度:检查者左、右手拇指指尖斜着对拢,放置在耻骨联合下缘,左、右两拇指平放在耻骨降支上面,测量两拇指间角度,为耻骨弓角度,正常值为 90°。小于 80°为不正常。

(2)骨盆内测量

①对角径:指耻骨联合下缘至骶岬前缘中点的距离。正常值为 12.5～13.5cm,此值减去 1.5～2.0cm 为骨盆入口前后径的长度,又称真结合径。测量方法为在孕 24～36 周时,检查者将一手的示、中指伸入阴道,用中指尖触到骶岬上缘中点,示指上缘紧贴耻骨联合下缘,另一手示指标记此接触点,抽出阴道内手指,测量中指尖到此接触点距离为对角径。

②坐骨棘间径:测量两坐骨棘间的距离,正常值为 10cm。方法为一手示、中指放入阴道内,触及两侧坐骨棘,估计其间的距离。

③坐骨切迹宽度:其宽度为坐骨棘与骶骨下部的距离,即骶棘韧带宽度。将阴道内的示指置于韧带上移动,若能容纳 3 横指(5.5～6cm)为正常,否则属中骨盆狭窄。

4.绘制妊娠图　将每次检查结果,包括血压、体重、子宫长度、腹围、B 型超声测得胎头双顶径值,尿蛋白、尿雌激素/肌酐(E/C)比值、胎位、胎心率、水肿等项,填入妊娠图中,绘制成曲线,观察其动态变化,可以及早发现孕妇和胎儿的异常情况。

5.辅助检查　常规检查血、尿常规,血型、肝功能;如有妊娠合并症者应根据具体情况做特殊相关检查;对胎位不清,胎心音听诊困难者,应行 B 型超声检查;对有死胎死产史、胎儿畸形史和遗传性疾病史,应进行孕妇血甲胎蛋白、羊水细胞培养行染色体核型分析等检查。

二、胎儿及其成熟度的监护

1.胎儿宫内安危的监护

(1)胎动计数:可以通过自测或 B 型超声下监测。若胎动计数≥10 次/12 小时为正常;<10 次/12 小时,提示胎儿缺氧。

（2）胎儿心电图及彩色超声多普勒测定脐血的血流速度：可以了解胎儿心脏及血供情况。

（3）羊膜镜检查：正常羊水为淡青色或乳白色，若羊水混有胎粪，呈黄色、黄绿色甚至深绿色，说明胎儿宫内缺氧。

（4）胎儿电子监测：可以观察并记录胎心率（FHR）的动态变化，了解胎动、宫缩时胎心的变化，估计和预测胎儿宫内安危情况。

1）胎心率的监护

①胎心率基线：指无胎动及宫缩情况下记录10min的FHR。正常在120～160bpm，FHR＞160bpm或＜120bpm，为心动过速或心动过缓，FHR变异指FHR有小的周期性波动，即基线摆动，包括胎心率的变异振幅及变异频率，变异振幅为胎心率波动范围，一般10～25bpm；变异频率为1min内胎心率波动的次数，正常≥6次。

②一过性胎心率变化：指与子宫收缩有关的FHR变化。加速是指子宫收缩时胎心率基线暂时增加15bpm以上，持续时间＞15s，这是胎儿良好的表现，可能与胎儿躯干或脐静脉暂时受压有关。减速是指随宫缩出现的暂短胎心率减慢，分三种。早期减速，FHR减速几乎与宫缩同时开始，FHR最低点在宫缩的高峰，下降幅度＜50bpm，持续时间短，恢复快，一般认为与宫缩时胎头受压，脑血流量一时性减少有关。变异减速（VD），FHR变异形态不规则，减速与宫缩无恒定关系，持续时间长短不一，下降幅度＞70bpm，恢复迅速。一般认为宫缩时脐带受压所致。晚期减速（LD），FHR减速多在宫缩高峰后开始出现，下降缓慢，幅度＜50bpm，持续时间长，恢复亦慢。一般认为是胎盘功能不足，胎儿缺氧的表现。

2）预测胎儿宫内储备能力

①无应激试验（NST）：通过观察胎动时胎心率的变化情况了解胎儿的储备能力。用胎儿监护仪描记胎心率变化曲线，至少连续记录20min。若有3次或以上的胎动伴胎心率加速＞15bpm，持续＞15s为NST有反应型；若胎动时无胎心率加速、加速＜15bpm、或持续时间＜15s为无反应型，应进一步做缩宫素激惹试验以明确胎儿的安危。

②缩宫素激惹试验（OCT）：又称宫缩应激试验（CST），用缩宫素诱导出规律宫缩，并用胎儿监护仪记录宫缩时胎心率的变化。若多次宫缩后连续出现晚期减速，胎心率基线变异减少，胎动后胎心率无加速为OCT阳性，提示胎盘功能减退；若胎心率基线无晚期减速、胎动后有胎心率加速为OCT阴性，提示胎盘功能良好。

2.胎儿成熟度的监测

（1）正确计算胎龄，可按末次月经、胎动日期及单次性交日期推算妊娠周数。

（2）测宫高、腹围计算胎儿体重。胎儿体重＝子宫高度（cm）×腹围（cm）＋200。

（3）B型超声测胎儿双顶径＞8.5cm，表示胎儿已成熟。

（4）羊水卵磷脂、鞘磷脂比值（L/S）＞2，表示胎儿肺成熟；肌酐浓度≥176.8μmol/L（2mg％），表示胎儿肾成熟；胆红素类物质，若用△OD450测该值＜0.02，表示胎儿肝成熟；淀粉酶值，若以碘显色法测该值≥450U/L，表示胎儿涎腺成熟；若羊水中脂肪细胞出现率达20％，表示胎儿皮肤成熟。

三、胎盘功能监测

监测胎盘功能的方法除了胎动计数，胎儿电子监护和B型超声对胎儿进行生物物理监测等间接方法外，还可通过测定孕妇血、尿中的一些特殊生化指标直接反应胎盘功能。

1.测定孕妇尿中雌三醇值　　正常值为15mg/24h，10～15mg/24h为警戒值，＜10mg/24h为危险值，亦可用孕妇随意尿测定雌激素/肌酐(E/C)比值,E/C 比值>15 为正常值,10～15 为警戒值,<10 为危险值。

2.测定孕妇血清游离雌三醇值　妊娠足月该值若<40nmol/L,表示胎盘功能低下。

3.测定孕妇血清胎盘生乳素(HPL)值　该值在妊娠足月若<4mg/L 或突然下降 50％,表示胎盘功能低下。

4.测定孕妇血清妊娠特异性 β 糖蛋白(PSβ$_1$G)　若该值于妊娠足月<170mg/L,提示胎盘功能低下。

(李　强)

第四节　遗传筛查和产前诊断

一、遗传筛查

遗传筛查是指检测异常基因或染色体的携带者;检出患遗传性疾病的个体,给予相应治疗;以及检出其子代患遗传性疾病风险增加的个体或夫妇,对他们进行婚姻和生育指导,以减少和预防遗传性疾病的发生。

1.遗传携带者的检出　遗传携带者是指表型正常却带有致病遗传基因的个体,主要为隐性遗传病杂合体和染色体平衡易位者。

(1)隐性遗传病杂合体的检出:人群中隐性遗传病的发病率不高,但杂合体所占比例却相当高。那么对发病率低的遗传性疾病,通常不作杂合体的群体遗传筛查,仅对患者亲属及其对象进行筛查。对于检测出的携带者进行遗传学方面的指导,预防纯合体患儿的出生。

(2)染色体平衡易位者的检出:染色体平衡易位多无遗传物质的丢失,一般不表现疾病。但其后代染色体异常的概率为 50％以上,甚至达 100％,可致生育死亡率高。故染色体平衡易位者检测是遗传筛查的项目之一。

2.遗传筛查的手段

(1)羊膜腔穿刺羊水检查:取羊水细胞培养,行染色体核型分析,一般在孕 16～20 周进行。

(2)绒毛活检:在孕 6～8 周时吸取绒毛,可通过涂片观察,酶活性测定、染色体检查或提取 DNA 后做基因诊断,亦可行绒毛细胞培养,进行染色体核型分析。

(3)羊膜腔胎儿造影:将脂溶性及水溶性造影剂注入羊膜腔内,诊断胎儿体表畸形及消化道畸形。

(4)胎儿镜检查:可在直视下观察胎儿体表和胎盘胎儿面,同时可以采集羊水,抽取胎血和胎儿皮肤活检等。

(5)B 型超声:妊娠 6 周以后,B 型超声能观察到胎儿体表及脏器有无畸形,有无脑积水、无脑儿、大的脊柱裂等。

(6)经皮脐静脉穿刺取胎血检测:在妊娠 18～20 周检查,可确定胎儿血型,并能进行 β-地中海贫血、镰状细胞贫血、血友病等疾病的诊断。

(7)胎儿心动图:妊娠 18～20 周,胎儿心动图能确切显示胎儿心脏结构和功能,可诊断胎儿先天性心脏畸形。

(8)磁共振成像:能从任何方向截面显示胎儿解剖病变。

二、产前诊断

又称宫内诊断或出生前诊断,是指在胎儿出生前采用影像学、生物学、细胞遗传学及分子生物学等技术,了解胎儿在宫内发育情况,对先天性和遗传性疾病做出诊断。

1.产前诊断的指征

(1)孕妇年龄≥35岁。

(2)有过染色体异常儿分娩史。

(3)夫妻双方之一有染色体异常,包括染色体平衡易位携带者,染色体结构重组、非整倍体和嵌合体等。

(4)生育过无脑儿、脑积水、脊柱裂、唇裂、腭裂、先天性心脏病患儿者。

(5)性连锁隐性遗传病基因携带者。

(6)夫妇一方有先天性代谢疾病或已生育过病儿的孕妇。

(7)在妊娠早期接受大剂量化学毒剂、辐射和严重病毒感染的孕妇。

(8)有遗传性疾病家族史或有近亲婚配史的孕妇。

(9)原因不明的流产、死产、畸胎和有新生儿死亡史的孕妇。

(10)本次妊娠羊水过多、疑有畸胎的孕妇。

2.产前诊断的疾病种类

(1)染色体病:包括染色体数目异常和结构异常。常染色体数目异常包括有21-三体综合征、18-三体综合征和13-三体综合征。性染色体数目异常常见有先天性卵巢发育不全症(45,XO)。常染色体结构异常以缺失、重复、倒位、易位较常见,包括有 Prader-Willi 综合征、Angelman 综合征和 Down 综合征。性染色体结构异常见于 Turner 综合征。

(2)性连锁遗传病:以 X 连锁隐性遗传病居多,如红绿色盲、血友病、无丙种球蛋白血症等。

(3)先天性代谢缺陷病:用羊水细胞可诊断先天性代谢缺陷病已达80余种,国内可诊断黑朦性白痴病、黏多糖增多症等病。因目前对该类疾病无有效的治疗方法,故产前诊断是非常重要的预防措施。

(4)非染色体性先天畸形:通过孕妇血清及羊水甲胎蛋白检测及 B 型超声检查,一般可明确诊断。

3.产前诊断的方法

(1)观察胎儿的外形:利用 B 型超声、X 线、胎儿镜、磁共振等观察胎儿有无体表畸形。

(2)分析染色体核型:利用羊水、绒毛细胞或胎儿血细胞做培养,行染色体核型分析检测染色体病。

(3)检测基因:利用 DNA 分子杂交、限制性内切酶、聚合酶链反应技术检测 DNA。

(4)检测基因产物:利用羊水、羊水细胞、绒毛细胞或血液,进行蛋白质、酶和代谢产物检测,诊断胎儿神经管缺陷,先天性代谢疾病等。

(李　强)

第十一章　产科并发症

第一节　妊娠剧吐

妊娠剧吐是在妊娠早期发生、以频繁恶心呕吐为主要症状的一组症候群,严重时可以导致脱水、电解质紊乱及代谢性酸中毒,甚至肝肾衰竭、死亡。其发病率通常为 $0.3\% \sim 1\%$。恶性呕吐是指极为严重的妊娠剧吐。晨吐是妊娠早期发生的一种早孕反应,表现为于清晨空腹出现的轻度恶心、呕吐,但常可持续整天。

【病因】

尚未明确,可能与下列因素有关:

1.绒毛膜促性腺激素(hCG)　一般认为妊娠剧吐与 hCG 水平高或突然升高密切相关。研究发现,早孕反应的发生和消失过程与孕妇血 hCG 的升降时间相符,呕吐严重时,孕妇 hCG 水平较高;多胎妊娠、葡萄胎患者 hCG 水平显著增高,呕吐发生率也高,发生的时间也提早,症状也较重;妊娠终止后,呕吐消失。但值得注意的是症状的轻重程度和 hCG 水平不一定呈正相关。

2.雌激素　除了血清中高浓度的 hCG 水平,有人提出雌激素水平升高可能也是相关因素之一。

3.精神和社会因素　恐惧妊娠、精神紧张、情绪不稳、经济条件差的孕妇易患妊娠剧吐,提示精神及社会因素对发病有影响。

4.幽门螺旋杆菌　有研究表明,与无症状的孕妇相比,妊娠剧吐患者血清抗幽门螺旋杆菌的 IgG 浓度升高,因此认为其与幽门螺旋杆菌-消化性溃疡的致病因素可能有关。

5.一些激素水平　包括胎盘血清标记物、ACTH、泌乳素和皮质醇等可能与之有关。

6.其他　维生素缺乏,尤其是维生素 B_6 的缺乏可导致妊娠剧吐。至于有学者提出的妊娠呕吐是母亲为保护胎儿的发育,避免危险食物进入是没有证据支持的。

【临床表现】

1.恶心、呕吐　多见于初孕妇,常于停经 6 周左右出现。首先出现恶心、呕吐等早孕反应,以后症状逐渐加剧,直至不能进食,呕吐物中有胆汁和咖啡渣样物。

2.水、电解质紊乱　严重呕吐和不能进食可导致脱水及电解质紊乱,使氢、钠、钾离子大量丢失;患者明显消瘦,神疲乏力,皮肤黏膜干燥,口唇干裂,眼球内陷,脉搏增快,尿量减少,尿比重增加并出现酮体。

3.酸、碱平衡失调　可出现饥饿性酸中毒,呕吐物中盐酸的丢失可致碱中毒和低钾血症。

4.脏器功能损伤　若呕吐严重,不能进食,可出现脏器功能损伤。若肝功能受损,则出现血转氨酶和胆红素增高;若肾功能受损,则血尿素氮、肌酐升高,尿中可出现蛋白和管型;眼底检查可有视网膜出血。严重并发症如 Wemicke-Korsakoff 综合征主要是由于维生素 B_1 缺乏导致的脑病,主要表现为中枢神经系统症状:眼球震颤、视力障碍、步态及站立姿势异常、食管破裂和气胸极少发生,病情继续发展,可致患者意识模糊,陷入昏迷状态。

【诊断与鉴别诊断】

根据病史、临床表现、妇科检查及辅助检查,诊断并不困难。但必须进行 B 型超声检查以排除葡萄胎。此外,尚需进行必要的检查以与可致呕吐的消化系统疾病如急性病毒性肝炎、胃肠炎、胰腺炎、胆道疾病、脑膜炎及脑肿瘤等鉴别。确诊妊娠剧吐后,为判断病情轻重,尚需进行以下检查:

1.血液检查 测定血红细胞计数、血红蛋白、血细胞比容、全血及血浆黏度,以了解有无血液浓缩及其程度;测定二氧化碳结合力,或作血气分析,以了解血液 pH 值、碱储备及酸碱平衡情况;测定血钾、钠、氯,以了解有无电解质紊乱。监测肝肾功能以了解其有无受损。

2.尿液检查 记 24 小时尿量,监测尿比重、酮体情况,检查有无尿蛋白及管型。

3.心电图 以及时发现有无低钾血症引起的心肌受损情况。

4.眼底检查 了解有无视网膜出血。

5.MRI 一旦出现神经系统症状,需要采用 MRI 头颅检查,排除其他的神经系统病变。同时,Wemicke-Korsakoff 综合征可有特征性的表现:对称性第三、四脑室,中脑导水管周围,乳头体、四叠体、丘脑等为主要受累部位;MRI 上可见上述部位病变呈稍长 T_1 长 T_2 信号,FILAIR 序列呈现高信号,DWI 序列病变急性期为高信号,亚急性期为低信号,急性期由于血脑屏障破坏病变可强化。

【治疗】

首先排除其他疾病引起的呕吐,根据酮体的情况了解疾病的严重程度,决定治疗方案。治疗原则:心理支持,纠正水、电解质紊乱及酸碱失衡,补充营养,防治并发症。

1.心理支持及饮食指导 了解患者的精神状态、思想顾虑,解除其思想负担,缓解其压力,多加鼓励。指导饮食,一般首先禁食 2～3 日,待患者精神好转,略有食欲后,再逐渐改为半流质,宜进食清淡、易消化的食物,避免油腻、甜品及刺激性食物,避免"有气味"的食物,"少食多餐"避免过饱。

2.补液及纠正电解质紊乱 对于病情严重至脱水、酸中毒、电解质紊乱者需禁食、补液治疗及营养支持。根据尿量补液,每日静脉滴注葡萄糖、林格液共 3000ml,维持每日尿量≥1000ml。对低钾者,静脉补充钾离子;对代谢性酸中毒者,适当补充碳酸氢钠;对营养不良者,可予必需氨基酸及脂肪乳等营养液。

3.药物治疗 可在上述补液中加入维生素 B_6 每日及维生素 C,肌内注射维生素 B_1,每日 100mg。对病情较重者,可用止吐药如丙氯拉嗪及氯丙嗪减轻恶心和呕吐。经过以上治疗 2～3 日,一般病情大多迅速好转,症状缓解,若治疗效果不佳,则可用氢化可的松 200～300mg 加入 5% 葡萄糖液 500ml 中静脉滴注;

4.其他 食用姜有益于止吐,结合指压按摩和针灸也可能有益处。

5.终止妊娠 若经治疗后病情不能缓解,反而有加重趋势,出现以下情况应考虑终止妊娠:①体温持续高于 38℃;②脉搏＞120 次/分;③持续黄疸或蛋白尿;④多发性神经炎及神经性体征;⑤Wernicke-Korsakoff 综合征。

（汪 玲）

第二节　流产

流产是指妊娠不足 28 周、胎儿体重不足 1000g 而终止者。流产发生于妊娠 12 周前者称早期流产,发生在妊娠 12 周至不足 28 周者称晚期流产。流产又分为自然流产和人工流产,本节内容仅限于自然流产。自然流产的发生率占全部妊娠的 15％左右,多数为早期流产,是育龄妇女的常见病,严重影响了妇女生殖健康。

【病因和发病机制】

导致自然流产的原因很多,可分为胚胎因素和母体因素。早期流产常见的原因是胚胎染色体异常、孕妇内分泌异常、生殖器官畸形、生殖道感染、血栓前状态、免疫因素异常等;晚期流产多由宫颈功能不全等因素引起。

1.胚胎因素　胚胎染色体异常是自然流产最常见的原因。据文献报道,46％～54％的自然流产与胚胎染色体异常有关。流产发生越早,胚胎染色体异常的频率越高,早期流产中染色体异常的发生率为 53％,晚期流产为 36％。

胚胎染色体异常包括数量异常和结构异常。在数量异常中第一位的是染色三体,占 52％,除 1 号染色三体未见报道外,各种染色三体均有发现,其中以 13、16、18、21 及 22 号染色体最常见,16-三体约占 1/3;第二位的是 45,X 单体,约占 19％;其他依次为三倍体占 16％,四倍体占 5.6％。染色体结构异常主要是染色体易位,占 3.8％,嵌合体占 1.5％,染色体倒置、缺失和重叠也见有报道。

多数三体胚胎是以流产或死胎告终,但也有少数能成活,如 21-三体、13-三体、18-三体等。单体是减数分裂不分离所致,以 X 单休最为多见,少数胚胎如能存活,足月分娩后即形成特纳综合征。三倍体常与胎盘的水泡样变性共存,不完全水泡状胎块的胎儿可发育成三倍体或第 16 号染色体的三体,流产较早,少数存活,继续发育后伴有多发畸形,未见活婴。四倍体活婴极少,绝大多数极早期流产。在染色体结构异常方面,不平衡易位可导致部分三体或单体,易发生流产或死胎。总之,染色体异常的胚胎多数结局为流产,极少数可能继续发育成胎儿,但出生后也会发生某些功能异常或合并畸形。若已流产,妊娠产物有时仅为一空孕囊或已退化的胚胎。

2.母体因素

(1)夫妇染色体异常:习惯性流产与夫妇染色体异常有关,习惯性流产者夫妇染色体异常发生频率为 3.2％,其中多见的是染色体相互易位,占 2％,罗伯逊易位占 0.6％。着床前配子在女性生殖道时间过长,配子发生老化,流产的机会也会增加。在促排卵及体外受精等辅助生殖技术中,是否存在配子老化问题目前尚不清楚。

(2)内分泌因素

1)黄体功能不良(LPD):黄体中期孕酮峰值低于正常标准值,或子宫内膜活检与月经时间同步差 2 天以上即可诊断为 LPD。高浓度孕酮可阻止子宫收缩,使妊娠子宫保持相对静止状态;孕酮分泌不足,可引起妊娠蜕膜反应不良,影响孕卵着床和发育,导致流产。孕期孕酮的来源有两条途径:一是由卵巢黄体产生,二是胎盘滋养细胞分泌。孕 6～8 周后卵巢黄体产生孕酮逐渐减少,之后由胎盘产生孕酮替代,如果两者衔接失调则易发生流产。在习惯性流产中有 23％～60％的病例存在黄体功能不全。

2)多囊卵巢综合征(PCOS):有人发现在习惯性流产中多囊卵巢的发生率可高达 58％,而且其中有 56％的患者 LH 呈高分泌状态。现认为 PCOS 患者高浓度的 LH 可能导致卵细胞第二次减数分裂过早完成,从而影响受精和着床过程。

3)高泌乳素血症:高水平的泌乳素可直接抑制黄体颗粒细胞增生及其分泌功能。高泌乳素血症的临床主要表现为闭经和泌乳,当泌乳素水平高于正常值时,则可表现为黄体功能不全。

4)糖尿病:血糖控制不良者流产发生率可高达15%~30%,妊娠早期高血糖还可能造成胚胎畸形的危险因素。

5)甲状腺功能:目前认为甲状腺功能减退或亢进与流产有着密切的关系,妊娠前期和早孕期进行合理的药物治疗,可明显降低流产的发生率。有作者报道,甲状腺自身抗体阳性者流产发生率显著升高。

(3)生殖器官解剖因素

1)子宫畸形:米勒管先天性发育异常导致子宫畸形,如单角子宫、双角子宫、双子宫、子宫纵隔等。子宫畸形可影响子宫血供和宫腔内环境造成流产。母体在孕早期使用或接触己烯雌酚可影响女胎子宫发育。

2)Asherman综合征:由宫腔创伤(如刮宫过深)、感染或胎盘残留等引起宫腔粘连和纤维化。宫腔镜下行子宫内膜切除或黏膜下肌瘤切除手术也可造成宫腔粘连。子宫内膜受损伤可影响胚胎种植,导致流产发生。

3)宫颈功能不全:是导致中晚期流产的主要原因。宫颈功能不全在解剖上表现为宫颈管过短或宫颈内口松弛。由于存在解剖上的缺陷,随着妊娠的进程子宫增大,宫腔压力升高,多数患者在中、晚期妊娠出现无痛性的宫颈管消退、宫口扩张、羊膜囊突出、胎膜破裂,最终发生流产。宫颈功能不全主要由于宫颈局部创伤(分娩、手术助产、刮宫、宫颈锥形切除、Manchester手术等)引起,先天性宫颈发育异常较少见;另外,胚胎时期接触己烯雌酚也可引起宫颈发育异常。

4)其他:子宫肿瘤可影响子宫内环境,导致流产。

(4)生殖道感染:有一些生殖道慢性感染被认为是早期流产的原因之一。能引起反复流产的病原体往往是持续存在于生殖道而母体很少产生症状,而且此病原体能直接或间接导致胚胎死亡。生殖道逆行感染一般发生在妊娠12周以前,过此时期,胎盘与蜕膜融合,构成机械屏障,而且随着妊娠进程,羊水抗感染力也逐步增强,感染的机会减少。

1)细菌感染:布鲁菌属和弧菌属感染可导致动物(牛、猪、羊等)流产,但在人类还不肯定。

2)沙眼衣原体:文献报道,妊娠期沙眼衣原体感染率为3%~30%,但是否直接导致流产尚无定论。

3)支原体:流产患者宫颈及流产物中支原体的阳性率均较高,血清学上也支持人支原体和解脲支原体与流产有关。

4)弓形虫:弓形虫感染引起的流产是散发的,与习惯性流产的关系尚未完全证明。

5)病毒感染:巨细胞病毒经胎盘可累及胎儿,引起心血管系统和神经系统畸形,致死或流产。妊娠前半期单纯疱疹感染流产发生率可高达70%,即使不发生流产,也易累及胎儿、新生儿。妊娠初期风疹病毒感染者流产的发生率较高。人免疫缺陷病毒感染与流产密切相关,Temmerman等报道,HIV-1抗体阳性是流产的独立相关因素。

(5)血栓前状态:系凝血因子浓度升高,或凝血抑制物浓度降低而产生的血液易凝状态,尚未达到生成血栓的程度,或者形成的少量血栓正处于溶解状态。

血栓前状态与习惯性流产的发生有一定的关系,临床上包括先天性和获得性血栓前状态,前者是由于凝血和纤溶有关的基因突变造成,如凝血因子V突变、凝血酶原基因突变、蛋白C缺陷症、蛋白S缺陷症等;后者主要是抗磷脂抗体综合征、获得性高半胱氨酸血症以及机体存在各种引起血液高凝状态的疾病等。

各种先天性血栓形成倾向引起自然流产的具体机制尚未阐明,目前研究的比较多的是抗磷脂抗体综合征,并已肯定它与早、中期胎儿丢失有关。普遍的观点认为高凝状态使子宫胎盘部位血流状态改变,易形成局部微血栓,甚至胎盘梗死,使胎盘血供下降,胚胎或胎儿缺血缺氧,引起胚胎或胎儿发育不良而流产。

(6)免疫因素:免疫因素引起的习惯性流产,可分自身免疫型和同种免疫型。

1)自身免疫型:主要与患者体内抗磷脂抗体有关,部分患者同时可伴有血小板减少症和血栓栓塞现象,这类患者可称为早期抗磷脂抗体综合征。在习惯性流产中,抗磷脂抗体阳性率约为 21.8%。另外,自身免疫型习惯性流产还与其他自身抗体有关。

在正常情况下,各种带负电荷的磷脂位于细胞膜脂质双层的内层,不被免疫系统识别;一旦暴露于机体免疫系统,即可产生各种抗磷脂抗体。抗磷脂抗体不仅是一种强烈的凝血活性物质,激活血小板和促进凝血,导致血小板聚集,血栓形成;同时可直接造成血管内皮细胞损伤,加剧血栓形成,使胎盘循环发生局部血栓栓塞,胎盘梗死,胎死宫内,导致流产。近来的研究还发现,抗磷脂抗体可能直接与滋养细胞结合,从而抑制滋养细胞功能,影响胎盘着床过程。

2)同种免疫型:现代生殖免疫学认为,妊娠是成功的半同种异体移植现象,孕妇由于自身免疫系统产生一系列的适应性变化,从而对宫内胚胎移植物表现出免疫耐受,不发生排斥反应,妊娠得以继续。

在正常妊娠的母体血清中,存在一种或几种能够抑制免疫识别和免疫反应的封闭因子,也称封闭抗体,以及免疫抑制因子,而习惯性流产患者体内则缺乏这些因子。因此,使得胚胎遭受母体的免疫打击而排斥。封闭因子既可直接作用于母体淋巴细胞,又可与滋养细胞表面特异性抗原结合,从而阻断母儿之间的免疫识别和免疫反应,封闭母体淋巴细胞对滋养细胞的细胞毒作用。还有认为封闭因子可能是一种抗独特型抗体,直接针对 T 淋巴细胞或 B 淋巴细胞表面特异性抗原受体(BCR/TCR),从而防止母体淋巴细胞与胚胎靶细胞起反应。

几十年来,同种免疫型习惯性流产与 HLA 抗原相容性的关系一直存有争议。有学者提出习惯性流产可能与夫妇 HLA 抗原的相容性有关,在正常妊娠过程中夫妇或母胎间 HLA 抗原是不相容的,胚胎所带的父源性 HIA 抗原可以刺激母体免疫系统,产生封闭因子。同时,滋养细胞表达的 HLA-G 抗原能够引起抑制性免疫反应,这种反应对胎儿具有保护性作用,能够抑制母体免疫系统对胎儿胎盘的攻击。

(7)其他因素

1)慢性消耗性疾病:结核和恶性肿瘤常导致早期流产,并威胁孕妇的生命;高热可导致子宫收缩;贫血和心脏病可引起胎儿胎盘单位缺氧;慢性肾炎、高血压可使胎盘发生梗死。

2)营养不良:严重营养不良直接可导致流产。现在更强调各种营养素的平衡,如维生素 E 缺乏也可造成流产。

3)精神、心理因素:焦虑、紧张、恐吓等严重精神刺激均可导致流产。近来还发现,噪音和振动对人类生殖也有一定的影响。

4)吸烟、饮酒等:近年来育龄妇女吸烟、饮酒,甚至吸毒的人数有所增加,这些因素都是流产的高危因素。孕期过多饮用咖啡也会增加流产的危险性。

5)环境毒性物质:影响生殖功能的外界不良环境因素很多,可以直接或间接对胚胎造成损害。过多接触某些有害的化学物质(如砷、铅、苯、甲醛、氯丁二烯、氧化乙烯等)和物理因素(如放射线、噪音及高温等),均可引起流产。

尚无确切的依据证明使用避孕药物与流产有关,然而,有报道宫内节育器避孕失败者,感染性流产发生率有所升高。

【病理】

早期流产时胚胎多数先死亡,随后发生底蜕膜出血,造成胚胎的绒毛与蜕膜层分离,已分离的胚胎组织如同异物,引起子宫收缩而被排出。有时也可能蜕膜海绵层先出血坏死或有血栓形成,使胎儿死亡,然后排出。8周以内妊娠时,胎盘绒毛发育尚不成熟,与子宫蜕膜联系还不牢固,此时流产妊娠产物多数可以完整地从子宫壁分离而排出,出血不多。妊娠8~12周时,胎盘绒毛发育茂盛,与蜕膜联系较牢固。此时若发生流产,妊娠产物往往不易完整分离排出,常有部分组织残留宫腔内影响子宫收缩,致使出血较多。妊娠12周后,胎盘已完全形成,流产时往往先有腹痛,然后排出胎儿、胎盘。有时由于底蜕膜反复出血,凝固的血块包绕胎块,形成血样胎块稽留于宫腔内。血红蛋白因时间长久被吸收形成肉样胎块,或纤维化与子宫壁粘连。偶有胎儿被挤压,形成纸样胎儿,或钙化后形成石胎。

【临床表现】

1.停经　多数流产患者有明显的停经史,根据停经时间的长短可将流产分为早期流产和晚期流产。

2.阴道流血　发生在妊娠12周以内流产者,开始时绒毛与蜕膜分离,血窦开放,即开始出血。当胚胎完全分离排出后,由于子宫收缩,出血停止。早期流产的全过程均伴有阴道流血,而且出血量往往较多。晚期流产者,胎盘已形成,流产过程与早产相似,胎盘继胎儿分娩后排出,一般出血量不多。

3.腹痛　早期流产开始阴道流血后宫腔内存有血液,特别是血块,刺激子宫收缩,呈阵发性下腹痛,特点是阴道流血往往出现在腹痛之前。晚期流产则先有阵发性的子宫收缩,然后胎儿胎盘排出,特点是往往先有腹痛,然后出现阴道流血。

【临床类型】

根据临床发展过程和特点的不同,流产可以分为7种类型。

1.先兆流产　指妊娠28周前,先出现少量阴道流血,继之常出现阵发性下腹痛或腰背痛。妇科检查:宫颈口未开,胎膜未破,妊娠产物未排出,子宫大小与停经周数相符。妊娠有希望继续者,经休息及治疗后,若流血停止及下腹痛消失,妊娠可以继续;若阴道流血量增多或下腹痛加剧,则可能发展为难免流产。

2.难免流产　是先兆流产的继续,妊娠难以持续,有流产的临床过程,阴道出血时间较长,出血量较多,而且有血块排出,阵发性下腹痛,或有羊水流出。妇科检查:宫颈口已扩张,羊膜囊突出或已破裂,有时可见胚胎组织或胎囊堵塞于宫颈管中,甚至露见于宫颈外口,子宫大小与停经周数相符或略小。

3.不全流产　指妊娠产物已部分排出体外,尚有部分残留于宫腔内,由难免流产发展而来。妊娠8周前发生流产,胎儿胎盘成分多能同时排出;妊娠8~12周时,胎盘结构已形成并密切连接于子宫蜕膜,流产物不易从子宫壁完全剥离,往往发生不全流产。由于宫腔内有胚胎组织残留,影响子宫收缩,以致阴道出血较多,时间较长,易引起宫内感染,甚至因流血过多而发生失血性休克。妇科检查:宫颈口已扩张,不断有血液自宫颈口内流出,有时尚可见胎盘组织堵塞于宫颈口或部分妊娠产物已排出于阴道内,而部分仍留在宫腔内。一般子宫小于停经周数。

4.完全流产　指妊娠产物已全部排出,阴道流血逐渐停止,腹痛逐渐消失。妇科检查:宫颈口已关闭,子宫接近正常大小。常常发生于妊娠8周以前。

5.稽留流产　又称过期流产,指胚胎或胎儿已死亡滞留在宫腔内尚未自然排出者。患者有停经史和(或)早孕反应,按妊娠时间计算已达到中期妊娠但未感到腹部增大,病程中可有少量断续的阴道流血,早孕反应消失。尿妊娠试验由阳性转为阴性,血清β-HCG值下降,甚至降至非孕水平。B超检查子宫小于相应孕周,无胎动及心管搏动,子宫内回声紊乱,难以分辨胎盘和胎儿组织。妇科检查:阴道内可少量血性分泌物,宫颈口未开,子宫较停经周数小,由于胚胎组织机化,子宫失去正常组织的柔韧性,质地不软,或已孕4个月尚未听见胎心,触不到胎动。

6.习惯性流产　指自然流产连续发生 3 次或 3 次以上者。每次流产多发生于同一妊娠月份,其临床经过与一般流产相同。早期流产的原因常为黄体功能不足、多囊卵巢综合征、高泌乳素血症、甲状腺功能减退、染色体异常、生殖道感染及免疫因素等。晚期流产最常见的原因为宫颈内口松弛、子宫畸形、子宫肌瘤等。宫颈内口松弛者于妊娠后,常于妊娠中期,胎儿长大,羊水增多,宫腔内压力增加,胎囊向宫颈内口突出,宫颈管逐渐短缩、扩张。患者多无自觉症状,一旦胎膜破裂,胎儿迅即排出。

7.感染性流产　是指流产合并生殖系统感染。各种类型的流产均可并发感染,包括选择性或治疗性的人工流产,但以不全流产、过期流产和非法堕胎为常见。感染性流产的病原菌常常是阴道或肠道的寄生菌(条件致病菌),有时为混合性感染。厌氧菌感染占 60% 以上,需氧菌中以大肠杆菌和假芽孢杆菌为多见,也见有 β-溶血链球菌及肠球菌感染。患者除了有各种类型流产的临床表现和非法堕胎史外,还出现一系列感染相关的症状和体征。妇科检查:宫口可见脓性分泌物流出,宫颈举痛明显,子宫体压痛,附件区增厚或有痛性包块。严重时感染可扩展到盆腔、腹腔乃至全身,并发盆腔炎、腹膜炎、败血症及感染性休克等。

【病因筛查及诊断】

诊断流产一般并不困难。根据病史及临床表现多能确诊,仅少数需进行辅助检查。确诊流产后,还应确定流产的临床类型,同时还要对流产的病因进行筛查,这对决定流产的处理方法很重要。

1.病史　应询问患者有无停经史和反复流产史,有无早孕反应、阴道流血,应询问阴道流血量及其持续时间,有无腹痛,腹痛的部位、性质及程度,还应了解阴道有无水样排液,阴道排液的色、量及有无臭味,有无妊娠产物排出等。

2.体格检查　观察患者全身状况,有无贫血,并测量体温、血压及脉搏等。在消毒条件下进行妇科检查,注意宫颈口是否扩张,羊膜囊是否膨出,有无妊娠产物堵塞于宫颈口内;宫颈阴道部是否较短,甚至消退,内外口松弛,可容一指通过,有时可触及羊膜囊或见有羊膜囊突出子宫颈外口。子宫大小与停经周数是否相符,有无压痛等。并应检查双侧附件有无肿块、增厚及压痛。检查时操作应轻柔,尤其对疑为先兆流产者。

3.辅助检查　对诊断有困难者,可采用必要的辅助检查。

(1)B 型超声显像:目前应用较广,对鉴别诊断与确定流产类型有实际价值。对疑为先兆流产者,可根据妊娠囊的形态、有无胎心反射及胎动来确定胚胎或胎儿是否存活,以指导正确的治疗方法。一般妊娠 5 周后宫腔内即可见到孕囊光环,为圆形或椭圆形的无回声区,有时由于着床过程中的少量出血,孕囊周围可见环形暗区,此为早孕双环征。孕 6 周后可见胚芽声像,并出现心管搏动。孕 8 周可见胎体活动,孕囊约占宫腔一半。孕 9 周可见胎儿轮廓。孕 10 周孕囊几乎占满整个宫腔。孕 12 周胎儿出现完整形态。不同类型的流产及其超声图像特征有所差别,可帮助鉴别诊断。

1)先兆流产声像图特征:子宫大小与妊娠月份相符,少量出血者孕囊一侧见无回声区包绕,出血多者宫腔有较大量的积血,有时可见胎膜与宫腔分离,胎膜后有回声区,孕 6 周后可见到正常的心管搏动。

2)难免流产声像图特征:孕囊变形或塌陷,宫颈内口开大,并见有胚胎组织阻塞于宫颈管内,羊膜囊未破者可见到羊膜囊突入宫颈管内或突出宫颈外口,心管搏动多已消失。

3)不全流产声像图特征:子宫较正常妊娠月份小,宫腔内无完整的孕囊结构,代之以不规则的光团或小暗区,心管搏动消失。

4)完全流产声像图特征:子宫大小正常或接近正常,宫腔内空虚,见有规则的宫腔线,无不规则光团。

B 超检查在确诊宫颈机能不全引起的晚期流产中也很有价值。通过 B 超可以观察宫颈长度、内口宽度、羊膜囊突出等情况,能够客观地评价妊娠期宫颈结构,且具有无创伤可重复等优点,近年来临床应用较多。可作为宫颈功能评价的超声指标较多,如宫颈长度、宫颈内口宽度、宫颈漏斗宽度、羊膜囊楔度等。一般认为,宫颈结构随着妊娠进程有所变化,故动态观察妊娠期宫颈结构变化的意义更大。目前国内规定:孕 12 周时如三条径线中有一异常即提示宫颈功能不全,这包括宫颈长度<25mm、宽度>32mm 和内径>5mm。

另外,以超声多普勒血流频谱显示孕妇子宫动脉和胎儿脐动脉,可判断宫内胎儿健康状况及母体并发症。目前常用动脉血流频谱的收缩期速度峰值与舒张期速度最低值的比值,估计动脉血管的阻力,早孕期动脉阻力高者,胎儿血供和营养不足,可诱发胚胎发育停止。

(2)妊娠试验:用免疫学方法,近年临床多用试纸法,对诊断妊娠有意义。为进一步了解流产的预后,多选用血清 β-hCG 的定量测定。一般妊娠后 8~9 天在母血中即可测出 β-hCG,随着妊娠的进程,β-hCG 逐渐升高,早孕期 β-hCG 倍增时间为 48 小时左右,孕 8~10 周达高峰。血清 β-hCG 值低或呈下降趋势,提示可能发生流产。

(3)其他激素测定:其他激素主要有血孕酮的测定,可以协助判断先兆流产的预后。甲状腺功能低下和亢进均易发生流产,测定游离 T_3 和 T_4 有助于孕期甲状腺功能的判断。人胎盘泌乳素(hPL)的分泌与胎盘功能密切相关,妊娠 6~7 周时血清 hPL 正常值为 0.02mg/L,8~9 周为 0.04mg/L。hPL 低水平常常是流产的先兆。正常空腹血糖值为 5.9mmol/L,异常时应进一步做糖耐量试验,排除糖尿病。

(4)血栓前状态测定:血栓前状态的妇女可能没有明显的临床表现,但母体的高凝状态使子宫胎盘部位血流状态改变,形成局部微血栓,甚至胎盘梗死,使胎盘血供下降,胚胎或胎儿缺血缺氧,引起胚胎或胎儿发育不良而流产。如下诊断可供参考:D-二聚体、FDP 数值增加表示已经产生轻度凝血—纤溶反应的病理变化;而对虽有危险因子参与,但尚未发生凝血。纤溶反应的患者,却只能用血浆凝血机能亢进动态评价,如血液流变学和红细胞形态检测;另外凝血和纤溶有关的基因突变造成凝血因子 V 突变、凝血酶原基因突变、蛋白 C 缺陷症、蛋白 S 缺陷症,抗磷脂抗体综合征、获得性高半胱氨酸血症以及机体存在各种引起血液高凝状态的疾病等均需引起重视。

4.病因筛查　引发流产发生的病因众多,特别是针对习惯性流产者,进行系统的病因筛查,明确诊断,及时干预治疗,为避免流产的再次发生是必要的。筛查内容包括:胚胎染色体及夫妇外周血染色体核型分析、生殖道微生物检测、内分泌激素测定、生殖器官解剖结构检查、凝血功能测定、自身抗体检测等。

【处理】

流产为妇产科常见病,一旦发生流产症状,应根据流产的不同类型,及时进行恰当的处理。

1.先兆流产处理原则

(1)休息镇静:患者应卧床休息,禁止性生活,阴道检查操作应轻柔,精神过分紧张者可使用对胎儿无害的镇静剂,如苯巴比妥(鲁米那)0.03~0.06g,每日 3 次。加强营养,保持大便通畅。

(2)应用黄体酮或 hCG:黄体功能不足者,可用黄体酮 20mg,每日或隔日肌注 1 次,也可使用 hCG 以促进孕酮合成,维持黄体功能,用法为 1000U,每日肌注 1 次,或 2000U,隔日肌注 1 次。

(3)其他药物:维生素 E 为抗氧化剂,有利孕卵发育,每日 100mg 口服。基础代谢率低者可以服用甲状腺素片,每日 1 次,每次 40mg。

(4)出血时间较长者,可选用无胎毒作用的抗生素,预防感染,如青霉素等。

(5)心理治疗:要使先兆流产患者的情绪安定,增强其信心。

(6)经治疗两周症状不见缓解或反而加重者,提示可能胚胎发育异常,进行 B 型超声检查及 β-hCC 测定,确定胚胎状况,给以相应处理,包括终止妊娠。

2.难免流产处理原则

(1)孕 12 周内可行刮宫术或吸宫术,术前肌注催产素 10U。

(2)孕 12 周以上可先催产素 5～10U 加于 5％葡萄糖液 500ml 内静脉滴注,促使胚胎组织排出,出血多者可行刮宫术。

(3)出血多伴休克者,应在纠正休克的同时清宫。

(4)清宫术后应详细检查刮出物,注意胚胎组织是否完整,必要时做病理检查或胚胎染色体分析。

(5)术后应用抗生素预防感染。出血多者可使用肌注催产素以减少出血。

3.不全流产处理原则

(1)一旦确诊,无合并感染者应立即清宫,以清除宫腔内残留组织。

(2)出血时间短,量少或已停止,并发感染者,应在控制感染后再做清宫术。

(3)出血多并伴休克者,应在抗休克的同时行清宫术。

(4)出血时间较长者,术后应给予抗生素预防感染。

(5)刮宫标本应送病理检查,必要时可送检胎儿的染色体核型。

4.完全流产处理原则   如无感染征象,一般不需特殊处理。

5.稽留流产处理原则

(1)早期过期流产:宜及早清宫,因胚胎组织机化与宫壁粘连,刮宫时有可能遇到困难,而且此时子宫肌纤维可发生变性,失去弹性,刮宫时出血可能较多并有子宫穿孔的危险。故过期流产的刮宫术必须慎重,术时注射宫缩剂以减少出血,如一次不能刮净可于 5～7 天后再次刮宫。

(2)晚期过期流产:均为妊娠中期胚胎死亡,此时胎盘已形成,诱发宫缩后宫腔内容物可自然排出。若凝血功能正常,可先用大剂量的雌激素,如己烯雌酚 5mg,每日 3 次,连用 3～5 天,以提高子宫肌层对催产素的敏感性,再静脉滴注缩宫素(5～10 单位加于 5％葡萄糖液内),也可用前列腺素或依沙吖啶等进行引产,促使胎儿、胎盘排出。若不成功,再做清宫术。

(3)预防 DIC:胚胎坏死组织在宫腔稽留时间过长,尤其是孕 16 周以上的过期流产,容易并发 DIC。所以,处理前应检查血常规、出凝血时间、血小板计数、血纤维蛋白原、凝血酶原时间、凝血块收缩试验、D-二聚体、纤维蛋白降解产物及血浆鱼精蛋白副凝试验(3P 试验)等,并作好输血准备。若存在凝血功能异常,应及早使用纤维蛋白原、输新鲜血或输血小板等,高凝状态可用低分子肝素,防止或避免 DIC 发生,待凝血功能好转后再行引产或刮宫。

(4)预防感染:过期流产病程往往较长,且多合并有不规则阴道流血,易继发感染,故在处理过程中应使用抗生素。

6.习惯性流产处理原则   有习惯性流产史的妇女,应在怀孕前进行必要的检查,包括夫妇双方染色体检查与血型鉴定及其丈夫的精液检查,女方尚需进行内分泌、生殖道感染、血栓前状态、生殖道局部或全身免疫等检查及生殖道解剖结构的详细检查,查出原因者,应于怀孕前及时纠治。

(1)染色体异常:若每次流产均由于胚胎染色体异常所致,这提示流产的病因与配子的质量有关。如精子畸形率过高者建议到男科治疗,久治不愈者可行供者人工授精(AID)。如女方为高龄,胚胎染色体异常多为三体,且多次治疗失败可考虑做赠卵体外受精——胚胎移植术(IVF)。夫妇双方染色体异常可做 AID,或赠卵 IVF 及种植前诊断(PGD)。

(2)生殖道解剖异常:完全或不完全子宫纵隔可行纵隔切除术。子宫黏膜下肌瘤可在宫腔镜下行肌瘤切除术,壁间肌瘤可经腹肌瘤挖出术。宫腔粘连可在宫腔镜下做粘连分离术,术后放置宫内节育器 3 个月。宫颈内口松弛者,于妊娠前作宫颈内口修补术。若已妊娠,最好于妊娠 14～16 周行宫颈内口环扎术,术后定期随诊,提前住院,待分娩发动前拆除缝线,若环扎术后有流产征象,治疗失败,应及时拆除缝线,以免造成宫颈撕裂。国际上有对于有先兆流产症状的患者进行紧急宫颈缝扎术获得较好疗效的报道。

(3)内分泌异常:黄体功能不全者主要采用孕激素补充疗法。孕时可使用黄体酮 20mg 隔日或每日肌注至孕 10 周左右,或 hCG 1000～3000U,隔日肌注 1 次。如患者存在多囊卵巢综合征、高泌乳素血症、甲状腺功能异常或糖尿病等,均宜在孕前进行相应的内分泌治疗,并于孕早期加用孕激素。

(4)感染因素:孕前应根据不同的感染原进行相应的抗感染治疗。

(5)免疫因素:自身免疫型习惯性流产的治疗多采用抗凝剂和免疫抑制剂治疗。常用的抗凝剂有阿司匹林和肝素,免疫抑制剂以泼尼松为主,也有使用人体丙种球蛋白治疗成功的报道。同种免疫型习惯性流产采用主动免疫治疗,自 20 世纪 80 年代以来,国外有学者开始采用主动免疫治疗同种免疫型习惯性流产。即采用丈夫或无关个体的淋巴细胞对妻子进行主动免疫致敏,其目的是诱发女方体内产生封闭抗体,避免母体对胚胎的免疫排斥。

(6)血栓前状态:目前多采用低分子肝素(LMWH)单独用药或联合阿司匹林是目前主要的治疗方法。一般 LMWH 5000IU 皮下注射,每天 1～2 次。用药时间从早孕期开始,治疗过程中必须严密监测胎儿生长发育情况和凝血一纤溶指标,检测项目恢复正常,即可停药。但停药后必须每月复查凝血一纤溶指标,有异常时重新用药。有时治疗可维持整个孕期,一般在终止妊娠前 24 小时停止使用。

(7)原因不明习惯性流产:当有怀孕征兆时,可按黄体功能不足给以黄体酮治疗,每日 10～20mg 肌注,或 hCG 2000U,隔日肌注一次。确诊妊娠后继续给药直至妊娠 10 周或超过以往发生流产的月份,并嘱其卧床休息,禁忌性生活,补充维生素 E 并给予心理治疗,以解除其精神紧张,并安定其情绪。同时在孕前和孕期尽量避免接触环境毒性物质。

7.感染性流产　流产感染多为不全流产合并感染。治疗原则应积极控制感染,若阴道流血不多,应用广谱抗生素 2～3 日,待控制感染后再行刮宫,清除宫腔残留组织以止血。若阴道流血量多,静脉滴注广谱抗生素和输血的同时,用卵圆钳将宫腔内残留组织夹出,使出血减少,切不可用刮匙全面搔刮宫腔,以免造成感染扩散。术后继续应用抗生素,待感染控制后再行彻底刮宫。若已合并感染性休克者,应积极纠正休克。若感染严重或腹、盆腔有脓肿形成时,应行手术引流,必要时切除子宫。

【临床特殊情况的思考和建议】

1.激素测定在流产中的应用价值

(1)孕激素:黄体期测定 24 小时尿孕二醇,正常值为 6～22μmol/24h 尿,小于下限者为黄体功能不全。黄体期血清孕二醇峰值为 20.7～102.4nmol/L,低于 16nmol/L 者为黄体功能不全。妊娠后孕激素水平持续升高,孕 7 周为(76.4±23.7)nmol/L,孕 8 周为(89.2±24.6)nmol/L,孕 9～12 周为(18.6±40.6)nmol/L,孕 13～16 周为(142.0±4.0)nmol/L。正常妊娠的特点是孕 7～9 周时黄体一胎盘替换,这时胎盘滋养细胞接替黄体产生孕激素并维持妊娠,孕 10 周以前发生的流产可能因正常孕激素产生和利用障碍造成。有报道,孕酮单一指标测定预测宫内胎儿存活的敏感性和特异性均为 88%。自然流产患者血清孕酮降低,孕酮水平低于 31.2nmol/L 则提示胚胎已死亡。但值得指出:孕酮测定个体差异较大,每天不同时间测定其值也存在变异,特别是孕 7～9 周时黄体-胎盘替换时,数值不稳定。特别是孕早期孕龄对孕酮浓度的影响非常大,且根据末次月经计算的孕龄存在误差,很难对一个个体在特定的时刻确定正常值范围。另外,很多患者在孕早期服用孕激素类制剂,对血孕酮的测定有影响,故测定值只能作为参考。

(2)血 β-hCG:单次 β-hCG 浓度的意义有限,一般采用动态观察其趋势。妊娠后 8～9 天在母血中即可测出 β-hCG,随着妊娠的进程,β-hCG 逐渐升高,早孕期 β-hCG 倍增时间为 48 小时左右,孕 8～10 周达高峰。若血清 β-hCG 值低或呈下降趋势,提示可能发生流产,对临床的进一步治疗的指导意义比孕激素作用大,但也需排除患者曾使用 hCG 针剂对测量值的干扰。若结合 B 超和 β-hCG 值,则更具有临床应用价值。

(3)甲状腺激素:甲状腺功能异常伴有生殖异常如排卵障碍和黄体功能不足,早期妊娠的代谢需求对甲状腺激素的需要增加,甲状腺功能的紊乱会导致流产。因此,流产患者需要排除甲状腺功能障碍,甲状腺激素(FT$_3$、FT$_4$、sTSH、TPO-Ab 等)的测定不能忽视。

2.晚期流产宫颈功能不全的诊断标准   在习惯性流产的病因筛查中,特别是晚期流产,宫颈功能不全是其主要原因,但临床上对宫颈功能不全的诊断仅为经验性判断,而且多数在晚期流产发生时才发现,所以预测宫颈功能不全对预防流产的发生有重要价值。目前国内常用的标准如下:

(1)未孕时诊断:①宫颈扩张试验:无阻力通过 8 号宫颈扩张器提示宫颈功能不全;②宫颈气囊牵引试验:将 Foley 导尿管插入宫腔,囊内注入 1ml 生理盐水,如小于 600g 重量即可牵出,提示宫颈功能不全;③子宫输卵管碘油造影:宫颈管缩短,管径大于 6mm,提示宫颈功能不全。

(2)妊娠期诊断:①宫颈指检:宫颈阴道部较短,甚至消退,内外口松弛,可容 1 指通过,有时可触及羊膜囊或见有羊膜囊突出子宫颈外口;②B 超检查:孕 12 周时如三条径线中有一异常即提示宫颈功能不全,这包括宫颈长度<25mm、宽度>32mm 和内径>5mm,以此法诊断宫颈功能不全的敏感性和阳性提示值较高,平均达到 90% 以上,并且具有宫颈结构显示清晰、测量准确,操作简便等优点,更适合临床应用。

3.血栓前状态的诊断、治疗和监测   血栓前状态的妇女并没有明显的临床表现,血液学检查也没有明确的诊断标准。但血栓前状态,如凝血因子浓度升高,或凝血抑制物浓度降低而产生的血液易凝状态,血栓的程度,或者形成的少量血栓正处于溶解状态,均与习惯性流产的发生有一定的关系。

(1)血栓前状态实验室诊断指标:D-二聚体、FDP 反映的血栓前状态,表示已经产生轻度凝血-纤溶反应的病理变化。而对虽有危险因子参与,但尚未发生凝血-纤溶反应的患者却只能用血浆凝血机能亢进动态评价,如血液流变学和红细胞形态检测。用针对性的药物或手段进行干预后能减低血栓的发生率。

(2)血栓前状态的治疗:低分子肝素(LMWH)单独用药或联合阿司匹林是目前主要的治疗方法。低分子肝素和普通肝素一样属于抗凝血酶Ⅲ(ATⅢ)依赖性凝血酶抑制剂,但有许多普通肝素所不具备的特点,其半衰期长,对血小板功能、脂质代谢影响少,抗 Xa/APTT 活性比肝素大,极少增加出血倾向,一般 5000IU 皮下注射,每天 1~2 次。阿司匹林是通过抑制血小板的环氧酶,减少前列腺素的生成而起作用。阿司匹林推荐剂量为 50~75mg/d。许多报道指出单独应用阿司匹林临床效果不及单独应用低分子肝素或者两者合用疗效好。

(3)用药监测:应用肝素和阿司匹林时要注意检测血小板计数、凝血功能及纤溶方面的指标。监测从早孕期开始,如果胎儿生长发育良好,与孕周相符,凝血-纤溶指标检测项目恢复正常,即可停药。但停药后必须每月复查凝血-纤溶指标,有异常时重新用药。有时治疗可维持整个孕期,一般在终止妊娠前 24 小时停止使用。孕期使用 LMWH 和小剂量阿司匹林对母体和胎儿是相对安全的,药物不良反应发生机会很小。但在发生药物过敏、严重的出血事件及肝素诱导的血小板减少症时仍要注意及时停药。对于骨质疏松,通常可以应用钙剂及 VitD 预防。目前尚未有发现 LMWH 和阿司匹林引起胎儿畸形的报道,LMWH 不通过胎盘屏障,也不会增加胎儿出血事件的发生。因此,可以在妊娠期安全使用。

4.主动免疫治疗安全性的探讨   正常妊娠作为一种成功的半同种移植,胎儿之所以不被母体免疫系统所排斥,与母胎界面生理性抑制反应增强有关。这种免疫状态又称为妊娠免疫耐受,有学者认为这种免疫耐受主要和封闭抗体相关。封闭抗体可通过与母体反应性淋巴细胞结合,或通过与半同种异体抗原结合,达到阻断细胞免疫反应的目的。因此,封闭抗体阴性者可用淋巴细胞注射主动免疫治疗,刺激封闭抗体的产生。

(1)主动免疫疗法:注射方法为皮内注射,需采用丈夫新鲜淋巴细胞,但当丈夫存在传染病或其他身体疾患时,也可注射健康第三者的淋巴细胞。治疗从孕前开始,国内多采用孕前、孕后各免疫 2 次,免疫淋巴细胞总数(20~30)×10^6,间隔 3 周。第一疗程结束后鼓励患者在 3 个月内妊娠,如获妊娠则再进行 1 个疗程。如未妊娠则在排除不孕症的情况下重新进行 1 个疗程免疫。

（2）主动免疫疗法的安全性：主动免疫的指征之一是患者封闭抗体缺乏或低下，早期有少数病例报道经主动免疫治疗后可见封闭抗体水平增高，但是多数研究报道没有观察到这种阳性结果。一般说来主动免疫是比较安全的，无明显严重副反应，但是如果供血者的健康条件缺乏严格控制或治疗操作过程无菌消毒隔离不够严格，有可能发生血行性感染。罕见情况下母亲输注异体淋巴细胞也有可能出现移植物抗宿主反应。所以国际上目前不存在公认的、统一的、可靠的观察主动免疫疗效的指标，主动免疫治疗的安全性，还有待进一步验证。

5.自身抗体联合检测的意义　自身免疫型习惯性流产主要与患者体内抗磷脂抗体（ACA）有关，部分患者同时可伴有血小板减少症和血栓栓塞现象，这类患者可称为早期抗磷脂抗体综合征（APS）。APS 的诊断标准至少有以下一项临床症状（复发性流产或血栓栓塞）和一项 ACA 阳性实验室指标。目前常用的 ACA 检测指标为：抗心磷脂抗体（ACL）、抗 β_2-GPⅠ抗体、狼疮抗凝因子（LAC）。阳性诊断标准是指出现 2 次以上 ACA 阳性，其间隔时间 6 周或以上。但临床上通常对习惯性流产患者，只单独检测 ACL 1～2 次，导致 ACA 的阳性率波动较大，而对抗 β_2-GPⅠ抗体的检测，应用甚少。很多报道指出：APS 患者 ACL 呈阴性，而抗 β_2-GPⅠ抗体却呈阳性，且抗 β_2-GPⅠ抗体也能够通过与 β_2-GPⅠ结合发挥与 ACL 相似的病理作用。所以，为减少 ACA 检测的漏诊率和误诊率，建议习惯性流产自身抗体病因筛查时，应在排除急性感染等干扰因素的条件下，联合检测 ACL、抗 β_2-GPⅠ抗体和 LAC，有助于降低自身免疫型习惯性流产的漏诊率。

6.子宫动脉血流及脐动脉血流　胎儿通过脐动脉、子宫动脉从母体获取营养及进行氧交换，流产妇女的子宫动脉血流灌注不足是引起该病的基础之一。在脐动脉和子宫动脉中，血流速波可受血液的黏滞性、血管壁的弹性、末梢循环阻力等影响。子宫动脉阻力指数（RI）及脉动指数（PI）升高，反映子宫动脉血流及周围血管阻力升高，其发生的原因可能与血液的黏滞性升高、血球间摩擦力及血流与管壁间的摩擦增加相关。利用超声多普勒技术对妊娠过程中脐动脉及子宫动脉血流变化进行定性和定量估计，可了解胎儿发育生长情况及有无母体并发症。因此，流产妇女动脉血流的测定需引起临床的重视。

（汪　玲）

第三节　妊娠期高血压疾病

妊娠期高血压疾病是妊娠期特有的疾病，包括妊娠期高血压、子痫前期、子痫、慢性高血压并发子痫前期以及慢性高血压。以前我国把妊娠高血压、子痫前期和子痫统称为妊娠高血压综合征。妊娠期高血压疾病的发病率各地报道不一，国外报道初产妇无慢性高血压和糖尿病病史者妊娠期高血压疾病的发病率为 5%～9%，子痫前期的发病率为 5%～7%；初产妇妊娠期高血压疾病的发病率是经产妇的 4～5 倍。妊娠期高血压疾病的发病率在不同孕周的分布并不均衡，随着孕龄的增加其发病率相应增加，超过 50% 的妊娠期高血压疾病发生于孕 37 周后。本类疾病以高血压、蛋白尿、水肿为特征，并伴有全身多脏器的损害；严重患者可出现抽搐、昏迷、脑出血、心力衰竭、胎盘早剥和弥漫性血管内凝血，甚至死亡。该病严重影响母婴健康，是孕产妇和围生儿发病及死亡的主要原因之一。

【高危因素和病因】

病因和发病机制至今尚未完全阐明，子痫前期子痫的发病机制可能与遗传易感性、免疫适应不良、胎盘缺血和氧化应激反应有关。

1.高危因素　流行病学调查发现如下高危因素均与妊娠期高血压疾病发病风险增加密切相关：初产妇、孕妇年龄小于18岁或大于40岁、多胎妊娠、妊娠期高血压病史及家族史、慢性肾炎、抗磷脂综合征、糖尿病、血管紧张素基因T235阳性、营养不良、低社会经济状况。

2.病因

(1)免疫机制：妊娠被认为是成功的自然同种异体移植。胎儿在妊娠期内不受排斥是因胎盘的免疫屏障作用、胎膜细胞可抑制NK细胞对胎儿的损伤、母体内免疫抑制细胞及免疫抑制物的作用，其中以胎盘的免疫屏障作用最重要。

研究发现患本病者同种异体抗原如滋养叶细胞抗原超负荷，影响子宫胎盘血管床的发育和重铸过程；母胎免疫平衡失调、封闭抗体产生不足，使胎盘局部免疫反应与滋养细胞表达的TCX抗原形成的保护性作用减弱；补体活化，在子痫前期患者血中补体被激活的现象较普遍，C_3和C_4均明显减少，被激活的补体进一步激活白细胞，白细胞在胎儿胎盘血循环中被激活后，随着血液流动，可停滞在微循环中破坏血管内皮，引起脏器的损伤；细胞和体液免疫异常，子痫前期患者，Th1细胞的数目往往增多，可刺激细胞毒性因子的增多，包括肿瘤坏死因子、白细胞介素-1和白细胞介素-6。这些细胞因子诱导脂肪细胞降解，破坏肝脂肪酸氧化，影响前列环素和一氧化氮的合成，另外TNF-α、IL-1使血液中血小板源性生长因子、内皮素、纤溶酶原激活物抑制物-1等含量增加，造成毛细血管高凝状态及毛细血管通透性增加。本病患者夫妇、母婴HLA-DR4出现频率明显高于正常孕妇，夫妇HLA共享亦显著增加。HLA-DR4在子痫前期发病中的作用可能为：①直接作为免疫基因，通过免疫基因产物如抗原影响巨噬细胞呈递抗原；②与疾病致病基因连锁不平衡；③使母胎间抗原呈递及识别功能降低，导致封闭抗体产生不足，最终导致子痫前期的发生。

(2)胎盘浅着床：子痫前期常见于子宫张力过高及合并有全身血管病变的孕妇，其发生可能与"胎盘浅着床"有关。"胎盘浅着床"可能是HLA-G的表达下降或缺失，导致HLA-G表达缺陷的滋养细胞易受到母体免疫系统的攻击，不能侵入母体螺旋动脉，影响血管重铸，形成胎盘浅着床，使胎盘缺血缺氧。妊娠是一种成功的自然半同种异体移植，有赖于母胎间免疫平衡，平衡一旦失调就可能引起免疫排斥反应，导致病理妊娠。HDCP与免疫相关的有力证据是螺旋小动脉发育受阻于黏膜段（即胎盘浅着床），且螺旋小动脉管壁出现急性粥样硬化病变。另外，患者血管壁上可见明显的免疫球蛋白IgM和补体C_3沉积。

(3)血管内皮细胞受损：来源于胎盘及蜕膜的细胞毒性物质和炎性介质如氧自由基、过氧化脂质、肿瘤坏死因子、白细胞介素-6、极低密度脂蛋白等可能引起血管内皮损伤。当血管内皮细胞受损失时血管内皮源性舒张因子（EDRF）、一氧化氮（NO）、血管舒张因子前列环素（PGl_2）分泌减少，血管内皮收缩因子血栓素A（TXA_3）产生增加，导致收缩因子和舒张因子比例失调，致使血压升高，从而导致一系列病理变化。鉴于胎盘在妊娠中的特殊作用，认为这些毒性因子可能来源于胎盘。因此胎盘血管内皮损伤可能先于全身其他脏器。

(4)遗传因素：子痫前期的家族多发性提示该病可能存在遗传因素，目前发现的易感基因有内皮型一氧化氮合酶基因、肾素-血管紧张素-醛固酮系统基因、Fas/FasL基因、VLeiden基因、凝血酶原基因、凝血酶原调节蛋白（TM）、亚甲基四氢叶酸还原酶（MTHFR）基因、线粒体DNA突变、脂蛋白脂肪酶基因（LPL）、载脂蛋白E基因、TNF-α基因、HLA-G、HLA-DR4、印迹基因等。单基因假设能够解释子痫前期的发生，但多基因遗传也不能排除。

(5)胰岛素抵抗：子痫前期-子痫患者存在胰岛素抵抗，高胰岛素血症导致NO合成下降及脂质代谢紊乱，影响前列腺素E_2合成，增加外周血管的阻力，血压升高，因而认为胰岛素抵抗与子痫前期-子痫的发生密切相关。其他因素如血清抗氧化剂活性、血浆高半胱氨酸浓度等的作用正在研究之中。

Cundy等发现1型糖尿病与2型糖尿病患者子痫前期的总体发生率是相似的，分别为41％和45％，但

2 型糖尿病妇女更易患慢性高血压(孕周<20 周即诊断),而子痫前期的发生率少于 1 型糖尿病。糖尿病的孕妇子痫前期的发病率随 White 分类的严重程度增加而增加,并发妊娠期糖尿病肾病的妇女发病率最高。

【妊娠期高血压疾病的分类】

1.妊娠期高血压妊娠期　首次出现 BP≥140/90mmHg 并于产后 12 周恢复正常;尿蛋白(一);少数患者可伴有上腹部不适或血小板减少。在妊娠 20 周后,如果血压持续升高,虽然未出现蛋白尿,但母儿的危险性增加,约有 10%妊娠期高血压患者在出现蛋白尿之前就发生子痫。妊娠期高血压是暂时的,可能发展为子痫前期,也可能产后 12 周血压仍未恢复而诊断为慢性高血压,所以妊娠期高血压在产后 12 周以后才能确诊。

2.子痫前期　蛋白尿是子痫前期的重要依据,是全身的微小动脉痉挛导致肾脏血流量减少的结果,标志着孕妇的肾脏功能受到损害。临床上蛋白尿往往出现在血压升高以后,但许多研究表明肾脏病理生理变化可能在血压升高等临床症状出现以前 3~4 个月就已开始。

因此血压升高和尿蛋白轻度升高是子痫前期诊断的基本条件,子痫前期可以分成:轻度子痫前期和重度子痫前期。高血压加重,尿蛋白增加,或者肾、肝、血液系统的实验室指标异常,或者子痫发作前的症状,如头痛、眼花、上腹部疼痛等任何一方面的出现均表明病情加重,使子痫前期的诊断更加明确。

轻度子痫前期:妊娠 20 周以后出现 BP≥140/90mmHg,尿蛋白≥0.3g/24h 或随机尿蛋白(+);可伴有上腹不适、头痛等症状。

重度子痫前期:BP≥160/110mmHg,尿蛋白≥2.0g/24h 或随机尿蛋白≥(++);血清肌酐>106μmol/L,血小板<100×10^9/L;血乳酸脱氢酶(LDH)升高;血 ALT 或 AST 升高;持续性头痛或其他脑或视觉障碍;持续性上腹不适。

下列标准至少一条符合者可诊断重度子痫前期。

(1)中枢神经系统异常表现:视力模糊、头痛、头晕;严重者神志不清、昏迷等。

(2)肝包膜下血肿或肝破裂的症状:包括上腹部不适或右上腹持续性疼痛等。

(3)肝细胞损伤的表现:血清转氨酶升高。

(4)血压改变:收缩压≥160mmHg,或舒张压≥110mmHg。

(5)血小板减少:<100×10^9/L。

(6)蛋白尿:≥5g/24h,或间隔 4 小时两次尿白尿(+++)。

(7)少尿:24 小时尿量<500ml。

(8)肺水肿。

(9)脑血管意外。

(10)血管内溶血:贫血、黄疸、或乳酸脱氢酶升高。

(11)凝血功能障碍。

(12)胎儿生长受限或羊水过少。

3.子痫　在子痫前期的基础上进而有抽搐发作,或伴有昏迷,不能用其他原因解释,称为子痫。少数患者病情进展迅速,子痫前期的征象不明显而骤然发作。子痫的典型发作过程首先表现为眼球固定,瞳孔散大。头偏向一侧,牙关紧闭;继而口角及面肌颤动,数秒后发展为全身及四肢肌强直,双手紧握,双臂屈曲,迅速发生强烈抽动。抽搐时呼吸暂停,面色青紫。持续 1 分钟左右,抽搐强度减弱,全身肌肉松弛,随即深长吸气,发出鼾声而恢复呼吸。抽搐发作前及抽搐期间,神志丧失。抽搐次数少,间隔时间长,抽搐过后短期即可苏醒;抽搐频繁且持续时间长,往往陷入深昏迷。在抽搐过程中易发生种种创伤,如唇舌咬伤、摔伤甚至骨折,昏迷中呕吐可造成窒息或吸入性肺炎。子痫发生在妊娠晚期或临产前,称为产前子痫,多见;发生于分娩过程,称为产时子痫,较少见;发生于产后称为产后子痫,大部分在产后 48 小时以内,个别甚至在产后 10 天发生。

抽搐前常有头痛、视觉异常,10% 的子痫发作出现在明显蛋白尿之前。重危:抽搐 10 次以上,昏迷持续 6 小时或以上。呼吸 ≥30 次/分,脉率 >120 次/分,体温 >39℃,少尿,无尿或血尿,心衰,肺水肿。

4.原发性高血压合并子痫前期　高血压孕妇妊娠 20 周以前无尿蛋白,若出现尿蛋白 ≥0.3g/24h;高血压孕妇妊娠 20 周后突然尿蛋白增加或血压进一步升高或血小板 <100×10^9/L。在妊娠前出现高血压,并已予以降压治疗者的诊断并不困难。对于在妊娠前和妊娠早期均未进行检查,在妊娠晚期首次发现高血压的患者,与子痫前期的鉴别比较困难,需要随访到产后 12 周才能确诊。

一般妊娠合并慢性高血压在妊娠中期血压有所下降,在妊娠晚期恢复到妊娠前的水平。妊娠合并慢性高血压的围生儿死亡率升高 3 倍,胎盘早剥的风险升高 2 倍;同时,胎儿生长受限、妊娠 35 周前早产的发生率均明显升高。

慢性高血压最大风险是并发子痫前期的几率升高,25% 慢性高血压合并妊娠时可能会并发子痫前期;若存在肾功能不全,病程超过 4 年,或既往妊娠时曾经出现过高血压,子痫前期的发生率更高;若并发子痫前期,发生胎盘早剥的比率明显升高。

5.妊娠合并慢性高血压　妊娠前或妊娠 20 周前舒张压 ≥90mmHg(除外滋养细胞疾病),妊娠期无明显加重;妊娠 20 周后首次诊断高血压并持续到产后 12 周后。不管是何种原因导致的慢性高血压,在妊娠期均有可能发展为子痫前期和子痫。在妊娠中期才首次检查并发现高血压者的诊断和处理较为困难。当出现下列情况之一时,应考虑可能存在潜在的慢性高血压:①妊娠前曾有高血压(≥140/90mmHg);②妊娠 20 周前发现高血压(≥140/90mmHg),除外妊娠滋养细胞疾病;③产后 12 周高血压仍持续存在。

【临床表现】

典型临床表现为妊娠 20 周后出现高血压、水肿、蛋白尿。视病变程度不同,轻者可无症状或有轻度头晕,血压轻度升高,伴水肿或轻微蛋白尿;重者出现头痛、眼花、恶心、呕吐、持续性右上腹疼痛等,血压明显升高,蛋白尿增多,水肿明显;甚至昏迷、抽搐。

【诊断】

根据病史、临床表现、体征及辅助检查即可作出诊断,同时应注意有无并发症及凝血机制障碍。

1.病史　有本病的高危因素及上述临床表现,应特别注意有无头痛、视力改变、上腹不适等。

2.体格检查

(1)高血压:收缩压 ≥140mmHg 或舒张压 ≥90mmHg。

(2)蛋白尿:24 小时内尿液中蛋白含量 ≥300mg 或相隔 6 小时的两次随机尿液蛋白浓度为 30mg/L(定性+)。蛋白尿在 24 小时内有明显波动,应留取 24 小时尿作定量检查。

(3)水肿:特点是自踝部逐渐向上延伸的凹陷性水肿,经休息后不缓解。水肿局限于膝以下为"+",延及大腿为"++",延及外阴及腹壁为"+++",全身水肿或伴有腹水为"++++"。

3.辅助检查

(1)孕妇方面

1)尿液检查:应测尿比重、尿常规,当尿比重 ≥1.020 时说明尿液浓缩。尿蛋白定性比较方便,但是容易受到外界因素的影响;24 小时尿蛋白定量比较客观、准确,但比较麻烦,可以用 12 小时或 6 小时尿蛋白定量替代。尿蛋白(+)时通常尿蛋白含量为 300mg/24h。

2)血液检查:含全血细胞计数、血红蛋白含量、血细胞比容、血黏度,根据病情轻重可反复检查。血浓缩支持子痫前期的诊断,是疾病严重程度的指标。若合并有溶血的情况,血色素降低,涂片可见破损的红细胞。血小板降低提示为重度子痫前期。

3)凝血功能测定:对于妊娠期高血压疾病的凝血功能的变化,越来越受到重视,目前认为子痫前期一子痫处于高凝状态,称为易栓症。评价机体凝血状态的指标有:凝血酶原时间(PT)、活化部分凝血活酶时间(APTT)、凝血酶时间(TT)、纤维蛋白原(FIB)、D-二聚体(D-DIMER)、3P试验(3Ptest)。

①PT:是检查外源性凝血因子的一种过筛试验,正常值12~16秒,超过3秒以上为异常。国际标准化比值(INR):0.8~1.5。

②APTT:是检查内源性凝血因子的一种过筛试验,正常值24~36秒,超过10秒以上为异常。

③TT:正常参考值16~18秒,超过3秒以上为异常。TT延长可作为临床低(无)纤维蛋白原血症、异常纤维蛋白原血症、FDP增多症、肝素增多或类肝素抗凝物质存在如SLB、肝病、肾病等的诊断依据。

④FIB:正常值2~4g/L,妊娠期可以比非妊娠升高50%,FIB减少主要见于DIC、原发性纤溶亢进、重症肝炎和溶栓治疗时。

⑤D-DIMER:是交联纤维蛋白的特异性降解产物,只有在血栓形成后才会在血浆中增高,是诊断血栓形成的重要分子标志物。D-DIMER对DIC诊断的特异性要强于FDP检测。DIC时,血浆D-二聚体明显升高,呈阳性反应,是诊断DIC的重要依据。

⑥3P试验:正常参考值为阴性。临床意义:DIC早期有继发性纤溶亢进3P试验阳性,DIC晚期3P试验阴性。

4)肝功能测定:肝细胞功能受损可致ALT、AST升高。胆红素检查不仅能反映肝脏损害的程度,而且对黄疸的鉴别具有重要意义。肝细胞损害引起的黄疸,因为同时有摄取、结合、排泄的障碍,因此直接和间接胆红素均可升高,但一般直接胆红素升高比间接胆红素升高的幅度大。乳酸脱氢酶升高提示存在有溶血。血清白蛋白降低说明内皮细胞渗漏的程度(低白蛋白血症),可出现白蛋白缺乏为主的低蛋白血症,白/球蛋白比值倒置。

5)肾功能测定:肾功能受损时,血清肌酐、尿素氮、尿酸升高,肌酐升高与病情严重程度相平行。血清肌酐升高尤其是合并有少尿时,提示重度子痫前期;尿酸在慢性高血压患者中升高不明显,因此可用于本病与慢性高血压的鉴别诊断。

6)血清电解质、二氧化碳结合力测定:重度子痫前期与子痫应测定电解质与二氧化碳结合力,以早期发现酸中毒并纠正。冬眠合剂治疗,可导致出现低血钾;酸中毒时细胞内K^+外游导致高血钾。

7)心电图检查:了解有无心肌损害或传导异常以及可以发现高血钾或低血钾的波形变化。

8)眼底检查:视网膜小动脉可以反映体内器官的小动脉情况。视网膜小动静脉比例可由2:3变为1:2或1:3,且有反光增强、并可有视网膜水肿、有渗出物及视网膜剥离、亦可有点状或火焰状出血。

(2)胎儿监护

1)胎动计数:<10次/12小时或突然下降50%。

2)胎心监护:胎儿电子监测,NST或宫缩刺激试验、缩宫素刺激试验。

3)胎儿超声:评价胎儿生长发育情况、多普勒脐动脉血流监测评价胎儿是否存在宫内缺氧。

4)生物物理评分法:国内外多采用Manning的五项指标来判断,即NST、胎动(FM)、胎儿呼吸动度(FBM)、胎儿张力(FT)和羊水量(AFV)。

5)胎儿-胎盘功能测定:尿雌三醇(E_3)<6mg/24h,胎盘催乳素(HPL)<4μg/ml则示胎盘功能显著减退。

【鉴别诊断】

1.慢性肾炎合并妊娠　在妊娠期血压升高的孕妇中,除妊娠期高血压疾病以外,还有慢性肾炎合并妊娠。主要的鉴别点在于:慢性肾炎合并妊娠的患者往往会有肾炎的病史,实验室检查会有先有蛋白尿、肾功能的损害,然后出现血压升高,结束妊娠以后肾功能损害和蛋白尿依然存在。

2.妊娠期发生抽搐患者的鉴别诊断　子痫应与癫痫、脑炎、脑肿瘤、脑血管畸形破裂出血、糖尿病高渗性昏迷、低血糖昏迷等鉴别。鉴别主要依靠病史、临床表现、影像学检查、血液检查等。另外,妊娠期高血压疾病本身并发症——脑血管意外,包括脑出血、脑梗死、脑水肿。妊娠期高血压疾病死亡的主要原因是脑血管意外,死于子痫的孕产妇尸检80％有脑出血,并且缺血与出血同时存在。脑实质出血轻者仅见瘀点,重者呈大片状,出血部位多见于双顶叶、枕叶皮质及皮质下区,其次为基底节和矢状窦,血液还可流入脑室系统。临床表现与出血部位密切相关。一般脑梗死发病呈亚急性可慢性,意识障碍不明显,可有头痛、恶心、呕吐等颅内压增高症状。子痫是颅内出血最常见的原因,发生子痫前常有额部剧烈搏动性疼痛,使用镇静剂无效,伴有兴奋、反射亢进,以后发生抽搐,注意抽搐发生后的无偏瘫、喷射性呕吐、失明和长时间昏迷,如出现上述症状,应怀疑有脑出血,可行 CT 或 MRI 检查确诊。

【治疗】

治疗目的:①防止子痫发生,或一旦发生,经首次急症处理后不再发作;②降低婴儿病率及病死率,避免新生儿出现严重后遗症;③降低孕产妇病率和病死率及严重后遗症。

病情程度不同,治疗原则略有不同:①妊娠期高血压:一般采用休息、镇静、对症等处理后,病情可得到控制,若血压升高,可予以降压治疗;②子痫前期:除了一般处理,还要进行解痉、降压等治疗,必要时终止妊娠;③子痫:需要及时控制抽搐的发作,防治并发症,经短时间控制病情后及时终止妊娠;④妊娠合并慢性高血压:以降血压为主。

1.妊娠期高血压

(1)休息:保证充足的睡眠,取左侧卧位,每日休息不少于 10 小时。左侧卧位可减轻子宫对腹主动脉、下腔静脉的压迫,使回心血量增加,改善子宫胎盘的血供。以前认为住院卧床休息可预防和减少重度子痫前期的发生。但是有研究表明:住院休息并不能改善母儿结局,在分娩孕周、重度子痫前期、早产、FGR、新生儿转新生儿加强监护病房、围产儿死亡率方面均无差别。

(2)镇静:对于精神紧张、焦虑或睡眠欠佳者可给予镇静剂。

(3)密切监护母儿状态:应注意孕妇是否出现头痛、视力改变、上腹不适等症状。每日测体重及血压,定期复查尿蛋白、监测血液、胎儿发育状况和胎盘功能。

(4)间断吸氧:可增加血氧含量,改善全身主要脏器和胎盘的氧供。

(5)饮食:应包括充足的蛋白质、热量,不限盐和液体,但对于全身水肿者应适当限制盐的摄入。

2.子痫前期　应住院治疗,防止子痫及并发症发生。

治疗原则:①镇静;②解痉,降压,改善微循环,保护脏器功能;③密切监测母胎状态,适时终止妊娠;④有指征的使用利尿剂与扩容剂等。

(1)休息:同妊娠期高血压。

(2)镇静:适当镇静可消除患者的焦虑和精神紧张,达到降低血压、缓解症状及预防子痫发作的作用。

1)地西泮:具有较强的镇静、抗惊厥、肌肉松弛作用,对胎儿及新生儿的影响较小。用法:2.5～5mg 口服,每日 3 次;或 10mg 肌肉注射或静脉缓慢推入(＞2 分钟)。必要时间隔 15 分钟后重复给药。1 小时内用药超过 30mg 可能发生呼吸抑制,24 小时总量不超过 100mg。

2)冬眠药物:可广泛抑制神经系统,有助于解痉降压,控制子痫抽搐。用法:①哌替啶 50mg、异丙嗪

25mg 肌内注射,间隔 12 小时可重复使用,若估计 6 小时内分娩者应禁用;②哌替啶 100mg、氯丙嗪 50mg、异丙嗪 50mg 加入 10% 葡萄糖 500ml 内静脉滴注;紧急情况下,可将 1/3 量加入 25% 葡萄糖液 20ml 缓慢静脉推注(>5 分钟),余 2/3 量加入 10% 葡萄糖 250ml 静脉滴注。

其优点:能解除血管痉挛,改善微循环;降压作用迅速,而且可降低机体新陈代谢速度,因而可有助于提高机体对缺氧的耐受性;并对大脑皮质和自主神经系统有广泛抑制作用,从而减轻机体对不良刺激的反应,有利控制子痫抽搐。

其缺点:如血压易急速下降,可使肾及胎盘血流量更不足,对胎儿不利,重症患者常有肝损,如使用较多的冬眠合剂,可加重肝功能损害;氯丙嗪又可抑制 ATP 酶系统,影响细胞的钠泵功能,有时可导致低血钾出现。

3)其他镇静药物:苯巴比妥钠、异戊巴比妥钠、吗啡等,具有较好的抗惊厥、抗抽搐作用,可用于子痫发作时控制抽搐及产后预防或控制子痫发作。由于该药可致胎儿呼吸抑制,分娩 6 小时前宜慎重。

(3)解痉:首选药物为硫酸镁。硫酸镁对重度子痫前期与子痫的主要作用是防止重度子痫前期进展成子痫,以及控制子痫抽搐及再抽搐。

1)作用机制:①镁离子抑制运动神经末梢释放乙酰胆碱,阻断神经肌肉接头间的信息传导,使骨骼肌松弛;②镁离子刺激血管内皮细胞合成前列环素,抑制内皮素合成,降低机体对血管紧张素 II 的反应,从而缓解血管痉挛状态;③镁离子通过阻断谷氨酸通道阻止钙离子内流,解除血管痉挛、减少血管内皮损伤;④镁离子可提高孕妇和胎儿血红蛋白的亲和力,改善氧代谢。

2)用药指征:①控制子痫抽搐及防止再抽搐;②预防重度子痫前期发展成为子痫;③子痫前期临产前用药预防抽搐。

3)用药方案:静脉给药结合肌内注射。静脉给药:①首次负荷剂量 25% 硫酸镁 20ml 加于 10% 葡萄糖注射液 20ml 中,缓慢静脉注入,5~10 分钟推完;②继之 25% 硫酸镁 60ml 加入 5% 葡萄糖注射液 500ml 静脉滴注,滴速为 1~1.5g/h。每日总量为 25~30g,用药过程中可监测血清镁离子浓度。

4)硫酸镁该何时应用、持续多长时间:美国推荐于分娩期使用,持续到产后 12~24 小时。

①轻度子痫前期:即使不接受硫酸镁治疗,发生子痫的几率很低,大约为 1/200。大多数是于足月后或产后发生。如果是临产后发展为子痫,常为自限性,对母体不会带来非常大的并发症。如果要使子痫发生率降低 50%,需要治疗 400 例轻度子痫前期才能预防 1 例子痫的发生,硫酸镁治疗产生的副作用远大于所带来的好处。因此,在轻度子痫前期患者常规使用硫酸镁预防子痫,值得商榷。

②重度子痫前期:不用硫酸镁治疗时重度子痫前期发生子痫的发生率为 2%,用硫酸镁治疗时子痫发生率为 0.6%,因此治疗 71 例重度子痫前期就可以能预防 1 例子痫。用硫酸镁治疗提示有发生子痫征兆的重度子痫前期的患者,每治疗 36 例就能预防 1 例子痫的发生,这类患者是硫酸镁的最佳适应证。

5)毒性反应:正常孕妇血清镁离子浓度为 0.75~1mmol/L,治疗有效浓度为 2~3.5mmol/L,若血清镁离子浓度超过 5mmol/L 即可发生镁中毒。首先表现为膝反射减弱或消失,继之出现全身肌张力减退、呼吸困难、复视、语言不清,严重者可出现呼吸肌麻痹,甚至呼吸、心跳停止,危及生命。

6)注意事项:用药前及用药过程中应注意以下事项:定时检查膝腱反射是否减弱或消失;呼吸不少于 16 次/分;尿量每小时不少于 25ml 或每 24 小时不少于 600ml;硫酸镁治疗时需备钙剂,一旦出现中毒反应,立即静脉注射 10% 葡萄糖酸钙 10ml,1g 葡萄糖酸钙静脉推注可以逆转轻至中度呼吸抑制;肾功能不全时应减量或停用硫酸镁;有条件时监测血镁浓度。

(4)降压药物:降压的目的是为了延长孕周或改变围产期结局。对于血压≥160/110mmHg、舒张压≥110mmHg 或平均动脉压≥140mmHg 者,以及原发性高血压、妊娠前高血压已用降压药者,须应用降压药物。降压药物选择的原则:对胎儿无毒副作用,不影响心搏出量、肾血浆流量及子宫胎盘灌注量,不致血压急剧下降或下降过低。理想降压至收缩压 140～155mmHg,舒张压 90～105mmHg。

1)肼屈嗪:周围血管扩张剂,能扩张周围小动脉,使外周阻力降低,从而降低血压,并能增加心排血量、肾血浆流量及子宫胎盘血流量。降压作用快,舒张压下降较显著。用法:每 15～20 分钟给药 5～10mg,直至出现满意反应(舒张压控制在 90～100mmHg);或 10～20mg,每日 2～3 次口服;或 40mg 加入 5% 葡萄糖 500ml 内静脉滴注。有妊娠期高血压疾病性心脏病心力衰竭者,不宜应用此药。妊娠早期慎用。副反应为头痛、心率加快、潮热等。

2)拉贝洛尔:为 α、β 能肾上腺素受体阻断剂,降低血压但不影响肾及胎盘血流量,并增加前列环素水平、降低血小板消耗及对抗血小板的凝集,促进胎儿肺成熟。该药显效快,不引起血压过低或反射性心动过速。在早孕期使用 B 受体拮抗剂,可能导致 FGR。用法:100mg 口服,2 次/日,最大量 2400mg/日,或盐酸拉贝洛尔 20mg 静脉注射,10 分钟后剂量加倍,最大单次剂量 80mg,直到血压被控制。在紧急治疗高血压时,静脉用药其降压作用较肼苯达嗪更快,而且不致引起反射性心动过速或血压过低等不良反应。每日最大总剂量 220～300mg。副反应为头皮刺痛及呕吐。但是如果有房室传导阻滞、脑出血等情况,拉贝洛尔要慎用,哮喘和充血性心力衰竭的患者是禁忌。

3)硝苯地平:钙离子通道阻滞剂,可阻止细胞外钙离子穿透细胞膜进入细胞内,并抑制细胞内肌浆网的钙离子释入细胞质,从而可解除外周血管痉挛,使全身血管扩张,血压下降,由于其降压作用迅速,目前不主张舌下含化。用法:10mg 口服,每日 3 次,24 小时总量不超过 60mg。其副反应为心悸、头痛,与硫酸镁有协同作用。

4)尼莫地平:亦为钙离子通道阻滞剂,其优点在于可选择性的扩张脑血管。用法:20mg 口服,每日 2～3 次;或 20～40mg 加入 50/0 葡萄糖 250ml 中静脉滴注,每日 1 次,每日总量不超过 360mg,该药副反应为头痛、恶心、心悸及颜面潮红。

5)酚妥拉明(立其丁):强效仅受体阻滞剂,静滴 20mg 加于 5% 葡萄糖 500ml,严密观察血压变化;口服:50mg,4 次/天。血容量不足时应纠正后使用。副作用为心动过速及体位性低血压。

6)硝酸甘油:为速效动脉扩张剂,可使血管扩张,降低心脏前后负荷,增加心排出量,多用于急性心衰、肺水肿时。0.5mg,舌下含化或 20mg 加入 5% 葡萄糖中静脉滴入,血压降至预期值时 10～15 滴/分维持。副作用为面部潮红、搏动性头痛,量大时可致体位性低血压。青光眼及颅内高压禁用。

7)甲基多巴:可兴奋血管运动中枢的 α 受体,抑制外周交感神经而降低血压,妊娠期使用效果较好。用法:250mg 口服,每日 3 次。其副作用为嗜睡、便秘、口干、心动过缓。

8)硝普钠:强有力的速效血管扩张剂,扩张周围血管使血压下降。由于药物能迅速通过胎盘进入胎儿体内,并保持较高浓度,其代谢产物(氰化物)对胎儿有毒性作用,不宜在妊娠期使用。分娩期或产后血压过高,应用其他降压药效果不佳时,方考虑使用。剂量为 50mg 加入 5% 葡萄糖 500ml,静脉缓滴,开始以 6 滴/分,以后每 5 分钟测血压一次,按血压下降情况,每 5 分钟加 2 滴,直至出现满意降压效果为止,一般控制血压在 140/90mmHg 即可,并继续维持此血压水平。硝普钠溶液必须避光。用药不宜超过 72 小时。用药期间,应严密监测血压及心率。

9)肾素血管紧张素类药物:可导致胎儿生长受限、胎儿畸形、新生儿呼吸窘迫综合征、新生儿早发性高血压,妊娠期应禁用。

(5)扩容:一般不主张应用扩容剂,在严重子痫前期患者扩容治疗易导致肺水肿心衰。仅用于严重的低蛋白血症、贫血,可选用人血白蛋白、血浆、全血等,同时利尿治疗。

(6)利尿药物:利尿剂减少血容量、加重血液浓缩、减少胎盘灌流,目前不主张常规使用利尿剂,因此主张有指征应用。其指征是全身水肿、肺水肿、脑水肿、心力衰竭。

1)氢氯噻嗪(双氢克尿塞):作用于肾髓襻升支皮质部及远曲小管前段的利尿剂,使钠、钾、氯和水分排出增多。此药较为安全。常用量:每日 2 次,每次 25mg。

2)呋塞米(速尿):主要作用于肾髓襻升支,为高效利尿剂,有较强的排钠、钾作用,容易造成电解质平衡失调,对脑水肿、无尿或少尿患者的疗效显著,与洋地黄并用,对于控制妊娠期高血压疾病相关的心力衰竭作用良好,常用量 20～40mg,静注(溶于 50％葡萄糖溶液 20ml)如 1 小时未见效,可加倍剂量静注,甚至单剂量注射 500～600mg,24 小时累积可达 1g。

3)甘露醇:本品为渗透性利尿剂,注入体内后由肾小球滤过,极少由肾小管再吸收,所有滤过的甘露醇均在尿中排出。在尿内排出甘露醇颗粒时,带出大量水分,导致渗透性利尿,同时可丢失大量钠离子,防止出现低血钠症;大剂量快速滴注甘露醇可导致一过性的血容量增加,故有肺水肿心衰倾向的患者慎用。子痫或子痫前期有颅内压升高时,应用甘露醇降低颅内压可取得一定疗效。常用剂量为 20％甘露醇 250ml 在 15～20 分钟内快速静脉滴注。如静脉滴注速度缓慢,则利尿作用差。但心衰和肺水肿时禁用。

(7)适时终止妊娠:终止妊娠是治疗妊娠期高血压疾病的有效措施。

1)终止妊娠的指征:①子痫前期患者经积极治疗 24～48 小时仍无明显好转者;②子痫前期患者孕周已超过 34 周;③子痫前期患者孕龄不足 34 周,胎盘功能减退,胎儿已成熟者;④子痫前期患者,孕龄不足 34 周,胎盘功能减退,胎儿尚未成熟者,可用地塞米松促胎肺成熟后终止妊娠;⑤子痫控制后 2 小时可考虑终止妊娠。

2)终止妊娠的方式:①引产:适用于病情控制后,宫颈条件成熟者。先行人工破膜,羊水清亮者,可给予缩宫素静脉滴注引产。第一产程应密切观察产程进展状况,保持产妇安静和充分休息。第二产程应以会阴后一侧切开术、胎头吸引或低位产钳助产缩短产程。第三产程应预防产后出血。产程中应加强母儿安危状况及血压监测,一旦出现头痛、眼花、恶心、呕吐等症状,病情加重,立即以剖宫产结束分娩。②剖宫产:适用于有产科指征者,宫颈条件不成熟,不能在短时间内经阴道分娩,引产失败,胎盘功能明显减退,或已有胎儿窘迫征象者。

3.子痫　是妊娠期高血压疾病最严重的阶段,是妊娠期高血压疾病所致母儿死亡的最主要原因,应积极处理。立即左侧卧位减少误吸,开放呼吸道,建立静脉通道。

(1)子痫处理原则:控制抽搐,纠正缺氧和酸中毒,控制血压,抽搐控制后终止妊娠。

1)控制抽搐:①25％硫酸镁 20ml 加于 25％葡萄糖液 20ml 静脉推注(＞5 分钟),继之静脉滴注,维持血药浓度,同时应用有效镇静药物,控制抽搐;②20％甘露醇 250ml 快速静脉滴注降低颅压。

2)血压过高时给予降压药。

3)纠正缺氧和酸中毒:面罩和气囊吸氧,根据二氧化碳结合力及尿素氮值,给予适量 4％碳酸氢钠纠正酸中毒。

4)终止妊娠:抽搐控制后 2 小时可考虑终止妊娠。对于早发性子痫前期治疗效果较好者,可适当延长孕周,但须严密监护孕妇和胎儿。

(2)护理:保持环境安静,避免声光刺激;吸氧,防止口舌咬伤;防止窒息;防止坠地受伤;密切观察体温、脉搏、呼吸、血压、神志、尿量(应保留导尿管监测)等。

(3)密切观察病情变化:及早发现心力衰竭、脑出血、肺水肿、HELLP 综合征、肾衰竭、DIC 等并发症,并积极处理。

4.慢性高血压合并妊娠　收缩压 140～160mmHg/舒张压在 90～110mmHg、肾功正常者,孕期发生相关合并症的几率较低,围产期预后较好,适合于非药物治疗,尚无证据表明药物治疗可改善新生儿预后。

血压高过160/110mmHg或是过去已长期服用降血压药的患者,可使用肾上腺素能受体阻滞剂如拉贝洛尔(柳胺苄心定)、甲基多巴。当血压迅速恶化,收缩压持续超过110mmHg并出现严重的蛋白尿、肾功能损害或FGR时,应终止妊娠。

5.早发型重度子痫前期 近年来,国内外许多学者提出早发型子痫前期的概念,其中早发型重度子痫前期是产科医师所要面对的棘手而又挑战性的难题。目前对早发型重度子痫前期尚无统一限定范围。有将32孕周定为早发型和晚发型重度子痫前期的分界点,但是目前还是倾向于把34孕周前的重度子痫前期称为早发型重度子痫前期(EOSP),但孕32周之前的早发型重度子痫前期对母儿的危险更加不容忽视。以往认为子痫前期好发于初产妇,Sibai发现早发型重度子痫前期的初产妇当再次妊娠时复发率达40%,并且已有学者发现早发重度子痫前期与晚发型重度子痫前期的病因或发病机制不一样。

对于早发型重度子痫前期,以前的观点为:不考虑孕龄大小均提倡立即终止妊娠,结果导致围产儿发病率和死亡率增加。后来在对早发型重度子痫前期进行促胎肺成熟的过程中发现,一些早发型重度子痫前期病例的病情经过对症治疗后有好转,遂有学者提出:对于无其他严重并发症的早发型重度子痫前期可以在严密监测母儿情况下,可以继续妊娠,即所谓的保守治疗或期待疗法,旨在保证孕妇安全的情况下适度延长孕龄,减少因胎儿不成熟而致的围产儿死亡。但是对于已经有严重并发症者,则要毫不犹豫的终止妊娠。

因为期待治疗是为了延长胎儿孕龄,但无疑是将孕妇置于有可能发生严重并发症的危险境地。所以在决定进行期待治疗之前,首先也是极其重要的一步,要对孕妇和胎儿进行严格的评估,判断母儿病情是否适合期待治疗。所谓评估就是通过各种检查,评价早发型重度子痫前期发病孕周、孕妇各个脏器功能状况、胎儿生长发育以及有无宫内缺氧,另外也要对所处地区和医疗机构母儿救治条件和医疗水平(特别是孕产妇、危重早产儿救治和护理水平,所以早发型重度子痫前期都应在三级医疗机构进行监测和分娩),以及患者的经济状况和对于胎儿的期望程度作出客观评价,然后在孕妇和胎儿之间、终止妊娠的时机寻找一个最佳的平衡点。

在决定进行期待治疗之后,要对母儿进行严密和认真的监测包括孕妇终末器官受累的症状、体征和相应实验室结果的变化、胎儿宫内安危和生长情况以及孕周。孕妇方面包括:严密临床观察(孕妇主诉)、血压监测和尿蛋白定性检测;24小时尿蛋白总量测定;肝肾功能检查;电解质测定;血常规和血小板检查;凝血功能检测;眼底检查;心电图和或动态心电图检查;等等。胎儿方面包括:胎动计数、胎心率、胎儿电子监测、超声检查(胎儿生长情况)、脐带血流的多普勒测定、生物物理评分以及生化指标等。

终止妊娠是治疗重度子痫前期的最有效的方法。在对孕妇和胎儿进行监测的同时,要进行治疗。

作出适时终止妊娠的决定:主要是在如果继续妊娠对孕妇和胎儿所产生的危险和延长孕周对胎儿的好处之间作一个平衡。但如果孕妇和胎儿安全受到威胁,不管孕周多大或期待治疗时间多长,都应终止妊娠:不能控制的严重高血压,尤其舒张期血压持续大于110mmHg;肺水肿;子痫反复发作;HELLP伴有消化系统症状和右上腹压痛;胎盘早剥;出现持续性头疼和视觉障碍;胎心监护显示反复晚期减速和重度变异减速;超声估计胎儿体重小于第5百分位数或经治疗1~2周后胎儿体重增长不明显;脐动脉舒张末期血流缺失或反向。

在期待治疗期间,若病情控制平稳,无母儿并发症发生,在孕34周可以考虑终止妊娠,若出现孕妇病情恶化或产科并发症,则应及时终止妊娠。对此也有不同观点,有学者提出即使孕妇和胎儿情况良好,如果期待治疗时间已经达到11天,也以终止妊娠为佳。

虽然国内外的研究表明:在早发型重度子痫前期中,剖宫产是其主要的终止妊娠方式,主要与以下因素有关:引产和产程期间母儿状况的变化;孕周小,宫颈条件不成熟。但是由于早发型重度子痫前期极低体重儿和超低体重儿发生率高,与此相关的死亡率也较高,剖宫产并不是最佳方式。

【HELLP 综合征】

自 1922 年有报道在子痫的患者中出现溶血和血小板减少,直到 1982 年 Weinstein 在文献中提出缩写词 HELLP。HELLP 综合征是妊娠期高血压疾病的严重并发症,具有三个典型的临床表现:H(hemolysis)代表微血管病变的溶血性贫血;EL 代表肝酶的病理性增高,LP 代表血小板减少。国外报道 HELLP 综合征的发病率为 4%～16%,国内约为 2.7%,其中初产妇比例 52%～81%,平均起病孕龄为 32～34 周。

1.HELLP 综合征的分类　　血小板计数和血清乳酸脱氢酶反映病情的严重程度、病情的变化以及恢复。

密西西比分类系统主要参考血小板计数,进行病情严重的分类。除了微血管溶血和肝酶升高以外,HELLP 综合征 class 1:血小板≤50000/μl;class 2:血小板>50000 以及≤100000/μl;class 3:血小板>100000 和≤150000/μl。HELLP 综合征 class 1 的围产期病率和死亡率最高,恢复时间最长。

Memphis 分类:完全性和部分性 HELLP。完全性 HELLP 除了微血管溶血以外,血清乳酸脱氢酶≥600IU/L,血小板<100000/μl,AST≥70IU/L;部分性仅仅有一项或两项异常(LDH、AST 或 BPC)。

2.病理生理　　本病的主要病理改变与妊娠期高血压疾病相同,如血管痉挛、血管内皮损伤、血小板聚集与消耗、纤维蛋白沉积和终末器官缺血等,但启动机制尚不清楚。血管内皮细胞损伤可引起管腔内纤维蛋白沉积,使管腔中流动的有形物质和损伤。部位接触后遭到破坏,血小板被激活释放出缩血管物质,包括血栓素 A2、内皮素等,导致血管收缩,促使血管内皮进一步损伤,促进血小板凝集,增加了血小板消耗而使血小板减少;红细胞通过内皮损伤的血管和纤维蛋白网沉淀物时变形、破坏而发生溶血;血管内皮损伤,末梢血管痉挛,在门脉周围和(或)肝实质形成局灶性肝细胞坏死、出血和玻璃样物质沉积,肝窦内也有大片纤维素样物质沉着,甚至出现包囊下或肝实质内出血,引起肝酶升高和肝区疼痛,偶可导致肝包膜破裂。

3.临床表现　　子痫前期好发于年轻的初产妇,而 HELLP 好发于年龄较大的经产妇。本病可发生于妊娠中期至产后数日的任何时间,1980～1991 年美国密西西比医学中心收治 454 例和 1977～1992 年期间田纳西州孟菲斯收治 442 例 HELLP 综合征,近 1/3 发生在产后,2/3 发生在产前;10% 发生在孕 27 周之前,20% 在 37 周以后,70% 发生在孕 27～37 周;产后发生 HELLP 综合征伴肾衰竭和肺水肿者危险性更大。

本病多为非特异性症状,HELLP 综合征最显著的临床症状为右上腹痛或者胃区痛,占 86%～92%,其中 20%～40% 在实验室检查异常前出现右上腹痛;45%～86% 恶心和(或)呕吐;50%～67% 的 HELLP 综合征患者出现全身性的水肿;至少有 20% 的 HELLP 综合征不表现为高血压,5%～15% 没有或仅有轻度蛋白尿,15% 既没有高血压也没有蛋白尿(即没有子痫前期的 HELLP 综合征),高血压或者蛋白尿的严重程度与实验室检查异常程度无关。

4.诊断　　临床表现的多变性、非特异性,常常导致临床诊断的延误,关键是对有右上腹或上腹部疼痛、恶心、呕吐的妊娠期高血压疾病患者保持高度警惕,通过实验室检查确诊。无高血压,特别是疾病早期,以及缺乏蛋白尿,使 HELLP 早期诊断遇到困难。

HELLP 综合征的诊断主要基于实验室检查:微血管性溶血性贫血、肝功能受损和血小板减少。乳酸脱氢酶升高和血清结合珠蛋白降低是其敏感和早期指标,发生在间接胆红素升高和血红蛋白之前。血清结合珠蛋白降低提示溶血即将发生。肝功能受损表现为 AST、ALT 和 LDH 的升高。除非病情严重,间接胆红素通常只有轻度升高。

5.实验室检查

(1)血管内溶血:外周血存在红细胞碎片,但碎片数量并不与多器官受累的程度有关,微血管溶血性贫血表明小血管受累和内皮功能失调的程度。血红蛋白 60～90g/L,血清总胆红素>20.5μmol/L,以间接胆红素为主,血细胞比容<0.30,网织红细胞>0.015。

(2)肝酶升高:血清丙氨酸转氨酶、门冬氨酸转氨酶、乳酸脱氢酶均升高,其中乳酸脱氢酶升高出现最早。

(3)血小板减少:正常血小板寿命8~10天,子痫前期血小板的寿命降低到3~5天;而HELLP综合征的血小板寿命更加短,结构不完整,导致血小板进一步聚集和受破坏。血小板减少是HELIP综合征最重要、也是最早的实验室指标。根据血小板减少程度将HELLP综合征分3级:Ⅰ级:血小板计数≤50×10⁹/L; Ⅱ级:血小板计数>50×10⁹/L,≤100×10⁹/L;Ⅲ级:血小板计数>100×10⁹/L,≤150×10⁹/L。血小板计数和血乳酸脱氢酶水平与该病的严重程度关系密切。大多数HELLP综合征的血小板产后持续下降,产后3天开始升高,产后6天即使没有地塞米松和大剂量可的松治疗血小板也能达到>100000/μl。产后96小时血小板没有增加表明病情严重以及不可逆转的多器官衰竭,对分娩后没有好转或其他治疗没有反应,血浆置换也许有效。

(4)凝血功能检查:临床上,血液分析应用最广泛,然而凝血酶原时间、部分凝血酶原时间和纤维蛋白原直到疾病后期才表现为异常。所以对于血小板的监测很重要,当血小板计数接近或少于50000/μl时,应当重视凝血功能的监测,以便早期发现弥散性凝血功能异常。

6.治疗

(1)积极治疗妊娠期高血压疾病:解痉、镇静、降压及合理的扩容、必要时利尿为治疗原则。

(2)应用肾上腺皮质激素:可使血小板计数、乳酸脱氢酶、肝功能等指标改善、尿量增加、平均动脉压下降,并可促使胎儿肺成熟,孕期每12小时静滴地塞米松10mg,产后应继续应用,持续时间依据有关检查而定(主要是血小板计数、乳酸脱氢酶等)。

(3)控制出血、输注血小板:预防性输注血小板并不能预防产后出血的发生。血小板小于50000/μl时静脉针眼、手术切口会发生自发性出血,如果血小板小于50000/μl,剖宫产时推荐血小板输注。对于HELLP孕妇行剖宫产,血小板40000/μl是防止产后出血的阈值。如果血小板小于40000/μl,在手术之前输注血小板;如果静脉针眼出血,不管血小板计数,都应该输注血小板。HELLP孕妇,阴道分娩的血小板小于20000/μl应该输注血小板。分娩后,推荐剖宫产后24小时内血小板小于50000/μl或阴道分娩24小时内血小板小于20000/μl,输注血小板以防止血肿形成。

(4)血浆析出疗法:用新鲜冷冻血浆置换患者血浆,去除毒素、免疫复合物、血小板聚集抑制因子的危害,降低血液黏稠度,补充缺乏的血浆因子等。可用于产后持续性HELLP者。

(5)产科处理

1)终止妊娠的时机:孕龄≥32周或胎肺已成熟、胎儿宫内窘迫、先兆肝破裂及病情恶化者,应立即终止妊娠;病情稳定、妊娠<32周、胎肺不成熟及胎儿情况良好者,应考虑对症处理、延长孕周,通常在期待治疗4日内终止妊娠。

2)分娩方式:HELLP综合征不是剖宫产指征,分娩方式依产科因素而定。

3)麻醉选择:因血小板减少,有局部出血危险,故阴部阻滞和硬膜外麻醉禁忌,阴道分娩宜采用局部浸润麻醉,剖宫产采用局部浸润麻醉或全身麻醉。

【临床特殊情况的思考和建议】

1.不典型子痫前期　经典的子痫前期指孕20周后出现高血压、且尿蛋白含量≥0.3g/24h,伴或不伴多器官受损。近年来研究结果不断更新对子痫前期及子痫诊治的认识,越来越多的研究表明非典型子痫前期-子痫的存在:重度妊娠期高血压、毛细血管渗漏综合征、晚发产后子痫。

(1)重度妊娠期高血压:是指在妊娠期高血压基础之上,收缩压≥160mmHg和(或)舒张压≥110mmHg。Alan等报道重度妊娠期高血压孕妇的不良妊娠结局发生率明显高于轻度子痫前期患者:早产和胎儿发育受限发生率增加,重度妊娠期高血压患者中<孕37周早产发生率高达54.2%,<孕35周早产发生率为25.0%,胎儿发育受限(FGR)发生率为20.8%,而轻度妊娠期高血压与轻度子痫前期组的妊娠结局相比无明显统计学差异。Magee等的多中心研究亦得出同样结论:重度妊娠期高血压在围产期母体的发病率显著高于轻度子痫前期妇女,妊娠结局与重度子痫前期妇女相似。Sibai提出:对于重度妊娠期高血压,如果病情控制不佳或有终末器官损伤的表现,应作为重度子痫前期看待,应及早终止妊娠。

(2)毛细血管渗漏综合征(CLS):是重度子痫前期病程中的严重病理生理阶段,由于毛细血管内皮细胞损伤涉及多个器官的低灌注和功能障碍,是一种可逆性毛细血管的高渗透性,血浆从血管渗透到组织间隙,CLS涉及全身多个重要脏器,尤其是肺间质的渗出,导致气体交换障碍,临床上表现为严重的低氧血症甚至肺水肿。CLS给临床治疗带来极大的困难,同时也是影响抢救成功的因素之一。CLS诊断的金标准为输入白蛋白后测定细胞外液菊粉分布容量和进行生物电阻抗分析,观察胶体渗透浓度的改变。此方法虽安全无创,但价格昂贵,不能在临床推广应用,目前诊断主要根据存在的诱发因素、临床表现及实验室检查作出诊断。毛细管渗漏综合征表现:蛋白尿、腹水、肺水肿、过度体重增加,或者多器官功能障碍。因此,存在毛细血管渗漏综合征的孕妇,无论血压是否升高,均应查血小板、肝酶指标或肾功能,同时询问是否存在子痫前期的症状,一旦发现异常均应作为子痫前期进行处理。CLS的治疗目标是积极治疗原发病,及时终止妊娠,迅速改善血管痉挛、内皮细胞的损伤状态,改善循环功能,保证组织供氧。另外,皮质类固醇激素可以抑制炎症反应,稳定细胞膜,改善毛细血管通透性,减少渗出,减轻水肿和蛋白尿,在CLS的治疗中及早应用有明显效果。

(3)晚发产后子痫:一般认为子痫前期和子痫通常发生在产前和产后48小时内,但越来越多国内外文献报道在产后48小时以后仍然会发生子痫前期及子痫。如果子痫发生在产后48小时至产后4周之间称为晚发产后子痫,对于分娩48小时后出现抽搐,不管发病前有或无血压升高和蛋白尿,应考虑晚发产后子痫,同时要除外其他疾病。首先选用硫酸镁控制抽搐,用法同产前子痫;血压应控制在150/100mmHg以下;监测生命体征;经正规硫酸镁治疗后,如果抽搐持续存在或继续有脑部症状,需要进一步排除其他脑部疾病。晚发产后子痫应和以下疾病急性鉴别:脑血管意外、高血压脑病、脑部肿瘤、转移性滋养细胞疾病、代谢性疾病等。

2.硫酸镁使用问题　由于硫酸镁和硝苯地平的作用位点相似,产科医生有这样的忧虑,硫酸镁和硝苯地平不能同时使用,但根据加拿大妇产科学会关于妊娠期高血压疾病指南,认为硫酸镁和硝苯地平可同时使用,并不增加不良心血管事件发生的机会。

3.心衰时使用硫酸镁的使用问题　妊娠期高血压疾病特别是重度子痫前期是心衰发生的高危因素,如果子痫前期孕妇并发心衰,是否应用硫酸镁处于两难境地。硫酸镁对于预防子痫发生尤其重要,但硫酸镁对于已经受损的心肌细胞是否有抑制? 不得不考虑。目前还没有非常好的循证证据可以参考,大多局限于专家个人的主张。

4.孕24~28周之间的早发型重度子痫前期　对于孕20~24周之间的早发型重度子痫前期,目前大多主张以终止妊娠为宜,但是对于孕24~28周早发型重度子痫前期,则要慎重考虑:孕妇年龄、受孕难易程度、医疗机构新生儿诊治水平、夫妇双方的意见是在做决定之前必须要考虑的几个重要方面。在知情告知中,重点要交代:早产儿高死亡率和患病率、母亲风险、再次妊娠时再发风险。

5.重度子痫前期补液几个问题　对于正常妊娠而言,孕期血容量增加35%~45%;对于重度子痫前期,血容量绝对值并没有增加,但由于全身微小动脉痉挛,所以血容量相对增加。所以补液要注意以下几点:补液速度每小时不超过80ml;重度子痫前期对产后失血耐受能力降低,在纠正产后出血贫血和休克时,要更为积极,但要注意速度。

(李婷婷)

第四节　母儿血型不合

母儿血型不合是孕妇与胎儿之间因血型不合而产生的同种血型免疫性疾病,发生在胎儿期和新生儿早期,是胎儿新生儿溶血性疾病中重要的病因。胎儿的基因,一半来自母亲,一半来自父亲。从父亲遗传来的红细胞血型抗原为其母亲所缺乏时,此抗原在某种情况下可通过胎盘进入母体刺激产生相应的免疫抗体。再次妊娠时,抗体可通过胎盘进入胎儿体内,与胎儿红细胞上相应的抗原结合发生凝集、破坏,出现胎儿溶血,导致流产、死胎或新生儿发生不同程度的溶血性贫血或核黄疸后遗症,造成智能低下、神经系统及运动障碍等后遗症。母儿血型不合主要有 ABO 型和 Rh 型两大类:ABO 血型不合较为多见,危害轻,常被忽视;Rh 血型不合在我国少见,但病情重。

【发病机制】

1.胎儿红细胞进入母体　血型抗原、抗体反应包括初次反应,再次反应及回忆反应。抗原初次进入机体后,需经一定的潜伏期后产生抗体,但量不多,持续时间也短。一般是先出现 IgM,约数周至数月消失,继 IgM 之后出现 IgG,当 IgM 接近消失时 IgG 达到高峰,在血中维持时间长,可达数年。IgA 最晚出现,一般在 IgM、IgG 出现后 2～8 周方可检出,持续时间长;相同抗原与抗体第二次接触后,先出现原有抗体量的降低,然后 IgG 迅速大量产生,可比初次反应时多几倍到几十倍,维持时间长,IgM 则很少增加;抗体经过一段时间后逐渐消失,如再次接触抗原,可使已消失的抗体快速增加。

母胎间血循环不直接相通,中间存在胎盘屏障,但这种屏障作用是不完善的,在妊娠期微量的胎儿红细胞持续不断的进入母体血液循环中,且这种运输随着孕期而增加,Cohen 等对 16 例妊娠全过程追踪观察:妊娠早、中、晚期母血中有胎儿红细胞发生率分别为 6.7%、15.9%、28.9%。足月妊娠时如母儿 ABO 血型不合者,在母血中存在胎儿红细胞者占 20%,而 ABO 相合者可达 50%。大多数孕妇血中的胎儿血是很少的,仅 0.1～3.0ml,如反复多次小量胎儿血液进入母体,则可使母体致敏。早期妊娠流产的致敏危险是 1%,人工流产的致敏危险是 20%～25%,在超声引导下进行羊水穿刺的致敏危险是 2%,绒毛取样的危险性可能高于 50%。

2.ABO 血型不合　99% 发生在 O 型血孕妇,自然界广泛存在与 A(B)抗原相似的物质(植物、寄生虫、接种疫苗),接触后也可产生抗 A(B)IgG 抗体,故新生儿溶血病有 50% 发生在第一胎。另外,A(B)抗原的抗原性较弱,胎儿红细胞表面反应点比成人少,故胎儿红细胞与相应抗体结合也少。孕妇血清中即使有较高的抗 A(B)IgG 滴定度,新生儿溶血病病情却较轻。

3.Rh 血型不合　Rh 系统分为 3 组:Cc、Dd 和 Ee,有无 D 抗原决定是阳性还是阴性。孕妇为 Rh 阴性,配偶为 Rh 阳性,再次妊娠时有可能发生新生儿 Rh 溶血病。Rh 抗原特异性强,只存在 Rh 阳性的红细胞上,正常妊娠时胎儿血液经胎盘到母血循环中大多数不足 0.1ml,虽引起母体免疫,但产生的抗 Rh 抗体很少,第一胎常因抗体不足而极少发病。随着妊娠次数的增加,母体不断产生抗体而引起胎儿溶血的聚会越多,甚至屡次发生流产或死胎,但如果母亲在妊娠前输过 Rh(+)血,则体内已有 Rh 抗体,在第一胎妊娠时即可发病,尤其是妊娠期接受 Rh(+)输血,对母子的危害更大。虽然不知道引起 Rh 阴性母体同种免疫所需的 Rh 阳性细胞确切数,但临床及实验均已证明 0.03～0.07ml 的胎儿血就可以使孕妇致敏而产生抗 Rh 抗体。致敏后,再次妊娠时极少量的胎儿血液渗漏都会使孕妇抗 Rh 抗体急剧上升。

4.ABO 血型对 Rh 母儿血型不合的影响　Levin 曾首次观察到胎儿血型为 Rh(+)A 或 B 型与 Rh(-)O 型母亲出现 ABO 血型不合时,则 Rh 免疫作用发生率降低。其机制不清楚,有人认为由于母体中含有抗 A 或抗 B 自然抗体,因而进入母体的胎儿红细胞与这些抗体发生凝集,并迅速破坏,从而防止 Rh 抗原对母体刺激,保护胎儿以免发生溶血。

【诊断】

1.病史　凡过去有不明原因的死胎、死产或新生儿溶血病史孕妇,可能发生血型不合。

2.辅助检查

(1)血型检查:孕妇血型为 O 型,配偶血型为 A、B 或 AB 型,母儿有 ABO 血型不合可能;孕妇为 Rh 阴性,配偶为 Rh 阳性,母儿有 Rh 血型不合可能。

(2)孕妇血液 ABO 和 Rh 抗体效价测定:孕妇血清学检查阳性,应定期测定效价。孕 28～32 周,每 2 周测定一次,32 周后每周测定一次。如孕妇 Rh 血型不合,效价在 1:32 以上,ABO 血型不合,抗体效价在 1:512 以上,提示病情严重,结合过去有不良分娩史,要考虑终止妊娠;但是 ABO 母儿血型不合孕妇效价的高低并不与新生儿预后明显相关。

(3)羊水中胆红素测定:用分光光度计做羊水胆红素吸光度分析,吸光度值差(△94 A450)大于 0.06 为危险值,0.03～0.06 为警戒值,小于 0.03 为安全值。

(4)B 超检查:在 RH 血型不合的患者,需要定期随访胎儿超声,严重胎儿贫血患儿可见羊水过多、胎儿皮肤水肿、胸腹腔积液、心脏扩大、心胸比例增加、肝脾肿大及胎盘增厚等。胎儿大脑中动脉血流速度的收缩期的峰值(PSV)升高可判断胎儿贫血的严重程度。

【治疗】

1.妊娠期治疗

(1)孕妇被动免疫:在 RhD(-)的孕妇应用抗 D 的免疫球蛋白主要的目的是预防下一胎发生溶血。指征:在流产或分娩后 72 小时内注射抗 D 免疫球蛋白 300μg。

(2)血浆置换法:Rh 血型不合孕妇,在妊娠中期(24～26 周)胎儿水肿未出现时,可进行血浆置换术,300ml 血浆可降低一个比数的滴定度,此法比直接胎儿宫内输血,或新生儿换血安全,但需要的血量较多,疗效相对较差。

(3)口服中药:如三黄汤或茵陈蒿汤。如果抗体效价下降缓慢或不下降,可一直服用至分娩。但目前中药治疗母儿血型不合的疗效缺乏循证依据。

(4)胎儿输血:死胎和胎儿水肿的主要原因是重度贫血,宫内输血的目的在于纠正胎儿的贫血,常用于 Rh 血型不合的患者。宫内输血的指征:根据胎儿超声检查发现胎儿有严重的贫血可能,主要表现为胎儿大脑中动脉的血流峰值升高,胎儿水肿、羊水过多等;输血前还需要脐带穿刺检查胎儿血红蛋白进一步确定胎儿 Hb<12g/L。输血的方法有脐静脉输血和胎儿腹腔内输血两种方式。所用血液满足以下条件:不含相应母亲抗体的抗原;血细胞比容为 80%;一般用 Rh(-)O 型新鲜血。在 B 型超声指导下进行,经腹壁在胎儿腹腔内注入 Rh 阴性并与孕妇血不凝集的浓缩新鲜血每次 20～110ml,不超过 20ml/kg。腹腔内输血量可按下列公式计算:(孕周-20)×10ml。输血后需要密切监测抗体滴度和胎儿超声,可反复多次宫内输血。

(5)引产:妊娠近足月抗体产生越多,对胎儿威胁也越大,故于 36 周以后,遇下列情况可考虑引产:①抗体效价:Rh 血型不合,抗体效价达 1:32 以上;而对于 ABO 母儿血型不合一般不考虑提前终止妊娠;考虑效价高低以外,还要结合其他产科情况,综合决定。②死胎史,特别是前一胎死因是溶血症者。③各种监测手段提示胎儿宫内不安全,如胎动改变、胎心监护图形异常、听诊胎心改变。④羊膜腔穿刺:羊水深黄色或胆红素含量升高。

2.分娩期治疗

(1)争取自然分娩,避免用麻醉药、镇静剂,减少新生儿窒息的机会。

(2)分娩时做好抢救新生儿的准备,如气管插管、加压给氧,以及换血准备。

(3)娩出后立即断脐,减少抗体进入婴儿体内。

(4)胎盘端留脐血送血型、胆红素,抗人球蛋白试验及特殊抗体测定。并查红细胞、血红蛋白,有核红细胞与网织红细胞计数。

3.新生儿处理　多数 ABO 血型不合的患儿可以自愈,严重的患者可出现病理性黄疸、核黄疸等。黄疸明显者,根据血胆红素情况予以:蓝光疗法每天 12h,分 2 次照射;口服苯巴比妥 5～8mg/(kg·d);血胆红素高者予以人血白蛋白静脉注射 1g/(kg·d),使与游离胆红素结合,以减少核黄疸的发生;25% 的葡萄糖液注射;严重贫血者及时输血或换血治疗。

【临床特殊情况的思考和建议】

如何判断 Rh 母儿血型不合胎儿是否发生胎儿溶血:随着超声技术不断进步,无创性诊断胎儿贫血的技术越来越成熟,超声测量胎儿大脑中动脉血流(PSV),然后根据相应孕周大脑中动脉 PSV 中位数倍数(MoM)来预测胎儿贫血的严重程度。如果相应孕周大脑中动脉 PSV 中位数倍数(MoM)≥1.5,表明发生严重贫血。根据孕周情况,决定是终止妊娠还是进行宫内输血。

(李　强)

第五节　胎儿窘迫

胎儿在宫内有缺氧征象危及胎儿健康和生命者,称为胎儿窘迫。胎儿窘迫是一种由于胎儿缺氧而表现的呼吸、循环功能不全综合征,是当前剖宫产的主要适应证之一。胎儿窘迫主要发生在临产过程,以第一产程末及第二产程多见,也可发生在妊娠后期。发病率各家报道不一,一般在 10.0%～20.5%。产前及产时胎儿窘迫是围产儿死亡的主要原因。

【病因】

通过子宫胎盘循环,母体将氧输送给胎儿,CO_2 从胎儿排入母体,在输送交换过程中某一环节出现障碍,均可引起胎儿窘迫。

1.母体血氧含量不足　母体血氧含量不足:如产妇患严重心肺疾病或心肺功能不全、妊娠期高血压疾病、高热、重度贫血、失血性休克、仰卧位低血压综合征等,均使母体血氧含量降低,影响对胎儿的供氧。导致胎儿缺氧的母体因素有:①微小动脉供血不足:如妊娠期高血压疾病等。②红细胞携氧量不足:如重度贫血、一氧化碳中毒等。③急性失血:如前置胎盘、胎盘早剥等。④各种原因引起的休克与急性感染发热。⑤子宫胎盘血运受阻:急产或不协调性子宫收缩乏力等,缩宫素使用不当引起过强宫缩;产程延长,特别是第二产程延长;子宫过度膨胀,如羊水过多和多胎妊娠;胎膜早破等。

2.胎盘、脐带因素　脐带和胎盘是母体与胎儿间氧及营养物质的输送传递通道,其功能障碍必然影响胎儿获得所需氧及营养物质。常见胎盘功能低下:妊娠期高血压疾病、慢性肾炎、过期妊娠、胎盘发育障碍(过小或过大)、胎盘形状异常(膜状胎盘、轮廓胎盘等)和胎盘感染、胎盘早剥等。常见有脐带血运受阻:如脐带脱垂、脐带绕颈、脐带打结引起母儿间循环受阻。

3.胎儿因素　严重的心血管疾病,呼吸系统疾病,胎儿畸形,母儿血型不合,胎儿宫内感染,颅内出血,颅脑损伤等。

【病理生理】

胎儿血氧降低、二氧化碳蓄积出现呼吸性酸中毒。初期通过自主神经反射,兴奋交感神经,肾上腺儿茶酚胺及皮质醇分泌增多,血压上升及心率加快。若继续缺氧,则转为兴奋迷走神经,胎心率减慢。缺氧继续发展,刺激肾上腺增加分泌,再次兴奋交感神经,胎心由慢变快,说明胎儿已处于代偿功能极限,提示为病情严重。无氧糖酵解增加,导致丙酮酸、乳酸等有机酸增加,转为代谢性酸中毒,胎儿血 pH 值下降,细胞膜通透性加大,胎儿血钾增加,胎儿在宫内呼吸运动加强,导致混有胎粪的羊水吸入,出生后延续为新生儿窒息及吸入性肺炎。肠蠕动亢进,肛门括约肌松弛,胎粪排出。若在孕期慢性缺氧情况下,可出现胎儿发育及营养不正常,形成胎儿宫内发育迟缓,临产后易发生进一步缺氧。

【临床表现】

根据胎儿窘迫发生速度可分为急性胎儿窘迫及慢性胎儿窘迫两类。

1.慢性胎儿窘迫　多发生在妊娠末期,往往延续至临产并加重。其原因多因孕妇全身性疾病或妊娠期疾病引起胎盘功能不全或胎儿因素所致。临床上除可发现母体存在引起胎盘供血不足的疾病外,还发生胎儿宫内发育受限。孕妇体重、宫高、腹围持续不长或增长很慢。

2.急性胎儿窘迫　主要发生在分娩期,多因脐带因素(如脐带脱垂、脐带绕颈、脐带打结)、胎盘早剥、宫缩强且持续时间长及产妇低血压,休克引起。

【诊断】

根据病史、胎动变化以及有关检查可以作出诊断。

【辅助检查】

1.胎心率变化　胎心率是了解胎儿是否正常的一个重要标志,胎心率的改变是急性胎儿窘迫最明显的临床征象。①胎心率>160 次/分,尤其是>180 次/分,为胎儿缺氧的初期表现(孕妇心率不快的情况下);②随后胎心率减慢,胎心率<120 次/分,尤其是<100 次/分,为胎儿危险征;③胎心监护仪图像出现以下变化,应诊断为胎儿窘迫:出现频繁的晚期减速,多为胎盘功能不良。重度可变减速的出现,多为脐带血运受阻表现,若同时伴有晚期减速,表示胎儿缺氧严重,情况紧急。

2.胎动计数　胎动减少是胎儿窘迫的一个重要指标,每日监测胎动可预知胎儿的安危。妊娠近足月时,胎动>20 次/24 小时。胎动消失后,胎心在 24 小时内也会消失。急性胎儿窘迫初期,表现为胎动过频,继而转弱及次数减少,直至消失,也应予以重视。

3.胎心监护　首先进行无负荷试验(NST),NST 无反应型需进一步行宫缩应激试验(CST)或催产素激惹试验(OCT),CST 或 OCT 阳性高度提示存在胎儿宫内窘迫。

4.胎儿脐动脉血流测定　胎儿脐动脉血流速度波形测定是一项胎盘功能试验,对怀疑有慢性胎儿窘迫者可行此监测。通过测定收缩期最大血流速度与舒张末期血流速度的比值(S/D)表示胎儿胎盘循环的阻力情况,反映胎盘的血流灌注。脐动脉舒张期血流缺失、或倒置,提示胎儿严重胎儿窘迫,应该立即终止妊娠。

5.胎盘功能检查　测定血浆 E_3 测定并动态连续观察,若急骤减少 30%~40%,表示胎儿胎盘功能减退,胎儿可能存在慢性缺氧。

6.生物物理象监测　在 NST 监测的基础上应用 B 型超声仪监测胎动、胎儿呼吸、胎儿张力及羊水量,综合评分了解胎儿在宫内的安危状况。Manning 评分 10 分为正常;≤8 分可能有缺氧;≤6 分可疑有缺氧;≤4 分可以有缺氧;≤2 为缺氧。

7.羊水胎粪污染　胎儿缺氧,兴奋迷走神经,肠蠕动亢进,肛门括约肌松弛,胎粪排入羊水中,羊水呈绿色、黄绿色,浑浊棕黄色,即羊水Ⅰ度、Ⅱ度、Ⅲ度污染。破膜可直接观察羊水性状及粪染程度。未破膜经羊膜镜窥检,透过胎膜了解羊水性状。羊水Ⅰ度污染无肯定的临床意义;羊水Ⅱ度污染,胎心音好者,应密切监测胎心,不一定是胎儿窘迫;羊水Ⅲ度污染,应及早结束分娩。

8.胎儿头皮血测定　头皮血气测定应在电子胎心监护异常的基础上进行。头皮血 pH 7.20～7.24 为病理前期,可能存在胎儿窘迫,应立即进行宫内复苏,间隔 15 分钟复查血气值;pH 7.15～7.19 提示胎儿酸中毒及窘迫,应立即复查,如仍≤7.19,除外母体酸中毒后应在 1 小时内结束分娩;pH<7.15 是严重胎儿窘迫的危险信号,须迅速结束分娩。

【鉴别诊断】

对于胎儿窘迫,主要是综合考虑判断是否确实存在胎儿窘迫。

【治疗】

1.慢性胎儿窘迫　应针对病因处理,视孕周、有无胎儿畸形、胎儿成熟度和窘迫的严重程度决定处理。

(1)定期做产前检查者,估计胎儿情况尚可,应嘱孕妇取侧卧位减少下腔静脉受压,增加回心血流量,使胎盘灌注量增加,改善胎盘血供应,延长孕周数。每日吸氧提高母血氧分压;静脉注射 50% 葡萄糖 40ml 加 VitC 2g,每日 2 次;根据情况作 NST 检查;每日胎动计数。

(2)情况难以改善:接近足月妊娠,估计在娩出后胎儿生存机会极大者,为减少宫缩对胎儿的影响,可考虑行剖宫产。如胎肺尚未成熟,可在分娩前 48 小时静脉注射地塞米松 10mg 促进胎儿肺泡表面活性物质的合成,预防呼吸窘迫综合征的发生。如果孕周小,胎儿娩出后生存可能性小,将情况向家属说明,做到知情选择。

2.急性胎儿窘迫

(1)若宫内窘迫达严重阶段必须尽快结束分娩,其指征是:①胎心率低于 120 次/分钟或高于 180 次/分钟,伴羊水Ⅱ～Ⅲ度污染;②羊水Ⅲ度污染,B 型超声显示羊水池<2cm;③持续胎心缓慢达 100 次/分以下;④胎心监护反复出现晚期减速或出现重度可变减速,胎心 60 次/分以下持续 60 秒以上;⑤胎心图基线变异消失伴晚期减速。

(2)积极寻找原因并排除如心衰、呼吸困难、贫血、脐带脱垂等。改变体位左或右侧卧位,以改变胎儿脐带的关系,增加子宫胎盘灌注量。

1)持续吸氧提高母体血氧含量,以提高胎儿的氧分压。静脉注射 500/0 葡萄糖 40ml 加 VitC 2g。

2)宫颈尚未完全扩张,胎儿窘迫情况不严重,可吸氧、左侧卧位,观察 10 分钟,若胎心率变为正常,可继续观察。若因使用缩宫素宫缩过强造成胎心率异常减缓者,应立即停止滴注或用抑制宫缩的药物,继续观察是否能转为正常。若无显效,应行剖宫产术。施术前做好新生儿窒息的抢救准备。

3)宫口开全,胎先露已达坐骨棘平面以下 3cm,吸氧同时尽快助产经阴道娩出胎儿。

【临床特殊情况韵思考和建议】

1."Decision to Incision"间隔　对于"急性胎儿窘迫",能否及时终止妊娠是改善围产儿预后的一个重要的因素:对于必须剖宫产终止妊娠的,"Decision to Incision"时间最好在 30 分钟之内,这样可以改善围产儿结局。

2.羊水粪染(度或Ⅲ度)的处理　在国内,产科医师通常会把产程中"羊水粪染(Ⅱ度或Ⅲ度)"认为胎儿窘迫的表现,都会积极处理比如产钳助产或急诊剖宫产终止妊娠。但是越来越多循证证据表明:羊水粪染除了与胎儿窘迫有关以外,还与胎儿胃肠道功能成熟有关;即使羊水粪染,如果胎心良好可以继续试产。但是,结合目前国内实际情况,还是应该在和产妇及其家属充分沟通基础上进行知情选择。

(李　强)

第六节　早产

早产(PTD)是围生医学中的一个重要、复杂而又常见的妊娠并发症,早产发生率波动在5%~15%之间,并未因为对早产的认识提高而下降,甚至是随着助孕技术的应用和普及,早产发生率呈上升趋势。由于早产儿各器官系统发育不成熟,死亡率达15%,是围生儿死亡的首要原因。早产儿可出现多种并发症,如呼吸窘迫综合征、脑室内出血、坏死性小肠结肠炎、支气管肺不张、败血症、动脉导管未闭等,其中呼吸窘迫综合征是导致早产儿死亡的最主要原因。虽然早产的发病率有增加的趋势,但是不同类型早产的发生率及其结局不同,Cande等报道美国早产发生率已经从1989年的10.0%增加到2000年的10.4%,胎膜早破性早产率从1.3%降为0.9%;医源性早产率从2.6%增加为3.8%,自发性早产率从6.1%降为5.7%。早产率的增加可能与医源性早产的增多有关。

1935年美国儿科学会提出,凡活产新生儿的体重等于或小于2500g者为早产。由于胎儿生长受限时孕龄和胎儿实际体重之间有较大差异,1961年世界卫生组织规定:妊娠周数不足37周(孕259天)分娩者定为早产,但没有规定低限。目前我国对早产的定义为自末次月经第1日计算,妊娠满28周至不足37周分娩者。对于早产的低限,目前仍然没有统一。1993年Copper等收集了3386例(1982~1986年)孕20~37周分娩的活产婴儿,新生儿死亡率在孕23周时为100%,至孕30周时已降至10%,因此,孕23周可视为一个极限。也有学者认为孕26周以前其死亡率超过75%,故以孕26周为界限。在西方发达国家,由于其医疗技术先进,使得更小孕周、更低体重的新生儿可在宫外存活,将早产定义的期限提前至24周甚至20周。

【分类】

由于分娩的动因尚未完全阐明,因此早产的原因仍不十分明了,按早产发生的可能原因,可将早产分为以下2类:①自发性早产,约占早产总数的75%,自发性早产往往是自然临产,有70%~80%的自发性早产无法控制,其原因有前次早产、先兆早产、低体重指数、工作紧张繁重、环境因素、精神因素、子宫异常、生活方式、吸毒、吸烟、酗酒、孕妇年龄小于18岁以及不明原因等等,其中最重要的是胎膜早破相关的早产、感染、胎膜病变以及宫颈机能不全。正常情况下,妊娠中、晚期宫颈内口处于关闭状态,对胎膜的完整起保护作用。如因先天发育不全、多次人工流产或前次产时宫颈裂伤,宫颈内口的括约作用减弱或丧失,随孕周的增加,宫内压力逐渐增大,胎膜凸入已松弛的宫颈内口,容易引起早产。②干预性早产或医源性早产,是指产妇并发前置胎盘、胎盘早剥等产前出血、产科并发症、子痫前期、子痫等妊娠期特有疾病、妊娠合并内外科疾病、胎儿出现宫内窘迫、胎儿生长受限、胎儿畸形、多胎妊娠等母婴原因,必须立即终止妊娠而导致的早产者,平均25%。

早产儿的预后和孕龄密切相关。孕龄为24周时围生儿死亡率高达80%,孕龄30周时死亡率降为10%,到孕龄满34周后围生儿死亡率下降明显。按孕龄进行的分类能更准确地反映出不同阶段新生儿的存活率,并可预测加强新生儿护理治疗所需要的技术要求及费用,以及对评估早产儿远期健康与功能障碍的影响。因此,根据孕龄将早产分为3个亚类:①极早早产:发生在妊娠20~28孕周的早产,占5%;②早期早产(EPB):发生在妊娠28~32孕周的早产,占10%;③轻型早产:发生在妊娠32~36孕周的早产,占85%,也有学者又将32~36周进一步划分成两个亚组,将32~34周前称为中型早产,而将34~36周的早产才称作轻型早产。极早早产和早期早产(EPB<32孕周)仅占所有分娩者的1%~2%,但近一半EPB患儿中出现远期神经系统疾病。

【病因】

1.感染 最常见原因是下生殖道及泌尿道感染,如 B 族溶血性链球菌、沙眼衣原体、支原体的感染,急性肾盂肾炎等。80%的 30 周前的早产是由感染引起的。与早产有关的感染包括系统性感染(全身感染)和宫内感染,但绝大多数与早产相关的还是宫内感染。宫内感染包括羊水、胎膜(绒毛膜、羊膜)和胎盘及胎儿的感染。宫内感染的病原菌主要是细菌,多数病原菌来源于阴道,提示下生殖道感染与上行性的羊膜腔感染有关。主要病原菌为:B 族链球菌、大肠杆菌、解脲支原体、类杆菌属、阴道加德纳菌、梭形杆菌和人型支原体等,多数是毒力相对较低的条件致病菌。发生在 24~28 周的早产 90%以上与感染有关,30 周前的早产 80%是由于感染所致,而 34~36 周的早产因感染所致者只占 15%。

2.胎膜早破 30%~40%早产与胎膜早破有关,是早产的主要原因。大多数胎膜早破与感染有关。

3.子宫膨胀过度及胎盘因素 如羊水过多、多胎妊娠、前置胎盘、胎盘早剥等。

4.妊娠合并症与并发症 如妊娠期高血压疾病、妊娠期肝内胆汁淤积症,妊娠合并心脏病、慢性肾炎、病毒性肝炎、急性肾盂肾炎、急性阑尾炎、严重贫血、重度营养不良等。

5.子宫畸形 子宫畸形如纵隔子宫、双角子宫等。

6.宫颈机能不全 大多数宫颈机能不全是由于宫颈的外科创伤,如宫颈锥形切除术、环形电切术、人流过度扩张宫颈及产科裂伤所致;其他可能的病因包括先天性米勒管畸形、宫颈胶原蛋白和弹性蛋白缺乏以及胎儿期暴露于己烯雌酚。

7.不良生活习惯 吸烟≥10 支/d,酗酒。

【临床表现】

早产属于妊娠时限相关疾病,根据早产的临床阶段,按宫缩、宫颈扩张及宫颈管消失程度可以将早产分为先兆早产、早产临产和难免早产。其概念如下:

1.先兆早产 妊娠 28~36^{+6}周孕妇出现下腹坠胀、腰背痛、阴道分泌物增多等自觉症状,监护发现每小时宫缩≥4 次(除外生理性宫缩、压力<10~15mmHg)。

2.早产临产 在先兆早产的基础上,如子宫收缩较规则,间隔 5~6 分钟,持续 30 秒钟以上,伴以宫颈管消退≥75%以及进行性宫口扩张≥2cm,则可诊断为早产临产;

3.难免早产 规则的宫缩不断加强,宫口扩展至 3cm。

【诊断】

子宫收缩与产程进展仅仅意味着妊娠即将结束,至于判断是否属于早产范畴,关键还在于确定孕周及胎儿大小。临床可从以下几方面推算孕周及估计胎儿大小:

1.临床推算 详细了解以往月经周期、询问末次月经日期、早孕反应开始出现时间及胎动开始时间;根据早孕期妇科检查时子宫体大小是否与停经月份相符合;参照目前耻骨联合上子宫长度和腹围推算孕周。

2.超声检查 胎儿头径、头围、腹围、股骨长度与胎龄及体重密切相关。根据超声测量值可估计孕周与胎儿大小。

【鉴别诊断】

妊娠进入晚期,子宫敏感度、收缩性逐渐增高,常在劳累、多行走后发生收缩,然而稍事休息,转瞬即逝,与先兆早产的临床表现不同。

难免早产则需与假阵缩相鉴别。假阵缩的特点是宫缩间歇时间长且不规则,持续时间短且不恒定,宫缩强度不增加,常在夜间出现而于清晨消失。此种宫缩仅引起下腹部轻微胀痛,子宫颈管长度不短缩,子宫颈口无明显扩张,可被镇静剂抑制。与其他引起腹痛的内外科疾病鉴别,如合并阑尾炎、肾结石等鉴别。

【治疗】

早产临产的治疗包括卧床休息、糖皮质激素、宫缩抑制剂、广谱抗生素的应用及母胎监护等。

1.左侧卧位　以提高子宫胎盘血流量,降低子宫活性,使子宫肌松弛,从而减少自发性宫缩。

2.促胎肺成熟　糖皮质激素的作用是促胎肺成熟,同时也能促进胎儿其他组织发育。对于治疗性早产前及有早产风险的孕妇应用糖皮质激素可以降低新生儿呼吸窘迫综合征、脑室出血、新生儿坏死性小肠结肠炎等风险,降低新生儿死亡率,并不增加感染率。糖皮质激素的应用方法:地塞米松 5mg,肌注,每 12 小时 1 次连续 2 天,或倍他米松 12mg,肌注,每天 1 次连续 2 天,或羊膜腔内注射地塞米松 10mg 1 次,羊膜腔内注射地塞米松的方法适用于妊娠合并糖尿病患者。多胎妊娠则适用地塞米松 5mg 肌注,每 8 小时 1 次连续 2 天或倍他米松 12mg 肌注,每 18 小时 1 次连续 3 次。糖皮质激素的副作用:①孕妇血糖升高;②降低母、儿免疫力。多疗程应用可能对胎儿神经系统发育产生一定的影响,所以,不推荐产前反复、多疗程应用。

3.宫缩抑制剂

(1)应用条件:凡符合以下条件者,可应用宫缩抑制剂以延长妊娠数天,为糖皮质激素促胎肺成熟争取时间;或数周,使胎儿能继续在宫内发育生长,以降低新生儿死亡率及病率:①难免早产诊断明确;②除外明显胎儿畸形;③无继续妊娠的禁忌证;④子宫颈扩张≤3cm,产程尚处于潜伏期,或即将进入活跃期。

(2)药物的选择及作用机制:目前常用的药物有以下几种:宫缩抑制剂能使孕周延长 2～7 天,但并不降低早产率。有助于将胎儿在宫内就能及时转运到有新生儿重症监护室设备的医疗中心,并能保证产前糖皮质激素应用。常用的宫缩抑制剂包括:硫酸镁、β 肾上腺素能受体激动剂、吲哚美辛、硝苯地平和缩宫素拮抗剂等。如不能阻止产程进展,应立即停用。

1)钙拮抗剂:主要作用在于阻止钙离子进入细胞膜,阻止细胞内肌纤维膜释放钙及增加平滑肌中的钙逐出,使细胞质内钙含量降低,子宫肌因而松弛。这类药物中,药效最强的是硝苯地平(心痛定)。①用法:首次负荷剂量30mg 口服或10mg 舌下含服,20min 1 次,连续 4 次。90min 后改为 10～20mg/4～6h 口服,或 10mg/4～6h 舌下含服,应用不超过 3d。舌下含服作用较快,可减弱宫缩的振幅及肌张力。②副作用:但可致外周血管扩张、房室传导减慢及随后的反射性心动过速、头痛、皮肤潮热以及降低子宫胎盘血流量。③禁忌证:心脏病、低血压和肾脏病。

2)吲哚美辛(消炎痛):为非甾体类抗炎药,前列腺素(PG)合成酶抑制剂,有使 PG 水平下降、减少宫缩的作用,孕期用药属于 B/D 类。①用法:150～300mg/d,首次负荷量为 100～200mg,直肠给药,吸收快;或 50～100mg 口服,以后 25～50mg/4～6h,限于妊娠 32 周前短期内应用。②副作用:孕妇:主要是消化道症状,恶心、呕吐和上腹部不适等,阴道出血时间延长,分娩时出血增加;胎儿:如果在妊娠 34 周后使用,PG 水平下降使动脉导管收缩狭窄,胎儿心脏衰竭和肢体水肿,肾脏血流减少,羊水过少等;③禁忌证:消化道溃疡、吲哚美辛过敏者、凝血功能障碍及肝肾疾病。

3)硫酸镁:镁离子可与钙离子竞争进入肌质网,并可直接作用于肌细胞,使肌细胞膜的电位差降低而不产生肌肉收缩,抑制作用与剂量有关。血清镁浓度为 2～4mmol/L(4～8mEq/L)时,可完全抑制子宫肌的自然收缩和缩宫素引起的宫缩。孕期用药属于 B 类。①用法:硫酸镁的首次剂量为 5g,半小时内静脉滴入,此后以静脉点滴 2g/h 的速度滴入,宫缩抑制后继续维持 4～6h 后改为 1g/h,宫缩消失后继续点滴12h,同时监测呼吸、心率、尿量、膝反射。有条件者监测血镁浓度。血镁浓度 1.5～2.5mmol/L 可抑制宫缩,但血镁浓度过高可抑制呼吸,严重者可使心跳停止。②禁忌证:重症肌无力、肾功能不全、近期心肌梗死史和心脏病史。③副作用:孕妇:发热、潮红、头痛、恶心、呕吐、肌无力、低血压、运动反射减弱、严重者呼吸抑制、肺水肿、心跳停止;胎儿:无应激实验 NST 无反应型增加;新生儿:呼吸抑制、低 Apgar 评分、肠蠕动降低、腹胀。④监测指标:孕妇尿量、呼吸、心率、膝反射,Mg^{2+}浓度;应用硫酸镁时需准备10％葡萄糖酸钙10ml用于解毒备用。

4)β_2-肾上腺素能受体兴奋剂:β_2-受体主要在子宫、血管、支气管及横膈平滑肌内。药物直接作用于平滑肌细胞膜上的受体,与相应受体结合后,激活腺苷环化酶而使平滑肌细胞中的环磷酸腺苷(cAMP)含量增加,抑制肌质网释放钙,细胞质内钙含量减少,使子宫肌松弛而抑制宫缩。目前用以治疗早产的有羟苄羟麻黄碱。孕期用药属于B类。①用法:将利托君100mg溶于500ml葡萄糖液体中,开始时0.05mg/min的速度静脉滴注,以后每隔10～15min增加0.05mg,直至0.35mg/min,至宫缩停止。其后继续维持12h,逐渐减量后改口服。如心率≥140次/分应停药。②绝对禁忌证:孕妇心脏病、肝功能异常、子痫前期、产前出血、未控制的糖尿病、心动过速、低血压、肺动脉高压、甲状腺功能亢进症、绒毛膜羊膜炎。③相对禁忌证:糖尿病、偏头痛、偶发心动过速。④副作用:但该类药物有恶心、头晕头痛,致心率加快、心律失常、低血压等不良反应,并可引起高血糖、低血钾、低血钙、低血镁等。孕妇:心动过速、震颤、心悸、心肌缺血、焦虑、气短、头痛、恶心、呕吐、低血钾、高血糖、肺水肿;胎儿:心动过速、心律失常、心肌缺血、高胰岛素血症;新生儿:心动过速、低血糖、低血钙、高胆红素血症、低血压、颅内出血。⑤监测指标:心电图、血糖、血钾、心率、血压、肺部情况、用药前后动态监测心绞痛症状及尿量,总液体限制在2400ml/24h。

5)阿托西班:阿托西班为催产素类似物,分子式为1-巯基丙酸-右旋酪氨酸(2-乙基)-4-苏氨酸-8-鸟氨酸催产素,在催产素分子结构上的1、2、4、8的位置进行了修正。阿托西班于2001年正式在欧洲上市,和其他药物相比,催产素受体拮抗剂对子宫具有更高特异性,对母体及胎儿的副作用均较其他抗早产药物为少。目前认为可能的作用机制:①阿托西班可直接与催产素竞争催产素受体,抑制催产素和催产素受体结合,从而直接抑制催产素作用于子宫,抑制子宫收缩;②阿托西班可以抑制磷脂酰肌醇的水解作用,阻断第二信使的生成以及钙离子的活动,从而间接抑制了子宫对催产素的反应,使子宫收缩得到抑制。阿托西班的单药应用方法有以下三种:①6.5mg静推＋300ug/min静滴(持续三小时)＋100ug/min静滴(持续);②2mg静推＋100ug/min静滴(持续);③300ug/min静滴(持续),并均在完全有效抑制宫缩后4～5小时停用。这三种方案均可有效的抑制子宫收缩,其中以第一种方案最为常用,治疗效果更值得肯定。阿托西班可以迅速有效的抑制子宫收缩,延迟分娩48小时有效率达88.1％,延迟分娩七天有效率可达79.7％。其有效性和目前最常用的利托君类似,但临床不良反应较少,目前观察到的有:恶心,食欲减退,头痛,呕吐,以及长期注射后局部皮肤的硬结,但这些不良反应的程度均较轻,不影响患者的继续治疗,也不需要特殊处理。

4.抗生素　虽然早产的主要原因是感染所致,但研究显示,抗生素并不能延长孕周及降低早产率。

(1)对有早产史或其他早产高危孕妇,应结合病情个体化地应用抗生素。

(2)对胎膜早破的先兆早产孕妇建议常规应用抗生素预防感染。

(3)抗生素预防性应用防止胎膜未破性早产:亚临床和临床感染被认为是早产发生的病因之一。因此有人建议应对早产孕妇采用抗生素治疗,以减少早产的发生率。Cochrane评价发现胎膜未破早产孕妇的抗生素治疗,使孕妇绒毛膜炎和子宫内膜炎感染减少,但没有减少早产或不良新生儿结局,对新生儿结局并无益处。相反,增加了新生儿发病风险。不推荐常规应用该治疗。

5.宫颈环扎术

(1)预防性宫颈环扎术:传统观念认为,宫颈外部存在明显的先天或后天缺陷,或有宫颈机能不全典型病史的患者可选择择期宫颈环扎术,但手术效果仍存在争议。预防性宫颈环扎术宜在妊娠14～16周实施,主要针对有因宫颈机能不全造成流产及早产的患者。4项随机临床试验中3项研究表明因上述指征而接受宫颈环扎术者,妊娠结局无明显改善。医学研究会/皇家妇产科医师学会进行了大规模的国际性的随机干预治疗试验,将 1292 例有早产危险的单胎孕妇分为 6 个组:①1 次中期妊娠流产或早产史,无锥切活检或宫颈切除术史;②2 次中期妊娠流产或早产史,无锥切活检或宫颈切除术史;③≥3 次中期妊娠流产或早产史,无锥切活检或宫颈切除术史;④有锥切活检或宫颈切除术史;⑤早期妊娠自然流产史,检查发现子宫或宫颈畸形,或有终止妊娠史;⑥双胎妊娠。第三组 107 例,宫颈环扎术仅对降低这组患者孕 33 周前的早产率有显著性意义(环扎组 15%,对照组 32%,P≤0.05)。另外 5 组中,宫颈环扎术既不能改善新生儿结局也不能降低早产率。

一项 61 例的随机研究比较孕 16 周~24 周超声证实有宫颈内口扩张,接受 McDonald 环扎者(n=31)与未接受环扎者(n=30),在随机分组前,所有患者都行羊膜腔穿刺术取羊水、泌尿生殖道分泌物细菌培养,同时吲哚美辛和抗生素治疗。两组的分娩孕龄和围产儿结局差异无显著性。多个宫颈机能不全预防性环扎随机试验(CIPRACT)的最终结果各不相同。35 例患者的研究显示,16 例单纯卧床休息的患者中,7 例(44%)孕 34 周前发生早产;19 例接受 McDonald 环扎加卧床休息者,无 1 例孕 34 周前发生早产(P=0.002)。另外,单纯卧床休息组的新生儿发病率(8/16)显著高于环扎加卧床休息组(1/19,P=0.005)。但由于样本量小,限制了这些研究的可信性。另外由于合理设计的紧急宫颈环扎术随机研究的数量有限,超声发现宫颈缩短或宫颈内口漏斗型改变患者的处理仍值得推敲,宫颈环扎手术的决定应该谨慎。

对于预防性宫颈环扎术,任何一种术式都能取得良好效果。然而 Shirodkar 手术在操作上有一定的难度,McDonald 手术操作起来较容易,当羊膜囊膨出宫颈外口并脱入阴道时首选 McDonald 手术。与原始的 Shirodkar 手术相比,改良的 Shirodkar 手术具有创伤小、出血少的优点,尤其在宫颈条件不具备 McDonald 手术,施行改良的 Shirodkar 手术是很有必要的。当羊膜囊膨出宫颈外口,抬高臀部、充盈膀胱或经腹行羊水穿刺降低宫内压,有助于羊膜囊还纳环扎术的实施。必要时 1 周后在第一结扎线的上方再行 McDonald 手术(double McDonald 手术)。

(2)急症(补救性)宫颈环扎术:是针对 28 周前无宫缩而宫颈扩张或宫颈管展退(伴有或不伴有胎膜膨出)的患者,有报道其成功率(50%~59%)较预防性环扎术的成功率(81%~86%)明显降低,胎儿存活率 22%~100%,是否优于期待治疗仍不清楚。未临产或无胎盘早剥而出现进行性宫颈扩张,是急诊宫颈环扎的指征。尚未经随机研究证实。尽管有大量的回顾性研究,但是由于选择偏倚,样本量不足,选择标准不一致,研究结果可信性有限。

(3)环扎术的并发症:宫颈环扎术的并发症往往随孕周的增加及宫颈的扩张而增多,近期并发症(48 小时之内)主要是胎膜早破、出血多、流产。远期并发症(48 小时以后)主要是宫颈管裂伤(3%~4%)、绒毛膜羊膜炎(4%)、宫颈管狭窄(1%)等。

6.分娩时机的选择　分娩时机的选择包括:

(1)对于不可避免的早产,应停用一切宫缩抑制剂。

(2)当延长妊娠的风险大于胎儿不成熟的风险时,应选择及时终止妊娠。

(3)妊娠<34 周时根据个体情况决定是否终止妊娠。如有明确的宫内感染则应尽快终止妊娠。

7.分娩方式的选择　分娩方式的选择应与孕妇及家属充分沟通。

(1)有剖宫产指征者可行剖宫产术结束分娩,但应在估计早产儿有存活可能性的基础上实施。

(2)阴道分娩:重点在于避免创伤性分娩、新生儿窒息以及为出生后的复苏与保暖作好充分准备。①吸氧;②第一产程中,使临产妇取左侧卧位以增加胎盘灌注量;③避免应用镇静剂和镇痛剂;④肌内注射维生素 K_1 10mg,以降低新生儿颅内出血发生率;⑤进入第二产程后,适时在阴部神经阻滞麻醉下作会阴切开术,以减少盆底组织对胎头的阻力,必要时施行预防性产钳助产术,但操作须轻柔,以防损伤胎头。

8.早产预测　一般从早产高危因素、宫颈形态和长度、实验室检查结果来预测早产的发生。

(1)高危因素:①早产史;②晚期流产史;③年龄<18岁或>40岁;④患有躯体疾病和妊娠并发症;⑤体重过轻(体重指数≤18kg/m²);⑥无产前保健,经济状况差;⑦吸毒或酗酒者;⑧孕期长期站立,特别是每周站立超过40小时;⑨有生殖道感染或性传播感染高危史,或合并性传播疾病如梅毒等;⑩多胎妊娠;⑪助孕技术后妊娠;⑫生殖系统发育畸形。

(2)宫颈形态和长度:①指检法:包括肛查及阴道检查,以阴道检查为多。在25~31周,指检发现宫颈管长度≤1cm;宫颈内口开张能容纳指尖时,往往数周后发生早产。指检仅能触及宫颈阴道部,不能准确测量宫颈长度,更无法评价宫颈内口的改变,且宫颈软硬、长短和宫颈外口开大程度的判断多带有主观性,可重复性差。②超声检测:更加可靠的是宫颈的超声检测,目前研究较多的是经阴道探查宫颈长度和宫颈内口漏斗的宽度。利用宫颈长度预测早产应首选经阴道测量,但在可疑前置胎盘和胎膜早破及生殖道感染时,可以选择经会阴测量或经腹测量。妊娠期宫颈长度的正常值为:经腹测量为3.2~5.3cm;经阴道测量为3.2~4.8cm;经会阴测量为2.9~3.5cm。对先兆早产孕妇或具有早产高危因素孕妇的早产预测认为:宫颈长度>3.0cm是排除早产发生的较可靠指标。对有先兆早产症状者应动态监测宫颈长度。漏斗状宫颈内口可能是暂时的,伴有宫颈长度的缩短才有临床预测意义。在孕30周,如果宫颈内口呈漏斗状,且漏斗部的长度超过5mm,早产发生的阳性预测值可达33%。超声下宫颈容受或消失即形成漏斗状,表现为宫颈管上端两侧壁明显分离,产生一个楔形空间。非侵入性压力技术,包括按压宫底、咳嗽、站立,可产生超声所见的宫颈变化。妊娠24~28周进行系列超声评估宫颈长度,发现宫颈长度与早产有关,早产的相对危险随宫颈长度的缩短而增加。对低危孕妇连续超声评估宫颈的结果表明其预测早产的敏感性及阳性预测值均较低,意味着B超检测出1例宫颈缩短早产的病例,可能伴随很多假阳性的结果。因此,对于低危孕妇不推荐进行宫颈常规超声筛查。

(3)实验室检查

1)胎儿纤维结合蛋白(fN):是子宫绒毛膜细胞外的基质成分,存在于绒毛膜和蜕膜之间,主要由滋养层细胞产生。由于孕21周以后,绒毛膜与蜕膜的融合阻止了fN的释放,而使正常的孕妇在22~35孕周时,fN的含量极低,只有在绒毛膜与蜕膜分离、绒毛膜与蜕膜界面的细胞外基质遭到机械损伤或蛋白水解酶的降解时,fN才可见于宫颈阴道分泌物中。因此,在孕22~35周之间,宫颈阴道分泌物中fN的水平与是否发生早产有很大的相关性。一般采用灵敏免疫测定妊娠后期宫颈或阴道分泌物和羊水,fN>50ng/mL即为阳性。fN在24h有性交史或阴道检查、阴道流血和子宫收缩情况下可出现假阳性。阴性实验有助于排除(2周内)分娩的可能性,然而阳性结果对于预测早产的敏感度较低。美国FDA批准,fN检测用于有早产症状的孕妇和有高危因素孕妇的早产风险性评估,用于22-30孕周无症状孕妇的常规筛查和24~35孕周有早产症状孕妇检查。fN检测是美国妇产科医师学会(ACOG)推荐的常规用于早产诊断的项目。预测早产的敏感度为50%左右,特异度为80%~90%。1周内分娩的敏感度为71%,特异度为89%。孕22~35周有先兆早产症状,但fN阴性,1周内不分娩的阴性预测值为98%,2周内不分娩为95%。其重要意义在于它的阴性预测值和近期预测的意义。

2)胰岛素样生长因子结合蛋白-1(IGFBP-1):破膜前宫颈阴道分泌物中磷酸化IGFBP-1的含量如果大于50μg/l即为阳性。Patemoster等对孕28~34周先兆早产孕妇进行研究,发现其预测早产的敏感性、特异性、阳性预测值及阴性预测值分别为69.2%、90.5%、50%、95.6%。有研究者将经阴道测宫颈长度和检测宫颈阴道分泌物中磷酸化IGFBP-1的含量结合起来,发现其特异性和阳性预测值有很大的提高。

3)基质金属蛋白酶(MMP):Nien等对331例妊娠中期胎膜完整妊娠妇女的羊水进行MMP-8检测,发现羊水中MMP-8越高,至分娩发动的间隔时间越短,对14d内发生分娩的阳性预测值达到94%。

(4)早产预测手段发展存在的问题:目前早产的发病机制尚未完全明了,不同研究中敏感性、特异性和阳性、阴性预测值差别较大且有些并不理想,某些界值的不确定性,检查项目的增加导致的浪费医疗资源,对患者而言存在检查项目的繁琐,费用的增加,收集标本的潜在的危险性,并由此带来的各种心理负担。所以寻求一种特异性和敏感性都高的预测手段显得十分重要。

【临床特殊情况的思考和建议】

1.早产促胎肺成熟　对于孕周小于 34 周的早产,地塞米松或倍他米松促胎肺成熟已经成为大家共识。但是 2011 年 ACOG 公布委员会意见:对于孕 32～336/7 周胎膜早破,是否用糖皮质激素促胎肺成熟还没有达成共识;如果促胎肺成熟已经在 2 周以上,孕周还小于 32 周并出现早产征兆可以再次促胎肺成熟补救一次,但是不推荐补救 2 次及以上。

2.如何判断安胎的时机　安胎药物使用概率,中国远远高于欧美国家,这涉及滥用安胎药的问题。建议可以增加宫颈长度测量和或 fFN 来协助判断是否可能发生早产,宫颈长度测量和或 fFN 对于早产的阴性预测值是相当高的,可以显著降低使用安胎药的概率和住院治疗。另外,宫颈长度测量以阴道超声测量最为准确。

3.宫颈环扎术　根据循证医学证据,仅仅当有 3 次及以上孕中期流产或早产史的孕妇,建议在孕 14～16 周之间进行择期宫颈环扎术;如果只有 1 次或 2 次孕中期流产或早产史的孕妇,可以随访宫颈长度,根据宫颈变化情况决定进行宫颈环扎时机。

（孟庆堂）

第七节　过期妊娠

妊娠达到或超过 42 周,称为过期妊娠。发生率约为妊娠总数的 5%～10%。过期妊娠的胎儿围产期病率和死亡率增高,孕 43 周时围产儿死亡率为正常妊娠 3 倍,孕 44 周时为正常妊娠 5 倍。

【原因】

1.雌、孕激素比例失调　可能与内源性前列腺素和雌二醇分泌不足以及孕酮水平增高有关,导致孕激素优势,抑制前列腺素和缩宫素,使子宫不收缩,延迟分娩发动。

2.胎儿畸形　无脑儿畸胎不合并羊水过多时,由于胎儿无下丘脑,垂体-肾上腺轴发育不良,胎儿肾上腺皮质产生的肾上腺皮质激素及雌三醇的前身物质 16α-羟基硫酸脱氢表雄酮不足使雌激素形成减少,孕周可长达 45 周。

3.遗传因素　某家族、某个体常反复发生过期妊娠,提示过期妊娠与遗传因素可能有关。胎盘硫酸酯酶缺乏症是罕见的伴性隐性遗传病,可导致过期妊娠,系因胎儿肾上腺与肝脏虽能产生足量 16α-羟基硫酸脱氢表雄酮,但胎盘缺乏硫酸酯酶,使其不能脱去硫酸根转变成雌二醇及雌三醇,从而血中雌二醇及雌三醇明显减少,致使分娩难以启动。

4.子宫收缩刺激发射减弱　头盆不称或胎位异常,胎先露对宫颈内口及子宫下段的刺激不强,可致过期妊娠。

【病理】

1.胎盘　过期妊娠的胎盘主要有两种类型,一种是胎盘的外观和镜检均与足月胎盘相似,胎盘功能基本正常;另一种表现为胎盘功能减退,如胎盘绒毛内的血管床减少,间质内纤维化增加,以及合体细胞结节形成增多;胎盘表面有梗死和钙化,组织切片显示绒毛表面有纤维蛋白沉淀、绒毛内有血管栓塞等。

2.胎儿

(1)正常生长:过期妊娠的胎盘功能正常,胎儿继续生长,约25%体重增加成为巨大儿,颅骨钙化明显,不易变形,导致经阴道分娩困难,使新生儿病率相应增加。

(2)成熟障碍:由于胎盘血流不足和缺氧及养分的供应不足,胎儿不易再继续生长发育。可分为3期:第Ⅰ期为过度成熟,表现为胎脂消失,皮下脂肪减少,皮肤干燥松弛多皱褶,头发浓密,指(趾)甲长,身体瘦长,容貌似"小老人"。第Ⅱ期为胎儿缺氧,肛门括约肌松弛,有胎粪排出,羊水及胎儿皮肤黄染,羊膜和脐带绿染,围产儿病率及围产儿死亡率最高。第Ⅲ期为胎儿全身因粪染历时较长广泛着色,指(趾)甲和皮肤呈黄色,脐带和胎膜呈黄绿色。此期胎儿已经历和渡过Ⅱ期危险阶段,其预后反而比Ⅱ期好。

(3)胎儿生长受限:小样儿可与过期妊娠共存,后者更增加胎儿的危险性。过期妊娠的诊断首先要应正确核实预产期,并确定胎盘功能是否正常。

【过期妊娠对母儿的影响】

1.胎儿窘迫　胎盘功能减退、胎儿供氧不足是过期妊娠时的主要病理变化,同时胎儿越成熟,对缺氧的耐受能力越差,故当临产子宫收缩较强时,过期胎儿就容易发生窘迫,甚至在子宫内死亡。过期妊娠时胎儿宫内窘迫的发生率为13.1%～40.5%,为足月妊娠的1.5～10倍。1979～1986年间在柏林国立妇产医院的62804次分娩,由过期妊娠导致的围产死亡中近四分之三与产时窒息和胎粪吸入有关。新生儿早期癫痫发作的发生率为5.4‰,而足月产新生儿为0.9‰。

2.羊水量减少　妊娠38周后,羊水量开始减少,妊娠足月羊水量约为800ml,后随妊娠延长羊水量逐渐减少。妊娠42周后约30%减少至300ml以下;羊水胎盘粪染率明显增高,是足月妊娠的2～3倍,若同时伴有羊水过少,羊水粪染率增加。

3.分娩困难及损伤　过期妊娠使巨大儿的发生率增加,达6.4%～15%;胎儿过熟,头颅硬、可塑性小,因此过期妊娠分娩时易发生困难,使手术产的机会增加。

【诊断】

1.核实预产期

(1)认真核实末次月经。

(2)月经不规则者,可根据孕前基础体温上升的排卵期来推算预产期;或根据早孕反应及胎动出现日期推算,或早孕期妇科检查子宫大小情况,综合分析判断。

(3)B超检查:早期或孕中期的超声检查协助明确预产期。

(4)临床检查子宫符合足月孕大小,孕妇体重不再增加,或稍减轻,宫颈成熟,羊水逐渐减少,均应考虑过期妊娠。

2.判断胎盘功能　判断胎盘功能的方法包括:①胎动计数;②hPL测定;③尿E_3比值测定;④B超检查,包括双顶径、胎盘功能分级、羊水量等;⑤羊膜镜检查;⑥NST、OCT试验等。现分别阐述:

(1)胎动计数:是孕妇自我监护胎儿情况的一种简易的手段,每个孕妇自感的胎动数差异很大,孕妇18～20周开始自感有胎动,夜间尤为明显,孕29～38周为胎动最频繁时期,接近足月略为减少。如胎动异常应警惕胎儿宫内窘迫。缺氧早期胎儿躁动不安,表现为胎动明显增加,当缺氧严重时,胎动减少减弱甚至消失,胎动消失后,胎心一般在24～48小时内消失。每天早、中、晚固定时间各数1小时,每小时大于3次,反映胎儿情况良好。也可将早、中、晚三次胎动次数的和乘4,即为12小时的胎动次数。如12小时胎动达30次以上,反映胎儿情况良好;如果胎动少于10次,则提示胎儿宫内缺氧。

(2)尿雌三醇(E_3)及雌三醇/肌酐(E/C)比值测定:如24h尿雌三醇的总量<10mg,或尿E/C比值<10时,为子宫胎盘功能减退。

(3)无负荷试验(NST)及宫缩负荷试验(CST)

1)NST 反应型：①每 20 分钟内有两次及以上伴胎心率加速的胎动；②加速幅度 15 次/分以上，持续 15 秒以上；③胎心率长期变异正常，3~6 周期/分，变异幅度 6~25 次/分。

2)NST 无反应型：①监测 40 分钟无胎动或胎动时无胎心率加速反应；②伴胎心率基线长期变异减弱或消失。

3)NST 可疑型：①每 20 分钟内仅一次伴胎心加速的胎动；②胎心加速幅度小于 15 次/分，持续小于 15 秒；③基线长期变异幅度小于 6 次/分；④胎心率基线水平异常，大于 160 或小于 120 次/分；⑤存在自发性变异减速。符合以上任何一条即列为 NST 可疑型。

(4)胎儿超声生物物理相的观察：评价胎儿宫内生理状态采用五项胎儿生物物理指标(BPS)。BPS 最先由 Manning 提出，五项指标包括：①无负荷试验(NST)；②胎儿呼吸样运动(FBM)；③胎动(FM)；④胎儿肌张力(FT)；⑤羊水量。

胎儿生物物理活动受中枢神经系统支配，中枢神经的各个部位对缺氧的敏感性存在差异。胎儿缺氧时首先 NST 为无反应型，FBM 消失；缺氧进一步加重，FM 消失，最后为 FT 消失。参照此顺序可了解胎儿缺氧的程度，估计其预后，也可减少监测中的假阳性率与假阴性率。

【处理】

过预产期应更严密地监护宫内胎儿的情况，每周应进行两次产前检查。凡妊娠过期尚不能确定，胎盘功能又无异常的表现，胎儿在宫内的情况良好，宫颈尚未成熟，可在严密观察下待其自然临产。妊娠确已过期，并有下列任何一种情况时，应立即终止妊娠。①宫颈已成熟；②胎儿体重>4000g；③每 12h 内的胎动计数<10 次；④羊水中有胎粪或羊水过少；⑤有其他并发症者；⑥妊娠已达 43 周。

根据宫颈成熟情况和胎盘功能以及胎儿的情况来决定终止妊娠的方法。如宫颈已成熟者，可采用人工破膜；破膜时羊水多而清，可在严密监护下经阴道分娩。宫颈未成熟者可普贝生引产。如胎盘功能不良或胎儿情况紧急，应及时行剖宫产。

目前促宫颈成熟的药物有：PGE₂ 制剂，如阴道内栓剂(可控释地诺前列酮栓，商品名：普贝生)；PGE1 类制剂，如米索前列醇。普贝生已通过美国食品与药品管理局(FDA)和中国食品与药品管理局(SFDA)批准，可用于妊娠晚期引产前的促宫颈成熟。而米索前列醇被广泛用于促宫颈成熟，证明合理使用是安全有效的，2003 年美国 FDA 已将米索前列醇禁用于晚期妊娠的条文删除。其他促宫颈成熟的方法：包括低位水囊、Foley 导尿管、昆布条、海藻棒等，需要在阴道无感染及胎膜完整时才能使用。但是有潜在感染、胎膜早破、宫颈损伤的可能。

1.前列腺素制剂　　常用的促宫颈成熟的药物主要是前列腺素制剂。PG 促宫颈成熟的主要机制，一是通过改变宫颈细胞外基质成分，软化宫颈，如激活胶原酶，是胶原纤维溶解和基质增加；二是影响宫颈和子宫平滑肌，使宫颈平滑肌松弛，宫颈扩张，宫体平滑肌收缩，牵拉宫颈；三是促进子宫平滑肌细胞间缝隙连接的形成。

目前临床使用的前列腺素制剂有：

(1)PGE₂ 制剂：如阴道内栓剂(可控释地诺前列酮栓，商品名：普贝生)；是一种可控制释放的前列腺素 E₂ 制剂，含有 10mg 地诺前列酮，以 0.3mg/h 的速度缓慢释放，低温保存。外阴消毒后将可控释地诺前列酮栓置于阴道后穹隆深处，在药物置入后，嘱孕妇平卧位 20~30min 以利于吸水膨胀。2h 后复查，仍在原位后可活动。可以控制药物释放，在出现宫缩过强或过频时能方便取出。出现以下情况时应及时取出：①临产；②放置 12h 后；③如出现过强和过频宫缩、过敏反应或胎心律异常时；④如取出后宫缩过强、过频仍不缓解，可使用宫缩抑制剂。

(2)PGE$_1$ 类制剂:米索前列醇是一种人工合成的前列腺素 E$_1$ 类似物,有 $100\mu g$ 和 $200\mu g$ 两种片剂,主要用于防治消化道溃疡,大量临床研究证实其可用于妊娠晚期促宫颈成熟。米索前列醇促宫颈成熟具有价格低、性质稳定易于保存、作用时间长等优点,尤其适合基层医疗机构应用。美国妇产科学会(ACOG)2003 年和 2009 年又重申对米索前列醇在产科领域使用的规范:新指南提出的多项建议中最重要的是:将 $25\mu g$ 作为促宫颈成熟和诱导分娩的米索前列醇初始剂量,频率不宜超过每 $3\sim6h$ 给药 1 次;有关大剂量米索前列醇(每 6h 给药 $50\mu g$)安全性的资料有限且不明确,所以对大剂量米索前列醇仅定为 B 级证据建议。参考 ACOG 2003 的规范标准并结合我国米索前列醇临床应用经验,中华医学会妇产科学分会产科学组成员与相关专家经过多次讨论,制定我国米索前列醇在妊娠晚期促宫颈成熟的应用常规:①用于妊娠晚期需要引产而宫颈条件不成熟的孕妇。②每次阴道内放药剂量为 $25\mu g$,放药时不要将药物压成碎片。如 6h 后仍无宫缩,在重复使用米索前列醇前应作阴道检查,重新评估宫颈成熟度,了解原放置的药物是否溶化、吸收。如未溶化和吸收者则不宜再放。每日总量不得超过 $50\mu g$,以免药物吸收过多。③如需加用缩宫素,应该在最后一次放置米索前列醇 4 小时以上,并阴道检查证实药物已经吸收。④使用米索前列醇者应在产房观察,监测宫缩和胎心率,一旦出现宫缩过强或过频,应立即进行阴道检查,并取出残留药物。⑤有剖宫产史者或子宫手术史者禁用。

2.缩宫素   小剂量静脉滴注缩宫素为安全常用的引产方法,但在宫颈不成熟时,引产效果不好。其特点是:可随时调整用药剂量,保持生理水平的有效宫缩,一旦发生异常可随时停药,缩宫素作用时间短,半衰期约为 $5\sim12min$。静脉滴注缩宫素推荐使用低剂量,最好使用输液泵,起始剂量为 $2.5mU/min$ 开始,根据宫缩调整滴速,一般每隔 30min 调整一次,直至出现有效宫缩。有效宫缩的判定标准为 10min 内出现 3 次宫缩,每次宫缩持续 $30\sim60s$。最大滴速一般不得超过 $10mU/min$,如达到最大滴速,仍不出现有效宫缩可增加缩宫素浓度。增加浓度的方法是以 5% 葡萄糖 500ml 中加 5U 缩宫素即 1% 缩宫素浓度,相当于每毫升液体含 10mU 缩宫素,先将滴速减半,再根据宫缩情况进行调整,增加浓度后,最大增至 $20mU/min$,原则上不再增加滴速和浓度。

3.人工破膜术   用人工的方法使胎膜破裂,引起前列腺素和缩宫素释放,诱发宫缩。适用于宫颈成熟的孕妇。缺点是有可能引起脐带脱垂或受压、母婴感染、前置血管破裂和胎儿损伤。不适用于胎头浮的孕妇。破膜前要排除阴道感染。应在宫缩间歇期破膜,以避免羊水急速流出引起脐带脱垂或胎盘早剥。破膜前后要听胎心、破膜后观察羊水性状和胎心变化情况。单纯应用人工破膜术效果不好时,可加用缩宫素静脉滴注。

4.其他   其他促宫颈成熟的方法主要是机械性扩张,种类很多,包括低位水囊、Foley 导尿管、昆布条、海藻棒等,需要在阴道无感染及胎膜完整时才能使用。主要是通过机械刺激宫颈管,促进宫颈局部内源性前列腺素合成与释放而促进宫颈管软化成熟。其缺点是有潜在感染、胎膜早破、宫颈损伤的可能。

5.产时处理   临产后应严密观察产程进展和胎心监测,如发现胎心律异常,产程进展缓慢,或羊水混有胎粪时,应即行剖宫产。产程中应充分给氧。胎儿娩出前做好一切抢救准备,当胎头娩出后即应清除鼻腔及鼻咽部黏液和胎粪。过期产儿病率及死亡率高,应加强其护理和治疗。

【临床特殊情况的思考和建议】

过期妊娠:子宫存在疤痕的延期妊娠。

子宫疤痕有:剖宫产、子宫肌瘤剥出(腹腔镜下或开腹子宫肌瘤剥出)、子宫损伤。随着我国剖宫产率居高不下,剖宫产后再次妊娠的比例越来越高,这里主要指剖宫产史的延期妊娠。随着剖宫产后再次妊娠阴道分娩开展(VBAC),出现了剖宫产史的延期妊娠。对于剖宫产史的延期妊娠,处理比较棘手:由于采用药物(前列腺素或缩宫素)或人工破膜引产后,在产程中子宫破裂的风险将会增加,并不主张进行药物和人工破膜引产,所以采用再次择期剖宫产是比较安全的选择。

(孟庆堂)

第八节　死胎

妊娠 20 周后胎儿在子宫内死亡者,称死胎,胎儿在分娩过程中死亡,称死产,亦是死胎的一种。

【诊断】

1.临床表现　胎儿死亡后孕妇最常见的主诉有:胎动消失;体重不增或减轻;乳房退缩;感觉不适,有血性或水样阴道分泌物等。

2.体征　定期随访检查,发现子宫不随孕周增加而增大;胎心未闻及;胎动未扪及;腹部触诊未扪及有弹性的、坚固的胎体部分。

3.超声检查　死亡时间较短者,仅见胎动和胎心搏动消失,体内各器官血流,脐带血流停止,身体张力及骨骼、皮下组织回声正常,羊水回声区无异常改变。若胎儿死亡过久,可显示颅骨重叠,颅板塌陷、颅内结构不清,胎儿轮廓不清、胎盘肿胀。

【病因】

引起死胎的原因可归于胎儿因素,脐带和胎盘因素,母体因素。

1.胎儿因素

(1)染色体异常:20 周以后发生的死胎中胎儿染色体病的发生率为 6%。

(2)先天畸形:先天性心脏病、神经管缺陷、脐膨出、腹裂、脑积水等均可导致胎儿死亡。其中最常见的是严重的心血管系统功能障碍或畸形,导致胎儿缺氧、死亡。

(3)胎儿水肿:胎儿水肿可分为免疫性和非免疫性。免疫性水肿多继发于溶血性疾病。非免疫性水肿除了与染色体异常有关外,还与宫内感染,先天器官发育不良、代谢性疾病及孕妇全身性疾病有关。

(4)胎儿感染:常见的可引起胎儿死亡的病原体感染包括:弓形虫、巨细胞病毒、风疹病毒、单纯疱疹病毒、B 族链球菌、细小病毒 B_{19}、梅毒等。

(5)胎儿产时窒息。

2.脐带和胎盘因素　脐带是母体与胎儿进行气体交换、营养物交换的重要通道。脐带发育异常如单脐动脉等可导致胎儿死亡。若脐带受压包括脐带绕颈、缠身、扭转、打结、脱垂、水肿淤血等引起脐带血供受阻,可使胎儿缺氧死亡。常于分娩后方能明确诊断。如果脐血管栓塞、破裂或与脐带平行(即无盘绕脐血管)、附着异常(如脐血管前置)等,容易发生胎儿死亡。

胎盘功能异常和胎盘结构异常可导致胎儿宫内缺氧、死亡。胎盘功能异常一般发生于某些高危妊娠,如子痫前期、母亲贫血等。过期妊娠时,胎盘老化,功能减退,对胎儿氧及营养供应缺乏,并且过度成熟胎儿对缺氧的耐受能力差,因此易发生胎儿宫内窘迫及宫内死亡。前置胎盘往往会出现孕妇失血过多、早产、宫内生长受限等异常,从而增加胎儿死亡风险。轮状胎盘、膜状胎盘可使母体胎儿营养交换面积减少。胎盘早剥时形成胎盘血肿,当剥离面积达 1/2 时可致胎儿死亡。胎盘感染时由于炎性渗出增多、水肿,减少了母体胎儿间的营养交换,可造成宫内死亡。其他引起胎儿死亡的胎盘异常包括:胎盘梗死、胎儿-母体(经胎盘)输血等。

3.母体因素　死胎中 1/3 是由于母体因素造成的。

(1)孕妇患有肺炎或哮喘等呼吸系统疾病,或患有妊娠期肝内胆汁淤积症、病毒性肝炎、急性脂肪肝、急性胰腺炎等消化系统疾病,或患有肾小球肾炎、急性尿路感染、肾病综合征等泌尿系统疾病时,均会增加胎儿死亡风险。患有癫痫的孕妇,或者急性阑尾炎孕妇穿孔后伴有腹膜炎时,死胎发生率明显增加。另外妊娠合并甲状腺功能异常、系统性红斑狼疮、抗磷脂综合征等疾病亦会威胁胎儿生存。

(2)各种原因导致的母亲贫血，心脏功能障碍、高血压等都会影响到胎儿供氧，不利胎儿存活。特别是妊娠期高血压疾病的孕妇，因绒毛浅着床及血管痉挛而致胎盘灌注量下降、胎盘发生不同程度的梗死、胎盘血管破裂而致胎盘早剥等，导致胎儿生长受限、胎儿窘迫甚至死胎。

(3)妊娠合并糖尿病时，孕妇高血糖持续经胎盘到达胎儿体内，刺激胎儿胰岛 B 细胞增生、肥大，胰岛素分泌增高，促进胎儿肝脏的糖原合成、脂肪合成和蛋白质合成，胎儿生长加速，肌体耗氧加大，导致胎儿宫内慢性缺氧、死亡。

(4)多胎妊娠围产儿死亡率较单胎妊娠高出 4～6 倍。死亡的原因：1/3 为围产期死亡，2/3 死于早产的并发症。单卵双胎的围产期死亡率大约是双卵双胎的三倍。特别是双胎输血综合征(TTTS)，会严重影响胎儿存活。

(5)子宫畸形、孕妇腹部外伤及烧伤、孕妇有特殊致畸因子(如大剂量化学毒剂、辐射)接触史者，等均会增加胎儿死亡风险。

【病理变化】

1.浸软胎　胎儿皮肤色素沉淀呈暗红色，并且非常软、触之脱皮。头盖骨的结缔组织失去弹性而重叠，内脏器官软而脆。

2.压扁胎　胎儿死亡后，羊水被吸收，同时胎盘循环消失而发生退化，身体构造互相压迫，形成枯干形象。

3.纸样胎　双胎妊娠一个胎儿死亡，另一个继续妊娠，已死亡的胎儿枯干似纸质。纸样胎是压扁胎的进一步变化。

4.凝血功能障碍　胎儿死亡 3 周以上仍未排出，退行性变的胎盘组织释放促凝物质进入母体血内，激活母体凝血系统而引起弥散性血管内凝血(DIC)，致血中的纤维蛋白原和血小板降低，最终导致难以控制的大量出血。

【胎儿死亡后的常规检查】

分娩前所需检测：胎儿血红细胞外周涂片检查、宫颈分泌物培养、尿液病毒分离/培养，母血病毒分离、弓形虫检测等、间接抗球蛋白试验、空腹血糖或糖基血红蛋白、抗心磷脂抗体、血常规、纤维蛋白原及血小板测定。有技术条件者羊水穿刺。行染色体核型分析及病毒检测。需氧、厌氧培养。

分娩后所需检测：母亲凝血功能、胎盘细菌培养、胎盘组织病理学检查、脐血培养、胎儿咽喉部、外耳部和肛门细菌培养，尸解等。

【产科处理】

凡确诊死胎尚未排出者，无论胎儿死亡时间长短均应积极处理。

术前详细询问病史，判断是否合并肝炎、血液系统疾病等，及时给予治疗。引产前，可口服己烯雌酚 5mg，每日 3 次，连用 5 日，或苯甲雌二醇 4mg，每日两次，肌注，连续 3 天。以提高子宫肌层对缩宫素的敏感性。缩宫素的给药方法包括持续低浓度静脉滴注(缩宫素 2.5U 加入 5％葡萄糖溶液 500ml)或脉冲式静脉滴注(浓度同前)。缩宫素的引产机制是使子宫平滑肌收缩，对宫颈软化作用不强。因此缩宫素主要用于宫颈较成熟者。

对于宫颈未成熟者，宜用依沙吖啶、前列腺素 E_2、米索前列醇等具有促宫颈成熟的药物。①羊膜腔内注射或宫腔内羊膜腔外注射依沙吖啶。总量不超过 100mg。肝肾功能不全者禁用；②前列腺素 E_2 的引产方法包括宫颈管内给药(PGE$_2$ 凝胶 2.5ml)或阴道内给药(普贝生 10mg)；③米索前列醇阴道后穹隆内放置，25～50μg/3～6 小时；④米非司酮配伍米索前列醇引产。米非司酮口服 50mg，每日两次，连用两天。再阴道后穹隆内放置米索前列醇25μg。

若死胎已近足月,宫口开大后给予毁胎,以保护母体免受损伤。在引产过程中若出现先兆子宫破裂需行剖腹探查术。胎盘娩出后应详细检查胎盘、脐带,以明确死亡原因。产妇应给予回奶治疗,产后注意子宫收缩,严密观察产后出血,应用抗生素预防感染。

在多胎妊娠中,由于一胎死亡,存活胎儿的风险也往往增加。新生儿的存活取决于孕周和胎儿的体重,在28周之后分娩,若产前用类固醇激素,产后用肺表面活性剂等,新生儿预后较好。如果不足28孕周,新生儿预后较差。应根据胎儿体重、肺成熟度、存活几率、孕妇及家属的态度等综合考虑再做决定。

【胎死宫内的预防】

近年来围产医学不断发展,产科质量迅速提高,围产儿死亡率逐步下降,但死胎的发生率并无明显下降。因此有必要进一步改善干预效果。应加强对孕产妇的宣教,使孕妇了解孕期保健及自我监护的重要性;加强围产保健,特别是流动人口的围产保健管理,加强及完善产前检查、产前宣教。对高危孕妇,如双胎妊娠、急性肾衰竭、羊水过少、妊娠期糖尿病、败血症等严重妊娠合并症及并发症孕妇要实行严密监护,适时分娩,尽量避免或减少胎儿宫内死亡的严重后果。脐带因素虽不能防止,但可通过孕期的自我监护、胎心监护、胎儿脐动脉血流监测等预测和诊断,及时处理,降低围产儿死亡率。若胎动异常或发现胎心异常,如发现严重变异性减速或变异性减速混合晚期减速,经改变体位、给氧等处理不见好转,提示脐带受压和严重缺氧,在胎儿成熟情况下,应尽早结束分娩。

【临床特殊情况的思考和建议】

1.胎儿尸检的病因分析　尸体解剖是查找死亡原因的最有价值的方法。它不仅能发现胎儿内部的结构和代谢异常,还可提供一些缺氧和感染的证据。文献报道:胎儿尸解可为26%～51%的患者提供影响咨询和复发的新信息。另外也应视具体情况选择性进行胎盘检查、X线检查、磁共振检查等。所有的死胎都有必要进行染色体检查。尽管经仔细临床观察和详尽检查仍可有9%～30%的死胎无确切原因,但还是应努力探寻死胎原因。

运用分子生物学进行尸检日益普及。在很多情况下,尸检要在胎儿死亡或分娩后数小时或几天才能进行。由于死后24～36小时的肝,死后5天的脾、肾和胸腺组织或死后3周的脑组织内在DNA仍可以稳定存在,胎儿组织DNA的检测可以在胎儿死亡后间隔一段时间进行。石蜡包被储存在中性福尔马林缓冲液中的组织有助于保存组织DNA。胎儿死亡后组织细胞会发生自溶,因此DNA的检测只能用于定性分析,不能定量分析。PCR方法可检测死胎组织的感染病毒或细菌。新鲜、冷冻组织或福尔马林固定与石蜡包埋的组织细胞均可进行PCR分析。传统的染色体核型分析技术需细胞培养,死亡后浸软的胎儿组织中的细胞很难培养。荧光原位杂交技术(FISH)不需经细胞培养,可直接检测新鲜组织细胞或福尔马林固定及石蜡包埋的组织细胞的染色体。不过FISH技术不能确认染色体结构性异常,如易位、倒位、环状染色体等,只能检测特定染色体的数目异常。与胎儿组织不同,胎盘组织常可发生染色体嵌合现象(即两种以上不同染色体核型的细胞克隆),称为局限性胎盘染色体嵌合体(CPM)。CPM中最常见的染色体核型异常位于16号染色体上,其他染色体如2、3、7、9、12、13、15、及18号染色体也可发生。FISH检测需运用特定染色体探针,CPM发生时异常染色体的多样性导致FISH法很难准确、有效和全面地检测胎盘组织细胞相关染色体数目异常。

2.多胎妊娠中一胎死亡的预后　双胎妊娠时,过去多主张及时终止妊娠。主要依据是:①死胎发生时,组织凝血活酶释放导致DIC危及另一胎儿和母体。②存活胎儿的多个器官因血栓形成或低灌位置增加死亡风险。不过,近年研究显示,双胎之一死亡后很少影响母体的凝血功能,因为胎儿死后胎盘血管闭塞,胎盘表面大量纤维素沉积,可阻止凝血活酶释放。如果死亡胎儿的原因在活胎儿上不存在时,孕周尚小、不成熟的胎儿是可以期待治疗的。通过严密监测母亲凝血功能,全面系统评价胎儿状况,经促胎儿肺成熟治疗后,适时终止妊娠。期待治疗可降低存活胎的死亡与病残率。患肝内胆汁淤积症(ICP)的孕妇双胎中一胎死亡后,应立即终止妊娠,且宜急诊剖宫产处理,这是因为 ICP 孕妇发生连续性胎儿猝死的几率较高。双胎妊娠中一胎死亡,对存活胎的影响还与是单卵双胎还是双卵双胎有关。单卵双胎一胎死亡后存活胎随之死亡的发生率高于双卵双胎。一般而言,双胎中一胎死亡后,存活胎的早产率、发病率和新生儿死亡率均会上升。特别是单卵双胎一胎死亡后,存活胎可能会发生双侧肾脏皮质坏死、多囊脑软化、胃肠道畸形等严重疾病。因此双胎中一胎死亡后需严密观察孕妇和胎儿情况,综合考虑单卵或双卵、胎儿体重、肺成熟度、预后、孕妇及家属的态度等再做处理。

(王　莉)

第十二章　胎儿发育异常

第一节　胎儿生长受限

胎儿生长受限(FGR)是指妊娠 37 周后,胎儿出生体重<2500g,或低于同孕龄平均体重两个标准差,或低于同孕龄正常体重第 10 个百分位数的胎儿病态。FGR 是产科常见疾病,在各种引起胎儿发病和死亡的病理因素中居第二位,仅次于早产。

【诊断与鉴别诊断】

(一)临床依据

1.病史　具有 FGR 的高危因素,如母亲孕前低体重或孕期体重增加较少,吸烟、酗酒或吸毒,母体患有可能影响子宫胎盘灌注和造成母体和胎儿缺氧的疾病,如心肺疾病、妊娠期高血压疾病、慢性肾炎、自身免疫性疾病、严重贫血、糖尿病及慢性消耗性疾病、子宫发育异常等。此外,孕妇年龄<18 岁或>35 岁,产次>4 次,也是发生 FGR 的高危因素。排除孕龄计算错误的情况。

2.体格检查　孕妇连续 2 周体重未增加或反而减轻,或连续 3 周宫高测量值均在第 10 百分位数以下者,应考虑 FGR。也可通过计算胎儿发育指数来评估:胎儿发育指数=宫高(cm)-3×(月份+1),指数在-3 和+3 之间为正常,<-3 提示 FGR 可能。

3.辅助检查　主要通过超声测定来辅助诊断。

(1)胎儿双顶径:正常孕早期每周平均增加 3.6~4.0mm,孕中期为 2.4~2.8mm,孕晚期为 2.0mm。若每周连续测量双顶径,动态观察发现每周增长<2.0mm,或每 3 周增长<4.0mm,或每 4 周增长<6.0mm,或孕晚期每周增长<1.7mm,均需考虑 FGR 可能。

(2)胎儿头围与腹围比值(HC/AC):小于正常同孕周平均值的第 10 个百分位数,考虑 FGR 可能。

(3)脐动脉 S/D 比值:正常孕晚期 S/D 比值≤3,如升高提示胎盘功能不良、存在 FGR 可能。

(二)诊断思路和原则

FGR 虽是一种胎儿病态,但病因复杂多样,与母体疾病、胎儿异常、胎盘脐带异常等均可相关,并因之可直接影响胎儿预后和临床处理。故而对 FGR 的诊断不能留于表浅。

1.重视 FGR 高危病史。注意核实孕龄,防止过度诊断。

2.对诊断 FGR 者需注意查找病因。常见导致 FGR 的原因有:

(1)母体因素:包括孕妇营养不良,合并妊娠期糖尿病、妊娠期高血压疾病、自身免疫性疾病、慢性消耗性疾病等,或存在子宫发育异常如单角子宫、双角子宫、纵隔子宫等。

(2)胎儿因素:FGR 中约有 17% 的胎儿存在染色体异常,此外,宫内感染也是常见的影响胎儿生长发育的因素,在诊断 FGR 时应注意排除这些可能严重影响围生儿预后的潜在原因。

（3）胎盘脐带因素：胎盘发育不良、绒毛炎、前置胎盘、轮廓胎盘、胎盘血管瘤、胎盘囊肿等均可不同程度影响子宫胎盘血液循环，减少胎儿血供，引起 FGR。而单脐动脉、脐带帆状附着、脐带过长、过细、扭转、真结等也可阻碍胎儿胎盘血液循环，导致 FGR。但这些病因有时在产前诊断较为困难，因而影响了临床判断和处理。

【治疗方案及选择】

对孕中晚期确诊 FGR，但胎肺未成熟者，应积极期待治疗，尽量延长孕周。治疗方案可选择：

（一）一般治疗

左侧卧位，间歇吸氧，饮食加强营养等。

（二）药物治疗

1.营养支持　对孕妇营养不良或体重增长不足者，可给予氨基酸、脂肪乳等药物；严重贫血者进行对因治疗，如为缺铁性贫血者给予铁剂口服，维生素 B_{12} 或叶酸缺乏者予以相应营养元素的补充，其余疾病也应积极针对基础疾病进行治疗。

2.抑制宫缩药物　对子宫发育不良、妊娠期高血压疾病等母体疾病影响子宫胎盘灌注者，可应用硫酸镁等宫缩抑制药松弛子宫、改善子宫胎盘血流灌注，促进胎儿生长。

3.肝素及低分子肝素的使用　可增加体内 AT-Ⅲ 活性来发挥抗凝作用，改善血液循环，保护血管内皮细胞，并有局部抗炎作用，同时可阻断纤维蛋白原转变为纤维蛋白，阻止其在胎盘血管基底膜上沉积，增加胎盘血流灌注，从而改善胎盘功能，从根本上改善宫内环境。

（三）终止妊娠

FGR 终止妊娠的指征包括：①确诊为畸形儿；②治疗后 FGR 毫无改善，胎心电子监护显示 NST 无反应型、OCT 阳性，伴发基线超出正常范围，或出现晚期减速，频繁变异减速；③胎儿生物物理评分≤4 分，脐动脉 S/D 比值＞5；④胎盘提前老化，胎儿停止发育 3 周以上，胎肺已成熟，或出现胎儿窘迫，或孕龄已达 36 周以上者；⑤严重的妊娠合并症或并发症，不宜继续妊娠者；⑥胎肺未成熟者应积极促胎肺成熟后再终止妊娠。

终止妊娠方式的选择：胎儿畸形或难以存活者采取依沙吖啶羊膜腔内注射引产。胎儿宫内情况良好、胎盘功能正常、胎肺成熟、羊水及胎位正常、宫颈评分≥7 分者可考虑阴道分娩。如胎儿病情危重、产道条件欠佳，则应剖宫产终止妊娠。

（傅　彬）

第二节　巨大儿

一般胎儿体重达到或超过 4000g 者称为巨大儿。我国巨大儿的平均发生率为 7%，近年来有逐渐增高的趋势。巨大儿与手术产率、母婴并发症和合并症增加密切相关，是临床产科面临的常见和重要问题，随着经济的发展这一问题更显突出，急需解决。

【诊断与鉴别诊断】

（一）临床依据

1.病史　巨大儿的发生原因并未明确，但长期的临床研究和观察发现，以下因素可能与巨大儿发生有关。①母亲糖尿病：是巨大儿发生的最重要危险因素。且糖尿病孕妇分娩的巨大儿多为非匀称型，其特征是胎儿胸腹腔内脏等器官增大,内脏周围脂肪组织增多,故胸围、腹围大于头围,肩围/头围比值增高,更易发生肩难产。②双亲体形巨大。③孕妇年龄及产次:高龄孕妇、经产妇发生巨大儿的概率相对更高。④孕期体重增加过多。⑤前次分娩过巨大儿。⑥某些遗传和先天性疾病,如胰岛细胞增殖症、高胰岛素血症等。

但需注意的是,虽这些高危因素与巨大儿发生密切相关,但仅有约40%的巨大儿存在这些高危因素。

2.临床表现 临床上常根据腹部异常增大、宫底高度明显增高、先露部高浮未能按期入盆等特点初步考虑巨大儿可能。对孕晚期妇女常根据宫高和腹围测算估计胎儿体重,宫高(cm)＋腹围(cm)＞140(cm)时,多需考虑巨大儿。

3.超声检查 超声检查中可用于估算预测胎儿体重的指标有:双顶径、股骨长、胎儿腹围、头围等,但都存在一定的偏差。多参数结合可能有助于更全面地评估胎儿生长发育情况,进而更准确地进行胎儿体重估算。

(二)诊断思路和原则

1.孕妇具有发生巨大儿的高危因素:孕妇患有妊娠期糖尿病、孕期体重增加过多、前次分娩过巨大儿或过期妊娠史者,及双亲体形巨大、高龄孕妇、多产妇等。

2.孕妇肥胖或体重增长过快:产前检查发现孕妇宫高、腹围异常增大,宫高常＞35cm;先露高浮,头先露者跨耻征阳性。

3.血清学检查:可用以筛查孕妇是否合并妊娠期糖尿病或糖耐量异常,评估血糖控制情况;如合并妊娠期糖尿病、血糖控制不良者,需高度关注是否存在胎儿过大情况。

4.超声检查:是孕前评估是否为巨大儿的重要手段。胎头双顶径常＞10cm,股骨长常≥7.5cm,腹围＞35cm,需考虑巨大儿。

【治疗方案及选择】

1.孕期处理 主要包括监测和营养干预两类措施。对有巨大儿发生的高危因素者,孕期应加强监测,并根据孕龄、孕检时宫高腹围测量情况、超声检查结果等对孕妇进行合理的孕期营养指导,尤其对合并妊娠期糖尿病者强调控制血糖及其监测。目前对高危孕妇尚缺乏营养干预的标准成熟方案,一般以孕期体重增加值来评估营养干预的效果。此外,对高度怀疑巨大儿者应尽量避免过期妊娠。

2.分娩方式的选择 巨大儿经阴道分娩时因胎头大、不易入盆,易出现原发或继发性宫缩乏力,导致产程延长、停滞,难产、手术产率高,易发生肩难产,故对巨大儿孕妇应适当放宽剖宫产指征,多选择剖宫产终止妊娠。若胎头已下降、双顶径在坐骨棘下3cm、宫口已开全,经阴道分娩时也需警惕肩难产的发生。分娩后应行宫颈及阴道检查了解有无软产道损伤,并预防产后出血。

3.新生儿的处理 准确评估孕妇情况和测量胎儿体重是对新生儿进行恰当处理的前提条件。主要的处理措施包括:注意预防低血糖,可常规取脐血进行血糖、血钙、胆红素等的检测;于生后1～2h开始喂糖水,及早开奶;补充钙剂;必要时可经脐带补充葡萄糖、钙剂;注意血氧饱和度和呼吸监测;积极治疗高胆红素血症等。有条件者应进入新生儿重症监护病房进行监测和观察。

(傅 彬)

第三节　多胎妊娠

多胎妊娠是指一次妊娠同时存在两个或两个以上的胎儿。多胎妊娠的孕妇并发症多,围生期死亡率高,属于高危妊娠范畴。随着现代辅助生育技术的发展,对不孕症采用促排卵药物及体外受精、胚胎移植、输卵管内配子移植等方法,使多胎妊娠发生率明显上升。人类的多胎妊娠中以双胎最多见,自然发生率为11.1%;三胎少见,四胎及四胎以上极为罕见。一般多胎妊娠发生率的计算方法是 80^{n-1}(n 为活胎)。

一、产生多胎妊娠的相关因素

1.遗传因素　单卵双胎与遗传因素似无明显关系,而双卵双胎有一定的家族性。

2.母亲年龄及产次　多胎妊娠发生率与母亲年龄及产次的增加成正比。双胎发生的高峰年龄为30～34 岁,20 岁以下发生率较低,有人认为第 4 产及以上,双胎的发生率明显增加,但年龄及产次对单卵双胎的发生率影响不明显。

3.母亲身高、体重、营养　母亲的身高、体重及营养状况对单卵双胎影响不大,而双卵双胎发生率随母亲身高增加而增加,随营养水平提高而提高。

4.内源性促性腺激素　双卵双胎的发生可能与体内尿促卵泡素(FSH)水平升高有关。有人发现妇女在停止使用避孕药后 1 个月内妊娠发生双卵双胎的比率升高。可能为停药后反跳作用,脑垂体分泌的FSH 增加,使多个卵泡发育成熟,因而多胎妊娠发生机会多。

5.医源性因素　近 20 年来,由于广泛使用促排卵药,如氯米芬及各种促性腺激素等。此外还有新的助孕技术广泛开展体外受精、胚胎移植(1VF,ET)、配子输卵管移植(GIFT)等。使多胎妊娠发生率不断上升,三胎以上的多胎妊娠增加更多。

二、多胎妊娠的分类

(一)单卵双胎

单卵双胎约占双胎的 30%,由一个受精卵分裂而成,两个胎儿具有相同基因,因而性别、血型、体质、容貌和神经类型均相同。单卵双胎由于分裂成独自胚胎的时间不同,可有四种不同类型。

1.分裂发生于桑椹期:即受精后 2～4d 时,则每个胚胎具有自己的胎盘、羊膜和绒毛膜。两胎囊之间的中隔为两层羊膜及两层绒毛膜,两个胎盘可能分界清楚,也可能融合在一起,两个胎儿的血循环可经胎盘互通,此型为双绒毛膜双羊膜单卵双胎占 30%左右。

2.分裂发生于囊胚期:即受精后 4～8d 时两个胎儿有共同的胎盘及绒毛膜,但有各自的羊膜囊,两个胎囊的间隔仅由两层羊膜组成。此型为单绒毛膜双羊膜单卵双胎,占 70%左右。

3.受精后 8～12d 细胞团分裂成两个胎儿,有共同的胎盘,血循环相通,共存于一个羊膜腔内。两个胎儿相互运动时可发生脐带互相缠绕甚至打结。此型为单绒毛膜,单羊膜囊双胎为数极少,占 1%～2%,围生儿死亡率甚高。

4.在胚胎始基出现后(13～14d)分裂,则可导致各种不同形式、不同程度的联体双胎,发生率为双胎的1/15000。

（二）双卵双胎

由两个卵子分别受精而成,实际上是两次受精同期完成。两个胎儿有各自的遗传基因,胎儿性别及血型可相同或不同,其容貌与家庭中的兄弟姊妹相似,各有独立的胎盘,如着床靠近时,两胎盘可相互融合,但血循环不相通,约占双胎的70%。

（三）三胎以上的多胎

三胎最常见是由3个卵子受精形成,每个胎儿有各自的胎盘和胎膜,血液循环独立,由双卵形成三胎的较少,单卵三胎更少见。

三、诊断要点

（一）病史

1.有多胎妊娠家族史,应用过氯米芬及其他促排卵治疗或试管内受精而妊娠者。

2.早孕反应较正常妊娠出现早,程度重,甚至出现妊娠剧吐,酸中毒。

3.妊娠中期以后,体重过度增加,不能用水肿和肥胖来解释。

4.胎动范围广,整个腹部有胎动感,胎动频繁,常无间歇。

（二）产前检查

1.子宫高度　实际子宫底高度大于妊娠孕周应有子宫高度者或高于妊娠图宫高曲线第10百分位。

2.胎位　妊娠晚期,如发现子宫特别大,扪及多个小肢体或两个浮球感。

3.胎心　在晚期妊娠时,如听到两个不同部位不同速率的胎心,相差在10bpm/min以上,或两个胎心音之间相隔一个无音区。

（三）B超检查

B超是诊断多胎妊娠的重要手段,在妊娠中晚期尚可用以监测胎儿生长发育,以及发现胎儿畸形。

1.早期多胎妊娠的诊断

(1)用普通腹部B超检查,最早可在妊娠6周,一般至7~8周时,发现宫内有两个或多个胚囊。妊娠第9周胎儿初具人形并具有良好活动能力,已可确诊,至妊娠中期多胎妊娠的确诊率是100%。

(2)阴道B超比腹部B超能更早地发现多胎妊娠,有时可能因为几个胚芽的原始心管搏动出现时间不一,可过1周后复查,在妊娠第9周,胎儿初具人形并出现胎动时,诊断更为确切。若为双胎妊娠在9~13周时,两个胎囊和两个胎儿及其胎动均已明显可辨。早期双胎的B超检查很重要,如果发现两个妊娠囊在不同部位,则对今后排除双胎输血综合征(TTTS)提供证据,最好拍照作证。

2.中晚期双胎妊娠的诊断和监护

(1)双胎的诊断:在中期妊娠时,几乎可100%地准确诊断双胎,在同一切面上可出现两个胎儿的头或躯干,在连续扫描时,可见各自的胎心及不同的搏动频率。

(2)胎儿发育情况的监测:双胎两个胎儿的生长速度慢于单胎,两个胎儿大小往往不相等,如伴有双胎输血综合征,则两个胎儿大小的差异更为明显。因此,检查双胎时,应对两个胎儿做多参数如双顶径、股骨长度、腹周径等测量,以判断其生长发育情况,同时需排除胎儿畸形。

3.胎儿附属物的监测

(1)胎盘位置:如胎盘出现在两个不同部位,则为双卵双胎;如为一个胎盘,则往往比单胎的覆盖面积大。同时观察胎盘位置是否低置,有前置胎盘的可能。

(2)羊水量:多胎妊娠时应注意羊水量,在双胎妊娠时易发生羊水过多,其发生率比单胎要高10倍。

其中单卵双胎更易并发羊水过多,约占16%,而双卵双胎仅占4%。

(3)胎儿畸形的诊断:双胎妊娠的胎儿畸形发生率高于单胎妊娠,以神经管畸形多见,常见的畸形有脑积水、无脑儿、脑脊膜膨出、脐膨出及内脏外翻、联体畸胎以及无心畸形等,均可用B超诊断。

(四)X线诊断

X线检查有助于双胎的诊断,但由于母亲过度肥胖、羊水过多、妊娠18周前胎儿骨骼尚未形成且有一定的损伤而被B超取代。

(五)生化检查

1.由于多胎妊娠的胎盘比单胎大,胎盘分泌的激素和酶类相对增多,在生化检查中,血绒毛促性腺激素(hCG)、人类胎盘泌乳素(HPL)、甲胎蛋白(AFP)、雌激素、碱性磷酸酶的平均水平及尿雌三醇和孕二醇量确实比单胎高,但唯有AFP明显增高时具有临床意义。

2.有报道当血清AFP值在双胎中明显升高为29.3%,三胎为44.8%,四胎及四胎以上则达80.0%,因此,筛选孕妇血AFP值异常升高者,应疑及多胎妊娠或胎儿畸形,应做进一步检查。

四、鉴别诊断要点

(一)双角子宫妊娠

1.相似点

(1)有停经史及早孕反应。

(2)B超检查:在双角子宫,由于子宫中一角受孕,B超显示明显的胚胎组织,而对侧角的蜕膜可因激素作用而发育,腺体分泌积于宫腔内,形成囊状的改变,但妊娠子宫的另一角又是一个胚囊,误诊为双胎。

2.鉴别要点

(1)妊娠前有相关病史,如人流时发现,妇科检查子宫发育异常,HSG宫腔改变,既往B超检查发现子宫异常。

(2)早孕反应较多胎妊娠轻。

3.B超检查 双角子宫的其中一侧增大明显,有胚芽光环及原始心搏,而另一侧为少量积液。而双胎妊娠在9~13周时,两个胎囊和两个胎儿及其胎动均已明显可辨,诊断更为确切。

(二)羊水过多

1.相似点

(1)子宫增长超过妊娠月份。

(2)妊娠中期体重增长过快。

(3)产科四步触诊法:测量宫高大于相应妊娠月份,整个子宫体大。

2.鉴别要点

(1)若为急性羊水过多子宫增长迅速,腹部急剧膨胀,腹部紧张感常伴有呼吸困难、心率加快、不能平卧等症状。

(2)羊水过多者子宫张力较高,胎体浮动感明显,胎位常扪不清,胎心音只有一个且听诊遥远。

(3)B超检查子宫内有大片均匀的羊水暗区,羊水平段在8cm以上,胎儿在宫腔内只占小部分,为一个胎儿(多胎妊娠合并羊水过多者除外),胎儿肢体伸展呈自由体态,急性羊水过多合并胎儿畸形发生率较高。

(三)巨大儿

1.相似点

(1)孕期体重增加＞0.5g/周。

(2)子宫底高度大于妊娠孕周应有子宫高度者或高于宫高曲线第10百分位。

2.鉴别要点

(1)腹部检查只能触及两个胎极,胎儿肢体不多。

(2)胎位清楚,只能听到一个胎心音,且巨大儿胎心音往往较强。

3.B超检查 只能探测到一个胎儿的参数,且胎儿双顶径、头围、股骨长度、胸径、腹径等均偏大。

(四)葡萄胎

1.相似点

(1)早孕反应出现较早且较重。

(2)子宫增长大于停经月份。

2.鉴别要点

(1)葡萄胎停经后无胎动感,常伴有子宫增长迅速及阴道出血,有时可流出水泡样组织。

(2)检查子宫柔软,宫旁血管搏动明显,无胎体及胎心。

(3)阴道检查可触及两侧附件增大的包块,包块表面光滑,可活动,具有一定的张力,并为双侧卵巢黄素囊肿。

(4)hCG测量均处于高值水平。

(5)B超检查可见宫腔内充满大小不等的圆形、椭圆形或不规则形的液性暗区,暗区间有回声增强的光点、光斑及菲薄的"短光线"状分隔,降低灵敏度如"落雪"状图像。无正常胎体影像。若为部分性葡萄胎液性暗区较少,间杂强回声区,同时可见胎体。

(五)子宫肌瘤合并妊娠

1.相似点 子宫增长超过妊娠月份。

2.鉴别要点

(1)妊娠前有子宫肌瘤病史,或早孕B超检查时发现子宫肌瘤。

(2)阴道检查若子宫肌瘤位于子宫底或前壁,可触及柔软子宫肌壁有较硬的肿块,位置固定。

(3)B超显示妊娠外子宫壁某处可探及圆形或椭圆形不匀质强回声区,似漩涡状结构,其表面见光环状假包膜包绕,应注意肌瘤与胎盘附着处的关系,附着越近越易致胎盘供血不足。

(六)妊娠合并巨大卵巢囊肿

1.相似点 腹部增大明显;腹部膨隆。

2.鉴别要点

(1)腹部检查子宫与胎儿偏于一侧,子宫大小与妊娠月份相符或偏小,胎位、胎心音清晰。

(2)超声检查卵巢囊肿与羊膜腔之间可见子宫壁回声,胎儿周围的无回声区正常,胎儿在羊膜腔无回声区内活动,不会进入囊肿无回声区,与羊水过多易鉴别。

(七)腹水

1.相似点 腹部逐渐增大;腹部膨隆。

2.鉴别要点

(1)存在引起腹水的基础疾病史,如肝硬化、上消化道出血、全身性结核等。

(2)无停经史及早孕反应等妊娠经过。

(3)大量腹水压迫膈肌或并发胸水可出现呼吸困难。

(4)查体腹部形状如蛙状,移动性浊音阳性,腹壁可触及波动感。

(5)大量腹水,颈静脉充盈,肝颈回流征阳性。

(6)腹水往往有伴随症状如水肿、发热、呕吐黑粪,肝脾肿大。

(7)B超检查腹腔内大量水性暗区,肠管漂浮于其中,而子宫大小正常。

(李长虹)

第四节　胎儿畸形

广义的胎儿畸形,指胎儿先天异常,包括胎儿各种结构畸形、功能缺陷、代谢以及行为发育的异常。又细分为代谢障碍异常、组织发生障碍异常、先天畸形和先天变形。

狭义的胎儿畸形,即胎儿先天畸形,是指由于内在的异常发育而引起的器官或身体某部位的形态学缺陷,又称为出生缺陷。

据美国 2006 年全球出生缺陷报告,全球每年大约有 790 万的出生缺陷儿出生,约占出生总人口的 6%。已被确认的出生缺陷有 7000 多种,其中全球前五位的常见严重出生缺陷占所有出生缺陷的 25%,依次为先天性心脏病(104 万)、神经管缺陷(32.4 万)、血红蛋白病(地中海贫血,30.8 万)、Down 综合征(21.7 万)和 G-6PD(17.7 万)。我国每年约有 20 万~30 万肉眼可见的先天畸形儿出生,加上出生后数月和数年才显现的缺陷,先天残疾儿童总数高达 80~120 万,约占每年出生人口总数的 4%~6%。据全国妇幼卫生监测办公室和中国出生缺陷监测中心调查,我国主要出生缺陷 2007 年排前五位的是先天性心脏病、多指(趾)、总唇裂、神经管缺陷和脑积水。

【病因】

导致胎儿畸形的因素目前认为主要由遗传、环境因素,以及遗传和环境因素共同作用所致。遗传原因(包括染色体异常和基因遗传病)占 25%;环境因素(包括放射、感染、母体代谢失调、药物及环境化学物质等)占 10%;两种原因相互作用及原因不明占 65%。

1.遗传因素　目前已经发现有 5000 多种遗传病,究其病因,主要分为单基因遗传病、多基因遗传病和染色体病。

单基因病是由于一个或一对基因异常引起,可表现为单个畸形或多个畸形。按遗传方式分为常见常染色体显性遗传病[多指(趾)、并指(趾)、珠蛋白生成障碍性贫血、多发性家族性结肠息肉、多囊肾、先天性软骨发育不全、先天性成骨发育不全、视网膜母细胞瘤等]、常染色体隐性遗传病(白化病、苯丙酮尿症、半乳糖血症、粘多糖病、先天性肾上腺皮质增生症等)、X 连锁显性遗传病(抗维生素 D 佝偻病、家族性遗传性肾炎等)和 X 连锁隐性遗传病(血友病、色盲、进行性肌营养不良等)。

多基因遗传病是由于两对以上基因变化,通常仅表现为单个畸形。多基因遗传病的特点是:基因之间没有显、隐性的区别,而是共显性,每个基因对表型的影响很小,称为微效基因,微效基因具有累加效应,常常是遗传因素与环境因素共同作用。常见多基因遗传病有先天性心脏病、小儿精神分裂症、家族性智力低下、脊柱裂、无脑儿、少年型糖尿病、先天性肥大性幽门狭窄、重度肌无力、先天性巨结肠、气道食道瘘、先天性腭裂、先天性髋脱位、先天性食道闭锁、马蹄内翻足、原发性癫痫、躁狂抑郁精神病、尿道下裂、先天性哮喘、睾丸下降不全、脑积水等。

染色体数目或结构异常(包括常染色体和性染色体)均可导致胎儿畸形,又称染色体病,如 21-三体综合征、18-三体综合征、13-三体综合征、TURNER 综合征等。

2.环境因素　包括放射、感染、母体代谢失调、药物及环境化学物质、毒品等环境中可接触的物质。环境因素致畸与其剂量-效应、临界作用以及个体敏感性吸收、代谢、胎盘转运、接触程度等有关。20 世纪 40 年代广岛长崎上空爆炸原子弹诱发胎儿畸形,50 年代甲基汞污染水体引起先天性水俣病,以及 60 年代反应停在短期内诱发近万例海豹畸形以来,环境因素引起先天性发育缺陷受到了医学界的高度重视。风疹病毒可引起胎儿先天性白内障、心脏异常,梅毒也可引起胎儿畸形。另外,环境因素常常参与多基因遗传病的发生。

【胎儿畸形的发生易感期】

在卵子受精后 2 周,孕卵着床前后,药物及周围环境毒物对胎儿的影响表现为"全"或"无"效应。"全"表示胚胎受损严重而死亡,最终流产;"无"指无影响或影响很小,可以经其他早期的胚胎细胞的完全分裂代偿受损细胞,胚胎继续发育,不出现异常。"致畸高度敏感期"在受精后 3～8 周,亦即停经后的 5～10 周,胎儿各部开始定向发育,主要器官均在此时期内初步形成。如神经在受精后 15～25 日初步形成,心脏在 20～40 日,肢体在 24～26 日。该段时间内受到环境因素影响,特别是感染或药物影响,可能对将发育成特定器官的细胞发生伤害,胚胎停育或畸变。8 周后进入胎儿阶段,致畸因素作用后仅表现为细胞生长异常或死亡,极少导致胎儿结构畸形。

【常见胎儿畸形】

1.先天性心脏病　由多基因遗传及环境因素综合致病。发病率为 8‰左右,妊娠期糖尿病孕妇胎儿患先天性心脏病的机率升高,为 4‰左右。环境因素中妊娠早期感染,特别是风疹病毒感染容易引起发病。

先天性心脏病种类繁多,有 Fallot 四联症、室间隔缺损、左心室发育不良、大血管转位、心内膜垫缺损、Ebstein 畸形、心律失常等。由于医学超声技术水平的提高,绝大多数先天性心脏病可以在妊娠中期发现。

(1)Fallot 四联症:指胎儿心脏同时出现以下四种发育异常:室间隔缺损、右心室肥大、主动脉骑跨和肺动脉狭窄。占胎儿心脏畸形的 6%～8%,属于致死性畸形,一旦确诊,建议终止妊娠。

(2)室间隔缺损:是最常见的先天性心脏病。占 20%～30%左右。可分为三种类型:①漏斗部:又称圆锥间隔,约占室间隔的 1/3;②膜部室间隔:面积甚小,直径不足 1.0cm;③肌部间隔:面积约占 2/3。膜部间隔为缺损好发部位,肌部间隔缺损最少见。各部分缺损又分若干亚型:①漏斗部缺损分干下型(缺损位于肺动脉瓣环下,主动脉右与左冠状瓣交界处之前),嵴上(内)型缺损(位于室上嵴之内或左上方);②膜部缺损分嵴下型(位于室上嵴右下方),单纯膜部缺损,隔瓣下缺损(位于三尖瓣隔叶左下方);③肌部缺损可发生在任何部位,可单发或多发。大部分室间隔缺损出生后需要手术修补。

(3)左心室发育不良:占胎儿心脏畸形的 2%～3%,左心室狭小,常合并有二尖瓣狭窄或闭锁、主动脉发育不良。属致死性心脏畸形。

(4)大血管转位:占胎儿心脏畸形的 4%～6%,发生于孕 4～5 周左右,表现为主动脉从右心室发出,肺动脉从左心室发出,属复杂先天畸形。出生后需要手术治疗。首选手术方式是动脉调转术动脉调转术,但因需冠状动脉移植、肺动脉瓣重建为主动脉瓣、血管转位时远段肺动脉扭曲、使用停循环技术等,术后随访发现患儿存在冠状动脉病变、主动脉瓣反流、神经发育缺陷、肺动脉狭窄等并发症。

(5)心内膜垫缺损:占胎儿心脏畸形的 5%左右,其中 60%合并有其他染色体异常。心内膜垫是胚胎的结缔组织,参与形成心房间隔、心室间隔的膜部,以及二尖瓣和三尖瓣的瓣叶和腱索。心内膜垫缺损又称房室管畸形,主要病变是房室环上、下方心房和心室间隔组织部分缺失,且可伴有不同程度的房室瓣畸形。出生后需手术治疗,合并染色体异常时,预后不良。

(6)Ebstein 畸形:占胎儿心脏畸形的 0.3%左右,属致死性心脏畸形。1866 年 Ebstein 首次报道,又名三尖瓣下移畸形。三尖瓣隔瓣和(或)后瓣偶尔连同前瓣下移附着于近心尖的右室壁上,将右室分为房化右室和功能右室,异位的瓣膜绝大多数关闭不全,也可有狭窄。巨大的房化右室和严重的三尖瓣关闭不全影响患者心功能,有报道48%胎死宫内,35%出生后虽经及时治疗仍死亡。

(7)胎儿心律失常:占胎儿的10%～20%左右,主要表现为期外收缩(70%～88%),心动过速(10%～15%)和心动过缓(8%～12%)。胎儿超声心动图是产前检查胎儿心律失常的可靠的无创性影像技术,其应用有助于早期检出并指导心律失常胎儿的处理。大多数心律失常的胎儿预后良好,不需要特殊治疗,少部分合并胎儿畸形或出现胎儿水肿,则预后不良,可采用宫内药物(如地高辛)治疗改善预后。

除上述胎儿心脏畸形外,还有永存动脉干、心室双流出道、心肌病、心脏肿瘤等。必须提出的是,心脏畸形常常不是单独存在,有的是某种遗传病的一种表现,需要排查。

2.多指(趾)　临床分为3种类型:①单纯多余的软组织块或称浮指;②具有骨和关节正常成分的部分多指;③具有完全的多指。超过100多种异常或遗传综合征合并有多指(趾)表现,预后也与是否合并有其他异常或遗传综合征有关。单纯多指(趾)具有家族遗传性,手术效果良好。目前国内很多医院没有将胎儿指(趾)形状和数量观察作为常规筛查项目。

3.总唇裂　包括唇裂和腭裂。发病率为1‰,再发危险为4%。父为患者,后代发生率3%;母为患者,后代发生率14%。单纯小唇裂出生后手术修补效果良好,但严重唇裂同时合并有腭裂时,影响哺乳。B型超声妊娠中期筛查有助诊断,但可能漏诊部分腭裂,新生儿预后与唇腭裂种类、部位、程度,以及是否合并有其他畸形或染色体异常有关。孕前3个月开始补充含有一定叶酸的多种维生素可减少唇腭裂的发生。

4.神经管缺陷　神经管在胚胎发育的4周前闭合。孕早期叶酸缺乏可引起神经管关闭缺陷。神经管缺陷包括无脑儿、枕骨裂、露脑与脊椎裂。各地区的发病率差异较大,我国北方地区高达6‰～7‰,占胎儿畸形总数的40%～50%,而南方地区的发病率仅为1‰左右。

(1)无脑儿:颅骨与脑组织缺失,偶见脑组织残基,常伴肾上腺发育不良及羊水过多。属致死性胎儿畸形。孕妇血清甲胎蛋白(AFP)异常升高,B型超声检查可以确诊,表现为颅骨不显像,双顶径无法测量。一旦确诊,建议终止妊娠。即使妊娠足月,约75%在产程中死亡,其他则于产后数小时或数日死亡。无脑儿外观颅骨缺失、双眼暴突、颈短。

(2)脊柱裂:脊柱裂是指由于先天性的椎管闭合不全,在脊柱的背或腹侧形成裂口,可伴或不伴有脊膜、神经成分突出的畸形。可分为囊性脊柱裂和隐性脊柱裂,前者根据膨出物与神经、脊髓组织的病理关系分为:脊膜膨出、脊髓脊膜膨出和脊髓裂。囊性脊柱裂的病儿于出生后即见在脊椎后纵轴线上有囊性包块突起,呈圆形或椭圆形,大小不等,有的有细颈或蒂,有的基底部较大无颈。脊髓脊膜膨出均有不同程度神经系统症状和体征,患儿下肢无力或足畸形,大小便失禁或双下肢呈完全弛缓性瘫痪。脊髓裂生后即可看到脊髓外露,局部无包块,有脑脊液漏出,常并有严重神经功能障碍,不能存活。囊性脊柱裂儿几乎均须手术治疗。隐性脊柱裂为单纯骨性裂隙,常见于腰骶部第五腰椎和第一骶椎。病变区域皮肤大多正常,少数显示色素沉着、毛细血管扩张、成肤凹陷、局部多毛现象。在婴幼儿无明显症状;长大以后可出现腰腿痛或排尿排便困难。

孕期孕妇血清甲胎蛋白(AFP)异常升高,B型超声排畸筛查可发现部分脊柱排列不规则或有不规则囊性物膨出,常伴有lemon征(双顶径测定断面颅骨轮廓呈柠檬状)和banana征(小脑测定断面小脑呈香蕉状)。孕前3个月起至孕后3个月补充叶酸,可有效预防脊柱裂发生。

5.脑积水　与胎儿畸形、感染、遗传综合征、脑肿瘤等有关。最初表现为轻度脑室扩张,处于动态变化过程。单纯轻度脑室扩张无严重后果,但当脑脊液大量蓄积,引起颅压升高、脑室扩张、脑组织收受压,颅腔体积增大、颅缝变宽、囟门增大时,则会引起胎儿神经系统后遗症,特别是合并其他畸形或遗传综合征时,则预后不良。孕期动态 B 型超声检查有助于诊断。对于严重脑室扩张伴有头围增大时,或合并有 Dandy-Walker 综合征等其他异常时,建议终止妊娠。

6.唐氏综合征　又称 21-三体综合征或先天愚型,是最常见的染色体异常。发病率为 1/600～800。根据染色体核型的不同,唐氏综合征分为三种类型,即单纯 21-三体型、嵌合型和易位型。唐氏综合征的发生起源于卵子或精子发生的减数分裂过程中随机发生的染色体的不分离现象,导致 21 号染色体多了一条,破坏了正常基因组遗传物质间的平衡,造成患儿智力低下,颅面部畸形及特殊面容,肌张力低下,多并发先天性心脏病,患者白血病的发病率增高,为普通人群的 10～20 倍。生活难以自理,患者预后一般较差,50% 左右于 5 岁前死亡。目前对唐氏综合征缺乏有效的治疗方法。

通过妊娠早、中期唐氏综合征母体血清学检测(早期 PAPP-A、游离 β-hCG,中期 AFP、β-hCG 和 uE_3 等),结合 B 超检查,可检测 90% 以上的唐氏综合征。对高风险胎儿,通过绒毛活检或羊水穿刺或脐血穿刺等技术作染色体核型分析可以确诊。一旦确诊,建议终止妊娠。

多数单纯 21-三体型唐氏综合征患者的产生是由于配子形成中随机发生的,其父母多正常,没有家族史,与高龄密切相关。因此,即使夫妇双方均不是唐氏综合征患者,仍有可能怀有唐氏综合征的胎儿。易位型患者通常由父母遗传而来,对于父母一方为染色体平衡易位时,所生子女中,1/3 正常,1/3 为易位型患者,1/3 为平衡易位型携带者。如果父母之一为 21/21 平衡易位携带者,其活婴中全部为 21/21 易位型患者。

【辅助检查】

随着母胎医学的发展,现在很多胎儿畸形可以在产前发现或干预。采用的手段有以下几方面:

1.产科 B 超检查　除早期 B 超确定宫内妊娠、明确孕周、了解胚胎存活发育情况外,早期妊娠和中期妊娠遗传学超声筛查,可以发现 70% 以上的胎儿畸形。

2.母体血清学筛查　可用于胎儿染色体病特别是唐氏综合征的筛查。早孕期检测 PAPPA 和 β-HCG,中孕期检测 AFP、β-HCG 和 uE_3,是广泛应用的组合。优点是无创伤性,缺点是只能提供风险率,不能确诊。

3.侵入性检查　孕早期绒毛吸取术,孕中期羊膜腔穿刺术和孕中晚期脐带穿刺术可以直接取样,进行胎儿细胞染色体诊断。

4.胎儿镜　有创、直观,对发现胎儿外部畸形(包括一些 B 超不能发现的小畸形)优势明显,但胎儿高流失率阻碍其临床广泛应用。

5.孕前及孕期母血 TORCH 检测　有助于了解胎儿畸形的风险与病因。

6.分子生物学技术　从孕妇外周血中富集胎儿来源的细胞或遗传物质,联合应用流式细胞仪、单克隆抗体技术、聚合酶链反应技术进行基因诊断,是胎儿遗传疾病产前诊断的发展方向。

【预防和治疗】

预防出生缺陷应实施三级预防。一级预防是通过健康教育、选择最佳生育时机、遗传咨询、孕前保健、合理营养、避免接触放射线和有毒有害物质、预防感染、谨慎用药、戒烟戒酒等孕前阶段综合干预,减少出生缺陷的发生。二级预防是通过孕期筛查和产前诊断识别胎儿严重先天缺陷,早期发现,早期干预,减少缺陷儿的出生。三级预防是指对新生儿疾病的早期筛查、早期诊断、及时治疗,避免或减轻致残,提高患儿生活质量和生存机率。

建立、健全围生期保健网,向社会广泛宣传优生知识,避免近亲婚配或严重的遗传病患者婚配,同时提倡适龄生育,加强遗传咨询和产前诊断,注意环境保护,减少各种环境致畸因素的危害,可有效地降低各种先天畸形儿的出生率。

对于无脑儿、严重脑积水、Fallot 四联症、唐氏综合征等致死性或严重畸形,一经确诊应行引产术终止妊娠;对于有存活机会且能通过手术矫正的先天畸形,分娩后转有条件的儿科医院进一步诊治。宫内治疗胎儿畸形国内外有一些探索并取得疗效,如双胎输血综合征的宫内激光治疗,胎儿心律失常的宫内药物治疗等。对于胎儿畸形的宫内外科治疗,争议较大,需要进一步研究探索。

【临床特殊情况的思考和建议】

1.如何认识遗传性超声检查中染色体异常软指标　胎儿染色体病占胎儿畸形的 0.1%~0.2%,其中唐氏综合征发病率最高。近二十年遗传学超声迅速发展,对于早期发现染色体疾病发挥了重要作用。所谓软指标指在妊娠中期 B 超排畸检查中,容易被发现,非特异性的,通常是短暂存在的一些声像学变化,包括颈项皮肤厚度增加、脉络膜囊肿、心室强光点、轻度肾盂增宽、肠管强回声、四肢短小等。这些指标的出现提示胎儿患染色体病的风险增加。随着超声技术发展,早期妊娠 B 超也可以发现胎儿颈项透明层增宽、鼻骨缺失等指标,提示胎儿染色体病患病可能增加,需要进一步检查。这些指标如果多个同时出现,将增加染色体异常的风险。临床有应用这些软指标的 LR 比值修正唐氏血清学筛查的风险值,比如某孕妇唐氏血清学筛查的测定值为 1∶1700,为低风险人群,但若在妊娠中期 B 超排畸检查中发现颈项皮肤厚度增加,LR 比值为 17,则唐氏风险值将修订为 1∶100,进入高风险人群范畴,需要进一步检查。

对于这些软指标的认识,随着经验积累,将进一步深入。既不可视而不见,也不必过度惊慌。不能将心室强光点与胎儿心脏病相提并论,也不能将脉络膜囊肿认为是胎儿脑肿瘤。这些软指标仅仅是判断胎儿染色体病的参考,需要结合孕妇年龄、孕周、血清学筛查结果综合判断,以决定是否需要作侵入性检查来确诊。

2.不要把胎儿脑室前角或侧脑室的轻度增宽等同于胎儿脑积水　自从开展胎儿超声排畸以来,胎儿侧脑室或脑室前角大于正常临界值(10mm)常有发现,文献一般将侧脑室或脑室前角宽度在 10~15mm 划归为轻度增宽。Pilu 等(1999)复习文献并研究 31 例轻度脑室增宽的胎儿,认为独立的轻度脑室增宽一般没有严重后果,但提示脑部发育异常或染色体异常的风险增加。Simioli 等(2009)对 34 例在 18~34 周诊断为轻度脑室增宽的胎儿随访研究表明:4 例终止妊娠的病例里,2 例伴染色体异常,1 例脑积水,1 例正常;出生后继续随访的 26 例中,61% 结果正常。

对轻度脑室增宽的处理目前还没有确切的规范,我们建议既不能谈"宽"色变,将胎儿脑室前角或侧脑室的轻度增宽等同于胎儿脑积水而盲目要求终止妊娠,也不能掉以轻心,应该继续全面的检查(包括染色体检查和其他超声异常的检查)和随访。

3.掌握超声影像图上的鉴别要点　超声技术的应用,尤其是遗传学超声的引进与开展,使出生缺陷在宫内发现的机率大大增加,但国内各级医院的超声检查水平参差不齐,对胎儿异常的识别和诊断差距很大,常常给孕妇及其家庭造成很大压力和心理负担。因此对超声图像的识别和对超声报告的正确解读很重要,必须抓住鉴别要点。比如 CCAM 与隔离肺的影像学鉴别要点是后者具有独立的体循环,可以看到从主动脉分出的血管支进入肺部肿块;重复肾的诊断要点是一侧肾脏具有两套集合系统;而脊膜膨出与脊髓脊膜膨出的鉴别点在于膨出的组织中是否含有脊髓组织,等等。不同的诊断与胎儿预后直接相关,需要足够重视和不断提高诊断水平。

(李长虹)

第十三章　胎盘及其附属物异常

第一节　前置胎盘

妊娠28周后,胎盘附着于子宫下段,或胎盘下缘达到或覆盖宫颈内口,其位置低于胎先露部,称为前置胎盘。前置胎盘是妊娠晚期出血的主要原因之一,是妊娠期的严重并发症,其发病率国外报道为0.5%,国内为0.24%~1.57%。

按胎盘边缘与子宫内口的关系,分为三型:①完全性前置胎盘(中央性前置胎盘);②部分性前置胎盘;③边缘性前置胎盘(包含胎盘下缘附着于子宫下段,其与宫颈内口相距在7cm以内的胎盘附着)。

【诊断与鉴别诊断】

(一)临床依据

1.症状　妊娠中、晚期或临产时发生无诱因、无痛性反复阴道流血是前置胎盘的典型症状。阴道流血发生时间早晚、反复发生次数、出血量多少与前置胎盘类型密切相关。

2.体征　反复阴道流血可出现贫血貌;反复多次出血或一次大量出血者可表现为休克症状。腹部检查:子宫软,无压痛,大小与妊娠周数相符,先露部高浮,易并发胎位异常。

3.既往史　既往患者有多次刮宫、分娩史,子宫手术史,吸烟或滥用麻醉药物史,或高龄孕妇、双胎等相关病史。

4.阴道检查　以窥诊为主,可排除阴道和宫颈疾病。

5.B型超声检查　阴道B型超声能更准确地确定胎盘边缘和宫颈内口的关系。

6.磁共振成像(MRI)　可用于确诊前置胎盘,但费用较贵。

7.产后检查胎盘和胎膜　胎膜破口距离胎盘边缘距离<7cm,则为前置胎盘。

(二)检查项目及意义

1.B型超声检查　B型超声检查可清楚显示子宫壁、宫颈及胎盘的关系,为目前诊断前置胎盘最有效的方法,准确率达95%以上。

2.阴道检查　临床上一般不采用。必须在有输液、输血及手术的条件下方可进行。仅适用于终止妊娠前为明确诊断并决定分娩方式。若诊断已明确或流血过多不应再做阴道检查。

3.实验室检查　血常规、血DIC全套,用于了解病人出凝血情况,从而对症治疗。

(三)诊断思路和原则

1.妊娠中、晚期或临产后反复无痛性、无诱因阴道流血需考虑前置胎盘。

2.妊娠中晚期B超提示胎盘附着于子宫下段或覆盖宫颈口,可诊断为前置胎盘。

3.胎位异常,先露部下方可闻及胎盘杂音,需考虑前置胎盘。

【治疗方案及选择】

（一）处理原则

抑制宫缩、控制出血、纠正贫血、预防感染。

（二）处理方案

根据孕周大小、阴道出血情况、产次、胎位、胎儿存活与否决定是否期待治疗或者终止妊娠。

1.期待疗法　主要是针对于妊娠<34周、胎儿存活、阴道出血不多的孕妇。即在保证母亲安全的前提下，尽量延长孕周。

（1）住院或院外绝对卧床休息：卧位取左侧卧位为好，有利于增加回心血量及子宫血流量，同时改善胎盘的绒毛间腔灌注。

（2）纠正贫血。

（3）避免阴道检查，禁止肛查。

（4）抑制宫缩：宫缩可使已有的胎盘剥离进一步扩大，故在发生前置胎盘出血后，立即使用宫缩抑制药。可用硫酸镁及 β_2 肾上腺素能受体兴奋药。

（5）促胎肺成熟：对妊娠28～34周的孕妇，可用地塞米松提高胎儿肺成熟度。

（6）宫颈环扎问题：目前尚无充分的研究证实宫颈环扎能显著降低前置胎盘出血问题，其疗效存在争议。

2.终止妊娠　应根据前置胎盘的类型、积极期待疗法的效果、孕周、胎儿大小及出血情况而定。

（1）剖宫产：妊娠≥34周、阴道出血量多、先露高浮，短时间内不能阴道分娩者；胎儿窘迫者；完全性前置胎盘，持续大量阴道出血；考虑抢救生命可采取剖宫产终止妊娠。术前做好输血准备，子宫切口应尽量避开胎盘，胎盘取出后，需采取有效止血方法，包括局部缝合、子宫动脉结扎、宫腔填塞等，必要时切除子宫。同时做好新生儿复苏准备。

（2）阴道分娩：部分性前置胎盘、边缘性前置胎盘，阴道出血较少，胎位正常，可以经阴道试产。

【病情疗效评价】

（一）病情判定

本病病情的判定应结合前置胎盘类型、阴道出血量、胎儿情况等因素来判定。完全性前置胎盘初次阴道出血时间早，可在妊娠28周左右发生，且反复发作，出血量多，有时一次大量出血即可使患者处于休克状态。边缘性前置胎盘初次阴道出血时间晚，多在妊娠36周后，出血量往往较少，病情较轻。部分性前置胎盘病情介于上述两者之间。

1.母亲一般情况好，出血不多、孕周小、胎儿不成熟，可以期待疗法。

2.孕妇反复多量出血甚至休克者，不论胎儿是否成熟，需立即终止妊娠。

3.孕龄已达36周的中央型前置胎盘，不论有无出血，可以终止妊娠。

（二）疗效评价

1.对于阴道出血较少的前置胎盘患者多采用积极的期待疗法，期待过程中严密监测，适时终止妊娠，减少大出血及紧急手术对母儿的威胁，一般效果好。

2.对于阴道大出血前置胎盘患者应积极手术准备，及时终止妊娠，结合孕周、孕妇休克情况、产后出血、新生儿体重及 Apgar 评分综合评价疗效。

3.孕龄已达36周的中央型前置胎盘，不论有无出血，建议剖宫产，以减少阴道大出血急诊手术风险。

（蒋绍梅）

第二节　胎盘早剥

妊娠 20 周以后或分娩期正常位置的胎盘在胎儿娩出前,部分或全部从子宫壁剥离称胎盘早剥。胎盘早剥起病急,发展快,是妊娠晚期严重并发症,如不及时处理,将威胁母儿生命,其发病率在国内为 0.46%～2.1%。

胎盘早剥的病理类型有三种:胎盘剥离后形成胎盘后血肿,但无阴道出血,为隐性型;胎盘剥离后出血沿胎膜下行经子宫颈口向外流出,为显性型;既有胎盘后血肿,又有外出血,则为混合型。

根据出血及胎盘剥离面积及临床表现分三度:Ⅰ度:剥离面积小,无明显体征和症状,仅在产后检查发现胎盘母体面有凝血块及压迹。Ⅱ度:剥离面积 1/3 左右。突然发生的持续性腹痛、腰酸或腰背痛。贫血程度与阴道流血量不符。腹部检查:子宫大于妊娠周数,宫底随胎盘后血肿增大而升高,胎盘附着处压痛,宫缩有间歇,胎位扪及,胎心存在;Ⅲ度:胎盘剥离面积超过 1/2,可出现失血性休克症状。腹部检查:子宫硬如板状,宫缩间歇时不能松弛,胎位扪不清,胎心消失。无凝血功能障碍属Ⅲa,有凝血功能障碍属Ⅲb。

【诊断与鉴别诊断】

(一)临床依据

1.症状　胎盘早剥的临床表现主要有阴道出血,腹痛,子宫呈板样收缩,胎动减少或消失,胎心率异常或消失。阴道流血量与贫血程度不成正比。

2.体征　腹部检查发现子宫高度大于妊娠月份,子宫呈强直性收缩,有压痛,胎位不清,胎心异常或消失。

3.B 超检查　可显示胎盘增厚、结构异常,胎盘与子宫壁间有液性暗区。但 B 超阴性也不能排除胎盘早剥。

4.MRI　较 B 超准确率明显增高。

5.阴道检查　宫口无胎盘组织,人工破膜后见血性羊水。

(二)检查项目及意义

1.体格检查　包括血压、脉搏、呼吸、面色,注意有无休克、腹肌紧张度、子宫压痛部位、宫底高度与停经月份是否符合,胎方位、胎心情况等,观察阴道流血量是否与贫血程度符合。

2.辅助检查

(1)B 型超声检查:可协助了解胎盘附着部位及胎盘早剥的程度,并可明确胎儿大小及存活情况。典型声像图为胎盘与子宫壁之间出现边缘不清楚的液性低回声区,胎盘异常增厚或胎盘边缘"圆形"裂开。同时可见胎儿的宫内状态(有无胎动和胎心搏动),并可排除前置胎盘。但 B 超诊断胎盘早剥的敏感性较低,尤其是后壁胎盘诊断率极低。

(2)MRI:可确诊胎盘早剥。

(3)人工破膜:见血性羊水。

(4)实验室检查:了解贫血程度及凝血功能,包括血尿常规、肝肾功能及血 DIC。重型患者应做以下检查:①DIC 全套;②纤溶确诊试验;③情况紧急,可行血小板计数,并用全血凝块试验检测凝血功能。

(三)诊断思路和原则

1.妊娠中、晚期出现伴有腹痛的阴道流血,伴有妊娠期高血压疾病或慢性高血压者应高度警惕本病的发生,有外伤史者或宫腔压力骤降更应注意。

2.产科检查提示子宫张力高、有压痛、宫底升高、胎心减弱甚至消失者,应考虑胎盘早剥的可能。

3.超声检查:B超提示胎盘位置正常、胎盘增厚、结构异常,胎盘与子宫壁间有液性暗区应高度怀疑胎盘早剥。

4.对羊水过多胎膜突然破裂应警惕本病发生。

【治疗方案及选择】

1.处理原则

(1)纠正休克。

(2)及时终止妊娠:胎盘早剥一经诊断应考虑立即终止妊娠。

(3)处理并发症:如凝血功能障碍、产后出血、急性肾衰竭、感染等。

2.分娩方式 由胎盘剥离面积、出血量多少、有无凝血功能障碍及对母儿的危及程度决定。

(1)经阴道分娩:经产妇,剥离面积小,B超诊断为显性型或轻型患者:一般情况较好宫口已开大,并估计在短时间内能结束产程者,可试行阴道分娩。产程中应密切监护,一旦发现病情加重,或出现胎儿窘迫,或产程进展缓慢应剖宫产结束分娩。

(2)剖宫产分娩:适用于重型胎盘早剥,估计不可能短期内分娩者;即使轻型,出现胎儿窘迫需抢救胎儿;病情急剧加重,危及孕妇生命,不论胎儿存活与否,均应立即剖宫产。此外,有产科剖宫产指征,或产程无进展者也应剖宫产。术前备足新鲜血、血浆和血小板等。

剖宫产时如发现子宫胎盘卒中,胎儿娩出后经持续按摩、热敷,子宫收缩好,无明显出血者,可保留子宫;如子宫收缩差,经用多种子宫收缩药、宫腔填塞、子宫血管结扎等处理,出血仍多,可行子宫次全切除术。

【病情及疗效评价】

(一)病情判定

胎盘早剥病情判定取决于胎盘早剥的面积和临床分度及确诊时间。应密切关注患者病情变化及胎儿情况。一旦确诊胎盘早剥,强调发病后6h内终止妊娠,能减少母婴严重并发症发生。临床分度Ⅰ度病情较轻,Ⅱ度病情较重,Ⅲ度孕妇病情危重,胎儿死亡。

(二)疗效评价

综合孕妇有无凝血功能障碍、产后出血、急性肾衰竭、感染发生,有无子宫切除,结合新生儿体重及Apgar评分来综合评价疗效。临床分度Ⅰ度病情较轻,积极处理母婴预后良好;Ⅱ度病情较重,如能及时诊断和治疗,母婴预后也较好;Ⅲ度孕妇病情危重,胎儿死亡,需积极有效救治,抢救孕妇生命。

(李长虹)

第三节 胎膜病变

胎膜是由羊膜和绒毛膜组成。胎膜外层为绒毛膜,内层为羊膜,于妊娠14周末,羊膜与绒毛膜相连封闭胚外体腔,羊膜腔占据整个宫腔,对胎儿起着一定的保护作用。同时胎膜含甾体激素代谢所需的多种酶,与甾体激素的代谢有关。胎膜含多量花生四烯酸的磷脂,且含有能催化磷脂生成游离花生四烯酸的溶酶体,故胎膜在分娩发动上有一定作用。胎膜的病变与妊娠的结局有密切的关系。

一、胎膜早破

胎膜早破(PROM)是指胎膜破裂发生在临产前。胎膜早破可导致产妇、胎儿和新生儿的风险明显升高。胎膜早破是产科的难题。一般认为胎膜早破发生率在10%,大部分发生在37周后,称足月胎膜早破,若发生在妊娠不满37周称足月前胎膜早破,发生率为2.0%。胎膜早破的妊娠结局与破膜时孕周有关。孕周越小,围生儿预后越差。常引起早产及母婴感染。

【病因】

目前胎膜早破的病因尚不清楚,一般认为胎膜早破的病因与下述因素有关。

1.生殖道病原微生物上行性感染　　胎膜早破患者经腹羊膜腔穿刺,羊水细菌培养28%～50%呈阳性,其微生物分离结果往往与宫颈内口分泌物培养结果相同,提示生殖道病原微生物上行性感染是引起胎膜早破的主要原因之一。B族溶血性链球菌、衣原体、淋病奈瑟菌、梅毒和解脲支原体感染不同程度与PPROM相关。但是妊娠期阴道内的致病菌并非都引起胎膜早破,其感染条件为菌量增加和局部防御能力低下。宫颈黏液中的溶菌酶、局部抗体等抗菌物质等局部防御屏障抗菌能力下降微生物附着于胎膜,趋化中性粒细胞,浸润于胎膜中的中性粒细胞脱颗粒,释放弹性蛋白酶,分解胶原蛋白成碎片,使局部胎膜抗张能力下降,而致胎膜早破。

2.羊膜腔压力增高　　双胎妊娠、羊水过多、过重的活动等使羊膜腔内压力长时间或多时间的增高,加上胎膜局部缺陷,如弹性降低、胶原减少,增加的压力作用于薄弱的胎膜处,引起胎膜早破。

3.胎膜受力不均　　胎位异常、头盆不称等可使胎儿先露部不能与骨盆入口衔接,盆腔空虚致使前羊水囊所受压力不均,引起胎膜早破。

4.部分营养素缺乏　　母血维生素C浓度降低者,胎膜早破发病率较正常孕妇增高近10倍。体外研究证明,在培养基中增加维生素C浓度,能降低胶原酶及其活性,而胶原是维持羊膜韧性的主要物质。铜元素缺乏能抑制胶原纤维与弹性硬蛋白的成熟。胎膜早破者常发现母、脐血清中铜元素降低。故维生素C、铜元素缺乏,使胎膜抗张能力下降,易引起胎膜早破。

5.宫颈病变　　常因手术机械性扩张宫颈、产伤或先天性宫颈局部组织结构薄弱等,使宫颈内口括约功能破坏,宫颈内口松弛,前羊水囊易于楔入,使该处羊水囊受压不均,加之此处胎膜最接近阴道,缺乏宫颈黏液保护,常首先受到病原微生物感染,造成胎膜早破。

6.创伤　　腹部受外力撞击或摔倒,阴道检查或性交时胎膜受外力作用,可发生破裂。

【临床表现】

90%患者突感较多液体从阴道流出,并有阵发性或持续性阴道流液,时多时少,无腹痛等其他产兆。肛门检查时触不到胎囊,如上推胎儿先露部时,见液体从阴道流出,有时可见到流出液中有胎脂或被胎粪污染,呈黄绿色。如并发明显羊膜腔感染,则阴道流出液体有臭味,并伴发热、母儿心率增快、子宫压痛、白细胞计数增高、C反应蛋白阳性等急性感染表现。隐匿性羊膜腔感染时,虽无明显发热,但常出现母儿心率增快。患者在流液后,常很快出现宫缩及宫口扩张。

【诊断】

根据详细的询问病史并结合临床及专科检查可诊断胎膜早破。当根据临床表现诊断胎膜早破存在疑问时,可以结合一些辅助检查明确诊断。明确诊断胎膜早破后还应进一步检查排除羊膜腔感染。

1.胎膜早破的诊断

(1)阴道窥器检查:见液体自宫颈流出或后穹隆较多的积液中见到胎脂样物质是诊断胎膜早破的直接

证据。

（2）阴道液 pH 测定：正常阴道液 pH 为 4.5～5.5，羊水 pH 为 7.0～7.5，如阴道液 pH＞6.5，提示胎膜早破可能性大。该方法诊断正确率可达 90％。若阴道液被血、尿、精液及细菌性阴道病所致的大量白带污染，可产生假阳性。

（3）阴道液涂片检查：取阴道后穹隆积液置于干净玻片上，待其干燥后镜检，显微镜下见到羊齿植物叶状结晶为羊水。其诊断正确率可达 95％。如阴道液涂片用 0.5％硫酸尼罗蓝染色，镜下可见橘黄色胎儿上皮细胞；若用苏丹Ⅲ染色，则见到黄色脂肪小粒可确定为羊水。

（4）羊膜镜检查：可以直视胎儿先露部，看不到前羊膜囊即可诊断胎膜早破。

（5）胎儿纤维连接蛋白（fFN）：胎儿纤维连接蛋白是胎膜分泌的细胞外基质蛋白，胎膜破裂，其进入宫颈及阴道分泌物。在诊断存在疑问时，这是一个有用和能明确诊断的实验。

（6）B 型超声检查：可根据显露部位前样水囊是否存在，如消失，应高度怀疑有胎膜早破，此外，羊水逐日减少，破膜超过 24 小时者，最大羊水池深度往往＜3cm，可协助诊断胎膜早破。

2.羊膜腔感染的诊断

（1）临床表现：孕妇体温升高至 37.8℃ 或 38℃ 以上，脉率增快至 100 次/分或以上，胎心率增快至 160 次/分以上。子宫压痛，羊水有臭味，提示感染严重。

（2）经腹羊膜腔穿刺检查：在确诊足月前胎膜早破后，最好行羊膜穿刺，抽出羊水检查微生物感染情况，对选择治疗方法有意义。常用方法有：

1）羊水细菌培养：是诊断羊膜腔感染的金标准。但该方法费时，难以快速诊断。

2）羊水白细胞介素 6 测定（IL-6）：如羊水中 IL-6≥7.9ng/ml，提示急性绒毛膜羊膜炎。该方法诊断敏感性较高，且对预测新生儿并发症如肺炎、败血症等有帮助。

3）羊水涂片革兰染色检查：如找到细菌，则可诊断绒毛膜羊膜炎，该法特异性较高，但敏感性较差。

4）羊水涂片计数白细胞：≥30 个白细胞/ml，提示绒毛膜羊膜炎，该法诊断特异性较高。如羊水涂片革兰染色未找到细菌，而涂片白细胞计数增高，应警惕支原体、衣原体感染。

5）羊水葡萄糖定量检测：如羊水葡萄糖＜10mmol/L，提示绒毛膜羊膜炎。该方法常与上述其他指标同时检测，综合分析，评价绒毛膜羊膜炎的可能性。

（3）动态胎儿生物物理评分（BPP）：因为经腹羊膜腔穿刺较难多次反复进行，特别是合并羊水过少者，而期待治疗过程中需要动态监测羊膜腔感染的情况。临床研究表明，BPP＜7 分（主要为 NST 无反应型、胎儿呼吸运动消失）者，绒毛膜羊膜炎及新生儿感染性并发症的发病率明显增高，故有学者推荐动态监测 BPP，决定羊膜腔穿刺时机。

【对母儿的影响】

1.对母体影响

（1）感染：破膜后，阴道病原微生物上行性感染更容易、更迅速。随着胎膜早破潜伏期（指破膜到产程开始的间隔时间）延长，羊水细菌培养阳性率增高，且原来无明显临床症状的隐匿性绒毛膜羊膜炎常变成显性。除造成孕妇产前、产时感染外，胎膜早破还是产褥感染的常见原因。

（2）胎盘早剥：足月前胎膜早破可引起胎盘早剥，确切机制尚不清楚，可能与羊水减少有关。据报道最大羊水池深度＜1cm，胎盘早剥发生率 12.3％、而最大池深度＜2cm，发生率仅 3.5％。

2.对胎儿影响

（1）早产儿：30％～40％早产与胎膜早破有关。早产儿易发生新生儿呼吸窘迫综合征、胎儿及新生儿颅内出血、坏死性小肠炎等并发症，围生儿死亡率增加。

(2)感染:胎膜早破并发绒毛膜羊膜炎时,常引起胎儿及新生儿感染,表现为肺炎、败血症、颅内感染。

(3)脐带脱垂或受压:胎先露未衔接者,破膜后脐带脱垂的危险性增加;因破膜继发性羊水减少,使脐带受压,亦可致胎儿窘迫。

(4)胎肺发育不良及胎儿受压综合征:妊娠28周前胎膜早破保守治疗的患者中,新生儿尸解发现。肺/体重比值减小、肺泡数目减少。活体X线摄片显示小而充气良好的肺、钟形胸、横膈上抬到第7肋间。胎肺发育不良常引起气胸、持续肺高压,预后不良。破膜时孕龄越小,引发羊水过少越早,胎肺发育不良的发生率越高。如破膜潜伏期长于4周,羊水过少程度重,可出现明显胎儿宫内受压,表现为铲形手、弓形腿、扁平鼻等。

【治疗】

总体而言,对胎膜早破的处理已经从保守处理转为积极处理,准确评估孕周对处理至关重要。

1.发生在36周后的胎膜早破 观察12～24小时,80％患者可自然临产。临产后观察体温、心率、宫缩、羊水流出量、性状及气味,必要时B型超声检查了解羊水量,胎儿电子监护进行宫缩应激试验,了解胎儿宫内情况。若羊水减少,且CST显示频繁变异减速,应考虑羊膜腔输液;如变异减速改善,产程进展顺利,则等待自然分娩。否则,行剖宫产术。若未临产,但发现有明显羊膜腔感染体征,应立即使用抗生素,并终止妊娠。如检查正常,破膜后12小时,给予抗生素预防感染,破膜24小时仍未临产且无头盆不称,应引产。目前研究发现,静滴催产素引产似乎最合适。

2.足月前胎膜早破治疗 是胎膜早破的治疗难点,一方面要延长孕周减少新生儿因不成熟而产生的疾病与死亡;另一方面随着破膜后时间延长,上行性感染成为不可避免或原有的感染加重,发生严重感染并发症的危险性增加,同样可造成母儿预后不良。目前足月前胎膜早破的处理原则是:若胎肺不成熟,无明显临床感染征象,无胎儿窘迫,则期待治疗;若胎肺成熟或有明显临床感染征象,则应立即终止妊娠;对胎儿窘迫者,应针对宫内缺氧的原因,进行治疗。

(1)期待治疗:密切观察孕妇体温、心率、宫缩、白细胞计数、C反应蛋白等变化,以便及早发现患者的明显感染体征,及时治疗。避免不必要的肛门及阴道检查。

1)应用抗生素:足月前胎膜早破应用抗生素,能降低胎儿及新生儿肺炎、败血症及颅内出血的发生率;亦能大幅度减少绒毛膜羊膜炎及产后子宫内膜炎的发生;尤其对羊水细菌培养阳性或阴道分泌物培养B族链球菌阳性者,效果最好。B族链球菌感染用青霉素;支原体或衣原体感染,选择红霉素或罗红霉素。如感染的微生物不明确,可选用FDA分类为B类的广谱抗生素,常用β-内酰胺类抗生素。可间断给药,如开始给氨苄西林或头孢菌素类静脉滴注,48小时后改为口服。若破膜后长时间不临产,且无明显临床感染征象,则停用抗生素,进入产程时继续用药。

2)宫缩抑制剂应用:对无继续妊娠禁忌证的患者,可考虑应用宫缩抑制剂预防早产。如无明显宫缩,可口服利托君;有宫缩者,静脉给药,待宫缩消失后,口服维持用药。

3)纠正羊水过少:若孕周小,羊水明显减少者,可进行羊膜腔输液补充羊水,以帮助胎肺发育;若产程中出现明显脐带受压表现(CST显示频繁变异减速),羊膜腔输液可缓解脐带受压。

4)肾上腺糖皮质激素促胎肺成熟:妊娠35周前的胎膜早破,应给予倍他米松12mg静脉滴注,每日1次共2次;或地塞米松10mg静脉滴注,每日1次,共2次。

(2)终止妊娠:一旦胎肺成熟或发现明显临床感染征象,在抗感染同时,应立即终止妊娠。对胎位异常或宫颈不成熟,缩宫素引产不易成功者,应根据胎儿出生后存活的可能性,考虑剖宫产或更换引产方法。

3.小于24孕周的胎膜早破 这个孕周最适合的处理尚不清楚,必须个体化,患者及家人的要求应纳入考虑。若已临产,或合并胎盘早剥,或有临床证据显示母儿感染存在,这些都是积极处理的指征。有些父母要求积极处理是因为担心妊娠25～26周分娩的胎儿虽然有可能存活,但极可能发生严重的新生儿及远期并发症。

目前越来越多的人考虑期待处理。但有报告指出,小于24周新生儿的存活率低于50%,甚至在最新最好的研究中,经过12个月的随访后,发育正常的新生儿低于40%。因此,对于小于24周的PPROM,对回答父母咨询必须完全和谨慎。应让父母明白在最好的监测下新生儿可能的预后:新生儿死亡率及发病率都相当高。

考虑到预后并不明确,对于小于24周的早产胎膜早破,另一种处理方案已形成。即:在首次住院72小时后,患者在家中观察,限制其活动,测量体温,每周报告产前评估及微生物/血液学检测结果。这种处理有待随机试验评估,但考虑到经济及心理因素,这种处理很显然是合适的。

4.发生在24～31孕周的胎膜早破 在这个孕周,胎儿最大的风险仍是不成熟,这种风险比隐性宫内感染患者分娩产生的好处还重要。因此,期待处理是这个孕周最好的建议。

在这个孕周,特别对于胎肺不可能成熟的患者,使用羊膜腔穿刺检查诊断是否存在隐性羊膜腔感染存在争议。在某些情况下,特别是存在绒毛膜羊膜炎隐性体征,如低热、白细胞计数升高和C反应蛋白增加等,可以考虑羊膜腔穿刺。

一项评估26～31周PPROM患者72小时后在家中及医院治疗的对比随机研究指出,在家中处理是一项可采纳的安全方法,考虑到新生儿及母亲的结局,这种处理明显减少母亲住院费用。Hoffmann等指出,这种形式更适合一周内无临床感染迹象、B超提示有足量羊水的患者。我们期待类似的大样本随机研究结果,决定这个孕周PPROM的合适处理。

在24～31周PPROM的产前处理中,应与父母探讨如果保守处理不合适时可能的分娩方式。结果发现,正在出现一种值得注意的临床实践趋势。Amon等以围产学会成员的名义发表的一项调查显示,特别是胎儿存活率不高的孕周,在1986～1992年分娩的妇女中,孕24～28周因胎儿指征剖宫产率增加了2倍。然而,Sanchez-Ramos等在1986～1990年研究指出,极低体重婴儿分娩的剖宫产率从55%降低至40%(P<0.05),新生儿的死亡率并没有改变,低Apgar评分的发生率、脐带血气值、脑室出血的发生率,或新生儿在重症监护室治疗的平均时间也没有改变。Weiner特别研究32周前的臀先露病例,得出结论:剖宫产通过减少脑室出血的发生率而减少围产儿的死亡率。Olofsson等证实了这个观点。

客观地说,低出生体重婴儿经阴道分娩是合理的选择,若存在典型的产科指征,借助剖宫产可能拯救小于32周臀先露的婴儿。

5.发生于31～33孕周的胎膜早破 该孕周分娩的新生儿存活率超过95%。因此,不成熟的风险和新生儿败血症的风险一样。尽管这个时期用羊膜腔穿刺检查似乎比较合理,但对其价值仍未充分评估。在PPROM妇女中行羊膜腔穿刺获取羊水的成功率介于45%～97%,即使成功获取羊水,但由于诊断隐性宫内感染缺乏金标准,使我们难于解释革兰染色、羊水微生物培养、白细胞酯酶测定及气相色谱分析的结果。Fish对6个关于应用培养或革兰染色涂片诊断羊水感染研究的综述指出,这些检查诊断宫内感染的敏感率为55%～100%,特异性为76%～100%。羊水感染的定义在评价诊断实验对亚临床宫内感染诊断的敏感性及特异性时特别重要,例如,如果微生物存在即诊断宫内感染,羊水革兰染色及培养诊断的敏感性为100%;如果将新生儿因败血症死亡作终点,诊断宫内感染的敏感性将明显减低,这将漏诊很多重要疾病。Fish用绒毛膜炎组织病理学证据定义感染,但Ohlsson及Wang怀疑这一点,他们接受临床绒毛膜羊膜炎及它的缺点;Dudley等用新生儿败血症(怀疑或证实)定义感染;而Vintzileos等联合临床绒毛膜羊膜炎及新生儿败血症(怀疑或证实)定义感染。

Dudley等指出,在这个孕周羊膜腔穿刺所获得的标本中,58%的病例胎肺不成熟。这一结果和显示胎

肺成熟率为 $50\%\sim60\%$ 的其他研究一致。考虑到早产胎膜早破新生儿呼吸窘迫问题,胎肺成熟测试(L/S值)阳性预测值为 68% ,阴性预测值为 79% 。对特殊情况如隐性感染但胎肺未成熟及胎肺已成熟但羊水无感染状况缺乏足够评估,因而无法决定正确的处理选择。

如果无法成功获取足够多羊水,处理必须依据有固有缺陷的临床指标结果,并联合精确性差的 C 反应蛋白及血常规等血液参数评估感染是否存在。虽然 Yeast 等发现没有证据显示羊膜腔穿刺引起临产,但这种操作并不是完全无并发症的,在回答患者及家人咨询时,这种情况必须说明。特别是在这个孕周,羊膜腔穿刺在患者处理中的作用有待评估。在将列为常规处理选择前,最好先进行大样本前瞻性随机试验。

6.发生在 $34\sim36$ 周的胎膜早破　虽然在这个孕周仍普遍采用期待疗法,但正如 Olofsson 等关于瑞典对 PPROM 的产科实践的综述中提出的,很多人更愿意引产。这个孕周引产失败的可能性比足月者大,但至今对其尚未做充分评估。

应该清楚明确,宫内感染、胎盘早剥或胎儿窘迫都是积极处理的指征。

【预防】

1.妊娠期尽早治疗下生殖道感染　及时治疗滴虫阴道炎、淋病奈氏菌感染、宫颈沙眼衣原体感染、细菌性阴道病等。

2.注意营养平衡　适量补充铜元素或维生素 C。

3.避免腹压突然增加　特别对先露部高浮、子宫膨胀过度者,应予以足够休息,避免腹压突然增加。

4.治疗宫颈内口松弛　可于妊娠 $14\sim16$ 周行宫颈环扎术。

【临床特殊情况的思考和建议】

胎膜早破应用抗生素的价值及选择:胎膜早破患者中应用抗生素可以提高新生儿的预后,同时还可以减少母亲感染、推迟分娩、减少新生儿感染和新生儿在出生 28 天内需要肺表面活性物质及氧气的数量。选用何种抗生素也非常重要,现在认为大环内酯类抗生素能够消除细菌治病因子产物,发挥抗蛋白酶活性,稳定活化的炎性细胞。β-内酰胺类抗生素仅削弱细菌细胞壁合成,减少内毒素的释放,但增加炎症细胞因子的释放,对新生儿有潜在的副作用。所以目前有观点认为在胎膜早破患者中应用红霉素治疗可以更加好的改善新生儿的预后和减少儿童缺陷。

二、绒毛膜羊膜炎

胎膜的炎症是一种宫内感染的表现,常伴有胎膜早破和分娩延长。当显微镜下发现单核细胞及多核细胞浸润绒毛时称为绒毛膜羊膜炎。如果单核细胞及多核细胞在羊水中发现时即为羊膜炎。脐带的炎症称为脐带炎,胎盘感染称为胎盘绒毛炎。绒毛膜羊膜炎是宫内感染的主要表现,是导致胎膜早破和(或)早产的主要原因,同时与胎儿的和新生儿的损伤和死亡密切有关。

【病因】

研究证实阴道和(或)宫颈部位的细菌通过完整或破裂的胎膜上行性感染羊膜腔是导致绒毛膜羊膜炎的主要原因。20 多年前已经发现阴道直肠的 B 族链球菌与宫内感染密切相关。妊娠期直肠和肛门菌群异常可以导致阴道和宫颈部位菌群异常。妊娠期尿路感染可以引起异常的阴道病原体从而引起宫内感染,这种现象在未治疗的与 B 族链球菌相关无症状性菌尿病患者中得到证实。细菌性阴道病被认为与早产、胎膜早破、绒毛膜羊膜炎,以及长期的胎膜破裂、胎膜牙周炎、A 型或 O 型血、酗酒、贫血、肥胖等有关。

宫颈功能不全导致宿主的防御功能下降,从而为上行性感染创造条件。

【对母儿的影响】

1.对孕妇的影响　20世纪70年代宫内感染是产妇死亡的主要原因。到90年代由于感染的严重并发症十分罕见,由宫内感染导致的孕产妇死亡率明显下降。但由宫内感染导致的并发症仍较普遍,因为宫内感染可以导致晚期流产和胎儿宫内死亡。胎膜早破与宫内感染密切相关。目前宫内感染已公认是早产的主要原因。宫内感染还可导致难产并导致产褥感染。

2.对胎儿、婴儿的影响　宫内感染对胎儿和新生儿的影响远较对孕产妇的影响大。胎儿感染是宫内感染的最后阶段。胎儿炎症反应综合征(FIRS)是胎儿微生物入侵或其他损伤导致一系列炎症反应,继而发展为多器官衰竭、中毒性休克和死亡。另外胎儿感染或炎症的远期影响还包括脑瘫,肺支气管发育不良,围产儿死亡的并发症明显增加。

【临床表现】

绒毛膜羊膜炎的临床症状和体征主要包括:①产时母亲发热,体温＞37.8℃;②母亲明显的心跳过速(＞120次/分);③胎心过速(＞160bpm);④羊水或阴道分泌物有脓性或有恶臭味;⑤宫体触痛;⑥母亲白细胞增多(全血白细胞计数＞$15×10^9$~$18×10^9$/L)。

在以上标准中,产时母亲发热是最常见和最重要的指标,但是必须排除其他原因,包括脱水、或同时有尿路和其他器官系统的感染。白细胞升高非常重要,但是作为单独指标诊断意义不大。

体检非常重要,可以发现未表现出症状和体征的绒毛膜羊膜炎孕妇,可能发现的体征包括:①发热;②心动过速(＞120bpm);③低血压;④出冷汗;⑤皮肤湿冷;⑥宫体触痛;⑦阴道分泌物异常或恶臭。

另外还有胎心过速(＞160~180bpm),应用超声检查生物物理评分低于正常。超声检查羊水的透声异常可能也有一定的诊断价值。

【诊断】

根据临床症状及体征诊断并不困难。但常需采用下列辅助检查,估计羊水量及羊水过多的原因。在产时,绒毛膜羊膜炎的诊断通常以临床标准作为依据,尤其是足月妊娠时。

1.羊水或生殖泌尿系统液体的细菌培养　对寻找病原体可能是有诊断价值的方法。有学者提出获取宫颈液培养时可能会增加早期羊水感染的危险性,无论此时胎膜有否破裂。隐性绒毛膜羊膜炎被认为是早产的重要诱因。

2.羊水、母血、母尿或综合多项实验检查　无症状的早产或胎膜早破的产妇需要进行一些检查来排除有否隐性绒毛膜羊膜炎。临床医生往往进行一些实验室检查包括羊水、母血、母尿或综合多项实验检查来诊断是否有隐性或显性的羊膜炎或绒毛膜羊膜炎的存在。

3.羊水或生殖泌尿系统液体的实验室检查　包括以下几项:

(1)通过羊膜穿刺获得的羊水,可进行白细胞计数、革兰氏染色、PH值测定、葡萄糖定量,以及内毒素、乳铁蛋白、细胞因子(如白细胞介素6)等的测定。

(2)羊水或血液中的细胞因子定量测定通常包括IL-6、肿瘤坏死因子α、IL-1以及IL-8。尽管在文献中IL-6是最常被提及的,但目前尚无一致的意见能表明哪种细胞因子具有最高的敏感性或特异性,以及阳性或阴性的预测性。脐带血或羊水中IL-6水平的升高与婴儿有长期的神经系统损伤有关。这些都不是常规的实验室检查,在社区医院中也没有这些辅助检查。

(3)PCR作为一种辅助检查得到了迅速发展。它被用来检测羊水中或其他体液中的微生物如HIV病毒、巨细胞病毒、单纯疱疹病毒、细小病毒、弓形体病毒以及细菌DNA。PCR检测法被用来诊断由细菌体病原体引起的羊水感染,但只有大学或学院机构才能提供此类检测方法。

(4)羊膜穿刺术可引起胎膜早破。正因为如此,有人提出检测宫颈阴道分泌物来诊断绒毛膜羊膜炎。

可能提示有宫颈或绒毛膜感染存在的宫颈阴道分泌物含有胎儿纤连蛋白、胰岛素样生长因子粘连蛋白 1 以及唾液酶。羊膜炎与 IL-6 水平、胎儿纤连蛋白有密切关系。然而,孕中期胎儿纤连蛋白的测定与分娩时的急性胎盘炎无关。羊水的蛋白组织学检测能诊断宫内炎症和或宫内感染,并预测继发的新生儿败血症。但读者谨记这些检测并不是大多数医院能做的。

(5)产前过筛检查表明:B 族链球菌增殖可增加发生绒毛膜羊膜炎的风险,而产时抗生素的应用能减少新生儿 B 族链球菌感染的发生率。在产时应用快速 B 族链球菌检测能较其他试验发现更多处于高危状态的新生儿。快速 B 族链球菌检测法的应用使一些采用化学药物预防产时感染的母亲同时也能节约花费于新生儿感染的费用大约差不多 12000 美元。近年来更多来自欧洲的报道也提到了 B 族链球菌检测和产时化学药物预防疗法的效果,但同时也提出 PCR 检测如何能更好改进 B 族链球菌检测的建议。

4.母血检测

(1)当产妇有发热时,白细胞计数或母血中 C 反应蛋白的水平用来预测绒毛膜羊膜炎的发生。但不同的报道支持或反对以 C 反应蛋白水平来诊断绒毛膜羊膜炎。但 C 反应蛋白水平较外周血白细胞计数能更好地预测绒毛膜羊膜炎,尤其是如果产妇应用了皮质醇激素类药物,她们外周血中的白细胞可能会增高。

(2)另一些学者提示母血中的 α_1 水解蛋白酶抑制复合物能较 C 反应蛋白或白细胞计数更好的预测羊水感染羊水中的粒细胞计数看来较 C 反应蛋白或白细胞计数能更好预测羊水感染。事实上,羊水中白细胞增多和较低的葡萄糖定量就高度提示绒毛膜羊膜炎的发生,在这种情况下也是最有价值的信息。分析母体血清中的 IL-6 或铁蛋白水平也是有助于诊断的,因为这些因子水平的增高也和母体或新生儿感染有关。在母体血清中的 IL-6 水平较 C 反应蛋白可能更有预测价值。母血中的 α_1 水解蛋白酶抑制复合物、细胞因子以及铁蛋白没有作为广泛应用的急性绒毛膜羊膜炎标记物。

【治疗】

包括两部分的内容,第一部分是对于怀疑绒毛膜羊膜炎孕妇的干预和防止胎儿的感染;第二部分是包括对绒毛膜羊膜炎的病因、诊断方法,以及可疑孕妇分娩的胎儿及时和适合的治疗。

1.孕妇治疗 一旦绒毛膜羊膜炎诊断明确应该即刻终止妊娠。一旦出现胎儿窘迫应紧急终止妊娠。目前建议在没有获得病原体培养结果前可以给予广谱抗生素或依据经验给予抗生治疗,可以明显降低孕产妇和新生儿的病死率。

早产和胎膜早破的处理:早产或胎膜早破的孕妇即使没有绒毛膜羊膜炎的症状和体征,建议给予预防性应用抗生素治疗,对于小于 36 周早产或胎膜早破的孕妇,明确应预防性应用抗生素。足月分娩的孕妇有 GBS 感染风险的应预防性应用抗生素。一些产科医生发现在 32 周后应用糖皮质激素在促胎儿肺成熟的作用有限。而应用糖皮质激素是否会增加胎儿感染的风险性现在还没有明确的依据,应用不增加风险。

2.新生儿的治疗 儿科医生与产科医生之间信息的交流对于及时发现新生的感染非常有意义。及时和早期发现母亲的绒毛膜羊膜炎可有效降低新生儿的患病率和死亡率。

【临床特殊情况的思考和建议】

在早产胎膜早破患者中经常要应用到免疫调节剂(地塞米松和吲哚美辛),由于担心会增加绒毛膜羊膜炎的发生、导致炎症的扩散,许多临床医生犹豫不决。研究表明胎儿的损伤与炎症反应过程中产生的大量细胞因子有密切关系,降低炎症反应的药物在预防早产、新生儿损伤和远期围产儿发病中可能起到一定的作用。所以,对于存在绒毛膜羊膜炎的孕妇在应用足够的抗生素的前提下应用地塞米松等免疫调节剂是安全的,而且对于改善围产儿的结局有益。

(李婷婷)

第四节　羊水过少

妊娠晚期羊水量少于300ml者称为羊水过少,其发生率为0.5%～5.5%。羊水过少可发生于妊娠的任何时期,由于其对围生儿预后有明显的不良影响,故近年来已引起产科专家和学者越来越多的重视。

【诊断与鉴别诊断】

(一)临床依据

1.临床表现

(1)产检可见孕妇宫高、腹围小于同期妊娠大小,有子宫紧裹胎儿感,肢体浮动感不明显;合并胎儿生长受限者宫高、腹围偏小更明显。

(2)胎动改变:羊水过少情况下孕妇对胎动感觉更敏感,有时胎动时可有腹壁疼痛感。胎盘功能不良导致羊水过少者可出现胎动减少。

(3)临产后宫缩不协调、疼痛剧烈,更易发生胎儿窘迫;阴道检查可发现前羊膜囊不明显,胎膜与胎儿先露部紧贴。

2.辅助检查

(1)B超:是当前羊水过少的主要辅助诊断方法。诊断标准为:妊娠晚期羊水池最大深度≤2cm或羊水指数≤5cm,可诊断羊水过少;羊水指数<8cm为可疑羊水过少。在妊娠早、中期发现羊水过少时,首先应排除胎儿畸形。

(2)羊膜镜:羊水过少时羊膜镜检查可发现胎先露前羊水少或无。同时羊膜镜也有助于发现羊水浑浊等胎儿窘迫征象。

(二)诊断思路和原则

应该说,目前借助超声对羊水过少的诊断并不困难。但羊水过少与羊水过多类似,是妊娠期羊水量异常的一种表现,与妊娠期高血压疾病、胎盘功能不良、胎儿畸形等母儿并发症存在一定的相关性。因此,在临床诊断羊水过少的同时,还应注意对母儿并发症和合并症进行鉴别诊断。

羊水过少常与以下母儿并发症相关:

1.胎儿方面

(1)过期妊娠:过期妊娠的孕妇常可发生羊水过少,有文献报道其并发羊水过少的发生率约为28.67%。这可用过期妊娠胎盘功能急剧老化、胎盘循环血量逐渐减少来解释。目前认为,胎盘、胎膜老化可能是过期妊娠并发羊水过少的实质病变。

(2)胎儿宫内生长受限(IUGR):羊水过少与胎儿宫内生长受限(IUGR)有十分密切的关系,大多数IUGR合并有羊水过少。这可能是由于绒毛本身的病变及绒毛周围血管的发育不良及病变,胎儿营养障碍,生长迟缓;而胎儿供血不足又导致了胎儿血液循环量重新分布,使肺、肾血流量减少,胎尿生成及肺内液体减少,最终导致羊水减少。也就是说,羊水过少和IUGR是胎盘功能不良的不同表现形式。羊水量减少常是B超早期发现IUGR的征兆。Wanning等(1983)报道,超声检查发现羊水最大暗区垂直深度为1～2cm时有20%为IUGR,而<1cm时约39%为IUGR,国内文献也报道羊水过少病例中IUGR占20.40%。IUGR患儿本身的发育滞后,存活能力差,羊水过少的宫内环境可进一步阻碍胎儿的正常生长发育,因此患儿预后常较差。

(3)胎膜早破:适宜量的羊水为胎儿提供最佳的生活场所,而破膜后羊水外溢可导致继发性的羊水过少,虽然临床上通常并不这样进行诊断,但其对胎儿的影响是相似的。孕中期发生胎膜早破者,可能出现羊水过少四联综合征,即:①肺发育不全;②特殊面容;③四肢畸形;④生长发育迟缓,胎儿预后差。据1992年的资料报道,中期妊娠胎膜早破围生儿死亡率为 66.02‰～79.60‰,≤36 周胎膜早破的围生儿病死率为17%。重度羊水过少,围生儿病死率可为正常者的 47 倍。

(4)胎儿畸形:在妊娠早中期即发生的羊水过少中,有 15%～25%的病例合并有胎儿先天性发育畸形。合并羊水过少的胎儿畸形以肾发育异常、输尿管梗阻、胎儿会阴部平滑、无肛门、无阴茎、尿道或无阴道等泌尿生殖系统发育异常较为常见。此外还有肺发育不全,染色体异常,心、膈、中枢神经系统发育异常,甲状腺功能减低,骨骼、双胎输血综合征等均可并发羊水过少。妊娠中晚期以后发生的羊水过少则多与胎盘功能减退有关,但也需注意是否存在一些进展性的胎儿先天异常,如胎儿肾积水等,其可随着孕周增加病情逐渐加重,最终累及双侧肾而导致羊水过少。

2.母体方面　　凡是在妊娠晚期可以导致胎儿缺氧的疾病都容易伴发羊水过少,并常可同时影响胎儿生长发育及预后。妊娠期高血压疾病及妊娠期肝内胆汁淤积症(ICP)常合并羊水过少。可以从这两种疾病的基本病理改变加以解释。重度妊娠期高血压疾病患者其子宫胎盘血管等均存在不同程度的痉挛和缩窄,导致子宫胎盘血流灌注低下;而 ICP 患者胎盘绒毛膜板及羊膜上皮处多有胆盐沉积,并存在绒毛间质水肿、间隙狭窄等病理改变。另一方面绒毛小叶间的新绒毛又互相粘连,使绒毛间隙更加狭窄,造成绒毛间质血流减少,胎盘血流下降,再加上合体细胞血管膜减少,更影响氧及物质的交换、吸收。胎盘血流减少,胎儿血容量不足,引起体内血液重新分布,肾血流减少,导致羊水减少。因此,在诊断羊水过少的同时也要注意排查母体是否存在这些妊娠期的并发症,以便给予及时处理。

【治疗方案及选择】

1.对严重胎儿畸形或染色体异常引起的羊水过少患者,一旦确诊,应及时终止妊娠。

2.对羊水过少但胎肺未成熟,且未发现明显胎儿畸形者,可实施期待疗法,尽量延长孕周。治疗方法可选择:

(1)饮水疗法:此方法简单、安全、无创,但对羊水量的增长作用及机制不明,可能与孕妇血容量增加、子宫胎盘灌注量增加有关,但疗效尚不确切。

(2)药物治疗:常用药物为肝素及低分子肝素。适用于妊娠 34 周前、羊水过少伴有妊娠期高血压、胎儿生长受限的孕妇。

(3)羊膜腔输液:分为经腹羊膜腔输液和经宫颈羊膜腔输液。经腹羊膜腔输液主要适用于中期妊娠羊水减少,可输注 0.9%氯化钠溶液,也可滴注复方氨基酸及促胎肺成熟药物如地塞米松等,可同时具有增加羊水窗、帮助明确诊断排除胎儿畸形和治疗的作用。经宫颈羊膜腔输液则主要适用于胎膜早破和产程发动后出现频繁胎心变异减速、Ⅲ度粪染的羊水过少者。一方面可缓解脐带受压,提高安全阴道分娩的可能性;另一方面则可稀释粪染羊水,减少胎粪吸入综合征的发生。在羊膜腔输液过程中需注意 B 超监测、胎心监护和无菌操作等。

3.对妊娠足月的羊水过少,且已并发胎儿窘迫、严重胎盘功能不良,估计短期内不能阴道分娩者,应行剖宫产术。

(汪　玲)

第五节　羊水过多

凡在妊娠任何时期内羊水量超过 2000ml 者,称为羊水过多。羊水过多是常见的妊娠期并发症之一,可分为急性羊水过多和慢性羊水过多,发生率为 0.15%~3.69%。

【诊断与鉴别诊断】

(一)临床依据

1.症状　临床上慢性羊水过多更为多见,即羊水量逐渐或长期超过正常量,孕妇多能逐渐耐受而无明显自觉症状。而急性羊水过多者由于在短期甚至数日内羊水迅速增加,患者可出现明显压迫症状如胸闷、纳减、纳差甚至恶心呕吐等。

2.B超检查　为羊水过多的主要辅助检查方法(诊断羊水过多目前缺乏相应的实验室检查,孕期诊断基本以超声检查为准),主要是通过羊水指数或羊水池最大深度来判断。在确立诊断的同时还需通过超声全面检测胎儿是否存在结构畸形、水肿等异常情况。

3.羊水诊断　羊水诊断主要用于查找导致羊水过多的可能病因。

(1)羊水甲胎蛋白(AFP)测定:胎儿存在神经管畸形时,羊水中 AFP 含量可明显增高,达超过同期正常妊娠 10 倍以上。

(2)胎儿染色体检查:胎儿存在 21-三体、18-三体、13-三体等严重染色体病时,可出现胎儿吞咽羊水障碍,引起羊水过多。故羊水细胞培养或采集脐血等行胎儿染色体核型分析可筛查染色体病。

(3)羊水和羊水中酶学检查:可对羊水中蛋白质和酶进行定性、定量分析诊断某些单基因病;也可用于诊断血红蛋白病、糖代谢异常、氨基酸代谢异常等。

(4)羊水胎儿血型测定:可预测和评估胎儿有无溶血性疾病及其风险。

4.母体血液检查　利用孕妇血糖检查可筛查孕妇有无妊娠期糖尿病或糖耐量异常,特别是对慢性羊水过多者;孕妇血型检查可用于排除母儿血型不合溶血导致的胎儿水肿、羊水过多;母体感染性病原体如细小病毒 B_{19}、梅毒、弓形虫、柯萨奇病毒、TORCH 等检查可帮助判断胎儿是否存在宫内感染。

(二)诊断标准

1.常用诊断标准　常通过 B 超测量羊水暗区深度或羊水指数来进行羊水量的评估。常用的诊断标准为:以单一最大羊水暗区垂直深度测定表示羊水量的方法(AFD),超过 7cm 即可考虑为羊水过多,但也有学者认为超过 8cm 方能诊断羊水过多。若用羊水指数法(AFI),即孕妇头高 30°平卧,以脐与腹白线为标志点,将腹分为四部分测定各象限最大羊水暗区相加而得,国内资料多以>18cm 为羊水过多,而国外有学者则认为>20cm 方可诊断,此外也有将羊水指数>22cm 或 25cm 作为诊断标准的。

2.诊断金标准　以产时测定羊水量为诊断的金标准,如>2000ml 即可明确诊断。

(三)诊断思路和原则

临床上作出羊水过多的诊断并不困难,但由于羊水过多的病因十分复杂,其中大约 60% 是不明原因的特发性羊水过多,30% 是胎儿病变引起,其余是母体病变及其他因素引起。而这些病因可直接与母儿预后相关联,所以,对羊水过多的诊断不能局限于疾病诊断,而应尽量查找可能病因。临床上羊水过多常见于以下情况:

1.胎儿因素

(1)胎儿畸形:羊水过多与胎儿畸形联系紧密,羊水过多孕妇中,有 20%~50% 合并胎儿畸形,其中以中枢神经系统和消化道畸形最常见。此外,羊水过多还可由胎儿腹壁缺陷、膈疝、遗传性假性低醛固酮症、先天性脑血管畸形、先天性心脏病、先天性多囊肾、先天性肺囊状腺瘤样异常、先天性胎儿肝钙化等引起。

(2)多胎妊娠:多胎妊娠并发羊水过多的概率是单胎妊娠的10倍,尤以单卵双胎居多。双胎发生羊水过多和双胎的两个胎盘间的血管吻合有关,单绒毛膜单卵双胎胎盘间的血管吻合率高达85%～100%。如果吻合支过多,有较大量的血液从一个胎儿流向另一胎儿,即双胎输血综合征,可导致血循环间的不平衡,受血胎儿呈高血容量,多尿而发生羊水过多;而羊水过多,羊膜伸展,羊膜中的压力增加也可能上调脑利尿钠肽,进一步使羊水产生增加。

(3)巨大儿:羊水过多者巨大儿发生率明显高于羊水正常者。巨大胎儿的胎盘重量通常比正常体重儿的大,胎盘功能良好,胎儿血供丰富,肾血流量多,使尿量增多,从而使羊水量增多。其发生羊水过多的时间均在孕晚期(孕30周以后),而且绝大多数羊水暗区在7～10cm,与胎儿畸形多发生在30周以前和羊水暗区多>10cm有所区别。

(4)胎儿贫血:血型不合(尤其是Rh血型)、胎儿血液失衡、微小病毒感染、髓外造血异常、先天性白血病等均可导致胎儿贫血。中重度贫血会导致羊水增加,而胎儿轻微贫血与羊水量的增加无关。贫血时羊水中乳酸浓度增加可能是羊水增加的原因。

(5)胎儿吞咽功能减退:胎儿运动功能减退、肌营养不良、重症肌无力、软骨发育不全等,导致胎吞咽功能减退,可出现羊水过多。

(6)胎儿宫内感染:许多宫内感染能够引起羊水过多,尤其是人微小病毒 B_{19}。微小病毒 B_{19} 使幼红细胞增多,多余的铁沉积在肝,红细胞核生成障碍,引起严重贫血,出现羊水过多。梅毒引起贫血和肝损,胎儿感染梅毒约6%出现羊水过多。弓形体、柯萨奇病毒、单纯疱疹病毒、风疹、巨细胞病毒等也能引起羊水过多。

2.母体因素　孕妇的一些疾病如糖尿病、ABO或Rh血型不合及其他一些病理状态下可导致羊水过多的发生。

(1)妊娠期糖尿病:妊娠期糖尿病羊水过多的发病率高达18%～20%。其原因可能与高糖、高渗透性利尿致胎儿尿量增多有关。同时糖尿病孕妇的抗胰岛素物质贫乏,胎盘屏障对葡萄糖缺乏阻力,羊水中含糖量增加,渗透压增加使大量水分向羊膜腔渗入。

(2)严重ABO血型不合或Rh血型不合:严重ABO血型不合或Rh血型不合情况下,多存在胎儿贫血,肝脾大,肝功能受损,胶体渗透压降低,胎儿水肿,尿量增加,加以胎盘增大,均可能是羊水过多的原因。

(3)高龄、经产状况:研究发现,35岁及以上的妇女较20～40岁的妇女发生羊水过多的危险性增加,羊水过多的危险随分娩次数的增多而增加。生育过3胎或更多的妇女比那些没有生育过的妇女,发生羊水过多的危险前者是后者的2倍。

(4)吸烟:妊娠期间母亲吸烟与羊水过多有关。吸烟者胎盘中催乳素减少,同时可能由于吸烟提高了血管紧张素转化酶(ACE)的含量,增强了血管紧张素系统的活性,导致胎盘膜重吸收羊水量减少,故易出现羊水过多。

(5)滥用毒品:母亲吸毒和羊水过多有关,其原因是妊娠期吸毒使中枢神经系统(CNS)受抑制,使吞咽减少,导致羊水过多;且毒品导致胎儿缺氧,从而影响羊水量的调控。

3.胎盘脐带病变　胎盘绒毛血管瘤、脐带帆状附着有时也可引起羊水过多。胎盘绒毛血管瘤是胎盘常见的良性肿瘤,羊水过多是其最常见的并发症,其原因不明,可能由于肿瘤为脐血管支流而致循环障碍或由于肿瘤血管渗出液体造成。

4.特发性羊水过多　约占羊水过多的60%,不合并任何孕妇、胎儿或胎盘异常,其原因不明,多见于妊娠中期。

【治疗方案及选择】

对羊水过多的治疗,应根据胎儿有无畸形、孕周、孕妇的症状、羊水过多严重程度而行个体化治疗。

1.合并严重胎儿畸形或染色体异常者,一旦确诊,应及时终止妊娠。

2.对胎儿正常者

(1)一般治疗:左侧卧位,改善子宫胎盘循环,预防早产。饮食上尽量低盐、减少饮水量。密切注意胎儿生长情况及羊水量的变化。

(2)病因治疗:妊娠期糖尿病或糖耐量异常孕妇,采用饮食控制、药物等方法控制血糖。如明确为血型不合溶血导致,同时出现胎儿水肿或脐血 Hb<60g/L,可考虑胎儿宫内输血。

(3)药物治疗:前列腺素合成酶抑制药是主要治疗药物,常用药物为吲哚美辛,2.2~2.4mg/(kg·d),分3次口服。但其可使动脉导管提前关闭,故多主张在妊娠32周前使用;应用时需严密观察羊水量、胎儿超声心动图监测,发现羊水量明显减少或动脉导管狭窄,立即停药。

(4)羊膜腔穿刺减压:对症状严重、孕周小、胎肺未成熟的羊水过多患者,为缓解症状、尽量延长孕周,可考虑经腹羊膜腔穿刺放液。双胎输血综合征者也可采用羊膜间隔造口术以使两胎儿间羊水量逐渐达到平衡。

(汪 玲)

第十四章　妊娠合并内科疾病

第一节　妊娠合并先天性心脏病

先天性心脏病(CHD)是由于心脏、血管在胚胎发育过程中的障碍所致的心血管先天性畸形。先天性心脏病在新生儿中的发病率为 0.7%~0.8%。资料报道,出生时患有先天性心脏病的女婴中,大约 90% 可以存活至成年,目前超过 50% 的妊娠期心脏病为先天性心脏病,而且还将不断增加,随着心脏外科的迅速发展,先天性心脏病手术后合并妊娠的孕妇明显增多,妊娠合并先天性心脏病已跃居妊娠合并心脏病的首位。因此,对妊娠合并先天性心脏病孕妇的合理处理,从而降低孕产妇死亡率和围生儿死亡率,保护母婴健康,是目前产科医生面临的重要问题。

一、病因

引起胎儿心脏发育畸形的原因,目前认为可能是多方面的,近年的研究提示胎儿周围环境、母体情况与遗传基因等的变化是主要的因素。

1.胎儿周围环境及母体的因素　以子宫内病毒感染最为重要,母亲在妊娠初 3 个月内患风疹其所生婴儿先天性心脏血管病的患病率较高,这是由于胎儿心脏大血管发育在妊娠第 2、3 个月中形成,此时子宫内的病毒感染足以影响到胎儿心脏发育,发生的畸形以动脉导管未闭与肺动脉瓣或肺动脉狭窄多见。子宫内柯萨奇病毒感染亦可引起先天性心脏血管畸形,其他如羊膜的病变、胎儿受压、妊娠早期先兆流产、母体营养不良、糖尿病、苯酮尿、高血钙、放射线和细胞毒药物在妊娠早期的应用等,都有使胎儿发生先天性心脏血管病的可能。

2.早产　早产儿患室间隔缺损和动脉导管未闭者较多,前者与室间隔在出生前无足够时间完成发育有关,后者与早产儿的血管收缩反应在出生后还不够强而动脉导管未能收缩闭合有关。

3.高原环境　高原地区动脉导管未闭和房间隔缺损较多。我国青海高原地区儿童患先天性心血管病者达 8.8‰~13.7‰,远较平原地区高,高原氧分压低是主要因素。

4.遗传因素　在一个家庭中,有兄弟姐妹同时患先天性心脏血管病和父母与子女同时患先天性心脏血管病的事例,前者在先天性心脏血管病患者中占 1.7‰~3.4‰,后者占 0~0.35‰,而且有时所患先天性心脏血管病的类别可以相同:单基因遗传病、多基因遗传病和染色体异常的遗传性疾病,常同时有心脏血管畸形,这说明先天性心脏血管病有遗传因素的存在。遗传学研究显示约 6% 的先天性心脏血管病患者有染色体的畸形和单个基因的突变,并认为多数先天性心脏血管病是上述基因和染色体的变化与环境因素相互作用所形成。

5.其他因素　高龄的母亲生出患法洛四联症婴儿的几率较大。有些先天性心脏血管病有显著的男女性别间发病差别。

二、常见的先天性心脏病

（一）房间隔缺损

房间隔缺损为最常见的成人先天性心血管病。女性多于男性,男女之比为1∶2,且有家族遗传倾向。

1.病理生理　由于左心房压力通常高于右心房,因此房间隔缺损的分流一般系由左至右,分流量的大小随缺损的大小及两侧心房压力差而不同。如缺损极大且两侧心房的压力相等,此时分流的方向将取决于两侧心室的阻力,亦即取决于肺循环与周围循环的阻力,由于右心室的阻力通常较低,因此分流仍是由左至右。因右心室除接受上、下腔静脉流入右心房的血液外,还接受由左心房流入右心房的血液,故肺循环血流量增加,严重者可达体循环血量的4倍。由于肺循环血流量增加,故可引起右心室及肺动脉压升高,甚至可出现相对性的肺动脉瓣狭窄,造成肺动脉和右心室之间存在压力差。在晚期病例肺动脉压显著升高、肺动脉口显著狭窄或右心衰竭使右心压力高于左心时,可出现右至左的分流而引起发绀。

妊娠分娩后由于肺血管阻力升高,可发生逆向分流,在极少数产妇,由于产后失血过多,全身静脉血回流不足而发生血管收缩,使大部分肺静脉血经过房间隔缺损处进入右心房,未进入左心室,导致排血量不足,甚至可发生心脏骤停。故育龄妇女的房间隔缺损应于妊娠前修补,以防加重病情。

2.临床表现

(1)症状:本病症状随缺损的大小而轻重不一,轻者可完全无症状,仅在体格检查时发现本病。重者劳累后出现心悸、气喘、乏力、咳嗽与咯血。

本病后期可出现右心衰竭,有静脉充盈、肝大、水肿、发绀等表现。本病可有阵发性心动过速、心房颤动等心律失常,偶有由于扩大的肺动脉压迫喉返神经而引起声音嘶哑,但并发感染性心内膜炎者少见。

(2)体征:缺损较大者发育较差,皮肤苍白,体格瘦小,而左侧前胸由于长期受增大的右心室向前推压而隆起,有些患者甚至有胸椎后凸或侧弯。望诊与触诊时,可发现心前区有抬举性而弥散的心尖搏动。叩诊时心浊音界扩大。听诊时在胸骨左缘第二肋间可听到Ⅱ～Ⅲ级的收缩期吹风样喷射性杂音,此杂音大都不伴有震颤,但在第一及第三肋间胸骨左缘往往亦有同样响度的杂音,此杂音系由于循环血流量的增多和相对性肺动脉瓣狭窄所致。肺动脉瓣区第二心音多数增强,并有明显分裂。

并发显著肺动脉高压时,左至右分流量减少以致消失,并可出现右至左分流,患者有发绀。肺动脉瓣区第二心音分裂此时可不显著。当肺动脉高压引起肺动脉瓣关闭不全时,胸骨左缘可有高调的吹风样递减型舒张期杂音。

晚期患者可发生心力衰竭,肺部出现啰音,颈静脉怒张,肝大,双下肢及腹部皮肤压陷性水肿,三尖瓣区可出现吹风样收缩期杂音,为相对性三尖瓣关闭不全所致。

3.辅助检查

(1)X线检查:肺充血,肺动脉段明显凸出,肺门血管影粗而搏动强烈,形成所谓肺门舞蹈。心影增大,以右心室及右心房扩大为主,因而心脏向左转移,心影大部分在左侧胸腔内,主动脉影则缩小。

(2)心电图:典型病例所见为右心前导联QRS波呈rSr′或rSR′或R波伴T波倒置,电轴右偏,有时可有P-R间期延长。

(3)超声心动图:除可见肺动脉增宽,右心房、右心室增大外,剑突下心脏四腔图可显示房间隔缺损的部位及大小。彩色多普勒可显示分流方向,并可测定左、右心室排血量,从而计算出肺循环血流量/体循环血流量比值(Qp/Qs)。

(4)心导管检查:典型病例不需要进行心导管检查。当疑有其他合并畸形,或需测定肺血管阻力以判断手术治疗预后时,应进行右心导管检查。根据房、室水平压力及血氧含量的测定并计算分流量以判断病情。

4.诊断和鉴别诊断　根据典型的心脏听诊、体征、X线、心电图、超声心动图所见,配合心导管检查的结果,诊断本病不太困难。本病需与瓣膜型单纯肺动脉口狭窄、室间隔缺损、原发性肺动脉高压等相鉴别。

(1)瓣膜型单纯肺动脉口狭窄:可在胸骨左缘第二肋间听到响亮的收缩期杂音,X线片上可见右心室肥大,肺总动脉凸出,心电图有右心室肥大及不全性右束支传导阻滞等变化,因此和房间隔缺损有相类似之处。但肺动脉口狭窄的杂音响,传导较广,常伴有震颤,而肺动脉瓣第二心音则减轻或听不见。X线片上可见肺纹稀少,肺野清晰,超声心动图可见肺动脉瓣病变。右心房导管检查发现右心室与肺动脉间有较显著的收缩期压力差而无分流,则对诊断肺动脉口狭窄更为有利。

(2)较大的室间隔缺损:因左至右的分流量较大,其X线与心电图表现可与房间隔缺损相似,肺动脉瓣区第二心音可亢进或分裂,因此与房间隔缺损的鉴别比较困难。但本病杂音为全收缩期反流型,最响处的位置较低,常在第三、四肋间,多伴有震颤,除右心室增大外,左心室亦常有增大等可资鉴别。超声心动图显示室间隔有回声的失落,右心导管检查发现分流部位在心室,则对诊断本病更为有利。

(3)原发性肺动脉高压:原发性肺动脉高压的体征和心电图表现与房间隔缺损颇相似。X线检查肺总动脉凸出,肺门血管影增粗,右心室和右心房增大,但肺野不充血或反而清晰。右心导管检查发现肺动脉压明显增高而左至右分流的证据可资鉴别。

5.处理

(1)经导管介入房间隔缺损封闭术。

(2)手术治疗。

6.预后　一般随年龄增长而病情逐渐恶化,死亡原因常为心力衰竭,其次为肺部感染、肺动脉血栓形成或栓塞。合并房间隔缺损如无并发症,孕妇死亡率极低,胎儿死亡率约15%。如并发肺动脉高压,发生右向左分流,则需终止妊娠。

(二)室间隔缺损

按国内统计,在成人先天性心脏病中,本病仅次于房间隔缺损占第二位,近年来国内儿科先天性心脏病手术治疗开展较普遍,成人室间隔缺损患者相应减少。室间隔缺损可作为单独畸形,亦可作为法洛四联症或艾森门格综合征的一部分存在,也常见于主动脉干永存、大血管错位、肺动脉闭锁等中。一般所称室间隔缺损是指单纯的室间隔缺损。

1.病理生理　室间隔缺损必然导致心室水平的左向右分流,其血流动力学效应为:①肺循环血量增多;②左心室容量负荷增大;③体循环血量下降。由于肺循环血量增加,肺动脉压力增高早期肺血管阻力呈功能性增高,随着时间推移,肺血管发生组织学改变,形成肺血管梗阻性病变,可使右心压力逐步升高超过左心压力,而转变为右向左分流,形成艾森门格综合征。

2.临床表现　一般根据血流动力学受影响的程度,症状轻重等,临床上分为大、中、小型室间隔缺损。

(1)小型室间隔缺损:在收缩期左右心室之间存在明显压力阶差,但左向右分流量不大,Qp/Qs<1.5,右心室压及肺动脉压力正常。缺损面积一般<0.5cm²/m²(体表面积),有称之为 Roger 病。此类患者通常无症状,沿胸骨左缘第三、第四肋间可闻及Ⅳ~Ⅵ级全收缩期杂音伴震颤,肺动脉瓣区第二心音可有轻度分裂,无明显亢进。

(2)中型室间隔缺损:左、右心室之间分流量较大,Qp/Qs 为 1.5~2.0,但右心室收缩期压力仍低于左心室,缺损面积一般为 $0.5 \sim 1.0 cm^2/m^2$(体表面积)。听诊除在胸骨左缘可闻及全收缩期杂音伴震颤外,并可在心尖区闻及舒张中期反流性杂音,肺动脉瓣区第二心音可轻度亢进。部分患者有劳力性呼吸困难。

(3)大型室间隔缺损:左、右心室之间收缩期已不存在压力差,左向右分流量大,Qp/Qs>2.0。因血流动力学影响严重,存活至成人期者较少见,且常已有继发性肺血管阻塞性病变,导致右向左分流而呈现青紫;并有呼吸困难及负荷能力下降;胸骨左缘收缩期杂音常减弱至Ⅲ级左右,肺动脉瓣区第二心音亢进;有时可闻及因继发性肺动脉瓣关闭不全而致的舒张期杂音。

3.辅助检查

(1)X线检查:成人小室间隔缺损 X 线片上可无异常征象;中等大室间隔缺损可见肺血增加,心影略向左增大;大室间隔缺损主要表现为肺动脉及其主要分支明显扩张,但在肺野外 1/3 血管影突然减少,心影大小不一,表现为左心房、左心室大,或左心房、左心室、右心室增大或以右心室增大为主,心尖向上抬举提示右心室肥厚。

(2)心电图:成人小室间隔缺损心电图可以正常或在 V_1 导联出现 rSr 图形;中等大室间隔缺损可有左心室肥厚,V_5 导联 R 波增高、q 波深而窄、T 波高尖等左心室容量负荷过重的表现,也可同时在 V_1 导联呈现右心室肥厚图形;大室间隔缺损时常以右心室肥厚图形为主。

(3)超声心动图:用以确定诊断同时可以测定缺损大小及部位,判断心室肥厚及心腔大小。运用 Doppler 技术还可测算跨隔及跨(肺动脉)瓣压差,并可推算 Qp/Qs 值,是本病最重要的检查手段。

(4)心导管检查:典型的室间隔缺损一般不需要进行心导管检查及心血管造影。如疑有多孔缺损(室间隔上不止一个缺损口)或合并有其他先天畸形时应进行导管介入检查,对大的缺损已有继发性肺动脉病变,决定是否可行手术治疗时应行心导管检查,并进行肺动脉扩张的药物试验。

4.诊断和鉴别诊断   根据临床表现,X线、心电图、超声心动图检查,诊断本病不太困难,结合心导管检查在大多数情况下可确诊本病。

本病需与下列疾病相鉴别:

(1)房间隔缺损:本病症状同室间隔缺损无明显区别,但心脏杂音部位较室间隔缺损要高,以胸骨左缘第二肋间为主,第二心音亢进并有固定性分裂。三尖瓣区可有舒张期隆隆样杂音。X 线表现主要是肺充血的表现,常见到肺血流增多,肺门血管影粗大而搏动强烈,肺动脉段明显凸出,主动脉影缩小,右心房、右心室增大。超声心动图示,右心室内径增大,室间隔的活动从属于右心室的收缩,即心室喷血期中,室间隔呈现向前的活动。心导管检查和选择性指示剂稀释曲线测定均可显示在心房水平有左至右分流,心导管可从右心房进入左心房,依据这些特点可将本病确诊。

(2)肺动脉口狭窄:轻者长时间无症状,重者常见症状为心悸、气喘、咳嗽、乏力、胸闷,可发生右心衰竭。胸骨左缘第二肋间有响亮的粗糙喷射性收缩期杂音,多伴有震颤,第二心音分裂并减轻,可有肺动脉收缩期喷射音。X 线表现右心室增大,但肺血流少,外野最明显。心导管检查右心室压力增高,但肺动脉压力减低,右心室收缩压与肺动脉收缩压间压力阶差超过 $10 \sim 15 mmHg$ 以上,选择性心血管造影可清楚地显示右心室及肺动脉中的形态,这与室间隔缺损时的左右心室同时显影不同。

(3)梗阻型心肌病:梗阻型心肌病有左心室流出道梗阻者,可在胸骨左下缘听到收缩期的杂音,其位置和性质与室间隔缺损的杂音类似。但此病半数在心尖部有反流性收缩期杂音,X 线片示肺无主动性充血,心电图左心室肥大和劳损的同时有异常深的 Q 波,超声心动图见室间隔明显增厚、二尖瓣前瓣叶收缩期前移,右心导管检查和指示剂稀释曲线测定未能发现在心室水平的左至右分流,左心导管检查和选择性左心室造影显示左心室与流出道间有收缩期压力阶差、心室腔小、肥厚的室间隔阴影凸入心腔等,都与室间隔缺损不同。

5.处理

(1)非手术介入治疗。

(2)手术治疗:在开展非手术介入治疗以前,成人小室间隔缺损 Qp/Qs<1.3 者一般不考虑手术,但应随访观察;中度室间隔缺损 Qp/Qs 为 1.5~2.0 者应考虑手术,此类患者在成人中少见;介于以上两者之间 Qp/Qs 为 1.3~1.5 者可根据患者总体情况决定是否手术,除非年龄过大有其他疾患不能耐受手术者仍应考虑手术治疗;大室间隔缺损伴明显肺动脉压增高者不宜手术。

缺损口径小的孕产妇只要不发生右向左分流,一般发生心力衰竭的少,能顺利度过妊娠与分娩。缺损较大者常会有肺动脉高压症状,并可出现右向左分流和心力衰竭。高位缺损常合并其他心血管异常,如妊娠前未经修补手术,妊娠后可使心力衰竭、心律失常及感染性心内膜炎的发生率明显增加。临产后可使肺动脉高压加重,导致血液右向左分流及发绀。

(三)动脉导管未闭

动脉导管未闭为常见的先天性心脏病之一,每出生 1500~5000 婴儿中约有 1 例,在医学史上是第一种可用外科手术完全治愈的先天性心脏血管病。在上海中山医院统计的 1085 例先天性心脏血管病中动脉导管未闭占 21.2%。男女患病有别,男:女为 1:3。

1.病理生理　由于在整个心动周期主动脉压总是明显高于肺动脉压,所以通过未闭动脉导管持续有血流从主动脉进入肺动脉,即左向右分流,使肺循环血流量增多,肺动脉及其分支扩张,回流至左心系统的血流量也相应增加,致使左心负荷加重,左心随之增大。由于舒张期主动脉血分流至肺动脉故使周围动脉舒张压下降、脉压增大。

2.临床表现　成人动脉导管未闭者可因分流量大小,有以下几种临床表现形式:

(1)分流量甚小,即未闭动脉导管内径较小,临床上可无主观症状,突出的体征为胸骨左缘第二肋间及左锁骨下方可闻及连续性机器样杂音,可伴有震颤,脉压可轻度增大。

(2)中等分流量者患者常有乏力、劳累后心悸、气喘胸闷等症状,心脏听诊杂音性质同上,更为响亮伴有震颤,传导范围广泛;有时可在心尖部闻及由于左心室扩大二尖瓣相对关闭不全及(或)狭窄所致的轻度收缩期及(或)舒张期杂音,周围血管征阳性。

(3)分流量大的未闭动脉导管,常伴有继发性严重肺动脉高压,可导致右向左分流。上述典型杂音的舒张期成分减轻或消失,继之收缩期杂音亦可消失而仅可闻及因肺动脉瓣关闭不全的舒张期杂音,此时患者多有青紫,且临床症状严重。

3.辅助检查

(1)X 线检查:透视下所见肺门舞蹈征是本病的特征性变化。胸片上可见肺动脉凸出;肺血增多,左心房及左心室增大。严重病例晚期出现右向左分流时,心影反可较前减小,并出现右心室增大的表现,肺野外带肺血减少。

(2)心电图:常见的有左心室大、左心房大的改变,有肺动脉高压时,可出现右心房肥大,右心室肥大。

(3)超声心动图检查:二维超声心动图可显示未闭动脉导管,并可见左心室内径增大。彩色多普勒可测得存在于主动脉与肺动脉之间的收缩期与舒张期左向右分流。

(4)心导管检查:为了了解肺血管阻力、分流情况及除外其他复杂畸形,有时需要作右心导管检查及逆行升主动脉造影。

4.诊断和鉴别诊断　根据典型的杂音、X 线和超声心动图改变,结合心导管检查,可以相当准确地诊断本病。

本病的鉴别诊断,主要是与其他足以引起连续杂音的疾病加以鉴别。

（1）先天性主动脉肺动脉间隔缺损：此病与较大的动脉导管未闭极为相似，不同点在于此病的分流部位较低，因而在临床上杂音最响的部位较动脉导管未闭的患者低一个肋间且较向右，可作为鉴别诊断的参考，但此点并非绝对可靠，比较可靠的鉴别诊断方法为超声心动图见肺总动脉和主动脉均增宽，其间有缺损沟通；心导管检查时如进入主动脉则是到升主动脉而非到降主动脉，逆行性主动脉造影时心导管顶端送到主动脉根部注射造影剂可见主动脉与肺动脉同时显影。

（2）主动脉窦部动脉瘤穿破入右心：由于先天性梅毒或感染性心内膜炎的原因，产生主动脉窦部动脉瘤侵蚀穿破至肺动脉、右心房或右心室，从而引起左至右分流。其临床表现酷似动脉导管未闭，同样有连续性机器样杂音。但此病有突发病的病史，例如突然心悸、胸闷不适，并感左胸有响音等，随后发生心力衰竭。此病杂音较动脉导管未闭者为低，其舒张期的部分较响，这一切均是鉴别的依据。

此外，本病在婴儿、幼儿期或肺动脉压显著增高时，可能只有收缩期杂音，要注意和室间隔缺损、房间隔缺损、肺动脉瓣狭窄等相鉴别，依据超声心动图及心导管易鉴别之。

5.处理　因本病易并发感染性心内膜炎，故即使分流量不大亦应及早争取手术或介入治疗。手术安全成功率高，任何年龄均可进行手术治疗，但对已有明显继发性肺动脉梗阻病变，出现右向左分流者则禁忌手术。

合并妊娠患者导管细而分流少且肺动脉压正常者，除在分娩期易发生感染性心内膜炎外，孕产期多经过顺利；如存在大的动脉导管未闭，大量的主动脉血向肺动脉分流，如伴有肺血管阻力增加，可引起显著肺动脉高压，使血液分流逆转，发生发绀，进一步使子宫动脉氧饱和度下降，可危及胎儿。孕妇先是左心衰竭，继而右心衰竭。心力衰竭是此类孕产妇死亡的主要原因。

（四）先天性原发性肺动脉高压

原发性肺动脉高压（先天性肺小动脉病变所致）是指肺小动脉原发的增生性病变所致的闭塞性肺小动脉高压，病因是多方面的，先天性肺小动脉病变是其中之一。

1.发病机制　导致原发性肺动脉高压的先天因素认为是肺小动脉中层有先天性缺陷退化或萎缩，因而导致一系列病变，主要是肌型肺小动脉内膜增厚，有的形成垫状或瓣状向腔内凸出，有的形成血管球样结构，内弹力膜断裂或阙如，肌层变薄或阙如。弹力型动脉有内膜增厚及粥样硬化，内弹力膜断裂等。

上述的病变可造成肺动脉狭窄，因而出现血流动力学改变，当肺动脉压力明显增高时，右心室排血受阻因而右心室压力增高，长时间的右心室收缩负荷增加引起右心室的肥厚，最后发生右心衰竭，心脏排血量降低，右心室将扩大，右心房与周围静脉血压会升高。

2.临床表现

（1）症状：患者可有气急、胸痛、咯血、晕厥等症状，严重时有发绀，因肺动脉压力显著增高使右心室、右心房压力亦增高，从而可能使卵圆孔重新开放，出现右至左分流。晚期出现右心衰竭表现。

（2）体征：心脏浊音界增大，肺动脉瓣区有收缩期喷射音和第二心音亢进或兼有分裂，部分患者在三尖瓣区有吹风样收缩期杂音（由相对性三尖瓣关闭不全所致），在肺动脉瓣区有吹风样舒张期杂音（由相对性肺动脉瓣关闭不全所致）。

3.辅助检查

（1）X线检查：X线示右心室明显增大，右心房可增大，肺动脉段明显凸出，肺动脉主要分支扩张，而周围肺野纹理细小、稀疏。

（2）心电图与心向量图电轴右偏，有显著右心室肥大伴劳损，并可有右心房肥大的变化。

（3）超声心动图：M型超声心动图示肺动脉瓣曲线波低平，收缩中期关闭。切面超声心动图示肺动脉增宽，搏动强，右心室前壁和室间隔增厚。

（4）心导管检查：肺动脉压显著增高，右心室收缩压增高，肺总阻力增高而肺毛细血管压正常，亦无左、右心室之间血液分流的证据。

（5）心血管造影示右心室及肺动脉排空延迟，末梢肺动脉细小。

4.诊断及鉴别诊断　本病诊断主要在于排除继发性肺动脉高压。常见的继发性肺动脉高压主要由动脉导管未闭、房间隔缺损、室间隔缺损造成，故应与之鉴别。

5.处理　本病预后差，目前缺乏有效的治疗办法，多种扩张血管药物可以试用，但其疗效并不肯定。

（五）法洛四联症

法洛四联症是指室间隔缺损、肺动脉口狭窄、主动脉右位（骑跨）与右心室肥大四种情况合并存在的先天性心脏血管畸形，其中以室间隔缺损与肺动脉口狭窄两者为主。本病为临床上最常见的发绀型先天性心脏血管病，在成人先天性心脏病中所占比例接近 10%。

1.发病机制　由于肺动脉口存在狭窄，右心室压力增高，工作加重，遂致肥厚。室间隔缺损大，使两侧心室压力相等。右心室的静脉血即被送过室间隔缺损而进入骑跨的主动脉。主动脉同时接受左心室的血液与部分右心室的血液，因而动、静脉血流在主动脉处混合被送达身体各部，造成动脉血氧含量降低，临床上出现发绀与红细胞增多症。肺动脉口狭窄愈重，室间隔缺损愈大，则右至左分流愈多，发绀愈严重。肺动脉口愈狭窄，进入肺循环血流愈少，在肺部氧合的血量也愈少，因而整个循环的氧合血液减少，遂又使发绀更为显著。由于右心室压力增高，体循环血流量增大，静脉回流也增多，右心房负担加重，因而亦增大。肺动脉口狭窄轻，室间隔缺损小的患者，右心室压力不太高，可无右至左分流，因而无发绀，称为非发绀型法洛四联症。

2.临床表现

（1）症状：本病的突出症状是发绀。发绀在婴儿期即出现，但在出生后的数月中可由于动脉导管未闭而不出现发绀，或仅在哭闹、吸吮时才出现发绀，婴儿喂奶困难，体重不增。发绀产生后数月至数年可出现杵状指。气喘亦为本病的常见症状，多在劳累后出现，可能是阵发性，这在 2 个月~2 岁间较常见，患者易感乏力，劳累后有气喘与乏力常使患者采取下蹲的姿势，这在 2~10 岁期间颇为常见。部分患者有头晕、阵发性昏厥，甚至癫痫样抽搐。脑血管意外（如脑梗死）、感染性心内膜炎、肺部感染为本病常见并发症。

（2）体征：发绀与杵状指（趾）为常见的体征，患者一般发育较差，智力正常，亦偶有智力迟钝者，左胸或前胸部可能隆起。

心脏听诊肺动脉瓣第二心音减弱以至消失，胸骨左缘常可闻及收缩期喷射性杂音。杂音的响度与肺动脉狭窄的程度成反比，因狭窄越重，则右心室的血液进入骑跨的主动脉越多，而进入肺动脉的越少。心脏浊音区可扩大，心前区与中上腹可有抬举性搏动。

3.辅助检查

（1）血液常规检查：可见红细胞计数及血红蛋白含量和血细胞比容均显著增高。

（2）X 线检查：主要为右心室肥厚表现，肺动脉段凹陷，形成木靴状外形，肺血管纹理减少。

（3）心电图：心电图的主要改变为右心室的肥大与劳损，右侧心前区各导联的 R 波明显增高，伴有 ST 段压低与 T 波倒置，部分患者有右心房肥大的表现，即 P 波高尖。心电轴常右偏 $+90°$~$+210°$ 之间。

（4）超声心动图检查：可显示右心室肥厚、室间隔缺损及主动脉骑跨。右心室流出道狭窄及肺动脉瓣的情况也可以显示。

（5）磁共振计算机断层显像：显示扩大的升主动脉骑跨于室间隔之上，而室间隔有缺损，肺动脉总干则甚小。右心室漏斗部狭窄，肺动脉瓣瓣环亦可见狭窄。

（6）心导管检查：右心导管检查在本病可有下列发现：①肺动脉狭窄引起的右心室与肺动脉间的压力

阶差改变。分析压力曲线的形态,可帮助判断狭窄的类型;②心导管可能由右心室直接进入主动脉,或由右心室通过室间隔缺损进入主动脉,从而证实跨位的主动脉和室间隔缺损的存在;③右心室血氧含量高于右心房,证实有通过室间隔缺损的左至右分流的存在;④在室间隔缺损较大而主动脉跨位较明显的患者,主动脉、左心室与右心室的收缩压几乎相等。

(7)选择性心血管造影:选择性右心室造影时,可见肺动脉与主动脉同时显影,说明有主动脉骑跨的存在。此外又可显示室间隔缺损的部位与大小、肺动脉口狭窄的情况等。

4.诊断和鉴别诊断　本病的诊断结合症状、体征主要依靠正确的辅助检查来确诊。本病预后较差,多数患者在 20 岁以前死亡,存活至成年有发绀型先天性心脏血管病者以本病为最常见,但需与下列情况相鉴别:

(1)肺动脉口狭窄伴有房间隔缺损由右至左分流(法洛三联症):此病发绀出现较晚,胸骨左缘第二肋间的收缩期杂音较响,所占时间较长,肺动脉瓣区第二心音减轻、分裂。X 线片上见心脏阴影增大较显著,肺动脉总干明显凸出。心电图中右心室劳损的表现较明显,右心导管检查、选择性心血管造影,发现肺动脉口狭窄属瓣膜型,右至左分流水平在心房部位,可以确立诊断。

(2)艾森门格综合征:室间隔缺损和动脉导管未闭的患者发生严重肺动脉高压时,使左至右分流转变为右至左分流,形成艾森门格综合征。此综合征发绀出现晚,肺动脉瓣区有收缩期喷射音和收缩期吹风样杂音,第二心音亢进并可分裂,可有吹风样舒张期杂音。X 线检查可见肺动脉干明显凸出,肺门血管影粗大而肺野血管影细小,右心导管检查发现肺动脉显著高压等,可资鉴别。

(3)三尖瓣下移畸形和三尖瓣闭锁:三尖瓣下移畸形时,右心房增大,右心室相对较小,常伴有房间隔缺损而造成右到左分流。心前区可听到四个心音,X 线示心影增大,常呈球形,右心房甚大。心电图示右心房肥大和右束支传导阻滞,选择性右心房造影显示增大的右心房和畸形的三尖瓣,可以确立诊断。

(4)完全性大血管错位:肺动脉源出自左心室,而主动脉源出自右心室,常有心房或室间隔缺损或动脉导管未闭,心脏显著增大,X 线示肺部充血。选择性右心室造影可以确立诊断。

5.处理　本病治疗主要是手术。手术时间以 3 岁以下为宜,手术方法有三类。①在体循环与肺循环之间造成分流,以增加肺循环的血流量,使氧合血液得以增加;②施行肺动脉瓣狭窄切开或漏斗部狭窄的切除,以增加肺循环的血流;③直视下根治手术,在体外循环的条件下,切开心脏修补室间隔缺损,切开狭窄的肺动脉瓣或切除漏斗部的狭窄或切开瓣环或狭窄的肺动脉段补以心包或涤纶人造组织片,如有房间隔缺损亦同时予以修补。这是彻底纠正本病畸形的治疗方法。但手术死亡率较高。

未经手术矫治合并妊娠者,妊娠期外周阻力下降和静脉回流增加作用在阻塞的右心室流出道,导致右向左分流增加,妊娠期可能发生严重心力衰竭。另外体循环动脉氧饱和度降低对胎儿危害很大,可发生流产及早产。分娩时体循环阻力突然下降可诱发严重发绀、晕厥和死亡。由于孕产妇及胎儿的死亡率较高,一般不宜妊娠。据报道其出生婴儿心脏缺陷的患病率为 3%～17%。

(六)主动脉缩窄

本病为较常见的先天性动脉血管畸形,临床上易被忽略,在先天性心脏血管病中约占 2.2%,小儿尸检病例中所占的比率更高。本病多见于男性,男女比例为 4～5:1。

1.病理生理　本病肺循环的血流情况正常。左心血液排入升主动脉及主动脉弓亦顺利。由于缩窄段的存在,使血流不畅,于是缩窄段以上血压升高,头部或上肢的血液供应正常或增加。缩窄段以下血压降低,下半身血液供应减少。成人型的病例,在缩窄段的周围即出现侧支循环,锁骨下动脉与降主动脉的分支之间产生吻合,借以维持身体下半部的血液供应。吻合途径主要为:①锁骨下动脉的上肋间分支与主动脉的第一肋间分支在胸部吻合;②锁骨下动脉的肩胛部分支与主动脉的肋间分支在胸壁吻合;③锁骨下动脉的内乳动脉分支与髂外动脉的腹壁动脉分支在腹部吻合。上述的吻合支显著增粗、扭曲,主动脉的肋间动脉分支常侵蚀肋骨后段的下缘。锁骨下动脉亦增粗。侧支循环的分布可能限于胸壁的里面,因而临床上通过胸壁表层未必能触及或看见。此外,轻型的主动脉缩窄则侧支循环不多或不明显。缩窄段以上血压长期升高使左心室负担增高而逐渐肥大。

2.临床表现

(1)症状:在15岁之前往往无明显的自觉症状,30岁以后症状渐趋明显。表现在三个方面:①由于头部及上肢血压升高所产生的症状,包括头痛、头晕、耳鸣和鼻出血等,严重的可产生脑血管意外,以及心力衰竭,后两者在40岁以后尤易发生;②由于下肢血液供应不足而产生的症状,包括下肢无力、冷感、酸痛、麻木甚至间歇性跛行;③由于侧支循环而增粗的动脉压迫附近器官而产生的症状,如压迫脊髓而引起的下肢瘫痪,压迫臂神经丛引起上肢的麻木与瘫痪等。此外,患者还可能发生感染性动脉内膜炎。

(2)体征:成年患者体格多较魁梧,主要体征:①上肢血压高而下肢血压显著低于上肢(正常人用常规血压计测量时股动脉收缩压较肱动脉收缩压读数高2.26～5.32kPa)。胸骨上窝和锁骨上窝常有显著搏动(由锁骨下动脉增粗引起)。腹主动脉、股动脉、腘动脉和足背动脉脉搏微弱或不能触及。上肢血压增高常常在10岁以后才明显。缩窄部位在左锁骨下动脉开口的近端,患者左上肢血压可低于右上肢;②侧支循环动脉扭曲、显著搏动并有震颤,较常见于肩胛间区、腋部、胸骨旁和中上腹部等处;③心脏体征示心脏浊音向左、向下扩大。沿胸骨左缘、中上腹、左侧背部有收缩中后期Ⅱ～Ⅵ级吹风样杂音,肩胛骨附近、腋部、胸骨旁可听到侧支循环的收缩期或连续性血管杂音。心尖区可有主动脉收缩期喷射音。

3.辅助检查

(1)X线检查:X线检查示左心室增大。正位片见升主动脉扩大并略向右凸出且搏动明显,缩窄后主动脉段也扩大,形成向左凸出的阴影,如同时有左锁骨下动脉扩张则形成"丁"字形向左凸出的阴影。左前斜位片中有时可见缩窄的主动脉影和缩窄后主动脉段的扩大,矢面断层摄片中可以更清楚地看到。

肋骨后段的下缘被侵蚀为本病的特征之一。被侵蚀的肋骨为第三至第十肋,可能为单根或多根受累,呈单侧或双侧性。明显的肋骨侵蚀多在12岁以后出现。缩窄不严重或缩窄段在胸主动脉的下部者,则肋骨侵蚀现象不明显。

食管吞钡检查时,可见食管向前及向左移位。

(2)心电图检查:以左心室肥大或兼有心肌劳损为最多见,亦可有正常范围的心电图。儿童患者常为正常。

(3)超声心动图:M型超声心动图不易探测本病病变。切面超声心动图可见左心室后壁和室间隔增厚、主动脉增宽、搏动增强。在胸骨上窝取主动脉长轴切面观察可见主动脉和主动脉弓增宽,搏动明显增强,如降主动脉缩窄则降主动脉变小。

(4)磁共振成像和X线计算机断层显像:矢面和左前斜位断层显像可见主动脉缩窄的部位和形态,有时还可见到扩张的侧支循环血管。

(5)心导管检查:逆行性主动脉心导管检查,可将心导管送达缩窄的主动脉段上、下方,记录到该处的压力并描记其压力曲线,在缩窄段的上方主动脉腔内压力增高,压力曲线显示收缩压的升高较舒张压的升高显著,故脉压增大。缩窄段内或缩窄段下方的压力降低,压力曲线显示收缩压的降低较舒张压的降低显著,故脉压减低,压力曲线波动较小而圆钝,连续测压记录中可看到此两处不同压力曲线的差别。

(6)选择性心血管造影:采用心血管造影术尤其是逆行性胸主动脉选择性造影,可以使缩窄段的动脉显影,从而了解缩窄段的位置、长短和程度,该段近端和远端的主动脉扩张以及侧支循环血管情况,作为手术治疗的参考。

4.诊断和鉴别诊断　　本病的临床表现以及各项检查有一定特性,故如对本病的警惕性提高,诊断并无困难。

本病需与下列疾病相鉴别:

(1)多发性大动脉炎:本病多发生于年轻女性,常有单侧或双侧肢体出现缺血症状,如肢体无力、发凉、酸痛、麻木甚至肌肉萎缩,伴有动脉搏动减弱或消失,血压降低或测不出,颈动脉和椎动脉狭窄和闭塞者,可出现脑动脉缺血症状,如头昏、眩晕、头痛、记忆减退,单侧或双侧视物有黑点,视力减退,视野缩小甚至失明,嚼肌无力和咀嚼时腭部肌肉疼痛。查体双侧颈动脉搏动减弱或消失,并有颈部血管杂音。血清抗主动脉抗体测定、数字减影血管造影(DSA)及主动脉造影可进一步明确诊断。

(2)血栓闭塞性脉管炎(Buerger病):血栓闭塞性脉管炎为周围血管慢性闭塞性炎症,主要累及四肢中、小动脉和静脉,好发于青年男性,多有吸烟史,表现为肢体缺血、剧痛、间歇性跛行、足背动脉搏动减弱或消失,游走性浅表静脉炎,重者可有肢体溃疡或坏死等,必要时行主动脉造影可协助诊断。

5.处理　　本病治疗方法是实施缩窄段的手术切除。手术以在青春期施行较好,最适合的年龄在10~20岁之间。30岁以上因主动脉的弹性减弱,可能影响对端的吻合,10岁以下主动脉尚在发育中,吻合中或植入的血管可能以后因主动脉逐渐长大而显得狭窄,叮能影响到手术的长期效果。由于本病为进行性的和较严重的先天性心脏血管病,目前手术的死亡率不高而疗效满意,因此凡上肢血压有明显增高、心脏增大的患者,均应施行手术治疗。不能手术治疗的患者,内科治疗主要针对高血压和心力衰竭,经皮穿刺置入带球囊心导管的扩张术则疗效未肯定。预防感染性动脉内膜炎、心力衰竭和脑血管并发症,对未手术治疗的患者甚为重要。

(七)单纯型肺动脉口狭窄

单纯的肺动脉口狭窄以往在国内外均被认为是少见的先天性心脏血管畸形。自右心导管检查术被广泛应用后,证明本病较常见(占13.4%),本病的男女性别比例无显著的差异。

单纯肺动脉口狭窄是与法洛四联症相对而言。法洛四联症为常见的先天性心脏血管病之一,肺动脉口狭窄是其主要构成部分,同时有室间隔缺损、主动脉骑跨与右心室肥大。单纯肺动脉口狭窄则是针对室间隔无缺损的患者而言,包括以肺动脉口狭窄为唯一畸形的先天性心脏血管病以及有房间隔缺损或卵圆孔未闭的肺动脉口狭窄患者,后两者如肺动脉口狭窄严重,可使右心房压力增高,引起右至左分流而出现发绀,则被称为法洛三联症。

1.病理生理　　正常肺动脉口面积为 $2cm^2/m^2$ 体表面积,新生儿则约为 $0.5cm^2/m^2$ 体表面积,肺动脉口狭窄时,一般要瓣口面积减少60%才出现血流动力学改变。这时右心室排血受阻,因而右心室的压力增高而肺动脉的压力则减低或尚正常。两者的收缩压差达1.33kPa以上,可能达到19.95~31.92kPa。长时间的右心室收缩负荷增加引起右心室的肥厚,但心脏的排血量尚能维持,最后右心室发生衰竭,心脏排血量将降低,右心室将扩大,右心房与周围静脉血压将升高。肺总动脉及其分支狭窄时狭窄远端的肺动脉压力降低而近端的肺动脉压力则升高。肺动脉口高度狭窄、右心室压力显著增高的患者,右心房压亦相应地增高并可超过左心房压力,如患者同时有房间隔缺损或卵圆孔未闭,即可出现右至左分流而引起发绀。

肺动脉口高度狭窄、右心室压力显著增高的患者,右心房压亦相应地增高并可超过左心房压力,如患者同时有房间隔缺损或卵圆孔未闭,即可出现右至左分流而引起发绀。

2.临床表现

(1)症状:轻度狭窄可无症状,重度狭窄在劳累后可出现呼吸困难、心悸、气喘、咳嗽、乏力以及胸闷,偶有胸痛或晕厥。伴有房间隔缺损的患者,可能出现发绀与杵状指(趾)等,但多在婴幼儿期以后才出现。患者较易有肺部感染,患肺结核的颇不少见。后期可有右心衰竭的症状。偶可并发感染性心内膜炎。

(2)体征:狭窄程度轻者对生长、发育无影响,严重者发育较差,体格瘦小。心脏浊音区的扩大多不显著。瓣膜狭窄者听诊在胸骨左缘第二肋间有响亮而粗糙的吹风样喷射型收缩期杂音,其响度在Ⅱ～Ⅴ级之间,有时在第一与第三肋间亦有同样响度,多数伴有震颤,杂音常向左锁骨下区、左颈根部及背部传导。漏斗部狭窄者,杂音的最响处多在第三、四甚至第五肋间。肺总动脉及其分支狭窄患者杂音可在肺动脉瓣区或向两侧腋部与背部传导,出现较晚,因而将第二心音淹没,有时杂音呈连续性。吸入亚硝酸异戊酯或下蹲后杂音均可增强,肺动脉瓣区第二心音分裂,肺动脉瓣成分多减轻甚至听不到。

严重狭窄者可有右心室增大的体征,心前区可有抬举性搏动。伴有房间隔缺损而有右至左分流的患者,可有发绀和杵状指(趾)的体征。

3.辅助检查

(1)X检查:狭窄程度轻者,X线可能正常。中、重型患者X线改变有肺血管影细小以致肺野异常清晰,肺总动脉段明显凸出程度与肺动脉狭窄程度成正比,有时甚至如瘤状,搏动明显,但肺门血管搏动减弱,半数患者则有左肺门血管影增大,右心室增大,心影呈葫芦形。伴有房间隔缺损或右心室压力显著增高的患者,右心房可有增大。漏斗部和肺总动脉及其分支狭窄的患者,则肺总动脉多不扩大,且偶有凹下者。

(2)心电图:心电图变化与病变程度、病程长短以及右心室内压力的变化有关,随右心室内压力的高低而显示轻重不一的表现,即正常心电图、不完全性右束支传导阻滞、右心室肥大、右心室肥大伴有心前区广泛性T波倒置。部分患者有P波增高,显示右心房增大,心电轴有不同程度的右偏。

(3)超声心动图:超声心动图示右心室增大,前壁增厚,室间隔增厚并常与左心室后壁呈同向运动,右心房可增大。切面超声心动图示瓣膜增厚向肺动脉方面呈圆顶状凸出,肺动脉总干扩张,右心室流出道增宽。近年来用连续波多普勒超声心动图可颇为准确地探测出右心室与肺动脉间的压力阶差而彩色多普勒血流显像探测到肺动脉内高速湍流所呈现的多色镶嵌,有助于选择狭窄射流的方位来进行连续波多普勒定向探测上述压力阶差。

(4)磁共振成像和X线计算机断层显像:矢面断层显像可显示肺动脉瓣环和右心室漏斗部不同水平的狭窄情况,较横面断层显像好。对肺动脉瓣瓣膜的显像更难以观察其活动情况。

(5)心导管检查:右心导管检查中,主要有重大诊断价值的发现为:右心室压力增高,肺动脉压力正常或有降低。右心室与肺动脉之间有明显的压力差。正常右心室与肺动脉的收缩压差不超过1.33kPa,如差异超过该范围,则可认为有肺动脉口狭窄。依据这一压力阶差,可以估计肺动脉口狭窄的程度,一般认为阶差在5.32kPa以下为轻度狭窄,5.32～13.30kPa之间为中度狭窄,而13.30kPa以上为重度狭窄。无房间隔缺损的患者,血氧含量无异常改变,有房间隔缺损时,右心房血氧含量增高,但当右心房压力增高而出现右至左分流时,则动脉血氧降低。

(6)选择性心血管造影:通过右心导管进行选择性右心室造影显示瓣膜狭窄者,造影剂受阻于肺动脉瓣处,在心室收缩期瓣融合如天幕状,凸出于肺动脉内,瓣孔如鱼口状,造影剂由此孔喷出如狭条状然后呈扇状分开。漏斗部狭窄者则见右心室流出道狭窄如管道或有局限性肥厚与瓣膜间形成第三心室。肺总动脉及其分支狭窄者可见到肺总动脉或其分支的局部狭窄。

4.诊断和鉴别诊断　依据体征、X线、心电图、超声心动图变化和磁共振成像本病诊断基本不难。右心导管检查可以确诊并有助于判定狭窄的类型和程度。选择性心血管造影有利于了解肺动脉、肺动脉瓣和右心室漏斗部的解剖情况。

本病应与下列疾病相鉴别:

(1)房间隔缺损:房间隔缺损的患者在胸骨左缘第二肋间可听到收缩期杂音伴有收缩期喷射音。X线示肺动脉总干凸出、右心室增大。心电图示不完全性右束支传导阻滞或右心室肥大。与轻、中度肺动脉瓣膜狭窄颇有相似之处,临床常易混淆。但房间隔缺损的患者肺动脉区第二心音亢进并呈固定分裂,X线示肺野充血与肺动脉口狭窄的患者表现不同。超声心动图显示房间隔的回声缺失,而肺动脉瓣无明显病变。右心导管检查显示在心房水平有左至右分流,选择性心血管造影无肺动脉瓣病变等可资鉴别。但也要注意:房间隔缺损可和肺动脉口狭窄合并存在。

(2)室间隔缺损:室间隔缺损与肺动脉口狭窄患者均可在胸骨左缘听到响亮的收缩期杂音,但其最响处的位置前者在第四肋间且为反流性全收缩期型,可与肺动脉狭窄相鉴别。但漏斗部狭窄患者的杂音位置亦较低,鉴别仍有困难。室间隔缺损多有左心室的增大,如其左至右的分流量大,则肺动脉总干亦凸出,但此时肺血管将变粗,与肺动脉口狭窄有所不同。右心导管检查发现心室部左至右有分流,可以明确诊断。但也要注意室间隔缺损可和肺动脉口狭窄尤其是漏斗部狭窄合并存在。

(3)先天性原发性肺动脉扩张:本病的临床表现与心电图变化和轻型的肺动脉瓣膜狭窄很相类似,因此鉴别诊断较困难。右心导管检查未能发现右心室与肺动脉间收缩期压力阶差或其他压力异常,同时又无分流的存在,而X线示肺动脉总干凸出,则对诊断本病有利。

(4)法洛四联症:重度肺动脉狭窄伴有房间隔缺损,而有右至左分流的患者(即法洛三联症),需与法洛四联症相鉴别。法洛四联症的患者出生时即有发绀而三联症则在收缩期杂音多甚响,四联症患者X线示肺动脉总干不凸出等有助于鉴别。右心导管检查和选择性右心造影可以明确诊断。

5.处理 本病的主要治疗方法是施行手术切开狭窄的瓣膜,切除漏斗的肥厚部分,切开瓣环或狭窄段补以心包或涤纶片。手术年龄以在儿童期施行为佳,症状显著,发生右心衰竭者,则在婴儿期即应施行手术。手术的指征为:①患者有明显症状;②心电图或X线显示右心室肥大;③静息时右心室与肺动脉间的收缩压差在5.33kPa以上。手术的方法有两大类,一类是经右心室用器械进行盲目切开或切除的方法,另一类是在低温麻醉或体外循环的条件下直视切开或切除的方法。盲目手术的疗效较难保证,直视手术疗效较好。

近年来有采用带球囊心导管扩张肺动脉瓣膜狭窄的方法。本法可免除开胸手术,虽然长期疗效尚待确定,近期效果显示是很有前途的方法。

对于不施行手术治疗的患者,应密切注意预防发生感染性心内膜炎和心力衰竭的发生。

三、先天性心脏病对孕妇及胎儿的影响

妊娠合并心脏病是孕产妇死亡的最重要原因,因妊娠期、临产后及分娩时心脏的负担加重,妊娠时由于胎儿的发育,子宫、胎盘逐渐长大,母体对氧的需求和血液供应量也大大增加,因而血浆容量增加可达40%~50%,红细胞增加为15%~20%,相比之下,红细胞计数、血细胞比容及血红蛋白含量均有下降,形成稀释性贫血。其中由于孕激素、肾素、醛固酮、催乳素的作用,使液体量增加6~8.5L,钠增加约500~900mmol。妊娠晚期及分娩时,由于增大的子宫压迫下腔静脉,使静脉回心血量减少,可发生头昏、晕厥、称之为仰卧位低血压综合征。分娩时,每一次宫缩可增加心排血量约20%(200~500ml自子宫排出),收缩压升高,左心室负荷增加10%。分娩方式的不同,失血量亦各异,剖宫产或其他方式的手术产,失血量往往超过阴道自然分娩。产后子宫收缩,胎盘排出,原循环在这些组织中的血液进入体循环中,使血浆容量及心排血量增加20%~30%。妊娠期所出现的这些变化,均可加重心脏负担,使心脏病情恶化。

妊娠期这个较长的过程(40周)对正常妇女已是一个较重的负担,对于患有先天性心脏病的妇女则负担更重,危险更大。先天性心脏病患者多数在儿童期被发现并经过治疗。无青紫的先天性心脏病,无论是否进行手术治疗,均可较好地承受妊娠,有青紫的先天性心脏病合并妊娠时,母儿均极危险,死亡率较高。很多先天性心脏病患者,平时健康状况很好,没有症状,妊娠时由于心脏负担加重,给孕妇带来一定的危险。妊娠合并先天性心脏血管病,是产科一个重要的合并症,孕产妇的死亡率可高达1%～4%,胎儿的死亡率更高。

孕妇能否妊娠直达足月,受着多种因素的影响:①心脏代偿功能:心脏代偿功能Ⅰ～Ⅱ级者,在妊娠、分娩及产褥期发生心力衰竭者很少。心脏代偿功能Ⅲ级者其心力衰竭率就有显著提高,可达47%,而Ⅰ级者发生率为7%,Ⅱ级者发生率为17%;②孕妇年龄:一般先天性心脏病的病变是进行性的,其代偿功能则随年龄的增长而逐渐减退,年龄超过35岁者,对妊娠期变化耐受性降低,预后较差;③过去曾有过心力衰竭史者,妊娠期再次发生心力衰竭的可能性增加;④妊娠后孕妇的生活环境与休养条件、社会因素与家庭因素对孕妇影响很大,对有先天性心脏血管病的孕妇则更为重要。任何一个因素处理不当,都会使孕妇的心功能负担加重而危及孕妇及胎儿的健康。

先天性心脏病孕妇的胎儿较正常孕妇的胎儿发育差。妊娠会加重孕妇的心脏功能负担,从而导致心力衰竭的发生,孕妇发生心力衰竭可使胎儿宫内缺氧或胎盘供血不足,而引起流产、早产或胎儿宫内死亡等,若勉强继续妊娠,则胎儿发育不良,往往是低智能儿,甚至是畸形。

四、妊娠并先天性心脏病的处理

对患有先天性心脏病的生育年龄的妇女,最好在未妊娠时先明确其心脏病的病因、病理改变以及心脏代偿功能的分级。如房间隔缺损小于$1cm^2$,室间隔缺损面积小于$1cm^2$,动脉导管未闭者口径小、肺动脉压正常,肺动脉口狭窄属于轻度,可以耐受妊娠与分娩;而房间隔缺损大于$2cm^2$者,需经手术矫治后方可妊娠。Ⅰ级、Ⅱ级心功能及无并发症的一般可以妊娠。对心脏功能Ⅲ～Ⅳ级的伴有发绀的先天性心脏病患者,不宜妊娠。先天性心脏病伴有心房颤动,或过去妊娠时有心力衰竭史,或合并有较严重的内科疾病,如肾炎、肺功能不全等,均不宜妊娠。凡是有不宜妊娠因素者,均应动员其做人工流产。如已有心力衰竭者,则必须于心力衰竭控制后再做人工流产。

先天性心脏病患者,如已妊娠,则应及时请心脏科医生会诊,如果决定可以妊娠,其处理原则主要是在各期中预防和治疗心力衰竭。

(一)妊娠期的处理

1.确定心脏病的诊断,评估其功能状态。

2.建立定期检查与随诊制度,与心脏科医生和护理或照顾患者的人员密切联系,以便能较好地对孕妇进行监护。

3.保证有规律、恰当的休息,避免过度用力和情绪波动。

4.合理膳食,有足够的营养又不能使患者的体重增加过多,适当限制钠盐的摄入,给予足够的铁剂。

5.及时治疗妊娠期间发生的感染、贫血、发热等疾病。

6.治疗阵发性心律失常,防止其再发生。

7.选用洋地黄、利尿剂及卧床休息,积极治疗心力衰竭,注意心血管药物对胎儿的影响:①洋地黄用于心力衰竭、心房颤动、心房扑动、阵发性室上性心动过速,对胎儿无害;②奎尼丁用于室上性及室性心律失常,对胎儿无害,但可能发生早产;③利尿剂在妊娠20周以后不能长期应用,因为可导致高血钙、血尿酸过多、高血糖、低血钾、低血钠、低血压及碱中毒等,对胎儿影响较少,偶尔可因血压降低而致胎儿窘迫。新生儿可发生低血糖及高铁胆红素性黄疸;④肾上腺素受体拮抗药,妊娠期如有指征可以使用,但可能导致胎儿宫内发育迟缓(IUGR)、心动过缓;⑤香豆素衍生物,妊娠期禁用,可导致胎儿畸形;⑥肝素对母亲可引起出血,因不通过胎盘,故对胎儿无致畸作用;⑦普鲁卡因胺,可用于室性心律失常,对胎儿无影响;⑧提早两周住院,做好分娩前的准备。

(二)分娩期的处理

1.根据患者功能状态,必要时在临产及分娩过程中进行心脏监护,监护母亲和胎儿的情况,胎儿出生后仍须继续监护。

2.产程开始时,应及时给予氧气吸入,同时给予抗生素预防感染,如无产褥感染,产后一周停药。

3.产程中适当使用异丙嗪、哌替啶等镇静剂,使产妇保持安静。

4.产程出现心力衰竭症状时,立即静脉注射毛花苷C或毒毛旋花子苷K。

5.宫颈口开全后,防止产妇用力屏气,应施行会阴侧切,必要时行胎头吸引术、产钳术、臀牵引术等助产,及早结束分娩。死胎可用穿颅术。

6.胎儿娩出后,产妇腹部放置砂袋加压,以防止腹压突然降低而发生心力衰竭。

7.如产程进展较慢,产妇过度劳累,应在心功能未恶化前,以剖宫产结束分娩。在急性心力衰竭时,首先应控制心衰,再行手术。手术过程中应加强监护。

(三)产后及产褥期处理

1.密切观察体温、心率、呼吸、血压等变化,因在产后一周内,尤其24小时内,由于回心血量骤然增加,往往容易发生心力衰竭,因此对患有心脏病的产妇延长产后监护是很必要的。

2.产后如子宫收缩无力,应按摩子宫底刺激子宫收缩,必要时注射对心脏病无害的子宫收缩剂如缩宫素,但禁用麦角类药物。如产后出血超过300ml,可以输血,但需注意输血速度。

3.产后积极预防产褥感染及尿路感染,因产后子宫内胎盘剥离后的巨大创面或产道的创伤,常为亚急性感染性心内膜炎的感染源。

4.产前、产时曾有过心力衰竭的产妇,产后仍继续用强心药。

5.心功能Ⅲ级以上者,不宜哺育婴儿。

(四)妊娠合并心脏手术问题

原则上心脏手术应在非妊娠时实施。在孕期中估计能度过妊娠与分娩者,尽量不作心脏手术。但若心功能Ⅲ~Ⅳ级在妊娠早期已发生肺水肿,孕妇又不愿做人工流产,而手术操作不复杂、麻醉要求不高者,则可考虑手术,手术宜在妊娠12周以前进行。但对手术比较复杂、需低温麻醉或体外循环条件下进行的心脏直视手术,不宜在妊娠期进行。

(汪　玲)

第二节　妊娠合并风湿性心脏病

风湿性心脏病是妊娠合并心脏病中最常见的一种,但近年来随着风湿热得到积极和彻底的治疗,风湿性心脏病其发生率的绝对数减少,妊娠合并风湿性心脏病者亦明显减少。据上海市10所医院的资料,1981~1995年共住院分娩397065例,其中合并心脏病2680例,先天性心脏病孕妇1333例(49.7%);风湿性心脏病孕妇759例(28.32%)。将15年的资料按顺序每5年为一期,分为三期,三个时期风湿性心脏病与先天性心脏病的比例分别为1:1.27,1:2.37及1:2.81,说明风湿性心脏病孕妇占妊娠合并心脏病的比例已较60年代及70年代的资料有明显下降,且近15年来也逐渐下降,但仍居第二位,说明风湿性心脏病仍为妊娠合并心脏病最常见的种类之一。风湿性心脏病我国以东北和华北地区较高,华东、华中和西南、西北等地次之,华南较少。发作季节以寒冬、早春居多,寒冷和潮湿是本病的主要诱发因素。风湿热是风湿性心脏病的基础。慢性风湿性心脏病以 20～40 岁最常见。女性稍多于男性,妊娠是诱发风湿性心脏病活动及并发症的重要因素之一。

一、病因与发病机制

风湿性心脏病是指风湿热后所遗留下来的心脏病变,以心脏瓣膜病变最为显著,故亦称风湿性心瓣膜病或简称风心病。自 20 世纪 60 年代以来,认为风湿热和风心病的发病与 A 组溶血性链球菌有关。临床流行病学及免疫学方面的一些间接证据支持风湿热的流行病学调查,发现发病季节及分布地区常与链球菌感染有关,与某些疾病如扁桃体炎、猩红热的流行有关,特别是地理环境、居住拥挤、潮湿、经济因素和年龄都直接影响发病。虽然风湿热与 A 组溶血性链球菌感染有密切关系,但并非链球菌的直接感染引起。因为风湿热的发病,并不在链球菌感染的当时,而是在感染后 2～3 周起病。在风湿热病人的血培养和心脏组织中从未找到溶血性链球菌,而在链球菌感染后,也仅 1%～3% 的病人发生风湿热,但曾患过风湿热者,再次链球菌感染后引起复发者可高达 5%～50% 之多。

目前认为风湿热与链球菌的关系是一种变态反应或过敏反应。近年来发现 A 组溶血性链球菌细胞壁上含有一层蛋白质,由 M、T 及 R 三种蛋白组成,其中以 M 蛋白最重要,既能阻碍吞噬作用,又是细胞分型的基础,亦称"交叉反应抗原"。此外,在链球菌细胞壁的多糖成分内,亦具有一种特异抗原,称为"C 物质"。人体经链球菌感染后,有些人可产生相应抗体,不仅作用于链球菌本身,还可作用于心瓣膜,从而引起瓣膜病变。此外从细胞免疫研究,提示急性风湿热的免疫调节缺陷确实存在,其特征为 B 细胞和辅助 T 细胞数的增高,而抑制 T 细胞数相对降低,导致体液免疫和细胞免疫反应的增强,慢性风湿性心脏病虽无风湿活动,但持续存在 B 细胞数增高,提示免疫炎症过程仍在进行,心脏损害加重。

链球菌感染后是否发生风湿热还与人体的反应性有关。这种反应性的高低一方面与抗原产生的抗体的量多少呈平行关系,另一方面与神经系统功能状态的变化有关,也考虑到遗传与本病可能有关。

目前也注意到病毒感染与风湿热的关系。在风湿性心瓣膜病变中,活体检查时也有发现病毒抗原者。因而提出病毒感染在发病中的可能性。但从大量人群防治中显示青霉素确实对预防风湿热复发有显著疗效,这一点很难以用病毒学解释。

风湿热的炎症病变累及全身结缔组织的胶原纤维,早期以关节和心脏受累为最常见,而后以心脏损害为最主要。在心脏的病变有渗出性和增殖性两种,在心肌和心瓣膜主要是增殖性病变,心瓣膜的增殖性病变及粘连导致慢性风湿性心脏瓣膜病。

二、病理特点

正常成人的二尖瓣口可达 4～6cm²,休息状态每分钟有 5L 血液流经瓣口以供人体正常生理功能需要。同时正常的心脏还有代偿功能,如增加心排血量及提高心率以适应激烈运动、情绪波动、妊娠等更大血流量的需要。

风湿性心脏病反复发作后,瓣膜相互粘连、增厚、变硬,使瓣膜不能完全开放,以致瓣膜孔口径缩小,阻碍血流前进,称为瓣膜狭窄。若瓣膜增厚、缩短、畸形或同时有乳头肌、腱索的缩短,使瓣膜不能完全闭合,导致部分血液回流,则称为瓣膜关闭不全。临床上狭窄和关闭不全多同时存在,但常以一种为主。不论狭窄或关闭不全,均可造成血流动力学的改变。二尖瓣狭窄使从左心房进入左心室的回血受到机械性梗阻,左心房压力首先升高。随着左心房压力的升高,左心房发生扩张,肺静脉和肺毛细血管内的压力也同时升高,造成慢性肺脏淤血。当肺静脉压持续升高,肺小动脉可逐渐狭窄硬化,造成肺动脉高压,从而引起右心负荷增加,逐渐发展到右心衰竭阶段。关闭不全可增加左心房与左心室的负荷,促进左心房、左心室的衰竭,故二尖瓣狭窄或关闭不全的病人可由左心衰竭发展到右心衰竭以致全心衰竭。

因风湿性心脏病而引起的单纯主动脉瓣狭窄很少见。主动脉瓣狭窄引起射血阻力,在左心室和体循环动脉流出道之间出现收缩压梯度。随着出现左心室肥大,严重时末期舒张压升高,射血分数下降,心排血量减少,特征性的临床表现为胸痛、晕厥、心力衰竭和因心律失常所致的猝死。主动脉瓣关闭不全的主要病理生理是血液反流,主动脉瓣反流是指舒张期的血流从主动脉进入左心室。一般情况下,在妊娠期主动脉瓣关闭不全是可以耐受的。

风湿性心脏病孕妇妊娠期 3 个易发生心衰的时期:①妊娠 32～34 周:因血容量此时增加达到高峰,心率增快 10～15 次/分,每搏输出量增至 80ml,心脏负担明显增加。②分娩期:第一产程时,每次宫缩有 500ml 血液被挤入体循环。第二产程时,子宫收缩,另外有腹肌、膈肌收缩,使外周循环阻力增大;产妇屏气用力使肺循环压力增高;腹压增加,使内脏血液涌向心脏。所以此期心脏负担最重。第三产程后,子宫缩复、胎盘循环停止,体循环血量骤增,回心血量增加。同时,子宫缩小,腹压降低,内脏血管扩张,大量血液流向内脏,回心血量又严重减少。这两种血流动力学的急剧紊乱,使已患有风心病的心脏负担增加,引起心衰。③产后 1～2 天内:子宫收缩,产妇体内组织中潴留的大量液体回到体循环,使血容量再度增加,也易引起心衰。

慢性风心病中瓣膜受损率为二尖瓣 100％,主动脉瓣 48.5％,三尖瓣 12.2％,肺动脉瓣 6.5％,二尖瓣最易被侵犯,从初次感染到形成狭窄,约需 2 年时间。按照病变程度,可分为:

1.隔膜型　轻者仅在瓣膜交界处有粘连,使瓣膜孔缩小,瓣膜无增厚,活动尚好;重者除粘连使瓣膜口缩小外,瓣膜本身增厚,其活动可受到一定限制(妊娠危险性的大小与二尖瓣狭窄的程度成正比,故对狭窄重者尤为注意)。

2.漏斗型　瓣膜明显增厚和纤维化,腱索、乳头肌显著粘连和缩短,整个瓣膜呈漏斗状,瓣膜活动受到明显限制。查体有不同程度关闭不全。主动脉半月瓣交界处的粘连、融合使瓣膜孔开放受限,引起狭窄。主动脉半月瓣炎症后的缩短和变形,产生关闭不全。

三、妊娠合并风心病对母体及胎儿的影响

1.对孕产妇的影响　妊娠合并心脏病是产科的一种严重合并症,在孕产妇死亡中占第二位(1986 年资料)或第三位(1994 年资料),在非直接产科死亡中占第一位。而其中风湿性心脏病合并妊娠预后最差。

妊娠合并风心病的孕妇最易发生的并发症是心力衰竭,主要是左心衰,在二尖瓣狭窄孕妇中更易出现,是孕产妇死亡的主要原因。二尖瓣狭窄越严重,血流动力学改变越明显,妊娠的危险性越大。孕期发生肺水肿和心力衰竭的几率增高,导致早产发生率和围生儿发病率也升高。有报道表明风湿性心脏病二尖瓣狭窄心功能Ⅰ～Ⅱ级者孕产妇死亡率为 0.4％,心功能Ⅲ～Ⅳ级者孕产妇死亡率高达 6.8％。妊娠合并风心病还可发生感染性心内膜炎以及心源性猝死、风湿活动、肾衰竭及产后血液循环障碍等并发症,而这些并发症均可使孕妇病情加重或死亡。

2.对胎儿的影响　随着妊娠月份的增加,胎儿需氧量增加,胎盘血供、氧供亦增加。非孕期母体心排血量约为 5L/min,子宫血流为心排血量的 2％。而妊娠晚期母体心排血量为 7.1L/min,子宫及胎盘血流为

心排血量的 $10\%\sim17\%$。风心病致心排血量不足或发绀,母血氧浓度低时,胎儿缺氧,引起胎儿宫内窒息,宫内发育迟缓甚至胎死宫内,早产、流产、小于胎龄儿及新生儿窒息发生率及围生儿死亡率亦高。

四、临床表现

(一)二尖瓣狭窄

1.症状　妊娠早期可无症状或只有轻微的心慌、胸闷。随着妊娠月份的增长,自孕 6 周后由于血容量开始增加,心率增快,心排血量增加,加重了心脏负担,可渐出现心慌、呼吸困难、咳嗽。随着血容量的不断增加,症状渐加重,可出现夜间睡眠时或活动时明显干咳,并发支气管炎或肺部感染时,常咳出黏液痰或脓痰,并可发热,有的孕妇可出现痰中带血丝,甚至大量咯血,这是由于肺静脉与气管静脉间侧支循环破裂所致。二尖瓣狭窄阻碍了血液从左心房到左心室,尤其是妊娠中晚期血容量的增加及血流动力学的改变,以及分娩、产后心率增加,子宫收缩复位和胎盘分流关闭,使回心血量骤减,引起肺循环血量突然增多,而左心排血量低于右心,造成左心房压力骤增,从而使肺静脉及肺部毛细血管压力增高,超过血浆渗透压,使大量血清渗出至肺泡及间质,造成急性肺水肿,病人出现明显呼吸困难、发绀、咳粉红色泡沫痰及濒死感等,有的可发生猝死。妊娠危险性的大小与二尖瓣狭窄的程度成正比。另外,二尖瓣狭窄阻碍了血液从左心房到左心室,引起肺动脉高压,使肺动脉痉挛,甚至硬化,导致右心室肥大和扩张,出现体循环静脉淤血,肝脾增大与压痛,下肢水肿和腹水等症状和体征。妊娠合并风心病还可引起心律失常,如心房颤动、心房扑动等,若心房内血栓脱落,可引起栓塞症状。

2.体征　病人两颧多呈紫红色,即所谓"二尖瓣面容",口唇轻度发绀,胸骨左缘处收缩期可见抬举性冲动。叩诊心浊音界在胸骨左缘第三肋间向左扩大,妊娠中、晚期心界向左扩大较一般风心病人更明显,这是由于子宫增大,膈肌上升使心脏向左上移位所致,并非单纯肺总动脉和右心室增大的结果。第一心音亢进呈拍击样,心尖区可听到局限、低调、隆隆样的舒张中晚期杂音。杂音呈递增型,在左侧卧位或略进行体力劳动后左侧卧位时最明显,可伴有舒张期震颤。这种杂音由于妊娠血容量的增加,较一般二尖瓣狭窄病人的杂音增强,应注意正确判断病变的程度。约有 $80\%\sim85\%$ 的病人在胸骨左缘第三、四肋间或心尖区的内上方可听到一个紧跟第二心音后、高调、短促而响亮的二尖瓣开放拍击音。拍击样第一心音和二尖瓣开放拍击音均提示瓣膜病变程度不严重,仍有弹性和活动力,有助于隔膜型二尖瓣的诊断。漏斗型的二尖瓣口僵硬,瓣膜失去弹性,故心尖区第一心音减弱,无开放拍击音,且常伴有关闭不全的收缩期杂音。肺动脉瓣区可听到第二心音亢进,并伴有轻度分裂。在高度肺动脉高压病人,在胸骨左缘第二、三肋间,紧接第一心音后,可听到一个收缩期喷射音(收缩早期喀喇音)。呼气时最响,吸气时减轻或消失。在明显肺动脉高压和右心室扩大的患者,可出现相对肺动脉瓣关闭不全及相对性二尖瓣关闭不全的相应体征。

3.X线检查　轻度狭窄的病人可示正常心影,或仅于钡餐透视时见左心房轻度压迫食管;病变较重时,可见左心房明显增大,食管后移。在后前位片心影右缘常见双重阴影。肺动脉总干突出,肺动脉分支增宽,肺门阴影加深,右心室增大。主动脉弓缩小。妊娠晚期可见心脏呈横位。

4.心电图检查　典型改变为 P 波增宽且有切迹,或在右胸导联出现增大的双向 P 波,表示左心房肥大,电轴右偏,但在妊娠后期可因心脏向左上移位,致电轴右偏不明显。可有右心室肥大的表现。部分病人可有房性心律失常。

5.超声心动图检查　M 型超声见舒张期充盈速度下降,射血分数(EF)斜率下降,双峰形不明显,呈所谓"城垛样"改变。二尖瓣瓣叶增厚;左心房及右心室增大。二维超声心动图中二尖瓣前叶舒张期穹状改变也较特异。多普勒超声显示缓慢而渐减的血流通过二尖瓣。

6.右心导管检查　主要表现为右心室、肺动脉和"毛细血管"压力增高,后者压力曲线 a 波显著,肺循环阻力增大,心排血量指数降低。

(二)二尖瓣关闭不全

在左心室收缩时,除有大部分血液进入主动脉外,还有部分血液反流到左心房,以致左心室排血量降低;而左心室舒张时,由左心房流入左心室的血量却较正常增多,导致左心房和左心室肥大和扩大,最后引起左心室衰竭。左心室衰竭使左心室舒张末期压力增高,因而产生肺淤血和肺动脉高压,最后亦可引起右心室肥大和衰竭。

1.症状　单纯二尖瓣关闭不全一般能较好地适应妊娠、分娩和产褥期心脏负荷的增加,但妊娠后期可有心悸、乏力等。病情较重者,可出现左心功能不全,或因肺充血而产生劳累后呼吸困难。但出现急性肺水肿、咯血或动脉栓塞的机会远较二尖瓣狭窄者少,后期也可能出现右心功能不全。

2.体征　脉搏较细小。心尖搏动可向左下移位,心尖区可见并触及有力的局限性抬举性冲动,心浊音界向左下扩大,表示左心室肥厚扩大。但妊娠后期可因膈肌上升、心脏转位致心尖搏动及心浊音界向左移位及扩大更明显,而向下不显著。心尖区可听到一响亮的性质粗糙、音调高、时限较长的全收缩期吹风样杂音,常向左腋或背部传导。吸气时减弱,呼气时可稍增强,可伴有震颤。杂音常掩盖第一心音或紧跟第一心音后发生。肺动脉瓣区第二心音分裂,心尖区常闻及第三心音。

3.X 线检查　左心室扩大,肺动脉段突出。右前斜位吞钡检查可见食管因左心房扩张而向后、向右移位。选择性左心室造影可见二尖瓣反流。

4.心电图检查　主要为左心室肥厚、劳损的改变。

5.超声心动图检查　舒张期二尖瓣前叶 EF 斜率增大,瓣叶活动幅度增大,左心房增大,由于左心室反流的血液冲击左心房壁,形成左心房后壁深达 4mm 以上的 C 形凹,左心室扩大,室间隔活动过度。

6.右心导管检查　肺动脉、右心室和肺毛细血管的压力及肺循环阻力可有不同程度地增高;毛细血管压力曲线 V 波显著,而心排血量降低。

(三)主动脉瓣狭窄

单纯主动脉瓣狭窄较少见。主动脉瓣狭窄常使左心室血液排出受到阻碍,排血量降低,左心室代偿性肥大。主动脉口狭窄严重者,可因进入冠状动脉的血流量减少和心肌肥大,造成冠状动脉血流量的相对不足,产生心绞痛。

1.症状　轻型者常无症状,孕妇常能安全度过妊娠、分娩及产褥期,狭窄程度加重时,最早的症状是疲乏感,活动后呼吸困难,典型的表现主要是眩晕或晕厥、心绞痛和左心衰竭。部分病人可发生猝死。本病孕妇死亡率达 17%。胎儿死亡率高达 32%。

2.体征　在胸骨右缘第二肋间可听到响亮、粗糙的收缩期喷射性杂音,向颈部传导,多伴有收缩期震颤。主动脉瓣区第二心音减弱,有第二心音逆分裂。在心功能不全时,有时可听到第四心音。严重主动脉瓣狭窄时,收缩压降低,脉压变小,脉搏呈迟滞脉。

3.X 线检查　左心室扩大,升主动脉常有狭窄部后的扩张。偶见主动脉瓣钙化影。

4.心电图检查　主要是左心室肥厚、劳损的改变。

5.超声心动图检查　主动脉瓣叶增厚,开放受限,主动脉根部舒张减小,收缩幅度减低,常呈多层回波。左心室后壁和室间隔肥厚。二维超声示主动脉瓣于收缩期呈向心性穹状运动。

(四)主动脉瓣关闭不全

主动脉瓣关闭不全时,在舒张期左心室既要接受从左心房流入的血流,还要接受由主动脉反流回来的血流,故左心室收缩期搏出量较正常者为多,产生左心室肥厚及扩大。但由于妊娠期间心率加快,缩短了舒张期的时间,虽然血容量增加,由于主动脉回流至左心室的血量较一般人相对减少,在一般情况下,孕妇可以耐受妊娠时的血流动力学变化。但重型主动脉瓣关闭不全孕妇,同样可发生左心衰,甚至右心衰,且更易合并细菌性心内膜炎。主动脉瓣反流大者,可引起冠状动脉循环障碍,引起心绞痛。

1.症状　早期常无症状,或仅有心悸和头部波动感、心前区不适。晚期可产生左心衰竭和肺淤血症状,如气急或呼吸困难;少数可有心绞痛或昏厥。有的可出现心内膜炎表现,个别最后发生右心衰竭表现。

2.体征　颈动脉搏动明显。心尖搏动增强,呈抬举性,向左下移位,妊娠后期可见仅向左移位。心浊音界向下扩大,妊娠后期可仅向左扩大。胸骨左缘第三、第四肋间可听到音调高、响度递减的舒张早期吹风样杂音,取前倾坐位,在深呼气后暂停呼吸时容易听到或更清晰,常传到心尖区,主动脉瓣区第二心音减弱或消失。少数患者心尖区可听到舒张期隆隆样杂音,称为 Austin Flint 杂音,是由于从主动脉反流到左心室的血液冲击二尖瓣主瓣,使它在舒张期不能很好开放所致。显著的主动脉瓣关闭不全,可出现下述周围血管征:收缩压增高,舒张压降低,脉压增宽;毛细血管搏动;股动脉"枪击音";如将听诊器的胸件略加压力,可听到动脉收缩期杂音,再加压则出现来回性杂音(Duroziez 杂音)。

3.X 线检查　示不同程度的左心室扩大,心影呈靴形,主动脉弓突出并有明显搏动。

4.心电图检查　电轴左偏,有左心室肥厚及劳损改变。

5.超声心动图检查　主动脉瓣开放及关闭速度增加,主动脉瓣舒张期双波相距大于 1mm。舒张期二尖瓣前叶有细颤波。甚至同时可见左心室面的细颤波、二尖瓣早期关闭现象。多普勒超声可示舒张期主动脉血流增加,主动脉根部活动度增大。

6.逆行性主动脉造影　见造影剂反流入左心室,根据反流的程度,可初步估计关闭不全的程度。

(五)联合瓣膜病变

风湿性心瓣膜病以二尖瓣狭窄为最常见,但临床上往往遇到多瓣膜的病变。其临床表现为各瓣膜病变所引起的综合症状和体征,但可发生变化。在二尖瓣狭窄合并主动脉瓣关闭不全时,二尖瓣狭窄的舒张期杂音可不明显,而主动脉瓣关闭不全的杂音和周围血管体征可因同时存在的重度二尖瓣狭窄而有所减轻,此时应注意短促的心尖区收缩期抬举性冲动和二尖瓣开放拍击声。在二尖瓣和主动脉瓣同时狭窄时,可因心排血量的降低,两者的杂音均减轻。因此,体检时必须细致而全面。联合瓣膜病变对心功能的影响一般较单一瓣膜病变为重。

五、诊断与鉴别诊断

(一)诊断

风湿性心脏病根据风湿热病史及心脏体征,一般诊断不难。但临床上约有 1/3 以上患者无明确的风湿热病史,此时主要依据心脏杂音和其他体征以及超声心动图、心电图和 X 线检查等辅助检查来确定诊断。但在妊娠早期禁用 X 线检查,妊娠中、晚期也应尽量少用,以尽量减少 X 线对胎儿的影响。

由于心脏杂音可以来自心脏功能性改变和其他原因,而且妊娠本身由于心搏加强,血流加速,也可出现杂音。如肺动脉瓣区可听到吹风样收缩期杂音。心尖区也可有收缩期吹风样杂音,多数在收缩早、中期而较短,Ⅰ～Ⅲ级。有时在肺动脉瓣区可听到吹风样舒张期杂音,此是由于妊娠期肺动脉的生理性扩张所引起,产后即消失。因此在临床诊断时,必须正确识别杂音的性质,以防相互混淆。在对疾病做出诊断的同时,应用前述心脏病代偿功能的分级标准对妊娠合并风心病孕妇作出正确的描述和评价,并能对早期心力衰竭给予及早发现,对风心病患者妊娠耐受力作出正确的估计,以便指导妊娠和处理。

（二）妊娠期早期心力衰竭的诊断

妊娠合并心脏病的孕妇，若出现下述症状及体征，应考虑为早期心力衰竭。

1.轻微活动后即出现胸闷、心悸、气短。

2.休息时心率超过 110 次/分，呼吸每分钟超过 20 次。

3.夜间常有胸闷而需坐起呼吸，或需到窗口呼吸新鲜空气。肺底部出现少量持续性湿啰音，咳嗽后不消失。

（三）鉴别诊断

1.器质性二尖瓣狭窄：主要由风湿性心脏病引起，但临床上也遇到心尖区出现舒张期杂音。需与本病鉴别的有下列几种情况：

(1)先天性二尖瓣狭窄：瓣膜呈降落伞样畸形，可以出现类似风湿性二尖瓣狭窄的症状和体征，但其出现都在幼儿时期。

(2)"功能性"二尖瓣狭窄：见于各种原因引起的左心室扩大，二尖瓣口血流量增大，或二尖瓣在心室舒张期受主动脉反流血液的冲击等情况。如动脉导管未闭和室间隔缺损等有大量左至右分流的先天性心脏病、二尖瓣关闭不全、主动脉瓣关闭不全等，这类"功能性"杂音历时一般较短，较少伴二尖瓣开放拍击音，且同时合并其他相应体征。

(3)左心房黏液瘤：为心脏原发性肿瘤中最常见者，临床上其症状和体征的出现往往呈间歇性，随体位而变更；听诊可发现肿瘤扑落音；很容易有反复的周围栓塞现象。超声心动图显示左心房内有云雾状光点，可作出正确的诊断。

2.风心病二尖瓣关闭不全的收缩期杂音需与下列情况鉴别：正常妊娠、高热、贫血、甲状腺功能亢进（甲亢）等，也可在心尖区听到Ⅰ～Ⅱ级收缩期吹风样杂音，有时杂音可达Ⅲ级，但其仅占收缩期一部分，不掩盖第一心音，性质柔和，多不向左腋下传导，均有其原发病的表现，且杂音在原发病消除或产后即消失，故不难鉴别。

(1)二尖瓣乳头肌功能失调：多见于中年以上病人，突然出现心前区收缩期杂音。最常见于高血压和冠心病病人，特别是急性心肌梗死时。二尖瓣乳头肌功能失调为暂时性，引起的收缩期杂音由于程度不同，可以是全收缩期、收缩中期或晚期杂音。其特点是：响度多为Ⅱ～Ⅲ级，随乳头肌供血和功能的改善，杂音的性质和响度亦有改变。若乳头肌有梗死、纤维化或萎缩，则可致持久性二尖瓣关闭不全，多伴有心功能不全。第一孔未闭型的房间隔缺损病人，由于心内膜垫发育不全而使房室瓣发生畸形，二尖瓣主瓣发生裂口所致，但其多在幼儿年期就被发现。

(2)二尖瓣脱垂综合征：心尖区可出现收缩中、晚期喀喇音，伴有收缩期递增型杂音。超声心动图检查有二尖瓣脱垂的改变，心电图有 ST-T 改变及 Q-T 间期延长等。本病病因多为特发性（称 Barlow 综合征），亦可发生于心肌病、冠心病等其他心血管疾病中。

3.风湿性主动脉瓣关闭不全需与下列情况相鉴别：

(1)梅毒性主动脉瓣关闭不全：发病年龄一般在 40 岁以上，梅毒血清反应如华氏和康氏反应、荧光法和密螺旋体抗体吸附试验或密螺旋体活动抑制试验呈阳性；杂音往往在胸骨右缘第二肋间最响，呈收缩期和舒张期来往性杂音，而风湿性者往往伴二尖瓣病变体征。梅毒性主动脉瓣关闭不全者 X 线检查升主动脉明显增大，并偶见不规则钙化斑点。

(2)高血压动脉粥样硬化性主动脉瓣关闭不全：多见于 60 岁以上患者，除杂音外，主动脉瓣区第二心音亢进。X 线检查示主动脉延长增宽，且可见钙化阴影。

(3)二叶式主动脉瓣：由于先天性发育异常，使主动脉瓣形成二叶畸形，瓣叶遭受血流动力的损伤，容易产生关闭不全并发症。此畸形往往合并有主动脉缩窄、大血管错位等先天性心血管畸形。

（4）其他：先天性主动脉瓣关闭不全、夹层动脉瘤、感染性心内膜炎以及外伤性主动脉瓣破裂，均可引起类似风湿性主动脉瓣关闭不全的体征，应结合病史作鉴别诊断。

4.主动脉瓣狭窄需与下列情况相鉴别：

（1）特发性肥厚性主动脉瓣下狭窄：其杂音位于胸骨左缘第三、四肋间，不向颈部传导，杂音多出现于收缩早期或晚期，并不占全收缩期。超声心动图示室间隔增厚，左心室壁厚度正常或稍厚，收缩速度和幅度降低。左心室腔变小，左心室变窄。心血管造影示左心室壁有不规则的肥厚。

（2）主动脉瓣上狭窄：多由于主动脉窦上缘的纤维组织嵴先天性异常所致。其喷射性收缩期杂音在胸骨上窝较响，主动脉瓣区第二心音正常，临床上多合并智力和身体发育迟滞，且伴特殊面容；或合并其他异常，如脊柱后凸侧弯，马方综合征等。

六、处理

风心病妇女一经受孕或妊娠后发现患风心病，应根据病情在妊娠、分娩、产褥期不同阶段给以适当的处理。处理的恰当与否对孕妇和胎儿的影响极大。内科和产科医生须密切配合。

（一）妊娠时机

无论是手术还是未手术的风湿性心脏病病人，均以心功能为衡量其能否妊娠的指标，心功能Ⅰ～Ⅱ级可以安全度过孕产期。接受瓣膜扩张、瓣膜成形术者，因不需抗凝治疗，所以只要手术后心功能恢复良好即可以妊娠。瓣膜置换术后患者面临长期抗凝治疗，且替换瓣膜耐久性有限，10年后再次手术率达20%～30%。使用生物瓣膜者换瓣术后最好经过2年，使用机械瓣膜者最好经过2年以上才可以妊娠。

（二）妊娠期

1.加强产前检查　在产前检查中，必须严密观察心功能及各种症状，并对风湿性心脏病的严重程度有一个确切的估计，对患者妊娠耐受能力作出正确的评估，以决定其是否继续妊娠。产前检查有助于早期发现和及时处理心力衰竭。对心功能Ⅱ级以下的孕妇，妊娠早期至少每两周由内科和产科医生检查一次。如发现有心力衰竭的先兆症状，即应住院治疗。妊娠五个月后应每周检查一次。应该注意按症状而定的心功能分级不一定十分可靠，如较重的二尖瓣狭窄平时症状可以很少，但在妊娠或分娩时可突然出现急性肺水肿。因此，应更多地依靠体征、超声心动图、X线、心电图等检查结果，并与症状综合分析判断。

2.防治心力衰竭　对心功能Ⅰ级、Ⅱ级者要尽量减少妊娠带来的增加心脏负荷的因素：①适当休息与活动，减少氧耗，避免较重的体力劳动，防止情绪过度激动。②保证足够的睡眠，每日睡眠10～12小时，避免仰卧，取左侧卧位。③妊娠4个月起要限制钠盐入量，每日不超过4～5g，以减少水钠潴留。④控制体重增长，每周不超过0.5kg，整个孕期不超过10～12kg，宜进高蛋白低脂肪富含维生素的食物。⑤及早纠正妨碍心功能的因素，如贫血、感染、维生素缺乏等。贫血者给硫酸亚铁每次0.3g，每日3次。⑥及时防治各种感染，尤其是上呼吸道感染。⑦定期随诊，如出现早期心衰或心律失常，应及时请心内科医生会诊及治疗。⑧对必须输血、输液者，应限量、限速。近年来提出预防性应用洋地黄问题，在妊娠晚期口服地高辛0.25mg；每日1次，特别是对心功能Ⅱ级患者，预防心衰有一定效果。对心功能Ⅲ级、Ⅳ级者应争取在妊娠早期做人工流产。对就诊晚的病人，妊娠已超过3个月，中期引产易使心衰加重。随着近代治疗技术的进步，许多心功能Ⅱ级的孕妇住院后，内科与产科医生密切合作，予以绝对卧床休息、吸氧、半卧位，且根据病情适当选用毛花苷C、血管扩张剂、利尿剂等治疗有可能成功地度过妊娠、分娩及产褥期。但孕妇对洋地黄类强心药的耐受性差，应注意其毒性反应，宜采用排泄较快的制剂。心功能处于Ⅱ级者可间断服用小剂量利尿剂,如氢氯噻嗪 25～50mg,隔日一次,可不必补钾;心衰程度加重时可给予地高辛 0.25mg,每日 2 次,用药 2～3 天后改为 0.125mg,每日 2 次,病情好转可停药。若患者明显气短,不能平卧,两肺出现多量或满布湿啰音,心尖部闻及奔马律时,应立即判断为急性心力衰竭。妊娠期及分娩期多为急性左心或全心衰竭,可给予毛花苷 C 0.2～0.4mg,呋塞米 20mg 加入 10%葡萄糖注射液 20～40ml 内缓慢静注。往往 5 分钟后出现血管扩张作用,0.5～1 小时后则出现强心利尿作用。吗啡 3～5mg(产后用)静脉注射可立即缓解气急和呼吸困难,使心衰改善;有大量白色或粉红色泡沫样痰者可用硅油消泡剂或在湿化瓶内加入酒精消泡。急性左心衰时亦可用硝酸异山梨醇 5mg,研细舌下含化,每 5～10 分钟一次,直至心衰控制;硝酸甘油静滴从 10μg/min 开始,每 5～10 分钟增加 5～10μg/min,直至心衰满意控制,一般剂量范围为 15～200μg/min。以上血管扩张剂应用时,切记血压不要降得过低,以免影响胎盘及血流灌注,引起胎儿死亡。如经治疗不奏效,对有手术条件者可考虑妊娠期心脏手术治疗。心功能Ⅲ级患者,孕妇死亡率高,即使母亲存活,胎儿也难存活,应尽量在妊娠早期终止妊娠。如妊娠晚期发生心衰,原则上控制心衰 24～72 小时后应立即终止妊娠。

3.治疗心律失常 正常妇女妊娠期最常见的快速型心律失常是阵发性折返性室上性心动过速。单发的期前收缩不论其起源的部位如何,都没有临床意义。但在风心病的基础上出现多发性,甚至二联律、三联律的期前收缩,应予治疗。风湿性心脏病最常见的心律失常为房性心律失常,往往先有房性期前收缩、心房扑动或阵发性心房颤动,以后转为持久性心房颤动。心房颤动的出现常为诱发心衰和栓塞的重要因素,应积极治疗。妊娠时应用抗心律失常药须注意其安全性。常用的药物中利多卡因可通过胎盘,胎儿肝脏对此药有代谢能力,在胎儿体内的半衰期为 3 小时,无致畸作用,对母儿均安全。美西律与妥卡尼为利多卡因的衍生物,至今亦无致畸或对胎儿不利的报道,对严重的室性心律失常可选用以上三种药物,剂量与非妊娠期一致。奎尼丁能通过胎盘和进入乳汁,虽无致畸作用,但能引起宫缩,大剂量还可引起流产、胎儿第八对脑神经损伤和血小板减少,故最好不用。但对持续性快速心房颤动,其他药物治疗无效者,可在停用其他抗心律失常药物 3 天(胺碘酮需停药 30 天)以上的基础上,在心电监护下慎重应用。胺碘酮及其主要代谢产物可通过胎盘,同时影响母子双方的甲状腺功能,且半衰期长,故一般不用。维拉帕米对母子均安全,不致畸,且抑制子宫收缩,可防止早产,故对频发房性期前收缩、心房扑动、心房颤动、房室交界性心动过速可选用。特别是阵发性室上性心动过速,静脉注射维拉帕米可以有效地将其转复为窦性心律。口服开始时一次 40～80mg,一日 3 次,维持量一次 40mg,一日 3 次。静注一次 5～10mg,无效时隔 15 分钟可重复 1～2 次,如仍无效即停用。对药物治疗无效的房颤,可考虑采取电转复律治疗。电转复律对母子双方均无害。文献报道一妇女曾在连续 3 次妊娠中 7 次心脏电转复律治疗而无任何不良反应。对药物控制不好的房扑和房颤并心室率较快者,可考虑选用射频消融术。严重心率缓慢的病人,可考虑使用临时或永久起搏器治疗。

4.防治栓塞 妊娠时,血液具有高凝状态,加以风心病时发生的静脉压和静脉血流淤滞,极易引起栓塞性并发症。二尖瓣狭窄伴房颤者比窦性心律者更易发生栓塞症,可高达 6 倍,其原因除与上述因素有关外,同时发现此种患者血小板生存时间缩短。脑动脉栓塞最多见,其他可达四肢、肠、肾、脾等处,在长期充血性心力衰竭的病人中,栓子可来自右心房或周围静脉,导致肺动脉栓塞。栓塞是风心病的常见死亡原因之一,所以对经超声心动图或 CT 检查发现有栓子,特别是又并发房颤者,以及首次发生栓塞后 3 个月内,可给予抗凝治疗,药物可选用肝素钠,每次 10000～125000 单位,深部肌注、皮下注射或液体静滴,每日 1 次。阿司匹林每次 0.3g,每日 1 次口服。或双嘧达莫口服每次 25～50mg,每日 3 次。以上抗凝药物应用中注意可能出现的流产、出血等不良反应,应严格掌握适应证,如为预防性应用以选用阿司匹林为宜。口服抗凝剂(如华法林)因服用方便,易被患者接受,但许多研究发现妊娠早期使用华法林对胎儿有致畸作用,因此对接受人工机械瓣膜孕妇的妊娠期抗凝,建议妊娠前3个月皮下注射肝素以降低胎儿致畸率,妊娠中期改口服华法林,分娩前2周再改皮下注射肝素,并延续至产后1周,随后继续华法林治疗。

5.积极控制风湿活动　在妊娠期及产褥期急性风湿活动的危险性增大,此外,这类孕妇还容易重新感染A型溶血性链球菌。因此,凡有风湿活动复发病史或急性风湿病发病距妊娠少于两年的孕妇,可从受孕七个月开始应用抗生素治疗,直至产褥期。对出现风湿活动者,更应积极治疗。临床上可选用青霉素类,红霉素或头孢菌素类,剂量同非妊娠期。

6.出现妊娠期的下列情况应住院治疗　①早期心衰症状:轻微活动后即感胸闷、气急者;睡眠中憋醒者;休息时心率达110次/分,呼吸达20次/分;②出现心力衰竭者;③妊娠36～38周时。

7.终止妊娠问题　对患风心病的孕妇,心功能在Ⅰ级或Ⅱ级者可继续妊娠,定期检查。心功能在Ⅲ级或Ⅳ级者的妇女则不宜受孕;如已怀孕,则可在妊娠3个月内控制心衰后终止妊娠;若就诊时妊娠已超过3个月,就不能用刮宫术而需做较复杂的手术终止妊娠,其危险性不亚于妊娠和分娩,故应采取前述措施,积极防治心力衰竭,使其尽量度过妊娠、分娩及产褥期。妊娠3个月内出现心力衰竭者宜终止妊娠。

(三)分娩期

风心病孕妇宜在产前两周入院待产,以保证孕妇得到充分休息,便于观察。产程开始,应解除患者不必要的紧张和恐惧,并适当给予镇静、镇痛剂使之安静,在监护下,心率超过120次/分,无其他原因可解释时,应考虑为心力衰竭征象。给毛花苷C 0.2～0.4mg,稀释后缓慢静注或用多巴酚丁胺5～10mg/(kg·min),静脉滴注,并给吸氧。第二产程中应避免孕妇用力娩出胎儿,在宫口开全,胎先露位置较低时,应用手术助产缩短产程;病人取坐位。在分娩过程中应给吸氧,减少孕妇及胎儿宫内缺氧;尽量避免出血过多而加重缺氧。合并风心病孕妇分娩时亦可采取持续的硬膜外麻醉,即无痛分娩法,可明显减轻子宫颈扩张引起的疼痛,从而减轻心脏负担。硬膜外麻醉用在分娩早期,可能引起子宫收缩乏力。但这种情况可用适量的缩宫素来校正;硬膜外麻醉的重要并发症是低血压,通常在麻醉前先静滴500ml林格液,可以防止低血压,产程中应采取侧卧位。在硬膜外麻醉下施行剖宫产术,血流动力学改变较经阴道分娩少。但手术可增加出血和感染机会。目前认为:心功能在Ⅱ级以上,或心功能在Ⅰ～Ⅱ级但合并产科并发症者,为剖宫产术的指征。可在内科、麻醉科医生密切配合下,积极控制心衰,同时以剖宫术结束分娩,有利于心功能改善。胎儿娩出后,立即给产妇腹部放置砂带,用多头带固定,防止腹压突降、回心血量骤减及心脏移位而引起血流动力学改变。第三产程中应注意子宫收缩剂的使用,垂体后叶素可使血压增高,血管阻力加大,加重心脏负担,以用缩宫素为好。为保持病人安静休息,给地西泮10mg肌注。禁用麦角新碱促宫缩,不预防性用缩宫素。胎儿娩出后即刻用哌替啶或吗啡等镇静。

(四)产褥期

产后当时血流动力学改变很大,是发生急性肺水肿、心力衰竭的最危险时期。临床可遇到心功能Ⅰ～Ⅱ级的患者在妊娠期及分娩期均无明显的心衰症状而于产褥早期死亡的情况。产后需严格卧床休息、抗凝治疗,以预防血栓形成。

产后3天内,特别是24小时内,仍需严密观察,注意有无心衰。有早期心衰或心衰的患者可常规用强心、利尿、扩血管等药物治疗。此外,产后感染易并发感染性心内膜炎,故对风心病孕妇应在产前1天到产后3天内给予抗生素预防感染。可选用青霉素G 80万U肌注,每日2次。红霉素0.375g口服,每日3次,或头孢唑林(先锋霉素Ⅴ)每日5～10g静滴。心功能Ⅰ～Ⅱ级的孕妇产后可自行哺乳,Ⅲ～Ⅳ级者最好不哺乳。不宜再妊娠者,可在产后一周左右行绝育手术,有心力衰竭者,应充分控制心力衰竭后择期手术。否则,必须严格避孕。

(五)心脏手术问题

育龄风心病妇女,在妊娠前或妊娠期进行心脏校正手术是预防心功能恶化、防止严重心衰的重要治疗方法。特别是球囊扩张术是治疗难治性肺水肿的有效方法,这种手术目前的母亲及胎儿死亡率较低。若孕妇心功能在 Ⅰ～Ⅱ 级,估计可度过妊娠期和分娩期者,虽有手术条件,亦不必在妊娠期进行。若孕妇心功能在 Ⅲ～Ⅳ 级,可在妊娠中期行球囊扩张术。若发生肺水肿,最好在一次发作过后做手术;但若肺水肿不易控制,则不论在孕产的任何时期,都可做紧急手术,对此国内外都有不少成功的经验,孕妇通过手术获救。但在球囊扩张术中应尽量减少放射性检查,尽量缩短手术时间。至于直视下心脏手术,孕妇手术危险性增加不多,但胎儿死亡率可达 20%,不得已而须作手术者,尽可能在妊娠 4 个月后进行,此时胎儿的器官发育已较完全。

(刘　艳)

第三节　妊娠合并肺炎

妊娠合并肺炎虽然发生率低,但却较严重。它是非产科感染的最常见病因,在非产科死亡的病因中占第 2 位。对围生儿的预后亦不良,特别是病毒性肺炎,应引起产科医生的重视。

一、流行病学

妊娠合并肺炎的发生率近年呈上升趋势,在抗生素问世以前,此病发生率达 1:118,至 20 世纪 80 年代为 1:228,1990 年 Berkowitz 报道为 1:367。此病发生率增高的原因与人类免疫缺陷病毒感染、吸毒及免疫抑制等不适当的药物治疗有关。在抗生素问世前,妊娠合并肺炎的死亡率约占 30%,抗生素使用后,死亡率逐步下降,Madinger 在 1984 年报道其死亡率为 4%。Sauerbre 报道 10% 的妊娠妇女感染水痘病毒后出现肺炎,且恶化迅速,死亡率达 35%。中国香港 Wong 等报道,12 例妊娠期严重急性呼吸综合征(SARS)患者 50% 进入 ICU,33% 需机械通气,死亡率达 25%。死亡原因多为呼吸衰竭、心力衰竭或 DIC 和多器官功能衰竭。

二、病原体

妊娠合并肺炎的病原学检测结果各家报告虽然有所差异,主要包括如下病原体:①细菌:包括肺炎链球菌、流感嗜血杆菌、葡萄球菌、大肠埃希菌及肺炎克雷伯杆菌等;②病毒:如甲、乙型流感病毒,水痘带状疱疹病毒,EB 病毒,副黏液病毒,呼吸道合胞病毒,冠状病毒等;③真菌/原虫:球孢子菌、耶氏肺孢子菌等;④其他:支原体、衣原体、立克次体、弓形虫等。

三、肺炎对妊娠的影响

1.母亲方面　妊娠合并肺炎时较非孕期风险增加,其死亡率为 0～4%,怀孕病人发生并发症的潜在危险增加。较严重的并发症包括:脓胸、心脏压塞及房颤,部分病人尚需行气管插管。母亲并发症的发生率高低与病人目前的健康状况有关。故认为:加强对危重疾病患者的护理可保证患者妊娠的顺利进行。

2.胎儿方面　早产发生率为 4%～44%,那些有潜在疾病的产妇极易发生早产,新生儿死亡率为 12%,胎儿宫内死亡率为 2.6%。虽然大多数妊娠合并肺炎患者妊娠期表现良好,但识别具有不良结局危险的患者并给予监护和积极治疗及适当的孕前咨询非常重要。

四、妊娠对肺炎易感性的影响

妊娠期间的生理性改变影响了孕妇对肺炎的易感性。研究表明妊娠期间母亲的免疫系统有多种适应,包括减少淋巴细胞增殖反应(特别是在妊娠中、晚期)、降低自然杀伤细胞的活性及辅助 T 细胞的数量。滋养层能产生一种阻止母亲识别主要组织相容性抗原的物质。机体免疫系统的这种适应性改变,是为保护发育中的胎儿不同于母亲的抗原免受机体免疫系统的排斥。由于细胞介导的免疫反应减弱,也会导致妊娠期肺部感染增加。值得提出的是,病毒及真菌性肺炎对妊娠宿主的致病力特别强。

妊娠期增大的子宫使膈肌平均升高 4cm,肋骨下角增宽,胸廓展开使胸部横径增加 2.1cm,胸廓周径增加 5.7cm,这些改变使妊娠妇女清除呼吸道分泌物的能力下降,从而使与肺部感染有关的气道阻塞增加。另外,膈肌的升高还使有效残气量下降,从而使氧耗量增加约 20%,导致妊娠妇女难以承受,特别是当妊娠后期这些机械性改变达最大限度时。

总之,妊娠期机体的免疫与机械性变化会使妊娠患者依赖于细胞免疫因素的风险增加,尤其在妊娠后期。

五、细菌性肺炎

社区获得性肺炎是导致死亡的主要原因之一,多系细菌感染引起,已确定的最常见的病原微生物为肺炎球菌、流感嗜血杆菌及肺炎克雷伯杆菌。

社区获得性肺炎的诊断,其临床诊断依据是:①新出现咳嗽、咳痰或原有呼吸道疾病症状加重并出现脓性痰;伴或不伴胸痛;②发热≥38℃;③肺实变体征和(或)湿性啰音;④白细胞(WBC)>10×10⁹/L 或 <4×10⁹/L,伴或不伴核左移;⑤胸部 X 线检查显示片状、斑片状浸润阴影或间质性改变。1～4 项中任意项加第 5 项,并除外肺结核、肺部肿瘤、非感染性肺间质疾病、肺水肿、肺不张、肺栓塞、肺嗜酸性粒细胞浸润症、肺血管炎等,即可诊断。

重症肺炎标准为:主要标准:①需要有创机械通气;②感染性休克需要血管收缩剂治疗。次要标准:①呼吸频率≥30 次/分;②氧合指数(PaO_2/FiO_2)≤250;③多肺叶浸润;④意识障碍/定向障碍;⑤氮质血症(BUN≥20mg/dl);⑥白细胞减少(WBC<4.0×10⁹/L);⑦血小板减少(血小板<10.0×10⁹/L);⑧低体温(T<36℃);⑨低血压,需要强力的液体复苏。符合 1 项主要标准或 3 项以上次要标准可诊断为重症肺炎。

1.肺炎球菌肺炎　肺炎球菌肺炎在社区获得性肺炎中占 25%～50%。肺炎球菌系鼻咽部正常菌群的一部分,当防御能力降低(如近期病毒感染)、宿主体内含有毒力菌株的重要接种物便会引起疾病。典型的症状包括突发寒战、畏寒、发热、胸膜痛、呼吸困难及咳嗽产生的脓痰。查体时叩诊呈浊音,听诊有支气管水泡音。胸部 X 线检查可显示肺叶的实变或支气管肺炎,并常伴胸膜腔积液。实验室检查白细胞计数多升至(10～30)×10⁹/L,但严重感染如脓毒血症可使此反应减弱,甚至白细胞减少。痰液革兰染色显示串状或链状的 G⁺ 球菌。20%～30% 的肺炎球菌患者血培养阳性。

2.流感嗜血杆菌肺炎　流感嗜血杆菌为细菌性肺炎的第二大常见病原菌,其临床表现与肺炎球菌肺炎相似。临床上呈渐进性发作,常不发生于青年人,除非合并慢性阻塞性肺病、饮酒过度、慢性支气管炎、吸烟或免疫缺陷。痰液中含 G⁻ 多形杆菌的多形核细胞增多。胸部 X 线常显示支气管或肺叶的实变,常出现胸膜腔积液。

3.克雷伯杆菌肺炎　急性起病,寒战、高热、咳嗽,咳黏稠黄棕色脓痰,典型者为砖红色胶冻状痰,可伴有胸痛、呼吸困难,部分有恶心、呕吐、黄疸等消化道症状,严重者有呼吸、周围循环衰竭。胸部 X 线表现常呈多样性,肺叶或肺大叶实变,好发于右肺上叶、双肺下叶,有多发性蜂窝状肺脓肿、叶间裂下坠。

4.金黄色葡萄球菌肺炎　金黄色葡萄球菌在社区获得性肺炎中发生率正在逐渐下降,但在流感嗜血杆菌感染后则有显著增加。此类感染发病突然、病程进展迅速。胸部 X 线显示支气管肺炎,胸膜腔积液并常导致空洞形成。

细菌性肺炎的治疗:一些常见病原菌对某些抗生素的耐药性正逐渐增加,细菌性肺炎的治疗应包括 G⁺ 菌、厌氧菌及 G⁻ 细菌。

氨苄西林最早应用于治疗无并发症的社区获得性肺炎,但由于耐药菌株的产生,现已主张应用头孢菌素,第二代头孢菌素用于绝大多数无并发症的社区获得性肺炎的治疗,如疑有不典型肺炎者应加用大环内酯类药物。对危重病患者,可应用第三代头孢菌素(或 β-内酰胺类与 β-内酰胺酶抑制剂结合),此外,可加用氨基糖苷类或大环内酯类药物。

六、不典型肺炎

支原体、衣原体、军团杆菌引起的肺炎。不典型肺炎常表现出不太明显的发热及全身毒性,系逐渐发作。但妊娠期如发生军团杆菌肺炎常表现为肺实变或迅速发展的多器官损害。支原体感染病初常表现为流感症状,2~3 天后出现明显的呼吸道症状如刺激性咳嗽、咳少量黏痰,胸部 X 线检查可见斑片状浸润,半数患者冷凝集素阳性,肺炎支原体 IgM 抗体在发病 7 天以后才出现,4~6 周达高峰,持续 2~12 个月。衣原体感染与支原体感染临床表现相似。急性期及恢复期血清抗体的效价有 4 倍以上升高有助于此类肺炎的确诊。

七、病毒性肺炎

(一)流感病毒性肺炎

流感病毒性肺炎是由流感病毒 3 个亚型中的一种所引起。甲型流感病毒常以流行形式出现,能引起世界性流感大流行,妊娠期妇女较易发展为重症病例,近 30 年间国内外已有若干例妊娠合并流感病毒性肺炎导致死亡的报道。流感病毒性肺炎与母亲的高死亡率有关,1918 年的美国流行中死亡率高达 30%~50%,1957~1985 年在亚洲的流行中,妊娠妇女占所有流感死亡者的 70%,孕妇死亡率是非孕妇女的 2 倍,死亡率的增加在妊娠后期比较明显。血清学研究表明,近 35% 具有典型流感症状的妇女无近期流感感染的证据,而 39%~60% 无症状的妊娠妇女有近期感染的血清学依据。

典型流感的潜伏期为 1~7 天,多数为 2~4 天。临床症状包括头痛、高热、寒战、咳嗽、全身肌肉关节酸痛,及咽痛、干咳、鼻塞、流涕等上呼吸道症状。如无并发症,常在 3~4 天内恢复,疾病持续 5 天以上者几乎均有并发症发生。中晚期妊娠妇女感染流感病毒后易发生肺炎,迅速出现呼吸困难、低氧血症甚至急性呼吸窘迫综合征(ARDS),可导致流产、早产、胎儿窘迫及胎死宫内。可诱发原有基础疾病的加重,病情严重者可以导致死亡。查体可见黏膜充血、流涕及轻度颈部淋巴结肿大。胸部检查可以正常或出现干啰音、哮鸣音及散在性湿啰音。少数病例迅速导致心肺功能衰竭而需行气管插管,这些患者可能合并第二种细菌感染或系混合性的细菌——病毒性肺炎。诊断可通过咽部冲洗物病毒分离或病毒抗体滴度来确定。发生肺炎者影像学检查可见肺内斑片状、多叶段渗出性病灶;进展迅速者,可发展为双肺弥漫的渗出性病变或实变,个别病例可见胸腔积液。

抗流感病毒药物治疗是流感治疗最基本和最重要的环节。可用神经氨酸酶抑制剂,其作用机制是阻止病毒由被感染细胞释放和入侵邻近细胞,减少病毒在体内的复制,对甲、乙型流感均具活性。在我国上市的有两个品种,即奥司他韦和扎那米韦。大量临床研究显示,神经氨酸酶抑制剂治疗能有效缓解流感患者的症状,缩短病程和住院时间,减少并发症,节省医疗费用,并有可能降低某些人群的死亡率,特别是在发病 48 小时内早期使用。奥司他韦为口服剂型,批准用于>1 岁儿童和成人,<1 岁儿童其安全性和有效性缺少足够资料。不良反应包括胃肠道症状、咳嗽和支气管炎、头晕和疲劳以及神经系统症状(头痛、失眠、眩晕),曾报道有抽搐和神经精神障碍,主要见于儿童和青少年,但不能确定与药物的因果关系。此外,偶有皮疹、过敏反应和肝胆系统异常。扎那米韦为粉雾吸入剂型,用于>5 岁(英国)或 7 岁(美国)儿童和成人,对照研究证明它与奥司他韦疗效没有差别。偶可引起支气管痉挛和过敏反应,对有哮喘等基础疾病的患者要慎重,其他不良反应较少。目前没有证据提示在妊娠期使用此类药物有确定的危险。由于妊娠期患流感可能有严重危险,所以使用此类药物治疗对于孕妇来说利大于弊。

此外可用 M_2 离子通道阻滞剂,通过阻断流感病毒 M_2 蛋白的离子通道,从而抑制病毒复制,但仅对甲型流感病毒有效,包括金刚烷胺和金刚乙胺两个品种。如果预防性给药可阻止 70%~90% 的感染。尽管金刚烷胺在妊娠期间应用的安全性尚未确定,但它在妊娠患者中应用未发现明显不良反应。

流感病毒很容易产生耐药毒株。目前我国和全球的监测资料均表明几乎 100% 的季节性甲型流感病毒(H1N1、H3N2)和 2009 年甲型 H1N1 流感病毒对烷胺类药物耐药;季节性甲型流感病毒(H3N2)、2009 年甲型 H1N1 流感病毒对奥司他韦和扎那米韦仍然敏感。

已证实流感病毒能穿过胎盘,但迄今尚未自胎儿血液中分离出来。目前尚无足够的证据表明胎儿的多种异常如循环缺损,神经管缺陷及其他中枢神经系统异常与母亲流感有关。

多数学者认为妊娠期应避免使用对胎儿效果不定的疫苗,尽管灭活病毒疫苗对妊娠的影响是最低限度的。妊娠期妇女应避免接种减毒活疫苗,也不提倡常规使用流感灭活疫苗。因为流感本身对孕妇造成的危险较大,而季节性流感灭活疫苗对孕妇和胎儿造成的危险则可能较小。全球疫苗安全咨询委员会已向 WHO 提出建议,在流感高危地区的妊娠妇女应用流感灭活疫苗。

(二)水痘性肺炎

成人水痘-带状疱疹病毒感染不足 2%,但据报道 0.3%~0.5% 的成人原发水痘感染发展为水痘性肺炎。当最初感染发生于妊娠妇女时,则患水痘肺炎的风险增加,有报道此期死亡率达 30%~40%。本病临床表现可以从轻微的不适(无症状的放射学改变)到迅速死亡。吸烟为促使肺炎加重的一种重要风险因素,有 42%~47% 合并原发水痘的吸烟者进展为肺炎。妊娠后期感染的风险增加。

症状与体征:呼吸道症状发生在发热、皮疹等不适开始前的 2~5 天,典型症状包括咳嗽(84%)、呼吸困难、咯血(38%)及胸痛(21%),所有合并肺炎的病人除通常表现为皮肤损害外,还表现为口腔黏膜损害。胸部检查表现轻微并与疾病的严重程度不一致。胸部 X 线于皮肤皮疹高峰期可有双侧支气管周围蓬松的绒毛状浸润。缺乏急性呼吸道不适症状者其影像学改变常于 14 天消失,对所有合并水痘和呼吸道症状的妇女均应积极检查以确定是否合并有肺炎,对疾病的潜在严重性及疾病的进展情况应当重视,尤其对于有吸烟史者。

治疗:阿昔洛韦是一种 DNA 聚合酶抑制物,可用于水痘肺炎的治疗。如果于住院后 35 小时内应用,则于住院第 5 天后即能使病人症状、体征改善。临床研究表明,应用阿昔洛韦治疗妊娠期水痘肺炎,可使其死亡率由 35％降至 17％,国外应用此药治疗 300 余例妊娠合并水痘性肺炎患者(早孕患者 200 余例),胎儿异常的发生率未见增加。近期接种水痘获得的水痘带状疱疹免疫球蛋白能使母亲的发病率下降,但目前还不能证实阿昔洛韦能使先天性或胎儿水痘的发生率下降。

胎儿方面:先天性水痘综合征伴有眼过小、白内障、霍纳综合征、肢体发育不全、指发育退化、鼻发育不良、小头畸形、肌肉萎缩及皮肤损害等。妊娠早期病人此综合征发生率为 5％,小于 20 孕周的妊娠合并水痘的妇女,其发生率为 2％,出生 5 天以内的新生儿如其母亲发生皮疹,可导致新生儿水痘的播散。其死亡率为 5％～21％,而其发病率高达 66％。

(三)其他病毒性肺炎

由其他病毒所致的较流感或水痘少见的妊娠期肺炎亦有报道。妊娠合并麻疹肺炎与自然流产率及早产发生率升高有关。成人麻疹病人患肺炎者约占 3.5％～50％,并常继发细菌感染。有麻疹接触史的妊娠患者可于接触麻疹后 6 天内给予免疫球蛋白进行被动免疫。麻疹疫苗是一种减毒的病毒疫苗,但尚未在妊娠期推广应用。

麻疹的潜伏期为 10 天,发病 1～2 天表现为发热、咳嗽、结膜炎。在第 2～3 天,颊黏膜上出现特征性的蓝白色小点即麻疹黏膜斑(又称 koplic 斑),第 4 天出现特征性皮疹时疾病达高峰。感染常持续至皮疹出现后的 2～4 日,应注意中耳炎、脑炎及肝功异常等其他并发症,妊娠合并麻疹肺炎患者先天性异常的发生率未见增加,但流产、早产及围生期死亡率均有增加。

流行性出血热病毒感染与以肾脏症状为典型表现的出血热有关,此种疾病的严重表现如朝鲜出血热常导致妊娠期胎儿预后不良,这种病毒所致感染其死亡率高达 65％,临床上以肺炎为其特征。常伴有呼吸窘迫综合征、血小板减少、乳酸血症。氧供不足与胎儿预后不良有关。如妊娠后期感染则预后较差。

八、真菌与原虫肺炎

(一)耶氏肺孢子菌肺炎

耶氏肺孢子菌肺炎在艾滋病患者是最常见的一种严重的机会感染,也见于肿瘤化疗患者、类固醇激素长期使用者及器官移植患者等其他免疫力低下人群。有资料表明高达 90％艾滋病患者可以发生肺孢子菌的体内定植,其致病特点是进展速度快,患者症状重,早期出现呼吸窘迫而影像学表现不明显,未经过治疗的患者死亡率为 100％。国外报道死亡率 10％～50％,平均 40％左右。

耶氏肺孢子菌肺炎常表现以发热、呼吸急促、呼吸困难及干咳为其特征,起病隐匿,X 线所见正常。发病后迅速恶化。实验室检查包括动脉氧分压降低、肺泡动脉分压差增加及呼吸性碱中毒、胸部 X 线表现为肺门及双肺底部肺泡异常,并逐渐进展至整个肺实质。诊断可借助于痰银染色、支气管吸出物或支气管镜直接活检来完成。确诊有赖于肺组织活检。

妊娠期耶氏肺孢子菌肺炎的治疗包括甲氧苄啶及磺胺甲噁唑(TMP-SMZ),前者是一种叶酸拮抗药,对妊娠早期不太严重的感染应避免应用,当应用此药时应适当补充叶酸。磺胺甲噁唑如临近分娩时应用,理论上能导致胆红素脑病,但最新研究表明,磺胺嘧啶在临床上并未使胆红素血症或胆红素脑病的发生率增加。喷他脒的毒性较强,但当应用磺胺甲噁唑出现严重耐药,特别是病情较重危及生命时亦可考虑应用。其毒性包括皮疹、发热、中性粒细胞减少、血小板减少及恶心、呕吐的发生率增加。氨苯砜能抑制 HIV 的增殖,对不能耐受 TMP-SMZ 的患者可作为替代药物。分娩不能改善母亲耶氏肺孢子菌肺炎的预后,部分学者认为应用类固醇药物可显著提高母亲的生存率。磺胺甲噁唑、雾化的喷他脒已经用作病因预防。

妊娠期获得性免疫缺陷综合征常导致 32%的早产率,并使出生体重显著降低。产前应用齐多夫定能明显减少 HIV 母儿间的传播。

(二)真菌性肺炎

文献报道妊娠期新型隐球菌肺炎发病率 1/12,妊娠不能改变疾病的过程,每 12 名患者中有 5 名为活产。目前有两篇关于妊娠合并芽生菌病的报道,尽管芽生菌皮炎通常在男性中感染很高,但在生育年龄妇女中却很少见。其中一例于妊娠 24 周确诊的妇女仅肺脏受累,应用两性霉素 B 治疗取得成功并分娩一正常新生儿。另外一例妊娠 26 周妇女患播散性感染,亦用两性霉素治愈并产一活胎。

球孢子菌病肺炎是一种最常见的妊娠合并深部真菌感染,文献报道流行地区如美国西部地区每 5000 名新生儿中即有 1 例患者。这种疾病通过吸入球孢子菌而传播。尤其是妊娠中晚期,使得传播播散感染的风险明显增加,1996 年报告其死亡率达 91%,传播率已由 0.2%升至 20%。

本病的潜伏期为 1~3 周,在相对干燥的季节发病率增加。1/3~1/2 的病人无特殊不适主诉,如厌食、头痛、咳嗽及发热。由初发感染到疾病播散可以有几个月的时间,胸部 X 线可有明显渗出改变,双侧肺门淋巴结肿大及胸膜渗出,外周血涂片可有嗜酸性粒细胞增多。利用血清学试验及培养或通过痰液、尿液及脓液涂片检查能确诊。临床上怀疑为疾病播散初期者,应给予两性霉素 B 治疗,也许能降低死亡率,但应注意其肾毒性。

(三)隐球菌肺炎

1.妊娠合并隐球菌肺炎的流行病学　妊娠合并隐球菌肺炎的流行病学资料尚不清楚,目前所知多以诊断和治疗方面的信息为主。首先,患隐球菌脑膜炎病例有其共同特点,合并隐球菌肺炎者较多。其次,妊娠合并隐球菌病患者多因其并发症导致死亡,如急性肺栓塞。妊娠合并隐球菌脑膜炎致死率较高(62.5%),有报告澳大利亚土著居民占多数(83%),妊娠合并其他隐球菌病的土著居民孕妇的妊娠结局均不佳。

从部分病例报告分析,隐球菌肺炎病人有如下特点:

(1)临床表现从呼吸困难隐袭发作到严重的胸膜炎胸痛和深度低氧血症贯穿整个病程。

(2)和球孢子菌病一样,常见急性胸膜炎胸痛。Campbell 回顾 101 例肺隐球菌病时发现,胸痛是仅次于咳嗽的主要症状(46%:54%)。

(3)无论单叶/多叶病变表现气体间隙的填塞过程或者表现伴有或不伴有淋巴结肿大的结节病,与原发性或转移性恶性肿瘤的鉴别是相当困难的。Khoury 等发现非免疫损伤的肺隐球菌病宿主临床表现趋于有结节病变,而免疫损伤性隐球菌肺炎则结节伴有或无空洞形成、气腔实变、胸腔积液和淋巴结肿大。

(4)隐球菌肺炎可以发生在任何已知的免疫缺陷状态(如类肉瘤、淋巴瘤、高糖皮质激素或 HIV 感染)之外。

2.鉴别诊断　妊娠期间肺部疾病鉴别诊断时考虑到隐球菌肺炎具有重要意义。若忽视了隐球菌肺炎诊断所导致的并发症会产生严重后果,包括进行性肺病和(或)弥散至中枢神经系统;经验性治疗肺部疾病的方法甚至会带来各种潜在的危险,及时明确诊断十分重要。

胸部 X 线片(CXR)异常、缺乏典型的肺部感染症状(如咳嗽、发热)的妊娠妇女常被诊断是非感染性疾病,包括恶性肿瘤、结节病、细支气管炎、闭塞性细支气管炎伴机化性肺炎(BOOP)和结缔组织病。既然妊娠或围生期妇女的血液容易血栓形成,肺栓塞也成为胸膜炎胸痛和低氧血症鉴别诊断的内容。结合胸痛和背痛也会考虑胆囊炎。有较典型肺炎体征(如咳嗽和发热)的妇女必须考虑各种可能的致病性微生物。除了常见的细菌和病毒性肺炎以外,鉴别诊断必须包括地方性真菌病和结核病。

临床医生首先应询问病史、查体和阅读 CXR。一旦考虑肺炎的诊断,应留取血液、尿和痰培养观察细菌、真菌和分支杆菌。已知呼吸道是新生隐球菌和其他呼吸道病原微生物入侵的主要途径,这已得到痰涂片和培养证实,但难以解释其临床意义。在无侵袭性感染或 CXR 肺浸润临床证据的病例,痰培养新生隐球菌阳性大概是腐生菌定植,最好是抑制治疗。无侵袭的阳性痰培养还应考虑与其他肺部疾病有关,例如,肺气肿和支气管源性癌。由于新生隐球菌对培养不敏感,即使痰培养没有产生新生隐球菌也不能排除肺隐球菌病。从脑脊液(CSF)、血液、尿或脓中分离出新生隐球菌是深部感染需要治疗的指征。在免疫损伤的病人,播散是易识别的并发症。

对隐球菌肺炎,血清隐球菌胶乳凝集试验可以及早作出诊断,但阴性结果也不能排除诊断。隐球菌胶乳凝集试验由于敏感性和特异性高,适用于血、CSF、胸膜腔液等标本,广泛用于播散疾病的处理。该试验在非 AIDS 病例对区别肺隐球菌病相当不敏感。

组织中证明新生隐球菌可能有更大的诊断价值:组织格默里乌洛托品银和过碘酸希夫(PAS)染色清楚地显示出酵母菌的大小、形状和狭长的基底芽殖。Mayer 黏蛋白胭脂红染色将微生物被膜染成玫瑰红色,使之与其他酵母菌样真菌相区别。组织学诊断隐球菌病的另外染色是黑素特异性 Masson-Fontana 染色。没有活检单靠支气管肺泡灌洗(BAL)和支气管镜刷取物有可能漏诊。

3.治疗

两性霉素 B:该药为七烯类抗真菌抗生素,主要作用于细胞膜的甾醇,使菌体溶解破坏。口服极少吸收,肌注局部刺激性大,必须采用静脉缓滴。成人开始的剂量每日为 1mg,加入 10％葡萄糖注射液 250ml 静脉内缓慢滴注(不宜用生理盐水稀释,以免发生沉淀),滴注时间不少于 6～8 小时。第 2 日和第 3 日各为 2mg 和 5mg,加入 500ml 葡萄糖注射中静滴,若无严重反应,第 4 日可将剂量增至 10mg,置于 1000ml 葡萄糖注射中静滴,若仍无严重反应,则以后每日增加 5mg,一般每日达 30～40mg(最高剂量 50mg/d)即可,肺部感染的治疗总量为 1～2g。该药用于治疗妊娠患者最早见于 1959 年,1 例 19 岁中期妊娠妇女因隐球菌脑膜炎用该药治疗后,尽管出现颅内压增高、癫痫发作等并发症,但分娩一健康男婴,在此之前本病的死亡率在 90％。妊娠合并球孢子菌病用两性霉素 B 治疗也有显著疗效(治疗组死亡率 19％;未治疗组 66％)。

两性霉素 B 治疗妊娠期播散性真菌感染对母体和胎儿的预后均有利。妊娠期弥散性海藻糖病用该药 1～2g 剂量较合适。多叶肺隐球菌肺炎、低氧血症,或临床表现不稳定等是两性霉素的用药依据。该药对人体胎儿的致畸几率较小。该药治疗妊娠期球孢子菌病安全、无致畸作用,但会对母体和胎儿造成可逆性贫血、低钾血症及肾功能障碍;该药浸入宫颈、鞘内、心室内的量是安全的。妊娠期应用该药要仔细监护和慎重调整剂量。对新生儿的肾毒性应当重视。

咪唑类:该类药是 FDA 批准用于妊娠期的 C 类药物,用药应慎重。酮康唑治疗隐球菌脑膜炎疗效有限或无效。啮齿类动物实验研究证明,氟康唑治疗对胎儿器官发生有影响,原因是该类药能引起第二腮弓异常、多余和波状肋骨、肾盂扩大、腭裂、骨化延迟。孕妇应用氟康唑也有新生儿致畸的报道。

氟胞嘧啶(5-FC):本药口服吸收良好,脑脊液浓度是血清浓度的 64％～68％,有利于治疗隐球菌脑膜炎。该药在动物实验中有致畸作用,教科书认为孕妇禁用。

联合治疗:两性霉素 B 和氟胞嘧啶合用具有协同作用,且可以减少用药量,减少不良反应。两性霉素 B 和利福平合用也有协同效果。

总之,由于妊娠期的生理学及免疫学改变,使孕妇由于肺部感染导致的一系列潜在危及生命的并发症发生率增加。预防妊娠合并肺炎应注意以下几方面:①孕前注射疫苗,如风疹病毒、流感病毒某些型的应用,可减少孕期病毒感染的机会;②加强卫生保健及孕期营养,以提高机体免疫力;③避免去人群密集处,以减少呼吸感染机会;④不吸烟,减少粉尘、化学物质等有损呼吸道防御功能物质的吸入;⑤系统产前保健,积极治疗妊娠合并症及并发症。⑥及早治疗妊娠期合并的呼吸道感染。

(孟庆堂)

第四节　妊娠合并肺结核

肺结核是由结核分枝杆菌引起的慢性呼吸道传染病。近年由于结核杆菌耐药问题及获得性免疫缺陷综合征的增加,使结核感染在世界范围内呈增多趋势,妊娠合并肺结核时有发生,属高危妊娠范畴。国内也报道肺结核妊娠占到妊娠妇女的 $2\%\sim7\%$ 。孕妇年龄多在 $20\sim30$ 岁之间,肺部病灶以浸润型最多。

一般认为,非活动性肺结核或病变范围不大,肺功能无改变者,对妊娠经过和胎儿发育多无大影响。而活动性肺结核的妇女发生流产、胎死宫内、早产、低体重儿的可能性增大。结核病的治疗药物可能对母儿有不良作用。孕妇可在产前、产时及产后将结核菌传给下一代。活动性肺结核未经治疗的母亲,其新生儿在生后第一年有 50% 被感染的可能性。

【主诉】

妊娠期妇女出现长期低热、夜间盗汗、咳嗽、咳痰、咯血。

【临床特点】

(一)主要症状

1.发热　发热为肺结核最常见的全身性毒性症状,多数为长期低热,每日午后或傍晚开始,次晨降至正常,可伴有倦怠、乏力、夜间盗汗。当病灶急剧进展扩散时则出现高热,呈稽留热或弛张热热型,可有畏寒,但寒战较少。肺结核高热患者全身状况相对良好,有别于因感染所致高热患者的衰弱表现。

2.咳嗽、咳痰　浸润性病灶咳嗽轻微,多表现为干咳或仅有少量黏液痰。有空洞形成时痰量增加,若继发感染,则痰呈脓性。合并支气管结核则咳嗽加剧,可出现刺激性呛咳,伴局限性哮鸣或喘鸣。

3.咯血　 $1/3\sim1/2$ 患者有不同程度咯血。引起咯血最常见的肺结核病变为浸润渗出及各种类型的空洞和干酪样肺炎。痰中带血多因炎性病灶的毛细血管扩张所致;中等量以上咯血,则与小血管损伤或来自空洞的血管瘤破裂有关。咯血后常有低热,可能因小支气管内残留血块吸收或阻塞支气管引起感染;咯血易导致结核播撒,若咯血后发热持续不退,则应考虑结核病灶播散。有时硬结钙化的结核病灶可因机械性损伤血管,或合并支气管扩张而咯血。大咯血时可发生失血性休克;偶因血块阻塞大气道引起窒息。此时患者极度烦躁、心情紧张、挣扎坐起、胸闷气促、发绀,应立即进行抢救。

(二)次要症状

1.体重减轻　肺结核为慢性消耗性疾病,常可导致患者体重减轻、食欲缺乏伴长期低热、乏力、易疲倦、午后盗汗等全身中毒性症状。

2.胸痛　部位不定的隐痛为神经反射引起。固定性针刺样疼痛、随呼吸和咳嗽加重、而患侧卧位症状减轻,常是胸膜受累的缘故;膈胸膜受刺激,疼痛可放射至肩部及上腹部。

3.过敏反应　多见于青少年女性。临床特点类似风湿热。皮肤损害表现为结节性红斑及环形红斑,前者多见,好发于四肢伸侧面及距小腿关节附近,此起彼伏,间歇性出现。其他少见的有白塞病、滤泡性结膜角膜炎等。

(三)体征

患者大多比较消瘦,有低热;可有结节性红斑及环形红斑。肺部听诊可有局限性哮鸣、痰鸣或喘鸣,可咳黄痰或咯血;可有多发性关节痛或关节炎,以四肢大关节较常受累。

(四)鉴别诊断

1.肺癌　中央型肺癌常有痰中带血,在肺门处有结节影或有肺门纵隔淋巴结转移,需与淋巴结核鉴别;周围型在肺周围有小片浸润、结节,需与结核球或结核浸润性病灶鉴别。肺癌多为 40 岁以上,中心型以鳞癌为主,常有长期吸烟史,一般无明显的毒性症状,多有刺激性咳嗽、痰中带血,进行性消瘦,有锁骨上转移者可触及质硬淋巴结,某些患者可有骨关节肥大征。X线平片上结节可有分叶毛刺,无卫星灶,一般无钙化,可有空泡征;外周型肺癌可见胸膜内陷征。胸部CT扫描对鉴别常有帮助。结合痰结核菌、脱落细胞学检查及通过纤维支气管镜检查与活检等,常可鉴别。

2.肺炎　原发综合征的肺门淋巴结结核不明显或原发灶周围存在大片渗出,病变波及整个肺叶并将肺门掩盖时,以及继发型肺结核主要表现为渗出性病变或干酪性肺炎时,常需与肺炎特别是肺炎球菌肺炎鉴别。细菌性肺炎起病急剧、高热、寒战、胸痛伴气急,X线平片上病变常局限于一个肺叶或肺段,血白细胞总数及中性粒细胞增多,抗生素治疗有效,可资鉴别;肺结核尚需注意与其他病原体肺炎进行鉴别,如有轻度咳嗽、低热的支原体肺炎、病毒性肺炎或过敏性肺炎(嗜酸性粒细胞肺浸润症)在X线平片上的炎症征象,与早期浸润型肺结核相似,对这类一时难以鉴别的病例,不宜急于抗结核治疗。支原体肺炎通常在短时间内(2～3周)可自行消散;过敏性肺炎的肺内浸润阴影常呈游走性,血中嗜酸性粒细胞增多。

3.肺脓肿　肺脓肿空洞多见于肺下叶,脓肿周围的炎症浸润较严重,空洞内常有液平面。肺结核空洞则多发生在肺上叶,空洞壁较薄,洞内很少有液平面。此外,肺脓肿起病较急,高热,大量脓痰,痰中无结核菌,但有多种其他细菌,血白细胞总数及嗜中性粒细胞增多,抗生素治疗有效。慢性纤维空洞型肺结核合并感染时易与慢性肺脓肿混淆,后者痰结核菌阴性。

4.支气管扩张　有慢性咳嗽、咳痰及反复咯血史,需与慢性纤维空洞型肺结核鉴别。但支气管扩张的痰结核试验阴性,胸部X线平片多无异常发现或仅见局部肺纹理增粗或卷发状阴影,CT有助确诊。

5.其他伴有发热的疾病　伤寒、败血症、白血病、纵隔淋巴瘤与肺结核病有诸多相似之处。伤寒有高热、血白细胞计数减少及肝脾大等临床特点,易与急性血行播散性肺结核混淆。但伤寒热型常呈稽留热,有相对缓脉、皮肤玫瑰疹,血清伤寒凝集试验阳性,血、粪便伤寒杆菌培养阳性。败血症起病急、寒战及弛张热型,白细胞及中性粒细胞增多,常有近期皮肤感染,疖疮挤压史或尿路、胆道等感染史,皮肤常见瘀点,病程中出现迁徙病灶或感染性休克,血或骨髓培养可发现致病菌。急性血行播散型肺结核有发热、肝脾大,起病数周后出现特征性X线表现。结核病偶见血象类白血病反应或单核细胞异常增多,需与白血病鉴别。后者多有明显的出血倾向,骨髓涂片及动态胸部X线平片随访有助确立诊断。成人原发性肺结核中支气管淋巴结结核常表现为发热及肺门淋巴结肿大,应与结节病、纵隔淋巴瘤等鉴别。结核病患者结核菌素试验阳性,抗结核治疗有效;结节病结合菌素试验阴性,肺门淋巴结肿大常呈对称性,状如"土豆";而淋巴瘤发展迅速,常有肝脾及浅表淋巴结肿大,确诊需行组织病理活检。

【辅助检查】

(一)首要检查

1.结核菌素试验　结核菌素是结核菌的代谢产物,从长出结核菌的液体培养基提炼而成,主要成分为结核蛋白,目前国内均采用结核菌素纯蛋白衍生物,即PPD。妊娠期间使用结核菌素的纯蛋白衍生物(PPD)经行结核菌素试验是安全有效的。试验方法采用国际通用的皮内注射法。将PPD 5U(0.1ml)注入左前臂内侧上中1/3交界处皮内,使局部形成皮丘。48～96小时(一般为72小时)观察局部硬结大小,判断标准为:硬结直径<5mm阴性反应,5～9mm一般阳性反应,10～19mm中度阳性反应,≥20mm或不足20mm但有水泡或坏死为强阳性反应。结核菌素阳性反应表示感染,强阳性反应提示活动性结核病可能,应进一步检查。阴性反应特别是较高浓度试验仍阴性则可排除结核病;结核菌阴性结核诊断除典型的X线征外,必须辅以结核菌素阳性以佐证。

2.X线胸片检查　后前位X线胸片是诊断肺结核十分有用的辅助方法。它对了解病变部位、范围、性质及其演变有帮助,典型X线改变有诊断价值。原发性肺结核早期胸片可以完全正常;典型特征有原发灶,淋巴结炎和肺门或纵隔肿大的淋巴结组成的哑铃状病灶。肺门淋巴结肿大85％为单侧,15％可表现为双侧。急性血性播散型肺结核在X线胸片上呈现分布均匀、大小密度相近的粟粒状阴影。继发性肺结核常见X线表现包括浸润性病灶,如云雾状,边缘模糊,密度相对较淡;干酪样病灶,密度相对较高,且不均一;空洞即形成形状不规则透亮区;纤维钙化的硬结病灶,如条索、结节状、斑点状病灶,边缘清楚,密度相对较高。肺结核X线表现多样、复杂,在一个病灶中可有多种影像改变同时存在,常以某一种病变为主,病变分布在上叶尖后段或下叶尖段常见。浸润、干酪样变和空洞形成,均考虑为活动性病灶。X线胸片诊断肺结核缺乏特异性,尤其病变在非好发部位及形态不典型时更是如此。

3.痰涂片显微镜检查　痰标本涂片萋.尼染色找抗酸杆菌具有快速、简便等优点。厚涂片可提高检测阳性率。荧光染色检查不需油镜,视野范围广,敏感性高于抗酸染色,但易有假阳性。抗酸染色直接镜检不能区分结核和非结核分枝杆菌,但在我国非结核分枝杆菌病相对较少,涂片找到的抗酸杆菌绝大多数为结核杆菌,可提示诊断。

4.结核菌培养　结核菌培养法具有高度敏感性和特异性。培养后可进行药敏测试。随着耐多药结核菌增多,药敏愈显重要。近来多使用Bactec TB460系统培养结核菌阳性报道时间较普通培养缩短10日左右,药敏通常在培养阳性后4～6日完成,且能快速将结核菌和非结核分枝杆菌加以鉴别。

（二）次要检查

1.胸部CT　胸部CT检查有助于微小或隐蔽性肺结核病灶的发现和结节性病灶的鉴别诊断。耐多药肺结核考虑外科手术治疗时,需要比较精确的了解病变累及范围,可考虑胸部CT检查。

2.分子生物学检测　聚合酶链反应（PCR）技术可以将标本中微量的结核菌DNA加以扩增。一般镜检每毫升仅能检测1万～10万条菌,而PCR可检出1～100fg结核菌DNA（相当于每毫升1～20条菌）。

3.结核菌抗体检测　对于临床和X线影像学疑为肺结核而痰涂片阴性患者可行结核菌抗体检测以作为诊断参考。

（三）检查注意事项

1.结核菌素试验　结核菌素试验结果易受其他因素的影响,如结核感染小于4～8周、营养不良、免疫缺陷、急性病毒感染、结节病等可出现假阴性。尚有少数活动期结核病患者,除外以上因素的影响,但结核菌素试验阴性,即"无反应性",其机制尚不完全清楚。

2.X线胸片检查　对结核菌素试验阳性的妊娠期妇女应行X线胸片检查,此时应以铅裙遮挡腹部,减少射线对胎儿的影响。最好避开妊娠早期,以免致畸。

3.分子生物学检测　聚合酶链反应（PCR）技术用于结核菌检测时,在DNA提取过程中易遭遇污染等技术原因而导致假阳性,而且PCR无法区别活菌和死菌,故其不能用于结核病治疗效果评估及流行病学调查等。目前PCR检测仅推荐在非结核分枝杆菌病高发地区涂片抗酸杆菌阳性病例用来快速区分结核和肺结核分枝杆菌。

【治疗要点】

（一）治疗原则

肺结核的治疗原则是早期治疗,联合、适量用药,完善、规律及全程用药是治疗的关键。

（二）具体治疗方法

1.宣传教育　对肺结核的妇女应加强宣教,在肺结核活动期应避免妊娠,若已妊娠,应在妊娠8周内行人工流产,结核控制1～2年后再考虑妊娠。

2.预防性治疗　为防止妊娠期间潜在的结核感染发展为活动性病变,消灭结核顾问委员会提出了对下列孕妇须进行预防性治疗:①有低度危险因素的35岁以上的孕妇;②结核高发人群的孕妇;③PPD反应直径≥10mm；④与传染性结核患者密切接触的孕妇；⑤人免疫缺陷病毒（HIV）感染，PPD反应直径≥5mm者；⑥X线胸片有陈旧病灶，PPD反应直径≥5mm者。

方法：每日口服异烟肼300mg和维生素 B_6 50mg，连用6～12个月。预防活动性肺结核的有效率可达60％～90％。

3.活动性肺结核

（1）首选药物为异烟肼，300mg/d（5mg/kg），口服，利福平600mg/d（10mg/kg），口服，维生素 B_6 50mg/d，口服；连用9个月。

（2）如果异烟肼使用开始就出现耐药，加用乙胺丁醇750～1000mg，每日1次，口服。

对于伴有高热、毒性症状明显的患者，可用对氨基水杨酸12g加入5％葡萄糖溶液500ml中，每日静脉滴注，持续1～2个月；待病情好转后，再选用联合抗结核药物治疗。

4.手术治疗

（1）妊娠期间一般不作肺结核的外科治疗。

（2）对于空洞性病灶，抗结核药物治疗无效，支气管结核伴支气管扩张反复大量咯血或结核性脓胸，需要进行肺切除，为避免病情恶化可酌情在妊娠16～28周进行手术治疗。

5.产科处理

（1）病变广泛的活动性肺结核或曾行肺叶切除的孕妇，有效呼吸面积减少及血氧分压降低，易使胎儿缺氧，应在预产期前1～2周住院待产。

（2）如无产科指征，一般以阴道分娩为宜。但分娩时尽量避免屏气用力，以防止肺泡破裂，病灶扩散和缺氧，可适当手术助产，缩短第二产程。

（3）肺结核可在产后加重，产后6周和3个月复查胸部X线平片。

6.母乳喂养问题

（1）产后抗结核治疗并非母乳喂养的禁忌。

（2）服用异烟肼的孕妇，新生儿需要补充维生素 B_6。

（3）及时接种卡介苗以预防结核感染，并每3个月检查一次结核菌素试验。

（4）活动性肺结核产后应禁止哺乳，新生儿应隔离。

（三）治疗注意事项

1.一般注意事项　肺结核除非同时伴有生殖器结核，一般不影响受孕。肺结核还可使妊娠并发症和难产的机会增加。对于急性粟粒性肺结核，结核菌可以血行播散，形成胎盘结核，并由此侵及胎儿，引起死胎或新生儿先天性结核。但由于病变多在蜕膜层，结核菌破坏绒毛、进入胎体、传染胎儿引起先天性结核病者少见。大多数新生儿结核均系后天与母亲的密切接触所致。如果存在开放性肺结核，需要实行母婴分离直到不再具有传染性（大约在治疗10日后）。

2.用药的注意问题

（1）妊娠期宜选用的药物：异烟肼、利福平、乙胺丁醇、对氨基水杨酸等药物。

异烟肼：孕期使用异烟肼是安全的，偶尔可引起药物性肝炎，故在用药前及用药过程中，应每月检查氨基转移酶1次，如升高5倍则应停药，至恢复正常后可重新用药。重新使用的最初3个月，应每2周检查1次肝脏氨基转移酶。

利福平：可早期使用，能及时控制结核。利福平可通过胎盘，有引起胎儿低纤维蛋白原血症的个别报道。利福平在孕16周以后使用更安全。用药的疗程为病情控制后，再继续应用1～1.5年。

乙胺丁醇：主要的不良反应是引起视神经炎。

吡嗪酰胺:该药的致畸作用的证据不足,所以只有对异烟肼和利福平耐药者才用。

(2)避免使用氨基苷类抗生素:如链霉素易进入胎儿循环,损害胎儿蜗神经、耳内迷路感应器,导致胎儿耳聋和眩晕,甚至终身耳聋。因此,只有危及生命的肺结核病例,且无其他药物替代时方可使用。

(3)氟喹酸类药物:在妊娠期及哺乳期禁用。

3.产科处理注意事项

(1)孕期处理:凡是病情允许妊娠者,抗结核治疗和孕期保健必须同时进行。注意精神安慰和鼓励,消除思想负担,有利于防止妊娠期高血压疾病等妊娠并发症。

(2)分娩处理:注意热能的供应和休息,缩短第二产程,如需剖宫产者,均行硬膜外麻醉为妥。产后注意出血及感染。

(3)产褥期处理:对活动性肺结核产妇,必须延长休息和继续抗结核治疗及增加营养,并积极防治产褥期感染。

4.其他

(1)早期妊娠合并活动性肺结核者,为了便于药物治疗,应行人工流产;晚期妊娠合并活动性肺结核或施行肺叶切除者,应提前2周住院待产。

(2)如遇有产后原因不明的发热,不能以宫内感染解释,则应考虑是否有肺结核病灶的扩散,应进一步行胸部X线平片检查,明确诊断。

（刘　艳）

第五节　妊娠合并尿路感染

妊娠合并尿路感染,是指妊娠期病原体侵犯尿路黏膜或组织引起的尿路炎症,可分为上尿路感染和下尿路感染。根据流行病学资料显示,妊娠期妇女的发生率较高,约为10.2%。

【疾病与妊娠的相互作用】

妊娠期发生尿路感染的主要原因如下。

1.雌激素与孕激素的作用　妊娠期黄体酮分泌增多,致输尿管壁松弛、管腔扩张、蠕动降低,引起功能性尿潴留,易发生便秘。

2.子宫压迫　妊娠期增大的子宫在骨盆入口处压迫输尿管,造成尿流受阻,便于细菌的侵入、停留、繁殖而致病。另外妊娠子宫多向右旋,右侧输尿管更易受压,故右侧感染的发生率要多于左侧。

3.妊娠期间阴道分泌物明显增多　使得尿道口污染的概率大大增加。此外,尿液的富营养化、盆腔淤血、子宫及胎头推压膀胱造成排尿不畅等,也成为引发尿路感染的诱因。

妊娠期尿路感染可以导致孕产妇及围生儿严重的并发症,如:早产、低出生体重儿、子痫前期、贫血等,甚至导致母儿死亡率的增加。尿路感染对胎儿的影响可能与致病菌的毒素增加子宫收缩,并通过胎盘直接影响胎儿有关。

【疾病特点】

1.诊断要点

(1)尿频、尿急、尿痛、排尿不尽感及下腹坠痛等尿路刺激征。

(2)发热、寒战,甚至出现毒血症症状等感染中毒症状。

(3)伴明显腰痛,输尿管点和(或)肋脊点压痛、肾区叩击痛等腰部不适。

2.尿路感染的实验室诊断标准为　①正规清洁中段尿细菌定量培养,菌落数$\geq 10^5$/ml。②参考清洁离心中段尿沉淀白细胞＞10/HP,或有尿路感染症状者。具备上述①②可以确诊。如无②则应再做尿细菌计数复查,如仍$\geq 10^5$/ml,且两次的细菌相同者,可以确诊。③做膀胱穿刺尿培养,如细菌阳性,亦可确诊。④未有条件做尿细菌培养计数的单位,可用治疗前清晨清洁中段尿离心尿沉渣革兰染色找细菌,如细菌＞1/HP,结合临床尿感症状,亦可确诊。⑤尿细菌数在 $10^4 \sim 10^5$/ml 者,应复查,如仍为 $10^4 \sim 10^5$/ml,需结合临床表现或做膀胱穿刺尿培养来确诊。必须指出,有明显急性膀胱刺激征的妇女,尿中有较多白细胞,如中段尿含菌数＞10^2/ml,亦可拟诊为尿感,并等待细菌培养结果。

3.常见并发症　主要指肾盂肾炎的并发症,若治疗后仍有持续高热和白细胞显著增加,应警惕并发症的出现。

(1)肾乳头坏死:是肾盂肾炎的严重并发症之一,可并发革兰阴性杆菌败血症,或导致急性肾衰竭。

(2)肾皮质、皮髓质脓肿和周围脓肿:患者除原有肾盂肾炎症状加剧外,常有持续发热、寒战、明显的单侧腰痛和压痛,有个别患者可在腹部触到肿块。肾脏彩超有助于诊断。

(3)肾盂肾炎并发感染性结石:变形杆菌等分解尿素的细菌所致的肾盂肾炎常可引起肾结石,称为感染性肾结石。常呈大鹿角形,多为双侧性,结石的小裂隙内常藏有致病菌。

(4)革兰阴性杆菌败血症:常突然寒战、高热,可引起休克,预后严重,死亡率高达 50％。

4.鉴别诊断

(1)肾结核:本病膀胱刺激症状更为明显,一般抗生素治疗无效,尿沉渣可找到抗酸杆菌,尿培养结核分枝杆菌阳性,而普通细菌培养为阴性。静脉肾盂造影可发现肾实质虫蚀样缺损等表现。部分患者伴有肾外结核,抗结核治疗有效,可资鉴别。但要注意肾结核常可能与尿路感染并存,尿路感染经抗生素治疗后,仍残留有尿路感染症状或尿沉渣异常者,应高度注意肾结核的可能性。

(2)慢性肾小球肾炎:慢性肾盂肾炎当出现肾功能减退、高血压时应与慢性肾小球肾炎相鉴别。后者多为双侧肾脏受累,且肾小球功能受损较肾小管功能受损突出,并常有较明确蛋白尿、血尿和水肿病史;而前者常有尿路刺激征,细菌学检查阳性,影像学检查可表现为双肾不对称性缩小。

【治疗】

妊娠早期就应常规做中段尿细菌培养,如有真性细菌尿,不管有无症状均应及时治疗。这不但有利于防止妊娠后期发生有症状肾盂肾炎和发展为慢性肾盂肾炎,且有助于减少妊娠高血压综合征和早产,保护母婴平安。

1.一般治疗　注意个人卫生,摄入充足的水分,避免便秘,定期排空膀胱(二次排尿法、睡前排尿,以便减轻膀胱内压力及减少残余尿)。

2.药物治疗　妊娠期妇女尿感的治疗能选择的可安全使用的药物较少,且需密切随诊。在早期妊娠阶段,磺胺嘧啶、呋喃妥因、头孢氨苄被认为是相对安全的。在晚期妊娠阶段,磺胺嘧啶应避免使用,因为可导致核黄疸。

(徐改香)

第六节　妊娠合并贫血

贫血是妊娠期最常见的合并症。贫血是指循环血液的红细胞数或血红蛋白值低于正常。成年女性的贫血标准是红细胞计数$<3.5\times10^{12}$/L或血红蛋白值<110g/L。由于妊娠期血容量增加的特点是血浆增加多于红细胞增加，出现血液稀释，故我国孕妇贫血的诊断标准是红细胞计数$<3.5\times10^{12}$/L、血红蛋白值<100g/L，血细胞比容（HCT）<0.30。按此标准推算，我国有60%～70%孕妇患各种原因引起的贫血。妊娠期间由于胎儿生长发育需要铁，孕妇血容量增加致使红细胞数增多需要铁，而孕妇对铁的摄入量又不能大幅度增加，故临床上孕妇以缺铁性贫血最常见。

一、妊娠合并缺铁性贫血

缺铁性贫血是妊娠期最常见的并发症。正常非孕妇女，铁的微量排泄和代偿摄取量保持着动态平衡。妊娠4个月后，铁的需要量逐渐增加，所以在妊娠后半期约有25%的孕妇可因吸收不良，或来源缺乏致使铁摄入量不足，产生缺铁性贫血。

【疾病与妊娠的相互作用】

1.铁与妊娠　孕妇对铁的需要量明显增加，以妊娠280d计算，每天需补充铁约3mg，而实际只能补充1～1.5mg，至妊娠后期虽然铁的吸收率最大时可达到40%，仍不能满足需求，若不能及时补充铁剂，容易消耗孕妇体内的储存铁造成缺铁性贫血。

2.缺铁性贫血对妊娠的影响　轻度缺铁性贫血对孕妇影响不大，重症贫血（红细胞计数$<1.5\times10^{12}$/L、Hb<60g/L、HCT<0.14）时，可导致贫血性心脏病、充血性心力衰竭、水肿。重度贫血对失血耐受性明显降低，易发生失血性休克，贫血致孕产妇抵抗力降低，易并发产褥感染。孕妇骨髓和胎儿是铁的主要受体组织，由于铁通过胎盘是单向运输，胎儿缺铁的概率不大，缺铁程度不会太严重。但孕妇患重症贫血时，胎盘的氧供和营养物质不足以补充胎儿生长发育所需，可以引起胎儿生长受限、胎儿窘迫、早产或死胎等。

【疾病特点】

1.诊断要点

（1）孕妇患轻度贫血可以没有明显的临床症状。重症贫血孕妇可有全身乏力、头晕、心慌、气短、腹胀、腹泻等症状。

（2）体征：①黏膜组织变化引起的症状，临床可见口腔炎、舌炎、口角浅裂、胃酸缺乏等。②皮肤和指甲变化：皮肤干燥、发皱和萎缩、毛发干燥和脱落、指甲扁平、不光整、脆薄易裂等。

（3）血象为小红细胞、低色素性贫血，红蛋白值的降低幅度相对较红细胞值的降低幅度大。通常认为血清铁蛋白$<20\mu$g/L提示储铁减少，$<12\mu$g/L提示储铁耗竭。骨髓象表现为幼红细胞增生活跃，多为中幼红细胞和晚幼红细胞。幼红细胞有丝分裂较多。

2.鉴别诊断要点　本病需与铁幼粒细胞性贫血、海洋性贫血、慢性炎症、感染性贫血等相鉴别。

【治疗】

治疗原则包括病因治疗和补铁治疗。

1.病因治疗　我国南方农村妇女患钩虫病是引起缺铁性贫血的主要原因，在纠正贫血的同时，还应驱虫治疗。对疟疾引起的贫血，应给予抗疟治疗。

2.药物治疗　通常对于孕妇轻度缺铁性贫血,主张口服铁剂,最常用的药物为硫酸亚铁。若孕妇服铁剂药物后胃肠反应重不能耐受,或属于重症贫血者,则可以注射铁剂。若就诊的孕妇缺铁极严重,检测血Hb值<60g/L,应予输新鲜血,每次小剂量200ml,每周2次,连输4次。有条件输成分血者,应输浓缩红细胞。

二、妊娠合并巨幼细胞贫血

巨幼细胞贫血主要是由于叶酸和(或)维生素B_{12}缺乏引起细胞核DNA合成障碍所致的贫血。其特点是骨髓呈现典型的"巨幼变"。由于骨髓红细胞、粒细胞和巨核细胞三系细胞及上皮细胞均可受累,故巨幼细胞贫血严重时,可表现为全血细胞减少。维生素B_{12}缺乏还可出现神经系统和精神方面异常。妊娠合并巨幼细胞贫血,临床上以叶酸缺乏所致较多见,我国以山西、陕西、河南、山东多发,发病率国内约0.7%。欧美以维生素B_{12}缺乏及体内产生内因子抗体所致的恶性贫血较多见。

【疾病与妊娠的相互作用】

1.叶酸缺乏　正常成年妇女日需叶酸$50\sim100\mu g$,而孕妇日需量为$300\sim400\mu g$,多胎孕妇日需量增大。然而孕早期多数妇女出现妊娠反应,偏食、厌食或不能进食,致使叶酸摄取量明显减少。孕妇胃酸分泌减少,肠蠕动减弱亦影响叶酸吸收。孕期肾血流量增加,叶酸在肾内廓清加速,肾小管再吸收减少,叶酸在尿中排泄增加。总之,孕期叶酸代谢的特点是摄入少、吸收差、排泄快、需求多,因而易导致缺乏。

2.维生素B_{12}缺乏　孕期胃壁黏膜细胞分泌的内因子减少,导致维生素B_{12}吸收障碍,加之胎儿的大量需要,可使维生素B_{12}缺乏。

【疾病特点】

1.诊断要点

(1)巨幼细胞贫血多数起病缓慢但也有急性发作者。常见有疲乏、无力、困倦、头晕、耳鸣、目眩、心悸、气短,少数伴水肿、低热。①胃肠道症状:食欲缺乏、恶心、呕吐、腹胀、腹泻。舌质红,舌乳头萎缩,舌面光滑称镜面舌。②神经系统:由于脊髓后束联合变性或脑神经受损,表现为手足对称性麻木、精神异常、无欲、抑郁、有时神经系统症状在贫血前即出现。③其他症状:皮肤干燥,毛发干枯,伤口愈合慢,视网膜出血等。尿浓缩功能减退,夜尿增多,轻度蛋白尿等。

(2)检查发现皮肤黏膜、甲床、结膜苍白、心率快、心尖部有吹风样杂音、深感觉障碍、共济失调、部分腱反射消失及锥体束征阳性。

(3)辅助检查①血象:属大细胞性贫血,红细胞平均体积(MCV)>100fl,可呈现全血细胞减少,红细胞大小不等,以大卵圆形红细胞为主;中性粒细胞分叶过多,有6叶或更多;网织红细胞数正常或轻度增多。②骨髓象:骨髓增生活跃,以红细胞系为主,各系均可见巨幼变,细胞体积大,核发育明显落后胞质;巨核细胞减少。③生化检查:血清胆红素可稍高;血清叶酸<6.8nmol/L(3ng/ml);维生素B_{12}<74pmol/L(100pg/ml);红细胞叶酸<227nmol/L(100ng/ml),血清铁及转铁蛋白饱和度正常或高于正常。

2.常见并发症　贫血性心脏病、妊高征、胎盘早期剥离、急产、胎儿宫内窘迫、胎儿宫内生长受限、死胎等。

3.鉴别诊断要点　本病需与再生障碍性贫血、红白细胞、骨髓异常增生综合征等想鉴别。

【治疗】

1.加强孕期营养指导:纠正偏食,多进食新鲜蔬菜,水果,动物肝、肾组织,肉类,蛋类,奶类食品。改变不良烹调习惯,在加热过程中尽可能保存维生素活性。

2.补充叶酸:妊娠后半期,服叶酸 5～10mg,3/d,有胃肠反应者可肌内注射四氢叶酸钙 5～10mg,1/d 至红细胞恢复正常。

3.若有维生素 B_{12} 缺乏,单用叶酸可使神经系统症状加重,应每日肌内注射维生素 B_{12} 100μg,2 周后改为每周 2 次。

三、妊娠合并再生障碍性贫血

妊娠合并再生障碍性贫血(简称再障)是孕期很少见的并发症,发生率为 0.029%～0.080%。本病是以贫血为主,同时伴有血小板减少、白细胞减少和骨髓细胞增生明显低下。临床以贫血、出血、感染为主要表现。孕产妇多死于出血或败血症。妊娠合并再障还易引发妊高征,孕妇较易发生心力衰竭和胎盘早剥。孕妇贫血可引起胎儿宫内生长受限和宫内死胎等并发症,是一个严重的妊娠并发症。

【疾病与妊娠的相互作用】

1.妊娠期再生障碍性贫血(PAAA),是指患者既往无贫血病史,仅在妊娠期发生的再生障碍性贫血,是一种十分罕见而又严重的疾病。患者表现为妊娠期的血象减少和骨髓增生低下,而妊娠前和妊娠终止后血象正常。只有再次妊娠时再复发。本病是一种免疫疾病,又称妊娠特发性再生障碍性贫血。

2.再生障碍性贫血合并妊娠,妊娠和再障同时发生是偶然事件,该孕妇可能孕前已患再障,只不过孕期表现明显而被发现,两者间没有因果关系。

3.孕产妇多死于出血或败血症。

4.妊娠合并再障还易引发妊高征,孕妇较易发生心力衰竭和胎盘早剥。

5.孕妇贫血可引起胎儿宫内生长受限和宫内死胎等并发症。

【疾病特点】

1.诊断要点

(1)PAAA 的诊断:①既往无贫血史、无不良环境和有害物质接触史,仅在妊娠期出现的再障。表现为妊娠期的血象减低和骨髓增生低下,而妊娠前及妊娠终止后的血象是正常的。②临床上主要表现为不明原因的、进行性加重的、不易治愈的贫血,可在孕期的各阶段发病。随着贫血的加重,患者会出现牙龈出血、鼻出血、皮下出血点及紫癜等,严重者感全身乏力、头晕、头痛和反复感染。③外周末梢血检查呈现全血细胞减少,主要特点是血小板的减少最为明显。但确诊必须有赖于骨髓穿刺涂片检查。

(2)再障合并妊娠的诊断:①贫血是再障的主要症状。常伴有血小板减少,但一般无脾大。②出血症状。皮下出血点、牙龈出血、消化道或泌尿道的出血(血便或血尿),产后出血发生率高。③感染症状。发热、牙龈炎、产褥感染、乳腺炎、臀部感染等。根据起病急缓,血象降低的程度和骨髓象,可将再障分为急性再障(重型再障Ⅰ型)、慢性再障和重型再障Ⅱ型。

急性再障(重型Ⅰ型):①发病急,贫血进行性剧烈下降,常伴有严重感染和内脏出血。②除血红蛋白下降较快外,应具备以下三项中的两项:网织红细胞<0.01,绝对值<15×10⁹/L。白细胞明显减少,中性粒细胞绝对值<0.5×10⁹/L。血小板<20×10⁹/L。③骨髓象:多部位增生降低,三系造血细胞明显减少,非造血细胞增多,如增生活跃,应有淋巴细胞增多。骨髓小粒非造血细胞及脂肪细胞增多。

慢性再障:①发病缓慢,贫血、感染和出血病情较轻。②血象:血红蛋白、白细胞和血小板数值均较急性再障为高。③骨髓象:三系或两系减少,至少 1 个部位增生不良,如增生良好,红系中应有晚幼红比例增加,巨核细胞明显减少。骨髓小粒非造血细胞及脂肪细胞增多。

重型再障Ⅱ型:当慢性再障病程中病情恶化,临床表现、血象及骨髓象同急性再障时,诊为此型。结合临床症状,通过实验室检查,尤其是经过骨髓穿刺骨髓象的检查,必要时骨髓多点活检。

2.鉴别诊断要点　本病需与巨幼红细胞性贫血、急性白血病、阵发性睡眠性血红蛋白尿和骨髓增生异常综合征的难治性贫血等相鉴别。

【治疗】

对合并再障孕妇的治疗,主要包括支持疗法、免疫抑制疗法、骨髓和造血干细胞移植以及抗感染治疗。

1.支持疗法　根据孕妇血细胞降低的程度,采取输全血或成分输血。患者的血红蛋白$<60g/L$,对母儿会产生严重影响,此时应采用少量、多次输红细胞悬液或全血,使临产前血红蛋白达到$80g/L$,增加对产后出血的耐受力。对于严重感染患者,在使用抗生素的同时,可输入粒细胞成分血,增加机体抗感染能力,粒细胞最好在采血后6h内输入。如孕妇血小板$<20\times10^9/L$,应在临产前或术前输血小板成分血,使血小板至少达到$50\times10^9/L$以防止产时和产后大出血。

2.免疫抑制疗法　该疗法主要适用于未找到合适的骨髓移植供体的患者,应用的药物包括抗胸腺细胞球蛋白、环孢素A、甲泼尼龙等。

3.骨髓移植和造血干细胞移植治疗　骨髓移植是在免疫抑制疗法几个月后才实施。目前有骨髓移植后患者成功妊娠的报道。造血干细胞移植已有治疗再障成功的报道,目前还缺乏孕期的治疗资料。

4.妊娠不同时期的治疗

(1)妊娠早期:重型再障患者应考虑终止妊娠,并在人工流产前应对各种并发症有所准备。不依赖输血而血红蛋白水平能经常维持在$70g/L$以上者,如患者坚持,可考虑继续妊娠,仅采取单纯支持和对症治疗,妊娠结束后若无自发缓解,即立即开始正规治疗。

(2)妊娠中期:此期治疗最为棘手。文献报道,若此时终止妊娠,并不能减少再障病死率,主要是由于中期引产出血、感染机会远较自然分娩为多。此阶段支持治疗是主要选择。通过输血使血红蛋白水平维持在$80g/L$以上,避免对胎儿生长发育产生严重影响。单纯支持治疗难以维持者可考虑抗胸腺细胞球蛋白或抗淋巴细胞球蛋白(ATG/ALG)合并甲泼尼龙的免疫抑制治疗,尤其是治疗前免疫球蛋白水平较高或既往的再障加重者。有些学者主张加用胎肝细胞输注,可有部分疗效,减少对输血的依赖。加用环孢素(新山地明)应谨慎,一般作为二线药物或终止妊娠后的用药。

(3)妊娠晚期:此时主要以支持为主,严格定期随访血象,一旦胎儿成熟情况允许,应予以终止妊娠。剖腹产应较自然分娩更为理想。出血明显时,应同时切除子宫。自然分娩者应缩短第2产程,避免过度用力导致重要脏器出血;胎头娩出后可适当加用缩宫素。产后观察期不宜过长,一般2个月以后无自发缓解者应给予包括骨髓移植在内的各种积极治疗。

(李长虹)

第七节　妊娠合并甲状腺功能亢进症

生育年龄的妇女患甲状腺疾病是常见的。大多数病例的原因是自体免疫。Graves病、桥本甲状腺炎或慢性甲状腺炎在患甲状腺功能亢进的妇女中占多数。尽管有些患者被劝告不能生育,但自发妊娠仍有发生。患有甲状腺疾病的妇女在妊娠中可能发生在胎儿身上潜在的医学问题,特别是甲状腺功能不全。患甲状腺疾病的妇女预防措施是重要的。绝大多数患甲状腺疾病的妇女并非禁忌口服避孕药。患有甲亢的妇女和曾行甲状腺部分切除术及^{131}I治疗的Graves病患者,其妊娠结果均可能受到影响。内科医生在诊断妊娠合并Graves病时,可能遇见几种临床情况:①患者正在接受抗甲状腺药(ATD)治疗;②在妊娠中第一次被诊断为甲亢;③甲亢患者以前曾接受部分甲状腺切除术治疗;④甲亢曾经过抗甲状腺药治疗后处于缓解状态;⑤曾生育过甲状腺功能不良的患儿。每种临床情况的治疗决定都需在详细综合内科及产科病史,细致的体格检查,以及对实验室检查作出正确解释的基础上确定。已报道妊娠妇女合并甲亢或曾患甲亢的并发症中,绝大多数与缺乏对疾病自然过程的了解、对药物治疗缺乏耐心和顺从,或是妊娠中此病诊断太晚有关。如果在妊娠中能早期确诊和正确的治疗,那么母亲及孕期胎儿的预后将是良好的。

在使用抗甲状腺药(ATD)治疗妊娠合并甲亢以前,治疗方法包括单独使用复方碘溶液,或与甲状腺次全切除术联合治疗,使围生期死亡率降低到 4%～32%,比仅用支持疗法的孕妇胎儿死亡率 45% 明显降低。而新生儿的甲状腺肿及甲状腺功能低下却成为常见并发症。1951 年报道丙硫氧嘧啶(PTU)治疗 19 例妇女 22 次妊娠,丙硫氧嘧啶的开始剂量为 300mg/d,分次服用,药物剂量随临床症状的好转而减少,到妊娠晚期减为每次 50mg,每天 2 次,在分娩时停药,无 1 例新生儿死亡,无新生儿甲肿或甲减患者。

为了避免新生儿发生甲肿和甲减,建议当患者甲状腺功能恢复正常时加用甲状腺素治疗。在妊娠的最后几周可减少 PTU 用量,50～100mg/d 控制甲亢。

产后阶段的 Graves 病的复发和恶化首先由 Amino 等人报道,并意识到患 Graves 病的妇女产后复发的甲亢应与产后发生的甲状腺炎、甲亢相鉴别。

一、流行病学

据报道,妊娠合并甲亢的流行率约为 0.2%,日本筛查 9453 例早期妊娠的妇女,0.4% 有抑制性血浆 TSH 和自身免疫性甲状腺疾病的其他化学标志物。另外约 0.4% 妇女血浆 TSH 受抑制,但没有自身免疫的其他指标。这一发现与正常早期妊娠妇女血浆中 TSH 抑制或降低是一致的。

二、病因学

妊娠合并甲亢的最常见原因是 Graves 病,约占病人总数 85%(表 14-1)。其他原因包括多结节性甲状腺肿、毒性单结节性甲状腺肿、亚急性甲状腺炎。医源性甲亢常见于接受甲状腺素治疗的患者。过量的甲状腺素治疗可使血清游离甲状腺素(FT_4)和游离甲状腺素指数(FT_4I)正常,并伴有血清 TSH 的抑制。少数病人诉说有偶发心悸,减少甲状腺激素的剂量会使甲状腺试验在 4～6 周内正常化。

表 14-1　妊娠合并甲亢的原因

Graves 病	TSH 分泌过多性垂体瘤
多结节性甲状腺肿	卵巢甲状腺肿
毒性甲状腺肿	妊娠剧吐性短暂甲亢
亚急性甲状腺炎	囊状胎块
医源性甲状腺肿	

三、妊娠前的劝告

未控制的甲亢使妊娠妇女流产、早产、先兆子痫、胎盘早剥等的发生率增加,早产儿、胎儿宫内发育迟缓、足月小样儿等的危险性提高。母体的 TSAb 可以通过胎盘刺激胎儿的甲状腺引起胎儿或新生儿甲亢。

所以,如果患者甲亢未控制,建议不要怀孕;如果患者正在接受 ATD 治疗,血清 TT_3 或 FT_3、TT_4 或 FT_4 达到正常范围,停 ATD 或者应用 ATD 的最小剂量,可以怀孕;如果患者为妊娠期间发现甲亢,在告知妊娠及胎儿可能存在的风险后,如患者选择继续妊娠,则首选 ATD 治疗,或者在妊娠 4～6 个月期间手术治疗。妊娠期间应监测胎儿发育。有效地控制甲亢可以明显改善妊娠的不良结果。

未妊娠的 Graves 病患者有 3 种治疗方法。12～24 个月的长期 ATD 治疗,使 20%～50% 的患者症状缓解。这对短期病史者,小的甲状腺肿及没有眼征的患者都有可能得到缓解。用 [131]I 部分破坏甲状腺,手术切除大部分甲状腺组织等是可接受的治疗方法。甲状腺部分切除术的主要并发症是永久性甲减,病人需要甲状腺素替代治疗维持正常生理需要。不同形式的处理应同病人及其家属交待清楚,特别是那些可能对母亲、胎儿、新生儿有影响的长、短期并发症。人们常提的问题是 ATD 可能对胎儿产生什么不良反应? 在怀孕前接受 [131]I 治疗对母亲和胎儿有什么危险? 行甲状腺切除术而患甲减的母亲甲状腺激素治疗会对胎儿产生什么不良反应? 可以肯定地说,妊娠期甲状腺药物的使用对胎儿及新生儿没有影响,也没有证据说明母亲怀孕前接受的放射性治疗会对胎儿及孩子未来的生活产生不利影响。在怀孕前应使甲状腺功能恢复正常,避免在接受 [131]I 治疗后的 6 个月内怀孕。在接受抗甲状腺药治疗过程中怀孕者对胎儿有潜在的影响,新生儿甲状腺肿及新生儿甲减是由于丙硫氧嘧啶和甲巯咪唑(MMI)剂量过大造成的。ATD 治疗不会产生胎儿先天畸形。在怀孕过程 ATD 的剂量应经常调整,妊娠期间应有规律定期进行甲状腺试验。使血清 FT_4 和 FT_4I 水平处于正常高限的 1/3。在怀孕的最后几周药物剂量可中断。还应告诉孕妇产后有甲状腺炎及甲亢复发的可能性,极少见有新生儿甲亢者。正接受甲状腺替代疗法的母亲,在怀孕过程中左甲状腺素的需求量会增加。在诊断妊娠时应测甲状腺功能,并在妊娠第 20 和 24 周之间,第 28 和 32 周之间复查,以估计甲状腺激素的正确替代剂量。

四、临床表现

妊娠合并甲亢的诊断可能有些困难。正常妊娠可以出现许多甲亢的症状与体征,如怕热、心悸等。也有病人出现严重的毒血症状,甚至有充血性心力衰竭,直到测定甲状腺功能后才弄清其原因。甲亢的典型症状、体征并非在每个患者身上都出现。只有细致的询问病史和体格检查后内科医生才怀疑本病。随着敏感的诊断技术的出现,在妊娠早期存在小的甲状腺肿、消瘦、无法解释的心动过速、多动症、异常的乏力、毒血症、脉压过大等,即可及早诊断和治疗,这对预防母亲、胎儿发病率,降低死亡率是至关重要的。大多数并发症的出现是由于甲亢未做到早诊断或早治疗。

Graves 病在 40 岁以下人群中是以自发性为主,它在 30～40 岁开始明显多见于女性,女:男为 7:1～10:1。呈现弥漫性甲状腺肿、甲状腺毒症,浸润性突眼及偶然出现浸润性皮肤病等特征。

(一)症状

大多数病例症状逐渐发展,就诊时病史已有数月。妊娠剧吐的患者有轻微症状(双手震颤,心悸)并长期恶心、呕吐。大多数患者主诉为神经质,易兴奋、心悸、疲劳、怕热、消瘦、月经规律的改变及正常体力活动耐力降低。患者上述症状有不同表现形式,易兴奋表现为人与人相互关系处理困难,易哭、易喜,个性改变或压抑,易疲劳表现为在同样条件下不如原来活跃。上楼梯常感无力或喘不过气来。怕热,患者可能抱怨屋内太热或想开窗或开空调。睡觉时盖薄被子。常见月经减少,甚至闭经;大便次数增加,但罕见明显的腹泻。心悸可呈持续性或发作性。常见食欲好而体重减轻,有约 10% 患者食欲低而体重增加。暴露在阳光下的皮肤有瘙痒或皮疹,在严重病例,随着充血性心力衰竭的发展会表现出一系列心血管系统症状。

（二）体征

细致的体格检查非常重要,可能会出现甲状腺实验室检查结果异常,妊娠的前半阶段（表 14-2）病人,早期妊娠症状有时很难与真正的甲亢相鉴别。几乎每个年轻的 Graves 病患者都有甲状腺弥漫性增大,呈对称性,约为正常的 2～4 倍。甲状腺由软变硬,很少有恶变倾向。腺体表面光滑,也可见不规则或小叶结构。若弥漫性甲状腺肿会存在孤立小结。应随访观察有无恶变的可能性。触诊可能感觉到震颤,也能听到一种连续性杂音。皮肤（特别是手）温暖湿润,面色发红,手掌红斑,偶有毛细血管扩张征。有些病人可见白斑。头发敏感较脆,有头发脱落。指甲远侧边缘分离。甲床与指甲连续处不规则分离（甲剥离）,又称 Plummer 指甲。

表 14-2　早期妊娠合并甲亢的鉴别诊断

亚临床状态甲亢,FT_4I 与抑制性 TSH 正常
15％以上的正常妊娠
多胎妊娠
轻微的恶心、呕吐
甲状腺功能亢进
多胎妊娠
妊娠剧吐性短暂甲亢
Graves 病

注:FT_4I:游离甲状腺素指数

心血管功能的改变是甲状腺毒症的最显著表现。甲亢患者休息时外周阻力降低,由于每搏输出量和心率均增加,导致心脏输出量增加,经常出现心动过速,心率超过 90 次/分。由于收缩压高而舒张压低,使脉压增大。弥散而有力的心尖搏动提示心脏增大;而 X 线表现正常。在心尖区可听到收缩期甚至是提前或迟到的收缩期杂音,心音很响。有 10％甲状腺毒症患者会出现房颤或心衰。妊娠合并甲亢的患者,血流动力学检测显示 65％患者心排血量升高,而 35％的患者外周阻力降低。

眼征在甲状腺毒症中是常见体征,上睑挛缩,在眼睑和角膜间露出巩膜。表现为目光炯炯有神,凝视。这是由于儿茶酚胺过量所致,而不依赖于 Graves 病的眼病。眼睑迟滞是指当向下视物时,上睑不能随眼球向下转动,向上视物时,眼球不能随眼睑向上转动。浸润性眼病是指 Graves 病的一种特征,有时虽经 ATD 治疗仍持续存在,发生于 30％～50％的病人,症状包括眼部刺激感,畏光、流泪、眼部不适,特别在读书或看电视后,遇到烟雾刺激后加重。视物模糊及复视是多数严重患者的表现。眶周水肿不常见,可见结膜从下睑中隆起水肿。突眼以单侧者少,双侧者多,少数严重病人眼球半脱位及角膜溃疡,可致视盘水肿及失明。

神经系统反常表现坐卧不宁,注意力时间缩短及疲劳感下的强迫性运动。情绪波动,无明显原因大哭。可见手和舌头细颤。近端肌肉无力,表现为病人不能使腿保持在伸展位,或坐位、卧位时不用胳膊辅助不能抬起腿。

（三）实验室检查

FT_4 或 FT_4I 在几乎所有甲状腺毒症的病人中都升高。血清 TSH 使用敏感方法测定是抑制的或测不出来。有些病人血清 FT_4 可能在正常范围,或在正常上限,这些病人测定血清 FT_3 或游离三碘甲腺原氨酸指数（FT_3I）可证实诊断。

测定血清抗体和 TPOAb 证实是否存在自体免疫。在特殊情况下血清促甲状腺素受体抗体（TRAb）有助于诊断（表 14-3）,Graves 病时 TRAb 有刺激性活性,也反映了甲状腺刺激性免疫球蛋白（TSI）活性。

10%～27%的患者有血钙过高,部分病人甲亢合并甲状旁腺功能亢进,血清磷酸酶水平处于较高水平。

表 14-3　妊娠时测定 TSR 抗体的指征

以前妊娠有所生新生儿患甲亢

活动性疾病正在行 ATD 治疗

部分切除术后或治疗缓解,甲状腺功能正常

新生儿心动过速

胎儿宫内发育迟缓

超声示胎儿甲状腺肿

　　由于中性粒细胞降低,白细胞总数常较低,淋巴细胞相对过多,血小板和内在凝血机制在正常范围内。

　　Graves 病患者其他自体免疫性疾病(如恶性贫血、原发性肾上腺功能减退、特发性血小板减少性紫癜及 1 型糖尿病等)发病增多,并出现相应实验室指标的改变。

五、妊娠结局

　　妊娠母亲与胎儿的后果与甲亢的控制与否密切相关,怀孕早期诊断并迅速开始治疗者或者在甲状腺毒症控制以后怀孕的患者,其母儿均预后良好。在妊娠后半阶段有甲亢者,母儿出现较多并发症,有些妇女症状不典型,因为病人年轻,相对健康,缺少并发因素,对病情有一定耐受性,直到出现并发症表现才就诊。并发症进展的诱因包括毒血症、感染和严重贫血。Davic 等人报道,经济条件差的人群中,12 年内 60 例妊娠妇女发现有甲亢,32 例首次妊娠时确诊。8 例未用 ATD 即分娩,其中 5 例发生充血性心力衰竭,1 例自发流产;7 例婴儿早产,其中 4 例是死产。发展为充血性心力衰竭患者中,3 例有严重的先兆子痫,3 例贫血,血细胞比容低于 25%;2 例合并肾盂肾炎,5 例败血症致流产。36 例经治疗的妇女在分娩时甲状腺功能正常,1 例发展为充血性心力衰竭。

　　母亲甲亢没有及时控制也影响围生期的发病率及死亡率(表 14-4)。早产儿、小胎龄儿、宫内死胎、毒血症已有报道。早产儿发病率为 53%,死亡率 24%,比治疗控制甲亢组明显为高。

表 14-4　未控制甲亢时潜在的母儿并发症

母亲	胎儿
妊娠高血压综合征	甲亢
早产	新生儿甲亢
充血性心力衰竭	宫内发育迟缓(IUGR)
甲亢发作	小于胎龄儿(SGA)
流产	早产
感染	死产
胎盘早剥	

六、治疗

妊娠合并甲亢的治疗,无论对母亲还是胎儿均十分重要,常用 ATD 疗法,也曾推荐应用 β 受体拮抗药和碘化物。必要时可以选择性甲状腺次全切除术。

(一)抗甲状腺药(ATD)治疗

治疗甲亢的药物主要有两种:丙硫氧嘧啶(PTU)和甲巯咪唑(MMI)。丙硫氧嘧啶被推荐为妊娠合并甲亢治疗的一线用药,因为甲巯咪唑可能与胎儿发育畸形有关。另外,甲巯咪唑所致的皮肤发育不全较丙硫氧嘧啶多见,所以治疗妊娠期甲亢优先选择丙硫氧嘧啶,甲巯咪唑可作为第二线用药。无论母亲现有 Graves 病还是有既往患病史,对妊娠和胎儿都是一个风险因素。对孕妇 ATD 治疗可能导致胎儿甲减,孕妇促甲状腺素受体抗体(TRAb)通过胎盘可能导致胎儿甲亢。因此,孕妇 ATD 治疗的目标是确保血清 T_4 在正常非妊娠人群参考范围的上限,避免胎儿出现甲减。应密切监测孕妇 T_4 和 TSH 水平,检测 TRAb 滴度水平,必要时进行胎儿超声检查,一般很少需要进行胎儿血样检测。妊娠期 TRAb 滴度正常和未进行 ATD 治疗的孕妇,罕见胎儿甲亢。欧洲常用卡比马唑,它是甲巯咪唑的代谢衍生物。其临床疗效与甲巯咪唑相似。这些药物抑制碘的氧化过程和碘化甲状腺素在甲状腺的合成,使甲状腺素的合成与释放减少。丙硫氧嘧啶和甲巯咪唑对降低血清中甲状腺激素浓度有相似作用。另外,丙硫氧嘧啶还直接抑制外周组织中 T_4 转变为 T_3。甲巯咪唑的血清半衰期为 6～8 小时,而丙硫氧嘧啶为 1 小时,由于它们的半衰期不同,丙硫氧嘧啶应每 8 小时给药一次,甲巯咪唑每天 1 次。甲巯咪唑为 5～10mg/片剂型,丙硫氧嘧啶为 50mg/片。甲巯咪唑的效力是丙硫氧嘧啶的 10 倍,因为丙硫氧嘧啶与血浆蛋白结合比例高,胎盘通过率低于甲巯咪唑,丙硫氧嘧啶通过胎盘的量仅是甲巯咪唑的 1/4。

ATD 的不良反应出现在 5% 的患者(主要是皮疹、发热、恶心、瘙痒)。瘙痒可能是甲亢的症状,应详细慎重询问患者在开始 ATD 治疗前是否存在瘙痒,有些病人诉有金属性味觉,不中断治疗这些不良反应亦可消失。用丙硫氧嘧啶替代甲巯咪唑,交叉致敏者罕见,两种药物严重不良反应主要是粒细胞缺乏症,发生率约为 1：300,与用药剂量明显相关。每天甲巯咪唑剂量低于 25mg 不会出现粒细胞缺乏症。粒细胞减少症是指粒细胞数低于 $(1.8～2.0)×10^9/L(1800～2000/mm^3)$,而粒细胞缺乏是指粒细胞数目少于 $(0.5～1.0)×10^9/L(500～100/mm^3)$。多数病例症状急性发作,包括发热、咽痛、全身不适及龈炎。这种罕见并发症可见于开始用药治疗 10 天到 4 个月后。在开始治疗前有必要测定淋巴细胞计数,因为 Graves 病常能找到淋巴细胞。应让病人知道潜在的并发症,指导中断用药和一出现相应症状及时看医生。该症需要住院并应用抗生素、糖皮质激素、支持疗法等综合治疗措施。

其他罕见的药物毒性作用包括肝炎、与脑炎相似的症状和血管炎。丙硫氧嘧啶可产生细胞损害,由甲巯咪唑引起的黄疸是胆汁淤积型黄疸。有 ATD 严重并发症的患者,不提倡可选择药物的转换。在妊娠中,甲状腺次全切除术是适应证,术前准备需用 β 受体拮抗药或碘化物治疗。

妊娠时应用两种 ATD 有相似的治疗效果。使用甲巯咪唑后的新生儿并发症是先天性皮肤发育不全。皮损局限于头皮顶部,特征为先天性皮肤缺乏,齿状缘、"溃疡"损害多能自愈。

ATD 治疗妊娠期甲亢的目标是使用最小有效剂量的 ATD,在尽可能短的时间内达到和维持血清 FT_4 在正常值的上限,避免 ATD 通过胎盘影响胎儿的脑发育。ATD 过量可能产生新生儿甲减及甲状腺肿。孕妇一旦诊断甲亢均应治疗,可疑病例应密切观察,一出现症状或甲状腺试验恶化即开始治疗。有些孕妇随着妊娠进展,由于免疫学的改变,甲状腺试验可能自然转为正常,但甲亢常出现在产后期。

仔细观察疾病的临床发展和甲状腺试验对于妊娠合并甲亢的处理是很重要的。患者应定期随访,在治疗开始最好 2 周 1 次,每次均行甲状腺试验。妊娠早期控制甲亢可防止母亲严重的并发症,例如:早产、毒血症、充血性心力衰竭、甲状腺危象。甲亢未受控制的患者,会发生胎盘早剥,有严重症状的患者建议住院。

ATD 的起始剂量是丙硫氧嘧啶 50～100mg,每日 3 次或甲巯咪唑 10～20mg,每日 1 次口服,监测甲状腺功能,及时减少药物剂量。大多数患者丙硫氧嘧啶不超过 150mg,每日 3 次或甲巯咪唑不超过 20mg,每日 1 次。有较大甲状腺肿、较长病史及较多症状者可适当加量。患者每 2 周复查 1 次,血清 FT_4 和 FT_4I 的浓度将有改善,在首次治疗后 3～8 周,甲状腺试验可正常。血清 FT_4、FT_4I 是观测对 ATD 治疗反应的最好试验。据报道,血清 FT_3 或 FT_3I 用于调整 ATD 剂量是不恰当的,因在母血中 FT_3 水平与脐带血中 FT_4、FT_3 的浓度无相关性,在经过硫脲类开始治疗后,母体内 FT_4 的正常化早于 FT_3 母血中 FT_4 和脐带血中 FT_4 有较大相关性。当母体内 FT_3 正常时,有 ATD 治疗过量的危险。在母血 FT_4 水平正常后几周到几月,母血中 TSH 保持较低水平。所以在 ATD 治疗的前 2 个月测定血清 TSH 没有帮助。此后血清 TSH 的测定用于估计甲状腺功能状态与 ATD 剂量关系。正常的血 TSH 是对治疗反应良好的指标。此时 ATD 可减量,甚至可在妊娠最后几周停药。TSH 测定对应用 ATD 患者的首次随诊有帮助,若 TSH 正常可减少 ATD 剂量。

如前所述,症状轻,病程短者对治疗反应较快。体重增加,脉率降低是对治疗效果好的体征。然而,脉率的估计受使用 β 受体拮抗药的限制。

一旦甲状腺试验结果改善,ATD 剂量即可减半。如果甲状腺试验继续改善,随着病人症状改善,ATD 剂量可进一步减少。治疗目的是使用最小剂量的 ATD 保持血 FT_4I、FT_4 水平在正常上限范围内。当患者甲状腺功能正常,继续使用小剂量 ATD:丙硫氧嘧啶 50～100mg 或甲巯咪唑 5～10mg,几周后 ATD 可停药。约 30％甲亢病人 ATD 可于妊娠 32～36 周或再早些时间停药,为防复发连续治疗达妊娠 32 周是可取的。

由结节性(多发或单纯)甲状腺肿大引起的甲亢治疗与 Graves 病相似,有报告单纯毒性腺瘤引起的甲亢的治疗是在妊娠达 13 周后,在超声指导下经皮注射无水乙醇(95％浓度)4 次,每次 3ml 无菌乙醇,每 3 天注射 1 次,患者在 2 周内甲状腺功能正常。

1 例由垂体分泌 TSH 过多引起甲亢病例,接受连续皮下注射奥曲肽治疗后甲亢缓解,垂体瘤变小,怀孕后中断奥曲肽治疗。奥曲肽是一种生长激素释放抑制因子的一种长效类似物,但甲亢在 6 个月再发,再次治疗至分娩,婴儿甲状腺功能正常,体重 3300g,且无先天畸形。病例特点是有临床甲亢症状与体征,患者可出现垂体瘤引起的面部损害,如头痛、视野缺损。甲状腺素增高和 TSH 增高。

(二)甲状腺素加抗甲状腺治疗

如前所述,妊娠合并甲亢需要联合治疗,即甲状腺素加抗甲状腺联合治疗,加入左甲状腺素可降低产后甲状腺炎发生率。确切效果尚需要证实。

(三)β 受体拮抗药

β 受体拮抗药对控制高代谢综合征很有效,它在与 ATD 联合应用时,仅用几周即使症状减轻。普萘洛尔的常用量为每 6～8 小时服 20～40mg,阿替洛尔为 25～50mg,每天 2 次,治疗几天症状即改善,维持剂量要保持心率在 70～90 次/分。可单独应用或用于甲状腺次全切除术的术前准备。外科手术后必须应用 β 受体拮抗药,以防发生甲状腺危象。因为普萘洛尔能引起胎儿宫内发育迟缓、产程延长、新生儿心动过缓等并发症,故不提倡长期应用该药。应用 β 受体拮抗药也会使自发流产率增高。

(四)碘化物

妊娠期禁忌使用碘化物,因为它与新生儿甲减和甲状腺肿有关。仅在手术前准备的短时间内或处理甲状腺危象时应用碘化物对新生儿无危险。最近给一组轻度甲亢孕妇每天 6～40mg 碘化物。其中 70%碘化物仅用于妊娠晚期(7～9 个月)。甲状腺试验保持在正常上限或轻微升高。出生的新生儿均正常,无明显新生儿甲减。胎儿中仅有 2 例出现短暂脐血 TSH 升高。

(五)外科

部分妊娠甲亢需要手术治疗。术前计划妊娠的甲亢患者需要服用丙硫氧嘧啶、普萘洛尔和碘制剂。外科手术虽是控制甲亢的有效方法,但仅适用于 ATD 治疗效果不佳、对 ATD 过敏,或者甲状腺肿大明显,需要大剂量 ATD 才能控制甲亢时。手术时机一般选择在妊娠 4～6 个月。妊娠早期和晚期手术容易引起流产和早产。术后要保持甲状腺功能正常。甲状腺次全切除术后提倡测 TRAb 的滴度,高滴度预示胎儿发生甲亢,如果胎儿甲亢诊断成立,给母亲的 ATD 将有效控制胎儿心动过速,使其生长正常化。

(六)母乳喂养

近 20 年的研究表明,哺乳期应用 ATD 对于后代是安全的,使用丙硫氧嘧啶 150mg/d 或甲巯咪唑 10mg/d 对婴儿脑发育没有明显影响,但是应当监测婴儿的甲状腺功能;哺乳期应用 ATD 进行治疗的母亲,其后代未发现有粒细胞减少、肝功损害等并发症。母亲应该在哺乳完毕后,服用 ATD,之后要间隔 3～4 小时再进行下一次哺乳。甲巯咪唑的乳汁排泌量是丙硫氧嘧啶的 7 倍,所以哺乳期治疗甲亢,丙硫氧嘧啶应当作为首选。

妊娠期和哺乳期禁用放射性碘,特别是孕 12 周之后,因为此时胎儿甲状腺很易聚集碘化物。育龄妇女在行 [131]I 治疗前一定确定未孕。如果选择 [131]I 治疗,治疗后的 6 个月内应当避免怀孕。偶有妊娠头 3 个月粗心应用 [131]I 者,用药前做妊娠试验很有必要。建议病人在月经周期开始 2 周后接受治疗。如母亲在妊娠前 12 周内接受 [131]I 治疗,会发生先天畸形和(或)先天性甲减。若治疗在 12 周后,则很可能发生甲减,若未终止妊娠,建议应用丙硫氧嘧啶 7～10 天,以减小碘化物循环的影响,降低胎儿的放射性暴露危险。

(七)甲亢发作或危象

甲状腺危象是一种危及生命的情况,患者在应激情况下发展为甲状腺毒症,例如严重感染、麻醉药物应用、劳累、外科手术、停用 ATD 或 [131]I 治疗后,它表现为甲亢症群的恶化,若存在甲亢的严重症状,应考虑本病;体温升高和脑神经系统的改变,包括易兴奋、严重震颤、焦急不安、智力状态改变、从定向力障碍到明显的精神失常或昏迷,若出现智力改变需做出甲状腺亢进症状发作的诊断。心血管系统症状包括心悸、充血性心力衰竭、快速心律失常或房颤。恶心、呕吐和腹泻也不少见。实验室检查对甲状腺亢进发作的诊断无帮助。可发现白细胞过多、肝酶升高、高钙血症等。妊娠合并甲亢发作的发病率为 1%～2%,它常由先兆子痫、胎盘早剥、充血性心衰、感染及劳累触发。未治疗的妊娠合并甲亢发生甲状腺危象的危险性增大,以及应激状态下甲亢控制不良者易发甲状腺危象。

在应用 ATD 之前,甲状腺危象出现在甲状腺切除术后,若妊娠期行手术,则应在用 ATD 使甲状腺功能正常后手术,β受体拮抗药与 ATD 合用,或用于 ATD 过敏者。

甲亢发作治疗包括一般与特殊方法,病人应受特殊护理。首先弄清诱发因素,控制体温方法包括一条凉毛毯或海绵吸温水,酒精擦浴,不宜用水杨酸类,可用对乙酰氨基酚 10～20g 直肠给药,每 3～4 小时 1次,神经系统障碍用氯丙嗪 25～50mg,哌替啶 25～50mg,每 4～6 小时 1 次,体外物理降温防止颤抖。特殊 ATD 包括降低由甲状腺释放的甲状腺激素方法,和阻止其在外周组织的作用。丙硫氧嘧啶因能阻止 T_4 转化为 T_3,300～600mg 负荷量日服、鼻饲或直肠栓剂给药,以后每 6 小时给予 150～300mg。以前对丙硫氧嘧啶有变态反应者,可应用一半剂量的甲巯咪唑,碘化物对阻止甲状腺素的释放有速效,在应用 ATD 之后 1～3 小时给予,以防止激素存留在甲状腺内,复方碘化物每天 30～60 滴,分 3 次给予,或口服饱和碘化钾 3 滴,每天 3 次,连用几天。若口服不耐受,可静脉给予碘化钠 0.5g 每 12 小时 1 次。另一种选择是通过口服碘化胆囊造影剂,例如碘泊酸钠。地塞米松磷酸盐 8mg,每天分次服用,或氢化可的松琥珀酸钠 300mg 每天或同等剂量的泼尼松 60mg,对阻止外周组织的 T_4 转化为 T_3 有效。还可防止潜在的急性肾上腺功能不全。以 1mg/分的速度静滴普萘洛尔用于控制脉率。若达到 10mg,应持续心电监护,若有耐受则给予口服 40～60mg,每 6 小时 1 次。在妊娠 24～28 周后应持续胎儿心电监护到甲状腺危象纠正后,直到分娩或心血管系统及代谢功能达正常。在分娩后建议用 ^{131}I 部分破坏术。在妊娠 24 周前,甲状腺功能达正常者也可手术。通过积极处理,死亡率降到小于 20%。

(胡相娟)

第八节　妊娠合并糖尿病

妊娠合并糖尿病,包括两种情况,即妊娠前已有糖尿病和妊娠后才发现或首次发现的糖尿病。前者为糖尿病合并妊娠,也有人把妊娠前已有糖尿病(包括 1 型糖尿病和 2 型糖尿病)但未被发现或妊娠前发现糖耐量异常,妊娠后进展为糖尿病者,称为糖尿病合并妊娠,糖尿病合并妊娠发生率为 1%～6.6%,而后者称为妊娠糖尿病(GDM)。糖尿病孕妇中 80% 以上为妊娠糖尿病,糖尿病合并妊娠者不足 20%。GDM 发生率世界各国的报道为 1%～14%,而我国 2008 年的资料显示,通过对 16286 例中国 18 个城市妊娠女性进行筛查,妊娠糖尿病的患病率为 4.3%(按照 ADA 诊断标准)。GDM 患者多数于产后糖代谢异常能恢复正常,但将来患糖尿病的几率增加。但不论是糖尿病合并妊娠还是妊娠糖尿病孕妇,其临床经过复杂,对母儿均有较大危害,必须引起重视。

一、糖尿病合并妊娠

糖尿病合并妊娠的发生率为 1%～6.6%,未经治疗的孕妇及胎、婴儿死亡率分别占 50% 左右,糖尿病母亲的胎儿、婴儿先天性畸形发生率较非糖尿病者高达 4～10 倍。研究表明,糖尿病合并妊娠母婴死亡和先天性畸形的发生,与母亲血糖升高的程度、糖尿病血管并发症以及胎儿监护措施是否得力有密切关系。近年来糖尿病孕妇死亡率已下降至 0.4% 左右,胎、婴儿先天性畸形及死亡率也明显下降。

(一)糖尿病合并妊娠的代谢特点

1.孕妇低血糖及酮症酸中毒倾向

(1)低血糖倾向:妊娠期由于孕妇本身代谢增强,而葡萄糖的需要量明显增加,胎儿生长发育所需要的全部能量也必须由母体血糖来提供。因此,妊娠期葡萄糖的消耗明显高于非妊娠期,当母体葡萄糖摄入不足时极易发生低血糖。葡萄糖能自动进入胎盘,并随妊娠月份的增长,胎盘体积及交换面积将不断扩大,滋养层也越来越薄。由于这些结构的变化,更有利于母体葡萄糖弥散进入胎盘,以保证胎儿对葡萄糖的摄取和利用,致使母体葡萄糖被持续消耗,因此,孕妇有加速饥饿倾向,尤其在妊娠晚期,或孕妇处在空腹状态时,极易发生低血糖。另外,由于妊娠妇女肾血流量和肾小球滤过率增加,肾小球滤过液中葡萄糖含量也相应增加,当超过肾小管对葡萄糖重吸收能力时,尿中排糖量增加,从而促进妊娠期低血糖的发生。

(2)酮症或酮症酸中毒:糖尿病妊娠期有高血糖倾向,尤其在妊娠末期,由于胰岛素拮抗激素明显增加,或因孕妇食欲增多,当胰岛素用量不足时血糖升高,血中三酰甘油、游离脂肪酸及游离皮质醇增多,因此,脂肪分解作用加强,酮体生成也有增加的趋势。此外,由于妊娠期母体及胎儿葡萄糖不断消耗,或由于妊娠反应,葡萄糖摄入不足,可因低血糖而促使脂解作用加强,导致孕妇血中游离脂肪酸及酮体生成增加,甚至发生酮症酸中毒。

2.妊娠期胰岛素拮抗激素分泌增加

(1)人胎盘催乳素(HPL)：是胎盘分泌的一种多肽激素,从妊娠第3～4周开始分泌,并随妊娠进展而分泌增加,至孕末期可较孕初期高4～6倍。糖尿病孕妇血 HPL 浓度明显高于非糖尿病孕妇。HPL 具有拮抗胰岛素作用,可降低周围组织对胰岛素的敏感性,从而使血糖升高。但在非糖尿病或胰岛贮备功能正常的孕妇中,HPL 这种胰岛素的拮抗作用可通过刺激胰岛 β 细胞,增加胰岛素分泌而抵消。但有糖尿病的孕妇,由于胰岛素绝对或相对不足,或很难通过上述机制来抵消妊娠期 HPL 对胰岛素的拮抗。另外,HPL可使血三酰甘油、游离脂肪酸、游离皮质醇均增高,从而加重胰岛素抵抗,导致血糖进一步升高。因此,在糖尿病妊娠期 HPL 是一种作用最强的胰岛素拮抗激素。

(2)雌激素：其中主要是雌三醇(E_3),孕末期可达非孕期的 1000 倍。胎盘利用胎儿血中的硫酸盐与16-α-羟脱氢异雄酮或16-α-孕烯酮经芳香化合后形成 E_3,血中雌激素增加,可刺激胰岛 β 细胞分泌胰岛素,后者又可促进糖原及脂肪的合成与贮存。因此,雌激素在孕妇外周血中也有拮抗胰岛素的作用。

(3)其他激素：在妊娠前半期孕酮明显增加,可使血中葡萄糖/胰岛素比值下降,因此,有胰岛素拮抗作用。

(4)胎盘胰岛素酶：具有分解和降低胰岛素作用。

3.妊娠对糖尿病的影响

(1)妊娠期：妊娠期间由于胎盘分泌大量的 HPL、雌激素、孕激素等,这些激素在孕妇的外周血液中都有拮抗胰岛素的作用,故妊娠期必须由胰岛 β 细胞分泌更多的胰岛素,才能保持体内血糖的平衡。但是有糖尿病遗传倾向的妇女,或胰岛代偿功能不全以及妊娠前即有糖耐量减退者,妊娠后易发生糖尿病。原有糖尿病的孕妇,孕早期可致相对低血糖,应用胰岛素治疗的糖尿病孕妇,如未及时减量,可加重低血糖,甚至出现饥饿性酮症酸中毒及低血糖昏迷。妊娠后期由于血糖/胰岛素比值下降,孕妇对胰岛素敏感性降低,胰岛素需要量可增加 1 倍左右,如不注意调整胰岛素用量,可导致血糖升高,也可发生酮症酸中毒。

(2)分娩期：临产时由于子宫收缩,产程中屏气,糖原消耗增加或进食减少,恶心、呕吐等因素可使血糖下降,又可因临产时孕妇情绪过度紧张致使血糖升高。因此,分娩期孕妇血糖波动较大,胰岛素用量常不易掌握。

(3)产褥期：分娩后随着胎盘的排出,产妇血中拮抗胰岛素的激素及破坏胰岛素的酶也急剧减少或消失。因此,产后必须减少胰岛素用量,否则易发生低血糖甚至昏迷。一般在分娩后第二天胰岛素用量可减少到孕期用量的 1/3～1/2。

4.糖尿病对孕妇的影响　主要取决于糖尿病本身及其并发症的严重程度。

(1)受孕率：糖尿病妇女不孕症约占 2%,其主要原因为月经不调,卵巢功能障碍以及糖尿病合并急、慢性并发症等。

(2)流产率：糖尿病妇女流产率可达 15%～30%,其主要原因可能与女性激素比例失调,高血糖症以及糖尿病急、慢性并发症有关。

(3)妊娠高血压综合征：糖尿病患者妊娠期高血压综合征的发生率较非糖尿病孕妇高 3～5 倍,系因糖尿病可导致广泛的血管病变,使小血管内皮细胞增厚及管腔变窄,组织供血不足。尤其孕妇同时有糖尿病性血管病变,或肾脏病变者,更易发生妊娠期高血压综合征,其发生率高达 50% 以上。北京协和医院统计资料提示：妊娠高血压综合征居其他妊娠并发症之首。另外,妊娠高血压可并发脑血管意外、胎盘早剥等,病情较难控制,对母儿极为不利。

(4)羊水过多：由于羊水含糖过高,刺激羊膜分泌增加所致,其发生率约占 10%～25%,为非糖尿病孕妇的 20～30 倍。由于羊水骤增可引起孕妇心、肺功能不全。

(5)需手术产者增加:由于巨大胎儿容易引起头盆不称或因孕妇产力差,常需手术助产,而且这些胎儿体质脆弱,易在妊娠最后 2～3 周内发生宫内死亡,需引产或剖宫产。故糖尿病孕妇手术产较非糖尿病者为高。

(6)产后出血:糖尿病产妇的子宫收缩力较差,往往使产程延长,产后出血发生率较非糖尿病产妇高。

(7)酮症酮中毒:妊娠早期及末期,易发生酮症酸中毒,如抢救不及时,可导致孕妇死亡。

(8)继发感染:糖尿病孕、产妇较非糖尿病者更易继发感染,而且产后感染较严重,其感染部位多为上呼吸道、泌尿道、生殖系统及皮肤等。可因感染性休克、败血症或由感染而诱发酮症酸中毒死亡。

5.糖尿病对胎、婴儿及新生儿的影响

(1)巨大胎儿:糖尿病孕妇生产巨大胎儿的发生率为非糖尿病者的 10 倍。某学者认为,糖尿病孕妇产生巨大胎儿的原因可能由母体血糖过高所致。孕妇高血糖→胎儿高血糖→高胰岛素血症→胎儿蛋白质、脂肪合成增加→胎儿全身脂肪堆积,器官肥大,体重增加→巨大胎儿。出生时体重常达 4000～4500g 以上。巨大胎儿可使分娩受阻,因缺氧而死亡。据某学者报道,胎儿体重在 4100～4500g 时,肩难产率为 3%,而>4500g 可上升为 8.2%。在孕 36 周前严格饮食控制或胰岛素治疗者,可使巨大胎儿发生率明显降低。

(2)围生儿死亡率高:据国外报道,糖尿病孕妇之围生儿死亡率约占 5%～10%,而国内为 3.85%。胎儿死亡多数发生在孕 36～38 周,其原因可能是:①孕妇高血糖本身可降低胎盘对胎儿血氧供应,并且胎儿耗氧量增加,导致胎儿宫内缺氧,严重时可发生胎死宫内。②糖尿病孕妇易并发酮症,酮体能通过胎盘达胎儿体内,可使血红蛋白与氧的结合力下降,从而导致胎儿宫内缺氧。孕妇并发酮症酸中毒时,胎儿死亡率可明显增加。酮症酸中毒也可使胎儿神经组织受损,从而影响智力发育。③羊水过多及妊娠中毒症也可增加死胎、死产的发生率。④新生儿死亡原因有急性呼吸窘迫综合征(ARDS)、新生儿低血糖、高胆红素血症、低钙血症及静脉血栓形成等。

(3)畸胎:糖尿病孕妇的胎儿及新生儿畸形率达 8%～20%,为非糖尿病孕妇的 4～10 倍。可发生在各系统和器官,其中以骨骼、心血管、中枢神经系统、泌尿和消化道系统畸形多见。其原因可能与妊娠早期血糖控制不良、胎儿缺氧、胎儿红细胞增多症、血栓形成、口服降糖药、低血糖、高血糖、酮症酸中毒等因素有关。

(4)呼吸窘迫综合征:糖尿病孕妇的新生儿呼吸窘迫综合征的发生率为 8%～23%,较正常儿高 5～6 倍。胰岛素有拮抗肾上腺皮质激素作用,而后者可促进肺成熟。在高胰岛素作用下,胎儿肺表面活性物质减少,引起肺的表面张力降低。另外,糖尿病合并妊娠者常需提前引产或做剖宫产。上述原因均可导致新生儿呼吸窘迫综合征的发生。

(5)新生儿低血糖:糖尿病孕妇的新生儿空腹血胰岛素显著高于非糖尿病孕妇的新生儿,这种高胰岛素血症可持续到出生后 48 小时,约有 30% 的新生儿可在出生后 6 小时内发生低血糖。

(6)其他:如新生儿心肌病、高胆红素血症、红细胞增多症、低血钙、低血镁、高血磷、肾静脉血栓形成、早熟等均可发生,其原因与母体血糖控制不良、低血糖、高胰岛素血症、酮症酸中毒等因素有关。

(二)诊断

原有糖尿病患者,一般于妊娠前糖尿病已经确诊或有典型的糖尿病三多一少症状,孕期容易确诊。

妊娠合并糖尿病的分期:依据患者发生糖尿病的年龄、病程以及是否存在并发症等,进行分期(White 分类法),有助于判断病情的严重程度及预后。

A 级:妊娠期出现或发现的糖尿病。

B级:显性糖尿病,20岁以后发病,病程<10年。

C级:发病年龄在10～19岁,或病程达10～19年。

D级:10岁以前发病,或病程>20年,或合并单纯性视网膜病变。

F级:糖尿病肾病。

R级:眼底有增生性视网膜病变或玻璃体出血。

H级:冠状动脉粥样硬化性心脏病。

T级:有肾移植史。

(三)糖尿病合并妊娠的处理

糖尿病合并妊娠的治疗,需由内分泌科、产科、儿科等医生的密切合作,共同制订处理方案,目的在于维持母体正常血糖水平。尤其在妊娠开始几周将血糖控制在正常范围,可明显降低胎儿先天性畸形的发生率。

1.糖尿病患者可以妊娠的指标

(1)糖尿病妇女于妊娠前即应确定糖尿病的严重程度。D、F、R级糖尿病一旦妊娠,对母儿危险均较大,应避孕,不宜妊娠。若已妊娠应及早终止。

(2)器质性病变较轻、血糖控制良好者,可在积极治疗、密切监护下继续妊娠。

(3)从孕前开始,在内分泌科医生协助下严格控制血糖值、确保受孕前、妊娠期及分娩期血糖在正常范围。

此外,孕妇本人也应与医生配合,除按期复诊外,还应学会家庭自我监护,经常进行尿糖、酮体、血糖化验等。

2.糖尿病及其血管并发症的处理

(1)糖尿病的处理

1)饮食控制:孕妇除供给胎儿足够的热量外,本身还要额外增加1254～1672kJ/d(300～400kcal/d)热量。孕期总热量一般为7524～8360kJ/d(1800～2000kcal/d),其中碳水化合物占50%,蛋白质20%,脂肪30%。对于1型糖尿病(T1DM)孕妇每日可进5～6餐,2型糖尿病(T2DM)孕妇则仅在睡前加一餐即可,这样有利于减少血糖波动,防止发生低血糖或饥饿性酮症,使孕期体重增加不超过9kg,每月不超过1.5kg为宜。

2)运动:糖尿病孕妇应进行有规律性的体育运动,可降低血浆胰岛素浓度,改善胰岛素抵抗,增加外周组织对胰岛素的敏感性,防止妊娠期体重过度增加,降低高脂血症等。运动治疗的适应证包括:①孕妇心率应<140次/分;②每次运动持续时间不应>15分钟,运动幅度以轻或中等度为宜;③妊娠后4个月,不应做仰卧位运动;④避免瓦氏动作(Valsalva动作,即深吸气后屏气,再用力呼气)的运动方式;⑤运动后应适当增加饮食或减少胰岛素用量;⑥孕妇基础体温不宜高于38℃。对以往有高血压、心脑血管并发症、增殖性视网膜病变、糖尿病肾病、周围或自主神经病变、直立性低血压、退行性关节病变、运动后高血糖以及自身免疫功能缺陷者应列为运动治疗的禁忌证。

3)胰岛素治疗:由于磺脲类降糖药易透过胎盘,可引起胎儿胰岛增生,使胰岛素分泌增加,可导致胎儿低血糖,并有致畸或胎死宫内的危险,故糖尿病孕妇不宜使用磺脲类降糖药,也不主张常规使用胰岛素,特别是T2DM的孕妇经饮食控制,血糖基本正常者可不用。但T1DM病人必须用胰岛素治疗,妊娠早期胰岛素剂量一般在0.7～1.0U/(kg·d),妊娠后期由于胎盘分泌拮抗胰岛素的激素明显增加,胰岛素需要量可增加0.5～3倍。多采用每日2次皮下注射法,其中每日总量的2/3用于早餐前,中效、短效胰岛素之比为2:1,另1/3按照1:1用于晚餐前。对胰岛素用量>48U/d者,可分3次皮下注射,其中早餐前占总量的 1/2,中效胰岛素(NPH)或长效胰岛素:短效胰岛素为 2:1,晚餐前用短效胰岛素,占总量的 1/4,睡前用 NPH 或 Lente 占总量的 1/4。也有采用胰岛素泵模拟正常胰岛生理性分泌,用于控制糖尿病孕妇的血糖,减少血糖波动,减少胎儿畸形的发生率。但临床研究提示,胰岛素泵比较多次皮下注射法,两者对孕妇的血糖、HbAlc 及胎儿并发症方面尚无显著性差异。

胰岛素治疗引起的并发症有低血糖反应和酮症。由于胰岛素用量不足,血糖过高或因胰岛素用量过大导致低血糖,两者均可引起酮症或酮症酸中毒,可使胎儿死亡率高达 50%～90%。故应适当掌握胰岛素用量,积极治疗和预防酮症。

(2)糖尿病血管并发症的处理

1)糖尿病肾病:糖尿病肾病(White 分类的 F)的主要诊断依据是:①持续性 Albutix 阳性蛋白尿(>300mg/24h);②肾小球滤过率(GFR)下降;③高血压;④晚期肾病、血肌酐、尿素氮升高,肌酐清除率下降等。糖尿病肾病合并妊娠或妊娠高血压者,可使 20%～40%糖尿病肾病患者的肾功能减退暂时性或永久性加重,肌酐清除率平均下降 0.81ml/min 或发生氮质血症,甚至因肾衰竭而致死。在糖尿病肾病的患者中,早产与难产率各占 30%;呼吸窘迫综合征为 23%;新生儿黄疸为 36%;新生儿死亡率较无肾病者高 2 倍,胎儿宫内死亡及婴幼儿发育障碍者均高于非糖尿病肾病者。如果在糖尿病肾病合并妊娠期间采用合理的治疗,可使 90%的胎儿获得生存。处理方法包括:①妊娠前后严格控制血糖,尽量使空腹、餐后血糖及 HbAIC 维持正常水平;②高血压的治疗,可选用血管紧张素转化酶抑制剂,如卡托普利,而 β 受体拮抗药因具有潜在性的干扰低血糖期的血管活性反应,故不宜选用;③妊娠前后认真检查和评价肾脏功能,包括 24 小时尿微量白蛋白、血肌酐、尿素氮及肌酐清除率等。当肌酐清除率<30ml/min 或血肌酐>442μmol/L(>5mg/dl)时称为肾衰竭,对这类病人应终止妊娠同时绝育。如果患者打算怀孕或已经发现怀孕时,应进行肾移植或血液透析。

2)视网膜病变:糖尿病视网膜病变相当于 White 分类中的 R 类,而 R 类中分两型即:快速增殖型视网膜病变(PDR)和非快速增殖型隐性糖尿病视网膜病变(BDR)。PDR 是 T1DM 患者致盲的最常见原因。BDR 在 T2DM 患者中多见。由于糖尿病眼底改变可在短期内迅速发展,因此在糖尿病合并妊娠的开始,就要进行全面的眼科检查,酌情给予合理的治疗和随访。尽管在妊娠期采用激光治疗糖尿病视网膜病变无明显的禁忌证,但目前也无更多资料能说明荧光素在妊娠期的安全性。

3)冠心病:White 分类的 H 类系指糖尿病妊娠出现冠心病。糖尿病发生冠心病较非糖尿病患者多见而且病情严重,但在糖尿病孕妇合并冠心病时,由于大多数患者不能完成一种标准强度的心脏负荷试验(例如蹬车、二级梯等运动试验),放射性核素和血管造影也不能用于妊娠合并冠心病的诊断。因此,临床医生必须依赖于冠心病的典型症状和体征,如心绞痛或心肌梗死来诊断孕妇的冠心病。如果妊娠前已确诊为冠心病,应劝其避孕。当在妊娠期间首次确诊为冠心病时,应给予及时治疗。心绞痛发作者,可用硝酸异山梨酯或硝苯地平等治疗,亦可选用 β₂ 受体拮抗药,但必须注意普萘洛尔有掩盖低血糖症状的不良反应。糖尿病孕妇合并心肌梗死者死亡率较高,如在心肌梗死后 3～6 个月内施行剖宫产或终止妊娠,两者均具有类似的死亡率。

3.产科处理

(1)妊娠前保健:糖尿病孕妇的胎儿畸形与糖代谢紊乱有关,尤其在妊娠后 2～10 周血糖控制不佳者,胎儿畸形发生率明显增高。动物实验也证明,处在卵母细胞成熟期和胚胎植入前的发育阶段,血糖控制不佳者,也对胎儿将来的发育有影响。因此,应首先对糖尿病病人进行妊娠前指导,如咨询病人的月经、避孕及生育史;以往甲状腺功能状态;常规进行血细胞计数;泌尿及生殖道的细胞培养;测定血浆孕酮和基础体温,以判断卵巢功能;建议病人在怀孕前使用避孕工具避孕 3 个月;并严格控制代谢紊乱,使血糖维持正常或接近正常水平.然后再考虑妊娠。这样将有利减少和防止胎儿畸形的发生。

(2)妊娠期的处理:从怀孕后的第 8 周开始至第 28 周前和第 29 周至 36 周前,分别每月和每 2 周作一次全面检查,其中包括体重、血压、血细胞比容、尿常规、甲状腺功能、尿糖、空腹及餐后 2 小时血糖。妊娠期血糖控制标准为:空腹血糖 3.3～5.5mmol/L(60～90mg/dl);餐后 2 小时血糖≤6.7mmol/L(≤120mg/dl);或 24 小时平均血糖在 5.6mmol/L(100mg/dl)。每 3 个月做内生肌酐清除率和 24 小时尿蛋白定量测定(高血压及糖尿病肾病患者应缩短检查周期)。从第 32 周开始监护胎盘功能,每周测定尿中 E_3 浓度,若连续几次均小于 10mg/d 或动态观察 E_3 量迅速下降 50% 以上则提示胎盘功能不佳。血浆 HPL<6mg/L 也提示胎盘功能低下。有严重头痛、高血压、蛋白尿等并发症者应尽早入院,如无并发症者可于第 36～37 周入院待产。

(3)胎儿健康状况的监测

1)多普勒彩超可用于监测胎儿发育情况、胎位、胎动、胎心、羊水,也是诊断胎儿先天性畸形的最好方法。有资料报道,彩超可以发现 18～20 周以后的胎儿畸形。在第 20 周和 28 周分别常规应用彩超检查来估计胎儿成熟度及胎儿发育情况。胎儿超声心动图是产前诊断胎儿心脏结构异常的重要方法。

2)在糖尿病妊娠第 32 周,可根据胎心率(FHR)来判断胎儿的生存和健康状况,其中无应激试验(NST)是一项简便、迅速而无禁忌证的筛选方法。可从妊娠第 32 周开始,每周做 2 次,若在 20 分钟内对至少有 2 次 FHR 增加 15 次/分并持续 15 秒者为 NST 有反应,提示胎儿生长良好。FHR 对 NST 无反应者,可将 NST 延长 40 分钟,如仍无反应,则进一步作宫缩应激试验(CST)或作缩宫素激惹试验(OCT)。即将缩宫素 0.5U 加入 250ml 葡萄糖盐水中静脉滴注 0.5μU/min,如果每 10 分钟内宫缩 3 次,每次历时 40 秒,间歇 3 分钟宫缩后,胎心率减慢 50%,提示胎儿对氧反应差。在孕 34～36 周期间,如上述试验异常,需进一步了解胎儿成熟度,可通过检测羊水中磷脂酰胆碱/鞘磷脂(L/S)比值作为肺成熟的标志。由于糖尿病孕妇的新生儿易发生呼吸窘迫综合征(RDS),L/S 比值可相应升高,一般 L/S 比值≥3 为胎儿肺成熟良好,可考虑选择自然分娩。如果 L/S 比值<2 时,提示胎儿成熟不良,出生后易发生严重的 RDS,因此,在选择分娩时机时应慎重考虑。

3)胎动计数连续数日均小于 10 次/12h,示胎儿、胎盘功能减退。此法简便价廉,可作为糖尿病孕妇胎儿监测的筛选方法,但假阳性率可达 60%。

(4)分娩时机的选择:孕 36 周为早产,新生儿死亡率高,孕 38 周后死胎发生率高,故应根据胎儿大小、成熟度、胎盘功能、血糖控制程度以及其他合并症综合判断,合理选择分娩时机。①当存在危及孕妇和胎儿两者生命有关因素(如子痫或已由 CST 证实为胎儿严重损害等)时,尽管胎儿尚缺乏肺成熟标志,亦应采取强制性的分娩措施。②孕妇在分娩胎儿过程中,两者无危险因素存在,并且能够证明胎儿肺发育成熟者,应尽量劝自然分娩。但是当 L/S>2.0,而羊水中缺乏 PG 者分娩宜慎重。在羊水中缺乏 PG 的病例中,遇有下列情况者,如糖尿病严重、妊娠高血压、高年初产、胎儿宫内发育迟缓、巨大胎儿、臀位、前次剖宫产、前次为死胎、死产、新生儿死亡、胎盘功能严重减退或分娩前胎儿情况判断不清楚,一般认为 L/S 为 3.5 时,分娩较为安全。③在无糖尿病并发症的孕妇中,若胎盘功能良好,胎儿肺成熟,可选择 38 周分娩。若 36 周前终止妊娠者,在终止前 2 天给孕妇肌内注射地塞米松 5mg,每 8 小时 1 次,连用 2 天,可促进胎儿肺部产生较高的磷脂类表面活性物质,从而减少出生后新生儿 RDS 的发生。此类药物有拮抗胰岛素作用,对控制较差的糖尿病或伴有血管病变者不宜采用,对高血压患者亦应慎重。④对无条件进行试验室及生物物理检查时,可根据临床病情,并结合 White 分类、胎动计数决定分娩时机。一般 B 级者 38～39 周,C、D 级者 37～38 周,F、R 级者 35～36 周,A 级可达 40 周。

(5)分娩途径:对糖尿病孕妇的分娩方式仍有争论,一般认为:①在无并发症的糖尿病孕妇中,经阴道分娩优于剖宫产,因为糖尿病的手术本身也可增加感染或其他并发症发生的机会。②当胎儿发生宫内窒息或孕妇衰竭,经临床或超声波检查怀疑巨大胎儿及宫颈成熟不良,估计胎儿体重＞4500g,或以往有难产、新生儿死亡以及胎盘功能严重减退时,应考虑行剖宫产。

(6)分娩中的处理:①自然分娩:自然分娩对病人最有益,因为自然分娩很少需要麻醉和导尿,可减少尿道感染机会。在连续FHR监测的同时,当羊膜自然破裂时,可附加胎头电极。如宫缩强度不足,应安置宫内压导管,并可酌情加用缩宫素静脉滴注引产。对于胎儿体重＞4000g或难产者,应考虑行会阴切开术。自然分娩产程不宜过长,总产程不宜超过16上时。引产6小时无进展者应及早行剖宫产。②剖宫产:如果糖尿病严重、高年初产、巨大胎儿、臀位、死胎、胎盘功能严重减退以及自然分娩产程＞16小时,应考虑剖宫产。③分娩期间代谢控制指标:孕妇产前应使空腹血糖控制在3.9～6.2mmol/L(70～110mg/dl),可使新生儿低血糖的发生降到最低限度。分娩期用5%葡萄糖注射液500～1000ml加胰岛素8～12U,持续静脉滴注,每2小时测1次血糖,并可根据血糖调整胰岛素用量,使其血糖维持在4.4～6.7mmol/L(80～120mg/dl)之间。剖宫产者,由于术前禁食、术中硬膜外麻醉,应减少胰岛素用量,以免发生低血糖。

(7)分娩后处理:不论经阴道分娩或剖宫产,对孕妇都是一种应激因素,容易发生酮症酸中毒。因此,必须随时监测酮症,一旦发生,应及早给予相应处理。由于胎盘排出后胰岛素的拮抗激素迅速下降,应在产后24小时内减少胰岛素用量至少1/2,48小时后减少至产前总量的2/3,同时注意电解质平衡及抗生素的应用,以预防产后感染等。

(8)新生儿处理:①低血糖:由于胎儿在宫内受到孕母高血糖的影响,胰岛β细胞增生,胰岛素分泌增加,甚至出生后的婴儿仍存有高胰岛素血症,同时因出生后来源于母体的葡萄糖骤然中断,易在0.5～6小时内发生低血糖。当血糖≤2.2mmol/L(<40mg/dl)时即可诊为新生儿低血糖,应给予及时处理。②呼吸窘迫:是新生儿死亡的常见原因,多在出生后24小时内发生,由新生儿红细胞增多症、充血性心力衰竭、低血糖、败血症、窒息、吸入胎粪、短暂性呼吸急促和RDS等引起。治疗以对症支持为主。③低钙血症:新生儿血清总钙＜1.8mmol/L(<7mg/dl)或Ca²⁺＜0.9mmol/L(<3.5mg/dl)即可诊断为低钙血症,其发生率占50%左右。如新生儿有震颤、过敏、癫痫样发作、骨骼肌张力或心肌收缩力减弱,应及时作血清钙检测。另外,对新生儿低血糖需要静脉输注葡萄糖者也应检测血清钙。新生儿低钙血症确诊后,应给予10%葡萄糖酸钙1～2ml/kg静脉缓慢推注,随后以100mg/kg每6小时静脉补充1次,直至低钙血症被纠正。在静脉补钙过程中,必须密切监测心率或心电图。④红细胞增多症:新生儿红细胞增多症较常见,给予少量换血可使血细胞比容降低到55%,此过程不宜短于30分钟,交换容积可用下列分式计算:交换容积=(Het−55/Het)×体重(kg)×80ml/kg。Het代表换血前的血细胞比容,80ml/kg作为新生儿每千克体重的血容积。⑤高胆红素血症:新生儿高胆红素血症多由生理性黄疸加重而引起,但必须排除病理性溶血性黄疸。新生儿高胆红素血症用光疗法几乎都有效。⑥静脉血栓形成:当新生儿出现血尿、急性肾衰竭或触及肾肿大时,应给予肾脏Doppler超声检查,以明确诊断。

二、妊娠糖尿病

1979年WHO将妊娠糖尿病(GDM)列为糖尿病的一个独立类型,其发病率约占孕妇的2%～3%。而2008年的资料显示,通过对16286名中国18个城市妊娠女性进行筛查,妊娠糖尿病的患病率为4.3%(按照ADA诊断标准)。高龄妊娠、糖尿病家族史、超重/肥胖是妊娠糖尿病的危险因素。反复阴道真菌感染、自然流产、南方居民等与妊娠糖尿病也有关系。这些研究仅限于城市地区,只能代表城市的情况。

(一)发病机制与病理生理

妊娠期由于胎盘分泌孕激素、雌激素、HPL等激素,这些激素在孕妇外周血中对胰岛素都有拮抗作用,特别在妊娠中期与后期 HPL 明显增加,从而导致对胰岛素的拮抗进一步增强。同时胎盘还分泌至少两种分子量在 200～300kDa 之间的胰岛素酶,这些酶类对胰岛素具有分解作用,从而使胰岛素活性降低。因此,妊娠期胰岛 β 细胞必须分泌更多的胰岛素才能维持体内血糖的平衡。如果孕妇胰岛储备功能不足或靶细胞膜上胰岛素受体数目减少,或功能降低时,将可能发生糖耐量异常或糖尿病。此类糖尿病一般多发生于妊娠中期或后期。分娩后由于胎盘排出,胰岛素拮抗激素减少或逐渐消失,糖耐量异常或糖尿病可恢复正常。妊娠糖尿病孕妇血糖升高可对胎儿的生长发育产生不良影响,甚至有引起胎儿畸形、巨大胎儿、新生儿低血糖症、低钙血症、红细胞增多症、高胆红素血症及围生儿死亡等危险。造成胎儿上述并发症的原因,可能与胎儿高胰岛素血症有关,因为母体血糖易通过胎盘进入胎儿体内,引起胎儿高血糖症,刺激胰岛β 细胞分泌过多的胰岛素。

(二)妊娠糖尿病的诊断

由于妊娠糖尿病患者怀孕前无糖尿病病史,孕后尤其是早期妊娠糖尿病症状常不明显,甚至血糖正常或偏低,容易造成漏诊,延误治疗。由于围生儿合并症发生率及死亡率增高,应作为诊断的重点。

1.病史及临床表现　凡有糖尿病家族病史、孕期尿糖多次检验阳性、年龄＞30 岁、孕妇体重＞90kg、反复自然流产、死胎或分娩足月 RDS 史、分娩巨大胎儿、畸形儿史、本次妊娠胎儿偏大或羊水过多者,为 GDM 的高危因素。

2.实验室检查

(1)血糖测定:两次或两次以上空腹血糖≥5.8mmol/L 者,可行口服葡萄糖耐量试验(OGTT)。

(2)糖筛查试验:目前多数学者建议在妊娠第 24～28 周之间,进行 GDM 筛查。方法:葡萄糖 50g 溶于 200ml 水中,5 分钟内饮完,如果服糖后 1 小时血糖≥7.8mmol/L(140mg/dl),为糖筛查异常。若糖筛查异常,空腹血糖正常,应继续行 OGTT。

(3)OGTT:我国多采用 75g 无水葡萄糖试验,指空腹 12 小时后,口服 75g 无水葡萄糖。其诊断标准如下:空腹血糖＜5.6mmol/L,1 小时血糖值＜10.3mmol/L,2 小时血糖值＜8.6mmol/L,3 小时血糖值＜6.7mmol/L。其中有两项或两项以上达到或超过正常值,可诊断为妊娠糖尿病。仅 1 项高于正常,诊断为妊娠糖耐量减低(GIGT)。但必须强调指出,血糖测定一律用葡萄糖氧化酶法或己糖激酶法。而血糖试纸条或快速微量血糖测定仪不宜用于糖耐量试验,因其结果欠精确。

(三)妊娠糖尿病的处理

妊娠糖尿病处理的目的是使母体血糖控制在正常水平,定期检测胎儿生长发育与健康状况,减少胎儿畸形,降低围生儿死亡率。

1.饮食控制　饮食疗法是治疗妊娠糖尿病的基础,对所有妊娠糖尿病妇女都要进行饮食治疗,其目的在于维持孕妇体重和理想血糖水平,保证母体和胎儿足够的营养,防止或减少胎儿畸形。医学营养治疗方案可与糖尿病合并妊娠相似。为能证明医学营养治疗在维持正常血糖方面是否有效,必须定期检测血糖。早期妊娠一般每周检测 1 次空腹血糖和餐后 2 小时血糖,在整个妊娠后期应每周多次检测。如果在饮食治疗 1～2 周内,孕妇有 2 次以上空腹血糖＞5.8mmol/L(＞105mg/dl)和(或)餐后 2 小时血糖＞6.7mmol/L(＞120mg/dl),即应考虑使用胰岛素治疗。

2.胰岛素疗法

(1)妊娠糖尿病孕妇空腹血糖升高者,可采用中效胰岛素睡前皮下注射法,开始用量一般不宜＞10U/d。

(2)空腹血糖及餐后血糖均升高者,常以中效和短效胰岛素混合(2∶1),早、晚餐前皮下注射。一般开始剂量为 30U/d。妊娠中期或晚期由于胰岛素拮抗激素(HPL)明显升高,胰岛素用量可适当增加,但必须随时复查血糖,调整胰岛素剂量,以防止低血糖反应。

3.胎儿监护

(1)正常妊娠时胎动次数变异很大,12小时内的累计次数在10～400次以上,每个胎儿的活动量不同,故每个孕妇应有自己的胎动规律。可从孕32周开始,于每日早、中、晚分别静卧1小时,由孕妇主观感觉3小时内的胎动数,乘以4,作为12小时的胎动数,并逐日记录。若12小时胎动数<10次,或逐渐下降>50%而不能恢复或突然下降>50%,提示胎儿有缺氧。严重缺氧者胎动可消失。如果胎动消失超过12～48小时,常可发生胎心的消失。由于胎动计数假阳性率较高,故仅作为一种筛选方法。

(2)每次听取胎心率的时间至少1分钟,必要时应于1个宫缩周期内连续听取,或连续听取3～5分钟。正常胎心波动在120～160次/分之间,胎心率正常而不规则,常无临床意义。胎心率>160次/分,示有轻度缺氧。胎心率减慢<120次/分,示胎儿明显缺氧。胎心越慢,则缺氧越严重,慢而不规则缺氧更严重。当孕妇发生自主性宫缩者,可通过CST或OCT激发子宫收缩对胎心率的影响,但此试验可导致提前分娩,应特别注意。

(3)彩超或胎儿监护均可用于测定产前胎儿畸形、巨大胎儿、胎儿发育情况、胎儿呼吸动度以及对羊水过多或过少的判断。

(四)分娩时机与方式的选择

关于妊娠糖尿病胎儿娩出时间,文献报道不一。有人认为,若血糖控制满意者可等待足月自然分娩。对于妊娠期应用胰岛素控制血糖且效果仍不理想者,应在胎儿肺成熟后尽早终止妊娠,这样既可避免新生儿呼吸窘迫综合征(RDS)的发生,又可防止突然胎死宫内。也有报告孕38～40周终止妊娠,新生儿并发症明显减少。但若有严重合并症或发现胎盘功能不良,则应提前终止妊娠。除胎儿发生RDS或孕妇呼吸衰竭、胎盘功能严重减退或巨大胎儿,可考虑行刮宫产外,其他妊娠糖尿病以自然分娩为宜。

(五)分娩后的随访

绝大多数妊娠糖尿病产后血糖或糖耐量恢复正常,但也有少数病例分娩后在5～10年内发展为1型或2型糖尿病。因此,对妊娠糖尿病患者进行产后随访,定期检测血糖,对糖尿病的早期诊断很重要。

(胡相娟)

第九节　妊娠合并病毒性肝炎

病毒性肝炎是由多种肝炎病毒引起的严重危害人类健康的消化系统传染病。按照病原体不同可分为甲、乙、丙、丁、戊型。其中甲型、戊型肝炎经粪—口途径传播为主,其他3型主要通过输血、注射、皮肤破损、性接触等肠道外途径感染。孕妇在妊娠任何时期都可被感染,以乙型肝炎最为常见。孕妇感染的发生率为非孕妇的6倍,是我国孕产妇主要死亡原因之一。

【疾病与妊娠的相互作用】

1.妊娠对病毒性肝炎的影响　妊娠期新陈代谢旺盛,胎儿的呼吸排泄等功能均需母体完成,肝是性激素代谢及灭活的主要场所,妊娠期雌、孕激素分泌大大增加,妊娠期孕妇所需热量较非妊娠期高,铁、钙、各种维生素和蛋白质需求量大大增加,若孕妇原有营养不良,则肝功能减退,加重病情;妊娠高血压综合征可引起小血管痉挛,使肝、肾血流减少,而肾功能损害,代谢产物排泄受阻,可进一步加重肝损害。

2.病毒性肝炎对妊娠、分娩的影响　病毒性肝炎对妊娠分娩影响因不同类型而定。

(1)甲型肝炎:是由甲型肝炎病毒(HAV)引起,主要是通过被HAV污染的水、食品、餐具、手等经口传播,获永久性免疫。妊娠期患病主要表现为急性黄疸。妊娠早、中期患病可致流产,妊娠晚期患病使孕妇病情严重化,可致早产、死胎、新生儿窒息,严重者致肝衰竭,凝血机制障碍致产后出血。HAV 不通过胎盘,不存在母儿宫内传播的情况。

（2）乙型肝炎:是由乙型肝炎病毒（HBV）引起。HBV 主要存在于血液中,同时也存在于唾液、乳汁、胆汁、粪尿、汗液、鼻咽分泌物、精液、宫颈及阴道分泌物中。主要是通过输血、注射传播,其次是通过食用被 HBV 严重污染的食品、性生活及密切的生活接触传播。

（3）丙型肝炎:由丙型肝炎病毒（HCV）引起,多数人认为 HCV 存在母婴垂直传播,晚期妊娠患病者,2/3 发生母婴传播,且有 1/3 发展为慢性肝病。

（4）丁型肝炎:是由丁型肝炎病毒（HDV）引起。母婴传播较少见。

（5）戊型肝炎:是由戊型肝炎病毒（HEV）引起。HEV 传播途径与甲型肝炎相似,孕妇易感染且易为重症,但对母婴传播研究较少,国内尚未见有母婴传播报道。

【疾病特点】

1.诊断要点

（1）流行病学资料:有接触史、当地正在流行或到过疫区等情况有利于甲型肝炎的诊断。有家族史、输血史、手术史、针刺史、性接触史等有利于乙、丙型肝炎的诊断。

（2）临床表现资料:①近期出现无其他原因可以解释的乏力、食欲缺乏、厌油、肝大或黄疸,应考虑为急性肝炎。②急性肝炎患者在短期内黄疸迅速加深,极度乏力、消化道症状加重、出血倾向明显、腹水迅速增多、肝显著缩小、肝肾综合征、肝性脑病等应考虑为重型肝炎。③急性肝炎患者病程超过半年,仍然存在有肝炎的症状、体征和肝功能损害;或虽病史不详,但症状、体征、影像学检查、实验室检查等综合分析符合慢性肝炎改变者,应考虑慢性肝炎诊断。慢性肝炎诊断确立后,应根据临床表现和实验室检查进一步进行分度（轻、中、重度）。④临床症状轻,肝内淤胆时间较长者,应考虑淤胆型肝炎的诊断。⑤有慢性肝炎病史、门静脉高压、肝功能减退表现是临床诊断肝硬化的主要依据,根据炎症活动情况（如 ALT 升高）进一步确定活动型或静止型。

（3）实验室及其他检查:①血常规。急性肝炎白细胞变化不明显。慢性肝炎、肝硬化后期白细胞、血小板及红细胞均可减少。②尿常规。尿胆红素、尿胆原增多。③肝功能检查。丙氨酸转氨酶（ALT）是目前反映肝细胞受损的最常用指标。急性肝炎时表现为峰值型升高,数值可达正常上限的数倍至数十倍;慢性肝炎时呈持续或反复性升高,有时甚至成为慢性肝炎唯一的肝损害表现。重型肝炎时因肝细胞大量坏死,ALT 随黄疸迅速加深反而下降,出现"胆酶分离"现象。天冬氨酸转氨酶（AST）活性低于 ALT,如 AST 活性高于 ALT 时常表示肝细胞病变较严重,肝外病变（如心肌病变）也可引起 AST 升高。血清碱性磷酸酶（ALP）及 γ-谷氨酰转肽酶（γ-GT）:胆汁淤积时均明显升高,青少年或骨病患者 ALP 也可升高,肝癌、酒精性肝病 γ-GT 均可升高。凝血酶原时间延长,凝血酶原活动度（PTA）降低,低于 40% 可考虑重型肝炎,低于 20% 可发生自发性出血,低于 10% 提示预后恶劣。血清胆红素（Bil）水平反应肝损伤程度。④病原学及免疫学检查。甲型肝炎:抗-HAVIgM 阳性提示 HAV 近期感染,是早期诊断甲型肝炎最简便而可靠的血清学标志。乙型肝炎:HBVDNA 检测是 HBV 感染复制最直接最特异的指标（表 14-5）。丙型肝炎:抗-HCV 阳性是 HCV 感染的标志,血清 HCVRNA 阳性是病毒感染和复制的直接指标,也是抗病毒治疗的观察指标。丁型肝炎:HDVAg 是病毒感染的直接标志。抗-HDV 为总抗体,不是保护性抗体。HDVRNA 阳性是诊断 HDV 感染的最直接证据。戊型肝炎:抗-HEVIgM 阳性提示 HEV 近期感染。

表 14-5　HBV 血清学检查的临床意义

HBsAg	抗-HBsAg	HBeAg	抗-HBeAg	抗 HBcAg	意义
	+	+			急性肝炎早期,传染性强
	+	+		+	急慢性现症感染,传染性强(大三阳)
+		+	+		传染性应结合 HBVDNA 检测(小三阳)
+			+		有过 HBV 感染,传染性根据 HBVDNA
	+			+	感染的恢复期,有免疫力,无传染性
	+				注射疫苗后;遥远的过去 HBV 感染过
			+	+	窗口期;HBV 感染已过

2.血清学诊断乙肝病毒胎内感染　应注意以下 3 项依据。(1)新生儿脐血清 HBsAg 阳性可为参考指标。(2)新生儿脐血清 HBcAb-IgM 阳性即可确定宫内感染。(3)如有条件测脐血清,乙肝病毒 DNA 阳性,更可确诊,但此项指标在国内尚不能推广应用。

3.鉴别诊断要点

(1)与其他原因引起的黄疸相鉴别:如溶血性黄疸、肝外梗阻性黄疸。

(2)与其他原因引起的肝炎相鉴别:①其他病毒引起的肝炎。EB 病毒和巨细胞病毒等均可引起肝脏损害。②感染中毒性肝炎。细菌、立克次体、钩端螺旋体感染都可引起肝大、黄疸、肝功能异常,伴有其原发病的临床表现,肝炎病毒标志阴性,相应病原学和免疫学检查可有助于鉴别。③酒精性肝病。长期嗜酒可引起酒精性肝炎、肝硬化,可根据长期饮酒史和血清 γ-GT、AST 明显升高及肝炎病毒标志物阴性等加以鉴别。④自身免疫性肝炎。常有血沉增快、球蛋白明显升高、多种自身抗体阳性等表现。

(3)与药物性肝损害相鉴别:妊娠期给药引起的肝损害并不少见。常用的药物有氯丙嗪、异烟肼、利福平、对氨基水杨酸钠、磺胺、四环素、地西泮、巴比妥类药物、酒精中毒及吸入氟烷、氯仿等。诊断药物引起的肝损害,除详询病史以外,还应注意伴有皮疹、皮肤瘙痒、蛋白尿、关节痛和嗜酸性粒细胞增多等,并且停药后症状迅速消退。

(4)其他:与妊娠期肝内胆汁淤积症、妊娠期急性脂肪肝、HELLP 综合征、妊娠反应相鉴别。

【治疗】

治疗原则:原则上与非孕期病毒性肝炎相同。以休息、营养为主,"保肝"药物为辅,避免加重因素(如饮酒、过度劳累、使用损害肝的药物及精神刺激等)。

1.一般处理　肝炎急性期应卧床休息,饮食宜清淡,必要时静脉输液,以保证液体和热量的补充;注意纠正水和电解质的紊乱,维持酸碱平衡;禁用对肝功能有害的药物,如氯丙嗪、巴比妥类等。

2.妊娠合并甲型肝炎　目前对甲肝尚无特效药,一般多采取下列综合措施。

(1)休息、保肝支持疗法:常用茵陈冲剂、垂盆草冲剂以及维生素 C 和复合维生素 B,或静脉滴注葡萄糖液等。

(2)由于甲肝病毒不通过胎盘屏障,不传给胎儿,故不必进行人工流产或中期妊娠引产。由于肝功能受损可影响母体代谢、产生缺氧等,以致较易发生早产,所以在孕晚期必须加强胎动计数等自我监护。有早产先兆者需及早住院治疗。

(3)关于哺乳:分娩后甲肝已痊愈者可以哺乳,如在急性期则应禁止哺乳,不仅可防止母婴垂直传播,而且有利于母体的康复。

3.妊娠合并乙型肝炎

(1)一般治疗:在肝炎急性期隔离和卧床休息,清淡及低脂肪饮食,每日应供给足够热能,如消化道症状较剧,则给予葡萄糖液静脉滴注。

(2)保肝药物的应用:给予大量维生素 C、维生素 K_1 及维生素 B_1、维生素 B_6、维生素 B_{12} 等。如有贫血或低蛋白血症者,可予适量输鲜血、人体清蛋白或血浆。

(3)抗病毒治疗:可选用抗乙肝免疫核糖核酸,妊娠期禁用干扰素治疗。

(4)中草药治疗:以清热利湿为主,常用茵陈汤加减。对退黄疸、改善肝功能和临床症状有益。成药有联苯双酯、垂盆草冲剂、黄疸茵陈冲剂、香菇多糖等。

4.产科处理

(1)妊娠早期:如 HBsAg 滴定度高且 HBeAg 阳性伴有临床表现者应在积极治疗情况下,可行人工流产术。妊娠中晚期的患者当以保肝治疗而不宜贸然行引产术,以免由于引产而引起不良后果。

(2)分娩与产褥期:必须注意以下 3 个方面,防止出血、防止感染、密切注意临床症状及肝功能检测结果,以防止病情发展。产后应常规留脐血检测肝功能和肝炎血清学指标。

5.新生儿的处理　近年来主张对 HBsAg 阳性孕妇所产的婴儿,需在出生后 24h 内、出生后 1 个月及 6 个月各皮内注射乙肝疫苗 $30\mu g$,一般可阻断 90% 的母婴传播率。如有条件可于出生后再肌内注射一支人类 HBs 免疫球蛋白(HBIG)则更有利于防止母婴垂直传播。婴儿出生后,应立即隔离护理 4 周。因产妇母乳内多半含有肝炎病毒,不宜哺乳。产后回奶,不宜服用雌激素,以免损害肝功能。

【妊娠合并重症肝炎】

1.诊断标准　起病急剧,中毒症状明显,黄疸严重。

(1)1 周内血清胆红素 $\geqslant171\mu mol/L(10mg/dl)$,或每日升高 $\geqslant17.1\mu mol/L(1mg/dl)$。

(2)凝血酶原时间明显延长,较正常值延长 $0.5\sim1$ 倍甚或更长。

(3)有不同程度的肝性脑病,严重者可出现肝臭。

(4)可有腹水出现甚或肝浊音界缩小。

2.治疗措施

(1)一般处理:①需专人护理,正确记录血压、呼吸、脉搏及出入量;②予以低脂肪、低蛋白、高糖类流汁或半流汁饮食,保证热能为 6276kJ(1500kcal)/d,并予以大量维生素。

(2)输温鲜血 $600\sim800ml$,以增加凝血因子,并需输人体白蛋白或冻干血浆,有利防止肝细胞坏死和降低脑水肿的发生。

(3)胰高糖素 1mg 加正规胰岛素 8U,10% 氯化钾 $10\sim20ml$ 加 10% 葡萄糖液 $500\sim1000ml$,静脉滴注。

(4)胎肝细胞悬液 200ml,静脉滴注,每日或隔日 1 次,可用 $3\sim5$ 次,能收到极好效果。称为胎肝细胞移植。

(5)14-氨基酸-800 250ml 或复方支链氨基酸 250ml,静脉滴注,$1\sim2/d$,可促进肝情况好转。

(6)10% 门冬氨酸钾镁 40ml 溶于 10% 葡萄糖液 250ml 中,静脉缓滴。

(7)无论有无感染征象,均应给予对肝肾功能影响最小的广谱抗生素。

【妊娠并发弥散性血管内凝血(DIC)】

1.妊娠合并重症肝炎并发 DIC 的诊断标准:①血小板 $\leqslant50\times10^9/L$;②凝血酶原时间较正常延长 1 倍以上;③纤维蛋白原 $\leqslant1.25g/L(125mg/dl)$;④鱼精蛋白副凝(3P)试验或乙醇胶试验阳性。

2.并发 DIC 之处理:根据产科特点,在无产兆而发生 DIC 时,可用肝素,首次剂量为 25mg 加 5% 葡萄糖液 100ml,静脉滴注(一般在 30min 滴完),之后再用 25mg 加 5% 葡萄糖液 200ml,静脉缓滴。以后再根据化验结果决定肝素的应用剂量。如已临产或在产后 24h 之内发生 DIC 者,应以输温鲜血、冻干血浆等为主,而不宜贸然使用肝素。因为此时已有严重的凝血因子缺乏,加之产后子宫血窦开放本身即易出血,所以如肝素使用不当,更加重出血。

产科处理:入院后必须按急症处理,首先予以输温鲜血、人体清蛋白及冻干血浆,有肝性脑病者积极治疗 24h 后,应尽快结束分娩。处理原则如下:

(1)经产妇早产者可在上述积极治疗情况下,经阴道分娩。

(2)凡初产妇且已足月或近足月者,应在上述积极治疗 1～2d 采取局部麻醉行剖宫产术,但术后禁用哌替定(度冷丁)等镇痛药,以免加重肝负担使病情加剧,甚或死亡。

(3)术后行继续支持疗法和给广谱抗生素预防感染。

【预防】

1.健康教育　加强健康教育,培养健康的生活行为。

2.强化孕前的咨询　准备怀孕前,双方要做乙肝、丙肝病毒标志物测定,并要指导孕前及孕期卫生知识,减少各种病毒性肝炎的感染。

3.病毒性肝炎检测　孕期检测病毒性肝炎,早期诊断、积极治疗。不管有无症状,不管有无感染史,应常规做甲、乙、丙肝血清标志物检查。

4.减少医源性传播　医源性传播关系到妊娠母婴安全,也关系到医务人员的安全。①严格掌握使用血、血制品的适应证,并要注意感染窗口期的假阴性。②阻断母婴传播:对 HBsAg 阳性尤其是 HBeAg 同时阳性者应避免羊膜腔穿刺,并尽量缩短分娩时间,保证胎盘的完整性。

(傅　彬)

第十节　妊娠合并胃炎

一、妊娠合并急性胃炎

妊娠合并急性胃炎是指妊娠期有各种原因引起的胃黏膜急性炎症,有充血、水肿、糜烂、出血等改变。可分为:急性幽门螺杆菌感染引起的急性胃炎、除幽门螺杆菌之外的病原体感染引起的急性胃炎、急性糜烂出血性胃炎。

【疾病与妊娠的相互作用】

1.妊娠期引起急性胃炎的因素

(1)过冷、过热、刺激性食物及非甾体抗炎镇痛药等理化因素可刺激胃黏膜,破坏黏膜屏障造成胃黏膜损伤和炎症。

(2)进食污染细菌或毒素的不洁食物等生化因素可发生胃炎或同时合并肠炎,即急性胃肠炎。

(3)全身感染、严重创伤、大手术、休克等应激状态下的内源性因素可使胃黏膜缺血缺氧,发生糜烂及出血。

(4)胃内异物或胃石、胃区放射治疗等外源性刺激可导致本病。

2.妊娠与疾病的关系　急性胃炎病程短,如能及时治疗对妊娠无不良影响。

【疾病特点】

1.诊断要点

(1)多数急性起病。

(2)表现为上腹饱胀、隐痛、食欲缺乏、恶心呕吐等,部分伴有发热、腹泻,严重者有脱水、酸中毒或休克等。

(3)部分突发上消化道出血,表现为呕血及黑粪。

(4)实验室检查外周血白细胞总数增加,中性粒细胞比例增多。

(5)内镜检查见胃黏膜充血、渗出、糜烂、出血或溃疡等。胃镜检查最常用,具有诊断价值,甚至可于出血后 24～48h 行急诊胃镜检查,可发现胃内病变的范围、程度和性质。

2.鉴别诊断要点　以恶心呕吐为主要表现者应与早期急性阑尾炎、急性胆囊炎、急性胰腺炎等鉴别。以出血为主要表现者应与消化性溃疡、肝硬化或胃底静脉曲张破裂出血相鉴别。通过临床检查、血液生化检查等可排除其他疾病。

【治疗】

1.治疗原则　祛除病因、保护胃黏膜、合理饮食、对症处理。

2.治疗方法

(1)祛除病因:祛除各种病因,停药、戒酒等。

(2)一般治疗:卧床休息,清淡饮食,必要时禁食。

(3)对症治疗:腹痛明显给予阿托品,呕吐腹泻剧烈者注意水与电解质补充,保持酸碱平衡。

(4)抗感染治疗:细菌所致者,应选择敏感抗生素。应选用青霉素及头孢菌素类等对胎儿无不良影响的药物。

(5)抑制胃酸分泌:H_2 受体拮抗药,如西咪替丁、雷尼替丁、法莫替丁,注意孕妇及哺乳期妇女禁用。质子泵抑制药,如奥美拉唑、兰索拉唑、泮托拉唑、雷贝拉唑等。注意:奥美拉唑尽管动物实验未发现本药对妊娠、胎儿或哺乳期妇女有不良影响,但仍建议孕妇、哺乳期妇女尽可能不用本药。兰索拉唑孕妇用药应权衡利弊。妊娠前 3 个月禁用泮托拉唑,动物实验未见本药对胚胎的影响,美国 FDA 对本药的妊娠危险性分级为 B 级。雷贝拉唑动物实验中观察到胎儿毒性作用,孕妇及哺乳期妇女禁用。

(6)胃黏膜保护药:硫糖铝,妊娠前 3 个月内慎用。铝碳酸镁(达喜),妊娠前 3 个月内慎用。磷酸铝凝胶(吉胃乐),20g,2～3/d。

(7)止血:药物止血。去甲肾上腺素 8mg 加入冰盐水 100ml 口服或胃管注入,口服凝血酶、云南白药等。内镜下止血。利用冰盐水、凝血酶、孟氏液、硬化剂等局部止血,亦可用高频电灼、激光、微波、射频等。

(8)外科治疗:内科治疗效果差,及时联系外科,行手术治疗。

3.胃黏膜保护药硫糖铝、铝碳酸镁妊娠前 3 个月内慎用。

二、妊娠合并慢性胃炎

妊娠合并慢性胃炎是指妊娠期由不同病因引起的胃黏膜慢性炎症或萎缩性病变,以淋巴细胞和浆细胞浸润为主。临床上为一常见病,发病率 50%～80%,随年龄增长萎缩性病变的发生率逐渐增高。

【疾病与妊娠的相互作用】

1.妊娠期以下因素可引起慢性胃炎

(1)幽门螺杆菌(Hp)感染是慢性胃炎的主要病因,90%以上的慢性胃炎有 Hp 感染。

(2)慢性萎缩性胃炎,因胃壁细胞减少,可致胃酸分泌减少或缺乏,内因子吸收不足,引起大细胞性贫血。肥厚性胃炎由于胃黏膜过度增生肥厚,可发生严重蛋白丢失,并伴有脂性腹泻。

(3)长期饮浓茶、烈性酒、咖啡,冷热刺激性食物,导致胃黏膜反复损伤。

2.胃炎对妊娠的影响

(1)胃炎所致孕妇的营养障碍、贫血等均可成为妊娠期高血压疾病、胎儿宫内生长受限、胎儿窘迫及死胎、死产的诱因。

(2)妊娠早期胃炎可使妊娠反应加重,妊娠反应又可加重胃炎病情,两者互为因果,形成恶性循环。

【疾病特点】

1.诊断要点

(1)缺乏特异性症状,并且症状的轻重与胃黏膜的病变程度并非一致。

(2)大多数患者无症状或有程度不等的消化不良症状如上腹隐痛、食欲减退、餐后饱胀、反酸、恶心等。

(3)严重萎缩性胃炎患者可有贫血、消瘦、舌炎、腹泻等。

(4)胃镜检查最常用,具有诊断价值,可发现胃内病变的范围、程度和性质。可做活检进行病理学检查。①慢性浅表性胃炎胃镜下的表现:可见红斑、黏膜粗糙不平、出血点或出血斑。②慢性萎缩性胃炎胃镜下的表现:胃黏膜色泽变淡,可弥漫性或局限性,呈颗粒状,变薄,皱襞变细小,黏膜血管显露,黏液量较少,可见糜烂、胆汁反流。

(5)幽门螺杆菌检查,分侵入性检查和非侵入性检查。侵入性检查为通过胃镜检查获得胃黏膜标本的相关性检查,包括尿素酶实验、病理 Hp 检查等,非侵入性检查指不需要胃镜检查获得标本,包括血清抗体检测、^{13}C 或 ^{14}C 尿素呼气试验、粪便 Hp 培养等。

2.分类　1996 年悉尼胃炎新分类系统由组织学和内镜两部分组成,组织学以病变为核心,分为胃窦炎、胃体炎、全胃炎,加上前缀病因学诊断和后缀形态学描述,分别给予程度分级。内镜部分以肉眼所见为主,确定内镜下的胃炎诊断。内镜下分类:充血渗出性胃炎、平坦糜烂性胃炎、隆起糜烂性胃炎、萎缩性胃炎、出血性胃炎、反流性胃炎、皱襞增生性胃炎。2006 年 9 月上海第二届全国慢性胃炎共识会议通过了"中国慢性胃炎共识意见",将内镜下慢性胃炎分成非萎缩性胃炎(浅表性胃炎)、萎缩性胃炎和特殊类型胃炎,希望多用非萎缩性胃炎的诊断,逐步淘汰浅表性胃炎的诊断。

3.鉴别诊断要点　通过胃镜检查能明确慢性胃炎的诊断,同时对胃癌、消化性溃疡等疾病也可以排除。需要注意的是消化不良症状并不一定由慢性胃炎引起,当按慢性胃炎处理后症状改善不明显时,需要考虑其他疾病如慢性胆囊炎、慢性胰腺炎、功能性消化不良等,可通过超声检查、生化检查等排除。

【治疗】

1.治疗原则　祛除病因、保护胃黏膜、合理饮食、根除 Hp、对症处理。

2.治疗方法

(1)祛除病因:尽可能发现并祛除各种病因,停药、戒酒等。

(2)合理饮食:饮食清淡,避免刺激性食物、粗糙食物、过热性饮料、酗酒等。

(3)保护胃黏膜、根除 Hp 治疗:胃黏膜保护药。根除 Hp 治疗能使很多患者消化不良症状消失,同时减轻炎症程度、减少肠上皮化生的发生。对 Hp 感染有效的药物包括铋剂、阿莫西林、克林霉素等。质子泵抑制药对 Hp 有较强的抑制作用,能加强抗菌药物的杀菌活性。临床上常用的一线根除幽门螺杆菌方案为质子泵抑制药或铋剂加两种抗生素。为减少耐药的发生,也可选择铋剂加质子泵抑制药加两种抗生素的四联治疗方案作为一线治疗方案。

(4)对症治疗:非萎缩性胃炎,以反酸为主要表现者,可给予抑酸治疗,消化不良为主要表现的,应用促动力药物有助于改善症状。萎缩性胃炎伴恶性贫血者,治疗贫血常用右旋糖酐铁肌内注射,肌内注射维生素 B_{12},口服叶酸。

(杨　波)

第十一节　妊娠合并肺血栓栓塞症

肺栓塞(PE)是指各种栓子堵塞肺动脉系统为其发病原因的一组疾病或临床综合征的总称,包括肺血栓栓塞症(PTE)、脂肪栓塞综合征、羊水栓塞、空气栓塞等。而引起肺循环障碍的临床和病理生理综合征,包括肺血栓栓塞、脂肪栓塞、羊水栓塞、空气栓塞等。PTE 是来自静脉系统或右心的血栓阻塞肺动脉或其分支所致的疾病,为肺栓塞最常见的类型,是孕产妇死亡的重要原因之一。引起 PTE 的血栓主要来源于深静脉血栓形成(DVT),DVT 与 PTE 实质上为一种疾病过程在不同部位、不同阶段的表现,两者合称为静脉血栓栓塞症(VTE)。妊娠期 PTE 的发病率约 0.01%～0.04%,未经治疗的 PTE 患者的死亡率达 25%～30%,而积极治疗的死亡率可降至 7%。

一、妊娠合并 PTE 的高危因素

高凝状态、静脉血流淤滞和静脉系统血管内皮损伤是导致静脉内血栓形成的三个主要因素,妊娠时都不同程度地存在。

1.高凝状态　妊娠期体内凝血系统发生改变,绝大多数凝血因子浓度及活性增加,凝血因子Ⅰ、Ⅱ、Ⅴ、Ⅶ、Ⅷ、Ⅸ和Ⅹ均增加,因子Ⅶ可超过正常的 10 倍,因子Ⅷ和Ⅹ可分别达正常的 100%～300%和 120%～180%,纤维蛋白原可增加 2～3 倍,达 3～7g/L,而抗凝血酶Ⅲ和蛋白 S 水平降低,血小板激活增加,因此孕期血液处于高凝状态;而且胎盘产生的纤溶酶原激活剂抑制物,使孕晚期纤溶系统被抑制更为明显,进一步加重血液的高凝状态。

2.静脉回流障碍　妊娠时增大的子宫压迫盆腔静脉、下肢静脉以及在激素作用下下肢静脉张力降低使静脉回流缓慢,血流淤积,如血管内皮细胞受损,易诱使血栓形成。由于左下肢静脉回流至下腔静脉的途径迂回,左下肢血栓形成较右侧多见。

3.孕酮的作用　孕酮可使静脉平滑肌松弛,血流缓慢,下肢静脉发生淤血,增加了深静脉血栓形成的可能性。

4.遗传缺陷　某些女性具有血栓形成的遗传缺陷,这些缺陷包括抗凝血酶Ⅲ缺陷,蛋白 C 和蛋白 S 缺陷,前凝血酶基因变异,Ⅴ因子、Ⅸ因子缺陷。狼疮抗凝物或心磷脂抗体的存在,血栓栓塞性疾病的个人史和家族史均提示血栓症的可能。

5.其他　分娩或剖宫产时易使血管内壁受损;另外,孕产妇活动减少,卧床增多,体型肥胖,高龄,合并严重内科疾病等均为静脉血栓形成的危险因素。

二、病理生理

栓子阻塞肺动脉及其分支,致肺循环阻力增加,肺动脉高压,右心室后负荷增高,至一定程度引起急性肺源性心脏病,右心室扩大,出现右心功能不全。同时,由于血液不能顺利通过肺循环进入左心,左心排血量下降,进而出现心率增快、血压下降,甚至休克、晕厥。

较大的肺血栓栓塞可引起反射性支气管痉挛,同时血栓可引起多种生物活性物质的释放,使气道收缩,引起呼吸困难。栓塞后肺泡表面活性物质减少,表面张力增大,使肺泡萎陷,肺顺应性下降,同时肺泡上皮通透性增加,引起局部或弥漫性肺水肿,影响肺换气功能。被栓塞的肺叶或肺段形成无效腔通气,未发生栓塞的肺组织内血流量增加,形成功能性分流,导致严重的通气与血流灌注比值失调。以上变化导致低氧血症。

三、临床表现

由于发生 PTE 的急缓、部位、范围、程度不同,其临床表现多种多样,但均缺乏特异性。且症状的严重程度亦有很大差别,可以从无症状到血流动力学不稳定,甚或发生猝死。以下为比较典型的症状和体征及其出现的比率。

症状主要有:

1.呼吸困难及气促(80%～90%):是最常见的症状,常于活动后出现或加重。

2.胸痛:包括胸膜炎性胸痛(40%～70%)或心绞痛样疼痛(4%～12%)。

3.晕厥(11%～20%):可为 PTE 的唯一或首发症状。

4.烦躁不安、惊恐甚至濒死感(55%)。

5.咯血(11%～30%):常为小量咯血,多发生于肺梗死 24 小时内,大咯血少见。

6.咳嗽(20%～37%):多为干咳或咳少量白痰。

7.心悸(10%～18%)。

需注意临床上出现所谓"肺梗死三联征"(呼吸困难、胸痛及咯血)者不足 30%。

体征主要有:

1.呼吸急促(70%):呼吸频率>20 次/分,是最常见的体征。

2.心动过速(30%～40%)。

3.血压变化,严重时可出现血压下降甚至休克。

4.发绀(11%～16%)。

5.发热(43%):多为低热,少数患者可有中度以上的发热(7%)。

6.颈静脉充盈或搏动(12%)。

7.肺部可闻及哮鸣音(5%)和(或)细湿啰音(18%～51%),偶可闻及血管杂音。

8.胸腔积液的相应体征(24%～30%)。

9.肺动脉瓣区第二心音亢进或分裂(23%),$P_2 > A_2$,三尖瓣区收缩期杂音。

考虑 PTE 诊断的同时,要注意发现是否存在 DVT,特别是下肢 DVT。下肢 DVT 主要表现为患肢肿胀、周径增粗、疼痛或压痛、浅静脉扩张、皮肤色素沉着、行走后患肢易疲劳或肿胀加重,特别是两下肢不对称性肿胀应引起重视。应测量两下肢的周径来评定其差别。大、小腿周径的测量点分别是髌骨上缘以上 15cm 处、髌骨下缘以下 10cm 处。双侧相差>1cm 即考虑有临床意义。但有半数以上的 DVT 患者无自觉症状和体征。

四、PTE 的诊断

(一)初筛检查

1.血中 D-二聚体检测　PTE 患者内源性纤维蛋白溶解,D-二聚体明显增高。目前认为,检测 D-二聚体水平对诊断 PTE 的敏感性较高,达 92%～100%,但特异度较低,仅为 40%～43%。由于 PTE 患者 D-

二聚体水平持续增高,时间一般>1周。因此,该指标可作为 PTE 的初筛诊断试验。若其含量<500μg/L 可基本除外急性 PTE。

2.动脉血气分析　主要表现为低氧血症,大多数急性 PTE 患者 PaO_2<80mmHg。大多数患者有过度通气,造成低碳酸血症,$PaCO_2$ 降低。肺泡-动脉血氧分压差($PA-aO_2$)增大。部分患者的结果可以正常。

3.心电图检查　心电图表现无特异性。大多数病例有心电图异常,多在发病后数小时内出现,于数周内消失。最常见的改变为窦性心动过速;较为多见的表现为 V_1～V_4 导联 T 波改变和 ST 段异常;部分病例可出现 $S_1Q_{III}T_{III}$ 征(即 I 导联 S 波加深,III 导联出现 Q/q 波及 T 波倒置);其他心电图改变包括完全性或不完全性右束支传导阻滞、肺型 P 波、电轴右偏、顺钟向转位等。观察到心电图的动态改变较之静态异常对于提示 PTE 具有更大意义。

4.胸部 X 线平片　约 80% 的患者有异常表现,但缺乏特异性。常见的异常变化有:①肺动脉阻塞征:区域性肺血管纹理变细、稀疏或消失,肺野透亮度增加;②肺动脉高压征及右心扩大征:右下肺动脉干增宽或伴截断征;肺动脉段膨隆以及右心室扩大;③肺组织继发性改变:肺野局部浸润性阴影;尖端指向肺门的楔形阴影;肺不张或膨胀不全;患侧横膈抬高;少至中量胸腔积液征等。仅凭 X 线胸片不能确诊或排除 PTE,但在提供疑似 PTE 线索和除外其他疾病方面,X 线胸片具有重要作用。

5.超声心动图检查　对多数患者可发现间接征象,在提示诊断和除外其他心血管疾病方面有重要价值,其表现有:①右心室壁局部运动幅度降低;②右心室和(或)右心房扩大;③室间隔左移或运动异常;④近端肺动脉扩张;⑤三尖瓣反流速度增快;⑥下腔静脉扩张,吸气时不萎陷。上述改变大多与 PTE 继发肺动脉高压、右心室后负荷加重有关。少数患者可发现肺动脉近端血栓或右心血栓而确诊。经食管超声发现血栓的阳性率高于经胸壁超声。

(二)确诊检查

1.多排 CT 肺血管造影　对 PTE 的诊断价值极高,对段及段以上肺动脉血栓栓塞症具有确诊价值。其直接征象有肺动脉内半月形或环形充盈缺损、完全梗阻、轨道征等。间接征象包括肺野楔形密度增高影、条带状的高密度区或盘状肺不张、中心肺动脉扩张及远端血管分支减少或消失等。CT 扫描还可以同时显示肺及肺外的其他胸部疾患,有助于鉴别诊断。多排 CT 肺血管造影诊断质量较高,还具有无创、迅速、简便等优点,是怀疑 PTE 患者首选的确诊检查项目,已逐步取代肺动脉造影而成为 PTE 临床诊断的"金标准"。

2.磁共振成像(MRI)　MRI 肺动脉造影(MRPA)对段以上肺动脉内血栓的诊断敏感性和特异性均较高,避免了注射碘造影剂的缺点,患者更易于接受。适用于碘造影剂过敏的患者。缺点是现有机器成像时间较长,图像质量易受心脏搏动和呼吸运动的影响,图像的空间分辨率和密度分辨率均不如多排 CT。

3.放射性核素肺通气/灌注扫描(V/Q)　是 PTE 重要的诊断方法,以往是怀疑 PTE 患者首选的确诊检查,现对多数患者已被多排 CT 肺血管造影取代,仅用于患者对 CT 造影剂过敏的特殊情况。典型征象是呈肺段分布的肺灌注缺损,并与通气显像不匹配。但是由于许多疾病可以同时影响患者的肺通气和血流状况,致使通气/灌注扫描在结果判定上较为复杂,需密切结合临床进行判断。一般可将扫描结果分为 3 类:①高度可能:其征象为至少一个或更多叶段的局部灌注缺损而该部位通气良好或 X 线胸片无异常;②正常或接近正常:肺灌注扫描完全正常;③非诊断性异常:肺通气扫描与灌注扫描均有缺损,可见于 PTE,也可见于其他多种肺部疾病。

4.肺动脉造影　为诊断 PTE 的经典与参比方法。其敏感性约为 98%,特异性为 95%～98%。PTE 的直接征象有肺血管内造影剂充盈缺损,伴或不伴轨道征的血流阻断;间接征象有肺动脉造影剂流动缓慢,局部低灌注,静脉回流延迟等。该方法是一种有创性检查技术,有发生致命性或严重并发症的可能,已逐渐被多排 CT 肺血管造影取代。

五、PTE 的治疗

1.一般治疗 严密监护,监测呼吸、心率、血压、静脉压、心电图及血气的变化,绝对卧床,保持大便通畅,避免用力;对于有焦虑和惊恐症状的患者应予安慰并可适当使用镇静剂;胸痛者可予止痛剂;对于发热、咳嗽等症状可给予相应的对症治疗。

对有低氧血症的患者,采用经鼻导管或面罩吸氧。当合并严重的呼吸衰竭时,可使用经鼻/面罩无创性机械通气或经气管插管行机械通气。应用机械通气中需注意尽量减少正压通气对循环的不利影响。应避免做气管切开,以免在抗凝或溶栓过程中局部大量出血。

对于出现右心功能不全,心排血量下降,但血压尚正常的病例,可予具有一定肺血管扩张作用和正性肌力作用的多巴酚丁胺和多巴胺;若出现血压下降,可增大剂量或使用其他血管加压药物,如间羟胺、肾上腺素等。

2.溶栓治疗 溶栓治疗主要适用于大面积 PTE 病例,即出现因栓塞所致休克和(或)低血压的病例;对于次大面积 PTE,即血压正常但超声心动图显示右心室运动功能减退或临床上出现右心功能不全表现的病例,若无禁忌证可以进行溶栓;对于血压和右心室运动均正常的病例不应进行溶栓。

溶栓治疗的绝对禁忌证有活动性内出血、近期自发性颅内出血,相对禁忌证有 2 周内的大手术、分娩、器官活检或不能以压迫止血部位的血管穿刺,2 个月内的缺血性脑卒中,10 天内的胃肠道出血,15 天内的严重创伤,1 个月内的神经外科或眼科手术,难于控制的重度高血压(收缩压 >180mmHg,舒张压 >110mmHg),近期曾行心肺复苏,血小板计数低于 $100×10^9/L$,妊娠,细菌性心内膜炎,严重肝肾功能不全,糖尿病出血性视网膜病变,出血性疾病等。对于大面积 PTE,因其对生命的威胁极大,上述绝对禁忌证亦应被视为相对禁忌证。

尽管妊娠及产后 2 周是溶栓的相对禁忌证,但当大面积 PTE 引起严重肺动脉高压、肺血管痉挛、心排血量减少及低血压等严重并发症时仍应采用溶栓治疗。①尿激酶:首次 4400IU/kg 加入生理盐水或葡萄糖注射液 5~10ml,静脉注射 10 分钟,然后再用 2200IU/(kg·h)静脉滴注 12 小时。或用 2 小时溶栓方案:20000IU/kg 持续静滴 2 小时;②链激酶 25 万 IU 加生理盐水 100ml 静脉注射 30 分钟,继以 10 万 IU/h 持续滴注 24 小时。链激酶具有抗原性,故用药前需肌注苯海拉明或地塞米松,以防止过敏反应;③阿替普酶(rt-PA):优点是选择性地作用于已形成的血栓,溶解其纤维蛋白,不引起全身性纤维蛋白原溶解作用。一般以 50~100mg 静脉滴注 2 小时,并同时应用肝素;④其他:紧急情况下可经皮肺动脉导管碎栓联合局部组织纤维蛋白溶酶原激活剂灌注,并加用低分子量肝素;或者剖宫产后通过心肺分流行肺动脉栓子摘除术,可成功挽救孕妇及胎儿生命。

溶栓治疗结束后,应每 2~4 小时测定 1 次凝血酶原时间(PT)或活化部分凝血激酶时间(APTT),当其水平降至正常值的 2 倍时,即应开始规范的肝素治疗。

3.抗凝治疗 对血栓栓塞性疾病的高危患者,应予低分子量肝素预防性抗凝。对已发生明显临床症状,高度怀疑 PTE 者,应立即开始抗凝治疗。

(1)肝素:一旦诊断明确,应立即开始肝素治疗。肝素不通过胎盘,故为孕期首选。对高度怀疑 PTE 者,在放射诊断报告未出来以前,即应根据经验注入首剂肝素,迟疑将招致严重后果。推荐用法:首次剂量 3000~5000U 或 80IU/kg 静脉注射,继以 18IU/(kg·h)静脉滴注。肝素使用最初 24 小时每 4~6 小时测活化部分促凝血酶原激酶时间(APTT),根据 APTT 调整用量,使 APTT 达到并维持于正常值的 1.5~2.5 倍,达到稳定水平后,改为测 APTT 每天 1 次。亦可用皮下注射方式给药。一般先予静注负荷量 3000~

5000IU,然后按 250IU/kg 剂量每 12 小时皮下注射 1 次。调节注射剂量使注射后 6～8 小时的 APTT 达到治疗水平。因可能引起肝素诱导的血小板减少症,在使用肝素时,第 1 周每 1～2 天、第 2 周每 3～4 天须查血小板计数 1 次,若出现血小板迅速或持续降低达 30％以上,或血小板计数<100×10⁹/L,应停用肝素。

(2)低分子量肝素:有多种制剂,一般根据体重给药,不需检测 APTT 和调整剂量,使用方便。在应用低分子量肝素的前 5～7 天内亦无需监测血小板数量。当疗程长于 7 天时,需开始每隔 2～3 天检查血小板计数。肝素或低分子量肝素至少使用 5 天,直到临床情况平稳。对大面积 PTE 或髂股静脉血栓形成须用至 10 天或更长。关于分娩期抗凝,一般认为,宫缩发动时,即停用肝素,也有研究认为,产程中持续使用低剂量肝素,每 8～12 小时皮下注射 2500～5000U 并不增加产后出血的发生率。但抗凝治疗是否增加剖宫产出血很少见报道。产后 4～6 小时内重新开始抗凝治疗,剂量同产前,至少持续治疗 5 天。

(3)华法林:因其能通过胎盘,孕期服用可导致胚胎异常,胎儿、新生儿出血及畸形,故一般用于产后。在肝素/低分子量肝素开始应用后的第 1～3 天内即可开始口服华法林,初始剂量为 3.0～5.0mg/d。由于华法林需要数天才能发挥全部作用,因此与肝素需至少重叠应用 4～5 天,当连续两天测定的国际标准化比值(INR)达到 2.5(2.0～3.0)时,或 PT 延长至 1.5～2.5 倍时,即可停止使用肝素/低分子量肝素,单独口服华法林治疗。应根据 INR 或 PT 调节华法林的剂量。在达到治疗水平前,应每日测定 INR,其后 2 周每周监测 2～3 次,以后根据 INR 的稳定情况每周监测 1 次或更少。若行长期治疗,约每 4 周测定 INR 并调整华法林剂量 1 次。若 PTE 发生于晚孕期,则产后抗凝药应至少持续用 3 个月;对于栓子来源不明的首发病例,至少需给予 6 个月的抗凝;对复发性 PE 或高危因素长期存在的患者,抗凝治疗的时间应更加延长。

对经抗凝和溶栓治疗后病情无明显缓解的孕妇应建议终止妊娠。

六、预防

PTE 是孕产妇死亡的重要原因之一。妊娠合并 PTE 的发生率虽然较低,但病情进展快、死亡率高。因此,对有 PTE 高危因素的孕产妇产前及产褥期均需严密监测,预防性抗凝治疗。一旦发现可疑者,应尽早诊断和治疗,以减少孕产妇死亡。

(刘 艳)

第十二节 妊娠合并胃食管反流

妊娠期间由胃食管反流(GER)所致胃灼热是十分常见的。病理生理学研究表明其病变主要与食管下段括约肌(LES)压力降低有关。这些病人多数经产科处理后,胃灼热可以缓解,但治疗上有一定的困难,需要消化内科医生协助处理。妊娠期间由于限制使用某些全身性药物,消化科和产科医生认识妊娠期间的发病机制、自然过程、诊断和治疗目的对治疗 GER 是重要的。本节试图用胃肠学知识解释产科方面的这些特点。

一、发病率

妊娠期间胃灼热约占所有孕妇的 30％～60％,有些人群发生率高达 80％,并使患者原有病变加剧。大多数病例妊娠期间出现有症状性 GER,分娩之后不久症状消失。多数患者的症状于妊娠最后 3 个月最突出。在一组 607 例产前调查中,可见反流症状在孕期逐渐增多:前 3 个月为 22%,中 3 个月为 39%,后 3 个月为 72%。有研究发现大多数妇女怀孕 5 个月后首先感觉 GER 的症状,然而也有人认为,许多妇女仅当最痛苦时才自述症状发作,实际上妊娠期间症状开始的更早些。妊娠妇女的询问调查结果表明,52% 的人于早期妊娠开始感受胃灼热,24% 在中期妊娠,8.8% 于晚期妊娠。大多数病例随着妊娠的发展,症状越来越明显。多产妇和初产妇之间胃灼热的发生率无显著差异。因缺乏大规模人群调查,准确数字尚不明。

二、GER 的发病机制

妊娠期间 GER 的原因尚有争议,促使 GER 的准确机制并未完全清楚,研究者认为,孕期与激素有关的食管远端清除功能受损,是发生反流的主要原因。

目前认为与机械性的和内在的因素降低食管下段括约肌(LES)张力等有关系。

(一)食管下段括约肌压力

Nagler 和 Spiro 曾对 20 例妊娠伴胃灼热和 19 例妊娠无胃灼热的妇女研究,发现与对照组相比,55% 有症状的妇女和 20% 无症状妇女证明食管下段括约肌压力(LESP)降低,随着妊娠的发展括约肌压力逐渐减低,分娩后不久则恢复到正常值水平。由此提出各种因素的联合作用造成了 GER,包括 LES 腹腔内部分(位置)消失,加之怀孕的子宫体变大,腹腔压力加大,使胃内压力也相应增大所致。

Lind 等研究了妊娠期间 LES 的特点,10 例非妊娠对照组与 9 例妊娠伴胃灼热和 11 例妊娠无胃灼热病人作了比较,所有病人均测定腹部不适反应时胃内压、平均 LESP 和最大 LESP。两组妊娠病例胃内压高于对照组。腹部压迫反应在无症状病人一般增加最大 LESP,但不能使有症状病人增加 LESP,事实上妊娠患者的静息张力要比对照组低,分娩后 LESP 恢复到对照组水平。因此认为妊娠增大了胃内压力,有症状病人并伴随 LESP 增加,加上静息 LES 张力减低,致使发生 GER。妊娠期间 LESP 降低与循环性激素,特别是雌激素和孕激素水平增高有关。VanThiel 等对比 4 组无症状妊娠妇女分别在怀孕 12、24 和 36 周,产后 1～4 周的变化。结果,在妊娠期间的各阶段,LESP 低于正常妇女动力学实验的最低限,在 36 周压力达到最低点,产后期恢复到正常。所有 4 组病人在 36 周有 GER 而无症状。雌激素(雌二醇)和孕激素的血清水平在整个妊娠过程中进行性增高。因此推测 LESP 的降低大概是孕酮单独或与雌二醇联合起了作用。Fisher 等观察妇女早期妊娠(平均怀孕 16 周)和择期流产后 6 周的变化,流产之前发现平均 LESP(22.1±2.4)mmHg,产后平均 LESP(22.6±2.3)mmHg,即无变化。有趣的是,虽然这些病人妊娠早期间静息 LESP 正常,当注射五肽胃泌素、依酚氯铵、醋甲胆碱或蛋白餐时,其括约肌一般无反应。在以上每一种操作过程中,妊娠早期 LESP 反应比流产后 6 周显著减低。妊娠早期比流产后雌、孕激素血清水平明显增高。压力对激素、药物和生理刺激的反应变得迟钝,提示除静息正常压力外,当总血清雌、孕激素水平升高时,妊娠早期 LES 功能可能受到可逆性抑制。

是否 LES 功能减低是由于雌激素或孕激素或两者共同作用的结果仍不清楚。Filipone 等在对照期、应用雌激素期、孕激素期和两者合用期研究了 5 例病人,作为 LES 对蛋白餐反应,测定了 LESP,发现基础 LESP 在两者合用治疗期[(5.0±0.1)mmHg]比对照期(11.2±2.1)mmHg]明显降低。单用雌或孕激素期观察到 LESP 无降低。对蛋白的适应性 LESP 反应被孕激素和合用治疗所削弱,但不受单用雌激素的影响。Van Thiel 等对月经正常妇女连续口服避孕药之后做了相同的观察,雌激素治疗期间无显著改变,基础平均 LESP(20.8±1.7)mmHg,然而雌和孕激素治疗期间括约肌压力下降为(9.4±12)mmHg。大鼠动物实验帮助阐明雌性激素对 LES 的效应,体外研究 20 只鼠 LES 的环形平滑肌带,对单用五肽胃泌素和乙酰胆碱,或黄体酮与雌二醇结合加于该系统的反应作出剂量反应曲线。在对乙酰胆碱和五肽胃泌素的反应中,雌二醇和黄体酮的作用均使剂量反应曲线变钝,在抑制最大反应中黄体酮有更大的效应。黄体酮和雌激素联合应用比单用抑制平滑肌收缩作用更强。Schulze 和 Christensen 在 25 只成年大鼠肌注雌二醇和肌注甲羟孕酮之后检查了 LES 功能。从第 1~12 天注射雌二醇,而从 7~12 天注射黄体酮,在第 1、7 和 12 天测压,第 1 天平均 LESP 是 (58 ± 13) mmHg,尤其第 7 天无变化,然而在两种激素联合用的第 12 天显著下降到 (44 ± 10) mmHg。Nagler 等(1961)曾对孕期的 LES 压力进行过研究,发现半数有反流症状的孕妇 LES 压力低下,在孕期呈进行性下降,并在产后恢复正常。Van Theil(1977)亦有同样的发现,学者们对妊娠期雌激素和黄体酮在胃食管反流过程中起的作用进行了研究。在动物实验和人体均观察到单用雌激素不引起 LES 压力下降,而雌激素与黄体酮合并应用则使 LES 压力明显下降。Filippone(1983)在男性身上也取得同样结果,即结合应用两种激素能降低 LES 压力,而单用一种则否。

　　总之,妊娠期 LESP 是异常的,出现绝对静息压减低和生理功能降低,孕酮看来是 LES 松弛的介质,但雌二醇对发生这种作用可能是必要的。

(二)机械因素

　　在证明妊娠期 LES 功能异常之前,人们普遍认为妊娠期间的 GER 主要是由于怀孕子宫增大胃的压力和延迟胃排空造成的。Spence 于 1965 年在麻醉期间检查了 23 例男性,36 例儿童,43 例未孕妇女和 31 例孕妇的胃内压,发现后一组的胃内压大约是其他组的两倍。由于分娩后压力立即降低,他认为怀孕子宫是胃内压增高的责任者。然而,Van Thiel 和 Wald 提出了反驳胃内压增高作为妊娠期间 GER 唯一因素的证据。他们用 10 例严重酒精性肝病继发大量腹水的男性作为假孕模型,大量利尿腹水消失前后测定 LESP。利尿前平均 LES 是 (30.9 ± 1.7) mmHg,恰在该实验正常上限以上,利尿后 LESP 显著下降到 (24.0 ± 1.6) mmHg。这提示大量腹水期 LESP 补偿性增高维持食管在高腹压和低腹压之间的平衡。这些结果支持 Lind 的研究,他们认为妊娠无胃灼热病人的 LESP 对腹部压迫反应增加,因此,除腹压绝对增高外,其他因素在妊娠期间发生 GER 时必然起了作用。孕期子宫的机械压迫对反流的发生似乎不太重要,因为胎头下降(入盆)后症状并无改善。但过去曾认为,子宫增大升高了腹内压力,也使胃内压升高和延迟了胃排空。Spence(1967)的研究证实孕妇的胃内压 2 倍于男性、儿童和非妊娠妇女,且在分娩后立即下降,认为是孕期子宫压迫所致。但 Lind(1968)的研究证明,非妊娠且无反流症状的对照组和无反流症状的孕妇 LES 压力因腹内压升高而升高,只是有反流症状的孕妇才出现 LES 压力下降。对此种差别,未能进行解释。Varl Thiel(1981)观察肝硬化和腹水压力极大的男性病人,利尿前后均无反流和胃灼热症状,消腹水前 LES 压力升高,消腹水后转为正常。这些观察提示,腹内压极高的情况下,如同孕妇的腹部,只能升高 LES 压力,却并不促进胃食管反流的发生。

(三)其他因素

　　妊娠时有助于 GER 的另一可能因素是胃肠道的普遍改变。Wald 等研究了 15 例晚期妊娠和产后 4 周的妇女。在乳果糖服用后 10 分钟内须监测呼吸氢浓度评价从口腔到盲肠的通过时间。计算从摄入到第一次测到持续性呼吸氢氯升高的时间。15 例中 9 例妊娠期间延长通过时间,妊娠期 (131 ± 14) 分比产后 (93 ± 7) 分平均通过时间明显延长。虽然该研究不能区别胃排空和小肠通过时间的不同效应,但延迟胃排空在此可能起了作用。Schade 等在中期妊娠的 10 例妇女测定流体的胃排空,当治疗性流产后 6 周重复该检测,患者与自身或正常溶媒对照发现,妊娠期间或以后的胃排空无差异。妊娠期间固体胃排空是否正常尚不清楚。在 6 例孕妇和 6 例非孕妇研究了妊娠对食管蠕动的影响,仅 1 例孕妇有胃灼热症状,记录到 LESP 和食管的运动性。认为孕妇比未孕妇女 LESP 降低。此外,孕妇食管蠕动显示低波速率和低振幅,因此,食管蠕动的这些改变可能减低酸清除能力,由此可以解释孕妇的混合反流问题。最近认为胃酸升高,大概由于高促胃液素血症状态所致,可以加剧 GER。Attia 等在 8 例健康未孕妇女,8 例晚期妊娠妇女和 9 例分娩期间病人测定促胃液素水平。未孕妇女平均血清促胃液素水平是 19.5pg/ml,随着妊娠时间逐渐增加。早期妊娠促胃液素水平是 24.8pg/ml,中期妊娠 35.3pg/ml,晚期妊娠 49.4pg/ml。中期妊娠和对照组,晚期妊娠与对照组的结果之间有显著的差异。分娩期间观察到促胃液素峰值为 61.2pg/ml,由于促胃液素增大平滑肌张力,由此推测促胃液素升高可能减少胃酸反流。另一方面,妊娠时促胃液素增加会促使产生胃酸量增多,故促使 GER,尤其是在已知 LES 功能异常的情况下。但 Hey 等证明晚期妊娠和正常未孕对照组之间空腹血浆促胃液素水平无显著差异。因此促胃液素作为妊娠期间 GER 的一种因素的作用仍不清楚。

对孕妇的胃排空和肠通过功能也有研究,尽管孕酮松弛平滑肌,但不能证实孕妇存在胃排空障碍,也不能肯定妊娠期胃肠运动障碍与胃食管反流的关系。

目前看来,孕期的反流还是与孕酮对 LES 的作用有关,而非机械性压迫所致。孕酮水平在孕期不断升高,产后即恢复正常,反流症状便自行缓解。

三、妊娠期间 GER 的临床特征

妊娠 GER 的临床特征不同于一般的医疗问题,胃灼热是主要的症状,随妊娠的进展而加剧。胃灼热与反胃的发生率相同。Castro 发现他的病人 77% 摄食后上腹有不适反应,甚至由于剧烈的胃灼热而限制其饮食每天一次。这些病人 82% 在卧位时加剧胃灼热,需要在椅子上半卧睡眠。

妊娠并 GER 的病人一般根据完整的病史就可作出诊断,为了避免对胎儿的放射性危害,不必要作钡剂 X 线检查。妊娠 GER 有不典型表现(胸痛、咳嗽、喘、咽喉溃疡病)时,可以进一步检查。内镜检查是安全的。Castro 在 43 例孕妇的不同妊娠期行内镜和食管活检,无一例出现并发症。此外,不卧床 pH 监测对诊断和监护治疗可能是有用的。但缺乏后期资料,妊娠期为什么发生反流,尚不清楚。

妊娠期间 GER 的并发症包括伴有或不伴出血和狭窄形成的食管炎,Castro 报告组织学诊断的食管炎的发生率大约占有胃灼热孕妇的 2/3,但食管的内镜所见一般描述为充血,伴有或不伴有水肿,仅 1 例有黏膜糜烂。因此,虽然无症状的病人常见有组织学食管炎,严重的糜烂或渗出性食管炎者很少见。这可以解释妊娠时与胃灼热相关的严重并发症是少见的。原因是妊娠的反流症状是有限度的,对母亲或胎儿无不良反应。

早期妊娠恶心和呕吐是常见的症状,约占 50%~80%,但孕妇剧吐是罕见的(3.5%),持续性呕吐会影响营养、体液和电解质平衡。剧吐主要发生于妊娠早期,随着妊娠的进展呕吐的严重程度减轻,孕妇剧吐的原因尚不清楚。虽然有学者报告妊娠过度呕吐与雌二醇迅速上升有关,但并无前瞻性研究发现人绒毛膜促性腺激素、甲状腺激素、孕酮或雌激素的异常水平。虽然妊娠与 GER 无特殊相关性,孕妇剧吐可以加剧已存在的反流症状。控制症状的止吐药物有若干种,吩噻嗪衍生物是最安全的,氯环利嗪和异丙嗪是全身吸收药物,认为对胎儿无不良反应。明显体重下降、脱水、酮尿和严重电解质紊乱的病人需要给全肠外营养,这种形式补充营养在不同病例都是安全、有效的。发生孕妇剧吐时对反流病的特殊治疗并无作用。

四、妊娠期间 GER 与麻醉药的危险性

孕妇分娩期间使用麻醉剂有发生胃内容物吸入肺内的高度危险,也是产科发病率和死亡率最常见的原因。产科麻醉期间吸入性肺损害首先由 Hall 于 1946 年阐明。吸入性肺炎的易感因素实际上与妊娠期间加剧 GER 的因素相同,与病人采取卧床加上给用麻醉剂有关。Nimmo 等用口服对乙酰氨基酚之后测

定吸收率的间接方法评价了妊娠期间的胃排空。两组 8 例妇女,接受哌替啶或吗啡,与由 12 例分娩给用麻醉剂和 10 例产后妇女对比,对乙酰氨基酚吸收在应用麻醉剂组病人吸收之后比对照组明显降低(例如胃排空推迟可长达 2 小时),另有 5 例妇女给对乙酰氨基酚同时肌注甲氧氯普胺 10mg,并不产生吸收改变,与不接受甲氧氯普胺者相同。

胃吸出物的 pH 对确定由吸入引起的化学性肺炎的严重性有重要意义。Lewis 等研究了 18 例吸入性肺炎病人,发现胃 pH<1.75 的病人均死亡,而仅 1 例病人死于胃吸出物 pH<2.4。因此,防止产科麻醉时的吸入性肺炎给予抗酸剂是治疗的基础。早年有人推荐分娩期间预防性口服三硅酸镁、枸橼酸钠、碳酸氢钠片以维持胃内容物 pH<2.5。1983 年 Hodgkinson 等随机分配 126 例一般麻醉下选择性剖宫产术的产妇给西咪替丁或抗酸剂预防吸入性肺炎,手术前晚上接受西咪替丁 400mg 口服的病人和手术前 1～3 小时之间肌注 400mg,或麻醉前晚和诱导前 1～3 小时口服氢氧化镁、氢氧化铝等 30ml,两种治疗对胃内容物和酸度的效应,经持续采集胃液标本,从麻醉诱导之后直到病人唤醒和拔管,西咪替丁组胃内容量是抗酸治疗组的 1/3(P<0.01)。分娩诱导期西咪替丁治疗组平均胃 pH 是 6.5±0.2,抗酸剂组是 5.5±0.5。拔管期分别为 6.6±0.4 和 6.2±0.4,无论并发症或 Apgar 积分两组间数值无显著差异。

Moore 等对 20 例至少怀孕 36 周的无并发症孕妇选择性剖宫产,手术前晚 8 时给奥美拉唑口服 80mg,导管插管之后和拔管之前立即吸出胃内容,两个时期的平均 pH 大约为 5.0,诱导后和拔管前吸出物的 85% pH≥2.5。是否推荐奥美拉唑常规应用,需要进一步研究。

五、妊娠时胃食管反流的治疗

妊娠有症状性 GER 的治疗,受到在怀孕期间应用全身性药物是否会造成胎儿畸形这一概念的限制,治疗这类病人以改变生活方式为主,药物治疗为辅。

(一)饮食

1.少量多餐 每次吃饭时不要吃太饱,从每日三餐的习惯改至一天吃 6～8 餐,以减少每餐的数量,这样可以减轻胃的负荷量,它就比较能够正常地工作,避免孕妇胃食管反流的发生。

2.细嚼慢咽 吃东西时要细嚼慢咽,进食时不要说话,避免用吸管吸吮饮料,不要常常含着酸梅或咀嚼口香糖等。

3.多补充纤维素 多吃蔬菜、水果及含丰富纤维素的食品,如韭菜、芹菜、萝卜、苹果、香蕉等。少吃易产气的食物,如豆类、蛋类、油炸食物、太甜或太酸的食物,尽量避免吃辛辣、油腻、生冷等刺激性食物及不易消化的食物,也能避免孕妇胃食管反流的发生。

4.多喝温开水 每天至少要喝 1500ml 水,每天早上起床后先喝一大杯温开水,可以促进排便。在喝水的时候可以添加一点点蜂蜜,能促进肠胃蠕动,防止粪便干结。注意:吃饭的时候不要喝太多水,因为有的食物遇见水后会变大,它会让你的胃很难受,而且有的食物变大后会含有一些空气,这样会让你一直想打嗝,加重胃的负荷量,也容易引起呕吐。不要喝浓茶和咖啡。避免喝冰水、汽水、咖啡、茶等。

(二)生活

1.每天适当运动 适当增加每天的活动量,饭后散步是最佳的活动方式。随着孕期增加,每天散步的次数也可慢慢增加,或延长每次散步的时间,每天散步时间不得少于 1 小时,不能做过度剧烈的运动。

2.适度缓和的按摩 当腹胀难受时,可采取简单的按摩方法舒缓。温热手掌后,采顺时针方向从右上腹部开端,接着以左上、左下、右下的顺序循环按摩 10 到 20 圈左右,每天可进行 2 至 3 次。按摩时力度不能过大,避开腹部中央的子宫位置,进食后也不适宜立刻按摩。

3.保持心情舒畅　孕期要劳逸结合,不宜劳累,更不能生气,因为压力过大或情绪低落也会造成孕妇体内血液循环不佳。

4.休息时提高床头,避免俯身、弯曲,或趋于造成病人反流症状恶化的体位,在孕后期可以用手抱膝的姿势向右侧躺着,这样可以让子宫离胃远一点,那么胃就不会因为子宫一直顶着而难受,预防胃食管反流,熟睡后不要使上臂上抬。

(三)药物

非全身性药物治疗逻辑上不需要妊娠病人改变生活方式,抗酸剂是首选药物,动物研究证明妊娠期间持续摄入抗酸剂不会造成任何致畸作用。应避免应用碳酸氢钠,因为它能致胎儿和母亲代谢性碱中毒,抗酸剂也可以影响离子吸收。硫糖铝治疗是安全的。Ranchet 等评价了应用硫糖铝治疗妊娠相关性胃灼热的结果。42 例用量 lg/次,每日 3 次,24 例妇女限制饮食和改变生活方式作为对照,治疗前、后和 30 天评价胃灼热症状,硫糖铝治疗后 15、30 天组胃灼热和反酸显著改善,未见其他不良反应。故该药可能是理想的孕妇用药。

晚期妊娠使用甲氧氯普胺对 LES 的作用,Brock-Ute 等在 10 例孕妇伴胃灼热和 10 例无胃灼热孕妇检查了静脉甲氧氯普胺(10mg)对 LESP 的作用,8 例未孕妇对照组。基础括约肌压力在孕妇组增加大约 15%,与无胃灼热孕妇 20%～25%比较,提示前组括约肌功能有更明显的损害。用同样方式评价多潘立酮 0.2mg/kg,静脉注射,结果与甲氧氯普胺所见相同。

给怀孕动物服用西咪替丁研究证明,该药能穿过胎盘屏障,在乳汁中排泄,用 100～900mg/(kg·d)剂量治疗的畸形学研究表明,年轻小鼠、兔和大鼠的早期发育和微观指标无不良反应。人类孕妇妊娠期间 50 例接受西咪替丁,摄入时间从 3 周到明确妊娠,剂量 400～1000mg/d,所有孕妇分娩正常的婴儿,无母亲并发症,也有报告西咪替丁治疗对孕妇有不良反应,但尚需证实。

妊娠妇女使用雷尼替丁能通过胎盘屏障,也见于乳汁。实验动物用 400mg 雷尼替丁未发现致畸作用。Armentano 等报告 1 例 39 岁初孕妇女伴有严重的呕吐,胃灼热和胸骨后疼痛,在妊娠前 6 个月,因反流性食管炎给用雷尼替丁(450mg/d),明显控制反流症状,妊娠第 17 周羊膜穿刺术并证明染色体正常。胎儿超声检查正常,之后分娩正常婴儿,Apgar 得分 9～10。3、6 和 10 个月儿童发育正常。Cipriani 报告用雷尼替丁治疗 3 例妊娠反流性食管炎,婴儿良好,无母亲反流的过程。

妊娠期间用法莫替丁和罗沙替丁治疗的资料较少,两种 H_2 受体拮抗药已显示能穿过胎盘屏障,动物实验表明,口服 200～500mg/(kg·d)和静脉 200mg/(kg·d)未显示损害生育力和损害婴儿。

当给予高剂量奥美拉唑(大约人类母体是 17～172 倍)时,能产生剂量相关性致死胚胎,胎儿吸入和破坏妊娠,给大鼠使用人类用剂量 35～345 倍治疗时,其后代观察到剂量相关胚胎毒性和初生婴儿发生毒性。在孕羊也显示奥美拉唑能穿过胎盘屏障。故目前认为法莫替丁和奥美拉唑不推荐孕妇超剂量使用。

妊娠病人抗反流治疗的推荐应按步骤进行。轻型病例,伴随妊娠常有胃灼热,改变生活方式可能很有用。在症状较明显的病人,应于餐后和睡时补充抗酸剂治疗,给用硫糖铝 1g,每日 3 次相当有效。对难治性病例,奥美拉唑应为首选,开始每日 1 次,20mg 每晚睡前为宜,因为此时酸反流最大,目的是用最少药物控制病人的症状,以达安全之目的。

总之,目前未见治疗妊娠 GER 的 A 类药物,药物说明书中的注意事项要及时与病人沟通,孕妇胃食管反流消失立即停服。

(刘　艳)

第十三节　妊娠肝内胆汁淤积症

一、概述

妊娠肝内胆汁淤积症(ICP),是一种重要的妊娠中、晚期并发症,它以妊娠期出现瘙痒和黄疸为特点,早产率和围生儿死亡率高,其发病与雌激素和遗传有密切关系。ICP 的临床表现为妊娠中晚期出现瘙痒,或瘙痒与黄疸同时共存,分娩后迅速消失。ICP 对妊娠预后的影响主要有早产、胎儿窘迫、产后出血、产科并发症等。ICP 发病率为 0.8%~12.0%,有明显地域和种族差异,以智利和瑞典发病率最高。

二、发病机制

近 20 年来很多学者致力于 ICP 的发病机制研究。目前其确切的发病机制尚未十分明确,但是根据大量的流行病学调查、临床观察及实验室工作研究,可以认为其发病与雌激素及遗传等因素有密切关系。

(一)雌激素与 ICP 的关系

在临床上根据流行病学的观点有很多表现提示雌激素水平过高可能是诱发 ICP 的原因,现列举如下:ICP 多发生于妊娠的晚期,正值雌激素分泌的高峰期;ICP 在双胎中发生率较单胎中明显增高,约 5~6 倍;应用含雌激素及孕激素的避孕药物妇女中发生胆汁淤积的表现与 ICP 的症状十分相似;应用避孕药的妇女妊娠时发生 ICP 再次妊娠时复发率较一般的更高。

(二)流行病学与遗传学问题

ICP 在各个国家的发病率有很大差异,北欧的瑞典、芬兰,南美的智利、玻利维亚是高发地区,瑞典为 2.8%~4.2%,其中妊娠瘙痒为 1.6%~3.2%,妊娠合并肝内胆汁淤积为 1.2%。智利的发病率最高,妊娠瘙痒高达 13.2%,妊娠合并肝内胆汁淤积发生率为 2.4%。某学者发现智利的阿劳卡尼亚印第安混血种人的 ICP 发生率最高,妊娠瘙痒高达 22.1%,妊娠合并胆汁淤积性黄疸高达 5.5%。提示了此病的发生与种族因素及遗传学有关。我国重庆、上海等地区的发生率亦高,这是一个值得注意的问题。

(三)家族性

不少文献报道 ICP 有家族性发生的倾向。1965 年某学者报告 1 例典型的家族性 ICP 病例,患者第一、二、三次妊娠均有严重瘙痒,第四胎为 ICP,产后恢复正常,但在服用避孕药炔诺酮及美雌醇后黄疸重现,停药 20 天后消退,患者母亲 6 次妊娠均有瘙痒,其姐姐 2 次妊娠亦均有黄疸,分娩后消退。1976 年某学者报道一个家族 4 代 133 名成员中,有 4 例发生 ICP,有 9 例在孕期出现瘙痒或黄疸,有 2 例在口服避孕药后出现瘙痒。1983 年又对一个 5 代 50 人容易发生 ICP 的家族中的 3 代 18 岁以上的男性和女性作了详细研究,对其中临床上有迹象的对象(包括男性)进行口服类固醇激素激惹试验和组织相容性试验,结果表明 ICP 的亲代遗传是按照孟德尔优势遗传的模式进行的。因此有学者认为本症确有遗传的特点,家族中的男性可以是携带者,其表型是被抑制的。

(四)基因研究

出于对 ICP 有遗传可能的考虑,1996 年某学者报告以 DNA 扩增方法研究智利的 26 名无血缘关系的复发性黄疸及 30 名无血缘关系的正常孕妇,发现在 HLA-DPB10412 等位基因上,ICP 组的出现频率

（69%）高于正常妊娠组（43%），不过无统计学差异。虽然本研究没有十分明确的结论，但从遗传学方面已展开了以分子生物学水平研究本病的先河。

三、病理变化

（一）光镜检查

肝结构完整，肝细胞无明显炎症或变性表现，仅在肝小叶中央区有些胆小管内可见胆碱，胆小管直径正常或有轻度扩张。小叶中央区的肝细胞含有色素，并可见嗜碱性的颗粒聚集。由于病变不明显有时可被忽略。

（二）电镜检查

细胞一般结构完整，线粒体大小、电子密度及其分布均正常，粗面内质网、核糖体及糖原的外形和分布亦属正常；滑面内质网轻度扩张，其主要病理表现在肝细胞的胆管极，溶酶体数量轻度增加，围绕毛细管的外胞质区增宽，毛细胆管有不同程度的扩张，微绒毛扭曲、水肿或消失。管腔内充满颗粒状的致密电子物质（可能为胆汁）。

四、临床表现

ICP在妊娠中、晚期出现瘙痒，或瘙痒与黄疸同时共存，分娩后迅速消失。

（一）瘙痒

瘙痒往往是首先出现的症状，常起于28～32周，但亦有早至妊娠12周者。戴钟英等报道的250例中，除去开始时间不详的6.4%以外，瘙痒起始于早期妊娠（孕12周以前）中期妊娠（12～27周）及晚期妊娠（28～40周）者各占1.2%，23.2%及69.2%。

瘙痒程度亦各有不同，可以从轻度偶然的直到严重的全身瘙痒，个别甚至发展到无法入眠而需终止妊娠。手掌和脚掌是瘙痒的常见部位，瘙痒都持续至分娩，大多数在分娩后2天消失，少数在1周左右消失，持续至2周以上者罕见。

（二）黄疸

瘙痒发生后的数日至数周内（平均为2周）部分患者出现黄疸，在文献中ICP的黄疸发生率15%～60%，吴味辛报告为55.4%，戴钟英报告为15%。黄疸程度一般轻度，有时仅角膜轻度黄染。黄染持续至分娩后数日内消退，个别可持续至产后1个月以上；在将发生黄染的前后，患者尿色变深，粪便色变浅。

（三）其他症状

发生呕吐、乏力、胃纳不佳等症状者极少。

五、实验室检查

妊娠肝内胆汁淤积症孕妇肝功能指标、胆汁酸的变化及与围生儿预后的关系。血清肝功能试验指标和胆汁酸的变化是妊娠肝内胆汁淤积症的重要表现和可靠的诊断依据，对病情评估、产科处理和围生儿预后的预测具有指导意义。

（一）血清肝功能试验指标的变化

1.血清转氨酶　血清丙氨酸转氨酶（ALT）和天冬氨酸转氨酶（AST）是肝细胞损害的敏感指标。正常孕妇 ALT 和 AST 有轻微变化,升高或降低,但在正常范围内。20%～80%的妊娠肝内胆汁淤积症孕妇 ALT 和 AST 轻、中度增高,一般不超过正常上限的 4 倍,个别可达 10 倍。血清 ALT 是 ICP 的敏感指标,其灵敏度仅次于血清胆汁酸。

2.碱性磷酸酶(ALP)　由于胎盘和骨同工酶释放增加,孕妇血清 ALP 随妊娠逐渐增高,妊娠晚期妇女 ALP 水平为非孕妇女的 3.6 倍。妊娠肝内胆汁淤积症孕妇血清 ALP 较同孕周正常妊娠显著增高,约 70% 妊娠肝内胆汁淤积症孕妇血清 ALP 高于同孕周正常孕妇的上限;但由于受同工酶增加的影响,而且个体变异较大,其诊断特异性不高。

3.γ-谷氨酰转肽酶(GGT)　正常孕妇血清 GGT 无明显变化,或轻微降低。虽然 GGT 是非妊娠期胆汁淤积的敏感指标之一,妊娠肝内胆汁淤积症患者血清 GGT 无显著变化。这与妊娠期间高水平的雌激素对 GGT 合成的抑制作用和妊娠期生理性血液稀释有关,是妊娠期 GGT 变化的重要特征。

4.胆红素　大多数研究提示,正常孕妇血清胆红素水平降低,与妊娠期生理性血液稀释有关。一些研究显示,胆红素水平不变。20%的妊娠肝内胆汁淤积症孕妇血清总胆红素和结合胆红素增高,但总胆红素很少超过 $100\mu mol/L$,而结合胆红素/总胆红素比值常超过 0.35,这是胆汁淤积的重要特征之一。

5.血清白蛋白　正常妊娠时,血清白蛋白较非孕时降低 25%,球蛋白水平与非孕妇女持平;妊娠肝内胆汁淤积症孕妇血清白蛋白、球蛋白水平与正常孕妇无显著性差异。

(二)胆汁酸

1.胆汁酸组分的变化　胆酸、鹅脱氧胆酸和脱氧胆酸是血清胆汁酸的主要组分;前两者为初级胆酸,后者为次级胆酸。血清中浓度较低的胆汁酸有熊去氧胆酸和石胆酸,均为次级胆酸。妊娠肝内胆汁淤积症时胆酸/鹅脱氧胆酸比值增高以及甘氨酸结合胆酸占优势使甘氨胆酸成为妊娠肝内胆汁淤积症最敏感的诊断指标,并与病情相关。

2.总胆汁酸(TBA)水平的变化　与 ALT、AST 一样,总胆汁酸是肝细胞损伤的敏感指标,已经成为最常用的肝功能指标之一。正常孕妇血清总胆汁酸随妊娠逐渐增高,妊娠期间平均增加 13%～25%,表明正常妊娠存在着生理性胆汁淤积;但少数研究报道认为,妊娠期血清总胆汁酸无显著变化。妊娠肝内胆汁淤积症孕妇血清总胆汁酸显著增高,可增至同孕周正常孕妇的 5～8 倍;其增高幅度和异常发生率高于血清转氨酶和胆红素,是妊娠肝内胆汁淤积症的敏感诊断指标。

3.血清甘氨胆酸水平的变化　甘氨胆酸(CG)是胆酸与甘氨酸的结合物,是妊娠晚期血清中最主要的胆汁酸组分。妊娠期血清甘氨胆酸水平发生显著变化。正常孕妇血清甘氨胆酸水平随妊娠逐步增高,至足月妊娠,血清甘氨胆酸较非孕时增加 30%～60%。妊娠肝内胆汁淤积症患者血清甘氨胆酸水平较正常孕妇显著增高,平均增高 10 倍,最高者增加 40 倍,有的文献报道增幅可达 100 倍。连续的跟踪观察表明,妊娠肝内胆汁淤积症患者出现临床症状前,血清胆酸水平已经超过正常上限,而此时 ALT 超过正常的仅占 50%,AST 异常仅占 12.5%,胆红素全部正常。因此,胆酸和甘氨胆酸是敏感的早期诊断指标,在出现临床症状前 2 周即高于正常上限;结合病史和其他辅助检查排除肝炎、肝外胆管阻塞,甘氨胆酸诊断妊娠肝内胆汁淤积症的灵敏度可达到 94.7%,特异度达 100%。

妊娠肝内胆汁淤积症患者上述肝功能指标与胆汁酸变化在分娩后迅速恢复。观察表明,产后 1 周胆汁酸水平和转氨酶活性平均降幅为 80%,4～6 周内完全恢复正常水平。

(三)与围生儿预后的关系

虽然妊娠肝内胆汁淤积症患者血清甘氨胆酸水平与血清转氨酶、碱性磷酸酶活性、总胆红素水平呈正相关,只有甘氨胆酸水平才是评估病情和预测围生儿预后的敏感指标,因为妊娠肝内胆汁淤积症的主要病理变化是胆汁淤积而肝细胞无或仅有轻微损伤,胆红素增高仅出现在胆汁淤积较严重的病例。

由于胎儿胆汁酸主要通过胎盘廓清,孕妇胆汁酸增高使胎儿胆汁酸的廓清发生障碍,胎儿血液(脐血)胆汁酸升高;研究表明,孕妇血清胆汁酸水平与脐血、羊水胆汁酸水平呈正相关。血清胆汁酸增高刺激平滑肌,增强平滑肌的蠕动性,使自然早产的发生率显著增加,随着对妊娠肝内胆汁淤积症对围生儿预后的影响的认识加深,选择性剖宫产更增加了早产的发生率;胎儿肠蠕动增加使羊水胎粪污染、新生儿窒息和吸入性肺炎增加。

研究表明,妊娠肝内胆汁淤积症患者的血清总胆汁酸与甘氨胆酸水平与围生儿预后密切相关。大量观察证实,妊娠肝内胆汁淤积症使早产、羊水粪染、新生儿窒息和吸入性肺炎显著增加,是死胎的主要原因之一;而且,随着胆汁酸水平增高,早产、羊水粪染和新生儿窒息的发生率进一步增高,手术产率也进一步增高。有研究显示,血清 TBA 水平与新生儿出生体重、Apgar 评分呈负相关,而与羊水粪染程度呈正相关;甘氨胆酸增高达正常水平 5 倍以上时羊水胎粪污染、胎儿宫内窘迫与新生儿窒息的危险性进一步增高;甘氨胆酸增高达 10 倍以上时这些危险性进一步增高。腺苷甲硫氨酸等药物通过减低血清胆汁酸水平而显著改善接受期待疗法孕妇的围生儿预后。由于胆汁酸检测方法和诊断标准不完全一致,再加上研究对象的选择性偏差及受不同治疗方案的影响,目前尚无法得出一种血清胆汁酸水平对围生儿预后影响的量化方法。

此外,胆红素增高或出现黄疸也是病情严重与围生儿预后不良的指标。胆红素增高、有黄疸的孕妇其围生儿低 Apgar 评分,羊水粪染甚至死亡的可能性增加。

六、诊断

(一)妊娠期筛查

1.产前检查发现黄疸、肝酶升高和胆红素升高、瘙痒,即测定并跟踪血甘氨胆酸变化。

2.ICP 高危因素者 28 周测定血甘氨胆酸,结果正常者 3～4 周重复。

3.孕 32～34 周常规测定血甘氨胆酸。

(二)诊断基本要点

1.以皮肤瘙痒为主要症状,无皮疹,少数孕妇可出现轻度黄疸。

2.全身情况良好,无明显消化道症状。

3.可伴肝功能异常,胆红素升高。

4.分娩后瘙痒、黄疸迅速消退,肝功能恢复正常。

(三)确诊要点

鉴于甘氨胆酸敏感性强而特异性弱,总胆汁酸特异性强而敏感性弱,因此确诊 ICP 可根据临床表现并结合这 2 个指标综合评估。一般空腹检测血甘氨胆酸升高 $\geqslant$500nmol/L 或总胆汁酸升高 $\geqslant$10μmol/L 可诊断为 ICP。

七、疾病严重程度判断

常用的分型包括瘙痒程度和时间、血清甘氨胆酸、总胆汁酸、转氨酶、胆红素水平,但没有一项指标能单独预测与不良围生儿结局间的确切关系。比较一致的观点认为,总胆汁酸水平与疾病程度的关系最为相关。

八、治疗

（一）治疗目标

缓解瘙痒症状,降低血胆酸水平,改善肝功能;延长孕周;改善妊娠结局。

（二）病情监测

1.孕妇生化指标监测　根据孕周和程度,选择监测间隔。

2.胎儿宫内监测　强调发现胎儿宫内缺氧并采取措施与治疗同样重要。

（1）胎动:是评估胎儿宫内状态最简便、客观、及时的方法。

（2）胎儿电子监护:无应激试验（NST）在 ICP 中的价值研究结果不一致,更应认识到胎心监护的局限性,并强调 ICP 具有无任何预兆胎死宫内的可能,而产程初期 OCT 异常者对围生儿预后不良的发生有良好的预测价值。

（3）脐动脉血流分析:对预测围生儿预后有意义,建议孕 34 周后每周 1 次。

（4）产科 B 超:只能作为了解胎儿宫内情况的瞬间指标。

（5）羊膜腔穿刺和羊膜镜检查:不建议作为 ICP 孕妇常规检查。

九、门诊管理

1.门诊治疗指征　无症状或症状较轻、血甘氨胆酸<1000nmol/L 或总胆汁酸<20μmol/L、丙氨酸转氨酶<100U/L,且无规律宫缩者。

2.口服降胆酸药物　7～10 天为一个疗程。

3.随访　缩短产前检查间隔,重点监测血甘氨胆酸及总胆汁酸,加强胎儿监护。

十、住院治疗标准

1.血甘氨胆酸≥1000μg/dl 或总胆汁酸≥20μmol/L,丙氨酸转氨酶>100U/L。

2.ICP 患者出现规律宫缩、瘙痒严重。

3.门诊治疗无效者。

4.伴其他情况需立即终止妊娠者。

十一、药物治疗

（一）基本原则

尽可能遵循安全、有效、经济和简便原则。目前尚无一种药物能治愈 ICP,治疗中及治疗后需及时监测治疗效果、不良反应,及时调整用药。

（二）降胆酸基本药物

1.熊去氧胆酸（UDCA）　缺乏大样本随机对照试验,与其他药物对照治疗相比,在缓解瘙痒、降低血清学指标、延长孕周、改善母儿预后方面具有优势,为 ICP 治疗的一线药物。停药后出现反跳现象。建议按照 15mg/(kg·d)的剂量,分 3 次口服。

2.腺苷甲硫氨酸(SAMe)　没有良好的循证医学证据证明其确切疗效和改善围产结局方面的有效性。建议作为 ICP 临床二线用药或联合用药治疗。停药后出现反跳情况。常用剂量:静脉滴注,1g/d,疗程 12～14 天。

3.地塞米松(DX)　主要应用在:妊娠 34 周之前,估计在 7 天内可能发生早产的 ICP 患者。

(三)降胆酸联合治疗

比较集中的联合方案是:UDCA＋SAMe。

十二、产科处理参考意见

(一)继续妊娠,严密观察

1.血甘氨胆酸＜2000nmol/L 或总胆汁酸浓度＜30μmol/L,肝酶正常或轻度升高,无黄疸,孕周＜40 周。

2.孕周＜34 周,尽可能延长孕周。

(二)需尽早终止妊娠

1.孕周＞37 周　血甘氨胆酸＞2000nmol/L 或总胆汁酸＞30μmol/L,伴有黄疸,胆红素＞20μmol/L。

2.孕周 34～37 周　血甘氨胆酸＞3000nmol/L 或总胆汁酸＞40μmol/L,伴有黄疸,胆红素＞20μmol/L;或既往因 ICP 致围生儿死亡者,此次妊娠已达 34 周,又诊断重症 ICP。

3.孕 32～34 周　重症 ICP,宫缩＞4 次/小时或强度＞30mmHg,保胎药物治疗无效者。

4.重症 ICP,孕周＞28 周,高度怀疑胎儿宫内窘迫。

(三)经阴道分娩指征

1.血甘氨胆酸＜1000nmol/L,肝酶正常或轻度升高,无黄疸。

2.无其他产科剖宫产指征者。

3.＜40 周。

(四)剖宫产指征

1.重症 ICP。

2.既往死胎死产、新生儿窒息或死产史。

3.胎盘功能严重下降或高度怀疑胎儿窘迫。

4.合并双胎或多胎、重度先兆子痫等。

5.存在其他经阴道分娩禁忌证。

(刘　艳)

第十四节　妊娠急性脂肪肝

妊娠急性脂肪肝(AFLP)又称产科急性假性黄色肝萎缩,是妊娠晚期特有的致命性少见疾病。该病起病急骤,病情变化迅速,临床表现与急性重型肝炎相似,发生在妊娠 28～40 周,多见于妊娠 35 周左右的初产妇,妊娠高血压综合征、双胎和男胎较易发生。既往文献报道母儿死亡率分别为 75％和 85％,但如能做到早期诊断、早期治疗、及时终止妊娠,可降低母亲死亡率,婴儿死亡率可降至 58.3％。

一、流行病学

本病最早是学们者在1934年提出此病,Sheehan于1940年作了充分描述。1966年有学者估计本病的发生率<3/100万;而有学者1989年指出其发病率约1/13000,近年来随着对本病进一步的认识,AFLP的发病率有所增加。AFLP发生在妊娠28~40周,多见于妊娠35周左右的初产妇,妊娠高血压综合征双胎和男胎较易发生。

二、致病原因

AFLP的病因不明,由于AFLP发生于妊娠晚期,且只有终止妊娠才有痊愈的希望,故推测妊娠引起的激素变化,使脂肪酸代谢发生障碍,致游离脂肪酸堆积在肝细胞和肾、胰、脑等其他器官造成多器官损害。近年来已有多例复发病例和其子代有遗传缺陷报道,故有人提出可能是先天遗传性疾病,此外病毒感染、中毒、药物(如四环素)、营养不良、妊娠高血压综合征等多因素对线粒体脂肪酸氧化的损害作用可能也有关。

三、病理改变

AFLP的主要病理改变是肝细胞内大量的脂肪微滴浸润,肝脏的总体结构不发生改变,肝细胞肿胀,胞质内充满脂肪滴,脂肪滴微小,并且在胞质中围绕在胞核的周围,HE染色组织切片上见许多独特的空泡,进一步发展见少量的、大片的脂肪空泡,可能与脂肪变性有关,但炎症坏死不明显。用特殊脂肪油红染色,细胞中的脂肪小滴可见特殊染色,阳性率更高。病情开始在肝小叶中心带和中间带,以后发展到门脉区的肝细胞。病情进一步恶化,肾脏、胰腺、脑组织等器官均有微囊样脂肪变性。

由于胆小管阻塞或肝内胆汁堆积,约40%的妊娠期脂肪肝存在胆汁淤积的组织学特点,炎症虽然不是AFLP的独特表现,但也很常见(50%),严重的AFLP可表现为稀疏的小片状坏死,但不是大片的、全小叶的坏死。当组织学改变不典型时要与肝炎鉴别。

电镜检查细胞核位于细胞的中央,周围充满脂肪滴。线粒体肿胀,基质的密度增加。脂肪滴由游离脂肪酸组成,不是三酰甘油。分娩结束后肝脏的病理改变迅速改善,无后遗症,不会发展为肝硬化。

四、临床症状

起病初期仅有持续性恶心、呕吐、乏力、上腹痛或头痛,数天至1周出现黄疸且进行性加深,常无瘙痒。腹痛可局限于右上腹,也可呈弥散性。常有高血压、蛋白尿、水肿,少数人有一过性多尿和烦渴,如不分娩病情继续进展,出现凝血功能障碍(皮肤瘀点、瘀斑、消化道出血、牙龈出血等)、低血糖、意识障碍、精神症状及肝性脑病、尿少、无尿和肾衰竭,常于短期内死亡。

(一)临床特点

AFLP的临床特点包括:①发病初期有急性剧烈上腹痛,淀粉酶增高,似急性胰腺炎;②黄疸很重,血清结合胆红素增高,但尿胆红素常阴性。国内报告此种现象也可见于急性重型肝炎;③常于肝功能衰竭出现前即有严重出血及肾功能损害,ALT升高,但麝香草酚浊度试验常正常;④B型超声检查为脂肪肝波形,以助早期诊断,确诊靠病理检查。病理特点为肝小叶至中带细胞增大,胞质中充满脂肪空泡,无大块肝细胞坏死。

（二）并发症状

AFLP 时死产、死胎、早产及产后出血多见。少数病人还可出现胰腺炎和低蛋白血症。

五、诊断

AFLP 易发生于妊娠晚期,初产妇、妊娠高血压综合征、多胎是 AFLP 的高危因素,一半以上的 AFLP 伴有妊娠高血压综合征。诊断除根据病史、临床特点外,可参考辅助检查,确诊则依赖于组织学检查。

六、鉴别诊断

（一）急性重型病毒性肝炎

肝脏衰竭是急性重型病毒性肝炎的主要表现,临床上与 AFLP 极为相似,应特别注意鉴别。急性重型病毒性肝炎的血清免疫学检查往往阳性(包括肝炎病毒的抗原和抗体检测);转氨酶极度升高,往往＞1000U/L;尿三胆试验阳性。血尿酸升高不明显,白细胞计数正常,肾功能异常出现较晚。外周血涂片无幼红细胞及点彩细胞。肝组织学检查见肝细胞广泛、大片状坏死,肝小叶结构破坏。

（二）妊娠肝内胆汁淤积症

妊娠肝内胆汁淤积症表现为瘙痒、转氨酶升高、黄疸、胆汁酸升高,而 AFLP 无瘙痒和胆汁酸的升高。妊娠期胆汁淤积症的组织学改变主要是肝小叶中央毛细胆管中胆汁淤积,胎盘组织亦有胆汁沉积;而 AFLP 的肝细胞主要是脂肪小滴浸润,胎盘无明显改变。

（三）妊娠高血压综合征肝脏损害和 HELLP 综合征

AFLP 的肾小管上皮细胞有游离脂肪酸沉积,肾小管的重吸收障碍,导致水钠滞留,出现恶心、呕吐、高血压、蛋白尿、水肿等类似于妊娠高血压综合征的表现;同时重症的妊娠高血压综合征亦可出现肝功能、肾功能和凝血功能的障碍;当妊娠高血压综合征进一步发展,出现 HELLP 综合征时其临床表现和实验室检查与 AFLP 十分相似。两者之间的鉴别一定要引起临床重视。妊娠高血压综合征、先兆子痫和 HELLP 综合征极少出现低血糖和高血氨,这不仅是重要的鉴别要点,而且是 AFLP 病情严重程度的标志,预示肝脏衰竭和预后不良。肝区超声和 CT 检查对鉴别诊断有帮助,但明确诊断只能依靠肝组织活检。妊娠高血压综合征、先兆子痫很少出现肝功能衰竭和肝性脑病,肝脏组织学检查示门脉周围出血,肝血窦中纤维蛋白沉积,肝细胞坏死;肝组织可见炎性细胞浸润。肝组织的免疫组化检查,肿瘤坏死因子(TNF)和中性粒细胞弹性蛋白酶的染色十分明显。

有时两者的临床表现十分类似,且两者可能同时存在,临床上鉴别十分困难。由于两者的产科处理一致,均为加强监测和及早终止妊娠,因此临床鉴别不是主要矛盾。

七、实验室检查

1.血常规　外周血白细胞计数升高,可达$(15.0\sim30.0)\times10^9$/L,出现中毒颗粒,并见幼红细胞和嗜碱性点彩红细胞;血小板计数减少,外周血涂片可见肥大血小板。

2.肝功能　血清总胆红素中度或重度升高,以结合胆红素为主,一般不超过$200\mu mol$/L;血转氨酶轻度或中度升高,ALT 不超过 300U/L,有酶-胆分离现象;血碱性磷酸酶明显升高;血清白蛋白偏低,β脂蛋白升高。

3.血糖　可降至正常值的 1/3～1/2,是 AFLP 的一个显著特征。

4.血氨　可升高,出现肝性脑病时可高达正常值的 10 倍。

5.凝血功能　凝血酶原时间和部分促凝血酶原激酶时间延长,纤维蛋白原降低。

6.肾功能　血尿酸、肌酐和尿素氮均升高。尤其是尿酸的增高程度与肾功能不成比例,有时高尿酸血症可在 AFLP 临床发作前即存在。

7.尿常规　尿蛋白阳性,尿胆红素阴性。尿胆红素阴性是较重要的诊断指标之一,但尿胆红素阳性不能排除 AFLP。

八、其他辅助检查

(一)影像学检查

B 超见肝区的弥漫性高密度区,回声强弱不均,呈雪花状,有典型的脂肪肝波形。CT 及 MRI 检查可显示肝内多余的脂肪,肝实质呈均匀一致的密度减低。

(二)病理学检查

病理学检查是确诊 AFLP 的唯一方法,可在 B 超定位下行肝穿刺活检。

1.光镜观察　肝组织学的典型改变为肝小叶结构正常,肝细胞弥漫性、微滴性脂肪变性,肝细胞肿大,以小叶中央静脉附近的肝细胞多见;胞质内散在脂肪空泡,胞核仍位于细胞中央,结构不变;可见胆汁淤积,无炎性细胞浸润。HE 染色下,肝细胞呈气球样变,是本病最早的形态学改变,肝窦内可见嗜酸性小体。如肝细胞受损严重,则出现明显的坏死和炎症反应。

2.电镜检查　电镜下可见线粒体明显肿大,出现破裂、疏松和嵴减少,并见类结晶包涵体。滑面和粗面内质网、高尔基体内充满脂质而膨胀。

九、治疗

处理时期的早晚与本病的预后密切相关,保守治疗母婴死亡率极高,应尽可能早期行肝穿刺确诊。到器衰竭后有出血倾向时,做肝穿刺较危险,不宜进行。确诊后应迅速分娩并给予最大限度的支持治疗。

(一)一般治疗

卧床休息,给予低脂肪、低蛋白、高碳水化合物,保证足够热卡,静滴葡萄糖纠正低血糖;注意水电解质平衡,纠正酸中毒。

(二)换血或血浆置换

国外使用 3 倍于血容量的血换血,配以血液透析,对 1 例 AFLP 多器官功能衰竭患者治疗获得成功。血浆置换治疗可清除血液内的激惹因子,增补体内缺乏的凝血因子,减少血小板聚集,促进血管内皮修复,此治疗方法国外多用,并取得较好疗效。

(三)成分输血

大量冰冻新鲜血浆治疗可获得血浆置换疗法类似效果。可根据情况给予红细胞、血小板、人血白蛋白、新鲜血等。

(四)保肝治疗

维生素 C、支链氨基酸(六合氨基酸)、三磷腺苷(ATP)、辅酶 A 等。

（五）肾上腺皮质激素

短期使用肾上腺皮质激素以保护肾小管上皮,宜用氢化可的松,每天 200～300mg 静滴。

（六）其他

根据病情应用抗凝剂和 H_2 受体拮抗药,维持胃液 pH＞5,不发生应激性溃疡。肾衰竭利尿无效后可透析疗法、人工肾等治疗。使用对肝功能影响小的抗生素,如氨苄西林 6～8g/d,防治感染。

（七）产科处理

AFLP 一旦确诊或被高度怀疑时,无论病情轻重、病情早晚,均应尽快终止妊娠,理由如下:

1.本病可迅速恶化,危及母胎生命。

2.AFLP 迄今尚无产前康复的先例,大多数患者的肝功能在产后迅速改善,且只有在产后才开始改善。立即分娩的措施已使母儿存活率明显升高。

3.本病发生于近足月,分娩对胎儿影响不大。当 AFLP 与急性重型肝炎不能鉴别时,早期终止妊娠可改善前者的预后,也不会使后者的预后更加恶化。终止妊娠的方式是经剖宫产,还是经阴道分娩,目前尚无一致意见。一般认为宫颈条件差或胎位异常者,应力求迅速分娩,多采用剖宫产,术中采取局麻或硬膜外麻醉,不用全麻以免加重肝损害。若胎死宫内,宫颈条件差,短期不能经阴道分娩的也应行剖宫产分娩。剖宫产时如凝血机制障碍,出血不止经用宫缩剂等保守治疗无效者,应行次全子宫切除。术后禁用镇静、止痛剂。若条件许可,胎盘功能好,通过引产经阴道分娩的结果也较好。

产后仍需支持疗法,应用广谱抗生素预防感染,注意休息,不宜哺乳。经上述治疗,多数产妇病情改善,预后良好。肝脏损害一般在产后 4 周能康复,无慢性肝病后遗症。少数患者虽经迅速终止妊娠及上述各种方法治疗,病情继续恶化的,可考虑肝脏移植。文献报道对不可逆肝衰竭者肝移植确能提高生存率。

十、预后

据文献报道,1970 年前的 AFLP 的孕产妇死亡率高达 92％,1980 年前的孕产妇死亡率为 80％。近 10 年来 AFLP 的预后明显改善,有文献报道低于 10％,降低孕产妇死亡率的关键是早期诊断和及时终止妊娠。大部分孕妇终止妊娠后迅速改善,无明显后遗症。但也有报道出血性休克后出现持续性昏迷和垂体功能减退症等后遗症,有 1 例尿崩症。

一般认为 AFLP 患者再次妊娠不会复发。文献报道至少有 25 例 AFLP 患者再次妊娠不会复发,17 例有 1 次正常妊娠,4 例有 2 次正常妊娠。但目前认为 AFLP 有复发可能,从 1990 年以来,至少有 6 例复发的报道。第 1 例的 2 次 AFLP 均通过肝活检证实。第 2 例的前 2 次妊娠发生 AFLP,因剖宫产终止妊娠,新生儿存活,但于 6 个月时死亡。尸体解剖发现新生儿肝脏脂肪变性,游离脂肪酸的 β-氧化能力缺乏。第 3 次妊娠无 AFLP,但新生儿也因游离脂肪酸 β-氧化能力缺乏而死亡。第 3 例第 1 胎因 AFLP 发生死胎 5 年后第 2 次妊娠,于妊娠 36 周发生 AFLP 急诊剖宫产,母儿预后良好。其他 3 例 AFLP 复发的病例,母儿的预后均良好。因此,有 AFLP 史的孕妇要告知复发的可能,在以后的妊娠中一定要加强临床和实验室的监测,在原发和复发的 AFLP 中,首发症状往往十分相似。

直到 1985 年,围生儿的死亡率为 50％左右。早期终止妊娠可以大大改善围生儿预后,一般认为存活的新生儿的预后良好。由于考虑到 AFLP 与遗传有关,因此 AFLP 孕妇分娩的新生儿要密切随访,是否存在先天性的肝酶缺乏影响线粒体的游离脂肪酸的 β-氧化能力,行皮肤成纤维细胞培养可以确诊。

（刘　艳）

第十五章　妊娠合并外科疾病

第一节　妊娠并发急性胆囊炎和胆石病

妊娠期急性胆囊炎和胆石病是仅次于急性阑尾炎的外科疾病。妊娠是胆囊结石的重要诱因。临床上妊娠并发急性胆囊炎并不多见,是因为极少发生感染的缘故。胆囊炎和胆石病可发生在妊娠期任何阶段,以妊娠晚期更为多见。

【流行病学】

妊娠并发急性胆囊炎可发生于妊娠各期,妊娠晚期和产褥期多见,发生率约为 0.8‰,仅次于妊娠并发阑尾炎,较非孕期高,50%的患者伴有胆囊结石。

【病因】

1.胆汁淤积　90%以上的胆汁淤积由结石嵌顿引起,结石可引起胆囊出口梗阻,胆囊内压增高,胆囊壁血供不良,发生缺血性坏死;淤积的胆汁可刺激胆囊壁,引起化学性炎症,如胰液反流,胰消化酶侵蚀胆囊壁引起急性胆囊炎。

2.细菌感染　由于胆汁淤积,细菌可繁殖,经血流、淋巴或胆道逆行进入胆囊,引起感染。感染源以革兰阴性杆菌为主,70%为大肠埃希菌,其次为葡萄球菌、变形杆菌等。幽门螺杆菌经十二指肠乳突逆流进入胆道致胆道感染亦有报道。

【发病机制】

过去因孕妇不宜做 X 线胆囊检查,故这方面资料较少。现用超声来评估孕妇胆囊动力学,发现孕妇在早期妊娠胆囊虽未增大,但排空率有轻度下降。妊 14 周后,胆囊空腹容积增大到 15～30ml,残余容积亦增加,为 2.5～16ml,胆囊排空率明显下降。

妊娠期胆囊的变化可能与激素有关。妊娠期在孕激素作用下,胆囊及胆道平滑肌松弛致使胆囊排空缓慢及胆汁淤积;雌激素降低胆囊黏膜对钠的调节,使胆囊黏膜吸收水分能力下降而影响胆囊浓缩功能;加之胆汁中胆固醇成分增多,胆汁酸盐及磷脂分泌减少,有利于形成胆结石。妊娠是胆囊炎和胆囊结石的重要诱因。临床上妊娠并发急性胆囊炎并不多见,是因为极少发生感染的缘故。

妊娠对胆汁成分和分泌也有影响。胆汁酸盐、磷脂和胆固醇是胆汁的重要化学成分并保持一定的比例,使形成一种胶态溶液。这种比例的改变特别是胆汁酸、磷脂的减少或胆固醇增多,均可使胆固醇从过饱和的胆汁中结晶、沉淀而形成结石。孕妇到妊中末期胆汁中胆固醇的分泌增加,胆固醇饱和度增高。同时从早妊开始胆汁酸池容积增加,胆汁酸中鹅去氧胆酸的比例下降而胆酸比例上升,这种比例改变影响了胆固醇在胶态溶液中的溶解度使胆固醇易析出结晶。加上孕酮降低胆囊收缩力,使胆囊排空时间延长,残余容积增多,为胆石形成与细菌繁殖创造条件而易致胆道感染。

胆囊炎症病变开始时胆囊管梗阻、胆囊肿大压力升高、黏膜充血水肿渗出称为急性单纯性胆囊炎;如梗阻未解除、炎症未控制,病变可发展至胆囊壁全层出现囊壁增厚、脓性渗出物成为急性化脓性胆囊炎;若更进一步发展,胆囊内压力继续升高,胆囊壁张力增高导致血循障碍,此时临床出现坏疽、穿孔并发症,脓液进入胆管胰管可导致急性化脓性胆管炎和胰腺炎。若病变过程中胆管梗阻解除,炎症可逐渐消退,反复发作则呈慢性胆囊炎改变。

【临床表现】

1.与非妊娠期相同,一般在饱餐过度疲劳后或夜间发作,突然上腹绞痛,阵发性加重,疼痛可向右肩、后背或右腰部放射,少数病人可放射至左肩部。

2.70%～90%的病人可有恶心和呕吐,呕吐物可含胆汁。

3.80%左右的病人出现寒战发热。

4.25%左右的病人合并黄疸。

5.严重感染时可出现休克。

6.体格检查右上腹压痛明显,右季肋下可触及肿大的胆囊,并发腹膜炎时可有腹肌紧张和反跳痛,部分病人墨菲征阳性。妊娠晚期由于增大的子宫掩盖,腹部体征可不明显。

【实验室检查】

1.白细胞计数升高伴核左移。如有化脓、胆囊坏疽、穿孔时,白细胞可达 $20\times10^9/L$ 以上,由于妊娠期白细胞偏高,故不是很特异的指标。

2.血清丙氨酸氨基转移酶(ALT)与天门冬氨酸氨基转移酶(AST)轻度升高;胆总管有梗阻时,胆红素轻度升高;碱性磷酸酶轻度上升,但因妊娠期受雌激素影响,后者帮助不大。

【辅助检查】

B 型超声检查是妊娠期最好的诊断手段,尤其在诊断胆石症时假阳性与假阴性率为 2%～4%,超声下可见胆囊体积增大,胆囊壁增厚,多数胆囊内有积液和胆石光团影,胆汁内沉淀物及胆囊收缩不良。胆总管梗阻时,可见胆总管扩张,直径>0.8cm。

【并发症】

急性胆囊炎可并发胰腺炎、胆总管炎、胆囊积脓、穿孔、胆总管囊肿破裂及急性腹膜炎等,发热、疼痛均可引起胎儿窘迫及诱发宫缩引起流产、早产的危险,威胁母儿的生命。因此,对本病要给予充分认识和重视。

1.胆囊穿孔　穿孔多发生在胆囊底部或结石嵌顿处的坏死胆囊壁,引起胆汁性腹膜炎。50%病人的胆囊穿孔被网膜和周围组织包裹,形成胆囊周围脓肿;20%病人在胆囊与其邻近器官(胃肠道)形成内瘘;约10%病人可发生胆石性肠梗阻。

2.急性化脓性胆管炎　胆道梗阻与感染是其发病的基本因素,原发性或继发性胆总管结石、胆道蛔虫病以及胆总管狭窄引起的胆道梗阻是急性化脓性胆管炎的病理基础。胆道梗阻时胆汁淤积,有利于胆汁内细菌繁殖,继发细菌感染后胆道黏膜充血水肿胆道内压力增高,加重胆道梗阻程度。

3.胆源性胰腺炎　胆总管下端结石嵌顿或肝胰壶腹括约肌痉挛,或十二指肠乳头水肿,造成肝胰壶腹和胰管的暂时性梗阻,胆汁经"共同通道"反流至胰管,诱发急性胰腺炎。

【诊断】

根据典型病史,突发性上腹绞痛,阵发性加重,右上腹胆囊区压痛、肌紧张,体温升高,即可诊断。超声见胆囊肿大壁厚,收缩不良,或合并胆石等诊断就更明确。如触到张力很大的胆囊或体温在 39～40℃,病情不缓解等应考虑胆囊坏死、穿孔的危险增大,有可能引起腹膜炎。

【鉴别诊断】

妊娠并发急性胆囊炎、胆囊结石临床症状不典型,体征不明显,过多依赖辅助检查,忽略以往疾病与本次发病之间的关系,易造成误诊。

1.妊娠中晚期增大的子宫使部分脏器移位,从而使急腹症的临床表现,体征常不典型。

2.恶心、呕吐易误诊为胃肠疾病,妊娠早期易误诊为早孕反应,妊娠晚期易误诊为先兆早产或胎盘早剥等。

3.妊娠期白细胞计数上升,血沉增快,血清碱性磷酸酶和淀粉酶轻度上升,急腹症时评价这些指标有一定困难。

首先要考虑与危及生命的疾病如心肌梗死、妊娠急性脂肪肝、重度妊娠期高血压疾病并 HELLP 综合征鉴别;也要和其他虽不危及生命但很严重的病变如右侧急性肾盂肾炎、急性胰腺炎、肺炎等鉴别。其次要与最需要及时手术的急性阑尾炎鉴别。妊期阑尾位置上移常易误诊为胆囊炎而延误手术。

【治疗】

妊娠并发急性胆囊炎的治疗原则与急性阑尾炎不同,一般采用非手术治疗,尤其是妊娠早期和晚期,必要时考虑手术治疗。病情允许时应兼顾母儿双方,尽量保护胎儿,避免对胎儿损害,大部分经过保守治疗可以获得缓解。如病情危重,应以挽救母亲为主。

1.非手术治疗

(1)控制饮食:重症患者应禁食,轻症患者症状发作期,应禁脂肪饮食,如在缓解期可给予高糖高蛋白、低脂肪、低胆固醇饮食;适当补充液体,补充维生素,纠正水、电解质失调;胃肠减压。

(2)对症治疗:可用解痉止痛药如阿托品 0.5~1mg 肌内注射或哌替啶 50~100mg 肌内注射。硝酸甘油、美沙酮、吲哚美辛(消炎痛)等也有解痉镇痛作用,可适当选用。症状缓解期可适当服用利胆药,如选用50%硫酸镁溶液 10~15ml 口服,3/d,可使肝胰壶腹括约肌松弛,促进胆囊排空。其他利胆药有去氢胆酸、熊去氧胆酸、羟甲烟胺(利胆素)等。

(3)抗感染治疗:应选用广谱抗生素。头孢菌素类在胆汁中的浓度较血液中高 4~12 倍,且对胎儿无不良影响,应作为首选,如头孢哌酮(先锋必)在胆汁中的浓度是血液浓度的 100 倍,是治疗严重胆道感染的有效抗生素。

(4)出现水肿性胰腺炎时,按照急性胰腺炎处理,血糖明显升高者给予胰岛素治疗。

(5)治疗期间予硫酸镁、舒喘灵等抑制宫缩,晚期妊娠可维持妊娠至足月。

2.手术治疗　手术治疗主要适用于治疗期间患者症状逐渐加重,保守治疗失败或出现严重的并发症如阻塞性黄疸、胆囊积脓、坏疽性胆囊炎穿孔、胆囊周围脓肿合并弥漫性腹膜炎者。

如有下列情况应考虑手术治疗:

(1)非手术治疗无效,病情加重。

(2)上腹部出现肿块或胆囊积脓。

(3)有明显腹膜炎体征,或疑有坏疽性胆囊炎、胆囊穿孔或胆囊周围积液。

(4)出现梗阻性黄疸,并有胆总管结石、急性胆管炎或急性胰腺炎者。

(5)病情重,难以与急性阑尾炎区别者。

(6)妊娠期胆绞痛反复发作(超过 3 次)的胆结石。

手术方式:力求简单,减少对腹腔的干扰,减少对母儿的侵害。手术方式主要有胆囊造口引流术、胆总管引流术、胆囊切除术或病灶局部脓液引流术。文献报道可在腹腔镜下行胆囊切除术,未发生孕妇及胎儿死亡,并不增加流产和早产率,但报道例数较少,尚有待于进一步研究、评价。

【诊疗禁忌】

应尽量避免在妊娠早期手术,以免发生流产;宜选择在妊娠中期或分娩后进行,有报道孕中期进行手术,胎儿病死率<5%。

(李长虹)

第二节　妊娠期急性胰腺炎

妊娠并发急性胰腺炎(APIP)是妊娠并发外科急腹症病死率的首位因素,一旦发生,发病急,进展快,并发症多,严重威胁着母婴健康。

【概述】

急性胰腺炎是多种病因导致胰酶在胰腺内被激活后引起胰腺组织自身消化、水肿、出血甚至坏死的炎症反应。临床以急性上腹痛、恶心、呕吐、发热和血胰酶增高等为特点。病变程度轻重不等,轻者以胰腺水肿为主,临床多见,病情常呈自限性,预后良好,又称为轻症急性胰腺炎。少数重者的胰腺出血坏死,常继发感染、腹膜炎和休克等多种并发症,病死率高,称为重症急性胰腺炎。

妊娠期急性胰腺炎的发病率为 1/10000~1/1000,与非孕期相同。既往认为发病以初产妇多见,但近来发现,经产妇发病亦不少见,与非孕期不同的是这些孕妇并不酗酒。妊娠期急性胰腺炎可发生在妊娠的任一时期,以妊娠晚期最为常见,妊娠早、中期相对少见,而产褥期发病则较易被误、漏诊。

【病因及发病机制】

1.胆系疾病　目前多数学者认为其是 APIP 首位病因,尤其是胆石症为主要病因。妊娠期机体内分泌变化导致胆道系统发生了一系列生理改变,雌激素增加可使血液及胆汁中胆固醇浓度增高,胆盐分泌减少,胆汁内的胆盐、胆固醇及卵磷脂比例失调;孕激素的增加使胆囊平滑肌松弛,胆道张力下降致胆囊排空时间延长,胆汁淤积;妊娠后期子宫增大,机械性压迫胆道,使胆汁的分泌活动不畅,这些变化都可能使胆固醇沉积形成结石。胆结石阻塞胆道或引起胆总管肝胰壶腹括约肌梗阻,致胆汁逆行流至胰管或直接压迫胰管,致胰液引流不畅,从而增加胰管压力而成为 APIP 的诱因。另外,胆泥也是 APIP 的一个诱因,妊娠期胆泥的形成可能与妊娠性激素分泌增加致胆汁中胆固醇升高及胆囊动力降低有关,通过引起肝胰壶腹括约肌梗阻而诱发 APIP。

2.高脂血症　是 APIP 的第二位原因。妊娠期受雌激素、孕激素、绒促性素、泌乳素和胰岛素等多种激素共同影响,体内物质代谢可发生各种变化;加之妊娠过程中过量的高蛋白和高脂肪饮食,使血清三酰甘油和胆固醇显著升高,至妊娠晚期达高峰,加重肝、胆、胰负担,凝聚的血清脂质颗粒栓塞胰腺血管诱发急性胰腺炎;妊娠晚期大量的三酰甘油在胰腺中被脂肪酶以及被胎盘合体滋养细胞产生的胎盘泌乳素分解,产生大量游离脂肪酸,引起胰腺细胞急性脂肪浸润,胰腺小动静脉急性脂肪栓塞,从而导致胰腺炎症和坏死。Gursoy 等报道认为肥胖、妊娠期营养增加特别是高脂饮食是 APIP 的重要诱因。

3.其他病因　急性脂肪肝、先兆子痫、高钙血症、甲状旁腺功能亢进、多胎、多次妊娠、妊娠剧吐、感染及药物等。另外,也有研究提出糖尿病也是诱发 APIP 的一个不可忽视的因素。

【特点】

1.妊娠期由于子宫增大,妊娠剧吐以及分娩屏气等因素腹压有升高倾向,加上此期高蛋白、高脂肪饮食,肝、胆、胰负荷明显增加,胰管内压升高。此外,合体滋养细胞产生的胎盘泌乳素(HPL)有显著的脂肪分解作用,释放出大量游离脂肪酸,这既可引起胰腺细胞的急性脂肪浸润,又可造成胰腺小动脉和微循环的急性脂肪栓塞,加重妊娠期急性胰腺炎的病情。

2.重症的比例高于非妊娠期,且并发症多、病死率高。其机制可能有以下几点:

(1)妊娠加重营养代谢障碍。

(2)妊娠期体内激素对平滑肌的抑制作用,致使肠道菌群移位和肠源性内毒素吸收,加重多脏器功能紊乱,导致病死率增高。

(3)妊娠期各个脏器的负荷增加,对损伤的耐受能力降低。

3.易误诊,误诊率可达 62.5%,其原因有以下几点。

(1)妊娠中晚期由于子宫增大使大网膜不能对炎症形成包裹局限,炎性渗出物流至下腹部引起疼痛或腹泻可被误诊为阑尾炎或急性胃肠炎。

(2)APIP 时,胰液外溢,累及腹膜导致腹膜炎,引起休克,易被误诊为胎盘早剥。

(3)妊娠期胰腺的位置相对较深,体征不典型,炎症刺激子宫收缩掩盖腹痛表现,如果产科医生缺乏对本病的认识,可误认为临产。

【对母婴的不良影响】

妊娠期急性胰腺炎易引发低血容量性休克,胎盘的血液灌流可因此急剧下降;同时,严重脱水使血液处于高凝状态,增多的纤维蛋白和纤维蛋白原沉淀于胎盘的绒毛血管;由于血管内膜常并发炎症,血细胞易集聚形成微血管栓塞,造成血管腔隙变窄,从而进一步影响了胎盘的血液灌注。此外,坏死性胰腺炎时,生化改变明显异常,血清中间代谢产物的堆积将导致酮症酸中毒。妊娠期急性胰腺炎的胎儿窘迫发生率可因此明显上升。

另外妊娠期急性胰腺炎时,肝血流量可骤减 40% 以上,氧化磷酸化等能量代谢发生障碍,三磷腺苷产生减少,凝血因子的合成也将下降,这将增加妊娠期急性胰腺炎患者产时子宫收缩乏力及产后出血的发生;妊娠期急性胰腺炎不只是胰腺的局部炎症,因其更易并发呼吸衰竭及心力衰竭等脏器功能障碍,故增加了孕产妇围生期的死亡率。

【临床表现】

1.症状　恶心、呕吐、上腹疼痛为妊娠期急性胰腺炎的三大症状,其表现可由于病理变化不同而轻重不一。95% 的患者有上腹部疼痛,疼痛部位在中上腹部偏左,可放射到腰背部。90% 有恶心呕吐,呕吐后不能使疼痛减轻。可伴发热、休克、黄疸、消化道出血等。10% 的患者有肺部表现,可表现为低氧血症,严重者可发展至成年人呼吸窘迫综合征。

2.体征　轻症 AP 腹部体征较少,仅有上腹部压痛、腹胀,无肌紧张与反跳痛;重症 AP 突发性上腹剧痛,且向后背放射,并有肌紧张与反跳痛,肠鸣音减弱或消失,移动性浊音(+)。

【实验室检查】

外周血清淀粉酶(AMY)、脂肪酶(LIP)的检测对确诊 APIP 有重要意义。随着妊娠的发展,孕妇血清 AMY 及 LIP 有上升趋势,但其上限仅分别为 100U 和 200U。>90% 的 APIP 患者血清 AMY 升高,一般于发病后 2~12h 升高,24h 达高峰,48~72h 后开始下降,持续 3~5d。

【辅助检查】

对 APIP 有重要意义。超声检查在明确 APIP 的病因中占重要地位,且对胎儿无影响。另外磁共振胰胆管造影(MRCP)、胆管内镜超声(EUS)、逆行胰胆管造影(ERCP)对其的诊断也有一定的价值,尤其可明确结石的位置。尽管目前公认 CT 是诊断妊娠期急性胰腺炎的金标准,但考虑到射线对胎儿的影响,CT 检查应尽量避免在产前进行。

【诊断及鉴别诊断】

妊娠期急性胰腺炎的诊断与非孕期相同:依据病史、临床表现、实验室(血清淀粉酶升高>200U/L)与影像学检查,典型的妊娠期急性胰腺炎诊断并不困难。但很多情况下临床表现常不典型,使早期诊断困难,易出现误诊,磁共振、胰胆管造影、胆管内镜超声逆行胰胆管造影、CT 等对诊断有一定帮助,但 CT 因对胎儿有影响应避免在产前进行。

妊娠期急性胰腺炎需要与急性肺炎、穿透性十二指肠溃疡、脾破裂、肾周围脓肿、急性阑尾炎、破裂型异位妊娠、妊娠剧吐、先兆子痫等鉴别。妊娠期任何上腹部疼痛均应考虑急性胰腺炎的可能,但其腹痛可以轻微甚至不典型,而恶心、呕吐则较严重且频繁,往往难以解释。在妊娠晚期,特别是处于临产阶段,急性胰腺炎的撕裂性上腹部胀痛常被宫缩痛掩盖或与宫缩痛混淆。在上腹部,居于腹膜后的胰腺在妊娠期易被推移的胃肠和网膜所覆盖,因此,其腹膜炎与上腹部包块的体征可不典型。

【治疗及预后】

妊娠与非妊娠期急性胰腺炎的处理方法原则上基本相同,主要是采用非手术治疗,但因为合并产科问题,在治疗上也有不同于非妊娠期的特点。经适当的外科与产科处理,妊娠期急性胰腺炎的围生结局良好,近来的研究认为其母亲死亡率仅 3.4%,胎儿抢救成功率达 89%。

1.非手术治疗　目的是通过降低胰酶的合成使胰腺得以休息,方法包括禁食、胃肠减压、服用止酸药抑制胰酶分泌以及维持水、电解质平衡,解痉缓解疼痛,首选哌替啶,因其对肝胰壶腹括约肌痉挛比吗啡轻,并加用阿托品;血糖升高明显者可予胰岛素治疗。及早进行全胃肠外营养,对有高脂血症的患者需要减少脂肪乳剂的使用;密切观察血淀粉酶,腹部症状及体征,如病情允许,早期开放饮食,对疾病的恢复及患者肠道功能恢复均有好处。

2.手术治疗　对妊娠期急性胰腺炎的手术一直存在有争议,盲目的急诊手术并不能阻止早期病情发展,反而会增加术后并发症及死亡率,不是治疗此病的首选方法。手术指征的掌握是非常重要的。出现以下情况考虑手术治疗。

(1)疾病出现感染、局部的坏死性肠瘘、严重的胰周出血等并发症。

(2)非手术治疗难以控制和改善全身炎症状态或腹腔室间隔高压综合征。

(3)积极治疗 2~3d,病情恶化者宜考虑手术治疗。

其外科手术处理包含两个方面,既包括对胰腺本身的手术,也包括与胰腺炎相关的胆道疾病的手术。妊娠期急性胰腺炎的最佳手术期应在妊娠中期或产褥期。妊娠中期进行手术较为安全是因为此期胎儿器官发育已经完成,自发性流产和早产的可能性较小,况且子宫也未进入上腹腔,对手术野的影响小,而且手术宜在患者症状好转后延期施行,急症手术患者的死亡率较高。妊娠晚期主张积极进行非手术治疗,手术宜安排在分娩后进行,但若腹痛加剧,血清淀粉酶持续上升也可开腹手术。

3.产科处理　妊娠期重症急性胰腺炎的治疗是否需终止妊娠是个值得商榷的问题。子宫受炎性因子刺激,异常收缩易导致早产或死胎,可适量应用硫酸镁抑制宫缩。对于 28 周以上的在应用抗生素前提下应用地塞米松,促胎肺成熟,防止早产儿发生呼吸窘迫综合征。对于多数患者来说,急性胰腺炎并不是进行治疗性流产、引产的适应证,是否终止妊娠主要应该根据非产科因素。

终止妊娠的指征:

(1)胎儿足月。

(2)治疗 24~48h 病情恶化,麻痹性肠梗阻未改善。

(3)死胎和胎儿畸形。

在终止妊娠的决策过程中应以保全孕妇的生命为首要目标,应选择最快、对母体影响最小的方法,一般应选择剖宫产,除非胎儿很小或产程进展顺利。

【禁忌】

对于妊娠期急性胰腺炎禁忌盲目手术。

（胡相娟）

第三节　妊娠并发肠梗阻

妊娠期肠梗阻对母儿来说是一严重并发症,肠梗阻不但可引起肠管本身解剖与功能的改变,并可导致全身性生理上的紊乱。由于妊娠子宫增大挤压肠襻,使无症状的肠粘连因受压或扭转而形成肠梗阻。由于妊娠期子宫增大,使孕期肠梗阻的鉴别诊断有一定的难度,再加上医患双方对放射线检查、麻醉、手术的顾虑,常使诊断和手术延误而导致了孕产妇及围生儿死亡率的增加。

【概述】

机械性肠梗阻约占90%,其中半数以上由粘连引起,其次有肠扭转、肠套叠、先天畸形、炎性狭窄、嵌顿疝和腹部肿块等。妊娠本身是否引起肠梗阻,尚无定论。临床观察妊娠期肠梗阻的发病率与非孕期相似。但有人认为有些病例是由于妊娠子宫增大挤压肠襻,使无症状的肠粘连因受压或扭转而形成肠梗阻。亦或因先天性肠系膜根部距离过短,受逐渐增大子宫的推挤时,由于肠管活动度受限,过度牵拉和挤压,亦可使小肠扭转,发生机械性肠梗阻。此外,妊娠期由于穿孔性腹膜炎或肠系膜血管血栓形成引起的麻痹性肠梗阻更罕见。虽然妊娠期、分娩期和产褥期均可发生肠梗阻,但临床观察证实,妊娠16~20周子宫升入腹腔时,妊娠32~36周胎头降入盆腔时,或产后子宫突然缩复,肠襻急剧移位时,更容易发生肠梗阻。

【病理生理】

妊娠期增大的子宫推挤肠襻,加之以往的粘连使肠管受压或扭转而形成梗阻;肠系膜过长或相对过短受妊娠子宫推挤可使小肠顺时针扭转发生肠梗阻。妊娠期肠梗阻的发生常在孕4~5个月子宫由盆腔升入腹腔时,或临产前胎头下降入盆时及产褥期子宫缩小肠襻急剧移位而发生肠扭转。

按肠壁有无血供障碍,肠梗阻分成单纯性和绞窄性两类。根据病变部位、梗阻程度和病程发展快慢还可分为高位和低位,完全性和不完全性,急性和慢性肠梗阻。单纯性肠梗阻,梗阻以上部位肠蠕动增强,以克服肠内容通过障碍,肠腔内因气体和液体积储而膨胀,肠管扩张,肠壁水肿,最后导致肠蠕动乏力,同时液体漏出至腹腔,梗阻以下肠管瘪陷、空虚或仅存少量粪便;绞窄性肠梗阻因血供中断,首先静脉回流受阻,肠壁充血、水肿、增厚呈暗红色,随病程进展继而出现动脉血供障碍,血栓形成,肠管变紫黑色、变薄、缺血导致坏死、穿孔,死亡率可高达20%~30%,是最严重的并发症。肠梗阻发生后出现液体丧失、肠膨胀、毒素吸收和感染、休克,如不能及时诊治最后致呼吸、循环、泌尿各系统重要器官衰竭而死亡。

【临床表现】

妊娠期肠梗阻基本上和非孕期肠梗阻症状相似,但妊娠晚期增大的子宫占据腹腔,肠襻移向子宫的后方或两侧,或由于产后腹壁松弛,可使体征不明显、不典型。

1.症状

(1)腹痛:腹痛为肠梗阻的主要症状,一般为持续性或阵发性肠绞痛,疼痛部位多位于脐周,也可偏于梗阻部位一侧。原因为肠内容物通过受阻,梗阻以上部位肠管蠕动增强,肠壁平滑肌强烈收缩和痉挛,引起阵发性剧烈绞痛。

(2)呕吐和腹胀:早期呕吐多为肠膨胀引起的反射性呕吐,此后呕吐和腹胀随梗阻部位的不同而不同。高位肠梗阻时,呕吐出现早而频繁,呕吐物为胃和十二指肠内容物伴大量胃肠液、胰液和胆汁,腹胀多不明显。低位肠梗阻时,呕吐出现晚且次数少,晚期可吐出带粪味的肠内容物,腹胀一般较重,可呈全腹弥漫性。

(3)排便、排气障碍:不完全性肠梗阻及高位肠梗阻早期可有排气和少量排便;完全性肠梗阻患者则不再排气排便。

2.体征 腹部可见肠型和肠蠕动波。触诊有时可摸到肿块,梗阻部位有压痛和腹膜刺激症。叩诊腹部呈鼓音,听诊肠鸣音亢进,有气过水声,部分绞窄性肠梗阻肠鸣音可消失。

【并发症】

绞窄性肠梗阻可导致肠壁坏死和穿孔,并发严重腹腔感染及中毒性休克。

【诊断】

1.由于妊娠解剖位置的变化,与妊娠期其他外科急腹症一样,肠梗阻的临床表现亦可不典型,因而孕妇发生腹痛、恶心、呕吐急腹症时必须对病史、体征、病程发展经过及各项辅助检查进行全面综合分析,并进行连续密切观察十分重要。

2.一旦疑有肠梗阻存在可能时即应进行 X 线检查,大部分患者经 X 线检查能明确诊断。诊断成立后还须明确梗阻性质、梗阻部位及程度,以确立治疗方案。

3.实验室检查。单纯性肠梗阻早期实验室检查无明显变化,晚期伴脱水、血液浓缩、电解质失调等,可出现相应的实验室检查改变。如血常规白细胞总数及中性粒细胞显著升高时,应排除绞窄性肠梗阻。

4.其他辅助检查,如 B 超检查。

【鉴别诊断】

妊娠并发肠梗阻应与妊娠合并卵巢囊肿蒂扭转、早产、隐性胎盘早剥、急性羊水过多及其他内外科疾病如急性阑尾炎、胆囊炎、胆石症等疾病相鉴别。

【治疗】

妊娠期肠梗阻的处理与非妊娠期相同。应根据梗阻性质、类型、程度、部位、全身情况以及妊娠的期限和胎儿的情况等,采取适当的措施。

1.保守观察 非绞窄性肠梗阻可在严密观察下保守治疗。包括禁食、胃肠减压、纠正水电解质紊乱及应用抗生素等。对乙状结肠扭转的病程早期,可小心插肛管排气或多次小量灌肠,以使扭转部位肠腔内气体及粪便排出。但有引起流产或早产的可能,应注意防治。患者常因呕吐、肠壁水肿、肠腔内大量渗液、胃肠减压丢失大量液体而致低血容量、休克、肾衰竭。

2.手术治疗

(1)经保守治疗 24～48h,症状不好转,梗阻未解除者,或出现腹膜炎时应尽快采取手术治疗。

(2)绞窄性肠梗阻不论发生在妊娠任何时期,均应尽早手术,同时采用上述各种非手术治疗措施。

(3)手术应做纵切口。术中彻底查清绞窄梗阻部位及病变程度,以决定手术方式。妊娠中期术中尽量避免干扰子宫,术后继续保胎治疗。如妊娠 34 周以上,估计胎儿肺已成熟,应先做剖宫产取出胎儿,使子宫缩小后再探查腹腔,否则膨大的子宫使术野难以暴露,难以操作。

(4)须请有经验的外科医师检查所有肠管,因常可能有一处以上的粘连梗阻。如有肠管坏死,还须做部分肠管切除与吻合术。死亡病例均系误诊,延误了手术时机,以致发展到肠坏死、穿孔、腹膜炎、中毒性休克、DIC 及肾衰竭等。

3.假性肠梗阻 也称 Ogilvie 综合征,是结肠功能紊乱所致的非器质性肠梗阻,其中 10％发生在产后,表现为腹胀、恶心、便秘,检查腹虽胀但软。X 线检查可有结肠过度胀气直达脾区,但其远端并无机械性梗阻存在。如结肠扩张到 9～12cm(临界值),则易穿孔而致感染、休克死亡。在结肠未扩张到临界值时,可保守治疗,包括胃肠减压、输液纠正水、电解质紊乱,放置肛管排气。如保守治疗 72h 无好转,或 X 线提示结肠扩张已达临界值时,则应手术治疗。

4.产科处理

(1)凡继续妊娠者,应给予保胎治疗。

(2)妊娠早期肠梗阻经保守治疗好转,梗阻解除者,可以继续妊娠。施行肠梗阻手术的病例,往往病情较重,不宜继续妊娠,可择期人工流产。

(3)妊娠中期并发肠梗阻,如无产科指征,不必采取引产手术终止妊娠,但有部分病例发生自然流产。

(4)妊娠晚期往往由于胀大的子宫影响肠梗阻手术的进行,应先行剖宫产术,多数可得到活婴。

【预后及预防】

妊娠并发肠梗阻的孕产妇死亡率与不及时诊断、不及时手术与术前准备不充分直接相关。其母体病死率为 10%～20%,胎儿病死率为 30%～50%,多发生在绞窄性肠梗阻或肠穿孔伴有水、电解质失衡时。如能做到早期诊断和及时处理可降低病死率。

【禁忌】

妊娠中期手术时应尽量避免干扰子宫,避免流产。

(蒋绍梅)

第四节　妊娠并发急性阑尾炎

急性阑尾炎是妊娠期最常见的消化系统的外科疾病,其发病率与非妊娠期相同,国外资料为 0.1%～2.9%,国内资料为 0.1%～2.95%。妊娠各期均可发生急性阑尾炎,但以妊娠前 6 个月内居多。妊娠并不诱发阑尾炎,增大的妊娠子宫使阑尾位置发生改变,临床表现不典型,增大诊断难度,加之妊娠期阑尾炎容易发生穿孔及腹膜炎,病情发展快,并发症多,故掌握妊娠期阑尾炎的特点,以早期诊断与及时处理极为重要。

【妊娠期阑尾解剖特点】

阑尾是一个细长的管状器官,远段为盲端,开口狭小,且有不同程度的蜷曲,其血供属于末梢血管。由于阑尾解剖的特点,很易造成阑尾腔的梗阻,一旦发生梗阻后极易感染,通常阑尾腔梗阻多由于两种原因:一是阑尾腔内异物,二是肠壁发生改变。

妊娠时随着子宫的不断增大,盲肠和阑尾的解剖位置发生改变,阑尾和盲肠的位置逐渐向上、向外移位。妊娠 3 个月阑尾位于髂嵴下 2 横指,妊娠 5 个月末在髂嵴水平,妊娠 8 个月末在髂嵴上 2 横指,妊娠足月可达胆囊区。产后 10～12d 回复到非妊娠期位置。

【病理特点】

在孕期激素影响下局部炎症反应受到抑制,且妊娠时血中肾上腺皮质激素增加 4 倍,高浓度的激素能掩盖炎症所致的症状体征,易延误诊治。

妊娠期腹壁肌肉松弛,阑尾被子宫覆盖而远离腹壁,反跳痛和肌紧张常不明显,容易干扰对病情的判断,导致阑尾穿孔,发生严重的腹膜炎;妊娠期盲肠及阑尾移位,造成扭曲、粘连,阑尾缺血及阑尾腔梗阻,促使阑尾化脓穿孔。

随着妊娠月数的增加,增大的子宫可压迫推移盲肠、阑尾及升结肠,使其血供出现障碍,蠕动减弱,粪便易于积存,故阑尾腔一旦发生梗阻,就不易自行缓解。

妊娠期盆腔器官充血,阑尾也充血,炎症发展迅速,而增大的子宫将大网膜向上推移,阻碍大网膜的游离和包裹作用,易发生阑尾化脓、坏疽、穿孔及弥漫性腹膜炎。穿孔发生率早期占 12.5%,中期达 28%,晚期达 42%。

细菌产生的毒素可通过血液影响胎儿,使胎儿缺氧,重者可致胎儿死亡。同时发炎的阑尾也可直接刺激子宫,引起子宫收缩,造成早产或流产。

【临床表现】

妊娠期急性阑尾炎根据在不同妊娠阶段发病可以分别表现出不同的临床症状。

1.妊娠早期　由于子宫较小,其症状和体征与非妊娠时急性阑尾炎相似。可出现发热、恶心、呕吐、下腹痛,检查右下腹部有压痛、反跳痛和肌紧张等表现,白细胞总数增高。但急性阑尾炎引起的恶心和呕吐,容易被认为是常见的妊娠反应。

2.妊娠中期　由于子宫增大,阑尾可能向上向内移位,阑尾炎引起的腹痛和压痛位置常较高。

3.妊娠晚期　阑尾随增大的子宫进一步向上向侧腹部移位,使症状和体征更不典型。检查时压痛点升高,压痛最剧烈的部位甚至可达右肋下肝区。由于妊娠子宫撑起腹壁腹膜,阑尾又处于腹腔深处,被增大的妊娠子宫掩盖,使局限性腹膜炎体征不典型。

4.临产期　子宫收缩痛更难与妊娠阑尾炎所引起的腹痛区别。

5.妊娠期阑尾炎的压痛点　虽然压痛点可随子宫的增大而不断移位,压痛部位可因子宫的掩盖而模糊不清,但若能设法避开子宫,可找到阑尾所在的确切压痛点,尤其当盲肠后位阑尾炎症粘连较重时,移位不大,可被增大了的子宫压在后方,这时采用下列检查方法有助于诊断。

Bryan 试验:嘱患者采取右侧卧位,妊娠子宫移到右侧而引起疼痛,提示疼痛并非子宫的疾病所致,可作为区别妊娠期阑尾炎与子宫疾病的可靠体征。

Alder 试验:检查者将手指放在阑尾区最明显的压痛点上,嘱患者取左侧卧位,使子宫倾向左侧,如压痛减轻或消失,说明疼痛来自子宫;如压痛较仰卧时更明显,提示疼痛来自子宫以外病变,即阑尾本身的病变可能性大。

【辅助检查】

1.血象　正常妊娠期:孕妇白细胞总数生理性增高,在妊娠早、中期白细胞(WBC)一般在 $6 \times 10^9/L \sim 16 \times 10^9/L$,妊娠晚期或分娩期 WBC 可达 $20 \times 10^9/L \sim 30 \times 10^9/L$。白细胞计数升高对妊娠合并急性阑尾炎的诊断帮助不大。但若白细胞持续 $\geqslant 180 \times 10^9/L$,中性粒细胞超过 80%,并伴核左移,即有诊断价值。应定期复查,密切观察病情变化趋势。

2.超声检查　B 超是一种简便、安全、无创伤的检查方法。超声诊断妊娠期阑尾炎的准确性与非孕期相同,并以早、中孕期效果好。

【诊断】

妊娠并发急性阑尾炎的早期诊断很重要,否则并发症多,甚至危及母婴生命。要正确对妊娠并发急性阑尾炎作出诊断;妊娠期阑尾炎除应注意观察腹痛外,还需注意其伴随症状和借助实验室检查,如恶心、呕吐、畏寒、发热及白细胞计数升高、中性粒细胞 $\geqslant 0.8$,核左移,进行综合分析。对妊娠期急性阑尾炎,外科、妇产科医生要密切合作,力争早确诊、早手术治疗。

1.妊娠早期　阑尾炎的临床表现同非妊娠患者阑尾炎发病差异不大,但临床上应注意不要将妊娠早期急性阑尾炎的症状误认为妊娠反应而延误诊治。

2.妊娠中、晚期　急性阑尾炎临床症状、体征不典型,应注意随着子宫增大,阑尾位置上移,压痛点也随之上移。

妊娠中晚期阑尾炎由于阑尾位置的改变及孕激素等影响,给诊断带来困难。因此,妊娠后期急性阑尾炎病情较重,坏疽、穿孔后并发弥漫性腹膜炎而引起早产,胎儿死亡率也很高。妊娠中后期,腹壁压痛和腹肌紧张程度并不能确切反映阑尾炎的病理类型,须综合全身情况和病程发展作出判断。必须注意下列几点:常首先表现为右下腹痛。腹痛症状较轻,另外由于增大的子宫还将壁层腹膜撑开,阑尾的位置相对较深,故压痛部位不典型,肌紧张不明显。但全身症状重,血白细胞及体温较高。

【鉴别诊断】

1.妊娠早期　若临床表现典型,诊断常无困难,但需与早孕反应、右侧卵巢囊肿蒂扭转及右侧输卵管妊娠破裂相鉴别。后者常有突然腹痛,有不规则阴道流血及失血、贫血体征,妇检后穹窿饱满触痛,宫颈摇举痛。必要时可行诊断性后穹窿穿刺以鉴别。

2.妊娠中期　此期患阑尾炎较多见,增大的子宫使阑尾移位,故应与右侧卵巢蒂扭转、右侧肾盂肾炎、右侧输尿管结石、胆囊炎相鉴别。尤其右侧急性肾盂肾炎,为中晚期妊娠常见并发症。其特点为起病急骤,疼痛始于腰肋部沿输尿管向膀胱区放射,有寒战,伴尿频、尿急、腹部压痛及肾区叩痛,尿检有大量脓细胞及白细胞管型,术前必须排除肾盂肾炎,以免误诊误治。尿化验可有少量红、白细胞。不要误诊为尿路结石或感染,尿路结石常表现为绞痛,B超有强光团而尿路感染者膀胱刺激症较为明显。

3.妊娠晚期　妊娠子宫充满腹腔,阑尾明显向外上方移位,腹痛在上腹部,需与重型胎盘早剥和子宫肌瘤红色变鉴别。

4.分娩期　急性阑尾炎应与子宫破裂相鉴别,通过详细询问病史、认真查体和妇科检查,多能作出正确诊断。

5.产褥期　急性阑尾炎需与产褥感染相鉴别。此外,还需要与急性淋菌性盆腔炎,盆腔积脓等相鉴别。

【治疗】

1.治疗原则　一经确诊,在给予大剂量广谱抗生素同时,为防止炎症扩散应尽快手术治疗,对高度可疑患急性阑尾炎孕妇,也有剖腹探查的指征。其目的是避免病情迅速发展,一旦并发阑尾穿孔和弥漫性腹膜炎,对母婴均会引起严重后果。因为妊娠妇女对阑尾切除术有较好的耐受性,尽管早期手术亦有发生流产的危险,但若延误治疗,发炎的阑尾会很快发生穿孔、坏死,从而酿成很多严重的并发症,威胁母子生命安全。

妊娠期并发急性阑尾炎时胎儿能否存活不取决于阑尾切除手术,而是决定于延误诊断或延误手术切除。妊娠不是阑尾手术的禁忌,手术未必一定引起早产。为了预防流产和早产,术后常规应用镇静药、沙丁胺醇或孕酮等保胎治疗也是十分必要的。

2.麻醉　多选择连续硬膜外麻醉,术中吸氧和输液,防止孕妇缺氧及低血压。

3.手术注意事项

(1)手术切口:妊娠早期取右下腹斜切口(麦氏切口)。妊娠中期以后,应取高于麦克伯尼点的右侧腹直肌旁切口(相当于宫体1/3处)为宜,手术时孕妇体位稍向左侧倾斜,使妊娠子宫向左移,便于寻找阑尾。

(2)整个手术过程操作细心轻柔,尽量减少过多的刺激子宫。牵拉子宫时使用弧形拉钩或弹力拉钩,切忌用直角拉钩,以免拉破子宫。

(3)手术前后要和妇产科医生密切合作,影响胎儿的妊娠晚期阑尾炎应及时手术剖宫取胎。

(4)若阑尾已穿孔,切除阑尾后尽量吸净脓液,并放腹腔引流,以烟卷引流为好,刺激小又不会被子宫压扁阻塞,但要勤换敷料,保持切口清洁。术后脓汁细菌培养并做药敏试验,给予大剂量广谱抗生素。

(5)除非有产科指征,原则上仅处理阑尾炎而不同时行剖宫产术;若妊娠已近预产期,术中暴露阑尾困难,应先行剖宫产术,随后再切除阑尾。如为阑尾穿孔并发弥漫性腹膜炎,盆腔感染严重或子宫、胎盘已有感染征象时,应考虑剖宫产同时行子宫切除术,并需放引流。若孕妇需继续妊娠,阑尾手术后3～4d,给予宫缩抑制药及镇静药,如静脉滴注利托君、硫酸镁,也可口服沙丁胺醇,肌内注射黄体酮注射液,口服维生素 E 和肌内注射绒促性素等,以减少流产与早产的发生。

【禁忌】

妊娠期的阑尾炎禁忌保守治疗,一旦疑诊,需要积极手术探查。

【预后】

妊娠期患急性阑尾炎的预后,与妊娠时期和手术时阑尾病变严重程度相关,妊娠早期,阑尾炎症诊断较易,预后良好。越近妊娠晚期,诊断越困难,误诊概率越大,延误治疗导致阑尾穿孔,甚至发生弥漫性腹膜炎,致使孕妇死亡率增高。

(张　慧)

第五节　妊娠并发脑出血

脑出血是指非外伤性脑实质或脑表面血管破裂所致,起病突然,病情凶险,变化迅速,母婴预后差,由于脑血液循环的需要量极大,若供血连续停止 30s,则神经细胞代谢受累,2min 后则代谢停止,5min 后神经细胞开始死亡,大脑皮质开始出现永久性损害,10～15min 小脑出现永久性损害,20～30min 延脑的呼吸、血管运动中枢开始出现不可逆的损害。与非妊娠相比,妊娠期和产褥期脑血管意外发病的危险度增加,脑实质出血的发病率约为 4.6/10 万,蛛网膜下隙出血的发病率为 2/10 万～70/10 万,高于非妊娠 1～3 倍。妊娠期生理性的血液高凝状态及某些并发症对脑血管疾病的发生有诱发及促进作用,严重时危及母儿生命,需要及时确诊并积极救治。

【病因及概述】

子痫前期、子痫、脑血管畸形、并发血液系统疾病等都可以导致脑出血。

1.妊娠期高血压疾病并发脑血管意外占妊娠期高血压疾病患者的 0.58%,但死亡率达 17%,占妊娠期高血压疾病孕产妇死亡的 50%。子痫前期、子痫的基本病理改变是全身小动脉痉挛,血管内皮细胞受损,毛细血管通透性增加,红细胞可渗出到脑血管外间隙中,可造成点状出血;血压骤升时,受损的血管壁极易破裂导致出血。故脑出血多见于子痫抽搐时、分娩、排便用力、情绪波动时。平均动脉压 ≥18.7kPa(140mmHg)时,脑血管失去自动调节功能,血管内压力增加,可致血管破裂出血。

2.分娩、排便用力、情绪波动时,脑血管畸形的孕产妇易发生脑血管破裂出血。

3.并发血液系统疾患如血小板减少性紫癜、再生障碍性贫血等是发生脑出血的高危因素。

【病理生理】

脑实质血管破裂:常见于重度妊娠期高血压疾病或慢性高血压等伴血管病变的情况。

1.局部血肿压迫周围的脑组织,产生神经功能障碍,出血吸收后有胶质细胞替代。

2.出血的刺激引起周围血管痉挛,脑组织缺血引起脑水肿、软化、坏死,甚至产生脑疝或继发脑干损害危及生命。

3.颅内压增高进一步阻碍颅内的血液与脑脊液循环,加重脑水肿,形成恶性循环。

4.偶有血液破入脑室者。

5.脑表面血管破裂常见于动脉瘤或血管畸形,血液直接进入蛛网膜下腔引起:①颅内压增高;②脑膜刺激症状,局部脑组织受压的症状、体征不明显。

【临床表现】

临床表现与出血的部位、出血量和出血灶的多少有关。

1.起病急剧:可能伴有诱发脑出血的疾病或因素;不同程度的偏瘫,意识障碍(轻者躁动不安、意识模糊不清,严重者多在 30min 内进入昏迷状态,眼球固定于正中位,面色潮红或苍白,鼾声大作,大汗,尿失禁或尿潴留等)。

2.颅内压增高的症状:剧烈头痛与呕吐(呕吐多见,多为喷射性,呕吐物为胃内容物,多数为咖啡色,呃逆也相当多见)。

3.局限性定位体征:脑实质出血以大脑中动脉深部分支豆纹动脉出血最常见,部位涉及基底节、内囊及丘脑附近表现为面部潮红,呼吸深沉发出鼾声,血压升高,对侧偏瘫。

(1)壳核型出血主要有三偏征(偏瘫、偏盲、偏身感觉障碍)双眼同向凝视,左侧半球可有失语。

(2)丘脑型可有偏瘫,偏身感觉障碍,双眼垂直性注视麻痹和会聚不能,瞳孔缩小。

(3)脑叶型意识障碍轻,抽搐发作和脑膜刺激症多较明显,局灶体征因受损脑叶不同而异。

(4)脑桥型昏迷较深,表现为瞳孔小、高热、呈去大脑性强直或四肢瘫(重型者);轻型者有交叉性麻痹和感觉障碍眼球运动障碍(眼外肌麻痹同向凝视麻痹核间性眼肌麻痹)。

(5)小脑型为眩晕眼球震颤共济失调(轻型)重型者昏迷四肢松软等。

(6)脑室型者针尖样瞳孔昏迷深高热和去大脑性强直。

4.瞳孔变化(若病灶侧瞳孔散大,对光反应迟钝或消失,是小脑幕切迹疝形成的征象;若双侧瞳孔均逐渐散大,对光反应消失,是双侧小脑幕切迹全疝或深昏迷的征象;若两侧瞳孔缩小或呈针尖样,提示脑桥出血)。

5.呼吸与血压发生变化(呼吸较快,病情重者呼吸深而慢,病情恶化时转为快而不规则或呈潮式呼吸、叹息样呼吸、双吸气等)。

6.脑膜刺激症状:颈项强直、凯尔尼格征阳性,表明有蛛网膜下腔出血存在。

【辅助检查】

1.脑脊液检查时,颅内压力多数增高,并呈血性,但局限性脑出血脑脊液外观也可正常;腰穿易导致脑疝形成或使病情加重,故须慎重考虑。

2.头颅 MRI 或 CT 检查是首选的检查方法,无创,不会加重出血,是诊断脑出血的可靠手段,确诊达100%;可显示出血部位、血肿大小和形状、脑室有无移位受压和积血,以及出血性周围脑组织水肿等。

3.脑血管造影有助于脑血管畸形或动脉瘤的诊断;可见大脑前动脉向对侧移位,大脑中动脉和侧裂点向外移位,豆纹动脉向下移位。

4.脑部超声检查,大脑半球出血多量者有中线结构向对侧移位,可用以床边监护血肿发展情况。

5.脑电图显示颅内压增高者可出现弥散性慢波,如为大脑半脑出血,出血侧还可有局灶性慢波灶等变化。

6.妊娠期高血压疾病眼底改变可见视网膜动脉硬化和视网膜出血,偶有视盘水肿。

【诊断】

本病发病快且死亡率高,及时诊断至关重要。诊断可在综合病史、症状、体征及辅助检查的结果上作出。临床表现为突然或急性起病,多数有局灶表现,与非妊娠期相似。当在孕期及围生期出现:①原因不明的意识障碍;②进行性颅内压增高;③突发的头痛、恶心、呕吐;④急性发病的神经系统定位体征及频繁抽搐,应高度怀疑脑血管意外。

急行 MRI 及静脉造影、CT 检查确诊。但有少部分患者无明显局灶表现,以高颅压征象为主,所以对有产科危险因素者出现不明原因的头痛、呕吐、意识障碍等应及时进行必要的影像学检查,以免漏诊。

【鉴别诊断】

主要应与子痫、糖尿病所致酮症酸中毒或高渗性昏迷、癫痫等相鉴别。以抽搐为首发症状者应与子痫鉴别：①子痫时双瞳孔散大，病情控制后瞳孔缩小，如果双瞳孔不对称，一侧明显散大，应考虑脑血管意外；②脑出血可出现颈抵抗，病理征阳性，偏瘫等；③子痫脑 CT 或 MRI 表现为脑缺血，水肿，而脑血管意外者为出血影像。

【治疗】

妊娠期及产褥期脑出血严重危及母体和胎儿的生命，需要多学科合作，特别是产科和神经内科、神经外科密切合作协同处理。

1.妊娠期及产褥期脑出血的一般处理　绝对卧床休息，保持安静，减少搬动及干扰，头部抬高，头部敷冰袋，保持局部低温，减少出血及降低局部脑代谢率。保持呼吸通畅，防止误吸，根据血氧合状态监测进行氧疗，严密监测生命体征，维持良好的心肺功能。

2.消除诱因　积极治疗妊娠期各种合并症及并发症，特别是子痫前期重度及子痫。解痉、镇静治疗同妊娠期高血压疾病。在子痫前期、子痫患者控制血压极为重要，加用降压药物。

(1)拉贝洛尔：开始时 10～20mg 静脉推注，如效果不佳，10～15min 给剂量加倍，仍不满意则过 10～15min 剂量再次翻倍。总量不得超过 20～300mg。然后静脉滴注维持，达到理想血压 24h 稳定后改口服。如仍不满意则换药。

(2)硝苯地平：10mg 口服，6h 1 次，剂量不超过 60mg/d。

(3)酚妥拉明(立其丁)：5～10mg 加入 25％葡萄糖注射液 20ml 静脉注射，继以 25～50mg 加入 5％葡萄糖注射液 250ml 中静脉滴注。

(4)硝普钠。以 0.125μg/(kg·min)开始，最大剂量 0.5μg/(kg·min)，根据血压调节用量，以维持适宜水平。

3.妊娠期及产褥期并发脑出血的专科治疗

(1)保守止血治疗：适用于少量出血(<30ml)，在解痉、降压及抗感染的同时积极降低颅内压。

(2)手术治疗：应在保守治疗的基础上及时施行，目的为清除血肿，解除脑组织受压，彻底止血及防止再出血。适用于出血量(<30ml)伴有明显脑受压或出现早期脑疝以及出血破入脑室者；或确诊有能以手术纠正的动脉瘤或血管畸形。当脑出血诊断明确，有开颅手术的适应证和条件时应及时手术，至于脑手术的时机应与神经外科医生商议，可在剖宫产术前或术后，或同时进行。

手术方式有：开颅清除血肿术或行血肿穿刺疗法，目的在于消除血肿，解除脑组织受压，有效地降低颅内压，改善脑血液循环，并有助于神经功能恢复。无论是产前还是产后的脑出血，如有手术指征应尽早进行。动脉瘤或血管畸形酌情行血管结扎、夹毕或病灶切除。

①血肿清除术：适用于一般情况较好，内科治疗效果不好。小脑出血血肿直径超过 3cm，出血量超过 10～15ml 或第四脑室受压者，脑叶出血超过 30～40ml 时可手术治疗以挽救生命。

②血肿穿刺引流：适用于血肿大，且不宜手术清除者。

4.妊娠期及产褥期脑出血的产科治疗　何时行剖宫产终止妊娠，应该同时考虑孕周以及脑血管意外的原发病，综合考虑决定是否终止妊娠。

(1)阴道分娩：发生于妊娠中期的动脉瘤或血管畸形破裂出血已经手术纠正者可以阴道分娩，应助产缩短第二产程。

(2)剖宫产：胎儿达可存活孕周且促胎肺已成熟者、近足月者或产程中发病以及产程中发病以及未行手术治疗的足月孕妇应行剖宫产治疗；病情持续恶化，预后不佳，胎儿可存活可行剖宫产分娩抢救胎儿。

【禁忌】

1.对于合并脑出血的孕妇应禁用抑制呼吸的药物。

2.对于丘脑、脑干出血者、多器官衰竭、脑疝晚期、严重消化道出血以及血压过低、呼吸及循环衰竭者禁忌行血肿穿刺引流。

（张　慧）

第十六章 妊娠合并妇科肿瘤

第一节 妊娠合并子宫肌瘤

子宫肌瘤是女性生殖器官中最常见的一种良性肿瘤也是人体中最常见的肿瘤之一。妊娠合并子宫肌瘤的发生率为 0.3%～7.2%,随着晚婚、高龄分娩人群的增多,围生保健质量及重视程度的提高,医疗技术水平的提高,剖宫产率的提高,妊娠合并子宫肌瘤的发生率有上升趋势,估计实际上所占的比例会更高。

【病因】

有关子宫肌瘤形成及生长的病因迄今仍不十分清楚,可能涉及正常肌层的体细胞突变、性激素及局部生长因子间的较为复杂的相互作用。近代细胞遗传学研究提示,染色体结构异常与子宫肌瘤的发生、发展有一定联系。子宫肌瘤具有染色体的结构异常,如 12 号和 17 号染色体的异位、7 号染色体长臂丢失和 12 号染色体重排或三体异常等。有报道子宫肌瘤组织培养中异常核型可达 34.4%～46.1%,在组织学特殊的肌瘤其核型异常更为突出。根据大量临床观察和实验结果表明子宫肌瘤是一种激素依赖性肿瘤。雌激素是促使肌瘤生长的主要因素,如临床上子宫肌瘤多见于 30～50 岁妇女,而青春期前则罕见,绝经后肌瘤停止生长,逐渐萎缩甚至消失。在妊娠,外源性高雌激素的情况下,肌瘤生长较快,抑制或降低雌激素水平的治疗可使肌瘤缩小。近年来一些研究者还发现,孕激素在肌瘤的发病中也起着重要作用。临床妇产科医师用孕激素拮抗剂治疗子宫肌瘤,可使子宫肌瘤缩小,症状减轻,这充分证明了子宫肌瘤的发生的确与孕激素水平相关。研究还认为,一些生长因子在子宫肌瘤的生长过程中可能亦起着重要作用,如胰岛素样生长因子 I 和 II,表皮生长因子和血小板生长因子 A、B。

研究发现子宫肌瘤的发生与年龄、生育因素、口服避孕药、肥胖及家族史等有关。

综上所述,子宫肌瘤的发生、发展可能是多因素共同作用的结果。其发病涉及机体局部或整体的雌激素(E_2)、孕激素(P)的变化、局部多肽生长因子反应,细胞有丝分裂率的改变及体细胞突变等诸方面。其中 E_2 通过增加细胞中表皮生长因子受体(EGFR)的表达来调节 PCNA 的增加,P 则通过增加细胞中 EGF 样蛋白的表达来调节增殖细胞核抗原(PCNA)的增加,最终导致子宫正常平滑肌层体细胞向肌瘤细胞的转变。这一途径可为肌瘤的发生提供一新的假设,并将有助于临床上采用新的方法进行治疗。

【子宫肌瘤的组织发生及类型】

目前已明确子宫肌瘤的组织来源是平滑肌,而非纤维性成分。肌瘤来源于未成熟的子宫肌细胞,肌瘤中的血管则来源于邻近区域的血管壁肌层,未分化的原始肌细胞和血管成分均为间叶组织,对甾体激素更为敏感,易发分化、肥大、增殖而成为肌瘤。

不同部位的子宫肌瘤引起的症状可以不一样,因此,根据肌瘤在子宫生长的位置可以分为以下几种,每一种肌瘤又各自有自己的特点:

1.子宫肌壁间肌瘤　这种肌瘤最多见,占总数的 60%～70%,肌瘤较小时一般不引起子宫外形改变,也可以没有什么症状。肌瘤较大时,子宫就会变大,子宫表面也可以突出包块,子宫腔也会变形。子宫腔增大以后,子宫内膜面积也随之增大,加上肌瘤的存在影响子宫的正常收缩,因此可能会造成一些月经量过多或者每次月经不容易干净的现象。肌壁间肌瘤有时单独一个,但常常有几个大小不等的肌瘤分布在肌层里,形成"多发性子宫肌瘤"。

2.子宫浆膜下肌瘤　肌瘤向子宫浆膜面生长,突起在子宫表面,占 20%～30%。浆膜下肌瘤也可以是一个或多个存在,常使子宫增大。由于浆膜下肌瘤长得离宫腔比较远,对子宫腔及内膜的影响较少,故而很少会有月经变化,常不容易被早期发现。浆膜下肌瘤比较大时,会出现一些压迫症状,如子宫前壁浆膜下肌瘤压迫膀胱会有尿频、尿急、排尿困难等,后壁的浆膜下肌瘤压迫直肠会引起排便困难等,而长在子宫两侧阔韧带中的浆膜下肌瘤,叫做"阔韧带肌瘤",阔韧带肌瘤除了可能造成输尿管梗阻引起肾积水外,其在增长的过程中常常会使输尿管的位置发生改变,因此,在处理此类患者的手术中应当更加谨慎。当肌瘤继续向子宫外面生长,最后形成一个只有一根细的蒂与子宫相连的肌瘤。若蒂部发生扭转,肌瘤会发生缺血与坏死,患者会突然出现剧烈腹痛。在极少数情况下,蒂部扭转断裂后,肌瘤脱落至腹腔或盆腔,形成游离性肌瘤,这种肌瘤由于失去了营养来源,往往会萎缩或是钙化。

3.子宫黏膜下肌瘤　子宫黏膜下肌瘤虽然仅占子宫肌瘤总数的 10%～15%,但其较多引起临床症状和影响妊娠,因此,被认为是临床最重要的类型。子宫黏膜下肌瘤多为单个,肌瘤向子宫腔黏膜方向生长,使宫腔变形增大,直接扩大了子宫内膜的面积,但子宫外形无明显变化。因此,患这种类型子宫肌瘤的患者往往很早就出现明显的月经改变。

【肌瘤变性】

子宫失去原有的典型结构时称肌瘤变性,子宫肌瘤变性可分为良性变和恶性变。

子宫肌瘤良性变包括:①萎缩。②透明变性(又称为玻璃样变性)是子宫肌瘤最常见的一种变性。直径大于 4 厘米的肌瘤都有可能发生不同程度的透明变性,这种变性一般不会引起什么特殊的临床症状,但可向其他几种变性发展。③囊性变常继发于透明变;④坏死。⑤脂肪变性。⑥钙化。⑦红色变性,是一种特殊类型的肌瘤坏死,常发生于孕妇或产妇。一般认为,肌瘤体积迅速增大,发生血管破裂,血液渗透在肌瘤组织之间,形成切面为暗红色的改变。患者表现为突然出现剧烈腹痛,疼痛固定在肌瘤生长的部位,部分伴有恶心、呕吐与发热(一般在 38℃左右),甚至会引起流产或早产。

子宫肌瘤恶性变是指子宫肌瘤发生肉瘤样变,形成子宫肉瘤。子宫肌瘤发生恶变的机会很少,仅0.4%～0.8%,且半数以上发生在 40～50 岁,30 岁以下者少见。

【临床表现】

非妊娠期子宫肌瘤的常见症状包括月经及白带改变、下腹包块及坠胀感、压迫症状等。当妊娠合并子宫肌瘤时,肌瘤的症状往往会被妊娠引起的症状所掩盖,因此,孕妇的自我感觉大多与正常妊娠没什么两样。需要注意的有以下几点:

1.突发剧烈、持续性的腹痛　这种疼痛常常由子宫肌瘤的变性、扭转引起,有别于宫缩引起的规律性腹痛。

2.阴道流血　妊娠合并子宫肌瘤的患者出现阴道少量流血,可伴有腹痛、腰酸,量逐渐增多,可伴有肉样组织排出,提示往往是先兆流产的迹象。

3.压迫症状　妊娠合并子宫肌瘤的患者发生的压迫症状除了考虑是由于增大的子宫压迫盆腔脏器而引起外,还有可能就是一些体积较大、质地较硬、位置较低的子宫肌瘤压迫引起。

【诊断】

1.停经史、子宫肌瘤病史。

2.妇检发现子宫形状不规则,子宫大小常常较停经月份大。

3.血尿 β-HCG 阳性。

4.B 超可协助诊断。

【鉴别诊断】

妊娠合并子宫肌瘤红色变性时,需与卵巢肿瘤蒂扭转、急性阑尾炎、肾绞痛等急腹症鉴别。浆膜下肌瘤有时需与卵巢肿瘤、子宫畸形、宫角妊娠、盆腔炎性包块等鉴别。

【妊娠与子宫肌瘤的相互影响】

1.妊娠对子宫肌瘤的影响

(1)肌瘤位置的变化:随着妊娠期子宫增大,肌瘤的位置会发生相应的变化。

(2)肌瘤增大、质地变软:是因为妊娠后子宫的血液供应增多,加之妊娠期高水平的雌孕激素的共同作用,肌瘤生长较快,质地变软,使子宫肌瘤与周围肌层的界限不清,难以识别,因而造成在妊娠前未确诊的子宫肌瘤有漏诊的可能。

(3)肌瘤变性:肌瘤的生长过快经常伴随着肌瘤内部血液循环不良,加上肌瘤对周围血管的机械性压迫作用,常使得肌瘤充血变软,更容易引起退行性变,以表现为出血坏死的红色变性最多见,尤其是多见于妊娠中晚期及产褥期。

(4)肌瘤蒂扭转:这种情况见于浆膜下蒂细长的肌瘤患者,可发生急慢性扭转,出现剧烈腹痛等症状,注意与卵巢肿瘤蒂扭转及其他急腹症相鉴别。

2.子宫肌瘤对妊娠和分娩的影响

(1)不孕:子宫肌瘤患者中有 25%～40% 可以发生不孕。可能是肌瘤压迫输卵管影响精子与卵子结合,黏膜下肌瘤则可能通过干扰受精卵着床影响妊娠,另外子宫肌瘤患者常常伴有卵巢功能失调和子宫内膜增生过长,这些也是造成不孕的原因之一。

(2)流产、早产:有统计表明,妊娠合并子宫肌瘤的流产率达 20%～30%,是正常人的 2 倍。尤其是黏膜下肌瘤,阻碍受精卵发育并且影响子宫内膜血供,另外较大的肌瘤使宫腔变形而机械性压迫胚胎,加上妊娠期间催产素酶易导致子宫平滑肌兴奋性增高,因而容易引起流产、早产。

(3)产科合并症

1)孕期:胎儿方面,主要是大的肌瘤或多发肌瘤产生宫腔变形,妨碍胎儿在宫腔内的正常转动而造成胎位不正,臀位及横位的发生率高,一般来讲,子宫肌瘤不会引起胎儿先天畸形,只有极少情况下,巨大的肌瘤压迫胎儿的生长,致使胎儿手足变形。母亲方面,较大的子宫肌瘤占据宫腔的大部分面积,使胎盘位置下移,引起前置胎盘,造成严重的产前出血。

2)分娩期:妊娠合并子宫肌瘤的孕妇大多数可以自然分娩,但总的来讲,剖宫产率是正常孕妇的 2 倍以上。主要见于子宫下段肌瘤和宫颈肌瘤引起的产道梗阻,多发性肌瘤引起的子宫收缩乏力等。

3)产后:宫缩乏力及胎盘粘连,剖宫产率增加均可引起产后出血,子宫复旧不良,恶露排除不畅易诱发产褥感染。

3.子宫切除对妊娠的影响

(1)不孕:黏膜下肌瘤行手术摘除后,极少数人可能出现宫腔粘连引起不孕。

(2)瘢痕子宫:子宫摘除必然会在子宫上留下瘢痕,尤其是多发子宫肌瘤,子宫留下了多处瘢痕,子宫就会失去正常的弹性和张力,可能在妊娠晚期和分娩时引起子宫破裂,造成胎儿死亡、孕妇出血,甚至危及孕妇的生命。

（3）术后受孕时机选择：由于子宫肌瘤存在术后复发的可能，有生育要求的妇女避孕的时间不宜过长，一般以一年左右为宜，文献报道在此期间的妊娠率为 $30\%\sim60\%$。

【妊娠合并子宫肌瘤的治疗】

1.妊娠期　妊娠期合并肌瘤处理的原则是保胎，防止流产。如无症状者，不需特别处理，定期产前检查即可。即使出现红色变性，也不是手术的绝对指征，一般经过积极的对症处理症状会好转。因为妊娠期行肌瘤摘除术具有以下风险：①子宫血运丰富，止血困难。②肌瘤组织变软，与周围界限不清。③容易引起流产、早产。④手术后感染机会增加。⑤产后肌瘤多逐渐减小，不一定需手术治疗。但出现下列情况时，并且在充分做好术前的准备下可考虑行手术摘除肌瘤：①浆膜下肌瘤蒂扭转，经保守治疗无效。②肌瘤继续增大，嵌顿于盆腔，影响妊娠继续进行时。③肌瘤压迫附近器官出现严重症状时。④肌瘤红色变性经保守治疗无效时。

2.分娩期　鉴于子宫肌瘤对妊娠的影响，在分娩期应综合考虑孕妇的情况，选择合适的分娩方式。无论阴道分娩或剖宫产，均应积极做好准备，预防及治疗产后出血，必要时行子宫切除术。

（1）阴道分娩：大多数妊娠合并子宫肌瘤可以顺利地经阴道分娩，不需要过早、过多干预。如肌瘤直径 $<6cm$，且位于腹腔内，预计肌瘤的存在不足以妨碍胎头下降，无其他产科合并症及高危因素存在，可阴道试产。

（2）剖宫产：在下列情况下，考虑到孕妇和胎儿的安全，可以考虑剖宫产终止妊娠：①肌瘤位于子宫下段或宫颈者，可阻塞产道或并发胎位不正及前置胎盘者。②阴道试产时出现难以纠正的宫缩乏力造成产程停滞或产程超过正常时限者。③产程中各项监护指标提示胎儿缺氧等异常情况者。④胎盘种植在瘤体表面，易引起胎盘粘连或植入，可能引起产后大出血或需做子宫切除者。⑤对于多年不孕或有习惯性流产、早产，胎儿来之不易的孕妇；高龄初产妇；有子宫肌瘤摘除史的孕妇，可以适当放宽剖宫产指征。

（3）剖宫产时是否同时行子宫肌瘤剔除术的问题：历年来存在两种观点：传统观点认为，妊娠期子宫壁血运丰富，肌瘤变软，手术剔除肌瘤时出血活跃，甚至难以控制，增加术中、术后出血及术后感染的机会，手术难度大，肌瘤位置改变，肌瘤与周围界限不清；产后子宫肌瘤可以缩小。故认为除非带蒂浆膜下子宫肌瘤，其他类型子宫肌瘤剖宫产术同时，均不主张行子宫肌瘤切除术。新的观点认为，剖宫产同时行子宫肌瘤剔除，手术难度、术中出血、术后并发症、术后恢复情况、术后住院天数均未明显增加，又可避免二次开腹手术，故主张尽量同时行肌瘤剔除。有学者分析了 122 例妊娠合并子宫肌瘤剖宫产同时行肌瘤摘除术的情况，与对照组相比术中出血量、术后肛门排气时间、术后患病率、住院时间均无明显差异。因此，选择合适的病例剖宫产同时行肌瘤剔除术是有必要的，也是安全可行的。

（4）注意预防产后出血、感染，密切注意肌瘤有无坏死、变性，无症状或经药物治疗后肌瘤缩小者，可不行手术治疗。

【妊娠合并子宫肌瘤红色变性的诊断及治疗】

妊娠合并子宫肌瘤红色变性多发生于妊娠中晚期或产褥期，妊娠期发生者占子宫肌瘤红色变性的 $20\%\sim34\%$，而直径 $>4cm$ 的子宫肌瘤红色变性发生率高达 43%。

1.临床表现

（1）症状：突然出现剧烈腹痛伴恶心、呕吐、发热（38℃左右）。

（2）体征：子宫迅速增大、变软、压痛、反跳痛明显，尤其是肌瘤部位压痛最明显。

（3）辅助检查：血白细胞明显升高，B超示肌瘤增大迅速，回声减低，血流丰富。

2.诊断　根据肌瘤病史、结合上述临床表现首先考虑子宫肌瘤红色变性，但必须排除妊娠合并卵巢肿瘤蒂扭转、妊娠合并子宫肌瘤蒂扭转、急性阑尾炎等急腹症。

3.治疗策略　原则是支持和保守治疗,包括:①卧床休息;②充分静脉补液及一般支持疗法;③适当给予镇静剂、止痛剂、局部冰敷;④有宫缩者,给予宫缩抑制剂;⑤应用对胎儿影响不大的抗生素以预防感染。

绝大多数患者经过保守治疗后症状逐渐好转,一周左右即可恢复,可继续妊娠。个别肌瘤红色变性经保守治疗无效,患者情况迅速恶化者,可考虑行肌瘤摘除术,术中术后同时积极保胎。

(陈　蕾)

第二节　妊娠合并卵巢肿瘤

文献报道妊娠合并卵巢肿瘤的比例为 $0.08\%\sim0.9\%$,其中恶性肿瘤仅占 $2\%\sim5\%$,随着 B 超的广泛应用及剖宫产率的升高使其发生率有所增加。而在非妊娠期卵巢肿瘤患者中,恶性肿瘤可高达 $15\%\sim20\%$,尽管其绝对数少,但遇到此类情况对医生、患者及胎儿都是一种挑战,由于妊娠期生理性变化,标准治疗对妊娠期妇女实施困难,缺乏前瞻性研究结果指导治疗。既要适时治疗患者的疾病,争取最好的治疗效果,又要争取保存胎儿、提高围产儿的存活率。

【病因】

妊娠合并卵巢肿瘤时,往往先有卵巢肿瘤,继而受孕。因此,其发病原因与非妊娠者相同,卵巢癌的发病原因至今尚存争议,大多学者认同可能与持续排卵、遗传、内分泌等因素有关。

【妊娠合并卵巢肿瘤常见的病理类型】

妊娠期合并的卵巢肿瘤类型与非妊娠期相同,但临床最常见的卵巢良性肿瘤的病理类型多为成熟囊性畸胎瘤(占 $1/3\sim1/2$)、浆液性囊腺瘤(10%左右)、黏液性囊腺瘤(10%左右)、黄体囊肿(10%左右)、单纯囊肿、子宫内膜异位囊肿等良性肿瘤。在妊娠期卵巢恶性肿瘤中,早期恶性肿瘤多见,病理组织学类型以低度恶性的上皮性肿瘤、恶性生殖细胞肿瘤为主,这可能是妊娠期女性年龄较轻的原因,亦有少数转移癌存在。

【临床表现】

卵巢肿瘤早期往往无症状,妊娠后引起的一系列变化往往掩盖合并存在的卵巢肿瘤引起的症状,但出现下列情况时,考虑合并了卵巢肿瘤:

1.妊娠合并卵巢肿瘤出现蒂扭转的比率高达 $11\%\sim15\%$,因此,孕妇在中孕期或产褥期突感一侧下腹剧痛,难以忍受,且伴恶心、呕吐时,应首先考虑为卵巢囊肿蒂扭转或破裂的可能。

2.妊娠早期的仔细检查可扪及部分孕妇一侧或双侧附件区的肿块,但在中晚期妊娠,由于增大的子宫和卵巢的移位,盆腔检查不易发现阳性结果。

3.足月妊娠临产后,产程延长,先露高浮,胎位异常而无产科因素存在,阴道检查发现盆腔内有肿块嵌顿时,应考虑到有卵巢肿瘤导致的梗阻性难产的可能。

【诊断】

1.停经史、以往有卵巢肿瘤的病史。

2.具有上述临床表现。

3.血尿 β-HCG 阳性、肿瘤标志物 CA125、AFP、β-HCG、LDH、CEA 分别对于上皮性卵巢癌、内胚窦瘤、卵巢原发性绒癌、无性细胞瘤、肠源性卵巢肿瘤具有监测作用,但应注意的是,妊娠期升高的 CA125、AFP、β-HCG 可能是由于正常妊娠引起。CA125 在正常妊娠早期可 1000kU/L,孕早期末开始下降至

35kU/L 以下,产后 1h 可再次短暂上升。妊娠期内胚窦瘤患者血清 AFP 水平是相应孕周均值的 12～24 倍,是开放性神经管畸形或其他胎儿畸形时的 3～4 倍。妊娠期卵巢原发性绒癌患者血清 β-HCG 水平是相应孕周均值的 10 倍以上,且不存在妊娠期正常的 β-HCG 分泌规律。

4.B 超动态监测,是最可靠的方法,准确率高达 90% 以上,常可发现盆腔检查漏诊的卵巢肿瘤,协助明确肿块位置、大小、形态、肿块内部回声、肿块血流情况,初步可判断肿块的良恶性性质。

5.与 B 超相比,MRI 灵敏度更高,可以发现 B 超不能发现的盆腔深处<1cm 的肿块,MRI 在评价妊娠期卵巢肿瘤时可以被安全使用,其优点是可以提供三维平面图像、描绘组织面及内容物特点。

【鉴别诊断】

良性肿瘤需与生理性囊肿如滤泡囊肿、黄体囊肿等相鉴别,这类囊肿以单侧多见,直径<5cm,90% 以上的功能性肿瘤会往往至妊娠中期(<16 周)可逐渐缩小乃至消失。若卵巢囊性肿物长时间不消退或增大,或为囊实性、实性时应考虑为肿瘤。如为卵巢赘生性肿瘤还应与输卵管卵巢囊肿、浆膜下子宫肌瘤、巧克力囊肿、盆腔炎性包块、输卵管癌、直肠癌、库肯勃瘤等相鉴别。

【妊娠与卵巢肿瘤的相互关系】

1.妊娠对卵巢肿瘤的影响　虽然妊娠期盆腔血循环和淋巴循环丰富,但尚无证据表明,妊娠期会加速肿瘤的生长和扩散。妊娠中期和产褥期子宫位置发生变化,卵巢肿瘤蒂扭转率高达 11%～15%;少数情况下,妊娠子宫压迫引起卵巢肿瘤破裂和出血,一旦发生上述情况,往往需急诊手术治疗。

2.卵巢肿瘤对妊娠的影响　文献报道卵巢肿瘤患者的不孕率高达 40%。卵巢肿瘤是否影响妊娠取决于肿瘤的类型、性质和卵巢功能受损程度,如双侧卵巢巨大囊肿、功能性卵巢肿瘤、性腺发育不良的卵巢肿瘤和卵巢恶性肿瘤对受孕的影响最大,一旦剔除肿瘤,短期内即可受孕。卵巢肿瘤一般不影响妊娠进程,但肿瘤体积较大,可妨碍子宫增大,在孕早期可刺激子宫引起流产,孕中期影响胎位,分娩时阻塞产道,造成梗阻性难产、滞产,甚至子宫破裂。妊娠合并卵巢肿瘤急腹症发生率明显高于非妊娠期,蒂扭转多发生在孕 16 周前及产褥期,肿瘤破裂、出血、感染等也有发生,从而增加了流产、早产的危险性。患者胎盘偶可见癌细胞,但局限于绒毛间,无胎儿发病报道。

3.卵巢肿瘤治疗对妊娠的影响　妊娠合并卵巢肿瘤发生急腹症时,需急诊手术治疗,增加流产、早产的风险,若妊娠早期、中期合并卵巢恶性肿瘤,采取的化疗往往会引起流产、畸形、胎儿生长受限、胎死宫内等,孕晚期化疗并不影响胎儿的生长发育。

【妊娠合并良性卵巢肿瘤的处理】

1.妊娠前　已确诊为卵巢赘生性肿瘤时应行手术治疗后再妊娠,避免妊娠后可能出现的卵巢肿瘤蒂扭转、破裂、出血、流产、早产的发生,提高妊娠质量。

2.早期妊娠　早期妊娠合并卵巢肿瘤,如果未出现并发症,至妊娠 3 个月后手术为宜。等待期间对肿瘤直径<6cm 的囊性肿块,应密切随访。因此时相当一部分是妊娠引起的生理性囊肿,至妊娠中期后缩小甚至消失。

3.中期妊娠　随访观察至 16 周的囊肿若无缩小或持续性增大,应考虑为卵巢肿瘤,一般认为手术时机选择在 16～20 周。此时子宫不太大,手术容易暴露。另外,此阶段的子宫敏感性较低,胎盘形成,发生流产的概率大大下降。手术操作需轻柔,尽可能避免刺激子宫,术前术后均须用宫缩抑制剂等安胎。

4.晚期妊娠　晚期妊娠合并卵巢肿瘤若未出现并发症,可随访至足月,应在产后择期手术或行剖宫产时同时手术,若分娩时肿瘤阻塞产道,应及时行剖宫产术同时一并切除肿瘤。

【妊娠合并恶性卵巢肿瘤的处理】

对已诊断或疑为卵巢恶性肿瘤者,不论妊娠何期均应及早手术。处理原则同非妊娠期相同,以手术治疗为主,辅以化学治疗。由于妊娠期卵巢恶性肿瘤患者具备年轻、肿瘤组织学类型以低度恶性及生殖细胞源性居多、临床分期早等特点,故适时的手术治疗及化疗多能获得比较好的治疗效果。对妊娠期合并卵巢恶性肿瘤的处理应根据肿瘤病理类型、临床分期、孕周及患者意愿综合考虑,实施个体化方案。

1.上皮性卵巢癌　对于Ⅰa期 G1 级上皮性卵巢癌,有生育要求者,只行患侧附件切除、对侧卵巢活检及盆腹腔冲洗液细胞学均为阴性,可维持妊娠至足月分娩,在足月分娩后 6 周开始化疗。对于孕早期、Ⅰa期以上的上皮性癌,应行肿瘤细胞减灭术,包括全子宫双附件、大网膜、阑尾切除,腹膜后淋巴结及转移灶清除术,术后应立即给予 TC(泰素、卡铂)、或 CP(环磷酰胺、顺铂)方案化疗。但对于中晚孕或珍贵儿,可考虑待胎肺成熟后行剖宫产的同时再做根治术,术后辅以化疗。

2.性索间质肿瘤　此类肿瘤最常见者为颗粒细胞瘤合并妊娠,属于低度恶性,因此,早期病例可单纯行患侧附件切除术。晚期者行根治术辅以 BEP 或 VAC 或 BVP 方案化疗。

3.恶性生殖细胞肿瘤　此类肿瘤最常见者为无性细胞瘤合并妊娠,Ⅰa期患者可单纯行患侧附件切除继续妊娠。进展期患者是否继续妊娠取决于孕周,早孕者如无需保留生育功能,则应行全子宫切除及双侧附件切除,术中应常规剖视对侧卵巢,对于病变较小,较年轻的患者,可保留部分卵巢组织,术后予 BEP 或 BVP 方案化疗。对于中晚孕者可给予非妊娠患者同样的化疗方案(BEP 与 BVP 的化疗效果相当,但毒性更低)和剂量,而对胎儿无明显的损害,分娩后再做根治术。

4.转移性卵巢癌　对于转移性卵巢癌,由于原发灶常在消化道、乳腺及肝脏,母亲预后差,如患者及家属强烈要求继续妊娠,在无急腹症的情况下,可以维持妊娠,如有产科手术指征行剖宫产的同时可一并切除子宫及双侧附件,并切除其他部位容易切除的肿瘤原发病灶,术后根据原发肿瘤的特征,辅以相应的化疗。

(张　杨)

第三节　妊娠合并子宫颈癌

在妊娠合并妇科恶性肿瘤中,子宫颈癌居第 2 位。对于妊娠合并宫颈癌的概念目前尚未统一,一般来说,是指妊娠期或产后 6 个月内发现的宫颈癌,大多数学者认同目前这一概念。也有报道将产后 6～18 个月期间的宫颈癌也列为妊娠合并宫颈癌。关于妊娠合并宫颈癌各家报道差异较大,国内资料显示妊娠合并宫颈癌的发病率占妊娠的 0.035%～0.26%。近年来随着宫颈癌筛查的普及,妊娠合并宫颈癌的发病率有下降的趋势。

【病因】

妊娠期合并宫颈癌的发病因素与非妊娠者相同。近年的研究发现,HPV 的感染是宫颈癌的主要发病原因,尤其是高危型 HPV 病毒感染,如 16、18 亚型。有研究表明,孕妇 HPV 的感染率 10.1%,非孕妇 HPV 感染率为 11.4%,两者之间无明显差异性。

【临床表现】

妊娠合并宫颈癌的症状与非妊娠者相同。早期宫颈癌常无症状,仅可出现白带增多或阴道少量出血,晚期可出现下腹及腰骶部疼痛,甚至出现膀胱、直肠的压迫症状。在妊娠早期易被误诊为先兆流产,在妊娠中晚期则常被误诊为前置胎盘、胎盘早剥、早产等。因此,对妊娠发生的阴道出血一定要行阴道检查以除外子宫颈病变。如果可疑有子宫颈病变,要遵循子宫颈病变 3 阶梯步骤进行筛查,即细胞学检查、阴道镜检查、宫颈活检确诊。

【诊断】

1.停经史、阴道流液流血史。

2.子宫增大与停经月份相符,宫颈外口见糜烂或菜花样赘生物。

3.血尿 β-HCG 阳性、宫颈细胞学、阴道镜检查或宫颈活检可确诊宫颈癌。

4.B 超见妊娠图像或宫颈赘生物声像图。

【鉴别诊断】

妊娠早期应排除先兆流产,中晚期则应排除前置胎盘、胎盘早剥、早产等产科疾病。

【妊娠与宫颈癌的相互关系】

1.妊娠对子宫颈上皮内瘤变的影响　有关孕期 CIN 的转归文献报道差异较大,25%～64%的孕期 CIN 于产后逆转,34%～47%于产后持续存在,3%～28%于产后进展,67%的原位癌产后持续存在。CIN 逆转的发生率,可能与子宫颈成熟和阴道分娩期间子宫颈不典型上皮丢失有关,而与分娩方式无关。

2.妊娠对宫颈癌的影响　妊娠是否影响宫颈癌的生长或扩散尚存在争论。大多数学者认为妊娠期生殖器官血运丰富,且淋巴管充盈和雌激素的作用,癌细胞更易经血行和淋巴扩散。但也有学者认为妊娠有抑制肿瘤生长的作用。

3.宫颈癌对妊娠的影响　①妊娠期:早期宫颈癌对妊娠影响很小,但晚期恶病质会影响胎儿的生长发育甚至造成胎死宫内。②分娩期:妊娠合并宫颈癌如果经阴道分娩,宫颈扩张可引起瘤栓的扩散,胎儿通过宫颈时往往引起宫颈撕裂、大出血、感染等危及母儿生命。患者胎盘偶可见癌细胞,但局限于绒毛间,无胎儿发病报道。

4.宫颈癌治疗对妊娠的影响　孕期 CIN 行冷刀锥切不增加妊娠不良结局的发生率,但增加剖宫产和流产、早产的发生率。而宫颈癌采用的治疗方法、治疗时间可显著影响胎儿的结局,因治疗往往需要提前终止妊娠而使胎儿的成活率明显下降,妊娠期间的化疗可能会造成流产、早产、胎死宫内、胎儿发育异常、畸形等。

【妊娠合并宫颈癌的治疗】

1.大多数 HPV 感染的孕妇宫颈细胞学正常,可不给予处理,但要进行随访观察。

2.妊娠合 CINⅡ、Ⅲ进展为宫颈浸润癌的风险很低,产后逆转率相当高,因此,对 CIN 的处理原则趋于保守。对于 CINⅠ、Ⅱ的孕妇,可以在整个孕期定期进行细胞学或阴道镜检测随诊,暂不做治疗。CINⅢ的孕妇,则应根据妊娠周数,孕妇对胎儿要求的迫切程度决定,原则上不必终止妊娠,不必治疗,但应密切随诊。无产科指征原则上可经阴道分娩,产后 6 周复查,如仍为 CINⅢ,可予激光、冷冻、Leep 刀或冷刀锥切等治疗。

3.妊娠合并宫颈原位癌:原则上不必终止妊娠,待足月后行剖宫产结束分娩,产后 6 周复查仍为原位癌者,如无生育要求可行全子宫切除,有生育要求者可行 Leep 刀或冷刀锥切,保留正常的卵巢。

4.妊娠合并宫颈浸润癌:子宫颈癌孕妇的处理,应该考虑许多因素:①宫颈癌的临床分期;②妊娠时期;③孕妇对胎儿要求的迫切程度;④医疗条件;⑤随访条件。原则上确诊宫颈癌时应考虑终止妊娠,进行手术或放化疗。

(1)宫颈微小浸润癌的处理:对宫颈癌Ⅰa 期孕妇,延迟治疗至胎肺成熟是安全的。对Ⅰa$_1$ 期可经阴道分娩,产后 6 周行阴式全子宫切除术。Ⅰa$_2$ 期孕妇分娩方式选择剖宫产术,同时行改良式根治性子宫切除术。年轻患者要求保留生育功能者可行经腹或经阴道子宫颈广泛切除术及腹腔镜盆腔淋巴/前哨淋巴结切除术,保留子宫体和卵巢。

(2)早期宫颈癌的处理:早期宫颈癌是指临床分期为Ⅰb～Ⅱa 期,建议尽早治疗,首选手术治疗,行广泛性子宫切除术＋盆腔淋巴结清扫术,年轻患者可保留卵巢。

(3)晚期宫颈癌的处理:对于Ⅱb期以上的宫颈癌患者,首选放疗。若胎儿能存活,可先行剖宫产,然后放疗。若胎儿不能存活,应根据孕周决定放疗时机,若为早期妊娠,宜直接行放疗,一般于放疗的20~24天,放疗量达35Gy(25~40Gy)时,可造成流产,若发生流产,即可行刮宫术,并于流产后3天继续注疗。若为中期妊娠,则应先行剖宫取胎术,术后2周开始放疗。对于晚期妊娠者,处理意见不一,有主张延迟至胎儿存活后行剖宫产,也有学者认为晚期子宫颈癌不宜延迟治疗,应尽早放疗。

(4)化疗:化疗在妊娠合并宫颈癌中的应用,目前尚存在争议。化疗药物对胎儿的影响取决于用药的时间、妊娠周数及药物。在妊娠早期,尤其是孕3~10周胎儿器官形成关键时期,化疗药对胎儿的毒性最大。5-FU、MTX、CTX、Arac等对胎儿的毒性最大。妊娠中晚期,化疗对胎儿的影响不大,有待进一步随访观察。

【预防】

1.普及防癌知识,提倡晚婚、少育。

2.定期进行宫颈癌的相关筛查,25~49岁妇女,每3年一次,50岁以上妇女,5年一次。对孕妇将宫颈细胞学检查作为产前检查的常规项目之一。

3.积极治疗宫颈癌前病变,如重度宫颈糜烂和CIN。

(李长虹)

第四节　妊娠合并输卵管癌

输卵管肿瘤是女性生殖道罕见的肿瘤。良性肿瘤更少见,以腺瘤样瘤多见,预后良好。输卵管恶性肿瘤分为原发性和继发性。绝大多数为继发性,占输卵管恶性肿瘤的80%~90%,常由子宫和卵巢转移而来。原发性输卵管癌发病率仅占妇科恶性肿瘤的0.5%。由于输卵管肿瘤常合并不孕史,故妊娠合并输卵管癌仅见个案报道。

【病因】

病因尚不清楚,可能与慢性输卵管炎、不孕、结核性输卵管炎及输卵管子宫内膜异位症有关。近年的研究发现遗传因素可能是输卵管癌的发病诱因之一。

【临床表现】

输卵管癌早期常无明显症状和体征,随着疾病进展,常表现为阴道排液、腹痛、盆腔肿块三联征。随着孕周增加、子宫增大,输卵管位置发生相对变化,输卵管癌可发生蒂扭转,引起突发、剧烈的腹痛,可伴有恶心、呕吐、发热等全身症状。当合并妊娠后,输卵管癌组织产生的液体无法通过宫腔排出,只能由伞端流向盆腔,积聚在子宫直肠陷窝里,产生直肠压迫症状。

【诊断】

由于症状不明显,妇检时输卵管不易叩及,因此,输卵管癌的术前诊断率极低,常常通过辅助检查方法提高输卵管癌的诊断率。

1.停经史、既往有阴道排液、出血及腹痛史。

2.妇检子宫增大与停经月份相符,部分可扪及附件区肿块。

3.血尿β-HCG阳性,血清CA125有助于诊断,但无特异性。阴道细胞学涂片见不典型腺上皮纤毛细胞。

4.B超见宫内妊娠图像,阴道彩超对早期输卵管癌具有一定的诊断价值,MRI可提高输卵管癌诊断的准确性。

5.高度怀疑输卵管癌时选择孕中期剖腹探查,组织病理学可确诊。

【鉴别诊断】

输卵管癌注意与附件炎性包块、卵巢肿瘤、子宫内膜癌相鉴别,当发生蒂扭转时,要与子宫肌瘤蒂扭转、急性阑尾炎、输卵管妊娠等疾病鉴别。

【妊娠与输卵管癌的相互关系】

由于妊娠合并输卵管癌罕见,对于两者之间相互关系的研究国内外尚处于初步阶段,许多机制有待进一步研究探讨。

1.妊娠对输卵管癌的影响　妊娠期虽然盆腹腔血运丰富,淋巴管充盈和体内雌孕激素的变化,但迄今尚无证据证明,妊娠会加速癌细胞的生长和扩散。

2.输卵管癌对妊娠的影响　输卵管癌组织机械性阻塞影响精子与卵子的结合,可明显降低妊娠率;绝大数输卵管癌合并慢性输卵管炎,合并异位妊娠机会明显增加。癌组织产生的渗液或坏死出血,反流入宫腔可影响囊胚的着床与发育,可能会引起流产、畸形甚至导致胚胎停育。晚期输卵管癌发生多处转移,尤其是子宫直肠陷窝种植瘤的形成可能会影响胎儿的分娩。

3.输卵管癌治疗对妊娠的影响　妊娠期采取治疗输卵管癌的手段往往会影响妊娠结局,手术增加流产、早产的风险,妊娠期间的化疗可能会造成流产、早产、胎死宫内、胎儿发育异常、畸形等。

【妊娠合并输卵管癌的处理】

妊娠合并输卵管癌的处理原则及术后辅助化学治疗与卵巢癌相似,以手术为主,辅以化疗、放疗的综合治疗。具体的治疗方案应根据输卵管癌的临床分期、肿瘤病理类型、妊娠期限及对胎儿要求的迫切程度略有不同。原则上确诊输卵管癌时应考虑终止妊娠,进行手术或放化疗。

1.原位癌　妊娠早期患者对胎儿要求愿望强烈的可观察至妊娠中期行单侧附件切除的保守性手术,晚期妊娠者,胎儿具备体外生存能力后,行剖宫产术的同时行全子宫切除＋双附件切除＋大网膜切除,术后不必辅助化疗。

2.Ⅰ期输卵管癌　妊娠早期,直接或流产后行全子宫切除＋双附件切除＋大网膜切除＋选择性淋巴结清扫,晚期妊娠者,可随访至胎儿具备体外生存能力后,行剖宫产术同时行上述手术治疗,术后诊断为Ⅰa、Ⅰb期,则不必给予辅助化疗。Ⅰc期患者给予以铂类药物为基础的联合化疗。

3.Ⅱ～Ⅳ期输卵管癌　一旦确诊为中晚期输卵管癌,其手术范围和化疗方案均与上皮性卵巢癌的处理非常相似,晚孕者,可随访至胎儿具备体外生存能力后,行剖宫产同时行肿瘤细胞减灭术,由于Ⅱ～Ⅳ期输卵管癌患者盆腹腔淋巴结转移率高达50％以上,因此,在行肿瘤细胞减灭术时应系统性清扫盆腔及腹主动脉旁淋巴结,以便精确分期,指导术后辅助化疗,术后给予以铂类药物为基础的联合化疗。

（张　杨）

第五节　妊娠合并滋养叶细胞肿瘤

妊娠合并滋养叶细胞肿瘤极罕见,它可分为:①妊娠合并完全性葡萄胎;②妊娠合并部分性葡萄胎;③妊娠合并绒癌;④妊娠合并胎盘部位滋养细胞肿瘤。妊娠合并滋养细胞肿瘤的发生率,国内外报道相差极大,与以往的报道存在片面性有关。但随着群众保健意识增强,医疗技术水平的提高,以及辅助受孕技术应用的增加,总地说来,妊娠合并滋养细胞肿瘤的发病率呈上升趋势。

【病因】

滋养细胞肿瘤的病因至今尚不清楚,可能与流产、异位妊娠、足月妊娠、感染、遗传、叶酸缺乏等有关。

【临床表现】

1.妊娠 8～12 周开始发生阴道流血,且常在 20 周以前出现妊娠期高血压疾病。

2.有阵发性下腹痛,妊娠呕吐出现早且重。

3.部分出现转移灶症状,如肺转移出现咳嗽、咯血,脑转移可出现头痛、抽搐、昏迷等。

4.子宫常大于停经月份。

5.阴道壁有时可见蓝紫色病灶。

【诊断】

1.停经史、既往有妊娠史、葡萄胎史。

2.出现上述临床表现。

3.可测定血 β-HCG、HPL 等。

4.B 超了解宫内妊娠情况。

5.绒毛染色体核型分析。

6.必要时行肺部 X 线片或 CT 检查。

【鉴别诊断】

要注意与流产、双胎妊娠、羊水过多、妊娠合并子宫肌瘤等疾病相鉴别。

【妊娠与滋养细胞肿瘤的相互关系】

1.妊娠对滋养细胞肿瘤的影响   对于妊娠是否会加速滋养肿瘤细胞的生长和扩散尚存争议,大部分研究认为,正常妊娠与葡萄胎并存的患者发展为持续性滋养细胞疾病的几率较高,可高达 50％以上。但有学者对此持不同意见,Sebire 等对 77 例患者临床结局的分析表明,无论是在早孕期终止妊娠,还是继续妊娠,发展为持续性滋养细胞疾病的风险为 15％～20％,与单纯完全性葡萄胎恶变几率相似。

2.滋养细胞肿瘤对妊娠的影响   研究表明,妊娠合并滋养细胞肿瘤继续妊娠者发生产科并发症及持续性滋养细胞疾病的风险增加。一些严重的并发症,如出血、妊娠期高血压综合征、胎膜早破等将使得妊娠被迫终止。妊娠合绒癌者,胎盘中的癌细胞可通过脐静脉转移至胎儿,引起胎儿绒癌,严重者可致胎死宫内。在分娩期,由于滋养细胞侵犯子宫肌层,常导致胎盘娩出后子宫收缩乏力引起产后大出血,而行子宫切除术。

3.滋养细胞肿瘤治疗对妊娠的影响   妊娠期合并滋养细胞肿瘤所采取的治疗手段如化疗、手术等均可对妊娠结局产生不良影响,可明显增加剖宫产、流产、早产、胎儿畸形、胎死宫内等妊娠不良结局。

【妊娠合并滋养细胞肿瘤的处理】

1.妊娠合并完全性葡萄胎的处理   对该类患者是否继续妊娠应遵循个体化的原则。必须充分考虑到患者的意愿、自身条件以及胎儿存活的可能性。虽然妊娠合并完全性葡萄胎患者的胎儿预后较好但患者的产科并发症和发展为持续性滋养细胞肿瘤的风险均增加,应根据 CVS、羊膜腔穿刺、胎儿染色体核型分析、血清 β-HCG 水平以及葡萄胎的体积等多项检查结果来决定是否继续妊娠。终止妊娠往往是由于孕妇严重的产科并发症和葡萄胎的恶变所致。若在妊娠过程中葡萄胎的体积明显增加以及血清 β-HCG 水平上升则葡萄胎恶变的几率较大应适时终止妊娠。如果能够控制产科并发症,胎儿核型正常发育正常,妊娠过程中葡萄胎的体积变化不大,血清 β-HCG 水平无迅速上升可以考虑继续妊娠。

2.妊娠合并不完全性葡萄胎的处理   因妊娠合并部分性葡萄胎绝大多数由染色体异常的受精卵发育

而成,胎儿的核型一般为三倍体,因此,胎儿常在孕 8～9 周即死亡,孕中、晚期部分性葡萄胎合并正常胎儿者罕见。可按不完全性葡萄胎的处理原则处理。

3.妊娠合并绒癌的处理　　一旦确诊妊娠合并绒癌,应尽早行化疗或联合手术干预。具体的治疗方案同样应充分考虑到绒癌的临床分期、妊娠时期、患者对胎儿及保留生育功能要求的迫切程度。发现于早、中期妊娠合并绒癌者可先化疗一疗程再终止妊娠,已有子女者可连同子宫一并切除。希望保留生育功能者行人工流产或剖宫终止妊娠或手术后均应分别化疗。妊娠晚期合并绒癌者若已有小孩也劝其作子宫切除和化疗。若胎儿接近足月又不愿终止妊娠则可化疗,此时化疗已不至于致畸和影响胎儿脏器功能。

4.妊娠合并胎盘部位滋养细胞肿瘤的处理　　妊娠合并胎盘部位滋养细胞肿瘤在临床上一般呈良性经过,但有 15%～25% 可发生远处转移,因而具有恶性生物学行为,已有子女者可连子宫一并切除,年轻妇女应保留卵巢。发现于早、中期妊娠合并胎盘部位滋养细胞肿瘤者,无产科并发症,无转移可考虑继续妊娠,但必须严密随访。若肿瘤继续增大引起出血不止或出现转移者,需立即终止妊娠。若胎儿接近足月,择期行剖宫产术的同时切除子宫,年轻妇女卵巢无转移者予保留卵巢。

(李长虹)

第六节　妊娠合并症的护理

一、妊娠高血压疾病

妊娠高血压疾病是妊娠期特有的疾病。该病是影响母婴健康、孕产妇和围生儿发病率及死亡率的主要原因。

1.护理评估

(1)相关病史:如年龄、经济收入、既往病史、家族病史、历次产检情况等。

(2)症状评估:了解孕妇有无头痛、眼花、恶心、呕吐、上腹不适等症状。

(3)实验室、影像学及其他检查:如①尿蛋白定量;②肝、肾功能测定;③眼底检查;④心电图、超声心动图、胎盘功能、胎儿成熟度检查等。

(4)护理体查:测量生命体征及体重;检查水肿程度;产科腹部触诊;听诊胎心音。

(5)心理社会支持:患者与家属对疾病的严重性表示担心,同时担心药物治疗会影响胎儿生长发育。

2.护理要点

(1)妊娠期高血压

①一般护理:每天睡眠充足(一般不少于 8h),宜侧卧。每天摄入蛋白质 100g 以上,适量蔬菜及富含铁、钙的食物。除全身水肿者外,不限制食盐。根据医师意见适当增加产前检查次数。

②治疗配合:遵医嘱用药。

③病情观察:密切注意病人有无自觉症状。每天测量血压及体重,数胎动。定期复查尿蛋白。定时监测胎儿发育情况及胎盘功能。

④心理护理:多数患者易产生焦虑、恐惧情绪而加重病情,因此须为患者及家属提供相关信息与支持;使其对治疗有信心,保持情绪稳定。

（2）子痫前期

①一般护理

休息：与妊娠期高血压相同。

饮食：适当减少食盐（约7g/d），高蛋白饮食（80～100g/d），减少动物性脂肪的摄入。

环境：病人尽量安置单人病室，避免声光刺激，同时尽量将治疗与护理操作集中时间进行，护理动作轻柔；病室备好急救物品。

辅助检查：留取24h尿蛋白定量标本、血液检查标本。

②治疗配合

镇静：遵医嘱使用镇静药，消除患者精神紧张，降低血压。

解痉：遵医嘱使用硫酸镁。用药前及用药过程中应注意，定时检查膝反射（存在）、呼吸（不少于16次/分）、尿量（不少于25ml/h或不少于600ml/24h）；治疗时备钙剂，一旦出现中毒反应，报告医师并立即静脉注射10％葡萄糖酸钙10ml。

其他对症治疗：遵医嘱用降压药，必要时用扩溶药、利尿药等。

协助终止妊娠：手术者遵医嘱做好剖宫产准备；对引产者，第一产程可遵医嘱使用镇静止痛药，缩短第二产程，协助手术助产，减少产妇用力；第三产程可遵医嘱注射吗啡；继续用硫酸镁治疗48h。

③病情观察

血压与症状：随时观察孕妇有无头晕、头痛眼花、上腹部不适等症状，临产后应更加注意；测血压每4h1次，产后24h至5d内仍有发生子痫的可能，故仍需监测血压，产后48h内至少每4h测量1次；记录24h尿量。

监护胎儿：每日数胎动，定时听胎心，必要时作电子胎心率监护。

并发症：监测有无胎盘早剥、胎儿窘迫、肺水肿、循环衰竭征象，如观察有无阴道流血、腹痛、胎心异常、呼吸困难等。

④心理护理：与妊娠期高血压同。

（3）子痫

①一般护理：防止外伤，床边置床栏，防止坠床；取出口腔活动假牙，将缠有纱布的压舌板放于上下臼齿之间，防止抽搐时咬伤唇、舌。病人尚未清醒前禁食。停留尿管，记出入量。保持呼吸道通畅、给氧，昏迷病人须平卧头侧位，必要时用舌钳将舌拉出，以免舌后坠影响呼吸。防感染及压疮：给予口腔护理及清洁外阴；定时翻身。

②治疗配合：基本与子痫前期的措施相同，并遵医嘱用5％碳酸氢钠纠正酸中毒。

③病情观察：专人守护。给予心电监护，每0.5～1h记录血压、脉搏、呼吸、胎心音1次；观察与记录抽搐情况、次数及尿量；观察宫缩情况及有无出现并发症。

3.健康教育

（1）做好产前保健教育，使妇女重视到产检是控制该病的重要措施。

（2）嘱妇女确诊早孕后开始产前检查；按要求定时产检。

（3）饮食指导：教育孕妇避免过多摄入脂肪和盐，增加富含蛋白质、维生素、铁、钙和其他微量元素的食物；在医师指导下补充钙剂等。

（4）产后复查：嘱产妇产后42d到医院复查。

【相关链接】

表 16-1　妊娠高血压疾病分类及临床表现

分类	临床表现
妊娠期高血压	BP≥140/90mmHg,妊娠期首次出现,并于产后 12 周内恢复正常;蛋白尿(一);病人可伴有上腹部不适或血小板减少,产后方可确诊
子痫前期:轻度	BP≥140/90mmHg,孕 20 周后出现,尿蛋白≥0.3g/24h 或(＋);可伴有上腹不适、头痛等症状
重度	BP≥160/110mmHg,蛋白尿≥2.0g/24h 或尿蛋白(＋＋);血肌酐>106μmol/L(12mg/L);血小板<100×10^9/L;微血管病性溶血(血 LDH 升高);肝酶上升;持续头痛或有其他脑神经、视觉障碍;持续上腹不适
子痫	子痫前期孕妇抽搐不能用其他原因解释
慢性高血压并发子痫前期	高血压孕妇妊娠 20 周前无尿蛋白,若出现蛋白尿≥0.3g/24h;高血压孕妇妊娠 20 周前突然蛋白尿增加,血压进一步升高或出现血小板<100×10^9/L
妊娠合并慢性高血压	BP≥140/90mmHg,孕前或孕 20 周以前或孕 20 周后首次诊断高血压并持续到产后 12 周后

二、妊娠合并糖尿病

糖尿病与妊娠同时存在者称妊娠合并糖尿病,分为糖尿病妊娠(孕前已有糖尿病)、妊娠期糖尿病(GDM,孕期首发,占 80％以上)两类。

1.护理评估

(1)病史/高危因素:了解年龄、是否肥胖,询问过去有无糖尿病史及糖尿病家族史、不良孕产史。

(2)症状评估:了解孕妇有无糖尿病症状;分娩期、产褥期观察产妇有无低血糖症状、酮症酸中毒症状。

(3)护理体查:测量孕妇生命体征、体重;产科腹部触诊、听诊胎心音。注意有无发生糖尿病并发症,如妊娠期高血压疾病、羊水过多、感染和胎儿窘迫等。

2.护理要点

(1)一般护理:注意个人卫生清洁,避免皮肤破损,预防感染。

(2)饮食护理:饮食控制十分重要,原则是保证母儿必需的营养,维持血糖正常水平,预防酮症,保证孕期正常的体重增加(控制理想增长范围:10～20kg);控制餐后 1h 微量血糖在7.8mmol/L,餐后 2h 微量血糖<6.7mmol/L,同时遵医嘱补充钙剂、叶酸、铁剂。

(3)注意观察胎心率、皮肤情况;重视孕产妇主诉。

(4)心理护理:教育孕产妇及其亲属相关的知识、技能,使病人保持情绪稳定,参与、配合病情监测及治疗。

3.健康教育

(1)计划生育:①对糖尿病妇女是否适宜妊娠及何时妊娠的问题,应指导其咨询专科医师;②对不宜妊娠者,建议用避孕套避孕,若已受孕,劝导其尽早终止妊娠;③适宜妊娠者,告知其配合治疗,严格控制血糖的重要性。

(2)妊娠期保健:受孕后按医嘱测血糖,有异常者,立即复诊。

(3)给孕妇进行与疾病相关的知识讲座,教育孕产妇通过饮食、运动控制血糖的方法。

(4)产后复查:孕期空腹血糖明显异常的患者,产后尽早复查空腹血糖;血糖值正常者应在产后 6～12 周做葡萄糖耐量试验,若异常仍为患糖尿病;正常者每 3 年检查血糖 1 次。

【相关链接】

1.妊娠期糖尿病检查方法

(1)2 次或 2 次以上空腹血糖≥5.8mmol/L 可诊断。

(2)糖筛查试验:常在妊娠 24～28 周进行。50g 葡萄糖粉溶于 200ml 水中,5min 内服完。之后 1h 测血糖值≥7.8mmol/L,为糖筛查异常。

(3)OGTT 试验:空腹 12h 后,口服葡萄糖 75g,测空腹及服糖后 1、2、3h 4 个时点的血糖。血糖正常值为(上限)5.6mmol/L、10.3mmol/L、8.6mmol/L、6.7mmol/L。其中两项或两项以上达到或超过正常值可诊断为妊娠期糖尿病。仅一项高于正常值诊断为糖耐量异常。

2.葡萄糖耐量试验(OGTT)的注意事项

(1)试验前 3d 不限制正常饮食与活动,每日摄入糖类量应>150g。

(2)为保证 OGTT 结果的可靠,测定应于禁食 10～14h 内进行(不<8h 或>14h)。

(3)试验期间,不准吸烟、进食或饮料,但可摄入水;还应静坐等候。

三、妊娠合并心脏病

妊娠、分娩及产褥期均可使心脏病患者的心脏负担加重而诱发心力衰竭,是孕产妇死亡的重要原因之一。

1.护理评估

(1)病史:了解所患心脏病的类型,以往诊疗情况及心功能状态;每次产前检查情况及心功能状态;有无诱发心力衰竭的潜在因素。

(2)症状评估:了解孕妇休息与活动后的感觉、状态、食欲、睡眠情况。

(3)护理体查:观察呼吸频率,有无唇周发绀、颈静脉征及下肢水肿。视诊心尖搏动区。触诊肝、脾脏。听诊心尖区、二尖瓣区的病理性收缩期及舒张期杂音、心率、心律;肺部有无啰音。观察及检查产科情况。

(4)评估心功能分级:动态评估心功能,尤要注意有诱发心力衰竭因素的孕妇,有无早期心力衰竭表现。

(5)辅助检查:X 线检查、超声心动图均提示心脏有器质性病变;心电图检查显示异常心电图波形特点。

2.护理要点

(1)妊娠期

①一般护理:休息与活动,每天至少有 8～10h 睡眠时间;根据心功能状况适度活动,避免过度劳累及情绪激动。进食高蛋白、高维生素、低脂肪、低盐及富含钙、铁物质食物,预防贫血、便秘。自妊娠 16 周起,食盐摄入量每天小于 4～5g。孕期体重增加不应超过 10kg。

②病情观察:动态监测心功能,及时发现早期心力衰竭及产科并发症,如心力衰竭、亚急性感染性心内膜炎、缺氧和发绀、静脉栓塞和肺栓塞、胎儿生长受限、胎儿窘迫。

③心理—社会支持:因患心脏病易使孕妇、亲属感到焦虑,耐心听取孕妇倾诉,详细解答疑问;教育孕妇及其亲属日常保健的知识及配合治疗,鼓励家属多给予孕妇关爱及支持。

(2)分娩期

①病情观察:进行心电监护,了解其症状,注意心功能变化;注意观察产程进展,定时听胎心;对用强心

药者,观察其药物反应。

②第一产程护理:协助产妇少量多餐饮食;卧床休息,侧卧位;指导减轻宫缩痛的技巧,适当给予地西泮、哌替啶(杜冷丁)镇痛;严密观察血压、脉搏、呼吸、心率,若发现早期心力衰竭,予半卧位,遵医嘱高浓度面罩给氧,并给毛花苷C(西地兰)0.4mg加50%葡萄糖20ml,缓慢静脉注射;如产程进展受阻、胎儿窘迫或心功能不全进一步恶化,报告医师,并遵医嘱做好剖宫产术前准备。

③第二产程护理:宫口开全,嘱产妇张嘴哈气,避免屏气用力,配合医师行钳产术或胎头吸引术以缩短产程。

④第三产程护理:防止心脏负担加重,在腹部放置1～2kg沙袋24h;保证休息,遵医嘱给予产妇皮下注射吗啡5～10mg;预防产后出血,按摩子宫,并遵医嘱使用缩宫素10～20U;如产后出血过多需输血、输液时,应控制输入速度。

⑤心理护理:陪伴产妇,随时与产妇交流,使之情绪稳定,配合医护工作。

(3)产褥期

①一般护理:产后24h内卧床休息;指导合理饮食及协助生活护理;便秘者可用缓泻剂。

②病情观察:产后72h内严密观察产妇心率、脉搏、呼吸的变化及心功能状态,防止发生心力衰竭。

③心理护理:与分娩期相同。

3.健康教育

(1)孕前:咨询是否适宜妊娠;对不宜妊娠者,指导其采取有效避孕措施。

(2)孕期:①对不宜妊娠的心脏病孕妇,劝导其在孕12周前行人工流产。②定期产前检查,一般孕20周前每2周1次,孕20周后每周1次,或按病情随诊及家庭访视。出现早期心力衰竭及孕36～38周者应住院治疗及待产。

(3)产褥:①指导喂养方式,指导心功能Ⅰ、Ⅱ级产妇哺乳,但避免劳累。告诫心功能Ⅲ或以上者不宜哺乳,并回奶。②指导计划生育,告知不宜再妊娠且心功能良好者于产后1周行绝育手术,若心力衰竭,待控制后才可行手术,未做绝育手术者应严格避孕。③建议出院后遵医嘱复诊、治疗。

(4)告知孕/产妇要预防上呼吸道感染、口腔炎、泌尿生殖系统感染。讲解妊娠合并心脏病的相关知识。

【相关链接】

1.心力衰竭的分度

(1)轻度心力衰竭:心功能Ⅱ级。

(2)中度心力衰竭:心功能Ⅲ级。

(3)重度心力衰竭:心功能Ⅳ级。

2.心功能分级与活动指导

(1)Ⅰ级:一般体力活动后无异常表现,因而一般体力活不受限制。

(2)Ⅱ级:一般体力活动略受限制,日常劳动后有疲劳、心跳、气短或胸闷等不适,休息后恢复如常。应多卧床休息,限制一般的体力活动,避免比较强的活动。

(3)Ⅲ级:一般体力活动显著受到限制,日常一般体力活动即有疲劳、心跳、气短或心绞痛等不适,休息时无症状。应卧床休息,严格限制一般的体力活动。

(4)Ⅳ级:休息时即有心功能不全症状,任何轻微体力活动即可致不适或加重不适,有明显心力衰竭现象。应绝对卧床休息。

四、妊娠合并血小板减少

妊娠合并血小板减少症是妊娠期常见的出血性疾病,以凝血功能障碍、出血为特点,可由多种内科合并症和妊娠并发症引起,在分娩、手术过程中可导致出血、新生儿颅内出血等,对母婴有较大危害。

1.护理评估

(1)病史:既往有无皮肤黏膜出血、月经过多等病史,以及产前检查情况。

(2)一般情况观察:面色、脉搏、血压,有无头痛、嗜睡、神志模糊。

(3)出血症状:皮肤、黏膜有无出血点、瘀斑,有无鼻出血、牙龈出血以及呕血、便血。

2.护理要点

(1)产前护理

①使用激素有增加感染的可能性,应严格掌握无菌操作,控制家属探视人数。

②协助定期监测血小板计数时,尽量做到一针见血;抽血时要流畅,以免影响检测结果;抽毕拔针时应用棉球按压进针处10min以上,直至不出血为止,以减少皮下淤血的发生。

③注意观察出血症状:观察孕产妇的皮肤、黏膜有无出血点、瘀斑,询问刷牙时有无出血,有无鼻出血、呕血、便血,必要时定期送验大便隐血试验;同时观察病人尿色;密切观察面色、脉搏、血压,注意观察有无头痛、嗜睡、神志模糊等神经系统症状;若发现神志异常、面色苍白、四肢发冷、出冷汗、心悸等及时报告医生,采取抢救措施。

④饮食指导:多食优质蛋白质、铁、钙、磷及维生素含量丰富的食物。

⑤活动指导:减少活动量,避免外伤。

⑥加强胎儿监测:指导孕妇自数胎动,定时进行胎心监护。

(2)产时护理

①严密监护产程,减少会阴侧切、避免产道裂伤,减少出血。遵医嘱输注血小板及使用宫缩药物;预防产后出血。

②正确处理第三产程,检查及处理软产道损伤;防止膀胱过度充盈,保持良好的宫缩。

(3)产后护理

①观察有无上述出血症状以及子宫复旧情况,密切了解宫底高度和硬度,了解恶露的量、色、味,切口有无渗血;有留置尿管者,注意观察有无血尿出现。

②减少感染因素:加强基础护理,保持产妇皮肤的清洁,防止破损;加强口腔护理,餐后及时漱口;产后保持会阴清洁。

③指导产后哺乳:是否施行母乳喂哺视母亲病情及新生儿血小板情况而定。

3.健康教育

(1)教育产妇要按医嘱用药,不要自行减量或停用。

(2)按医嘱定期复查,有阴道流血增多应即时就诊。

(3)注意个人安全,预防跌倒、碰撞等,留意有无出血倾向。

(4)加强营养,增强自身抵抗能力。

(5)注意休息与运动结合,养成良好的生活习惯,做好个人卫生,减少到公众场所的活动,预防感染。

（王　俊）

第十七章　妊娠合并病毒感染及特殊感染

第一节　妊娠合并巨细胞病毒感染

巨细胞病毒(CMV)在宿主组织中形成巨大细胞,引起巨细胞包涵体病(CMID),因之得名。1956～1957年在3个不同实验室分离出所谓人类巨细胞病毒(HCMV)。Simth(1956)从死婴颌下涎腺和另外婴儿的肾脏得到两个菌株。同时Weller及其助手(1957)从一个因肝、脾大,黄疸,脉络膜视网膜炎死亡的小头婴儿的肝脏中分离出包涵体,经鉴定是CMV,此种病毒可引起先天性缺损、流产、单核细胞增多症、间接性肺炎、肝炎、宫颈炎、尿道炎,并与前列腺癌和膀胱癌等的发生有关,也是引起智力迟缓最常见的原因。次种病毒在人群中的感染很普通。我国预防中心病毒研究所应用酶联免疫吸附法(ELISA)检测血清抗体CMV抗体,发现5岁以下的婴幼儿阳性率为50％,6～15岁达80％,16～20岁为84％,21～50岁为82％～90％,50岁以上达100％。

(一)病原体

CMV是疱疹病毒(HV)属的一组病毒,在形态与其他病毒相似,病毒衣壳为20面对称立体,由162个子粒组成,核衣壳外常有一层松散的脂蛋白包膜,核衣壳的直径为110nm核酸使双链DNA。巨细胞密度为$0.176kg/m^3$,尿嘌呤和胞嘧啶占57％,分子量为$3.2×10^7$。受感染的细胞体积显著增大,可达25～40μg,随后出现胞浆内嗜酸性包涵体和核内嗜酸性包涵体。全身各器官组织均可有病变,以涎腺、淋巴结、肝脏、脾及肺为最显著,脑及肝脏组织中有局灶性坏死及炎症反应。隐性感染者多见。感染后病毒自涎液及尿液排出体外。CMV在PH<5、20％乙醚、56℃ 30min和紫外线照射5min时完全灭活。

(二)临床表现

健康成年人的CMV感染多为亚临床型,常无明显的临床表现,故难确定此病毒感染的潜伏期。全身感染极为少见,多发生于身体极度衰弱的各种慢性病及有免疫功能缺陷的患者。临床表现以间质型肺炎最为多见,其他脏器如肝脏、肾上腺等均可受损害,如发生感染,常有发热。故当不明原因的发热时,应考虑有CMV感染的可能。

年轻人的初次感染,偶可发生与传染性单核细胞增多症相似的临床表现,主要症状为发热,而无咽炎及淋巴结肿大,多伴有轻型肝炎和脾大,周围血中有不典型淋巴细胞,偶有病发心肌炎、肺炎和溶血性贫血者。病程不长,可完全恢复。

1.输血感染　输血可引起感染。行心脏大手术的患者,输血后可发生单核细胞增多症,为一种发热时间较长、脾大并伴有周围血象中不典型淋巴细胞增多的综合征,与输血次数和总量有关。有人报道,多次输血的患者,其CMV补体结合抗体滴度的变化为21％,而一次输血者仅为7％。据估计有5％的给血者可能将病毒传给受血者,所以避免对患者多血源给血。输血后感染常为亚临床型,CMV感染有致死的潜能,但在很多病例中又表现是无害的。虽然这种病毒感染可广泛传播,但只有在胎儿和免疫缺陷者以及接受免疫抑制的治疗者中,才能引起严重病变。

CMV 感染有两种类型:一种是原发性感染,即 CMV 血清学阴性的受体接受 CMV 血清学阳性的供体,由输血发生的感染者;另一种是重新活跃或重新感染,即原先已有 CMV 感染潜伏体内(潜伏部位在涎腺、乳腺、肾脏、白细胞或其他腺体中,可长期或间歇地排除病毒),当免疫功能降低时,病毒重新活跃,进入复制或感染新的病毒株者。我国承认既往感染率相当高,故器官移植后原发性感染比较少见,大部分病例均为病毒重新活跃或重新感染。

2.器官移植患者 CMV 感染　　我国学者段艳平(1992)报道采用病毒分离方法,自 28 例器官移植患者尿液中分离 HCMV,阳性者 11 例,9 例为肾移植受者,2 例为胰腺移植受者。11 例阳性患者中,9 例伴有发热,可能是 HCMV 活动型感染最常见的症状,甚至是惟一的症状。伴有 HCMV 活动性感染的移植患者,其移植物功能可受到不同程度损伤,甚至功能丧失。若有肺部广泛性感染,患者情况将更为严重。张仕光等(1996)报道肾移植患者 CMV 感染率为 23.1%(30/130),其中原发性感染仅 4 例,重新感染或重新活跃者 26 例(86.7%)。资料表明 CMV 感染最常发生在移植术后 6 个月之内。在危险因素中,最值得注意的是激素治疗无效、产生严重排斥的患者用抗淋巴细胞球蛋白(ALG)或 OKT_3 治疗者。由于 CMV 感染无特异性临床表现,单靠临床症状和体征难以诊断,故实验室检查非常重要。常规病毒分离需要 4 周常能得出结果。CMV 特异性 IgG 抗体升高 4 倍一般相隔至少 2 周,难以满足临床要求;核酸杂交实验(NAHT)和聚合酶链反应(PCR)检测 CMV 内的 DNA,方便灵敏,特异性好,能早期快速确定 CMV,对控制 CMV 感染有很大帮助。

子宫内感染可引起死胎或早产,新生儿出生后可立即出现症状,也可迟至生后数周或数月开始出现症状。CMV 侵犯胎儿可引起黄疸,胆淤,肝、脾大,脉络膜视网膜炎,溶血性贫血,小头畸形,视神经萎缩和肺炎等,多于出生后数日或数周死亡。存活者可遗留脑发育不全、智力低下、精神不正常。对先天性 CMV 感染不明显而脐血 IgM 水平高者,需延长随访,常需出生后数月甚至数年,才能下诊断。近年来发现胎儿 CMV 感染者产生不同的非神经性的缺陷:心脏的畸形,如先天性二尖瓣和肺动脉瓣闭锁不全,室间隔缺损,甚至出现法洛四联症;腹股沟疝、骨骼的病变也常见。新生儿输血后可发生 CMV 感染,所以随访接受过输血的婴儿非常重要,因约 5% 的供血者能将病毒传递给受血者。婴儿感染多发生在出生后头 3 个月内。Reynolds 等认为新生儿 CMV 感染主要发生在胎儿通过受感染的产道时或通过乳汁传播。隐性 CMV 感染的激活常常发生在妇女妊娠期,器官移植、白血病和癌症经长期免疫抑制治疗的患者,易形成全身播散或出现间质性肺炎。

(三)诊断与鉴别诊断

此症常无明显的临床症状,因此诊断较难。从尿沉渣涂片中找到有包涵体的增大的细胞是诊断此症最简单的方法,但这种细胞数目不多,检查的阳性率不高。因此,诊断还有赖于从血液、尿液、涎液及活检中分离病毒并鉴定,或用血清学的方法做出诊断。

1.病毒分离和鉴别　　分离病毒是决定感染存在最可靠的方法。病毒存在于尿、宫颈分泌物、涎液、咽喉部和白细胞中。在妊娠妇女中,大部分用尿与宫颈分泌物作病毒分离,由患者的尿中分离病毒,是诊断 CMV 感染最确切的方法。取尿做病毒培养,10d 后分离出病毒。近来报告在病毒尿出现之前,已可以从周围血中分离病毒。出生 4 周内婴儿尿分离出 CMV 基本可以确定为先天性感染。

2.血清学检查　　最常用的是补体结合实验(CFT)和血凝抑制实验(HIT)。婴儿出生后不久血清中检出特异性 IgM 抗体取代,而且 IgG 抗体滴度比 IgM 持续时间长,故单独检出 IgG 抗体可能是既往感染的结果,检出 IgM 抗体则提示近期病毒感染。急性感染的诊断可用血清中抗体水平的升高确定,间隔 7d,如抗体水平升高,就可考虑为近期的感染,但血清学检查不能正确评定潜在 CMV 感染存在。

虽然在疾病的开始时测定病毒抗原是病毒感染的快速特异性诊断的最好方法,然而因病变所在部位的关系,有时难于采取合适的标本来检测病毒抗原,或检测时局部分泌物或病灶中抗原已消失,因而检测特异性 IgM 抗体仍是早期和快速诊断的一种方法。

3.电镜检查　在临床标本中病毒颗粒数量极少的情况下,须用电镜才能检出病毒颗粒,观察病毒的形态,以进行鉴定,并可根据包涵体内病毒颗粒的形态做出诊断。

免疫电镜(IEM)是以同种抗体与待测标本混合,使抗体与标本中的病毒颗粒发生凝聚,在离心浓缩比聚合物,用负染法观察,可成功地检出多种病毒,尤其是尿液标本中的病毒。应用 IEM 技术可精确识别细胞培养中生长的病毒,并能在较短的时间内,对新分离的病毒精确分型,且能在经超速离心的血清标本中观察到几种病毒,并根据其独特的微细结构加以区别。以 pap 染色涂片,光学显微镜检查可发现脱落细胞中的病毒包涵体,再将含有病毒包涵体的细胞制备超薄切片,用电镜检查,可识别特异的病毒因子。以电镜检查先天性 CMV 感染患儿的尿液标本,可在 15~30min 内检出 CMV 颗粒。

进行快速特异性诊断的方式是收集患者的分泌物、渗出液、刮取物、活组织等,尽快地在 3~4h 内查出病毒抗原或病毒颗粒。取样中需要有足够数量完整的细胞,尽可能避免黏蛋白、炎症细胞及细胞碎片,或在制备时用洗涤法去除,将标本立即送检。

4.免疫荧光检测(IFA)　在快速诊断方面,此方法比电镜更为灵敏,可检测特异性 IgM 抗体,且能检测大量标本,减轻很多病毒的培养分离工作,并简化很多病毒的鉴定步骤。

5.免疫酶技术(IET)　将一种酶与抗病毒的特异性 IgG 通过过氧化物酶结合,过氧化物酶标记的抗体能在低温下保存几个月。这种技术的优点在于普通光学显微镜观察。此法已被成功地用于检测组织培养中的病毒抗原。1976 年 Gerna 等报道用此法鉴定巨细胞病毒的第一代分离株,认为此法灵敏、特异,可在 90min 内得出结果。

6.DNA 杂交技术(DNA-HT)　DNA 杂交技术是一种在分子水平分析 DNA 基因的技术。目前已可应用生物素(biotin)标记或地高辛(digoxin)-探针(probe)检测孕妇血、脐血、绒毛、羊水、胎盘以及新生儿尿中 CMV-DNA。方法简便、快速、易行,敏感性达 88%,准确性达 88%,可测出 5~10pg HCMV-DNA(2~4104 病毒基因),使用更为方便。

7.多聚酶链反应(PCR)技术　本法可将 CMV 序列扩增 2×10^5~2×10^6 倍,敏感性达 1 个病毒基因 4$\times10^4$ 细胞,且可在 5h 内得出结果。现已成功用于临床 CMV 感染诊断。所能检测指标项目与 DNA-HT 完全相同,有报告两者检测结果经统计学分析极相符合。为几种方法间检测 CMV-DNA 提供临床诊断的可靠性取得了相互验证,但单独 CMV-DNA 阳性结果不能肯定是否原发性或新近感染,因隐性感染亦可出现阳性结果,故还需根据病史、临床表现及检测 CMV-IgM。

(四)妊娠期感染及其影响

妊娠期感染 CMV 可通过胎盘感染胎儿,是除风疹外对胎儿影响最多的病毒。据报道,患 CMV 感染伴有发热的孕妇,从其流产的羊水、胎盘及胎儿的肝脏和大脑组织中分离到 CMV,证实是母体 CMV 血症中的病毒传播到胎儿。妊娠初 2 个月内感染,易造成胎儿严重疾病,妊娠前半期 CMV 原发感染或潜伏病毒的再活动,均可导致胎儿先天性感染。据估计,孕妇原发感染率为 1‰~2‰,其胎儿先天性感染的危险大约是 50%。先天性感染的婴儿出生时可无症状或有轻重不等的表现,严重者可累及许多器官,尤其是中枢神经系统,甚至迅速死亡。患儿可有肝、脾大,黄疸,血小板减少性紫癜,小头畸形,脑钙化,视网膜脉络膜炎和视神经萎缩。所有存活患儿均有不同程度的听力和视力缺陷,语言、意识、运动障碍、智力低下和其他精神发育异常。这些脑损害在轻症者,可延至生后数月或更长时间后才被发现。已证明 CMV 性传播疾病的一种,病毒可存在于精液中,不仅能使宫颈受到感染,而且可使宫内的胚胎受到感染。

感染 CMV 的孕妇,在妊娠后期可由尿和宫颈排除病毒,宫颈分泌物病毒较尿中更常见,阳性率随妊娠月份的增加而增加,故新生儿即使幸免宫内感染,分娩时经产道仍可受染。婴儿感染率可高达 40%。临产前后的 CMV 感染,一般是慢性过程而无症状表现,但从尿和咽分泌物中可检出病毒。约有 25%CMV 血清学反应阳性的妇女,在产后乳汁中可分泌病毒,母乳喂养亦可感染婴儿,故婴儿出生后数月中可获得CMV 感染。先天性感染常有明显的遗留损害,特别是中枢神经系统;后天获得性感染,一般症状轻,即使感染发生在新生儿时期也预后良好。

妊娠期复发的 CMV 感染,不一定导致婴儿先天性感染。因复发 CMV 感染的母体中多有一定水平的循环抗体,母体的 IgG 能通过胎盘,在少量病毒侵袭胎儿时可给予有限的保护。

Altshuler(1974)报道,病理检查结果证明妊娠 12～24 周时,若胎盘有浆细胞的浸润,CMV 包涵体的存在及绒毛局部基质的纤维化,皆为病毒性胎盘炎的表现。此外,CMV 包涵体可在胎儿肺、肾脏、肝脏、睾丸和眼组织周围检出。Dehner 与 Askin(1975)报告在子宫内膜腺体细胞中有包涵体存在与自然流产有关。他们观察到双染色的细胞内包涵体,其直径 $20～25\mu m$,认为这些形态的发现可作为 CMV 感染的象征。另有研究发现经嗅神经传递 CMV 到脑室管膜区域是发生在妊娠 3 个月内。

CMV 属于 HV 类。潜伏病毒感染的复活作用,是妊娠期病毒尿和宫颈分泌物中病毒存在发生率高的原因,但考虑潜伏病毒的复活作用,也应考虑到轻度慢性感染的增剧,或重复感染。潜伏 CMV 感染的复活可引起先天性感染,但这种先天性感染是孕妇重复感染不同病毒株的结果,还是属于原发感染病毒随后的复活作用? Stagno 等(1973)检查病毒的抗原成分,由同一妇女相隔的两个婴儿中分离的病毒株之间无大差别,因而确定是复活的病毒感染第二个婴儿。

(五)预防

1.婚前与孕前期　在婚前检查或孕前应常规行 CMV 感染的检查,做到无病早防,有病早治的宣传教育。

2.妊娠期　妊娠早期应检测母血 CMV-IgM,如仅 IgM 阳性,属原发性感染,一般认为孕龄越小,胎儿受损越重,可考虑预防性人工流产。中孕、晚孕如属继发性感染,一般影响较小,可在严密观察监护下继续妊娠。但检测必须动态进行,单凭一次检验结果难以判断。

3.分娩期　对有 CMV 感染史的孕妇可常规行宫颈分泌物 CMV 检查,据报道有 CMV 感染孕妇宫颈CMV 感染率为 7%～28%。通过产道胎儿被感染率为 50%,因此,宜选择剖宫产术,但在术中应尽可能避免胎儿吞入母血及羊水。新生儿出生后尽量清除皮肤、口腔、鼻腔及气管中的分泌物,同时留脐血、新生儿尿送检,如为阳性可作相应处理并定期随访。

4.哺乳期　应挤出乳汁送检 CMV,有 CMV 活动性感染的产妇,不宜给新生儿哺乳,因哺食感染的母乳后,婴儿 CMV 的感染率可达 70%,可行人工喂养,以免引出生后感染。

5.疫苗接种　Plotkin 从先天性感染的婴儿中分离的 Towne 毒株,经细胞培养 125 代,制成活疫苗。初步试用的结果表明,疫苗能刺激产生 CMV 抗体而副作用小。1977 年他又观察到 Towne 株活疫苗在人体试验中能产生无症状感染,并伴有抗体产生,没有观察到尿中排毒,但应用活 CMV 疫苗所带来的问题是疱疹类病毒有潜在的致癌作用。后来发现 CMV 能引起人类胚胎肺细胞在组织培养只能发生瘤性变化等。只有加强对 CMV 致癌作用及母体、胎儿和病毒之间复杂的相互关系的研究,才能用疫苗有效地对抗CMV。使用高滴度的抗 CMV 免疫球蛋白进行被动免疫,因可能有潜在性亚临床病变,且往往是反应性慢性病变,也不可行。近年来国外研制两种 CMV 减毒活疫苗(AD169 与 Towen125),在高危人群中试用证明其安全性,并对肾移植引起的严重 CMV 疾病有一定保护作用。但对于如何排除这种活疫苗的致癌潜能,仍未完全解决。应用 CMV 包膜糖蛋白研制不含病毒 DNA 的亚单位疫苗或基因工程疫苗,为目前国内、外研究的方向。

（六）治疗

临床使用的抗病毒药物,包括嘧啶类的碘苷(IDU)、阿糖胞苷(ara-C)以及嘌呤类的阿糖腺苷(ara-A)。前者主要抑制 DNA 多聚酶。但此类药物对宿主的 DNA 多聚酶亦有影响,以非特异性形式干扰正常细胞的 DNA 代谢。因此,目前使用的各种化学制剂都有一定的毒性。可用于治疗一小部分先天性感染的婴儿,在部分患儿中取得了暂时性的抑制病毒分泌的作用,但未获得实质性的临床效果。

使用抗病毒药物阿昔洛韦无明显效果。最近应用丙氧鸟苷治疗周边性视网膜炎,可防止感染向视网膜中心扩展。丙氧鸟苷若与高滴度的抗-CMV 免疫球蛋白合用,有报道其有效率可达 50% 以上。但应注意丙氧鸟苷有可能产生粒细胞减少及肝功能损害等副作用。

关于干扰素(IF)的应用问题:IF 能调节细胞功能,是脊椎动物多种细胞(包括上皮细胞、纤维细胞、巨噬细胞和淋巴细胞等)感染病毒后所产生的一种抗病毒蛋白质,是细胞对抗病毒感染的早期保护性效应,具有抑制病毒繁殖、细胞分裂、肿瘤生长和调节机体免疫反应等多种功能,还可以改变细胞膜的生物学性质。IF 有广谱的抗病毒作用,副作用很少,同种的 IF 不产生抗体可以反复使用,且不产生耐药性。

注射 IF 治疗 CMV 感染,小剂量无效,大剂量可以抑制病毒尿症或病毒血症,使病情好转,故应使用较多有效单位、较大剂量、较多次数和较长时间的纯化干扰素,以提高疗效。

目前对 IF 治疗 CMV 感染并无一致意见。有报告对肾移植者预防性应用 IF 可减少移植后的 CMV 感染。也有学者观察到应用人体白细胞干扰素治疗 10 例 CMV 感染的孕妇,其中有 4 例转阴的报道。

（刘　艳）

第二节　妊娠合并弓形虫感染

弓形虫病是由鼠弓形虫引起的广泛传播疾病,也能感染猫、猪、犬、羊、牛、兔等。现已知完全宿主只有猫和其他猫科动物,其无性和有性发育周期都在宿主的肠上皮中完成,卵囊合子污染的水和食物等而感染。人群普遍易感,但人不排虫卵。人类感染多无症状,有症状者也轻重不一。本病特点是慢性过程、神经系统损害、淋巴结及肝脾大;常侵犯肌肉、心肌及眼睛。据血清学调查,全世界 1/4 人口受到弓形虫的威胁,血清阳性率达 25%~50%,尤以欧美普遍,法国巴黎高达 85%。我国流行病学调查表明,北京间接血凝法(IHA)及间接荧光素标记抗体法阳性率为 23.5%,广州 IHA 阳性率为 2.6%~17.7%,上海 IHA 阳性率为 4.6%,太原 IHA 阳性率为 2.69%,可见世界各地均有不同程度的感染。弓形虫感染能导致胎儿畸形、流产、早产或死胎,对孕妇及胎儿形成威胁,故已在围生医学中引起重视。

（一）病原体

鼠弓形虫是原虫类寄生虫,属于孢子虫纲、弓形虫属,是固有球虫类寄生虫。与多数的球虫一样有嗜碱性胞浆和一个明显的核,在特殊的宿主中有肠上皮周期并能在肠道绒毛中形成卵孢子囊,随粪便排出。卵孢子囊可以抵抗许多化学药剂,温室下可生活很长时间,在水中或潮湿土中生存 4 个月,在 4℃ 抗凝血中可存活 50d。

Frenkel 等(1970)研究了 13 种宿主,只有猫能排出卵孢子囊而成为传染给人的媒介,猫猎食感染的动物后,孢子囊在其肠道进行有性繁殖,经 10~20d 排出卵孢子囊,具有感染性。另外,吃生的或不熟的肉,接触养花的土壤也可被感染。关于输血能否感染尚未证实。

（二）临床表现

潜伏期为数日或数年，与猫有关而发病者为1～3周。临床表现有先天性及后天性两类。

先天性弓形虫病常因母体在孕期被感染，虫体通过胎盘感染胎儿。妊娠早期的原发性感染可致先天缺陷、死胎或流产。妊娠晚期的宫内感染可出现严重的临床表现，如脉络膜视网膜炎或致盲。

后天弓形虫病多见于较大儿童及成人。多为隐伏型而无明显症状。急性播散多见于免疫受抑制者，可侵犯许多器官，如心肌炎、心律不齐、肌肉及关节痛；神经系统损害，高热、头痛、呕吐、抽搐、偏瘫、可危及生命。慢性型起病缓，多有低热，可持续数月，呈周期性，在妇女与月经有关，多有淋巴结肿大，可有触痛，约半数患者可有肠系膜淋巴结肿大，易与附件炎、慢性阑尾炎或结核性肠系膜淋巴结核相混淆。

（三）诊断与鉴别诊断

因本病多为亚临床型或无症状，即使有症状也常无特异性。故临床诊断较困难。免疫血清学检查对诊断有重要意义。

因本病可以产生IgG和IgM抗体；患病早期采用免疫荧光素标记抗体法检测特异IgM、酶联免疫吸附测定，染色试验（弓形虫抗体原液及受检血清各0.1ml，在37℃水浴1h后加碱性亚甲蓝1滴，15min后镜检，虫体不着色为阳性）。如起病2周后可作间接乳胶凝集试验，间接血凝试验等。起病1个月后可加做补体结合试验等。对慢性或隐伏型者，可做皮肤试验诊断（以$1×10^5$～$1×10^9$弓形体液皮内注射，48h出现直径>1cm硬块为阳性）。如新生儿出生时脐血中含有弓形虫特异性IgM，且在整个新生儿期复查时持续存在或增高，即表明为先天性感染。

在成人的淋巴结活检中，可能找到弓形虫或其包囊，按其组织病理图像称之为淋巴组织细胞髓网织细胞增多症，但活检的阳性率不高。

因有淋巴肿大和发热的病较多，而本病又缺乏特异性临床表现，故鉴别诊断有赖于免疫血清学检查和淋巴活检。血清学试验有特异性，但活检的阳性率不高，故须结合其他疾病的特征性和组织病理图像加以鉴别。

（四）妊娠期感染及其影响

孕妇感染弓形虫后，自身症状轻微或呈隐性经过。除出现轻微的上呼吸道炎症、颈部淋巴结肿大及关节疼痛等症状外，虫体常可随血流垂直传播给胎儿，造成不同的损害，甚至死亡。国外学者从不良妊娠结局者的月经血、乳汁、恶露、胎盘、羊水及胚胎等标本中分离出弓形虫。Frenkel等报道，妊娠初期感染弓形虫者30%～40%可感染胎儿，受感染的胎儿发病者达93%，其中8%～24%于出生时有严重的神经系统及眼损害或在新生儿期死亡。由于西方一些国家或地区人群感染率高，故非常重视孕妇弓形虫感染的研究和防治。我国孕妇弓形虫感染率为4.3%～26.1%。杨惠珍等（1988）从死胎及畸形新生儿中曾分离到弓形虫病原体，在6例畸形死胎中通过动物接种，有4例分离到弓形虫，故此4例畸形死胎可能与弓形的急性感染有关。

Stagno（1980）报道，胎儿感染弓形虫的概率随孕妇初次感染时的胎龄增加而增高，而胎儿损伤程度则与胎龄成相反关系。当感染发生在妊娠早、中期3个月时，可引起流产、死产、畸形和生下严重的先天性弓形虫病儿；在妊娠晚期受感染，由于胎儿已逐渐成熟，则危害轻微。张荣富（1996）调查孕产妇3918例，各不良妊娠结局组的弓形虫总感染率均显著高于正常结局组，其中畸胎、死胎组各检出1例循环抗原（CAg）阳性，提示为急性、活动性感染。畸胎胎龄为28周，胎儿四肢短小，脑脊膜膨出。死胎胎龄30周，均在早、中孕期受感染，但两孕妇在妊娠过程中并无不良反应，均为第1胎1产，而难免流产组中有6例IgM抗体阳性，提示为弓形虫早期感染。以上结果似与Stagno的报道相符。除畸胎组外，各不良妊娠结局组的IgG阳性率均明显高于正常结局组，尤以两流产组更为显著，此结果与国内多数报道相一致，证实弓形虫感染可导致不良的妊娠结局。

先天性感染具有提示性者是脑积水儿的尸检可能发现弓形虫性脑脊液膜炎。典型的表现是 Sabin 四联症,包括脑积水或小头畸形、脉络膜视网膜炎、惊厥和钙化。卢慎(1994)对弓形虫宫内感染 100 例胎、婴儿的病理学观察认为,本病例中钙化灶多见于脑,其次为心、肺、肝、脾、肾、胎盘及眼等处。钙化灶并非先天性弓形虫病特有的病变,也并非每例先天性弓形虫患者就一定有钙化灶,只是钙化灶在先天性弓形虫病患者中较为多见。弓形虫侵入人体后经血液循环播散,可导致血管内皮细胞肿胀、血管坏死、钙化及血管炎与血管周围炎、组织水肿等,故应注意在血管腔及管壁查找弓形虫。许多学者也认为,因先天性感染是血行播散,故可引起多器官坏死性损害,如肝、脾大伴有或不伴有黄疸,淋巴结病,心肌炎,贫血,血小板减少和小眼畸形,可与四联症同时存在。

病变最多侵犯的部位是中枢神经系统。由于严重的软脑膜炎,引起脑皮质浅层的进行性钙化,以致到儿童才引起脑积水、智力发育迟缓和癫痫,在美国约占引起智力发育迟缓原因的 2%。脉络膜视网膜炎也为多见现象,并具有诊断意义。

另外,也有亚临床型感染而胎儿预后较好者。胎儿受累均属母体在妊娠早期或中期感染,而发生在孕晚期者,则相对地不引起先天性感染。无症状的感染也可以引起智力发育迟缓(IUGR)并易早产。总的说来,发生四联症者还是少数。

先天性感染可用染色试验(DT)进行诊断。本法敏感性高,结果可靠。一般认为≥1∶8 为隐性感染,≥1∶256 为活动性感染,≥1∶1024 为急性感染。重复测定,效价上升 4~8 倍时,则有确诊价值。如母亲和婴儿的血清抗体效价均>1∶256 是先天性感染的可靠诊断依据。初生儿的抗体可来自母体,如 4 个月后重复检查,抗体效价仍高,可确定为感染。

补体结合试验(CFT):1∶4 可认为是既往感染;1∶8 为近期感染;≥1∶32 为活动性或急性感染。

IFAA 法:本试验灵敏度较高,≥1∶32 为阳性。≤1∶64 为既往感染;1∶256 可能近期感染;1∶1024 为现在急性感染,但如血清类风湿因子阳性时,常同时存在着本试验的假阳性反应。新生儿如检出 IgM 抗体,表示婴儿受到感染后自身产生了抗弓形虫 IgM 抗体,而非母体传输而来。

酶联免疫吸附法(ELISA):是一种极为灵敏且特异性强的检测方法,尤其是弓形虫 IgM 的测定,有助于临床及时处理。此法与类风湿等疾病无交叉反应。测定结果如为 IgM(+)、IgG(-),表示为急性感染期;如 IgM(+)、IgG(+),提示有近期感染;如 IgM(-)、IgG(+),表示无感染史,对弓形虫无免疫能力。

朱逸文等(1993)认为,各种免疫学检查方法都具有一定的特点和条件,选择测定方法必须根据具体情况而定,如应用 ELISA 测定 10 例均为阳性,而其中 9 例用 IHA 测定均呈阴性。因此,主张在检测时,原则上宜采用几种方法同时验证,有利于提高诊断率。

(五)预防

一般预防措施为在孕期内不吃生的或未煮熟的肉、乳、蛋类食物,避免与猫接触,改善个人及环境卫生。这些是最基本的预防措施。

对接触被猫类污染的土壤或家畜饲料的孕妇,应检测家庭成员及本人的抗体,如孕妇血清学检查发现为阳性,可采用药物预防治疗。可给乙胺嘧啶(息疟定)25mg,每日 1 次,连服 1 周,对防止发病和胎儿感染有一定效果。也可应用螺旋霉素预防。

对患者可不隔离、不检疫、不消毒,因患者作为传染源意义极小。

(六)治疗

当前多用乙胺嘧啶和磺胺药联合应用,磺胺药以复方新诺明(SMZco)疗效最好。因二者都是干扰叶酸合成药物,故在服药过程中应加用叶酸 5~10mg,每日 1 次,肌注。乙胺嘧啶排泄缓慢,如 25~50mg,每日1次,连续1个月以上可引起叶酸缺乏和巨细胞贫血,也可能有致畸作用。对急性期患者给乙胺嘧啶,成人50mg,儿童1mg/(kg·d),每日2～3次,加服磺胺药与等量碳酸氢钠同服,2～4g/d;儿童50～70mg/kg,分4次口服,5～7d为一疗程,停7～10d给第二疗程,共3个疗程。也可与螺旋霉素交替使用,后者用量成人4～5g/d,儿童100mg/(kg·d),分2～4次口服,连服5～7d。总疗程1个月。在抗生素治疗过程中,每周至少查2次外周血象,密切注意副作用。

费冲等(1991)报告孕妇血标本100例,其中2例IgM(＋)、IgG(－),说明孕妇有弓形虫急性感染,遂行治疗。1例孕4个月即服用螺旋霉素0.2g,每日4次,12d为一疗程,先后2个疗程,已足月分娩一重3600g男婴,未发现畸形;另1例服用红霉素0.25g每日4次,共12d,后又加用螺旋霉素1个疗程,分娩正常婴儿。有1例患者为寄生虫研究所工作人员,曾长期接触猫、狗等动物,体内已有免疫力,本次孕期及羊水均为IgG(＋)、而IgM(－)。分娩一正常新生儿。

史忠定等(1993)报道1例弓形虫性髋关节炎。患者10岁女性,1990年5月9日突然感觉右髋关节处呈持续性痛,内、外旋及屈伸受限且疼痛加重,无跳痛及红、肿、热症,体温38.5～39.6℃。检查:血压、五官、头颅及颈椎、心、肺、体表均正常,呼吸、脉搏加快。骨盆、右髋关节骶髂关节正位X线摄片无异常。髋关节前穿刺未抽出体液,针尖内容物图片镜检,红细胞呈"＋＋＋＋"。血象:RBC 3.8×10^{12} g/L、WBC 8.6×10^9/L、NO.64、LO.36、Hb 113g/L、ESR 31.7mm/h,抗"O"及类风湿乳胶试验均阴性。诊断化脓性髋关节炎。采用青霉素、丁胺卡那、激素等药物治疗7d,体温及髋关节痛未减。5月19日赴省医院会诊,诊断相同,但不排除类风湿病。改用先锋霉素、丁胺卡那、奈普生、地塞米松、甲硝唑等治疗2周,体温恢复正常,疼痛缓解,于6月5日出院。但6月6日体温又上升至39.6℃,髋关节疼痛未减,仍按上法治疗无效。6月19日经该文作者复诊,触及腹股沟淋巴结肿大似花生米大,询问其有长期玩养家猫史。血液涂片染色镜检弓形虫阳性,疟原虫阴性,静脉血液小白鼠接种分离出弓形虫,但血液弓形虫抗体检测阴性。20日用螺旋霉素50mg/kg,每6小时1次,配服维生素C、B_1、B_6,10d为一疗程,服后1周体温恢复正常,髋关节痛减轻,第二疗程后,患者完全康复,随访10个月未复发。根据流行病学、病原学、临床症状,特效药物治疗效果等依据,诊断弓形虫性髋关节炎是无疑的。关于患者一次性弓形虫抗体检测阴性,可能与患者免疫机制应答反应抑制有关。

（刘　艳）

第三节　妊娠合并艾滋病

一、概述

艾滋病,即为获得性免疫缺陷综合征(AIDS),是由人免疫缺陷病毒(HIV)感染引起的性传播疾病。HIV感染引起T淋巴细胞损害,导致持续性免疫缺陷,并发机会性感染及罕见恶性肿瘤,最终导致死亡。

HIV属反转录RNA病毒,有HIV-1、HIV-2两个类型,HIV引起世界流行。WHO初步统计,全球HIV感染者已超过2000万,其中500万以上已发展为AIDS。据报道HIV感染者中18％以上为妇女,其中85％为生育年龄妇女。

母婴垂直传播、性传播及静脉注射药物是HIV感染的三大途径。HIV存在于感染者的体液,如血液、精液、眼液、阴道分泌物、尿液、乳汁、脑脊液中,可经同性及异性性接触直接传播。HIV感染之孕妇在妊娠期可通过胎盘传染给胎儿。或分娩时经软产道及出生后经母乳喂养感染新生儿。其次为血液传播，多见于吸毒者共用注射器；接受 HIV 感染的血液、血制品；接触 HIV 感染者的血液、黏液等。妇女感染途径多为性接触，其次与吸毒有关。

HIV 感染对母儿的影响。HIV 感染本身对妊娠无直接影响（胎儿出生体重、分娩孕龄及流产率等方面），然而由于妊娠本身的免疫抑制，加速了从感染 HIV 到发展为 AIDS 的病程，也加重了 AIDS 和相关综合征的病情。免疫力下降、崩溃，导致机会性感染、全身严重感染及恶性肿瘤等各种疾病的发生，增加母儿死亡率。AIDS 在美国已成为育龄妇女和 1～4 岁儿童前十位致死原因之一。

二、诊断要点

（一）临床表现

HIV 感染初期可无症状，也可类似单核细胞增多症一样表现为伴有无菌性脑膜炎的急性综合征。从接触感染到血清中检出抗体，一般需要 6～12 周。潜伏期长短不一，平均 1～3 年。10%～25% 抗体阳性者可发展成 AIDS，表现为淋巴结持续性肿大和不同程度的细胞免疫功能缺陷所导致的条件致病性感染和少见的恶性肿瘤。如耶氏肺孢子菌肺炎。AIDS 患者中 30%～40% 有罕见的恶性肿瘤，如卡波西（Kaposi）肉瘤。

无症状 HIV 感染对妊娠影响很小，但是出现症状后将不可避免产生一些不良影响，AIDS 患者有可能导致早产、低体重儿和新生儿死亡率增加。目前尚未发现 HIV 感染增加先天畸形的发病率。经静脉吸毒的妇女中，24% 的 HIV 阳性者和 22% 的 HIV 阴性者均在 28 个月内受孕，说明 HIV 感染对生育能力没有明显影响。具有下列情况的孕产妇易将病毒传染给胎儿：①早产；②孕期患性传播疾病（STD）；③孕期出现条件感染；④生育过 HIV 感染儿；⑤p24 阳性；⑥GP120 抗体水平低；⑦CD4 计数 $<400/mm^3$ 及有 HIV 感染症状者。

（二）实验室检查

1.病毒培养　是诊断 HIV 感染的最特异的方法，可从多种临床标本中分离出 HIV，外周淋巴细胞中阳性率最高。但对于 T_4 细胞数正常的个体和有母亲抗体而感染细胞数较少的新生儿，其敏感性相对较低。亚临床感染者进行病毒培养需要大量血液（30ml），因此，该法不适宜用于新生儿的诊断。

2.抗原检测　最常用的抗原检测方法是 ELISA 检测血液标本中的 p24 抗原，有助于 HIV 早期诊断、预后判断和抗病毒治疗的效果评价，具有很高的实际应用价值。该抗原在感染早期抗体水平达到峰值以前即可检出，抗体产生以后迅速转阴。p24 抗体减少导致 p24 抗原血症复发的 AIDS 患者，预后较差。脑脊液中检出 p24 有助于诊断中枢神经系统 HIV 感染。

3.抗体检测　ELISA 法是目前检测 HIV 抗体最常用的方法。其敏感性和特异性较高，适于大规模普查。然而人群中 HIV 感染率较低（1/1000～2/1000），尽管假阳性率为 0.5%，仍高于真阳性率。所以阳性结果须做确证试验，最常用蛋白印迹法，具有与 ELISA 相同的敏感性，而特异性很高，两者结合应用，除感染的最初几周抗体产生前外，假阴性率很低。同时假阳性率也很低。其他确证试验还有免疫荧光试验（IF）、放射免疫沉淀反应以及最近用人体重组蛋白作为抗原的免疫酶法（EIA）。

4.PCR 技术　在抗体检出前数月或血清学结果尚不确定时可用该技术检测外周血淋巴细胞中的前病毒 DNA。目前该法已用于 HIV 感染的早期诊断，如在意外感染后数小时至数天即可以进行快速诊断。此外，该技术还用于疾病发展期患者血中病毒负荷的定量测定，以指导治疗及临床上用作确认实验。

三、治疗

治疗的目的是稳定病情,预防机会性感染和降低围生期传播。治疗上目前尚无特效病因疗法,主要采用抗病毒药物及一般支持对症治疗。受 HIV 感染孕产妇若在产前、产时或产后正确应用抗病毒药物治疗,其新生儿 HIV 感染率有可能显著下降(<8%)。核苷反转录酶抑制剂齐多夫定(ZDV)对 HIV 母婴垂直传播的防治作用是肯定的,并且属于妊娠期 C 类药物,是唯一经 FDA 批准用于治疗 HIV 感染的药物。

(一)一般治疗

1.产前监护　在可能的情况下,应该监测各孕期的 T 辅助淋巴细胞、CD4 计数和孕妇血中的病毒量。CD4 计数是 HIV 感染临床进程最好的实验室指标,也是对 HIV 感染进行综合性治疗的根据。CD4 计数 >500/μl 者,临床上通常不表现出明显的免疫抑制现象。CD4 计数在 200~500/μl 者,常出现 HIV 感染的相关症状。CD4 计数低(<200/μl)且有大量病毒存在,将发展为严重感染。齐多夫定可降低 HIV 的围生期传播率。$CD4^+$ T 细胞计数 >200/ml 妊娠妇女,从妊娠 14~34 周开始服用齐多夫定(100mg,口服,5 次/日)至分娩。分娩开始时,初次剂量 2mg/kg,然后再按每小时 1mg/kg 持续静滴,直至分娩结束。

2.机会性感染　患者最常见和最严重的机会性感染是耶氏肺孢子菌肺炎。在广泛使用预防治疗以前,确诊为耶氏肺孢子菌肺炎患者的存活期平均为 10 个月,最终均于 2 年内死亡。因此,对于 CD4 计数低(<200/μl)者、不明原因发热持续 2 周以上或其他全身症状、口腔念珠菌病者应该进行预防性治疗。以前有耶氏肺孢子菌肺炎史者,不论 CD4 计数多少,均应进行预防治疗。一线用药为磺胺甲噁唑-甲氧苄啶(TMP-SMZ),其效果优于喷他脒雾化剂(二线用药),但不良反应较之要高。TMP 是一种叶酸拮抗剂,而在近分娩时给予 SMZ 最主要的毒性作用是新生儿黄疸及胆红素脑病。原则上 TMP-SMZ 均不能用于妊娠期,但天使粉(PCP)的危险性远远超过了这些药物对胎儿的影响。喷他脒雾化剂是不能耐受 TMP-SMZ 患者的最好替代剂,且有资料表明在妊娠期应用是安全的。

3.产科处理　母婴间 HIV 传播多发生在分娩期。胎膜早破可增加传播的危险性。剖宫产是否能减少传播的危险性尚难定论。因此,在产科临床工作中除剖宫产外,应包括其他减少暴露于阴道分泌物的操作。应尽可能避免人工破膜、经胎儿头皮取材、使用胎儿头皮电极及在分娩过程中更应避免损伤胎儿和新生儿。

有报道证明哺乳期可引起 HIV 的垂直传播。哺乳可增加 10%~20% 的传播率。因此,HIV 感染母亲不应哺乳。

4.新生儿处理　产后 8~12 小时新生儿开始服用齐多夫定(ZDV),每次 2mg,每 6 小时 1 次,持续 6 周,其保护率可达 67.5%。由于乳汁可传播 HIV,因此,不推荐 HIV 感染之母亲作母乳喂养。

(二)药物治疗

1.抗病毒治疗　目前有学者建议用齐多夫定(ZDV)治疗妊娠期 HIV 感染,可以降低病毒血症,减少母婴间 HIV 传播。因其长期效果尚不清楚,妊娠期预防性使用 ZDV 是否安全值得重视。但是目前尚没有关于母亲使用 ZDV 后引起新生儿畸形率增加的报道。同时理论上 ZDV 虽然可能减少母婴间 HIV 传播,但是却可能产生对 ZDV 的耐药性,而影响以后的疗效。所以应该在权衡利弊后再决定是否使用。近来有许多新抗病毒制剂(如蛋白酶抑制剂和反转录酶抑制剂)用于治疗 HIV 感染,但对其妊娠期使用的安全性和有效性的资料较少。因此即使使用,也应在早孕期器官发育完成以后。

2.免疫治疗　是目前治疗 HIV 感染的重要途径。有学者采用被动免疫以阻止 HIV 的母婴传播,即在妊娠的最后 3 个月给 HIV 感染的孕妇每月 1 次 HIV 免疫球蛋白(HIVIG),婴儿出生后 12 小时内输注 1

剂 HIVIG。此法可与抗病毒治疗联合使用。目前用于主动免疫的制剂有完整的灭活病毒、重组病毒亚单位(rgp160 及 rgp120)、病毒特异的表位或多肽以及多种病毒抗原表位混合制剂。这种免疫治疗可阻止 HIV 感染者 CD4 细胞计数的下降而维持不变或升高,缓解疾病的进展,降低母婴间 HIV 的传播。

(三)其他治疗

加强营养,应用免疫调节药物干扰素、IL-2、香菇多糖等,加强全身支持,治疗机会感染及肿瘤。有报道,对 HIV 感染的孕妇,于孕 28 周左右,适当补充维生素 A,可促进胎儿发育,降低 HIV 传播的危险性。HIV 感染之孕妇,从分娩前开始,每隔 6 小时用 0.2% 氯己定清洗阴道,可明显降低新生儿 β 族链球菌感染率。

四、干预措施

(一)应用抗人类免疫缺陷病毒药物

各级医疗卫生机构应当为艾滋病感染孕产妇及所生婴儿提供免费的抗人类免疫缺陷病毒药物。提供抗人类免疫缺陷病毒药物前,应当对孕产妇进行艾滋病症状观察、$CD4^+T$ 淋巴细胞计数及病毒载量检测,并对孕产妇的感染状况进行评估,确定临床分期,结合 $CD4^+T$ 淋巴细胞计数及病毒载量检测结果,选择适宜的抗病毒用药方案。

预防艾滋病母婴传播的抗人类免疫缺陷病毒药物应用方案可分为预防性抗病毒用药方案和治疗性抗病毒用药方案。对于处于艾滋病临床Ⅰ期或Ⅱ期,免疫功能相对较好,$CD4^+T$ 淋巴细胞计数$>350/mm^3$ 的艾滋病感染孕产妇,建议采用预防性抗病毒用药方案;对于处于艾滋病临床Ⅲ期或Ⅳ期,$CD4^+T$ 淋巴细胞计数$\leqslant350/mm^3$ 的艾滋病感染孕产妇,建议采用治疗性抗病毒用药方案。卫生部 2011 年 2 月 12 日发布了《预防艾滋病、梅毒和乙肝母婴传播工作实施方案》,其中有艾滋病感染孕产妇及所生儿童抗人类免疫缺陷病毒用药方案。

在应用抗病毒药物前和用药过程中,应当为感染孕产妇及所生儿童提供持续的咨询指导及相关监测,提高用药依从性;定期进行血常规、尿常规、肝功能、肾功能等检测,密切关注可能出现的药物不良反应;在发现孕产妇感染艾滋病时,孕期每 3 个月和产后 4~6 周对孕产妇各进行一次 $CD4^+T$ 淋巴细胞计数的检测,同时在发现孕产妇感染艾滋病时和孕晚期各进行一次病毒载量的检测,观察并评价孕产妇的病情,并提供必要的处理或转介服务。

(二)提供适宜的安全助产服务

各级医疗保健机构应当为艾滋病感染孕妇及其家人提供充分的咨询,告知住院分娩对保护母婴安全和实施预防艾滋病母婴传播措施的重要作用,帮助其及早确定分娩医院,尽早到医院待产。医疗保健机构应当为艾滋病感染孕产妇提供安全的助产服务,尽量避免可能增加艾滋病母婴传播危险的会阴侧切、人工破膜、使用胎头吸引器或产钳助产、宫内胎儿头皮监测等损伤性操作,减少在分娩过程中传播人类免疫缺陷病毒的几率。

(三)提供科学的婴儿喂养咨询、指导

各级医疗保健机构应当对艾滋病感染孕产妇所生儿童提倡人工喂养,避免母乳喂养,杜绝混合喂养。医务人员应当与艾滋病感染孕产妇及其家人就人工喂养的接受性、知识和技能、负担的费用、是否能持续获得足量、营养和安全的代乳品、及时接受医务人员综合指导和支持等条件进行评估。对于具备人工喂养条件者尽量提供人工喂养,并给予指导和支持;对于因不具备人工喂养条件而选择母乳喂养的感染产妇及其家人,要做好充分的咨询,指导其坚持正确的纯母乳喂养,喂养时间最好不超过 6 个月,同时积极创造条

件,尽早改为人工喂养。

(四)为艾滋病感染孕产妇所生儿童提供随访与艾滋病检测

各级医疗卫生机构应当在艾滋病感染孕产妇所生儿童满1、3、6、9、12和18月龄时分别对其进行随访,提供常规保健、生长发育监测、感染状况监测、预防营养不良指导、免疫接种等服务,并详细记录随访的相关信息。

负责艾滋病感染孕产妇所生儿童随访服务的医疗卫生机构按照儿童感染早期诊断检测时间和技术要求采集血样,登记相关信息后,及时将血样转送到省级妇幼保健机构。省级妇幼保健机构接收血样后转送至省级艾滋病确证中心实验室或国家艾滋病参比实验室进行检测,并在得到检测结果后及时将结果反馈到各血样本送检单位。

为艾滋病感染孕产妇所生婴儿在其出生后6周及3个月(或其后尽早)采血进行艾滋病感染早期诊断检测。如6周早期诊断检测结果呈阳性反应,则之后尽早采集血样进行第二次早期诊断检测,两次不同时间样本检测结果均呈阳性反应,报告"婴儿艾滋病感染早期诊断检测结果阳性",确定儿童感染艾滋病,及时转介婴儿至儿童抗病毒治疗服务机构。两次不同时间(其中至少一次于婴儿满3个月后采血)样本检测结果均呈阴性反应,报告"婴儿艾滋病感染早期诊断检测结果阴性",婴儿按照未感染儿童处理,继续提供常规儿童保健随访服务。

艾滋病感染孕产妇所生儿童未进行艾滋病感染早期诊断检测或早期诊断检测结果阴性者,应当于12月龄、18月龄进行艾滋病抗体检测,以明确艾滋病感染状态。

(五)预防性应用复方磺胺甲噁唑

对 CD4$^+$ T 淋巴细胞计数≤350 个细胞/mm^3 的艾滋病感染孕产妇,建议应用复方磺胺甲噁唑,以预防机会性感染;艾滋病感染孕产妇所生儿童符合下列条件之一者也应当预防性应用复方磺胺甲噁唑:①艾滋病感染早期诊断检测结果为阳性;②CD4$^+$ T 淋巴细胞百分比<25%;③反复出现艾滋病机会性感染临床症状;④母亲应用抗人类免疫缺陷病毒药物时间不足4周。

五、预防

目前对 AIDS 的病因及传播途径已有一定的认识,但尚无有效的治疗药物,因此预防就至关重要。首先要对全社会进行宣传教育,提高对本病及其危险因素的认识,控制其流行范围。严格搞好海关的检疫工作和控制进口血液制品,检测高危人群,防止 AIDS 传入。对献血者、器官供给者、人工授精的供精者等进行 HIV 抗体检查,发现阳性者,予以取消。严格掌握输血的指征,尽量避免不必要的输血。

(刘　艳)

第四节　妊娠合并梅毒

一、概述

妊娠合并梅毒是指孕妇在妊娠期间合并感染梅毒螺旋体引起的慢性全身性疾病,梅毒还能通过胎盘将病原体传给胎儿引起早产、死产或娩出先天梅毒儿。梅毒早期主要表现为皮肤黏膜损害,晚期能侵犯心血管、神经系统等重要器官,造成劳动力甚至死亡。梅毒是严重危害人类健康的性传播疾病。

(一)传播途径

传染源是梅毒患者,最主要的传播途径是通过性交经黏膜擦伤处传播。患早期梅毒的孕妇可能通过胎盘传给胎儿,若孕妇软产道有梅毒病灶,也可发生产道感染,此外,输血、接吻、衣物传染途径较少见。

(二)妊娠合并梅毒对胎儿及婴儿的影响

妊娠合并梅毒如果未经治疗大多分娩先天梅毒患儿。自妊娠 4 个月至分娩,病原体均可感染胎儿,妊娠期间如能经过适量的青霉素治疗,仅有 1% 左右的新生儿患先天梅毒。

1.患一、二期梅毒孕妇的传染性最强,梅毒病原体在胎儿内脏(主要在肝、肺、脾、肾上腺等)和组织中大量繁殖,引起妊娠 6 周后的流产、早产、死胎、死产。

2.未经治疗的一、二期梅毒孕妇几乎 100% 的传给胎儿,早期潜伏梅毒(感染不足 2 年,临床无梅毒性损害表现,梅毒血清学试验阳性)孕妇感染胎儿的可能性达 80% 以上,且有 20% 早产。

3.未经治疗的晚期梅毒孕妇感染胎儿的可能性约为 30%,晚期潜伏梅毒已无传染性,感染胎儿的可能性仍有 10%。

4.通常先天梅毒儿占死胎的 30% 左右。若胎儿幸存,娩出先天梅毒儿(也称胎传梅毒儿),病情较重。早期表现有皮肤大疱、皮疹、鼻炎、鼻塞、肝脾大、淋巴结肿大等;晚期先天梅毒多出现在 2 岁以后,表现为哈钦森牙(又称楔状齿)、鞍鼻、间质性角膜炎、骨膜炎、神经性聋等,其死亡率及致残率明显增高。

(三)梅毒对妊娠的影响

1.患梅毒的女性常致不孕,梅毒女性不孕率比正常女性高 2~3 倍。

2.梅毒孕妇易发生流产、早产、死胎或分娩先天梅毒儿。

3.梅毒孕妇未经治疗者,仅有 1/6 的几率分娩正常新生儿。

4.孕妇患梅毒的时间,与受孕距离愈近,妊娠前又没有经过充分治疗,胎儿受感染的机会愈大。

5.梅毒孕妇第 1、2 胎常发生流产或死胎,第 3 胎分娩先天梅毒儿,第 4 胎分娩正常活婴。

二、诊断要点

(一)临床表现

梅毒的母亲表现为:

1.一期梅毒　硬下疳,90% 发生在外阴、阴唇、阴道、宫颈或肛周,也可出现在口腔、乳房、眼等处,往往单发。

2.二期梅毒　一般发生在感染后 7~10 周或硬下疳出现后 6~8 周,以皮肤黏膜损害为主,主要表现为各种各样的梅毒疹。血清学反应几乎全部为阳性。

3.晚期梅毒　可侵犯机体多种组织和器官。可无明显临床表现,但血清试验阳性。

梅毒的患儿表现为:

1.骨软骨炎及骨膜炎,尤以婴儿时期为甚。

2.肝脾大、间质性肝炎及骨髓外造血。

3.鼻炎、鼻梁下陷。

4.慢性脑膜炎、动脉内膜炎、慢性咽炎、中耳炎、"白色肺炎"、肾炎。

(二)胎盘的病理

妊娠合并梅毒引起死胎、早产与胎盘病变有关。梅毒感染的胎盘大而苍白,胎盘重量与胎儿之比达

1:4。镜下见有粗大、苍白"杵状"绒毛,间质增生,间质中血管呈内膜炎及周围炎改变,并见狭窄的血管周围有大量中性粒细胞浸润形成袖套现象。

(三)实验室检查

1.病原体检查 在一期梅毒的硬下疳部位取少许血清渗出液,放于玻片上,置暗视野显微镜下观察,依据螺旋体强折光性的运动方式进行判断,可以确诊。

2.梅毒血清学检查 非梅毒螺旋体抗原血清试验是梅毒常规筛查方法。近年已开展用 PCR 技术取羊水检测螺旋体确诊先天梅毒。

(四)诊断要点

1.病原体检查 取硬下疳部位的分泌物在玻片上,置暗视野在显微镜下检查,见到螺旋体可确诊。

2.梅毒血清学检查 非梅毒螺旋体抗原血清试验(包括性病研究实验室玻片试验、血清不加热反应素玻片试验、快速血浆反应素环状卡片试验)是梅毒的常规筛查方法;若筛查阳性,应做梅毒螺旋体抗原血清试验(包括荧光密螺旋体抗体吸收试验、梅毒螺旋体血凝试验),测定血清特异性抗体。

三、治疗

治疗原则:早期明确诊断,及时治疗,用药足量,疗程规则。治疗期间避免性生活,性伴侣接受检查和治疗。

1.孕妇早期梅毒 首选青霉素,苄星青霉素 240 万 U,分两侧臀部肌注,每周 1 次,共 3 次;对青霉素过敏者,应脱敏后治疗;应用红霉素 500mg,口服,每日 4 次,共用 15 日。但红霉素不能防治胎儿梅毒。

2.孕妇晚期梅毒 首选青霉素,苄星青霉素 240 万 U,分两侧臀部肌注,每周 1 次,共 3 次;对青霉素过敏者,应用红霉素 500mg,口服,每日 4 次,共用 30 日。红霉素不能防治胎儿梅毒。

3.新生儿梅毒 脑脊液异常者,普鲁卡因青霉素 5 万 U/(kg·d),肌注,共 10～15 日;脑脊液正常者,苄星青霉素肌注 1 次;对青霉素过敏者,应用红霉素 77～125mg/(kg·d),分 4 次口服,共用 30 日。

四、预防干预措施

(一)为梅毒感染孕妇提供规范治疗

各级医疗保健机构应当为梅毒感染孕妇提供规范(全程、足量)的治疗,以治疗孕妇的梅毒感染和减少梅毒母婴传播。根据孕妇流行病学史、临床表现和实验室检测结果对孕妇是否感染梅毒进行诊断,并对感染孕妇给予相应的规范治疗。对于孕早期发现的梅毒感染孕妇,应当在孕早期与孕晚期各提供 1 个疗程的抗梅毒治疗;对于孕中、晚期发现的感染孕妇,应当立刻给予 2 个疗程的抗梅毒治疗,2 个治疗疗程之间需间隔 4 周以上(最少间隔 2 周),第 2 个疗程应当在孕晚期进行。对临产时发现的梅毒感染产妇也应当立即给予治疗。在孕妇治疗梅毒期间应当进行随访,若发现其再次感染或复发,应当立即再开始一个疗程的梅毒治疗。所有梅毒感染孕妇的性伴侣应进行梅毒血清学检测及梅毒治疗。

(二)提供适宜的安全助产服务

各级医疗保健机构应当为梅毒感染孕产妇提供适宜的安全助产服务,尽量避免可能增加梅毒螺旋体经血液、体液母婴传播的危险,降低在分娩过程中新生儿感染梅毒的几率。

(三)为梅毒感染孕产妇所生儿童提供预防性治疗

各级医疗保健机构应当对孕期未接受规范性治疗,包括孕期未接受全程、足量的青霉素治疗,接受非青霉素方案治疗或在分娩前1个月内才进行抗梅毒治疗的孕产妇所生儿童进行预防性治疗;对出生时非梅毒螺旋体抗原血清学试验阳性、滴度不高于母亲分娩前滴度的4倍且没有临床表现的儿童也需要进行预防性治疗。卫生部2011年2月12日发布了《预防艾滋病、梅毒和乙肝母婴传播工作实施方案》,其中有梅毒感染孕产妇及所生儿童治疗方案。

（四）为梅毒感染孕产妇所生儿童提供随访和先天梅毒的诊断与治疗

各级医疗保健机构应当对梅毒感染孕产妇所生儿童进行定期随访,提供梅毒相关检测直至明确其梅毒感染状态,并记录相关信息。对出生时非梅毒螺旋体抗原血清学试验阳性且滴度高于母亲分娩前滴度的4倍,或暗视野显微镜检测到梅毒螺旋体,或梅毒螺旋体IgM抗体检测阳性的儿童诊断为先天梅毒;对出生时非梅毒螺旋体抗原血清学试验阴性或出生时非梅毒螺旋体抗原血清学试验阳性、滴度低于母亲分娩前滴度的4倍的儿童进行随访,对随访过程中非梅毒螺旋体抗原血清学试验由阴转阳或滴度上升且有临床症状的儿童,或者随访至18月龄时梅毒螺旋体抗原血清学试验仍持续阳性的儿童亦诊断为先天梅毒。对出生时非梅毒螺旋体抗原血清学试验阳性、滴度低于母亲分娩前滴度的4倍但有先天梅毒临床症状的儿童,应当先给予规范的治疗并随访,18月龄时梅毒螺旋体抗原血清学试验阳性者诊断为先天梅毒,上报先天梅毒感染的信息。

（刘　艳）

第五节　羊膜腔感染综合征

妊娠期和分娩期由于病原微生物进入羊膜腔引起的羊水、胎膜(绒毛膜、羊膜和蜕膜)、胎盘甚至子宫的非特异性感染称为羊膜腔感染综合征(IAIS)。本病曾用过的术语有绒毛膜羊膜炎、羊膜炎、产时感染等。它可导致产妇、胎儿及新生儿产生一系列并发症,同时引起新生儿感染,是造成围生儿及产妇发病率和死亡率增高的重要原因。临床明显的感染发生率为0.5%~1.0%,近年来羊膜腔感染综合征日益受到人们的关注和重视。

一、病因

（一）病原微生物

健康育龄妇女阴道内存在各种细菌及其他微生物,常见的有:革兰阳性需氧菌,如乳酸杆菌、非溶血性链球菌、肠球菌及表皮葡萄球菌;革兰阴性需氧菌,如大肠埃希菌、加德纳菌;还有大量厌氧菌,如消化球菌、消化链球菌、类杆菌等。此外,支原体、衣原体及念珠菌也常存在。上述各种菌中以乳酸杆菌占优势。由于阴道上皮在雌激素作用下合成糖原经乳酸杆菌分解成乳酸形成弱酸环境,可有效地抑制其他寄生菌的过度生长。妊娠期母体受高水平雌激素的影响,使阴道上皮内糖原合成增加,加上孕期母体免疫功能下降,均有利于念珠菌的生长。阴道内乳酸杆菌的相对不足,在一定条件下使正常菌群的成分有所改变,而有致病的可能。

引起IAIS的病原微生物很复杂,Aboyeji等研究胎膜早破羊水中分离出细菌阳性率44.4%,细菌种类主要为加德纳阴道菌29.1%、念珠菌23.0%、金黄色葡萄球菌18.7%、化脓链球菌16.6%、凝固酶阴性葡萄球菌6.3%、克雷伯杆菌6.3%,在胎膜完整组羊水分离出的细菌仅有念珠菌和金黄色葡萄球菌。国内的许多研究表明金黄色葡萄球菌、链球菌、大肠埃希菌是IAIS是最常见的细菌,而B族链球菌又是公认的最常引起新生儿肺炎、败血症的主要致病菌。

（二）临床上导致感染的有关因素

1.胎膜早破　胎膜完整对防御感染十分重要,胎膜早破使阴道条件发生了改变,由弱酸改变为弱碱性,有利于细菌的繁殖。破膜后阴道内致病原可沿生殖道上升进入宫腔及母体血液循环,导致母婴感染。

近年来许多资料表明,感染也是胎膜早破的重要发病因素,存在于宫颈和阴道穹的某些微生物能够产生膜蛋白水解酶,水解胎膜的细胞外物质而使其抗张强度下降。感染还可使胎膜附近的过氧化酶激活,加速膜蛋白分解,白细胞弹性蛋白酶释放使羊膜中胶原纤维Ⅳ受损使胎膜脆性增高,局部感染还可导致前列腺素的产生和释放,从而引起宫缩,促使胎膜破裂的发生,因此胎膜早破和 IAIS 之间互为因果,关系密切。

曾有文献报道,与胎膜早破发生密切的病原体有 β-溶血性链球菌、淋球菌、沙眼衣原体及某些厌氧菌,孕期如有条件进行常规筛查则有助于早期采取预防措施或密切随诊,降低胎膜早破及 IAIS 的发生。

2.医源性感染　包括以各种诊断和治疗为目的羊膜腔穿刺技术、胎儿外科或宫内手术、羊膜镜和胎儿镜术、妊娠期宫颈缩窄术、围生期的阴道检查、肛查等。

3.妊娠期生殖系统感染　主要指宫颈和阴道炎症,如常见的细菌性阴道病、真菌性阴道炎和滴虫性阴道炎等。宫颈或阴道内细菌上行通过破裂或未破裂的羊膜到达羊膜腔,并在羊膜腔内进一步繁殖,引起严重感染。

4.宿主抵抗力下降　阴道、宫颈、蜕膜、绒毛膜、羊膜、胎膜等部位局部的抵抗,其机制尚不十分清楚:已知的局部防御功能有以下几个方面:阴道内的乳酸杆菌可降低毒性强的细菌数量,如大肠埃希菌、A 和 B 族链球菌、厌氧菌、淋病奈瑟菌和沙眼衣原体等;宿主分泌免疫球蛋白和有关酶类对细菌有很强的灭活作用;阴道黏膜下 CD4 和 CD8 淋巴系统对下生殖道病原菌有识别和应答作用;胎膜、羊水、胎盘对病原菌入侵胎儿和羊膜腔起重要的屏障作用。在另一方面病原微生物的产物如唾液酶、磷脂酶 A、磷脂酶 C 和内毒素可激活宿主细胞酶系统,降低宿主局部反应,利于更多的病原微生物生存,给 IAIS 的发生提供了可能性。

二、诊断

IAIS 的临床诊断指标既不特异也不敏感,多数 IAIS 呈亚临床表现,早期诊断十分困难。

（一）临床诊断指标

分娩期体温≥37.8℃,甚至可以达到 39℃以上,呈稽留或弛张热,可以伴有寒战,以及具备下列条件两个或以上者即可诊断。

1.孕妇心动过速,孕妇心率>100 次/分,原因不明的胎心率>160 次/分。

2.腹部检查时由于炎症刺激,子宫体部出现腹膜刺激症状,表现为张力增加,压痛和反跳痛,该疼痛为持续性,无宫缩时存在,宫缩时强度增加。

3.IAIS 患者的血液系统与急性感染性炎症相同,表现为白细胞数量增加,中性粒细胞比例增加,核左移。但正常妊娠妇女的血白细胞呈增高的表现,所以当白细胞超过 $15 \times 10^9 / L$ 对诊断 IAIS 才有意义。

4.阴道恶臭分泌物,既可以是子宫颈或阴道局部炎症的脓性分泌物,也可以是脓性羊水;如果破膜时间较长,羊水较少,感染严重,此时的脓性羊水容易被忽略误认为是脓性宫颈或阴道分泌物。

临床指标中产母发热是有价值的指标,但必须除外其他原因,包括脱水,或同时尿道和其他器官系统的感染。母亲心率快应区别其他因素所致,如产痛、药物、脱水和紧张等。白细胞升高在 IAIS 中常见,但作为单独指标意义不大,除非有明显的核左移。胎心过速可与早产、药物、心律失常和可能缺氧等有关。

羊水有臭味和子宫压痛在 IAIS 早期出现的频率很低,由宫颈口流出脓性或有臭味的液体和子宫压痛均属晚期表现。

(二)实验室检查

IAIS 多数情况下呈亚临床经过,临床症状不典型,早期诊断困难。诊断主要依靠病理学检查、羊水细菌培养和实验室检查指标做出诊断。

1.病理学检查　绒毛膜板和羊膜组织中有大量的多形核白细胞浸润,但只有在产后进行,所以意义不大。

2.羊水细菌培养　是诊断羊膜腔感染的金指标,但细菌培养时间需 48～72 小时,很难做出快速诊断。革兰染色法特异性较高,但灵敏度较差。羊水中葡萄糖含量降低多提示羊膜腔感染的可能。当葡萄糖含量≤0.9mmol/L 时,其诊断 IAIS 的特异性达 93%,当羊水葡萄糖含量≤0.55mmol/L 时,阳性预测率达 100%。临床常与其他标志物联合检测综合评价羊膜腔感染的可能性。

3.C 反应蛋白(CRP)　是感染急性期由肝脏分泌依赖白细胞介素 1 的蛋白质,它是大多数感染性和非感染性炎症病变急性期的非特异性反应,因组织坏死而急剧增高,在感染的 6～12 小时内表现异常,是急性羊膜腔感染孕产妇血浆中的敏感指标,其特异性为 88%,敏感性高达 96%,同时 CRP 可提前预测感染的发生,而且在感染存在时可成倍升高。

4.细胞因子　目前 IAIS 的诊断集中在利用炎性细胞因子上,细胞因子是一些由不同类型的细胞产生的小分子糖蛋白尤其是参与免疫反应的细胞产生。羊水中白细胞介素 1(IL-1)、白细胞介素 6(IL-6)和白细胞介素 8(IL-8)在 IAIS 时明显升高,其诊断 IAIS 的价值较羊水染色涂片及检测羊水中葡萄糖浓度更大。同时脐血 IL-8 可以作为绒毛膜羊膜炎诊断的一种敏感性和特异性检测指标,但其临床应用价值目前还须进一步评估。

三、IAIS 对母婴的影响

(一)对孕产妇的不良影响

1.早产与 IAIS 之间的关系　正常宫颈黏液中含有 IgG,对下生殖道细菌的上行感染构成第一道防线。宫颈长度越短,则宫颈外口距胎膜越近,这时宫颈黏液量也就越少,下生殖道细菌的上行感染就随即发生。用宫颈长度联合宫颈黏液中胎儿纤维连接蛋白能比较准确地预测自然早产的发生,同时对产褥期感染也有较好的预测价值。

临床或亚临床型的 IAIS,无论是羊水培养有无病原体生长,羊水中 IL-6 都是增加的,因而有人认为 IAIS 是早产的原因。IAIS 时羊膜及绒毛膜有炎性细胞浸润,以及各种病原体产生的内毒素可以刺激炎性细胞产生各种细胞因子。如单核细胞产生的细胞因子,使得羊水中的 IL-6 及肿瘤坏死因子升高,IL-6 及肿瘤坏死因子水平过高又可以刺激人绒毛膜及蜕膜释放前列腺素,从而诱发分娩发生。这同时也说明 IL-6 和肿瘤坏死因子可以作为宫内有无感染的一个标志物。说明早产与 IAIS 之间可能互为因果关系。感染的来源可以是下生殖道如宫颈及阴道的病原微生物,也可来自宫内的直接感染,如各种需氧菌及厌氧菌、沙眼衣原体、支原体、巨细胞病毒及风疹病毒等。

2.胎膜早破与 IAIS 的关系　IAIS 发生后,宫内胚胎组织物有炎症反应,炎性细胞分泌炎性介质引起早产的同时,也可产生多种酶,如白细胞弹性蛋白水解酶及金属蛋白酶,这些酶对羊膜的胶原成分有消化和溶解作用,因而发生 IAIS 时容易发生胎膜早破。反之,发生胎膜早破后下生殖道内细菌很容易穿过宫颈黏液栓上行而发生宫内感染。总之,IAIS 与胎膜早破之间也是互为因果关系。

3.流产及胎死宫内　严重的 IAIS 引起分娩发动较易理解,但即使是轻微的或慢性感染,发生流产及胎死宫内的危险性也较正常妊娠要高。

4.产褥感染　阴道和宫颈部存在链球菌、支原体、假丝酵母菌以及厌氧菌等均可增加产后感染的危险性,细菌性阴道病还可使剖宫术后的子宫内膜炎和子宫体炎症增加。

5.宫内发育迟缓　如感染在妊娠早期,杀伤部分胎儿细胞,未造成流产或先天缺陷,但可造成宫内发育迟缓。

6.难产率高　IAIS 严重时,细菌及其毒素浓度升高,使蜕膜细胞受损,影响前列腺素产物的合成,同时全身状态受影响,临产中缩宫素干预多,但毒素可使子宫及宫颈对缩宫素敏感性降低,影响诱发有规律的有效宫缩或虽可产生宫缩但往往发生宫缩乏力、宫颈扩张延缓、产程停滞,使难产和手术产率升高。

(二)对胎、婴儿的不良影响

IAIS 能造成胎儿新生儿的严重不良后果。胎儿在宫内受细菌感染的途径有三:首先是上行性羊水感染,其次是上行性胎盘胎儿感染,第三是血行性胎盘胎儿感染。

1.围生期窒息　羊膜腔感染时绒毛水肿使子宫血流量下降,氧耗增加。或炎症易致胎盘早剥,或细菌及其毒素对胎儿的毒性作用等导致宫内缺氧。

2.围生期感染　无论胎膜破裂与否,阴道内细菌特别是 B 族链球菌、大肠埃希菌等它们可进入羊膜腔内,胎儿可以吞咽或吸入细菌和其产生的毒素,这些毒素可导致肺的破坏和心肌受损、肺血管痉挛、肺动脉高压和全身休克甚至发生胎死宫内。现已了解绝大部分的新生儿感染是在子宫内获得的,有些是在分娩时获得,但少见。因此大多数婴儿临床感染性疾病是发生在产时或产后数小时。

围生期婴儿感染主要有肺炎、败血症和脑膜炎。B 族链球菌感染已占围生儿感染中的 18%～61%,是目前新生儿严重感染的第一位病原菌,其严重程度远超过其他病原菌。

新生儿感染的临床表现:早期新生儿败血症中多数来自子宫内。破膜时间长是一个高危因素。生后当时诊断败血症有困难,因为新生儿开始的表现无特殊性,最早的症状包括肤色、肌张力、活动和吃奶的变化,体温控制差。另外早期症状还包括腹胀、呼吸暂停和黄疸。晚期症状包括呼吸困难、发绀、心律失常、肝脾大、抽搐,同时可有脑膜炎、肺炎等。由于败血症可表现为多种症状,鉴别范围较广,血培养阳性是诊断的基本,脑脊液检查和培养也很重要,因为败血症中的 1/3 可发展为脑膜炎。末梢血涂片检查可提供弥散性血管内凝血的诊断线索。

四、治疗

IAIS 的处理很复杂,需要结合孕周、感染的范围、感染的种类、孕妇的全身状况、胎儿的一般状况、胎盘功能、就诊医院的医疗条件和水平及其他多种因素。总之,IAIS 的处理应该遵循个体化原则。

1.抗生素的应用　IAIS 一经确诊,广谱抗生素十分必要。一旦诊断立即使用可将产妇的感染率降到最低程度。IAIS 的治疗目的是降低胎婴儿发病率和死亡率,首先需要给胎儿提供有效的抗生素。根据细菌培养结果选用对细菌敏感的抗生素,但在使用抗生素前要考虑到各种抗菌药物孕期使用的安全性及药学变化。在培养结果没有出来时可以选用毒性低、抗菌谱广且易穿过胎盘的抗生素,同时兼顾到厌氧菌的感染,如氨苄西林、林可霉素、克林霉素及替硝唑等。

2.及时终止妊娠　孕 34 周以后发生的羊膜腔感染要尽快终止妊娠,终止妊娠实施期间应给予足量的抗生素治疗。至于不到 34 周发生的 IAIS,也宜及时终止妊娠,IAIS 的时间越长,则胎儿宫内死亡的危险性越大,新生儿败血症及母亲产褥期感染的危险性越大,但若孕龄过小胎儿娩出不易成活,可适当采用保守治疗,给予抗生素的同时密切观察胎心及孕妇血白细胞数及分类计数的变化。若有威胁母儿安全的可能性,则宜及时终止妊娠。经阴道分娩时,产程中密切注意胎心变化,有无胎儿窘迫的发生。不能经阴道分娩可采用剖宫产分娩。

3.新生儿治疗　新生儿一出生立即行咽、耳鼻、脐血等细菌培养及药敏试验。体外药敏试验表明,B族链球菌对青霉素、氨苄西林,头孢菌素、红霉素、林可霉素均敏感。不等培养结果,IAIS病人的新生儿通常联合应用青霉素和氨苄西林作为初选药物,当培养明确和症状明显时再决定其用量和疗程。可输注少量新鲜血浆增强抗感染能力。

五、预防

由于多数 IAIS 呈亚临床表现,不易做出早期诊断。如当羊水或胎盘胎膜细菌培养阳性,胎盘病理检查有绒毛膜、羊膜炎症以及出现明显的感染征象时常常危及胎儿和新生儿的生命或出现严重的合并症,因此当出现 IAIS 有关的高危因素时应该积极认真对待以减少 IAIS 的发生。

(一)先兆早产、早产

早产的原因很多。但 IAIS 是导致部分早产的原因已得到共识,泌尿生殖道炎症或病原体的携带,特别是携带 B 族链球菌常易发生早产,且对宫颈松弛剂不敏感,结合实验室检查 CRP 升高、IL-6 浓度升高,试用抗生素可能对延长孕周及控制感染有效。对泌尿生殖系统有细菌携带者,一旦发生先兆早产或胎膜早破,及时给以预防性抗生素可改善母儿预后。

(二)胎膜早破

胎膜早破和 IAIS 的因果关系密切,当出现胎膜早破时,IAIS 通常不明显,但须经全面检查、严密观察感染的征象。临床处理一方面根据不同孕周作出决定,如胎膜早破发生在 35 周以内,则等待 12 小时不临产即行引产,否则潜伏期越长危险性越大,期间避免不必要的阴道检查和肛诊。孕周<28 周,根据我国国情,胎儿生存率很低,期待疗法时间过长难以保证安全,因此也宜积极引产。孕周 28～35 周间,新生儿存活率随孕周增加而上升,尤其在 32 周以后,因此提倡期待疗法,尽量延长孕龄,促肺成熟,此期间应严密观察和管理,并使用预防性抗生素,虽然对此问题尚有争议,但目前我国仍对胎膜早破 12 小时以上者常规使用抗生素。

(三)生殖系统感染

针对常见的生殖系统感染如细菌性阴道病、真菌性阴道炎和滴虫性阴道炎等在孕中期进行普遍筛查,对阳性病例可给相应药物口服或阴道用药治疗。

(四)提高宿主抵抗力

增强孕妇免疫功能,提高其健康水平,提高宿主抵抗力需从健康的生活方式、习惯行为、科学合理的营养、运动及自我保健意识提高等方面加强。

(刘　艳)

第十八章　正常分娩

第一节　分娩动因

人类分娩发动的原因仍不清楚。目前认为人类分娩的发动是一种自分泌因子/旁分泌因子及子宫内组织分子信号相互作用的结果,使得子宫由静止状态成为活动状态,其过程牵涉复杂的生化和分子机制。

【妊娠子宫的功能状态】

妊娠期子宫可处于四种功能状态:

1.静止期　在一系列抑制因子作用下,子宫肌组织在妊娠期95%的时间内处于功能静止状态。这些抑制因子包括孕激素、前列环素(PGI_2)、松弛素、一氧化氮(NO)、甲状旁腺素相关肽(PTH-rP)、降钙素相关基因肽、促肾上腺素释放激素(CRH)、血管活性肠肽及人胎盘催乳激素等,它们以不同方式增加细胞内的cAMP水平,继而减少细胞内钙离子水平并降低肌球蛋白轻链激酶(MLCK,肌纤维收缩所需激酶)的活性,从而降低子宫肌细胞的收缩性。实验证实胎膜可以产生抑制因了,通过旁分泌作用维持子宫静止状态。

2.激活期　子宫收缩相关蛋白(CAPs)基因表达上调,CAPs包括缩宫素受体、前列腺素受体、细胞膜离子通道相关蛋白及细胞间隙连接的重要组成元素结合素-43(connexin-43)等。细胞间隙连接的形成是保证子宫肌细胞协调一致收缩的重要前提。

3.刺激期　子宫对宫缩剂的反应性增高,在缩宫素、前列腺素(主要为PGE_2和$PGF_{2\alpha}$)的作用下产生协调规律的收缩,娩出胎儿。

4.子宫复旧期　这一时期缩宫素发挥主要作用。分娩发动主要是指子宫组织由静止状态向激活状态的转化。

【妊娠子宫转向激活状态的生理变化】

1.子宫肌细胞间隙连接增加　间隙连接(GJ)是细胞间的一种跨膜通道,可允许分子量<1000的分子通过,如钙离子。间隙连接可使肌细胞兴奋同步化,协调肌细胞的收缩活动,增强子宫收缩力,并可增加肌细胞对缩宫素的敏感性。妊娠早、中期细胞间隙连接数量少,且体积小;妊娠晚期子宫肌细胞具有逐渐丰富的间隙连接,并持续增加至整个分娩过程。间隙连接的表达、降解及其多孔结构由激素调节,孕酮是间隙连接形成的强大抑制剂,妊娠期主要通过孕酮抑制间隙连接的机制维持了子宫肌的静止状态。

2.子宫肌细胞内钙离子浓度增加　子宫肌细胞的收缩需要肌动蛋白、磷酸化的肌浆球蛋白和能量的供应。子宫收缩本质上是电位控制的,当动作电位传导至子宫肌细胞时,肌细胞发生去极化,胞膜上电位依赖的钙离子通道开放,细胞外钙离子内流入细胞内,降低静息电位,活化肌原纤维,进而诱发细胞收缩。故细胞内的钙离子浓度增加是肌细胞收缩不可缺少的。

【妊娠子宫功能状态变化的调节因素】

1.母体内分泌调节

(1)前列腺素类:长期以来认为前列腺素在人类及其他哺乳动物分娩发动中起了重要的作用。在妊娠任一阶段引产、催产或药物流产均可应用前列腺素发动子宫收缩;相反,给予前列腺素生物合成抑制剂可延迟分娩及延长引产的时间。临产前,蜕膜及羊膜含有大量前列腺素前身物质花生四烯酸、前列腺素合成酶及磷脂酶 A_2,促进释放游离花生四烯酸并合成前列腺素。PGF_2 和 TXA_2 引起平滑肌收缩,如血管收缩和子宫收缩。PGE_2、PGD_2 和 PGI_2 引起血管平滑肌松弛和血管扩张。PGE_2 在高浓度时可抑制腺苷酸环化酶或激活了磷脂酶 C,增加子宫肌细胞内钙离子浓度,引起子宫收缩。子宫肌细胞内含有丰富的前列腺素受体,对前列腺素敏感性增加。前列腺素能促进肌细胞间隙连接蛋白合成,改变膜通透性,使细胞内 Ca^{2+} 增加,促进子宫收缩,启动分娩。

(2)缩宫素:足月孕妇用缩宫素成功引产已有很长历史,但缩宫素参与分娩发动的机理仍不完全清楚。缩宫素结合到子宫肌上的缩宫素受体,激活磷脂酶 C,从膜磷脂释放出三磷酸肌醇和二酯酰甘油,升高细胞内钙的水平,使子宫收缩;缩宫素能促进肌细胞间隙连接蛋白的合成;此外,足月时缩宫素刺激子宫内前列腺素生物合成,通过前列腺素驱动子宫收缩。

(3)雌激素和孕激素:人类在妊娠期处于高雌激素状态。妊娠末期,孕妇体内雌激可增加间隙连接蛋白和宫缩素受体合成;促进钙离子向细胞内转移;激活蜕膜产生大量细胞因子,刺激蜕膜及羊膜合成与释放前列腺素,促进宫缩及宫颈软化成熟。雌激素通过上述机制促进子宫功能状态转变。而在大多数哺乳动物,维持妊娠期子宫相对静止状态需要孕酮。孕酮可抑制子宫肌间隙连接蛋白的形成。早在 20 世纪 50 年代就有学者提出,分娩时母体血浆内出现孕酮撤退。现在认为分娩前雌/孕激素比值明显增高,或受体水平的孕酮作用下降可能与分娩发动有关。

(4)内皮素:是子宫平滑肌的强诱导剂,子宫平滑肌内有内皮素受体。妊娠晚期在雌激素作用下,兔和鼠的子宫肌内皮素受体表达增加,但在人类中尚未肯定。孕末期,羊膜、胎膜、蜕膜及子宫平滑肌含有大量内皮素,能提高肌细胞内 Ca^{2+} 浓度,前列腺素合成,诱发宫缩;内皮素还能加强有效地降低引起收缩所需的缩宫素阈度。

(5)血小板激活因子(PAF):PAF 是一种强效的子宫收缩物质和产生前列腺素的刺激剂。随着临产发动,羊膜中 PAF 浓度增高。孕酮可增高子宫组织中的 PAF 乙酰水解酶,而雌激素及炎症细胞因子可降低此酶水平,这些研究提示宫内感染炎症过程使 PAF 增高,促进了子宫收缩。

2.胎儿内分泌调节　研究显示,人类分娩信号也来源于胎儿。随着胎儿成熟,胎儿丘脑-垂体-肾上腺轴的功能逐渐建立,在促肾上腺皮质激素(ACTH)的作用下,胎儿肾上腺分泌的皮质醇和脱氢表雄酮(DHEA)增加,刺激胎盘的 17-α 水解酶减少孕激素的产生,并增加雌激素的生成,从而使雌激素/孕激素的比值增高;激活蜕膜产生大量细胞因子,如 IL-1、IL-6、IL-8、GCSF、TNF-α、TGF-β 及 EGF 等;还能通过加强前列腺素的合成和分泌,刺激子宫颈成熟和子宫收缩。孕激素生成减少而雌激素生成增加也促进子宫平滑肌缩宫素受体和间隙连接的形成;同时还可促进钙离子向细胞内转移,加强子宫肌的收缩,促使分娩发动。

3.母-胎免疫耐受失衡　从免疫学角度看,胎儿对母体而言是同种异体移植物,母体却对胎儿产生特异性的免疫耐受使妊娠得以维持。对母-胎免疫耐受机制有大量研究,提出的学说主要包括:

(1)主要组织相容性复合物 MHC-I 抗原缺乏。

(2)特异的 HLA-G 抗原表达。

(3)Fas/FasL 配体系统的作用。

(4)封闭抗体的作用。

(5)TH1/TH2 改变等。

一旦以上因素改变,引起母-胎间免疫耐受破坏,可导致母体对胎儿的排斥反应。研究发现,母体对胎儿的免疫反应是流产发生的主要原因之一。因此足月分娩中可能存在同样的机制,即由于母胎间免疫耐受的解除,母体启动分娩,将胎儿排出。

【机械性理论】

尽管内分泌系统的变化及分子的相互作用在分娩发动中占有极其重要的地位,无可否认,其最终是通过影响子宫收缩来达到促使胎儿娩出的目的。故有人认为:随着妊娠的进展,子宫的容积不断增加,且胎儿的增长速度渐渐超过子宫的增大速度使得子宫内压不断增强;此外,在妊娠晚期,胎儿先露部分可以压迫到子宫的下段和宫颈。上述两部分因素使得子宫肌壁和蜕膜明显受压,肌壁上的机械感受器受刺激(尤其是压迫子宫下段和宫颈),这种机械性扩张通过交感神经传递至下丘脑,使得神经垂体释放缩宫素,引起子宫收缩。羊水过多、双胎妊娠容易发生早产是这一理论的佐证。但机械因素并不是分娩发动的始动因素。

(李长虹)

第二节　决定分娩的因素

决定分娩的要素有四:即产力、产道、胎儿及精神因素。产力为分娩的动力,但受产道、胎儿及精神因素制约。产力可因产道及胎儿的异常而异常,或转为异常;产力也可受到产妇精神因素的直接影响,比如:产程开始后,由于胎位异常,宫缩表现持续微弱,或开始良好继而出现乏力;在产妇对分娩有较大的顾虑时,可能从分娩发动之初宫缩就表现为不规律或持续在微弱状态。骨盆大小、形状和胎儿大小、胎方位正常时,彼此不产生不良影响;但如果胎儿过大、某些胎儿畸形或胎位异常,或骨盆径线小于正常或骨盆畸形,则即便产力正常,仍可能导致难产。

【产力】

产力是分娩过程中将胎儿及其附属物逼出子宫的力量,包括宫缩(子宫收缩力)、腹压(腹壁肌肉即膈肌收缩力)和肛提肌收缩力。

1.子宫收缩力　是临产后的主要产力,贯穿于整个分娩过程中。临产后的宫缩能迫使宫颈管短缩直至消失,宫口扩张,胎先露部下降、胎儿和胎盘胎膜娩出。

临产后的正常宫缩具有以下特点:

(1)节律性:节律性宫缩是临产的重要标志之一。正常宫缩是子宫体部不随意的、有节律的阵发性收缩。每次阵缩总是由弱渐强(进行期),维持一定时间(极期),随后由强渐弱(退行期),直至消失进入间歇期,间歇期子宫肌肉松弛。阵缩如此反复出现,贯穿分娩全过程。

临产开始时,宫缩持续 30 秒,间歇期约 5～6 分钟。随着产程进展,宫缩持续时间逐渐增长,间歇期逐渐缩短。当宫口开全之后,宫缩持续时间可长达 60 秒,间歇期可缩短至 1～2 分钟,宫缩强度也随产程进展逐渐增加,子宫腔内压力于临产初期约升高至 25～30mmHg,于第一产程末可增至 40～60mmHg,于第二产程可高达 100～150mmHg,而间歇期宫腔压力仅为 6～12mmHg。宫缩时子宫肌壁血管及胎盘受压,致使子宫血流量减少,但于子宫间歇期血流量又恢复到原来水平,胎盘绒毛间隙的血流量重新充盈,这对胎儿十分有利。

（2）对称性和极性：正常宫缩起自两侧子宫角部，以微波形式迅速向子宫底中线集中，左右对称，此为宫缩的对称性；然后以每秒约 2cm 的速度向子宫下段扩散，约 15 秒均匀协调地遍及整个子宫，此为宫缩的极性。

宫缩以宫底部最强、最持久，向下则逐渐减弱，子宫底部收缩力的强度几乎是子宫下段的两倍。这一子宫源性控制机制的基础是子宫肌中的起步细胞的去极化。

（3）缩复作用：子宫体部的肌肉在宫缩时，肌纤维缩短、变宽，收缩之后，肌纤维虽又重新松弛，但不能完全恢复原状而是有一定的程度缩短，这种现象称为缩复作用或肌肉短滞。缩复作用的结果，使子宫体变短、变厚，使宫腔容积逐渐缩小，迫使胎先露不断下降，而子宫下段逐渐被拉长、扩张，并将子宫向外上方牵拉，颈管逐渐消失，展平。

2.腹肌及膈肌收缩力（腹压）　是第二产程时娩出胎儿的重要辅助力量。当宫口开全后，胎先露部已下降至阴道。每当宫缩时前羊水囊或胎先露部压迫盆底组织及直肠，反射性地引起排便感，产妇主动屏气，腹肌和膈肌收缩使腹压升高，促使胎儿娩出。腹压必须在第二产程尤其第二产程末期宫缩时运用最有效，过早用腹压不但无效，反而易使产妇疲劳和宫颈水肿，致使产程延长。在第三产程胎盘剥离后，腹压还可以促使胎盘娩出。

3.肛提肌收缩力　在分娩过程中，肛提肌收缩力可促使胎先露内旋转。当胎头枕部露于耻骨弓下缘时，由于宫缩向下的产力和肛提肌收缩产生的阻力，两者的合力使胎头仰伸和胎儿娩出。

【产道】

产道是胎儿娩出的通道，分骨产道和软产道两部分。

1.骨产道　是指真骨盆，其后壁为骶、尾骨，两侧为坐骨、坐骨棘、坐骨切迹及其韧带，前壁为耻骨联合。骨产道的大小、形状与分娩关系密切。骨盆的大小与形态对分娩有直接影响。因此对于分娩预测首先了解骨盆情况是否异常。

（1）骨盆各平面及其径线。

（2）骨盆轴。

（3）产轴。

（4）骨盆倾斜度。

（5）骨盆类型：有时会对分娩过程产生重要影响。目前国际上仍沿用 1933 年考-莫氏分类法。按 X 线摄影的骨盆入口形态，将骨盆分为四种基本类型：女型、扁平型、类人猿型和男型。但临床所见多为混合型。

2.软产道　是由子宫下段、宫颈、阴道和盆底软组织构成的管道。在分娩过程中需克服软产道的阻力。

（1）子宫下段的形成：子宫下段由非孕时长约 1cm 的子宫峡部形成。妊娠 12 周后，子宫峡部逐渐扩展成为子宫腔的一部分，妊娠末期逐渐被拉长形成子宫下段。临产后进一步拉长达 7～10cm，肌层变薄成为软产道的一部分。由于肌纤维的缩复作用，子宫上段的肌壁越来越厚，下段的肌壁被牵拉越来越薄，由于子宫上下段肌壁的厚、薄不同，在子宫内面两者之交界处有一环形隆起，称为生理性缩复环。

（2）宫颈的变化

1）宫颈管消失：临产前的宫颈管长约 2cm，初产妇较经产妇稍长。临产后由于宫缩的牵拉及胎先露部支撑前羊水囊呈楔形下压，致使宫颈管逐渐变短直至消失，成为子宫下段的一部分。初产妇宫颈管消失于宫颈口扩张之前，经产妇因其宫颈管较松软，则两者多同时进行。

2）宫口扩张：临产前，初产妇的宫颈外口仅容一指尖，经产妇则能容纳一指。临产后宫口扩张主要是宫缩及缩复向上牵拉的结果。此外前羊水囊的楔形下压也有助于宫颈口的扩张。胎膜多在宫口近开全时自然破裂,破膜后胎先露部直接压迫宫颈,扩张宫口的作用更明显。随着产程的进展,宫口开全(10cm)时,妊娠足月的胎头方能娩出。

(3)骨盆底、阴道及会阴的变化:在分娩过程中,前羊水囊和胎先露部逐渐将阴道撑开,破膜后先露部下降直接压迫骨盆底,软产道下段形成一个向前弯的长筒,前壁短后壁长,阴道外口开向前上方,阴道黏膜皱襞展平使腔道加宽。肛提肌向下及向两侧扩展,肌束分开,肌纤维拉长,使 5cm 厚的会阴体变成 2～4mm 薄的组织,以利胎儿通过。阴道及骨盆底的结缔组织和肌纤维,于妊娠晚期增生肥大,血管变粗,血流丰富。于分娩时,会阴体虽然承受一定的压力,若保护不当,也容易造成裂伤。

【胎儿】

足月胎儿在分娩过程必须为适应产道表现出一系列动作,使之能顺利通过产道这一特殊的圆柱形通道:骨盆入口呈横椭圆形,而在中骨盆及骨盆出口则呈前后椭圆形。在分娩过程中,胎头是最重要的因素,只要头能顺利通过产道,一般分娩可以顺利完成,除非胎儿发育过大,则肩或躯干的娩出可能困难。

1.胎头　为胎儿最难娩出的部分,受压后缩小程度小。胎儿头颅由三个主要部分组成:颜面、颅底及颅顶。颅底由两块颞骨、蝶骨及筛骨所组成。颅顶骨由左右额骨、左右顶骨及枕骨所组成。这些骨缝之间由膜相连接,故骨与骨之间有一定活动余地甚至少许重叠,从而使胎头具有一定适应产道的可塑性,有利于胎头娩出。

(1)额缝:居于左右额骨之间的骨缝。

(2)矢状缝:左右顶骨之间的骨缝,前后走向,将颅顶分为左右两半,前后端分别连接前、后囟门。通过前囟与额缝连接,通过后囟与人字缝连接。

(3)冠状缝:为顶骨与额骨之间的骨缝,横行,在前囟左右两侧。

(4)人字缝:位于左右顶骨与枕骨之间,自后囟向左右延伸。

(5)前囟:位于胎儿颅顶前部,为矢状缝、额缝及冠状缝会合之处,呈菱形,2cm×3cm 大。临产时可用于确定胎儿枕骨在骨盆中的位置。分娩后可持续开放 18 个月之久才完全骨化,以利脑的发育。

(6)后囟:为矢状缝与人字缝连接之处,呈三角形,远较前囟小,产后 8～12 周内骨化。

胎儿头颅顶可分为以下各部:

(1)前头:亦称额部,为颅顶前部。

(2)前囟:菱形。

(3)顶部:为前后囟线以上部分。

(4)后囟:三角形。

(5)枕部:在后囟下方,枕骨所在地。

(6)下颌:胎儿下颌骨。

胎头主要径线:径线命名以解剖部位起止点为度。在分娩过程,胎儿头颅受压,径线长短随之发生变化。

(1)胎头双顶径(BPD):为双侧顶骨隆起间径,为胎儿头颅最宽径线,妊娠足月平均为 9.3cm。

(2)枕下前囟径:枕骨粗隆下至前囟中点的长度。当胎头俯屈,颏抵胸前时,胎头以枕下前囟径在产道前进,为头颅前后最小径线,妊娠足月平均 9.5cm。

(3)枕额径:枕骨粗隆至鼻根部的距离。在胎头高直位时儿头以此径线在产道中前进,平均 11.3cm,较枕下前囟径长。

(4)枕颏径:枕骨粗隆至下颌骨中点间径。颜面后位时,胎头以此径前进,平均为 13.3cm,远较枕下前囟径长,足月胎儿不可能在此种位置下自然分娩。

（5）颏下前囟径：胎儿下颌骨中点至前囟中点，颜面前位以此径线在产道通过，平均为10cm。故颜面前位一般能自阴道分娩。

2.胎式　指胎儿各部在子宫内所取之姿势。在正常羊水量时，胎儿头略前屈，背略向前弯、下颌抵胸骨。上下肢屈曲于胸腹前，脐带位于四肢之间。在妊娠期间，如果子宫畸形、产妇腹壁过度松弛或胎儿颈前侧有肿物，胎头可有不同程度仰伸，从而无法以枕下前囟径通过产道而导致头位难产。

3.胎产式　指胎儿纵轴与产妇纵轴的关系，可分为纵产式、斜产式与横产式三种。横产式或斜产式为胎儿纵轴与产妇纵轴垂直或交叉，产妇腹部呈横椭圆形，胎头胎臀各在腹部一侧。纵产式为胎儿纵轴与产妇纵轴平行，可以是头先露或臀先露。

4.胎先露及先露部　胎先露指胎儿最先进入骨盆的部分；最先进入骨盆的部分称为先露部。先露部有三种即头、臀、肩。纵轴位为头先露或臀先露，横轴位或斜轴位为肩先露。如果胎头与胎手同时进入骨盆称为复合先露。

（1）头先露：头先露占足月妊娠分娩的96%。由于胎头俯屈和仰伸程度不同，可有四种先露部，即枕先露、前囟先露、额先露及面先露。

1）枕先露：最常见的胎先露部，此时胎头呈俯屈状，胎头以最小径（枕下前囟径）及其周径通过产道。

2）前囟先露：胎头部分俯屈，胎头矢状缝与骨盆入口前后径一致，前囟近耻骨或骶骨（高直位）。分娩多受阻。

3）额先露：胎头略仰伸，足月活胎不可能以额先露经阴道分娩。多数人认为，前顶与额先露为分娩过程中一个过渡表现，不能认为是一种肯定的先露，当分娩进展时，胎头俯屈就形成顶先露，仰伸即为面先露。但实际上确有前顶先露与额部先露存在，故还应作为胎先露的一种。

4）面先露：胎头极度仰伸，以下为颏及面为先露部。

（2）臀先露：为胎儿臀部先露。由于先露部不同，可分为单臀先露、完全臀先露及不完全臀先露数种。

1）单臀先露：为髋关节屈，膝关节伸，先露部只为臀部。

2）完全臀先露：为髋关节及膝关节皆屈，以至胎儿大腿位于胎儿腹部，小腿肚贴于大腿背侧，阴道检查时可触及臀部及双足。

3）不完全臀先露：包括足先露和膝先露。足先露为臀先露髋关节伸，一个膝关节或两个膝关节伸，形成单足或双足先露。膝先露为髋关节伸膝关节屈曲。

（3）肩先露：胎儿横向，肩为先露部。临产一段时间后往往一只手先脱出，有时也可以是胎儿背、胎儿腹部或躯干侧壁被迫逼出。

5.胎位或胎方位　胎位为先露部的指示点在产妇骨盆的位置，亦即在骨盆的四相位——左前、右前、左后、右后。枕先露的代表骨为枕骨（occipital，缩写为O）；臀先露的代表骨为骶骨（sacrum，缩写为S），面先露时为下颏骨（mentum，缩写为M）；肩先露时为肩胛骨（scapula，缩写为Sc）。

胎位的写法由三方面来表明：①指示点在骨盆的左侧（left，缩写为L）或右侧（right，缩写为R），简写为左或右。②指示点的名称，枕先露为"枕"，即"O"；臀先露为"骶"，即"S"；面先露为"颏"，即"M"；肩先露为"肩"，即"Sc"；额位即高直位很少见，无特殊代表骨，只写额位及高直位便可。③指示点在骨盆之前、后或横。

如枕先露，枕骨在骨盆左侧，朝前，则胎位为左枕前（LOA），为最常见之胎位。如枕骨位于骨盆左侧边（横），则名为左枕横（LOT），表示胎头枕骨位于骨盆左侧，既不向前也不向后。肩先露时肩胛骨只有左右（亦即胎头所在之侧）或上、下和前、后定位：左肩前、右肩前、左肩后和右肩后。肩先露以肩胛骨朝上或朝后来定胎位。朝前后较易确定，朝上下不如左右易表达，左右又以胎头所在部位易于确定。如左肩前表示胎头在骨盆左侧,(肩胛骨在上),肩(背)朝前。左肩后,胎头在骨盆左侧(肩胛骨在下),肩(背)朝后。

各胎位缩写如下:

(1)枕先露可有六种胎位:

左枕前(LOA)　　　左枕横(LOT)

左枕后(LOP)　　　右枕前(ROA)

右枕横(ROT)　　　右枕后(ROP)

(2)臀先露也有六种胎位:

左骶前(LSA)　　　左骶横(LST)

左骶后(LSP)　　　右骶前(RSA)

右骶横(RST)　　　右骶后(RSP)

(3)面先露也有六种胎位:

左颏前(LMA)　　　左颏横(LMT)

左颏后(LMP)　　　右颏前(RMA)

右颏横(RMT)　　　右颏后(RMP)

(4)肩先露也有四种胎位:

左肩前(LScA)　　　左肩后(LScP)

右肩前(RScA)　　　右肩后(RScP)

枕、骶、肩胛位置与胎儿背在同一方向,其前位,背亦朝前;颏与胎儿腹在同一方向,其前位,胎背向后。

6.各种胎先露及胎位发生率　近足月或者已达足月妊娠时,枕先露占95%,臀先露3.5%,面先露0.5%,肩先露0.5%。有的报道臀先露在3%~8%,目前我国初产妇比例很大,经产妇,尤其是多产妇很少,所以横产发生率很少。在枕先露中,2/3枕骨在左侧,1/3在右侧。臀位在中期妊娠及晚期妊娠的早期比数远较3%~4%为高,尤其是经产妇。但其中约1/3的初产妇和2/3经产妇在近足月时常自然转成头位。

胎头虽然较臀体积大,但臀部及屈曲于躯干前的四肢的总体积显然大于胎头。由于子宫腔似梨形,上部宽大、下部狭小,故为适应子宫的形状,足月胎儿头先露发生比例远高于臀先露。在妊娠32周前,羊水量相对较多,胎体受子宫形态的束缚较小,因而臀位率相对较高些,以后羊水量相对减少,胎儿为适应宫腔形状而取头先露。若胎儿脑积水,臀产比例也较高,表明宽大的宫体部较适合容纳较大的胎头。某些子宫畸形,如双子宫、残角子宫中发育好的子宫,宫体部有纵隔形成者,也容易产生臀先露。经产妇反复为臀产者应想到子宫有某种畸形的可能。

7.胎先露及胎方位的诊断　有四种方法:腹部检查、阴道检查、听诊及超声影像检查。

(1)腹部检查:为胎先露及胎方位的基本检查方法,简单易行,在大部分产妇可获得正确诊断,但对少见的异常头先露,往往不易确诊。

(2)阴道检查:临产前此法不易查清胎先露及胎方位,所以有可能不能确诊;临产后,宫颈扩张,先露部大多已衔接,始能对先露部有较明确了解。阴道检查应在消毒情况下进行,以中、食指查先露部是头、是臀、还是肩部。如为枕先露,宫颈有较大扩张时,可触及骨缝、囟门以明确胎位(颜面位等异常头先露特点及臀位特点在有关难产节中介绍)。宫颈扩张程度越大,胎位检查越清楚。检查胎方位最好先查出矢状缝走向,手指左右横扫,上下触摸可查出一较长骨缝。矢状缝横置则为枕右或枕左横位,如为斜置或前后置,则为枕前位或后位。如前囟在骨盆前部很易摸到,表示枕骨在骨盆后位。前囟在骨盆左前方,为枕右后位;前囟在骨盆右前方为枕左后位。前囟如果在骨盆后面,阴道检查不易触及,尤其胎头下降胎头俯屈必然较重,后囟较小,用手不易查清。胎头受挤压严重时,骨片重叠,骨缝、囟门也不易触清。另一可靠确定胎方位方法为用手触摸胎儿耳廓,耳廓方向指向枕部,这只有在宫颈口完全扩张时方能实行。

　　阴道检查时还应了解先露部衔接程度。胎头衔接程度在正常情况下随产程进展而加深。胎头下降程度为判断是否能经阴道分娩的重要指标。胎头下降速度在第一产程比较缓慢,而在第二产程胎头继续下降,速度快于第一产程。一般胎头下降程度是以坐骨棘平面来描述。胎儿头颅骨质部平坐骨棘平面时称为“0”位,高于坐骨棘水平时称为“－”位,如高 1cm,则标为“－1”直到“－3”,再高则表示胎头双顶径尚未进入骨盆入口平面,因为骨盆入口平面至坐骨棘平面约为 5cm,胎头双顶径至胎头顶部约为 3cm,所以胎头最低骨质部如在坐骨棘平面以上 3cm,显然胎头双顶径最多是平骨盆入口平面。胎头最低骨质部通过了坐骨棘平面,胎头位置称为“＋”位,低于坐骨棘平面 1cm 称为“＋1”,“＋3”时,胎头最低点已接近骨盆出口,即在阴道下部,因为坐骨棘平面距离骨盆出口亦约为 5cm。在正常女性骨盆坐骨棘并不突出于骨盆侧壁,需经反复检查取得经验方能较准确定位。故可考虑另一较简单而大体可了解胎头衔接程度的方法,即用手指经阴道测胎头骨质最低部距阴道处女膜环的距离。如距离为 5cm 则表示胎头在坐骨棘水平,低于此为正值,高于此为负值。

　　(3)听诊:胎心音位置本身并非诊断胎方位的可靠依据,但可加强触诊的准确性。在枕先露和臀先露,躯干微前屈,胎背较贴近于子宫壁,利于胎心音传导,故在胎儿背部所接触之宫壁处胎心音最强。在颜面位,胎背反屈。胎儿胸部较贴近宫壁,故胎心音在胎儿胸壁侧听诊较清晰。

　　在枕前位,胎心音一般位于脐与髂前上棘连接中点。枕后位胎心音在侧腹处较明显,有时在小肢体侧听得也清楚。臀位则在脐周围。横位胎心音在枕前位的稍外侧。

　　(4)超声检查:在腹壁厚、腹壁紧张以及羊水过多的情况下,腹部检查等查不清胎先露及胎方位时,超声扫描检查可清楚检查出胎头、躯干、四肢等的部位和形像以及胎心情况,不但有助于胎先露、胎方位的诊断,也有助于胎儿畸形及大小的诊断。

　　8.临产胎儿应激变化　胎头受压情况下,阵缩时给予胎头的压力增高,尤其是破膜之后,在第二产程宫腔内压力可高达 200mmHg(27kPa)。颅内压为 40～55mmHg(5.3～7.3kPa)时,胎心率就可减慢,其原因系中枢神经缺氧,反射性刺激迷走神经之故。有时胎头受压而无胎心率变慢乃系胎膜未破,胎头逐渐受压而在耐受阈之内,这种阵发性改变对胎儿无损。

【精神心理因素】

　　随着医学模式的改变,人们已经开始关注社会及心理因素对分娩过程的影响。亲朋好友间关于分娩的负面传闻、电影中的恐惧场面使相当数量的初产妇进入临产后精神处于高度紧张,甚至焦虑恐惧状态。研究表明,产妇在分娩过程中普遍焦虑和恐惧倾向导致去甲肾上腺素减少,可使宫缩减弱而对疼痛的敏感性增加,强烈的宫缩有加重产妇的焦虑,从而造成恶性循环导致产妇体力消耗过大,产程延长。抑郁情绪与活跃期、第二产程延长及产后出血有一定的相关性。所以在分娩过程中产妇的精神心理状态可明显的影响产程进展,应予以足够的重视。

(李　强)

第三节　枕先露的分娩机制

分娩机制是指胎先露为适应骨盆各平面的不同形态,进行一系列转动,以最小径线通过产道的全过程。以枕左前的分娩机制为例详加说明。胎头的一连串转动可分解如下七个动作,即衔接、下降、俯屈、内旋转、仰伸、复位及外旋转、胎儿娩出。

(一)衔接

胎头双顶径进入骨盆入口平面,胎头颅骨最低点达到或接近坐骨棘水平,称为衔接。初产妇胎头衔接可发生于预产期前1~2周,若初产妇分娩开始而胎头仍未衔接,应警惕有无头盆不称。经产妇多在临产后胎头衔接。

胎头呈半俯屈状态进入骨盆入口,以枕额径衔接,由于枕额径大于骨盆入口前后径,胎头矢状缝坐落在骨盆入口右斜径上,胎头枕骨在骨盆左前方。

(二)下降

胎头沿骨盆轴前进的动作称为下降。下降贯穿于整个分娩过程,与俯屈、内旋转、仰伸、复位及外旋转等动作相伴随。下降动作呈间歇性,促进胎头下降的4个因素是:①宫缩时通过羊水传导的压力,由胎轴传到胎头;②宫缩时子宫底直接压迫胎臀,压力传至胎头;③胎体由弯曲而伸直、伸长,有利于压力向下传递,促使胎头下降;④腹肌收缩,使腹腔压力增加,经子宫传至胎儿。初产妇胎头下降因宫颈口扩张缓慢和盆底软组织阻力大而较经产妇慢。临床上将胎头下降的程度,作为判断产程进展的重要标志之一。

(三)俯屈

胎头下降遇到阻力时(骨盆不同平面的不同径线、扩张中的宫颈、骨盆壁和骨盆底),处于半俯屈状态的胎头借杠杆作用进一步俯屈,使下颏紧贴胸部,并使衔接时的枕额径(11.3cm)变为枕下前囟径(9.5cm),以胎头最小径线适应产道,有利于胎头继续下降。

(四)内旋转

当胎头到达中骨盆时,胎头为适应骨盆纵轴而旋转,使其矢状缝与中骨盆前后径相一致,此过程称为内旋转。因中骨盆前后径大于横径,枕先露时,胎头枕部位置最低,到达骨盆底,肛提肌收缩将胎头枕部推向阻力小、空间较宽的前方,枕左前的胎头向中线旋转45°,后囟转至耻骨弓下方,使胎头最小径线与骨盆的最大径线相一致,于第一产程末胎头完成内旋转动作。

(五)仰伸

胎头完成旋转后,胎头下降达阴道外口时,宫缩和腹压继续迫使胎头下降,而肛提肌收缩力又将胎头向前推进,两者的共同作用(合力)使胎头沿产轴向前向上,胎头枕骨下部达耻骨联合下缘时,以耻骨弓为支点使胎头逐渐仰伸,胎头的顶、额、鼻、口、颏相继娩出。当胎头仰伸时,胎儿双肩径沿左斜径进入骨盆入口。

(六)复位及外旋转

胎头娩出时,胎儿双肩径沿骨盆入口左斜径下降。胎儿娩出后,为使胎头与胎肩恢复正常关系,胎头枕部向原方向(向左旋转)45°,称为复位。胎肩在骨盆腔内继续下降,前(右)肩向前向中线旋转45°使胎儿双肩径转成与出口前后径一致的方向,胎头枕部需在外继续向左旋转45°,以保持胎头与胎肩的垂直关系,称为外旋转。

(七)胎儿娩出

胎儿完成外旋转后,胎儿前(右)肩在耻骨弓下先娩出,随即胎体侧屈,后(左)肩也由会阴前缘娩出,胎儿双肩娩出后,胎体及胎儿下肢随之顺利娩出,至此胎儿娩出的全过程完成。

(张　慧)

第四节　先兆临产及临产的诊断

当孕妇出现先兆临产时,应及时送至医院,不能因可能为假临产致使时间耽误而错过接产时机;而如果错误地诊断临产,则可能导致不适当的干涉而加强产程,造成孕妇及新生儿损害。

【先兆临产】

分娩发动之前,出现的一些预示孕妇不久将临产的症状称先兆临产。

1.假临产　孕妇在分娩发动前,由于子宫肌层敏感性增强,常出现不规律宫缩。假临产的特点有:①宫缩持续时间短且不恒定,间歇时间长且不规律,宫缩强度不增加;②常在夜间出现而于清晨消失;③宫缩时只能引起下腹部轻微胀痛;④宫颈管不缩短,宫口扩张不明显;⑤给予镇静药物能抑制宫缩。

2.胎儿下降感　又称为轻松感、释重感。由于胎先露部下降进入骨盆入口,使宫底位置下降,孕妇感觉上腹部受压感消失,进食量增多,呼吸轻快。

3.见红　在临产前24～48小时内,由于成熟的子宫下段及宫颈不能承受宫腔内压力而被迫扩张,使宫颈内口附着的胎膜与该处的子宫壁分离,毛细血管破裂而少量出血,与宫颈管内的黏液相混合并排出,称为见红,是分娩即将开始的比较可靠征象。若阴道流血超过平时月经量,则不应视为见红,应考虑是否有异常情况出现如前置胎盘及胎盘早剥等。

4.阴道分泌物增多　分娩前3周左右,孕妇因体内雌激素水平升高,盆腔充血加剧,子宫颈腺体分泌增加,使阴道排出物增多,一般为水样,易与破水相混淆。

【临产的诊断】

临产开始的重要标志为有规律且逐渐增强的子宫收缩,持续时间30秒或30秒以上,间歇5～6分钟,同时伴随进行性宫颈管消失、宫口扩张和胎先露部下降。用镇静药物不能抑制宫缩。

应连续观察宫缩,每次观察时间不能太短,至少要观察3～5次宫缩。既要严密观察宫缩的频率,持续时间及强度。同时要在无菌条件下行阴道检查,了解宫颈的软度、长度、位置、扩张情况及先露部的位置。国际上常用BISHOP评分法判断宫颈成熟度,估计试产的成功率,满分为13分,＞9分均成功,7～9分的成功率为80%,4～6分成功率为50%,≤3分均失败。

【临床特殊情况的思考和建议】

临产时间的确定:临床上准确地确定分娩开始时间比较困难,多数是以产妇的回忆和主诉确定产程开始的大概时间,在产妇的回忆和主诉不可靠时,可根据活跃期开始的时间,向前推算8小时作为临产时间绘制产程图。为确定是否确实进入产程,应与假临产相鉴别。真假临产的鉴别不能单纯的根据产妇的自觉症状,因为对敏感的产妇,假临产时不规律宫缩可使其感到非常痛苦;而对不敏感的产妇,真正进入产程的宫缩不一定感觉痛苦。部分分娩者临产后可能伴有原发性宫缩乏力,宫缩欠规则,间隔时间与收缩时间常不按正常规律进行,使用强镇静剂如哌替啶100mg肌注后仍不能抑制宫缩,且由于宫缩影响产妇正常生活时也应视为已临产,不能认为尚未正式临产而忽视。

(张　杨)

第五节　正常产程和分娩的处理

分娩全过程是从开始出现规律宫缩到胎儿、胎盘娩出为止,称分娩总产程,整个产程分为:

1.第一产程(宫颈扩张期)　从间歇5～6分钟的规律宫缩开始,到宫颈口开全(10cm)。初产妇宫颈较紧,宫口扩张较慢,需11～12小时,经产妇宫颈较松,宫口扩张较快,需6～8小时。

2.第二产程(胎儿娩出期)　从宫口开全到胎儿娩出。初产妇约需1～2小时,经产妇一般数分钟即可完成,但也有长达1小时者,但不超过1小时。

3.第三产程(胎盘娩出期)　从胎儿娩出后到胎盘娩出,需5～15分钟,不超过30分钟。

【第一产程及其处理】

1.临床表现　第一产程的产科变化主要为规律宫缩、宫口扩张、胎头下降及胎膜破裂。

(1)规律宫缩:第一产程开始,出现伴有疼痛的子宫收缩,习称"阵痛"。开始时宫缩持续时间较短(20～30秒)且弱,间歇期较长(5～6分钟)。随着产程的进展,持续时间渐长(50～60秒)且强度增加,间歇期渐短(2～3分钟)。当宫口近开全时,宫缩持续时间可达1分钟以上,间歇期仅1分钟或稍长。

(2)宫口扩张:宫口扩张是临产后规律宫缩的结果。在此期间宫颈管变软、变短、消失,宫颈展平和逐渐扩大。宫口扩张分两期:潜伏期及活跃期。此期宫颈扩张速度较慢,平均2～3小时扩张1cm,需8小时,最大时限16小时。活跃期是指从宫口扩张3cm～10cm。目前国际上倾向于将宫口扩张4cm作为活跃期的起点,且不主张在6cm前过多干预产程。此期间扩张速度加快,需4小时,最大时限为8小时。活跃期又分为3期:加速期指宫口扩张3～4cm,约需1.5小时;最大加速期指宫口扩张4～9cm,约需2小时;减速期指宫口扩张9～10cm,约需30分钟。

(3)胎头下降:胎头能否顺利下降,是决定能否经阴道分娩的重要观察项目。胎头下降程度以胎头颅骨最低点与坐骨棘平面的关系标明;胎头颅骨最低点平坐骨棘平面时,以"0"表示;在坐骨棘平面上1cm时,以"-1"表示;在坐骨棘平面下1cm时,以"+1"表示,余依此类推。一般初产妇在临产前胎头已经入盆,而经产妇临产后胎头才衔接。随着产程的进展,先露部也随之下降。胎头于潜伏期下降不明显,于活跃期下降加快,平均每小时下降0.86cm。

(4)胎膜破裂:简称破膜,胎儿先露部衔接后,将羊水分隔成前、后两部分,在胎先露部前面的羊水,称前羊水,约100ml,其形成的囊称前羊水囊。宫缩时前羊水囊楔入宫颈管内,有助于扩张宫口。随着宫缩继续增强,羊膜腔内压力更高,当压力增加到一定程度时胎膜自然破裂。胎膜多在宫口近开全时破裂。

2.产程观察及处理　入院后首先了解和记录孕妇的病史,全身及产科情况,初步得出是否可以阴道试产或需进行某些处理;外阴部应剃除阴毛,并用肥皂水和温开水清洗;对初产妇及有难产史的经产妇应行骨盆外测量;有妊娠合并症者应给予相应的治疗等。在整个分娩过程中,既要观察产程的变化,也要观察母儿的安危。及时发现异常,尽早处理。

(1)子宫收缩:产程中必须连续定时观察并记录宫缩规律性、持续时间、间歇时间及强度。

1)触诊法:助产人员将手掌放于产妇腹壁上直接检查,宫缩时宫体部隆起变硬,间歇期松弛变软。并记录下宫缩持续时间、强度、规律性及间歇期时间。每次至少观察3～5次宫缩,每隔1～2小时观察一次。

2)电子胎心监护仪:可客观反映宫缩情况,分为外监护和内监护两种类型。

①外监:临床最常用,适用于第一产程任何阶段。将宫缩压力探头固定在产妇腹壁宫体近宫底部,每隔1～2小时连续描记30分钟或通过显示屏连续观察。外监护容易受运动、体位改变、呼吸和咳嗽的影响,

过于肥胖的孕妇不适用。外监护可以准确的记录宫缩曲线,测到宫缩频率和每次宫缩持续的时间,但所记录的宫缩强度不完全代表真正的宫内压力。

②内监护:适用于胎膜已破,宫口扩张 1cm 及以上。将充满生理盐水的塑料导管通过宫颈口越过胎头置入羊膜腔内,外端连接压力探头记录宫缩产生的压力,测定宫腔静止压力及宫缩时压力变化。内监护可以准确测量宫缩频率、持续时间及真正的宫内压力。但宫内操作复杂,有造成感染的可能,故临床上较少应用。

良好的宫缩应是间隔逐渐缩短,持续时间逐渐延长,同时伴有宫颈相应的扩张。国外建议用 Montevideo 单位(MU)来评估有效宫缩。其计算方法是:计数 10 分钟内每次宫缩峰值压力(mmHg)减去基础宫内压力(mmHg)后的压力差之和;或取宫缩产生的平均压力(mmHg)乘以宫缩频率(10 分钟内宫缩次数)。该法同时兼顾了宫缩频率及宫缩产生的宫内压力,使宫缩强度的监测有了量化标准。如产程开始时宫缩强度一般为 80~100MU,相当于 10 分钟内有 2~3 次宫缩,每次宫缩平均宫内压力约为 40mmHg;至活跃期正常产程平均宫缩强度可达 200~250MU,相当于 10 分钟内有 4,5 次宫缩,平均宫内压力则在 50mmHg;至第二产程在腹肌收缩的协同下,宫缩强度可进一步升到 300~400MU,仍以平均宫缩频率 5 次计算,平均宫内压力可达 60~80mmHg;而从活跃期至第二产程每次宫缩持续时间相应增加不明显,宫缩强度主要以宫内压力及宫缩频率增加为主,用此方法评估宫缩不仅使产妇个体间的比较有了可比性,也使同一个体在产程不同阶段的变化有了更合理的判定标准。活跃期后当宫缩强度<180MU 时,可诊断为宫缩乏力。

(2)宫口扩张及胎头下降:描记宫口扩张曲线及胎头下降曲线,是产程图中重要的两项内容,是产程进展的重要标志和指导产程处理的主要依据。可通过肛门检查或阴道检查的方法测得。在国内一般采用肛门检查的方法,当肛门检查有疑问时可消毒外阴作阴道检查。但在国外皆用阴道检查来了解产程进展情况。

1)肛门检查(简称肛查)

①方法:产妇取仰卧位,两腿屈曲分开,检查前用消毒纸遮盖阴道口避免粪便污染阴道。检查者站于产妇右侧,以戴指套的右手示指蘸取润滑剂后,轻轻置于直肠内,拇指伸直,其余各指屈曲以利示指深入。示指向后触及尾骨尖端,了解尾骨活动度,再触摸两侧坐骨棘是否突出并确定胎头高低,然后用指端掌侧探查宫口,摸清其四周边缘,估计宫颈管消退情况和宫口扩张厘米数。未破膜者在胎头前方可触到有弹性的前羊水囊;已破膜者能直接触到胎头,若无胎头水肿,还能叩清颅缝及囟门位置,确定胎方位。

②时间与次数:适时在宫缩时进行,潜伏期每 2~4 小时查一次;活跃期每 1~2 小时查一次。同时也要根据宫缩情况和产妇的临床表现,适当的增减检查的次数。过频的肛门检查可增加产褥感染的机会。研究提示,肛门检查次数≥10 次的产妇,其阴道细菌种数及计数均显著提高,且肛门检查与阴道细菌变化密切相关,即细菌种数及其计数随肛门检查次数的增加而增加。而检查次数过少在产程进展十分迅速时则可能失去准备接生的时间,这在经产妇尤其应注意。

③检查内容:宫颈软硬度、位置、厚薄及宫颈扩张程度;是否破膜;骶尾关节活动度,坐骨棘是否突出,坐骨切迹宽度,骶棘韧带的弹性、韧度及盆底组织的厚度;确定胎先露、胎方位以及胎头下降程度。

2)阴道检查

①适应证:于肛查胎先露、宫口扩张及胎头下降程度不清时;疑有脐带先露或脱垂;疑有生殖道畸形;轻度头盆不称经阴道试产 4~6 小时产程进展缓慢者。对产前出血者应慎重,须严格无菌操作,并在检查前做好输液、输血的准备。

②方法:产妇排空膀胱后,取截石位,消毒外阴和阴道。检查者戴好口罩,消毒双手,戴无菌手套,铺无

菌巾后用左(右)手拇指和示指将阴唇分开,右(左)手示指、中指蘸消毒润滑剂,轻轻插入产妇阴道,注意防止手指触及肛门及大阴唇外侧。因反复阴道检查可增加感染机会,故每次检查应尽量检查清楚,避免反复插入阴道。

③内容:测量骨盆对角径、坐骨棘间径、骶骨弧度、耻骨弓和坐骨切迹情况等;胎方位及先露下降程度;宫口扩张程度,软硬度及有无水肿情况;阴道伸展度,有无畸形;会阴厚薄和伸展度等,以决定其分娩方式。

肛查对于了解骨盆腔内的情况比阴道检查更清楚,但肛门检查对宫口、胎先露、胎方位、骨盆入口等情况的了解不及阴道检查直接明了。每次肛查或阴道检查所得的宫颈扩张大小及先露高度的情况均应做详细记录,并绘于产程图上。用红色"O"表示宫颈扩张程度,蓝色"×"表示先露下降水平,每次检查后用红线连接"O",用蓝线连接"×",绘成两条曲线。产程图横坐标标示时间,以小时为单位,纵坐标标示宫颈扩张及先露下降程度,以厘米为单位。正常情况下宫口开大与胎头下降是并行的,但胎头下降略为滞后。宫口开大的最大加速期是胎头下降的加速期,而胎头下降的最大加速期是在第二产程。对大多数产妇,尤其是初产妇,在宫口开全时胎头应达坐骨棘平面以下。但应指出,有相当一部分产妇胎头下降与宫口开大并不平行。因此,在宫口近开全时,胎头未下降到坐骨棘水平并不意味着不能经阴道分娩。有些产妇在破膜以后胎头才迅速下降,在经产妇尤为常见。1972年Philpott介绍了在产程图上增加警戒线和处理线,其原理是根据活跃期宫颈扩张率不得<1cm进行产程估算,如果产妇入院时宫颈扩张为1cm,按宫颈扩张率每小时1cm计算,预计9小时后宫颈将扩张到10cm,因此在产程坐标图上1cm与10cm标志点之处时间相距9小时画一斜行连线,作为警戒线,与警戒线相距4小时之处再画一条与之平行的斜线作为处理线,两线间为警戒区。临床上实际是以宫颈扩张3cm作为活跃期的起点,因此可以宫颈扩张3cm标志点处取与之相距4cm的坐标10cm的标志点处画一斜行连线,作为警戒线,与警戒线相距4小时之处再画一条与之平行的斜线作为处理线。两线之间为治疗处理时期,宫颈扩张曲线越过警戒线者应进行处理,一般难产因素可纠正者的产程活跃期不超过正常上限,活跃期经过处理仍超过上限时,常提示难产因素不易纠正,需要再行仔细分析,并及时估计能否从阴道分娩。

(3)胎膜破裂及羊水观察:胎膜多在宫口近开全或开全时自然破裂,前羊水流出。一旦胎膜破裂,应立即听胎心,并观察羊水性状、颜色和流出量,记录破膜时间。

羊水粪染与胎儿宫内窘迫的关系目前还有争论。对羊水粪染的发生机制大致可归纳为两种观点,即胎儿成熟理论及胎儿宫内窘迫理论。传统认为羊水粪染是胎儿缺血、缺氧的结果。当胎儿缺血、缺氧时,机体为了保证心、脑等重要脏器的血供,体内循环重新分配,消化系统的血供减少,胃肠道蠕动增加,肛门括约肌松弛,胎粪排出。胎儿成熟理论则认为羊水粪染是一种生理现象。随着妊娠周数增加,胎儿迷走神经张力渐强,胃肠道蠕动渐频,胎粪渐多,羊水粪染率渐增加。

羊水粪染的分度:Ⅰ度:羊水淡绿色、稀薄;Ⅱ度:羊水深绿色且较稠或较稀,羊水内含簇状胎粪;Ⅲ度:羊水黄褐色、黏稠状且量少。Ⅰ度羊水粪染一般不伴有胎儿宫内窘迫,Ⅱ~Ⅲ度羊水粪染考虑有胎儿宫内缺氧的存在。对羊水粪染者应作具体分析,既不要过高估计其严重性,也不要掉以轻心,重要的是应结合其他监测结果,明确诊断,及时处理,以降低围生儿的窒息率。在首次发现羊水粪染时,不论其粪染程度如何,均应作电子胎心监护。若CST阳性或者NST呈反应型而OCT又是阳性,提示胎儿宫内缺氧。如能配合胎儿头皮血pH测定而pH<7.2时,提示胎儿处于失代偿阶段,需要立即结束分娩。如CST为阴性、pH正常,可暂不过早干预分娩,但必须在电子胎心监护下严密观察产程进展,一旦出现CST阳性,则应尽快结束分娩。

(4)胎心:临产后应特别注意胎心变化,可用听诊法、胎心电子监护或胎儿心电图等方法观察。在观察胎心时,应注意胎心的频率、规律性和宫缩之后胎心率的变化及恢复的速度等。胎心的规律性和宫缩对胎心的影响较胎心率的绝对数更重要。

1)听诊器听取:有普通听诊器、木质听诊器和电子胎心听诊器 3 种,现在通常使用电子胎心听诊器。胎心听取应在宫缩间歇时,宫缩时听诊不能听到胎心。潜伏期应每隔 1 小时听胎心一次,活跃期宫缩较频时,应每 15～30 分钟听胎心一次,每次听诊 1 分钟。如遇有胎心异常,应增加听诊的次数。此法能方便获得每分钟胎心率,但不能分辨胎心率变异、瞬间变化及其与宫缩、胎动的关系。

2)胎心电子监护:多用外监护描记胎心曲线。将测量胎心的探头置于胎心音最响亮的部分,固定于腹壁上;将测量宫压的探头置于产妇腹壁宫体近宫底部,亦固定于腹壁上。观察胎心率变异及其与宫缩、胎动的关系,每次至少记录 20 分钟,有条件者可应用胎儿监护仪连续监测胎心率。此法能较客观地判断胎儿在宫内的状态,如脐带受压、胎头受压、胎儿缺氧或(及)酸中毒等。值得注意的是,在胎头入盆、破膜、阴道检查、肛查及作胎儿内监护安放胎儿头皮电极时,可以发生短时间的早期减速,这是由于胎头受骨盆或宫缩压迫所致。

3)胎儿心电图:分为直接法和间接法,因直接法需宫口开大到一定程度而且破膜后才能进行,并有增加感染的可能性,故较少采用。目前较多采用非侵入性的间接法,一般用三个电极,两个放在产妇的腹壁上,另一个置于产妇的大腿内侧。在分娩过程中如出现 P-R 间期明显缩短、S-T 段偏高和 T 波振幅加大,是胎儿缺氧的表现。胎儿发生严重的酸中毒时,则 T 波变形。有研究发现第二产程的胎儿心电图监测与产后胎儿脐动脉血 pH 及血气含量明显相关。

(5)胎儿酸血症的监测:胎儿头皮血 pH 与产时异常胎心率的出现,分娩后新生儿脐血 pH 及 Apgar 评分间存在着良好的相关性。因此胎儿头皮血 pH 被认为是判断胎儿是否存在宫内缺氧的最准确方法。胎儿头皮血 pH 正常值为 7.25～7.35。如 pH 为 7.20～7.24 为胎儿酸血症前期,应警惕有胎儿窘迫可能,此时应给孕妇吸氧。pH<7.20 则表示重度酸中毒,是胎儿危险的征兆,应尽快结束分娩。

胎儿的 pH 还受母体 pH 水平的影响。产程中母体饥饿、脱水、体力消耗可致代谢性酸中毒,过度通气可致呼吸性碱中毒,均可影响胎儿。为消除母源性酸中毒对胎儿头皮血血气分析的影响,可根据母儿间血气的差异进行判断:

1)母子间血气 pH 差值(△pH):<0.15 表示胎儿无酸中毒,0.15～0.20 为可疑,>0.20 为胎儿酸中毒。

2)母子间碱短缺值:2.0～3.0mEq/L 表示胎儿正常,>3.0mEq/L 为胎儿酸中毒。

3)母子间 Hb 5g/dl 时的碱短缺值:<0 或由正值变为负值表示胎儿酸中毒。

胎儿头皮血 pH 测定是一种创伤性的检查方法,只能得到瞬时变化而不能连续监测,因而限制了它的应用。当电子胎心监护初筛异常时,可考虑行胎儿头皮血气测定,如临床及胎心监护已确定重度胎儿宫内窘迫,应迅速终止妊娠而抢救胎儿,不必再做头皮血气测定。

(6)母体情况观察

1)生命体征:测量产妇的血压、体温、脉搏和呼吸频率并记录。一般第一产程期间宫缩时血压升高 5～10mmHg,间歇期恢复原状。应每隔 4～6 小时测量一次。发现血压升高应增加测量次数。

2)饮食:鼓励产妇少量多次进食,吃高热量易消化食物,并注意摄入足够水分,以保证充沛的精力和体力。

3)活动与休息:宫缩不强且未破膜时,产妇可在室内适当活动,有助于产程进展和减轻产痛。待产时产妇的体位应以产妇感到舒适为准。已破膜者应该卧床,如果胎头已衔接,取平卧位即可,如胎头未衔接或臀位、横位时,应取臀高位,以免发生脐带脱垂。如产妇精神过度紧张,宫缩时喊叫不安,应安慰产妇,在宫缩时指导做深呼吸动作,也可用双手轻揉下腹部或腰骶部。产时镇痛可适当的应用哌替啶 50～100mg 及异丙嗪 25mg,可 3～4 小时肌注一次。也可选择连续硬膜外麻醉镇痛。

4)排尿与排便:应鼓励产妇每 2~4 小时排尿一次,以免膀胱充盈影响宫缩及胎头下降。因胎头压迫引起排尿困难者,必要时可导尿。初产妇宫口扩张<4cm,经产妇宫口扩张<2cm 时可行温肥皂水灌肠,既能避免分娩时粪便污染,又能反射作用刺激宫缩加速产程进展。但胎膜早破、阴道流血、胎头未衔接、胎位异常、有剖宫产史、宫缩很强估计 1 小时内将分娩者或患严重产科并发症、合并症如心脏病等,均不宜灌肠。

【第二产程及其处理】

1.临床表现   宫口开全后仍未破膜,常影响胎头的下降,应行人工破膜。破膜后宫缩常暂时停止,产妇略感舒适,随后宫缩重现且较前增强,每次持续时间可达 1 分钟,间歇期仅 1~2 分钟。当胎头降至骨盆出口压迫盆底组织时,产妇有排便感,不由自主向下屏气。随着产程进展,会阴会渐渐膨隆和变薄,肛门松弛。于宫缩时胎头露于阴道口,且露出部分不断增大;在宫缩间歇期又缩回阴道内,称为胎头拨露。随产程进展,胎头露出部分逐渐增多,宫缩间歇期胎头不再缩回,称为胎头着冠,此时胎头双顶径超过骨盆出口。会阴极度扩张,应注意保护会阴,娩出胎头。随后胎头复位和外旋转,前肩、后肩和胎体相继娩出,后羊水随之涌出。经产妇第二产程短,有时仅需几次宫缩即可完成胎头娩出。胎儿娩出后产妇顿感轻松。

2.产程的观察和处理

(1)密切监护胎心及产程进展:第二产程宫缩频且强,应密切观察子宫收缩有无异常及胎先露的下降情况。警惕病理性缩复环及强直性子宫收缩的出现,同时密切观察胎心的变化,每 5~10 分钟听胎心一次(或间隔 2~3 次宫缩听一次胎心),如有胎心异常则增加听胎心的次数,有条件者应使用胎心电子监护。尤其应注意观察胎心与宫缩的关系,若第二产程在胎头娩出前,由于脐带受压或受到牵引,可出现变异减速,除非反复多次出现中、重度变异减速,否则不被认为对胎儿有害。如出现胎心变慢且在宫缩后不恢复和恢复慢,应尽快结束分娩。发现第二产程延长,应及时查找原因,采取相应措施尽快结束分娩,避免胎头长时间受压,引起胎儿窘迫、颅内出血等并发症发生。

(2)指导产妇用力:宫口开全后,医护人员应指导产妇正确用力。方法是让产妇双膝屈曲外展,双脚蹬在产床上,双手握住产床的把手。一旦出现宫缩,产妇深吸气屏住,并向上拉把手,使身体向下用力如排便状,以增加腹压。子宫收缩间期时,产妇呼气,全身肌肉放松,安静休息。当宫缩再次出现时再用同样的屏气用力动作,以加速产程的进展。当胎头着冠后,宫缩时不应再令产妇用力,以免胎头娩出过快而使会阴裂伤。

指导产妇正确用力十分重要,若用力不当使产妇消耗体力或造成不应有的软产道裂伤。尤其应注意的是宫口尚未开全,不可过早屏气用力,因当胎头位置低已深入骨盆到达盆底时,也可使产妇产生排便感并不自觉地用力。但此时用力非但不利于加速产程的进展,反而使宫颈被挤压在骨盆和胎头之间,从而使宫颈循环障碍而造成宫颈水肿,影响宫口开大而造成难产。

(3)接产准备:初产妇宫口开全,经产妇宫口扩张 4cm 且宫缩规律有力时,应将产妇送至产房做好接产准备工作。让产妇仰卧于产床上(或坐于特制的产椅上),两腿屈曲分开,露出外阴部,在臀下放一便盆或塑料布,用消毒纱布球蘸肥皂水擦洗外阴部,顺序是大小阴唇、阴阜、大腿内上 1/3、会阴及肛门周围。然后用温开水冲掉肥皂水,为防止冲洗液流入阴道,用消毒干纱布盖住阴道口,最后以 0.1%新洁尔灭冲洗或涂以碘附进行消毒,随后取下阴道的纱布球和臀下的便盆或塑料布,铺以消毒巾于臀下。接产者按无菌操作常规洗手后穿手术衣及戴手套,打开产包,铺好消毒巾,准备接产。

(4)接产

1)接产的要领:产妇必须与接产者充分合作;保护会阴的同时协助胎头俯屈,让胎头以最小的径线(枕下前囟径)在宫缩间歇时缓慢的通过阴道口,是预防会阴撕裂的关键;控制胎肩娩出速度,胎肩娩出时也要注意保护会阴。

2)产妇的产位:分娩时产妇的体位可分为仰卧位和坐位两种。

①仰卧位分娩:目前国内多数产妇分娩取仰卧位。

其优点:

a.有利于经阴道助产手术的操作如会阴切开术、胎头吸引术、产钳术等;

b.对新生儿处理较为便利。

但从分娩的生理来说,并非理想体位。

其缺点:

a.妊娠子宫压迫下腔静脉,使回心血量减少,产妇可出现仰卧位低血压;

b.仰卧位使骨盆的可塑性受限,且宫缩的效率较低,从而增加难产的机会;

c.胎儿的重力失去应有的作用,并导致产程延长;

d.增加产妇的不安和产痛等。

基于上述原因,仰卧位分娩时继发性宫缩乏力和胎儿窘迫的发生率较坐位分娩高,异常分娩也较多。所以它不是理想的分娩体位。

②坐位分娩

其优点:

a.可提高宫缩效率,缩短产程。由于胎儿的纵轴和产轴一致,故能充分发挥胎儿的重力作用,可使抬头对宫颈的压力增加。

b.由于子宫胎盘的血供改善,也可使宫缩加强,胎儿窘迫和新生儿窒息的发生率降低。

c.可减少骨盆的倾斜度,有利于胎头入盆和分娩机制的顺利完成。

d.X线检查表明,由于仰卧位改坐位时,可使坐骨棘间距平均增加0.76cm。骨盆出口前后径增加1~2cm,骨盆出口面积平均增加28%。

e.产妇分娩时感觉较舒适,由于产妇在分娩过程中可以环视周围的一切,并与医护人员保持密切联系,可减轻其紧张和不安的情绪。

其缺点:

a.分娩时间不宜过长,否则易发生阴部水肿;

b.坐位分娩时胎头娩出较快,易造成新生儿颅内出血及阴道、会阴裂伤;

c.接生人员需保护会阴和新生儿处理不便,这也是目前坐位分娩较少采用的主要原因。

自20世纪80年代以来,已对坐式产床做了不少的改进,其基本的构造包括靠背、坐椅、扶手和脚踏板等部分。产床的靠背部分是可调节的,在分娩过程中可根据宫缩的情况和胎头下降的程度适当的调整靠背的角度。在胎头即将娩出时可将靠背放平使产妇改为仰卧位,以便于助产者保护会阴和控制胎头娩出的速度。初产妇宫口开全或近开全,经产妇宫口开大8cm时,在坐式产床上就坐,靠背角度为60°~80°。在上坐式产床后一小时内分娩最好,时间过长容易引起会阴水肿。

3)接产步骤:接产者站在产妇的右侧,当胎头拨露使阴唇后联合紧张时,开始保护会阴。具体方法如下:在会阴部盖上一块消毒巾,接产者右肘支在产床上,右手拇指与其余四指分开,每当宫缩时以手掌大鱼际肌向内上方托住会阴部,同时左手应轻轻下压胎头枕部,协助胎头俯屈,且使胎头缓慢下降。宫缩间歇期,保护会阴的右手应当松弛,以免压迫过久引起会阴部水肿。当胎头枕部在耻骨弓下露出时,左手应按分娩机制协助胎头仰伸。此时若宫缩强,应嘱产妇张口哈气以缓解腹压的作用,让产妇在宫缩间歇期使稍向下屏气,以使胎头缓慢娩出。胎头娩出后,右手仍需保护会阴,不要急于娩出胎肩,而应先以左手自其鼻根向下颌挤压,挤出口、鼻内的黏液和羊水,然后协助胎头复位及外旋转,使胎儿双肩径与骨盆出口前后径相一致。接产者的左手将胎儿颈部向下轻压,使前肩自耻骨弓下先娩出,继之再托胎颈向上,使后肩从会阴前缘缓慢娩出。双肩娩出后,保护会阴的右手方可离开会阴部。最后双手协助胎体和下肢相继以侧位娩出,并记录胎儿娩出时间。

胎儿娩出后1~2分钟内断扎脐带。若当胎头娩出时,见脐带绕颈一周且较松时,可用手将脐带顺胎肩推下或从胎头滑下。若脐带绕颈过紧或绕颈两周或两周以上,可先用两把血管钳将脐带一段夹住并从中间剪断,注意勿伤及胎儿颈部,待松弛脐带后协助胎肩娩出。

4)会阴裂伤的诱因及预防

①会阴裂伤的诱因:会阴水肿、会阴过紧缺乏弹力,耻骨弓过低,胎儿过大,胎儿娩出过快等,均易造成会阴撕裂。

②会阴裂伤的预防

a.指导产妇分娩时正确用力,防止胎儿娩出过快。

b.及时发现会阴、产道的异常,选择合适的分娩方式。如会阴坚韧、水肿或瘢痕形成,估计会造成严重裂伤时,可作较大的会阴切开术或改行剖宫产术。

c.提高接生操作技术,正确保护会阴。

d.初产妇行阴道助产前应作会阴切开,切开大小根据胎儿大小及会阴组织的伸展性。助产时术者与助手要密切配合,要求胎头以最小径线通过会阴,且不能分娩过快、过猛。

5)会阴切开

①会阴切开的指征:会阴过紧或胎儿过大,产钳或吸引器助产,估计分娩时会阴撕裂不可避免者,或母儿有病理情况急需结束分娩者。

②会阴切开的时间

a.一般在宫缩时可看到胎头露出外阴口3~4cm时切开,可以防止产后盆底松弛,避免膀胱膨出,直肠膨出及尿失禁。

b.也有主张胎头着冠时切开,可以减少出血。

c.决定手术助产时切开。过早的切开不仅无助于胎儿的娩出,反而会导致出血量的增加。

③会阴切开术:包括会阴后一侧切开术和会阴正中切开。常用以下两种术式:

a.会阴左侧后一侧切开术:阴部神经阻滞及局部浸润麻醉生效后,术者子宫缩时以左手食中两指伸入阴道内撑起左侧阴道壁,右手用钝头剪刀自会阴后联合中线向左侧45°,在宫缩开始时剪开会阴4~5cm。若会阴高度膨隆则需外旁开60°~70°。若会阴体短则以阴唇后联合上0.5cm处为切口起点。会阴侧切时切开球海绵体肌,会阴深、浅横肌及部分肛提肌,切开后用纱布压迫止血。此法可充分扩大阴道口,适于胎儿较大及辅助难产手术,其缺点为出血多,愈合后瘢痕较大。

b.会阴正中切开术:局部浸润麻醉后,术者于宫缩时沿会阴后联合正中垂直剪开2cm。此法切开球海绵体肌及中心腱,出血少,术后组织肿胀疼痛轻微。但切口有自然延长撕裂肛门括约肌危险,胎儿大或接产技术不熟练者不宜采用。

④会阴缝合:一般在胎盘娩出后,检查软产道有无裂伤,然后缝合会阴切口。会阴缝合的关键必须彻底止血,重建解剖结构。缝合完毕后亦行肛指检查缝线是否穿过直肠黏膜,如确有缝线穿过黏膜,则应拆除重缝。

【第三产程及其处理】

1.胎盘剥离的机制　　胎儿娩出后,子宫底降至脐平,产妇有轻松感,宫缩暂停数分钟后再次出现。由于子宫腔容积突然明显缩小,而胎盘不能相应的缩小而与子宫壁发生错位而剥离,剥离面出血,形成胎盘后血肿。由于子宫继续收缩,剥离面积继续扩大,直至胎盘完全剥离而娩出。

2.胎盘剥离的征象

(1)子宫体变硬呈球形,胎盘剥离后降至子宫下段,下段被扩张,子宫体呈狭长形被推向上,宫底升高达脐上。

(2)剥离的胎盘降至子宫下段,使阴道口外露的一段脐带自行延长。

(3)若胎盘从边缘剥离时有少量阴道流血,若胎盘从中间剥离时则无阴道流血。

(4)用手掌尺侧在产妇耻骨联合上方轻压子宫下段时,子宫体上升而外露的脐带不再回缩。

3.胎盘娩出方式　　胎盘剥离和娩出的方式有两种:

(1)胎儿面娩出式,即胎盘以胎儿面娩出。胎盘从中央开始剥离,然后向周围剥离,剥离血液被包于胎膜内。其特点是胎盘先娩出,随后见少量的阴道流血。这种娩出方式多见。

(2)母体面娩出式,即胎盘以母体面娩出。胎盘从边缘开始剥离,血液沿剥离面流出,最后整个胎盘反转娩出。其特点是先有较多的阴道流血随后胎盘娩出,这种方式较少。

4.第三产程的处理

(1)协助胎盘胎膜娩出:正确处理胎盘娩出,可减少产后出血的发生率。为了使胎盘迅速剥离减少出血,可在胎肩娩出后,静脉注射缩宫素10U。接产者切忌在胎盘尚未完全剥离之前,用手按揉、下压宫底或牵拉脐带,以免引起胎盘部分剥离出血或拉断脐带,甚至造成子宫内翻。当确认胎盘完全剥离时,于宫缩时以左手握住宫底(拇指置于子宫前壁,其余四指放在子宫后壁)并按压,同时右手轻拉脐带、协助娩出胎盘。

当胎盘娩出至阴道口时,接产者用双手捧住胎盘,向一个方向旋转并缓慢向外牵拉,协助胎膜完整剥离娩出。若在胎盘娩出过程中,发现胎膜部分断裂,可用血管钳夹住断裂上端的胎膜,再继续向原方向旋转,直至胎膜完全娩出。胎盘胎膜娩出后,按摩子宫刺激其收缩以减少出血。在按摩子宫的同时注意观察出血量。

(2)检查胎盘胎膜:将胎盘铺平,先检查胎盘母体面的胎盘小叶有无缺损,疑有缺损时可用 Kustener 牛乳测试法(从脐静脉注入牛乳,若见牛乳自胎盘母体面溢出,则溢出部位为胎盘小叶缺损部位)。然后将胎盘提起,检查胎膜是否完整。再检查胎盘胎儿面边缘有无血管断裂,以便及时发现副胎盘。副胎盘为另一个小胎盘与正常的胎盘分离,但两者间有血管相连。若有副胎盘、部分胎盘残留或大块胎膜残留,应无菌操作伸手入宫腔内取出残留组织。若仅有少量胎膜残留,可给予子宫收缩剂待其自然排出。详细记录胎盘娩出时间,方式,以及胎盘大小和重量。胎盘娩出后子宫应呈强直性收缩,硬如球状,阴道出血很少。

(3)检查软产道:胎盘娩出后,应仔细检查软产道(包括会阴、小阴唇内侧、尿道口周围、前庭、阴道和宫颈)有无裂伤。如有裂伤应立即按原来的解剖位置或层次逐层缝合。

(4)预防产后出血:正常分娩出血量多不超过 300ml。对既往有产后出血史或易发生产后出血的产妇(如分娩次数≥5 次的多产妇、多胎妊娠、羊水过多、滞产等),可在胎儿前肩娩出后静注麦角新碱 0.2mg,或缩宫素 10U 加于 25%葡萄糖液 20ml 内静注,也可在胎儿娩出后立即经胎盘部脐静脉快速注入加入 10U 缩宫素的生理盐水 20ml,均能促使胎盘迅速剥离减少出血。若胎盘尚未完全剥离而阴道出血多时,应行手取胎盘术。若胎儿已娩出 30 分钟,胎盘仍未排出,出血不多时,应排空膀胱,再轻轻按压子宫及静注缩宫素,仍不能使胎盘排出时,再行手取胎盘术。若胎盘娩出后出血多时,可经下腹部直接注入宫体肌壁内或肌注麦角新碱 0.2~0.4mg,并将缩宫素 20U 加于 5‰葡萄糖液 500ml 内静脉滴注。

手取胎盘时若发现宫颈内口较紧者,应肌注阿托品 0.5mg 及哌替啶 100mg。术者需更换手术衣及手套,外阴再次消毒后,将一手手指并拢呈圆锥状直接伸入宫腔。手掌面向着胎盘母体面,手指并拢以手掌尺侧缘缓慢将胎盘从边缘开始逐渐自子宫壁分离,另一手在腹部压宫底。待确认胎盘已全部剥离方可取出胎盘,取出后立即肌注子宫收缩剂。注意操作必须轻柔,避免暴力强行剥离或用手抓挖宫壁,防止子宫破裂。若找不到疏松的剥离面,不能分离者,可能是植入性胎盘,不应强行剥离。取出的胎盘立即检查是否完整,若有缺损应再次以手伸入宫腔清除残留胎盘及胎膜,应尽量减少进出宫腔次数。必要时可用大刮匙刮宫。

(5)产后观察:分娩结束后应仔细收集并记录产时的出血量。产妇应继续留产房观察 2 小时,注意产妇的一般情况、子宫收缩、子宫底高度、膀胱充盈情况、阴道流血量、会阴及阴道有无血肿等,发现异常情况及时处理。产后 2 小时后,将产妇和新生儿送回病房。

【临床特殊情况的思考和建议】

1.潜伏期与活跃期的界限 活跃期是指从宫口扩张 3cm~10cm。目前国际上倾向于将宫口扩张 4cm 作为活跃期的起点,且不主张在 6cm 前过多干预产程。

2.水中分娩 水中分娩在国外已有二百余年历史,1805 年法国的 Embr 最早使用这项技术。20 世纪 60 年代苏联尤戈·谢柯夫斯基开始进行水中分娩试验。20 世纪 80 年代后期,美国妇产科医生迈克尔·罗森彻尔在美国开始首家水中分娩中心。目前,英国超过半数的分娩中心设有分娩专用的水池。2003 年上海市开展中国首例水中分娩。国外水中分娩几乎包括所有能够阴道分娩者,我国开展时间较短,为确保母婴安全,适应证相对较少,禁忌证相对较多。

(1)对母儿的好处:①传统观点认为在水中分娩,由于水的浮力作用,使阴道内外的压力差变小,会阴组织逐渐扩张,容受性增加,从而减少会阴裂伤。但目前的研究结果缺乏足够证据证明水中分娩可以减少或增加会阴裂伤的发生率。②在水中便于孕妇休息和翻身,采取不同体位使盆底肌肉放松,促进宫颈扩张,从而缩短产程。但国外某些研究显示水中分娩第一产程缩短,第二、三产程比较,无统计学意义。我国金皖玲研究报道,水中分娩与传统分娩产程时间相比,总产程无显著差别,第一产程较短,第二产程较长。③水中分娩具有产时镇痛的作用,减少了麻醉药物、镇痛药物以及催产素的应用。④水中分娩提高了产妇对分娩的满意度、对宫缩的应对技巧以及自尊。⑤有理论指出水中分娩给新生儿提供了与在母体内相似的环境,是最理想的出生环境。

(2)国外研究对水中分娩的风险进行了总结主要有:①感染:包括风疹病毒、乙型肝炎、丙型肝炎以及艾滋病感染;②产后出血:水中分娩的产后出血量难以估计准确,并且产后出血与会阴损伤程度关系密切,水中分娩对产后出血的影响还有待进一步的研究;③会阴裂伤;④胎儿心动过速;⑤脐带断裂:有报道水中分娩新生儿因娩后被快速牵拉出水面而造成脐带断裂者;⑥感染;⑦肺部水吸入;⑧溺水。另外水中分娩时,如母儿发生意外,出水送至病床抢救可能会延误治疗时机。

3.交叉型产程图与伴行产程图 产程图是各种分娩因素相互作用过程总的表现。通过观察,描绘产程进展的情况,可体现产程进展是否顺利,亦可借以估计分娩预后。曲线的形式有两种,一种为交叉型,其画法是宫颈扩张曲线自左向右,从下以上,先露下降曲线也自左而右,但从上向下,两条曲线于产程中期(宫口开大 4~5cm)交叉,然后各自分离,直到胎儿娩出。若两线交叉点有变异或不交叉,提示产程异常。另一种为伴行型,宫颈扩张曲线及先露下降曲线走向一致,均自左向右,从下向上,可反映分娩活动中宫颈扩张伴随先露不同程度下降的一般规律,即宫颈扩张越大,先露下降越低。伴行曲线便于对比,发现异常。

(陈　蕾)

第六节　新生儿处理

胎儿出生后四周内为新生儿期,是初生婴儿生理功能进行调整而逐渐适应宫外生活的时期。新生儿期的正确观察和处理是降低围生儿病率的重要手段。

一、正常足月新生儿的处理

凡胎龄满 37 至 42 周内出生的新生儿,体重在大于 2500g,小于 4000g 范围内、身长大于 47cm 者,称为正常足月新生儿。

【正常新生儿出生时的处理】

1.清理呼吸道　新生儿呼吸道的及时清理对防止吸入性肺炎的发生十分重要。胎头娩出后应立即将其鼻腔和口腔中的黏液和羊水挤出。胎儿娩出后应继续用吸痰管清洗新生儿鼻腔和口腔中残余的羊水和黏液,吸引时间应<10 秒,吸引器的负压不超过 100mmHg。当确认呼吸道内黏液和羊水已吸净而新生儿仍未啼哭时,可轻拍其足底和背部,新生儿大声啼哭,表示呼吸道已通畅。

2.Apgar 评分　新生儿 Apgar 评分是根据新生儿的心率、呼吸、肌张力、喉反射及皮肤颜色进行评分,每项 0～2 分,满分为 10 分,0～3 分为重度窒息,4～7 轻度窒息,8～10 分为正常。

新生儿娩出后由有经验的医师进行 Apgar 评分,娩出后 1 分钟和 5 分钟各评一次。若 5 分钟 Apgar 评分仍未达到 10 分,应继续每 5 分钟评价一次直至复苏成功。出生后 1 分钟的 Apgar 评分主要反映新生儿的酸碱平衡状态,评分越低,表示缺氧和酸中毒程度越重;出生后 5 分钟 Apgar 评分则是新生儿预后的指标。新生儿死亡率随 Apgar 评分的升高而降低,对新生儿复苏过程中出现 Apgar 倒评分情况,提示复苏方法不当或新生儿存在先天性疾患可能。

近年有不少学者对 Apgar 评分的价值提出疑义,认为它不能正确真实地反映新生儿的酸碱平衡状态,而且有较大的主观性。有研究显示,1 分钟 Apgar 评分提示酸中毒存在的敏感性及阳性预测值均较差。提出如果有条件,于胎儿出生后立即做脐血的酸碱和血气分析更为准确。

3.脐带血酸碱和血气分析　脐血酸碱和血气分析具有快捷、客观、无创伤性,能较客观地反映胎儿组织器官的代谢状态及新生儿的出生状况,与新生儿的预后密切相关。采集方法是在新生儿出生后尚未呼吸前即刻用两把血管钳钳夹并剪下一段脐带,立即用肝素化处理的无菌注射器分别抽取脐动、静脉各 1ml,密封后送血气分析。一般认为脐血 pH<7.2、脐静脉血 PO_2<19mmHg、母儿血 pH 差值>0.2 提示胎儿宫内缺氧,可用于分析胎儿窘迫的原因,评价母体病理情况对胎儿酸碱平衡和氧供的影响,指导新生儿窒息的处理及判断新生儿预后。

4.处理脐带　在距脐带根部约 15cm 处钳夹第一把血管钳,用手自第一把血管钳处向脐带远端加压挤出脐血管内残留血液,在距第一把血管钳约 3～5cm 处钳夹第二把血管钳(尽量使两把血管钳之间无残留血液,以避免断脐时脐带内血液飞溅污染术者),在两把血管钳之间剪断脐带。在距脐带根部约 0.5cm 处剪断并结扎脐带,无菌纱布保护脐带断端周围,消毒脐带残端,药液不可接触新生儿皮肤,以免灼伤。待脐带断端干燥后用无菌纱布外包扎。

(1)新生儿断脐的时间:目前对胎儿娩出后断脐的最佳时间尚存在争议,主要有早断脐和晚断脐两种观点。

（2）断脐方法：目前断脐方法因所使用的断脐工具不同而不同，但均要严格遵循无菌原则，结扎前消毒脐根部周围。

1）气门芯套扎法：在平脐轮处到距脐根部 0.5cm 处用止血钳钳夹脐带留止血钳印，借助止血钳将气门芯套入脐带下缘止血钳钳夹的印迹处，剪去气门芯上缘 0.5cm 处脐带，消毒脐带断端后用脐带卷包扎。

2）线扎法：在距脐根部 0.5cm 处用粗丝线结扎第一道，再在离脐根部 0.5～1.0cm 处结扎第二道，在线外 0.5cm 处剪断脐带，用脐带卷包扎。

3）脐带夹断脐法：在距脐根 0.5～1.0cm 处夹上脐带夹，在脐带夹上 0.5cm 处剪断脐带，用脐带卷包扎。

4）脐带剪断器断脐：消毒后，距脐轮 1cm 处夹紧脐带后利用一次性脐带剪断器的内固定刀片迅速将脐带剪断，夹子留于脐带断端。

（3）脐带断端的消毒：胎儿出生后，对脐带断面的消毒处理是消灭新生儿脐炎、破伤风及降低围产儿病率的重要手段。常用的消毒方法有消毒剂消毒法、烧灼消毒法和微波消毒法等。

1）消毒剂消毒法：常用的断端消毒剂有 2.5％碘酊、75％乙醇。2.5％碘酊用于脐带断端消毒需使用 75％乙醇脱碘。

2）烧灼消毒法：高锰酸钾是一种强氧化剂，在消毒同时具有收敛作用，使脐带干燥，免包扎且感染率低，但要注意保护好新生儿皮肤以免灼伤。也可用 3％碘酒消毒烧灼脐带断面，使脐血管闭合。

3）微波消毒法：断脐后，用无菌纱布擦干断面的残余血迹，无菌纱布保护好新生儿脐带周围皮肤，再用已预热消毒好的微波探头消毒断面，从而使脐动脉、脐静脉完全闭合。待整个脐带断面完全固化、变白后再将血管钳放开，暴露待其自然干燥。微波断脐可预防脐炎，缩短脱脐时间，并且断脐后不用包扎，护理观察方便。

4）其他消毒法：如脐粉、新生儿脐带结扎保护带等。脐粉主要由穿心莲、白芨、枯矾三种中草药组成。穿心莲对金黄色葡萄球菌、溶血性链球菌有抑制作用，能提高白细胞对金黄色葡萄球菌的吞噬能力。白芨具有消肿生肌收口作用，所含黏液质可增加血清的黏滞性，促进血液凝固，止血效果迅速。枯矾能抑制白色念珠菌生长，具有燥湿、解毒、止血、定痛及较强的收敛作用。使用方法是在平脐轮处用止血钳钳夹脐带，15～30 分钟开放止血钳，沿止血钳印上缘剪断脐带，断面用 2.5％碘酊涂擦，敷上经过高压消毒的脐粉，再轻压上大约 1.5cm×1.5cm 经过高压灭菌的纱布球。

国内有学者研究认为以胶圈（气门芯）套扎、残端高锰酸钾烧灼、不包扎法为最好，脱脐时间短，无出血，脐炎发生率少。而国外多以灭菌的脐带夹紧夹残端，很少感染。

5.新生儿的一般处理　新生儿处理脐带后擦净面部及足底的胎脂及血迹，打足印及母亲右手拇指印于新生儿病例上，新生儿的手腕带和包被牌上注明新生儿性别、体重、出生时间、母亲姓名和床号。由新生儿科医生对新生儿作全面的体格检查。

【新生儿常见的几种特殊生理状态】

1.生理性黄疸　新生儿黄疸又称为新生儿高胆红素血症。约有 75％的新生儿在出生后 2～3 天皮肤开始黄染，4～6 天达高峰。这是新生儿肝脏功能还不健全造成的，一般在 10～14 天内会自行消退，不需要特殊治疗，预后良好。如果新生儿黄疸出现时间早、上升速度快，且逐渐加重，同时伴随不吃、不哭、不动或黄疸持续不退，需考虑病理性黄疸可能，拟进行特殊的检查及治疗。

2.乳腺肿大　新生儿出生后 3～5 天乳房逐渐增大，有时还会分泌出乳汁，男女均可有。这主要与胎儿期受母体孕酮及催乳素的影响有关，一般在出生后 2～3 周后症状会逐渐消失，不需要做任何处理。

3.女婴阴道出血　有些女婴出生后数天内有阴道少许出血现象，一般持续 1～3 天。主要与胎儿期受到母体雌激素影响有关，不需做任何处理。

4.生理性体重下降　新生儿出生后第二天开始出现体重减轻 5％～10％,一般于生后 10 天左右恢复。这是由于生后最初几天摄入少,加之大小便的排泄及呼吸、皮肤蒸发水分所致。

二、早产儿的处理

凡胎龄超过 28 周而未满 37 周出生的活产婴儿为早产儿。早产儿各种脏器生理功能不成熟,对外界适应能力差,在处理方面要针对其特点进行。

【早产儿出生时的处理】

1.体位　早产儿娩出后,使其躯体低于胎盘水平,面朝下或取头偏向一侧的仰卧位,用盐水纱布轻轻挤捏鼻腔及揩拭口腔,以防止新生儿的血液向胎盘逆流,促使咽喉部的黏液、血液和羊水排出。

2.清理呼吸道　在第一次呼吸前,使新生儿的头部伸展,用电动负压或口衔导管吸净咽喉部液,然后轻击足底,刺激啼哭。如出生前胎盘功能良好,出生时多数能适应新环境而在娩出后 1～2 分钟内开始自然呼吸。对不能建立自主呼吸的早产儿应迅速气管插管,吸出气管内液后,输氧、加压呼吸。对胎龄<32 周的早产儿,可通过气管插管给予肺表面活性物质,提高肺泡表面张力,促使肺泡尽早扩张,减少缺血缺氧对大脑的损害。

3.断脐　在清理呼吸道、复苏的同时,过去的观点主张立即断脐,以减少高胆红素血症的发生而增加肝脏负担。但最近国外病例的对照研究认为,晚断脐带可增加早产儿红细胞量及血红蛋白含量,提高大脑的氧供,故主张晚断脐。

4.保温　断脐后迅速擦干全身,但不必擦去皮肤表面可起保温作用的胎脂,以暖干布包裹躯体避免散热过多。对体重<1500g 的早产儿可采取塑料膜保温,出生后不擦干,将躯干四肢放于塑料膜中,头在外,可用一端开口的塑料袋或大的保鲜膜。

【早产儿出生后的护理】

1.保暖　早产儿体温调节中枢发育不成熟,体温受周围环境影响大,低温可使早产儿的代谢率增加,从而增加氧耗,加重缺氧。一般认为室温应保持在 24～26℃,相对湿度 55％～65％。体重<2000g 的早产儿,应置于暖箱内。体重 1501～2000g 者,暖箱温度为 30～32℃;体重 1001～1500g 者,暖箱温度为32～34℃。

2.日常护理　除每日一次在固定时间(哺乳前)测一次体重外,喂奶、测体温、更换衣服与尿布等一切护理工作均在暖箱中完成。避免不必要的检查及移动。起初每 2 小时测腋下体温一次,于体温恒定后,每4～6小时测体温一次。体温应保持在皮温 36～37℃,肛温 36.5～37.5℃。

3.供氧　高浓度、长时间吸氧,易引起早产儿眼晶体后纤维组织增生,导致视力障碍。故建议仅在发生青紫及呼吸困难时给予吸氧,且不宜长期使用。氧浓度以 30％～40℃为宜。

4.防止低血糖　早产儿肝糖原贮存不足,易于生后 2～36 小时内发生低血糖。据统计,出生后 1 天内,约半数早产儿出现低血糖,表现为衰弱无力、体温不升、嗜睡,甚至可发生呼吸暂停和惊厥。如出生后血糖值两次低于 1.1mmol/L(20mg/dl),即可诊断并立即治疗。可静脉推注葡萄糖 1g/kg,此后以每分钟10mg/kg 的速度持续滴入,待血糖稳定后再维持 24 小时,以后根据喂养情况逐渐减量。

5.补充维生素及铁剂　早产儿体内各种维生素贮量少,生长快而需求量多,造成维生素相对缺乏,故出生后应给予维生素 C 50～100mg 和维生素 $K_1$1～3mg,肌内注射或静脉滴注,共 2～3 日。生后第 10 天起,给予浓缩鱼肝油滴剂,由每日 1 滴渐增至每日 3～4 滴,或维生素 $D_3$15 万～30 万 U,肌内注射一次。生后 1个月,给予铁剂,10％枸橼酸铁胺每日 2ml/kg。出生体重<1500g 者,生后第 10 天起,给予维生素 E 每日

30mg,共2～3个月,以预防维生素 E 缺乏引起的溶血性贫血。

6.喂养　目前主张早喂养以防止低血糖的发生。一般于出生后 4 小时先试喂糖水 1～2 次。6 小时开始母乳喂养。对体重过低或一般情况弱者,适当推迟喂奶,给予静脉补液。吮吸力差者,以胃管或肠管喂养。

7.预防感染　加强早产儿室内日常清洁消毒,严格执行隔离制度。早产儿如有感染,应及时治疗。

三、新生儿窒息

新生儿窒息是指出生时无呼吸或仅有不规则、间歇而浅表的呼吸,可以是胎儿窘迫的延续,亦可是娩出过程中一些因素引起的呼吸循环障碍,是导致新生儿脑瘫、智力低下及死亡的重要原因。据统计 2000 年全球＜5 岁儿童死亡 1080 万,其中＜28 天新生儿 390 万。全球 42 个发展中国家＜5 岁死亡数占 90％,其中 33％(29％～36％)为新生儿。其致死因素中新生儿窒息为第 1 位(占 29％)。根据我国妇幼卫生监测显示,2000 年我国＜5 岁儿童前 3 位死亡原因为肺炎、出生窒息、早产或低出生体重,新生儿窒息在三大死因中排第 2 位,在城市感染性疾病得到控制后出生窒息已成为第 1 位死因。熟练的复苏技术及规范的复苏流程是提高新生儿复苏成功率,改善新生儿预后的重要手段。

【病因】

凡能使血氧浓度降低的任何因素都可以引起窒息。新生儿窒息可因母体疾患、胎盘或脐带因素影响母体和胎儿间血液循环和气体交换引起。常见因素主要有:

1.母体疾患如妊娠高血压疾病、急性失血、严重贫血、心脏病等使母亲血液含氧量减低而影响胎儿。

2.脐带因素如脐带绕颈、打结或脱垂使脐带血流中断。

3.胎盘因素如胎盘早剥、前置胎盘、胎盘功能不足等均影响胎盘的血液循环。

4.胎儿因素如早产儿、巨大儿、呼吸道阻塞、宫内感染、先天性心血管系畸形和膈疝等导致肺不能充分扩张,无法有效通气,肺灌注不足。

5.分娩因素如产程延长、产力异常、各种手术产如产钳、镇痛、麻醉、催产药物使用不当等。

【诊断】

临床上主要通过病史和临床表现作出诊断。Apgar 评分 0～3 分为重度窒息,4～7 分为轻度窒息,8～10 分为正常。目前有学者对上述诊断依据提出质疑,建议结合脐血的 pH 及血气分析结果进行诊断。

【治疗】

新生儿窒息的治疗是一项分秒必争的急救技术,要求在短时间内维持新生儿呼吸循环功能,提高血氧饱和度,减少缺氧对各脏器的损伤。因此,儿科、产科医生均需熟练掌握心肺复苏技术,并应紧密配合。

1987 年美国新生儿学会(AAP)和美国心脏协会(AHA)开发了新生儿复苏项目(NRP),并制定了国际新生儿复苏指南 NRPG,2000 年以循证医学为基础对原有的指南进行删节与修改,形成"2000 年版国际新生儿复苏指南"。目前国际复苏联合会(ILCDR)推荐的"2000 年版新生儿复苏指南"在全世界得到广泛应用,对规范从业人员新生儿复苏流程起到了极大促进作用,同时,显著提高了新生儿复苏成功率,降低了新生儿病死率和致残率。为使我国新生儿复苏方案与 2000 年国际新生儿复苏指南接轨,提高我国新生儿复苏水平,我国于 2005 年制定了"中国新生儿窒息复苏指南",2007 年又进行了修改和补充(附:新生儿窒息复苏指南 2007 修订版及 2007 年新版的新生儿复苏流程,卫生部妇幼保健与社区卫生司),大致内容如下:

1.复苏的准备工作　对可能出现新生儿窒息的情况,应提前准备好新生儿窒息复苏需要的物资及人员。

(1)物质准备:复苏前要准备好复苏的设备及器械并处于良好的工作状态。

(2)复苏人员:凡是参与接生和新生儿处置的产科医生、助产士、护士和新生儿科医生均需受过新生儿复苏的训练并能熟练配合。而由于新生儿窒息常在未预料的情况下发生,故每次分娩时都应该有具备复苏能力的人员在场。

2.复苏基本程序　包括评估-决策-措施,此程序在整个复苏中不断重复。主要根据呼吸、心率、肤色3个体征进行评估,通过评估进行决策是否需要进一步的复苏措施。

3.复苏的步骤　包括通畅呼吸道、提供正压人工呼吸、施行胸外按压,建立循环及注入肾上腺素4个阶段。

(1)快速评估:出生后立即用5~6秒钟的时间对下述4项指标进行评估:足月妊娠? 羊水清? 有哭声或呼吸? 肌张力好? 如4项中有1项为"否",则进行初步复苏。

(2)初步复苏

1)保暖:将新生儿放在辐射保暖台上或预热的包被裹住新生儿以减少热量散失等。对体重<1500g、孕周<32周的极低出生体重儿可将婴儿的头部以下躯体和四肢放在灭菌的塑料袋或保鲜膜内置于辐射保暖台上。

2)体位:置新生儿头轻度仰伸位(鼻吸气位)。

3)吸引:在肩娩出前助产者即用手将新生儿的口咽及鼻中的分泌物挤出。娩出后,用吸球或吸管(8F或10F)先口咽后鼻清理分泌物。吸引时间<10秒,吸引器的负压不超过100mmHg(13.3kPa);当羊水有胎粪污染时,快速评估新生儿有无活力,新生儿有活力时,继续初步复苏,如无活力,采用胎粪吸引管进行气管内吸引。

4)擦干:用干纱布或毛巾快速擦干全身。

5)刺激:用手指轻弹或手拍打患儿的足底或摩擦背部2次以诱发自主呼吸,如无效表明新生儿处于继发性呼吸暂停,需要正压人工呼吸。

(3)气囊,面罩正压人工呼吸:正压呼吸需要20~25cmH$_2$O,少数病情严重的初生儿起初可用2~3次30~40cmH$_2$O以后维持在20cmH$_2$O;频率40~60次/分(胸外按压时为30次/分)。经30秒100%氧的充分人工呼吸后,如有自主呼吸且心率≥100次/分,可逐步减少并停止正压人工呼吸。如自主呼吸不充分或心率<100次/分,继续施行人工呼吸。

(4)喉镜下经口气管插管:以下情况需要气管插管复苏:

1)需要气管内吸引清除胎粪时;

2)囊面罩人工呼吸无效或要延长时;

3)胸外按压的需要;

4)经气管注入药物时;

5)特殊复苏情况,如先天性膈疝或超低出生体重儿。

插管后可根据以下方法确定导管位置是否正确:

1)胸廓起伏对称;

2)听诊双肺呼吸音一致,尤其是腋下,且胃部无呼吸音;

3)无胃部扩张;

4)呼气时导管内有雾气;

5)心率、肤色和新生儿反应好转。

(5)胸外按压:当100%氧充分正压人工呼吸30秒后心率<60次/分。在正压人工呼吸同时须进行胸

外按压,可用拇指法及双指法进行。胸外按压和人工呼吸的比例应为 3:1,即 90 次/分按压和 30 次/分呼吸,达到每分钟约 120 个动作。因此,每个动作约 1/2 秒,2 秒内 3 次胸外按压 1 次正压呼吸。30 秒重新评估心率,如心率仍<60 次/分,除继续胸外按压外,考虑使用肾上腺素。

(6)药物:在新生儿复苏时,很少需要用药。当心搏停止或在 30 秒的正压人工呼吸和胸外按压后,心率持续<60 次/分,应自静脉或气管导管注入 1:10000 肾上腺素 0.1~0.3ml/kg,3~5 分钟可重复 1 次。急救扩容可使用等渗晶体液,推荐生理盐水。大量失血则需要输入与患儿交叉配血阴性的同型血或 O 型红细胞悬液。在新生儿复苏时不推荐使用碳酸氢钠和纳洛酮。

【临床特殊情况的思考和建议】

1.新生儿断脐的时间 目前对胎儿娩出后断脐的最佳时间尚存在争议,主要有早断脐和晚断脐两种观点。

早断脐:是在新生儿出生后立即断脐。研究报道延迟 3 分钟结扎脐带可影响血液流变学参数,引起新生儿黄疸和红细胞增多症、血黏滞度增高。故主张早断脐。

晚断脐:新生儿出生后不马上断脐,而是延迟一些时间,或等脐带搏动停止后断脐。近年来国内外有较多研究支持晚断脐。研究认为晚断脐可使新生儿获得更多的胎盘血液灌注,增加新生儿血容量。Mercer 等对极低体重儿的研究发现,在 23 例晚断脐组中有 2 例男婴发生脑出血,而在早断脐的 19 例中有 8 例发生脑出血,在晚断脐组中没有发生晚发性败血症,而在早断脐的 19 例中有 6 例发生晚发性败血症,提示晚断脐对于低出生体重儿有重要意义。

鉴于此,我们建议对母儿血型不合及母体有传染病的新生儿宜早断脐,对无上述情况的新生儿可采用晚断脐。

2.二次断脐 在第一次断脐后 24~48 小时,用碘伏或 75% 酒精消毒脐带残端,止血钳剔去气门芯(或丝线或脐带夹等),提起脐带残端,沿脐轮上缘剪去脐带残端,脐带断端消毒后用纱布覆盖,外用新生儿脐带结扎保护带包扎,对渗血者在剪去脐带残端后立即用棉签压迫止血或用云南白药粉末适量撒于脐部再用脐带卷包扎效果甚佳。24~48 小时后拆除脐带卷。以后每日用 75% 酒精常规消毒,保持脐部清洁干燥。近年大多数文献报道二次断脐可减少脐炎的发生,缩短脐带脱落时间,二次断脐的时间主张在第一次断脐后 48 小时。

3.早产儿肺表面活性物质应用的建议 对胎龄<32 周的早产儿,可通过气管插管给予肺表面活性物质,提高肺泡表面张力,促使肺泡尽早扩张,减少缺血缺氧对大脑的损害。某医院对 6 例胎龄<32 周的早产儿在出生后立即在气管插管下给予牛肺表面活性物质 1~2 支,效果良好,6 例患儿均建立了自主呼吸,故建议对胎龄小的早产儿尽早用肺表面活性物质。

4.新生儿窒息复苏用氧的建议 新生儿窒息复苏指南推荐复苏时用纯氧,但目前对纯氧复苏存在较大争议。近年研究提示,用纯氧复苏的缺氧新生大鼠较用空气复苏者肺、肝脏及肾脏的损伤明显。此外氧与早产儿视网膜病变(ROP)的发生关系也引起学术界的广泛关注,众多研究认为,给氧的浓度、时间以及相对缺氧和给氧方式等均可能是引起 ROP 的原因,但吸氧浓度、吸氧时间多长才有意义,目前尚无定论。大量的证据表明,对新生儿来说,纯氧的使用可能并非最佳选择。在瑞典,临床医生被推荐运用 40% 的氧气进行新生儿复苏,并视患儿情况增加或减少复苏氧气的浓度,在美国及加拿大的许多医疗机构中 100% 的氧气也已不再是新生儿复苏的首选。故建议县以上医疗单位创造条件在产房添置空气-氧混合仪以及经皮氧饱和度测定仪,使早产儿在复苏中得到合适浓度的氧(以<40% 为宜)并及时使用经皮氧饱和度仪监测氧饱和度使其维持在 90%~95%。

5.羊水胎粪污染处理新概念 过去认为分娩及复苏过程中胎粪吸入可引起吸入性肺炎,为防止上述情况发生,在胎肩娩出前立即对胎儿气道进行吸引清理。但近年国外多中心的随机对照研究显示,此方法不能减少胎粪吸入综合征和其他呼吸系统疾病的发生。过去对羊水胎粪污染的新生儿分娩后一率采用气管插管下吸引胎粪,近年来的随机对照研究发现,对有活力的新生儿,气管插管吸引胎粪不能减少胎粪吸入综合征的发生率,因此,新的指南提倡对羊水胎粪污染但有活力的新生儿不采用气管插管吸引胎粪,同时强调使用胎粪吸引管。

6.新生儿药物复苏新概念　过去由于考虑到建立静脉给药途径需要时间,气管内给药迅速,故推荐首剂量肾上腺素采用气管插管的导管内给药,但近年来研究显示,气管内给药所需剂量远大于通常的推荐剂量。目前推荐静脉途径一旦建立,应尽可能静脉给药。在一般的复苏过程中已不推荐使用碳酸氢钠以防止碱中毒对心肌和脑可能产生的损害。

（王　莉）

第七节　产后护理

一、一般产妇的护理

【护理评估】

（一）病史

认真查看产前记录、分娩记录（包括分娩时间、分娩方式、羊水性状、胎盘娩出情况、新生儿健康状况）、用药史,特别注意分娩过程中有无异常情况及其处理经过。

（二）身心状况

1.机体状况

（1）一般情况:①体温:多数在正常范围内,若产程延长导致过度疲劳时,体温可在产后最初 24 小时内略升高,一般不超过 38℃,不哺乳者于产后 3～4 日因乳房血管、淋巴管极度充盈也可发热,体温达 38.5～39℃,一般仅持续数小时,最多不超过 12 小时体温即下降。②脉搏:脉搏略缓慢,约为 60～70 次/分,与子宫胎盘循环停止及卧床休息等因素有关,约于产后 1 周恢复正常。③呼吸:深慢,约 14～16 次/分,与产后腹压降低、膈肌下降、由妊娠期的胸式呼吸变为胸腹式呼吸有关。④血压:平稳、变化不大,但妊高征孕妇产后血压有明显的下降。⑤褥汗:产褥早期皮肤排泄功能旺盛,排出大量汗液,以夜间睡眠和初醒时更明显,于 1 周后自行好转。⑥腹痛:产褥早期因宫缩引起下腹部阵发性剧烈疼痛,称为产后宫缩痛,于产后 1～2 日出现,持续 2～3 日后自行消失,多见于经产妇,哺乳时反射性催产素分泌增多可使疼痛加重。⑦营养:评估产妇的食欲情况、每日饮食量、饮食结构是否合理、有无偏食及不合理的"忌嘴"、摄入量能否满足产妇的营养需要及家庭状况等。⑧大小便:评估产妇每日的尿量尤其是产后最初 4～6 小时之内的尿量、膀胱充盈情况、每日大便次数、有无便秘、排便时有无不适感。⑨休息与活动:评估产妇每日睡眠的时间、有无疲倦感、是否下床活动、活动量如何、活动时有无不适感。

（2）生殖系统:每日应在同一时间评估宫底高度及恶露的量、颜色、性状、气味及持续时间。每日评估会阴情况,注意会阴有无水肿、红肿,会阴伤口的愈合情况,有无伤口裂开、压痛或异常分泌物。

1)子宫:胎盘娩出后,子宫圆而硬,宫底脐下一指。产后第 1 日因宫颈外口升至坐骨棘水平,致使宫底稍上升至平脐,以后每日下降 1～2cm,至产后 10 日降入骨盆腔内,在耻骨联合上方扪不到宫底。

2)恶露:产后随子宫蜕膜特别是胎盘附着处蜕膜的脱落,含有血液、坏死蜕膜组织等物经阴道排出,称为恶露。恶露分为:①血性恶露,色鲜红,含大量血液,量多,有时有小血块,有少量胎膜及坏死蜕膜组织;②浆液恶露,色淡红似浆液而得名,含少量血液,但有较多的坏死蜕膜组织、子宫颈粘液、阴道排液且有细菌;③白色恶露,粘稠,色泽较白而得名,含大量白细胞、坏死蜕膜组织、表皮细胞及细菌等。正常恶露有血腥味,但无臭味,持续4~6周,总量约500ml。血性恶露持续约3日后逐渐转为浆液恶露,约2周后变为白色恶露,约持续2~3周干净。若子宫复旧不全或宫腔内残留胎盘,多量胎膜或合并感染时,恶露量增多,持续时间延长并有臭味。

(3)乳房:了解产妇的喂奶方式,评估乳房有无胀痛,有无硬块或压痛,乳头有无凹陷、皲裂,乳汁的质和量,乳罩大小是否合适,产妇乳房护理知识以及新生儿喂养知识和喂养技巧的掌握情况。对采用人工喂哺新生儿的产妇,护理人员还应注意其退奶方式及退奶效果。

2.心理状态　评估产妇的情绪状态,注意有无焦虑心理,评估产妇的行为表现,评估产妇有无可利用的良好社会支持系统,评估产妇是否已适应母亲角色。

妊娠时期待成为母亲,强烈的责任感促使每位母亲都会为成为合格的母亲而做大量的准备工作,而初为人母又会担心自己不称职,表现出矛盾情绪。新生儿出生前,准母亲焦虑的多为婴儿有无发育异常、畸形、性别等,新生儿出生后,母亲焦虑的内容有所改变,担心不会护理婴儿、担心婴儿吐奶、担心婴儿生病、喂奶时担心婴儿呛咳、担心婴儿衣物穿得过多或太少、担心性别是否为家人接受、喜欢等。

产妇的行为表现有两种,一种为适应性的,一种为不适应性的,产妇能满足孩子的需要并表现出喜悦、进行积极有效的产后锻炼、学习护理孩子的知识和技能为适应性行为;相反,产妇不愿意接触孩子、喂养孩子、护理孩子或表现出不悦、不愿交流、食欲差等为不适应性行为。

孩子的出生为产妇又增添了一个社会角色—母亲,许多因素影响着新角色的适应,如疲劳、失眠、家务等产妇躯体方面的应激、婴儿的健康状况、父母的期望是否得到满足、家庭经济状况等。母亲对婴儿的照顾不仅仅是喂奶、拥抱、穿衣、洗澡、保护其免受伤害等,而且还特别关心婴儿的欲望和要求,如婴儿的哭声、面部的细微表情(微笑或皱眉)、肢体活动都会牵动着母亲的心,这表明已适应了母亲角色。

【护理目标】

1.产妇疼痛减轻或消失。

2.能及时排空膀胱,不发生尿潴留。

3.排便通畅,不发生便秘现象。

4.产妇主诉睡眠时间及睡眠质量恢复正常,晨醒后无困倦或疲乏感。

5.产妇能尽快掌握抚养孩子的知识和技能,及早成为一个称职的母亲。

6.产妇的焦虑程度减轻或消失。

7.产妇不发生感染,体温、血象正常。

【护理措施】

(一)环境

为产妇提供一个安静、舒适的休息环境,保持床单位清洁、整齐、干燥,出汗多时要及时更换衣服、被单。保证产妇有足够的睡眠时间,婴儿哭闹频繁者,嘱产妇学会与婴儿同步休息,以争取睡眠时间,室温保持在18~20℃左右为宜,如新生儿换衣、洗澡时宜保持在22~24℃,湿度一般保持在50%~60%。保证有充足的光线,室内宜定时通风,每天两次,每次30分钟,但通风时应避免对流风直接吹到产妇身上,注意防止受凉。

（二）生命体征的观察

每日测体温、脉搏、呼吸三次。如体温超过 38℃,则增加测量次数并给予相应处理,血压视产妇的情况而定,对产后出血多的病人及妊高征病人应注意监测血压。

（三）加强营养

嘱产妇进食高蛋白、高热量、高维生素易消化的食物,蛋白质比平时增加 15～20g/d,哺乳者增加 25～30g/d,注意多食优质蛋白,如蛋、奶、鱼、瘦肉及大豆制品。脂肪量略高于正常人,过高会使乳汁中高脂肪而致婴儿腹泻,但也不能过少,因为高质量的脂肪有利于婴儿大脑的发育,也有助于脂溶性维生素的吸收。应注意每日除三餐外还应增加 2～3,次辅食,以增加热量和各种营养素的供给,食物品种应多样化,合理搭配,避免偏食及不合理的“忌嘴”,多食能催乳的食物,多食新鲜蔬菜及水果。

（四）预防或减少尿潴留及便秘

产后 4 小时之内应鼓励产妇尽量自解小便,以后要常常提醒和鼓励产妇每隔 3～4 小时小便一次,以防膀胱胀满。首先要解除产妇的思想顾虑,不要怕痛,鼓励产妇坐起或下床排尿。必要时采用诱导排尿的方法,如让产妇听流水声或用温开水冲洗会阴,也可肌注新斯的明刺激膀胱肌肉收缩以促其排尿,若上述方法均无效时,应考虑在严格无菌操作下留置导尿管并定时开放,以解除尿胀及锻炼膀胱功能。

嘱产妇多饮水,多食蔬菜水果以保持大便通畅,尽早下床活动,促进肠蠕动以防便秘,必要时遵医嘱口服大便软化剂或轻泻剂以解除便秘。

（五）促进子宫复旧

每日按摩子宫刺激子宫收缩,以排出宫腔内积血,观察子宫底的高度,恶露性状、量的多少、有无臭味并记录,注意在评估宫底高度前应排空膀胱。按摩次数随分娩方式、恶露情况及产后时间的长短而定,一般产后 2 小时内每 30 分钟一次,产后 2～6 小时内每小时一次,产后 6～24 小时内每 4 小时一次,以后每天一次。如出现子宫复旧不良、恶露量多、恶露有异味等异常情况时应及时通知医师,产后出现宫缩痛影响产妇休息睡眠者,可嘱其热敷下腹部或遵医嘱适当给予止痛药。

（六）加强会阴护理,避免产褥感染

仔细评估会阴伤口,注意有无渗血、红肿、水肿、有无分泌物及伤口愈合情况等,如发现异常应及时通知医师并给予相应处理。嘱产妇采取健侧卧位,以减少恶露流浸会阴伤口。每天用 0.1% 新洁尔灭棉球抹洗会阴,每天二次,嘱产妇每次大小便后用温开水清洗外阴,注意方向为由前向后,嘱其垫消毒卫生巾并及时更换,尽量保持会阴部清洁干燥,以预防感染。会阴水肿者可用 50% 硫酸镁湿热敷,会阴伤口红肿者可采用会阴烤电,每天二次,每次 15～20 分钟。对采用丝线缝合伤口者,一般于产后 3～5 天拆线,出现伤口感染者应提前拆线或扩创处理,于产后 7～10 天后可采用 0.05% 高锰酸钾溶液坐盆,以促进感染伤口的愈合。

对早破水、产时出血多、产前有贫血史、产时阴道操作次数较多等的产妇,可遵医嘱产后常规使用抗生素 3～5 天,以预防产褥感染。

（七）活动

产后只要生命体征平稳,便可依照产妇的体力状况鼓励其下床活动。活动可增加血液循环,促进伤口愈合,亦可增强食欲,增加肠蠕动及腹肌收缩,促进盆底肌肉张力的恢复,并可减少排尿、排便的困难。通常第一次下床会有低血压现象出现,所以护理人员需要特别注意,产妇第一次下床时必须有人陪伴在身边,活动量应逐渐增加,以避免产妇过度疲劳。

适度运动可以使身体各部位松弛,减少疲倦并恢复体力。产后运动(产褥期体操)可以增强腹肌张力和恢复身材;促进子宫复旧;促进盆底肌肉张力的、恢复以预防尿失禁、膀胱直肠膨出及子宫脱垂;促进血

液循环,预防血栓性静脉炎;促进肠蠕动,增进食欲及预防便秘。执行产后运动应根据产妇的情况,由弱到强循序渐进地进行,避免过于劳累;必须持之以恒,肌肉张力的恢复需 2~3 个月;运动时有出血或不适感时,应立即停止;剖宫产妇女可先执行促进血液循环的运动项目如深呼吸,而其他项目可以等到伤口愈合后再逐渐执行;运动前应打开窗户以保持室内空气新鲜,穿宽松衣服,排空膀胱,移去枕头,运动须在硬板床上执行。一般在产后第 2 天开始,每 1~2 天增加 1 节,每次 15 分钟,每天 2~3 次。

第 1 节——仰卧,深吸气,收腹部,然后呼气。

第 2 节——仰卧,两臂直放于身旁,进行缩肛与放松动作。

第 3 节——仰卧,两臂直放于身旁,双腿轮流上举和并举,与身体成直角。

第 4 节——仰卧,髋与腿放松,分开稍屈。脚底放在床上,尽力抬高臀部及背部。

第 5 节——仰卧起坐。

第 6 节——跪姿,双膝分开,肩肘垂直,双手平放在床上,腰部进行左右旋转动作。

第 7 节——全身运作,跪姿,双臂支撑在床上,左右腿交替向背后高举。

(八)乳房护理

建议产妇穿大小适宜的胸罩以支持增大的乳房,减轻不适感,哺乳前柔和地按摩乳房,刺激排乳反射,用清洁的毛巾清洁乳头和乳晕,切忌用肥皂或酒精之类清洁,以免引起局部皮肤干燥、破裂。哺乳中注意婴儿是否将大部分乳晕吸吮住,如婴儿吸吮姿势不正确或母亲感到乳头疼痛时应重新吸吮。哺乳结束时用食指轻轻向下按压婴儿下颏,避免在口腔负压情况下拉出乳头而引起局部疼痛或皮肤损伤。每次哺乳时应丽侧乳房交替进行,并挤尽剩余乳汁,以促使乳汁分泌、预防乳腺管阻塞及两侧乳房大小不等的情况。如遇平坦乳头,在婴儿饥饿时先吸吮平坦的一侧,因为此时婴儿的吸吮力强,易吸住乳头和大部分乳晕。如吸吮不成功,则指导把母乳挤出后哺乳。

乳房胀痛者可在两次哺乳之间热敷乳房,并用手法挤奶方法和吸奶器抽吸,以将淤积的乳汁排出。

若发生乳头破裂,轻者可继续哺乳,每次哺乳后应在破口处涂 10% 复方安息香酸酊或蓖麻油糊剂,于下次哺乳前洗干净,或在哺乳结束时挤出少量乳汁涂在乳头表面。破裂严重者应停止哺乳并涂以上述药物。

若因病或其他原因不能哺乳者,则应尽早退奶。嘱产妇穿紧身胸罩或内衣,少食汤类,用炒麦芽 60g 水煎当茶饮;或芒硝 120g 分装于两布袋内,敷于两侧乳房并包扎,待湿硬时更换;或遵医嘱使用雌激素。

(九)心理护理

帮助产妇迅速从分娩的不适和疲劳中恢复,对产妇表现的积极行为予以及时表扬和鼓励,以增强产妇的自信心。

多与产妇交流,鼓励其说出心中的不悦,对其焦虑情绪表示理解并有针对性地给予疏导。帮助产妇保持愉快的心情,鼓励家人对其给予爱的表达,参加护理婴儿,耐心指导产妇护理、喂养婴儿的技能,使其顺利度过产后适应期,及早适应母亲角色,成为一名称职的母亲。

(十)出院指导

认真评估母亲护理、喂养孩子的知识和技能,对不足者予以指导。鼓励产妇保持良好的心态,加强营养,注意休息睡眠和产后锻炼,避免过早地劳动及提重物,注意个人卫生,保持外阴清洁。指导产妇避孕,产后 4 周内应禁性生活,产后 42 天起应采取避孕措施,原则是哺乳者以工具避孕为宜,不哺乳者可选用药物避孕。可于产后 3 个月后安置宫内节育器,嘱产妇和婴儿一起在产后 42 天来医院随访。指导产妇出院后如出现恶露增多,特别是血性恶露增多或血性恶露持续不退或恶露出现异味时应及时来医院就诊。

二、剖宫产产妇的护理

剖宫产是将产妇的腹壁和子宫切开而将婴儿取出的一种外科手术过程,这种过程属于腹部的一种大手术,因此在危险性上较阴道分娩者高,过去剖宫产的成功率不高,大多因为受到感染或出血而死亡。近年来,由于麻醉剂、无菌技术、抗生素、外科技术等的改善,已大大降低了剖宫产的危险率。正因为剖宫产危险率的降低及专业人员对剖宫产分娩态度的改变,致使城市剖宫产率一直在持续上升中,许多即使不符合剖宫产适应证的妇女也采用了剖宫产的分娩分式。剖宫产绝大多数应用硬膜外麻醉,亦可用局部麻醉、全身麻醉等,依产妇的具体情况而定。

【护理评估】

剖宫产妇女的产后护理与一般采用阴道分娩妇女的产后护理相似,唯一不同的是剖宫产的妇女其腹部有一伤口。当产妇从手术室转回产科病房后,护理人员首先应该对产妇作整体系统性评估,包括其神经状况、感觉和运动功能、呼吸形态、心脏血管状况、体温稳定性、子宫底高度和硬度、腹部伤口的渗液、恶露的量和颜色、液体的摄入和排出以及留置导尿管的通畅与否,还应了解麻醉方式、麻醉、手术的顺利程度及术中出血量等。

【护理诊断】

1.自理能力缺陷　与麻醉、手术、术后输液、术后留置导尿管等有关。

2.疼痛　与术后麻醉作用消失、子宫收缩有关。

3.腹胀　与手术及术后翻身、活动减少致肠蠕动减弱有关。

4.焦虑　与担心不会护理、喂养新生儿有关。

5.母亲不称职　与术后活动不便及缺乏抚养孩子的知识和技能有关。

6.睡眠形态紊乱　与伤口疼痛、婴儿哭闹有关。

7.有感染的危险　与腹壁、子宫存在伤口有关。

【护理目标】

1.产妇的基本生活需要能得到满足。

2.产妇主诉疼痛减轻或消失。

3.产妇主诉腹胀减轻或缓解,肛门能早日排气、排便。

4.产妇自诉焦虑程度减轻或消失。

5.能尽快掌握抚养孩子的知识和技巧。

6.自诉睡眠时间充足,晨起后无困倦感。

7.体温、脉搏正常,伤口愈合良好。

【护理措施】

对剖宫产产妇的护理与一般产妇的护理基本相似,但应特别注意以下内容:

(一)促进产妇身体舒适

当术后麻醉药效逐渐消失时产妇便开始感到伤口疼痛,且子宫强而有力的收缩也会增加腹部伤口的不适,这时护理人员应该遵医嘱给予肌注或口服止痛药以减轻或缓解伤口疼痛,增进产妇的舒适感。可采取其他一些促进剖宫产产妇产后身体舒适的护理措施,如给予保暖、做好口腔卫生的护理、帮产妇勤擦澡、勤换衣、勤换会阴垫、帮助产妇勤翻身、及时系腹带以减轻伤口张力等。

（二）满足产妇的生活需要

术后头两天，因输液、留置导尿管、伤口疼痛的影响，使产妇的日常生活不能自理。护理人员应加强生活护理，协助产妇进食、洗漱和穿着，及时更换会阴垫，保持床单位整洁、舒适，加强巡视并及时按红灯，协助母乳喂养，做好婴儿护理，全麻病人清醒前应有专人看护。

（三）注意观察生命体征

入病房后，视病人情况每半小时或1小时测血压、脉搏、呼吸1次，连测4～6次，待血压、脉搏、呼吸平稳后改为每天一次，每天测体温三次，连测七天后改为每日一次，如体温超过38℃应增加测量的次数。

（四）鼓励及协助产妇活动

剖宫产产妇往往有伤口疼痛，因此也就限制了产妇的活动，所以有必要鼓励和协助产妇翻身，尤其在清洁身体、起床和抱新生儿时需要有护理人员在旁加以帮助。拔除导尿管后鼓励产妇下床活动，在伤口愈合前可做一些抬腿、深呼吸等活动量较小的产后锻炼项目，系统的产后运动可在伤口愈合后进行。早期下床活动有利于促进肠蠕动，防止肠胀气。

（五）注意营养与饮食

剖宫产产妇术后6小时内禁食，6小时后进食流质，待肛门排气后改进半流质饮食，排便后进普食。注意在肛门未排气前应避免进牛奶，以免加重肠胀气，术后可遵医嘱口服一些有助于肠蠕动的药物，如西沙必利，在产妇进普食前应给予静脉输液以补充营养素。

（六）保持导尿管通畅，预防尿路感染

留置导尿管的时间不宜太长，一般在术后24～48小时后应拔除，在留置导尿管期间应注意保持局部清洁，每日用0.1％新洁尔灭溶液做会阴抹洗，每天二次，应注意保持导尿管通畅，观察尿量及尿的颜色。一旦拔除导尿管之后应注意产妇是否在4～6小时之内能够自行排尿，否则需予以诱导排尿，诱导失败则需重新留置导尿管，定时开放，以锻炼膀胱功能。

（七）观察腹部伤口情况

每天查看腹部伤口情况，观察敷料是否干燥，观察伤口有无红、肿或者渗血、渗液情况及伤口愈合的情况，如有异常情况应及时通知医师处理。腹部伤口如果是用不可吸收的丝线缝合，则需在术后7天拆线，如果是用可吸收的缝线缝合则不必拆线。为预防伤口感染，术后可遵医嘱给予静滴或肌注抗生素3～5天，对一些择期手术病人也可采用围手术期用药。

（刘翠平）

第八节　新生儿护理

孕龄达到37周至不足42周（259～293日）、体重≥2500g的新生儿称足月新生儿。从胎儿出生后断脐到满28日前的这段时期，是胎儿逐渐适应子宫外生活的过渡阶段，称为新生儿期。在此时期内，特别是在出生1周内（新生儿早期），必须根据新生儿的生理特点细心照料及处理。

一、正常新生儿的生理特点

（一）呼吸系统

胎儿在宫内已有微弱无效的呼吸运动。出生断脐后血液内的二氧化碳增加，刺激呼吸中枢，且由于本体感受器和皮肤温度感受器受到刺激，兴奋呼吸中枢，约在出生后10秒钟内开始第一次吸气，以后建立规则的呼吸。胎儿肺泡内充满了液体,第一次吸气必须有足够的胸腔负压才能使肺泡扩张,以后能维持正常呼吸也需有足够的肺泡表面活性物质存在。大多数新生儿的呼吸比较规则,但由于呼吸中枢的调节功能不全,有时呼吸节律不齐甚至暂停。新生儿的肋间呼吸较弱,呼吸运动主要依靠膈肌,故以腹式呼吸为主,呼吸较浅、快,每分钟约 40～60 次,两日后降至 20～40 次。

(二)循环系统

新生儿出生后,肺泡扩张使肺循环的阻力降低,胎盘循环停止使主动脉远端阻力增加和下腔静脉的回心血量减少。两者均降低了右心压力,从而改变了胎儿右心高于左心的特点和血液流向。卵圆孔和动脉导管从功能性关闭逐渐发展到解剖上的完全闭合,约需 2～3 个月。新生儿的心脏位置较平,心尖搏动区位于左乳线外 1～2cm,约 1/3 的新生儿在出生后最初数日于心前区可听到心脏杂音,可能与动脉导管暂时未闭有关。

由于新生儿耗氧量大,心率较快,每分钟约 120～140 次,且易受啼哭、吸乳、发热等多种因素的影响而波动较大。

新生儿的血液分布多集中于躯干及内脏,故肝、脾常可触及,四肢容易发冷,末梢易出现发绀,故应注意保暖。

(三)消化系统

新生儿的胃容量较大,肠道容量相对较大,蠕动较快,能适应较大量的流质食物。出生时吞咽功能虽近完善,但因食管不蠕动、胃贲门括约肌不发达,故哺乳后易发生溢乳。新生儿消化蛋白质的能力较好,对淀粉的消化能力则较差。

新生儿在出生 10～12 小时内即可排出墨绿色粘稠的胎便,称为胎粪,胎粪含粘液、胆汁、肠道分泌物、上皮细胞、胎儿吞咽的胎毛及胎脂等。若出生 24 小时后仍无胎粪排出,应检查有无先天性消化道畸形,哺乳后大便渐变为黄色,呈糊状,每日 3～5 次,大便的性状可提示喂养和消化的情况。

(四)泌尿系统

新生儿出生时的肾单位数量已和成人相似,但发育尚不成熟,其滤过能力、调节功能及浓缩功能均较低,易发生水电解质紊乱。新生儿出生数日内尿量较少,一周后逐渐增多,一般每日排尿 10 余次,尿色清澈淡黄,尿中常有蛋白质及少量糖,有时含有尿酸盐结晶,使尿液发红或尿布上有红褐色斑点。

(五)代谢

新生儿的代谢较成人高,但糖原储备不多,故新生儿血糖较低,足月儿的正常值为 30～80mg/dl。

新生儿出生后 2～4 日由于摄入量少、排出水分较多,出现生理性体重下降,比出生时平均下降 6%～9%,一般不超过 10%。4 日后开始回升,7～10 日恢复到出生时的体重。若下降太多、回升过晚或恢复时间延长,应注意寻找原因并进行处理。

(六)神经系统

新生儿的脑相对较大,但脑沟、脑回尚未完全形成,脊髓也相对较长。由于大脑皮层的兴奋性较低,新生儿每日需睡眠 20 小时以上,以后随大脑皮层的发育而逐渐缩短。

新生儿的味觉发育良好,甜味可引起吸吮动作。嗅觉较弱,但强刺激性气味能引起反应。听觉较迟钝,能逐日增强。对光有反应,但视觉不清。皮肤感觉以口唇最为敏感,触觉及温度觉敏感,痛觉迟钝。新生儿有觅食、吸吮、吞咽、拥抱、握持等非条件反射。

(七)体温调节

新生儿的体温调节中枢尚未发育完善,皮下脂肪薄,保温能力差,体表面积相对较大,散热快,易受外界温度的影响,所以体温不稳定,应注意保暖。特别是出生时,随着环境温度的降低,出生后 1 小时内体温下降约 2℃,以后逐渐回升,12～24 小时内可回升到 36℃以上。新生儿无颤抖反应,受冷时通过增加氧耗、提高代谢以增加产热。产热的主要组织是分布在胸部大动脉附近、两肩胛间的棕色脂肪,另一产热途径是白色脂肪分解为脂肪酸。室温过高时,新生儿通过增加皮肤水分的蒸发散热,若水分不足,则血液浓缩,体温可骤然上升达 39～40℃,称为脱水热。

(八)皮肤黏膜

新生儿皮肤上覆盖着一层灰白色胎脂,有保护皮肤防止散热的作用,出生后数小时内开始逐渐吸收,若存在时间过长则分解成脂肪酸刺激皮肤。新生儿皮肤薄嫩,易受损伤而发生感染。

新生儿的口腔黏膜柔嫩,血管丰富,因唾液腺发育不良故湿度不够,两颊有厚的脂肪层称颊脂体,能助吸吮,切忌挑割。在硬腭中线两旁有黄白色小点称为上皮珠,齿龈上有白色韧性小颗粒称牙龈粟粒点,两者皆系上皮细胞堆积或粘液腺分泌物蓄积而成,出生后数周自然消失,切勿挑破以防感染。

(九)免疫

新生儿通过胎盘从母体获得 IgG,故出生后 6 个月内对麻疹、风疹、白喉等传染病具有免疫力,但本身的主动免疫力则尚未发育完善。新生儿识别巨噬细胞抗原的能力差,免疫反应不及时。由于缺乏 IgA,新生儿易患呼吸道及消化道感染。新生儿自身产生的 IgM 有限,又缺少补体及备解素等,因而粒细胞对细菌特别是革兰氏阴性菌的杀灭能力差,容易发生败血症。血中的溶菌酶和粒细胞对真菌的杀灭能力也较差,故应注意预防感染。

(十)生理性黄疸

新生儿肝内葡萄糖醛酸转移酶的活性不足,使间接胆红素与葡萄糖醛酸结合成直接胆红素从胆道排出的能力较差,加之体内又有较多红细胞被破坏,故可导致高胆红素血症,致皮肤黏膜及巩膜发黄,出现生理性黄疸。生理性黄疸一般在出生后 2～3 日出现,5～6 日达高峰,10～14 日消退。若黄疸出现过早、持久不退或逐渐加深,应考虑为病理性黄疸。

(十一)乳腺及性器官

出生后数天,新生儿可有乳腺肿大或乳汁样分泌,2～3 周自然消失,切忌用手挤压,以免感染。女婴出生后一周内,可见阴道流出白带及少量血性分泌物,持续 1～3 日自止。以上情况皆因妊娠后期母体激素进入胎儿体内,出生后突然中断影响所致。

二、早产儿的生理特点

早产儿是指出生时孕龄达到 28 周而未满 37 周的活婴。早产儿在宫内的生长发育正常,因娩出过早器官尚不够成熟,故早产儿的死亡率明显高于正常足月儿。

(一)呼吸系统

早产儿的呼吸中枢发育不够成熟,肺泡组织不健全,表面活性物质缺乏,呼吸肌发育差,易发生肺膨胀不全及呼吸窘迫综合征,也易并发吸入性肺炎。除出生时体重过低者外,一般均能很快建立自主呼吸,但呼吸常浅快,节律不规则,并出现间歇性呼吸暂停。由于呼吸常不能满足身体对氧的需要,易出现发绀,尤其在吸奶后常见,应及时给氧,待症状消失后停用,必要时可哺乳前后给氧数分钟。

(二)体温调节

早产儿的体温中枢发育不全,棕色脂肪少,产热量低,体表面积相对较大,体温调节功能差,常随外界温度而升降,体温一般较低,易发生新生儿硬肿症。

（三）消化系统

早产儿的吸吮能力差,吞咽反射弱,贲门括约肌松弛,胃容量小,更容易溢奶,甚至呛入气管。出生时肝内的糖原贮备很少,易发生低血糖。肝功能不完善,生理性黄疸的发生率高,黄疸较重,持续时间也较长(约3周)。维生素K贮备不足,凝血因子(Ⅱ、Ⅶ、Ⅸ、Ⅹ因子)的合成量也少,加之血小板计数较低,血管脆弱,故易出血。早产儿各种消化酶的分泌大致类似足月儿,但对脂肪的吸收能力较差,影响对脂溶性维生素的吸收。早产儿的肾功能较足月儿更差,因抗利尿激素缺乏浓缩功能低下,水分丢失更多,使生理性体重下降的幅度增大。

（四）免疫

早产儿的免疫功能与足月儿相似,但因提早娩出,故来自母体的抗体减少,由于补体水平低下,血清缺乏调理素,对某些感染的抵抗力更低,应注意金黄色葡萄球菌、革兰氏阴性杆菌,尤其是大肠杆菌、B族溶血性链球菌的感染。

三、新生儿的观察

（一）一般活动

正常新生儿的肌张力正常,反应灵敏,反射活跃,特别是拥抱反射及吸吮反射。如发现新生儿肌张力差、反应迟钝、吸吮力差等现象,应及时通知新生儿科医师查看。

（二）呼吸及皮肤颜色

正常新生儿面色红润、呼吸平稳。如出现唇周发绀、面色苍白或青紫、鼻翼扇动、三凹征、呼吸急促等情况,需立即通知医师并紧急处理。

（三）脐带

应注意观察脐带断端有无渗血、脐部有无红肿及分泌物。

（四）体温

注意观察新生儿的体温变化,因新生儿的体温易受外界环境温度影响。

（五）啼哭

新生儿刚娩出时,因环境温度突然改变产生本能的反应——啼哭,以后随着大脑皮层和感觉器官的发育,啼哭逐渐和情绪联系在一起,如饥饿、过暖、响声、受刺激等都能引起啼哭,而新生儿伴有导致机体痛苦不适的任何疾病时亦可出现不同形式的啼哭。如面色正常、哭声洪亮、哭久后声音逐渐变弱、哺乳后哭声立即停止,系饥饿性啼哭。如出现烦躁而颤抖的尖声哭叫并有难产或分娩损伤史者,常提示颅脑损伤。哭声低弱、呻吟伴有面色青灰、呼吸急促、精神萎靡,应警惕有心肺功能异常或衰竭的可能。根据哭声高低、强弱、持续时间的长短及其他伴随症状,分析啼哭的原因并给予相应处理,常能挽救新生儿的生命。

（六）大小便

新生儿的生长发育依赖于良好的喂养,而大便性状、大小便次数常能提示喂养情况,故每天更换尿片时都要观察大小便次数、大便性状及量,并记录第一次排尿、排便的时间,新生儿出生后的第一次大小便可提示新生儿的排泄功能。通过观察大便性状可初步了解消化道的情况,对某些疾病的诊断治疗提供依据。如消化不良时大便呈黄色或绿色、稀薄状,次数多且粪水分开;糖摄入过多时,因过度发酵腹部胀气,大便呈泡沫状;摄入蛋白质过多时,大便硬结、块状,粪臭味极浓;进食不足时,大便色绿,量少,次数多;肠道感染时,大便次数多,稀薄或水样,或带粘液、脓性,粪便腥臭,此时新生儿厌食、呕吐、腹胀、烦躁不安、发热甚至嗜睡、脱水。

（七）呕吐

应注意观察新生儿有无溢奶、恶心、呕吐等现象,如分娩时吸入羊水较多,在新生儿出生后 24 小时内可出现吐羊水现象,呕吐物为粘液状或咖啡色(系羊水胎粪污染所致)。

（八）皮肤、黏膜

应注意观察皮肤是否红润、干燥,有无发绀、斑点、脓疮破损或黄疸等。如皮肤黏膜出现黄疸,应注意黄疸出现的时间、深浅程度和消退时间。

四、新生儿的日常护理

（一）体温测定

每日测体温 2 次,如低于 36℃或高于 37.5℃,应每 4 小时测一次。体温过低者应加强保暖,必要时放入电温箱保温;过高者需检查原因,如盖被太厚、室温过高等并及时予以纠正,高于 38.5℃应采用物理降温,如用温水洗澡并通知医师查看。

（二）沐浴

每天上午给新生儿沐浴一次,以清洁皮肤同时进行体格检查。沐浴环境必须舒适,无风无尘。沐浴前应调节室温在 26～28℃之间,沐浴水温在 40～45℃左右,或以手背试温度较暖即可,浴水以流动水淋浴为宜。新生儿第一次沐浴时可用消毒植物油揩去胎脂,注意腋下、颈下、腹股沟以及阴唇内大量堆积的胎脂。

1.沐浴准备　干净的新生儿衣、裤、尿片、大小毛巾、婴儿浴波、消毒棉签及纱布、2％碘酊、75％酒精、1％甲紫、消毒植物油、鞣酸软膏、沐浴装置等。

2.沐浴方法　有卧式淋浴、盆浴、床上擦浴等,应根据医院条件、新生儿大小、活动能力等选用。目前多数医院以卧式淋浴为主,其优点为安全、省力、迅速。

(1)淋浴操作法:

1)护士系上围裙,戴口罩,洗净双手,将新生儿移置沐浴台上,解开包被,检查手圈,核对姓名、床号,脱衣裤,解尿片,抱新生儿至沐浴盆垫上,先用小毛巾洗净脸部,然后冲湿头发及全身,用小毛巾蘸浴波擦在婴儿身上,先洗头、颈、上肢、躯干、下肢,最后洗腹股沟、臀部及外生殖器,注意洗净皮肤皱褶处,然后用温水冲洗干净。洗头颈时用手掩盖耳孔以防水流入。

2)洗完后将新生儿抱至沐浴台上,用大毛巾轻轻擦干全身,消毒脐带,臀部擦鞣酸软膏,穿上衣、裤,兜上尿片,检查手圈字迹是否清晰,脱落者补上,放回小床,盖上小棉被。

3)沐浴时动作要轻柔而敏捷,防止新生儿受凉及损伤。

(2)盆浴操作法:护士以左前臂托住新生儿背部,左手托住头部,下肢夹在左腋下,移至盆边,先洗脸、洗头,洗净后擦干。然后撤去新生儿包被、衣裤及尿布,将儿头枕在自己的左手腕上,并抓住左上臂,右手握住两小腿及脚,轻轻地将新生儿举起放在浴盆内,左手仍抓住不放,右手拿小毛巾从上而下将新生儿全身洗干净,洗毕抱起用大毛巾擦干。

(3)床上擦浴法:凡不宜多动的新生儿可在床上擦洗,水温可以提高到 45～50℃,从上而下,动作轻柔,擦洗后处理脐带、臀部,更换衣裤、尿布。

新生儿住院期间应对其母进行沐浴示范操作,最好让产妇亲自实践操作一次。

（三）脐部护理

断脐的方法多种多样,因而脐带残端脱落的时间迟早不一。其护理原则是保持脐部清洁、干净,每日沐浴一次后先用 2％碘酊消毒脐带根部、脐带残端及脐轮周围,然后用 75％酒精脱碘。一般新生儿出生 3～7 天后脐带残端自然脱落,脱落处如不干燥可撒上消炎粉。如脐部红肿或有脓性分泌物,除局部清洁处理外,应及时通知医师并遵医嘱给予抗生素治疗。如有脐带残端渗血或残端脱落后出血,应用无菌纱布加压包扎,并加强观察。

(四)皮肤护理

新生儿的皮肤角质层薄嫩,易受损伤而发生感染。新生儿出生后皮肤上的血迹应尽快抹净,而胎脂可于产后 6 小时或第一次沐浴时用消毒植物油擦净。口角处的奶渍及溢奶要及时擦净,以免发生口角炎。如用热水袋保温应严格控制水温,并外加布套,以防止烫伤。新生儿所用的布类如衣、裤、被单、尿布等,洗涤时要漂洗干净,以免皂质残留刺激皮肤。

(五)臀部护理

为保护新生儿的臀部皮肤,避免发生红臀、溃疡或皮疹等,应及时更换尿布,尿布要清洁、干燥,每次大小便后用温水洗净臀部,并涂鞣酸软膏。尿布必须兜住整个臀部及外阴,不宜缚得过紧或过松,不宜垫橡胶单或塑料单。由于大小便玷污的潮湿尿布长时间与皮肤接触,尿布上的尿素经细菌分解产生氨,或粪便中的刺激物刺激皮肤可导致红臀。

(六)预防接种

1.乙肝疫苗接种　新生儿出生后 24 小时内常规肌内注射基因乙肝疫苗 $5\mu g$,此后 1 个月和 6 个月时再各注射一次。

2.卡介苗接种　新生儿出生 12 小时后即可接种卡介苗,但体重在 2500g 以下的早产儿、足月小样儿、有发热、腹泻、皮疹及病危抢救儿应暂缓接种。卡介苗接种 6～8 周后结核菌素试验将转为阳性。

(1)接种法:

1)皮内注射法:要求注射部位、剂量、操作等都要准确。注射部位应在上臂三角肌外缘,用 75％酒精棉签消毒皮肤,待干燥后用左手绷紧皮肤,右手持抽有卡介苗的 1ml 注射器作皮内注射,针头斜面朝上,与皮肤成 5 度角进针,进针后将 0.1ml(其中含 0.05mg 菌苗)注入皮内,形成约 2～3mm 直径的皮丘,注射完后把针头斜面转向一侧再拔针。

2)划痕法:将疫苗(每 ml 含 20mg)一滴置于上臂三角肌处,用左手绷紧皮肤,右手持消毒针与皮肤成 45 度角透过菌液划痕如"十"字,每条长约 1cm,间距 0.5cm,深度以不出血为宜,划痕后再以针头涂抹,使菌液充分渗入,待干后再穿回衣袖。此法现已少用。

(2)注意事项:

1)卡介苗应保存在冷暗处(2～8℃),现配现用,放置时间不应超过半小时。

2)严格掌握操作规程,一人一筒一针,用毕后先用开水浸泡半小时或煮沸消毒后再与其他空针一同处理。

3)多余的菌苗不可乱丢,应焚烧或煮沸,以免发生标本传染。

4)不能与其他预防接种同时进行,不可在同一手臂上接种。

(3)接种后的反应:新生儿接种卡介苗后,根据不同的机体反应可出现以下两种情况。

1)轻度反应:卡介苗接种后 2～3 周,局部出现丘疹浸润、硬肿,继之出现脓疱或浅表溃疡,约 2 个月左右脓痂脱落,留下瘢痕,这属正常反应。

2)重度反应:卡介苗接种后局部出现红肿、脓疱、严重溃疡,腋下淋巴结肿大甚至形成脓肿,这属异常反应,需进一步检查和处理。

(4)宣教:新生儿接种卡介苗后,应对产妇详细说明接种卡介苗的作用及可能出现的反应。新生儿出生后未能接种卡介苗者,可在 3 个月内补种。接种 3 个月后宜去医院做结核菌素试验,阴性者需补种,以提高阳转率。

五、新生儿的喂养

新生儿的喂养方法有三种:①母乳喂养;②人工喂养;③混合喂养,用母乳与牛奶或其他代乳品等混合喂养。三种喂养法以母乳喂养最佳,混合喂养次之,新生儿应尽量采用母乳喂养。

母乳喂养是自然界赋予人类的本能喂养方法,从古至今一直沿用。近年通过儿童保健工作者的调查研究,证实母乳在免疫学、营养学、生殖生理学及心理学等方面均有特殊的功能。

1.优点

(1)母乳最适合婴儿:蛋白质、脂肪、乳糖、无机物、维生素和液体等主要成分的比例,最适合婴儿机体的特征和需要,有利于消化吸收,没有过敏。如人乳中所含的蛋白质有 2/3 是乳白蛋白、乳铁蛋白,其中含有大量的氨基酸,有利于婴儿的生长发育。人乳的脂肪含量与牛乳相似,但不饱和必需脂肪酸的含量多于牛乳,且颗粒小、易消化、防腹泻并有利于婴儿神经系统的发育。人乳中乙型乳糖的含量较牛乳高,有利于婴儿类脂质的完全氧化和肝糖原的贮存。

(2)母乳有免疫作用:母乳中含大量免疫活性细胞,有多种免疫球蛋白 IgA、乳铁蛋白、溶菌酶等,有吞噬、对抗、抑制病毒和细菌的作用,可避免微生物的侵袭,预防呼吸道和肠道疾病。

(3)母乳直接从乳腺分泌:温度适宜,无污染,哺乳方便、经济。

(4)母亲通过喂哺、婴儿吸吮乳头等能刺激垂体泌乳素的分泌而促进泌乳和子宫收缩,可避免和预防产后出血。近年研究表明,进行母乳喂养的妇女,其乳癌及卵巢癌的发生率较低。

(5)通过喂哺,婴儿频繁地与母亲皮肤接触,能增进母子感情。

2.泌乳的生理调节　妊娠期,雌激素刺激乳腺腺管发育,孕激素刺激乳腺腺泡发育。同时,垂体泌乳素、胎盘泌乳素、甲状腺素、皮质醇和胰岛素参与或促进乳腺的生长发育及乳汁的产生及泌乳。随着胎盘剥离排出,胎盘生乳素、雌激素的水平急剧下降,体内呈低雌激素、高泌乳素水平,乳汁开始分泌。当婴儿吸吮时,由乳头传来的感觉信号经传入神经纤维抵达下丘脑,通过抑制下丘脑多巴胺及其他催乳激素抑制因子,使垂体泌乳素呈脉冲式释放,促进乳汁的分泌。同时,吸吮动作反射性引起神经垂体释放催产素,催产素使乳腺腺泡周围的肌上皮细胞收缩喷出乳汁。

3.影响母乳喂养的因素

(1)母亲因素:心理、社会和生理因素。

1)心理素质:①不良的分娩体验;②分娩及产后疲劳;③会阴或腹部创口的疼痛;④自尊紊乱;⑤缺乏信心;⑥焦虑;⑦抑郁。

2)社会因素:①得不到支持;②工作负担过重;③婚姻问题;④母婴分离;⑤知识缺乏(营养知识、喂养知识);⑥离家工作。

3)生理因素:①严重的心脏病、子痫、肝炎发病期、艾滋病;②营养不良;③失眠或睡眠欠佳;④乳头疼痛及损伤、乳头凹陷、奶胀及乳腺炎;⑤使用某些药物如麦角新碱、可待因、安乃近、地西泮(安定)、巴比妥类。

(2)婴儿因素:①唇腭裂;②早产儿;③产时并发症,如颅内损伤;④新生儿窒息;⑤新生儿生病住新生儿科治疗。

六、护理评估

【病史】

了解母亲的妊娠史、分娩史、用药史、疾病史。注意收集胎儿出生时的胎龄、成熟度、体重、Apgar 评分、娩出方式等情况。

【身心状况】

(一)母亲的身心状况

1.全身情况　血压、心率、有无急性传染病、发育、营养状况等。严重的妊高征病人在产后不能准时喂哺,心功能Ⅲ级或Ⅲ级以上的心脏病病人不宜哺乳。

2.知识和技能　判断母亲是否掌握了母乳喂养的知识、婴儿及自己的营养需要知识,观察其护理孩子的动作等。

3.乳头的类型　正常的、长的、平坦的、内陷的。

4.乳汁的质和量　产后 7 天内所分泌的乳汁称初乳,质稠,半透明。产后 3 天每天哺乳约可吸入初乳 $2\sim20ml$,其中含有 β 胡萝卜素等有形物质,较高蛋白质及 IgA,脂肪和乳糖相对较少。产后 $7\sim14$ 天所分泌的乳汁为过渡乳,蛋白质含量逐渐减少,脂肪含量逐渐增加。产后 14 天以后所分泌的乳汁为成熟乳,呈白色,蛋白质约占 $2\%\sim3\%$,脂肪占 4%,糖类占 $8\%\sim9\%$,无机盐占 $0.4\%\sim0.5\%$,还有维生素等。

5.休息和饮食　评估产妇的休息睡眠情况,注意产妇晨起后有无困倦感,有无打哈欠等睡眠不足的表现。注意评估产妇的饮食情况,包括摄入量、饮食结构等。

6.产妇有无焦虑、抑郁的表现　如哭泣、对周围事物不感兴趣、不愿接触新生儿等,了解母亲的文化背景(对母乳喂养的看法)等。

(二)评估婴儿的身心状况

包括了解其吸吮能力、有无畸形如唇腭裂、有无分娩并发症如颅内出血等征象。

【喂乳是否适当】

如果适当,则喂奶时可听见婴儿的吞咽声。母亲有下奶的感觉,喂奶前乳房丰满,喂奶后乳房较柔软。婴儿的大小便次数正常,两次喂奶之间婴儿满足、安静,体重增加理想。

七、护理措施

(一)产前健康教育

1.喂养知识教育　告知婴儿的营养需要、母乳的优点、母乳喂养的益处、母亲的营养需要(必需的饮食,禁烟酒、咖啡和禁忌药物)。让母亲知道过大过小的乳房都同样泌乳,母亲哺乳不会损坏她的外形。作喂哺示范,并请孕妇回复示范。

2.乳头、乳房的护理

(1)纠正平坦和凹陷的乳头:①乳头伸展练习:将两拇指平行地放在乳头两侧,慢慢地由乳头向两侧外方拉开,牵拉乳晕皮肤及皮下组织,使乳头向外突出。随后将两拇指分别放在乳头上、下侧,由乳头向上、下纵形拉开。此练习重复多次,做满 5 分钟,每日两次。②乳头牵拉练习:用一手托起乳房,另一手的拇指和中、食指抓住乳头向外牵拉,重复 $20\sim30$ 次,每日 2 次。③配置乳头罩:从妊娠 7 个月起佩戴,对乳头周围组织起稳定作用柔和的压力致使内陷乳头外翻,乳头经中央小孔持续突起。

(2)擦洗乳头:指导孕妇在妊娠6个月后用毛巾和清水擦洗乳头,每日1次,擦洗时用力适当,不损伤皮肤,不用肥皂。经常擦洗乳头能使乳头、乳晕坚韧,有利于预防哺乳时乳头疼痛和破裂。有流产史及早产先兆者避免刺激乳头。

(3)乳房按摩:指导孕妇在妊娠7个月后用手掌侧面轻按乳房壁,露出乳头,并围绕乳房均匀按摩,每日1次。目的是增加乳房血液循环,促进乳汁分泌。

3.卫生宣教　注意休息,进行有规律、不过度的锻炼,避免工作紧张和疲劳感,保持身心愉快。

(二)分娩期的准备

1.提倡家庭化分娩,减少待产妇的焦虑。

2.利用减轻疼痛的方法(放松、运用呼吸技巧、按摩、精神支持等)尽量减轻疼痛。

3.产程中保证有效地摄入足量的水分。

4.分娩后及早提供母乳喂养的机会,通常胎儿娩出后30分钟让婴儿吸吮乳头,并使身体接触母亲。

(三)产褥期的护理

1.心理护理　帮助产妇迅速从分娩的不适和疲劳中恢复,对产妇表现出的积极行为及时进行表扬鼓励,以增强产妇的自信心。

2.实行母婴同室　产后2小时的观察期间让婴儿睡在母亲身边,与母亲同时返回病室,如母婴情况不能马上同室者应及时处理,并尽早实施母婴同室。病室环境应清洁、整齐、宽敞,以培养产妇喂哺的兴趣,保持情绪安定。

3.保证摄入和休息　按产妇产后胃肠功能恢复的生理调适规律指导进食,保证摄取足够的营养以产生乳汁和维持乳母的自身需要,教会产妇与婴儿同步休息。

4.耐心指导并帮助产妇喂哺　于产后半小时内开始哺乳,此时乳房内的乳量虽少,但新生儿的吸吮动作可刺激泌乳。生后1周内哺乳次数应频繁些,约每1～3小时哺乳1次,最初哺乳时间只需3～5分钟,以后逐渐延长至15～20分钟。哺乳时,母亲及新生儿均应选择舒适的体位,指导母亲让新生儿正确吸吮,乳头应放在新生儿舌上方并让新生儿吸住乳头和大部分乳晕,用一手扶托并挤压乳房,协助乳汁外溢,防止乳房堵住新生儿鼻孔。每次哺乳后,应将新生儿抱起轻拍背部1～2分钟,排出胃内空气,以防吐奶。

5.乳房的护理　哺乳前柔和地按摩乳房,刺激排乳反射,用清洁毛巾清洗乳头和乳晕,切忌用肥皂或酒精之类清洁,以免引起局部皮肤干燥、破裂。哺乳中应注意婴儿是否将大部分乳晕吸吮住,如婴儿吸吮姿势不正确或母亲感到乳头疼痛应重新吸吮。哺乳结束后,用食指轻轻地向下按压婴儿下颏,避免在口腔负压情况下拉出乳头而引起局部疼痛或皮肤损伤。每次哺乳时应两侧乳房交替进行,并挤尽剩余乳汁,以促使乳汁分泌,预防乳腺管阻塞及两侧乳房大小不等的情况。如遇平坦乳头,在婴儿饥饿时先吸吮平坦的一侧,因为此时婴儿的吸吮力强,易吸住乳头和大部分乳晕。如吸吮不成功,则指导把母乳挤出后再喂哺。

6.乳头皲裂的护理　母亲取正确舒适且松弛的喂乳姿势,哺乳前湿热敷乳房3～5分钟,同时按摩乳房,挤出少量乳汁使乳晕变软易被婴儿吸吮。先吸吮损伤轻的一侧,以减轻对另一侧乳房的吸吮力,让乳头和大部分乳晕含吮在婴儿口内。增加哺乳的次数,缩短每次喂哺的时间,哺乳后挤出少许乳汁涂在乳头和乳晕上,短暂暴露并使乳头干燥,因乳汁具有抑菌作用且含有丰富的蛋白质,能起修复表皮的作用。

(刘翠平)

第十九章　异常分娩

第一节　产力异常性难产

【概述】

分娩指妊娠满 28 周(196 日)及以上,胎儿及其附属物从临产开始到全部从母体娩出的过程。影响分娩的主要因素为产力、产道、胎儿及精神心理因素,这些因素在分娩过程中相互影响。任何一个或一个以上的因素发生异常以及四个因素间相互不能适应,而使分娩进展受到阻碍,称为异常分娩,又称难产。产妇的精神心理因素能够影响机体内部的平衡、适应力和健康,使产力、产道和胎儿三方面发生异常而导致难产的发生,所以在传统的意义上还是将难产分为:产力异常引起的难产、产道异常引起的难产、胎位异常引起的难产和胎儿发育异常引起的难产。产力是指将胎儿及其附属物从子宫腔内排出体外的力量。产力包括子宫收缩力、腹压和提肛肌的收缩。其中子宫收缩力贯穿分娩全过程,在分娩过程中,子宫收缩的节律性、对称性及极性不正常或强度、频率有改变,称为子宫收缩力异常,简称产力异常。子宫收缩力异常临床上分为子宫收缩乏力(简称宫缩乏力)和子宫收缩过强(简称宫缩过强)两类,每类又分为协调性子宫收缩和不协调性子宫收缩。

【流行病学】

难产是比较常见的产科病理,其发生率在世界各地很多地方都呈逐年上升的趋势,其中产力异常性难产,使用催产素加速产程尤为常见。1980 年国内 35 个医院报道在 57002 例初产妇、单胎中有 10448 例(18.33%)被诊断为难产,12.56% 是头位(头位难产)。美国的初产剖宫产率在 1998 年为 14.9%,50% 初产妇剖宫产的指征是难产。而到了 2005 年,剖宫产率超过 30%(逐年上升创历史最高,Martin 等 2007 年报道)。美国妇产科学会 2003 年的报道,有 60% 的剖宫产的诊断为难产。其中根据美国国立死亡统计中心的资料所述,1995 年分娩人数为 39000000,其中 34% 的孕妇涉及引产和加速产程的情况(Venture 等,1997),而此数字亦从 1989 年的 20% 增加到 2002 年的 38%(Martin 等,2003)。在 Parkland 医院约有 35% 的产程是由缩宫素引产和加速产程的。在 Alabama 大学的 Birmingham 医院,从 1996 年到 1997 年有 17000 名孕妇分娩,其中 35% 的妇女予缩宫素加速产程。

【病因】

产力是一种肌肉活动,其中最重要的是子宫肌活动,现代妇产科分娩动因方面研究显示子宫肌活动的调节包括:神经调节、激素及受体的调节、旁分泌与自身分泌因子的调节、机械性调节、代谢性调节和子宫平滑肌细胞膜离子通道对子宫收缩的调节。因此,产力异常的原因归纳为以下三方面:

1.子宫肌源性

(1)子宫肌壁过度膨胀,使子宫肌纤维过度伸长而收缩能力减弱,如多胎妊娠、羊水过多、巨大儿等。

(2)子宫结构异常,如子宫畸形(双子宫、单角子宫等)造成宫缩不协调;子宫发育不良,幼稚性子宫则因肌纤维、神经分布异常,肌肉数目少,弹性差,容易引起子宫收缩乏力;而子宫肌瘤因肌核的存在,可直接影响子宫的收缩力量及阻断子宫收缩波的扩展。

(3)多产妇曾患过子宫感染,使子宫肌壁发生纤维变性,因而不能推动正常收缩功能,致使产力异常。

(4)绒毛膜羊膜炎,感染本身在异常子宫活动的产生中扮演重要角色。Satin(1992)在 266 例妊娠妇女研究中显示约 40%需要缩宫素刺激宫缩的妇女发生绒毛膜羊膜炎。

2.神经源性　子宫受交感神经和副交感神经的支配。交感神经使子宫肌兴奋,促进子宫肌和子宫血管收缩;副交感神经则抑制,并使子宫血管扩张。

(1)精神因素:宫缩乏力多发生于初产妇,尤其高龄初产,对正常分娩活动缺乏理解,思想有顾虑或恐惧,临产后精神过度紧张,致使大脑皮层抑制,从而影响子宫正常收缩。此外,对疼痛耐受力差、睡眠减少等,同样可导致宫缩乏力。

(2)头盆不称和胎儿位置异常:先露部不能紧贴子宫下段和宫颈,不能刺激子宫阴道神经丛而引起有力的反射性子宫收缩,导致继发性宫缩乏力。一般多见于头盆不称、先露部浮动、臀先露、横位、前置胎盘等(膀胱长时间胀满也可致宫缩乏力)。

(3)药物影响:临产后使用大剂量镇静剂、镇痛剂及麻醉药,如吗啡、氯丙嗪、硫酸镁、苯巴比妥钠等,可以使宫缩受到抑制。Shama 和 Leveno(2000)的研究发现硬膜外麻醉可能会延长产程,但不增加剖宫产率的发生。

3.激素及电解质　影响子宫收缩和舒张功能的激素很多,大致可分三类:①兴奋性激素、抑制性激素和具双重作用的激素。其中兴奋性的激素有:前列腺素、缩宫素和内皮素等;②抑制性激素有:黄体酮、松弛素、β-内啡肽和甲状旁腺相关蛋白等;③双重作用的激素有:雌激素、胎盘促肾上腺皮质激素释放激素等。钙离子通道的激活是子宫收缩的必要条件,很多调节子宫收缩或舒张的物质就是通过这条途径对子宫活动进行调节的。

(1)体质与内分泌失调:产妇合并有急慢性疾病,体弱,身体过于肥胖或瘦小,妊娠晚期产妇体内雌激素、缩宫素、前列腺素、乙酰胆碱不足或孕激素水平下降缓慢,以及子宫对乙酰胆碱敏感性减低等,均可影响子宫肌兴奋域而影响子宫收缩。

(2)电解质及代谢紊乱:电解质浓度如钾、钠、钙、镁等异常,可影响子宫肌肉的兴奋域,而影响收缩功能。滞产后引起的电解质、蛋白质及酶类的新陈代谢障碍可加重子宫收缩乏力。

【临床表现及诊断】

1.产程异常　产程是一动态过程。其特征是宫缩频率和强度逐渐增加,持续时间逐渐延长,使得宫颈逐渐展平,宫口进行性扩张,胎头沿产道不断下降。Friedman 在其有关分娩的论文中指出:除宫颈扩张和胎头下降,似乎没有哪种临产特征对监测产程有用。因此正常分娩产程的划分最常引用的定义来自其研究资料,使用检查宫颈扩张和先露下降的方法估计产程进展。可见,产程异常既是难产的临床表现也是难产的结果,更是难产重要的诊断依据。

(1)临产的诊断:临产开始的标志为规律且逐渐增强的子宫收缩,持续 30 秒或 30 秒以上,间歇 5～6 分钟(每 10 分钟 1～2 次),并伴随进行性宫颈管消失、宫口扩张和胎先露部下降。临产的诊断非常关键,错误的诊断可导致无根据的、危险的干预。

(2)宫缩乏力导致的产程异常

1)潜伏期延长:从临产规律宫缩开始至宫口扩张 3cm 称为潜伏期。初产妇潜伏期正常约需 8 小时,最大时限 16 小时,超过 16 小时(经产妇 14 小时)称为潜伏期延长。

2)活跃期延长:从宫口扩张 3cm 开始至宫口开全为活跃期。初产妇活跃期正常约需 4 小时,最大时限 8 小时,若超过 8 小时,而宫口扩张速度初产妇<1.2cm/h,经产妇<1.5cm/h,称为活跃期延长。

3)活跃期停滞:进入活跃期后,宫口不再扩张 2 小时以上,称为活跃期停滞。

世界卫生组织为发展中国家设计的产程图标准为潜伏期不超过 8 小时,活跃期宫颈扩张速度不低于 1cm/h,并建议设立警戒线和处理线。

4)第二产程延长:第二产程初产妇超过 2 小时、经产妇超过 1 小时尚未分娩,称为第二产程延长。硬膜外麻醉,使得大多数孕妇第二产程延长,这一数据表明当局部麻醉时,第二产程允许多加 1 小时,这一报道也影响了 1995 年美国妇产科学会(1995)修改先前有关第二产程持续时间的规定,在硬膜外麻醉时其上限均可额外增加 1 小时。最近研究表明第二产程超出这些时间限制时并不对新生儿的预后产生不利影响,但是经阴道分娩的可能性却降低。

5)第二产程停滞:第二产程达 1 小时胎头下降无进展,称为第二产程停滞。

6)胎头下降延缓:活跃期晚期及第二产程,胎头下降速度初产妇<1.0cm/h,经产妇<2.0cm/h,称为胎头下降延缓。

7)胎头下降停滞:活跃期晚期胎头停留在原处不下降达 1 小时以上,称为胎头下降停滞。

8)滞产:总产程超过 24 小时。

(3)宫缩过强导致的产程异常:急产:宫口扩张速度>5cm/h(初产妇)或 10cm/h(经产妇)。总产程 <3h 结束分娩。

2.宫缩异常　　产力异常性难产除了表现出难产的特点外最重要的表现是出现异常的产力,产力包括宫缩力及腹压(包括肛提肌的收缩)两部分,宫缩力主要促进子宫颈口开大及胎头下降,其作用贯穿分娩全过程。而腹压和肛提肌的收缩则主要帮助胎儿娩出,所以又称辅力。因此,宫缩异常是产力异常性难产诊断的重要依据。

(1)监测宫缩的方法

1)宫缩疼痛感觉:正常临产时子宫收缩疼痛是因为子宫收缩牵伸子宫颈和产道的关系。每次子宫收缩的疼痛感觉比临床上所触知的子宫收缩时间要短,实际上,每次子宫收缩患者疼痛只有 30 秒,而临床上触摸子宫收缩约为 70 秒。

2)触摸宫缩:子宫收缩开始的 0～2.67kPa(0～20mmHg)是不痛的,也不能在腹部摸到,所触摸到子宫收缩仅 70 秒,短于真正的 200 秒(测量羊水压力所记录的子宫收缩是 200 秒),而感觉痛时羊水压力在 2.67～6.67kPa(20～50mmHg)时只有 30 秒。当子宫收缩的强度未达 5.33kPa(40mmHg),宫壁很容易被手指压下去,如超过 5.33kPa(40mmHg)时,宫壁变得很硬,手指就压不下去了。

3)内测法:常用的是开口导管法,此法有利于科研工作,不便于普及应用,其缺点是应用时需在破膜后,无菌技术要求较高,且在胎先露入盆后导管不便插入,勉强插入会影响效果。导管本身还可被胎脂、血液及黏液等阻塞,需反复用生理盐水冲掉,故使用不便。与导管法相似者有囊球法及压力传感法。这些方法的共同点是操作麻烦,无菌要求高,不便使用。此外还有胎盘早剥、子宫穿孔等风险,国内尚未普及,国外内测法建议用于:子宫收缩触诊困难,如肥胖患者;不能确定是否需要适当增加子宫收缩力(如静脉点滴催产素)来促进产程进展的;分娩数据用于科研。美国妇产科学院(1995)同时建议,应该达到以下的标准,才能在第一产程诊断产程停滞:①潜伏期已经结束,宫颈已经扩张至 4cm 或以上;②10 分钟内宫缩达 200 Montevideo 单位(内测法)或以上,且已经持续 2 小时,但宫颈没有变化。

4)外测法:这是由腹壁外面间接测定宫缩压力的方法,用一特制的压力传感器作为宫缩压力探头,将其缚在产妇腹壁,宫缩时子宫凸起,腹壁随之凸起变硬,对探头产生压力,使探头传感器件发生位移而检出表示压力大小的电信号,通过仪器显示并记录下来,也就是我们平时使用的电子胎心监护仪的宫缩探头。外测法所检出的数值是相对宫缩压,不能得到真实的压力值。但它也能反映出宫缩变化的情况,如宫缩周期,持续时间及压力变化的趋势等。此法因操作简便、无损伤、不需无菌等,故被广泛使用。外监护宫缩曲线没有内监护曲线圆滑,因影响腹壁压力的各因素,如产妇呼吸及胎动等均被记录下来.故使曲线波动较大。

(2)宫缩强弱的诊断标准

1)宫缩乏力:宫缩持续时间短,间歇时间长且不规则,宫缩<2 次/10min,子宫收缩力弱,宫腔内压<2kPa,宫缩高峰时宫体隆起不明显,以手指按压宫底部肌壁仍可出现凹陷。

2)宫缩过强:子宫收缩过频(5~6 次/10min),收缩力过强(持续时间超过 60s)。

3)分娩各期的宫缩强度、宫缩周期及持续时间诊断标准:由于国内对宫缩强度、宫缩持续时间的各种宫缩监护方法缺乏明确的诊断标准。

(3)外测法宫缩异常的类型特点:由于宫缩疼痛和触摸宫缩的不准确性以及内测法使用尚未普及,现重点介绍外测法宫缩异常的特点。

异常宫缩波形:原发性宫缩乏力宫缩曲线可表现为振幅小而不规则,或宫缩周期延长,多见于宫颈管未成熟、胎头高浮、双胎及羊水过多等,在应用药物引产时也可见此类图形。

继发性宫缩乏力产程开始宫缩良好,经过数小时,宫口开大 3~4cm 后,宫缩逐渐变弱,直至消失,大多是由于胎头高浮、头盆不称、骨盆狭窄及胎头旋转异常所致。

宫缩过强表现宫缩压力大,且时有双峰出现,产程较短或发生急产,多由产道异常或胎儿因素所致。

强直性宫缩是指一次宫缩持续时间超过 2 分钟,多数发生于药物引产或乳房按摩的初期,在产程进展中,如胎先露阻力大,也可以发生这种宫缩。

高张性子宫收缩监护图表现为无明显宫缩峰,宫缩曲线也不能完全降为零点,是由于精神紧张或产道异常引起,应注意与胎盘早剥或先兆子宫破裂鉴别。

3.各类型宫缩异常的其他临床表现 产力异常性难产除以上产程异常和宫缩异常外还伴有以下临床表现,其诊断思路如下:

(1)病史要点

1)宫缩乏力常见原因:存在头盆不称或胎位异常;子宫壁过度膨胀、子宫发育不良、子宫畸形等子宫因素;精神因素;内分泌失调因素;镇静剂等药物影响。

2)协调性宫缩乏力属继发性,临产早期正常,在第一产程活跃期后期或第二产程时宫缩减弱,对胎儿影响不大。

3)不协调性宫缩乏力多属原发性,为无效宫缩。产妇的自觉症状和主诉明显,如下腹部持续疼痛、拒按、烦躁不安、尿潴留等,可导致胎儿宫内窘迫。

4)协调性宫缩过强多见于经产妇。如产道无阻力,常表现为急产。

5)强直性子宫收缩必有外在因素。产妇因持续性腹痛表现为痛苦、烦躁不安。

6)子宫痉挛性狭窄环也多有外在因素。产妇出现持续性腹痛,烦躁不安;产程表现常有产力好、产道无狭窄、头盆相称,却产程进展缓慢现象;第三产程常出现胎盘嵌顿。

(2)查体要点

1)协调性宫缩乏力在宫缩高峰时,宫体隆起不明显,用手指压宫底下肌壁仍可出现凹陷。

2)不协调性宫缩乏力在部分表现为宫底部不强,而是子宫下段强,于间歇期子宫壁不完全放松,下部有压痛,胎心率不规则,宫口不能如期扩张,先露下降受阻。

3)协调性宫缩过强的产妇宫口扩张迅速,若存在产道梗阻或瘢痕子宫,可发生病理性缩复环或子宫破裂,腹部触诊,宫体呈痉挛状态,子宫下段有明显压痛,在下腹耻骨联合上10cm至脐部之间可触及此环,呈一环形凹陷,并逐渐上移,腹壁薄者可以看得到。

4)强直性子宫收缩的宫缩间歇短或无间歇,常不易查清胎位,胎心常听不清。若合并产道梗阻,可出现病理性缩复环、血尿等先兆子宫破裂征象。

5)子宫痉挛性狭窄环:此狭窄环不随宫缩上升,腹部检查很难发现此环,手取胎盘时卡在宫颈内口触及此环。

【治疗】

出现产程异常或者产力异常,不论是原发性还是继发性,首先应寻找原因,检查有无头盆不称与胎位异常,阴道检查了解宫颈扩张和胎先露部下降情况。不管何种产力异常,若发现有头盆不称,为梗阻性原因,估计不能阴道分娩者,应及时行剖宫产术。若判断无头盆不称和胎位异常,估计能经阴道分娩者,则应按照以上的临床表现和诊断要点针对产力异常不同的分类采取相应的措施。原则上,协调性宫缩乏力以加强宫缩为主;不协调性宫缩乏力首先应该阻断不协调宫缩;协调性宫缩过强要提前做好接产准备,保护软产道及新生儿,预防产后出血;不协调性宫缩过强要注意抑制宫缩。

1.一般治疗及心理指导治疗　对于精神过度紧张者,心理辅导,消除产妇对分娩的顾虑和恐惧,产时施行 Doula 陪伴分娩、水针减痛、分娩球的利用、专医专护一对一的产时全程陪产等服务。第一产程,消除产妇精神紧张,可以活动者适当活动,鼓励多进食,注意营养与水分的补充。自然排尿困难者,先行诱导法,无效时及时导尿,便秘者适当使用缓泻剂排空直肠大便。

2.药物治疗

(1)营养及水、电解质、酸碱平衡药物

1)不能进食者静脉补充营养,静脉滴注10％葡萄糖注射液500～1000ml内加维生素 C 2g。

2)伴有酸中毒时应补充5％碳酸氢钠100～200ml。

3)低钾血症时应给予氯化钾缓慢静脉滴注。

4)已破膜达12小时者应给予抗生素预防感染。

(2)镇静、镇痛药物

1)产妇过度疲劳或出现不协调性宫缩乏力、子宫痉挛性狭窄环时,可缓慢静脉注射地西泮10mg 或哌替啶 100mg 肌内注射,以镇静放松,有利于恢复体力,不协调性宫缩能得到纠正,若不协调性宫缩已被控制,但宫缩仍弱,可予宫缩素加强宫缩。

2)地西泮能使宫颈平滑肌松弛,软化宫颈,促进宫口扩张,尤其适用于宫口扩张缓慢及宫颈水肿时,间隔4～6h可重复应用,与缩宫素联合应用效果更佳。但在分娩前15h内应用地西泮30mg以上,尤其是肌内或静脉注射,可使新生儿窒息、肌张力减退、低温、厌食、对冷刺激反应微弱并抑制代谢,因此,注意使用量不宜过大。

3)宫缩抑制剂的使用:对于不协调性宫缩过强可给予宫缩抑制剂,如25％硫酸镁20ml加入5％葡萄糖20ml内缓慢静脉注射(不少于5分钟),或用羟苄羟麻黄碱(盐酸利托君)100mg加入5％葡萄糖液500ml静脉滴注,目的是减缓子宫收缩,放松子宫张力。

(3)缩宫(催产)素

1)指征:破膜6小时未临产或经阴检证实无头盆不称,不存在不能经阴道产的异常先露,疑有协调性宫缩乏力引起的潜伏期或活跃期获第二产程延长、胎头下降缓慢、活跃期或第二产程停滞和胎头下降停滞者均可用之催产。

2)禁忌证:骨盆狭窄或头盆不称;需选择性剖宫产分娩的异常胎位(如臀位及横位等);子宫过度膨胀(如多胎妊娠、巨大胎儿,或羊水过多)而行子宫容积减少之前;妊娠合并严重心血管异常、心肺功能不良、血液病(如高血压、心脏病、严重的血小板减少性紫癜等);胎盘早剥或胎盘边缘超过子宫内口;畸形子宫或瘢痕子宫妊娠(如双角子宫妊娠、子宫肌瘤剔除术或剖宫产术后妊娠);高位广泛的严重阴道狭窄;广泛的大面积阴道尖锐湿疣;宫颈癌;影响胎先露入盆的子宫下段及宫颈的较大肌瘤和活动期的生殖器疱疹;严重的宫内感染或妊娠高血压疾病病情尚未稳定;严重胎盘功能减退或胎儿窘迫;子宫不协调收缩所致产程延长;对缩宫素过敏者;多次分娩史(6 次以上)的产妇也应尽量避免使用缩宫素,否则易导致子宫破裂。

3)使用常规及注意事项:静脉滴注 5%葡萄糖液 500ml 调节至 8 滴/min,然后加入催产素(2.5U)摇匀,排出滴管中首部分的 15ml 液体后滴入催产素。由专人直按监护其胎心率、宫缩及宫口开大情况下,间歇 15～30min 增加催产素 4 滴/min(刚开始使用催产素须行 OCT 试验者按照 OCT 试验操作常规调速)。宫缩调节[宫缩持续时间(秒)/宫缩周期(分)]:潜伏期(宫口开大<3cm)25～35/5～6;活跃期早期(宫口开大<5cm)36～46/3～4;活跃期晚期(宫口开大 5～10cm)46～60/1～2。初次用催产素必须十分小心并严密监测,特别在开始的 40min,一旦发生过度反应(10min 内有 5 次以上的宫缩或 15 分钟内有超过 7 次;或宫缩持续时间达 60～90s),必须立即中止滴入催产素,除个别出现过敏反应者须同时进行抗过敏处理外,停药后期血浆浓度将会迅速下降(催产素半衰期一般为 1～6min)。如人工破膜后加滴催产素应在破膜后 2～6h 未临产才用该药。对于怀疑为假临产或不协调性宫缩乏力均不应使用催产素,可在使用镇静剂(如地西泮或哌替啶)抑制假临产或恢复协调的子宫收缩后再考虑使用催产素。对于羊水过少、胎儿生长受限或怀疑胎盘功能减退的情况使用催产素行 OCT 试验须慎重,向家属交代清楚使用风险(特别是强调胎儿窘迫可能),如足月宜尽快行人工破膜观察羊水情况,结果一切正常后严密监护下使用。遇有子宫收缩乏力,注药时间不宜超过 6～8h。

3.手术治疗

(1)人工破膜:破膜后胎头将直接紧贴子宫下段及宫内口,引起反射性子宫收缩,加速产程进展。Gamt 等发现在产程早期行选择性人工破膜可减少催产素用量,而且更为重要的是对胎儿、新生儿均无不良影响。但同时他的研究中也发现选择性人工破膜可导致轻中度脐带受压而致胎心率的变化。尽管如此,却未见因明显的减速而致胎儿窘迫行剖宫产几率增加。

1)适应证:潜伏期或活跃期延长或进展缓慢,正常产程进入活跃期,宫口开大 3～5cm,胎膜未破且张力大者;疑有胎儿宫内窘迫或相对头盆不称或决定分娩方式之前需要了解羊水性状者。国外主张如有胎儿情况危险,需要内置监护仪行宫内情况评估者也是人工破膜的适应证。

2)禁忌证:头盆不称、产道梗阻、胎位不正、脐带先露。

3)操作方法及注意事项:破膜最好用鼠齿钳或一次性破膜器,要在严格消毒下进行,破膜前要先听胎心,检查有无头盆不称,排除脐带先露,如有宫缩,应在宫缩间歇期进行人工破膜。破膜后术者手应停留在阴道内,经过 1～2 次宫缩待胎头入盆后,术者再将手取出。破膜后要注意检查有无脐带脱垂,要注意听胎心。羊水过多者破膜前可先经腹壁羊膜腔穿刺放液,或用长针头做高位破膜,使羊水缓慢流出,防止脐带脱垂或胎盘早剥。如胎膜破口较大,羊水流出过快,可用拳头置于阴道或堵塞阴道口,尽量减慢羊水流速。国外主张破膜时助手轻按宫底,并于耻骨联合上方按压体部可减少脐带脱垂的危险。

(2)阴道助产:进入第二产程,如胎头双顶径已通过坐骨棘平面,可等待自然分娩;若出现第二产程延长,则可行阴道助产。包括胎头负压吸引术和产钳术。

1)适应证:第二产程延长,初产妇宫口开全已达 2 小时,经产妇宫口开全已达 1 小时,无明显头盆不称,胎头已较低者;胎头位置不正;母亲有内科疾病需缩短产程者;剖宫产史或子宫有瘢痕者;胎儿窘迫。

2)禁忌证:胎膜未破,宫口未开全;胎头未衔接,明显的头盆不称。胎头双顶径未达坐骨棘水平,胎先露在+2以上;严重的胎儿畸形;死胎;异常胎位。

胎头负压吸引术不适用于臀位、颜面位、额位等其他异常胎位,早产儿不宜行胎头负压吸引术(通常孕周<34周,脑室内出血的危险性大)。

不适用产钳的胎位有颏先露、额先露、高直位以及明显的不均倾位。

(3)剖宫产术:若胎头未衔接、头盆不称或伴有胎儿窘迫征象,应行剖宫产。当对产程进展不良的干预无效时,亦应考虑行剖宫产术。如宫口开全时间大于2小时且胎头颅骨最低点未达S=0者应行剖宫产。宫口开全,胎心率正常,出现宫缩乏力者,经催产素催产半小时后胎先露骨质部分<+3cm或胎头位置异常难于转到助产手术所需位置者也应剖宫产,尽量避免第二产程延长,不要发生滞产。

(杜东红)

第二节　胎头位置异常性难产

胎位异常临床上主要分为三大类:①胎头位置异常(头位难产),如持续性枕横位、枕后位,胎头高直位、前不均倾位、面位、额位;②臀位;③横位。

胎位异常是造成难产的常见因素之一。分娩时枕前位约占90%,而胎位异常约占10%,其中胎头位置异常居多,占6%～7%。胎产式异常的臀先露占3%～4%,肩先露已极少见。此外还有复合先露。

胎头位置异常(头位难产)多在分娩过程中发现,是急诊剖宫产的主要指征。头位难产由凌萝达教授首先提出,约占总难产发生率的65%。对母体可引起产程延长,继发性宫缩乏力,增加产后出血与感染几率;对胎儿产程延长可增加手术助产和剖宫产率风险,出现胎儿宫内窘迫、新生儿窒息,增加围产儿死亡率。诊断头位难产的诊断标准为:胎先露为头、骨盆测量正常,胎儿大小估计能阴道分娩,阴道检查胎头位置异常,继发宫缩乏力。临床表现主要有:①胎膜早破,常为难产的早期信号;②产程延长,包括潜伏期延长、活跃期延长和第二产程延长;③宫颈水肿;④胎头下降延缓或阻滞;⑤宫缩乏力。

一、持续性枕横位、枕后位

正常胎位多为枕先露,占分娩总数的95%以上。在分娩过程中,胎头以枕后位或枕横位衔接。在下降过程中,胎头枕部因强有力宫缩绝大多数能向前转135°或90°,转成枕前位自然分娩。过去概念认为如果产程中活跃晚期(宫口开≥8cm)胎头枕骨仍位于母体骨盆侧方、后方,致使分娩发生困难者,称为持续性枕横位、枕后位。目前概念修改为:凡正式临产后,经过充分试产,积极处理,产程仍无进展,当分娩以任何方式结束时,不论胎头在骨盆的哪一个平面,只要枕骨仍位于母体骨盆后方,即称持续性枕后位,是导致头位难产的重要原因。国内外报道其发生率均为5%。

【发生原因】

发生与产力、产道及胎儿三者关系密切,常常是多因素共同作用。

1.骨盆异常　是发生持续性枕后位、枕横位的重要原因。常发生于男型骨盆或类人猿型骨盆。这两类骨盆的特点是骨盆入口平面前半部较狭窄,不适合胎头枕部衔接,后半部较宽,胎头容易以枕后位或枕横位衔接。这类骨盆常伴有中骨盆平面及骨盆出口平面狭窄,影响胎头在中骨盆平面向前旋转。为适应骨盆形态而成为持续性枕后位或持续性枕横位。由于扁平骨盆前后径短小,较小骨盆各径线均小,而骨盆入口横径最长,胎头常以枕横位入盆,由于骨盆偏小,胎头旋转困难,胎头便持续在枕横位。

2.胎头俯屈不良　持续性枕后位、枕横位胎头俯屈不良,以枕额径(11.3cm)通过产道,较枕下前囟径(9.5cm)增加 1.8cm,影响胎头在骨盆内旋转。若以枕后位衔接,胎儿脊柱与母体脊柱接近,不利于胎头俯屈,胎头前囟成为胎头下降的最低部位,而最低点又常转向骨盆前方,当前囟转至前方或侧方时。胎头枕部转至后方或侧方,形成持续性枕后位或持续性枕横位。

3.子宫收缩乏力　影响胎头下降、俯屈及内旋转,容易造成持续性枕后位或枕横位。

4.头盆不称　头盆不称使内旋转受阻,而呈持续性枕后位或枕横位。

5.其他　前壁胎盘、膀胱充盈、子宫下段宫颈肌瘤均可影响胎头内旋转,形成持续性枕后位或枕横位。

【诊断】

1.临床表现　临产后胎头衔接较晚及俯屈不良,由于枕后位的胎先露部不易紧贴子宫下段及宫颈内口,常导致协调性宫缩乏力及宫口扩张缓慢。若枕后位,因枕骨持续位于骨盆后方压迫直肠,产妇自觉肛门坠胀及排便感,致使宫口尚未开全时过早使用腹压,容易导致宫颈前唇水肿和产妇疲劳,影响产程进展。持续性枕后位,枕横位常致产程图曲线异常,宫颈扩张曲线常停滞于 6～8cm,长时间无进展,或进入活跃期宫颈扩张缓慢,<1cm/h,胎头下降缓慢,以及第二产程延长。若在阴道口虽已见到胎发,历经多次宫缩时屏气却不见胎头继续顺利下降时,应想到可能是持续性枕后位。

2.腹部检查　在宫底部触及胎臀,胎背偏向母体后方或侧方,在对侧明显触及胎儿肢体,枕横位、枕后位,母体腹部 2/3 和 1/2 被胎儿肢体占据。若胎头已衔接,有时可在胎儿肢体侧耻骨联合上方叩到胎儿颏部。胎心在脐下一侧偏外方听得最响亮,枕后位时因胎背伸直,前胸贴近母体腹壁,胎心在胎儿肢体侧的胎胸部位也能听到。

3.肛门检查或阴道检查　当肛查宫口部分扩张或开全时,若为枕后位,感到盆腔后部空虚,查明胎头矢状缝位于骨盆斜径上。前囟在骨盆右前方,后囟(枕部)在骨盆左后方则为枕左后位,反之为枕右后位。查明胎头矢状缝位于骨盆横径上。后囟在骨盆左侧方。则为枕左横位,反之为枕右横位。当出现胎头水肿、颅骨重叠、囟门触不清时,需行阴道检查借助胎儿耳廓及耳屏位置、方向判定胎位。阴道检查是确诊枕后位的必要手段,准确率可达80%～90%。若耳廓朝向骨盆后方,诊断为枕后位;若耳廓朝向骨盆侧方,诊断为枕横位。

4.B型超声检查　根据胎头颜面及枕部位置,能准确探清胎头位置以明确诊断。

【分娩机制】

胎头多以枕横位或枕后位衔接,在分娩过程中,若不能转成枕前位时,其分娩机制有:

1.枕左(右)后位胎头枕部到达中骨盆向后行 45°内旋转,使矢状缝与骨盆前后径一致。胎儿枕部朝向骶骨呈正枕后位。其分娩方式有:

(1)胎头俯屈较好:胎头继续下降,前囟先露抵达耻骨联合下时,以前囟为支点,胎头继续俯屈使顶部及枕部自会阴前缘娩出。继之胎头仰伸,相继由耻骨联合下娩出额、鼻、口、颏。此种分娩方式为枕后位经阴道助娩最常见的方式。

(2)胎头俯屈不良:当鼻根出现在耻骨联合下缘时,以鼻根为支点,胎头先俯屈,从会阴前缘娩出前囟、顶部及枕部,然后胎头仰伸,鼻、口、颏部相继由耻骨联合下娩出。因胎头以较大的枕额周径旋转,胎儿娩出更加困难,多需手术助产。

2.枕横位:部分枕横位于下降过程中无内旋转动作,或枕后位的胎头枕部仅向前旋转 45°成为持续性枕横位。持续性枕横位虽能经阴道分娩,但多数需用手或行胎头吸引术将胎头转成枕前位娩出。

【对母儿的影响】

1.对产妇的影响　胎位异常导致继发性宫缩乏力,使产程延长,常需手术助产,容易发生软产道损伤,增加产后出血及感染机会。若胎头长时间压迫软产道,可发生缺血坏死脱落,形成生殖道瘘。

2.对胎儿的影响　第二产程延长和手术助产机会增多,常出现胎儿窘迫和新生儿窒息,使围生儿死亡率增高。

【处理】

对于持续性枕后位、枕横位性难产,要达到早诊断、早处理,以免造成产妇衰竭、胎儿宫内窘迫、新生儿死亡、围产儿病率及围产儿死亡率增加的不良结局,最好的办法依然是最常用和最传统的办法,密切观察产程进展,勤听胎心音,绘制产程图,可以及早发现胎头旋转异常,及时处理。以枕横位、枕后位入盆者,除外头盆不称者,均应试产。始终保持良好的产力可推动胎头旋转和下降。处理持续性枕后位、枕横位的分娩方式关键是要正确判断持续性枕后位、枕横位的原因,如骨盆狭窄、头盆不称,则应及早采用剖宫产术结束分娩,以确保母儿平安。

1.第一产程

(1)潜伏期:需保证产妇充分营养与休息。若有情绪紧张,睡眠不好可给予哌替啶或地西泮,让产妇朝向胎背的同(对)侧方向侧卧,以利胎头枕部转向前方。若宫缩欠佳,应尽早静脉滴注缩宫素。

(2)活跃期:宫口开大 3～4cm 产程停滞除外头盆不称可行人工破膜。若产力欠佳,静脉滴注缩宫素。若宫口开大>1cm/h,伴胎先露部下降,多能经阴道分娩。在试产过程中,出现胎儿窘迫征象,应行剖宫产术结束分娩。若经过上述处理效果不佳,每小时宫口开大<1cm 或无进展时,则应剖宫产结束分娩。宫口开全之前,嘱产妇不要过早屏气用力,以免引起宫颈前唇水肿,影响产程进展。如宫口开大≥8cm,胎头位于 S+2,可试行徒手矫正为枕前位,等待自然分娩。

2.第二产程　若第二产程进展缓慢,初产妇已超 1 小时,经产妇已超半小时,应行阴道检查。当胎头双顶径已达坐骨棘平面或更低时,可先行徒手将胎头枕部转向前方,使矢状缝与骨盆出口前后径一致,或自然分娩,或阴道助产(低位产钳术或胎头吸引术)。若转成枕前位有困难时,也可向后转成正枕后位,再以产钳助产。若以枕后位娩出时,需做较大的会阴后一侧切开,以免造成会阴裂伤。若胎头位置较高,疑有头盆不称,需行剖宫产术。

3.第三产程　因产程延长,容易发生产后宫缩乏力,胎盘娩出后应立即静注或肌注子宫收缩剂,以防发生产后出血。有软产道裂伤者,应及时修补。新生儿应重点监护。凡行手术助产及有软产道裂伤者,产后应给予抗生素预防感染。

二、胎头高直位

胎头呈不屈不仰姿势,以枕额径衔接于骨盆入口,其矢状缝与骨盆入口前后径相一致,左右偏差小于 15°称为胎头高直位。发病率国内文献报道为 1.08%,国外资料报道为 0.06%～1.6%。胎头枕骨向前靠近耻骨联合者称胎头高直前位,又称枕耻位;胎头枕骨向后靠近骶岬者称胎头高直后位,又称枕骶位。胎头高直位对母儿危害较大,应妥善处理。

【病因】

与下述因素可能有关:

1.头盆不称　是胎头高直位发生最常见的原因。常见于骨盆入口平面狭窄、扁平骨盆、均小骨盆及横径狭小骨盆,特别是当胎头过大、过小及长圆形胎头时易发生胎头高直位。

2.腹壁松弛及腹直肌分离　胎背易朝向母体前方,胎头高浮,当宫缩时易形成胎头高直位。

3.胎膜早破　胎膜突然破裂,羊水迅速流出,宫缩时胎头矢状缝易被固定在骨盆入口前后径上,形成胎头高直位。

【诊断】

1.临床表现　由于临产后胎头不俯屈,进入骨盆入口的胎头径线增大,胎头迟迟不衔接,使胎头不下降或下降缓慢,宫口扩张也缓慢,致使产程延长,常感耻骨联合部位疼痛。当高直前位时,胎头入盆困难,活跃期早期宫口扩张缓慢或阻滞;一旦胎头入盆后,产程进展顺利;若胎头不能衔接,表现活跃期阻滞。即使宫口能开全,由于胎头高浮也易发生滞产、先兆子宫破裂或子宫破裂。

2.腹部检查　胎头高直前位时,胎背靠近腹前壁,不易触及胎儿肢体。胎心位置稍高在近腹中线听得最清楚。胎头高直后位时,胎儿肢体靠近腹前壁。有时在耻骨联合上方可清楚触及胎儿下颏。

3.阴道检查　因胎头位置高,肛查不易查清,此时应做阴道检查。发现胎头矢状缝与骨盆入口前后径一致,后囟在耻骨联合后,前囟在骶骨前,为胎头高直前位,反之为胎头高直后位。

4.B型超声检查　可探清胎头双顶径与骨盆入口横径一致,胎头矢状缝与骨盆入口前后径一致。

【分娩机制】

胎头高直前位胎头枕骨向前靠近耻骨联合,临产后胎头极度俯屈,以胎头枕骨在耻骨联合后方为支点,使胎头顶部、额部及颏部沿骶岬下滑入盆衔接、下降,双顶径达坐骨棘平面以下时,以枕前位经阴道分娩。若胎头高直前位胎头无法入盆,需行剖宫产术结束分娩。高直后位胎头枕骨向后靠近骶岬,临产后,胎背与母体腰骶部贴近,妨碍胎头俯屈及下降,使胎头处于高浮状态迟迟不能入盆,即使入盆下降至盆底也难以向前旋转180°,故以枕前位娩出的可能性极小。

【处理】

胎头高直前位时,若骨盆正常、胎儿不大、产力强,应给予充分试产机会,加强宫缩促使胎头俯屈,胎头转为枕前位可经阴道分娩或阴道助产。若试产失败再行剖宫产术结束分娩。胎头高直后位因很难经阴道分娩,一经确诊应行剖宫产术。

三、前不均倾位

枕横位的胎头(胎头矢状缝与骨盆入口横径一致)胎头侧屈,以前顶骨先入盆称前不均倾位,其发病率约为0.68%。在头位难产中居第4位。主要原因是头盆不称、骨盆倾斜度过大、入口狭窄等。

【诊断】

1.临床表现　前不均倾位是一种胎头位置异常,因此具有头位难产的共性。在试产过程中可出现多种产时并发症,产程时间延长,产程图亦有异常。产程中常发生胎膜早破,胎头迟迟不衔接,由于后顶骨被阻于骶岬之上,难以顺利下降致产程延长或停滞,多在宫口扩张3~5cm时即停滞不前。当顶骨紧嵌于耻骨联合后方时,压迫尿道及宫颈前唇,导致尿潴留、血尿、宫颈前唇水肿及胎膜早破。胎头受压过久,可出现胎头水肿及胎儿窘迫。由于胎头下降受阻,常导致继发性宫缩乏力,有时可发生先兆子宫破裂。

2.腹部检查　由于胎头以前顶骨先入盆,因而胎头不易正常入盆。在临产早期,于耻骨联合上方可扪及胎头前顶部。随着宫缩加强,胎头继续侧屈,使胎头与胎肩折于骨盆入口处。因胎头折叠于胎肩之后使胎肩高高耸起,于耻骨联合上方只能触到一侧胎肩而触不到胎头,易误认为胎头已入盆。

3.阴道检查　由于临床表现缺乏特异性,诊断主要依靠阴道检查,当发现胎头矢状缝位于骨盆入口横径上且向后移向骶岬时要考虑前不均倾位。随着产程进展矢状缝不断后移,向后移靠近骶岬,同时前后囟一起后移。前顶骨内嵌于耻骨联合后方,产瘤大部分位于前顶骨,因后顶骨的大部分尚在骶岬之上,致使盆腔后半部空虚,此时即可诊断为前不均倾位,但往往太迟。

4.产后诊断　判断产瘤位置与矢状缝的关系非常重要。一般枕横位时,胎头产瘤多在矢状缝上,往往摸不清矢状缝,而前不均倾位时,矢状缝后移,产瘤位于前顶骨上。剖宫产后检查儿头产瘤位置,若左枕横位时,产瘤在右顶骨上;右枕横位时,产瘤在左顶骨上,即可最后确诊前不均倾位。

【对母婴的影响】

这种异常胎位是枕横位时胎头侧屈、以前顶骨入盆而形成的,一旦发生难产,产程时间延长导致多种产时并发症发生,胎头侧屈加重使剖宫产手术取头位非常困难。一方面造成子宫撕裂,致晚期产后出血和产褥感染增加,另一方面新生儿窒息的发生率明显增高。因此需要提高对这种严重异常胎位的认识。

【处理】

目前前不均倾位大多数是在充分试产过程中产程进展停滞时或剖宫产术中诊断。前不均倾位自然分娩极少,究其原因,由于前顶骨先入盆、耻骨联合后平直无凹陷,前顶骨紧嵌于耻骨联合后方,致使后顶骨无法越过骶岬入盆,故需行剖宫产术。一旦确诊为前不均倾位,除极个别胎儿前不均倾位小、宫缩强、骨盆宽大可给予短时间试产外,均应尽快以剖宫产结束分娩。

预防方法:凡会引起前不均倾位的因素在临产前或临产早期尽量予以去除。腹壁松弛或悬垂腹者,可加用腹带纠正胎儿的倾斜姿势,避免前顶骨先入盆。产程早期应纠正骨盆倾斜度,如在第一产程取坐位或半坐卧位等方法。

四、面先露

面先露多于临产后发现,系因胎头极度仰伸,使胎儿枕部与胎背接触。面先露以颏骨为指示点,有颏左前、颏左横、颏左后、颏右前、颏右横、颏右后 6 种胎位,以颏左前及颏右后位较多见。经产妇多于初产妇。

【病因】

1.骨盆狭窄　有可能阻碍胎头俯屈的因素均可能导致面先露。胎头衔接受阻,阻碍胎头俯屈,导致胎头极度仰伸。

2.头盆不称　临产后胎头衔接受阻,造成胎头极度仰伸。

3.腹壁松弛　经产妇悬垂腹时胎背向前反屈,胎儿颈椎及胸椎仰伸形成面先露。

4.脐带过短或脐带绕颈　使胎头俯屈困难。

5.胎儿畸形　无脑儿因无顶骨,可自然形成面先露。先天性甲状腺肿,胎头俯屈困难,也可导致面先露。

【诊断】

1.临床表现　潜伏期延长、活跃期延长或阻滞,胎头迟迟不能入盆。

2.腹部检查　因胎头极度仰伸入盆受阻,胎体伸直,宫底位置较高。颏前位时,在孕妇腹前壁容易扪及胎儿肢体,胎心由胸部传出,故在胎儿肢体侧的下腹部听得清楚。颏后位时,于耻骨联合上方可触及胎儿枕骨隆突与胎背之间有明显凹沟,胎心较遥远而弱。

3.肛门检查及阴道检查　可触到高低不平、软硬不均的颜面部,若宫口开大时可触及胎儿口、鼻、颧骨及眼眶,并依据颏部所在位置确定其胎位。

4.B 型超声检查　可以明确面先露并能探清胎位。

【分娩机制】

面先露分娩机制包括:仰伸、下降、内旋转及外旋转。

颏前位时,胎头以仰伸姿势衔接、下降,胎儿面部达骨盆底时,胎头极度仰伸,颏部为最低点,故转向前方,胎头继续下降并极度仰伸,颏部因位置最低而转向前方,当颏部自耻骨弓下娩出后,极度仰伸的胎颈前面处于产道小弯(耻骨联合),胎头俯屈时,胎头后部能够适应产道大弯(骶骨凹),使口、鼻、眼、额、前囟及枕部自会阴前缘相继娩出,但产程明显延长。

颏后位时,胎儿面部达骨盆底后,多数能经内旋转135°,后以颏前位娩出。少数因内旋转受阻,成为持续性颏后位,胎颈已极度伸展,不能适应产道大弯,故足月活胎不能经阴道自然娩出。

【对母儿的影响】

1.对产妇的影响　颏前位时,因胎儿颜面部不能紧贴子宫下段及宫颈内口,常引起宫缩乏力,致使产程延长;颜面部骨质不能变形,容易发生会阴裂伤。颏后位时,导致梗阻性难产,若不及时处理,造成子宫破裂,危及产妇生命。

2.对胎儿及新生儿的影响　胎儿面部受压变形,颜面皮肤青紫、肿胀,尤以口唇为著,影响吸吮,严重时可发生会厌水肿影响吞咽。新生儿于生后保持仰伸姿势达数日之久。生后需加强护理。

【处理】

颏前位时,若无头盆不称,产力良好,有可能自然分娩。若出现继发性宫缩乏力,第二产程延长,可用产钳助娩,但会阴后斜切开要足够大。若有头盆不称或出现胎儿窘迫征象,应行剖宫产术。持续性颏后位时,难以经阴道分娩,应行剖宫产术结束分娩。若胎儿畸形,无论颏前位或颏后位,均应在宫口开全后行穿颅术结束分娩。产时如何正确处理胎头位置异常:

1.剖宫产术　头位分娩有以下情况需要考虑剖宫产:

(1)重度头盆不称:头盆评分≤5分者。

(2)骨盆明显畸形者:左斜径与右斜径相差2cm以上。

(3)胎儿畸形:无法阴道娩出者。

(4)胎头位置异常:如胎头高直后位、前不均倾位、额位、颏后位经阴道检查确定者。

2.试产

(1)潜伏期延长的处理:潜伏期超过9小时可注射哌替啶给予休息,宫缩无明显改善者应用催产素以产生规则宫缩,或做人工破膜以加强宫缩。

(2)活跃期宫颈扩张延缓或阻滞:宫颈开3cm后扩张速度<1cm/h,应做阴道检查,了解骨盆及胎头情况。如为严重胎头位置异常及头盆不称应及时剖宫产结束分娩,若无头盆不称及不可从阴道分娩的头位异常,可使用催产素,若2~4h无进展,亦考虑剖宫产结束分娩。

3.产程停滞于第二产程　宫口开全后胎头下降情况分五类:①宫口开全后胎头下降迅速,可自然分娩;②开全后边宫缩边下降;③开全后1~2小时内下降;④开全后1~2小时仍不下降;⑤开全后>2小时仍不下降。第④⑤点属于第二产程停滞,要根据情况及时处理。

主要是肯定先露是否真正入盆,以BDP与坐骨棘关系为指导,可腹部诊与阴道检查相结合,如胎头BDP未过中骨盆,强行阴式牵引可造成母儿严重损伤。双顶径在坐骨棘以上应考虑剖宫产。难以从阴道分娩的明显头盆不称,严重胎头位置异常:如胎头高直后位、前不均倾位、面先露的颏后位等应行剖宫产术。

(李长虹)

第三节 臀先露

臀先露是最常见的异常胎位,占妊娠足月分娩总数的 3%～4%。多见于经产妇。因胎头比胎臀大,分娩时后出胎头无明显变形,往往娩出困难,加之脐带脱垂较多见,使围生儿死亡率增高,是枕先露的 3～8 倍。臀先露以骶骨为指示点,有骶左前、骶左横、骶左后、骶右前、骶右横、骶右后 6 种胎位。

【原因】

妊娠 30 周以前,臀先露较多见,妊娠 30 周以后多能自然转成头先露。临产后持续为臀先露的原因尚不十分明确,可能的因素有:

1.胎儿在宫腔内活动范围过大　羊水过多、经产妇腹壁松弛以及早产儿羊水相对偏多,胎儿易在宫腔内自由活动形成臀先露。

2.胎儿在宫腔内活动范围受限　子宫畸形(如单角子宫、双角子宫等)、胎儿畸形(如无脑儿、脑积水等)、双胎妊娠及羊水过少等,容易发生臀先露。胎盘附着在宫底及宫角部易发生臀先露,占73%,而头先露仅占5%。

3.胎头衔接受阻　狭窄骨盆、前置胎盘、肿瘤阻塞骨盆腔及巨大胎儿等,也易发生臀先露。

【临床分类】

根据胎儿两下肢所取的姿势分为以下 3 类。

1.单臀先露或腿直臀先露　胎儿双髋关节屈曲,双膝关节直伸,以臀部为先露。最多见。

2.完全臀先露或混合臀先露　胎儿双髋关节及双膝关节均屈曲,有如盘膝坐,以臀部和双足为先露。较多见。

3.不完全臀先露　以一足或双足、一膝或双膝,或一足一膝为先露。膝先露是暂时的,产程开始后转为足先露,较少见。

【诊断】

1.临床表现　孕妇常感肋下有圆而硬的胎头。由于胎臀不能紧贴子宫下段及宫颈内口,常导致宫缩乏力,宫口扩张缓慢,致使产程延长。

2.腹部检查　子宫呈纵椭圆形,胎体纵轴与母体纵轴一致。在宫底部触到圆而硬、按压时有浮球感的胎头;若未衔接,在耻骨联合上方触到不规则、软而宽的胎臀。

3.肛门检查及阴道检查　肛门检查时,触及软而不规则的胎臀或触到胎足、胎膝。若胎臀位置高,肛查不能确定时,需行阴道检查。阴道检查对,了解宫口扩张程度及有无脐带脱垂。若胎膜已破,能直接触到胎臀、外生殖器及肛门,此时应注意与颜面相鉴别。若为胎臀,可触及肛门与两坐骨结节连在一条直线上。手指放入肛门内有环状括约肌收缩感,取出手指可见有胎粪。若为颜面,口与两颧骨突出点呈三角形,手指放入口内可触及齿龈和弓状的下颌骨。若触及胎足时,应与胎手相鉴别。

4.B 型超声检查　能准确探清臀先露类型以及胎儿大小、胎头姿势等。

【分娩机制】

在胎体各部中,胎头最大,胎肩小于胎头,胎臀最小。头先露时,胎头一经娩出,身体其他部位遂即娩出。而臀先露时则不同,较小且软的臀部先娩出,最大的胎头却最后娩出。胎臀、胎肩、胎头需按一定机制适应产道条件方能娩出,故需要掌握胎臀、胎肩及胎头 3 部分的分娩机制。以骶右前位为例加以阐述。

1.胎臀娩出　临产后,胎臀以粗隆间径衔接于骨盆入口右斜径,骶骨位于右前方。胎臀逐渐下降,前髋下降稍快故位置较低,抵达骨盆底遇到阻力后,前髋向母体右侧行 45°内旋转,使前髋位于耻骨联合后方,此时粗隆间径与母体骨盆出口前后径一致。胎臀继续下降,胎体稍侧屈以适应产道弯曲度,后髋先从会阴前缘娩出,遂即胎体稍伸直,使前髋从耻骨弓下娩出。继之双腿双足娩出。当胎臀及两下肢娩出后,胎体行外旋转,使胎背转向前方或右前方。

2.胎肩娩出　当胎体行外旋转的同时,胎儿双肩径衔接于骨盆入口右斜径或横径,并沿此径线逐渐下降,当双肩达骨盆底时,前肩向右旋转 45°转至耻骨弓下,使双肩径与骨盆出口前后径一致,同时胎体侧屈使后肩及后上肢从会阴前缘娩出,继之前肩及前上肢从耻骨弓下娩出。

3.胎头娩出　当胎肩通过会阴时,胎头矢状缝衔接于骨盆入口左斜径或横径,并沿此径线逐渐下降,同时胎头俯屈。当枕骨达骨盆底时,胎头向母体左前方旋转 45°,使枕骨朝向耻骨联合。胎头继续下降,当枕骨下凹到达耻骨弓下时,以此处为支点,胎头继续俯屈,使颏、面及额部相继自会阴前缘娩出,随后枕部自耻骨弓下娩出。

【对母儿的影响】

1.对产妇的影响　胎臀形状不规则,不能紧贴子宫下段及宫颈内口,容易发生胎膜早破或继发性宫缩乏力,使产后出血与产褥感染的机会增多,若宫口未开全而强行牵拉,容易造成宫颈撕裂甚至延及子宫下段。

2.对胎儿及新生儿的影响胎　臀高低不平,对前羊膜囊压力不均匀,常致胎膜早破,发生脐带脱垂是头先露的 10 倍,脐带受压可致胎儿窘迫甚至死亡;胎膜早破,使早产儿及低体重儿增多。后出胎头牵出困难,常发生新生儿窒息、臂丛神经损伤及颅内出血,颅内出血的发病率是头先露的 10 倍。臀先露导致围生儿的发病率与死亡率均增高。

【处理】

1.妊娠期　于妊娠 30 周前,臀先露多能自行转为头先露。若妊娠 30 周后仍为臀先露应予矫正。常用的矫正方法有以下几种。

(1)胸膝卧位:让孕妇排空膀胱,松解裤带,做胸膝卧位姿势,每日 2 次。每次 15 分钟,连做 1 周后复查。这种姿势可使胎臀退出盆腔,借助胎儿重心改变,使胎头与胎背所形成的弧形顺着宫底弧面滑动而完成胎位矫正。

(2)激光照射或艾灸至阴穴:近年多用激光照射两侧至阴穴(足小趾外侧,距趾甲角 1 分),也可用艾条灸,每日 1 次,每次 15～20 分钟,5 次为一疗程。

(3)外转胎位术:应用上述矫正方法无效者,于妊娠 32～34 周时,可行外转胎位术,因有发生胎盘早剥、脐带缠绕等严重并发症的可能,应用时要慎重,术前半小时口服沙丁胺醇片 4.8mg 或安宝片 20mg。行外转胎位术时,最好在超声监测下进行。孕妇平卧,两下肢屈曲稍外展,露出腹壁。查清胎位,听胎心率。操作步骤包括松动胎先露部(两手插入胎先露部下方向上提拉,使之松动)、转胎(两手把握胎儿两端,一手将胎头沿胎儿腹侧,保持胎头俯屈,轻轻向骨盆入口推移,另一手将胎臀上推,与推胎头动作配合,直至转为头先露)。动作应轻柔,间断进行。若术中或术后发现胎动频繁而剧烈或胎心率异常,应停止转动并退回原胎位观察半小时。外转胎位成功后,用小毛巾 2 块叠成长条状置于胎头两侧,大毛巾包裹腹部,大扣针松紧适度固定胎头。防止胎儿回复原位。嘱孕妇注意自我监测胎儿。

2.分娩期　应根据产妇年龄、胎产次、骨盆类型、胎儿大小、胎儿是否存活、臀先露类型以及有无合并症,于临产初期做出正确判断,决定分娩方式。

(1)择期剖宫产的指征:狭窄骨盆、软产道异常、胎儿体重大于 3500g、胎儿窘迫、高龄初产、有难产史、不完全臀先露、胎头过度仰伸等,均应行剖宫产术结束分娩。

(2)决定经阴道分娩的处理

1)第一产程:产妇应侧卧,不宜站立走动。少做肛查,不灌肠,尽量避免胎膜破裂。一旦破膜,应立即听胎心。若胎心变慢或变快,应行阴道检查,了解有无脐带脱垂。若有脐带脱垂,胎心尚好,宫口未开全,为抢救胎儿,需立即行剖宫产术。若无脐带脱垂,可严密观察胎心及产程进展。若出现协调性宫缩乏力,应设法加强宫缩。当宫口开大4~5cm时,胎足即可经宫口脱出至阴道。为了使宫颈和阴道充分扩张,消毒外阴之后,使用"堵"外阴方法。当宫缩时用无菌巾以手掌堵住阴道口,让胎臀下降,避免胎足先下降,待宫口及阴道充分扩张后才让胎臀娩出。此法有利于后出胎头的顺利娩出。在"堵"的过程中,应每隔10~15分钟听胎心一次,并注意宫口是否开全。宫口已开全再堵易引起胎儿窘迫或子宫破裂。宫口近开全时,要做好接产和抢救新生儿窒息的准备。

2)第二产程:接产前,应导尿排空膀胱。初产妇应做会阴后一侧斜切术。有3种分娩方式:①自然分娩:胎儿自然娩出,不做任何牵拉。极少见,仅见于经产妇、胎儿小、宫缩强、骨盆腔宽大者。②臀助产术:当胎臀自然娩出至脐部后,胎肩及后出胎头由接产者协助娩出。脐部娩出后,一般应在2~3分钟娩出胎头。最长不能超过8分钟。后出胎头娩出有主张用单叶产钳的,效果佳。③臀牵引术:胎儿全部由接产者牵拉娩出,此种手术对胎儿损伤大,一般情况下应禁止使用,常用于宫口近开全,脐带脱垂;或双胎分娩第二胎臀位、胎儿窘迫。

3)第三产程:产程延长易并发子宫收缩乏力性出血。胎盘娩出后,应肌注缩宫素或麦角新碱,防止产后出血。行手术操作及有软产道损伤者,应及时检查并缝合,给予抗生素预防感染。

(傅　彬)

第四节　肩先露

胎体纵轴与母体纵轴相垂直为横产式。胎体横卧于骨盆入口之上,先露部为肩,称肩先露。占妊娠足月分娩总数的0.25%,是对母儿最不利的胎位。除死胎及早产儿胎体可折叠娩出外,足月活胎不可能经阴道娩出。若不及时处理,容易造成子宫破裂,威胁母儿生命。根据胎头在母体左或右侧和胎儿肩胛朝向母体前或后方,有肩左前、肩左后、肩右前、肩右后4种胎位。发生原因与臀先露类同。

【诊断】

1.临床表现　胎先露部胎肩不能紧贴子宫下段及宫颈内口,缺乏直接刺激,容易发生宫缩乏力;胎肩对宫颈压力不均,容易发生胎膜早破。破膜后羊水迅速外流,胎儿上肢或脐带容易脱出,导致胎儿窘迫甚至死亡。随着宫缩不断加强,胎肩及胸廓一部分被挤入盆腔内,胎体折叠弯曲,胎颈被拉长,上肢脱出于阴道口外,胎头和胎臀仍被阻于骨盆入口上方,形成忽略性(嵌顿性)肩先露。子宫收缩继续增强,子宫上段越来越厚,子宫下段被动扩张越来越薄,由于子宫上下段肌壁厚薄相差悬殊,形成环状凹陷,并随宫缩逐渐升高,甚至可以高达脐上,形成病理缩复环,是子宫破裂的先兆,若不及时处理,将发生子宫破裂。

2.腹部检查　子宫呈横椭圆形,子宫长度低于妊娠周数,子宫横径宽。宫底部及耻骨联合上方较空虚,在母体腹部一侧触到胎头,另侧触到胎臀。肩前位时,胎背朝向母体腹壁,触之宽大平坦;肩后位时,胎儿肢体朝向母体腹壁,触及不规则的小肢体。胎心在脐周两侧最清楚。根据腹部检查多能确定胎位。

3.肛门检查或阴道检查　胎膜未破者,因胎先露部浮动于骨盆入口上方,肛查不易触及胎先露部。若胎膜已破、宫口已扩张者,阴道检查可触到肩胛骨或肩峰、肋骨及腋窝。腋窝尖端指向胎儿头端,据此可决定胎头在母体左或右侧。肩胛骨朝向母体前或后方,可决定肩前位或肩后位。例如胎头在母体右侧,肩胛骨朝向后方,则为肩右后位。胎手若已脱出于阴道口外,可用握手法鉴别是胎儿左手或右手,因检查者只能与胎儿同侧的手相握。例如肩右前位时左手脱出,检查者用左手与胎儿左手相握,余此类推。

4.B 型超声检查　能准确探清肩先露,并能确定具体胎位。

【处理】

1.妊娠期　妊娠后期发现肩先露应及时矫正。可采用胸膝卧位、激光照射(或艾灸)至阴穴。上述矫正方法无效,应试行外转胎位术转成头先露,并包扎腹部以固定胎头。若行外转胎位术失败,应提前住院决定分娩方式。

2.分娩期　根据胎产次、胎儿大小、胎儿是否存活、宫口扩张程度、胎膜是否破裂、有无并发症等,决定分娩方式。

(1)足月活胎,伴有产科指征(如狭窄骨盆、前置胎盘、有难产史等),应于临产前行择期剖宫产术结束分娩。

(2)初产妇、足月活胎,临产后应行剖宫产术。

(3)经产妇、足月活胎,也可行剖宫产。若已临床,胎膜未破,可行外倒转;若宫口开大 5cm 以上破膜不久,羊水未流尽,可在乙醚深麻醉下行内转胎位术,转成臀先露,待宫口开全助产娩出。若双胎妊娠第二胎儿为肩先露,可行内转胎位术。

(4)出现先兆子宫破裂或子宫破裂征象,无论胎儿死活,均应立即行剖宫产术。术中若发现宫腔感染严重,应将子宫一并切除。

(5)胎儿已死,无先兆子宫破裂征象,若宫口近开全,在全麻下行断头术或碎胎术。术后应常规检查子宫下段、宫颈及阴道有无裂伤,若有裂伤应及时缝合。注意产后出血,给予抗生素预防感染。

(张　慧)

第五节　复合先露

胎先露部(胎头或胎臀)伴有肢体(上肢或下肢)同时进入骨盆入口,称复合先露。临床以一手或一前臂沿胎头脱出最常见,多发生于早产者,发病率为 0.8‰～1.66‰。

【病因】

胎先露部不能完全充填骨盆入口或在胎先露部周围有空隙均可发生。以经产妇腹壁松弛者,临产后胎头高浮、骨盆狭窄、胎膜早破、早产、双胎妊娠及羊水过多等为常见原因。

【临床经过及对母儿影响】

仅胎手露于胎头旁,或胎足露于胎臀旁者,多能顺利经阴道分娩。只有在破膜后,上臂完全脱出则能阻碍分娩。下肢和胎头同时入盆,直伸的下肢也能阻碍胎头下降,若不及时处理可致梗阻性难产,威胁母儿生命。胎儿可因脐带脱垂死亡,也可因产程延长、缺氧造成胎儿窘迫,甚至死亡等。

【诊断】

当产程进展缓慢时,行阴道检查发现胎先露旁有肢体即可明确诊断。常见胎头与胎手同时入盆。诊断时应注意和臀先露及肩先露相鉴别。

【处理】

发现复合先露,首先应查清有无头盆不称。若无头盆不称,让产妇向脱出肢体的对侧侧卧,肢体常可自然缩回。脱出肢体与胎头已入盆,待宫口近开全或开全后上推肢体,将其回纳,然后经腹部下压胎头,使胎头下降,以产钳助娩。若头盆不称明显或伴有胎儿窘迫征象,应尽早行剖宫产术。

(王　莉)

第六节　产道异常

产道分为骨产道（骨盆）及软产道（子宫下段、宫颈、阴道）两部分，临床上产道异常以骨产道多见。

一、骨产道异常

骨盆形态异常或径线过短可直接影响胎儿顺利娩出，是造成难产的主要原因之一。但在分娩中除与骨盆形状、大小有关外，与产力、胎儿大小、胎位及胎头的可塑性皆有密切关系。即使骨盆正常，胎儿过大或胎位不正，分娩也会遇到困难。相反，骨盆轻度狭小，胎儿一般大小，胎位正常，产力良好也可顺利经阴道娩出。因此不能只从骨盆测量的数值孤立地去估计分娩的难易。

骨盆的大小与形态是造成难产的首要因素，是导致头盆不称及胎位异常最常见的原因，因此在对分娩预后作出估计时首先要了解骨盆是否有异常。骨盆异常可以分为骨盆狭窄和骨盆畸形两大类，前者较后者多见。

（一）骨盆狭窄

骨盆的任何一个径线或几个径线小于正常者为骨盆狭窄，可有一个平面狭窄或多个平面同时狭窄。造成狭窄骨盆的原因有先天性发育异常、出生后营养、疾病和外伤等因素。当某一径线短小时需要观察同一平面其他径线的大小，再结合整个骨盆的大小与形态全面衡量，才能对这一骨盆在难产中所起的作用做出比较正确的估计。

【骨盆狭窄的程度】

目前有关骨盆狭窄的程度的划分尚无统一的划分标准，主要是对骨盆测量的方法和意见不一致。骨盆的测量可以有三种方法，即临床测量、X线测量以及超声测量。由于X线可能对胎儿产生危害，目前多数人不主张用X线测量骨盆，至少不应常规应用。超声测量在临床上尚未普及。故临床测量仍然是衡量骨盆大小的主要方法。外测量因受到骨质厚薄的影响，故有时须加以矫正，特别是骨盆入口面的骶耻外径受骨质的影响最大，故应做手腕围测量，了锯骨质的厚薄加以校正，或以内测量对角径（不受骨质增厚的影响）加以核对。

骨盆狭窄的程度一般分为三级：

Ⅰ级，临界性狭窄，即径线处于临界值（正常与异常值之交界），需谨慎观察此类产妇的产程，但绝大多数病例可自然分娩；

Ⅱ级，相对性狭窄，包括的范围较广，分为轻、中、重度狭窄三种，此种病例需经过一定时间的试产后才能决定是否可能由阴道分娩，中度狭窄时经阴道分娩的可能性极小；

Ⅲ级，绝对性狭窄，无阴道分娩的可能，必须以剖宫产结束分娩。

1.入口平面狭窄　因入口面前后径狭窄较横径狭窄多见，故按入口面前后径长短将骨盆入口面狭窄分为3级。

2.中骨盆平面狭窄　中骨盆狭窄常表现为横径短小，因而坐骨棘间径（中骨盆横径）甚为重要，但临床上难以测量，只得用米氏菱形窝横径加1cm来估计。中骨盆后矢状径可以坐骨切迹底部宽度估计，中骨盆前后径可经阴道检查直接测量。

严格地讲，中骨盆除前后径可以直接测得外，坐骨棘间径与后矢状径均需X线摄片测量，在无条件进

行 X 线测量时,可用以下几项临床检查指标估计中骨盆狭窄以及狭窄程度:

(1)坐骨棘明显突出。

(2)坐骨切迹宽度小于 2 横指(<4.5cm)。

(3)耻坐径≤8.0cm。

(4)坐骨结节间径(出口面横径)≤7.5cm。

若有以上两项情况存在,可能为中骨盆临界性狭窄,若有 3～4 项存在,则多为相对性狭窄。

3.出口平面狭窄　骨盆出口的径线以坐骨结节间径与后矢状径的临床意义最大,尤以前者更为重要。如坐骨结节间径较短,耻骨弓角度变锐,出口平面前部可利用面积减少,如后矢状径有足够的长度,可以补偿坐骨结节间径之不足,胎儿仍有可能娩出。但若坐骨结节间径过于短小(≤6.0cm)时,即使后矢状径再大也无法补偿。对出口平面狭窄的分级,除需测量坐骨结节间径、坐骨结节间径＋后矢状径外,还应参考出口面前后径的大小。出口面前后径则为耻骨联合下至骶尾关节之直线距离,也是胎头必须经过的出口,若此径线短小时,胎头常需处于枕横位以双顶径通过此径线。正常为 11.8cm,最短不能少于 10cm。

【骨盆狭窄的分类】

1.骨盆入口平面狭窄　大多数表现为入口平面前后径狭窄,即扁平型狭窄。

2.中骨盆-出口平面狭窄　此处所指的出口狭窄是指骨质围绕的出口面狭窄,由于它与中骨盆非常接近,大小形态相似,甚至略小于中骨盆,是阴道分娩的最后一关,故出口狭窄也提示中骨盆狭窄。因此,Benson 提出中骨盆-出口面难产的概念。

中骨盆-出口狭窄又称漏斗型狭窄,分为 3 种:①中骨盆及出口面横径狭窄:骨盆两侧壁内聚,常见于类人猿型骨盆。②中骨盆及出口面前后径狭窄:骨盆前后壁内聚,多系骶骨为直型的单纯性扁平型骨盆。③混合型:中骨盆及出口面的横径与前后径均狭窄,骨盆两侧壁及前后壁均内聚,常见于男性型骨盆。①和③两型骨盆易发生持续性枕后位,因为类人猿型及男型骨盆入口前半部狭小,后半部宽大,胎头常以枕后位入盆,但胎头纵径难以在横径狭窄的中骨盆平面向前旋转 135°成为枕前位。②型骨盆入口面多呈扁形,胎头以枕横位入盆,由于中骨盆前后径狭窄而横径正常,因此胎头持续于枕横位,甚至直达盆底。若胎儿不大,还可能徒手将胎头旋转至枕前位娩出;若胎儿稍大则容易发生梗阻性难产,需以剖宫产结束分娩。

中骨盆-出口狭窄而入口面正常的漏斗型狭窄骨盆,胎头多能衔接入盆,但抵达中骨盆后胎头下降缓慢甚至停滞。临床表现为第一产程前半段正常,而第一产程末宫颈扩张延缓或停滞,第二产程延长。因此,当宫颈已开全,胎先露下降至坐骨棘水平以下停滞,应注意是否漏斗型骨盆狭窄,胎头是否为持续性枕横位或枕后位。此时绝不可被胎头严重的变形和水肿所造成的胎头已进入盆底的假象所蒙蔽,而盲目地决定由阴道助产,否则将给母儿带来极大的危害。故若系漏斗型骨盆狭窄,不宜试产太久,应放松剖宫产指征,严重狭窄者应行选择性剖宫产。

3.入口、中骨盆及出口均狭窄(均小型狭窄)　骨盆入口、中骨盆及出口平面均狭窄时,称均小型骨盆。可分为三种类型:①骨盆形态仍保持女性骨盆的形状,仅每个平面径线均小于正常值 1～3cm。均小骨盆多见于发育差身材矮小的妇女;②单纯性扁平骨盆,其三个平面的前后径均缩短。③类人猿型骨盆,三个平面的横径均小。三者中以①型多见,此型骨盆虽各径线稍小,若胎儿不大,胎位正常,产力强,有时也可经过阴道分娩。但大多数由于全身体格发育不良,往往出现子宫收缩乏力,需手术助产。如胎儿较大、或胎头为持续性枕后位或枕横位时,则难产机会更大。故对均小型骨盆的产妇剖宫产指征也不宜掌握过紧。

（二）骨盆形态异常

骨盆形态异常也称骨盆畸形，分为三类：①发育性骨盆异常；②骨盆疾病或损伤；③因脊柱、髋关节及下肢疾患所致的骨盆异常。

1.发育型骨盆异常 骨盆发育过程中，受种族、遗传、营养等因素的影响，其形态、大小因人而异，Shapiro 根据骨盆形态不同分为四种类型：女型、男型、扁平型和类人猿型。实际上完全符合这四种形态的骨盆并不多见，而大多数为它们的混合型。骨盆四种基本形态的特点如下：

（1）女型骨盆：最常见，即所谓正常型骨盆。骨盆入口面横径较前后径略长，呈横椭圆形。有利于分娩，胎头多以枕前位或枕横位入盆。但是，若骨盆腔均匀地狭窄，则为均小骨盆，不利于分娩。

（2）男型骨盆：骨盆入口面呈鸡心形或楔形，两侧壁内聚，耻骨弓小，坐骨棘突出，坐骨切迹窄，坐骨棘间径小于 9cm，骶骨下 1/3 向前倾，使出口面前后径缩短，故骨盆前后壁也内聚，形成所谓漏斗型骨盆。这种类型骨盆最不利于胎头衔接，胎头多以枕横位或枕后位入盆，因中骨盆前后径及横径均短小，不利于胎头旋转和下降，故常出现持续性枕横位或枕后位，其中不少需行剖宫产。

（3）扁平型骨盆：扁平型骨盆入口面前后径短，横径相对较长，呈横的扁圆形。骨盆浅，侧壁直立，耻骨联合后角及耻骨弓角均宽大，坐骨棘稍突，坐骨棘间径较大，坐骨切迹较窄，骶骨宽而短。胎头常以枕横位入盆，一旦通过入口面，分娩即有可能顺利进行。

（4）类人猿型骨盆：人猿型骨盆各平面前后径长，横径短，呈纵椭圆形。骨盆深，侧壁直立，稍内聚，坐骨棘稍突，坐骨棘间径较短，坐骨切迹宽大，骶骨较长。胎头常以枕后位入盆，并持续于枕后位，若产力好，胎儿不大，胎头下降至盆底可转为直后位娩出。

2.骨盆疾病或损伤

（1）佝偻病骨盆：因儿童期维生素 D 供应不足或长期缺乏太阳照射所致，佝偻病骨盆的形成主要是由于患者体重的压力及肌肉韧带对骨盆牵拉的机械作用，其次是骨盆骨骼在发育过程中的病理改变，现已极少见。佝偻病骨盆的主要特征：骶骨宽而短，因集中承受自身躯干重量的压力而前倾，骶岬向骨盆腔突出使骨盆入口面呈横的肾形，前后径明显变短。若骶棘韧带松弛，则骶骨末端后翘，仅入口面前后径缩短；若骶棘韧带坚实，则骶骨呈深弧形或钩形，使入口面及出口面前后径均缩短；骨盆侧壁直立甚至外展，出口横径增大。佝偻病骨盆变形严重，对分娩极为不利，故不宜试产。

（2）骨软化症骨盆：维生素 D 缺乏发生于骨骺已闭合的成年人时称骨软化症。因受躯干重量的压力和两侧股骨向上内方的支撑力，以及邻近肌群、韧带的牵拉作用。骨软化症骨盆的主要特征：发生高度变形，但不成比例；骨盆入口前后径、横径均缩短而呈"凹三角形"，中骨盆显著缩小，出口前后径也严重缩小。胎儿完全不能经阴道分娩，即使胎儿已死，由于胎头无法入盆，也不能经阴道行穿颅术，只能行剖宫取胎术。骨软化症骨盆已极为罕见。

（3）骨盆骨折：多发生于车祸或跌伤后。骨折部位多见于双侧耻骨横支、坐骨支及骶骨翼。严重骨盆骨折愈合后可后遗骨盆畸形及明显骨痂形成，妨碍分娩。骨盆骨折愈合骨盆摄片很重要，可为今后妊娠能否经阴道分娩提供依据。妊娠后，应仔细作内诊检查明确骨盆有无异常，应慎重决定是否试产。

（4）骨盆肿瘤：罕见。骨软骨瘤、骨瘤、软骨肉瘤皆有报道。可见于骨盆后壁近骶髂关节处，肿瘤向盆腔突出，产程中可阻碍胎头下降，造成难产。

3.脊柱、髋关节或下肢疾患所致的骨盆异常

（1）脊柱病变性畸形骨盆：脊柱病变多由骨结核引起，可导致两种畸形骨盆。

1）脊柱后凸（驼背）性骨盆：主要是结核病及佝偻病所引起。脊柱后凸部位不同对骨盆影响也不同，病变位置越低，对骨盆影响越大。若后凸发生在胸椎，则对骨盆无影响；若后凸发生在胸、腰部以下，可引起

中骨盆及出口前后径及横径均缩短,形成典型漏斗型骨盆,分娩时可致梗阻性难产。由于脊柱高度变形,压缩胸廓,使胸腔容量减少,增加了对心肺的压力,肺活量仅为正常人的一半,右心室必须增大压力以维持因妊娠而日益增加的肺血流量,以致右心室负荷增加,右心室肥大,因此,驼背影响心肺功能,孕晚期及分娩时应加强监护,以防发生心衰。

2)脊柱侧凸性骨盆:若脊柱侧凸累及脊柱胸段以上,则骨盆不受影响;若脊柱侧凸发生在腰椎,则骶骨向对侧偏移,使骨盆偏斜、不对称而影响分娩。

(2)髋关节及下肢病变性骨盆:髋关节炎(多为结核性)、脊髓灰质炎致下肢瘫痪萎缩、膝或踝关节病变等,如在幼年发病可引起跛行,步行时因患肢缩短或疼痛而不能着地,由健肢承担全部体重,结果形成偏斜骨盆。由于患侧功能减退,患侧髂翼与髋骨发育不全或有萎缩性变化,更加重了骨盆偏斜程度。妊娠后,偏斜骨盆对分娩不利。

【骨产道异常的诊断】

1.病史　若有以下病史,如佝偻病、骨质软化症、小儿麻痹症、脊柱及髋关节结核、严重的胸廓或脊柱变形、骨盆骨折以及曾有剖宫产、阴道手术助产、反复发生臀先露或横位的经产妇、死产、新生儿产伤等,应仔细检查有无骨盆异常。

2.**体格检查**

(1)一般检查:身材矮小,低于145cm的产妇,患骨盆均小型狭窄的可能性较大。体格粗壮,颈部较短,骨骼有男性化倾向者,不但因其骨质偏厚影响骨盆腔大小,也易伴有漏斗型狭窄。双下肢不等长,可导致骨盆畸形,故应仔细检查有无影响骨盆形态的下肢或脊柱疾病,有无佝偻病或骨盆骨折的后遗症等。

(2)骨盆测量

1)骨盆外测量:由于受骨盆的骨质厚薄及内展、外翻等生理因素等影响,骨盆外测量并不能真实反映产道大小,故有学者主张淘汰不用。但多数学者认为骨盆外测量方法简单易行,可初步了解骨盆大小,仍可供临床参考。

①骶耻外径<18cm,提示入口面前后径狭窄,往往为扁平骨盆;

②坐骨结节间径<7.5cm,应考虑出口横径狭窄,往往伴中骨盆狭窄;

③坐骨结节间径+后矢状径<15cm 或耻骨弓角度呈锐角且耻骨弓低者,也提示出口狭窄;

④米氏菱形不对称,各边不等长者,可能为偏斜骨盆;

⑤骨盆外测量各径线均小于正常值2cm 或更多者,提示均为小骨盆狭窄。

骨盆外测量时,应该注意:①测量髂前上棘间径和髂棘间径时测量器两端应置于解剖点的外缘,以免测量器滑动产生误差。②测量骶耻外径时,测量器的一端应在耻骨联合前方尽量靠近阴蒂根部,避免滑入耻骨联合上缘内产生误差。③骨质厚薄对于外测量径线的可靠性有直接影响。若外测量为同一数值,骨质薄的较骨质厚的妇女其骨盆内腔要大些。用带尺围绕右尺骨茎突及桡骨茎突测出前臂下段周径(简称手腕围),可作为骨质厚薄的指数。我国妇女平均指数为14cm,大于14cm 者骨质偏厚,小于14cm 者骨质偏薄。当手腕围为 14cm 时,骨盆入口前后径＝骶耻外径－8cm,手腕围每增加 1cm 骶耻外径要多减0.5cm,手腕围每减少 1cm 骶耻外径要少减 0.5cm。④骨盆出口径线的测量不受骨质厚薄的影响,测量时两手大拇指内面应紧贴耻骨坐骨支的内面,由上而下寻找坐骨结节,一过坐骨结节两大拇指内面即无法停留在耻骨坐骨支内面,因此两手大拇指最后能停留处即为坐骨结节间径测量处。坐骨结节间径不但表明了骨盆出口横径的长度,也可间接了解中骨盆横径大小。

2)骨盆其他外部检查

①米氏菱形区:米氏菱形区之纵径正常为 10.5cm,若超过此值,表示骨盆后部过深;横径正常为9.4cm,

若短于此值表示中骨盆横径可能缩短。米氏菱形区上三角正常高值应为 4～5cm，≤3cm 者则骨盆入口面形态偏扁（前后径缩短），若上三角消失，则为严重的佝偻病。

②骨盆倾斜度：凡孕产妇有以下表现者要怀疑骨盆倾斜度过大。

a.孕产妇腹壁松弛，子宫向前倾斜呈悬垂腹，多发生于经产妇，现已少见。

b.背部腰骶椎交界处向内深陷，骶骨上翘。

c.腹部检查胎头有可疑骑跨现象，即胎头虽高于耻骨联合水平，但以手按压可将其推至耻骨联合水平，如以手按压可将其推至耻骨联合水平以下，这并不表示头盆不称，而因骨盆倾斜度过大时，胎头不能适应骨盆入口面的方向所造成。

d.耻骨联合低，产妇平卧时，耻骨联合下缘接近产床平面，检查者常怀疑耻骨联合过长，实则是由于骨盆倾斜度过大所造成。

3）骨盆内测量：骨盆外测量时如怀疑有骨盆狭窄，应在妊娠晚期或临产后进行骨盆内测量。内测量须经消毒外阴及阴道后戴消毒手套中指、食指经阴道检查进行测量。

①对角径：是从耻骨联合下缘到骶岬的距离，正常值为 12.5～13.0cm。对角径减去 1.5cm 即等于骨盆入口面前后径，即真结合径。

②坐骨棘间径：又称中骨盆横径，此径不易测量，可采用以下方法：a.用德利（De-Lee）氏中骨盆测量器测量，但因此器末端难以固定，故不易检查准确；b.有人提出在内诊时手指触及一侧坐骨棘后向另一侧横扫，以手指数估计其长度，但也不够准确。

无法确切了解坐骨棘间径时可采取临床估计方法：a.可考虑以髂后上棘间径即米氏菱形区横径，加 1cm 作为坐骨棘间径；b.更简便的方法是将坐骨棘突出程度划分为三级以表示坐骨棘之长短，Ⅰ级——坐骨棘较平坦，相对坐骨棘间径较长，Ⅱ级——坐骨棘中等突出，坐骨棘间径也为中等长度，Ⅲ级——坐骨棘尖锐突出，坐骨棘间径短小；c.参考坐骨结节间径长度。

③中骨盆前后径：先确定骶尾关节，然后用内诊指尖循此关节向上，越过骶骨第 5 节约 1cm，此处即第 4 与第 5 骶椎交界处为测量的后据点，前据点仍为耻骨联合下缘。中骨盆前后径平均值为 12.2cm。

④中骨盆后矢状径：此径无法直接量，但可以坐骨切迹底部宽度代表之，能容 3 横指为正常；若≤2 横指表示中骨盆后矢状径明显缩短。切迹之宽窄以肛查指诊较为准确，阴道检查不易触及，特别是初产妇。

⑤耻骨联合后角：此角应大于 156°，检查时如感觉耻联后角较宽大表示系女型骨盆，如较小则为猿型或男型骨盆。

（3）骨盆的判断：综上所述，临床可借助下列情况以确定中骨盆的狭窄：

1）坐骨棘突出Ⅱ级或Ⅲ级。

2）坐骨切迹底部宽度＜4.5cm（＜2 横指）。

3）坐骨结节间径≤7.5cm，其中两项或以上即可诊断为中骨盆狭窄。

肛诊了解骨盆后半部的情况常比阴道检查更准确，而且简单易行，实际也为骨盆内测量的一种方法。产妇临产后第一次肛查应详细了解骨盆后半部情况。让产妇侧卧，髋关节与膝关节屈曲并尽量向上靠近腹壁，检查者以食指进入肛门进行检查，了解以下情况：

1）骶尾关节活动度。检查者先以拇指在体外，食指在肛门内捏紧尾骨摇动，观察骶尾关节是否活动；骶尾关节固定，尾骨椎化，使骶骨末端形成钩状即钩型骶骨，可使出口前后径缩短。

2）骶骨内面弧度。食指顺骶尾关节上行，一般可查到第 2、3 骶骨交界处，可根据骶骨内面的弧度，以估计骶骨系直型、浅弧、中弧或深弧型，若估计系深弧型，可将食指离开骶骨的内面向骶岬方向直插，若能触及骶岬，则可以仍为时深弧型。中弧型骶骨最有利于分娩，浅弧型次之，直型与深弧型均不利于分娩。

直型者骨盆各平面前后径均缩短,深弧型者入口面及出口面前后径缩短。

3)骶骨坐骨切迹。检查者的食指退至骶骨第4、5节交界处,然后向侧上方寻找坐骨棘,在骶骨坐骨韧带之上测量切迹能容几指,若能容2指即为正常。

3.辅助检查

(1)X线骨盆测量:X线摄片骨盆测量较临床测量更准确,可直接测量骨盆各个面的径线及骨盆倾斜度,并可了解骨盆入口面及骶骨的形态,胎头位置高低与俯屈情况,以决定在这些方面有无异常情况。但由于X线对孕妇及胎儿可能有放射性损害,因此国内外多数产科工作者均认为只有在非常必要时才使用。

(2)B超骨盆测量:骨盆测量是诊断头盆不称和决定分娩方式的重要依据,由于X线骨盆测量对胎儿不利,目前产科已很少用。临床骨盆外测量虽方法简便,但准确性较差。1991年开始,北京协和医院边旭明等探讨阴道超声骨盆测量方法,以协助诊断头盆不称,方法如下:

1)于孕28~35周作阴道超声测量骨盆大小。孕妇排空膀胱后取膀胱截石位,将阴道超声探头置入阴道内约3~5cm,荧屏同时显示耻骨和骶骨时,为骨盆测量的纵切面,可测量骨盆中腔前后径,前据点为耻骨联合下缘内侧,后据点为第4、5骶椎之间。然后将阴道探头旋转90度,手柄下沉使骨盆两侧界限清晰对称地显示,为骨盆测量的横切面,可测量骨盆中腔横径,两端据点为坐骨棘最突处。根据骨盆中腔前后径和横径,利用椭圆周长和面积公式,可分别计算骨盆中腔周长和中腔面积。

2)于孕晚期临产前1周,用腹部B超测量胎头双顶径和枕额径,并计算头围。

3)头盆不称的判断方法

①径线头盆指数(CID):为骨盆中腔前后径和横径的平均值与胎儿双顶径之差。若CID≤15.8mm,示可疑头盆不称,若CID>15.8mm,无头盆不称。灵敏度53.4%、特异度93.2%、准确度77.9%、阳性预测值83.0%。

②周长头盆指数(CIC):为骨盆中腔周长与胎头周长之差。若CIC≤17mm,示可疑头盆不称,若CID>17mm,无头盆不称。灵敏度34.2%、特异度87.2%、准确度66.8%、阳性预测值43.1%。

③面积头盆指数(CIA):为骨盆中腔面积与胎头面积(双顶径平面)之差。若CIA≤8.3cm²,示可疑头盆不称,若CID>8.3cm²,无头盆不称。灵敏度37.0%、特异度88.9%、准确度68.9%、阳性预测值46.6%。其中,径线头盆指数(CID)准确度最高。

4)阴道超声骨盆测量方法的优点

①孕妇及胎儿均可免受X线损伤。

②阴道超声探头体积小,操作方便。

③定位准确,可重复测量。

④体型肥胖者也可获得满意的测量效果。

⑤结果准确,与X线骨盆测量值比较,95%以上的差别在5mm之下。

5)阴道超声骨盆测量注意点

①直肠大便充盈时,可使骶岬显示不清。

②盆腔内有较大实性包块如子宫肌瘤时,坐骨棘无法辨识。

③孕末期,胎头衔接后,先露较低时,阴道超声测量结果不满意。

④前置胎盘、先兆早产等阴道流血情况下均不宜做阴道超声测量。

边旭明等认为,阴道超声骨盆测量方法简便、准确,对母儿无害,建议作为孕妇骨盆测量的常规方法。

(3)计算机断层扫描(CT)骨盆测量:自20世纪80年代开始有不少报道利用CT正、侧位片进行骨盆测量,方法简便、结果准确,胎儿放射线暴露量明显低于X线摄片检查。但由于价格昂贵,目前尚未用于产科临床。

(4)磁共振成像(MRI)骨盆测量:MRI 对胎儿无电离损伤,与 CT 及 X 线检查完全不同,而且能清晰地显示软组织影像,可以准确测量骨盆径线,不受子宫或胎儿活动的影响,误差<1%,优于普通 X 线平片,胎先露衔接情况在矢状位和横轴位成像上显示良好,有利于很好地评价胎儿与骨盆的相互关系,以便决定分娩方式。MRI 的缺点是价格昂贵。

【骨产道异常对母儿的影响】

狭窄骨盆可使产程延长及停滞。骨盆入口狭窄可使潜伏期及活跃期均延长或停滞;中骨盆狭窄可使胎头下降延缓、胎头下降停滞、活跃期及第二产程延长;骨盆出口狭窄可使第二产程延长及胎头下降停滞。

1.对产妇的影响　骨盆入口狭窄使异常胎先露发生率增加;中骨盆狭窄易致胎方位异常。胎先露部下降受阻多导致继发性宫缩乏力,产程延长,使手术产及产后出血增多;产道受压过久,可形成尿瘘、粪瘘;个别情况下伴宫缩过强形成病理性缩复环,可致子宫破裂;因滞产行阴道检查次数增多,产褥感染机会增加。

2.对胎儿的影响　骨盆入口狭窄使胎头高浮或胎膜早破,使脐带先露及脐带脱垂机会增多,容易发生胎儿窘迫及胎儿死亡;胎头内旋转及下降受阻,在产道受压过久,或强行通过狭窄产道或手术助产,均能使胎头变形、颅骨重叠而致硬脑膜甚至大脑镰、小脑幕等撕裂,引起颅内出血及其他新生儿产伤、感染等疾病。

【骨产道异常的处理原则】

骨盆重度狭窄较少见。临床上遇到的骨产道异常多为骨盆轻度狭窄,但常是导致难产和滞产的重要原因之一。

单一径线的狭小不一定影响分娩,故应对整个骨盆的大小和形态作全面的衡量,才能做出比较正确的估计。胎儿能否自然分娩,与产力、胎方位、胎头的大小及可塑性、软组织的阻力及诊断和处理是否及时、正确等均有密切关系。

1.骨盆入口狭窄的处理　骨盆入口面单一径线狭窄往往是扁平型狭窄,若骶耻外径为 17~18cm,胎儿正常大小,应给予充分试产的机会。胎膜未破者,应先行人工破膜加强宫缩。有作者认为,在处理骨盆入口轻度狭窄时,未经破膜的试产不能认为是有效的试产。

骨盆入口狭窄试产的时间可稍长,宫颈扩张进入活跃期后可试产 6~8 小时。但如产程开始后表现为原发性子宫收缩乏力或不协调宫缩,而宫缩又不能以强镇静剂打断时,提示有明显的头盆不称,应行阴道检查,测量对角径,重新估计头盆关系,试产应慎重,若明确头盆不称宜尽快行剖宫产术。

试产过程中如发现产力弱,可用缩宫素静滴加强宫缩。使用缩宫素时要严密监护母儿情况,若观察有效宫缩 2 小时产程仍无明显进展,可认为试产失败,应尽快行剖宫产术。

骨盆入口狭窄选择性剖宫产指征:①胎头高浮不能入盆,胎头骑跨;②骨盆入口严重狭窄,骶耻外径≤16cm;③骨盆显著畸形或有明显头盆不称。

2.中骨盆出口狭窄的处理

(1)中骨盆狭窄的处理:在分娩过程中,胎头在中骨盆平面完成俯屈及内旋转动作,中骨盆狭窄将影响胎头在骨盆腔的内旋转,因而是形成持续性枕横位或枕后位的主要原因。此时,胎头不能很好俯屈以致通过骨盆的径线增大。如宫颈已开全,可用手将胎头转成枕前位,以缩短胎头通过骨盆的径线,以利于自然分娩,但多数需用产钳或胎儿吸引器助产。如产程无明显进展,胎头双顶径仍然停留在坐骨棘水平以上,或出现胎儿窘迫时,即应行剖宫产术。

(2)骨盆出口狭窄的处理:骨盆出口是骨产道的最低部位,如怀疑有出口狭窄,应于临产前对胎儿大小、头盆关系,仔细地作出估计,决定能否经阴道分娩。当出口横径狭窄时。耻骨弓下三角空隙不能利用,先露可向后移,利用后三角空隙娩出。临床上常用出口横径与后矢状径之和来估计出口大小。如两者之和大于15cm时,多数胎儿可经阴道分娩;两者之和为13~15cm时,多数需用胎头吸引器或产钳助产,此时应做较大的会阴侧切,以免会阴严重撕裂;两者之和小于13cm时,足月胎儿一般不能经阴道娩出,应行剖宫产术。坐骨结节间径的狭小,容易引起人们的注意,但出口前后径的狭小易被忽略,骶尾椎(尾骨骶化)使骶骨末端向前突出,形成钩状或佝偻病骨盆的骶骨呈深弧型时,骶骨末端也向前突,应当注意以上两种情况都使骨盆前后径缩短。

中骨盆与骨盆出口平面狭窄往往同时存在形成所谓漏斗型狭窄。而遇到持续性枕横位时,要特别警惕前后径狭小的漏斗型骨盆。

一般认为对骨盆入口面的狭窄,应尽可能试产;而对中骨盆或/及出口面的狭窄要多考虑剖宫产,而试产应慎重。

3.骨盆三个平面均狭窄的处理　在胎儿小、产力好、胎位及胎心正常的情况下可试产,通常可通过胎头变形和极度俯屈,以胎头最小径线通过骨盆腔,可能经阴道分娩;若胎儿较大,合并头盆不称以及出现胎儿窘迫征象时,均应行剖宫产术。

4.畸形骨盆的处理　应根据畸形骨盆的种类、狭窄程度、胎儿大小及产力等情况具体分析。畸形严重、头盆明显不称者,应及时行剖宫产术。

二、软产道异常

软产道为双重组织所构成,内部为子宫体、子宫下段、宫颈、阴道、外阴,外部为盆底隔膜、尿生殖隔及盆底肌肉等。分娩发动开始,宫口扩张是随着宫缩开始使宫颈容受,胎头衔接下降,胎儿通过产道而完成一系列的动作。故分娩时发生软产道异常,多以子宫下段、宫颈、阴道及外阴等异常为主。软产道本身的病变可引起难产,生殖道其他部分及其周围的病变也可能影响软产道使分娩发生困难,但以前者较为常见。软产道异常所致的难产远比骨产道异常所致的难产少见,因而易被忽略,造成漏诊。故应于妊娠早期常规行阴道检查,以了解生殖道及盆腔有无异常。

【外阴异常】

1.会阴坚韧　多见于初产妇,尤以35岁以上的高龄产妇多见,由于会阴组织坚韧,缺乏弹性,使阴道口小,会阴伸展性差,在第二产程中常使胎先露部下降受阻,且可于胎头娩出时造成会阴严重裂伤,分娩时应做预防性会阴侧切。

2.外阴水肿　妊娠高血压疾病子痫前期、严重贫血、心脏病及慢性肾脏疾病的孕妇,在有全身性水肿的同时,可有重度外阴水肿,以致分娩时妨碍胎先露部的下降,造成组织损伤,感染和愈合不良等情况。处理时,在临产前可局部应用50%硫酸镁湿热敷,一日多次;临产后仍有显著水肿者,可在严格消毒下用针进行多点穿刺皮肤放液;分娩时可行会阴侧切术;产后应加强局部护理,严防感染。

3.外阴瘢痕　外伤或炎症的后遗瘢痕挛缩,可使外阴及阴道口狭小影响先露部的下降,如瘢痕范围不大,分娩时可做适度的会阴侧切,若范围较大,可行剖宫产。

4.外阴闭锁　由于外伤或感染引起的不完全外阴闭锁,对分娩有一定影响,有时会造成外阴严重裂伤。

5.外阴其他异常　靠近会阴的炎块或其他肿块,若体积较大,可妨碍正常分娩,如广泛的外阴尖锐湿疣即可妨碍分娩,且常发生裂伤、血肿及感染。分娩时遇有此种情况以剖宫产为宜。

【阴道异常】

1.阴道闭锁　阴道完全闭锁,多因先天性发育畸形所致,患者的子宫亦常发育不全,故即使采用手术矫正阴道,受孕的机会极小。阴道不完全闭锁往往是由于产伤、腐蚀药、手术或感染而形成的瘢痕挛缩狭窄,其中央仅留小孔,闭锁位置低可影响性生活。在非妊娠期诊断此种情况可用一个手指置入肛门直肠中,另一手将探针探入阴道狭窄处,两者互相配合,以探明狭窄的深度、广度或闭锁的情况,必要时可用40%碘化油10～20ml注入阴道内行造影术,以了解病变情况。在妊娠期,基底部<0.5cm厚的瘢痕可随妊娠的进展而充血软化,如仅有轻度环形或半环形狭窄,临产后先露部对环状瘢痕有持续性扩张作用,常能克服此种障碍,完成分娩。若闭锁位置较低,可根据情况做单侧或双侧预防性会阴侧切,以防严重的会阴裂伤。瘢痕广、部位高者不宜经阴道分娩,以剖宫产为宜。

2.先天性阴道隔　可因其发生的来源不同而分为阴道纵隔和阴道横隔两种。阴道纵隔又分为完全纵隔和不完全纵隔。阴道纵隔常伴有双子宫及双宫颈畸形。但一般很少影响分娩。如发现胎先露部下降时为纵隔所阻,可将其剪断,待胎儿娩出后再切除剩余的隔,用肠线锁边或间断缝合残端。阴道横隔多位于阴道上、中段,系因两侧副中肾管会合后的最尾端与尿生殖窦相接部未贯通或仅部分贯通所致。完全性横隔不可能受孕。不完全性横隔易被误认为子宫颈外口,如仔细检查可发现阴道较短且看不到阴道穹隆。另在小孔上方可触及宫颈。临产后,做肛查可误将横隔之孔作为扩张停滞的宫口,仔细阴道检查可发现这种情况。阴道横隔可阻碍胎先露部的下降,如隔膜薄,可行"×"形切开,待胎儿娩出后再将切缘锁边缝合。如隔膜且厚,则需剖宫产。

3.阴道囊肿和肿瘤　阴道壁囊肿较大时可阻碍胎先露部下降,此时,可行囊肿穿刺吸出内容物,产后再选择时机进行处理。妊娠合并阴道肿瘤罕见,阴道内的肿瘤阻碍胎先露部下降而又不能经阴道切除者或阴道癌患者均应行剖宫产术,原有病变产后再行处理。

4.肛提肌痉挛　可使胎头下降受阻。在阴道检查未发现有器质性病变,而阴道有狭窄环时,可用硬膜外麻醉解除痉挛。

【子宫颈异常】

1.子宫颈坚韧　多见于高龄初产妇,因组织缺乏弹性或因情绪紧张发生宫颈痉挛性收缩而不扩张,此时可予以地西泮10mg静推或肌注哌替啶100mg,或于宫颈局部注射阿托品0.5mg,或用1%普鲁卡因1～2ml宫颈封闭,进行短期观察,如宫颈仍不扩张,应行剖宫产术。

2.子宫颈瘢痕　宫颈深部电灼、电熨、锥切及粗暴的宫颈扩张等术后、宫颈裂伤修补术后及感染所致的子宫颈瘢痕,一般在妊娠后可以软化,多不影响分娩。但如宫缩强而宫颈扩张停滞,阴道检查又未发现产道其他异常者,如有可疑病史,可考虑为子宫颈瘢痕所致的难产,宜早行剖宫产术。

3.宫颈水肿　胎头位置不正,产妇过早屏气或宫缩不协调,而产程延长时,由于宫颈组织受压、血液回流受阻可引起宫颈水肿而扩张缓慢。肛查时发现宫颈变厚且硬。处理时可于宫颈两侧各注射1%普鲁卡因10ml,嘱产妇勿在宫颈开全前屏气,短期观察2～3小时,若宫颈扩张仍停滞则可能有头盆不称或宫颈坚韧,宜尽快行剖宫产术。如宫颈已近开全,先露已达＋2以下时,只有宫颈前唇水肿,可在消毒后用手轻轻将水肿的前唇在宫缩时向胎头上方推移,使宫颈前唇越过胎头,常可使胎儿顺利分娩。推宫颈前唇时决不可用暴力,否则易造成宫颈裂伤出血。

4.宫颈癌　妊娠合并子宫颈癌时,因宫颈硬而脆,影响宫颈扩张,如经阴道分娩可能发生大出血、裂伤、感染及癌扩散,故必须行剖宫产术,于术后予以抗生素预防感染,术后2～4周再进行放、化疗。对妊娠期合并的宫颈早期浸润癌,可于剖宫产后6～8周行广泛性子宫切除及盆腔淋巴结清扫术。术中解剖层次反较未孕者清晰,手术并不困难,出血也不多。孕20周以后者先取出胎儿,再行宫颈癌根治术。

【子宫异常】

1.子宫肿瘤　常见的有子宫肌瘤,其对分娩的影响主要与其大小、生长部位及类型有关。随妊娠月份增大,肌瘤也增大,肌壁间的肌瘤在临产后可使子宫收缩乏力,产程延长。生长在子宫下段及子宫颈壁层内肌瘤或嵌顿于盆腔内的浆膜下肌瘤皆可能阻碍分娩。另外胎位异常(横位、臀先露)也常见。肌瘤在孕期及产褥期可发生红色退行性变,局部出现疼痛和压痛,并伴低热,白细胞中度升高。黏膜下肌瘤可妨碍受精卵着床,引起流产或影响胎盘功能,即使妊娠至足月,亦常因肌瘤脱垂于阴道而继发感染。位于子宫后壁且位置较低者影响更大。在处理时根据胎头与肌瘤的位置关系作出判断,如果肌瘤在骨盆入口以上而胎头已入盆,一般不发生分娩梗阻。如肌瘤位于先露部以下,且先露部未入盆,则阴道分娩有困难,应行剖宫产术。曾做过肌瘤剥除术后的子宫,有可能在分娩时发生瘢痕破裂,故应做剖宫产术,并应警惕瘢痕妨碍子宫收缩引起产后出血。

2.子宫畸形　子宫畸形合并妊娠者并不少见,常见的子宫畸形类型有:

(1)双子宫畸形:双子宫之一侧妊娠时,另一侧未孕之子宫亦稍增大,但一般不致造成难产,但如未孕子宫确已阻塞产道时,则需行剖宫产。双子宫同时妊娠而发生双胎导致难产者极罕见。此外,由于子宫形状狭长,易发生臀先露。分娩时可因子宫发育不良而出现宫缩乏力,产程延长。

(2)双角子宫、子宫纵隔畸形:妊娠发生在双角子宫或纵隔子宫者较多见。在临床上很难区别这两种畸形,即使在非孕时做子宫碘油造影也有可能误诊。检查时双角子宫的宫底呈马鞍形,两角较凸起;而子宫纵隔宫底部外形正常。两者均可因宫腔形状异常而导致产式及胎位异常,以及因子宫发育不良,而发生原发性子宫收缩乏力。临产后如能采取措施加强产力,多可经阴道分娩。若有产式或胎位不正,应根据产妇年龄、产次、骨盆情况及胎儿大小等决定分娩方式。凡产前疑为双角子宫者产后应做宫腔探查以明确诊断。附着于子宫纵隔处的胎盘部常不易自然剥离,需行人工剥离,且易残留宫内引起产后出血。

(3)发育不全的残角子宫妊娠:此类患者往往在早、中孕时发生子宫破裂,需与输卵管间质部妊娠相鉴别。人工流产时如在宫腔内未见有孕产物而子宫继续增大时,应考虑本病并行剖腹探查。足月或近足月的残角子宫妊娠极少见。剖腹探查时应将发育不良的子宫切除。

3.子宫变位

(1)妊娠子宫过度前屈:腹壁松弛、驼背、身高不足及骨盆倾斜度过大等可使子宫过度前倾,称为悬垂腹。由于轴向异常,可妨碍胎头衔接,使分娩发生困难。在妊娠期可用腹带包裹腹部纠正轴向,临产后用脚架将腿部抬高或产妇置于半卧位,纠正轴向,有利于胎先露通过骨盆。

(2)妊娠子宫后屈后屈子宫达孕3个月后多能自动纠正位置,持续后屈的子宫有可能引起流产。在极个别情况下,后屈嵌顿或宫底与盆底粘连的子宫可继续妊娠,此时,宫颈外口在耻骨联合以上,子宫前后壁为适应胎儿生长而向腹腔伸长(袋形化),且常伴发尿潴留性尿失禁。此种妊娠被忽略而达到足月时,临产后,子宫收缩力的轴向虽能作用于胎儿,但不能使先露部进入宫颈,如不及时诊断并行剖宫产,势必发生子宫破裂。对有排尿困难史,临产后做阴道检查发现宫颈上移至胎先露之前上方者,可诊断为子宫后屈嵌顿,立即行剖宫产,同时行子宫复位术,并将圆韧带及宫底韧带缩短。

(3)子宫脱垂:子宫Ⅱ度或Ⅲ度脱垂,尤其伴宫颈延长者,在妊娠后宫颈充血、水肿加重,并可因摩擦导致溃疡和继发感染。妊娠3个月后,由于子宫体积增大,子宫上升进入腹腔,子宫脱垂的程度可减轻,妊娠期罕见有子宫完全脱垂者,至足月妊娠时则子宫不可能全部脱于阴道外,亦不致引起难产,如宫颈过度肥大、水肿,以致临产后宫颈扩张停滞时则需行剖宫产。

【卵巢肿瘤】

妊娠伴发卵巢肿瘤多数为良性肿瘤,恶性肿瘤仅占2%,良性肿瘤又以囊性畸胎瘤及黏液性囊腺瘤多见,各占1/4。最常见的并发症是蒂扭转,扭转后又可因肿瘤坏死而发生破裂。肿瘤可以是囊性或实质性,无论是哪一种,凡位于盆腔内的较大肿瘤,皆可能使分娩发生梗阻,甚至导致子宫或囊肿破裂。怀疑有卵巢肿瘤存在时,应做阴道及超声波检查才能确诊。一旦明确诊断应选择在妊娠 4 个月或产后行肿瘤切除术。而若临产后发生的难产是由于卵巢肿瘤所致,应立即行剖宫产同时行肿瘤切除。

【盆、腹腔其他器官病变】

由于盆、腹腔其他器官病变所造成的难产甚为罕见,术前诊断亦较困难,但一旦发现,必须行剖宫产。肾、脾等实质性器官可以游走盆腔内,影响分娩。其他如骶骨肿瘤、腹膜后肿瘤、盆腔包虫囊肿、直肠癌、膀胱巨大结石均可导致难产。疑为异位肾时可做静脉肾盂造影,B 型超声波检查以协助诊断。如有尿频、尿急、尿痛等症状,尿常规检查有细胞,双合诊时则应想到膀胱内巨大结石可能,可用金属导尿管插入膀胱试探,如有撞击石头的感觉,即可证实。在膀胱充盈时做 B 型超声波检查,对结石的诊断有很大帮助。如有便血、腹泻史,肛诊发现直肠内有硬块,应行钡灌肠、直肠镜检并做活体组织学检查以决定是否是直肠癌或其他病变。如因盆腔包块阻碍分娩而行剖宫产时,应仔细辨明包块的性质,决不可将异位肾切除。对其他病变应根据块物的性质而决定是否行剖宫产,术时将其切除或术后再进一步处理。一般良性肿瘤应于剖宫产时一并切除,恶性者应按恶性肿瘤尽量切除全部肿瘤、子宫和双侧附件。如当时不能切除或虽然切除但不彻底,可待以后再择机进行处理。

（胡相娟）

第二十章　分娩期并发症

第一节　子宫破裂

子宫体部或子宫下段于分娩期或妊娠期发生的破裂。为产科严重并发症,威胁母儿生命,主要死于出血、感染休克。绝大多数发生于妊娠 28 周之后,分娩期最多见。加强产前检查、提高产科质量可使发生率明显下降,是衡量产科质量的标准之一,目前发生率控制在 1‰ 以下。可分为先兆子宫破裂和子宫破裂两个阶段。根据发生原因分为自发性破裂和损伤性破裂;根据发生部位分为子宫体部破裂和子宫下段破裂。根据破裂程度分为完全性和不完全性破裂。

【诊断与鉴别诊断】

(一)临床依据

1.先兆子宫破裂　临产后,胎先露下降受阻时,强有力的宫缩使子宫下段逐渐变薄,而子宫上段更加增厚变短,在子宫体部与子宫下段之间形成明显的环状凹陷,此凹陷可逐渐上升至脐平甚至脐上,即病理性缩复环。先兆子宫破裂时,孕妇子宫下段膨隆,压痛明显,可见病理性缩复环,孕妇烦躁不安,呼吸、心率增快,膀胱受压充血,出现排尿困难、血尿。由于宫缩过频过强,胎儿血供受阻,胎心率改变或听不清。继续发展,子宫将很快在病理缩复环处及其下方发生破裂。

2.子宫破裂　根据破裂程度,可分为完全性子宫破裂与不完全性子宫破裂两种。

(1)完全性子宫破裂:宫壁全层破裂,使宫腔与腹腔相通。常发生于瞬间,孕妇突感腹部撕裂样剧痛,随之宫缩消失,疼痛暂时缓解,但随着血液、羊水及胎儿进入腹腔,很快又感到全腹疼痛,并出现脉搏细快、呼吸急促、面色苍白、血压下降等休克征象。在腹壁下可清楚扪及胎体,子宫缩小位于胎儿侧方,检查时有全腹压痛及反跳痛。胎心消失,阴道可能有鲜血流出,量可多可少。拨露或下降中的胎先露部消失(胎儿进入腹腔内),曾扩张的宫口可回缩,若破口位置较低,阴道检查可扪及破口。子宫体部瘢痕破裂时,孕妇不一定出现典型的撕裂样剧痛。

(2)不完全性子宫破裂:子宫肌层全部或部分断裂,浆膜层尚未穿破,宫腔与腹腔未相通,胎儿及其附属物仍在宫腔内。多见于子宫下段剖宫产瘢痕部位。不完全破裂时,腹痛等症状及体征不明显,仅在子宫不全破裂处有压痛。若破裂发生在子宫侧壁阔韧带两叶之间,可形成阔韧带内血肿,此时在宫体一侧可触及逐渐增大且有压痛的包块。胎心音多不规则。如破裂累计子宫动脉,可致急性大出血。

(二)检查项目及意义

1.血常规　观察血红蛋白下降情况判断病情及出血情况。

2.凝血功能检查及 3P 试验　了解凝血功能,为麻醉方式选择及评估病情提供参考。

3.血型、血交叉　做好输血准备,补充红细胞及凝血物质。

4.B超　可显示胎儿与子宫破裂的关系,确定破裂的部位。尤其前次妊娠为剖宫产终止妊娠时,孕晚期定期检测子宫下段肌层厚度与连续性可及时发现不完全性子宫破裂,预防自发性破裂发生。

（三）诊断思路和原则

1.重视病史:有无子宫破裂的诱因和高危因素存在,包括

（1）子宫手术史:如剖宫产或肌瘤切除史、刮宫、通液、造影等宫腔操作穿孔史。

（2）子宫畸形和子宫壁发育不良:最常见的是双角子宫或单角子宫。

（3）既往妊娠史:多产妇多次刮宫史、感染性流产史宫腔感染史、人工剥离胎盘史、葡萄胎史等,由于上述因素导致子宫内膜乃至肌壁受损,妊娠后胎盘植入或穿透,可致子宫破裂。

（4）分娩期注意产程经过,有无头盆不称,胎位不正,胎先露下降停滞,第二产程延长等梗阻性难产表现。是否规范应用宫缩药,有无宫缩过频、过强。是否进行过阴道宫腔操作,如内倒转术和不正规的徒手剥离胎盘术可致子宫破裂。宫口未开全,强行产钳术或臀牵引术可致子宫颈严重裂伤并上延到子宫下段。

2.典型的子宫破裂根据病史、症状和体征通常可作出临床诊断,不完全性子宫破裂只有在严密观察下方能发现。个别晚期妊娠破裂者,只有出现子宫破裂的症状和体征时方能确诊。必要时可通过B超检查子宫肌层连续性和浆膜连续性协助诊断。

【治疗方案及选择】

1.先兆子宫破裂　应用镇静药抑制宫缩后尽快剖宫产。孕妇可给予吸入或静脉麻醉,肌内注射盐酸哌替啶100mg缓解宫缩,吸氧,开通静脉通道,监测生命体征,备血,术前准备。

2.子宫破裂　在纠正休克、防治感染的同时行剖宫探查手术,根据子宫破裂的程度与部位,手术距离发生破裂的时间长短,以及有无严重感染而定不同的手术方式。

（1）子宫破裂时间在12h以内裂口边缘整齐,无明显感染,需保留生育功能者,可考虑修补缝合破口。

（2）破裂口较大或撕裂不整齐且有感染可能者,考虑行子宫次全切除术。

（3）子宫裂口不仅在下段,且自下段延及宫颈口考虑行子宫全切术。

（4）前次剖宫产瘢痕裂开,包括子宫体或子宫下段的,如产妇已有活婴应行裂口缝合术,同时行双侧输卵管结扎术。

（5）在阔韧带内有巨大血肿存在时为避免损伤周围脏器,必须打开阔韧带,游离子宫动脉的上行支及其伴随静脉,将输尿管与膀胱从将要钳扎的组织推开,以避免损伤输尿管或膀胱。如术时仍有活跃出血,可先行同侧髂内动脉结扎术以控制出血。

（6）开腹探查时注意子宫破裂的部位外,应仔细检查膀胱、输尿管、宫颈和阴道,如发现有损伤,应同时行这些脏器的修补术。

（7）个别被忽略的、产程长、感染严重的病例,为抢救产妇生命应尽量缩短手术时间,手术宜尽量简单、迅速达到止血目的。能否做全子宫切除或次全切除术或仅裂口缝合术加双侧输卵管结扎术,须视具体情况而定术前后应用大剂量有效抗生素防治感染。

（8）子宫破裂已发生休克者,尽可能就地抢救,以避免因搬运而加重休克与出血。但如限于当地条件必须转院时,也应在大量输液输血抗休克条件下以及腹部包扎后再行转运。

【病情与疗效评价】

临产后,在子宫体部与子宫下段之间出现病理性缩复环,为先兆子宫破裂,若立即剖宫产终止妊娠,母婴预后一般良好,若未能及时发现并处理,子宫很快在病理缩复环处及其下方发生破裂。

随着子宫破裂,胎儿排出至宫腔外,则胎儿存活率很小,病死率为50%～70%。

一旦子宫破裂,监测生命体征,必要时置放中心静脉压,联合尿量监测,评估孕妇是否存在低血容量性

休克,急诊查血常规、凝血功能、3P试验,评估失血程度及凝血功能,根据目前的医疗水平,子宫破裂的预后已大大改善,若未及时治疗,大多数死于出血和继发感染。

(张　杨)

第二节　脐带异常

脐带是胎儿与母体进行物质和气体交换的唯一通道。脐带异常可使胎儿血供受限或受阻,导致胎儿窘迫、甚至胎儿死亡。

一、脐带长度异常

脐带正常长度为30~70cm,平均55cm。

(一)脐带过短

脐带的安全长度须超过从胎盘附着处达母体外阴的距离。若胎盘附着于宫底,脐带长度至少32cm方能正常分娩,故认为脐带短于30cm称为脐带过短,发生率1%。脐带过短分娩前常无临床征象,临产后可因胎先露部下降受阻,脐带被牵拉过紧致使胎儿血循环受阻,缺氧而出现胎心率异常;可导致胎盘早剥,脐带断裂,甚至子宫内翻;引起产程延长,以第二产程延长多见。若临产后怀疑脐带过短,应改变体位并吸氧,胎心无改善应尽快行剖宫产术。

(二)脐带过长

指脐带长度超过70cm。脐带过长容易引起脐带打结、缠绕、脱垂及受压。

二、脐带缠绕

脐带围绕胎儿颈部、四肢或躯干者,称为脐带缠绕,是常见的脐带并发症,发生率为13%~20%。约90%为脐带绕颈,以绕颈1周者居多,绕颈3周以上罕见。

其发生原因和脐带过长、胎儿过小、羊水过多及胎动过频等有关。

对胎儿的影响与脐带缠绕松紧、缠绕周数及脐带长短有关。脐带绕颈1周需脐带20cm左右,因此脐带长度正常者绕颈1周对胎儿的影响并不大。

脐带缠绕的临床特点有:

1.胎先露部下降受阻　由于脐带缠绕使脐带相对变短,影响胎先露下降,导致产程延长或产程停滞。

2.胎儿窘迫　当缠绕周数过多、过紧时或胎先露下降时,脐带受到牵拉,可使胎儿血循环受阻,导致胎儿窘迫,甚至胎死宫内。

3.电子胎心监护　出现频繁的变异减速。

4.彩色多普勒超声检查　可在胎儿颈部发现脐带血流信号。

5.B型超声检查　脐带缠绕处的皮肤有明显的压迹,脐带缠绕1周者皮肤为U形压迹;脐带缠绕2周者,皮肤为W形压迹;脐缠绕3周或3周以上,皮肤压迹为锯齿状。

当产程中出现上述情况,应高度警惕脐带缠绕,尤其当胎心监护出现异常,经吸氧、改变体位不能缓解时,应及时终止妊娠。临产前B型超声诊断脐带缠绕,应在分娩过程中加强监护,一旦出现胎儿窘迫,及时处理。

三、脐带打结

脐带打结分为假结和真结两种。脐带假结是指脐静脉较脐动脉长,形成迂曲似结或由于脐血管较脐带长,血管卷曲似结。假结一般不影响胎儿血液循环,对胎儿影响不大。脐带真结是由于脐带缠绕胎体,随后胎儿又穿过脐带套环而成真结。脐带真结较少见,发生率约 0.4%～1.1%。真结一旦影响胎儿血液循环,妊娠期可导致胎儿生长受限,真结过紧可造成胎儿血循环受阻,严重者导致胎死宫内,多数在分娩后确诊。

四、脐带扭转

胎儿活动可使脐带顺其纵轴扭转呈螺旋状,生理性扭转可达 6～11 周。若脐带过度扭转呈绳索样,使胎儿血循环受阻,造成胎儿缺氧,严重者可致胎儿血循环中断,导致胎死宫内。

五、脐带附着异常

(一)脐带边缘性附着

指脐带附着在胎盘边缘者,因其形状似球拍,故又称为球拍状胎盘。在分娩过程中,脐带边缘性附着一般不影响胎儿血液循环。多在产后胎盘检查时才被发现。

(二)脐带帆状附着

指脐带附着于胎膜上,脐带血管通过羊膜与绒毛膜之间进入胎盘。附着在胎膜上的脐带血管位置高于胎儿先露部,一般对胎儿无影响。如附着在胎膜的脐带血管跨过宫颈内口,位于先露部前方时,称为前置血管。前置血管受胎先露压迫,可导致胎儿窘迫或死亡。分娩过程中,如前置血管破裂,胎儿血液外流,出血量达 200～300ml 时,可发生胎儿死亡。前置血管破裂表现为胎膜破裂时有血液随羊水流出,伴胎心率异常或消失,胎儿死亡。取血检查见有核红细胞或幼红细胞及胎儿血红蛋白可确诊。

六、脐带先露和脐带脱垂

胎膜未破时脐带位于胎先露部前方或一侧称为脐带先露,也称隐性脐带脱垂。胎膜破裂后,脐带脱出于宫颈口外,降至阴道甚至外阴,称为脐带脱垂。脐带脱垂发生率约为 1/300 次分娩,是导致胎儿窘迫、新生儿窒息、死胎及死产的重要原因之一。

【病因】

脐带脱垂容易发生在胎先露部不能衔接时,常见原因有:①胎位异常,因胎先露与骨盆入口之间有间隙使脐带滑落,多见于臀先露、肩先露和枕后位等;②胎头高浮或头盆不称,使胎头与骨盆入口间存在较大间隙;③胎儿较小或多胎妊娠第二胎儿娩出前;④羊水过多、羊膜腔内压力过高,破膜时脐带随羊水冲出;⑤脐带过长。

【诊断】

有脐带脱垂危险因素存在时,应警惕脐带脱垂的可能。若胎膜未破,于胎动、宫缩后胎心率突然减速,改变体位、上推胎先露部及抬高臀部后迅速恢复者,应考虑有脐带先露的可能。彩色多普勒超声检查在胎先露部一侧或其下方找到脐血流声像图即可确诊。胎膜已破者一旦胎心率出现异常,应行阴道检查,如在胎先露旁或胎先露下方以及阴道内触及脐带者,即可确诊。检查时应动作轻柔迅速,以免延误处理时间及加重脐血管受压。

【处理】

1.脐带脱垂　一旦发现脐带脱垂,胎心尚好,胎儿存活者,应争取尽快娩出胎儿并做好新生儿窒息的抢救准备。

(1)宫口开全,胎头已入盆,应根据不同胎位行产钳术、胎头吸引术或臀牵引术等阴道手术助产。阴道助产有困难则行剖宫产术。

(2)若宫颈未开全,应立即就地行剖宫产术。在准备期间,产妇应取头低臀高位,必要时用手将胎先露推至骨盆入口以上,以减轻脐带受压。在准备手术时,必须抬高产妇臀部,以防脐带进一步脱出。检查者的手保持在阴道内,将胎儿先露上推,避免脐带受压。

(3)若宫口未开全又无立即剖宫产条件者,可采用脐带还纳术,但施术困难,成功率不高,已少用。

2.脐带先露　经产妇、胎膜未破、宫缩良好者,取头低臀高位,由于重力作用使胎先露退出盆腔,可减轻脐带受压,脐带也可能退回。密切观察胎心率,等待胎头衔接,宫口逐渐扩张,胎心仍保持良好者,可经阴道分娩。否则应行剖宫产终止妊娠。

【预防】

1.做好妊娠期保健,有胎位异常者及时纠正,如纠正有困难,或骨盆狭窄者应提前住院,及早确定分娩方式。

2.临产后胎先露未入盆或胎位异常者,应卧床休息,少做肛查或阴道检查,检查的动作要轻柔,以防胎膜破裂。一旦胎膜破裂,应立即听胎心,出现胎心率异常者立即做阴道检查。

3.胎头未入盆而需行人工破膜者,应在宫缩间歇时行高位破膜,缓慢放出羊水以防脐带被羊水冲出。

七、脐带病变

(一)单脐动脉(SUA)

人类正常脐带有两条脐动脉和一条脐静脉。如脐带中只有一条脐动脉,称为单脐动脉。单脐动脉的发生有两种学说:一种学说认为是先天性未发育,从胚胎发育开始就只有一支脐动脉;另一种学说是胚胎开始发育时存在两支脐动脉,但在以后的发育过程中,一支脐动脉继发性萎缩而逐渐消失。

单脐动脉的发生率文献报道差异很大,在单胎妊娠中发生率约为1%,在双胎中约为5%。1986年刘伯宁等报道连续检查1018例脐带,距新生儿脐轮3cm处取材,作肉眼和显微镜观察,发现SUA 6例,发生率为0.59%,其中3例为FGR。后又于2001年报道对410例死亡围生儿尸检与胎盘病理检查,发现SUA 16例,发生率为3.9%;说明FGR的发生与SUA有关。由于脐动脉在将进入胎盘前,可有吻合支(Hyrtl吻合支)或融合成一支主干后再分成两支,故取材部位过低,即在距胎儿面3cm以内,可能作出SUA的误诊。SUA在白人中的发生率较黑人者高。妊娠合并糖尿病、高胎产次、羊水过多或过少及双胎妊娠中SUA的发生率均增高。

单脐动脉对胎儿有一定影响,常与胎儿畸形共存,其发生率约在30%。SUA新生儿的平均体重较轻,且SUA在低体重儿中的发生率也较正常体重儿高。导致低体重儿发生率增高的原因,可能是胎盘部分面积萎缩,回流血量减少,使胎儿发育不良。由于SUA死亡率高,常伴发胎儿畸形及FGR,故在产前检查时,常规应用B超检测脐动脉,及时作出诊断,提高围生期诊疗质量。有的SUA婴儿可能是完全正常者,而有的 SUA 婴儿可能有畸形,故对 SUA 外观正常的新生儿除作 B 超等无损伤性检查,观察有无肾脏等畸形外,无需行其他创伤性检查。

(二)脐带囊肿

发生率为 3%,可位于脐带的任何部分,分为真性囊肿和假性囊肿。假性囊肿为华通胶液化,无上皮包膜,常见于脐带的胎儿端。真性囊肿为胚胎期卵黄囊或尿囊的遗迹,有上皮性包膜,常在妊娠早期吸收。残留物衍化的囊肿一般均很小,没有特殊临床意义,偶有达鸡蛋大小,则可压迫脐带血管。来源于卵黄囊的囊肿,与尿囊管残留相比,前者有肌层、上皮可分泌黏液,且可成对,周围往往有小的卵黄囊血管网;而残留的尿囊管大小不一,可有或无管腔、无上皮或有扁平、立方上皮,偶为移行上皮,无平滑肌。肠系膜管连接胎儿回肠和卵黄囊,当原肠旋转并退回到腹腔时,肠系膜管萎缩,一般在妊娠第 7 周到第 16 周内完全萎缩,Jones 等(1993)观察在第 10 周萎缩。若未完全萎缩退化,则残留在胎儿体内形成回肠的 Meckel 憩室;残留于脐带内者一般均为小管状,罕见较大的残留管,残留管内可有肝、胰、胃及小肠。扩张的肠系膜管残留还可伴有小肠闭锁,故在钳夹粗大脐带时,应注意此种异常情况。羊膜上皮包涵囊肿很罕见、囊肿多很小、囊内被覆羊膜上皮。

(三)脐带血肿

指脐带血管内的血液流出到周围的华通胶内。常发生于脐带近胎儿端,发生率为 1/13000~1/5000 次分娩。发生原因为:

1.脐动脉肌层或脐静脉弹力纤维发育不良,导致血管破裂。

2.脐带扭转、过短、脱垂,在分娩时被牵拉。

3.脐血管黏液或脂肪变,或华通胶缺乏,脐血管保护缺乏。脐带血肿易引起胎儿窘迫,围生儿死亡率高达 50%。

(四)脐带肿瘤

极罕见,多为脐带血管上皮性肿瘤。包括畸胎瘤、血管瘤、黏液瘤等,可发生于脐带任何部位,多发生于脐带的胎盘端。增大的肿瘤压迫脐带血管,影响胎儿血供,可导致胎儿死亡。

(五)脐血管血栓

较少见,可发生于孕早期而导致 SUA,多发生于近足月妊娠时。脐血管血栓在分娩中的发生率为 1/1300,在围生儿尸检中为 1/1000,在高危妊娠中的发生率为 1/250。血栓形成多因脐带受压,脐带帆状附着、在胎膜上行走的血管缺乏华通胶的保护、更易受压;脐带严重感染导致附壁血栓形成;脐带静脉曲张或脐带扭曲、打结;经脐带内输血和血肿引起。脐血管血栓可破裂;栓子可进入胎儿或胎盘导致梗死,甚至血栓广泛使循环受到影响导致胎儿死亡,Wolf 等报道产前引起胎儿心肌梗死;栓子还可引起胎儿截肢或由于 DIC 而广泛出血。围生儿死亡率很高,也可能是造成脑瘫的原因。值得注意的是,脐血管血栓形成可能是由于其他原因引起胎儿死亡后的继发性变化,而不是胎儿直接致死的原因。孕妇发生 DIC 或缺乏 C 蛋白、S 蛋白者,其胎盘血管中亦会有血栓形成;常伴发脐带炎和(或)绒毛膜羊膜炎。

(六)脐带水肿

Scott 等报道水肿的脐带中水分含量可达 93.5%,而起皱的脐带中水分含量 89.2%。随着妊娠的进展羊水量逐渐减少,脐带中的水分亦相应地减少。10% 的新生儿脐带有水肿,早产儿中较多,这种单纯的脐带水肿对胎儿无甚影响。不过,脐带水肿往往是胎儿水肿的合并症,此种情况常见于母胎 Rh 或 ABO 血型不合、HbBart 胎儿水肿综合征、母亲有糖尿病、早产和浸软胎儿。在肉眼观察水肿的脐带增粗、反光增强,显微镜观察水肿液呈弥漫性或局限性分布,华通胶内有大小不等的空泡,并可伴有炎症细胞浸润及血栓形成;而浸软胎儿脐带常伴有轻度水肿和着色。

（七）无盘绕脐血管

由于脐静脉较脐动脉长,脐血管又比脐带长,故在脐带华通胶质中,不仅脐静脉围绕脐动脉,且脐血管还呈弯曲、迂回状。若脐血管直,与整个脐带平行则为无盘绕脐血管。Strong 等观察 894 例胎儿,其中 38 例(4.3%)为无盘绕脐血管。无盘绕脐血管组胎儿窘迫、产时胎心反复减缓、早产、死胎、因胎儿窘迫而行剖宫产、羊水胎粪污染、核型异常等均显著高于脐血管有盘绕组。文献报道无盘绕脐血管的胎儿宫内死亡率达 10%,故产儿病率及死亡率增高的原因可能是这种脐血管的结构对外来压力的抗压强度减弱有关。产前可经超声检查辅助诊断。

八、无脐带

极罕见。此种发育异常导致胎盘直接与胎儿腹壁相连,合并内脏外翻(无脐带综合征),是一种致死性畸形。在胚胎发育过程中,当胚盘经周围合拢转变为圆柱胚时,胚胎体部闭合,体蒂(即脐带的前身)形成,胚内体腔(腹腔)与胚外体腔(绒毛膜腔)分开,与此同时,羊膜生长迅速将胎儿包于其中,绒毛膜腔闭合,并包围了脐带。由于胚盘合拢失败、体蒂发育异常,常伴有多种先天性缺陷。

（张　杨）

第三节　下生殖道损伤

胎儿经阴道分娩时可发生阴道、宫颈、会阴及其深部的裂伤和血肿,多发生在协助胎儿娩出所采用的各种阴道助产手术过程如产钳术、胎头吸引术、臀位牵引术及助产术及内倒转术、会阴切开术等。实施者未能正确的掌握各种手术的指征及操作方法是根本原因。

【分类及临床表现】

1.会阴撕裂　除浅表的Ⅰ度撕裂外,往往发生累及盆底组织的深Ⅱ度撕裂,有时还发生肛门括约肌断裂的会阴Ⅲ度撕裂,最严重的是肛门括约肌撕裂后,撕裂继续向上延伸使直肠亦发生裂伤,此种裂伤也有人称为会阴Ⅳ度裂伤。会阴部裂伤常与阴道撕裂共存。会阴裂伤的发生与接生时保护会阴的技术有关,除此也和阴道助产时会阴切开过小,或错误地选择会阴正中切开有关。当然也和助产技术例如产钳牵引时未按产道轴的方向而行暴力牵引、产钳牵引速度过快等有关。

2.阴道撕裂　阴道撕裂包括表浅的黏膜裂伤至深而累及大面积的阴道壁或盆底组织裂伤。常见的会阴侧切部位的顶点向上纵形裂伤,甚至可以延伸至阴道顶端,其深度亦各有不同,个别深度裂伤可达耻骨下支,有时可有数个裂口直到穹隆。阴道裂伤亦可以向外阴延伸,甚至累及小阴唇或尿道旁组织。形成阴道裂伤的主要原因与前者相仿,胎儿过大,急产,但产钳使用不当是重要原因。胎头旋转不完全而产钳勉强交合,牵引时又未按产道轴方向,以致未以最小的径线通过产道;中、高位的产钳则可能造成更大伤害。

3.宫颈撕裂　一般是纵形裂伤,撕裂常在顺时针方向三点或九点,撕裂有时可深达穹隆部。子宫颈环形撕裂较少见,环形撕裂是指子宫颈的上唇或下唇的内面因暴力而发生环形撕裂和翻出。宫颈撕裂常发生在胎儿过大、急产、宫口未开全而强行作产钳或对臀位牵引术的后出头处理用暴力牵拉所致。如撕裂过大、过深或累及血管均可导致大量出血。

4.血肿　当胎儿整个身体中径线最大而可变性较小的胎头通过阴道时,阴道的周径明显增加,尽管妊娠期产妇阴道充血、柔软,但在难产而需助产时产程的延长,手术的干扰,有时产妇还伴有妊娠高血压综合征,以致阴道黏膜下组织过分牵引而撕裂、出血而形成外阴及阴道血肿。有时因阴道或会阴撕裂的缝合不当,当有无效腔并尚有腔内出血而形成血肿,其范围可不断扩大,当在阴道深部形成大的血肿,在处理上是十分棘手的。另外需要注意的是在妊娠高血压疾病的情况下,外阴、阴道甚至阔韧带内可以有自发性血肿有时血肿巨大,除腹部可隐约扪及血肿外,子宫可被推向一侧;产后的自发性腹膜后血肿较为罕见,患者在产后出血不多的情况下,红细胞及血红蛋白下降明显,下腹部有深压痛而无反跳痛。患者可以有发热可以高达39℃,而常是在38℃上下徘徊,B超可见腹膜后有液性暗区。

5.膀胱破裂 阴道壁以及相邻的膀胱弹性均较大,如在术前常规导尿,则在阴道的一般助产术时不易发生破裂,但如因横位行断头术,胎儿颈部锐利的骨片或术者手持的器械位置不当均可刺破阴道前壁及膀胱而发生破裂。

以上各种损伤都可导致出血,特别是妊娠期盆底组织血供丰富,静脉丛众多,如损伤严重,可发生大量出血。

【预防】

1.熟悉阴道分娩及各种阴道助产术的适应证及禁忌证 这是防止各种下生殖道裂伤及血肿的首要条件。例如宫颈口未开全,禁止用产钳术;又例如使用目前产钳术中已摒弃不用的高位产钳术,如胎头位置明显高于坐骨棘而产程延长仍使用高位产钳助产则是一种冒险行为,是错误的。

2.在手术前熟悉并了解产妇的全身及产科情况

(1)产妇有无妊娠合并症及并发症以及严重程度,以便作出分娩方式的选择及术前准备。

(2)应了解产妇的骨盆外测量、宫底高度、胎儿大小(估计)等项有关数据,并了解阴道检查、胎位、胎先露高低等项的有关情况,对巨大胎儿应估计到发生肩难产的可能性。如有明显的头盆不称,则应以剖宫产终止妊娠。

(3)对产妇阴道助产的麻醉作出最佳选择。

(4)根据产妇情况,作好输血、输液准备。

(5)阴道助产在术前均应导尿使膀胱排空,避免术时损伤膀胱。

(6)阴道分娩特别是手术助产后常规检查宫颈、阴道、外阴、及会阴部情况,有无撕裂、血肿等,检查应仔细、完全,因阴道损伤常是复合性的,如阴道裂伤可和会阴Ⅲ度裂伤同时存在,故不应遗漏。

【治疗】

阴道、宫颈、会阴及其深部的损伤部往往较深,当行手术修补时,首先要有良好的照明;其次,应根据手术范围,采用恰当的麻醉,在达到满意的镇痛后才能有良好的暴露;第三,是有经验的助手协助暴露损伤部位。修补时应注意周围解剖结构,术时尽量恢复其原有的结构解剖,不留无效腔,但缝合不可过紧,以免组织坏死。

1.会阴裂伤处理 会阴裂伤按其裂伤程度分为三度已如前述。新鲜的裂伤如注意消毒、止血,正确辨认其解剖组织并及时、正确修补缝合,即使会阴Ⅲ度裂伤的修补成功率亦达99%。修补前凡是有明显出血点先予以缝扎止血,然后局部以生理盐水冲洗干净后,浅表裂伤可以用丝线对合缝合,以后拆线;亦可用肠线皮内缝合。对Ⅱ度裂伤,特别是深Ⅱ度裂伤对损伤的组织按其解剖关系对端缝合,因会阴裂伤有时与阴道裂伤并存,在缝合时注意不留无效腔。

对会阴Ⅲ度裂伤的缝合,最好先用含甲硝唑的溶液将会阴部冲洗干净,如伴有阴道撕裂,先分离直肠阴道壁,用鼠齿钳提拉撕裂顶端上缘0.5cm处,用有齿钳提起阴道壁.以剪刀分离阴道壁及直肠其下端应至肛门处,侧缘以能暴露两侧的直肠壁0.5~0.8cm为度,以肠线间断缝合直肠壁,缝合时最好不穿过直肠黏膜,缝合至肛门,然后以两把鼠齿钳分别在肛门括约肌断裂处夹住括约肌断端,并向中间牵引,如可以合并并呈环形,令产妇作缩肛时,可见到或感到其收缩,即证实肛门括约肌无误,然后以粗丝线对两侧括约肌断端作 8 字缝合两针,再将会阴后联合下两侧撕裂组织对端缝合,最后以 0 号肠线间断缝合阴道壁,并缝合会阴部皮肤。

术后给予无渣半流质饮食三天,并服鸦片酊以抑制排便,外阴部每天用 1：1000 苯扎溴铵溶液轻轻拭洗,术后第四天开始每天口服 30ml 麻油,以利其排便。

2.阴道裂伤的处理　浅层的阴道撕裂伤处理较容易,即对损伤处予以止血修补。但严重的阴道撕裂伤处理比较复杂。如裂伤部位较深、出血多,往往难以辨认动脉或静脉的出血,故一般在恰当的暴露下迅速作大的 8 字缝合结扎以达到迅速止血的目的。止血后仔细寻找并辨明阴道撕裂部的顶端,对裂伤缝合的高度应超过裂伤顶端的 0.5cm 左右,以免漏缝较高部位的血管而发生血肿;对裂伤阴道表层缝合以间断法较好,对裂伤面积大、出血多的部位缝合后应留置橡皮片以利引流,避免再次发生血肿。对此类较大的裂伤在缝合后局部衬以纱布再用手指加压 10～20 分钟亦有助于避免再次发生出血或血肿。

对裂伤范围大而且有较多的弥漫性出血难以缝合者,则局部以大纱布填塞加压止血为好,在裂伤部位相对应的一侧可令助手向下加压,在两个合力作用下,可达到止血效果,纱条则可在 24～48 小时内取出。这种方法虽然少用,但在紧急状况下还是行之有效的方法;纱条取出后一般不再出血,如无感染,裂伤部生长迅速,一般 2～3 周内即可愈合。

3.宫颈裂伤的处理　纵形宫颈裂伤一般采用缝合方法修补。在阴道充分暴露后,对撕裂整齐的两侧撕裂面的下端用卵圆钳夹住,轻轻向下并列牵引,缝合自最下端开始,缝合第一针后,以缝合线轻轻向下牵引并撤去卵圆钳,每隔 0.8cm 左右向下缝合数针直至完全缝合为止并剪去多余缝线。

横行宫颈裂伤少见,但处理比较困难,因裂伤的组织外翻,裂伤部的上端无法窥见,所以无法缝合,必须用纱条填塞法,即将翻出的裂伤组织回纳后,迅速将纱条填塞阴道顶端及中端,同时用手在阴道内加压。助手则在腹部将产后的子宫向下推压,在两者的合力下达到止血的目的,术时注意应用子宫收缩剂,并及时排空膀胱,腹部及阴道压迫 20 分钟后,可以用沙袋加压于子宫底部并以腹带固定以代替手加压,纱条可在 48 小时轻轻抽出,如无感染,一般止血可以成功,裂伤部可以迅速愈合,但需注意在短期内不可作阴道检查。

4.产科血肿的处理　外阴小血肿可以局部加压,如血肿不长大,会逐渐被吸收,对迅速增大的血肿应切开血肿,取出血块及积血,如能找到出血点,予以结扎止血,可将血肿腔缝合,短时间内不出血亦无渗血,可不置皮片引流,然后缝合外阴皮肤。但仍用纱布加压于术部以防止再出血,但切开血肿找不到明确出血点者缝合后留置皮片引流为宜。

一般而言,阴道血肿处理比较困难,因阴道侧壁组织松弛,血肿不长到一定体积而发生压迫症状是难以发现的,特别是位于阴道中、上端的血肿。有些血肿可以继发于阴道裂伤的顶端因修补关闭的阴道顶端有小的血管未被缝扎而致。因此处理阴道血肿,特别是深部阴道血肿时应冷静考虑对策。对大的血肿显然不可能用压迫止血的方法来解决,而必须在满意的麻醉下(如硬膜外)下切开血肿,取出血块及积血,以良好的照明看清出血部位,大针 8 字缝合,余同阴道深裂伤缝合法,但必须自血肿腔向外置引流片,以免再次发生血肿。引流皮片一般在 48 小时内取出。对巨大的血肿,清除血肿和积血后,无法找到出血点,试行缝合后仍有出血、渗血者,不得已时亦可用纱条填塞,如盲目缝合,发生继发性血肿可能性很大,自发性阔韧带血肿,虽然少见,但较为危险,因患者有时可因子痫前期而伴发凝血功能障碍,而阔韧带血肿不断扩大,可以手术探查,可以从血肿侧根据血肿位置作平行于腹股沟斜行切口,自腹膜进入血肿区,取出血块,寻找出血点止血,但往往难于找到出血部位,而常为渗血,故可以用纱布压迫止血,并留置引流,于术后 24 小时至 48 小时取出,一般均能达到止血的目的。如在产后发现自发性腹膜后血肿,往往已在产后一两日,如无进行性贫血并发继发性感染可以保守治疗,如输血以抗生素预防感染,待血肿自行吸收,不必手术,其体温可逐渐下降至正常,一般情况亦日益改善。

5.膀胱破裂的处理　在横位断头术时,胎体、胎头及胎盘娩出后应检查阴道壁有无损伤,如有阴道前壁损伤,直通膀胱,一般为骨片划伤,此种穿透伤其切缘整齐,故立即修补后预后良好,但需留置导尿管 10天,导尿管应保持通畅。

以上的阴道助产术并发症均可伴发多量出血,应根据产妇具体情况予以补液、输血,术后常规予以抗生素。

(李　强)

第四节　子宫内翻

子宫内翻是指子宫底部向宫腔内陷入,甚至自宫颈翻出的病变,多数发生在第三产程。子宫内翻根据程度可以分为:①不完全子宫内翻。子宫底向下凹陷,可接近宫颈口,但仍存在部分宫腔。②完全子宫内翻。子宫底部下降至宫颈口外,但还在阴道内。③子宫内翻脱垂:整个内翻子宫暴露于阴道口外。子宫内翻按发病时间可分为:①急性子宫内翻。子宫翻出后宫颈尚未缩紧占 75% 左右。②亚急性子宫内翻。子宫翻出后宫颈已缩紧,占 15% 左右。③慢性子宫内翻:子宫翻出宫颈回缩已超过 4 周,子宫在内翻位置已经缩复但仍停留在阴道内,占 10% 左右。

【诊断与鉴别诊断】

(一)临床依据

1.病史　既往有子宫内翻病史;胎盘植入病史;子宫发育不良,畸形;双胎,羊水过多,急产;暴力按压宫底或牵引脐带;多次流产。

2.临床表现

(1)疼痛:疼痛的程度不一,轻者可以仅表现为产后下腹坠痛或阴道坠胀感,重者可引起疼痛性休克。典型的子宫内翻的疼痛是第 3 产程,牵拉脐带或按压宫底后突然出现剧烈的下腹痛,注意这种疼痛为持续性,以便与子宫收缩痛区别。

(2)出血:子宫内翻后所表现的出血特点不一。慢性子宫内翻患者仅表现为不规则阴道出血或月经过多;急性子宫内翻出血与胎盘剥离有关,胎盘未剥离者可以不出血,胎盘部分剥离和胎盘完全剥离者均可以表现为大出血。

(3)局部压迫症状:除下腹部憋坠感外,患者可以出现排便和排尿困难。

(4)休克:可能发生疼痛性休克、失血性休克及感染性休克。

3.检查

(1)腹部检查:急性子宫内翻腹部通常触及不到规则的子宫轮廓,子宫明显变低变宽,子宫底部呈杯口状或阶梯状;慢性子宫内翻可以仅表现为腹膜炎的体征。

(2)阴道检查:急性子宫内翻阴道出血多少不一;胎盘可能剥离也可能未剥离,胎盘未剥离者更容易诊断;胎盘剥离者可以触到或见到柔软球形物塞满产道或脱出阴道口仔细检查球形物上有宫颈环绕或发现输卵管开口可以明确诊断。慢性子宫内翻者除急性子宫内翻的表现外还有慢性炎症的表现,炎性阴道分泌物,肿物表面溃疡、出血、糜烂等。

（二）检查项目及意义

B超。注意胎盘附着部位、辅助胎盘植入的诊断及明确子宫畸形的存在。发生子宫内翻时进一步评估内翻程度。

（三）诊断思路和原则

1.评估产前高危因素　①多次流产病史；②B超提示有胎盘植入可能，或双胎、羊水过多；③子宫畸形或发育不良；④产妇一般情况不良，如营养不良，体质衰弱、上感咳嗽等；⑤宫底肌瘤或腺肌病；⑥长期使用宫缩抑制药如硫酸镁、盐酸利托君片等。

2.把握产时高危因素及临床表现　助产者手法粗暴，强力牵拉脐带；脐带绕颈或脐带过短；操作不符合规范，如宫底不正当加压；突发疼痛，局部压痛，休克；腹部检查及阴道检查体征。

3.排除鉴别诊断

(1)子宫脱垂：子宫脱垂患者一般情况良好，妇科检查可见包块下方有子宫颈口，向下屏气时子宫脱垂更加明显，盆腔检查时可摸到子宫体。

(2)子宫黏膜下肌瘤突出宫腔：一般产前B超可以鉴别。产时宫底仍可按及完整宫体。

【治疗方案及选择】

采用何种措施主要根据患者的全身状况、翻出时间、感染程度、有无生育要求，是否合并其他生殖系统肿瘤等选择。

1.保留子宫

(1)经阴道徒手复位：适合急性子宫内翻，宫颈口未回缩。取膀胱截石位，导尿；宫颈过紧者，可以使用镇静药或宫缩抑制药，如硫酸镁、地西泮、哌替啶等，或肌内注射阿托品针；必要时全身麻醉；用拳头法轻柔复位；复位后使用宫缩药加强宫缩，必要时宫腔填塞；术后注意预防出血及产褥感染。

(2)经腹手术复位：包括经腹组织钳牵拉子宫复位术（Huntington术）、经腹子宫后壁子宫切开复位术（Haultain术）、经腹子宫前壁子宫切开复位术（Dobin术）。全身麻醉；以经腹组织钳牵拉子宫复位术为基础，松解、扩大子宫翻出后形成的"杯口"狭窄环，松解方法包括全身麻醉、子宫松弛药物和手法松解，松解后采用两把组织钳由"杯口"下2cm处逐渐上提翻出至子宫壁直到完全复位。Haultain和Dobin术式分别切开子宫前或后壁，以扩大或松解"杯口"的狭窄环，切口要求位于"杯口"上，纵形切口，复位后缝合切口。

2.子宫切除手术　经腹或经阴道行部分或全子宫切除术。

【病情与疗效评价】

急性完全性子宫内翻，一般在发病后病人立即陷于严重休克状态。若未及时发现并抢救，往往在发病3~4h死亡，病死率为15%~16%，最高病死率可达43%。常见死亡原因是休克、出血和感染。子宫内翻的并发症常见于严重的疼痛、出血、感染和休克。

加强助产接生人员的培训、做好第三产程的正规处理是预防子宫内翻的重要措施。及时发现及诊断子宫内翻是治疗关键，积极缓解疼痛、控制出血、感染和休克是治疗子宫内翻的前提。子宫内翻发生后尽量避免并发症的出现，争取保留子宫完整性、保留产妇生育功能。

（张　慧）

第五节　产后出血

产后出血是指胎儿娩出后 24 小时内失血量超过 500ml,是分娩期常见的严重并发症,居我国产妇死亡原因首位。其发病率占分娩总数 2%～3%。产后出血可发生在三个时期即胎儿娩出后至胎盘娩出前,胎盘娩出至产后 2 小时及产后 2 小时至 24 小时,多发生在前两期。产后 2 小时内失血量占产后 24 小时内失血量的 74.7%。由于分娩时测量和收集失血量存在一定的困难,估计失血量偏少,实际发病率更高。引起产后出血的主要原因为子宫收缩乏力、胎盘因素、软产道损伤及凝血功能障碍。在诊断中应予高度重视,值得注意的是近年来在抢救产科大量汹涌出血时,如果在彻底止血前只补充晶体及红细胞,还会引起稀释性凝集病。

一、子宫收缩乏力

宫缩乏力性出血依然是产后出血的主要原因,占 70%～90%,及时有效地处理宫缩乏力性产后出血,对降低孕产妇死亡率十分关键。

【病因与发病机制】

引起子宫收缩乏力性产后出血的原因有多种,凡是影响子宫收缩和缩复功能的因素都可引起子宫乏力性产后出血,常见的有:全身因素、子宫局部因素、产程因素、产科并发症、内分泌及药物因素等。

1.全身因素　孕妇的体质虚弱,妊娠合并心脏病,高血压、肝脏疾病、血液病等慢性全身性疾病均可致产后宫缩乏力。另外,产妇可因产程中对分娩的恐惧及精神紧张和产后胎儿性别不理想等精神因素使大脑皮质功能紊乱,加上产程中进食不足及体力消耗,水电解质平衡紊乱,均可导致宫缩乏力。

2.子宫局部因素　①子宫肌纤维过度伸展:如多胎妊娠、巨大儿、羊水过多等,使子宫肌纤维失去正常收缩能力。②子宫肌壁损伤:经产妇使子宫肌纤维变性,结缔组织增生影响子宫收缩。急产、剖宫产和子宫肌瘤剔除术后,都可因子宫肌壁的损伤影响宫缩。③子宫病变:子宫畸形(如双角子宫、残角子宫、双子宫等)、子宫肌瘤、子宫腺肌病等,均能引起产后宫缩乏力。

3.产程因素　产程延长、滞产、头盆不称或胎位异常试产失败等,都可引起继发性宫缩乏力,导致产后出血。

4.产科并发症　妊娠期高血压疾病、宫腔感染、胎盘早剥、前置胎盘等可因子宫肌纤维水肿,子宫胎盘卒中,胎盘剥离面渗血,子宫下段收缩不良等引起宫缩乏力性产后出血。

5.内分泌失调　产时和产后,产妇体内雌激素、缩宫素及前列腺素合成与释放减少,使缩宫素受体数量减少,肌细胞间隙连接蛋白数量减少。子宫平滑肌细胞 Ca^{2+} 浓度降低,肌浆蛋白轻链激酶及 ATP 酶不足,均可影响肌细胞收缩,导致宫缩乏力。

6.药物影响　产前及产时使用大剂量镇静剂、镇痛剂及麻醉药,如吗啡、氯丙嗪、硫酸镁、哌替啶、苯巴比妥钠等,都可以使宫缩受到抑制而发生宫缩乏力性产后出血。

【临床表现】

子宫收缩乏力性产后出血可发生在胎盘娩出前也可以在胎盘娩出后,胎盘娩出后阴道多量流血及失血性休克等相应症状,是产后出血的主要临床表现。主要表现为胎盘娩出后阴道流血较多,按压宫底有血块挤出。也可以没有突然大量的出血,但有持续的中等量出血,直到出现严重的血容量不足,产妇可出现烦躁、皮肤苍白湿冷、脉搏细弱、脉压缩小等休克症状。

【诊断】

1.估计失血量　胎盘娩出后 24h>500ml 可诊断产后出血。估计失血量的方法有:①称重法:失血量 (ml)=[胎儿娩出后的接血敷料湿重(g)-接血前敷料干重(g)]/1.05(血液比重 g/ml)。②容积法:用产后接血容器收集血液后,放入量杯测量失血量。③面积法:可按接血纱块血湿面积粗略估计失血量。④监测生命体征、尿量和精神状态。⑤休克指数法,休克指数=心率/收缩压(mmHg)。⑥血红蛋白含量测定,血红蛋白每下降 10g/L,失血 400~500ml。但是产后出血早期,由于血液浓缩,血红蛋白值常不能准确反映实际出血量。

2.确诊条件　①出血发生于胎盘娩出后。②出血为暗红色或鲜红色,伴有血块。③宫底升高,子宫质软、轮廓不清,阴道流血多或剖宫产时,可以直接触到子宫呈疲软状。按摩子宫及应用缩宫剂后,子宫变硬,阴道流血可减少或停止。④除外产道裂伤、胎盘因素和凝血功能障碍因素所致产后出血。

【处理】

宫缩乏力性产后出血的处理原则为:正确估计失血量和动态监护、针对病因加强宫缩、止血、补充血容量、纠正失血性休克、预防多器官功能衰竭及感染。

1.正确估计出血量和动态监护　准确估计失血量是判断病情和选择实施抢救措施的关键。估计失血量大于或可能大于 500ml 时,则须及时采取必要的动态监护措施,如:凝血功能、水电解质平衡,持续心电监护,持续监测血压、脉搏等生命体征;必要时可以连续检测血红蛋白浓度及凝血功能。

2.处理方法

(1)子宫按摩或压迫法:可采用经腹按摩或经腹经阴道联合按压。经腹按摩方法为,胎盘娩出后,术者一手的拇指在前、其余四指在后,在下腹部按摩并压迫宫底,挤出宫腔内积血,促进子宫收缩;经腹经阴道联合按压法为,术者一手戴无菌手套伸入阴道握拳置于阴道前穹隆,顶住子宫前壁,另一只手在腹部按压子宫后壁,使宫体前屈,两手相对紧压并均匀有节律地按摩子宫;剖宫产时可以手入腹腔,直接按摩宫底,增强子宫收缩。按摩时间以子宫恢复正常收缩并能保持收缩状态为止,同时要配合应用宫缩剂。

(2)宫缩剂的应用:①缩宫素:为预防和治疗产后出血的一线药物。治疗产后出血方法为:缩宫素 10U 肌内注射、子宫肌层或宫颈注射,以后 10~20U 加入 500ml 晶体液中静脉滴注,给药速度根据患者的反应调整,常规速度 250ml/h,约 80mU/min。静脉滴注能立即起效,但半衰期短(1~6min),故需持续静脉滴注。缩宫素应用相对安全,大剂量应用时可引起高血压、水钠潴留和心血管系统副作用;一次大剂量静脉注射未稀释的缩宫素,可导致低血压、心动过速和(或)心律失常,甚至心跳骤停,虽然合成催产素制剂不含抗利尿激素,但仍有一定的抗利尿作用,大剂色应用特别是持续长时间静脉滴注可引起水中毒。因缩宫素有受体饱和现象,无限制加大用量反而效果不佳,并可出现副作用,故 24h 总量应控制在 60U 内。②卡前列素氨丁三醇(为前列腺素 $F_{2\alpha}$ 衍生物(15-甲基 $PGF_{2\alpha}$),引起全子宫协调有力的收缩。用法为 $250\mu g$(1 支)深部肌内注射或子宫肌层注射,3min 起作用,30min 达作用高峰,可维持 2h;必要时可重复使用,总量不超过 8 个剂量。此药可引起肺气道和血管痉挛外,另外的副作用有腹泻、高血压、呕吐、高热、颜面潮红和心动过速。哮喘、心脏病和青光眼患者禁用,高血压患者慎用。③米索前列醇:系前列腺素 E_1 的衍生物,可引起全子宫有力收缩,应用方法:米索前列醇 $200~600\mu g$ 顿服或舌下给药,口服 10min 达高峰,2h 后可重复应用,米索前列醇副作用者恶心、呕吐、腹泻、寒战和体温升高较常见;高血压、活动性心、肝、肾脏病及肾上腺皮质功能不全者慎用,青光眼、哮喘及过敏体质者禁用。

(3)手术治疗:在上述处理效果不佳时,可根据患者情况和医师的熟练程度选用下列手术方法。

1)宫腔填塞:有宫腔水囊压迫和宫腔纱条填塞两种方法,阴道分娩后宜选用水囊压迫,剖宫产术中选用纱条填塞。宫腔填塞后应密切观察出血量、子宫底高度、生命体征变化等,动态监测血红蛋白、凝血功能的状况,以避免宫腔积血,水囊或纱条放置24～48h后取出,要注意预防感染。

2)B-Lynch缝合:适用于子宫缩乏力性产后出血,子宫按摩和宫缩剂无效并有可能切除子宫的患者。方法:将子宫托出腹腔,先试用两手加压观察出血量是否减少以估计B-Lynch缝合成功止血的可能性,加压后出血基本停止,则成功可能性大,可行B-Lynch缝合术。下推膀胱腹膜返折进一步暴露子宫下段。应用可吸收线缝合,先从右侧子宫切口下缘2～3cm、子宫内侧3cm处进针,经宫腔至距切口上缘2～3cm、子宫内侧4cm出针;然后经距宫角约3～4cm宫底将缝线垂直绕向子宫后壁,于前壁相应位置进针进入宫腔横向至左侧后壁与右侧相应位置进针,出针后将缝线垂直通过宫底至子宫前壁,与右侧相应位置分别于左侧子宫切口上、下缘缝合。收紧两根缝线,检查无出血即打结。然后再关闭子宫切口。子宫放回腹腔观察10min,注意下段切口有无渗血,阴道有无出血及子宫颜色,若正常即逐层关腹。B-Lynch缝合术后并发症的报道较为罕见,但有感染和组织坏死的可能,应掌握手术适应证。

3)盆腔血管结扎:包括子宫动脉结扎和髂内动脉结扎。子宫血管结扎适用于难治性产后出血,尤其是剖宫产术中宫缩乏力性出血,经宫缩剂和按摩子宫无效,或子宫切口撕裂而局部止血困难者。推荐五步血管结扎法:单侧子宫动脉上行支结扎;双侧子宫动脉上行支结扎;子宫动脉下行支结扎;单侧卵巢子宫血管吻合支结扎;双侧卵巢子宫血管吻合支结扎。髂内动脉结扎术手术操作困难,需要由盆底手术熟练的妇产科医师操作。适用于宫颈或盆底渗血、宫颈或阔韧带出血、腹膜后血肿、保守治疗无效的产后出血,结扎前后需准确辨认髂外动脉和股动脉,必须小心勿损伤髂内静脉,否则可导致严重的盆底出血。

4)经导管动脉栓塞(TAE):适应证:经保守治疗无效的各种难治性产后出血,生命体征稳定。禁忌证:生命体征不稳定、不宜搬动的患者;合并有其他脏器出血的DIC;严重的心、肝、肾和凝血功能障碍;对造影剂过敏者。方法:局麻下行一侧腹股沟韧带中点股动脉搏动最强点穿刺,以Seldinger技术完成股动脉插管。先行盆腔造影,再行双侧髂内动脉及子宫动脉造影,显示出血部位及出血侧子宫动脉,大量造影剂外溢区即为出血处。迅速将导管插入出血侧的髂内动脉前干,行髂内动脉栓塞术(ⅡAE)或子宫动脉栓塞术(UAE),二者均属经导管动脉栓塞术(TAE)的范畴。固定导管,向该动脉注入带抗生素的明胶海绵颗粒或明胶海绵条或明胶海绵弹簧钢圈后,直至确认出血停止,行数字减影成像技术(DSA)造影证实已止血成功即可,不要过度栓塞。同法栓塞对侧。因子宫供血呈明显的双侧性,仅栓塞一侧子宫动脉或髂内动脉前干将导致栓塞失败。临床研究结果表明术中发生的难治性产后出血以髂内动脉结扎术和子宫切除术为宜。而术后或顺产后发生的顽固性出血可选择髂内动脉栓塞术。对于复发出血者,尚可再次接受血管栓塞治疗。

5)子宫切除术:适用于各种保守性治疗方法无效者。一般为次全子宫切除术,如前置胎盘或部分胎盘植入宫颈时行子宫全切除术。操作注意事项:由于子宫切除时仍有活动性出血,故需以最快的速度"钳夹、切断、下移",直至钳夹至子宫动脉水平以下,然后缝合打结,注意避免损伤输尿管。对子宫切除术后盆腔广泛渗血者,用大纱条填塞压迫止血并积极纠正凝血功能障碍。

3.补充血容量纠正休克　产妇可因出血量多,血容量急剧下降发生低血容量性休克。在针对病因加强宫缩和止血的同时,应积极纠正休克。建立有效静脉通道,监测中心静脉压、血气、尿量,补充晶体平衡液及血液、新鲜冰冻血浆等,有效扩容纠正低血容量性休克。对于难治性休克,在补足血容量后可给予血管活性药物升压。另外可短期大量使用肾上腺皮质激素,有利于休克的纠正。在积极抢救、治疗病因之后,达到以下状况时,可以认为休克纠正良好:出血停止;收缩压>90mmHg;中心静脉压回升至正常;脉压>30mmHg;脉搏<100次/min;尿量>30ml/h;血气分析恢复正常;一般情况良好,皮肤温暖、红润、静脉充盈、脉搏有力。

4.预防多器官功能障碍　严重的宫缩乏力性产后出血可发生凝血功能障碍,并发 DIC,继而发生多脏器功能衰竭。休克和多脏器功能衰竭是产后出血的主要死因,因此治疗宫缩乏力性产后出血时需注意主要脏器的功能保护。明显的器官功能障碍应当采用适当的人工辅助装置,如血液透析、人工心肺机等。

5.预防感染　产妇由于大量出血而机体抵抗力降低,且抢救过程中难以做到完全无菌操作,因此,有效止血和控制病情同时还需应用足量的抗生素预防感染。

【预防】

重视产前保健、积极治疗引起产后宫缩乏力的疾病、正确处理产程、加强产后观察,可有效降低宫缩乏力性产后出血的发生率。

1.加强孕期保健,定期产检,发现有引起宫缩乏力性产后出血的高危因素及时入院诊治。

2.积极预防和治疗产科并发症及妊娠合并症。

3.正确处理产程,重视产妇休息及饮食,防止疲劳及产程延长;合理使用子宫收缩剂及镇静剂;对孕妇进行精神疏导,减少精神紧张情绪。对有发生宫缩乏力性产后出血可能者适时给予宫缩剂加强宫缩。

4.加强产后观察,产后产妇应在产房中观察 2 小时,仔细观察产妇的生命体征、宫缩及阴道流血情况,发生异常及时处理。离开产房前鼓励产妇排空膀胱,鼓励产妇与新生儿早接触、早吸吮,能反射性引起子宫收缩,减少出血量。

二、胎盘因素所致出血

【概述】

胎盘因素是导致产后出血的第二大原因,仅次于子宫收缩乏力,文献报道约占产后出血总数的 7%～24%。近年来由于剖宫产及宫腔操作增加,胎盘因素所致产后出血的比例有明显上升趋势,成为严重产后出血且必须切除子宫的最常见原因。主要包括胎盘剥离不全、胎盘剥离后滞留、胎盘嵌顿、胎盘粘连、胎盘植入、胎盘和(或)胎膜残留以及前置胎盘等。

【分类】

1.胎盘剥离不全　多见于宫缩乏力或第三产程处理不当,如胎盘未剥离而过早牵拉脐带或刺激子宫,使胎盘部分自宫壁剥离,影响宫缩,剥离面血窦开放引起出血不止。

2.胎盘剥离后滞留　多由宫缩乏力或膀胱充盈等因素影响胎盘下降,胎盘从宫壁完全剥离后未能排出而潴留在宫腔内影响子宫收缩。

3.胎盘嵌顿　由于使用宫缩剂不当或第三产程过早及粗暴按摩子宫等,引起宫颈内口附近子宫肌呈痉挛性收缩,形成狭窄环,使已全部剥离的胎盘嵌顿于宫腔内,影响子宫收缩致出血。

4.胎盘粘连　在引起产后出血的胎盘因素中胎盘粘连最常见,胎儿娩出后胎盘全部或部分粘连于子宫壁上,不能自行剥离,称为胎盘粘连,易引起产后出血。胎盘粘连包括所有胎盘小叶的异常粘连(全部胎盘粘连),累及几个胎盘小叶(部分胎盘粘连),或累及一个胎盘小叶(灶性胎盘粘连)。

5.胎盘植入　指胎盘绒毛因子宫蜕膜发育不良等原因而植入子宫肌层,临床上较少见。根据胎盘植入面积又可分为完全性与部分性两类。其发生与既往有过宫内膜损伤及感染有关,绒毛可侵入深肌层达浆膜层甚至穿透浆膜层形成穿透性胎盘,可引起子宫自发破裂。

6.胎盘小叶、副胎盘和(或)胎膜残留　部分胎盘小叶、副胎盘或部分胎膜残留于宫腔内,影响子宫收缩而出血。常因过早牵拉脐带、过早用力揉挤子宫所致。

7.胎盘剥离出血活跃　胎盘剥离过程中出血过多。

8.胎盘早剥 子宫卒中子宫肌纤维水肿弹性下降,易引起宫缩乏力而致产后出血。

9.前置胎盘 在引起剖宫产产后出血的胎盘因素中,最常见的即前置胎盘。前置胎盘易并发产后出血原因主要有以下三点:首先在胎盘前置时,胎盘附着于子宫下段或覆盖于子宫颈中,其附着部位肌肉薄弱或缺乏,胎盘剥离后,不能有效收缩关闭血管,从而导致出血不止,引起产后出血;其次前置胎盘易发生胎盘粘连及植入肌层,胎盘剥离时出血较多;第三点是当胎盘附着于子宫前壁时,切开子宫很容易损伤胎盘而出血。

【高危因素】

在蜕膜形成缺陷的情况下胎盘粘连比较常见,许多临床资料显示发生胎盘粘连、植入、滞留、前置胎盘与多胎、多产、炎症、化学药物刺激、机械损伤等因素造成子宫内膜损伤有密切关系。随着人工流产次数的增多,胎盘因素所引起的产后出血也逐渐增多,多次吸宫或刮宫过深损伤子宫内膜及其浅肌层可造成再次妊娠时子宫蜕膜发育不良,因代偿性扩大胎盘面积或增加覆着深度以摄取足够营养,使胎盘粘连甚至植入发生率增加。另外,子宫内膜面积减少可引起胎盘面积增加或发生异位形成前置胎盘造成产后大出血。部分患者由于人工流产术中无菌技术操作不严或过早性生活引起子宫内膜炎。

【临床特点】

胎盘因素导致的产后出血一般表现为胎盘娩出前阴道多量流血,常伴有宫缩乏力,子宫不呈球状收缩,宫底上升,脐带不下移。胎盘娩出、宫缩改善后出血停止。出血的特点为间歇性、血色暗红,有凝血块。胎盘小叶或副胎盘残留是在胎儿娩出后胎盘自然娩出,但阴道流血较多,似子宫收缩不良,应仔细检查胎盘是否完整和胎膜近胎盘周围有无血管分支或有无胎盘小叶缺如的粗糙面。完全性胎盘粘连或植入在手取胎盘前往往出血极少或不出血,而在试图娩出胎盘时可出现大量出血,甚至有时牵拉脐带可导致子宫内翻。胎盘嵌顿时在子宫下段可发现狭窄环。胎盘嵌顿引起的产后出血比较隐匿,出血量与血流动力学的改变不相符。

B超声像特征:正常产后子宫声像图为子宫体积明显增大,宫壁均匀增厚,内膜显示清晰。单纯胎盘残留与胎盘粘连均表现为宫腔内光点密集及边缘轮廓较清晰的光团,提示胎盘胎膜瘤。胎盘植入则表现为宫腔内见胎盘组织样回声,其与部分子宫肌壁关系密切,局部子宫肌壁明显薄于对侧。

【治疗措施】

1.胎盘剥离不全及粘连绝大多数可徒手剥离取出。手取胎盘的方法为在适当的镇痛或麻醉下,一手在腹壁按压固定宫底,另一手沿着脐带通过阴道进入子宫。触到胎盘后,即用手掌尺侧进入胎盘边缘与宫壁之间逐步将胎盘与子宫分离,部分残留用手不能取出者,用大号刮匙刮取残留物,最好在B超引导下刮宫。若徒手剥离胎盘时,手感分不清附着界限则切忌以手指用力分离胎盘,因很可能是完全性胎盘粘连或胎盘植入。

2.完全性胎盘粘连或胎盘植入以子宫切除为宜。若出血不多需保留子宫者可保守治疗,子宫动脉栓塞术或药物(甲氨蝶呤或米非司酮)治疗都有较好效果。

1)药物治疗:①米非司酮:是一种受体水平抗孕激素药物,它能抑制滋养细胞增殖,诱导和促进其凋亡,能引起胎盘绒毛膜滋养层细胞周期动力学发生明显变化,阻断细胞周期的运转,从而抑制滋养层细胞的增殖过程,引起蜕膜和绒毛组织的变性。用法:米非司酮50mg口服,3次/d,共服用12d。②MTX:MTX用法10mg肌内注射,1次/d,共7d;或MTX 1mg/kg单次肌内注射。如血β-HCG下降不满意一周后可重复一次用药。③中药治疗:生化汤主要成分有当归8g,川芎3g,桃仁6g,炙甘草5g,蒲黄5g,红花6g,益母草9g,泽兰3g,炮姜6g,南山楂6g,五灵脂6g,水煎服,每日1剂,2次/d,5d为1个疗程。

2)盆腔血管栓塞术由经验丰富的放射介入医生进行,其栓塞成功率可达95%。对还有生育要求的产妇,可避免子宫切除。介入栓塞的方法是局部麻醉下将一导管置入腹主动脉内,应用荧光显影技术确定出血血管,并放入可吸收的明胶海绵栓塞出血血管,达到止血目的。若出血部位不明确,可将明胶海绵置入髂内血管。此法对多数宫腔出血有效。

3.胎盘剥离后滞留:首先导尿排空膀胱,用手按摩宫底使子宫收缩,另一手轻轻牵拉脐带协助胎盘娩出。

4.胎盘嵌顿在子宫狭窄环以上者,可使用静脉全身麻醉下,待子宫狭窄环松解后,用手取出胎盘当无困难。

5.胎盘剥离出血活跃:胎盘剥离过程中出现阴道大量流血需立即徒手剥离胎盘娩出,并给予按摩子宫及应用宫缩制剂。

6.前置胎盘剥离面出血者,可"8"字缝合剥离面止血。或用垂体后叶素 6U 稀释于 20ml 生理盐水中,于子宫内膜下多点注射,显效快,可重复使用,无明显不良反应。B-lynch 缝合术也是治疗前置胎盘产后出血较好的保守治疗手段。胎盘早剥子宫卒中并有凝血功能障碍者,要输新鲜血浆,补充凝血因子。Fg<1.5g/L时,输纤维蛋白原,输 2～4g,可升高 1g/L,BPC<50×10^9/L,输 BPC 悬液。

7.宫腔填塞术:前置胎盘或胎盘粘连所导致的产后出血,填塞可以控制出血。宫腔填塞主要有两类方法,填塞球囊或填塞纱布。可供填塞的球囊有专为宫腔填塞而设计的,能更好地适应宫腔形状,如 Bakri 紧急填塞球囊导管;原用于其他部位止血的球囊,但并不十分适合宫腔形状,如森布管、Rusch 泌尿外科静压球囊导管;利用产房现有条件的自制球囊,如手套或避孕套。宫腔填塞纱布是一种传统的方法,其缺点是不易填紧,且因纱布吸血而发生隐匿性出血,建议统一使用规格为 10cm×460cm 长的纱布,所填入纱布应于 24h 内取出,宫腔填塞期间须予抗生素预防感染;取出纱条前应先使用缩宫素,促进子宫收缩,减少出血。

【预防措施】

加强婚前宣教,做好计划生育,减少非意愿妊娠,减少人工流产次数,以降低产后出血的发生率。为了预防产后出血,重视第三产程的观察和处理,胎儿娩出后配合手法按摩子宫,正确及时使用缩宫药物,以利胎盘剥离排出,密切观察出血量,仔细检查胎盘、胎膜娩出是否完整,胎膜边缘有无断裂的血管残痕,如有,应在当时取出。胎盘未娩出前有较多阴道流血或胎儿娩出后 10min 未见胎盘自然剥离征象时要及时实施宫腔探查及人工剥离胎盘术可以减少产后出血。有文献报道第三产程用米索前列腺醇 $400\mu g$＋NS 5ml 灌肠,能减少产后出血量。

对于前置胎盘者,尤其是中央型及部分型前置胎盘,需做好产后出血抢救的各项准备工作,应由有经验的高年资医生上台参与手术,手术者术前要亲自参与 B 超检查,了解胎盘的位置及胎盘下缘与子宫颈内口的关系,选择合适的手术切口,从而有效降低产后出血的发生率,术中要仔细检查子宫颈内口是否有活动性出血,因为有可能发生阴道出血但宫腔无出血而掩盖了出血现象。

三、软产道损伤

【概述】

软产道损伤是指子宫下段、子宫颈、阴道、盆底及会阴等软组织在分娩时所引起的损伤。在妊娠期间,软产道组织出现一系列生理性改变,如子宫、阴道、盆底等处的肌纤维增生和肥大,软产道各部的血管增多与充血,淋巴管较扩张,结缔组织变松软,以及阴道壁黏膜增厚、皱襞增多等,因而使软产道组织血液丰富,弹性增加,并且有一定的伸展性。由于这些变化,在分娩时能经受一定程度的压力和扩张,因而有利于胎儿的通过与娩出。但有时由于分娩过程所需的软产道扩张程度已超过最大限度，如娩出巨大胎儿时，或软产道本身有病变不能相应扩张，或在娩出胎儿的助产中操作不当，均可导致不同程度的软产道损伤。

【临床表现及诊断】

胎儿娩出后出血，血色鲜红能自凝，出血量与裂伤程度以及是否累及血管相关，裂伤较深或波及血管时，出血较多。检查子宫收缩良好，则应仔细检查软产道可明确裂伤及出血部位。特别是急产、阴道助产、臀牵引手术产等，应全面检查会阴、阴道、宫颈以便明确是否有裂伤。有时产道裂伤形成血肿，造成隐性失血，小血肿无症状，若大血肿位于腹膜后及阔韧带等部位，表现为分娩后及剖宫产术后出现心慌、头晕、面色苍白、皮肤湿冷、血压下降、脉搏细速、尿量减少、阴道出血不多、子宫收缩正常、按压子宫无明显血液流出，B超检查有助于明确诊断。

【分类及处理】

1.会阴阴道裂伤　阴道壁和会阴部的裂伤，是产妇在分娩时最常见的并发症。阴道、会阴裂伤按损伤程度可分为4度：Ⅰ度裂伤是指会阴部皮肤及阴道入口黏膜撕裂；Ⅱ度裂伤指裂伤已达会阴体筋膜及肌层，累及阴道后壁黏膜，向阴道后壁两侧沟延伸并向上撕裂，解剖结构不易辨认；Ⅲ度裂伤指裂伤向会阴深部扩展，肛门外括约肌已断裂，直肠黏膜尚完整；Ⅳ度裂伤指肛门、直肠和阴道完全贯通，直肠肠腔外露，组织损伤严重。发生会阴裂伤后，应立即修补、缝合，缝合时应按解剖层次缝合，注意缝至裂伤底部，避免遗留死腔，更要避免缝线穿过直肠黏膜，否则将形成瘘管。同时缝合时必须注意止血及无菌操作，避免发生血肿及感染。对于Ⅲ、Ⅳ度裂伤，首先用Allis钳夹住括约肌断端（断裂时括约肌回缩），用2-0缝线间断缝合，然后用3-0缝线修补直肠，再行阴道黏膜，会阴部肌肉和皮肤缝合。术后注意应用抗生素预防感染。

2.外阴、阴蒂裂伤　阴道分娩时，保护会阴不得当，仅注意保护会阴体，强力压迫后联合，忽略胎头仰伸助其成为俯屈状态，虽会阴未裂伤而导致外阴大小阴唇或前庭阴蒂裂伤小动脉破裂出血，分娩后应仔细检查，发现活动性出血用细线缝合。

3.宫颈裂伤　宫口未开全时，产妇即用力屏气；宫缩过强，宫颈尚未充分扩张而已被先露部的压力所冲破；胎儿方位异常，如枕横位、枕后位、颜面位，宫颈着力不均匀造成损伤及先天性宫颈发育异常的产妇，行阴道助产手术或阴道手术的操作方法不够正确，如产钳之钳叶，误置在宫颈之外，或用产钳旋转胎头的方法不当；在第一产程时曾用力把宫颈托上，企图刺激宫缩与促使宫颈口迅速扩张；这些均有可能引起宫颈撕裂。

疑为宫颈裂伤应暴露宫颈直视下观察，若裂伤浅且无明显出血，可不予缝合并不作宫颈裂伤诊断，若裂伤深且出血多，有活动性出血，应用两把卵圆钳牵拉裂伤两侧的宫颈，在裂口顶端0.5cm健康组织处先缝合一针，避免裂伤缩血管出血形成血肿，之后间断缝合，最后一针应距宫颈外侧端0.5cm处止，以减少日后发生宫颈口狭窄的可能性。若经检查宫颈裂口已达穹隆涉及子宫下段时，特别是3点、9点部位的裂伤，可伤及子宫动脉，若勉强盲目缝合，还可能伤及输尿管和膀胱，此时应剖腹探查，结合腹部、阴道行裂伤修补术。

4.阔韧带、腹膜后血肿　凡分娩后及剖宫产术后出现阴道出血正常、子宫收缩正常、按压子宫无明显血液流出，进行性贫血和剧烈腹痛伴腹部包块者应考虑本病的可能。超声波能检查出膀胱后由于出血形成的暗区或反光团块，并可探及子宫破裂处子宫壁不完整，该处可见到血肿暗区或中强反光团块及条索状反光带。较大的或伴有感染的血肿，需待血肿部分吸收或感染控制后才可见到此征象。阔韧带、后腹膜血肿的处理：

(1)保守治疗：监测生命体征，4～6h复查血常规、凝血功能。B超检查动态观察血肿有无进行性增大。快速补充足够的血容量，抗休克治疗。

（2）急诊剖腹探查：腹膜后血肿是否需切开探查，须按其血肿范围、血流动力学相关指标变化情况来决定，不可以盲目地剖腹探查，增加手术的风险性。腹膜后血肿多由盆壁静脉丛、骨盆小血管出血形成，由于血肿能在腹膜后产生填塞及压迫作用，出血可能自行停止，此种血肿若切开，破坏后腹膜完整性，可引起无法控制出血的危险。若动态观察见血肿属稳定型，范围不大，张力小，无搏动等，无需切开探查。反之，观察见血肿属扩张型，范围大，张力高，有搏动，应及时切开探查并作相应处理。阔韧带血肿一般行剖腹探查止血。若由剖宫产术后所致的腹膜后血肿可拆除子宫下段切口可吸收缝线，从新全层连续缝合子宫下段切口，缝合子宫下段切口时超过子宫下段切口两侧 1.5～2cm，观察切口无出血，阔韧带、后腹膜血肿无增大后，常规关闭腹腔；若子宫破裂合并感染则切除子宫。另外，清理腹腔时不要彻底清理干净血肿，因为血肿可起到压迫作用，防止继续出血，如彻底清理，剥离面渗血更难处理。

（3）介入治疗：选择性子宫动脉栓塞术适用于阔韧带血肿难以找出子宫动脉者。可寻找出血部位，直接进行出血部位栓塞。

（4）术后加强抗感染对症治疗。

【预防】

预防软产道损伤，应于产前综合评估胎儿大小及产道情况，及时发现巨大儿，畸形胎儿及发育异常的产道。及时正确处理产程，产妇临产后应密切观察宫缩情况，产程进展，勿使第一产程延长。提高接产技术，第二产程宫口开全，接产者在胎头拨露时帮助胎头俯屈，不可使胎头和胎肩娩出过快，并注意保护会阴，及时做会阴切开，防止会阴组织过度扩张，导致盆底组织破损，软产道撕裂出血。提高阴道手术助产技术，正确操作，减少助产对软产道的损伤。手术过程中动作轻柔，精确止血，尽可能避免因软产道损伤造成的产后出血。

四、凝血功能障碍

凝血功能障碍指任何原发或继发的凝血功能异常，均能导致产后出血。其抢救失败，是导致孕产妇死亡的主要原因。

【病因与发病机制】

特发性血小板减少性紫癜、再生障碍性贫血、白血病、血友病、维生素 K 缺乏症、人工心脏瓣膜置换术后抗凝治疗、严重肝病等产科合并症可引起原发性凝血功能异常。胎盘早剥、死胎、羊水栓塞、重度子痫前期、子痫、HELLP 综合征等产科并发症，均可引起弥散性血管内凝血（DIC）而导致继发性凝血功能障碍。

正常凝血功能的维持依赖于凝血与抗凝血、纤溶与抗纤溶、血小板功能和血管内皮细胞功能四大系统的相互协调。正常妊娠时，若出现明显的血管内皮损伤、血小板活化增强、凝血酶原活性增加、高凝状态导致继发性纤溶亢进和抗纤溶活性增强，而这四个方面相互影响相互渗透，从而维持正常妊娠处于凝血与抗凝血、纤溶与抗纤溶的动态平衡中，即所谓的生理性高凝状态。当存在产科合并症或并发症时打破了这种平衡而出现凝血功能障碍。其主要机制如下：

1.血管内皮细胞损伤、激活凝血因子Ⅻ，启动内源性凝血系统。

2.组织严重破坏使大量组织因子进入血液，启动外源性凝血系统：创伤性分娩、胎盘早期剥离、死胎等情况下均有严重的组织损伤或坏死，大量促凝物质入血，其中尤以组织凝血活酶（即凝血因子Ⅲ，或称组织因子）为多。

3.促凝物质进入血液：羊水栓塞时一定量的羊水或其他异物颗粒进入血液可以通过表面接触使因子Ⅻ活化，从而激活内源性凝血系统。急性胰腺炎时，蛋白酶进入血液能促使凝血酶原变成凝血酶。抗原抗体复合物能激活因子Ⅻ或损伤血小板引起血小板聚集并释放促凝物质(如血小板因子等)。补体的激活在DIC的发生发展中也起着重要的作用。

4.血细胞大量破坏:正常的中性粒细胞和单核细胞内有促凝物质,在大量内毒素或败血症时中性粒细胞合成并释放组织因子;在急性早幼粒细胞性白血病患者,此类白血病细胞胞质中含有凝血活酶样物质,当白血病细胞大量坏死时,这些物质就大量释放入血,通过外源性凝血系统的启动而引起 DIC。内毒素、免疫复合物、颗粒物质、凝血酶等都可直接损伤血小板,促进它的聚集。微血管内皮细胞的损伤,内皮下胶原的暴露是引起局部血小板黏附、聚集、释放反应的主要原因。血小板发生黏附、释放和聚集后,除有血小板凝集物形成,堵塞微血管外,还能进一步激活血小板的凝血活性,促进 DIC 的形成。

5.凝血因子合成和代谢异常:重症肝炎、妊娠脂肪肝、HELIP 综合征等疾病可导致凝血因子在肝脏的合成障碍,致使凝血因子缺乏,进而导致凝血功能障碍。

6.血小板的减少:特发性血小板减少性紫癜和再生障碍性贫血,循环中血小板的减少,是导致凝血功能障碍的主要原因。

【临床表现】

凝血功能障碍的主要临床表现为出血以及出血引起的休克和多器官功能衰竭。出血的发生时间随病因和病情进展情况而异,可在胎盘娩出前,亦可在胎盘娩出后。大多发现时已处于消耗性低凝或继发性纤溶亢进阶段,临床上可出现全身不同部位的出血,最多见的是子宫大量出血或少量持续不断的出血。开始还可见到血凝块,但血块很快又溶解,最后表现为血不凝。此外,常有皮下、静脉穿刺部位,伤口、齿龈、胃肠道出血或血尿。大量出血时呈现面色苍白、脉搏细弱、血压下降等休克的表现,呼吸困难、少尿、无尿、恶心、呕吐、腹部或背部疼痛、发热、黄疸、低血压、意识障碍(严重者发生昏迷)及各种精神神经症状等多器官功能衰竭的表现。

【诊断及实验室检查】

凝血功能障碍,主要依靠临床表现结合病因及各种实验室检查来确诊。

1.特发性血小板减少性紫癜　多见于成年女性,主要表现为皮肤黏膜出血。轻者仅有四肢及躯干皮肤的出血点、紫癜及瘀斑、鼻出血、牙龈出血,严重者可出现消化道、生殖道、视网膜及颅内出血。实验室检查,通常血小板 $<100\times10^9/L$,骨髓检查,巨核细胞正常或增多,成熟型血小板减少,血小板相关抗体(PAIg)及血小板相关补体(PAC₃)阳性,血小板生存时间明显缩短。

2.再生障碍性贫血　主要表现为骨髓造血功能低下,全血细胞减少和贫血、出血、感染综合征。呈现全血细胞减少,正细胞正色素性贫血,网织红细胞百分数 <0.01 ,淋巴细胞比例增高。骨髓多部位增生低下,幼粒细胞、幼红细胞、巨核细胞均减少,非造血细胞比例增高,骨髓小粒空虚。

3.血友病　是一组因遗传性凝血活酶生成障碍引起的出血性疾病。分为血友病 A、血友病 B 及遗传性因子Ⅺ缺乏症。其中血友病 A 最常见。血友病 A 发病基础是由于 FⅧ缺乏,导致内源性途径凝血障碍。血友病 B 是由于缺乏 FⅨ,引起内源性途径凝血功能障碍。实验室检查,凝血时间(CT)通常正常或延长,活化部分凝血活酶时间(APTT)延长,简易凝血活酶生成实验(STGT)异常;凝血酶原生成实验(TGT)异常。可通过 TGT 纠正实验、FⅧ、FⅨ活性及抗原测定进行分型。也可以行基因诊断确诊。

4.维生素 K 缺乏症　一般情况下,维生素 K 缺乏症的发生率极低,其和长期摄入不足、吸收障碍、严重肝病及服用维生素 K 拮抗剂有关。由于人体内的凝血因子 FⅩ、FⅨ、FⅦ、凝血酶原及其调节蛋白 PC、PS 等的生成,都需要维生素 K 参与。实验室检查,PT 延长、APTT 延长;FⅩ、FⅨ、FⅦ、凝血酶原活性低下。

5.重度肝病　肝脏是除 Ca^{2+} 和组织因子外,其他凝血因子合成的场所,重度肝病时,实验室检查多表现为肝损害的一系列生化改变、凝血酶原时间(PT)、APTT 延长和多种凝血因子的异常,甚至出现 DIC。

6.DIC　是胎盘早剥、死胎、羊水栓塞、重度子痫前期、HELLP综合征等产科并发症引起产后出血的共同病理改变。通常血小板$<100\times10^9$/L或进行性下降；血浆纤维蛋白原含量<1.5g/L或进行性下降；3P实验阳性或血浆FDP>20mg/L，或D-二聚体水平升高或阳性；PT缩短或延长3s以上，或APTT缩短或延长10s以上。

【治疗】

凝血功能障碍的处理原则为：早期诊断和动态监测，积极处理原发病，同时改善微循环，纠正休克，补充耗损的凝血因子，保护和维持重要脏器的功能。

1.早期诊断和动态监测　及早诊断和早期合理治疗是提高凝血功能障碍所致产后出血救治成功率的根本保证。临床有凝血功能障碍高发的产科并发症和合并症或发生各种原因所致的产后出血，都应该及时进行相关出凝血指标的测定。同时在治疗过程中动态监测血小板、纤维蛋白原、纤维蛋白降解物、D-二聚体、PT、APTT、凝血酶时间(TT)的变化，可以监控病情的演变情况指导临床治疗。

2.积极治疗原发病　病因治疗是首要治疗原则，只有去除诱发因素，才有可能治愈凝血功能障碍所致的产后出血。

3.纠正休克　出血隐匿时休克症状可能为首发症状。

4.补充凝血因子　各种病因引起的凝血功能障碍中，大都有凝血因子的异常。因此积极补充凝血因子和血小板是治疗的一项重要措施。可通过输注新鲜冰冻血浆、凝血酶原复合物、纤维蛋白原、冷沉淀（含Ⅷ因子和纤维蛋白原）、单采血小板、红细胞等血制品来解决。

(1)血小板：血小板低于$(20\sim50)\times10^9$/L或血小板降低出现不可控制的渗血时使用。可输注血小板10U，有效时间为48h。

(2)新鲜冰冻血浆：是新鲜抗凝全血于$6\sim8$h内分离血浆并快速冰冻，几乎保存了血液中所有的凝血因子、血浆蛋白、纤维蛋白原。使用剂量$10\sim15$ml/kg。

(3)冷沉淀：输注冷沉淀主要为纠正纤维蛋白原的缺乏，如纤维蛋白原浓度高于1.5g/L不必输注冷沉淀。冷沉淀常用剂量$1\sim1.5$U/10kg。

(4)纤维蛋白原：输入纤维蛋白原1g可提升血液中纤维蛋白原25mg/dl，1次可输入纤维蛋白原$2\sim4$g。

(5)凝血酶原复合物，含因子Ⅴ、Ⅶ、Ⅸ、Ⅹ，可输注$400\sim800$U/d。

(6)近年研究发现，重组活化凝血因子Ⅶa(rFⅦa)可用于治疗常规处理无效的难治性妇产科出血性疾病，并取得了满意疗效。产后出血患者应用rFⅦa的先决条件是：①血液指标：血红蛋白>70g/L，国际标准化比率(INR)<1.5，纤维蛋白原≥1g/L，血小板$\geq50\times10^9$/L。②建议用碳酸氢钠提升血液pH至≥7.2(pH≤7.1时，rFⅦa有效性降低)。③尽可能恢复体温至生理范围。rFⅦa应用的时机是：①无血可输或拒绝输血时。②在代谢并发症或器官损伤出现之前。③在子宫切除或侵入性操作前。推荐的用药方案是：初始剂量是$40\sim60\mu$g/kg，静脉注射；初次用药$15\sim30$min后仍然出血，考虑追加$40\sim60\mu$g/kg的剂量；如果继续有出血，可间隔$15\sim30$min重复给药$3\sim4$次；如果总剂量超过200μg/kg后效果仍然不理想，必须重新检查使用rFⅦa的先决条件，只有实施纠正措施后，才能继续给100μg/kg。

5.肝素的应用　在DIC高凝阶段主张及早应用肝素，禁止在有显著出血倾向或纤溶亢进阶段应用肝素。

6.抗纤溶药物的应用　在DIC患者中，可以在肝素化和补充凝血因子的基础上应用抗纤溶药物，如：氨基己酸、氨甲环酸、氨甲苯酸等。

总之，凝血功能障碍性产后出血是产后出血处理中最难治的特殊类型，除了按常规的产后出血处理步骤和方法进行外,更要注重原发病因素的去除和DIC的纠正,同时要注重重要脏器功能的保护,才能提高抢救的成功率,降低孕产妇死亡率。

五、稀释性凝集病所致的产科出血

【概述】

稀释性凝集病是指大失血时由于只补充晶体及红细胞导致血小板缺失及可溶性凝集因子的不足,引起的功能性凝集异常。在妊娠期(如胎盘早剥时),更常见于产后期(如子宫收缩乏力性继发性出血),可由于大量汹涌出血,输血、输液不能止血反而造成稀释性凝集病,其原因是储存的血液和红细胞制品缺乏 V、Ⅷ、Ⅺ 因子、血小板和全部可溶血液凝固因子,故严重的出血不输注必要的血液成分止血因子,将会导致低蛋白血症、凝血酶原和凝血激酶时间延长。

【临床特点】

一般认为,失血时输入不含凝血因子的液体和红细胞达 1 个循环血量时,血浆中凝血因子和血小板浓度会下降至开始值的 37%,在交换 2 个循环血量之后会降低至基础浓度的 14%,便发生稀释性凝集病。在这种情况下第一个下降的凝血因子是纤维蛋白原(FIB),因此,稀释性凝集病的严重程度可以从纤维蛋白原浓度估计,但要除外纤维蛋白原下降的其他原因(如弥漫性血管内凝血,DIC)。研究显示,大量输血使凝血酶原标准单位(INR)和部分凝血活酶时间比率(APTT 比率)增高到 1.5~1.8 时,血浆因子 V 和Ⅷ通常降低到 30%以下。故有人将 INR 和 APTT 比率增加到对照值 1.5~1.8 成为稀释性凝血障碍的诊断和实施治疗干预的临界值。由于对大量输血所致稀释性凝血障碍一直未有一致的诊断标准,目前多以 INR 和 APTT 比率增加到 1.5~1.8,FIB<1g/L,同时伴创面出血明显增加作为诊断依据。

如果失血量超过 1 个血容量以上就可以发生消耗性凝血障碍如 DIC 或稀释性凝集病,但 DIC 并不常见。DIC 的诊断依据是全部凝血参数均明显异常。DIC 可出现低纤维蛋白血症,血小板减少症和部分凝血活酶时间(APTT)、凝血酶原时间(PT)延长。由于 DIC 继发产生纤溶,可以检出纤维蛋白崩解后散落的亚单位——栓溶二聚体(D-Dimers),对 DIC 最特异的试验是 D-Dimers,稀释性凝集病虽也表现血小板减少症,低纤维蛋白血症及 APTT、PT 延长,但 D-Dimers 试验阴性。DIC 的纤维蛋白原降解产物(FDP)比稀释性凝集病高,对 DIC 也较敏感,但不如 D-Dimers 特异。

【处理】

纠正稀释性凝集病主要是补充新鲜冰冻血浆(FFP)、冷沉蛋白、新鲜血或浓缩血小板。目前临床上最容易得到的是 FFP,当凝血障碍伴 APTT 和 PT 显著延长或 FIB 明显减少时应首选 FFP。因为 FFP 含有生理浓度的所有凝血因子,70kg 成人输入 1U FFP(250ml)通常可改善 PT 5%~6%和 APTT 1%,按15ml/kg 输入 FFP 可使血浆凝血因子活性增加 8%~10%。为了获得和维持临界水平以上的凝血因子,推荐短期内快速输入足够剂量的 FFP 如 5~20ml/kg。发生稀释性凝集病时第一个下降的凝血因子是纤维蛋白原,如果单独输入 FFP 不足以提供所需纤维蛋白原时应考虑采用浓缩纤维蛋白原 2~4g,或含有纤维蛋白原、因子Ⅷ和Ⅻ及 von Willebrand 因子的冷沉淀。在治疗稀释性凝集病的过程中,血细胞比容(Hct)下降会增加出血危险,尤其是有血小板减少症时,因此不要推迟红细胞的输注,有建议稀释性凝血障碍时应设法提高 Hct 到高于 70~80g/L 的氧供临界水平。多数大出血患者在交换了 2 个血容量之后会出现血小板减少症,故血小板计数如果低于 50×10⁹/L,应当输用血小板治疗。输 1 个单位血小板一般可升高血小板(5~10)×10⁹/L。重组的Ⅶ激活因子(rⅦa,诺七)与组织因子(TF)相互作用能直接激活凝血,产生大量的凝血酶,因为 TF 全部表达在破损血管的内皮,促凝作用不会影响全身循环。因此在严重稀释性凝集病中,应早期给予 rⅦa。

综上所述,妊娠期(如胎盘早剥时)及产后期(如子宫收缩乏力性继发性出血)大量汹涌出血的患者,要防止稀释性凝集病的发生。如果 FIB<1g/L,INR 和 APTT 比率>1.5~1.8 及创面出血增加,应考虑稀释性凝血障碍。处理首选 FFP,必要时给予 FIB、血小板或其他凝血因子制品。

(张 慧)

第六节 羊水栓塞

羊水栓塞(AFE),是指在分娩过程中羊水进入体循环中引起的急性缺氧、血流动力学衰竭和凝血的妊娠期过敏反应综合征。是严重的分娩并发症,死亡率高达 60%~70%。

一、流行病学

1989~1991 年我国孕产妇死亡的资料中羊水栓塞占孕产妇死亡的 4.7%,是孕产妇死亡的第 3 位原因。据北京市 20 世纪 90 年代统计,羊水栓塞占孕产妇死亡的 15.5%,在美国、澳大利亚,羊水栓塞是孕产妇死亡的第 2 位原因,占孕产妇死亡的 10%,在英国占 7%。上海新华医院刘棣临、周致隆报道我国上海地区从 1958~1983 年资料统计羊水栓塞发生率为 1:14838。Clark 等报道,羊水栓塞的发病率在美国为 1:(8000~80000);最近,美国两个大样本调查研究表明,羊水栓塞在经产妇和初产妇的发生率分别是 14.8/10 万和 6.0/10 万。在澳大利亚近 27 年致命性羊水栓塞的发病率为 1.03/10 万。据报道,羊水栓塞引起死亡的孕产妇占孕产妇死亡的 10%~20%。羊水栓塞孕产妇死亡率高达 60%~70%,在不同的文献报道中,羊水栓塞的母亲死亡率有很大的不同。在美国国家登记资料 5 年统计羊水栓塞孕产妇死亡率是 61%;英国国家登记统计资料羊水栓塞孕产妇死亡率是 37%。有学者报道上海市 1985~1995 年间的 75 例羊水栓塞患者中死亡 54 例,死亡率为 68%。虽然急救技术迅速发展,仍有约 25%病例可即时或发病后 1 小时内死亡。大部分幸存者又都存在因缺氧导致的永久性神经损害。胎儿死亡率约为 21%,羊水栓塞发生在分娩前,胎儿的预后是差的,胎儿的存活率大概是 40%,在幸存的新生儿中 29%~50%存在神经系统损害。

羊水栓塞绝大部分发生在妊娠晚期,尤以第一产程多见,罕有在产后 48 小时发病的。1995 年 Stevent Clark 所分析的 46 例羊水栓塞患者中,70%发生在产程中、胎儿娩出之前;11%发生在阴道分娩,胎儿刚刚娩出后;19%发生在剖宫产中。

二、发病机制

早期研究,在产科因循环衰竭死亡后的尸体解剖中发现肺组织有羊水成分,经电子扫描图像显示在母体子宫下段局部,子宫颈内膜血管和胎盘着床部的血管中发现微血栓。因此,传统的观点认为,羊水栓塞是羊水内容物进入母血循环,导致肺部血管机械性梗阻,引起肺栓塞、肺动脉高压、急性肺水肿、肺心病、左心衰、低血压、低氧血症、凝血以致产生全身多器官功能障碍。

近期,Clark 等研究认为与栓塞相比,AFE 更可能是母体对胎儿成分的过敏反应,并建议称其为孕期过敏反应综合征。羊水或羊水内容物如鳞状上皮、黏液、毳毛及胎脂等,在子宫收缩下从子宫下段或宫颈内膜破裂的静脉进入母血循环,在胎盘早剥、子宫破裂、剖宫产、妊娠中期钳刮术、引产术或羊膜腔穿刺注药引产术时,羊水可直接由开放血管进入母血循环后,在某些妇女激发了一系列复杂的与人类败血症及过敏相似的病理反应;内毒素介质的释放是继发病理生理过程的核心。

(一)有关羊水栓塞的发病机制

目前认为羊水栓塞是由于羊水活性物质进入母血循环引起的"妊娠过敏样综合征"。引起羊水栓塞的羊水中的活性物质有:花生四烯酸的代谢产物、白三烯、前列腺素、血栓素及血小板活性因子、过敏因子、组织样促凝物质。这些活性物质进入血循环后可引起肺支气管痉挛、血小板聚集、血管内凝血,主要表现为心肺功能障碍、肺动脉高压、缺氧,继而发生多脏器损害等综合征。

1.AFE 时血流动力学的变化 既往的观点认为,AFE 导致肺部血管机械性梗阻,引起肺动脉高压、急性肺水肿、肺心病、左心衰、低血压、低氧血症,最终产生全身多器官功能障碍。而近来 Clark 等认为,正常羊水进入母血循环可能并无危害。学者用全羊水灌注兔的离体肺,未产生由于机械性栓塞而引起的肺动脉高压和肺水肿,但在镜下检查发现有胎儿毛发及上皮细胞沉着在血管内,也无明显的血管痉挛发生;而用不含羊水有形成分的羊水样血浆灌注离体肺,虽无机械样栓塞现象,但能立即使肺动脉压升高,产生肺水肿。这些结果证明 AFE 致心肺循环障碍的原因不完全是羊水中有形成分引起的机械栓塞,而是由于羊水入血后多种活性物质释放所引起的病理变化。

2.白三烯在羊水栓塞发病中的作用机制 白三烯是一组具有多种作用的生物活性物质,参与炎症和变态反应,又称为慢反应物质。当机体受到各种刺激和抗原抗体反应,会引起白三烯释放,它是过敏反应的重要介质,可导致过敏性哮喘或过敏性休克。白三烯能使支气管平滑肌强烈持久的收缩,增加毛细血管通透性和促进黏膜分泌,具有收缩肺血管的作用。可导致严重的低氧血症并产生低氧性肺动脉高压反应。另外,白三烯还具有强大的中性粒细胞、单核细胞和巨细胞趋化聚集作用,使肺血管膜和肺泡上皮损伤,引起肺水肿。此外,白三烯有负性肌力作用,影响心脏动力,使心输出量显著下降,再加上白三烯使血管通透性增高,血浆漏出,导致循环血量下降。

3.前列腺素在羊水栓塞发病中的作用 前列腺素是花生四烯酸的代谢产物,大剂量的花生四烯酸使血小板产生血栓素烷(TXA_2),从而使血管收缩,增加毛细血管的通透性;还可使血小板聚集,促使血栓形成。目前,一些动物实验提供了羊水栓塞的发生与前列腺素之间的紧密联系,认为羊水栓塞对肺部的病理改变如肺动脉高压、肺水肿,是由前列腺素及其代谢物血栓素所致。另外,呼衰和低氧血症时前列环素(PGI_2)与血栓素烷(TXA_2)比例失去平衡,促使血小板聚集 DIC 形成。

4.羊水栓塞与肥大细胞类胰蛋白酶 羊水栓塞由于异体抗原在母血中的暴露,会引起一种过敏反应,在此反应发生时,T 细胞和肥大细胞释放的颗粒中有一种肥大细胞类胰蛋白酶参与体内过敏反应。补体在激活羊水栓塞的发病机制中有重要的作用,在羊水栓塞的患者,补体 C_3 和 C_4 水平比正常妊娠低 2～3 倍。Benson 等研究 9 例羊水栓塞患者中 7 例胎儿抗原(sialyl Tn)升高,补体 C_3 平均水平 44.0mg/dl,C_4 平均水平 10.7mg/dl 显著低于自然分娩产后的对照组 117.3mg/dl 和 29.4mg/dl,C_3、C_4 水平分别降低 8% 和 5%。

5.血管内皮素-1 与羊水栓塞发病的关系 Khong 在 1998 年发现羊水栓塞死亡者的肺泡,细支气管内皮,肺血管内皮均有内皮素-1 表达,而羊水中胎儿上皮细胞-1 十分丰富,内皮素-1 与羊水栓塞时血流动力学及肺动脉高压的病理机制有密切关系,它可使肺血管及气道系统收缩。

(二)羊水栓塞发病的高危因素

1.宫缩过强 宫缩过强使宫内压增高,羊水易被挤入已破损的小静脉内。正常情况下羊膜腔内压力为 0～15mmHg,与子宫内肌层、绒毛间隙压力相似。临产后,第一产程内,子宫收缩时羊膜腔内压力上升为

40～70mmHg,第二产程时可达100～175mmHg,而宫腔内静脉压力为20mmHg,羊膜腔内压力超过静脉压,羊水易被挤入已破损的小静脉血管内。此外,宫缩过强使子宫阔韧带牵拉,宫底部举起离开脊柱,减轻对下腔静脉的压力,回心血量增加,有利于羊水进入母血循环。多数学者认为羊水栓塞与过强子宫收缩,不恰当使用宫缩剂有关。某医院分析广州市羊水栓塞死亡病例中,85%有过量使用催产素或前列腺素制剂催产、引产的病史。而 Clark 等认为当宫内压超过35～40mmHg 时子宫血流完全停止,静脉血流已被阻断,羊水与子宫血流之间的交流也被阻断,因而认为羊水栓塞不一定与过强宫缩有关。

2.其他因素 子宫体或子宫颈有病理性或人工性开放血窦,如在前置胎盘、胎盘早剥、胎盘边缘血管破裂、胎盘血管瘤、人工胎膜、宫颈扩张术、引产、剖宫产术等各种原因造成的子宫体或宫颈血窦开放均是羊水栓塞发生的高危因素。HaimA 等对美国多家医院近3百万个分娩病例进行分析,显示羊水栓塞发生率是 7.7/10 万。分析其基础资料见羊水栓塞发病率较高的因素有:年龄大于35岁,发病率为 15.3/10 万;高龄初产妇 21.4/10 万;前次剖宫产 8.0/10 万;糖尿病 28.1/10 万;双胎 9.0/10 万;前置胎盘 231.9/10 万;胎盘早剥 102.5/10 万、妊娠高血压 11.5/10 万;先兆子痫 65.5/10 万;子痫 197.6/10 万;胎膜早破 7.8/10 万;人工破膜 5.4/10 万;引产 11.3/10 万;绒毛膜、羊膜炎 15.3/10 万;胎儿窘迫 15.5/10 万;难产 6.2/10 万;产钳 18.3/10 万;胎头吸引器 7.3/10 万;剖宫产分娩 15.8/10 万。其中以母亲年龄、前置胎盘、胎盘早剥、子痫和剖宫产是最突出的有关因素。

三、病理生理

羊水栓塞是由于羊水进入母体循环而引起的一系列严重症状的综合征。基本病理生理学是由于微循环中的外来物质和激活的继发的内源性介质相互作用引起的急性过敏性反应综合征。开始于肺血管紧张收缩,导致严重的低血氧,血流动力学的改变,包括心肺功能衰竭、急性右心衰竭、左心衰竭、休克等,继而出现凝血及出血。临床表现主要为急性呼吸困难、急性进行性心肺功能衰竭,在许多病例迅速出现凝血功能障碍。其主要死亡原因为突发性心肺功能衰竭,难以纠正的休克,大量出血或多脏器功能衰竭。最近,根据国际羊水栓塞登记资料分析认为羊水栓塞主要临床表现在血流动力学,血液学和特殊的过敏性休克三方面。

羊水进入子宫静脉,经下腔静脉回心→右心房→右心室→肺动脉→肺循环→体循环。羊水中的胎儿抗原进入母体循环引起急性过敏反应及一系列的病理生理学变化,主要的病理生理变化有以下几方面:

(一)急性过敏反应

羊水中的胎儿抗原进入母体循环引起一系列急性过敏反应,激活一些过敏反应的因素和介质,主要有花生四烯酸代谢产物:白三烯(LT)、前列环素 I_2(PGI$_2$)、血栓素(TXA$_2$)和肥大细胞脱颗粒释放类胰蛋白酶(MCT)、组胺等。这些过敏反应介质,特别是白三烯可导致过敏性哮喘和过敏性休克,患者产生过敏性休克样反应,出现寒战、严重休克状态,休克程度与出血量不成正比。

(二)急性肺动脉高压

羊水中的抗原物质引起的过敏反应、各种介质、细胞因素以及有形成分可引起肺动脉痉挛和栓塞,产生急剧的血流动力学改变。当羊水进入肺血管时,羊水中的 PGF$_{2\alpha}$等可引起肺血管痉挛,血管阻力升高,产生急性肺动脉高压。肺换气功能受影响,出现低血氧。肺动脉高压大约在羊水栓塞后 10～30min 发生。

羊水栓塞时肺动脉高压使右心前负荷加重,引起急性右心衰竭;肺血管痉挛使肺静脉缺血;左心回心血量减少,左心功能衰竭;心输出量下降,体循环血压降低。左心功能衰竭的原因可能与低氧对心肌损害、冠状动脉血流下降至心肌缺血及羊水对心肌的直接影响因素有关。

当母体受到胎儿抗原的刺激可产生抗原抗体反应,白三烯、前列腺素的释放直接影响肺血管完整性,并具有强大的中性粒细胞、单核细胞和巨噬细胞的趋化聚集作用,使肺血管和肺泡上皮损伤,支气管黏膜分泌增加,引起肺水肿。羊水栓塞时肺动脉高压、肺水肿还与羊水中的前列腺素及其代谢物血栓烷有关。羊水能诱发白细胞产生前列腺素,大剂量的花生四烯酸使血小板产生血栓素(TXA_2),从而使血管收缩,增加毛细血管的通透性。介质白三烯有收缩肺血管及增加肺毛细血管通透性的效应。有学者在动物实验中观察到注入碳环 TXA_2 入猫体内后,引起全身血管阻力升高,心输出量显著下降,因此认为血栓烷参与羊水栓塞的病理生理改变。

另外,羊水内容物可阻塞肺小动脉和毛细血管,形成广泛微小栓子,使肺血循环产生机械性阻塞,使肺泡失去换气功能。肺栓塞后严重影响肺内毛细血管氧的交换,微血管内血液灌注失调而发生缺氧和肺水肿。同时迷走神经兴奋引起反射性肺血管痉挛和支气管分泌亢进,亦加重肺动脉高压的病理改变。

(三)急性缺氧

羊水栓塞时各种因素引起肺动脉高压及支气管痉挛,导致血流淤滞和阻塞,以及血流通气比例失调。肺血管床面积减少50%以上,肺动脉压平均上升超过 20mmHg。肺动脉高压使肺血液灌注量明显减少,即肺高压。低灌注而出现急性呼吸衰竭,引起急性缺氧。明显的一过性氧饱和度下降,常在开始阶段出现,并在许多幸存者中引起神经系统的损伤。肺缺氧时,肺泡及微血管通透性增加;羊水中的抗原性物质及一些细胞活化因子、内毒素、介质等引起过敏样反应,使肺毛细血管通透性增加,血浆部分渗出,导致肺间质及肺泡内水肿,进一步加重缺氧。白三烯类化合物能使支气管平滑肌强烈持久地收缩,增加毛细血管通透性和促进黏膜分泌;具有收缩肺血管的作用,可导致严重的低氧血症,并产生低氧性肺动脉高压反应。肺局部缺氧可使肺血管内皮损伤,血小板聚集,肺血管内微血栓形成,肺出血,肺功能进一步损害。缺氧还可使肺泡表面活性物质的产生减少,分解增多,肺泡下塌,死腔增加致难治性进行性缺氧。最终导致急性呼吸衰竭,成人呼吸窘迫综合征等一系列肺部疾患。羊水栓塞发生急性缺氧的原因可归纳为:①肺血管痉挛,肺动脉高压致换气障碍;②支气管痉挛,通气障碍;③肺水肿、成人呼吸窘迫综合征使通气、换气障碍;④心力衰竭、呼吸衰竭、DIC 等进一步加重缺氧。根据美国国家登记统计资料分析,羊水栓塞中有 83% 的患者有实验检测异常和临床缺血缺氧表现。

(四)弥漫性血管内凝血

在妊娠后期,无论正常妊娠或病理妊娠均有凝血因子的增加,从血液学角度来说都是处于高凝状态。其血中的凝血因子如纤维蛋白原,凝血酶原Ⅷ、Ⅶ、Ⅴ因子等一个或多个凝血因子处于高水平。羊水栓塞作为一个启动因素可加速凝血,造成弥散性血栓形成发生 DIC。约有 50% 的羊水栓塞患者会发生继发性的 DIC。不管分娩的方式如何,50% 的病例 DIC 发生在发病 4h 以内,起始症状常在病 20~30min。尽管适当的积极治疗,仍有 75% 的患者死于严重的出血和凝血功能障碍。

羊水栓塞造成 DIC 的原因是多方面的:①羊水进入体循环后激活母体凝血系统,造成凝血功能障碍。启动凝血过程,羊水中含有大量的凝血因子Ⅹ、Ⅱ、Ⅶ等,并且还含有外源性凝血系统的组织因子。组织因子可能是羊膜细胞合成的。另外,胎儿皮肤、呼吸道、生殖上皮的组织因子可能也是羊水中该成分的主要来源。羊水进入母体循环后,促凝物质即可激活外凝血系统,形成复合物即凝血酶原,使凝血酶原形成凝血酶,后者使纤维蛋白原转化为纤维蛋白。同时羊水中凝血活酶样物质可直接促使血液凝固,使血液呈暂时性高凝状态。血管内微血栓形成,迅速消耗大量凝血因子,纤维蛋白原减少。②促进血小板聚集及活化;羊水内颗粒物质具有促血小板聚集和血小板破坏的作用,血小板聚集增加促进微血栓的形成。广泛的微血栓形成,会导致血小板的大量消耗,加重了血小板消耗性减少的程度。③激活纤溶系统同时羊水中又有活化因子(纤溶激活酶)可激活血浆素酶(纤维蛋白溶酶原,Pg)形成血浆素(纤维蛋白溶酶P),对血浆中纤维蛋白原和纤维蛋白起水解作用,产生纤维蛋白降解产物 FDP,积聚于血中,FDP 有抗凝作用,使血液的高凝状态迅速进入纤溶活跃状态,迅速出现出血倾向和产后出血,血液不凝,引起出血性休克。④呼吸衰竭和低氧血症时前列环素(PIG_2)与血栓素烷(TXA_2)比例失去平衡,使血小板聚集,DIC 形成。肺血管内微血栓可加重肺动脉痉挛,肾血管内微血栓可使肾灌注量减少,造成急性肾衰竭。

(五)多脏器功能衰竭

羊水栓塞时由于急剧的心肺功能衰竭、严重缺氧及弥漫性血管内凝血导致脏器缺血缺氧,常引起多脏器功能衰竭。脑部缺氧可致抽搐或昏迷,造成神经系统损害的后遗症。由于低血容量、肾脏微血管栓塞,肾脏缺血缺氧可引起肾组织损害,导致急性肾衰竭。肺部缺氧可导致肺水肿、肺出血、成人呼吸窘迫综合征、呼吸衰竭等。多脏器功能衰竭是羊水栓塞死亡的重要原因之一,不少患者经紧急抢救虽然渡过了肺动脉高压、休克及 DIC 出血,但最终仍因多脏器功能衰竭而死亡。

四、临床表现

羊水栓塞多发生在分娩过程中,尤其在胎儿即将娩出前,或产后短时间内,极少超过产后 48 小时。罕见的羊水栓塞发生在临产前,或妊娠中期手术,经腹羊膜腔穿刺术创伤和生理盐水羊膜腔灌注术,剖宫产术者多发生在手术过程中。Clark 所分析的羊水栓塞患者,70%发生在产程中胎儿娩出前,11%发生在阴道分娩胎儿刚刚娩出后,19%发生在剖宫产术中。

羊水栓塞典型的临床表现为突然发生的急性心肺功能障碍、肺动脉高压、严重低氧血症、深度低血压、凝血功能障碍和难以控制的出血。表现为呼吸困难、发绀、循环衰竭、凝血障碍及昏迷五大主要症状。

(一)急性心肺功能衰竭

主要是在产程中,尤其是在刚破膜后不久,或分娩前后短时间内,产妇突然发生烦躁不安、寒战、气急等先兆症状;继而出现呼吸困难、发绀、抽搐、昏迷、血压下降、肺底部啰音等过敏样反应和急剧的心肺功能障碍的症状。严重者发病急骤甚至没有先兆症状,仅惊叫一声或打一个哈欠,血压迅速下降或消失,产妇可在数分钟内迅速死亡。经肺动脉导管发现在羊水栓塞的患者,有瞬时的肺动脉压升高,左心功能不全,有一定程度的肺水肿或成人呼吸窘迫综合征。

(二)严重的低氧血症

由于肺动脉高压和休克,患者出现严重的低氧血症,出现发绀、呼吸困难,血氧分压及氧饱和度急剧下降,PaO_2 可降至 80mmHg 以下,一般在 60~80mmHg 之间。

(三)休克

由肺动脉高压引起的心力衰竭、急性循环呼吸衰竭及变态反应引起心源性和过敏性休克。患者出现烦躁不安、寒战、发绀、四肢厥冷、出冷汗、心率快、脉速而弱、血压下降;DIC 高凝期的微血栓形成,使急性左心输出量低下,或心脏骤停致循环衰竭;凝血功能障碍凝血因子消耗致出血等均会引起急性循环衰竭、缺血、缺氧等休克的临床表现。

(四)凝血障碍

高凝期出现与出血不成比例的休克,此期持续时期很短,一般难以发现,凝血后期由于微血栓致脏器功能障碍。患者经过短暂的高凝期后,继之发生难以控制的全身广泛性出血,大量阴道流血,切口渗血、全身皮肤黏膜出血、消化道大出血甚至暴发性坏疽。有部分患者有急性严重的 DIC 而无心肺症状,在这部分患者以致命的消耗性凝血继发严重的广泛性出血表现为主,是羊水栓塞的顿挫型。

（五）急性肾衰竭与多脏器功能衰竭

羊水栓塞后期患者出现少尿或无尿和尿毒症的表现。这主要是由于循环功能衰竭引起的肾缺血及DIC高凝期形成的血栓堵塞肾内小血管，引起肾脏缺血、缺氧，导致肾脏器质性损害。羊水栓塞弥漫性血管内凝血可发生在多个器官系统，DIC微血栓终末器官功能紊乱的发病率如下：皮肤70%、肺50%、肾50%、垂体后叶50%、肝脏35%、肾上腺30%、心脏20%。

一般把呼吸困难、发绀、循环衰竭、凝血障碍及昏迷列为羊水栓塞五大主要症状。Clark等于1995年根据美国国家登记统计资料分析46例羊水栓塞患者主要症状体征出现频率为：缺氧100%、低血压100%、胎儿窘迫100%、肺栓塞或成人呼吸窘迫综合征93%、心脏骤停87%、发绀83%、凝血83%、呼吸困难49%、支气管痉挛15%、瞬时高血压11%、抽搐48%、弛缓失张23%、咳嗽7%、头痛7%、胸痛2%。同时报道超过50%的患者出现继发于凝血的产后出血。

五、诊断

（一）临床诊断

美国羊水栓塞临床诊断标准包括：①急性低血压或心脏骤停；②急性缺氧，表现为呼吸困难、发绀或呼吸停止；③凝血机制障碍，实验室数据表明血管内纤维蛋白溶解或无法解释的严重出血；④以上症状发生在子宫颈扩张、子宫肌收缩、分娩、剖宫产时或产后30min内；⑤对上述症状缺乏其他有意义的解释。

（二）实验室诊断

1.检测母亲外周血浆 Sialyl Tn 抗原浓度

Sialyl Tn 是一种存在于胎粪和羊水中的抗原物质，在出现羊水栓塞症状的患者，其血清中 Sialyl Tn 明显升高，羊水栓塞发生是因为母-胎屏障被破坏，使羊水及其有形成分入血。羊水和胎粪进入母血后使 Sialyl Tn 抗原出现在母血中，可用其敏感的单克隆抗体检测。有学者发现胎粪和羊水中的 Sialyl Tn 抗原能与单克隆抗体 TKH-2 特异性结合。羊水粪染的产妇血清中的 Sialyl Tn 抗原 20.3±15.4U/ml，略微高于羊水清亮产妇，而在羊水栓塞或羊水栓塞样综合征患者血清中 Sialyl Tn 抗原有明显升高 105.6±59.0U/ml，P<0.01。该方法可以较为直接地证实胎粪或羊水来源的黏蛋白是否进入了母体循环，是一种简单、无创、敏感的诊断羊水栓塞的方法。

2.血涂片羊水有形成分的检查　取母亲中心静脉（下腔静脉、右心房、肺动脉）血，离心后分三层，下层为血细胞，上层为血浆，中层为一层薄的蛋白样组织，其中该层可查找到羊水中的毳毛、胎脂、鳞状上皮、黏液，如为阳性说明有羊水进入母体血循环中。亦有从气管分泌物中找中羊水角化细胞。有学者对血中羊水成分检查的方法进行改良：取外周血 2～3ml 于肝素抗凝管中，混匀、离心，从血浆液面 1mm 处取 10～20μl 血浆于载玻片上寻找脂肪颗粒及羊齿状结晶及羊水其他有形物质。将余下的全部血浆移到另一试管内，再离心，将沉淀物分别染成涂片、中等厚度片和厚片共 3 张，待干或酒精灯烘干、瑞氏染色，油镜下寻找角化上皮、羊齿状结晶等羊水成分，其中羊齿状结晶在涂片干后不经染色即可镜检。在 18 例羊水栓塞患者中 15 例找到羊水成分，11 例找到脂肪颗粒，其中有 9 例为羊水结晶与脂肪颗粒均于同一标本内找到。可见羊水栓塞患者外周血中羊水的有形物质检出率为 83.33%，而对照组正常产妇其外周血羊水有形成分检出率为 11.11%，差异有显著性。对照组中未检出角化上皮及羊水结晶，仅见脂肪颗粒。

国外有学者对心脏病分娩时产妇进行 Swan-Gang 导管监测时，在肺动脉内也发现羊水成分，无任何AFE临床症状。因此认为血中有羊水成分不能确认为羊水栓塞。在我们多年的临床实践中，认为有羊水栓塞的典型临床症状,配合外周血羊水成分检测阳性,有利于羊水栓塞的早期诊断,早期处理。因方法简单、快速,在基层医院可进行检测,因此,目前在临床中仍有一定应用价值,特别是基层医院。

3.抗羊颌下腺黏液性糖蛋白的单克隆抗体(TKH-2)诊断羊水栓塞

TKH-2 能检测到胎粪上清液中极低浓度的 Siglyl Tn 抗原,被 TKH-2 识别的抗原不但在胎粪中大量存在,同时也可出现在清亮的羊水中。用放射免疫检测法在胎粪污染的羊水和清亮的羊水中都可测到 Siglyl Tn 抗原。现发现 Siglyl Tn 抗原是胎粪和羊水中的特征成分之一。随着免疫组织技术的不断发展,通过羊水栓塞死亡的人体组织研究,用免疫组织方法诊断羊水栓塞,特别是抗羊颌下腺黏液性糖蛋白的单克隆抗体(TKH-2)诊断羊水栓塞是最敏感的方法之一,也是进一步研究的重点。

4.检测锌-粪卟啉(Znep-1)

Znep-1 是胎粪的成分之一,可通过荧光测定法在高压液相色谱仪上测定,是一种快速无损、敏感的诊断方法,以 35nmol/L 作为临界值。在国外有将血清 Znep-1 和 Sialyl Tn 抗原测定作为羊水栓塞首选的早期诊断方法,亦可用于诊断不典型的羊水栓塞。

5.急性 DIC 的实验室诊断

(1)血小板计数:血小板减少是急性 DIC 的一个特征,发生羊水栓塞时,外凝系统被激活,在凝血酶的作用下,血小板聚集为微血栓存在于肺、肝、脾等内脏器官的微血管内,故外周血液中的血小板数减少,常低于 $100×10^9/L$,或进行性下降,甚至低于 $50×10^9/L$,血小板下降可作为 DIC 的基本指标之一。

(2)血浆纤维蛋白原含量<1.5g 或呈进行性下降。

(3)3P 试验阳性或血浆 FDP>20ng/L,或血浆 D-2 聚体水平较正常增高 4 倍以上。

(4)PT 延长或缩短 3s 以上,APTT 延长或缩短 10s 以上。多数患者 APTT 在 50～250s 之间,甚至>250s。

(5)抗凝血酶Ⅲ(AT-Ⅲ)活性<60%。

(6)外周血破碎红细胞>2%～10%、进行性贫血、血红蛋白尿等。

(7)血浆内皮素-1(ET-1)水平>80mg/L。

由于 DIC 早期临床表现缺乏特异性,而常规检查项目在 DIC 的早期呈现阳性结果的很少,近年提出前 DIC(Pre-DIC)的主要诊断依赖分子标志物的检查。主要标志物有:凝血酶原片段 1 和 2(F1+2)、凝血酶.抗凝血酶复合物(TAT)、纤维蛋白肽 A(FPA)、可溶性纤维素单体复合物(SFMC)、抗凝血酶Ⅲ(AT-Ⅲ)、β-血小板球蛋白(β-TG)、纤维蛋白降解产物(FDP)、D-二聚体、纤溶酶-纤溶酶抑制复合物(PIC)等,这些项目目前在一般的医院尚未开展。DIC 的早期有血小板进行性下降、FDP 和 D-二聚体进行性增高。SFMC、TAT、PIC 增高或部分项目增高对确定 DIC 的存在有参考意义。羊水栓塞所致的 DIC 是来自羊水中组织因子进入血液及继发性缺氧激活凝血因子形成微血栓;纤溶系统也被激活。其临床表现为凝血因子的消耗所致的出血和微血栓所致的脏器功能不全。其实验室检查是凝固系统的抑制物 AT-Ⅲ 和纤溶系的抑制物同等程度被消耗。

(三)其他辅助诊断

1.胸部 X 线检查　90% 以上的患者可出现肺部 X 线异常改变,主要表现为肺栓塞及肺水肿。肺水肿时可见双肺圆形或密度高低不等的片状影,呈非节段性分布。多数分布于两肺下叶,以右侧多见,一般数天内可消失。可伴有肺不张、右心影扩大。上腔静脉及奇静脉增宽。但肺部 X 线正常也不能排除羊水栓塞。

2.超声心动图检查　超声心动图对提供心脏功能状态和指导治疗是需要的,在羊水栓塞的患者可见右心房扩大、房间隔移向左边,有时见左心变成 D 型,显示右心高压。三尖瓣关闭不全,显示严重的右心功能障碍。经食管超声心动图(TOE)检查最近用于羊水栓塞心肺功能的检测,常显示严重右心功能不全,包括右心扩大、舒张期室间隔平坦、三尖瓣反流和肺动脉高压,TOE 检查并可排除大的肺血栓。

3.血气分析　主要表现是严重低氧血症,并是进行性下降,血氧饱和度常在 80% 以下;严重缺氧时可 $\leqslant 40mmHg$。动脉血气分析显示代谢性酸中毒或呼吸性酸中毒,常呈现混合性酸中毒。$PaCO_2 > 40mmHg$,BE、HCO_3^- 浓度降低。

4.心电图　可显示窦性心动过速,ST-T 变化,心脏缺血缺氧的心电图改变。

5.放射性核素扫描或肺动脉造影　放射性核素[131]碘肺扫描有显影缺如,充填缺损。此方法简单、快速及安全。肺动脉造影可诊断肺栓塞,X 线征象可见肺动脉内充盈缺损或血管中断、肺段血管纹理减少。肺动脉造影还可以测量肺动脉楔压,对辅助诊断有帮助,但其方法并发症较多,目前很少应用。

6.死亡后诊断及病理诊断

(1)取右心室血液检查:患者死亡后,取右心血置试管内离心,取沉淀物上层作涂片,找羊水中的有形成分,发现羊水中的有形成分如角化物、胎脂、毳毛等可作诊断。但因在非羊水栓塞死亡的产妇肺中亦有发现羊水有形成分,因而此法只能作参考。

(2)肥大细胞类胰蛋白酶的免疫组化检测:在过敏反应时,T 细胞和肥大细胞释放的颗粒中有一种肥大细胞类胰蛋白酶(Met)参与体内过敏反应,过敏休克和羊水栓塞死亡的尸体,检测其血液和肺组织,其 Met 含量增多。Met 是一种中性蛋白酶,参与过敏反应过程,在血清中相当稳定,是肥大细胞脱颗粒易于观察的一种标识。用免疫组化法检测体内组织 Met 增多,可提示体内存在过敏反应,结合病理形态改变,可增加过敏性休克诊断的可靠性。

(3)羊水中角蛋白的检测:在尸解病例中取肺脏组织,在肺脏的小血管内出现角化物、胎脂、胎粪、毳毛等可做出羊水栓塞的诊断。传统的 HE 染色染出的脱落的角化上皮和血管内脱落的上皮很难鉴别,特异性不强。中国医科大学法医学系用曲苯利蓝-2B 染液,在羊水吸入死亡的胎儿肺脏及羊水栓塞死亡的产妇肺脏的小血管内,均检出条索状蓝色均匀一致的角化上皮,此种方法对脱落的角化上皮染色具有特异性,而对血管内皮不染色,因此能区别血管内皮,具有很强的特异性和准确性。

(4)羊水栓塞主要的病理改变:在肺小动脉和肺毛细血管中发现角化鳞状上皮、无定形碎片,胎脂、黏液或毳毛等所组成的羊水栓子,可诊断为羊水栓塞。羊水成形物质多见于肺、肾,也可见于心、脑、子宫、阔韧带等,最特征性的改变是肺小动脉和毛细管内见羊水有形成分。特殊免疫组化抗羊颌下腺黏液性糖蛋白的单克隆抗体(TKH2)标记羊水成分中的神经氨酸 2N2 乙酰氨基半乳糖抗原(Sialyl Tn)、肺肥大细胞类胰蛋血酶等可以协助诊断。

目前早期诊断羊水栓塞仍然比较困难,临床上仍是依靠典型的临床表现、体征及从中心静脉或动脉插管中找到胎儿鳞状上皮或碎片和相应的辅助检查,协助诊断。确诊羊水栓塞主要依据是病理尸体解剖。

(四)鉴别诊断

羊水栓塞应与肺血栓、过敏性反应、休克、产后出血、子痫抽搐、胎盘早剥、心肌梗死、急性肺水肿、充血性心力衰竭、空气栓塞、气胸等作鉴别诊断。

1.肺血栓　妊娠晚期,血黏度增加,血液处于高凝状态,偶有因下肢深静脉或盆腔静脉血栓脱落致肺血栓,其症状与羊水栓塞相似。肺血栓多见于阴道产后或剖宫产后数天,下地活动时突然发病;突发性胸痛、呼吸困难、发绀、休克、突然死亡。根据无羊水栓塞诱因,发病经过与羊水栓塞不同,血液学检查无 DIC 改变。胸部 X 线表现及 CT 对肺栓塞的诊断有很大帮助。

2.过敏反应 羊水栓塞早期症状常见过敏样反应、寒战,需与过敏反应鉴别。过敏反应患者常有或在输液中发生症状,少见发绀、缺氧、呼吸困难等症状。血液检查无DIC改变,无严重的缺氧,X线肺部无羊水栓塞的表现。用抗过敏药地塞米松推注症状迅速好转。

3.子痫 羊水栓塞常有昏迷、抽搐,应与子痫鉴别。子痫时血压明显升高,有蛋白尿,出现典型的子痫抽搐。根据发病经过临床症状、体征、辅助检查常可鉴别。

4.急性充血性心力衰竭 羊水栓塞呼吸困难、缺氧须与急性充血性心力衰竭相鉴别。后者常见有心脏病的病史、心界扩大、奔马律、双肺弥漫性湿啰音,少见休克。血液学检查无DIC改变。

5.出血性休克 患者出现出血症状,伴休克;常有面色苍白、出冷汗,其症状与延缓型羊水栓塞相似。而产后出血性休克常有出血原因存在如宫缩乏力、子宫破裂、胎盘因素、软产道损伤、血液病等;休克时伴中心静脉压下降。根据病史,体征、血液DIC检查、胸片等可以鉴别。羊水栓塞的休克常有呼吸困难及发绀、中心静脉压上升,临床上两者有时难以完全区别。然而在治疗上有相同之处。

6.心肌梗死 是冠状动脉急性闭塞,血流中断,心肌因严重而持久缺血以致局部坏死所致。患者常剧烈胸痛、胸部紧缩感,有冠心病或心肌病病史,少数见于梅毒性主动脉炎。无肺部啰音,心绞痛发作时心电图有特殊改变,示ST段明显抬高,或胸前导联出现T波高耸,或缺血图形。

7.脑血管急症 脑血管瘤或脑血管畸形破裂,常见突然昏迷、抽搐、缺氧、休克、瞳孔散大等。根据神经系统检查有病理反射定位体征、偏瘫、CT检查可以鉴别。

8.气胸 系肺泡和脏层胸膜破裂,肺内气体通过裂孔进入胸腔所致,在产程中用力屏气可发生突发性气胸,常见症状有胸痛、伴刺激性咳嗽、呼吸困难、发绀、肺部呼吸音低。叩诊鼓音。患侧胸部或颈部隆起,有捻发感。X线见患侧透明度增高,纵隔偏移,血压常正常。

六、治疗

羊水栓塞患者多数死于急性肺动脉高压、呼吸循环衰竭、心脏骤停及难以控制的凝血功能障碍。急救处理原则包括生命支持、稳定产妇的心肺状态、正压供气、抗休克、维持血管的灌注、纠正凝血功能障碍等措施。

(一)纠正呼吸循环衰竭

心肺复苏及高级生命支持羊水栓塞时由于急剧血流动力学的变化致心脏骤停、心肺衰竭,如不能及时复苏,大部分患者可在10min内死亡。产科急救医师必须熟练掌握心肺复苏(CPR)技术,包括基础生命支持(BLS)和高级生命支持(ACLS),熟悉妊娠期间母体生理改变对复苏效果的影响。基础生命支持采用初级CABD方案:①进行胸外按压、心前区叩击复律(Cir-culation.C),必要时心脏电击除颤;②开放气道(Airway.A);③提供正压呼吸(Breathing.B);④评估(Defibrillation.D)。目标是针对恢复道气通畅、建立呼吸循环。高级生命支持采用高级ABCD方案,包括:①尽快气管插管(A);②确定气管套管位置正确、确定供氧正常、高流量正压供氧(B);③建立静脉通道,检查心率并监护,使用合适药物(C);④评估,鉴别诊断处理可逆转的病因(D)。

复苏用药包括:①肾上腺素0.5~1mg静推,可重复用药,隔3~5min重复一次。②碳酸氢钠,复苏早期不主张用碳酸氢钠纠正酸中毒,主要通过ABCD方案以改善通气换气及血液循环。多主张经历一段时间CPR后临床无明显改善,才考虑用碳酸氢钠,并根据血气分析指导用量。③心率缓慢可用阿托品,每次0.5~1mg静推。④用药途径,近10多年来已放弃使用心腔注射,改用静脉注射或气管内给药,用0.9%

NaCl 10ml 稀释,经导管注入气管内。但多次气管内给药可致动脉氧分压下降,一次注射中断 CPR 的时间不能超过 10 秒。

(二)正压供氧,改善肺内氧的交换

羊水栓塞的起始症状是由于肺动脉痉挛和栓塞,血管阻力升高,产生急性肺动脉高压;出现严重的呼吸困难、发绀和低氧,应立即行气管内插管呼气末正压供氧,以改善肺泡毛细血管缺氧,减少肺泡渗出液及肺水肿,从而改善肺呼吸功能,减轻心脏负担及脑缺氧,有利于昏迷的复醒。充分吸氧可最大限度地缓解脑和心肌缺血及酸中毒引起的肺动脉痉挛,改善缺氧,避免由于缺氧造成的心、脑、肾缺氧而致的多脏器功能衰竭。

(三)抗过敏

患者出现寒战,咳嗽、胸闷与出血量不成比例的血压下降时,可给地塞米松 20mg 静脉缓注。临床诊断为羊水栓塞者再给地塞米松 20mg 加入 10% 葡萄糖液 250~500ml 静脉滴注;或氢化可的松 200mg 静脉推注,然后以 100~300mg 置于葡萄糖液中静脉点滴,每日可用 500~1000mg。在美国国家羊水栓塞登记册中已认可用高剂量的类固醇治疗羊水栓塞,但并无统一的用量标准。目前,临床上以用地塞米松较多,较少使用氢化可的松。

(四)抗休克

休克主要因过敏反应、心肺功能衰竭、肺动脉高压、迷走神经反射、DIC 高凝期及消耗性低凝期出血所致。补充血容量、恢复组织血流灌注量是抢救休克的关键。应立即开放两条输液通道,放置中心静脉导管,测定中心静脉压;必要时也可作输液用。休克早期以补充晶体液及胶体液为主,常选用乳酸钠林格溶液(含钠 130mmol/L、乳酸 28mmol/L),各种平衡盐液。胶体液常用右旋糖酐 70、羟乙基淀粉(706 代血浆)、全血、血浆等。最好选用新鲜冰冻血浆,因内含有纤维蛋白原及抗凝血酶Ⅲ(AT-Ⅲ);在补充血容量的同时可有利于改善凝血功能障碍。伴有出血时,如血红蛋白低于 50~70g/L、红细胞低于 $1.8×10^{12}$/L、血细胞比容低于 24% 时,应补充全血。补液量和速度最好以血流动力学监测指标作指导,当 CVP 超过 18cmH$_2$O 时,应注意肺水肿的发生。有条件的应采用 Swan-Gan2 导管行血流动力学监测。血液循环恢复灌注良好的指标为:尿量 > 30ml/h,收缩压 > 100mmHg,脉压 > 30mmHg,中心静脉压为 5.1~10.2cmH$_2$O。

对于由于急性呼吸循环衰竭而致的休克,及经补充血容量仍不能纠正的休克可使用正性心肌药物,常用多巴胺。多巴胺是体内合成肾上腺素的前体,具有 β 受体激动作用,也有一定 α 受体激动作用,低浓度时有增强 α 受体兴奋作用,能增强心肌收缩力,增加心排出量,对外周血管有轻度收缩,高浓度时 β 受体兴奋作用,对内脏血管(肾,肠系膜,冠状动脉)有扩张作用,可增加心,肾的血流量。多巴胺用量 一般 40~100mg 加入 5% 葡萄糖溶液 250ml 静滴,根据血压调节用量,起始剂量 0.5~1.0μg/(kg·min)可逐渐增加至 2~10μg/(kg·min)。多巴酚丁胺 20mg 加入 5% 葡萄糖液 100ml 中,按 5~10μg/(kg·min)静脉滴注。每日总量可达 240~480mg,但滴速不宜过快。抗休克的另一个选择药物为去甲肾上腺素,它可以升压并同时增加心肌输出量和肾灌注量。

(五)解除肺血管及支气管痉挛,减轻肺动脉高压

解除肺血管及支气管痉挛降低肺动脉高压的药物有:①盐酸罂粟碱:可阻断迷走神经反射引起的肺血管及支气管平滑肌的痉挛,促进气体的交换,解除迷走神经对心脏的抑制,对冠状动脉、肺及脑血管均有扩张作用。用盐酸罂粟碱 30~60mg 加入 5% 葡萄糖 250ml 静滴,可隔 12h 重复使用,每天总量不超过 300mg,是解除肺动脉高压的首选药物。②血管扩张剂:酚妥拉明为 α 肾上腺素受体阻滞剂,直接扩张小动

脉和毛细血管解除肺动脉高压,起始剂量 0.1mg/min,维持剂量 0.1～0.3mg/min。可将酚妥拉明 10～20mg 加入 5％葡萄糖液 250ml 内缓慢滴注,用静脉泵控制滴速。不良反应有低血压,心动过速,停药后消失。血管扩张剂可抑制肺动脉收缩,可降低肺动脉压力,从而降低右心室后负荷,增加右心排出量,改善通气,改善肺气体弥散交换功能,减轻心脏前负荷。常用药物除酚妥拉明外还可选用肼屈嗪、前列环素静脉滴注。最近有应用一氧化氮吸入,气管内滴入硝普钠的;用 0.9％生理盐水稀释的硝普钠液少量分次气管内滴入。血管扩张剂与非洋地黄类增强心肌收缩力的药物合用更合理更有效。在临床上对肺动脉高压、肺水肿或伴休克患者多采用多巴胺和酚妥拉明联合静脉滴注,有较好的效果。血管扩张剂常见的不良反应有体循环血压下降,用药过程中应特别注意初始用药剂量,密切观察患者血压的变化。③氨茶碱能解除血管痉挛,舒张支气管平滑肌,降低静脉压与右心负担,可兴奋心肌,增加心搏出量,适用于急性肺水肿。每次 250mg 加入 10％葡萄糖溶液 20ml 静脉缓慢滴注。④阿托品能阻断迷走神经对心脏的抑制,使心率加快,改善微循环,增加回心血量,减轻肺血管及支气管痉挛,增加氧的交换。每次 0.5～1mg 静脉注射。心率减慢者可使用。

(六)处理凝血功能障碍

羊水栓塞 DIC 的发生率约 50％,往往造成严重的难以控制的出血,是羊水栓塞患者死亡的主要原因之一。凝血功能障碍表现为微血管病性溶血,低纤维蛋白原血症、凝血时间延长、出血时间延长及纤维蛋白降解产物增加。处理方面包括抗凝、肝素的应用、补充凝血因子等。

1.抗凝治疗肝素的应用　由于羊水栓塞并发 DIC 其原发病灶容易去除,是否应用肝素治疗似有争议。大多数学者认为应在羊水栓塞的早期应用肝素。羊水进入母体循环后血高凝状态一般发生在起始症状 4min 至 1h 之间,在此段期间应该及时应用肝素,早期用肝素是抢救成功的关键。肝素具有强大的抗凝作用,它能作用于血液凝固的多个环节,抑制凝血活酶的生成,对抗已形成的凝血活酶,阻止纤维蛋白的形成,其作用是通过加速抗凝血酶Ⅲ(AT-Ⅲ)对凝血酶的中和作用,阻止凝血酶激活因子Ⅷ,影响纤维蛋白单体的聚合和加速 AT-Ⅲ中和激活的因子Ⅸ、Ⅺ和 X。阻止血小板及各种凝血因子的大量耗损,并能阻止血小板凝集和破坏,防止微血栓形成,肝素主要用于抗凝,对已形成的血栓无溶解作用,故应用宜早。在羊水栓塞病因已祛除,在 DIC 凝血因子大量消耗期,以出血为主的消耗性低凝期不宜使用肝素;或在小剂量肝素使用下补充凝血因子。现广州地区使用肝素的方法一般是:肝素剂量用 0.5～1mg/kg(每 1mg 肝素相当于 125U),先用肝素 25mg 静脉推注,迅速抗凝,另 25mg 肝素稀释于 5％葡萄糖 100～250ml,静脉点滴。亦可采用间歇静脉滴注法,肝素 50mg 溶于 5％葡萄糖 100～150ml,在 30～60min 内滴完,以后根据病情每 6～8h 用药一次,24h 总量不超过 200mg。在我们的临床实践中,处理过的羊水栓塞患者,多在短期由高凝期进入消耗性低凝期,且病因(妊娠)多已祛除,羊水栓塞在病因祛除后 DIC 过程可自然缓解,一般不必多次,反复使用肝素,更不必达肝素化。故很少用间歇静脉滴注法。一般以在羊水栓塞起始高凝期用肝素 50mg,检查有凝血因子消耗,即及时补充凝血因子和新鲜冰冻血浆。新鲜冰冻血浆除血小板外,含有全部凝血因子,还含有 AT-Ⅲ成分,可加强肝素的作用,又有防止 DIC 再发的作用。在应用肝素过程中应密切监测,应做凝血时间(试管法),监测凝血时间在 25～30min 为肝素适量;＜12min 为肝素用量不足;＞30min 出血症状加重考虑为肝素过量。肝素过量时应立即停用肝素,需用鱼精蛋白对抗,1mg 鱼精蛋白可中和 100U(1mg)普通肝素。临床上用药剂量可等于或稍多于最后一次肝素的剂量。一般用量为 25～50mg,每次剂量不超过 50mg。经静脉缓慢滴注,约 10min 滴完。肝素有效的判断包括:①出血倾向改善;②纤维蛋白原比治疗前上升 400mg/L 以上;③血小板比治疗前上升 $50×10^9$/L 以上;④FDP 比治疗前下降 1/4;⑤凝血酶原时间比治疗前缩短 5s 以上;⑥AT-Ⅲ回升;⑦纤维蛋白肽 A 转为正常。停用肝素的指征：①临床上病情明显好转；②凝血酶原时间缩短至接近正常，纤维蛋白原升至 1.5g 以上，血小板逐渐回升；③凝血时间超过肝素治疗前 2 倍以上或超过 30min；④出现肝素过量症状，体征及实验室检查异常。

低分子肝素（LMWH）有显著的抗 Ⅹα 和抗 Ⅱα（凝血酶）作用。与普通肝素相比，因肽链较短，而保留部分凝血酶活性。抗因子 Ⅹα 与抗凝血酶活性之比为 3.8∶1，在拥有较强抗 Ⅹα 作用的同时对 Ⅱα 影响较小，较少引起出血的危险。主要用于血栓栓塞性疾病。近年有报道用于治疗早、中期 DIC，但羊水栓塞 DIC 发病急促，用广谱的抗凝药物普通肝素为宜。

2.凝血因子的补充　DIC 在高凝状态下，消耗了大量凝血因子和血小板，迅速转入消耗性低凝期，患者出现难以控制的出血，血液不凝，凝血因子减低，血小板减少，纤维蛋白原下降，在这种情况下必须补充凝血因子。新近的观点认为在活动性未控制的 DIC 患者，输入洗涤浓缩红细胞，浓缩血小板，AT-Ⅲ浓缩物等血液成分是安全的。临床上常用的凝血因子种类有：①新鲜冰冻血浆（FFP）：除血小板外，制品内含有全部凝血因子，其浓度与新鲜全血相似。一般 200ml 一袋的 FFP 内含有血浆蛋白 60～80g/L，纤维蛋白原 2～4g/L，其他凝血因子 0.7～1.0U/ml，及天然的抗凝血物质如 AT-Ⅲ、蛋白 C 及凝血酶。一般认为，若输注 FFP 的剂量 10～20ml/kg 体重，则多数凝血因子水平将上升 25%～50%。由于大多数凝血因子在比较低的水平就能止血，故应用 FFP 的剂量不必太大，以免发生循环超负荷的危险，通常 FFP 的首次剂量为 10ml/kg，维持剂量为 5ml/kg。②浓缩血小板：当血小板计数<50×10⁹/L，应输注血小板，剂量至少 1U/10kg 体重。③冷沉淀：一般以 400ml 全血分离的血浆制备的冷沉淀为 1 袋，其容量为 20～30ml。每袋冷沉淀中含有因子Ⅷ约 100U，含约等于 200ml 血浆中的 von Willebrand 因子（vWF），此外，还含有 250～500ml/L 的纤维蛋白及其他共同沉淀物，包含各种免疫球蛋白等。④纤维蛋白原：当纤维蛋白原<1.5g/L 可输注纤维蛋白原或冷沉淀，每天用 2～4g，使血中纤维蛋白原含量达到 1g/L 为适度。⑤AT-Ⅲ浓缩剂的应用：肝素的抗凝作用主要在于它能增强 AT-Ⅲ的生物学活性。如血中 AT-Ⅲ含量过低，则肝素的抗凝作用明显减弱。只有 AT-Ⅲ浓度达到正常时，肝素的疗效才能发挥出来。因此，有人主张对 AT-Ⅲ水平较低的患者，应首先应用 AT-Ⅲ浓缩剂，然后再用肝素抗凝，往往会收到更好的疗效。在肝素治疗开始时，补充 AT-Ⅲ既可以提高疗效，又可以恢复正常的凝血与抗凝血的平衡。现国内已有 AT-Ⅲ浓缩剂制剂，但未普及，可用正常人血浆或全血代替。冻干制品每瓶含 AT-Ⅲ1000U，初剂量为 50U/kg，静注，维持剂量为每小时 5～10U/kg。⑥凝血酶原复合物（pec）：每瓶 pec 内约含有 500U 的因子Ⅸ和略低的因子Ⅱ、Ⅶ和Ⅹ，由于该制品内含有不足量的活化的凝血因子，所以有些制品内已加入肝素和（或）抗凝血Ⅲ（AT-Ⅲ）以防止应用后发生血栓栓塞。使用 pec 特有的危险是发生血栓性栓塞并发症；虽然在制剂中添加少量肝素后血栓栓塞并发症大为减少。

羊水栓塞所致的弥漫性血管内凝血（DIC）的处理原则是积极祛除病因，尽早使用肝素抗凝治疗。当病情需要时可输注血制品做替代治疗，但所有的血制品必须在抗凝的基础上应用。在采用血制品进行替代治疗之前，最好先测定抗凝血酶Ⅲ（AT-Ⅲ）的含量。若 AT-Ⅲ水平显著降低，表明 DIC 的病理过程仍在继续，此时只能输注浓缩红细胞、浓缩血小板、AT-Ⅲ浓缩剂，或输含 AT-Ⅲ成分的新鲜冰冻血浆，避免应用全血、纤维蛋白原浓缩剂及冷沉淀。AT-Ⅲ含量恢复正常是 DIC 病理过程得到控制的有力证据，此时补充任何所需要的血液制品都是安全的。补充凝血因子应在成功抗凝治疗及 DIC 过程停止后仍有持续出血者（DIC 过程停止的指征是观察 AT-Ⅲ水平被纠正），则凝血因子缺乏具有高度可能性，此时补充凝血因子既必要又安全。凝血因子补充的量应视病情而定，一般认为成功抗凝治疗以后，输注血小板及凝血因子的剂量，应使血小板计数>80×10⁹/L，凝血酶原时间<20s，纤维蛋白原>1.5g/L。若未达到上述标准，应继续补充凝血因子和输注血小板。

3.抗纤溶治疗　最近多数学者再次强调,抗纤溶药物如六氨基己酸,抗血纤溶芳酸,氨甲环酸等使用通常是危险的,其可以延长微血栓存在的时间,加重器官功能的损害。因此,抗纤溶治疗,绝对不能应用于DIC过程高凝状态在继续的患者,因为此时仍需要纤溶活性以便尽快地消除微血栓,改善脏器的血流,恢复脏器功能。抗纤溶治疗只有在原发病及激发因素治疗、抗凝治疗、补充凝血因子3个治疗程序已经采用,DIC过程已基本停止,而存在纤维蛋白原溶解亢进的患者。

(七)预防感染

常规预防性使用抗生素。使用对肝肾功能损害较小的抗生素。

(八)纠正酸碱紊乱

羊水栓塞患者常有代谢性酸中毒或呼吸性酸中毒,常呈现混合性酸中毒。羊水栓塞时治疗代谢性酸中毒通过加强肺部通气,以排出 CO_2 和肾排出 H^+,使 H^+-Ha^+ 交换增加,保留 Na^+ 和 HCO_3^-,以调节酸碱平衡。轻症酸中毒者,清除病因、纠正脱水后,能自行纠正,一般无需碱剂治疗,而重症者则需补充碱剂。

(九)产科处理原则

羊水栓塞发生后,原则上应先改善母体呼吸循环功能,纠正凝血功能障碍,病情稳定后即应立刻终止妊娠,祛除病因,否则病情仍会继续恶化。产科处理几个原则为:①如在第一产程发病,经紧急处理,产妇血压、脉搏平稳后,胎儿未能立即娩出,应行剖宫产术结束分娩;②如在第2产程发病,则应及时行产钳助产结束分娩;③产后如大量出血,凝血功能障碍应及时输注新鲜血、新鲜冰冻血浆、补充凝血因子、浓缩纤维蛋白原抑肽酶等。若经积极处理仍未能控制出血时即行子宫切除术,可减少胎盘剥离面大血窦的出血,又可阻断残留子宫壁的羊水及有形物质进入母血循环。子宫切除后因凝血功能障碍手术创面渗血而致的腹腔内出血,一般情况下使用凝血因子能奏效;若同时伴有腹膜后血肿、盆腔阔韧带血肿等可在使用凝血因子的同时行剖腹探查止血。亦有使用髂内动脉介入栓塞术,阻止子宫及阴道创面的出血,疗效未肯定;④关于子宫收缩剂的应用,可常规的应用适量的缩宫素及前列腺素,但不可大量应用,加大宫缩剂的用量未能达到减少出血的效果,同时可能将子宫血窦中的羊水及其有形物再次挤入母体循环而加重病情。

(十)预防

羊水栓塞尚无特殊的预防方法,提出以下几点应注意的问题:①做好计划生育工作。②不行人工剥膜引产,人工破膜应避开宫缩,需引产或加强宫缩者,在人工破膜后2h再决定是否采用催产素静脉滴注。1991年Beischer认为需行引产而人工破膜等待4～6h仍未引产则采用静脉滴注催产素,避免宫缩过程及胎儿宫内缺氧。③掌握催产素使用指征及常规,专人看护观察,以防宫缩过强,必要时应用镇静剂及宫肌松弛药物。④严格掌握剖宫产指征,宫壁切口边缘出血处用钳夹后缝合,减少羊水进入母血循环。⑤中期妊娠钳刮术,先破膜后再用宫缩药。采用羊膜腔内注药引产,应选用细针穿刺,在B超指引下避开胎盘,争取一次成功,避免胎盘血窦破裂而发生羊水栓塞。用水囊引产者,注入量不要过多,速度不要过快,避免子宫破裂而引起羊水栓塞。对晚期妊娠活胎引产,不适宜应用米非司酮、卡孕栓及各种不规范的引产方法,因其可诱发强烈宫缩而发生羊水栓塞。米索前列醇用于孕晚期引产的适宜剂量仍未明确,宜用最低有效剂量,剂量过大易引起宫缩过强致羊水栓塞及子宫破裂。

【羊水栓塞治疗新方法介绍】

1.一氧化氮的吸入　2006年McDonnell报道使用一氧化氮迅速改变一例临产期羊水栓塞的血流动力学变化:患者35岁,G_2PO,孕41周＋6天在硬膜外麻醉下自然分娩,阴道检查时见粪染羊水。在分娩过程中突发心血管功能衰竭,出现呼吸困难、发绀、心脏骤停、无呼吸和脉搏。即给胸部按压、心肺复苏、气管插管、紧急给麻黄碱6mg静注。2分钟后心率在140～160/min,呼吸速,胎心60/min。当时诊断为局部麻醉反应和心血管神经系统的合并症。即在全身麻醉下行剖宫产结束分娩,关腹后产妇出现新鲜的阴道出血和身体多个部位出血。当时考虑羊水栓塞。在心脏骤停初始症状 1h 后,患者的凝血功能显示:PR 1.7,APTT 78s,血浆纤维蛋白原 0.9g/L,血红蛋白 12.2g/dl,血小板计数 $169×10^8/L$。已输晶体液 2000ml,2U 红细胞,2U 的新鲜冰冻血浆。手术后转入 ICU,患者仍然低氧,X-ray 显示肺部广泛浸润,给正性肌力药物及血管活性药物(去甲肾上腺素)。血液呈现不凝状况。PR 2.8,APTT>250s,纤维蛋白原 0.3g/L,血红蛋白 7.3g/L,血小板计数 $51×10^9/L$。

在起始症状出现 45min 后,行经食管超声心动图(TOE)检查,TOE 显示严重的右心功能不全,包括右心扩大、舒张期室间隔平坦,严重的三尖瓣反流和肺动脉高压(68mmHg),在肺循环没有发现血栓物质。患者持续的心血管功能衰竭,发绀、低氧、凝血功能障碍和急性右心衰竭。在急性右心衰竭和肺功动脉高压的情况下,使用一氧化氮的吸入,一氧化氮吸入控制在 40ppm。结果血流动力学有显著的改善,在吸入 NO 治疗 2h 以后正性肌力药物需要量明显减少,配合其他综合治疗,约一天后 FiO_2 从 100% 降至 40%:在第 2 天成功拔管,第 4 天撤离 ICU。

Tanus-Santos and Moreno 报道过使用 NO 作为选择性的血管扩张剂用于治疗羊水栓塞。鉴于羊水栓塞时肺动脉高压是血流动力学变化的关键,因此,使用 NO 是一种合乎逻辑的选择。吸入 NO 的浓度 40ppm 是在常用剂量的上限,但仍是安全剂量的范围。我们认为 NO 应用于羊水栓塞的治疗是一种有益的,是应该考虑的新的羊水栓塞综合治疗方法之一。

2.连续性血液透析滤过在羊水栓塞引起的 DIC 患者中的应用　Yuhko Kaneko 等撰文讨论连续性血液透析滤过(CHDF),在羊水栓塞中的应用,并报道一例成功的病例。患者 27 岁,孕 38 周行剖宫产术。手术后半小时子宫出血、阴道出血没有血块。B 超发现腹腔内出血。术后 4h 患者休克,血红蛋白由 10.7g/dl 降至 3.4g/dl,BP 46/22mmHg,P 140 次/min。诊断为心血管功能衰竭所致的休克。使用浓缩 RBC、平衡液、静滴多巴胺。实验室检查有 DIC 存在,PT 20.2s,纤维蛋白原 35mg/dl,FDP>40μg/ml,AT-Ⅲ 58.0%,血小板 82000/μl,血氧分析呈代谢性酸中毒,BE 8.4MEq/L。用新鲜冰冻血浆、富集血小板、AT-Ⅲ 治疗 DIC。发病大约 9h 患者使用连续性静脉滤过。使用高通量聚丙烯纤维膜 APF-06s,由细胞外液交换人工细胞外液(置换液)每小时 200ml,在使用连续性静脉滤过 24h 以后,患者 PT 降为 11s,APTT 47.7s,纤维蛋白原 460mg/dl,FDP 20～40μg/dl,AT-Ⅲ 103%,血小板 133.000/μl。患者一般情况显著改善;盐酸多巴胺用量由 15μg/(kg·min)降至 5μg/(kg·min)。随后患者情况一天天好转,住院 24 天后母婴痊愈出院,母亲和胎儿没有任何并发症。

CHDF 是用人工细胞外液(置换液)连续的置换患者血液中存在的羊水物质,包括那些含在羊水中的胎粪。CHDF 可以清除分子量从 30kD 的物质;包括细胞因子 IL-6、(MW21kD)和 IL-8(mw8kD)。CHDF 在临床上应用于清除炎性细胞因子,由于血滤器允许滤出 50kD 以下的中分子量物质,而主要的炎症因子如 TNT-a、1L-1、1L-6、1L-8、1L-2 和 IL-10 的分子量均在 50kD 以下,血滤可将它们从血液中清除。因此 CHDF 可以清除 AFE 患者血液中超量的细胞因子,可防止过度炎症反应。

AFE 使用 CHDF 和血液滤过是有益的,血滤对清除高分子重量的物质比 CHDF 好,而 CHDF 对清除中分子量物质和合并代谢性的中毒、多脏器功能衰竭的患者较好。持续时间为 10 余小时至 7 天不等,AFE 漏入母体血液中的羊水是短暂、可限的,因此对 AFE 患者短时间的 CHDF 可见效。血滤对血流动力学影响远较血液透析为小,对过度炎症反应综合征的治疗有较明显的效果,目前已广泛用于危重病抢救。

3.重组活化凝血因子Ⅶa(rFⅡa)在 AFE 合并 DIC 中的应用　目前把血浆置换、体内膜肺(ECMO)、重组激活因子Ⅶa 的联合应用认为是治疗凝血功能障碍的新方法。羊水栓塞时,羊水中含有促凝物质,具有组织因子(组织凝血活酶)的活性,羊水进入母体循环后,促凝物质即可激活外凝血系统,因子Ⅳ与因子Ⅶ结合,在钙存在的条件下激活因子(Ⅹa),形成复合物即凝血酶原,使凝血酶原形成凝血酶,后者使纤维蛋白原转化为纤维蛋白。rFⅦa最初用于治疗血友病患者,近年来已成功地用于治疗和预防非血友病的严重出血,常用于伴有DIC的难治性出血。用于羊水栓塞合并DIC可减少凝血因子用量,治疗效果显著。文献报道,当使用常规的方法未能控制严重产后出血时,应用rFⅦa是非常有效和安全的。产后出血患者应用rFⅦa的先决条件是:血红蛋白$\geq$70g/L,国际标准化比率(INR)<1.5,纤维蛋白$\geq$1g/L,血小板$\geq$50×10^9/L。推荐的用药初始剂量是40~60μg/kg,静脉注射初次用药15~30min后仍然出血,考虑追加40~60μg/kg的剂量;如果继续出血,可间隔15~30min重复给药3~4次。最近Franchiai等总结118例患者,rFⅦa的平均用量为716μg/kg,90%的患者能有效地停止或减少出血。

(王　迎)

第七节　产科弥散性血管内凝血

一、产科 DIC 的病因与发病机制

【概述】

播散性血管内凝血或弥散性血管内凝血(DIC)不是一种独立的疾病,而是临床已明确诊断的疾病伴有的、以广泛血管内凝血和出血倾向为特征的中间发病环节或并发症。其基本病理是指在某些致病因子作用下凝血因子和血小板被激活,大量凝血物质进入血液循环,引起血管内微血栓形成,同时或继发纤溶亢进出现器官功能障碍、出血、贫血甚至休克的病理过程。病理产科易并发DIC,是导致产妇死亡的主要原因之一。产科DIC可发生于正常或异常的妊娠后期、分娩期或产后某一短暂的时期,主要诱发原因是胎盘早剥、死胎稽留、感染性流产、过期流产、子痫前期和子痫及羊水栓塞等并发症,死亡率较高,为产科危急症。日本产科DIC的发生率为0.92%,病死亡率为38.9%;国内产科DIC的发生率为0.1%,占总DIC病例中20%,病理产科占24.81%左右。感染性疾病是DIC最主要最常见的病因,占DIC发病数30%;其次是恶性肿瘤,占DIC患者的24%~34%;手术和外伤占DIC的1%~5%。

【病因】

妊娠期的妇女体内多种凝血因子含量及活性增加,抗凝物质减少,纤溶活性降低,表现为高凝状态;随着孕期的延长,其程度逐渐增强,至产后才恢复正常。妊娠期纤维蛋白原、因子Ⅶ、因子Ⅷ、因子Ⅸ、因子Ⅹ等的增加较为明显。纤维蛋白原含量可达到4~8g/L,为正常非妊娠者的2~3倍。因子Ⅷ的增加也较明显,可增至正常人的120%~180%。凝血因子的升高有利于正常生产后的及时止血,但也成为妊娠期DIC多发的基础条件。此外,妊娠妇女的动、静脉与胎盘附着处相互沟通,并在子宫壁与胎盘之间形成绒毛间隙,分娩时胎盘绒毛、子宫蜕膜组织中所含的凝血活酶,易于从胎盘经子宫进入母体血循环,从而促进DIC的发生。常见病因如下:

1.围生期严重感染　产科重症感染多见于感染性流产、分娩期及产后感染等。重症感染时对凝血系统的影响因素有:①细菌产生的毒素和具有促凝活性酶类物质增加;②细菌及细菌形成的抗原抗体复合物增加;③感染引起的中毒、休克等病理改变。细菌内毒素可直接激活Ⅸ因子启动内凝血系统,也可以作用于

血小板促进其聚集,进而损伤血管内皮,致使血管胶原暴露,引起因子XII被激活;同时抑制巨噬细胞功能,使巨噬细胞不能及时有效地去除循环中被激活的凝血因子及促凝物质。妊娠期及分娩期体内表现出的高凝状态,加上上述诱因的作用,使感染时极易发生 DIC。流产可分自然流产和人工流产,两者均有并发 DIC的可能性,尤其是感染性流产易诱发 DIC。感染性流产使细菌内毒素直接激活 FIX 和血小板,损伤血管内皮细胞,抑制单核吞噬细胞系统引起休克或酸中毒等导致溶血,使血液中含有磷脂的红细胞素增加,此时胎盘迅速广泛地发生严重变性、坏死,妊娠胎盘、蜕膜和子宫肌层分泌的组织因子(TF)进入母血循环诱发DIC,尤其是大月份的人工流产更易并发 DIC。刮宫时所致的组织凝血活酶,通过创面进入母体血循环,其他各种方法的大月份人工流产如高渗盐水引产、高渗尿素液引产,均有可能发生亚急性 DIC。以天花粉进行中期妊娠引产,由于天花粉可致胎盘迅速广泛地发生严重的变性坏死,胎盘及子宫蜕膜含有凝血活酶活性物质,进入母体血循环可激活凝血因子,以致母体血小板数与纤维蛋白原含量减少,部分患者可发生 DIC。

2.稽留流产或胎死宫内　胚胎及胎儿死亡后如不能自然排出则为死胎滞留。死胎滞留宫内可出现纤维蛋白原减少性凝血功能改变与 DIC。死胎滞留并发 DIC 的原因主要是:①妊娠后体内处于高凝状态;②变性或坏死的胎盘发生自溶,与羊水一道释放大量的组织因子(TF)或 TF 样物质,进入母体血循环,通过外源性凝血系统激活凝血过程,发生血管内溶血;③死胎组织坏死、自溶,释放一些蛋白分解酶进入母体血液,激活体内凝血系统。死胎引起凝血功能障碍的发生过程大多较为缓慢,一般在胎儿死亡后 2～3 周即可出现纤维蛋白原的减少,随着滞留时间的延长,纤维蛋白原的消耗程度逐渐加重,因子 V、VII含量下降,血小板数减少,纤维蛋白降解产物(FDP)增加,同时,继发性纤溶加重体内凝血因子的消耗。死胎滞留并发 DIC 的发生率为 1%～2%。如滞留时间超过 4 周,发病率明显增加,胎死宫内 4 周以上者,约有 25% 孕妇发生低纤维蛋白原血症,至第 5 周时可达 50%,因为死胎宫内存留可释放组织凝血酶引发 DIC。DIC的发病较为缓慢,开始多为代偿性,后为慢性或亚急性 DIC,暴发型较为少见。

3.胎盘早期剥离　妊娠 20 周以后,正常位置的胎盘在胎儿娩出前从子宫壁剥离则称为胎盘早剥。胎盘早期剥离是危及母儿生命的产科急症,我国发生率约 0.46%～2.1%,美国南部发生率约 0.46%～1.3%,因诊断标准不同而有差异。胎盘早剥的原因不明,多发生于高血压患者,因螺旋小动脉痉挛性收缩、蜕膜缺血缺氧损伤坏死,释放凝血活酶;胎盘后血肿消耗纤维蛋白原,纤维蛋白原<1～1.5g/L 即有出血倾向,导致脏器栓塞引发 DIC。胎盘早剥可引起出血,分为显性出血和隐性出血。隐性出血可导致子宫腔内压力增高,血液易渗入子宫肌层,引起肌纤维分离、断裂或变性,影响凝血功能。胎盘早剥时对母体凝血系统的影响有两方面:①胎盘剥离处滋养叶细胞和损伤的蜕膜含有丰富的 TF 凝血活酶,释放后进入母体血循环,激活外源性凝血系统,促使凝血酶原激活,纤溶蛋白原转变成纤维蛋白,导致 DIC 发生。这一过程中凝血因子大量被消耗,血小板及纤溶蛋白原消耗为主,导致出血不止;②纤维蛋白沉积,激活纤溶系统导致继发性纤溶亢进,一方面致使机体产生大量 FDP,另一方面继续消耗大量的凝血因子。FDP 具有抑制纤维蛋白聚合和血小板功能的作用。因此,纤溶亢进加重了凝血障碍导致的出血。应注意临床出血程度与体内凝血功能障碍程度可能不相平行,因为胎盘早剥的部位及程度不同临床表现不同,注意实时监测凝血功能以了解体内凝血功能障碍的程度。如血小板及纤维蛋白原大量被消耗,血液 FDP 可大量增加,提示体内凝血功能严重障碍。

4.羊水栓塞　羊水栓塞是产科的一种严重并发症,每 8000～30000 次分娩过程中发生 1 例,死亡率高达 60%～80%,是产科死亡的主要原因之一。瑞典统计资料显示占产妇死亡的 22%,如患者能侥幸存活,约一半的人有神经损伤后遗症。正常孕期几乎无羊水进入母体循环,羊水进入母体的途径尚未确定,主要有两种可能性:一是子宫收缩,子宫腔内压力增高,驱使羊水经子宫颈的小静脉进入母体血流;二是在胎盘早剥、子宫破裂等病理情况下,羊水由开放的子宫血管进入母体血循环。羊水穿刺检查及宫腔注射等临床操作也可引起羊水栓塞甚或发生 DIC。羊水内含有上皮细胞、角化物、胎脂、毳毛、胎粪等物质,这些物质与羊水本身均具有促凝作用,羊水内含有因子Ⅷ活性物质、因子 X 激活物质、肺表面活性物质及胰蛋白酶样作用物质等。羊水进入母体循环后对母体凝血系统的影响有:①启动凝血过程。羊水及羊水内所含物质如白三烯,直接促进凝血酶原转变成凝血酶,凝血酶大量生成后,导致机体广泛微小血栓形成,加上因子Ⅷ活性物质诱发 DIC;②促进血小板聚集及活化。羊水内颗粒状物质具有促进血小板聚集和血小板破坏的作用,血小板聚集增加促进微血栓形成。广泛的微血栓形成导致血小板大量消耗,诱发 DIC;③激活纤溶系统。羊水还具有较强的纤维蛋白溶解活性,促进广泛微血栓形成,引起继发性纤溶亢进,使羊水栓塞的早期产生大量 FDP,FDP 大量产生加重纤溶过程,导致机体很快出现凝血功能障碍,血液从高凝状态急转为低凝高溶、不凝状态,导致 DIC 发生,病情凶险,发展迅速,甚至数分钟内死亡;④羊水的机械性栓塞作用。羊水微粒物质造成微小血管内机械性栓塞与反射性收缩血管,同时刺激机体产生 PGF2、5-羟色胺等血管活性物质,使小血管发生痉挛,致使肺血管高压,右心排血受阻,导致循环呼吸的衰竭,出现急性右心衰竭和急性呼吸衰竭,严重时可多系统器官衰竭,这些病理改变诱发或加重 DIC 的发生;⑤过敏反应。母体对羊水内的抗原性物质发生过敏反应,引起过敏性休克导致 DIC 发生。绝大多数羊水栓塞 DIC 发生在分娩期间或分娩瞬间,仅 20％出现在分娩过程前或破膜前,部分患者在发病前可能无任何先兆,羊水栓塞发展极为迅速,突然发生呛咳、呼吸急促与循环衰竭,并很快发生大量阴道出血与全身性出血。25％患者在发病 1h 内不治身亡。

5.休克　休克晚期微循环淤血,血流缓慢,血液浓缩黏滞性增高,红细胞易于聚集,严重缺血导致大量酸性代谢产物的聚积,使血管内皮细胞受损激活内源性凝血,同时组织损伤激活外源性凝血系统导致 DIC,如产科大出血导致的失血性休克。

6.妊娠期高血压疾病　妊娠期高血压疾病多发生于妊娠晚期,我国发病率约为 5％~8％,常并发 DIC。妊娠高血压疾病循环血流量改变,血管痉挛,血液黏稠增加等导致全身组织器官发生缺氧,凝血因子明显改变,主要是凝血酶及抗凝血酶复合物(TAT)增高、血小板、纤维蛋白原减少及抗凝血酶Ⅲ减少。上述因素导致妊娠高血压疾病常有慢性 DIC 发生;妊娠高血压疾病造成胎盘血供不足,胎盘发生缺氧及胎盘滋养叶细胞被破坏,影响凝血功能。近年研究表明,大量滋养叶碎片进入妊娠高血压疾病患者体内,滋养叶内含有较多组织凝血活酶,极易激活外源性凝血系统,诱发 DIC;同时,胎盘滋养叶异体抗原进入母体后,发生抗原抗体反应,激活凝血系统诱发 DIC。妊娠高血压疾病患者体内可溶纤维蛋白单体、D-二聚体、FDP 及纤维蛋白肽 A(FPA)增高,且其增高程度与妊娠高血压疾病病情呈正相关,提示妊娠高血压疾病患者体内存在凝血过程的激活及纤维蛋白的溶解。子痫患者也常并发 DIC,以慢性 DIC 为主,因为子痫患者胎盘血管及肾小球中有纤维蛋白沉积,胎盘血液供应受到影响,导致胎盘受损,损伤的胎盘可释放大量组织凝血活酶物质进入母体血循环,诱发程度不等的血管内凝血过程,诱发伴有严重临床出血的 DIC。约 10％的严重妊娠高血压疾病患者并发溶血、肝酶升高、血小板减少综合征(HELLP),病死率高达 28.6％。其发病原因可能与胎盘血管减少、供血不足有关,导致大量血栓、内皮素、血管紧张素与 TNFa 释放至母体血循环。另外重度妊娠期高血压疾病导致血管内皮细胞损伤,引起依前列醇(前列环素)合成酶减少,血栓素(TXA2)合成酶相对增加,PGI2/TXA2 比例下降,胶原增多,引发血小板黏附和聚集,释放二磷腺苷(ADP)、5-羟色胺(5-HT)、儿茶酚胺使血小板进一步聚集,血小板减少,激活内源性凝血系统,诱发 DIC。

7.妊娠滋养细胞疾病　滋养细胞肿瘤可分为良性葡萄胎、恶性葡萄胎和绒毛膜癌。恶性葡萄胎则可侵入子宫肌层或转移至其他器官,绒毛膜癌是发生恶变的滋养细胞。发生变性的绒毛易于坏死、脱落,产生大量 TF 进入母血,是诱发 DIC 的直接因素;肿瘤细胞侵犯子宫肌层及血管,破坏血管壁的完整性,使血管内胶原纤维暴露,激活血中凝血因子,是诱发 DIC 的另一因素。

8.手术创伤　妊娠期妇女呈高凝血状态,具有发生 DIC 的基础,手术则是一种诱因。手术造成创面组织损伤,血管破坏及出血,组织凝血活酶及 TF 释放增多,激活凝血系统,加重各种病理产科诱发 DIC 的危险。

9.产科大出血　产科大出血的关键时刻是分娩期,也是诱发 DIC 的重要环节。首先,分娩时凝血机制变化,胎盘剥离导致大量组织凝血活酶释放,局部形成短暂性血管内凝血,有利于胎盘剥离面的止血;分娩时胎盘绒毛、子宫蜕膜中的组织因子(TF)从胎盘经子宫进入母体血液;分娩时子宫收缩使子宫下段和宫颈被动扩张,小血管破裂及负压形成,导致绒毛、羊水和蜕膜等进入母体循环。其次,分娩时纤溶系统的变化,分娩引起纤溶功能亢进,正常分娩时有短暂的纤溶亢进;子宫、胎盘、绒毛、羊水、胎粪等都含有大量的纤溶酶原激活物(PA),当 PA 进入体循环血液时,激活纤溶酶原诱发纤溶;纤溶蛋白沉积于血管壁诱发 PA 的激活形成纤溶酶;缺氧激活纤溶系统,上述因素是引起分娩大出血的病理基础,也是导致产时 DIC 的关键因素。正常分娩时母体肝脏和单核吞噬细胞系统能够吞噬颗粒状物质,清除循环中的纤维蛋白,清除被激活的凝血因子及其他促凝物质,因此,较少发生 DIC。异常分娩时激活大量促凝物质,单核吞噬细胞系统的功能受抑制,易发生急性 DIC。

【发病机制】

近年研究证明,组织因子是凝血系统激活最重要的生理性启动因子,单核细胞或巨噬细胞和内皮细胞一样,当受到致病因子或介质刺激后,组织因子在细胞表面表达,它对凝血过程的启动具有重要作用。因此,以往认为凝血系统启动主要依靠表面接触促使 FⅫ活化的理论已被更正,凝血系统激活的机制如下。

1.组织损伤　组织因子(TF)又称凝血因子Ⅲ或组织凝血活酶(TTP),由 263 个氨基酸残基构成的跨膜糖蛋白,广泛分布于各部位组织细胞,以脑、肺、胎盘等组织含量最丰富。当严重创伤、大面积烧伤、外科手术、产科意外、癌组织坏死、白血病放疗或病变器官组织大量坏死时,均使 TF 大量释放入血。同时,在各种感染或炎症介质的作用下,一些与血液接触且通常不表达 TF 的内皮细胞、单核细胞、中性粒细胞及巨噬细胞也可迅速诱导出 TF,参与凝血反应。凝血因子Ⅶ在血液中以蛋白酶原形式存在,其分子中所含的 γ-羧基谷氨酸带有负电荷,可结合数个 Ca^{2+},FⅦ通过 Ca^{2+} 与 TF 形成复合物,自身激活为Ⅶa。Ⅻa、Xa 凝血酶使Ⅶ激活为Ⅶa,启动外源性凝血系统。Ⅶa-TF 复合物既可按传统通路激活因子 X,也可按选择通路激活因子Ⅸ,使凝血酶原激活为凝血酶,通过一系列顺序性连锁反应,最终使微循环内大量微血栓形成和 DIC 发生。

2.血管内皮损伤　当相关致病因子(细菌、病毒、缺氧、酸中毒、抗原-抗体复合物等)损伤血管内皮细胞(VEC),尤其是微血管 VEC 时,一方面带负电荷的胶原暴露,引起血小板黏附、聚集和释放,加剧凝血反应;激活单核-吞噬细胞和 T 淋巴细胞,释放 TNF、IL-1、IFN、补体成分 C3a、C5a 及 O2 等,加重 VEC 损伤和促使 TF 释放。另一方面 VEC 损伤,暴露和表达 TF,直接发挥激活凝血系统作用。VEC 损伤和凝血系统激活是 VEC 和多种血细胞共同作用的结果。病理情况下,VEC 损伤,内膜下胶原暴露,凝血因子Ⅻ与胶原或与内毒素接触,其精氨酸上的胍基构型发生改变,活性部位丝氨酸残基暴露而被激活。同时,因子Ⅻ和活化因子Ⅻa 在激肽释放酶、纤溶酶或胰蛋白酶等可溶性蚓激酶(蛋白水解酶)的作用下生成碎片Ⅻf,这一过程称酶性激活。进而启动内源性凝血系统,促进凝血反应。如一些恶性肿瘤并发 DIC 的患者,其Ⅻa、KK(激肽释放酶)较无 DIC 并发症者明显降低。

3.血小板激活 近期研究表明,在促发 DIC 的过程中,血小板的作用甚为重要。当致病因素(如外伤、缺氧、酸中毒、细菌等)损伤 VEC 并暴露胶原后,血小板膜糖蛋白Ⅱb～Ⅲa复合物作为纤维蛋白原受体功能表达,与纤维蛋白原结合,促使血小板聚集,另外血小板膜糖蛋白借助血管性假血友病因子(vWF)或直接与血小板膜糖蛋白Ⅰb结合,产生血小板黏附。同时,胶原可作为激活剂,在 G 蛋白介导作用下,结合血小板膜相应受体,纤维蛋白原受体活化,激活的血小板释放二磷腺苷(ADP)、5-羟色胺(5-HT)、血栓素 A2(TXA2)进一步激活血小板,形成微聚体。纤维蛋白原是二聚体,可同时结合两个相邻的血小板膜上的受体,以"搭桥方式"促使血小板聚集,进一步造成血小板骨架蛋白再构筑,以致血小板扁平、伸展或聚集,表面表达带负电荷的磷脂,结果使与之结合的多种凝血因子(Ⅶ,Ⅸ,Ⅹ,凝血酶原等)在磷脂表面被局限和浓缩,产生大量凝血酶,促进纤维蛋白网形成,血小板进一步激活聚集,使膜磷脂发生改变,带负电荷的磷脂从膜内层转到外层,通过 Ca^{2+} 与因子Ⅺ、Xa、Ⅻ相互作用,在辅助因子 V 和Ⅷ的参与下促使凝血酶形成和 VEC 表达 TF,直至发生 DIC。

4.红细胞破坏 如急性溶血时,血液中红细胞大量破坏,释放大量对血小板具有较强激活作用的 ADP,促使血小板黏附、聚集。同时,红细胞膜磷脂可浓缩局限多种凝血因子(Ⅶ、Ⅸ、Ⅹ及凝血酶原),导致凝血酶大量生成,从不同侧面促发 DIC 产生。

5.白细胞损伤 急性早幼粒细胞性白血病时,患者在化疗、放疗的作用下,可使大量白细胞破坏并释放 TF 样物质入血,有利于 DIC 的形成。另外,机体在内毒素、IL-1、TNFα 等刺激下,血液中的单核细胞及中性粒细胞均可诱导表达 TF,参与启动凝血反应,诱发 DIC。

6.双向作用 生理情况下,血管内皮细胞(VEC)与血管张力、凝血和纤溶三方面皆有双向相互作用;致病因素(细菌、病毒、真菌、原虫、螺旋体或立克次体)作用下,如严重感染性流产时,血管内皮细胞受损,其生理平衡失调,内毒素可直接作用 VEC,或通过单核巨噬细胞和中性粒细胞释放肿瘤坏死因子(TNF)作用于 VEC。内毒素通过白细胞介素 1(IL-1)、血小板活化因子(PAF)和补体(C5a)为介导损害 VEC。TNF 和 IL-1 改变 VEC 表面特性,促使中性粒细胞、单核细胞和 T 细胞在表面黏附。PAF 引起血小板聚集、释放;促使中性粒细胞和单核细胞趋化、颗粒分泌,导致内皮细胞与中性粒细胞相互反应。C3a 和 C5a 促使单核细胞释放 IL-1,同时,C5a 增强活化的中性粒细胞产生氧自由基,损伤内皮细胞,促使 DIC 发生。

7.其他促凝物质入血 病理情况下,可通过其他凝血系统激活途径促发 DIC。如:①被激活的单核,吞噬细胞和白细胞可表达 TF,破裂时释放溶酶体酶溶解多种凝血因子(如 V、Ⅷ、Ⅺ等)促发 DIC;②急性坏死性胰腺炎时,释放大量胰蛋白酶入血,直接激活凝血酶原,生成大量凝血酶;③一些外源性毒素(如某些蜂毒和蛇毒)可直接激活因子Ⅹ、凝血酶原或促使纤维蛋白溶解,有利于 DIC 形成。总之,DIC 的发生发展是不同病因通过多种机制综合作用的结果。

二、DIC 病理生理

【病理生理】

产科 DIC 的病理生理及影响因素是复杂的,目前认为 DIC 的发生发展大致经历了如下病理过程。

1.单核吞噬细胞系统功能损害 正常状态下,单核吞噬细胞系统以其分布广、吞噬功能强为特点,可吞噬清除血液中凝血酶、纤维蛋白原、纤溶酶、FDP、激活的凝血因子及内毒素等。当一些致病因素(如细菌、坏死组织等)使该系统功能受到抑制或损害时,破坏了正常凝血、抗凝、纤溶系统的平衡,体内出现止血、凝血和纤溶的异常,病理性凝血酶及纤溶酶过度生成导致 DIC。90%DIC 尸解病例中,均发现微血管内有微血栓形成及纤维蛋白沉着,微血栓形成是 DIC 的基本和特异性病理变化,以肺、肾、胃肠道、肾上腺等器官较多见,主要为纤维蛋白血栓及纤维蛋白-血小板血栓。

2.肝功能严重障碍 导致肝脏病变的一些病因(如肝炎病毒,抗原-抗体复合物等)可激活凝血系统。急性肝坏死时,肝细胞弥漫性破坏,可释放大量 TF 入血。晚期肝硬化时因肝内组织结构破坏,肝血流障碍及侧支循环开放,部分肠源性毒性物质(含内毒素)绕过肝脏直接进入体循环促进凝血反应。除此之外,肝脏是大多数凝血物质生成和灭活的主要器官,当肝功能严重障碍时,肝细胞生成凝血因子(如 V、Ⅶ、Ⅸ、Ⅹ 及凝血酶原)和抗凝因子(如 ATⅢ、PC)的能力降低,灭活活化型凝血因子(如 Ⅸa、Ⅹa、Ⅺa)的功能减弱,促凝物质进入体内,极易造成血栓形成或出血倾向,促进 DIC 的发生与发展。

3.微循环障碍 休克时血管紧张性改变可导致微循环障碍,表现为微循环血流缓慢、血液黏度增高、血流淤滞,甚至呈"泥化"状态。严重缺氧酸中毒和白细胞介质作用使 VEC 损伤,激活凝血系统。活化型凝血因子和纤溶产物清除不足,血管舒缩反应障碍加速 Fbn 沉着和微血栓形成,有利于 DIC 发生。

4.血液高凝状态 血液高凝状态是指在一些生理或病理条件下,所形成的一种血液凝固性增高,有利于血栓形成的状态。妊娠末期妇女因胎盘产生的纤溶酶原激活物抑制物(PAI)活性增高,血小板、凝血因子(如 V、Ⅶ、Ⅸ、Ⅹ、凝血酶原)及血浆 Fbg 增多,AT-Ⅲ 及纤溶酶原(PLg)降低而呈生理性高凝状态,故一旦发生产科意外(如宫内死胎、胎盘早剥和羊水栓塞等)易导致 DIC。遗传性 AT-Ⅲ 及蛋白 C 缺乏症所致的原发性高凝状态,以及因肾病综合征、白血病、转移的恶性肿瘤和妊娠高血压疾病引起的继发性高凝状态,均可造成血液凝固性增高促发 DIC。

5.机体纤溶系统功能降低 研究表明,DIC 的发生发展与纤溶系统功能降低有关。将凝血酶和 6-氨基己酸(EACA,一种纤溶抑制剂)同时应用于实验动物,可使其体内的微血栓长期存在,容易造成 DIC。

三、产科 DIC 的分期与分型

【DIC 分期】

根据 DIC 的发生发展过程和病理生理特点,一般可分为以下三期:

1.高凝期 主要表现为血液呈高凝状态,在各种病因作用下,机体凝血系统被激活,促使凝血酶生成明显增多,各脏器微循环内微血栓大量形成。急性 DIC 者临床症状不明显,实验室检查发现凝血时间缩短,血小板黏附性增高等。

2.消耗性低凝期 以血液继发性转为低凝状态为主要表现。大量凝血酶产生和微循环内广泛微血栓形成,凝血因子大量消耗,血小板明显减少。加上继发性纤溶系统激活,血液处于低凝状态易发生不同程度的出血。实验室检查血小板和血浆 Fbg 含量明显减少,凝血时间显著延长。

3.继发性纤溶功能亢进期 此阶段凝血酶及活化的凝血因子Ⅻa、Ⅺa 等激活纤溶系统,造成大量纤溶酶产生,纤维蛋白降解,FDP 大量生成,患者大多表现为严重出血。实验室检查除原有的异常外,还可见反映继发性纤溶功能亢进的指标异常变化,如凝血酶时间延长,凝血块或优球蛋白溶解时间缩短及血浆鱼精蛋白副凝固试验(3P 试验)阳性等。

【DIC 分型】

依照 DIC 的原因、发生速度及表现形式,可分为以下几种类型:

1.急性 DIC 以严重感染,休克,羊水栓塞,异型输血,急性移植物反应等为常见,可在数小时或 1~2d 发生,主要临床表现是出血和休克,但分期不明显,病情恶化快。

2.亚急性 DIC　　可在数天内逐渐发生,临床表现介于急性和慢性 DIC 之间,常见于恶性肿瘤转移、宫内死胎等。

3.慢性 DIC　　发病缓慢,病程较长,临床表现不明显,常以某些实验室检查异常或某脏器功能不全为主要表现,有的病例甚至只在尸检中才被发现有慢性 DIC。

按照发生 DIC 时机体的代偿情况,DIC 可分为如下类型:

1.失代偿型　　急性 DIC 常见,凝血因子和血小板过度消耗,机体难以充分代偿,表现为明显的出血和休克症状,实验室检查血小板、纤维蛋白原减少。

2.代偿型　　轻症 DIC 多见,此时凝血因子和血小板消耗与代偿处于动态平衡状态,临床表现不明显或仅有轻度出血,实验室检查常无明显异常,临床诊断较困难,可向失代偿型 DIC 转变。

3.过度代偿型　　多见慢性 DIC 或 DIC 恢复期,患者过度代偿,凝血因子和血小板生成超过消耗,临床表现不明显,实验室检查纤维蛋白原短暂性升高。

四、产科 DIC 的临床表现

【临床表现】

DIC 的临床表现相当复杂,多样,但主要的表现有以下四种:

1.出血　　出血是大多数 DIC 患者(70%~80%)的初发症状,形式多样,涉及广泛。如皮肤瘀点瘀斑、紫癜、呕血、黑便、咯血、血尿、牙龈出血、鼻出血等。轻者创口(手术创面或采血部位)渗血不止;重者多部位大量出血。目前认为出血机制如下:

(1)凝血物质大量消耗:DIC 发生发展过程中,微循环内微血栓广泛形成,大量消耗凝血因子(Fbg、V、Ⅷ、Ⅸ、X)和血小板,当机体代偿不足时,血液因凝血物质的锐减而呈低凝状态,导致凝血功能障碍及出血现象。

(2)继发性纤溶亢进:DIC 促进激肽释放酶生成增多,导致受损组织纤溶酶原激活物大量释放,激活纤溶系统,纤溶酶生成剧增且活性增强,迅速降解纤维蛋白并产生大量 FDP。同时,各种凝血因子(V、Ⅷ、Ⅻa、凝血酶等)被水解,凝血因子减少,加剧凝血功能障碍致出血。

(3)纤维蛋白(原)降解产物的形成:纤溶酶水解纤维蛋白原(Fbg)和纤维蛋白(Fbn)生成各种片段(X、Y、D、E 等)称为纤维蛋白(原)降解产物(FDP/FgDP)。其中 Y、E 片段具有抗凝血酶作用;X、Y 片段可使纤维蛋白单体(FM)形成可溶性 FM 复合物,抑制其交连聚合成大分子纤维蛋白;大部分碎片能抑制血小板黏附和聚集。所以,通过上述 FDP/FgDP 各种成分所产生的强大抗凝和抗血小板聚集作用,造成凝血功能明显降低,病理性抗凝作用显著增强,是 DIC 出血至关重要的机制。

(4)血管损伤:血管损伤是 DIC 发生出血的机制之一,往往为 DIC 的各种原始病因所致的缺氧、酸中毒、细胞因子和自由基等对微小血管管壁损害性作用的结果。

2.休克　　急性 DIC 常伴发休克,其发生机制为:①广泛微血栓形成和多部位出血,导致回心血量急剧减少;②肾上腺素能神经兴奋,激活激肽及补体系统生成血管活性介质(如激肽、组胺等),一方面扩张血管,降低外周阻力,导致血压降低;另一方面与 FDP 小片段成分(A、B、C)协同作用,促使微血管壁通透性升高,血浆大量外渗;③DIC 时组织酸中毒直接抑制心肌舒缩功能、肺内微血栓形成导致肺动脉高压,加大右心后负荷;心内微血栓形成使心肌缺血,减弱心泵功能导致心功能障碍;④血液浓缩,血浆黏稠度增加;低凝状态引起出血,血容量进一步减少发生休克。

3.多系统器官功能障碍　多系统器官功能障碍与 DIC 发生的范围、病程及严重程度密切相关。轻症者造成个别器官部分功能障碍,重症者则可引起多系统器官功能衰竭,甚至死亡。其原因主要是微血管中微血栓形成,阻塞受累器官的微循环,致组织缺氧,局灶性变性坏死,逐步导致功能障碍,临床表现依受累器官不同而不同。肺受损可损害呼吸膜,引发呼吸困难、肺出血、甚至呼吸衰竭。若在肾脏可导致双侧肾皮质出血性坏死和急性肾衰竭,引起少尿、蛋白尿、血尿等。若在肝致肝功能衰竭,若累及中枢神经系统出现神志模糊、嗜睡、昏迷、惊厥等症状。上述脏器功能衰竭的临床表现,常以综合表现的形式存在。

4.贫血　是 DIC 患者通常伴有的一种特殊类型的贫血,称微血管病性溶血性贫血,其特征在于外周血涂片中可见裂体细胞(即为一些形态各异的红细胞碎片),外形呈盔形、星形、新月形等。由于表面张力改变,碎片容易发生溶血。目前认为红细胞碎片生成是因为微血管内广泛微血栓形成,红细胞随血流流经纤维蛋白网孔或 VEC 裂隙时,受到血流冲击、挤压和扭曲作用,发生机械性损伤变形所致。

5.DIC 特殊体征　DIC 特殊体征包括皮肤出血点;外伤伤口出血;血疱;周围性紫癜;静脉穿刺部位出血;暴发性坏疽;皮下血肿;动脉层渗血等。DIC 微血栓终末器官功能紊乱可见于皮肤(瘀斑)、肺、肾、肝脏、垂体后叶、肾上腺及心脏可见由于微血栓栓塞所致的功能紊乱。

五、DIC 辅助检查

【辅助检查】

DIC 的常规检查包括六项:血小板计数、纤维蛋白原含量、PT、aPTT、FDP、D-二聚体。血小板和纤维蛋白原同时减少,说明发生 DIC 时消耗过度,仅血小板减少是血液稀释的结果,PT、APTT 延长说明凝血因子缺乏,FDP 增加说明凝血同时具有纤溶,D-二聚体出现是纤溶的依据,TEG(血栓弹力图)说明整个凝血过程,包括凝血启动、高凝状态、血小板功能以及纤溶功能等。

1.血小板计数　血小板计数 $<100\times10^9/L$ 有诊断价值,如进行性降低且病情加重,下降达 $50\times10^9/L$,提示血凝因子过度消耗。临床上以血小板计数 $<150\times10^9/L$ 为血小板计数少,有发生 DIC 可能。

2.血纤维蛋白原测定　DIC 的发展是血浆纤维蛋白原经内外促凝物质作用转变为纤维蛋白的过程,血液不断发生凝固。DIC 时血纤维蛋白原 $<1.6g/L$,重症 $<1g/L$。

3.凝血酶原时间测定　为外源性凝血系统初筛试验,由于Ⅰ、Ⅱ、Ⅴ、Ⅶ、Ⅹ因子消耗,纤维蛋白溶酶活性增强,FDP 增多。正常为 13s,如延长 3s 以上有意义。

4.部分凝血活酶时间测定(APTT)　APTT 是内源性凝血途径过筛试验。除因子Ⅶ和Ⅻ外,任何一个凝血因子缺乏均可使 APTT 延长。正常 35~45s,超过正常对照 10s 以上有意义。DIC 高凝期 KPTT 缩短,消耗性低凝血期 APTT 延长。

5.凝血酶时间(TT)　是凝血第三阶段试验,正常 16~18s,比正常对照延长 3s 以上有诊断价值。DIC 时纤维蛋白原减少及 FDP 增加,所以 TT 延长。

6.优球蛋白溶解时间(ELT)　血凝块溶解速度可反映纤溶酶活力(优球蛋白凝块中含有纤溶酶原及纤溶酶活化素),正常为 60~120min,<70min,提示纤溶亢进。

7.血浆鱼精蛋白副凝固试验(3P 试验)　正常时血浆内可溶性纤维蛋白单体复合物含量极少,3P 试验阴性。DIC 时可溶性纤维蛋白单体增多,硫酸鱼精蛋白(鱼精蛋白)使之分解,单体复合物自行聚合成不溶性的纤维蛋白凝块成胶冻状,此过程称之为副凝固现象,即 3P 试验阳性。纤溶亢进时纤溶酶作用增强,纤维蛋白被降解为 D、E 碎片,3P 试验为阴性,故 3P 试验可预测 DIC 不同阶段。

8.纤维蛋白降解产物(FDP)测定　在消耗性低凝血期和继发纤溶期,因血小板、凝血因子消耗、纤维蛋白降解产物过多。正常 $40\sim80\mu g/ml$,DIC$>40\sim80\mu g/ml$。

9.全血凝块试验　若无纤维蛋白原检查条件,可参照全血凝块试管法:取患者血 $2\sim5ml$ 放于小试管中,将其置于倾斜位,观察血凝固的时间。血凝固标准是血凝块经摇动不松散,可推测血纤维蛋白原含量。

10.血液凝固时间　采集不抗凝全血放入玻管中,每 30s 倾斜一次,至 15min 观察有无凝块形成和有无溶解现象。$>15min$ 为血液凝固时间延长,有发生 DIC 可能。

11.纤维蛋白溶解试验　将正常人已凝固的血 2ml 加入患者 2ml 血中,$30\sim40min$,血凝块破碎表示纤溶活性亢进,常用方法如下:

(1)放免法测定:纤维蛋白肽(FP)A/B 在凝血酶作用下最早从纤维蛋白原释放出来,作为凝血亢进的早期指标。正常人 FPA 含量$<9g/L$,DIC 早期升高达 $10\sim100$ 倍;正常人 FPB 含量<2,DIC 时增高,FPB.B$15\sim42$,$41\sim42$ 肽段是纤溶亢进灵敏指标。

(2)D-二聚体测定:D-二聚体是交联蛋白在纤溶酶作用下,产生的特异性纤维蛋白降解物,既可反映凝血酶生成,又可表示纤溶酶活化,是高凝状态和纤溶亢进的分子指标之一。研究显示 D-二聚体试验敏感性 94010,特异性 80%,在诊断预测 DIC 时阳性预测值 100%。

(3)AT-Ⅲ测定:抗凝血酶-Ⅲ(AT-Ⅲ)是机体内最重要的凝血酶抑制剂。DIC 时,由于凝血和活化的中性粒细胞所释放弹性蛋白酶降解,同时 AT-Ⅲ 生成减少,因此,AT-Ⅲ 减少可作为抗凝血疗效的指标。

六、产科 DIC 诊断与鉴别诊断

【诊断】

应具有引起 DIC 的基础疾病;符合 DIC 的临床表现,有实验室诊断依据。

1.临床表现

(1)产科 DIC 的临床表现主要有如下特点:①以急性型为多见,发展甚为迅猛,亚急性型及慢性 DIC 病例临床上漏诊较多;②常有阴道倾倒性大出血,亦可见注射部位及手术创口渗血不止,其他部位出血相对少见;③临床发现 DIC 时,其外溢血液多已不易凝固,提示患者已进入消耗性低凝血期;④病因较为明确并易于去除,如病因及时得到处理,DIC 可迅速控制,预后相对较好;⑤羊水栓塞、胎盘早剥并发 DIC 时出血多为子宫大出血;⑥羊水栓塞并发 DIC 时,出血症状尚不明显即有呼吸窘迫、休克发生,成为患者突出的或首发的症状,严重病例因重要脏器功能衰竭而早期死亡,此类患者的临床出血常被掩盖。

(2)产科 DIC 有下列一项以上临床表现:①皮肤、黏膜栓塞、灶性缺血性坏死、脱落及溃疡形成;②原发病不易解释的微循环障碍,如皮肤苍白、湿冷及发绀等;③不明原因的肺、肾、脑等轻度或可逆性脏器功能障碍;④抗凝治疗有效。

2.实验室检测有下列三项以上异常

(1)血小板计数:血小板数低于 $100\times10^9/L$ 或呈进行性下降(肝病 DIC 时血小板数低于 $50\times10^9/L$)。

(2)纤维蛋白原含量:血浆纤维蛋白原含量$<1.5g/L$ 或呈进行性下降或$>4g/L$(肝病 DIC 时$<1g/L$ 以下)。

(3)3P 试验:3P 试验阳性或血浆 FDP$>20mg/L$(肝病 DIC 时超过 $60mg/L$)。

(4)凝血酶原时间:凝血酶原时间缩短或延长 3s 以上,或呈动态变化;或活化的部分凝血活酶时间(APIT)缩短或延长 10s 以上。

(5)纤溶酶原:优球蛋白溶解时间缩短,或纤溶酶原减低。

3.疑难、特殊病例应有下列实验室检查中的 1 项以上异常

(1)纤溶酶原:纤溶酶原含量及活性降低。

(2)AT:AT 含量、活性及 vWF 水平降低(不适用于肝病)。

(3)TAT:血浆凝血酶-抗凝血酶复合物(TAT)或凝血酶原碎片 1+2(F1+2)水平升高。

(4)PlC:血浆纤溶酶·纤溶酶抑制物复合物(PIC)浓度升高。

(5)尿化验:血尿,蛋白尿。

4.1995 年中华医学会血液学会对 DIC 的临床表现诊断标准

(1)存在易引起 DIC 的基础疾病。

(2)有下列两项以上的临床表现:①多发性出血倾向;②不易用原发病解释的微循环衰竭或休克;③多发性微血管栓塞的症状、体征,如皮肤、皮下、黏膜栓塞性坏死及早期出现的肺、肾、脑等脏器功能衰竭;④抗凝治疗有效。

(3)实验检查指标:同时具有下列三项以上异常:①血小板<100×10^9/L 或进行性下降。②纤维蛋白原<1.5g/L 或进行性下降 3P 试验阳性、血浆 FDP>20mg/L 或 D-二聚体试验阳性。③PT 延长或缩短 3s 以上或呈动态变化 APTT 缩短或延长 10s 以上。④外周血破碎红细胞>10%。⑤AT-Ⅲ测定含量及活性降低。⑥血浆因子 V:C 活性<50%。

根据有导致 DIC 的原发病的存在,有出血症状和多系统脏器功能障碍(MOF),实验室指标有血小板进行性减少、Fbg 减少、PT 延长、D-D 阳性这种典型 DIC 的诊断并不困难,但这时 DIC 已经发展到了中晚期,即血小板、凝血因子消耗期或纤溶亢进阶段,这时往往失去治疗的最佳时机,使治疗变得困难和复杂,治愈率也明显降低。因此,建立前 DIC(Pre-DIC)诊断,在治疗基础疾病、抑制由基础疾病产生的 DIC 诱发物质的同时、早期发现、预防和控制 DIC 向严重阶段进展、对预后直接起着非常重要的作用。

5.前 DIC 诊断标准　　1999 年全国第六届血栓与止血会议制订的前 DIC 诊断标准:

(1)存在易致 DIC 的疾病基础。

(2)有下列一项以上的临床表现:①皮肤、黏膜栓塞,灶性缺血性坏死及溃疡形成等;②原发病的微循环障碍,如皮肤苍白、湿冷、发绀等;③不明原因的肺、肾、脑等轻度或可逆性脏器功能障碍;④抗凝治疗有效。

产科 DIC 实验室检查应注意下面几个问题:①对无明显 DIC 表现,但存在发生 DIC 的高危因素如妊娠高血压疾病、死胎滞留等患者体内多种凝血因子水平增高,常会掩盖发生 DIC 后的消耗程度,故前后对照进行动态观察,有利于诊断;②对病情危急又高度怀疑 DIC 的患者,如羊水栓塞等,实验室结果出来前应开始 DIC 治疗;③妇产科 DIC 大多为急性或暴发性,对实验室条件不具备或来不及进行常规 DIC 检查者,应以临床表现为主,结合快速简便的实验室检查进行诊断。如外周血涂片细胞形态学检查,发现破碎红细胞或异型红细胞达到 10% 或以上,血沉与发病前相比变为正常或减慢,即可诊断;④妊娠期虽有凝血功能异常改变,分娩后很快恢复到正常。

【鉴别诊断】

急性 DIC 应与血栓性血小板减少性紫癜(TTP)、原发纤溶和重型肝病相鉴别,详见表 20-1 和表 20-2。在鉴别诊断中,病理产科的检查、血液沉淀或涂片检查,可找到羊水的有形成分。产科 DIC 往往以产后大出血为突出表现,但非 DIC 性产后大出血更为常见,如产程过长或药物(硫酸镁与阿司匹林)导致的子宫收缩乏力,胎盘潴留,宫颈撕裂,子宫破裂等,这些因素与产科 DIC 的原因可互为因果或相互影响。此外,产

妇有各种出血性疾病（血小板减少、血小板无力症、血管性血友病、无纤维蛋白原血症以及其他凝血因子缺乏）时亦可发生产后大出血，应特别引起注意。

表 20-1　DIC 与 TTP 的鉴别要点

项目	DIC	TTP
起病与病程	多数急骤、病程短	可急可缓、病程长
微循环衰竭	多见	少见
黄疸	轻、较少	多见、较重
凝血因子Ⅷ，C	减少	正常
蛋白 C 含量及活性	减低	正常
FPA	增加	正常
F1～2	增加	正常
D-D	增加	正常
血栓性质	纤维蛋白血栓为主	血小板血栓为主

表 20-2　DIC 与原发纤溶和重症肝炎的鉴别要点

鉴别点	原发纤溶	DIC	不伴有 DIC 的肝病全身性出血
血栓形成	少见	常见	无
休克	少见	常见	较少见
血小板计数	正常	减少	正常或减少
出血时间	正常	常见	无
红细胞形态异常	无	常见	无
乙醇胶试验	（－）	（＋）	（－）
3P 试验	（－）	（＋）	（－）
SDPS 试验	（－）	（＋）	（－）
FDP 定量	明显增加	增加	一般正常
FDP/FgDP 比值	无	升高	—
碎片 D-二聚体	降低	增加	无
优球蛋白溶解时间	明显缩短	增长或缩短	一般正常
纤维蛋白原定量	减低	正常或减低	正常或增加
因子Ⅴ	减少	减少	正常或减少
因子Ⅷ	正常或减低	降低	正常或增加
治疗	纤溶抑制剂有效	肝素有效	补充凝血因子有暂效

七、产科 DIC 的治疗

产科 DIC 往往来势凶险,早期诊断与早期治疗极为重要。妊娠并发 DIC 常有较明确的诱因,及时去除诱因可有效改变 DIC 发展过程。因此,特别强调原发疾病的治疗。机体内环境也是诱发和影响 DIC 的重要因素,应积极加强支持辅助治疗,改善缺氧休克等病理状况。

(一)积极治疗原发病及时去除诱因

应综合判断发生 DIC 的可能诱发因素,确定正确的治疗方案,积极去除病因是治疗 DIC 的首要原则。产科 DIC 患者应密切监测凝血功能的变化,根据凝血功能改变,选择合适的产科处理措施及时去除病因。对产前合并 DIC 的患者,病情发展迅速且短期内难以结束分娩者应积极手术终止妊娠;对死胎患者,应尽快采取清宫或引产术排出死胎,死胎排出后,病情即可得到缓解,不必使用抗凝疗法;对胎盘早剥患者,可根据具体情况选择引产或剖宫产术及时终止妊娠。产科 DIC 患者术前应予人工破膜,尽可能使羊水流出以降低子宫容积,减少组织凝血活酶继续进入母体循环,如出血严重,立即子宫切除。羊水栓塞起病急,来势凶猛,除积极进行全身抢救外,应采取果断的产科处理措施,发生于胎儿娩出前者,在改善机体内环境的同时,可行剖宫产术或产钳吸引术迅速结束分娩;发生于术中或术后有严重子宫出血者,应及时考虑做子宫切除术或双侧子宫动脉栓塞术。

(二)改善微循环(早期)

DIC 早期处于高凝血状态,应积极改善微循环,解除血管痉挛,可有效早期预防 DIC 的发生。右旋糖酐可降低红细胞和血小板的黏附性,减少血小板聚集,有利于受损内皮的修复,具有抗凝血酶作用。以右旋糖酐 500ml+丹参 20ml 输注,可有效降低血黏度,促进血液循环,改善组织血供。

(三)抗凝治疗

急性羊水栓塞时 DIC 发生较急,多在数分钟内出现严重症状,如急性呼吸衰竭、低血压、子宫强烈收缩及昏迷等,应及时给予肝素治疗。低分子质量肝素(LMWH)与普通肝素相比较具有较多优点,近年来已普遍应用于临床,但是否影响胎儿尚待探讨。

1.肝素

可抑制凝血活酶和凝血酶的形成,是 DIC 时常用的抗凝剂,剂量应个体化。

(1)适应证与禁忌证

适应证:①严重出血且 DIC 诱因不能迅速去除者;②DIC 高凝期或不能确定分期者,可先给肝素后用抗纤溶药物及补充凝血因子,或同时应用上述几种制剂;③慢性及亚急性 DIC 者。

禁忌证:①颅内或脊髓内出血;②伴有血管损伤及新鲜创面,如消化性溃疡;③肝病并 DIC;④DIC 后期,以纤溶为主者。

(2)肝素用量与用法:首次剂量 1mg/kg 静脉推注,以后 0.5mg/kg,每 6h 静滴 1 次,1h 内滴完,疗程宜短,一般 1~2d。预防 DIC 时剂量宜小,0.25~0.5mg/kg,每 12h 皮下注射一次。治疗期间一般以试管法对凝血时间进行监测,凝血时间以 20min 为宜,如>30min,提示肝素过量,应停用。如出血加重,以鱼精蛋白静注中和肝素,一般按 1:1 用药,每次不超过 50mg。有人不主张使用,有人主张在应用纤溶抑制剂基础上使用。

肝素用量的分级:某学者提出应用肝素的分级标准及方法:

微剂量	10～25mg/d
小剂量	50～120mg/d
中剂量	121～300mg/d
大剂量	＞300mg/d
超大剂量	＞500mg/d

1)间歇滴注法:肝素0.5～1mg/(kg·次)(1mg＝125IU),首次用量为4000～6000IU(32～50mg),加入5％葡萄糖液250ml,静滴,在30～60min内滴完。每4～6h静滴一次,用试管法凝血时间来监测肝素用量。紧急时可稀释后静推。

2)持续滴注法:首剂用肝素50mg,以后每24h用肝素100～200mg,加入5％葡萄糖中持续缓慢滴注,仍用试管法凝血时间来监测肝素用量。

3)小剂量肝素治疗:目前治疗DIC新观点。间歇静脉给药或持续静滴。主张肝素剂量6000～12000单位(50～100mg)/d。也有人提出每2小时1次,每次用500单位静脉给药。小剂量肝素治疗的优点多数人认为有以下几点:①可较长时间用药;②可防止输液过多和出血的副作用;③小剂量肝素对内、外科疾病并发的DIC有良效。

4)微量肝素的治疗:近年有人采用每次静脉注射500IU(250～750IU即4～6.25mg),每6小时1次。用前测试管法凝血时间,若凝血时间12～15min,肝素可减至250IU;若大于20min,则停止注射1次。或皮下小剂量肝素来治疗DIC,当患者持续出血时给予肝素钙80IU/kg体重,每6小时1次,有时可发现低剂量肝素钙皮下注射在治疗DIC表现出的疗效可能好于大剂量肝素静脉注射。小剂量肝素皮下注射优于静脉注射,具有最小的出血性;与大剂量一样有效。

5)低分子肝素治疗DIC作用特点:分子量＜10000(平均分子量4000)具有抗凝作用较弱,而抗栓作用较强的特点。其药理作用特点:①抗因子Xa活性强;而抗凝血酶活性弱;②有促进纤溶的作用;③增强血管内皮细胞的抗血栓作用。常用剂量为低分子肝素钠(75～150)AXaIU/(kg·d),一次或分两次皮下注射,连用3～5d。

6)肝素治疗注意事项

禁忌证:①既往有严重遗传性或获得性出血性疾病如血友病等;②有明显的出血倾向或潜在性出血性疾病;③近期有咯血、呕血、脑出血或可疑脑出血或高血压病等;④手术后短期内或有巨大的出血创面而未完全止血者;⑤严重肝病、多种凝血因子合成障碍者。

注意事项:①肝素监护最常用指标APTT,正常值为40±5s。②肝素治疗使其延迟60％～100％为最佳剂量变。③经常性查血生化,及时纠正酸中毒,必要时补充叶酸及维生素K。④严密观察肝素出血的副作用,最早出血常为肾脏和消化道出血,剂量应尽可能个体化。

7)肝素过量的处理:若肝素仅是轻度过度,不一定需要处理,通过加大输注凝血因子或新鲜血的用量和速度,就可以逐步纠正,因为肝素的半衰期较短,仅9小时。若是明显的肝素过量所致的出血,则可以用鱼精蛋白中和。剂量:1mg鱼精蛋白中和1mg肝素。必须指出鱼精蛋白是促凝物质,在急性DIC时主要用于中和过量的肝素,决不能作为一般的止血药。而使用不当,可导致凝血加重,血栓(包括较大血管)广泛形成,加重DIC患者脏器功能障碍而死亡。

(3)产科DIC肝素剂量及用法:我们归纳广州地区在产科DIC治疗中的体会,归纳有以下几点:①活动的DIC与不能直接去除原因的DIC是使用肝素的适应证,如DIC已非活动性、继发性纤溶已成为主要矛盾时,使用肝素要慎重。②产科引起DIC的疾病中,病因大都能及时去除,为治疗DIC的有利条件。③在DIC早期,导致出血原因的主要因素是血小板减少和FDP增加,故肝素的应用必须及时,特别是在起病急骤的羊水栓塞患者,及时应用肝素是必要的。

肝素首次剂量一般用 25～50mg,加入葡萄糖液 100～250ml,静脉滴注,30～60min 滴完,总量为 75～100mg。栓塞患者早期用肝素或许能为以后的抢救争得时机和主动。在应用肝素过程中每 2～4h 应测凝血时间(试管法)。凝血时间延长至 15～30min 最为合时,如凝血时间＜12min、＞30min 则提示肝素用量不足或过量。

胎死宫内,有凝血功能障碍的患者,在采取排空子宫措施之前设法使凝血功能恢复正常,在血管床完整的条件下,DIC 所耗损的凝血因子(特别是纤维蛋白原)有恢复的机会,可给少量的肝素(25mg/d)经 48h 的处理,消耗的凝血因子可恢复至有效的止血水平,应停用肝素开始引产。

理论上胎盘早剥高凝期可应用小剂量肝素,但临床上所见胎盘早剥多以凝血因子消耗特别是纤维蛋白原减少明显,一般不需用肝素而是补充凝血因子,终止妊娠阻断 DIC 多能奏效。且胎盘早剥发生后,即时终止妊娠常可避免、阻断 DIC 的发生。一般认为胎盘早剥发生后 6h 可发生 DIC。

妊娠期高血压疾病、感染性休克、重症肝炎并发 DIC 等非急性 DIC,以积极治疗原发病、输新鲜血、新鲜冰冻血浆、补充凝血因子等措施、去除病因,则可阻断 DIC 发展、发生,常不需使用肝素。

产科 DIC 肝素应用参考意见:

①急性 DIC 羊水栓塞,肝素 25～50mg 加入生理盐水 100ml 静脉滴注,以后,根据血凝功能观察再给 15～20mg,每日总量不超过 75mg。

②去除病因后 DIC 无发展,肝素应迅速减少或停用严防过度出血。

③肝功能障碍肝素不能被灭活、排泄,改用 25mg 肝素加新鲜血 200ml 或新鲜冰冻血浆。

④慢性 DIC、预防 DIC 或不肯定 DIC 肝素用 15～20mg/d 或 12.5mg/d,量要少。

⑤酸中毒抑制肝素活性、肝素耐受量增加。

⑥监护肝素指标

a.凝血时间(试管法)25～30min 为适量,＜12min 肝素用量不足,＞30min 肝素过量,以 20% 鱼精蛋白对抗。

b.PT(凝血酶时间)延长一倍为适量,APTT 延长 60%～100%,CT(凝血时间)不宜超过 30min。

7)低分子右旋糖酐:低分子右旋糖酐 500～1000ml/d,可解除红细胞和血小板聚集,并可疏通微循环,扩充血容量,用于早期 DIC 及轻症患者。

8)AT-Ⅲ:可加强肝素的抗凝效果,文献报道可按 AT-Ⅲ 30U/(kg·d),1～2 次/d 用药,连用 3～5d。日本学者采用静脉输注抗凝血酶治疗急性 DIC 取得了明显效果。

9)阿司匹林:阿司匹林通常常用量是 1.2～1.5g/d。

10)抗血小板药物:DIC 时均有血小板凝集活化,使用肝素联合抗血小板药有利于阻断 DIC 的进展。常用的药物有噻氯匹定 250mg,2 次/d。双嘧达莫 400～600mg/d 分 4～6 次静脉滴注。

2.补充凝血因子及血小板　DIC 时大量凝血因子被消耗,造成消耗性出血,及时补充凝血因子是治疗 DIC 的重要措施。经验证明,补充凝血因子不会加重体内凝血过程。多数学者认为在抗凝治疗的基础上给予适当的凝血因子补充较为适宜,目前多用成分输血,凝血因子的补充此项治疗措施几乎所有急性 DIC 患者均需要。

新近的观点认为在活动性未控制的 DIC 患者,输下列成分是安全的:

(1)血小板浓缩液(血小板悬液):血小板计数低于(30～50)×10⁹/L 时补充血小板,24 小时 12U(单采),使血小板迅速达到安全水平。剂量至少 1IU/10kg 体重。

(2)新鲜全血、新鲜血浆或新鲜冷冻血浆:有补充血容量的作用,还可补充被消耗的凝血因子,新鲜的冰冻血浆不但含有纤维蛋白原,更含有所有的凝血因子,天然的抗凝血物质(如蛋白 C 及抗凝血酶),剂量至少 15ml/kg 体重。最好在有中心静脉压监护下进行补充,以达到有效补给量而又不致发生心肺并发症。

(3)纤维蛋白原及冷沉淀物:当纤维蛋白原<1.5g/L,可输注纤维蛋白原或冷沉淀,可在肝素化的前提下使用。纤维蛋白原首次剂量 2.0~4.0g,静脉滴注,24h 内给予 8.0~12.0g,每输入 1g 可使血中纤维蛋白原浓度升高 0.5g/L,纤维蛋白原的半衰期较长,一般每 3d 用药一次;冷沉淀物含有纤维蛋白原和因子Ⅷ,可有效提高血中纤维蛋白原水平,每单位冷沉淀包括 200mg 的纤维蛋白原。若输注新鲜血浆不能维持纤维蛋白原超过 1.5g/L,则应加输冷沉淀。

(4)AT-Ⅲ:有学者强调早期补充 AT-Ⅲ 的必要性,特别是在肝素治疗开始时,它既可以提高肝素疗效,又可以恢复正常的凝血与抗凝的平衡。国外有单独 AT-Ⅲ 制剂,国内已有产品,亦可用正常人血浆或全血代替。

补充凝血因子应在成功抗凝治疗及 DIC 过程停止后仍有持续出血(DIC 过程停止的指征是观察 AT-Ⅲ 水平被纠正),则凝血因子缺乏具有高度可能性,此时补充凝血因子既必要又安全,凝血因子补充的量的指标应视病情而定,一般认为成功抗凝治疗以后,输注血小板及凝血因子剂量,应使血小板计数>80×10^9/L,凝血酶原时间<20s,纤维蛋白原>1.5g/L。若未达到上述标准,应继续补充凝血因子和输注血小板。

3.注射维生素 K　注射维生素 K 140mg/d,有利于维生素 K 依赖凝血因子合成。如 DIC 病因未去除,可与小量肝素及凝血酶原复合物并用。

4.纤溶抑制剂　应用于 DIC 晚期,如不能确定血管内凝血过程是否已中止,可同时应用小剂量肝素。抗纤溶疗法不提倡给产科 DIC 患者单独使用抗纤维蛋白溶解药物,除非有客观证据表明体内凝血过程完全停止,同时纤溶仍有亢进。常用纤溶抑制剂有:

(1)6-氨基己酸:首剂 4~6g 溶于 100ml 生理盐水或葡萄糖液中 15~30min 内滴完,以后每小时 1g,可持续 12~24h。口服每次 2g,3~4/d,可连续服用数日。

(2)对羧基苄胺(止血芳酸):每次 100~200mg,加 5%葡萄糖或生理盐水,每日最大剂量 600~800mg。口服每次 250~500mg,一日 2~3 次。每天最大剂量为 2g。

(3)氨甲环酸:静注或静滴,每次 250~500mg,每日 1~2 次,每日总量 1~2g。口服 0.25g,3~4/d。

5.肾上腺皮质激素　DIC 时无常规应用指征,应视原发病情况而定。对各种变态反应性疾病或合并有肾上腺皮质功能不全者可应用。疗效标准:痊愈:①基础疾病及诱因消除或控制;②DIC 的症状与体征消失;③实验室指标恢复正常。好转:上述指标中一项未达标准或两项未能完全达到标准者。无效:上述指标均未能达标或患者因 DIC 死亡。

八、产科 DIC 的预后与预防

DIC 的治愈率为 50%~80%,好转率为 20%~30%,病死率为 20%~40%。积极预防和迅速去除导致 DIC 的致病因素,是防治 DIC,提高治愈率的一项重要措施,可针对 DIC 的不同病因进行防治。积极改善微循环,疏通被微血栓阻塞的微循环,增加、改善其血液灌注量。可采用扩充血容量,解除血管痉挛;应用阿司匹林等抗血小板药,以稳定血小板膜,抑制血小板黏附和聚集等措施,有效地改善微循环,提高 DIC 的治愈率。合理应用抗凝疗法即在 DIC 的高凝期和消耗性低凝期,适当应用肝素、AT-Ⅲ 及其他新型抗凝剂来及时阻断高凝血状态的恶性循环。紧密配合抗凝治疗,及时应用新鲜全血或血浆、浓缩血小板血浆或凝血因子制剂,力求尽快建立凝血与纤溶之间新的动态平衡,积极有效地控制感染及早清宫等,提高 DIC 患者的治愈率。

(杨　波)

第八节 分娩期并发症患者的护理

一、产后出血

胎儿娩出后24h内阴道流血量超过500ml者,称产后出血。

1.护理评估

(1)病史:询问孕产史;查阅产前检查记录、分娩记录、产时出血量、血常规检查及凝血功能检查结果等。

(2)观察产妇面色、表情、神志。

(3)了解体温、脉搏、血压,观察四肢皮肤温度变化。

(4)了解膀胱充盈情况、子宫的轮廓与质地、软产道有无裂伤、检查胎盘与胎膜是否完整、胎膜边缘有无中断血管。

(5)心理状态。

2.护理要点

(1)产后出血或产后2h出血200ml、转入爱婴区1h内出血100ml者,建立静脉通道,按医嘱做好血液实验室检查、配血、快速输液,迅速补充足够血容量。

(2)产妇取平卧位,予吸氧、测量生命体征、持续心电、血氧饱和度监护。

(3)注意观察产妇是否有面色苍白、呼吸急促、血压下降等休克征象,及时报告医师并协助对症处理。

(4)密切观察子宫收缩、阴道流血、胎盘剥离情况,准确记录出血量。根据出血原因施行护理。

①宫缩乏力者:予排空膀胱后,徒手按摩子宫及按医嘱使用宫缩药,促进子宫收缩止血。处理效果不佳报告医师处理,做好髂内动脉栓塞术或手术止血的准备。

②胎盘因素者:施行导尿术后立即娩出胎盘。若胎盘剥离不全、粘连者,按医嘱使用镇静或止痛药后,行徒手剥离胎盘术;胎盘、胎膜部分残留者,行钳刮或刮宫术;如胎盘部分植入者,及时结扎子宫动脉或髂内动脉或行子宫切除术。

③软产道裂伤:提供充足照明,使用上、下叶直角拉钩,充分露阴道、宫颈,协助医师检查、缝合。

④凝血功能障碍:按医嘱使用促凝药物,积极改善凝血功能。

(5)保持会阴清洁,预防感染。

(6)病情稳定后,让新生儿吸吮产妇乳头、指导产妇排尿每4h1次、按摩子宫等促进宫缩。

(7)定时测量生命体征;注意饮食营养;合理安排休息。

(8)心理护理:陪伴产妇,使用保护性语言;各种应对措施应有条不紊,给予产妇信心;及时向家属通报病情、讲解治疗方案。

3.健康教育

(1)孕前教育

①指导选用合适避孕措施,减少人工流产。

②指导患凝血功能障碍及相关疾病者进行孕前、孕期咨询,必要时在早孕期终止妊娠。

③指导高危孕妇接受治疗,并提前住院分娩。

(2)教会产妇及家属在腹部按摩子宫、观察子宫复旧、恶露情况和护理会阴技能。

(3)交待产褥期可多与医院、社区卫生服务中心联系及产后复查目的和时间。

【相关链接】

出血量的估计。

1.休克指数(SI)=脉率/收缩压,正常<0.5。若SI=1,则失血20％～30％,出血量1000～1 500ml;SI>1,失血30％～50％,出血量1500～2500ml;SI=2,失血50％,出血量≥2500ml。

2.血压。收缩压或舒张压下降≥30mmHg,估计出血量已>1000ml。

3.直接测量法。①称重法:事先称好纱布、敷料、卫生垫的重量,浸湿血液后再称重,后者减去前者为增加的重量,除以血液比重1.05得血液毫升数即失血量,误差为13.5％;②面积换算法:按事先测算过的浸湿双层纱布若干面积需多少毫升血加以计算,如5cm×5cm计2ml,10cm×10cm计5ml,误差10％;③容积法:弯盘收集血液后用量杯测量。

二、子宫破裂

子宫破裂是指子宫体部或子宫下段在妊娠期或分娩期发生的破裂,是产科极其严重的并发症,威胁母儿生命。

1.护理评估

(1)病史:了解是否存在引起子宫破裂的相关因素,如瘢痕子宫、胎位异常、头盆不称等。

(2)了解产妇是否有宫缩频密而烦躁、腹部疼痛的表现。

(3)了解生命体征、胎心率、腹形、尿色等的变化。

(4)了解产妇心理状态,焦虑与恐惧的程度。

2.护理要点

(1)产妇取平卧位,予吸氧、测量生命体征、持续心电、血氧饱和度监护。

(2)检查产妇精神、神志状态;心率及呼吸、宫缩频密度,及有无强直性或痉挛性收缩等;观察有无病理缩复环、下腹部压痛、胎心率异常及血尿等四大先兆子宫破裂征象。

(3)重视产妇主诉,如感到腹部撕裂痛后,疼痛稍缓和,继之又全腹持续性疼痛应行腹部检查,腹部有压痛及反跳痛,腹壁清楚扪及肢体及胎心消失的完全性子宫破裂表现。

(4)确诊后立即按急诊手术前常规护理。对子宫破裂者,应注意保暖、取中凹位。手术前准备过程中,密切监测病人生命体征。

(5)心理护理:在应急的处理中使用保护性语言,抢救工作应有条不紊,稳定病人及家属情绪。对于胎儿死亡的产妇,陪伴及倾听其诉说内心感受。

3.健康教育

(1)宣传落实计划生育与围生期保健的措施。

(2)教育有多次人流史、有剖宫产史、产道异常、胎位异常的孕妇提前住院。

(3)指导子宫破裂产妇产褥期应特别注意营养、休息,以利身体恢复。

三、羊水栓塞

羊水栓塞是指在分娩过程中,羊水突然进入母体血循环,引起急性肺栓塞、休克、弥散性血管内凝血

（DIC）、肾衰竭或突发死亡的分娩期严重并发症。

1.护理评估

(1)病史/高危因素,如:宫缩过强破膜、前置胎盘、胎盘早剥、羊膜腔穿刺、中期引产或钳刮术等。

(2)评估产妇的神志、呼吸、出血情况等。

(3)心理状态:产妇常有恐惧、濒死感,家属对突发的病情感到困惑不解、异常紧张,同时希望能得到抢救的信息。

2.护理要点

(1)协助医师于宫缩间歇期破膜;严格遵守缩宫素的使用原则。

(9)对有高危因素的产妇应提高警惕,观察产妇有无寒战、呛咳、气急、烦躁不安、呼吸困难、抽搐、惊叫或休克等羊水栓塞的临床症状。

(3)一旦发生异常症状应立即呼叫医护人员共同协助抢救:抗过敏、抗休克、解除急性肺动脉高压所致的低氧血症及呼吸循环功能衰竭,预防 DIC 及肾衰竭。

(4)协助产妇取半卧位或抬高头肩部卧位,面罩加压给氧 10L/min,并做好气管切开的配合准备。

(5)立即开放至少两条静脉通道、配血、输液输血及按医嘱用药。

(6)密切监测生命体征,持续心电、血氧饱和度监护。

(7)及时送检化验项目;停留尿管,密切观察尿量。

(8)专人观察及记录处理方法、用药效果与时间。

(9)配合医师进行产科处理:第一产程应剖宫产终止妊娠以去除病因。第二产程可行阴道助产。第三产程若产后大出血,应积极处理,短期内无法止血者可行子宫切除术。

(10)心理护理:陪伴产妇,给予配合抢救的信心。解答家属的疑问并及时通报病情。

3.健康教育

(1)教育产褥期应注意饮食调理、合理休息、适当活动,以利身体恢复。

(2)教育产后下床活动的方法和时机,以防头晕跌倒。

【相关链接】

羊水栓塞用药

1.解痉药　缓解肺动脉高压,改善肺血流低灌注,预防循环衰竭及呼吸衰竭。

(1)盐酸罂粟碱:30～90mg 加入 10%～25%葡萄糖溶液 20ml 中缓慢静脉推注。

(2)阿托品:1mg 加入 10%～25%葡萄糖溶液 10ml 中静脉推注,每 15～30min 重复注射 1 次,直至面部潮红、症状好转为止。与罂粟碱联合应用效果更佳。

(3)氨茶碱:250mg 加入 25%葡萄糖溶液 20ml 中缓慢静脉推注。

(4)酚妥拉明:5～10mg 加入 10%葡萄糖溶液 100ml,以 0.3mg/min 的速度静脉滴注。

2.抗过敏药　改善缺氧同时,可早期应用大剂量糖皮质激素。

(1)氢化可的松:常用 100～200mg 加入 5%～10%葡萄糖溶液 50～100ml 中快速静脉滴注,再用 300～800mg 加入 5%葡萄糖溶液 250～500ml 中快速静脉滴注,每日可达 500～1000mg。

(2)地塞米松:20mg 静脉推注,然后加 20mg 加入 5%～10%葡萄糖溶液 500ml 中静脉滴注。

3.抗休克　羊水栓塞引起的休克比较复杂,需综合考虑用药。

(1)补充血容量:常用右旋糖酐 500ml 静脉滴注;并补充新鲜血液和血浆。需定时测量中心静脉压,了解心脏负荷状况。

(2)升压药:常用多巴胺 10～20mg 加入 10%葡萄糖溶液 250ml 中静脉滴注。

(3)纠正酸中毒:5%碳酸氢钠 250ml 静脉滴注。

(4)纠正心衰:去乙酰毛花苷 0.2～0.4mg 加于 10%葡萄糖溶液 20ml 中缓慢静脉推注;或毒毛花苷 K 0.125～0.25mg 加于 10%葡萄糖溶液 20ml 中缓慢静脉推注,必要时 4～6h 重复给药 1 次。

4.利尿药　血压回升,每小时尿量仍少于 17ml,予利尿药呋塞米 20～40mg 静脉注射;或 25%甘露醇 250ml 快速静脉滴注(25～30min 滴完)。

5.防治 DIC　肝素 25～50mg(1mg＝125U)加入生理盐水 100ml 内,静脉滴注,1h 滴完。4～6h 后可重复给药 1 次,50mg 加入 15%葡萄糖液 250ml 中缓慢滴注。用药过程中监测凝血时间,确定是否需要重复给药。肝素过量时可用鱼精蛋白对抗(1mg 鱼精蛋白对抗肝素 100U)。

四、脐带脱垂

胎膜未破时脐带位于胎先露部前方或一侧称脐带先露,又称隐性脐带脱垂。当胎膜破裂,脐带进一步脱出胎先露部的下方,经宫颈进入阴道内,甚至经阴道显露于外阴部,称脐带脱垂。

1.护理评估

(1)病史:有无脐带脱垂的高危因素如羊水过多、骨盆狭窄、头盆不称、臀先露、肩先露、枕后位等。

(2)评估胎儿监护、B超检查及阴道检查结果。

(3)心理状态:了解产妇对病情的认知程度与焦虑、恐惧的程度。

2.护理要点

(1)对临产后胎先露部未入盆者,尽量不作或少作肛查或阴道检查。必须行人工破膜者,应采取高位破膜,以避免脐带随羊水流出时脱出,破膜后应行胎心监护。

(2)考虑有脐带先露的可能,临产后应行胎心监护。

(3)密切观察隐性脐带脱垂:①胎膜未破,于胎动、宫缩后胎心率突然减慢,改变体位、上推胎先露部及抬高臀部后迅速恢复者;②阴道检查发现胎先露下方可触及有搏动的条索状物。

(4)立即协助产妇采取头低臀高位,并给予吸氧。

(5)行阴道检查,将胎先露部持续上推以减少脐带受压。

(6)持续听取胎心音。

(7)根据选择分娩方式的不同施行产时护理。

①剖宫产:常规术前准备,但术前仍采取头低臀高位及将胎先露部持续上推。

②阴道分娩:若胎心好,子宫颈口开全,头已入盆,可配合行产钳助产;若胎儿死亡,则等待自然分娩;宫口开全,胎儿成活而无立即剖宫产条件者采用脐带还纳术。

(8)做好新生儿抢救准备,采取积极复苏措施。

(9)心理护理:陪伴产妇,给予配合抢救的信心。并及时向产妇及其亲属通报病情。

3.健康教育

(1)教育重视孕期保健,定期产前检查,及时发现与纠正异常胎位。

(2)指导临产前先露高、骨盆异常、先露异常或羊水过多者应减少活动,防止胎膜早破。

【相关链接】

其他脐带异常情况。

1.脐带过短　脐带正常长度在 30～70cm,平均为 50～60cm,脐带短于 30cm 称脐带过短。

2.脐带过长　脐带长度超过 70cm 称脐带过长。过长的脐带易造成绕颈、绕体、脱垂或脐带受压。

3.脐带缠绕 脐带缠绕指脐带环绕胎儿身体,通常以绕颈最常见,其次为躯干及肢体。一般认为脐带缠绕与脐带过长、胎动过频有关。

4.脐带打结 脐带打结有假结及真结两种。

①脐带假结是指因脐血管较脐带长,血管卷曲似结,或因脐静脉较脐动脉长形成纡曲似结。临床上一般无大危害。

②脐带真结较少见,若真结拉紧,胎儿血循环受阻可致胎死宫内。多数在分娩后得到确诊。

5.脐带扭转 即脐带顺其纵轴扭转,生理性扭转可达6～11周。过分扭转的脐带多可使血供中断而致胎儿死亡。

6.脐带帆状附着 脐带附着异常的脐带正常附着在胎盘儿面中央或中央附近,约占90%。易造成血管破裂出血或血管被胎先露部压迫,导致胎儿窘迫及死亡。

7.脐带水肿 常与胎儿水肿有关。

8.单一脐动脉 与胎儿先天性畸形有关。

五、胎儿窘迫

胎儿窘迫是指胎儿在子宫内因缺氧和酸中毒危及其健康和生命的综合症状。分急性胎儿窘迫、慢性胎儿窘迫两种。

1.护理评估

(1)病史/致病因素:了解孕产妇的年龄、孕产史、合并症、产前检查结果。

(2)了解产妇自我监护的胎动情况、有无破膜等。

(3)了解胎儿监护情况、羊水性质与颜色等,如胎心率异常、胎动异常、羊水胎粪污染、胎儿头皮血气分析 pH<7.20 等。

2.护理要点

(1)立即改变体位,如:侧卧、俯卧、直立、坐、站等。如胎膜早破胎先露部未衔接者应绝对卧床,并适当垫高臀部。

(2)报告医师及给予吸氧。

(3)持续胎儿电子监护,如出现强直性子宫收缩,给予宫缩抑制药;如在滴注缩宫素,应立即停止滴注,并观察宫缩强度。

(4)密切观察胎心率与羊水变化,30min 内胎心率未改善,则应及早结束分娩。遵医嘱做好剖宫产术前准备或配合医师进行阴道手术助产;并准备好新生儿窒息抢救物品。通知儿科医生到场指导新生儿急救。

(5)慢性胎儿窘迫根据胎儿窘迫的原因及产程进展情况决定采取阴道分娩或剖宫产终止妊娠。在产程中如发现产力异常、产程延长、胎心率减慢、血气分析有缺氧、酸中毒情况,则应采取剖宫产结束分娩。

(6)心理护理:向孕妇提供胎儿窘迫的相关信息,对其疑虑给予适当解释,减轻焦虑。对于分娩结局不良者,给予关怀、安慰。

3.健康教育

(1)让孕妇知晓孕期应积极地治疗导致胎儿宫内窘迫的疾病。

(2)加强产前检查,指导孕妇在孕30周后,每天定时监测胎动并记录,告知其12h胎动数少于20次,应立即就诊。

(3)指导孕妇休息时宜取侧卧位。

【相关链接】

根据胎粪污染程度将羊水的程度分为

1.Ⅰ度　羊水呈淡绿色,质薄。可能为胎儿成熟的一种表现,也可能为胎儿缺氧早期,但胎儿有代偿功能。

2.Ⅱ度　深绿色,质较厚,可污染胎儿皮肤、胎膜和脐带,与胎儿缺氧有关。

3.Ⅲ度　羊水呈黄褐色,质厚,呈糊状,可污染胎膜、脐带及胎盘,往往伴有羊水量的减少,表示严重缺氧,应尽快终止妊娠。

(徐改香)

第二十一章　产褥期及其并发症

第一节　正常产褥

从胎盘娩出至产妇全身各器官除乳腺外恢复至或接近于妊娠前状态,包括形态和功能,这一阶段称为产褥期,一般规定为6周。

【产褥期母体的生理变化】

1.生殖系统　产褥期变化最大的是生殖系统,其中又以子宫的变化最大。

(1)子宫复旧:子宫在胎盘娩出后逐渐恢复至未孕前状态的过程,称为子宫复旧。需时6~8周。

1)宫体变化:肌细胞数量无明显变化,但肌细胞长度和体积却明显缩小,其多余的细胞质变性自溶,在溶酶体酶系作用下,转化成氨基酸进入循环系统,由肾脏排出。因此,随着肌纤维的不断缩复,子宫体积不断缩小,于产后1周缩小至约妊娠12周大小;于产后10日,子宫降至骨盆腔内,腹部检查扪不到子宫底;产后6周,子宫恢复至非孕期大小。此时子宫重量由分娩结束时的1000g减少至约50g。胎盘娩出时,胎盘附着处蜕膜海绵层随胎盘娩出。胎盘附着表面粗糙,分娩后2~3日,蜕膜浅层细胞发生退行性变,坏死脱落,形成恶露的一部分;深层保留的腺体和间质细胞迅速增殖,成为新的子宫内膜。产后第3周除胎盘附着部位以外的子宫内膜基本修复,胎盘附着部位的内膜修复约需至产后6周。子宫肌层间的血管由于肌层收缩而被压缩变细,最终闭塞形成血栓,后被机化吸收。

2)子宫下段变化:产后几周内,被动扩张、拉长的子宫下段缩复,恢复至非孕期的子宫狭部。

3)宫颈变化:胎儿娩出后,宫颈外口如袖口状,产后2~3日宫口可容2指,产后1周宫口关闭,宫颈管复原,产后4周左右宫颈管恢复至孕前状态。常因宫颈左右两侧(3点及9点处撕裂),愈合后宫颈外口呈"一"字形横裂(已产型)。

(2)阴道、外阴的变化:阴道受胎先露部压迫,在产后最初几日内可出现水肿,阴道壁松软、平坦,弹性较差。阴道黏膜皱褶消失,产后阴道壁水肿逐渐消失,弹性恢复。产后3周阴道皱褶重新出现,但不能完全恢复至原有的程度。阴道黏膜上皮恢复至正常孕前状态需等到排卵恢复。

阴道分娩后外阴出现水肿,产后数日内消退。处女膜因分娩时撕裂而成为残缺不全的痕迹,呈处女膜痕,是经产的重要标志;阴唇后联合可有轻度裂伤,缝合后3~5日能愈合。分娩可造成盆底组织(肌肉和筋膜)扩张过度,弹性减弱,常伴有肌纤维部分撕裂,一般产褥期内可恢复。但分娩次数过多,间隔时间过短,盆底组织松弛,较难完全恢复正常,这也是导致子宫脱垂、阴道壁膨出的重要原因。

2.乳房　乳房的主要变化是泌乳。分娩后雌、孕激素的急剧下降,抑制了催乳激素抑制因子的释放,在催乳激素的作用下,乳房腺细胞开始分泌乳汁。哺乳过程是维持乳汁分泌及排出的最重要条件。婴儿的吸吮刺激可通过抑制下丘脑多巴胺及其他催乳激素抑制因子,致使催乳激素呈脉冲式释放,促进乳汁分泌。吸吮乳头还可反射性地引起神经垂体释放缩宫素,缩宫素可使乳腺腺泡周围的肌上皮细胞收缩,促进乳汁从腺泡、小乳导管进入输乳导管和乳窦而喷出,进而排出乳汁,此过程又称喷乳反射。乳汁产生的数量和产妇充足营养、足够睡眠、愉悦情绪和健康状况密切相关。产后 7 日内分泌的乳汁,称为初乳,初乳色偏黄是由于含有较多 β 胡萝卜素的缘故。

母乳中含有丰富的营养物质,尤其是初乳中含有丰富抗体和初乳小体即吞噬细胞,可增强新生儿的抵抗力。母乳中还含有丰富的蛋白和脂肪,多种免疫物质、矿物质、维生素和酶,对新生儿的生长发育有重要作用,是新生儿的最佳天然食物。母乳喂养过程是最深的感情交融,可加深母子感情,同时有利于促进子宫复旧,预防产后出血,有利于母亲健康。

3.循环系统　子宫胎盘循环结束后,大量血液从子宫进入产妇的体循环,加之妊娠期潴留在组织中的液体亦进入母体血循环中。产后 72 小时内,产妇血循环量增加 15%～25%,尤其是最初 24 小时,因此产后 72 小时内心脏负担明显加重,应注意预防心衰的发生。一般产后 2～6 周,血循环量恢复至孕前水平。

4.血液系统　产褥早期仍处于高凝状态,有利于胎盘创面迅速形成血栓,减少产后出血。白细胞于产褥早期仍较高,可达 $15 \times 10^9 \sim 30 \times 10^9$/L,中性粒细胞比例增加而淋巴细胞比例下降,一般产后 1～2 周内恢复正常。血小板亦逐渐上升恢复正常。产褥早期可继续贫血,一般产后 10 日血红蛋白上升,红细胞沉降率于分娩后逐渐恢复至正常。

5.泌尿系统　产后第 1 周,一般为多尿期,这是由于妊娠期储留的大量液体进入体循环后通过肾脏排出。分娩过程中膀胱尤其是膀胱三角区受压,致使黏膜充血水肿和肌张力减低,对尿液刺激敏感性下降,且由于外阴疼痛使产妇不愿用力排尿,产褥早期易出现一过性尿潴留,尤其是产后最初 12 小时。

6.消化系统　产后 1～2 周内消化功能逐渐恢复正常。产褥早期胃肠肌张力仍较低,产妇食欲欠佳,喜进汤食,加之产妇活动少,肠蠕动减弱,容易发生便秘。

7.内分泌系统　分娩后,雌、孕激素水平急剧下降,至产后 1 周已降至孕前水平。血 HCG 产后 2 周内血中已测不出。胎盘分泌的胎盘生乳素,一般在产后 6 小时消失,血中不能测出。产后 6 周 FSH、LH 逐渐恢复,哺乳妇女其 PRL 值高抑制 FSH 和 LH 的分泌,不哺乳妇女一般产后 6～10 周恢复排卵。甲状腺功能于产后 1 周左右恢复正常。肾上腺皮质功能分娩后逐渐下降,约产后 4 日恢复正常。排卵的恢复与是否哺乳及哺乳时间长短有关,哺乳妇女一般在哺乳阶段不来月经,但也可以有排卵。

8.免疫系统　在产褥期,机体免疫功能逐渐恢复,NK 细胞和 LAK 细胞活性增加,有利于对疾病的防御。

【产褥期临床表现】

1.生命体征　正常产妇,产后生命体征在正常范围。产后 24 小时内,体温略升高但不超过 38℃,可能与产程长导致过度疲劳有关。产后 3～4 日可能会出现“泌乳热”,乳房充血影响血液和淋巴回流,乳汁不能排出,一般不超过 38℃。心率可反映体温和血容量情况,当心率加快时,应注意有无感染和失血。血压于产褥初期平稳,若血压下降,需警惕产后出血。对有妊娠期高血压疾患者,产后仍应监测血压,预防产后子痫的发生。产后呼吸恢复为胸腹式呼吸。

2.子宫复旧和宫缩痛　胎盘娩出后,子宫收缩呈圆形,宫底即刻降为脐下一横指,产后 1 日略上升至脐平,以后每日下降 1～2cm,产后 10 日降至盆腔内。产后哺乳吸吮乳头反射性引起缩宫素分泌增加,故子宫下降速度较不哺乳者快。产后子宫收缩引起的疼痛,称为宫缩痛。经产妇宫缩痛较初产妇明显,哺乳者较不哺乳者明显。宫缩痛一般可以承受,多在产后 1～2 日出现,持续 2～3 日自然消失,不需特殊用药,也可酌情给予镇痛剂。

3.褥汗　产后一周内,孕期潴留的水分通过皮肤排泄,在睡眠时明显,产妇醒来满头大汗,习称“褥汗”,

不属病态。

4.恶露　产后随子宫蜕膜脱落,含有血液和坏死蜕膜等组织经阴道排出,称为恶露。根据其颜色及内容物分为血性恶露、浆液性恶露、白色恶露。正常恶露有血腥味,但无异味,一般持续4～6周,总量可达500ml。若有胎盘、胎膜残留或感染,可使恶露时间延长,并有臭味。

【产褥期处理】

产褥期母体各系统发生很多变化,如果不能正确处理这些变化,则可能由生理变化转为病理状态。

1.产后2小时　需在产房密切观察产妇,产后2小时内极易发生严重并发症,如产后出血、心衰、产后子痫和羊水栓塞等。注意观察生命体征,产后立即测量血压、脉搏、呼吸,以后每半小时测量一次。心脏病、妊娠期高血压疾病产妇更要密切注意心功能变化,此外还应注意阴道流血及子宫收缩情况。若宫缩不佳,可排空膀胱、按摩子宫、压出宫腔积血块,同时注射子宫收缩剂如缩宫素、欣母沛等。产后2小时进行阴道和直肠检查,注意有无阴道壁血肿及会阴切口缝线是否良好。若产后2小时一切正常,可将产妇连同新生儿送回休养室。

2.产后一周　重点仍是注意观察血压、心率、体温、呼吸,有内科合并症应注意对相应疾病的观察和处理,同时应注意预防晚期产后出血。

3.营养与饮食　产妇胃肠功能恢复需要一定时间,产后建议少量多餐,以清淡、高蛋白质饮食为宜,同时注意补充水分。

4.排尿和排便　产后应鼓励产妇尽早自行排尿,产后4小时即应让产妇自行排尿。若排尿困难,可采用温开水冲洗会阴,热敷下腹部刺激膀胱肌收缩;针刺两侧气海、关元、阴陵泉、三阴交等穴位;肌注新斯的明1mg兴奋膀胱逼尿肌,促进排尿。上述处理无效时,可留置导尿2～3日。产妇活动少,肠蠕动减弱,容易发生便秘,应鼓励产妇早日下床活动,多吃水果蔬菜等富含纤维素类食物,以预防便秘。对便秘者可口服适量缓泻剂。

5.观察子宫复旧及恶露　产后1周内应每日于大致相同时间手测宫底高度,以了解子宫复旧情况。测量前应嘱产妇排尿。每日观察恶露数量、颜色和气味。若子宫复旧不全,恶露增多,红色恶露持续时间长时,应及早给予子宫收缩剂。若合并感染,恶露有臭味且子宫有压痛,应让产妇取半卧位利于恶露排出,同时给予广谱抗生素控制感染。

6.会阴处理　用2‰苯扎溴铵溶液或1/5000高锰酸钾溶液擦洗外阴,每日2次,每次便后应再次擦洗。会阴有缝线者,应观察伤口有无红肿、硬结和渗液等。外阴水肿者产后24小时内可用95%酒精湿敷,24小时后可用50%硫酸镁湿敷。会阴缝线一般于产后3～5日拆线。若会阴伤口感染,应提前拆线、充分引流或行扩创处理,并定时换药。

7.乳房处理　世界卫生组织提倡母乳喂养、母婴同室、早接触、早吸吮,于产后30分钟内开始哺乳,尽早刺激乳房,建立泌乳反射。母乳喂养的原则是"按需哺乳"。哺乳前,应用清水把乳头洗净,母亲应洗双手,全身放松,一手拇指放在乳头上方,四指放在乳头下方,将乳头放于新生儿口中,含住乳头和大部分乳晕。出生几日的新生儿每次喂养2～3分钟,多数新生儿吸吮5～10分钟停止,但有些新生儿吸吮30分钟也属正常。一般吸空一侧乳房后,再吸另一侧乳房。在产褥期如出现乳房胀痛,可用热毛巾敷乳房并按摩,促进乳液流畅,必要时可用吸乳器将乳汁吸出。初产妇若出现乳头皲裂,可用少量乳汁涂于乳头和乳晕上,短时间暴露和干燥乳头,因乳汁既具抑菌作用,又具有促进表皮修复的作用。也可涂10%复方安息香酸酊或抗生素软膏,下次哺乳前将其洗净后再哺乳。如果由于医源性因素不能哺乳应回奶。回奶时首要的是坚持不哺乳,控制液体摄入量。同时可辅以药物,常用的回奶方法可选用:

(1)己烯雌酚,每次5mg,每日3次,连服3日,或肌注苯甲酸雌二醇4mg,每日一次,连用3～5日。

(2)生麦芽 60～90g,煎服,连用 3～5 日。

(3)芒硝 250g,分装两纱布袋内,敷于两乳房,湿硬时更换。

(4)针刺足临泣、悬钟等穴位,每日 1 次,两侧交替,7 日为一疗程。

(5)维生素 B₆ 200mg 口服,每日 3 次,共 5～7 日。

(6)对已有大量乳汁分泌,需停止哺乳时可用溴隐亭 2.5mg/次,每日 2 次,与食物共服,连用 14 日。

【产后随访】

包括产后随访和产后健康检查。

1.产后随访

(1)了解产妇的饮食起居、睡眠等情况,同时了解产妇的心理状态,对有合并症的产妇要了解原发病及治疗情况;

(2)检测两侧乳房并了解哺乳情况;

(3)检查子宫复旧及恶露情况;

(4)观察会阴伤口或腹部伤口愈合情况;

(5)了解新生儿生长、喂养、预防接种情况,并指导哺乳。

2.产后健康检查 产后 42 日应去分娩医院做产后健康检查,包括:

(1)全身检查:血压、心率、血常规、尿常规;

(2)若有内科合并症或产科并发症,需做相应检查;

(3)妇科检查了解子宫复旧情况,观察恶露并检查乳房;

(4)婴儿全身体格检查;

(5)计划生育指导。

【计划生育指导】

产褥期内不宜性生活,产后 10 周左右恢复排卵,哺乳者应以器具避孕为首选。不哺乳者,可以选用药物避孕。用延长哺乳期的方法避孕效果不可靠。

(孟庆堂)

第二节 产褥感染

产褥感染指产后 42 日的产褥期内,生殖道创面受感染所引起的局部或全身的炎症性变化。一般指子宫腔及其以上感染,如急性子宫内膜炎、急性子宫周围结缔组织炎、急性盆腔腹膜炎及弥漫性腹膜炎、败血症、盆腔及下肢血栓性静脉炎等,其中主要为急性子宫内膜炎。产褥感染是孕产妇死亡的四大原因之一。

【诊断标准】

1.临床表现

(1)发热:凡分娩 24 小时后的 10 日内,4～6 小时测体温一次。连续或断续 2 次达 38℃ 或以上者,除外生殖器以外的感染。产褥感染常于产后 2～3 日发病,有时体温可在 38℃ 至 ≥40℃,重者可有寒战。

(2)腹痛:常有下腹痛。盆腔或下肢血栓性静脉炎者有腿痛伴行走不便。

2.检查 子宫复旧较差,子宫底有压痛,恶露浑浊伴有臭味;延及子宫周围结缔组织时则下腹一侧或双侧有压痛及反跳痛;有下肢血栓性静脉炎者则患肢红肿、静脉压痛或呈红线状。深部静脉炎时患肢粗于对侧,俗称"股白肿"。下肢血栓静脉炎多继发于盆腔静脉炎。

3.辅助检查

(1)血常规:白细胞计数可在 $20×10^9/L$ 以上。检测血清急性期的 C 反应蛋白,有助于早期诊断感染。

(2)中段尿常规:必要时做尿培养,以除外尿路感染。

(3)高热或寒战者,抽血做血培养及药敏试验,有条件时加做厌氧菌培养。

(4)子宫底有压痛者,或恶露有腥臭味,取宫颈管分泌物做细菌培养及药敏试验,病原体抗原和特异抗体检测。

(5)怀疑有脓肿形成或静脉血栓者做 B 超检查。

4.鉴别诊断　应排除产后常见的发热病变,如上呼吸道感染、急性肾盂肾炎、乳腺炎,夏季应排除中暑。

【治疗原则】

1.支持疗法加强营养,增强全身抵抗力,纠正水、电解质失衡。

2.清除宫腔残留物,脓肿切开引流,半卧位以利于引流。体温过高时给予物理降温。注意血压、脉率,慎防败血症及中毒性休克。

3.药物治疗:致病菌常为需氧菌与厌氧菌的混合感染,需氧菌以溶血性链球菌、金黄色葡萄球菌和大肠埃希菌为主,厌氧菌以脆弱类杆菌及消化链球菌居多,故常以 2～3 种药物的联合应用为宜。重症时更应根据药物的半衰期如 4～8 小时用药一次,待体温正常后继续用药 48 小时,如曾有脓肿形成者继续用药 7 日。

(1)首选青霉素和氨基糖苷类药的联合应用。如普鲁卡因青霉素 80 万 U;庆大霉素 8 万 U 肌内注射,每日 2 次;青霉素 160 万 U,静脉滴注,每小时一次,庆大霉素 8 万 U,静脉滴注,每 8 小时一次;亦可用头孢拉定 1～2g,肌内注射、静脉注射或静脉滴注,每 6 小时一次。在上述用药同时,可加用甲硝唑(灭滴灵) 0.915g/250ml 静脉滴注,每 12 小时一次。

(2)青霉素过敏者,可改用林可霉素 600mg,静脉滴注,每 8 小时一次;或红霉素 600mg 静脉滴注,每 8 小时一次。

(3)重症或上述治疗效果不明显时,可酌情选用下列药物,其中以克林霉素为首选,因其抗菌活性较林可霉素强 4～8 倍,对革兰阳性菌及厌氧菌中的脆弱类杆菌及消化链球菌有良好的抗菌作用,可与下列头孢菌素之一合用:克林霉素 0.6g,静脉注射,每 8 小时一次;或头孢西汀 2g,静脉注射,每 6 小时一次;或头孢替坦 2g,静脉注射,每 6 小时一次;或头孢孟多 2g,静脉注射,每 6 小时一次;或头孢曲松 2g,静脉注射,每日 1 次。

(4)细菌培养或临床怀疑为厌氧菌者,亦可用甲硝唑注射液 0.915g/250ml,静脉注射,每 12 小时 1 次。

(5)怀疑为衣原体感染者,可加用多西环素 0.1g,或红霉素口服,每日 2 次,连服 2 周。

(6)适当服用子宫收缩剂如益母草浸膏 4～6ml,每日 3 次,口服。

(7)中毒症状严重者,短期选用肾上腺皮质激素,提高机体应激能力。

(8)对血栓静脉炎,在应用大量抗生素的同时,可加用肝素,即 50mg 肝素加于 5% 葡萄糖液中静脉滴注,每 6 小时一次,体温下降后改为每日 2 次,连用 4～7 日,并口服双香豆素、双嘧达莫等。也可用活血化瘀中药等溶栓类药物治疗。

4.如药物治疗无效,高热持续不退,疑有子宫肌壁间多发性脓肿形成者,必要时行全子宫切除术。

5.确诊为盆腔脓肿者,如局限在直肠陷凹,可经后穹隆做切开排脓;否则可在 B 超指引下,经腹或后穹窿做穿刺,置入硅橡胶管,吸净脓液后用生理盐水反复冲洗,并注入抗感染药物,以后每日从此外留置硅橡胶管中吸取脓液及冲洗,直至无脓液吸出至少 2 日为止。

(李长虹)

第三节 乳胀及乳头皲裂

一、乳胀

【诊断标准】

乳胀指产后乳房内血液、体液和乳汁积聚。常发生于不经常哺乳时,经有效护理后将有助于减轻症状。

【治疗原则】

1.哺乳前

(1)先做乳房湿敷 3~5 分钟,随后柔和地按摩、拍打和抖动乳房。

(2)用手或吸奶器挤出或吸出少量奶汁,使乳晕变软,以利婴儿能正确地含吮乳头和大部分乳晕。

2.哺乳时 频繁哺乳,使乳汁排空,或用吸奶器吸尽,以防乳汁淤积。

3.哺乳后 佩戴支持胸罩,以改善血液循环。

二、乳头皲裂

【诊断标准】

乳头皲裂是指乳头皮肤皲裂。常发生于婴儿含吮不正确,过度地在乳头上使用肥皂和乙醇干燥剂之类刺激物,以及婴儿口腔运动失调等所引起。

【治疗原则】

1.哺乳前 采取舒适松弛的喂哺姿势。

2.哺乳时

(1)先在损伤轻的一侧乳房哺乳,以减轻对另一侧乳房的吸吮力。

(2)待婴儿吸吮结束放下乳头后,再将婴儿抱离。或因产妇原因需暂时中断喂乳时,则用示指轻轻按压婴儿下颌,温和地中断吸吮。

3.哺乳后

(1)挤出少许乳汁涂在乳头和乳晕上,短暂暴露和干燥乳头。因乳汁具有抑菌作用,且含有丰富蛋白质,有助于皲裂的修复。

(2)穿宽松内衣和戴合适的胸罩,以利空气流通,促进皲裂皮肤的愈合。

(3)可敷 10% 复方安息香酊油膏或鱼肝油铋剂等,于下次哺乳前用温开水洗净。

(4)必要时加用抗感染药物。

(徐改香)

第四节 乳腺炎

乳腺炎常由乳头皲裂引起,也可因未及时治疗乳腺管阻塞或乳房过度充盈,在此基础上继发感染。常见的致病菌为存在于婴儿咽喉部的金黄色葡萄球菌,其次为链球菌。病菌可经淋巴管蔓延至乳腺小叶间形成蜂窝织炎。

【诊断标准】

1.病史 常于产后7日左右发病,产妇可出现畏寒、发热,患侧乳房肿胀、疼痛。

2.检查 感染灶常局限于一侧乳房的某一象限,该处局部皮肤发红,有明显肿块,质硬触痛,常伴同侧的腋下淋巴结肿大并有压痛。

3.实验室检查 血白细胞增加,有时可在乳汁中培养出致病菌。

4.B超检查 如有液性暗区,示有脓肿形成。

【治疗原则】

1.早期乳腺炎:此时感染常在乳腺管外的结缔组织内,并非乳腺管内发炎,可以继续喂乳。用胸罩将乳房托起,尽量使乳汁排空,局部置冷敷。同时应用抗感染药物。

2.炎症明显时应停止哺乳,但必须使乳汁排空,可用吸奶器吸空。抗感染药物以肌内注射、静脉注射或静脉滴注为宜,由于金黄色葡萄球菌可能对青霉素耐药,可选用半合成耐酶青霉素苯唑西林,头孢菌素类药物及克林霉素、林可霉素、红霉素等。

3.有脓肿形成时,对较小的脓肿可做局部穿刺,抽尽脓液后注入抗感染药物,每日1次,直至无脓液抽出为止;脓肿较大,且为多房性时,常需切开排脓,切开时应注意沿乳腺管方向,即以乳头为中心,行放射状切开。

(孟庆堂)

第五节 产褥期中暑

产褥期中暑是在产褥期因高温闷热,通风不良,产妇体质虚弱,体内余热不能及时散发,引起中枢性体温调节功能障碍的急性热病。

【诊断标准】

1.病史 气候炎热,房间通风不良,产妇分娩不久。

2.临床表现

(1)先兆中暑:可有胸闷气急,头晕眼花,四肢乏力,大量出汗等不适。

(2)轻度中暑:可有体温上升,面色潮红,头痛,呼吸增快,汗闭,脉搏细数。

(3)重度中暑:体温继续上升可达40℃以上,出现昏迷、谵妄、抽搐、呕吐、脉搏细数、血压下降、呼吸急促、面色苍白等。

【治疗原则】

1.先兆中暑

(1)宜将产妇移至通风处。

（2）解开衣服，短暂休息。

（3）补充水分及电解质。

2.轻度中暑

（1）除上述处理外，可用物理降温，在头颈、腋下、腹股沟处放置冰袋。

（2）肌内注射退热药。

3.重度中暑

（1）物理降温：在空调室用空气调节器降温，或用电扇吹风，冰水或乙醇擦浴。已发生循环衰竭者慎用物理降温，以避免血管收缩加重循环衰竭。

（2）药物降温：如盐酸氯丙嗪 25～50mg 加入生理盐水 500ml 中静脉滴注；血压下降时，停用盐酸氯丙嗪改用氢化可的松 100～200mg 加入生理盐水 500ml 中静脉滴注。

（3）对症治疗：

①血压下降者用右旋糖酐静脉滴注以扩充血容量，多巴胺等静脉滴注以提升血压。

②心衰者用西地兰或毒毛旋花子苷静脉注射。

③抽搐者用地西泮 10mg 静脉注射。

④注意水和电解质平衡。

⑤抗生素预防感染。

（张　慧）

第六节　产褥期抑郁症

产褥期抑郁症是指产妇在产褥期出现抑郁症状，是产褥期精神综合征中最常见的一种类型。通常在分娩后 2 周内发病，产后 4～6 周症状明显。有关其发病率，国内报道为 3.8%～16.7%，国外报道为 3.5%～33.0%。临床上表现为易激惹、恐怖、焦虑、沮丧和对自身及婴儿健康过度担忧，常失去生活自理及照料婴儿的能力，有时还会陷入错乱或嗜睡状态。

【病因与发病机制】

产后抑郁症的病因不明，目前认为主要是由于妊娠分娩过程中及分娩后所造成的神经内分泌的改变，以及心理社会等方面的因素所致。

1.生物学因素

（1）内分泌因素：在妊娠、分娩过程中，体内内分泌环境发生了很大变化，尤其在产后 24 小时内，体内激素水平的急剧变化是产后抑郁症发生的生物学基础。妊娠后，母血中雌、孕激素浓度逐渐升高，孕晚期达高峰。随着分娩胎盘剥离后，雌、孕激素水平急剧下降，至产后 1 周左右降至正常，哺乳则可降至低于正常值。雌激素具有多种神经调节功能，包括直接作用和递质调节，可增强神经生长因子及其受体的表达，并通过调节 5-羟色胺及其一些信息而发挥抗抑郁作用。产后雌激素撤退过快导致多巴胺受体的出现超敏状态，增加了多巴胺转运体在脑部的表达，随即带来神经递质的改变可能促发某些个体发生心境障碍。怀孕期间雌激素水平的增加，使甲状腺结合球蛋白水平增加了 150%，导致孕妇体内游离甲状腺浓度下降。同时，孕期进行性升高的母体血浆皮质醇浓度在分娩后迅速下降。在易感妇女，这些激素水平的变化均是产褥期抑郁症发生的基础。

（2）遗传因素：有情感障碍的家族史，特别是有家族抑郁症病史的产妇产后抑郁症发病率高，表明家族遗传可能影响产妇对抑郁症的易感性。

(3)产科因素:新生儿畸形、使用辅助生育技术、第一产程时间、分娩方式、阴道助产是产后抑郁症的危险因素。

2.社会心理因素 婚姻不合、社会经济地位低下、缺乏家庭和社会的支持与帮助,尤其是缺乏来自丈夫和长辈的帮助,是产后抑郁症发生的危险因素。另外,个人的成长经历和心理防御方式、人格特征、精神病史(个体焦虑、抑郁史等)或精神病家族史,特别是有家族抑郁症病史的产妇也是产后抑郁症的易患因素。产褥期抑郁症的发生与妇女的教育水平、婴儿性别、是否母乳喂养及是否计划受孕相关。

【临床表现】

产褥期抑郁症的主要表现是抑郁,多在产后 2 周内发病,产后 4~6 周症状明显,产妇主要表现有:

1.情绪改变 心情压抑、沮丧、感情淡漠、不愿与人交流,甚至焦虑、恐惧、易怒,夜间加重;有时表现为孤独或伤心、流泪。

2.自我评价降低 自暴自弃、自罪感,对身边的人充满敌意,与家人、丈夫关系不协调。

3.创造性思维受损 主动性降低。

4.对生活、家庭缺乏信心 流露出对生活的厌倦,出现厌食、睡眠障碍、易疲倦,食欲、性欲均明显减退。严重者甚至绝望,出现自杀或杀婴倾向,有时陷于错乱或昏睡状态。

【诊断】

本病至今尚无统一的诊断标准,以下方法可供参考。

1.产褥期抑郁症的诊断标准 目前国内外对于产褥期抑郁症尚无特异的实验室指标和统一的诊断标准,多依据各种症状自评量表以相应的评分结果作出判定。现多采用美国《精神疾病的诊断与统计手册》(1994 版)制定产褥期抑郁症诊断标准(表 21-1)。在产后 4 周内出现下表中 5 项或 5 项以上的症状,其中必须具备情绪抑郁及对全部或多数活动缺乏兴趣或愉悦。这些症状持续了两周或更长时间且每天中的多数时间均存在,反映了生理调节障碍(包括睡眠障碍、食欲缺乏和认知障碍)。

表 21-1 产褥期抑郁症的诊断标准

在产后 4 周内出现下表中 5 项或 5 项以上的症状,其中必须具备下列(1)(2)两项:

(1)情绪抑郁

(2)对全部或多数活动明显缺乏兴趣或愉悦

(3)体重显著下降或增加

(4)失眠或睡眠过度

(5)精神运动性兴奋或阻滞

(6)疲劳或乏力

(7)遇事皆感毫无意义或自罪感

(8)思维力减退或注意力涣散

(9)反复出现死亡想法

2.筛选

(1)爱丁堡产后抑郁量表(EPDS):是目前多采用的自评量表,该表包括 10 项内容,于产后 6 周进行调查,每项内容分 4 级评分(0~3)分,总分相加≥13 分者可诊断为产褥期抑郁症,9 或 10 分也提示可能有抑郁障碍。这一调查问卷易于管理、简便、可靠,是目前普遍采用的一种有效的初级保健筛查工具,但不能评估病情的严重程度。

(2)Zung 抑郁自评量表(SDS):为短程自评量表,操作方便,容易掌握,不受年龄、经济状况等因素影响,适于综合医院早期发现抑郁患者、衡量抑郁状态的轻重度及治疗中的变化。这是一个 20 道题的自评调查表,将抑郁程度分为 4 个等级;中国常模 SDS 标准分为(41.88±10)分,分界值标准为 53 分,即将 SDS >53 分者定为阳性(抑郁症状存在)。

(3)贝克抑郁问卷(BDI):也是一种常见抑郁筛查工具,BDI 是一个 21 道题的问卷,包括认知、情感和身体因素,被证实对诊断产后抑郁临床患者和非临床患者均具有较好的一致性和重复性;但是 BDI 问卷中包含了身体状况方面的内容,对于身体处于不适状态的孕妇和产妇来说,BDI 问卷结果会比其他方法偏高。

(4)汉密顿抑郁量表(HAMD):是经典的抑郁评定量表,也是临床上评定抑郁状态时应用得最为普遍的量表,本量表有 17 项、21 项和 24 项 3 种版本,简单、准确、便于掌握,但有时与焦虑不易鉴别。

(5)症状自评量表(SCL90):是当前使用最为广泛的精神障碍和心理疾病门诊检查量表,对于有心理症状(即有可能处于心理障碍或心理障碍边缘)的人有良好的区分能力,适用于检测是否有心理障碍、有何种心理障碍及其严重程度如何。

【鉴别诊断】

1.产后心绪不良　产后心绪不良又称产院抑郁,指产后数日内发生的一过性易激惹和轻度的心绪不良改变。这一综合征常常发生于新母亲,可以表现为哭泣、悲伤、易怒、焦虑及思维混乱,产后 4 天左右达高峰,一般 10~14 天内消失。这一短暂的情感障碍并非始终影响妇女的功能。

2.产褥期精神病　是产后发生的各种精神障碍的总称,临床特征为伴发精神症状的躁狂症或抑郁症、急性幻觉妄想和一时性精神病性障碍、分裂情感性障碍。因为有杀害婴儿和自杀的风险,产后精神病是一种需要立即干预的精神病学的急症,常常在产后头两个星期发病,可有思想极端混乱、行为怪异、不寻常的幻觉(可能是嗅觉、视觉或触觉)和妄想,主要发生于高龄初产妇、多子女、低社会经济阶层妇女。对上述患者应请精神科医师会诊协助诊治,还应做全身检查和实验室检查,排除和严重躯体及脑部疾病有关的精神障碍。

【治疗】

主要包括心理治疗和药物治疗。首先要预防和减少产后抑郁症的发生,并做到早检测、早发现,对高危妇女进行早诊断、早治疗。

1.心理治疗　是产褥期抑郁症非常重要的治疗手段,其关键是:通过心理咨询,增强患者的自信心,提高患者的自我价值意识;根据患者的个性特征、心理状态、发病原因给予个体化的心理辅导,解除致病的心理因素(如婚姻关系紧张、想生男孩却生女孩、既往有精神障碍史等)。对产褥期妇女多加关心和无微不至地照顾,尽量调整好家庭关系,指导其养成良好的睡眠习惯。

2.药物治疗　选用抑郁症的药物以不进入乳汁为佳,并在医生指导下用药为宜。所有的抗抑郁药均从母乳中排出,因此在哺乳期母亲的抗抑郁药使用最低有效剂量,逐步递增至足量、足疗程(>4~6 周)。临床常用药物如下:

(1)5-羟色胺再吸收抑制剂:①氟西汀:选择性地抑制中枢神经系统 5-羟色胺的再摄取,延长和增加 5-羟色胺的作用,从而产生抗抑郁作用,每日 20mg,分 1~2 次口服,根据病情可增加至每日 80mg。②帕罗西汀:通过阻止 5-羟色胺的再吸收而提高神经突触间隙内 5-羟色胺的浓度,从而产生抗抑郁作用。每日 20mg,1 次口服,连续用药 3 周后,根据病情增减剂量,1 次增减 10mg,间隔不得少于 1 周。③舍曲林:作用机理同帕罗西汀,每日 50mg,一次口服,数周后可增加至每日 100~200mg。

(2)三环类抗抑郁药:阿米替林:起始口服剂量为每日 50mg,分 2 次口服,渐增至 150~300mg,分 2~3 次服。维持量每日 50~150mg。此类药在体内起效慢及代谢存在个体差异,使用时应严密监测血药浓度及对乳汁的影响。

(3)单胺氧化酶类抗抑郁药:这种药具有非选择性、非可逆性的特点,起效快、副作用大,一般不作为首选药。

(4)雌激素治疗:已被广泛应用,雌激素有多种神经调节功能,包括直接的细胞内效用和作用于 5-HT 系统间接效用,在特定女性人群中,这些效用可能共同发挥抗抑郁作用。但目前不支持雌激素作为产后抑郁症的一线治疗,且雌激素预防产后抑郁症的效果差,单独给予雌激素的作用仍然不明确。

【预防】

针对产褥期抑郁症的发病因素,做好预防工作。

1.加强围产期保健　利用孕妇学校等多种渠道对孕妇及家人普及有关妊娠、分娩常识,减轻孕妇对妊娠、分娩的紧张、恐惧心情,完善自我保健,促进家庭成员间的相互支持。

2.密切观察　对于有精神疾病家族史尤其是抑郁症家族史的孕妇,应定期密切观察,避免一切不良刺激,给予更多关爱、指导。

3.充分关注　对分娩过程给予充分关注,医护人员要充满爱心和耐心,并在生理及心理上全力支持,如开展陪伴分娩及分娩镇痛。

4.心理咨询与疏导　对于有高危因素(不良分娩史、孕前情绪异常、手术产、滞产等)者进行干预,及早进行心理咨询与疏导。

【预后】

产后抑郁症预后良好,约 70％患者可于 1 年内治愈,仅极少数患者持续 1 年以上。但再次妊娠则有 25％左右的复发率。产后抑郁症对母亲本身、新生儿的生长发育及家庭其他成员有潜在的不良影响。

【临床特殊情况的思考和建议】

应该预测到 8 个新母亲中将有一个患产后抑郁症,有产后抑郁症病史的妇女复发的风险为 25％。尽管产褥期抑郁症可得到有效的治疗,但仅有不到一半的病例获得诊断,因此我们第一步首要先识别产褥期抑郁症,建议采用 EPDS,这是一种简单、可接受性强并且可靠的筛选产后抑郁症的方法。一旦诊断为抑郁症,立即给予适当的治疗,在妊娠期患抑郁或既往有抑郁症病史者,产后立刻给予预防性抗抑郁药是有益的。当询问到抑郁妇女有任何伤害自己或其子女的意图时,必须立即转精神病科治疗。

5-羟色胺再吸收抑制剂是一线药物,因为这类制剂一旦过量其毒性作用低,易于管理,并且常常可用于哺乳妇女。任何药物通常从起始剂量的一半开始,为防止复发,我们常常在症状完全缓解后继续药物治疗至少 6 个月,对于有 3 次或更多次的发作或症状严重导致劳动力丧失的妇女应考虑长期维持治疗,并进行良好的心理疏导。产后管理应包括对复发的监测。一般情况不推荐 2 种以上抗抑郁药联合应用,但对于某些难治性抑郁症可采用联合用药以增强疗效,减少不良反应。治疗的目标是情绪、生理和社会功能完全正常化。

(张　慧)

第七节　晚期产后出血

产后出血发生在分娩 24 小时后至产褥期末称为晚期产后出血。多发生于产后 1～2 周内,发生率在 1％。阴道流血可以持续少量出血,然后大出血,亦可以一次性的急剧大量出血。大多发生在家中,可因失血过多导致严重贫血或休克,对出血量很难作出准确的估计。

【病因与诊断】

1.胎盘异常　是引起晚期产后出血最常见的病因,多发生于产后10天左右。主要可能由子宫胎盘附着面下血管不能及时退化引起子宫胎盘附着面复旧不良。或由于残留于宫腔内的胎盘胎膜组织,产时未被发现,影响子宫复旧。残存组织逐渐发生坏死,感染,如胎盘残留一周以上,残留的胎盘组织发生变性,坏死,机化形成胎盘息肉。当坏死组织脱落时,暴露基底血管,引起大出血。在之前妊娠时患有影响母胎滋养细胞异常相互作用的并发症,如前置胎盘、胎儿生长受限、自然流产或胎盘滞留时,晚期产后出血的发生率增加。

临床表现为少量持续性出血,恶露,可以反复出血,也可以一次性大出血。检查时子宫复旧不全,宫口松弛,有时在宫颈口可触到残留组织,宫腔刮出物,病理为胎盘绒毛组织即可诊断。

2.感染　子宫内膜炎是晚期产后出血的另外一个原因。患者如存在子宫压痛、发热及恶露异味时,首先考虑子宫内膜炎。少量出血可通过抗生素有效治疗,而不一定需要扩张宫口行刮宫(以避免Asherman综合征)。如因出血多需紧急刮宫,在刮宫前6～12小时应用抗生素,控制感染后给予刮宫。晚期产后出血患者,不宜应用纯孕激素避孕药,因为孕激素不利于子宫内膜恢复,也不利胎盘部位恢复。剖宫产患者感染会引起剖宫产后子宫切口裂开,多发生于术后2～3周。常见于子宫下段横切口两侧端,由于切口两侧靠近血管,血管丰富,用手作钝性分离时,可能伤及动脉分支,术中盲目反复缝合止血,活动性出血,血管未缝合,形成局部血肿,组织坏死,伤口不愈合,肠线溶解脱落,血管开放。另一方面,切口两侧角缝线过多过密,影响血液供应,而使切口感染,愈合不良。或者切口过低,宫颈部组织主要由结缔组织构成,含有少量平滑肌纤维;缝合伤口时,将子宫内膜或宫颈内膜一并缝合。会阴切开缝合术后感染裂开,极为少见,但由于检查不仔细易误诊。多发生在分娩后5～7天。由于阴道壁伤口感染,局部坏死,肠线松弛脱落,使阴道壁血管内血栓脱落而出现阴道大量流血。应用双叶阴道拉钩仔细检查阴道壁切口,寻找出血点,用肠线缝扎止血。

3.既往存在的子宫疾病　子宫肌瘤或宫颈肌瘤,影响产褥期子宫复旧。

4.血液病　少见情况下,较早期的产后出血(产后一周内)与凝血功能异常有关。由于von Willebrand因子在妊娠时生理性增加,von Willebrand病患者可能在妊娠期处于正常状态,但产后如Ⅷ因子轻微下降,就可能发生无法估计的大出血。所有von Willebrand病患者均可能出现产时及产后出血。轻型的疾病不需要任何治疗,特别是Ⅷ因子水平正常者,严重病例(Ⅷ因子水平小于5%)出血的风险明显。

5.产后首次月经　主要根据临床排除其他原因后诊断,表现为产后14～28天突然大量出血(大于总血量的10%),这种出血可能是产后首次月经出血,通常由不排卵月经周期引起,月经量多、伴疼痛及持续时间长。

【处理】

1.产后流血　若少量或中等量流血,持续不净,B超提示子宫腔无凝血块及残留内时,可给予子宫收缩剂和抗生素,促使子宫收缩,控制感染。不要常规给予清宫术。

2.胎盘和胎膜残留　患者入院时,出血量多,休克时,应先积极抢救失血性休克,输血、输液补充血容量。B超提示子宫内有大块物时,在应用抗生素及子宫收缩剂的同时,进行吸宫术。术中有时见胎盘及胎膜堵塞宫颈口,或有大量血块潴留宫腔内。应立即用卵圆钳钳夹后,尽量吸宫,或用大刮勺清宫,有条件时应在B超监视下清宫。动作应轻柔,不要过多伤及子宫组织,以免感染扩散或引起更多的出血。刮出物送病理检查可排除滋养细胞疾病,但由于在所有产后清宫所得标本都可能找到变性绒毛及蜕膜,所以不能完全根据病理结果诊断胎盘残留。

3.剖宫产后伤口裂开　如患者一般情况尚好,出血不多时,可暂卧床休息,予抗生素、宫缩剂和止血药治疗。放置导尿管。对于伤口不大者可期待自愈。

若出血多,或已处于失血性休克状态,在积极补充血容量,快速输血,抢救休克,给予抗生素治疗的同时,立即剖腹探查,术中发现切口裂口,作子宫全切或次全子宫切除。在宫腔感染存在的情况下,如果裂口修补,不易愈合有再度裂开的可能。对此类患者不能采用纱布填塞止血,以免扩大裂口,引起更多的出血。

【预防】

1.预防胎盘残留 引起晚期产后大出血的主要原因是胎盘及胎膜残留,因此对产后2小时内阴道流血较多或怀疑胎盘残留时,应仔细检查胎盘、胎膜。如有残缺,应立即探查取出,必要时用大刮勺刮宫,产后给子宫收缩剂及抗生素,避免产褥感染及影响子宫复旧。

2.预防严重并发症发生 剖宫产引起产后大出血是最严重并发症之一。因此术中应注意:

(1)剖宫产时子宫下段横切口不宜过低。因宫颈处纤维组织多,血供相对较少,切口愈合能力较子宫下段差,切口越接近子宫颈外口感染机会越大。

(2)术中避免横切口向两侧角部撕裂,切口可先行钝性分离,长度视胎儿大小而定,一般10~12cm。当胎儿过大时,可在横切口两侧角略向上剪开,使切口呈弧形,以免切口撕裂损伤子宫动脉。

(3)缝合切口时注意检查两侧角,有时外侧肌层完整,而内侧黏膜肌层有撕裂,应仔细检查按解剖关系缝合。如有活动性出血时,可先钳夹后用丝线单独缝扎止血,避免多次缝扎,缝合不宜过紧、过密。尽量不穿透蜕膜层,以免影响血运导致伤口愈合不良。

(4)缝线缝合不宜太多,因随着子宫的复旧,切口在短期内迅速缩短,而这时的缝线尚未溶解,缝线太多易致组织缺血,坏死及感染。

(5)术后及时纠正贫血,控制感染。

(徐改香)

第二十二章　产科相关操作及手术

第一节　多胎妊娠减灭术

一次妊娠同时有两个或两个以上胎儿称多胎妊娠。人类自然妊娠时多胎妊娠的发生率约为 $1:89^{n-1}$（n 代表一次妊娠中的胎儿数）。但随着人类辅助生育技术的发展，特别是促排卵药物的应用，多胎妊娠的发生率也随之增加。采用 IVF-ET 技术后的妊娠中多胎妊娠率可达 $20\%\sim35\%$。

多胎妊娠的孕产妇其并发症及流产率、围生儿发病率、死亡率均增加。常见的母、儿并发症有先兆子痫、产前贫血、羊水过多、流产、早产、剖宫产率增加、产后出血、胎儿宫内发育迟缓、新生儿呼吸窘迫综合征、胎儿畸形等。

减胎术通过减少多胎妊娠，可以降低多胎妊娠的并发症和合并症，改善围生期结局。

【适应证与禁忌证】

(一)适应证

1.两个以上绒毛膜的多胎妊娠，为改善母儿围生期预后者。

2.多胎妊娠其中一个胚胎异常需要减灭者。

(二)禁忌证

1.存在各器官系统特别是泌尿生殖系统的急性感染。

2.先兆流产者应慎行减胎术。

3.慎行单绒毛膜双胎妊娠其中一个胚胎的减灭。

【操作方法及技巧】

(一)术前准备

向患者及家属解释手术方法和过程、手术的必要性及其风险以及可能的并发症，并签署手术知情同意书。进行体格检查和妇科检查，以排除急性炎症特别是泌尿生殖道急性炎症的存在；进行血常规、凝血功能等必要的实验室检查；确定保留和减灭的胎数并获得夫妇双方的书面同意；拟定减灭的目标胚胎，确认有适当的手术进针路线；必要时预防性使用抗生素。

(二)设备及器械

配套的实时超声显像仪、阴道探头或腹部穿刺探头及穿刺适配器、相应的穿刺针、注射器、生理盐水、10%氯化钾溶液等。

(三)镇痛或麻醉

可采用静脉麻醉及持硬麻，注意麻醉安全。

(四)经阴道多胎妊娠减灭术

1.术前排空膀胱,取截石位,手术过程按无菌要求操作,碘伏消毒外阴、阴道后铺巾,生理盐水冲净阴道残液,在阴道 B 超探头外罩无菌橡胶套,安置穿刺架。

2.常规扫描盆腔,确切记录子宫及各妊娠囊位置及其相互关系,选择拟减灭的妊娠囊。

(1)优先减灭单妊娠囊双胎的两个胚胎,而保留单妊娠囊单胎。

(2)选择有利于操作的妊娠囊;如最靠近阴道壁和腹壁的妊娠囊。

(3)选择含有最小胚体的妊娠囊。

(4)选择靠近宫颈的妊娠囊。

3.置入穿刺针:在阴道 B 超引导下,由阴道穹隆部缓慢进针,进针过程注意针尖始终准确对准胚心搏动位置,进一步将针尖刺入胚体的胎心搏动点,转动针尖可见胚胎体联动以证实已刺入胚体。

4.抽吸胚胎

(1)确定穿刺针尖位于胚胎后,加负压后可见到胚胎突然消失,妊娠囊略缩小,立即撤除负压,避免吸出囊液。检查见穿刺针塑料导管内有吸出物,并见有白色组织样物混于其中,提示胚芽已被吸出。多使用于 7～8 周的胚胎。

(2)个别稍大的胚胎难以在负压下被吸出,可采用反复穿刺、双向旋转穿刺针的方法机械致死胚胎。多使用于 8～9 周的胚胎。

(3)对于妊娠 9～12 周者,可采用氯化钾注射法。即当针尖进入胎心搏动区时,回抽无液体或少许血液,然后注入 10％氯化钾 0.6～2ml。超声显示胎儿急剧挣扎数秒钟,继而胎心搏动消失,5～10min 再次观察未恢复,提示减胎成功,退针。

5.再次超声检查宫内各妊娠囊情况,注意受术妊娠囊是否有剥离宫壁或囊下及其他穿刺位置的活动性出血。

(1)术后处理:术后使用黄体酮肌内注射。可再次预防性使用抗生素,使用硫酸镁静脉滴注 2～3d 保胎治疗。医嘱注意卧床休息和外阴清洁,忌性生活。注意腹痛、阴道出血或异常分泌物、发热等,及时随诊。

(2)术后复查:分别于术后第 2～3 天、术后 7～10d 复查一次 B 超确认减胎成功,并了解各妊娠囊宫内情况。此后定期复查,了解胚胎及妊娠囊被吸收情况。复查时视需要同时复查血常规、凝血功能、C 反应蛋白、β-hCG 和 AFP 等。首次复查时如所减灭胚胎见缓慢心管搏动,可等候数天再次观察;如见正常频率心管搏动,则提示减胎失败,须再次减胎。如再次手术必须确认原来进行减胎操作的胚胎不能予以保留。手术后可能出现出血、感染、流产、胎儿畸形等并发症,按妇产科常规处理。

若需减灭多个胎儿,则用同法继续对其余胎儿进行减胎。如为高序多胎,也可以分次手术进行减胎。

(五)经腹部多胎妊娠减灭术

术前准备同前。受术者排空膀胱,取平卧位,常规下腹部手术野消毒、铺巾。B 型超声腹部穿刺探头置于下腹部探测子宫及各妊娠囊位置及其相互关系,选择拟穿刺的妊娠囊,待胎儿处于静息状态时,采用脐带穿刺用的穿刺针在探头指引下快速刺入胎儿心脏或近心脏的胸腔部位,回抽无液体或少许血液,然后注入 10％氯化钾 1～2ml。B 超下见胎心搏动消失、胎动停止、胎体张力消失并下沉至妊娠囊底部。5～10min 未见胎心搏动恢复,提示减胎成功。若见胎心恢复,即时用同法行再次减胎。对于胎体活动频繁影响操作的,可先向胎心方向进针至胎体表面,对准胎儿心脏位置再次进针。确实必要时,可以先向胎体注射少量肌松药,胎动停止后再向胎心进针。

若需减灭另一个胎儿,可同法处理。术后处理及术后复查基本同上。由于经腹部减胎多用于中、晚期妊娠,胎体较大,母体吸收物质较多,复查及分娩过程注意凝血功能的跟踪复查。胎盘娩出后注意检查是否有纸样儿或压迹的存在。

【病情及疗效评价】

减胎术的手术方法有经阴道多胎妊娠减胎术和经腹部多胎妊娠减胎术;前者适用于 7~10 周的妊娠,也可应用于个别 11~12 周的多胎妊娠,相对操作较容易,对孕妇的刺激小,残留的坏死组织少,因而较安全。但保留的胚胎因存在自然减胎的可能,宜在决定保留双胎的患者进行。后者主要适用于 15 周以后的妊娠,也可用于个别 12~15 周的妊娠,已是中、晚期妊娠,胎体较大,母体吸收物质较多,且操作时间较长,对保留的胎儿及母体影响较大,风险相对增加。

因此,应根据孕周等具体情况选择合适的手术时机和手术方式。

(陈 蕾)

第二节 剖宫产后再次妊娠经阴道分娩

近年来,初次剖宫产率已经增加,导致剖宫产术后再次妊娠的孕妇增多,剖宫产后再次妊娠究竟选择阴道分娩还是剖宫产,一直是产科同仁争论的问题,其焦点是瘢痕子宫能否承受产程中的宫腔压力而不破裂。近年来随着医疗技术的提高、监护手段的改善以及子宫下段剖宫产的普及,近年来剖宫产后再次妊娠阴道分娩的人数逐渐增多。剖宫产后再次妊娠只要严格掌握阴道试产的适应证和禁忌证,应当提倡阴道分娩。

【诊断与鉴别诊断】

1.B 超 评估胎儿大小,子宫下段瘢痕厚度,厚度≤3mm,子宫破裂风险大。

2.胎儿电子监护 排除胎儿窘迫,及时发现胎心变化。

3.血胆酸 排除妊娠期肝内胆汁淤积症。

4.血常规,血型,血交叉 为急症剖宫产做好准备。

【适应证与禁忌证】

(一)适应证

1.前次剖宫产术为子宫下段切口,术中无切口撕裂,且术后切口愈合好,无感染。

2.前次剖宫产距此次妊娠时间 2 年以上。

3.前次剖宫产指征不再存在,又未出现新的剖宫产指征。

4.此次妊娠具备经阴道分娩条件,分娩诸因素不存在异常情况。

5.试产过程中产程过程顺利。

6.胎死宫内或胎儿有严重畸形者。

7.有较好的医疗监护设备,具备随时输血、手术和抢救的条件。

(二)禁忌证

1.前次剖宫产指征依然存在,对前次剖宫产指征为骨盆狭窄,术式为子宫体部切口者,或术式为下段切口有切口撕伤,或术后感染愈合不良者,均需行剖宫产终止妊娠。

2.前次剖宫产为古典式、T 形子宫切口,或虽为子宫下段切口但愈合不良或切口感染。

3.有子宫破裂史。

4.此次妊娠距前次手术不足 2 年。

5.有 2 次以上剖宫产史。

6.本次妊娠有明显的产科指征。

7.有严重内科合并症或产科并发症,多胎妊娠。

8.试产失败先兆子宫破裂。

9.高龄产妇,前次剖宫产未经阴道试产。

10.不具备抢救急症患者的条件。

【操作方法及技巧】

1.严密观察产程,及时发现胎儿宫内窘迫及先兆子宫破裂。

2.对高危孕妇做好开放静脉通道,配血备用,连续胎心电子监护,有条件的医院做宫内压力测定,手术、麻醉人员随时待命。

3.阴道试产过程中缩宫素的应用有争论。在产程中宫缩乏力,可小心使用,必须有专人监护产程,控制缩宫素滴速,严密观察血压、脉搏、宫缩频率及强度,注意子宫形态,观察子宫下段有无压痛,以及胎心与羊水性状,尿液色泽,如出现前述症状须立即停止滴注缩宫素。

4.在试产过程中要由专人严密观察,观察孕妇腹部形态及子宫下段有无压痛,要勤听胎心音,一旦发现先兆子宫破裂,应停止试产,立即行剖宫产术结束分娩。

5.产后常规行宫腔检查,了解子宫下段瘢痕有无裂开,如有裂开,要及时剖腹行子宫修补术,并观察尿液色泽、阴道分泌物情况,如有异常及时处理。

6.必须经过孕妇及其家属同意签字后,在严密监护下行阴道分娩。

【病情与疗效评价】

1.前次剖宫产时间、指征、术后恢复情况。

2.本次妊娠有无合并症及并发症。

3.子宫下段厚度。

（陈　蕾）

第三节　引产与催产

一、引产

引产是指在自然临产前通过机械的或药物的方法刺激子宫规律宫缩的方法使产程发动,达到分娩的目的。引产是产科一个重要而又常见的处理手段。是处理高危妊娠最常用的手段之一,主要是为了使胎儿及早脱离不良的宫内环境,解除与缓解孕妇合并症或并发症所采取的一种措施。引产是否成功主要取决于宫颈成熟度。但如果应用不得当,将危害母儿健康,对母儿都存在潜在的风险,如增加剖宫产率、胎儿窘迫发生率等,因此,应严格掌握引产的指征、规范操作,以减少并发症的发生。

【诊断与鉴别诊断】

1.B超　了解胎儿大小、羊水量、胎盘位置。

2.胎儿监护　排除胎儿窘迫。

3.血胆酸　排除妊娠期肝内胆汁淤积症。

4.宫颈评分　了解宫颈位置、容受度、质地、先露,宫口是否扩张,公认的评估成熟度常用的方法是Bishop评分法,评分≥6分提示宫颈成熟。评分越高,引产成功率越高。评分<6分提示宫颈不成熟,需要促宫颈成熟。

【适应证与禁忌证】

(一)适应证

1.延期妊娠(妊娠已达41周仍未临产者)或过期妊娠。

2.母体疾病,如严重的糖尿病、高血压、肾病等。

3.胎膜早破,未临产者。

4.胎儿因素,如可疑胎儿窘迫、胎盘功能不良等。

5.死胎及胎儿严重畸形。

(二)禁忌证

1.绝对禁忌证　孕妇严重合并症及并发症,不能耐受阴道分娩者,如:①子宫手术史,主要是指古典式剖宫产术、未知子宫切口的剖宫产术、穿透子宫内膜的肌瘤剔除术、子宫破裂史等;②前置胎盘和前置血管;③明显头盆不称;④胎位异常,横位,初产臀位估计不能经阴道分娩者;⑤宫颈浸润癌;⑥某些生殖道感染性疾病,如疱疹感染活动期;⑦未经治疗的获得性免疫缺陷病毒感染者;⑧对引产药物过敏者。⑨生殖道畸形或有手术史,软产道异常,产道阻塞,估计经阴道分娩困难者。⑩严重胎盘功能不良,胎儿不能耐受阴道分娩。⑪脐带先露或脐带隐性脱垂。

2.相对禁忌证　①子宫下段剖宫产史;②臀位;③羊水过多;④双胎或多胎妊娠;⑤经产妇分娩次数≥5次者。

【操作方法及技巧】

(一)引产前准备

1.严格掌握引产指征。

2.仔细核对预产期,防止人为的早产和不必要的引产。

3.判断胎儿成熟度:如果胎肺未成熟,如情况许可,尽可能先促胎肺成熟后再引产。

4.详细检查骨盆大小即形态、胎儿大小、胎位、头盆关系等,排除阴道分娩禁忌证。

5.在引产前应行胎心监护和超声检查,了解胎儿宫内状况。

6.妊娠合并内科疾病及产科并发症者,在引产前,充分估计疾病严重程度及经阴道分娩的风险,并进行相应检查,制定详细的防治方案。

7.医护人员应熟练掌握各种引产方法及其并发症的早期诊断和处理,要严密观察产程,做好详细记录,引产期间需配备有阴道助产及剖宫产的人员和设备。

(二)促宫颈成熟的方法

1.前列腺素制剂促宫颈成熟　如果宫颈评分<6分,则应进行促宫颈成熟。常用的促宫颈成熟的药物主要是前列腺素制剂。目前临床使用的前列腺素制剂有:①PGE_2制剂,如阴道内栓药(可控释地诺前列酮栓,商品名:普贝生);②PGE_1类药,如米索前列醇。

(1)可控释地诺前列酮栓(普贝生):是一种可控制释放的前列腺素E_2制剂,含有10mg地诺前列酮,以0.3mg/h的速度缓慢释放,低温保存。

优点:可以控制药物释放,在出现宫缩过强或过频时能方便取出。

应用方法:外阴消毒后将可控释地诺前列酮栓置于阴道后穹窿深处,将其旋转90°,使栓剂横置于阴道后穹窿,宜于保持原位。在阴道外保留2~3cm终止带以便于取出。在药物置入后,嘱孕妇平卧位20~

30min 以利于吸水膨胀。2h 后复查,仍在原位后可活动。

出现以下情况时应及时取出:①临产;②放置 12h 后;③如出现过强和过频宫缩、过敏反应或胎心率异常时;④如取出后宫缩过强、过频仍不缓解,可使用宫缩抑制药。

(2)米索前列醇:是一种人工合成的前列腺素 E_1 类似物,有 100μg 和 200μg 两种片剂。实用米索前列醇促宫颈成熟具有价格低、性质稳定易于保存、作用时间长等优点,尤其适合基层医疗机构应用。中华医学会妇产科学分会产科学组成员与相关专家经过多次讨论,制定米索前列醇在妊娠晚期促宫颈成熟的应用常规如下:

①用于妊娠晚期需要引产而宫颈条件不成熟的孕妇。

②每次阴道内放药剂量为 25μg,放药时不要将药物压成碎片。如 6h 后仍无宫缩,在重复使用米索前列醇前应做阴道检查,重新评估宫颈成熟度,了解原放置的药物是否溶化、吸收。如未溶化和吸收者则不宜再放。每日总量不得超过 50μg,以免药物吸收过多。

③如需加用缩宫素,应该在最后一次放置米索前列醇后 4h 以上,并阴道检查证实药物已经吸收。

④使用米索前列醇者应在产房观察,监测宫缩和胎心率,一旦出现宫缩过强或过频,应立即进行阴道检查,并取出残留药物。

⑤有剖宫产史者或子宫手术史者禁用。

应用前列腺素制剂促宫颈成熟的注意事项:

(1)孕妇患有心脏病、急性肝肾疾病、严重贫血、青光眼、哮喘、癫痫者禁用。

(2)有剖宫产史和其他子宫手术史者禁用。

(3)主要的副作用是宫缩过频、过强,要专人观察和记录,发现宫缩过强或过频及胎心率异常者及时取出阴道内药物,必要时使用宫缩抑制药。

(4)已临产者及时取出促宫颈成熟度药物。

2.机械性促宫颈成熟　包括低位水囊、Foley 导管、海藻棒等,需要在阴道无感染及胎膜完整时才可使用。主要是通过机械刺激宫颈管,促进宫颈局部内源性前列腺素合成与释放从而促进宫颈软化、成熟。

优点:与前列腺素制剂相比,成本低,室温下稳定,宫缩过频的风险低。缺点:有潜在的感染、胎膜早破、子宫颈损伤的可能。

在宫颈条件不成熟的引产孕妇中,研究已经证实了机械性宫颈扩张器促宫颈成熟的有效性,与单独使用缩宫素相比,可降低剖宫产率。在宫颈不成熟的孕妇中,使用缩宫素引产前放置 Foley 导管可显著缩短临产时间,降低剖宫产率。目前,尚无足够的研究进行机械方法与前列腺素制剂促宫颈成熟有效性的比较,与 Foley 导管相比,应用前列腺素制剂可能增加宫缩过频(伴或不伴胎心率改变)的风险。

(三)缩宫素静滴引产

小剂量静脉滴注缩宫素为安全、常用的引产方法,但在宫颈不成熟时,引产效果不好。其特点是:可随时调整用药剂量,保持生理水平的有效宫缩,一旦发生一场可随时停药,缩宫素作用时间短,半衰期为 5~12min。

1.引产方法　静脉滴注缩宫素推荐使用低剂量,最好使用输液泵。起始剂量为 2.5mU/min 开始,根据宫缩调整滴速,一般每隔 30min 调整一次,直至出现有效宫缩。有效宫缩的判定标准为 10min 内出现 3 次宫缩,每次宫缩持续 30~60s。最大滴速一般不得超过 10mU/min,如达到最大滴速,仍不出现有效宫缩可增加缩宫素浓度。增加浓度的方法是以 5% 葡萄糖 500ml 中加 5U 缩宫素即 1% 缩宫素浓度,相当于每毫升液体含 10mU 缩宫素,先将滴速减半,再根据宫缩情况进行调整,增加浓度后,最大增至 20mU/min,原则上不再增加滴速和浓度。

2.注意事项

(1)要专人观察宫缩强度、频率、持续时间及胎心率变化并及时记录,调好宫缩后行胎心监护。破膜后要观察羊水量及有无胎粪污染及其程度。

(2)警惕过敏反应。

(3)禁止肌内注射、皮下穴位注射及鼻黏膜用药。

(4)用量不宜过大,以防止发生水中毒。

(5)宫缩过强及时停缩宫素药,必要时使用宫缩抑制药。

(四)人工破膜术引产

用人工的方法使胎膜破裂,引起前列腺素和缩宫素释放,诱发宫缩。适用于宫颈成熟的羊水过多孕妇。缺点是有可能引起脐带脱垂或受压、母婴感染、前置血管、破裂和胎儿损伤。不适用于头浮的孕妇。破膜前要排除阴道感染。应在宫缩间歇期破膜,以避免羊水急速流出引起脐带脱垂或胎盘早剥。破膜前后要听胎心、破膜后观察羊水性状和胎心变化情况。单纯应用人工破膜术效果不好时,可加用缩宫素静脉滴注。

(五)足月妊娠胎膜早破孕妇的引产

目前,较大样本量的随机对照研究发现,缩宫素引产缩短了胎膜早破到分娩之间的时间,也减少了绒毛膜羊膜炎、产褥病率以及新生儿抗生素的应用,未增加剖宫产率和新生儿感染率。1项包括6814例足月妊娠胎膜早破孕妇的荟萃分析将使用前列腺素制剂或缩宫素引产与期待疗法对比,结果发现,前者患绒毛膜羊膜炎或子宫内膜炎的风险明显下降,入住新生儿ICU(NICU)的新生儿数也明显下降。因此,建议对于未临产的足月妊娠孕妇胎膜早破2h以上未临产且无明显规律宫缩者,入院后使用小剂量缩宫素静脉滴注尽早引产,以减少绒毛膜羊膜炎的风险。静脉滴注过程中应加强监护。

(六)特殊情况下的引产

特殊情况包括母体存在瘢痕子宫、前置胎盘、胎盘早剥、孕中期要求终止妊娠、胎死宫内及严重胎儿畸形者,引产应在具备相应条件的医疗机构进行。引产前应充分了解病情及引产适应证,除外禁忌证,术前应充分知情告知。

1.主要方法

(1)利凡诺引产术:利凡诺引产术适用于妊娠14~27周要求终止妊娠而无禁忌证者,以及妊娠27周后产前诊断发现胎儿具有致死性畸形者。同时要严格掌握禁忌证:①有急慢性肝、肾疾病,及肝肾功能不全者;②各种急性感染性疾病;③全身状态不佳,如严重贫血、心功能衰竭或凝血功能障碍;④术前有两次体温在37.5℃以上者。子宫壁有手术瘢痕、宫颈有陈旧性裂伤、子宫发育不良者慎用。

在引产过程中应密切观察患者有无副反应、体温及宫缩等情况,10%~20%的孕妇在应用利凡诺后24~48h体温一过性上升达37.5℃,1%超过38℃,偶有达到39℃以上者。大多数不需处理,胎儿娩出后即可恢复正常;超过38℃可对症降温治疗。注射药物120h尚未发动宫缩者,为引产失败,应改用其他方法终止妊娠。

(2)Foley导管或水囊引产:经宫颈管内应用Foley导管或水囊促宫颈成熟导致子宫破裂的风险与自然临产者相同(Ⅱ-2)。宫颈管内Foley导管是可以被接受的引产方法(Ⅱ-2B),能安全应用于拟阴道分娩的既往有剖宫产史的孕妇(Ⅱ-2B)。

2.不同孕周特殊情况的引产

(1)孕28周内胎死宫内、胎儿畸形且有子宫瘢痕的孕妇,可以予(200~400)μg/(6~12)h剂量的米索前列醇引产,并不增加并发症的发生率(Ⅱ-2),但尚需进一步研究来评价其疗效、安全性、最佳给药途径及剂量。

（2）有剖宫产术史或子宫大手术史的孕周≥28周的孕妇,使用米索前列醇等前列腺素制剂可能增加子宫破裂的风险,因此,妊娠晚期应避免使用(Ⅲ)。

3.有剖宫产术史

既往有子宫下段横切口剖宫产术史的孕妇可以选择宫颈管内应用Foley导管等机械方法促宫颈成熟引产。缩宫素可以应用于计划阴道分娩的既往有剖宫产术史的住院孕妇(Ⅱ-3B)。而既往有古典式剖宫产术史的孕妇的临床经验尚不足,引产方法应个体化。

4.轻度胎盘早剥

在严密监测下可尝试阴道分娩。经产妇一般情况较好,出血以显性为主,宫口已开大,估计短时间内能迅速分娩者,可经阴道分娩,先行人工破膜术,使羊水缓慢流出,逐渐减低子宫压力,防止胎盘继续剥离,并可促进子宫收缩,必要时配合静脉滴注缩宫素缩短产程。分娩过程中,密切观察孕妇的血压、脉搏、宫底高度、宫缩及胎心率等的变化,有条件者可应用胎儿电子监测仪进行监护,能早期发现宫缩及胎心率的异常情况。

（七）注意事项

1.引产时应严格遵循操作规范,严格掌握适应证及禁忌证,严禁无指征的引产。

2.根据不同个体选择适当的引产方法及药物用量、给药途径。

3.不能随意更改和追加剂量。

4.操作准确无误。

5.密切观察产程,仔细记录。

6.一旦进入产程常规行胎心监护,随时分析监护结果。

7.若出现宫缩过强、过频、过度刺激综合征、胎儿窘迫以及梗阻性分娩、子宫先兆破裂、羊水栓塞等征候,应:

（1）立即停止适用缩宫药物。

（2）立即左侧卧位、吸氧、静脉输液(不含缩宫素)。

（3）静脉给子宫松弛药,如利托君或25%硫酸镁等。

（4）立即行阴道检查,了解产程进展,未破膜者并给予人工破膜术,观察羊水有无胎粪污染及其程度。

经上述综合处理,尚不能消除危险因素,短期内又无阴道分娩可能,或病情危重,应迅速选用剖宫产终止妊娠。

【病情与疗效评价】

1.普贝生促宫颈成熟,一般使宫颈评分增加2分为有效。

2.连续缩宫素静脉滴注引产3d,未临产,为引产失败。

二、催产

催产指临产后宫缩乏力而采取措施增加宫缩。子宫收缩力是分娩进程中最重要的产力,贯穿于分娩全过程。子宫收缩乏力使产程进展缓慢或停滞,导致孕妇精神疲惫,手术产率增加,也可导致产后出血;胎儿容易发生宫内窘迫。子宫收缩乏力分为协调性子宫收缩乏力和不协调性子宫收缩乏力。协调性子宫收缩乏力,排除头盆不称与胎儿窘迫后可加强宫缩。不协调性子宫收缩乏力处理原则是调整子宫收缩,使其恢复正常节律性及极性,在子宫收缩恢复为协调性之前,严禁使用缩宫药物。

【诊断与鉴别诊断】

（一）诊断依据

1.产程进展缓慢或停滞。

2.宫缩规律,但强度弱,间隙时间长。

（二）检查项目及意义

1.胎儿电子监护　了解宫缩是否规律,间隔时间及压力;是否胎儿窘迫。

2.阴道检查　评估头盆是否相称,胎位是否异常。

（三）诊断思路和原则

当产程进展缓慢或停滞,产力异常时,首先区分是协调性子宫收缩乏力还是不协调性子宫收缩乏力,排除不协调性子宫收缩乏力后,不论是原发性还是继发性宫缩乏力,首先应寻找原因,行阴道检查评估头盆情况,确认无头盆不称和胎位异常,估计能阴道分娩者,应采取加强宫缩的措施。

【治疗方案及选择】

（一）第一产程

1.一般处理　解除孕妇的紧张情绪,指导休息、饮食及大小便。并与假临产鉴别。

2.加强宫缩

(1)地西泮静脉推注:潜伏期宫缩乏力,地西泮10mg静脉推注,绝大部分孕妇经休息后宫缩转强,此法安全,有效。

(2)人工破膜:当宫口扩张≥3cm时,可行人工破膜术,使胎头直接紧贴子宫下段及宫颈内口,引起反射性子宫收缩。

(3)缩宫素静脉滴注:当地西泮静脉推注或人工破膜后观察2h,产力无增强,给予0.5%缩宫素静脉滴注,从小剂量开始,并OCT检查。

（二）第二产程

第二产程宫缩乏力,阴道检查头盆相称,能阴道分娩者,给予0.5%缩宫素静脉滴注加强宫缩。

【病情与疗效评价】

1.宫缩时用手触摸宫底,宫缩高峰时按压宫底部肌壁仍可出现凹陷,此时宫腔压力常低于15mmHg。

2.胎儿电子监护仪宫缩监护,评估宫缩间隙、宫腔压力、持续时间等。

一般地西泮静脉推注,人工破膜,缩宫素静脉滴注后各观察2h,宫缩监测仍乏力,则进行下一步治疗,若上述三项加强宫缩的措施均使用,宫缩仍未转强,则需重新评估,必要时需改变分娩方式,剖宫产终止妊娠。

（陈　蕾）

第四节　分娩镇痛

　　"十月怀胎,一朝分娩",经过漫长的怀孕过程,即将而来的分娩带给孕妇的既是激动、兴奋又是恐惧、不安。分娩过程的分娩痛(产痛)是孕妇最关注的问题之一。据统计,90%产妇感受到明显的分娩痛,超过35%的产妇认为分娩痛难以忍受,达到世界卫生组织(WHO)分级的最高级——3级(重级)。剧烈的分娩痛使产妇紧张、焦虑、恐惧、烦躁,甚至产生心理和精神障碍,并使产妇循环、呼吸、消化、代谢、内分泌等各个系统发生一系列的病理生理变化,对母儿造成不良后果。因此,分娩镇痛极有必要。另外,产妇分娩是否无痛,还反映了一个社会的文明程度。实施分娩镇痛既是对生命个体的尊重,使产妇有尊严地分娩,也反映出一种生育文明。本章节,就分娩痛的机制、分娩痛对母儿的影响、目前常用的分娩镇痛方法、分娩痛对分娩结局的影响等作一简单的阐述。

一、分娩痛的机制

分娩是一个复杂的生理过程,分娩产生疼痛的机制至今尚未完全明了。一些基础研究表明,分娩过程中子宫、宫颈的神经分布及密度发生了改变,如交感神经密度下降、副交感神经密度上升、含 SP 和 VIP 的神经密度无显著变化,说明自主神经密度的改变可能参与了分娩痛的产生。另外,分娩过程中脑脊液、循环血液中的一些神经递质、免疫介质也发生了改变。还有学者的研究发现,μ 和 κ 受体的阻滞均能有效抑制宫颈扩张所致的疼痛,κ 受体是宫颈刺激的传入冲动源,且该刺激存在脊髓或脊髓上的中枢作用点。这些基础研究为明确分娩痛机制提供了方向,但确切的分娩痛机制还有待进一步的研究。

目前较一致的观点是:第一产程产痛完全来源于子宫及其附件,以及宫颈的扩张和子宫下段的扩张及撕裂伤。传入的神经为 $T_{11}-L_1$ 脊神经和 S_2-S_4 副交感神经。疼痛性质为内脏痛,定位往往不固定,主要表现为下腹部、腰骶部等酸胀样疼痛。第二产程产痛主要来源于阴道扩张、会阴压迫、撕裂伤等。传入神经为 S_2-S_4 脊神经和 S_2-S_4 副交感神经,主要为躯体性疼痛,定位明确。

二、分娩痛对产妇及胎儿的影响

1.呼吸系统　分娩痛使产妇呼吸加深、加快,肺通气量显著提高,导致过度通气,血 CO_2 分压降低,血 pH 降低,血红蛋白氧离曲线左移,从而使得机体细胞获取氧的能力下降,导致组织细胞缺氧。另外,过度通气引起的低碳酸血症可发生短暂性慢通气,导致低氧血症,进而影响胎儿氧供。

2.循环系统　分娩痛引起应激激素如肾上腺素、去甲肾上腺素、儿茶酚胺等大量分泌,可发生心率增快、血压增高、心肌收缩增强,心脏前后负荷增加,心肌氧耗增加。对于合并有心脏疾病或心功能欠佳的产妇可能导致不良后果。

3.消化系统及代谢　分娩痛引起自主神经功能紊乱,胃肠分泌增加,胃肠排空延缓,肠蠕动减弱,恶心呕吐增加。分娩痛还使机体代谢率增加,内分泌改变,胰岛素抵抗,许多细胞因子、免疫介质发生改变。

4.产程和宫缩　分娩痛使得内分泌激素的分泌平衡发生改变,如:肾上腺素、可的松的增加导致子宫收缩减弱,去甲肾上腺素的增加导致子宫收缩加强,当两者分泌水平不稳定时即可发生子宫收缩的不协调,产程延长。

5.胎儿氧供　分娩痛引起过度通气,低碳酸血症,可导致胎盘气体(包括氧气)交换量下降;疼痛应激引起去甲肾上腺素及可的松的分泌增加,可使子宫血流下降,从而导致胎儿血供、氧供下降。对于本身处于高危状态的胎儿可发生宫内窘迫。

三、开展分娩镇痛的意义

随着医学模式的改变和人们生活质量的提高,产妇对分娩过程的舒适度有了更高的要求。分娩镇痛作为高层次的人性化医疗服务,体现了对生命的关爱和对人的关怀。

1.开展分娩镇痛能提高母婴的安全和健康。疼痛的解除可使产妇安静,精神放松,在第一产程得到充分的休息,降低产妇的体能消耗,改善母婴的酸碱平衡状态;疼痛的解除也使循环系统更稳定,心中前后负荷减轻,心脏做功降低,心肌氧耗减少;疼痛的解除可纠正肺通气过度,改善母儿间的胎盘气体交换。

2.开展分娩镇痛也是社会文明程度的标志。无痛舒适的分娩使产妇感到更有尊严,有利于产妇的产后恢复,减少产后精神心理问题如产后抑郁症的发生;产妇的心情更舒畅,有利于产妇乳汁分泌及母乳喂养的成功。

3.开展无痛分娩具有良好的社会效益和经济效益。既使产妇解除了分娩的痛苦,也使医疗部门提高了市场竞争力,扩大社会影响力,并增加经济收入。

四、分娩镇痛的历史和现状

自从 1847 年 1 月 Simpson 将乙醚用于分娩镇痛以来,至今分娩镇痛已有 150 多年的历史。1853 年英国医生 Snow 首先将氯仿用于分娩镇痛,1857 年英国女王 Victoria 接受氯仿镇痛生下了王子 Beatrice。1980 年 Klikovicz 首先将笑气用于分娩镇痛。1939 年哌替啶在德国合成,次年被用于分娩镇痛。1938 年美国 Graffagnino 和 Seyler 首先将硬膜外阻滞用于分娩镇痛。1979 年欧洲 Revil 提出硬膜外阻滞是镇痛效果最确切的分娩镇痛方法。1988 年病人自控硬膜外阻滞分娩镇痛(PCEA)方法开始用于临床。

西方发达国家分娩镇痛已经相当普及,椎管内分娩镇痛的比例已高达 60%~80%,其中美国的分娩镇痛率达到 85%,剖宫产率仅为 10%~20%,英国的分娩镇痛率更高,超过 90%。但是,国内的分娩镇痛开展情况还不尽如人意,总体分娩镇痛率还不及 1%。只有少数条件较好的医院已实施较规模化的分娩镇痛。

分析国内总体分娩镇痛率不高的原因有以下几点:①产妇对分娩镇痛的认识不足;②医务人员对分娩痛、分娩镇痛的理念跟不上时代的发展;③医院对分娩镇痛的社会效益和经济效益的认识偏差等。因此,开展规模化的分娩镇痛是一项系统工程,需要多部门、多系统的协同努力,需要做广泛的知识宣教,更需要在观念、体制、价格、利益等多方面入手,使得分娩镇痛能形成规模化。

五、分娩镇痛方法分类

理想的分娩镇痛必须具备以下条件:①对母婴无影响;②易于给药,起效快,作用可靠,能满足整个产程的需求;③避免运动阻滞,不影响分娩过程;④产妇清醒,可参与分娩过程;⑤必要时可满足手术的需要。

目前把分娩镇痛方法分为:药物性分娩镇痛方法、非药物性分娩镇痛方法。

1.非药物性分娩镇痛方法　　主要有①精神性分娩镇痛法:包括自然分娩法、lamaze 镇痛法、导乐分娩镇痛法;②针刺镇痛法:经皮电神经刺激镇痛法(TENS)、Hans 电神经刺激仪。

非药物性分娩镇痛法具有不良反应少,对产程和胎儿影响轻,实施方便,产妇易于接受和参与的优点,但是镇痛效果不够理想,往往只能作为药物性分娩镇痛法的辅助手段,如:硬膜外阻滞分娩镇痛的同时可配合导乐陪伴,给予产妇心理指导、产程指导,提高硬膜外阻滞镇痛的效果。

2.药物性分娩镇痛方法　　主要有①气体吸入分娩镇痛法:包括笑气吸入分娩镇痛;醚类气体如安氟醚、异氟醚、七氟醚吸入分娩镇痛。其中笑气吸入镇痛目前还在许多医院应用。②静脉注射分娩镇痛法:包括地西泮静脉镇痛;阿片类药物静脉镇痛,其中瑞芬太尼静脉镇痛是目前研究的热点,正在临床试验中;非甾体类镇痛药物静脉镇痛。③肌内注射分娩镇痛法:包括阿片类药物如哌替啶肌内注射镇痛。④椎管内阻滞分娩镇痛法:这是目前应用最广泛、效果最确切的分娩镇痛法。

六、目前常用的分娩镇痛方法

（一）椎管内分娩镇痛法

即将镇痛药物注入硬膜外腔或蛛网膜下腔以阻滞分娩痛向中枢的传入，而产生镇痛。主要有硬膜外阻滞、蛛网膜下腔阻滞（腰麻）、腰麻-硬膜外联合阻滞（CSEA）等，这几种方法各有优缺点，其中单纯的蛛网膜下腔阻滞由于时控性差已很少在临床应用。目前最广泛应用的是连续硬膜外阻滞和腰麻-硬膜外联合阻滞分娩镇痛法。

1.局麻药的选择 长效的酰胺类局麻药最为适合，包括丁哌卡因、罗哌卡因、左旋丁哌卡因。其中罗哌卡因是一种新型局麻药，具有低心脏毒性、低神经毒性、感觉-运动阻滞分离的特性，已成为我国椎管内阻滞分娩镇痛的首选局麻药。

2.阿片类药物的选择 脂溶性的芬太尼、舒芬太尼是目前椎管内阻滞最常用的镇痛药物，常与局麻复合使用。

3.连续硬膜外阻滞镇痛（CIEA） 常用 0.0625%～0.125% 丁哌卡因或 0.0625%～0.125% 罗哌卡因复合 1～2micg/ml 芬太尼或 0.4～0.6micg/ml 舒芬太尼。负荷剂量 10～20ml，输注速度 6～8ml/h，根据阻滞平面（维持 T10 水平）调整速度，可维持最佳的镇痛效果和最低运动阻滞。CIEA 的优点为：镇痛效果确切，镇痛平面容易控制，运动阻滞轻，低血压发生率低。

4.产妇自控硬膜外镇痛（PCEA） 药物配伍同 CIEA。负荷剂量 5～10ml，Bolus 剂量 5ml，锁定间隔时间 15min，最大用量 20ml/h。该方法镇痛效果确切，能做到个体化给药，镇痛过程循环更平稳，产妇参与性强，可减轻医务人员工作量，但需要特殊的装备-智能控制的注药泵。

5.腰麻-硬膜外联合阻滞分娩镇痛法（CSEA） 在本世纪初，该方法已被广泛应用于分娩镇痛。蛛网膜下腔注入 10～25micg 芬太尼或舒芬太尼 2.5～5micg，加丁哌卡因 2.5mg 或 2～4mg 罗哌卡因；硬膜外用药配伍同 CIEA，等蛛网膜下腔药物作用消失后采用连续硬膜外阻滞或产妇自控硬膜外镇痛。该方法克服腰麻、硬膜外各自的缺点，而结合了腰麻、硬膜外两者的优点，即发挥了腰麻的作用起效快、镇痛效果确切、用药量少的优点和硬膜外阻滞的时效性强、可控性强的优点。但是该方法操作复杂，需要特殊的穿刺针。

6.可行走的硬膜外镇痛 指产妇在硬膜外分娩镇痛期间可下床自由行走。实现可行走目标的关键在于选择合适的局麻药种类和浓度，罗哌卡因具有感觉-运动阻滞分离的特性而常被首先选用。一般来说，罗哌卡因的浓度低于 1% 即基本上不阻滞运动神经，同时合用芬太尼或舒芬太尼就可产生良好的镇痛效果。该方法的优点是产妇可自由活动，促进分娩，减少尿潴留发生率，降低器械助产率和剖宫产率，是目前最为推崇的分娩镇痛方法。其实连续硬膜外镇痛、产妇自控硬膜外镇痛方法，只要控制好药物浓度，避免运动神经阻滞，就是可行的硬膜外分娩镇痛。

虽然，椎管内分娩镇痛方法是目前较理想的分娩镇痛方法，但毕竟是一种麻醉方法，是有创性操作，对产妇存在一定的风险，需要谨慎操作，严密观察，避免不良后果发生。

（二）笑气吸入分娩镇痛法

即将笑气/氧气为 50%：50% 的混合气体（常用安桃乐）用面罩吸入而产生镇痛。

1.笑气的药理特性 是一种无刺激、味微甜、镇痛作用强而麻醉作用弱的吸入性麻醉药，通过抑制中枢神经系统的兴奋性而起作用，但具体机制不清。其麻醉作用能被纳洛酮对抗；血气分配系数低，诱导及苏醒快；不与血红蛋白结合；性能稳定，无明显生物转化。

2.使用方法 在第一产程每次宫缩前 30～45s 开始吸入数口 50% 笑气与 50% 氧气的混合气体（具体

吸入次数因人而异,需个体化),至宫缩结束疼痛缓解即停止吸入混合气体。该方法具有以下优点:不影响子宫张力和收缩力;起效迅速,对母儿影响轻微;半衰期短故苏醒迅速,可控性强;产妇可以自我控制,参与性强。但也存在以下缺点:镇痛效能较弱,不能使产妇完全无痛;麻醉过深时易致呼吸抑制、反流误吸等,因此需严密监护和观察。目前已较少在临床上应用。

3.**注意事项** 严重肝、肾功能障碍者禁用;有第三腔隙气体积聚者禁用;有精神障碍者禁用;产妇不宜饱食;气体吸入前应祛痰吸氧,吸入结束后应充分吸氧;严密观察有无恶心、呕吐及意识;常规监测血压、呼吸变化。

(三)瑞芬太尼静脉输注分娩镇痛

1.**瑞芬太尼的药理特性** 瑞芬太尼是一种新型的超短效阿片类镇痛药,镇痛作用强,是阿芬太尼的 $5\sim10$ 倍。起效时间为 1.1min,不经肝、肾代谢,主要经血液、组织非特异性酯酶水解,半衰期短而稳定,特别是持续输注半衰期($t_{1/2}$CS)稳定在 4min($3\sim5$min)左右,即不随静脉输注时间的长短而改变。瑞芬太尼可以通过胎盘,但在胎儿体内可被快速代谢。因此该药的药理特性理论上非常适合分娩镇痛。

2.**使用方法** 主要适用于有椎管内麻醉禁忌证的产妇如脊柱畸形、凝血功能异常、穿刺部位感染等。一般在宫缩开始前 $10\sim15$s 开始适用产妇自控静脉注射,在宫缩结束即停止。具体模式有:单纯产妇自控镇痛(PCA),最低有效剂量(Bolus剂量)为 $0.2\sim0.8\mu$g/kg;背景剂量+PCA,背景剂量为 $0.025\sim0.05\mu$g/(kg·min)。Bolus剂量为 $0.25\sim1.0\mu$g;负荷剂量+持续给药+PCA。

3.**注意事项** 有下列情况者应禁用瑞芬太尼分娩镇痛:①瑞芬太尼过敏者;②呼吸道管理有困难者;③严重肝、肾功能障碍者;④酯酶功能异常者。

瑞芬太尼分娩镇痛具有操作简单,使用方便,镇痛效果尚可并可满足全产程的需要。但是瑞芬太尼像其他阿片类镇痛药一样,除了镇痛作用以外也有呼吸抑制、肌僵硬、恶心、呕吐、嗜睡等不良反应,且呈剂量依赖性。因此,在镇痛期间应严密观察呼吸、血压、血压饱和度等变化,配备应急抢救设备和药物,以保证产妇和胎儿安全。

七、分娩镇痛对分娩结局的影响

1.**分娩镇痛(主要是椎管内镇痛)** 是否对宫缩、产程造成负面影响还存在争议。但大量的文献均支持:只要麻醉阻滞平面控制得当(不超过 T_{10} 平面),药物浓度适度不阻滞运动神经,椎管内分娩镇痛不会延长第一产程。甚至有文献认为,理想的椎管内分娩镇痛能促进第一产程进展。但椎管内分娩镇痛往往会延长第二产程,可能的原因有:①盆腔肌肉松弛影响胎头下降;②抑制 Furgoson 反射;③会阴部感觉丧失,对胎头的位置感减弱,产妇运用负压时用力点把握不准。因此分娩镇痛可能增加器械助产率。但现有文献并不支持分娩镇痛增加剖宫产率的观点。

2.**分娩镇痛对母乳喂养的影响** 分娩镇痛可缓解产妇恐惧、焦虑,使心情舒畅,从而促进乳汁分泌。母亲和新生儿接触可提前,有助于哺乳成功。而椎管内镇痛时血液和乳汁中局麻药和镇痛药浓度极低,对新生儿影响轻微。

3.**分娩镇痛对产妇体温的影响** 曾有文献报道,椎管内分娩镇痛的产妇产后体温升高的比例增加,怀疑分娩镇痛可能影响产妇的免疫功能,抵抗力下降而导致产后感染概率增加。但最近的多篇文献否定了这种顾虑。认为椎管内镇痛后的产妇体温变化可能与阿片类药物有关,与产妇的免疫功能无直接关联。

(王 迎)

第五节 剖宫产术

剖宫产术是指妊娠28周后,切开腹壁与子宫壁,取出胎儿及胎盘的手术。

【适应证】

1.头盆不称:骨盆显著狭小或畸形;相对头盆不称者,经过充分试产即有良好的子宫收缩4~8小时,产程进展不佳,临产破膜后2~6小时胎头仍未入盆者。

2.软产道异常:瘢痕组织或盆腔肿瘤阻碍先露下降;宫颈水肿坚硬不容易扩张;阴道横膈者。

3.原发或继发性宫缩乏力:出现滞产或产妇衰竭,经处理无效者。

4.胎位异常:横位,颏后位,高直后位,前不均倾,臀位足先露,完全臀位而有不良分娩史者,臀位且估计胎儿在3500g以上者。

5.产前出血:如前置胎盘、胎盘早剥。

6.瘢痕子宫:有前次剖宫产史,前次的手术指征在此次妊娠依然存在,或估计原子宫切口愈合欠佳者;子宫体部剖宫产史者;子宫肌瘤剔除病史产程中有子宫破裂风险者;子宫发育畸形矫形术后。

7.严重妊娠合并症或并发症:不能耐受分娩过程,需行选择性剖宫产术,如妊娠合并严重的心脏病、糖尿病、肾病等;重度子痫前期,肝内胆汁淤积综合征等。

8.有生殖道瘘修补或陈旧性会阴Ⅲ度撕裂修补术病史者,或有生殖器官畸形如双子宫,非孕子宫嵌顿骨盆中阻碍分娩者。

9.先兆子宫破裂:不论胎儿存活与否均应行剖宫产术。

10.高龄初产妇合并臀位。

11.胎儿窘迫:如过期妊娠,胎盘功能不良,存在胎儿窘迫,脐带绕颈或肢体,脐带脱垂有急性胎儿缺氧者。

12.胎儿珍贵:如以往有难产史又无胎儿存活者,多年不育,反复自然流产史者。

13.胎儿畸形:如双胎联胎。

【分类及其适用范围】

剖宫产术式有子宫下段剖宫产、子宫体部剖宫产、腹膜外剖宫产。

1.子宫下段剖宫产术 为目前临床上最常用的剖宫产术,切口在子宫下段,宫壁较薄,血窦少,术中出血少,也便于止血;子宫切口因有膀胱腹膜反折覆盖,伤口愈合较好,瘢痕组织少,术后与大网膜、肠管粘连或腹膜炎较少见;术后切口愈合好,再次妊娠分娩时破裂率较低,故该术式已成为目前临床上常规剖宫产术的方法。多选用子宫下段横切口术。

2.子宫体部剖宫产术 子宫体部剖宫产术又称古典式剖宫产术,切口在子宫体部,为直切口,操作简单、方便。体部切口位置较高,术时宫腔内容物易进入腹腔;缝合后子宫切口无腹膜遮盖,一旦宫腔感染易引起腹膜炎;宫体部肌层壁较厚,血窦丰富,故术中出血较多,术后愈合较差;切口易与大网膜、肠管、腹壁粘连,术后肠胀气、肠麻痹也易发生;再次分娩时较易与膀胱和腹膜粘连。古典式切口的适应证有:早产孕周小,子宫下段狭窄,发育较差,粘连致密;子宫结构异常,如下段肌瘤或子宫缩复环,也适合于某些前置胎盘或胎位异常的孕妇,如背朝下的横位、早产臀位及交锁双胎。

3.腹膜外剖宫产术 整个手术操作在腹膜外,可避免感染的宫腔内容物进入腹腔,故一般用于已有明显宫腔感染的病例。因其操作较复杂,费时亦长,有胎儿窘迫存在或胎儿巨大者,技术操作不熟练者不适用。

【手术注意事项】

1.应掌握适应证:剖宫产术有一定的并发症,故在决定手术时应根据孕妇的情况,全面综合分析,慎重考虑。

2.注意勿损伤膀胱:分层切开腹壁、腹膜、膀胱子宫反折腹膜,推膀胱时层次应分辨清楚,尤在腹膜外剖宫产时,分离膀胱是关键,应认清解剖关系,找到正确膀胱腹膜间隙,必须将膀胱筋膜切开,从左侧找到膀胱边缘开始,一旦分离出间歇后,其余则较易分离。

3.勿损伤胎儿:因子宫下段较薄,故在切开子宫壁时应逐渐深入,勿一次切透。延长子宫下段横切口可用手指撕开。如用剪刀剪,刀刃必须紧贴宫壁,并以左手示指引导。

4.子宫切口长度适宜:过大容易损伤侧旁血管丛,过小易引起撕裂,尤其是子宫下段剖宫产,宫壁薄,若横切口撕裂时甚至可波及后壁,于止血及缝合时损伤输尿管。

5.注意出血:出血多为子宫壁静脉窦出血或子宫收缩不佳所致。子宫下段横切口剖宫产时,由于该处肌壁薄,容易向两侧角撕裂,致血管裂伤易出血。手术时应注意子宫右旋转的特点,防止切口偏于左侧。切口要够大,娩出胎头时要沉着,稳妥。如有裂伤,一边吸血,一边用卵圆钳夹住裂口边缘,弄清解剖后迅速将出血点缝扎止血。缝合子宫下段横切口时,两角处应超过顶部 0.5cm,以防因血管回缩而引起出血或血肿。

6.娩出胎儿后如无特殊情况应等待胎盘自然剥离,否则子宫肌纤维尚未缩复时取出胎盘,易引起出血增多。

7.切缘正确对合后再予以缝合,子宫下段横切口时,切勿将子宫下段后壁缝于切口前缘上。

8.缝合腹膜前应探查两侧附件是否有异常。

【术后注意事项】

1.术毕应将宫腔及阴道内积血清除,可按压宫底及用手指按压阴道后壁,清除阴道内积血。

2.术后当日取平卧位,第 2 日改半卧位。

3.术后 12 小时内密切注意子宫收缩及阴道出血情况。

4.术后留置导尿管 24 小时。取出导尿管后可适当起床活动,以利恶露排出及减少腹腔脏器粘连。

5.酌情补液及应用抗生素预防感染。

【并发症及其处理】

1.出血　出血可为子宫切口出血,子宫血管裂伤及子宫收缩不佳而致。

2.膀胱损伤　膀胱损伤多在切开腹壁腹膜、膀胱子宫反折腹膜,以及下段纵切口撕裂或娩出胎头时撕裂所致。术前应放置导尿管,注意腹膜膀胱界限,娩出胎头应沉着、稳妥,如膀胱被胎头压迫不能推下时,子宫切口位置可稍高些。一经发现膀胱损伤应即修补,膀胱破口用 0/3 号肠线作全层间断缝合,其外再用 0/3 号肠线作间断包埋缝合。

3.损伤胎儿　多为切开子宫时不谨慎所切伤,如新生儿被切开伤口较表浅,局部涂消毒药水,如切开伤口较深应予细针细线缝合。

4.宫腔感染,腹壁切口感染　如胎膜早破,术前阴道操作较多,产程较长,估计有术后感染可能时可采取腹膜外剖宫产,术中做宫腔培养,术后用广谱抗生素。注意子宫缩复及恶露情况,体温变化,血白细胞计数及分类的检查。腹壁伤口有硬结可局部物理治疗,如有化脓则清创换药。

(王　迎)

第六节　产钳术

利用双叶产钳放置于胎头两侧,通过牵引及旋转,协助胎头娩出,是难产手术中常用的方法。

【分类】

产钳术根据胎头位置高低和胎头旋转角度分为中位、低位、出口产钳三种。

1.出口产钳　胎头骨性部分已达盆底,宫缩间歇可于阴道口看到头皮。

2.低位产钳　胎头骨性部分达到或低于+2水平。

3.中位产钳　胎头衔接但骨性部分在+2水平以上。中位产钳仅限于受过专门训练的医生使用,对中位助产及旋转没有足够经验者建议选择剖宫产。

【适应证】

1.胎头负压吸引术因阻力较大而失败时。

2.臀位产后出胎头娩出有困难者。

【禁忌证】

1.明显头盆不称,双顶径在坐骨棘水平以上者。

在临床上需特别注意枕横位时的不均倾入盆,当骨盆有狭窄时,胎头被迫单顶入盆。由于胎头明显变形,胎儿颅骨最低点部可能在坐骨棘水平或以下,造成一种假象似乎胎头已很低。但当做阴道检查时,发觉骶骨凹部比较空虚,腹部触诊胎头大径在骨盆入口平面以上,这种情况往往使产钳术很难成功,故如发现胎头有不均倾入盆者,应正确估计能否阴道分娩。

2.只能应用于顶先露及少数颏前位的胎儿,偶用于臀位后出头的分娩,不适用于其他异常者。

3.胎膜未破,宫口未开全者。

【产钳的种类及选择】

产钳的种类很多,目前常用者有两种。

1.变形产钳　常用的是辛氏产钳(Simpson产钳),即产钳具有头弯及盆弯,是应用最多的一种。适用于一般枕前位,且胎头位置较低者。

2.直形产钳　常用的是凯氏产钳(Kielland产钳),其特点为只有较浅的头弯无盆弯,有利于胎头的旋转。钳饼较长,仅左叶上有锁扣,右叶可滑动。故适用于持续枕横位及枕后位,胎头倾势不均或变形较大者。

【手术注意事项】

1.在放置钳叶时,遇有阻力而不能向深处插入时,可能钳端在阴道穹窿部,此时切勿强行推进钳叶,必须取出检查原因,否则可能引起严重的阴道壁损伤。

2.检查产钳放置的安全位置后囟中部位于手柄中间,手柄平面上1cm处;钳窗中间的缝隙不能容1指尖;骨缝:上部为人字缝,每叶上部平面同等距离,矢状缝位于中间。

3.钳叶扣合有困难时,必须注意:①胎头方位有否误诊,这是最常见的原因,应重做检查,如胎头位置过高,应正确估计牵拉的难度,决定取舍。②胎头是否变形过大,一般弯形产钳因头弯较深,往往不易扣合,可改用直形产钳。③如果两叶产钳不在一个平面上,扣合亦困难,可用手伸入阴道内,轻轻推动位置不正确的一叶,切勿用力在钳柄上强行扣合。

4.牵引有困难(即胎头下降不明显)时,其原因可能为:①牵引方向不正确。②骨盆与胎头不相称。③

不适合的胎头方位,注意切勿用强力牵引,必须查出原因进行纠正,否则易致胎儿及产道损伤。

5.牵引时产钳滑脱,其原因可能为:①产钳位置不正确,钳叶位置较浅或径线不合适。②胎头过大或过小。产钳过大或过小。不论在什么情况下,产钳滑脱对胎儿及产道都可引起严重损伤,故在扣合产钳时,必须检查钳叶位置深浅,是否紧贴胎头。并应作试牵,有滑脱可能时立即停止牵引,重新检查胎头方位及放置产钳。

6.牵引产钳时用力要均匀,按产柄方向向外略向下而后成 J 形。速度也不要过快,也不能将钳柄左右摇摆。

7.当胎头即将牵出时应立即停止用力,与助手协作,注意保护会阴,再缓慢牵出。否则易造成严重的会阴裂伤。

【并发症及其处理】

1.撕裂术毕常规检查宫颈、阴道两侧壁及穹窿、会阴侧切伤口有无撕裂,有撕裂者予以缝合。

2.阴道血肿切开阴道壁,清除血块,找到活跃出血点予以结扎或缝扎,缝合血肿腔及阴道壁,必要时纱布局部压迫。

(陈　蕾)

第七节　胎头吸引术

胎头吸引术系用一种特制的吸引器置于胎头,形成负压后吸在胎头上面而协助引出胎头的手术。自 1848 年 Simpson 首创迄今,已被广泛采用。因它是一种简单、方便、容易掌握的助产法,经术后所生儿的远期随访,智力及体格发育与正常阴道分娩无显著差异性,故它是解决分娩常用的一种助产手术。因优点很多,可代替大部分低位产钳术。

常用的胎头吸引器有金属锥形、金属牛角形、金属扁圆形及硅胶喇叭形四种,其基本构造均是由胎头端、牵引柄及吸引管三部分组成。

【适应证与禁忌证】

(一)适应证

1.第二产程延长,排除头盆不称后。造成第二产程延长的原因有:持续性枕横位、枕后位;子宫收缩乏力;轻度头盆不称,胎头内旋转受阻者;巨大儿;会阴坚韧。

2.当经历第二产程有以下情况,为缩短第二产程时:

(1)胎儿窘迫。

(2)产妇情况需要缩短第二产程:如第一产程过长产妇出现衰竭现象,产妇患心脏病心功能Ⅱ级以上者、肺结核活动型、子痫前期子痫及患急慢性病不宜过多用力者。

(3)以前有过剖宫产,不适在分娩时用力者。

(二)禁忌证

1.胎儿不能或不适宜从产道分娩者。如严重的头盆不称、产道阻塞、畸形、子宫颈癌、子宫脱垂手术后、尿瘘修补术后等。

2.异常胎位、颜面位、额位、横位。

3.臀位后出头。

【操作方法及技巧】

（一）术前准备

1.必须做好术前评估。娩前仔细地阴道检查以确定头盆是否相称，是手术能否成功的关键，阴道检查的内容包括骨盆、胎头及宫颈情况。

（1）骨盆方面：因为中骨盆狭窄时往往影响胎头内旋转，致持续性枕横（后）位，应着重检查中骨盆及出口情况，包括双侧坐骨棘突出程度（以估计坐骨棘间径）、骨盆壁有否内聚、骶棘韧带宽度（正常 3～4cm）、骶骨弧度（正常为中弧、平直致中骨盆前后径减小，深弧致出口前后径减小）。

（2）胎儿方面：包括胎头方位及先露部高低。

2.选择合适的胎头吸引器。经阴道检查确定胎头先露的高低、矢状缝及后囟的位置后，决定选择吸引器。低位胎头先露可选上述四种中任何一种，而中位胎头先露宜选牛角形或喇叭形吸引器。

3.胎头吸引器的应用条件

（1）无明显头盆不称。

（2）胎先露已达坐骨棘水平以下。

（3）胎头位置异常应矫正后，将胎头吸引器置于胎头顶先露部位。

（4）宫口必须开全或接近开全。

（5）胎膜必须已破，未破者应先行破膜。

4.征得知情同意。术前征得产妇及家属对使用胎头吸引术、可能产生的并发症，如胎头吸引术失败可能需行产钳或剖宫产手术等的知情同意，并签署同意书。

5.如二次吸引失败、吸引器滑脱，宜改用其他助产方式。

（二）手术步骤

1.体位：膀胱截石位。外阴准备同接生。

2.导尿排空膀胱。

3.麻醉：行会阴切开者行局部浸润及会阴神经阻滞麻醉。若已应用硬膜外麻醉无痛分娩不需再行其他麻醉。

4.阴道检查：进一步明确宫口已开全，胎头方位及先露水平，如有产瘤应以骨性下降程度为准。

5.会阴紧者，尤初产妇常规行会阴切开，经产妇根据会阴情况决定是否行会阴切开。

6.放置吸引器：将吸引器大端外面涂以润滑油。左手分开两侧小阴唇显露外阴口，以中、示指掌侧向下，撑开阴道后壁，右手持吸引器将大端下缘向下压，随左手中、示指伸入阴道后壁。然后，左手示、中指掌面向上，挑开右阴道侧壁，使大端该侧滑入阴道内，继而向上提位前阴道壁，将大端上缘滑入阴道。最后用右手示指拉开左侧阴道壁，使大端完全滑入阴道内并与胎头顶部紧贴。

7.检查吸引器：用一手扶持吸引器，并稍向内推压，使吸引器始终与胎头紧贴。另一手示、中指伸入阴道，与吸引器大端口与胎头衔接处摸一周，将压入大端口径范围内的阴道壁或宫颈组织推出。同时调整吸引器小端之两柄方向与矢状缝相一致，以便做读转胎头的标记。

8.形成吸引器内负压：术者左手扶持吸引器，助手用 50ml 或 100ml 空针接吸引器之橡皮管，逐渐缓慢抽出空气 150ml（低位）或 150～180ml（中位或旋转胎头）形成负压。术者右手用血管钳夹紧橡皮接管，取下空气针管（硅胶喇叭形吸引器抽空气 60～80ml 即可）。

9.牵引与旋转吸引器：牵引前需轻轻缓慢适当用力试牵，了解吸引器与胎头是否衔接或漏气，避免正式牵引时滑落或造成胎儿损伤。牵引手法各人习惯不一，一般为握式或拉式。

牵引方向应根据先露所在平面，循产道轴所取的方向在宫缩时进行。在宫缩间歇停止牵引，但可保持吸引器不随胎头回缩而回缩。以枕左横位胎头位于坐骨棘水平为例,应向下向外及稍向逆时钟方向旋转牵引,先露达会阴部时则向外,双顶着冠时则逐渐向上牵引,牵引是一个连续的过程,每一步并非绝对分开,所以牵引时变换方向不得突然,始终与吸引器口径成直角。用力不得过大,牵力不超过 3～4kg。

胎头不正时应在牵引同时进行旋转。枕右位,向顺时针方向;枕左位,则逆时针方向读转。也有提出,持续性枕后位,最好用手旋转至枕前位后施行吸引术,每术阵缩以旋转 45° 为宜。旋转时助手在腹部予以协助。

10.取下胎头吸引器:胎头娩出后,放开夹橡皮管的血管钳,吸引器内恢复正压,取下吸引器。以后胎儿娩出按正常分娩原理进行,胎儿娩出后常规肌内注射维生素 K_1 4mg,预防颅内出血。

以上为简易锥形吸引器操作情况,国外以前用 Bird 改良的 Malmstrom 吸引器及现广泛用于世界各地的吸引配置装置——吸引杯、过滤器和负压泵。

【病情与疗效评价】

(一)助产操作应适时正确

以胎先露达坐骨棘水平以下 2～3cm 始可实行。负压形成不宜过快过大,吸引时间不宜过长;如滑脱要仔细复查是否不适于经阴道分娩。

1.人工产瘤　胎头吸引术的机制是人工缓慢形成负压,其内部分头皮下静脉回流受阻而动脉回流正常,造成头皮水肿,从而形成人工产瘤,使吸引器与头皮形成紧密衔接。若负压形成过快,将使动静脉血流同时阻断,不能形成人工产瘤,吸引器与头皮不能形成紧密衔接,牵引时易滑脱且易造成头皮损伤,故强调要缓慢形成负压。若持续性枕横(后)位未矫正,因胎头不能以最小径线通过产道,术中常见胎头不随牵引而下降,此为吸引器滑脱的另一重要原因,上吸引器前可以手转正胎头,不能转正者,可边牵引边旋转。另外,牵引前应检查有无阴道壁嵌入吸引器与胎头之间,应按产轴方向与分娩机转牵引,即使胎头先俯屈后仰伸。

2.吸引失败的处理　经检查无明显从阴道分娩的禁忌证,可第二次重新放置吸引器,并根据失败原因予以纠正,如负压不足可适当增加等,力求牵引成功,最好不超过二次。改用产钳,需经有经验医师复查决定,胎儿尚好,无畸形,可征得家属同意行剖宫产术。

(二)预防吸引术的并发症

只要按照操作要求,熟练掌握,并发症很少发生。发生的产瘤,全部在 24h 内消失,不需特别处理,未计入并发症之列。

1.胎儿并发症

(1)头皮血肿:负压过大或牵引力过大,牵引时间过长所致。多在一个月内自然吸收,不需特殊处理。应避免穿刺,防止感染。应嘱咐产妇不要搓揉血肿,如头皮血肿增长较快,有活动性出血者,应切开止血。

(2)颅内出血:多发生于吸引术多次滑脱失败或再改用钳术者,按新生儿颅内出血处理。

(3)头皮坏死:吸引时间过长,或多次牵引,或旋转过急过大所致,应预防感染。

(4)颅骨损伤:由于吸引负压过大或牵引力过大所致,多表现颅骨线性骨折(需通过 X 线片证实),能自愈不需处理。凹陷性骨折可影响脑组织,应手术治疗。

2.母亲并发症

(1)宫颈裂伤:宫口未开全牵引所致。

(2)外阴阴道裂伤:必要时可做会阴切开,以免裂伤。

(3)阴道血肿:由于阴道壁置入吸引器所致,所以放置吸引器后必须仔细检查,是否完全扣抵胎头部。血肿不大时可不须处理。

(李　强)

第八节 宫腔填塞术

一、宫腔纱布填塞术

【适应证】

子宫收缩乏力致产后出血,用宫缩剂及其他治疗方法无效者。另因前置胎盘行剖宫产术时,子宫下段收缩不佳大量出血时,应用此术或可免除子宫切除。

【手术注意事项】

1.纱布宽 4～6cm,厚四层,长 5～10m,将纱条毛边叠在里面或经缝制后边缘光整。

2.用碘伏或灭滴灵浸透并拧干。

3.从左至右有序填塞,并压紧不留空隙。

4.前置胎盘出血时先自宫颈往上填,其他情况先自宫底往下填,填至切口位置打结或缝合。

5.小心缝合子宫切口,建议采用切口两端连续缝合,中间 3 针间断 8 字缝合,避免缝到纱条致取出困难。

【术后注意事项】

1.加强宫缩并密切注意子宫底高度及阴道出血情况。

2.24 小时应取出填塞的纱布条,取出前需静脉滴注缩宫剂,然后缓慢取出纱布条。

3.如疑有感染,取出末端的纱布条时取样,做细菌培养和药敏试验。

4.术后用广谱抗生素预防感染。

二、宫腔水囊填塞术

【适应证】

1.阴道分娩后宫缩乏力致产后出血应用宫缩剂无效。

2.在放射介入或者手术干预之前。

3.剖宫产术中、术后或者既往有剖宫产者阴道分娩中出现产后出血也适用。

【手术注意事项】

1.根据子宫腔大小注入生理盐水 500～1000ml(37℃)膨胀宫腔。

2.为防止球囊脱出,阴道内填塞无菌纱布。

3.适当将臀部抬高。

【术后注意事项】

1.加强宫缩,注意宫底高度及阴道出血情况。

2.保持适当臀高位。

3.放置 24～48 小时后取出。

4.在球囊填充期间预防性使用抗生素。

(张 杨)

第九节　子宫动脉结扎术

产后出血是产科常见的严重并发症之一,为产妇死亡的首要原因。及时、有效地救治是抢救成功的关键,经子宫按摩、使用子宫收缩药物、宫腔填塞等方法止血无效时,子宫动脉结扎是迅速、有效的方法。

子宫血管解剖要点如下:

1.子宫动脉来自髂内动脉前干分支,经阔韧带基底部、宫旁组织到达子宫外侧,距宫颈内口水平约 2cm 处横跨输尿管至子宫侧缘,此后分上下两支。

2.足月妊娠期,随着子宫下段的充分形成,子宫动脉约在子宫下段的中、下 1/3 交界处分为上下两分支;上支较粗,沿子宫侧壁纡曲上行,沿途分宫体支(供应子宫体的血液循环)、宫底支(供应子宫底的血液循环)、卵巢支及输卵管支;下支较细,供子宫下段、宫颈及阴道上 1/3 血液循环,并与子宫骶韧带的血管吻合。左右侧子宫动脉均有上下两个主要分支,沿子宫壁走行,并发出 9～14 个分支、平行穿入子宫壁,在子宫肌层的外、中 1/3 处走行,称为弓形动脉,并在中线处与对侧吻合,呈花环状包绕子宫,形成子宫的血管网。

3.妊娠子宫血流的 90% 仍来自子宫动脉,结扎子宫动脉上行支后子宫血流明显减少、减缓,局部加压后易于使血流凝成血栓而止血,同时因血流减少,子宫肌层缺血,刺激子宫收缩而进一步压迫血窦止血。

【操作方法及技巧】

(一)术前准备

1.AbdRabbo 提出五步盆腔血管结扎止血法,逐步选用直至子宫出血停止:

(1)子宫动脉上行支单侧结扎。

(2)对侧子宫动脉上行支单侧结扎。

(3)深部双侧子宫动脉结扎。

(4)单侧卵巢动脉结扎。

(5)对侧卵巢动脉结扎。

结扎子宫动脉上行支对控制子宫下段的出血最为有效,特别是低置胎盘或前置胎盘患者,对子宫下段切口延伸或撕裂引起的出血也被证实有效,包括子宫动脉本身的撕裂。

2.产后出血患者多处于休克状态,故做紧急手术准备,并做好输血输液,可选择气管插管全身麻醉,手术切口取下腹脐下正中切口,长约 10cm。剖宫产术中发生大出血者,可直接进行该手术。

(二)手术步骤

1.将子宫提出盆腔,子宫下段一侧向头端牵引并向缝扎侧的对侧牵拉。

2.以左手掌垫在子宫下段后壁处,防止缝针伤及肠管,助手暴露手术视野,于子宫下段横切口下 1～3cm,用手指触摸到搏动的子宫动脉。

3.用大号圆针,从前向后距子宫侧缘 2～3cm 处穿过子宫肌层,再由后向前穿过子宫侧缘动静脉丛最外面的无血管区出针打结,用"0"吸收线单次缝合。

4.需行双侧子宫动脉上行支结扎者,同法缝扎右侧。

5.深部双侧子宫动脉结扎术,必须打开子宫膀胱反折腹膜,剪开宫颈前结缔组织推开膀胱。

(三)注意事项

1.避免损失膀胱、输尿管:妊娠晚期输尿管随子宫右旋及子宫下段的伸展而升高,并向前转位,膀胱底的位置亦较正常位置为高。缝扎时推开膀胱腹膜反折,缝扎血管平面高于输尿管进入膀胱的平面。

2.缝扎时尽量多些子宫肌层,止血效果会好些,但尽可能不通过宫腔,避免感染。

3.避免反复多次缝扎,减少刺破周边血管概率,缝扎后仔细检查,了解有无阔韧带血肿形成,及时处理。

4.如出血仍无法制止,应立即行髂内动脉结扎术。如仍无法有效止血,果断性子宫次全或全切除术。

【病情与疗效评价】

(一)病情评定

1.存在产后出血高危因素的孕妇,需在产前完备各项术前检查及准备,改善全身状况,纠正贫血、低蛋白血症、解痉、降压等,选择合适的手术时机、人员及地点,在产程或手术中严密观察其病情进展,及时处理各种异常情况。

2.产时、产后正确评估出血量,掌握各种手术的适应证和时机。

3.经子宫按摩、子宫收缩药物使用、宫腔填塞等方法止血无效,需及时行子宫动脉结扎术,出血仍无法控制则需尽早选择子宫切除术。

(二)疗效评价

1.在产后出血的应用中常常双侧结扎。亦可用于有术后出血高危因素的子宫出血预防,如前置胎盘、胎盘早剥、凝血机制障碍及子宫卒中等。

2.单侧子宫动脉上行支结扎主要用于一侧子宫切口撕裂,累及子宫动脉分支,出血迅猛或形成血肿,单纯局部缝合往往不尽如人意,辅以该侧子宫动脉上行支结扎,止血确切可靠。

(张　慧)

第十节　人工剥离胎盘术

人工剥离胎盘术是指胎儿娩出后,胎盘迟迟不下或引起不同程度的出血而选择术者协助胎盘剥离娩出。

【诊断与鉴别诊断】

(一)临床依据

1.病史　多产或人流史;宫腔操作、手术史;子宫畸形、发育不良;胎盘粘连或胎盘植入史;合并子宫肌瘤;产程时间长,产妇体力衰竭;临产后使用过多镇静药;多胎、巨大儿、羊水过多;合并产科并发症如妊高征、严重贫血等。

2.临床表现

(1)胎儿经阴道娩出后 30min 胎盘仍未自行娩出。

(2)胎儿娩出后不到 30min,但阴道流血已达 200ml。

3.检查

(1)于宫缩时以左手握住宫底,拇指置于子宫前壁,其余 4 指放于子宫后壁并按压,同时右手轻拉脐带,协助胎盘娩出失败。注意:动作需轻柔,避免胎盘部分剥离、出血或拉断脐带,甚至子宫内翻。

(2)胎儿娩出后,加注缩宫素促进子宫收缩减少胎盘滞留,助胎盘娩出失败。

(3)术者手进入宫腔,明确胎盘与子宫壁的关系。

(二)检查项目及意义

1.术前各项生命体征、生化等检验结果以排除妊娠并发症、合并症。

2.术前 B 超检查,针对有多项胎盘粘连、植入高危因素的患者,注意胎盘附着部位、辅助胎盘植入的诊断及明确子宫畸形等存在;评估胎儿大小、羊水量等。

3.腹部检查:胎儿娩出后,宫底无下降甚至持续升高;轻压子宫下段,脐带仍回缩。

4.阴道检查:阴道外脐带未自行延长;阴道出血持续增多;术者手进入阴道及宫腔,探查胎盘附着位置明确胎盘全部或部分剥离甚至胎盘植入。

(三)诊断思路和原则

1.术前评估高危因素:

(1)重视病史询问。

(2)辅助检查:B超提示胎盘植入可能、子宫畸形或发育不良、合并子宫肌瘤、羊水过多等;各项血液指标排除妊娠期高血压疾病等妊娠并发症。

2.注意胎儿娩出后的临床表现,结合各项体格检查尤其阴道检查表现。

【操作方法及技巧】

(一)术前准备

1.取膀胱截石位,导尿排空膀胱,再次消毒外阴,术者换无菌手套及手术衣,或在原手术衣外戴无菌袖套。

2.检查宫颈内口较紧者,肌内注射哌替啶 100mg 或阿托品 0.5mg,个别亦可不给麻醉但须对病人交代清楚,以便配合。

3.输液,缩宫素 20U 缓慢静脉注射、肌内注射或经腹壁注入宫底肌肉。

(二)手术步骤

1.术者一手牵脐带,另一手涂润滑剂,五指合拢成圆锥状,沿脐带进入阴道及宫腔,摸清胎盘附着位置。

2.一手经腹壁下压宫底,宫腔内的手掌展开,四指并拢,手背紧贴宫壁,以手指尖和桡侧缘向上左右划动,将胎盘缓慢从边缘开始逐渐与宫壁剥离。开始时手指和胎盘间有一层柔滑的胎膜相隔,以后胎膜被撑破,手指直接与胎盘母面和宫壁接触,一般剥离无困难。若遇阻力,应内外两手配合仔细剥离,遇少许索状粘连带时可用手指断开。粘连面广而紧,未找到疏松可剥离的胎盘面,不能用手剥离者可能为胎盘粘连或植入,应停止手术。若胎盘附着前壁,则手掌朝前壁贴宫壁剥离胎盘。

3.估计大部分已剥离,可一手再牵拉脐带,帮助查明并分离剩余部分,然后将胎盘握于手中,边旋转边向下牵引而出。注意勿用强力牵引以免胎盘或胎膜部分残留。

4.检查胎盘和胎膜有无缺损,并伸手进入宫腔检查,清除残留组织。亦可用卵圆钳在手指引导下夹取,或用大钝刮匙刮除。注意检查子宫有无破损。应尽量减少进出宫腔次数,减少感染机会。

【病情与疗效评价】

(一)病情判定

胎盘剥离不全未合并胎盘粘连、植入,胎盘剥离后滞留及胎盘嵌顿者,人工剥离胎盘相对容易,各项操作必须轻柔。怀疑合并胎盘粘连甚至植入者,避免暴力剥离或用手抓挖子宫壁,防止子宫破裂、大出血,及时汇报上级医师迅速止血。加强宫缩,可用麦角新碱 0.2mg 肌内注射或静脉注射,若出血不多可暂观察,给予缩宫素。

1.子宫出血　主要发生在胎盘剥离困难或剥离不全时,影响子宫收缩而导致大出血。应请有经验者迅速完成手术,清除子宫内容物,同时加强宫缩,控制出血。不能有效控制时应急诊开腹处理。

2.子宫损伤或穿孔　多发生在手术操作不当,或胎盘植入病例。子宫穿孔小,出血不多时可予以缩宫药和抗生素严密观察。子宫损伤重并出血不止者应开腹探查并予修复或切除。

3.产后感染　徒手剥离胎盘后应常规给予抗生素,并严密观察感染症候。

（二）疗效评价

产后 2h 应于产房观察,检测血压及脉搏,注意子宫收缩、子宫底高度、阴道流血量,发现异常及时处理。术后常规加强宫缩,可持续静脉滴注缩宫素,必要时行血常规、血凝及 B 超复查,判断出血量及宫腔内积血情况。

（张 慧）

第二十三章　女性保健

第一节　婚前保健

婚前保健是对准备结婚的男女双方在结婚登记前所进行的保健服务,是保障家庭幸福、提高出生人口素质的基础保健工作,也是生殖保健的重要组成部分。

按照我国《母婴保健法》第7条规定:婚前保健技术服务的内容包括婚前医学检查、婚前卫生指导和婚前卫生咨询。通过以上三项服务,将有利于男女双方和下一代的健康,有利于提高出生人口素质,有利于促进夫妻生活的和谐,有利于有效地实现计划生育,保障妇女的生殖健康。

一、婚前医学检查

婚前医学检查是对准备结婚的男女双方可能患有影响结婚和生育的疾病所进行的医学检查。

(一)婚前医学检查的主要疾病

婚前医学检查包括对下列疾病的检查:

1.严重遗传性疾病　是指由于遗传因素先天形成,患者全部或部分丧失自主生活能力,后代再发风险高,医学上认为不宜生育的遗传性疾病。

2.指定传染病　是指《中华人民共和国传染病防治法》中规定的艾滋病、淋病、梅毒、麻风病及医学上认为影响结婚和生育的其他传染病。

3.有关精神病　是指精神分裂症、躁狂抑郁型精神病及其他重型精神病,丧失婚姻行为能力或在病情发作期有攻击危害行为。

4.影响结婚和生育的重要脏器及生殖系统疾病等。

(二)婚前医学检查的内容

包括病史询问、体格检查、常规辅助检查和其他辅助检查。

【病史询问】

在婚前医学检查中对遗传病和精神病的筛查主要依赖对服务对象病史及家族史的了解,因此婚检医生应本着尊重对方的态度,取得服务对象的信赖,并运用人际交流技巧,亲切、耐心的与对象交流,才能获得足够的有关信息。询问的内容应包括以下各方面。

1.双方血缘关系　《中华人民共和国婚姻法》已明文规定:直系血亲和三代以内旁系血亲间禁止婚配。直系血亲是指生育本人和本人所生育的上下三代以内的亲属,包括自己、父母、子女、祖父母、外祖父母、孙子女、外孙子女。三代以内旁系血亲是指从祖父母或外祖父母同源而出的男男女女之间,包括叔、伯、姑、姨、舅、兄弟姐妹、堂兄弟姐妹、表兄弟姐妹、侄子、侄女、外甥、外甥女等。近亲婚配的明显效应就是子代常染色体隐性遗传病的发病几率升高。

2.健康状况　重点询问与婚育有密切关系的遗传性疾病、精神病、传染病（如性病、麻风病、病毒性肝炎、结核病等）、重要脏器和生殖系统等疾病以及手术史，注意所患疾病诊断、治疗和目前恢复情况等。

3.个人史　主要询问可能影响生育功能的工作和居住环境、烟酒嗜好、饮食习惯等。

4.月经史　女性对象应详细询问其初潮年龄、月经周期、经期、经量、伴随症状、末次月经等，有助于发现某些可能影响婚育的妇科疾病。

5.既往妊娠分娩史　如既往有妊娠分娩史者，应询问其妊娠分娩情况，特别注意有否不良孕产史。若已生育过出生缺陷或遗传病患儿，应详细追问孕产期异常情况、致畸因素、家族遗传病史等。

6.家族史　以父母、祖父母、外祖父母及兄弟姐妹为主，重点询问近亲婚配史和遗传有关的病史及其他与家系内传播相关的疾病，对疑有遗传性疾病的服务对象和家属，应收集家系发病情况，绘制家系图，判断遗传方式。

【体格检查】

是婚前医学检查的基本诊断技术，应按体格检查的操作要求和程序认真进行检查和填写记录。

1.全身检查　除一般常规体检项目外，对身材特殊者应注意其身高，有助于某些遗传病或内分泌异常的诊断；对肥胖者除测量体重外，应注意脂肪分布情况。智力表现和精神状态尤其需要医师仔细观察。

头面部应重点观察头部大小，容貌是否特殊，如先天愚型的眼距离宽、耳位低、鼻梁塌、口半张、舌常伸出；肾上腺皮质功能亢进的满月脸；甲状腺功能亢进的眼球突出；麻风病的狮面等。

五官部位首先应检查有否盲、聋、哑，应仔细追问发病经过验证有关材料，从而鉴别先天或后天致病。此外应注意发现眼球过小，虹膜缺损、唇裂腭裂、牙齿稀疏等异常情况以利某些先天性或遗传性疾病的诊断。

皮肤的皮疹类型、毛发分布、指纹形态、色素异常、感觉障碍、皮下结节、有否闭汗等在检查中均应重视，有助于对梅毒、麻风、多发性神经纤维瘤、先天性外胚叶发育不良等影响婚育疾病的识别。

四肢活动和体态、步态，不仅和神经、肌肉、骨关节有密切关系，还能反映出全身运动的协调情况。如有四肢麻痹、痉挛、震颤、肌肉萎缩、运动不协调而呈现特殊步态和体态者，应特别注意发现某些不宜生育的严重遗传性疾病如强直性肌营养不良、遗传性痉挛性共济失调等。

乳房检查，除注意乳房发育情况，有否叩及肿块外，女性还应观察乳头间距、乳汁溢出等异常情况。

2.生殖器检查　女性生殖器检查时应常规进行腹部肛门双合诊，如发现内生殖器官存在可疑病变而必须做阴道检查时，务必先向受检者本人或近亲属说明理由，征得同意后方可进行。检查动作要轻柔、细致、尽量避免损伤处女膜。处女膜除先天性发育异常会影响婚育外，对其完整性，一律不作记录。在检查外阴部时，应注意有否炎症、溃疡、赘生物等以免将性病漏诊。在婚检中容易发现的妇科疾病有处女膜发育异常，阴道缺如或闭锁、子宫缺如或发育异常、子宫肌瘤、卵巢肿块、子宫内膜异位症以及常见的阴道念珠菌感染和滴虫感染。

男性生殖器检查应取直立位检查，注意阴囊外观、睾丸大小、质地、附睾、输精管、精索、阴茎、包皮、尿道外口位置是否有异常。

如从外生殖器和第二性征难以鉴别性别时，可作染色体核型分析，激素测定或性腺活检等以确定性别及性发育异常的类型。

3.提示患遗传病的一般体征　在婚检中如发现有下列体征之一者，应考虑遗传病的可能：精神状态异常;智力低下;特异面容,五官异常;先天性聋哑;先天性视力低下;先天性眼畸形;先天性四肢、手、足畸形伴功能异常;先天性头颅畸形,小头或大头;发育迟缓;先天性骨骼畸形;四肢震颤、痉挛、麻痹、共济失调;肌张力异常,过高或过低;肌肉萎缩或假性肥大,肌肉萎缩多表现在四肢;严重贫血,久治无效;明确的非感染性肝大、脾大;皮肤病变或颜色异常,久治无效。

【常规辅助检查】

包括血、尿常规,以及乙肝病毒表面抗原、血转氨酶、非梅毒螺旋体抗原血清试验、结核菌抗体检测或胸部透视、阴道分泌物常规检查。女性受检者如有妊娠可能,应避免胸部透视检查。

【其他辅助检查】

包括乙型肝炎病毒血清学标志、梅毒螺旋体抗原血清试验、淋球菌、衣原体、精液、染色体、生殖激素、艾滋病病毒抗体、超声影像、乳腺钼靶等,应根据临床需要在服务对象知情同意下进行。

(三)婚前医学检查的转诊

婚前医学检查实行逐级转诊制度。对不能确诊的疑难病症,应告知服务对象,转至相应的医疗机构进行确诊。一般按以下步骤进行:

1.婚前保健技术服务单位对不能确诊的疑难病症或不具备进一步检测条件者(如梅毒螺旋体抗原血清试验、艾滋病病毒抗体检测、染色体核型分析等),可转至指定的医疗机构或专科进行确诊。

2.确诊单位或科室应将诊断结果和检测报告书面反馈给原婚检单位。

3.原婚检单位应根据转诊的诊断结果对婚育提出医学意见,并进行分类指导。

4.如转诊结果仍存在疑点或涉及多种学科者,可向本地区婚前保健指导机构申请组织专家会诊,以取得统一意见。

(四)婚前医学检查中的疾病诊断标准

婚前医学检查中检出影响结婚、生育的疾病应在《婚前医学检查表》的"疾病诊断"栏中按重要性依次排列。在填写中,应掌握以下标准:

1.检出疾病必须符合"已确诊"、"未治愈"、"影响婚育"三个标准,才可列入"疾病诊断"栏。

2.疾病诊断标准和名称应以全国统一规范作为依据。

3.凡属遗传性疾病,虽"已治愈",但仅限于表型治愈,其遗传因素仍未消除,对后代仍有影响,虽不符合"未治愈"标准,仍应列入"疾病诊断"栏,如先天性巨结肠手术后,先天性心脏病手术后等。

4.对医学检查中发现的异常体征和化验结果,如肝大、乳房肿块、附件增厚、外阴赘生物、HBsAg 阳性,RPR 阳性等未能明确诊断者,应列入"异常情况"栏。

5.对"已确诊"、"已治愈"的疾病,如阑尾炎已作阑尾切除术、骨折经手术以痊愈等,对今后婚育无影响者,可在过去病史中记录,不应填入"疾病诊断"栏或"异常情况"栏。如对婚育有影响者,除在过去病史中记录外,还应列入"异常情况"栏,如因子宫肌瘤而作全子宫切除手术,应在"异常情况"栏中填上"全子宫切除术后"。

(五)婚前医学检查的医学意见

根据婚前医学检查结果,婚检医生应向服务对象提出医学意见,出具《婚前医学检查证明》。婚前医学检查的医学意见包括:

1.医学上认为不应当结婚 如双方为直系血亲、三代以内旁系血亲关系;患有重度、极重度智力低下,丧失婚姻行为能力;患有重型精神病,丧失婚姻行为能力或在病情发作期有攻击危害行为。

2.医学上认为应暂缓结婚 患有指定传染病在传染期内;患有有关精神病在发病期内;患有医学上认为应暂缓结婚的疾病。

3.建议采取医学措施,尊重受检者意愿　患有终身传染的传染病(非发病期);终身传染的病原体携带者;患有影响性生活的生殖道畸形;重要脏器功能不可逆转或恶性肿瘤终末期。

4.医学上认为不宜生育　患有严重遗传性疾病;女性对象患有严重重要脏器疾病。

5.医学上认为可以结婚　未发现影响婚育的疾病或异常情况。

(六)婚前医学检查后的随访

对于在婚前医学检查中发现有以下情况,应有专册登记、专人管理,及时做好随访工作:

1.应"暂缓结婚"、"建议采取医学措施,尊重受检者意愿"或"不宜生育"者,了解其是否已落实相应的医学防治措施。

2.对不能确诊的疑难病症或需进一步化验、检查而转诊至指定医疗机构者,了解最终的诊断结果。

3.对患有和婚育互有影响的某些重要脏器疾病而暂时不宜受孕者,在咨询时已提供避孕指导,应随访其使用情况以避免避孕失败而人工流产。

随访方法可根据具体情况,采取门诊来访、电话询问、信函追踪或上门访视等。一般应随访到诊断明确并落实好指导意见为止。

二、婚前卫生指导

婚前卫生指导内容包括:①有关性保健教育;②新婚避孕知识及计划生育指导;③受孕前的准备、环境和疾病对后代影响等孕前保健知识;④遗传病的基本知识;⑤影响婚育的有关疾病的基本知识;⑥其他生殖健康知识。

婚前卫生指导可采用"新婚学校"或"婚前卫生指导班"等形式进行系列讲座,也可组织集中观看专题音像片。除集体教育外,还应提供个别指导和供应宣教书册,做好解答具体问题,帮助加深理解的服务工作。

(一)性保健指导

促使人们能享受满意而安全的性生活,在婚前卫生指导中进行科学的、健康的、适度适量的性保健教育,有利于他们对性生活有正确的认识,夫妻性关系能沿着健康的方向发展。

性保健教育可分为性道德教育和性保健知识教育。性保健知识应包括性生理、性心理和性卫生的基础知识。

【性生理】

性生理知识教育除首先应讲解男女生殖器官的解剖与功能外,还应介绍有关两性性生理活动的科学知识。

1.性生理活动的调控　性生理活动是由性心理所驱动,在神经、内分泌和生殖系统健康协调的情况下进行的。要在性生活中充分发挥性功能,必须具备以下几个方面的条件:

(1)健全的神经、内分泌调节系统。

(2)适量的性激素:正常水平的性激素能维持正常的性功能。

(3)正常的性器官:男女任何一方如存在性器官的某些缺陷或病变,都可能引起性生理活动的障碍。

(4)必要的性刺激:性刺激是诱发性生理反应的先决条件。

2.性功能发挥的过程　人的一次健康而完整的性功能发挥过程是从性欲开始被唤起直到平复,称为一个性反应周期,可分为兴奋期、持续期(高涨期)、高潮期、消退期四个紧密衔接的阶段。

一个性反应周期所需要的时间长短是因人而异的。即使在同一个人身上,在不同时期,由于主观或客观条件的影响,也有所不同。据统计,一般男子的性反应周期为时较短,大多数在 2～6 分钟,女子大多在 10 分钟左右。因此,男女性生理反应过程往往存在一定的时间差。

3.男女性反应的特点　男女性生理活动必备的条件类同,性功能发挥的过程也具有基本相似的程序,但性反应的表现存在差异:

(1)男强女弱、男快女慢是男女性反应的基本差异。大多数男子的性欲比较旺盛,性冲动易于激发且发展较快,平复迅速。女子的性要求一般较男子为弱,性兴奋不易被唤起,进展亦慢,消退徐缓。

(2)两性对各种性刺激的敏感度并不一致。男性对视觉刺激比较敏感,女性对触觉、听觉刺激比较敏感。

(3)动情部位男女亦有异同:男性最敏感的部位集中在外生殖器及其附近,尤其是阴茎头部特别敏感。女性动情部位分布较广,外生殖器区域、大腿内侧、臀部、乳房、唇、舌、耳朵、颈项等都可成为性敏感地带,但以阴蒂最为敏感。

【性心理】

性功能的发挥必须以性心理的驱动为先决条件,很多性功能障碍是由于性心理发展的异常所引起。性心理是指围绕着性征、性欲和性行为而展开的心理活动,是由性意识、性感情、性知识、性经验和性观念等组合而成。性意识是自我对性的感觉、作用和地位的认识,是构成性心理的重要基础。性心理的发展除了具有生理基础之外,还包括文化、伦理、生活等方面的社会基础,绝非一朝一夕能形成,是受个人生物学条件、心理气质、文化教养、生活经验等影响而具有独立性、历史性和习惯性,要改变一个人已经定型的性心理是非常困难的。所以必须重视对青年男女进行适度的性医学知识教育和性道德、性伦理等社会科学的宣传以促进性心理的健康发展。对夫妻生活中的性卫生保健,既要注意性生理的保护,也不能忽视性心理的调适。

【性卫生】

1.新婚期性保健

(1)顺利度过首次性生活:要使初次性交能顺利完成,男方应对自己的性冲动稍加克制,要有步骤地采用温柔、爱抚的方式去消除女方的胆怯心理,随后才能激发其性欲而取得配合。女方应主动迎合,首先必须解除精神紧张,保持肌肉放松,采取两腿弯曲展开的姿势,使阴道口得以充分扩展,便于阴茎插入,也有利于减轻疼痛、减少损伤。如女方处女膜比较坚韧或肥厚,处女膜孔较紧或阴道狭小,阴茎插入时可能阻力较大,则可采取分次插入,逐步扩张的方式,大部分新婚夫妇能在数天内获得成功。如经以上方法仍不能解除障碍者,应进行检查咨询。

(2)科学地认识处女膜问题:医学实践证明处女膜的特征因人而异,处女膜有松有紧,在性交时会呈现不同的反应。富于弹性而松软的处女膜在性交动作比较轻柔的情况下,可以不发生裂伤出血,甚至有多次性交后仍能保持完整状态者。有的女子确属处女,但其处女膜曾受过外伤,在初次性交时不再出血,男方应予谅解。

通常在初次性交活动中,处女膜会发生轻度擦伤和点滴出血,但偶然也会出血稍多。如感裂伤后局部灼痛,应暂停数天性器官的接触以利创口自然愈合。如发生多量出血,应立即就诊止血。

(3)注意预防蜜月膀胱炎:新婚期间男女双方对性器官的解剖生理还不太熟悉,如对性卫生不够重视,盲目触摸、频繁摩擦,会增加尿道口的污染,再加上新婚期间比较劳累,抵抗力会有所减弱,引起感染的机会更多。蜜月膀胱炎是新婚阶段的常见病,一旦感染,常易反复发作,应注意预防。

2.建立和谐的性生活　性生活的和谐是指男女双方在性生活过程中配合协调,都能共同获得性的满足。要建立和谐的性生活,应注意创造以下几方面的条件:

(1)爱情基础的巩固和发展。

(2)必要的健康条件和精神状态。

(3)性生活良好氛围的创造。

(4)性知识的掌握和性技巧的运用:掌握了男女性反应的规律和特点,就可以在性生活实践中,运用性技巧来提高性生活的和谐程度。

3.养成良好的性卫生习惯 夫妻之间如果只追求性生活的和谐而忽略了性生活卫生,就有可能引起一些疾病,不但会影响性功能的发挥,甚至会造成生育上的障碍,所以从新婚开始就应该养成良好的性卫生习惯。

(1)经常保持外阴部的清洁卫生:除定期洗澡外,还要经常注意外阴部的卫生,每次性生活前后应当清洗干净。

(2)严格遵守女性各期对性生活的禁忌:月经期必须严禁性交,另外,妊娠初和末3个月、产后至少在8周内都应严禁性交。

(3)恰当掌握好性生活的频度:性要求的周期长短因人而异,性生活频率应根据双方性能力进行调整,掌握的尺度可根据性生活后双方是否感到疲乏为原则。

(4)尽量选择合适的性交时机:最佳性交时机应是双方都有性要求的时刻。在性生活实践中,如能逐步养成习惯,尽量在入睡前性交,将有利于身心健康。

(二)生育保健指导

在婚前卫生指导中,应使即将结婚的男女双方了解生育保健知识,促进他们在婚后能成功地做到计划受孕。生育保健指导的内容除受孕原理(包括生命的由来和男女双方必备的条件)外,应重点传授计划受孕的有关知识和技术。

"自然计划生育法"是根据妇女生殖系统正常的周期性生理变化,采用日程推算、基础体温测量和(或)宫颈黏液观察等方法,自我掌握排卵规律,鉴别"易孕阶段"和"不易孕阶段",通过择日性交从而达到计划受孕或计划避孕的目的。其基本原理为:卵子排出后一般只能存活12~24小时,精子在女性生殖道内通常只生存1~3天(最多为5天)。因此,一般说来,从排卵前3天至排卵后1天最易受孕,即称为"易孕阶段"。选择"易孕阶段"性交才有可能使计划受孕成功。常用方法有三种:日程推算法、基础体温法和宫颈黏液观察法。

(三)新婚节育指导

【新婚避孕的特殊要求和选择原则】

1.新婚阶段双方在性交时心情都比较紧张,又缺乏实践经验,选用的避孕方法要求简便易行,如采用宫颈帽或阴道隔膜等工具避孕,放置技巧较难掌握,反易失败。

2.婚后短期内性交时女性阴道内外组织较紧,某些外用避孕药具较难置入,亦不易放准部位,如阴道隔膜、宫颈帽、避孕海绵、避孕药膜等,在新婚阶段不宜立即选用。

3.要求所用避孕方法停用后不影响生育功能和下一代健康。

【适宜避孕方法的选择】

1.婚后要求短期避孕者,一般以外用避孕药具为宜,可先采用安全套、外用避孕栓或避孕凝胶剂,待女方阴道较易扩张时,在熟悉掌握其他外用避孕药具如阴道隔膜、宫颈帽、避孕海绵、避孕药膜、阴道套等使用方法后,也可改用。自然避孕法具有简便、经济、安全、无害的特点,而且不受避孕期限的长短限制,只要月经规则稳定,如在婚前能熟悉本人排卵征象,掌握排卵规律,则从新婚开始也可使用此法。但必须注意新婚期间往往体力劳累、精神激动,常会使排卵规律改变,如单纯使用此法,当特别谨慎观察,以防失败。

2.婚后要求较长时期(1年以上)避孕,除可选用各种外用避孕药具外,如无用药禁忌,亦可选用女用甾体激素口服避孕药,以短效者为宜。夫妻分居两地者可用探亲避孕药,如正确使用,可获高效。

3.初婚后要求长期避孕或再婚后不准备生育者,可选用长效、安全、简便、经济的稳定性避孕方法。宫内节育器一次放置可持久避孕数年至 20 年,对不准备生育的妇女较为合适,长效避孕针、药、阴道药环、皮下埋置等方法也可根据情况选用。在长期实施避孕的过程中,每对夫妇最好能多掌握几种方法,以便在不同阶段、不同条件下灵活选用,有时女用,有时男用,有时外用,有时内服,不但有利于保障身心健康、增强双方的责任感,而且还会促进性生活的和谐、夫妻间的感情。

4.凡属终身不宜生育者,原则上有病的一方应采取绝育或长效避孕措施。

三、婚前卫生咨询

婚前卫生咨询是婚检主检医师根据医学检查的结果、服务对象提出的具体问题进行解答和提供信息,帮助服务对象在知情的基础上作出适宜的决定。

(一)咨询的基本原则

优质的咨询必须遵循以下基本原则。

1.建立良好的关系 咨询服务者和服务对象间建立良好关系是咨询服务有效与否的关键。首先服务者应当尊重对方、平等待人,并持热情、真诚、友好、关心的态度。在交谈开始时,服务者就应注意和对象建立良好的人际关系,将有利于提高咨询对象对服务者的信赖,是咨询工作成功的基础。

2.确定对象的需求 服务者应该认真倾听对方提供的信息和表达的要求,通过反复提问,总结归纳,从而分析出其确切的需求。特别是存在性问题、生育功能障碍或患有性传播疾病者,常负有羞愧、恐惧的心理而难以启齿,服务者应当耐心倾听、仔细观察、善于诱导、深入询问,用同情、爱护的态度,表示对其处境和需求的理解,并帮助改变不良的心态。

3.尊重对方的价值观 在咨询服务中,服务者应了解对方的价值观,也要认识自己的价值观,应该尊重对方的价值观,切忌将自己的价值观强加于他人,更不能对其冷嘲热讽引起对立情绪。如果发现对象的行为与价值观不协调,应耐心说明科学道理,帮助其纠正错误观念,引导其认识改变不利于健康行为的必要性。

4.鼓励对象的参与 在咨询服务中,服务者必须避免说教式的单向传播信息或讲授科学知识,更不应强求对方接受自己的指导意见。在交谈过程中,要鼓励对象积极参与,表明看法,提出问题,不断取得反馈,从而可针对性地深入商讨,使其还存在的疑虑得以解决后作出自愿的适宜的选择。

5.帮助作出"知情选择" 咨询服务的最终目的是帮助服务对象作出决定。合适的决定不是不负责任的决定,也不是靠直觉快速地决定,更不是依赖于他人意见或迫于压力勉强接受的决定,应该是谨慎的、负责的、在理解、信服的基础上作出的"知情选择",这样才会付诸实际行动。

6.掌握"保护隐私"的原则 在咨询服务中如发现对方存在个人隐私,如以往曾发生过两性关系甚至妊娠、流产等隐私,如对今后性生活或生育不至于会造成障碍者,应予守密。在婚前医学检查中如检出某些影响婚育的疾病,特别是生殖系统异常,遗传性疾病或性传播疾病,对婚后性生活和生育有明显影响者,不应帮助其保密,应说服对方由自己直接向婚配对象交代或委托婚前保健医生告知,以免发生婚后纠纷、造成婚姻危机。如婚检当天检出有问题的一方情绪尚未稳定,顾虑较大,则可暂缓向对方谈明,容许其回去冷静思考,暂不发证,及时随访。

（二）婚前卫生咨询的对象和内容

婚前卫生咨询的对象主要是经过婚前医学检查的婚配对象,要求了解和解决生殖健康问题的新婚夫妇和正在恋爱中的青年男女及准备再婚的中年对象等。咨询内容可根据对象的具体情况有所侧重。

【有关婚育的医学指导和就诊指导】

婚前医学检查后,根据病史、体格检查、辅助检查结果,如存在与婚育有关的异常情况或疾病时,应根据具体情况,进行婚育指导,提出医学意见,可按以下原则掌握标准。

1.有关精神病

(1)重型精神病,在病情发作期有攻击危害行为的,不宜结婚;

(2)双方均患有精神分裂症、躁狂抑郁症或其他重型精神病不宜婚配,坚持结婚的,则不宜生育;

(3)有关精神病在发病期,精神分裂症稳定未满两年,躁狂抑郁症稳定未满一年的,暂缓结婚;

(4)有关精神病病情稳定者可以结婚,生育问题应根据疾病不同的遗传方式综合分析。多基因遗传并属高发家系(高发家系:除患者本人外,其父母或兄弟姐妹中有一人或更多人患同样遗传性疾病)的不宜生育;常染色体显性遗传者不宜生育;X连锁显性遗传,男性患者可生男,不宜生女,女性患者不宜生育。

2.遗传性疾病　遗传病一般不影响结婚,生育问题要根据疾病严重程度,子代再发风险综合考虑。

遗传病的种类很多,危害程度的差别极大,根据患者的生活能力,社会功能和再发风险可将遗传病分为三级:

第一级:患者完全丧失自主生活能力和工作能力,例如重度智力低下、遗传性痉挛性截瘫、假性肥大性肌营养不良等。

第二级:患者有残疾,但仍有一定自主生活能力和一定工作能力。例如先天性聋哑、精神分裂症、白化病、血友病、软骨发育不全等。

第三级:遗传病对患者健康有一定影响,但不影响患者的生活能力和工作能力,例如银屑病、鱼鳞病、赘生指等;有些遗传病经治疗,临床症状基本改善,也属于第三级遗传病。例如唇裂、腭裂、髋关节脱位、腹股沟斜疝等。

严重遗传病是由遗传因素先天形成,患者全部或部分丧失自主生活能力,后代再发风险高,医学上认为不宜生育的遗传病。从这个概念上讲,第一级遗传病和第二级遗传病都属于严重遗传病。因此对于在婚前医学检查中发现的遗传病患者在进行婚育指导时首先要区分是否属于严重遗传病,再根据子代再发风险进行生育指导:

(1)重度、极重度智力低下,丧失婚姻行为能力者,不宜结婚;

(2)双方均为智力低下,特别属遗传因素引起者,不宜婚配;

(3)男女任何一方患有某种严重的常染色体显性遗传病,不宜生育;

(4)男女双方均患有相同的、严重的常染色体隐性遗传病或均为相同的、严重的常染色体隐性遗传病的致病基因携带者,不宜生育;

(5)男女任何一方患有严重的多基因遗传病并属高发家系者,或双方患有相同的、严重的多基因遗传病,不宜生育;

(6)男方患有严重的X连锁显性遗传病,可生男,不生女;女性患者不宜生育;

(7)女方患有严重的X连锁隐性遗传病,可生女,不生男;男性患者可以生育。

(8)非严重遗传性疾病,应将疾病发病特点、遗传方式、子代再发风险、是否有产前诊断方法、治疗措施等信息告诉服务对象,是否生育由服务对象决定。

3.指定传染病　在婚前医学检查中进行筛查的传染病包括病毒性肝炎、结核等传染病,淋病、梅毒、尖锐湿疣、生殖器疱疹等性传播疾病,以及艾滋病和麻风病。

(1)病毒性肝炎:是由多种肝炎病毒所致,以肝脏炎症和坏死为主的传染病。目前,公认的有甲肝、乙肝、丙肝、丁肝和戊肝 5 种肝炎病毒,其中乙肝、丙肝和丁肝可经血液、母婴、性接触传播,可转为慢性,具有慢性携带者,尤其是乙肝,我国人群中约有 10% 以上可检出乙肝表面抗原(HBsAg)阳性而无症状,更应该引起重视。

1)急性病毒性肝炎:在传染期应暂缓结婚,最好在肝功能恢复 3～6 个月后结婚。由于甲肝和戊肝不会演变为慢性肝炎和病原携带者,肝功能恢复后不影响患者婚育。

2)慢性病毒性肝炎和病毒携带者:乙肝、丙肝和丁肝可转为慢性,具有慢性携带者,乙型肝炎发病率比较高,为重点对象。

①非活动性 HBsAg 携带者:血清 HBsAg 阳性、HBeAg 阴性、抗-HBe 阳性或阴性,HBV DNA 检测不到,ALT 在正常范围,不必限制其结婚生育。

②慢性 HBV 携带者:血清 HBsAg 和 HBV DNA 阳性,HBeAg 或抗-HBe 阳性,但血清 ALT 和 AST 均在正常范围,这些对象由于 HBV DNA、HBeAg 阳性,提示 HBV 复制活跃,传染性较大,建议暂缓结婚,但由于抗病毒治疗周期长,治疗效果不确定,对象往往不能接受暂缓结婚的建议,可提出"建议采取医学措施,尊重受检者意愿"的医学意见。对于女性对象,孕前应该接受专科医生的评估。

③慢性乙型肝炎:血清 HBsAg 和 HBV DNA 阳性,HBeAg 阳性或持续阴性,抗-HBe 阳性或阴性,血清 ALT 持续或反复升高,应暂缓结婚,积极治疗肝功能正常后结婚。对于有些已经治疗,但血清 ALT 仍长期异常者,可提出"建议采取医学措施,尊重受检者意愿"的医学意见。女性患者孕前应该接受专科医生的评估。

对慢性病毒性肝炎和病毒携带者,在婚前卫生咨询时除根据不同的检查结果提出婚育指导意见外,还应告知对象采取相应的医学防治措施,如:使用安全套;戒烟酒,合理营养,避免过劳;定期复查肝功能、甲胎蛋白、肝脾超声;一方 HBsAg 阳性,另一方抗 HBs 阴性应注射乙肝疫苗,预防婚后因密切接触可能引起的感染等。

(2)结核:活动性肺结核者,应适当隔离,积极进行抗结核治疗,待肺部活动病灶消失,痰菌阴性后再结婚。

(3)淋病:确诊为淋病者应暂缓结婚。经正规治疗后 7 天,临床症状及体征全部消失,分泌物培养淋球菌阴性,可判定治愈。治愈后可以结婚和生育。性对象应同时接受检查、治疗。

(4)梅毒:在婚检中如确诊为梅毒,应暂缓结婚,尽快由专科予以正规、足量的治疗,并按规定追踪观察。在随访中应检查 RPR 定量试验,待滴度下降 4 倍以上症状、体征全部消失后才可结婚,婚后必须追踪至 RPR 阴性为止。

(5)尖锐湿疣:确诊为尖锐湿疣者应暂缓结婚。本病经治疗去除疣体后容易复发,复发常发生在头 3 个月,建议观察 6 个月左右,如无复发再考虑婚育为宜。

(6)生殖器疱疹:生殖器疱疹患者在临床症状和体征未完全消退前应暂缓结婚。由于本病是一种复发性、不可能彻底治愈的病毒性疾病,病程短于 12 个月者常出现无症状性排毒,并经性行为传播。应在排毒减少及无疱疹后考虑结婚为宜,如若结婚,应采用安全套。

(7)艾滋病:目前本病是一种尚不可治愈、传染性强的致死性疾病,患者及 HIV 感染者为传染源,确诊为 HIV 感染或艾滋病患者原则上不宜结婚及生育,如坚持结婚,应尊重受检者的意愿,但在结婚登记前应向对方说明感染的事实,采取相应的医学措施。

(8)麻风病:虽不会遗传,也不会胎传,但属接触传染,在未达到治愈标准前,应暂缓结婚生育。

4.重要脏器及生殖系统疾病等 根据病情严重程度及特点,有些对婚育有影响,有些对婚育没有影响,婚前卫生咨询时应根据具体情况进行婚育指导。

(1)已发展到威胁生命的重要脏器疾病或晚期恶性肿瘤,结婚生育会使病情更趋恶化,甚至缩短其生命期限者,应劝阻结婚,更不宜生育。坚持结婚者,可提出"建议采取医学措施,尊重受检者意愿"的医学意见。

(2)无法矫治的影响性生活的生殖器缺陷或疾病,如真两性畸形、先天性无阴茎、无睾丸等。应说明情况,尽量劝阻结婚,以免婚后发生纠纷。坚持结婚者,提出"建议采取医学措施,尊重受检者意愿"的医学意见。

(3)可矫治的,影响性生活的生殖道发育异常,应该矫治后结婚;重要脏器疾病病情比较严重的,应当在病情好转、稳定后结婚。

(4)女性患有严重的重要脏器疾病,不能承担妊娠分娩的,不宜生育。

(5)女性患有某些疾病,生育会使已患病症加重或影响子女健康,如甲状腺功能亢进,糖尿病,某些肾脏疾病,系统性红斑狼疮,原发性癫痫等,根据病情暂时或永久劝阻生育,孕前应接受专科医生的评估。

5.在婚前医学检查中发现患有各类疾病的对象,婚前保健医生应进行就诊指导,介绍或转至有关医疗机构诊治。

【婚育保健指导】

包括新婚期保健、孕早期保健等基本保健知识,帮助服务对象制定生育计划。

1.新婚期保健 包括性知识讲解、性技巧指导、性卫生教育和性功能障碍的防治等。

2.孕前保健 受孕原理、最佳受孕时机、受孕前的准备、致畸高危因素、计划受孕的方法等孕前保健知识。

3.孕早期保健 妊娠表现、预防出生缺陷、早孕建册等信息。

【避孕指导】

介绍适合新婚至孕前使用的避孕方法的信息,包括避孕原理、适应证和禁忌证、使用方法、可能发生的副作用等,帮助服务对象根据其自身情况知情选择适宜的避孕方法。

【临床特殊情况的思考和建议】

1.婚前保健对降低出生缺陷的作用 出生缺陷是指出生时发现的人类胚胎或胎儿在结构和(或)功能方面的异常。降低出生缺陷重在预防缺陷的形成和缺陷儿的出生,而造成出生缺陷的因素中,环境因素约占10%,遗传因素占20%~35%,遗传和环境因素共同起作用占65%~70%,因此阻止遗传性疾病向下一代传递和避免不良环境因素对胚胎的影响是预防缺陷形成的关键。在婚前医学检查时通过检查和咨询,筛出患者或致病基因携带者,对丁各种重度智能低下者,常见的遗传性精神病,以及一些严重的遗传性疾病患者,对其婚育作出适宜的建议;同时通过宣传教育和咨询指导,普及优生优育知识,指导新婚对象在孕前和孕期避免不利环境因素的影响,可以减少出生缺陷的发生。

某地区1987年的婚检率不到5%,而出生缺陷发生率高达13‰,2001年婚检率达77.16%,而出生缺陷发生率下降到7.35‰。某地区出生缺陷监测结果也说明随着婚检率的提高,出生缺陷的发生率逐渐下降。学者对婚前医学检查与胎儿畸形和出生缺陷发生率有无影响及影响情况进行了研究,结果提示,非婚检组出生缺陷率发生率比婚检组上升1倍,并且非婚检组遗传因素及其他可疑致畸因素较多,神经管畸形、复合畸形发病率高。有学者进行了婚前健康教育40分钟的效果评价,结果大大提高了婚育保健知识的知晓率,增强了自我保健意识,掌握了婚前、婚后、生育保健及预防病残儿出生等生殖保健知识,同时能主动接受健康教育,变被动保健为主动保健。2003年10月自愿婚检以后,随着自愿婚检率的下降,全国不少地区报道出生缺陷发生率明显增多;某市的婚检率从 2001 年的 98% 下降到 2004 年的 3.1% 后,同期新生儿出生缺陷也从 12.6‰。上升到 19.56‰;某省缺陷率从 2001 年的 9‰ 上升到 2003 年的 12.43‰;某医院在 2003 年产前筛查中发生的出生缺陷为 8.9‰,而从 2004 年 1~4 月,产前筛查中发现的出生缺陷率为 17.8‰,整整比上年高出一倍;广东省人口出生缺陷率从 2002 年的 137/万上升到 2004 年的 212/万,升幅达 55%。研究表明婚前医学检查对发现遗传性疾病、预防严重遗传性疾病的发生有重要作用,是出生缺陷一级预防的重要环节。

2.婚前保健和孕前保健的关系　婚前保健和孕前保健都是出生缺陷一级预防措施,在不同的阶段对出生缺陷进行干预,婚前保健是针对结婚登记前的青年男女,对患有遗传性疾病或致病基因携带者的婚育进行指导,避免不适当的婚配和生育,从源头阻止遗传病的传递,同时通过健康教育和咨询指导,让新婚夫妇掌握婚前、婚后、生育保健及预防病残儿出生等生殖保健知识,增强自我保健意识,尤其对于处于早孕期或婚后准备马上怀孕的对象,婚前保健是预防出生缺陷不可缺失的第一道防线。孕前保健则是对准备生育的夫妇在怀孕前进行的一系列保健服务,在孕前通过相关的检查,了解双方尤其是妻子是否患有不适合怀孕或会导致母婴传播的疾病,指导准备生育的夫妇从身体、心理、营养、行为方式等多方面做好准备,选择最佳状态和最适宜的时机受孕,为生育健康宝宝打下坚实的基础,有利于预防出生缺陷。两者作为出身缺陷一级预防的措施,互补共存,不能相互取代。

3.部分国家和地区的婚前健康检查　婚前健康检查并不是我国所特有的,我国只是以法律的形式规定了婚前保健的内容,明确赋予婚前健康检查更多的内容,除了健康检查外,还包括健康教育和咨询指导。在世界各地有不少国家和地区要求申请结婚登记的公民接受婚前健康检查,他们采用的方式不同,但目标一致,保障婚配双方的健康。如俄罗斯:实行自愿免费婚检。《俄罗斯联邦家庭法典》规定,婚前健康检查结果属于个人隐私和医疗秘密,即使当事人被查出患有危险的传染病,有关部门也无权阻止其进行登记结婚。但向配偶隐瞒严重疾病可能会受到严厉处罚。如果夫妻一方隐瞒艾滋病并对方造成传染,当事人将被追究刑事责任,可被判处最长 5 年的监禁。日本:婚前交换健康诊断书,不强制但是一种“风俗”,在日本人看来,结婚前交换健康诊断书是常识,是建立起夫妻关系的一个重要内容。特别是在眼下艾滋病有蔓延之势的情况下,人们更觉得婚前健康检查很重要。法国:没有健康证明就没法成为合法夫妻,法国没有“强制性婚前检查的说法”,但每对青年人去市政府登记结婚时,必须提供检查日期不早于登记日期两个月的“婚前检查证明”,否则就没法成为法律认可的夫妻。美国:绝大部分地区婚检是结婚的必须步骤,在全国 50 个州和 1 个特区里,只有马里兰州、明尼苏达州、内华达州、南卡罗莱纳州和华盛顿州不要求提交婚前健康检查的证明。我国周边国家中柬埔寨、老挝、越南、蒙古国在政府部门结婚登记时都需要提供健康证明。在印度面对艾滋病形势非常严峻的情况,也有部分地区出台有关婚前医学检查的法案,隐瞒艾滋病病情者婚姻无效。

（程　苑）

第二节　围生期保健

围生期保健是在近代围生医学发展的基础上建立起来的新兴学科。围生期保健是指一次妊娠从妊娠前、妊娠期、分娩期、产褥期(哺乳期)到新生儿期,为孕母和胎婴儿的健康所进行的一系列保健措施。

一、围生期保健

（一）孕前期保健

孕前期保健是为了选择最佳的受孕时机。通过孕前期保健能减少许多危险因素和高危妊娠。

通过婚前咨询和医学检查可以筛查出遗传性疾病，以及对子代有影响的疾病。对双方为三代以内旁系血亲或更近的亲戚关系或患有医学上认为不宜结婚的疾病，应"建议不宜结婚"；对患有医学上认为不易生育的疾病者应"建议不宜生育"；指定传染病在传染期内、有关精神病在发作期内或患有其他医学上认为应暂缓结婚的疾病时，应"建议暂缓结婚"；对于婚检发现的可能会终生传染的不在发病期的传染病患者或病原体携带者，若受检者坚持结婚，应充分尊重受检双方的意愿，提出预防、治疗及采取医学措施的意见。

选择适当的生育年龄有利于生育健康。小于 18 岁或大于 35 岁的女性，妊娠的危险因素增加，易造成难产及产科其他合并症，以及胎儿的染色体疾病。女性生育年龄在 21～29 岁为佳，男性生育年龄在 23～30 岁为好。在这段年龄中，选择工作学习不是特别紧张、收入相对稳定的时期受孕，最有利于母儿身心健康。妊娠前应避免接触对妊娠有害的物质，如化学毒物及放射线等，必要时应调换工作，以免影响胚胎胎儿发育，或致畸。使用长效避孕药避孕者，停药后最好隔 6 个月后再怀孕，以免避孕药对胎儿造成影响。若前次有不良孕产史，应及时针对造成不良孕产史原因进行诊治，尽量减少类似情况再次发生。同时，应积极治疗对妊娠有不良影响的疾病，如病毒性肝炎、肺结核、糖尿病、甲状腺功能亢进、心脏病、高血压等，待疾病痊愈或好转后再选择适当的时间妊娠。

妊娠前，妇女尽量保持良好的精神状态。饮食营养丰富，生活有规律，工作适度，在生理上和精神上都不要过于紧张，睡眠充足。身体保持健康，不易患病，特别是在孕早期不易患感冒等疾病。若有烟酒不良嗜好，最好在妊娠前戒除。孕前应作一次 TORCH 检查，明确没有对胎儿有影响的病原微生物感染。

（二）早孕期保健

早孕期是胚胎、胎儿分化发育阶段，易受生物、物理、化学等因素的影响，导致胎儿畸形或发生流产，应注意防病防畸。早孕期保健的主要内容有：①确诊早孕，登记早孕保健卡；②确定基础血压，基础体重；③进行高危妊娠的初筛，了解有无高血压、心脏病、糖尿病、肝肾疾病等病史，以及有无不良孕产史；④询问家族成员有无遗传病史；⑤保持室内空气清新，避免接触空气污浊环境，避免病毒感染，戒烟酒；⑥患病用药要遵医嘱，以防药物致畸；⑦了解有无接触过有害的化学制剂及长期放射线接触史；⑧早孕期避免精神刺激，保持心情舒畅，注意营养，提供足够热量、蛋白质，多吃蔬菜水果；⑨生活起居要有规律，避免过劳，保证睡眠时间，每日有适当活动。

（三）中孕期保健

中孕期是胎儿生长发育较快的阶段。胎盘已形成不易发生流产，晚孕期并发症尚未出现。此阶段应仔细检查早孕期各种影响因素是否对胎儿造成损伤，进行中孕期产前诊断，晚孕期并发症也应从中孕期开始预防。该期应注意加强营养，适当补充铁剂、钙剂，监测胎儿生长发育的各项指标（如宫高、腹围、体重、胎儿双顶径等）。继续预防胎儿发育异常，进行胎儿开放型神经管畸形和唐氏综合征的遗传筛查，对疑有畸形或遗传病及高龄孕妇的胎儿要进一步做产前诊断。预防妊娠并发症如妊娠期高血压疾病等，并预防及治疗生殖道感染，做好高危妊娠的各项筛查工作。

（四）晚孕期保健

晚孕期胎儿生长发育最快，胎儿体重明显增加。此时营养补充及胎儿生长发育监测极为重要。补充营养时应注意热量、蛋白质、维生素、微量元素、矿物质等既要增加又要平衡。定期检测胎儿生长发育的各项指标,注意防治妊娠并发症(妊娠期高血压疾病、胎膜早破、早产、胎位异常、产前出血等)。晚孕期还应特别重视监测胎盘功能,及时发现且及时纠正胎儿宫内缺氧;做好分娩前的心理准备。举办孕妇学校让孕妇及家属了解妊娠生理、心理变化及身心保健内容及方法。做好乳房准备以利于产后哺乳。

(五)产时保健

产时保健是指分娩时的保健,这段时间虽是分娩的一瞬间却是整个妊娠安全的关键。提倡住院分娩,高危孕妇应提前入院。要抓好"五防、一加强"。

1."五防" ①防感染(应严格执行无菌操作规程,防产褥感染及新生儿破伤风等);②防滞产(注意产妇精神状态,给予安慰和鼓励,密切注意宫缩,定时了解宫颈口扩张情况和胎先露下降,及时识别头位难产);③防产伤(及时发现和正确处理各种难产,提高接产技术是关键);④防出血(及时纠正宫缩乏力,及时娩出胎盘,产后出血仍是我国农村孕产妇第一位死因);⑤防窒息(及时处理胎儿窘迫,接产时做好新生儿抢救工作)。

2."一加强" 指加强对高危妊娠的产时监护和产程处理。

(六)产褥期保健

产褥期保健通常在初级保健单位进行。产后访视时,访视者应认真观察产妇子宫复旧情况、手术伤口情况、有无乳腺感染及生殖道感染等。产前有并发症者尽量争取在产褥期内治愈。注意心理护理,关心产妇的休养环境,饮食营养丰富,注意外阴清洁,产褥期间产妇应哺育婴儿。

经阴道自然分娩的产妇产后6~12小时内即可起床做轻微活动,产后第2日可在室内随意活动,再按时做产后健身操。行会阴后一侧切或剖宫产的产妇,可适当推迟活动时间。产后健身操的运动量应由小到大,循序渐进。产褥期内忌性交。产后42天起应采用避孕措施。

哺乳期是指产后产妇用自己的乳汁喂养婴儿的时期,通常为10个月。母乳喂养的好处:母乳是婴儿必需的和理想的营养食品,营养丰富,营养物质搭配最合理,适合婴儿消化吸收;母乳喂育婴儿省时、省力、经济、方便;母乳含多种免疫物质,能增加婴儿的抗病能力,预防疾病;通过母乳喂养,母婴皮肤频繁接触能增强母子感情。

二、孕期保健咨询的具体内容

(一)孕前保健咨询内容

孕前保健非常重要,尤其对于一些糖尿病、高血压患者,尽早干预可减少出生缺陷的发生。普通人群发生重大出生缺陷(伴有或不伴有染色体异常)的风险为3%。受精后第17天开始为胎儿器官形成期,是胚胎发育的关键时期,提供最佳的受孕环境对胚胎发育非常重要。孕前咨询具体内容有:

【生育史】

孕前对一些生殖系统疾病进行诊断和治疗,如子宫畸形、母亲自身免疫性疾病、生殖器感染等,可降低重复妊娠丢失的风险。孕前回顾其生育史,可以帮助准备怀孕的夫妇双方解除疑虑。根据其月经周期情况,指导计划妊娠。

【家族史】

孕前对一些家族遗传病进行风险评估。

1.携带者筛查 对于有家族和(或)种族遗传疾病背景的夫妇孕前进行携带状况筛查,可使夫妇双方在不受妊娠情绪影响的前提下了解有关常染色体隐性遗传的风险,了解可能的携带状态,也使夫妇双方有机会考虑是否妊娠,以及一旦妊娠后所需的相关检查。例如:Tay-Sachs病,主要见于北欧犹太教徒和法国—加拿大血统家庭;Canavan病(中枢神经系统海绵状变性),见于犹太人血统的家庭;β地中海贫血主要见于地中海、东南亚、印度、巴基斯坦和非洲血统家庭;囊性纤维病家族史者都应进行筛查,最新指南建议所有白人和犹太女性都应进行此病携带状况筛查。

2.其他遗传病　家族史也可提示发生其他遗传病的风险,如肌营养不良、脆性X综合征或唐氏综合征,应进行相关的遗传咨询;同时应提供相关的产前诊断方法,如绒毛活检(CVS)、羊膜腔穿刺术等。通过遗传咨询,可以使部分高危人群放弃妊娠,或采用辅助生殖技术以避免风险。

【医学评估】

对有严重医学问题的妇女,孕前保健内容不仅应包括对胎儿潜在风险的评估,还应包括对孕妇潜在风险的评估,甚至有时孕前保健需多学科专家共同完成。医学评估包括的实验室检查,见表23-1、表23-2。

表 23-1　孕前风险评估:推荐对所有妇女进行的实验室检查

血红蛋白水平或红细胞压积
RH 因子、风疹因子
尿常规测定尿糖及尿蛋白
宫颈涂片(宫颈癌筛查)
淋球菌/衣原体筛查
梅毒检查
乙型肝炎病毒筛查(HBV)
人类免疫缺陷病毒筛查(HIV)
违禁药物筛查结核病筛查、风疹 IgG 筛查、水痘 IgG 筛查、巨细胞病毒 IgG 筛查
细小病毒 B_{19}1gG 筛查
(IgG:免疫球蛋白)

表 23-2　孕前风险评估:推荐对部分妇女进行的实验室检查

结核病筛查
风疹 IgG 筛查
水痘 IgG 筛查
弓形虫 IgG 筛查
巨细胞病毒 IgG 筛查
细小病毒 B_{19} IgG 筛查
对血红蛋白病、TayPSachs 病、Canavan 病或其他病携带者的筛查
有习惯性流产的夫妇进行染色体核型分析
(IgG:免疫球蛋白)

1.感染性疾病的筛查

(1)孕前筛查可以识别哪些妇女对风疹无免疫力,对该人群进行疫苗接种可预防先天性风疹综合征。在受孕前或受孕后三个月进行风疹病毒免疫者,至今尚无发生先天性风疹综合征的病例报道。

(2)自 1998 年起,美国疾病控制和预防中心(CDC)建议所有孕妇都需行乙型肝炎病毒(HBV)筛查。有公共或职业暴露 HBV 的妇女都应该进行咨询和疫苗接种。

（3）对有结核病感染风险者，若没有按计划进行卡介苗接种或预防性治疗者，应进行相应检测。

（4）在新生儿重症监护病房、育儿机构及血液透析中心的妇女在孕前应进行巨细胞病毒（CMV）筛查。

（5）学校老师及儿童看护教师应提供细小病毒 B_{19} 抗体注射。

（6）养猫、食用生肉或接触生肉的人应高度警惕弓形虫感染。孕前常规进行弓形虫筛查，可以确定体内有无抗体，已有免疫力者则不必担心。患者的猫也可进行检测。对无危险因素者，孕期不建议进行常规测试。

（7）未患过水痘者，应进行水痘病毒抗体的筛查。在美国，推荐所有未免疫的成人都应进行水痘带状疱疹病毒的疫苗接种。

（8）所有妇女都应进行人类免疫缺陷病毒（HIV）的咨询和检测，但应坚持保密性和自愿性原则；

（9）性生活活跃的患者应常规检查淋病奈瑟菌、沙眼衣原体和梅毒螺旋体。

2.药物暴露评　包括处方药和非处方药的评估。遗传咨询对安全用药应有所帮助。

（1）异维 A 酸是一种口服药，美国食品和药品管理局已批准可用于治疗严重囊性痤疮，孕前应避免使用。该药有高度致畸性，可导致颅面部缺陷（小耳畸形、无耳畸形）。

（2）华法林是一种抗凝剂，其衍生物可导致华法林胚胎病。由于肝素不通过胎盘，需要抗凝治疗的妇女在孕前最好改用肝素。

（3）服用抗惊厥药物的癫痫妇女，其子代患先天性畸形的风险增加。但畸形的发生是疾病本身进展、还是药物作用所致、或者是两者的协同作用，一直存在争议。神经学专家研究认为，两年内无癫痫发作的妇女可以尝试停药。若病情不允许，则采用致畸作用最小的用药方案。

（4）目前没有证据表明口服避孕药或植入型避孕药有致畸性。

（5）在使用杀精剂或刚停止使用杀精剂时即受孕者，杀精剂的使用对子代没有致畸作用。

【营养评估】

1.体重指数（BMI）　是指体重（kg），身高 2（m^2），是目前应用较多的评估营养状况的指标。体重过重或过轻的妇女都有发生不良妊娠结局的风险。

2.饮食习惯　诸如禁食、异食症、进食障碍和大剂量补充维生素等问题。过度补充维生素 A，如人类每天摄入大于 20000～50000IU 时就会有致畸作用。

3.受孕前后补充叶酸　可以减少神经管缺陷（NTDs）的发生风险。美国公共卫生服务机构推荐可能怀孕的妇女每天补充叶酸 0.4mg。对于曾经分娩过 NTDs 胎儿的妇女，除目前患有恶性贫血者，其余都应每天补充叶酸 4mg。

4.母亲孕前不良嗜好　母亲孕前吸烟、饮酒及服用控制情绪药物都可能对胎儿有害。酒精是已知的致畸原，且饮酒量与胎儿缺陷存在明显的量-效关系。可卡因可致畸，并可导致早产、胎盘早剥以及其他并发症。烟草被证实为导致低出生体重、可预防的原因。虽然许多妇女了解暴露于这些物质对妊娠的影响，但可能不了解早早孕期暴露于这些物质的风险。若妇女存在上述不良嗜好，则需制订康复计划，并力争付诸行动。对所有就诊的妇女都应询问是否饮酒、吸烟及毒品使用情况。定期孕前咨询、教育，可以帮助使用成瘾物质的妇女制订计划，并对其进行干预。

5.家庭暴力　在西方国家，家庭暴力是孕前咨询的内容之一。家庭暴力可致孕妇胎盘早剥、产前出血、胎儿骨折、子宫破裂、肝脾破裂和早产。孕前咨询的内容应包括引导这些妇女寻求社区、社会及法律援助，并制定对受害者伴侣对策。

6.保险项目　孕前咨询还应包括保险项目和经济补助等内容。许多家庭对如何参加保险、有哪些经济补助项目并不了解。有些妇女不了解所在单位有关高危妊娠、非高危妊娠及产褥期的福利优惠政策。协助计划怀孕的妇女了解相关内容应成为孕前保健的内容之一。

（二）产前诊断常用方法

对于年龄小于 35 岁的低风险孕妇或仅为年龄过大而拒绝行有创性产前检查的孕妇可做以下检查。

1.早孕期筛查　一般在孕 11～14 周进行，包括母亲年龄、颈项透明层厚度、母血清游离 β-人绒毛促性腺激素（β-HCG）和妊娠相关血浆蛋白-A（PAPP-A）。唐氏综合征的检出率为 78%，18 三体的检出率为 95%，假阳性率为 5%。但此时期不进行开放性 NTDs 的筛查。

2.中孕期四连筛查　在孕 15～20 周进行，确定唐氏综合征、开放性 NTDs 和 18 三体综合征的患病风险检查可测定母亲血清甲胎蛋白（AFP）、hCG、游离雌三醇（uE3）/二聚体抑制素 A（DIA）的水平，并与孕妇年龄相结合。其中 21-三体的检出率为 76%。另外，筛查的异常结果与围产期并发症的发生风险增加有关。

（三）产前咨询内容

【计算孕周】

1.临床计算

（1）从末次月经（LMP）的第一天起到分娩，平均为 280 天。40 周指停经周数（而不是受孕周数），而且假定月经周期为 28 天，排卵和受孕时间在第 14 天。

（2）临床上孕周的推算多依据 LMP。根据内格勒规律，预产期推算方法为末次月经第一天所在的月份数减 3 或加 9，天数加 7。

（3）孕 11～12 周时使用超声多普勒仪从腹部能听到胎心音。

（4）孕 19～20 周用胎心听诊器可听到胎心。

（5）初产妇大约在 19 周能感到胎动，而经产妇通常提前大约两周；

（6）孕 20 周宫底达到脐部。

2.超声计算　孕 7～$11^{6/7}$ 周时超声检查推算预产期是最准确的。如果通过 LMP 推算的预产期与超声检查推算的一致，而且超声推算结果的误差在超声检查允许的范围内，则可以根据 LMP 来推算预产期。在孕 22 周前如果以 LMP 推算的预产期超出了准确范围，则需通过超声波检查来推算预产期。

【营养和体重】

1.营养平衡

（1）孕妇有感染弓形虫的风险，应避免食生肉；与非孕期相比，孕妇每天需增加 15% 的热量。根据孕妇的体重和活动量，每天需要增加 300～500kcal。

（2）孕期对矿物质和维生素的摄入量大都增加。除铁之外，均可以通过均衡饮食保证供应。当母血容量增加时，母亲和胎儿对铁的需求量均增加。因此，应鼓励孕妇多进食富含铁的食物，如动物肝脏、红肉、蛋类、干豆、绿叶蔬菜、全麦面包和谷类、干果。有些医生建议孕妇每天补充 30mg 的二价铁元素。每 150mg 硫酸亚铁、300mg 的葡萄糖酸亚铁或 100mg 富马酸亚铁中都含有 30mg 的铁剂。在两餐之间空腹服用或混在果汁里服用有助于铁的吸收。孕期钙的吸收量为 1200mg。

2.根据不同孕前体重指数　孕期推荐的体重增加总量有所不同。

（1）若孕前体重在正常范围，则建议孕期体重增加总量为 11.3～15.9kg。

（2）体重过轻者孕期可增重 18.1kg 或以上；孕前体重超重者孕期增加体重应限制在 11.3kg 以下。

（3）早孕期体重增加 1.4～2.7kg，孕中晚期每周体重增加 0.2～0.5kg。

（4）若至中孕期孕妇体重未达到 4.5kg，应认真评估其营养状况。

（5）孕期体重增加与低出生体重儿的风险相关，孕前体重不足或正常的孕妇，如孕期增重不足，最容易发生低出生体重儿。

(6)孕妇在孕期体重减轻应引起警惕。肥胖妇女孕期体重增加可降低至 6.8kg,但如果少于 6.8kg,则可能与孕妇血容量不足和 IUGR 发生风险相关。

3.恶心呕吐　妊娠剧吐的定义为恶心、呕吐导致脱水、体重下降和代谢异常。其发生率为 0.5～10/1000 次妊娠,孕 8～12 周时最为严重。其原因尚不清楚,目前认为与激素、神经、代谢、毒素和精神因素的相互作用有关。实验室检查可出现尿酮体、尿比重增加、红细胞压积和尿素氮升高、低血钠、低血钾、低血氯和代谢性碱中毒。同时应进行超声及甲状腺功能检测。因葡萄胎及甲状腺功能亢进也可导致妊娠剧吐。有些妊娠剧吐患者合并一过性甲亢,随妊娠进展可自行缓解。

治疗可根据症状的严重程度进行静脉补液和止吐。顽固呕吐、电解质紊乱者和出现低血容量者需住院治疗。病情严重者可能需要长期静脉补液可予胃肠道外营养和补充维生素(包括维生素 B_1),以预防 Wernicke 脑病。

(1)孕早期非药物治疗恶心、呕吐的方法包括以下几点:

1)避免食用油腻、辛辣食物。

2)少量多餐,保证胃内一直有食物。

3)含蛋白质的零食应在夜间吃,而薄脆饼干应放在床边早晨起床吃。

(2)以下为治疗有效药物(美国食品与药品管理局没有批准任何一种药物用于治疗孕期恶心、呕吐)

1)维生素 B_6 10～15mg,每日 3 次,口服;

2)灭吐灵 5～10mg,每日,3 次,口服或静脉使用;

3)非那根 12.5～25mg,每日 4 次,口服或静脉,或肌肉注射;

4)氯丙嗪 10～25mg,口服或肌肉注射,隔日一次;

5)枢复宁 4～8mg,口服,每日三次;

6)甲泼尼龙(美卓乐)48mg,口服三天后逐渐减量,在确定无糖代谢疾病后才可逐渐减量。

【体育锻炼】

若无产科合并症的情况下,孕期适度的体育锻炼有助于在孕期和产褥期使心血管系统和肌肉系统保持健康状态。适度的有氧运动可对孕妇和胎儿均有益。孕前进行无负重锻炼(如骑脚踏车或游泳)的妇女孕期多能坚持锻炼。

1.锻炼可采用以下方式

(1)鼓励孕妇常规进行轻至中等量的运动。有规律的锻炼(至少每周三次)比间断性锻炼好。

(2)孕中、晚期孕妇应避免仰卧位姿势的运动。仰卧位运动会导致大多数孕妇的心排量减少,且剧烈运动时也可导致心量下降,首先引起重要脏器的血液供应(包括子宫)减少,故应避免。孕期还应避免长时间站立。

(3)由于孕期进行有氧运动时可利用氧减少,孕妇若出现缺氧症状,如气短,应调整运动强度。如感到疲劳,应停止运动,不宜锻炼至筋疲力尽。

(4)孕期应禁止进行导致身体失衡的运动以及所有可能导致外伤的运动。

(5)孕期每天需额外增加 300kcal 的能量维持代谢稳定,因此体育锻炼时要保证充足的膳食摄入。

(6)孕妇锻炼时应保持饮水充足,衣着舒适,环境舒适以保证身体散热。

(7)妊娠引起的生理学和形态学改变会持续到产后 4～6 周。因此,产后应根据产妇的个人能力,逐渐恢复到孕前的运动习惯。

2.以下为孕期体育锻炼的禁忌证

(1)妊娠期高血压。

(2)未足月胎膜早破。

(3)既往有早产史或此次妊娠有先兆早产。

(4)宫颈机能不全或宫颈环扎术后。

(5)孕中、晚期持续阴道流血。

(6)宫内生长受限。

(7)若孕妇合并其他内科疾病,如慢性高血压或甲状腺功能亢进、心血管疾病或肺病,应仔细评估后决定是否适合进行锻炼。

【吸烟】

1.烟草中主要成分一氧化碳和尼古丁都对胎儿有不良影响。与非吸烟者相比,吸烟可增加以下疾病的发生率:

(1)自然流产(风险为非吸烟者的1.2～1.8倍以上)。

(2)染色体正常胎儿发生流产(较非吸烟者相比,染色体正常胎儿的流产率增加39%)。

(3)胎盘早剥、前置胎盘和胎膜早破。

(4)早产(是非吸烟者的1.2～1.5倍以上)。

(5)低出生体重儿。

(6)婴儿猝死综合征。

2.孕妇戒烟可改善新生儿体重,尤其在孕16周之前停止吸烟者效果更明显。如果所有孕妇都能在孕期停止吸烟,估计可能将胎婴儿的死亡率降低至10%。

3.有研究表明,实施减少吸烟项目,可帮助孕妇戒烟,并使新生儿体重增加。成功戒烟的干预重点在于强调戒烟的方法,而不仅仅是提供戒烟的建议。

4.尼古丁替代疗法尼古丁是唯一能被吸收的毒素,用尼古丁替代戒烟,可减少胎儿在一氧化碳和其他毒素中的暴露。每天吸烟多于20支的妇女,如果不能减少吸烟量,孕期咨询时可以建议使用尼古丁替代疗法。

【饮酒】

1.乙醇可以自由通过胎盘和胎儿血脑屏障,也是一种已知的致畸物。乙醇对胎儿的毒性与剂量有关。乙醇暴露对胎儿最危险的阶段为早孕三个月,但整个孕周任何时候的乙醇暴露对胎儿的脑发育均有影响。虽然孕周偶尔饮酒未显示出对胎儿的影响,但还是应该告诉孕妇,目前可对胎儿造成不良影响的饮酒量阈值还不清楚。

2.胎儿酒精综合征表现为生长迟缓(出生前和出生后)、面部畸形和中枢神经系统(CNS)功能异常。面部畸形包括眼睑裂变短、低位耳、面中部发育不良、人中不明显、上唇薄等。CNS功能异常包括小头畸形、智力发育迟缓和行为异常,如注意力缺陷障碍。孕期嗜酒的孕妇分娩的儿童比未嗜酒者的子代更多发生骨骼异常和心脏畸形。最常见的心脏结构畸形为室间隔缺损。

【免疫接种】

为预防子代疾病,与孕期相比最好是孕前进行免疫接种;只有活的病毒疫苗才会给胎儿带来危险。

1.通过儿童期的自然免疫或接种疫苗获得免疫,所有孕育妇女都应具有对麻疹、风疹、流行性腮腺炎、破伤风、白喉、脊髓灰质炎和水痘的免疫力。

2.孕期风疹感染可引起胎儿先天性感染;麻疹感染会增加自然流产、早产和孕妇疾病的发生风险;破伤风毒素可通过胎盘运转,引起胎儿破伤风,水痘感染科导致胎儿 CNS 及肢体缺陷和孕妇严重肺炎。

3.所有孕妇都应进行乙肝表面抗原筛查,妊娠不是接种 HBV 疫苗和注射乙肝免疫球蛋白的禁忌证。有以下病史的女性,为 HBV 感染的高危人群且需要在孕期进行 HBV 免疫接种:静脉吸毒史、任何性传播疾病的急性发作、多个性伴侣、家庭中接触 HBV 携带者、职业暴露、居住在发育异常所致残疾的机构、在血液透析中心工作或因出血性疾病接受凝血因子浓缩剂治疗的患者。

4.破伤风和白喉类毒素的联合毒素是唯一常规适用于乙肝孕妇的免疫生化制剂。

5.没有证据表明无活性的病毒疫苗、细菌疫苗或破伤风免疫球蛋白对胎儿有危害,因此如果需要,可以使用。

6.麻疹、流行性腮腺炎和风疹的单一抗原疫苗与联合疫苗,都可在孕前或产后随访时接种。尽管理论上有风险,但还没有因孕期不小心接种了风疹疫苗而导致婴儿患先天性风疹综合征的报道,不过还是应建议接受免疫接种的妇女至少在四周后再尝试怀孕。因为没有证据表明麻疹、流行性腮腺炎、风疹病毒可以通过最近免疫的人进行传播,所以孩子的母亲再次妊娠时可接受这几种疫苗的接种。

7.到疫区或疾病流行地区的旅游者,可能需要进行小儿麻痹症、黄热病、伤寒或肝炎的免疫球蛋白或疫苗接种。

8.存在某些特殊疾病而具有感染高危因素的妇女,应建议其接种流行性感冒疫苗和肺炎球菌疫苗。在流感流行季节,孕中、晚期的孕妇应行流感疫苗接种,特别是那些在慢性内科疾病患者的长期护理中心工作的妇女或者自身患有心肺疾病的妇女(包括哮喘)(因为这些妇女的免疫力受到抑制),或患有糖尿病的妇女。已进行脾切除的妇女应该接受肺炎球菌疫苗的接种。

9.接触麻疹、甲肝、乙肝、破伤风、水痘或狂犬病毒之后,应注射苗裔球蛋白和特异的免疫球蛋白。

10.母亲在分娩前 5 天至分娩后 2 天之内如果出现水痘。则其分娩的新生儿应接受水痘一带状疱疹免疫球蛋白(VZIG)治疗。先天水痘综合征很罕见,但没有证据表明母亲使用 VZIG 可减少其发生率。VZIG 对孕妇有治疗作用,可防止孕妇本身发生水痘并发症。

【性交】

1.孕妇一般不必限制性生活。

2.应告知孕妇妊娠期可能改变性生活的躯体感觉和性欲。

3.性交后出现宫缩很正常。

4.孕妇有早产风险、胎盘或血管前置,或既往有妊娠丢失史时,应建议避免性生活。

【工作】

1.大多数孕妇在整个孕期均可参加工作。

2.孕妇应避免提重物或过重体力劳动。

3.一般不需要调整工作性质,除非工作对身体不利。

4.告知孕妇一旦感觉不适,应停止活动。

如果工作强度过大,或需要长时间站立,或在工业机械前工作,或存在其他不利环境因素,则可按需调整工作。

【旅行】

1.由于孕期长时间坐位会增加静脉血栓形成和血栓静脉炎风险,应该避免。

2.孕妇每天开车不应该超过 6 小时,每开车两小时应该停下来行走 10 分钟。

3.准备长时间乘坐汽车或飞机时应穿弹力袜。

4.一定要系安全带,随着月份增大,安全带应置于腹部之下。

【腕管综合征】

孕期体重增加和水肿可压迫正中神经,导致腕管综合征。腕管综合征表现为拇指、食指、中指和无名指掌桡侧的疼痛、麻木或者刺痛感。压迫正中神经和用反射锤叩击腕关节(Tinel 手法)和前臂可加剧疼痛。腕管综合征通常在孕晚期发生于年龄大于 30 岁的初孕妇,一般在分娩后 2 周消失。保守治疗即可,即夜班用夹板固定腕关节。如果病情严重,可在局部注射糖皮质激素。

【背部疼痛】

1.体重增加过多可加剧背部疼痛。

2.通过锻炼加强背部肌肉和放松腘绳肌腱可以减轻背部疼痛。

3.孕妇应该保持良好的身体姿势,穿低跟鞋。

【圆韧带疼痛】

是运动引起圆韧带痉挛而导致的腹股沟剧烈锐痛。痉挛一般为单侧,因为孕期子宫通常右旋,所以右侧发生的比左侧多。孕妇在夜间睡眠时忽然翻身后,可因圆韧带疼痛而清醒。

【痔】

1.因为用力排便可加重痔疮,所以痔疮患者应避免便秘;

2.饮水充足,多食用李子和杏等水果可以软化大便。

3.应避免长时间坐位;

4.分娩后痔疮可缩回,但一般不能完全消退。

（程　苑）

参　考　文　献

1.兰丽坤,王雪莉.妇产科学(第四版).北京:科学出版社,2016

2.曹泽毅.中华妇产科学.北京:人民卫生出版社,2014

3.郑勤田,刘慧姝.妇产科手册.北京:人民卫生出版社,2015

4.薛敏.实用妇科内分泌诊疗手册(第3版).北京:人民卫生出版社,2015

5.华克勤,丰有吉.实用妇产科学.北京:人民卫生出版社,2013

6.马丁.妇产科疾病诊疗指南.第三版.北京:科学出版社,2013

7.赵粉琴.不孕不育症.北京:化学工业出版社,2013

8.徐杰,蔡昱.妇科病中西医实用手册.北京:人民军医出版社,2014

9.王立新,姜梅.妇产科疾病护理及操作常规.北京:人民军医出版社,2012

10.郝敏.子宫内膜异位症诊疗新进展.北京:人民军医出版社,2014

11.刘琦.妇科肿瘤诊疗新进展(第二版).北京:人民军医出版社,2015

12.尚丽新.妇产科急诊诊疗常规与禁忌.北京:人民军医出版社,2011

13.张晓东,王德权.性病诊断与防治.北京:人民军医出版社,2012

14.陈子江,刘嘉茵.不孕不育专家推荐诊疗方案.北京:人民军医出版社,2013

15.朱兰.妇产科常见疾病的临床用药.北京:人民卫生出版社,2011

16.李荷莲,韩丽英,赵淑华.妇产科医嘱速查手册.北京:人民军医出版社,2011

17.冯琼,廖灿.妇产科疾病诊疗流程.北京:人民军医出版社,2014

18.林寒梅,李善霞.妇产科中西医结合诊疗手册.北京:化学工业出版社,2015

19.张庆悦,施丽洁,韩书勤.中西医结合妇产科疾病诊疗学.西安:西安交通大学出版社,2014

20.朱晶萍.实用妇产科疾病诊疗常规.西安:西安交通大学出版社,2014

21.徐冰华.超声检查在子宫肌瘤与子宫腺肌瘤鉴别诊断中的应用价值分析.河南医学研究,2017,(20):1

22.程莲琴.子宫内膜异位症患者切除术后妇科千金片对临床疗效及生活质量的影响分析.中国妇幼健康研究,2017,(S2):412-413

23.欧阳亚萍,刘派,王洪峰.《针灸甲乙经》中妇科疾病的取穴规律探析.长春中医药大学学报,2017,33(02):331-334

24.肖佩辰.中医妇产科临床中补法的应用.临床合理用药杂志,2017,10(02):161-162

25.郑蕙,张艳开.女性生殖道感染常见病原体及药敏研究进展.中国微生态学杂志,2016,28(09):1113-1117

26.吴秀梅.妊娠合并卵巢肿瘤和子宫肌瘤的临床诊断及治疗.现代肿瘤医学,2015,23(24):3629-3631

27.刘朝晖,薛凤霞.女性生殖道沙眼衣原体感染诊治共识.中国实用妇科与产科杂志,2015,31(09):791-793

28.刘丽秀,李晓微.180例妇科疾病临床观察.中国妇幼保健,2015,30(25):4300-4301

29.高庆丽.生殖免疫抗体检测在不孕不育临床价值研究.中国妇幼保健,2015,30(18):3006-3008

30.李大菊,马娜,郭玉灵.性激素六项在妇科疾病诊断中的使用.实用妇科内分泌电子杂志,2015,2(05):81+84

31.刘英含,钟峰,石文英,章薇.子宫穴在妇科疾病中的应用及现代理论依据.上海针灸杂志,2015,34(04):364-366

32.任明达,刘树学,唐玉德,张雄彪.卵巢肿瘤定性诊断及卵巢癌术前分期:MRI与病理对照研究.中国CT和MRI杂志,2015,13(04):87-90

33.田丽,陈钊.不孕不育病因分析及干预措施.中国现代药物应用,2014,8(20):223-224

34.张岱,米兰.支原体在女性生殖道感染中的定位.中国实用妇科与产科杂志,2014,30(09):670-672

35.牛娜,刘乾,程丽.157例卵巢肿瘤中IFT20的表达及意义.临床与实验病理学杂志,2014,30(07):736-740

36.许金玉.活血化瘀法应用于妇产科疾病的古代文献研究.江西中医药,2014,45(02):78-80

37.张瑶.中医妇产科历史的回顾和展望.中医临床研究,2013,5(17):101-102

38.傅爱燕,夏淦林,李洪江,韩春燕,邱永娟,朱新华.卵巢良恶性肿瘤的MRI特征及鉴别诊断.临床放射学杂志,2013,32(01):80-84

39.刘艳丽.宫腔镜检查诊治子宫疾病的先进探讨.中国医药指南,2012,10(23):190-191

40.赵永新.女性不孕不育症相关因素及病因980例分析.现代预防医学,2012,39(14):3528-3529

41.陈玉梅,王丽,钟丽红,刘瑶,余志惠,陈小娟.肿瘤标志物在卵巢癌早期诊断中的应用进展.当代医学,2012,18(20):12-13

42.陈慧慧,徐林新宇,孙静,陶洁,裘佳敏,应豪,汪希鹏.286例妊娠合并卵巢肿瘤的临床分析.现代妇产科进展,2012,21(05):350-353

43.王思慧,傅萍,姜萍.不孕不育与遗传学相关因素的研究进展.中国优生与遗传杂志,2012,20(01):126-129

44.谢秋娴,洪宇,陈婵玉,黄韩薇.手术治疗妊娠合并卵巢肿瘤109例临床分析.当代医学,2012,18(02):34-36

45.蔡兴苑,卢丹,张建萍,张亚兰,熊晓燕,盛洁,郑萍,周琦,吴霞.女性生殖器官发育异常433例临床分析.实用妇产科杂志,2011,27(10):745-748